Alexander Berghaus, Gerhard Rettinger und Gerhard Böhme
Hals-Nasen-Ohren-Heilkunde

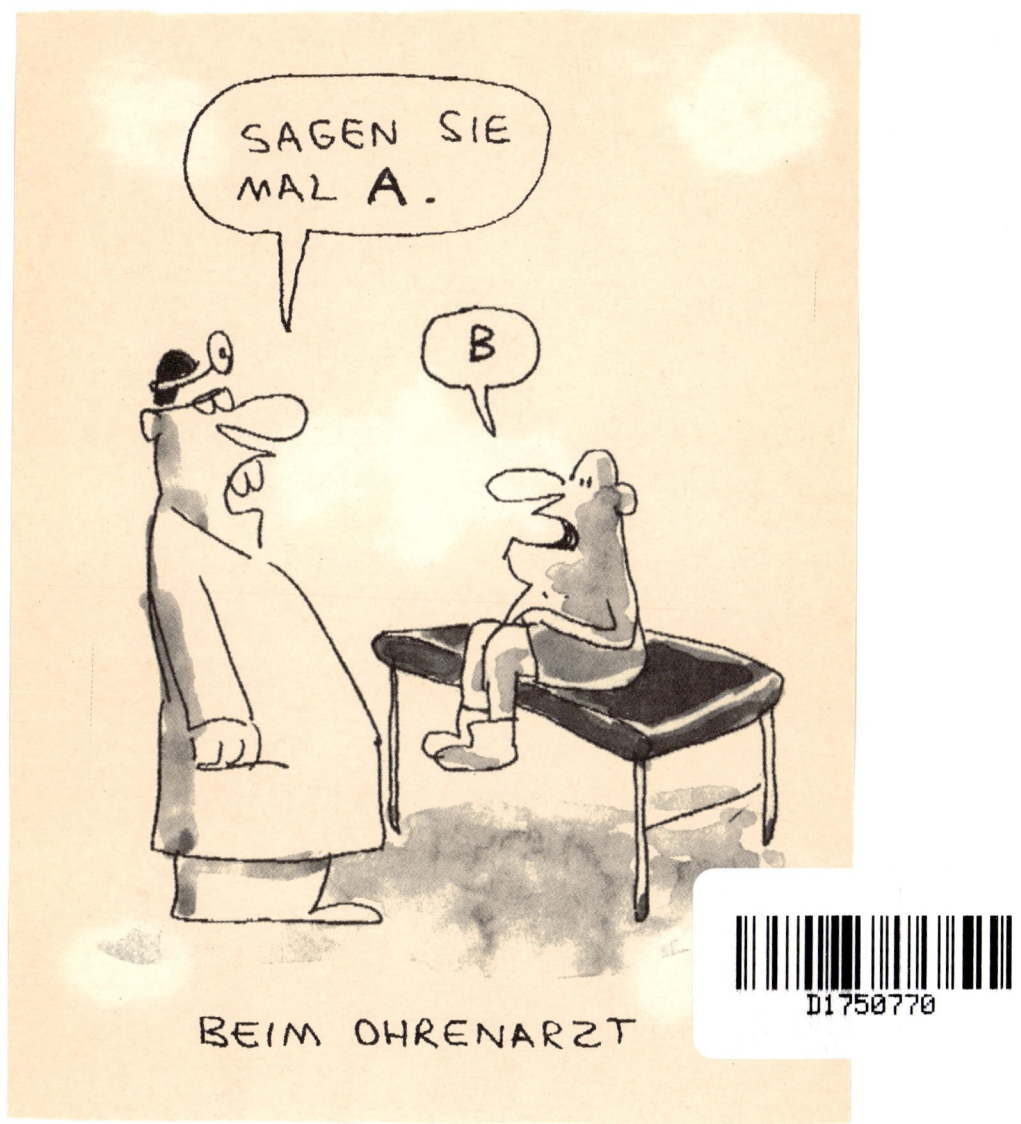

Die überdurchschnittliche Ausstattung dieses Buches wurde
durch die großzügige Unterstützung von drei Unternehmen ermöglicht,
die sich seit langem als Partner der Mediziner verstehen.

Wir danken der
MLP Marschollek, Lautenschläger & Partner AG,
Alte Leipziger Lebensversicherungsgesellschaft aG,
Hallesche Nationale Krankenversicherung aG.

Nähere Informationen siehe hierzu am Ende des Buches.

*Für unsere Kinder:*
*Friederike und Viktor Berghaus,*
*Eva, Achim-Bastian und Anna-Lena Rettinger*

Duale Reihe

# Hals-Nasen-Ohren-Heilkunde

Alexander Berghaus

Gerhard Rettinger

Gerhard Böhme

Mit einem Beitrag von Wolfgang Pirsig
Unter Mitarbeit von Sylva Bartel-Friedrich und Karin Kippenhahn

455 Abbildungen, 100 Synopsen, 65 Tabellen

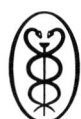 Hippokrates Verlag Stuttgart

Die Deutsche Bibliothek – CIP-Einheitsaufnahme

**Hals-Nasen-Ohren-Heilkunde** / Alexander Berghaus...
Mit einem Beitr. von Wolfgang Pirsig. Unter Mitarb. von
Sylva Bartel-Friedrich und Karin Kippenhahn. – Stuttgart:
Hippokrates-Verl., 1996
    (Duale Reihe)
    ISBN 3-7773-0944-3
NE: Berghaus, Alexander

Für die Verfasser:

Prof. Dr. med. Alexander Berghaus
Direktor der Klinik für Hals-Nasen-Ohren-Krankheiten,
Gesichts- und Halschirurgie
Martin-Luther-Universität Halle-Wittenberg
Medizinische Fakultät
Magdeburger Straße 12
06097 Halle

Anschrift der Reihenherausgeber:

Dr. med. Alexander Bob          Dr. med. Konstantin Bob
Weschnitzstraße 4               Weschnitzstraße 4
69469 Weinheim                  69469 Weinheim

Redaktion: Dr. med. Thomas Wolffgram

Graphiker: Joachim Hormann, Stuttgart, Dr. med. Katja Dalkowski, München,
Anette Sommer, Berlin, Christine Voigts, Berlin

Studentische Mitarbeiter dieser Ausgabe: Holger Baatz, Berlin, Stephan Dunker, Graz,
Angela Lörken, München

---

**Wichtiger Hinweis**

Wie jede Wissenschaft ist die Medizin ständigen Entwicklungen unterworfen. Forschung und klinische Erfahrung erweitern unsere Erkenntnisse, insbesondere was Behandlung und medikamentöse Therapie anbelangt. Soweit in diesem Werk eine Dosierung oder eine Applikation erwähnt wird, darf der Leser zwar darauf vertrauen, daß Autoren, Herausgeber und Verlag große Sorgfalt darauf verwandt haben, daß diese Angabe dem Wissensstand bei Fertigstellung des Werkes entspricht.
Für Angaben über Dosierungsanweisungen und Applikationsformen kann vom Verlag jedoch keine Gewähr übernommen werden. Jeder Benutzer ist angehalten, durch sorgfältige Prüfung der Beipackzettel der verwendeten Präparate und gegebenenfalls nach Konsultation eines Spezialisten festzustellen, ob die dort gegebene Empfehlung für Dosierungen oder die Beachtung von Kontraindikationen gegenüber der Angabe in diesem Buch abweicht. Eine solche Prüfung ist besonders wichtig bei selten verwendeten Präparaten oder solchen, die neu auf den Markt gebracht worden sind. Jede Dosierung oder Applikation erfolgt auf eigene Gefahr des Benutzers. Autoren und Verlag appellieren an jeden Benutzer, ihm etwa auffallende Ungenauigkeiten dem Verlag mitzuteilen.
Geschützte Warennamen (Warenzeichen) werden nicht besonders kenntlich gemacht. Aus dem Fehlen eines solchen Hinweises kann also nicht geschlossen werden, daß es sich um einen freien Warennamen handele.

---

ISBN 3-7773-0944-3

© Hippokrates Verlag GmbH, Stuttgart 1996

Jeder Nachdruck, jede Wiedergabe, Vervielfältigung und Verbreitung, auch von Teilen des Werkes oder von Abbildungen, jede Abschrift, auch auf fotomechanischem Wege oder im Magnettonverfahren, in Vortrag, Funk, Fernsehsendung, Telefonübertragung sowie Speicherung in Datenverarbeitungsanlagen, bedarf der ausdrücklichen Genehmigung des Verlages.

Printed in Germany 1996.
Satz und Reproduktion: Fotosatz Sauter GmbH, 73072 Donzdorf.
Druck: Druckerei Kohlhammer, 70329 Stuttgart. Schrift: 9/10 Punkt Times (Berthold)

# Inhalt

Autorenverzeichnis .................................................. 20
Vorwort des Bandherausgebers .................................. 21
Vorwort der Reihenherausgeber ................................. 22

# Ohr

*A. Berghaus, mit Beiträgen von G. Böhme*

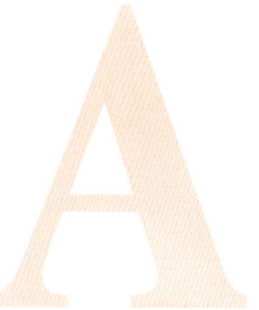

## 1 Anatomie .................................................. 24

**1.1 Äußeres Ohr** .................................................. 25
1.1.1 Nerven- und Gefäßversorgung des äußeren Ohres ............. 26
**1.2 Mittelohr** .................................................. 27
1.2.1 Trommelfell (Membrana tympani) ............................ 27
1.2.2 Die Paukenhöhle (Cavum tympani) ........................... 28
**1.3 Innenohr** .................................................. 29
1.3.1 Das Gleichgewichtsorgan ................................... 31
1.3.2 Cochlea und innerer Gehörgang ............................. 32
**1.4 Zentrale Hör- und Gleichgewichtssysteme** .................. 33
**1.5 Wichtige Strukturen in topographisch-anatomischer Beziehung zum Schläfenbein** .......... 38

## 2 Embryologie .................................................. 40

## 3 Physiologie .................................................. 41

**3.1 Gehör** .................................................. 41
3.1.1 Reiztransportsystem ....................................... 41
3.1.2 Bedeutung der Mittelohrmuskeln für den Schutz des Gehörs ... 41
3.1.3 Reizverteilung und Reiztransformation in der Cochlea ...... 41
3.1.4 Modell der Schallverarbeitung in der Cochlea .............. 42
3.1.5 Hörnerv (N. cochlearis) ................................... 43
3.1.6 Zentrale akustische Bahnen, Hörrinde ...................... 43
**3.2 Gleichgewicht** .................................................. 44
3.2.1 Was ist ein Nystagmus? .................................... 44
3.2.2 Physiologische Nystagmusformen ............................ 44
3.2.3 Nystagmus bei Erkrankungen im optischen System ........... 45
3.2.4 Vestibulospinale Reflexe .................................. 46

## 4 Untersuchungsmethoden .................................................. 47

**4.1 Anamnese** .................................................. 47
**4.2 Inspektion und Palpation** .................................. 49
4.2.1 Äußeres Ohr ............................................... 49
4.2.2 Trommelfell, Mittelohr .................................... 50

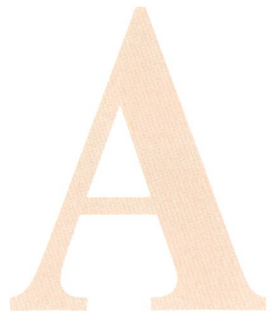

| 4.3 | **Bildgebende Diagnostik** | 53 |
| --- | --- | --- |
| 4.3.1 | Röntgenuntersuchung | 53 |
| 4.3.2 | Kernspintomographie | 55 |
| **4.4** | **Funktionsprüfungen des Gehörs (Audiometrie im Erwachsenenalter)** | 56 |
| 4.4.1 | Akustische Grundbegriffe | 57 |
| 4.4.2 | Hörweitenprüfung für Flüster- und Umgangssprache | 58 |
| 4.4.3 | Stimmgabelprüfungen | 59 |
| 4.4.4 | Tonaudiometrie | 60 |
| 4.4.5 | Überhören und Vertäuben | 63 |
| 4.4.6 | Sprachaudiometrie | 64 |
| 4.4.7 | Überschwellige Audiometrie | 67 |
| 4.4.8 | Impedanzmessung | 70 |
| 4.4.9 | Elektrische Reaktionsaudiometrie (ERA) – akustisch evozierte Potentiale (AEP) | 75 |
| 4.4.10 | Otoakustische Emissionen (OAE) | 80 |
| 4.4.11 | Simulation, Aggravation, psychogene Hörstörung | 83 |
| **4.5** | **Funktionsprüfungen des Gleichgewichts** | 83 |
| 4.5.1 | Prüfung der vestibulospinalen Reflexe | 83 |
| 4.5.2 | Prüfung auf Spontan- und Provokationsnystagmus | 85 |
| 4.5.3 | Elektronystagmographie (ENG) | 90 |
| 4.5.4 | Rotatorische Gleichgewichtsprüfung | 91 |
| 4.5.5 | Halsdrehtest | 92 |
| 4.5.6 | Okulomotorische Untersuchungen | 92 |

## 5 Erkrankungen des äußeren Ohres ... 94

| 5.1 | **Fehlbildungen und Deformitäten** | 94 |
| --- | --- | --- |
| 5.1.1 | Ohranhängsel (Aurikularanhänge) | 94 |
| 5.1.2 | Ohrfisteln | 94 |
| 5.1.3 | Darwin-Höcker | 95 |
| 5.1.4 | Abstehende Ohrmuscheln (Apostasis otum) | 95 |
| 5.1.5 | Gehörgangsstenose, Mikrotie, Anotie | 96 |
| 5.1.6 | Andere Mißbildungen | 98 |
| **5.2** | **Entzündungen** | 98 |
| 5.2.1 | Gehörgangs»ekzem« (Otitis externa diffusa) | 98 |
| 5.2.2 | Otitis externa circumscripta (Furunkel) | 99 |
| 5.2.3 | Erysipel | 100 |
| 5.2.4 | Perichondritis der Ohrmuschel | 101 |
| 5.2.5 | Rezidivierende Polychondritis (Relapsing polychondritis) | 101 |
| 5.2.6 | Lupus erythematodes chronicus discoides (CDLE) und subakut-kutaner Lupus erythematodes (SCLE) | 102 |
| 5.2.7 | Zoster oticus | 102 |
| 5.2.8 | Otitis externa maligna (Osteomyelitis der Pars tympanica des Schläfenbeines) | 103 |
| **5.3** | **Mykosen des äußeren Ohres (Otomykosen)** | 104 |
| **5.4** | **Zerumen, Fremdkörper** | 105 |
| 5.4.1 | Zerumen (»Ohrenschmalz«) | 105 |
| 5.4.2 | Gehörgangsfremdkörper | 106 |
| **5.5** | **Traumen** | 107 |
| 5.5.1 | Gehörgangs- und Ohrmuschelverletzungen | 107 |
| 5.5.2 | Othämatom, Otoserom | 107 |
| 5.5.3 | Verbrennung der Ohrmuschel | 108 |
| 5.5.4 | Erfrierung der Ohrmuschel | 109 |
| 5.5.5 | Gehörgangsfrakturen | 109 |
| **5.6** | **Tumoren des äußeren Ohres** | 109 |

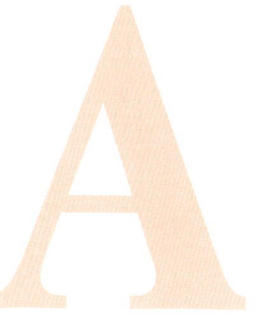

| 5.6.1 | Gutartige (benigne) Tumoren | 109 |
| 5.6.2 | Präkanzerosen | 112 |
| 5.6.3 | Bösartige (maligne) Tumoren | 113 |

## 6 Mittelohrerkrankungen ... 119

- **6.1 Fehlbildungen, Deformitäten** ... 119
- **6.2 Tubenfunktionsstörungen** ... 120
  - 6.2.1 Akute Tubenfunktionsstörung (Serotympanon, akuter Tubenmittelohrkatarrh) und Aero-otitis media ... 120
  - 6.2.2 Chronische Tubenfunktionsstörung ... 122
  - 6.2.3 Syndrom der »offenen Tube« (klaffende Eustachi-Röhre) ... 125
- **6.3 Adhäsivprozeß** ... 126
- **6.4 Tympanosklerose** ... 127
- **6.5 Entzündungen** ... 128
  - 6.5.1 Myringitis bullosa ... 128
  - 6.5.2 Granulierende Myringitis ... 128
  - 6.5.3 Otitis media acuta ... 129
  - 6.5.4 Komplikationen der akuten Mittelohrentzündung ... 131
  - 6.5.5 Endokranielle otogene Komplikationen ... 134
  - 6.5.6 Sonderformen akuter Mittelohrentzündung ... 138
  - 6.5.7 Spezifische Mittelohrentzündungen ... 139
  - 6.5.8 Otitis media chronica (chronische Mittelohrentzündung) ... 140
- **6.6 Tympanoplastik** ... 147
- **6.7 Traumen des Mittelohres** ... 148
  - 6.7.1 Direkte und indirekte Verletzungen des Trommelfells ... 148
  - 6.7.2 Penetrierende Verletzungen des Mittelohrs ... 149
  - 6.7.3 Felsenbeinfrakturen (otobasale oder laterobasale Frakturen) ... 151
- **6.8 Otosklerose (Otospongiose)** ... 154
- **6.9 Tumoren des Mittelohres** ... 158
  - 6.9.1 Gutartige Tumoren ... 158
  - 6.9.2 Bösartige Tumoren ... 163

## 7 Erkrankungen des Innenohres, des N. vestibulocochlearis (VIII) und der zentralen Hör- und Gleichgewichtsbahnen ... 165

- **7.1 Angeborene Hörstörungen** ... 165
  - 7.1.1 Hereditäre Schwerhörigkeiten ... 165
  - 7.1.2 Pränatal erworbene Fehlbildungen ... 166
  - 7.1.3 Geburtsschäden (perinatale Schäden) ... 167
- **7.2 Bakteriell bedingte Entzündungen des Innenohres (Labyrinthitis)** ... 167
  - 7.2.1 Seröse Labyrinthitis ... 167
  - 7.2.2 Eitrige Labyrinthitis ... 168
  - 7.2.3 Syphilis des Innenohres ... 169
- **7.3 Zoster oticus (Ramsay-Hunt-Syndrom)** ... 169
- **7.4 Andere Formen viraler Labyrinthitis** ... 170
- **7.5 Presbyakusis (Schwerhörigkeit im Alter)** ... 171
- **7.6 Hörsturz** ... 173
- **7.7 Akustisches Trauma des Gehörs** ... 175
  - 7.7.1 Knalltrauma ... 177
  - 7.7.2 Explosionstrauma ... 178

| | | |
|---|---|---|
| 7.7.3 | Akutes Lärmtrauma | 178 |
| 7.7.4 | Akustischer Unfall | 178 |
| 7.7.5 | Chronische Lärmschwerhörigkeit | 178 |
| **7.8** | **Medikamentös bedingte Innenohrschäden** | 181 |
| **7.9** | **Tinnitus (Ohrgeräusche)** | 183 |
| 7.9.1 | Therapie des Tinnitus | 185 |
| **7.10** | **Hörgeräte, Hörgeräteversorgung, technische Kommunikationshilfen für Hörgeschädigte** | 186 |
| 7.10.1 | Hörgeräte | 186 |
| 7.10.2 | Hörgeräteversorgung im Erwachsenenalter | 189 |
| 7.10.3 | Technische Kommunikationshilfen für Hörgeschädigte | 191 |
| **7.11** | **Cochlea-Implantat** | 192 |
| 7.11.1 | Aufbau eines Cochlea-Implantates und Prinzip | 192 |
| 7.11.2 | Indikation | 193 |
| 7.11.3 | Behandlungsgrundsätze | 194 |
| **7.12** | **Peripher-vestibuläre Erkrankungen** | 195 |
| **7.13** | **Kinetosen (»Reisekrankheiten«)** | 202 |
| **7.14** | **»Retrolabyrinthäre« und andere Erkrankungen mit Schwindel** | 203 |
| 7.14.1 | Akustikusneurinom | 203 |
| 7.14.2 | Multiple Sklerose (Encephalomyelitis disseminata) | 207 |
| 7.14.3 | Andere, zentrale Ursachen von Schwindel | 208 |
| 7.14.4 | Halsbedingter (zervikaler) Schwindel | 208 |
| 7.14.5 | Nichtvestibuläre Schwindelursachen | 209 |
| 7.14.6 | Psychogener Schwindel und Aggravation | 210 |

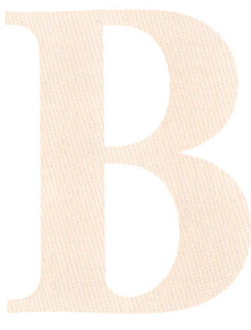

# Nervus facialis

*A. Berghaus*

| | | |
|---|---|---|
| **1** | **Anatomie und Physiologie** | 212 |
| **2** | **Untersuchungsmethoden** | 214 |
| **2.1** | **Anamnese** | 214 |
| **2.2** | **Inspektion und Palpation** | 215 |
| **2.3** | **Bildgebende Verfahren** | 215 |
| **2.4** | **Funktionsprüfungen** | 215 |
| 2.4.1 | Topodiagnostische Tests | 216 |
| 2.4.2 | Elektrophysiologische Tests | 217 |
| **3** | **Erkrankungen** | 219 |
| **3.1** | **Fazialisparese** | 219 |
| 3.1.1 | Zentrale Fazialisparese | 219 |
| 3.1.2 | Periphere Fazialisparese | 219 |
| 3.1.3 | Kongenitale Fazialisparese | 219 |
| 3.1.4 | Idiopathische Fazialisparese | 219 |
| **3.2** | **Entzündungen** | 221 |
| 3.2.1 | Zoster oticus | 221 |
| 3.2.2 | Lyme-Borreliose | 221 |
| 3.2.3 | Entzündliche, otogene Fazialisparese | 223 |
| **3.3** | **Traumen** | 223 |
| **3.4** | **Tumorbedingte Fazialisparese** | 224 |
| **3.5** | **Hemispasmus facialis** | 224 |

| 4 | **Funktionelle Wiederherstellung bei Fazialisparesen** | 225 |
|---|---|---|
| 4.1 | Nervenplastiken | 225 |
| 4.2 | Muskelzügelplastiken | 226 |
| 4.3 | Ergänzende Maßnahmen | 226 |

# Nase – Nasennebenhöhlen – Mittelgesicht – Vordere Schädelbasis

*G. Rettinger*

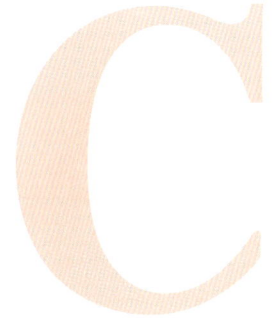

| 1 | **Anatomie** | 228 |
|---|---|---|
| 1.1 | Äußere Nase | 228 |
| 1.2 | Innere Nase | 230 |
| 1.3 | Nasennebenhöhlen | 233 |
| 1.4 | Retromaxillärer Raum | 234 |
| 1.5 | Vordere Schädelbasis | 234 |

| 2 | **Embryologie** | 236 |
|---|---|---|
| 2.1 | Primäre Mundhöhle | 236 |
| 2.2 | Gesichtsfortsätze | 237 |
| 2.3 | Äußere Nase | 237 |
| 2.4 | Nasen- und Mundhöhle | 237 |
| 2.5 | Riechorgan | 238 |
| 2.6 | Nasennebenhöhlen | 238 |
| 2.7 | Entwicklungsstörungen | 238 |
| 2.7.1 | Gesichtsspalten | 238 |

| 3 | **Physiologie** | 240 |
|---|---|---|
| 3.1 | Funktionen der Nase | 240 |
| 3.1.1 | Klimatisierung | 240 |
| 3.1.2 | Nasenwiderstand | 240 |
| 3.1.3 | Respiratorisches Epithel | 241 |
| 3.1.4 | Reflexfunktion | 243 |
| 3.1.5 | Olfaktorisches Epithel | 243 |
| 3.2 | Funktion der Nasennebenhöhlen | 244 |

| 4 | **Untersuchungsmethoden** | 245 |
|---|---|---|
| 4.1 | Anamnese | 245 |
| 4.2 | Inspektion | 245 |
| 4.3 | Bildgebende Verfahren | 249 |
| 4.4 | Allergiediagnostik | 257 |
| 4.5 | Funktionsprüfungen | 258 |

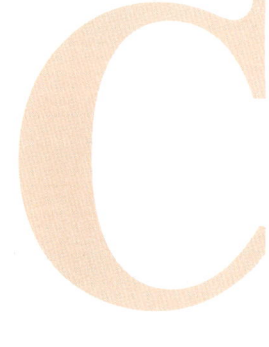

| 5 | **Erkrankungen der äußeren Nase und des Gesichts** | 261 |

**5.1 Fehlbildungen** ... 261
5.1.1 Spaltbildungen ... 261
5.1.2 Kongenitale Gewebeverlagerungen: Nasenfistel, Zyste, Zele, Gliom ... 264
**5.2 Formstörungen der äußeren Nase** ... 267
5.2.1 Höckernase ... 268
5.2.2 Spannungsnase ... 269
5.2.3 Schiefnase ... 270
5.2.4 Sattelnase ... 271
5.2.5 Therapie der Formstörungen ... 272
**5.3 Entzündungen** ... 272
5.3.1 Unspezifische Entzündungen ... 272
5.3.2 Spezifische Entzündungen ... 275
5.3.3 Durch Pilze ausgelöste Entzündungen ... 277
5.3.4 Virale Entzündungen ... 278
5.3.5 Spezifische Entzündungen durch Parasiten ... 279
**5.4 Traumen von Nase, Mittelgesicht, Orbita und vorderer Schädelbasis** ... 279
5.4.1 Thermische Schäden ... 279
5.4.2 Weichteilverletzungen ... 280
5.4.3 Mittelgesichtsfrakturen ... 282
5.4.4 Unterkieferfrakturen ... 296
5.4.5 Frakturen der vorderen Schädelbasis (frontobasale Frakturen) ... 297
**5.5 Tumoren der äußeren Nase und des Gesichts** ... 300
5.5.1 Gutartige epitheliale Tumoren ... 301
5.5.2 Gutartige Tumoren des Bindegewebes ... 303
5.5.3 Präkanzerosen ... 303
5.5.4 Bösartige epitheliale Tumoren ... 304
5.5.5 Bösartige mesenchymale Tumoren ... 307

## 6 Erkrankungen der inneren Nase und der Nasennebenhöhlen ... 309

**6.1 Fehlbildungen** ... 309
6.1.1 Choanalatresie ... 309
6.1.2 Intranasale Meningoenzephalozelen ... 310
6.1.3 Gaumenspalten ... 310
6.1.4 Hereditäre hämorrhagische Teleangiektasie (Osler-Rendu-Weber-Krankheit) ... 311
**6.2 Deformitäten der inneren Nase** ... 312
6.2.1 Septumdeviation ... 312
6.2.2 Septumhämatom, Septumabszeß ... 314
6.2.3 Septumperforation ... 315
6.2.4 Nasenmuscheldeformitäten ... 316
**6.3 Akute und chronische Entzündungen** ... 317
6.3.1 Unspezifische akute Rhinosinusitis ... 317
6.3.2 Chronische Rhinosinusitis ... 320
**6.4 Allergische und nichtallergische Rhinopathien** ... 327
6.4.1 Allergische Rhinitis ... 327
6.4.2 Nichtallergische, nichtinfektiöse Rhinopathien ... 331
**6.5 Entzündliche sinugene Komplikationen** ... 334
6.5.1 Orbitale Komplikationen ... 334

Inhalt

| | | |
|---|---|---|
| 6.5.2 | Mukozelen – Pyozelen | 339 |
| 6.5.3 | Endokranielle Komplikationen | 340 |
| 6.5.4 | Toxisches Schocksyndrom | 343 |
| 6.5.5 | Stirnbeinosteomyelitis | 343 |
| **6.6** | **Tumoren der inneren Nase und der Nasennebenhöhlen** | 343 |
| 6.6.1 | Gutartige Tumoren | 347 |
| 6.6.2 | Bösartige Tumoren | 350 |
| 6.6.3 | Tumorähnliche Erkrankungen | 352 |

## 7 Leitsymptome ... 354

| | | |
|---|---|---|
| **7.1** | **Epistaxis (Nasenbluten)** | 354 |
| **7.2** | **Kopf- und Gesichtsschmerz** | 357 |
| 7.2.1 | Rhinogener Kopfschmerz | 357 |
| 7.2.2 | Kopfschmerzen vaskulärer Genese | 358 |
| 7.2.3 | Neuralgien | 359 |
| 7.2.4 | Weitere Formen des Gesichts- und Kopfschmerzes | 360 |
| **7.3** | **Riechstörungen** | 361 |
| **7.4** | **Exophthalmus** | 362 |
| 7.4.1 | Erkrankungen mit einem Exophthalmus | 362 |

## 8 Mißbildungssyndrome im Gesichtsbereich ... 364

# Mundhöhle und Pharynx

*A. Berghaus,*
*mit einem Beitrag von W. Pirsig*

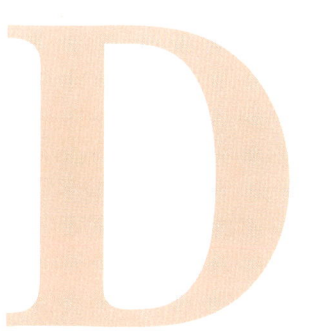

## 1 Anatomie und Physiologie ... 368

| | | |
|---|---|---|
| 1.1 | Lippen und Wangen | 368 |
| 1.2 | Kiefergelenk und Kaumuskulatur | 369 |
| 1.3 | Mundboden | 369 |
| 1.4 | Zunge und lingualer Bewegungsapparat | 370 |
| 1.5 | Weicher und harter Gaumen | 371 |
| 1.6 | Histomorphologie der Tonsilla palatina | 371 |
| 1.7 | Pharynx (Schlund) | 372 |
| 1.8 | Schluckakt | 374 |

## 2 Untersuchungsmethoden ... 376

| | | |
|---|---|---|
| 2.1 | Anamnese | 376 |
| 2.2 | Inspektion | 378 |
| 2.3 | Palpation | 379 |
| 2.4 | Spiegeluntersuchung des Epi- und Hypopharynx und Endoskopie mit Optiken | 380 |
| 2.5 | Bildgebende Verfahren | 381 |
| 2.5.1 | Sonographie | 381 |
| 2.5.2 | Röntgendiagnostik | 381 |
| 2.5.3 | Magnetresonanztomographie | 383 |
| 2.6 | Funktionsprüfungen | 384 |
| 2.6.1 | Gustometrie | 384 |

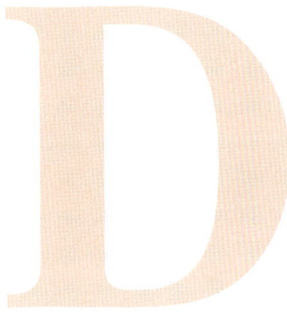

| 3 | **Erkrankungen der Mundhöhle** | 385 |
|---|---|---|
| **3.1** | **Fehlbildungen** | 385 |
| 3.1.1 | Lippen-, Kiefer-, Gaumenspalten | 385 |
| **3.2** | **Entzündungen** | 387 |
| 3.2.1 | Glossitis | 387 |
| 3.2.2 | Allergische Glossitis und Quincke-Ödem | 387 |
| 3.2.3 | Ulzeröse Stomatitis | 388 |
| 3.2.4 | Stomatitis aphthosa | 389 |
| 3.2.5 | Herpes zoster | 390 |
| 3.2.6 | Habituelle Aphthen | 391 |
| 3.2.7 | Morbus Behçet | 391 |
| 3.2.8 | Lues | 392 |
| 3.2.9 | Soor | 393 |
| 3.2.10 | Erworbenes Immunschwächesyndrom (AIDS) | 394 |
| 3.2.11 | Mundbodenphlegmone und -absceß | 396 |
| **3.3** | **Gutartige Veränderungen der Zunge** | 397 |
| 3.3.1 | Glossitis rhombica mediana | 397 |
| 3.3.2 | Lingua geographica | 398 |
| 3.3.3 | Lingua plicata | 398 |
| 3.3.4 | Schwarze Haarzunge | 398 |
| **3.4** | **Dermatosen** | 398 |
| **3.5** | **Traumen** | 398 |
| 3.5.1 | Verletzungen der Lippen | 398 |
| 3.5.2 | Verletzungen der Zunge | 399 |
| 3.5.3 | Verletzungen des Gaumens | 399 |
| 3.5.4 | Verbrühung, Verätzung | 399 |
| **3.6** | **Störungen des Geschmacks** | 400 |
| **3.7** | **Bewegungsstörungen der Zunge** | 401 |
| 3.7.1 | Parese des N. hypoglossus | 401 |
| **3.8** | **Gutartige Tumoren und tumorähnliche Erkrankungen** | 401 |
| 3.8.1 | Zungengrundstruma | 401 |
| 3.8.2 | Hämangiome, Lymphangiome, Papillome, Fibrome | 402 |
| **3.9** | **Präkanzerosen** | 403 |
| 3.9.1 | Leukoplakie | 403 |
| 3.9.2 | Morbus Bowen | 405 |
| **3.10** | **Bösartige Tumoren** | 405 |
| 3.10.1 | Basaliom (Basalzellkarzinom) | 405 |
| 3.10.2 | Plattenepithelkarzinom | 407 |
| 4 | **Erkrankungen des Nasopharynx** | 410 |
| **4.1** | **Bursitis pharyngealis** | 410 |
| **4.2** | **Hyperplastische Rachenmandel (Adenoide) und Entzündung der Rachenmandel (Adenoiditis)** | 410 |
| **4.3** | **Choanalpolyp** | 414 |
| **4.4** | **Gutartige Tumoren** | 415 |
| 4.4.1 | Juveniles Nasenrachenfibrom | 415 |
| **4.5** | **Bösartige Tumoren** | 417 |
| 4.5.1 | Nasopharynxkarzinome | 417 |
| 5 | **Oropharynx** | 420 |
| **5.1** | **Akute Pharyngitis** | 420 |

| | | |
|---|---|---|
| 5.2 | **Chronische Pharyngitis** | 421 |
| 5.3 | **Erkrankungen der Gaumenmandeln und Seitenstränge** | 421 |
| 5.3.1 | Hyperplasie der Gaumenmandeln | 421 |
| 5.3.2 | Akute Gaumenmandelentzündung | 423 |
| 5.3.3 | Seitenstrangangina | 424 |
| 5.3.4 | Mononukleose | 425 |
| 5.3.5 | Plaut-Vincent-Angina | 427 |
| 5.3.6 | Angina herpetica | 428 |
| 5.3.7 | Diphtherie | 428 |
| 5.3.8 | Weitere Formen der Angina tonsillaris | 430 |
| 5.4 | **Komplikationen der akuten Tonsillitis** | 431 |
| 5.4.1 | Peritonsillarabszeß | 431 |
| 5.4.2 | Retropharyngealabszeß | 433 |
| 5.4.3 | Tonsillogene Sepsis | 434 |
| 5.5 | **Chronische Tonsillitis** | 435 |
| 5.6 | **Tumoren des Oropharynx** | 437 |
| 5.6.1 | Gutartige Tumoren | 437 |
| 5.6.2 | Bösartige Tumoren | 438 |

# 6 Erkrankungen des Hypopharynx ... 441

| | | |
|---|---|---|
| 6.1 | **Hypopharynxdivertikel** | 441 |
| 6.2 | **Bösartige Tumoren des Hypopharynx** | 442 |
| 6.2.1 | Hypopharynxkarzinom | 442 |

# 7 Schlafapnoe-Syndrom ... 445

# Speicheldrüsen

*A. Berghaus*

## 1 Anatomie ... 456

| | | |
|---|---|---|
| 1.1 | Glandula parotis | 456 |
| 1.2 | Glandula submandibularis | 456 |
| 1.3 | Glandula sublingualis | 456 |

## 2 Embryologie ... 457

## 3 Physiologie ... 458

| | | |
|---|---|---|
| 3.1 | Speichel (Saliva) | 458 |

## 4 Untersuchungsmethoden ... 459

| | | |
|---|---|---|
| 4.1 | Anamnese | 459 |
| 4.2 | Inspektion | 460 |
| 4.3 | Palpation | 461 |

| | | |
|---|---|---|
| **4.4** | **Bildgebende Diagnostik** | 462 |
| 4.4.1 | Sonographie | 462 |
| 4.4.2 | Röntgendiagnostik | 464 |
| 4.4.3 | Kernspintomographie (MRT) | 465 |
| 4.4.4 | Speicheldrüsenszintigraphie | 465 |
| **4.5** | **Invasive Diagnostik** | 466 |
| 4.5.1 | Sondierung | 466 |
| 4.5.2 | Biopsie | 466 |
| **4.6** | **Speichelbiochemie** | 466 |

## 5 Erkrankungen der Kopfspeicheldrüsen ... 467

| | | |
|---|---|---|
| **5.1** | **Entzündungen** | 467 |
| 5.1.1 | Akut eitrige Sialadenitis | 467 |
| 5.1.2 | Parotitis epidemica | 468 |
| 5.1.3 | Chronische Sialadenitis | 469 |
| 5.1.4 | Chronisch sklerosierende Sialadenitis der Glandula submandibularis | 470 |
| 5.1.5 | Obstruktive Sialadenitis | 471 |
| 5.1.6 | Strahlensialadenitis | 471 |
| 5.1.7 | Immunsialadenitis | 472 |
| **5.2** | **Fehlbildungen und degenerative Veränderungen** | 473 |
| 5.2.1 | Ranula | 473 |
| 5.2.2 | Andere zystische Veränderungen | 474 |
| **5.3** | **Sialadenosen (Sialosen)** | 475 |
| **5.4** | **Speichelsteinleiden (Sialolithiasis)** | 475 |
| **5.5** | **Traumen und Verletzungsfolgen** | 478 |
| **5.6** | **Aurikulo-temporales Syndrom (Frey-Syndrom)** | 478 |
| **5.7** | **Tumoren** | 479 |
| 5.7.1 | Gutartige Tumoren | 479 |
| 5.7.2 | Bösartige Tumoren | 483 |

# Ösophagus

*A. Berghaus,
mit einem Beitrag von G. Böhme*

## 1 Anatomie ... 490

## 2 Physiologie ... 490

## 3 Untersuchungsmethoden ... 491

| | | |
|---|---|---|
| 3.1 | **Anamnese** | 491 |
| 3.2 | **Inspektion und Palpation** | 492 |
| 3.3 | **Endoskopie** | 492 |
| 3.4 | **Bildgebende Diagnostik** | 493 |
| 3.4.1 | Endosonographie | 493 |
| 3.4.2 | Röntgenleeraufnahme | 493 |
| 3.4.3 | Röntgenkontrastdarstellung (Ösophagographie) | 494 |
| 3.4.4 | Computertomographie (CT) und Kernspintomographie (MRT) | 494 |

| 3.5 | Manometrie | 494 |
| 3.6 | pH-Metrie | 494 |

## 4 Erkrankungen des Ösophagus ... 495

| 4.1 | Hereditäre Hypoplasien und Stenosen | 495 |
| 4.2 | Ösophagotracheale Fisteln | 495 |
| 4.3 | Dysphagia lusoria | 496 |
| 4.4 | Verätzungen | 496 |
| 4.5 | Fremdkörper | 498 |
| 4.6 | Verletzungen | 500 |
| 4.7 | Ösophagitis | 501 |
| 4.7.1 | Refluxösophagitis (gastroösophageale Refluxkrankheit) | 501 |
| 4.8 | Divertikel | 503 |
| 4.9 | Motilitätsstörungen | 503 |
| 4.9.1 | Achalasie | 503 |
| 4.9.2 | Krikopharyngeale Achalasie | 504 |
| 4.9.3 | Diffuser Ösophagusspasmus | 504 |
| 4.10 | Tumoren | 505 |
| 4.10.1 | Gutartige Tumoren (Leiomyome, Polypen, Fibrome) | 505 |
| 4.10.2 | Bösartige Tumoren | 505 |
| 4.11 | Andere Erkrankungen des Ösophagus | 507 |

## 5 Dysphagie ... 508

# Larynx
*A. Berghaus*

## 1 Anatomie des Kehlkopfes ... 514

| 1.1 | Die Verbindungen der Kehlkopfknorpel | 515 |
| 1.2 | Die Kehlkopfhöhle | 515 |
| 1.3 | Kehlkopfmuskeln | 516 |
| 1.4 | Die Nervenversorgung | 516 |
| 1.5 | Lymphwege | 516 |

## 2 Embryologie ... 517

## 3 Physiologie ... 517

## 4 Untersuchungsmethoden ... 518

| 4.1 | Anamnese | 518 |
| 4.2 | Inspektion und Palpation | 519 |
| 4.3 | Spiegeluntersuchung (indirekte Laryngoskopie) | 519 |
| 4.4 | Indirekte Endoskopie des Kehlkopfes | 521 |

| | | |
|---|---|---|
| 4.5 | Direkte Laryngoskopie | 522 |
| 4.6 | Funktionsprüfungen | 523 |

## 5 Erkrankungen des Kehlkopfes .... 524

| | | |
|---|---|---|
| 5.1 | Laryngeale Ursachen angeborener oder frühkindlicher Dyspnoe | 524 |
| 5.2 | Akute Laryngitis | 526 |
| 5.3 | Laryngitis subglottica (Pseudokrupp) | 527 |
| 5.4 | Epiglottitis, Epiglottisabszeß | 528 |
| 5.5 | Larynxperichondritis | 529 |
| 5.6 | Larynxödem | 530 |
| 5.7 | Chronische Laryngitis | 531 |
| 5.8 | Fremdkörper | 533 |
| 5.9 | Traumen | 535 |
| 5.9.1 | Folgen äußerer Gewalteinwirkung | 535 |
| 5.9.2 | Intubationsschäden | 537 |
| 5.9.3 | Kehlkopfsynechie | 539 |
| 5.10 | Koniotomie | 540 |
| 5.11 | Kehlkopflähmungen | 541 |
| 5.11.1 | Lähmung des Nervus laryngeus superior | 541 |
| 5.11.2 | Lähmung des Nervus laryngeus recurrens (Rekurrensparese) | 541 |
| 5.12 | Tumoren | 544 |
| 5.12.1 | Gutartige Tumoren und tumorähnliche Erkrankungen | 544 |
| 5.12.2 | Präkanzerosen | 549 |
| 5.12.3 | Bösartige Tumoren | 551 |

# Trachea

*A. Berghaus*

## 1 Anatomie .... 560

## 2 Physiologie .... 561

## 3 Untersuchungsmethoden .... 562

| | | |
|---|---|---|
| 3.1 | Anamnese | 562 |
| 3.2 | Inspektion und Palpation | 562 |
| 3.3 | Endoskopie | 562 |
| 3.4 | Bildgebende Verfahren | 564 |
| 3.5 | Lungenfunktionsprüfung | 564 |

## 4 Erkrankungen .... 565

| | | |
|---|---|---|
| 4.1 | Ösophagotracheale Fistel | 565 |
| 4.2 | Tracheitis | 565 |
| 4.3 | Fremdkörper | 566 |
| 4.4 | Traumen | 567 |

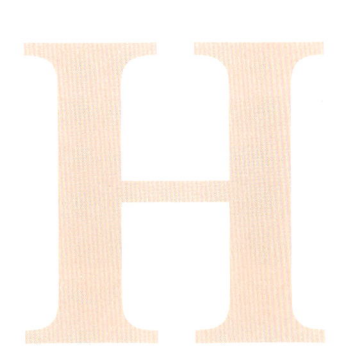

| | | |
|---|---|---|
| 4.5 | Trachealstenose | 568 |
| 4.6 | Tumoren | 573 |
| 4.7 | Tracheotomie (Tracheostomie) | 575 |

# Hals

*A. Berghaus*

## 1 Anatomie ... 578

| | | |
|---|---|---|
| 1.1 | **Übersicht von vorn** | 578 |
| 1.2 | **Übersicht von der Seite** | 579 |
| 1.3 | **Lymphbahnen** | 581 |
| 1.4 | **Hals- und Kopfnerven** | 582 |
| 1.4.1 | Plexus cervicalis | 583 |
| 1.4.2 | Plexus brachialis | 583 |
| 1.4.3 | Hautnerven der Kopf-Hals-Region | 583 |
| 1.4.4 | Extrakranieller Verlauf des N. facialis | 584 |
| 1.4.5 | N. glossopharyngeus (IX) | 584 |
| 1.4.6 | N. vagus (X) | 584 |
| 1.4.7 | N. accessorius (XI) | 584 |
| 1.4.8 | N. hypoglossus (XII) | 585 |
| 1.4.9 | Halssympathikus | 585 |
| 1.5 | **Halsfaszien und Verschieberäume** | 585 |

## 2 Untersuchungsmethoden ... 587

| | | |
|---|---|---|
| 2.1 | **Anamnese** | 587 |
| 2.2 | **Inspektion** | 587 |
| 2.3 | **Palpation** | 588 |
| 2.4 | **Bildgebende Diagnostik** | 588 |
| 2.4.1 | Sonographie | 588 |
| 2.4.2 | Röntgendiagnostik | 592 |
| 2.4.3 | Kernspintomographie (MRT, NMR) | 593 |
| 2.5 | **Zell- und Gewebediagnostik** | 593 |
| 2.6 | **Mediastinoskopie** | 594 |

## 3 Erkrankungen ... 595

| | | |
|---|---|---|
| 3.1 | **Schiefhals** | 595 |
| 3.2 | **Halszysten und -fisteln** | 595 |
| 3.2.1 | Mediane Halszysten und -fisteln | 595 |
| 3.2.2 | Laterale Halszysten und -fisteln | 597 |
| 3.3 | **Entzündungen der Lymphknoten** | 599 |
| 3.3.1 | Unspezifische Lymphadenitis | 599 |
| 3.3.2 | Spezifische Lymphadenitis | 601 |
| 3.4 | **Halsabszeß** | 604 |
| 3.5 | **Halsphlegmone** | 606 |
| 3.6 | **Thrombophlebitis der Vena jugularis (Jugularvenenthrombose)** | 606 |
| 3.7 | **Mediastinitis** | 608 |
| 3.8 | **Verletzungen der Halsweichteile und Halseingeweide** | 609 |

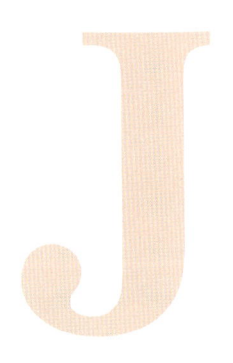

| | | |
|---|---|---|
| **3.9** | **Tumoren** | 610 |
| 3.9.1 | Gutartige Tumoren | 610 |
| 3.9.2 | Bösartige Tumoren und Metastasen der Lymphknoten | 614 |
| **3.10** | **Erkrankungen der Schilddrüse** | 619 |

# J Plastisch-rekonstruktive Kopf- und Halschirurgie

*G. Rettinger*

| | | |
|---|---|---|
| **1** | **Chirurgische Anatomie der Haut** | 622 |
| **2** | **Instrumente und Nahtmaterial** | 625 |
| **3** | **Wundheilung und Wundbehandlung** | 626 |
| **4** | **Nahttechniken** | 627 |
| **5** | **Narbenkorrekturen** | 631 |
| **6** | **Versorgung von Hautdefekten** | 633 |
| 6.1 | Gestielte regionale Lappenplastik | 633 |
| 6.2 | Myokutane Insellappen | 635 |
| 6.3 | Gefäßgestielte, mikrovaskulär anastomosierte Lappen | 637 |
| 6.4 | Freie Transplantate (Grafts) | 637 |
| 6.4.1 | Spalthauttransplantate | 638 |
| 6.4.2 | Vollhauttransplantate | 639 |
| 6.4.3 | Composite graft | 639 |
| **7** | **Ausgewählte Beispiele aus der plastisch-rekonstruktiven Kopf- und Halschirurgie** | 640 |
| 7.1 | Rekonstruktion der Nase | 640 |
| 7.2 | Septorhinoplastik | 640 |

# K Phoniatrie und Pädaudiologie

*G. Böhme*

| | | |
|---|---|---|
| **1** | **Phoniatrie** | 646 |
| 1.1 | Stimmstörungen | 646 |
| 1.1.1 | Entwicklung der Stimme | 647 |
| 1.1.2 | Untersuchungsmethoden | 648 |
| 1.1.3 | Funktionelle Stimmstörungen | 652 |

| | | |
|---|---|---|
| 1.1.4 | Organische Stimmstörungen | 655 |
| 1.1.5 | Endokrinologische Stimmstörungen | 657 |
| 1.1.6 | Störungen der Singstimme | 657 |
| 1.1.7 | Folgezustände nach operativen Eingriffen | 657 |
| **1.2** | **Sprach- und Sprechstörungen** | **661** |
| 1.2.1 | Physiologische Sprachentwicklung | 661 |
| 1.2.2 | Sprachentwicklungsstörungen | 662 |
| 1.2.3 | Dysgrammatismus | 663 |
| 1.2.4 | Dyslalie | 664 |
| 1.2.5 | Orofaziale Störungen | 664 |
| 1.2.6 | Näseln (Rhinophonie) | 665 |
| 1.2.7 | Lippen-Kiefer-Gaumenspalten (LKG-Spalten) | 666 |
| 1.2.8 | Dysglossie | 667 |
| 1.2.9 | Stottern, Poltern (Redeflußstörungen) | 667 |
| **1.3** | **Stimm-, Sprech- und Sprachstörungen infolge neuropsychiatrischer Erkrankungen** | **668** |
| 1.3.1 | Spasmodische Dysphonie | 669 |
| 1.3.2 | Dysarthrie | 669 |
| 1.3.3 | Aphasie | 670 |
| 1.3.4 | Sprechapraxie, bukko-faziale Apraxie | 672 |
| 1.3.5 | Psychiatrische Erkrankungen | 673 |

## 2 Pädaudiologie ... 674

| | | |
|---|---|---|
| **2.1** | **Häufigkeit von Hörschädigungen im Kindesalter** | **674** |
| **2.2** | **Ursachen von sensorineuralen Hörstörungen im Kindesalter** | **674** |
| **2.3** | **Folgen einer Hörschädigung im Kindesalter** | **675** |
| **2.4** | **Kinderaudiometrische Verfahren** | **675** |
| 2.4.1 | Subjektive Hörprüfmethoden | 676 |
| 2.4.2 | Objektive Hörprüfmethoden | 677 |
| 2.4.3 | Screening auf frühkindliche Hörstörungen | 677 |
| **2.5** | **Hörgeräteversorgung beim Kind** | **678** |
| **2.6** | **Frühkindliches Hör-Sprach-Training** | **679** |

## L Weiterführende Literatur ... 681

## M Quellenverzeichnis ... 682

## N Sachverzeichnis ... 684

## Autorenverzeichnis

Professor Dr. med. Alexander Berghaus
Direktor der Klinik für Hals-Nasen-Ohren-Krankheiten,
Gesichts- und Halschirurgie
Martin-Luther-Universität Halle-Wittenberg, Medizinische Fakultät,
Magdeburger Straße 12, 06097 Halle

Professor Dr. med. Gerhard Rettinger,
Direktor der Universitätsklinik und Poliklinik
für Hals-Nasen-Ohren-Heilkunde,
Universität Ulm
Prittwitzstraße 43, 89075 Ulm

Professor Dr. med. habil. Gerhard Böhme,
Facharzt für Hals-Nasen-Ohren-Heilkunde,
Facharzt für Phoniatrie und Pädaudiologie, FMH,
Strahlenfelser Straße 23, 81243 München

Professor Dr. med. Wolfgang Pirsig,
Universitätsklinik und Poliklinik für
Hals-Nasen-Ohren-Heilkunde,
Universität Ulm
Prittwitzstraße 43, 89075 Ulm

## Vorwort des Bandherausgebers

Als mir Herausgeber und Verlag den Vorschlag machten, den Band »Hals-Nasen-Ohren-Heilkunde« zu bearbeiten, fiel die Entscheidung zunächst nicht ganz leicht, denn es gibt bereits mehrere eingeführte Lehrbücher für das Fach. Überzeugt hat mich jedoch das Konzept der Dualen Reihe, das konsequent verfolgt wird: Ein Lehrbuch, das gleichzeitig in der Marginalie ein kurzgefaßtes Kompendium enthält, didaktisch optimiert und mit guten Abbildungen ausgestattet ist, die nicht in einem gesonderten Anhang nachgeschlagen werden müssen, sondern sich an der jeweils passenden Stelle im laufenden Text befinden.

Die moderne Hals-Nasen-Ohren-Heilkunde ist ein sehr umfangreiches Gebiet, das kaum von einem einzelnen umfassend dargestellt werden kann. Daher war es für die Fertigstellung des Bandes – die dennoch mehrere Jahre beansprucht hat – von großer Bedeutung, daß mit Gerhard Rettinger und Gerhard Böhme zwei ausgesprochen sachverständige Koautoren gewonnen werden konnten. Das Buch bearbeitet die Thematik nunmehr in einer Breite und Tiefe, die es nicht nur für Studenten, sondern auch für Logopäden und für Ärzte im Fach Hals-Nasen-Ohren-Heilkunde bzw. Phoniatrie und Pädaudiologie interessant machen dürfte. Bei der inhaltlichen Darstellung haben wir uns nicht nur von den Erfordernissen des Gegenstandskataloges leiten lassen, sondern auch versucht, neuere und interessante Entwicklungen in der Hals-Nasen-Ohren-Heilkunde aufzuzeigen.

Viele helfende Hände haben uns bei der Fertigstellung des Werkes unterstützt. Zu danken ist Wolfgang Pirsig für die spontane Bereitschaft, einen wichtigen Beitrag über das Schlaf-Apnoe-Syndrom beizusteuern. Ferner danke ich für Manuskriptvorlagen und -korrekturen vor allem Sylva Bartel-Friedrich und Karin Kippenhahn, aber auch Marc Bloching, Eric Mai und Wilhelm Schulte-Mattler. Für Unterstützung bei der Beschaffung von Röntgenbildern bin ich Frau Sylvia Heywang-Köbrunner und Herrn Rainer Beck, Abteilung für Radiologische Diagnostik der Martin-Luther-Universität Halle-Wittenberg, zu Dank verpflichtet. Die grafischen Umsetzungen stammen vorwiegend von Christine Voigts, Berlin, und Katja Dalkowski, München.

Persönlicher Dank für die Unterstützung bei der Entstehung des Buches über Jahre hinweg gebührt dem Reihenherausgeber Herrn Konstantin Bob, aber auch Herrn Thomas Wolffgram, der unsere Arbeiten zuletzt betreut hat. Insgesamt nicht minder wichtig waren zahllose Handreichungen, Tips und Hilfestellungen unterschiedlichster Art, für die hier ein Dank ausgesprochen sein möge.

Mit allen Beteiligten hege ich die Erwartung, daß dieses Lehrbuch nicht nur irgendein weiteres auf dem Markt sein wird, sondern daß hiermit ein attraktives Buch erscheint, das dem Lernenden im besonderen Maße Unterstützung bietet bei der Erschließung des Faches Hals-Nasen-Ohren-Heilkunde.

Es ist geradezu unvermeidlich, daß sich bei der umfangreichen Fülle des Stoffes einzelne Unschärfen oder Auslassungen einschleichen. Die Autoren sind deshalb für kritische Hinweise jeder Art außerordentlich dankbar!

Im August 1996 *Prof. Dr. Alexander Berghaus, Bandherausgeber*

## Vorwort der Reihenherausgeber

Wie muß ein HNO-Lehrbuch in einer Zeit gestaltet sein, in der die elektronischen Medien mit ihren unbestreitbar didaktischen Vorteilen bereits deutliche Signale in Richtung Zukunft gesetzt haben?

Die Duale Reihe mit ihren vielseitigen Nutzungsmöglichkeiten und differenzierten Informationsebenen, von denen aus jederzeit auf das für Lehrbücher ungewöhnlich umfangreiche Abbildungsmaterial zugegriffen werden kann, bietet den verschiedenen Leserschichten die Gewähr, bereits in der Gegenwart für die Zukunft gewappnet zu sein. Es ist den Lesern vorbehalten, sich entweder im Haupttext aufzuhalten oder kurz vor der Prüfung nur das Repetitorium mit den zahlreichen Synopsen, Tabellen und Abbildungen durchzuarbeiten.

Die Autoren des vorliegenden, großzügig illustrierten Duale Reihe-Bandes haben von Anfang an mit großer Begeisterung und einem weit über das Normalmaß hinausgehenden Engagement an diesem HNO-Lehrbuch gearbeitet. Ohne Übertreibung kann gesagt werden, daß dieser Band ein Meilenstein in der Wissensvermittlung dieses auch interdisziplinär wichtigen Fachgebietes geworden ist.

Die von Verlag und Reihenherausgebern bezweckte Kosten- und Zeitersparnis der Duale Reihe-Lehrbücher für den Leser, u.a. auch durch die über die Examenszeit hinausgehende Benutzungsmöglichkeit, wird auch bei diesem Duale Reihe-Band zu einer breiten Anwendung während des Studiums, in der Praxis und in der Klinik führen.

Die Reihenherausgeber danken den Autoren und Bandherausgebern für ein rundum gelungenes HNO-Lehrbuch. Frau Dr. Angela Lörken gilt unser Dank für ihre exzellente beratende Funktion und konstruktive Mitwirkung in der Entstehungsphase dieses Buches.

Bei Herrn Albrecht Hauff bedanken wir uns auch im Namen der sicherlich zufriedenen Leser für seine Bereitschaft und das Verständnis, den komplizierteren, teureren, aber auch besseren Weg ein Buch zu machen mitgetragen zu haben.

Der den Medizinern bestens bekannten Firma MLP gebührt von allen Seiten Dank und Anerkennung für die großzügige Unterstützung dieser Lehrbuchreihe.

Insbesondere den Studenten wünschen wir viel Erfolg, aber auch Freude an dieser HNO-Heilkunde.

Weinheim, im August 1996
*Dr. med. Alexander Bob*
*Dr. med. Konstantin Bob*

# A

# Ohr

*A. Berghaus,*
*mit Beiträgen von G. Böhme*

# 1 Anatomie

*A. Berghaus*

**Definition.** Das Ohr ist die Einheit aus Organen und Körperteilen, die dem **Gehör** dient. Im Innenohr tritt die Funktion des **Gleichgewichts** hinzu *(siehe Synopsis 1)*.

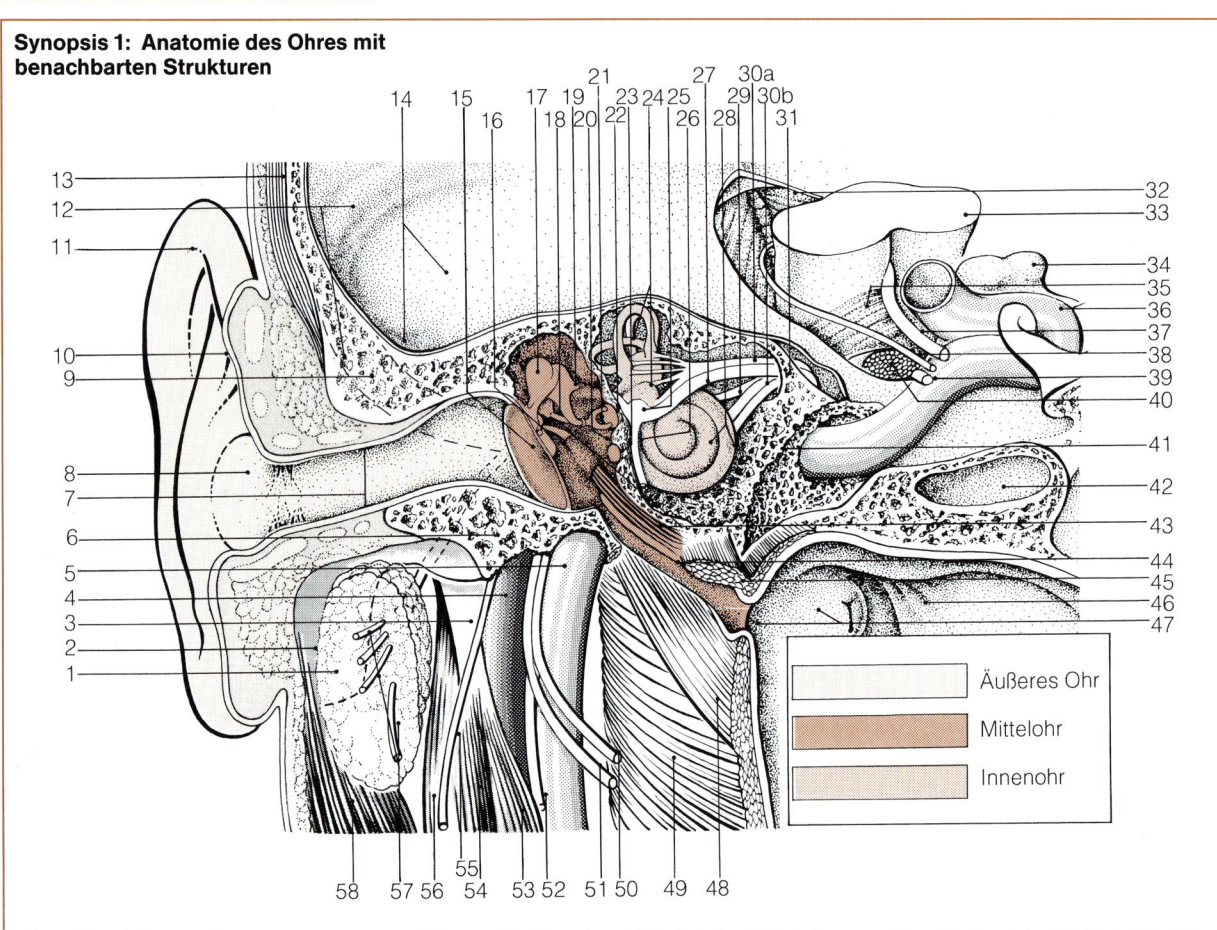

**Synopsis 1: Anatomie des Ohres mit benachbarten Strukturen**

1 – Glandula parotis
2 – Processus mastoideus
3 – Processus styloideus
4 – V. jugularis interna
5 – A. carotis interna
6 – Os temporale, Pars tympanica
7 – äußerer Gehörgang
8 – Cavum conchae
9 – Os temporale, Pars squamosa
10 – Anthelix
11 – Helix
12 – Sinus sigmoideus
13 – M. temporalis
14 – Dura mater, hintere Schädelgrube
15 – Trommelfell
16 – Chorda tympani
17 – Malleus (Hammer)
18 – M. stapedius mit Sehne
19 – Incus (Amboß)
20 – Promontorium, Paukenhöhle
21 – Stapes (Steigbügel)
22 – ovales Fenster mit Steigbügelfußplatte
23 – rundes Fenster
24 – Utriculus, Sacculus, Bogengänge
25 – Ganglion geniculi
26 – N. petrosus major
27 – N. facialis (VII) im inneren Gehörgang
28 – Cochlea
29 – A. labyrinthi
30 – N. vestibularis
  a) N. vestibularis
  b) N. cochlearis
31 – Porus acusticus internus
32 – Kleinhirn
33 – Hirnstamm
34 – Sella turcica
35 – Pons (Brücke)
36 – A. carotis interna
37 – N. oculomotorius (III)
38 – N. trochlearis (IV)
39 – N. abducens (VI)
40 – N. trigeminus (V)
41 – Os temporale, Pars petrosa
42 – Sinus sphenoidalis (Keilbeinhöhle)
43 – M. tensor tympani
44 – Tuba auditiva Eustachii
45 – M. tensor veli palatini
46 – Vomer
47 – pharyngeales Tubenostium, Nasopharynx
48 – M. levator veli palatini
49 – M. constrictor pharyngis sup.
50 – N. glossopharyngeus (IX)
51 – N. hypoglossus (XII)
52 – N. vagus (X)
53 – M. styloglossus
54 – M. stylopharyngeus
55 – N. accessorius (XI)
56 – M. stylohyoideus
57 – N. facialis (VII) in der Glandula parotis
58 – M. sternocleidomastoideus

## 1.1 Äußeres Ohr

Man unterscheidet
- das **äußere Ohr**,
- das **Mittelohr** und
- das **Innenohr**.

Das äußere Ohr fängt mit der **Ohrmuschel** die Schallwellen auf und leitet sie durch den **äußeren Gehörgang** zum **Trommelfell**.

Das **Mittelohr** liegt im Felsenbein und ist umgeben von lufthaltigen, mit Schleimhaut ausgekleideten Räumen und »Zellen«, die durch die Ohrtrompete **(Tuba auditiva)** mit dem Nasenrachenraum verbunden sind.

Der wichtigste Raum des Mittelohres ist die **Paukenhöhle**, die die Gehörknöchelchen enthält: **Hammer, Amboß** und **Steigbügel**. Sie übertragen die Schallwellen vom Trommelfell auf das ovale Fenster und damit auf das Innenohr.

Mit der Paukenhöhle stehen zahlreiche lufthaltige Zellen in Verbindung, die in ihrer Gesamtheit als »Pneumatisation des Felsenbeins« bezeichnet werden. Von besonderer Bedeutung sind die Warzenfortsatzzellen **(Mastoidpneumatisation)**.

Äußeres Ohr, Trommelfell und Mittelohr werden funktionell als **Schalleitungs**apparat zusammengefaßt und als solcher der Einheit aus Innenohr, Hörnerv und Hörbahn gegenübergestellt, die der **Schallempfindung** dient.

Das **Innenohr** liegt in der Felsenbeinpyramide. Es besteht aus einem System von mit Lymphflüssigkeit gefüllten Räumen (»Labyrinth«) in einer Kapsel aus festem, elfenbeinartigem Knochen. Anatomisch und entwicklungsgeschichtlich ist das Innenohr eine Einheit, die aber zwei funktionell unterschiedliche Organe enthält, nämlich das **Gehör- und das Gleichgewichtsorgan**.

## 1.1 Äußeres Ohr

Zum äußeren Ohr zählen die **Ohrmuschel** und der **äußere Gehörgang** bis zum Trommelfell.

Die Ohrmuschel (Auricula) ist eine Hautfalte, die durch elastischen Knorpel gestützt wird. Lediglich das **Ohrläppchen** (Lobulus auriculae) ist knorpelfrei und enthält nur Fettgewebe. Die Muschelform des äußeren Ohres unterstützt die Schallaufnahme. Jede normale Ohrmuschel zeigt regelmäßig bestimmte Faltungen *(siehe Abbildung 1)*.

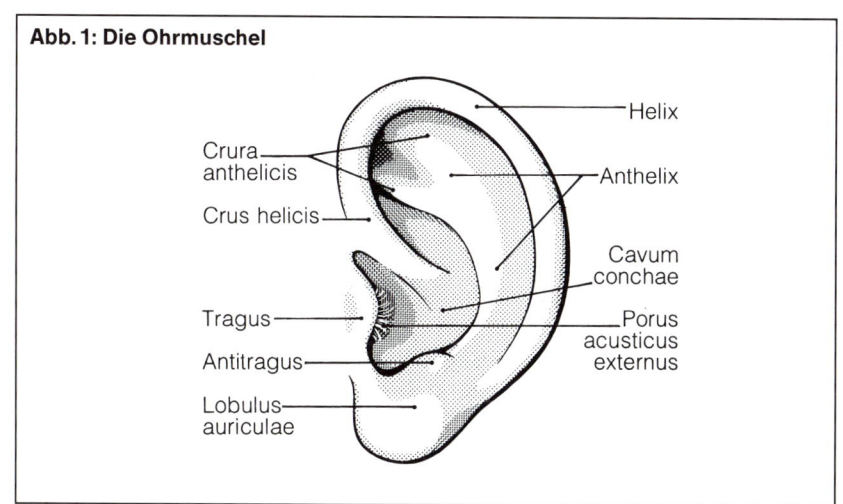

**Abb. 1: Die Ohrmuschel**

Die **Helix** ist die »Ohrkrempe«, der eingerollte Rand der Ohrmuschel. Die **Anthelix** liegt innerhalb der Helix und hat angedeutete Ypsilonform. Das **Cavum conchae** ist eine Vertiefung in der Mitte der Ohrmuschel. Der **Porus acusticus externus** ist der Eingang zum äußeren Gehörgang.

Der **Tragus** ist eine knorpelige Erhebung vor dem Porus acusticus externus. Er trägt häufig kleine Haarbüschel.

An der Außen- und Hinterfläche der Ohrmuschel finden sich rudimentäre, kleine **Muskeln**, die geringgradig die Position der Muschel verändern oder sie versteifen können. Bei vielen Tieren ist die ursprüngliche Bedeutung dieser Muskeln erhalten, nämlich die Verbesserung des Richtungshörens. Beim Menschen spielen sie praktisch keine Rolle mehr *(siehe Abbildung 2)*.

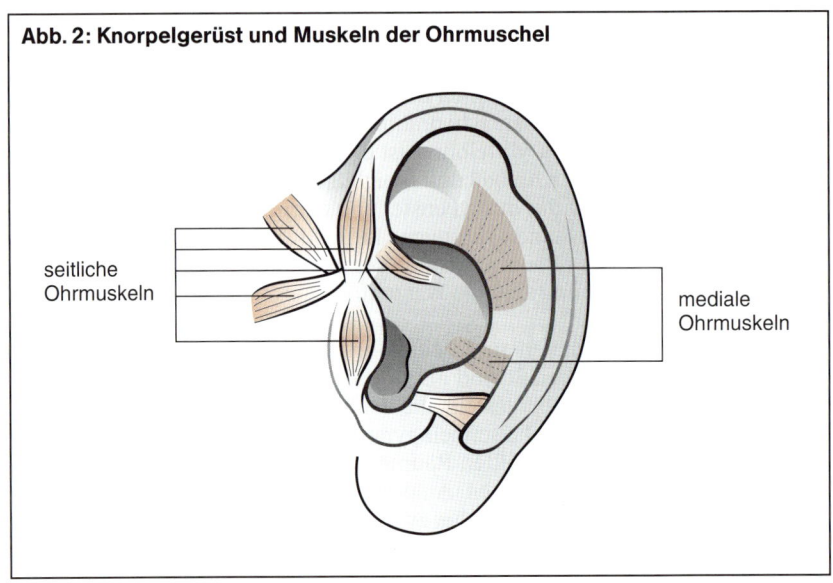

**Abb. 2: Knorpelgerüst und Muskeln der Ohrmuschel**

seitliche Ohrmuskeln — mediale Ohrmuskeln

Der **äußere Gehörgang** (Meatus acusticus externus) ist ungefähr 3,5 cm lang und mehrfach gekrümmt. Er reicht bis zum Trommelfell und ist mit Haut ausgekleidet. Im äußeren Drittel ist der Gehörgang knorpelig und mit Fett, Bindegewebe und Muskeln gepolstert. Der Gehörgangsknorpel ist eine Fortsetzung des Ohrmuschelknorpels. Er grenzt vorne an die Ohrspeicheldrüse. In den medialen zwei Dritteln ist der Gehörgang knöchern, die Haut ist hier sehr dünn und liegt dem knöchernen Kanal unmittelbar an.

Boden und Vorderwand des knöchernen, äußeren Gehörgangs werden von der **Pars tympanica**, die Hinterwand von der **Pars petrosa**, das Dach von der **Pars squamosa** des **Schläfenbeins** gebildet. Die Vorderwand des knöchernen Gehörgangs ist an der Bildung des **Kiefergelenkes** beteiligt. Die Hinterwand und das Dach grenzen an die pneumatisierten Räume des Mittelohres, vor allem das **Mastoid**.

Die Haut des äußeren Gehörgangs besitzt ein geschichtetes, verhorntes Plattenepithel mit Talgdrüsen und **Haaren**, die zum knöchernen Teil hin spärlicher werden und medial ganz fehlen. In der Subkutis liegen die Ohrschmalzdrüsen (Glandulae ceruminosae), die neben den Haarbälgen münden. Sie produzieren das **Zerumen**, den Hauptbestandteil des Ohrenschmalzes.

### 1.1.1 Nerven- und Gefäßversorgung des äußeren Ohres

Die Ohrmuskeln werden vom N. facialis innerviert. Die **sensible Versorgung** der Hinterfläche der Ohrmuschel erfolgt durch den **N. auricularis magnus**, die Vorderfläche der Ohrmuschel, des äußeren Gehörgangs und von Anteilen der Außenfläche des Trommelfells durch den **N. auriculotemporalis**. Der **R. auricularis n. vagi** innerviert ebenfalls teilweise die Außenfläche des Trommelfells, außerdem hinten unten angrenzende Teile des äußeren Gehörgangs. An der sensiblen Innervation des Gehörgangs im hinteren oberen Bereich sind auch Fasern beteiligt, die mit dem N. facialis gemeinsam verlaufen **(N. intermedius)**.

Die **arterielle Versorgung** des äußeren Ohres stammt von der A. auricularis posterior, der A. auricularis profunda und der A. temporalis superficialis.

Der **Lymphabfluß** vom äußeren Ohr erfolgt vor allem in Richtung zur Ohrspeicheldrüse und zum Warzenfortsatz, aber auch in die Halslymphknoten. Er erreicht die Lnn. parotidei, die vor dem Ohr liegen, sowie die hinter dem Ohr liegenden Lnn. retroauriculares und die Lnn. cervicales superficiales und profundi.

## 1.2 Mittelohr

### 1.2.1 Trommelfell (Membrana tympani)

Das Trommelfell ist eine Membran, die die Schallwellen auffängt und das »Fenster« zum Mittelohr darstellt. Es trennt den Gehörgang vom Mittelohr.

Das gesunde Trommelfell ist **perlgrau** und rund-oval, in der Mitte trichterförmig zum Nabel **(Umbo)** eingezogen. Der Umbo ist das untere Ende des Hammergriffs, der von vorn oben nach hinten unten verläuft und als »**Hammerstreifen**« sichtbar ist.

Das Trommelfell wird in **vier Quadranten** eingeteilt (vorne oben und unten, hinten oben und unten). Die Einteilung folgt einer Linie entlang dem Hammerstreifen und einer Senkrechten darauf durch den Umbo. Vom Nabel aus nach vorne unten entsteht durch auffallendes Licht beim normalen Trommelfell ein dreieckiger **Lichtreflex** *(siehe Synopsis 2a, b).*

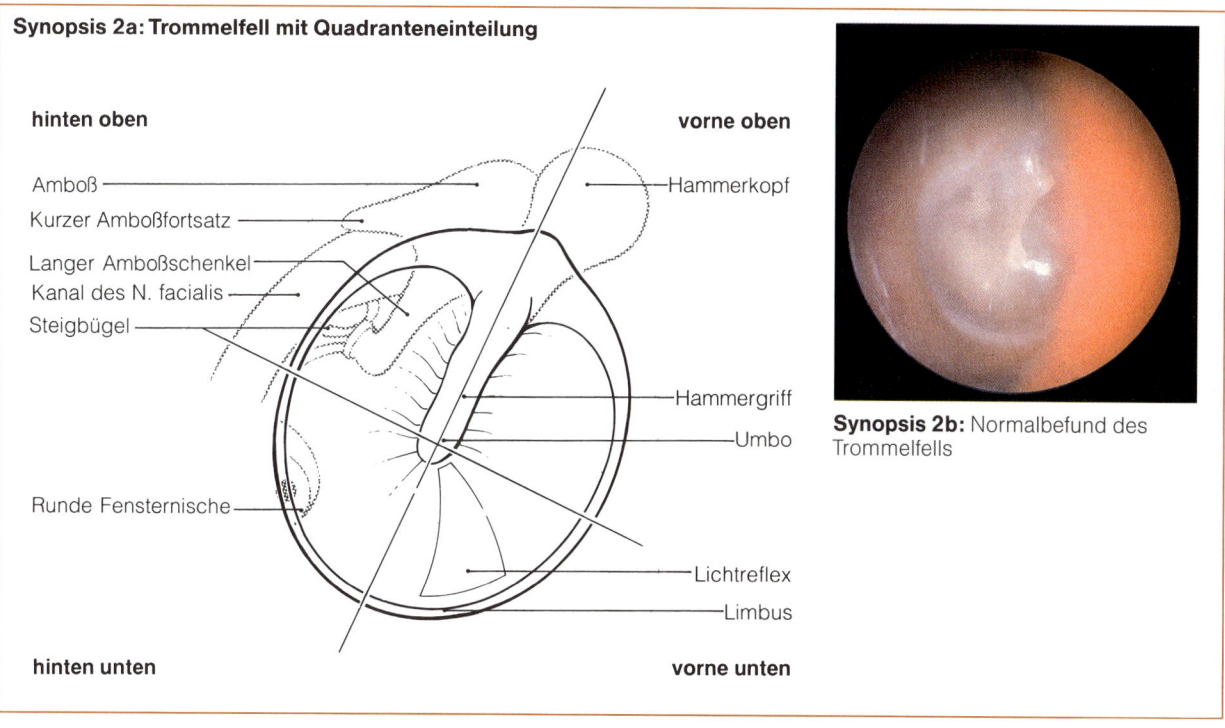

**Synopsis 2a:** Trommelfell mit Quadranteneinteilung

**Synopsis 2b:** Normalbefund des Trommelfells

Am oberen Ende der Hammerzeichnung springt der kurze Fortsatz des Hammers knopfartig nach außen vor. Von dieser Stelle ziehen zwei Falten nach vorn bzw. hinten oben. Sie bilden die Trennlinie zwischen dem schlaffen Teil des Trommelfells, der **Pars flaccida (Shrapnell-Membran)**, und dem gespannten Teil, der **Pars tensa**.

Die **Pars tensa** besteht aus drei Schichten: äußere (plattenepitheliale) Schicht; mittlere Schicht (zwei bindegewebige Lagen, davon eine mit zirkulärem und eine mit radiärem Faserverlauf) und innere Schicht (Schleimhaut). In der **Pars flaccida** dagegen fehlt die mittlere, fibröse Schicht.

Die mittlere Faserschicht der Pars tensa verdickt sich am Rand zu einem etwas erhabenen **Limbus** (Anulus fibrocartilagineus), der in einer Rinne des Os tympanicum eingebettet ist.

Durch das Trommelfell hindurch ist im hinteren oberen Quadranten der lange Schenkel des **Amboß** erkennbar. Gelegentlich kann man bei sehr zarten Trommelfellen auch das Amboß-Steigbügel-Gelenk oder gar den **Steigbügel** selbst sehen.

Die Spannung des Trommelfells wird durch den **M. tensor tympani** eingestellt, der am Hammer angreift.

## 1.2.2 Die Paukenhöhle (Cavum tympani)

Sie gehört zu dem von Schleimhaut ausgekleideten Raumsystem des Mittelohres in der Pars petrosa des Schläfenbeins und ist ihr größter und wichtigster Raum.

● **Wände der Paukenhöhle.** Die vordere Wand (Paries caroticus) ist dem **Kanal der A. carotis interna,** die hintere (Paries mastoideus) dem Processus mastoideus, die untere (Paries jugularis) der Fossa jugularis mit dem **Bulbus v. jugularis** und die mediale Wand (Paries labyrinthicus) dem **Labyrinth** benachbart *(siehe Abbildung 3).*

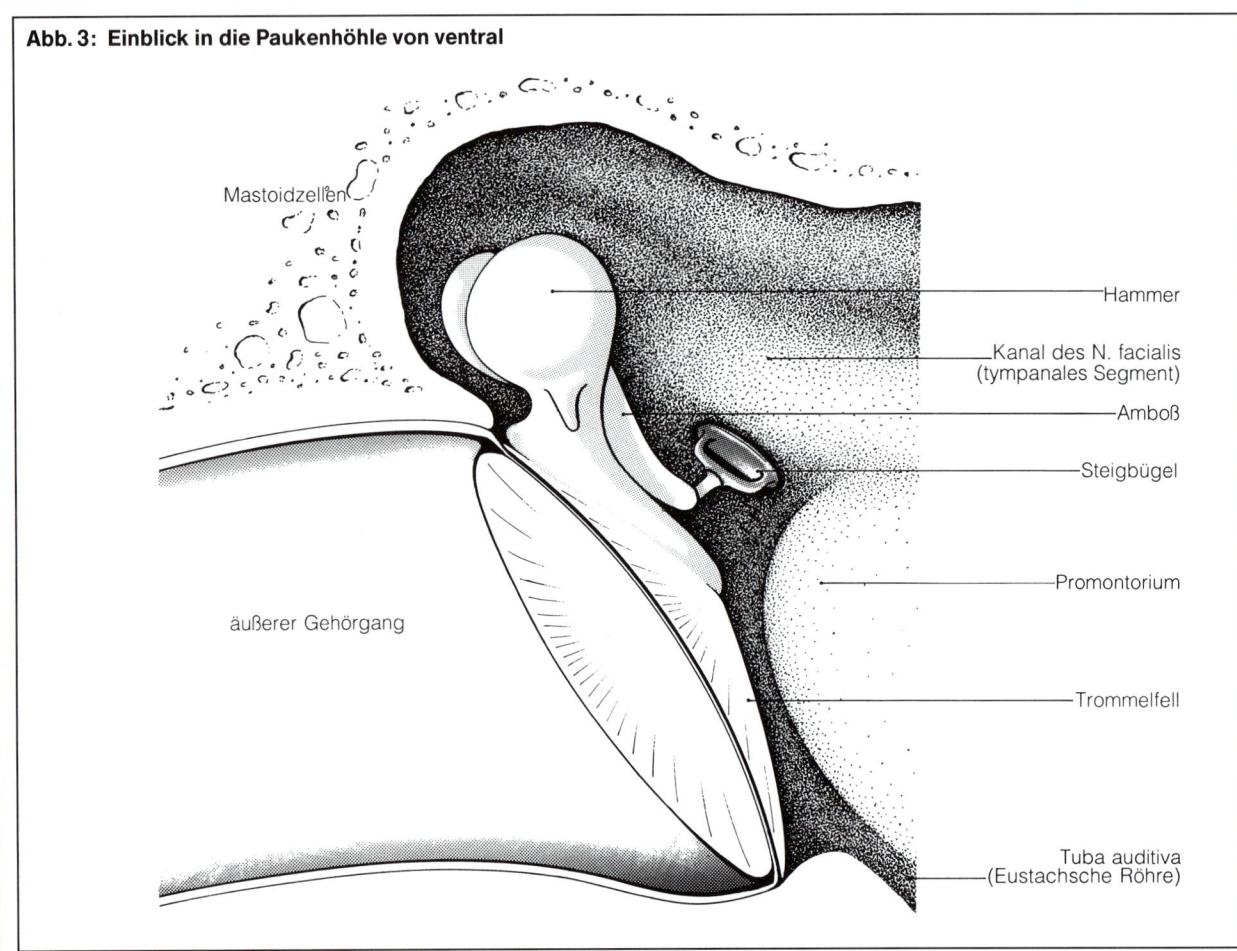

Abb. 3: Einblick in die Paukenhöhle von ventral

Die obere Wand, das Paukenhöhlendach (Paries tegmentalis, **Tegmen tympani**), trennt die Paukenhöhle von der mittleren Schädelgrube. Die laterale, vom Trommelfell gebildete Wand (Paries membranaceus), trennt sie vom äußeren Gehörgang.

Aus praktischen Gründen wird die Paukenhöhle in **drei Etagen** gegliedert:
● Epitympanon (oberhalb des Trommelfells)
● Mesotympanon (hinter dem Trommelfell)
● Hypotympanon (unterhalb des Trommelfells).

Die Paukenhöhle steht über das Antrum mastoideum mit der **Pneumatisation des Warzenfortsatzes** in Verbindung, die dem Mittelohr zuzurechnen ist.

● **Inhalt der Paukenhöhle**

Das Cavum tympani enthält u.a. die Gehörknöchelchen (Ossicula), die die gelenkig verbundene **Gehörknöchelchenkette** bilden. Malleus **(Hammer),** Incus **(Amboß)** und Stapes **(Steigbügel),** die beiden Mittelohrmuskeln (M. tensor tympani und M. stapedius), einige Bänder und die Chorda tympani.

Der **M. tensor tympani** setzt am Hammer an. Seine Funktion ist die Änderung der Spannung des Trommelfells. Der **M. stapedius** greift über eine Sehne am Steigbügelköpfchen an. Er wird vom N. facialis innerviert und kann die Stapessehne versteifen.

Der **Kanal des N. facialis** zieht am Steigbügel vorbei und ist zusammen mit dem **Promontorium** (Ausbuchtung der unteren Schneckenwindung) an der Bildung der Nische zum ovalen Fenster beteiligt.

Das **ovale** und das **runde Fenster** sind gegen das Innenohr beweglich. Im ovalen Fenster sitzt die Steigbügelfußplatte, dahinter liegt das Vestibulum des Innenohres. Das runde Fenster begrenzt die Scala tympani der Hörschnecke gegen das Mittelohr durch eine Membran.

Durch die Pauke zieht ferner die **Chorda tympani,** ein Geschmacksnerv, dessen Fasern sich dem N. facialis angliedern.

Über die Eustachi-Röhre **(Tuba auditiva,** Ohrtrompete) besteht eine Verbindung vom Mittelohr zum Nasenrachenraum. Die Tuba auditiva ist ein knorpeliges Rohr mit großer funktioneller Bedeutung für die Belüftung der Mittelohrräume.

Die Öffnung und Schließung der Tube wird durch die Mm. tensor und levator veli palatini gesteuert.

● **Nerven und Gefäße der Paukenhöhle.** Die Schleimhaut der Paukenhöhle wird sensibel vom **Plexus tympanicus** versorgt, der auf dem Promontorium liegt. Beteiligt sind dabei auch die Nn. caroticotympanici vom sympathischen Geflecht der A. carotis interna. Der M. stapedius wird vom N. facialis, der M. tensor tympani vom N. trigeminus versorgt.

Die arterielle Versorgung der Paukenhöhle wird aus der A. maxillaris, der A. stylomastoidea (aus A. auricularis posterior), der A. meningea media, der A. carotis interna und der A. pharyngea ascendens gespeist. Die aus diesen Stromgebieten versorgten **Aa. tympanicae** bilden untereinander viele Verbindungen.

Der **venöse** Abfluß erfolgt zum Plexus pharyngeus, zur V. meningea media und in die Sinus durae matris.

Die **Lymphabflußbahnen** kommunizieren mit denen des äußeren Ohres und des Trommelfells und münden in Lymphknoten vor dem Gehörgang, unter der Ohrmuschel und in der Gl. parotis, aber auch in submandibulären sowie oberflächlichen und tiefen Halslymphknoten.

## 1.3 Innenohr

Das **Hörorgan** (Cochlea) und das **Gleichgewichtsorgan** im knöchernen Labyrinth der Felsenbeinpyramide werden gemeinsam als »**Innenohr**« bezeichnet *(siehe Abbildung 4* und *Synopsis 3).*

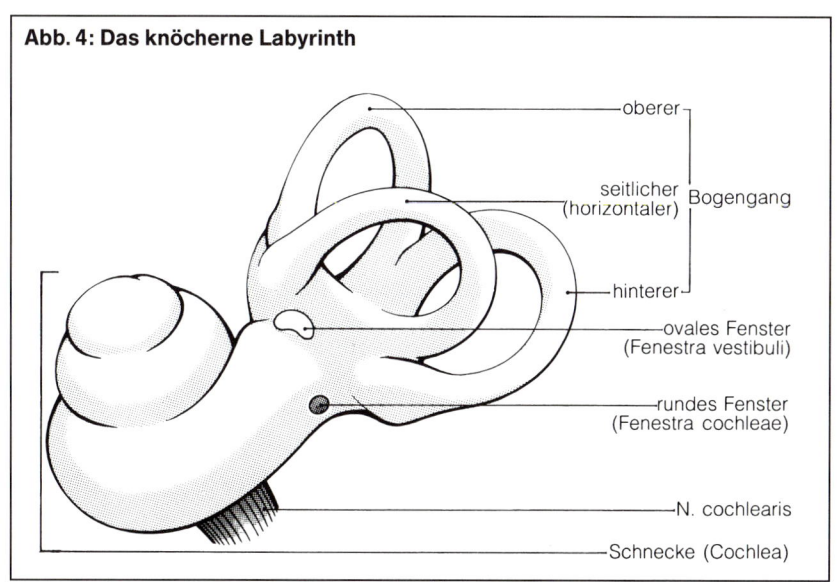

**Abb. 4: Das knöcherne Labyrinth**

- oberer
- seitlicher (horizontaler) Bogengang
- hinterer
- ovales Fenster (Fenestra vestibuli)
- rundes Fenster (Fenestra cochleae)
- N. cochlearis
- Schnecke (Cochlea)

**Synopsis 3: Schema der Innenohrräume**

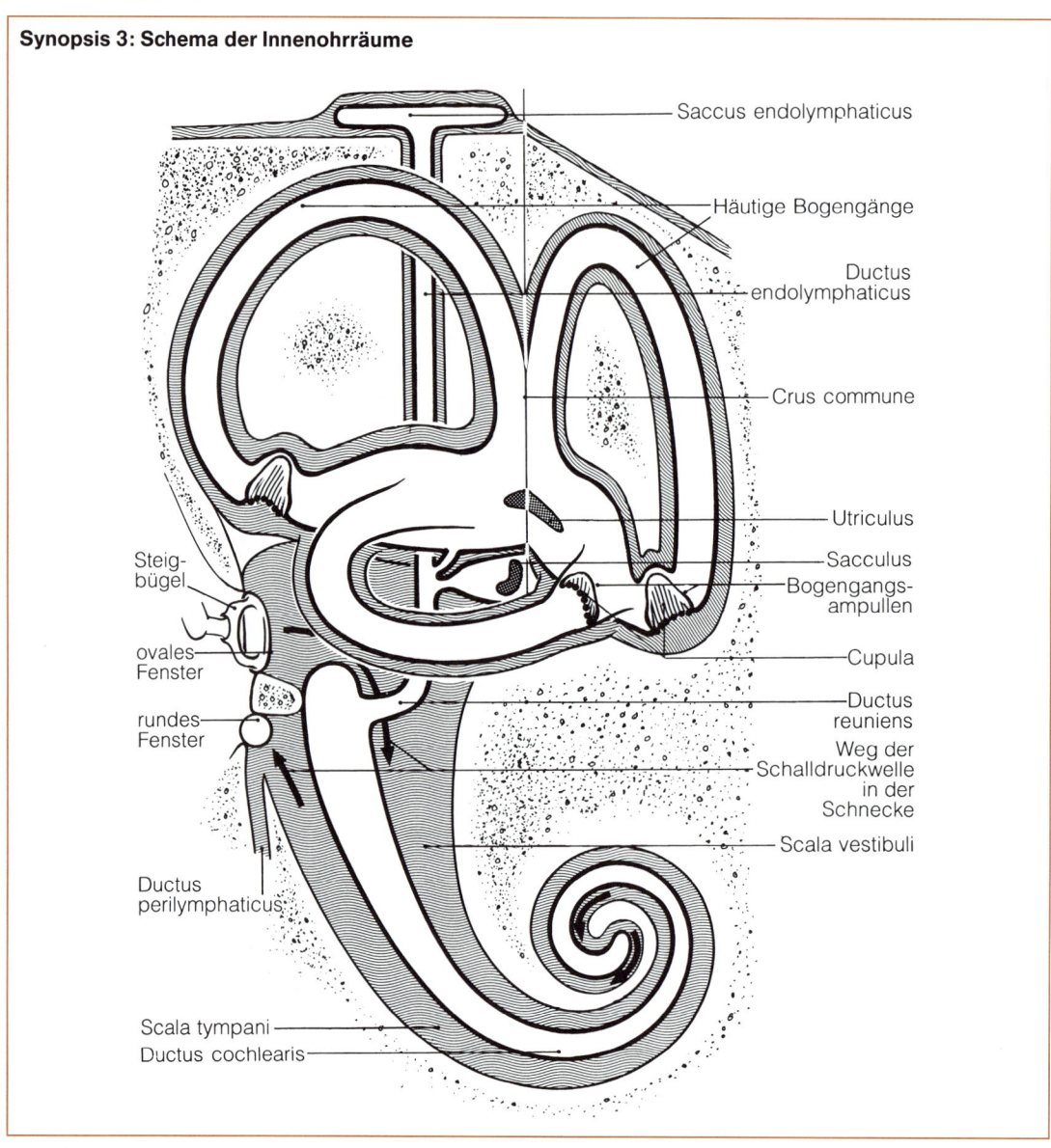

Im **häutigen** Labyrinth findet sich **Endolymphe**, außerhalb **Perilymphe**.
Zum **häutigen Labyrinth** gehören die drei **Bogengänge**, das **Vestibulum** und die **Hörschnecke**.
Der Endolymphschlauch endet über den **Ductus endolymphaticus** im **Saccus endolymphaticus**; der Perilymphschlauch steht mit dem Subarachnoidalraum in Verbindung.
Der Elektrolytaustausch zwischen **Endolymphe** (kaliumreich) und **Perilymphe** (kaliumarm) erfolgt durch eine zelluläre Kalium-Natrium-Austauschpumpe.

Die Sinnesapparate befinden sich im **häutigen** Labyrinth, das mit **Endolymphe** gefüllt ist. Dieses liegt, von **Perilymphe** umspült, im **knöchernen** Labyrinth.

Das **häutige Labyrinth** besteht aus drei **Bogengängen** (Ductus semicirculares), dem **Vestibulum** (Vorhof) mit **Sacculus** und **Utriculus** sowie der **Schnecke** (Cochlea) mit dem Ductus cochlearis (häutige Schnecke).

Der Endolymphschlauch endet über den **Ductus endolymphaticus** (Aquaeductus vestibuli) in einer Duraduplikatur **(Saccus endolymphaticus)**. Perilymphe und Subarachnoidalraum stehen durch den Ductus perilymphaticus (Aquaeductus cochleae) in Verbindung.

Die **Endolymphe** ist kaliumreich und natriumarm, die **Perilymphe** kaliumarm und natriumreich. Über eine zelluläre Kalium-Natrium-Austauschpumpe, die für konstante Ionenkonzentrationen verantwortlich ist, erfolgt ein Elektrolytaustausch im Bereich des Sacculus und des Utriculus sowie in der Stria vascularis der Cochlea.

## 1.3.1 Das Gleichgewichtsorgan

Die **drei** Bogengänge stehen im rechten Winkel zueinander und werden nach ihrer Lage im Felsenbein als **vorderer, hinterer** und **seitlicher Bogengang** bezeichnet. Jeder Bogengang ist an einem Ende kolbig zur Ampulle erweitert *(siehe Abbildung 5)*.

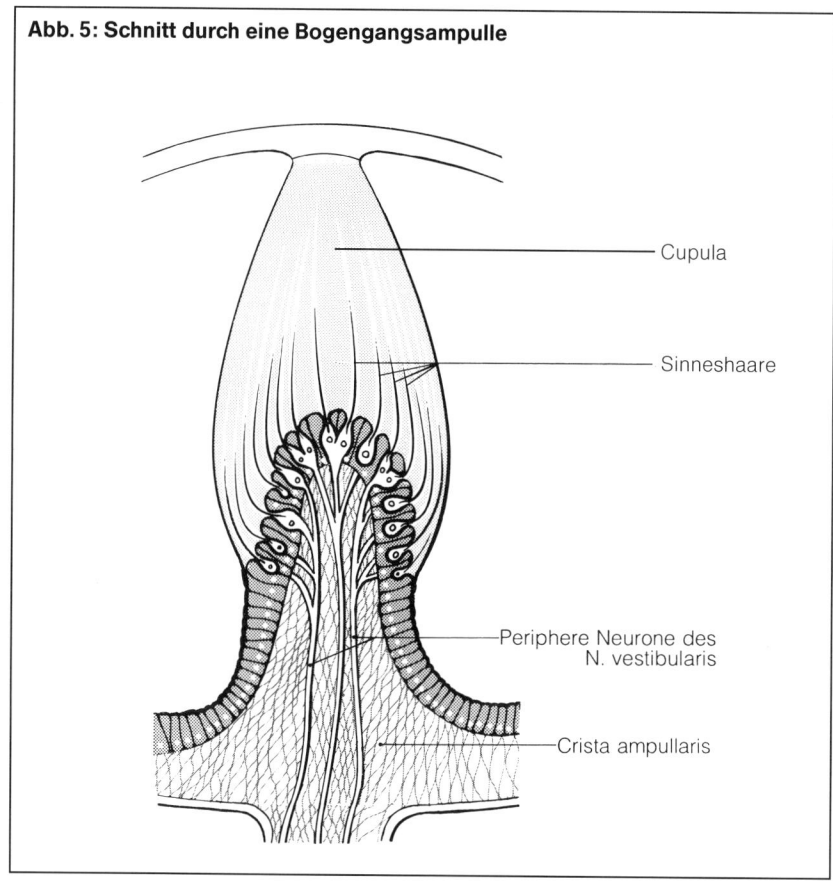

Abb. 5: Schnitt durch eine Bogengangsampulle
- Cupula
- Sinneshaare
- Periphere Neurone des N. vestibularis
- Crista ampullaris

In der **Ampulle** befindet sich eine gegen das Lumen vorragende Leiste, die Crista ampullaris. Die Crista trägt an ihrer Oberfläche ein Epithel, das die Sinneszellen mit Sinneshärchen enthält. Diese ragen in eine gallertige Masse, die **Cupula**. Von jeder Ampulle führt ein Nervenbündel zum N. vestibulocochlearis (VIII. Hirnnerv).

Durch Strömungsbewegungen der Endolymphe wird die Cupula bewegt. Die Abwinkelung der Sinneshaare durch Auslenkung der Cupula ist der adäquate Reiz für diese Sinneszellen und führt zu einer Drehempfindung.

Der Vorhof (Vestibulum) ist der »Vorraum« zu den Bogengängen. Das Vestibulum hat dem ganzen Gleichgewichtsorgan den Namen »**Vestibularapparat**« gegeben.

Das Vestibulum grenzt an das ovale Fenster, in welchem der Steigbügel mit seiner Fußplatte sitzt, und enthält **Utriculus** und **Sacculus**. Utriculus und Sacculus haben je ein ovales Sinnesfeld, die **Macula** *(siehe Abbildung 6)*. Die Macula utriculi liegt horizontal, die Macula sacculi steht senkrecht zur Körperachse. Das Neuroepithel der Macula ist dem der Crista ampullaris ähnlich. Die Härchen der Sinneszellen reichen in eine gallertige Membran, der feine Kalkkristalle (**Statolithen, Otolithen**) aufgelagert sind. Die Maculae sprechen auf jede Änderung der Schwerkraft bzw. **lineare Beschleunigung** an.

Das periphere Gleichgewichtsorgan besteht aus dem labyrinthären Anteil und dem N. vestibularis bis zu seinem Eintritt in den Hirnstamm (**Kleinhirnbrückenwinkel**).

### 1.3.1 Das Gleichgewichtsorgan

Im Felsenbein liegen ein **vorderer**, ein **hinterer** und ein **seitlicher Bogengang** (s. Abb. 5).

In den **Ampullen** der drei Bogengänge sitzt je eine **Cupula**, in die die Sinneshaare hineinragen. Von jeder Ampulle führen Nerven zum N. vestibulocochlearis (VIII. Hirnnerv). Die Abwinkelung der Sinneshaare durch Strömungen der Endolymphe ist der adäquate Reiz, der zu einer Drehempfindung führt.

Der **Vestibularapparat** ist nach dem Vorhof so benannt.

Im Vestibulum liegen der **Utriculus** (horizontal) und der **Sacculus** (vertikal). Beide haben eine **Macula** mit Sinneszellen, deren Härchen in eine gallertige Masse gebettet sind (s. Abb. 6). Aufgelagert sind **Otolithen**, deren Bewegung zur Abwinkelung der Sinneshärchen führt. Die Maculae reagieren auf **lineare Beschleunigung**. Das periphere Gleichgewichtsorgan besteht ferner aus dem N. vestibularis bis zum **Kleinhirnbrückenwinkel**.

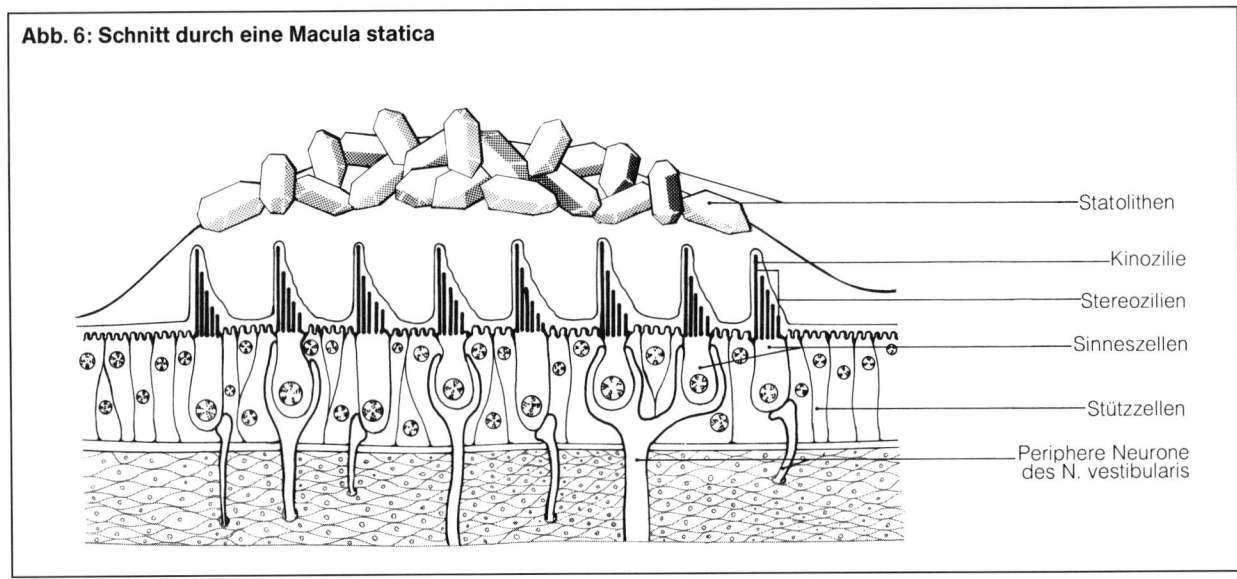

Abb. 6: Schnitt durch eine Macula statica
- Statolithen
- Kinozilie
- Stereozilien
- Sinneszellen
- Stützzellen
- Periphere Neurone des N. vestibularis

## 1.3.2 Cochlea und innerer Gehörgang

• **Cochlea.** Die Cochlea (Schnecke) enthält die Sinneszellen des **Hörorgans**. Der Gang der Cochlea (**Schneckengang**) des Erwachsenen hat zweieinhalb Windungen mit einer Gesamtlänge von ca. 32 mm. Er windet sich um eine kegelförmige Achse, die Schneckenspindel (**Modiolus**). Die Basis der Schnecke ist dem inneren Gehörgang, die Spitze der Pauke zugewandt *(siehe Abbildungen 7 und 8)*.

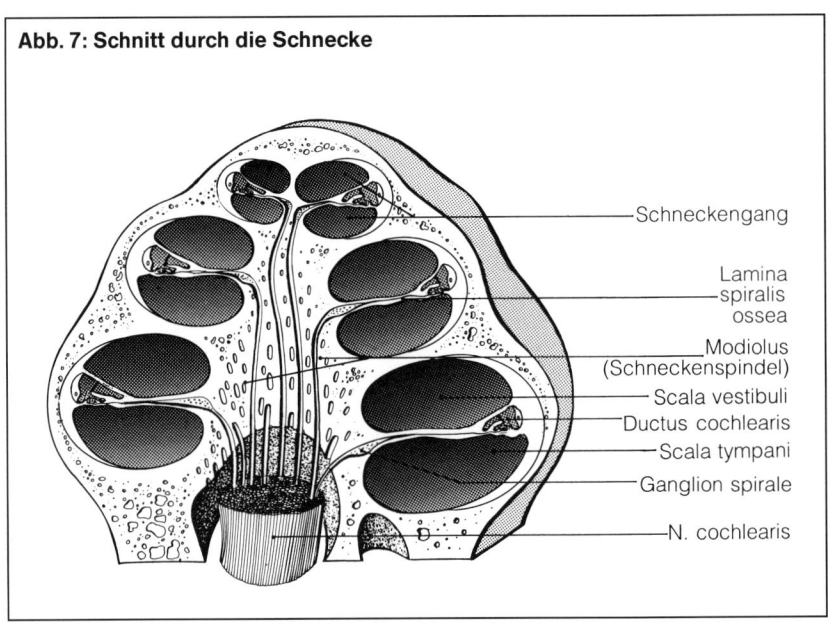

Abb. 7: Schnitt durch die Schnecke
- Schneckengang
- Lamina spiralis ossea
- Modiolus (Schneckenspindel)
- Scala vestibuli
- Ductus cochlearis
- Scala tympani
- Ganglion spirale
- N. cochlearis

Die Cochlea wird durch drei gangartige Räume unterteilt:
- Die **Scala vestibuli** öffnet sich gegen den Vorhof;
- Die **Scala tympani** schließt gegen das Mittelohr mit dem runden Fenster ab;
- Der **Ductus cochlearis** (»Scala media«) ist mit **Endolymphe** gefüllt und liegt zwischen Scala vestibuli und Scala tympani.

Scala vestibuli und Scala tympani, die mit **Perilymphe** gefüllt sind, stehen an der Schneckenspitze durch das **Helicotrema** in Verbindung.

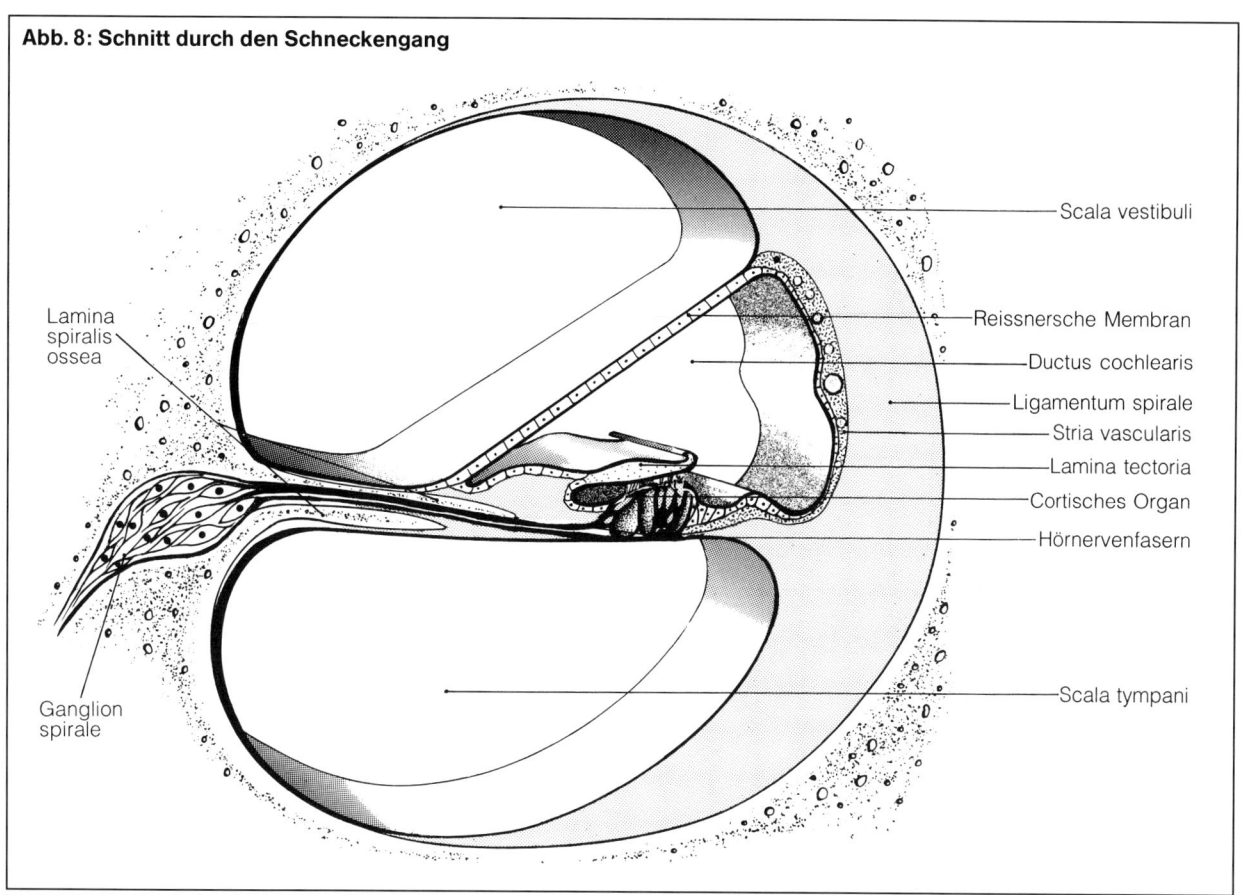

Abb. 8: Schnitt durch den Schneckengang

Der **Ductus cochlearis** (Scala media) wird von der Scala vestibuli durch die Reissnersche Membran, von der Scala tympani durch die **Basilarmembran** getrennt. Auf dieser liegt das **Corti-Organ,** das eigentliche **Hörorgan** *(Abbildung 9).* Es erstreckt sich in seinem Verlauf von der Basalwindung bis zur Kuppelwindung der Schnecke und besteht aus Sinneszellen **(Haarzellen)** und verschiedenen Stützzellen.

Die 17 000 Sinneszellen des Corti-Organs verteilen sich auf eine Reihe innerer und drei Reihen äußerer Haarzellen.

95 % der Fasern des N. cochlearis sind mit den inneren, nur 5 % mit den äußeren Haarzellen verbunden.

- ● *Innerer Gehörgang.* Die Nervenfasern von den Sinneszellen des Gehör- und Gleichgewichtsorgans ziehen als **N. vestibulocochlearis (VIII. Hirnnerv)** durch den **inneren Gehörgang** (Meatus acusticus internus) zum Hirnstamm.

Der innere Gehörgang enthält außerdem die Gefäße für das Innenohr **(A. und V. labyrinthi),** den **N. facialis (VII)** und den **N. intermedius,** einen Begleitnerv des N. facialis mit sensiblen und sensorischen Fasern *(siehe Synopsis 4).*

## 1.4 Zentrale Hör- und Gleichgewichtssysteme

- ● *Zentrale Hörbahn.* Das afferente Hörsystem (= Reizleitung zum Hörzentrum) umfaßt einen **peripheren** Teil, die Pars cochlearis des N. vestibulocochlearis, und einen **zentralen** Teil, die zentrale Hörbahn sowie subkortikale und kortikale Hörzentren *(siehe Synopsis 5).* Die anatomisch-morphologische Grenze zwischen peripherer und zentraler Hörbahn befindet sich an der Eintrittsstelle des N. cochlearis in den Hirnstamm im Bereich des Kleinhirnbrückenwinkels.

Der Abschnitt der Hörnervenbahn oberhalb der Cochlea wird auch »**retrocochleärer**« Bereich genannt. Hier ansetzende Hörstörungen werden deshalb als »retrocochleäre« Hörschäden bezeichnet.

Scala vestibuli und Scala tympani (mit **Perilymphe** gefüllt) stehen durch das **Helicotrema** in Verbindung. Das Hörorgan **(Corti-Organ)** liegt auf der **Basilarmembran** des **Ductus cochlearis** *(s. Abb. 9).* Es besteht aus Sinneszellen **(Haarzellen)** und Stützzellen.
95 % der Fasern des Hörnervs sind mit den inneren Haarzellen verbunden.

- ● **Innerer Gehörgang**
Durch den inneren Gehörgang ziehen der **N. vestibulocochlearis (VIII), A. u. V. labyrinthi, N. facialis (VII)** und **N. intermedius** *(s. Syn. 4).*

### 1.4 Zentale Hör- und Gleichgewichtssysteme

- ● **Zentrale Hörbahn**
Die Pars cochlearis des N. vestibulocochlearis stellt den **peripheren** Teil der Hörbahn dar *(s. Syn. 5).*
Die **zentrale** Hörbahn beginnt nach dem Eintritt des N. cochlearis in den Hirnstamm.
Der **retrocochleäre** Bereich der Hörbahn ist oberhalb der Cochlea lokalisiert.

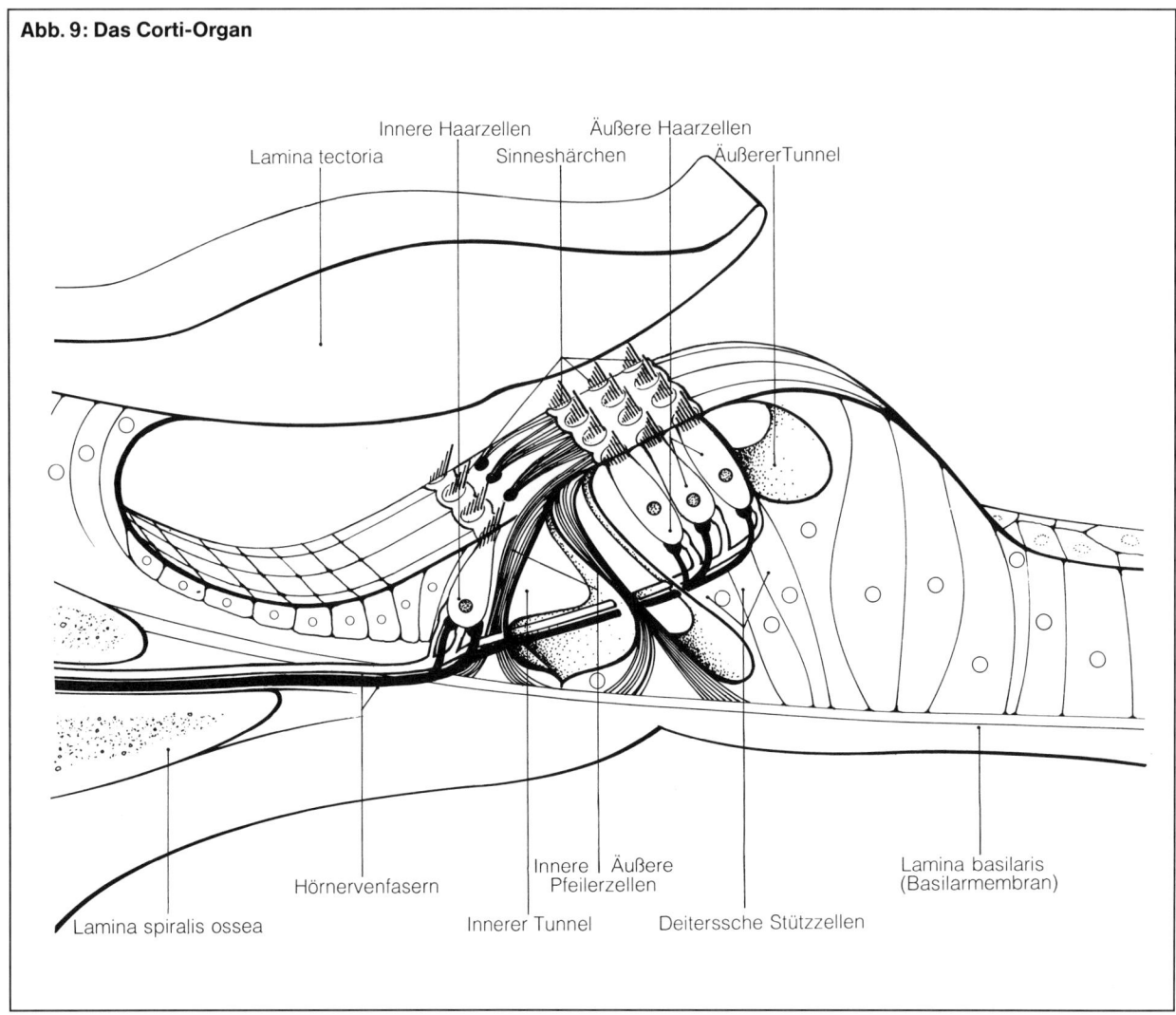

**Abb. 9: Das Corti-Organ**

Die aufsteigenden Nervenfasern ziehen zum **Nucleus cochlearis dorsalis,** die absteigenden zum **Nucleus cochlearis ventralis.**

**Merke ▶**

Die aufsteigenden Nervenfasern ziehen zum **Nucleus cochlearis dorsalis,** die absteigenden Äste zum **Nucleus cochlearis ventralis.** Vom dorsalen Kern kreuzen die Fasern zur oberen Olive der anderen Seite.

> **Merke.** Der überwiegende Teil der zentralen Hörbahn kreuzt im Nukleusbereich des Hirnstamms auf die kontralaterale Seite. Ein kleinerer Teil verläuft auch ipsilateral, so daß jedes Corti-Organ mit beiden Hörrinden verbunden ist.

Weitere Schaltstellen der zentralen Hörbahn sind:
- **Lemniscus lateralis**
- **Colliculus inferior**
- **Corpus geniculatum mediale**
- **Hörrinde**

Der überwiegende Teil des **Lemniscus lateralis** endet im **Colliculus inferior.** Die nächste Schaltstelle der zentralen Hörbahn ist das **Corpus geniculatum mediale.** Die Fasern der Hörstrahlung verlaufen von dort quer durch den unteren hinteren Abschnitt der inneren Kapsel zur **Hörrinde.** Als Hörrinde ist nicht nur die Heschl-Querwindung, sondern ein wesentlich größerer Bereich anzusehen.

• **Zentrales Gleichgewichtssystem**
Die Grenze zwischen dem peripheren und dem zentralen Gleichgewichtssystem liegt in Höhe der **Gleichgewichtskerne.**

• ***Zentrales Gleichgewichtssystem.*** Das periphere Gleichgewichtssystem umfaßt das Vestibularorgan und den N. vestibularis. Die Grenze zwischen dem peripheren und dem zentralen Gleichgewichtssystem liegt in Höhe der **Gleichgewichtskerne.**

1.4 Zentrale Hör- und Gleichgewichtssysteme

**Synopsis 4: Topographie des N. facialis, des Labyrinthes und des Meatus acusticus internus**
(linkes Felsenbein horizontal eröffnet; Blick von oben)

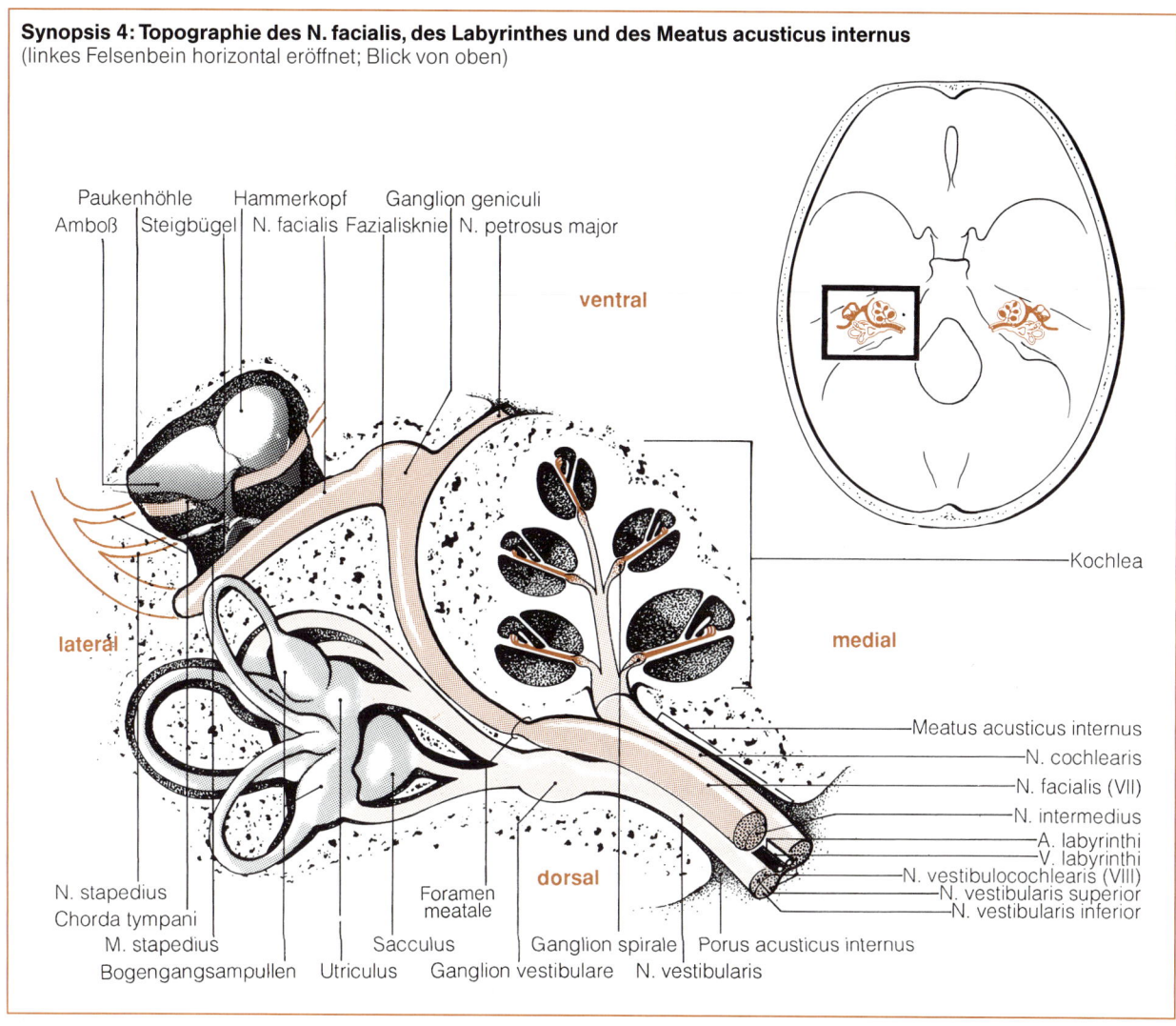

Allerdings unterscheiden sich Erkrankungen des peripheren Gleichgewichtsorgans (des Labyrinths) von Erkrankungen des (ebenfalls peripheren) Gleichgewichtsnervs zwischen Labyrinth und Eintritt in den Hirnstamm, so daß dieser Bereich des VIII. Hirnnervs in der Klinik, analog zum »retrocochleären« Bereich des Hörnervs, gelegentlich als »**retrolabyrinthärer**« Anteil des Gleichgewichtsnervs bezeichnet wird. Von den Erkrankungen des peripheren Gleichgewichtsorgans können dadurch die retrolabyrinthären (peripheren) Gleichgewichtserkrankungen des N. vestibularis unterschieden werden *(siehe Synopsis 6).*

• ***Gleichgewichtsbahn.*** Die Zellen der ersten Neurone der Pars vestibularis des N. vestibulocochlearis bilden das **Ganglion vestibulare** im Fundus des inneren Gehörgangs. Die peripheren Neuriten kommen von den Sinnesendigungen des Gleichgewichtsapparates, also den Maculae staticae und Cristae ampullares. Die zentralen Neuriten enden zum größten Teil an den **Gleichgewichtskernen** (Nuclei vestibulares), zum kleineren Teil als **sensorische Kleinhirnbahn** im Wurm und Flocculus des Kleinhirns.

Die Nuclei vestibulares (**Gleichgewichtskerne**) enthalten die Zellen der zweiten Neurone. Sie liegen in der **Rautengrube.** Man unterscheidet:
- Nucleus vestibularis lateralis (Deitersscher Kern),
- Nucleus vestibularis superior (Bechterewscher Kern),
- Nucleus vestibularis medialis (Schwalbescher Kern),
- Nucleus vestibularis inferior (Rollerscher Kern); kaudale Fortsetzung des Schwalbe-Kerns)

Zwischen Labyrinth und Gleichgewichtskernen liegt das »**retrolabyrinthäre**« Segment des Gleichgewichtsnervs. Von den Erkrankungen des peripheren Gleichgewichtsorgans können die retrolabyrinthären (peripheren) Gleichgewichtserkrankungen des N. vestibularis unterschieden werden (s. Syn. 6).

• **Gleichgewichtsbahn**
Im inneren Gehörgang liegt das **Ganglion vestibulare.** Von dort ziehen zentrale Neuriten zu den **Gleichgewichtskernen** und als **sensorische Kleinhirnbahn** zum Wurm und Flocculus des Kleinhirns.
In der **Rautengrube** liegen der:
- laterale (Deiters)
- obere (Bechterew)
- mediale (Schwalbe)
- untere (Roller) **Gleichgewichtskern.**

**Synopsis 5: Die afferenten Hörbahnen**

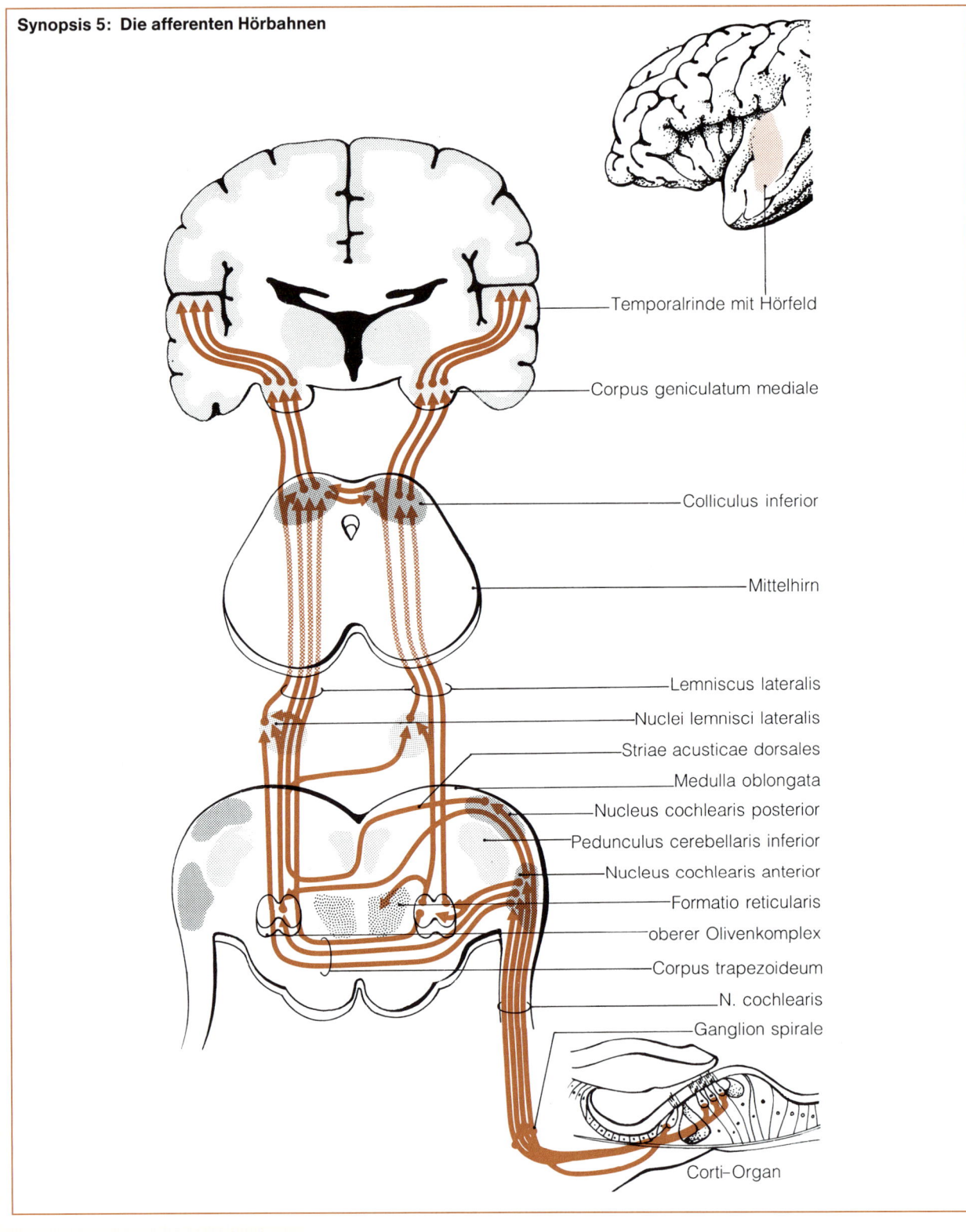

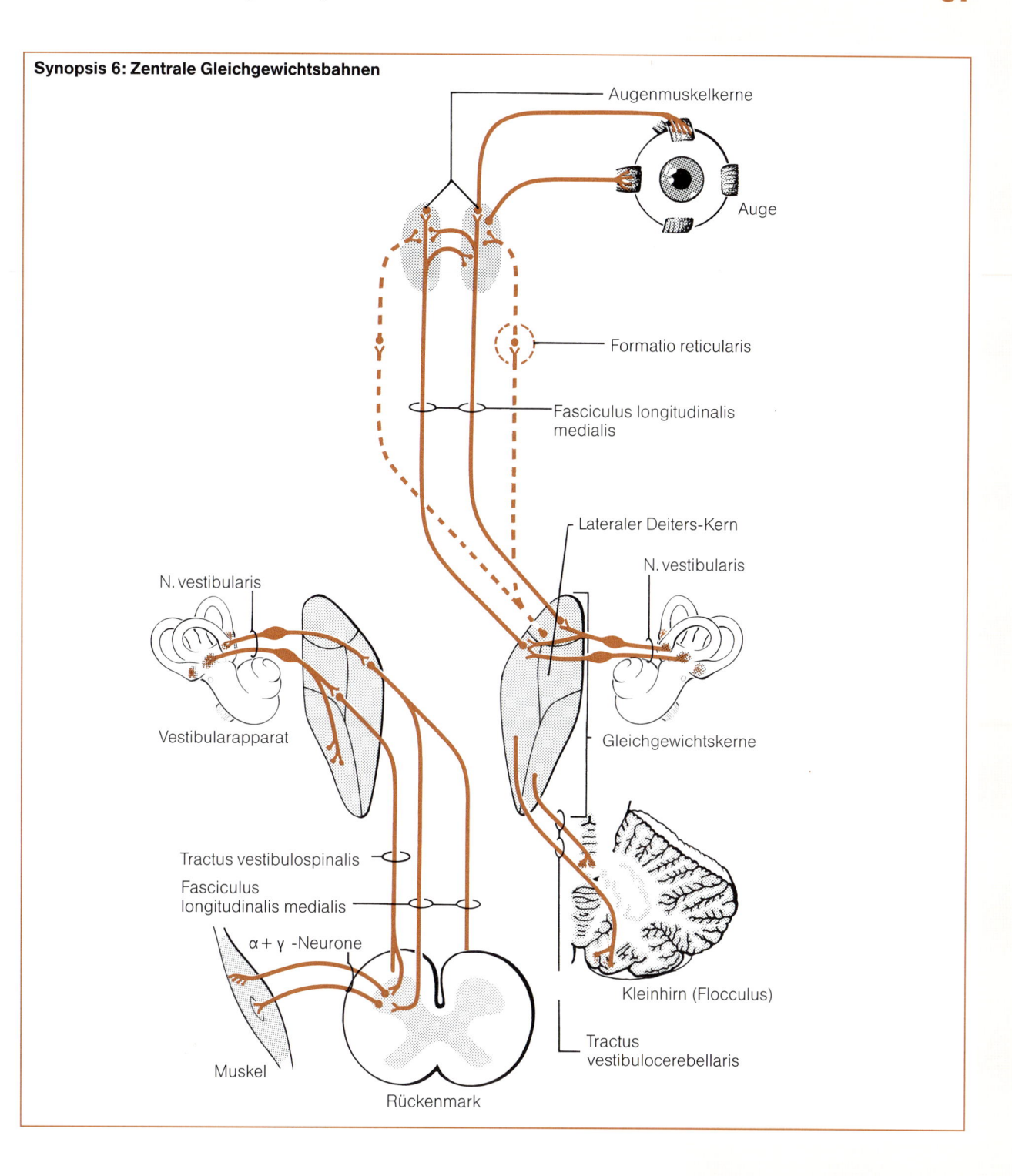

1.4 Zentrale Hör- und Gleichgewichtssysteme

**Synopsis 6: Zentrale Gleichgewichtsbahnen**

- Augenmuskelkerne
- Auge
- Formatio reticularis
- Fasciculus longitudinalis medialis
- Lateraler Deiters-Kern
- N. vestibularis
- N. vestibularis
- Vestibularapparat
- Gleichgewichtskerne
- Tractus vestibulospinalis
- Fasciculus longitudinalis medialis
- α + γ -Neurone
- Kleinhirn (Flocculus)
- Muskel
- Tractus vestibulocerebellaris
- Rückenmark

Die in den Kernen entspringenden zweiten Neurone (**sekundäre Vestibularisbahn**) stellen Verbindungen zum **Rückenmark** her (Tractus vestibulospinalis). Außerdem bestehen wichtige Verbindungen zum **Kleinhirn**, zur **Formatio reticularis** und zu den **Augenmuskelkernen** (Fasciculus longitudinalis medialis; Koordination der Blickmotorik).

Die optische **Fixierung** eines Objekts auch bei Kopfbewegungen wird durch ein genaues Zusammenwirken zwischen **vestibulärem** Zentrum, **Augenmuskelkernen**, **Kleinhirn** und **Halsmuskulatur** erreicht. Eine solche Koordination löst auch reflektorische Muskelbewegungen aus, die zur Erhaltung normaler Kopf-, Augen- und Rumpfstellung nötig sind.

Von den Kernen entspringen die zweiten Neurone (**sekundäre Vestibularisbahn**) mit Verbindung zum **Rückenmark** und **Kleinhirn**, zur **Formatio reticularis** und den **Augenmuskelkernen**.
Bei der **Fixierung** eines Objekts wirken **Gleichgewichtssystem**, **Augenmuskelkerne**, **Kleinhirn** und **Halsmuskulatur** zusammen.

Zum Kleinhirn gelangende Impulse können auch den Nucleus ruber erreichen, von wo aus die Erregungen einerseits an den motorischen Apparat, andererseits zum Thalamus und weiter zur **Großhirnrinde** geleitet werden. Dort gelangen Lage- und Stellungsänderungen ins Bewußtsein.

Darüber hinaus steht der Gleichgewichtsapparat mit dem **vegetativen System** in Verbindung, bei dessen Erregung es unter anderem zu Blutdruckveränderungen und Störungen des Magen-Darm-Traktes (Seekrankheit!) kommen kann.

## 1.5 Wichtige Strukturen in topographisch-anatomischer Beziehung zum Schläfenbein

Der Gesichtsnerv (**N. facialis,** VII. Hirnnerv) durchzieht das Schläfenbein vom inneren Gehörgang bis zum Foramen stylomastoideum, über eine Gesamtstrecke von 37 bis 45 mm. Er verläuft in der Nähe des Labyrinths, in der Wand der Paukenhöhle und im Mastoid *(siehe Abbildung 10)*. Bei Erkrankungen und Operationen am Mittelohr ist er besonders gefährdet, aber auch bei Eingriffen am inneren Gehörgang oder Traumen des Felsenbeins.

Die **A. carotis interna** verläuft in der Nähe der **Tube** durch die Pyramidenbasis und -spitze. An Erkrankungen des Ohres ist sie selten beteiligt, kann aber bei schweren Traumen des Schläfenbeins oder bei ausgedehnten Tumoren bzw. Resektionen in diesem Bereich eine Rolle spielen.

Der **Bulbus venae jugularis** liegt am Boden der Paukenhöhle unterhalb des Trommelfells. Ausnahmsweise kann er höher stehen und freiliegen. Er ist dann bei der Untersuchung des Trommelfelles als bläuliche Verfärbung unterhalb des Umbo erkennbar *(siehe Abbildung 10)*.

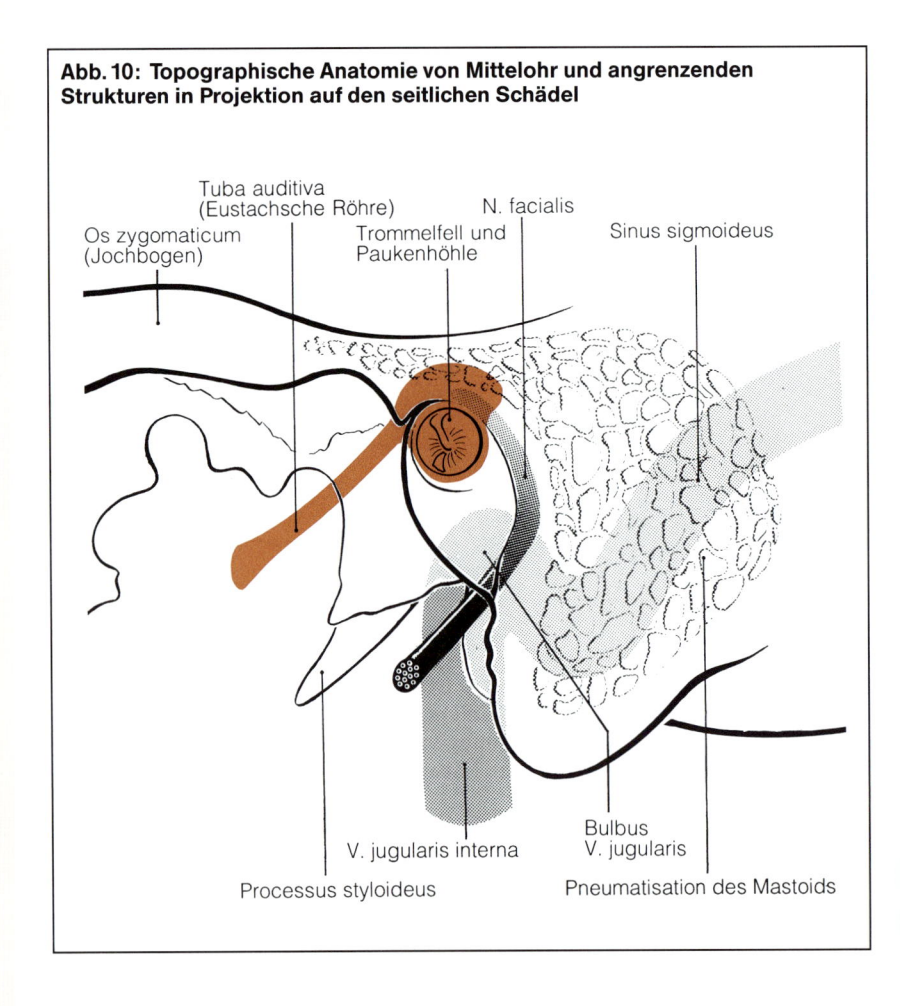

---

In der **Großhirnrinde** gelangen Lage- und Stellungsänderungen ins Bewußtsein.
Das Gleichgewichtssystem steht auch mit dem **vegetativen System** in Verbindung, bei dessen Erregung es z.B. zur Seekrankheit kommen kann.

**1.5 Wichtige Strukturen in topographisch-anatomischer Beziehung zum Schläfenbein**

Der **N. facialis,** der das Schläfenbein über eine Gesamtstrecke von 37–45 mm durchzieht, ist bei Traumen des Felsenbeins, Ohrerkrankungen und -operationen gefährdet.

Erkrankungen im Bereich der **Tube** und der Pyramidenspitze gefährden die **A. carotis interna.**

Der **Bulbus v. jugularis** kann im Boden der Paukenhöhle freiliegen *(s. Abb. 10).*

---

**Abb. 10: Topographische Anatomie von Mittelohr und angrenzenden Strukturen in Projektion auf den seitlichen Schädel**

(Os zygomaticum (Jochbogen); Tuba auditiva (Eustachsche Röhre); Trommelfell und Paukenhöhle; N. facialis; Sinus sigmoideus; Processus styloideus; V. jugularis interna; Bulbus V. jugularis; Pneumatisation des Mastoids)

## 1.5 Wichtige Strukturen in topographischer Beziehung zum Schläfenbein

Der **Sinus sigmoideus** ist der S-förmige Anteil des lateralen, intrakraniellen, venösen Blutleiters, der über den Bulbus V. jugularis in die V. jugularis interna übergeht. Er verläuft an der Hinterwand des **Mastoids** und kann bei ausgedehnten Infektionen des Warzenfortsatzes betroffen sein (Thrombophlebitis des Sinus sigmoideus).

Die **Dura** der mittleren Schädelgrube steht in enger Beziehung sowohl zur Pneumatisation des Mastoids, als auch zur Paukenhöhle, die nur durch eine dünne Knochenschicht von ihr getrennt ist. Das Tegmen tympani wird von kleinen Venen und Arterien durchbrochen, über die eine Infektion vom Mittelohr oder Mastoid zu den Meningen und dann weiter ins Gehirn geleitet werden kann.

Der **Sinus sigmoideus** geht über den Bulbus v. jugularis in die V. jugularis interna über. Er ist vor allem bei Erkrankungen des **Mastoids** gefährdet.

Die **Dura** der mittleren Schädelgrube steht in enger Beziehung zum Mastoid und zur Paukenhöhle und kann bei Infektionen des Mittelohres, des Mastoids und bei Traumen mitbeteiligt sein.

# 2 Embryologie

*A. Berghaus*

Das äußere Ohr entstammt dem Ektoderm, Tuba auditiva und Mittelohrschleimhaut dem Entoderm, Hammer und Amboß gehen aus dem Meckelschen, der Steigbügel aus dem Reichertschen Knorpel hervor *(s. Abb. 11 u. Syn. 7).*

Das Gehör- und das Gleichgewichtsorgan bilden genetisch eine Einheit. Das äußere Ohr und die äußere Epithelschicht des Trommelfells gehen aus einer ektodermalen Ausstülpung zwischen erstem und zweitem Kiemenbogen hervor. Die Tuba auditiva und die Schleimhaut des Mittelohres entstammen der ersten Schlundtasche (Entoderm). Die Gehörknöchelchen Hammer und Amboß entwickeln sich aus dem Meckelschen Knorpel, der Steigbügel aus dem Reichertschen Knorpel *(siehe Abbildung 11* und *Synopsis 7).*

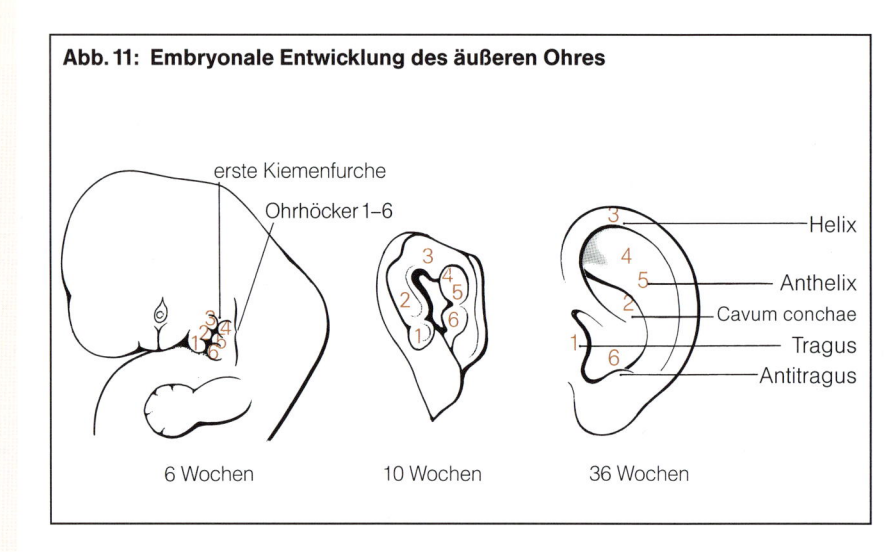

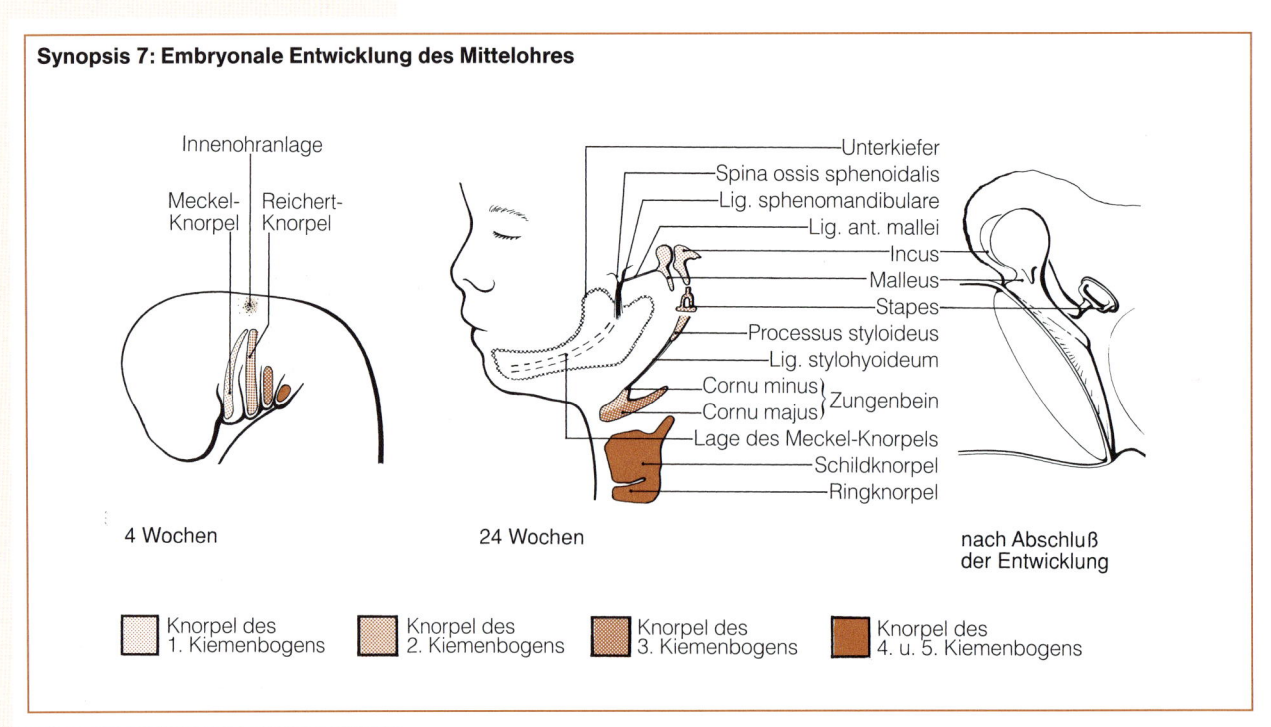

**Abb. 11: Embryonale Entwicklung des äußeren Ohres**

**Synopsis 7: Embryonale Entwicklung des Mittelohres**

# 3 Physiologie

## 3.1 Gehör

*G. Böhme*

### 3.1.1 Reiztransportsystem

Das äußere Ohr, mit Ohrmuschel und äußerem Gehörgang, sowie das Mittelohr dienen als Schallreiz-Transportsystem. Gemeinsam mit Kopf und Körper erfolgt eine Schalldrucktransformation vom freien Schallfeld zum Trommelfell. Dabei ruft die Gehörgangsresonanz im Frequenzbereich 1 bis 3 kHz eine Schallpegelerhöhung um bis zu 20 dB am Trommelfell gegenüber dem am Gehörgangseingang auftreffenden Schall hervor.

Die Transformation des Schalldrucks am Trommelfell auf den im Bereich des ovalen Fensters wirksamen Druck ist vorwiegend durch das Verhältnis der wirksamen Trommelfellfläche (etwa $^2/_3$ der Gesamtfläche des Trommelfells) zur Steigbügelfläche bedingt.

Zusätzliche Bedeutung kommt noch der Hebelwirkung des Trommelfells auf den Hammergriff, der Hebelwirkung der Gehörknöchelchen, der Steifigkeit der Bänder, der Muskeln und des Luftpolsters in der Paukenhöhle, den Massen der beteiligten Strukturen, dem Reibungsverlust beim Luftstrom durch die pneumatischen Räume und der Eingangsimpedanz (akustischer Widerstand) der Cochlea zu.

Bei der Schalldrucktransformation wird von einer Druckerhöhung in der Größenordnung von 1:17 (Verhältnis der Oberfläche des Trommelfells zur Stapesfußplatte) und 1:1,3 (Untersetzung des Hammer-Amboß-Gelenks) ausgegangen, so daß die totale **Schalldruckerhöhung** an der Steigbügelfußplatte **1:22** beträgt.

Entscheidend für die durch den Schalldruck bewirkte Bewegung der Lymphflüssigkeit in der **Cochlea** selbst ist der Unterschied zwischen den am ovalen und runden Fenster angreifenden Kräften. Dieser Unterschied wird bei Luftschall durch die Drucktransformation des Trommelfell-Gehörknöchelchen-Apparates und die in Bezug zum ankommenden Schall völlig unterschiedliche Lage der beiden Fenster bewirkt.

### 3.1.2 Bedeutung der Mittelohrmuskeln für den Schutz des Gehörs

Lauter Schall führt zu einer Kontraktion von **M. tensor tympani** und **M. stapedius**, wodurch der Trommelfell-Gehörknöchelchen-Apparat versteift und die Schallübertragung in das Innenohr verringert wird. Im Gegensatz zum M. tensor tympani, der beim Menschen nur durch extrem lauten Schall aktiviert wird, kontrahiert sich der M. stapedius bereits bei Schall mittlerer Intensität.

### 3.1.3 Reizverteilung und Reiztransformation in der Cochlea

> **Merke.** Das Innenohr hat die Aufgabe, akustische Signale zu analysieren, wobei eine Wanderwelle die Haarzellen erregt.

Über den Steigbügel erfolgt eine Umwandlung periodischer Schwingungen in aperiodische Schwingungen, die als Wanderwellen über die Basilarmembran laufen. Die Grundlage dieser von **Békésy** entwickelten **Wanderwellentheorie** sind die hydrodynamischen Gegebenheiten des Innenohres.

Die Wanderwelle ist eine **Transversalwelle**, die sich in der Cochlea von der Basis bis zur Spitze auf der Basilarmembran ausbreitet. Dabei nimmt die Amplitude der Basilarmembranauslenkung von der Basis zur Spitze hin zu, erreicht ein Maximum und geht dann auf Null zurück *(siehe Abbildung 12)*.

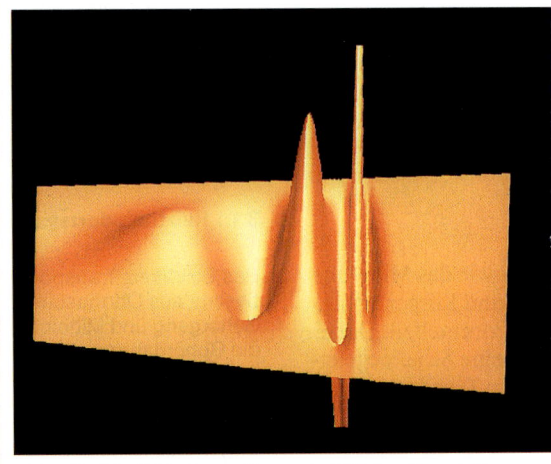

**Abb. 12: Die Wanderwelle nach *Békésy*** (Darstellung der Schwingungsform der Basilarmembran als Computergraphik nach *Janssen* et al.)

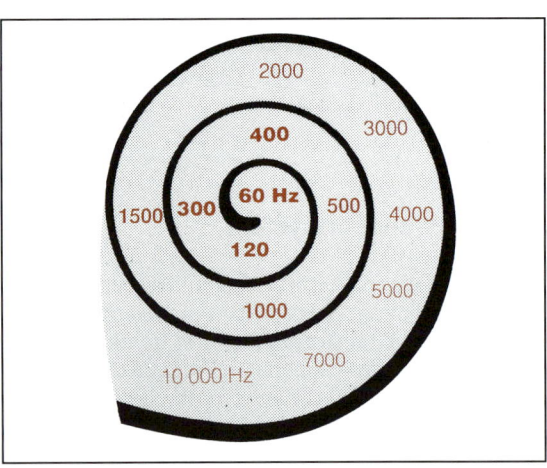

**Abb. 13: Verteilung der Frequenzen in der Cochlea** (»Dispersion«)

Die Bewegungsmuster der Basilarmembran sind frequenzabhängig. Man erhält für die Frequenzen des Schalls eine maximale Auslenkung der Basilarmembran an bestimmten Stellen. Diese Verschlüsselung der Schallfrequenz wird als **Tonotopie** bezeichnet *(s. Abb. 13)*.

### 3.1.4 Modell der Schallverarbeitung in der Cochlea

Die Schallsignale werden über den Stapes zum Corti-Organ geleitet. Dabei wird ein mechanisches Signal, eine **Wanderwelle** *(s. Abb. 12)* auf der Basilarmembran ausgelöst. Dieses Signal führt an der **äußeren Haarzelle** zu einer aktiven Verstärkung. Nach dieser Vorverarbeitung wird die Spitze der Wanderwelle von **inneren Haarzellen** aufgenommen. Es kommt zu einer frequenzselektiven Reizung. Die inneren Haarzellen führen dann eine Signaltransduktion zum Hörnerv durch. Es werden afferente Neurotransmitter (L-Glutamat) freigesetzt, eine Beeinflussung erfolgt durch efferente Steuerung mit Hilfe von Acetylcholin und möglicherweise GABA.

Die **aktiven Bewegungen der äußeren Haarzellen** führen aufgrund von chemischen, akustischen und elektrischen Reizen zu langsamen und schnellen Längenänderungen *(s. Abb. 14)*.

Das Bewegungsmuster der Basilarmembran ist aufgrund ihrer von der Basis zur Spitze hin abnehmenden Elastizität und der Kanaltiefe frequenzabhängig. Man erhält somit für die einzelnen Frequenzen des ankommenden Schalls eine maximale Auslenkung der Basilarmembran an bestimmten Stellen. Diese Verschlüsselung von Schallfrequenz an einem bestimmten Ort der Basilarmembran wird als **Tonotopie** bezeichnet *(siehe Abbildung 13)*.

### 3.1.4 Modell der Schallverarbeitung in der Cochlea
(in Anlehnung an *Zenner*)

Das Innenohr empfängt Schallsignale als Vibration der Fußplatte des Stapes. Dieses löst in der cochleären Trennwand, welche das Corti-Organ mit den Haarzellen enthält, erneut ein mechanisches Signal, eine **Wanderwelle** *(siehe Abbildung 12)* auf der Basilarmembran aus. Dieses mechanische Signal führt wahrscheinlich an der **äußeren Haarzelle** zu einer aktiven Verstärkung und Verschärfung der Wanderwelle am frequenzspezifischen Ort der Cochlea. Die Verschärfung führt dazu, daß das Amplitudenmaximum der Wanderwelle extrem spitz wird und erklärt das Frequenzunterscheidungsvermögen der Cochlea und ist die Grundlage für die Sprachdiskrimination.

Nach dieser Vorverarbeitung wird die Spitze der Wanderwelle von wenigen **inneren Haarzellen** aufgenommen, so daß eine frequenzselektive Reizung möglich wird. Erst die inneren Haarzellen führen dann die mechanoelektrische und mechanochemische Transduktion durch und setzen Transmitter für den Hörnerv frei.

Die Signalverarbeitung durch die freien äußeren Haarzellen führt somit zu einem Signaltransfer von den äußeren zu den inneren Haarzellen. Anschließend erfolgt eine Signaltransduktion und ein afferenter Signaltransfer durch die inneren Haarzellen. Dabei werden afferente Neurotransmitter (L-Glutamat) freigesetzt. Diese Afferenzen werden durch eine efferente Steuerung mit Hilfe von Acetylcholin und möglicherweise GABA (Gammaaminobuttersäure) beeinflußt.

Die **aktiven Bewegungen der äußeren Haarzellen** führen zu einer Längenänderung *(siehe Abbildung 14)*.

3.1.6 Zentrale akustische Bahnen, Hörrinde

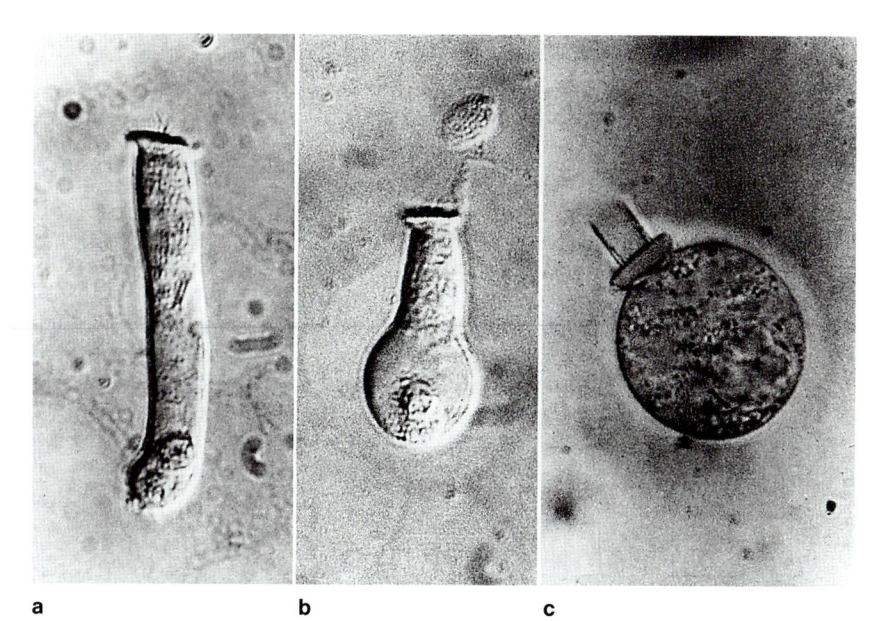

a b c

**Abb. 14: Isolierte äußere Haarzelle eines Meerschweinchens in vitro.** Verlust der typischen zylindrischen Form einer äußeren Haarzelle (OHC) sowie deren Verkürzung und Übergang in eine Kugelzelle (a–c) nach Aufbrauchen energiereicher Phosphate der OHC *(Zenner)*

Dabei unterscheidet man eine langsame von einer schnellen Bewegung der äußeren Haarzellen. Die Längenänderung verstärkt streng lokalisiert die Schwingungsamplitude auf der Basilarmembran. Die aktiven Bewegungen der äußeren Haarzellen beruhen auf chemischen, akustischen und elektrischen Reizen.

*Merke.* Es kann angenommen werden, daß äußere und innere Haarzellen unterschiedliche Aufgaben besitzen.

◀ Merke

Für tiefe Frequenzen ist das Maximum der Basilarmembran-Auslenkung an der Spitze, für hohe an der Basis der Cochlea angesiedelt.
Die Bewegung der Basilarmembran führt zur **Abknickung der Haarzellen** des Corti-Organs. Dies ist der adäquate Reiz für die Sinneszellen (auditiver Reiz).

Tiefe Frequenzen sind an der Spitze, hohe an der Basis der Cochlea repräsentiert. Die Bewegung der Basilarmembran führt durch **Abknickung der Haarzellen** zum adäquaten Reiz für die Sinneszellen.

## 3.1.5 Hörnerv (N. cochlearis)

3.1.5 Hörnerv (N. cochlearis)

*Merke.* Der Hörnerv stellt die Eintrittspforte aller akustischen Informationen in das zentrale Nervensystem dar.

◀ Merke

Die verschiedenen Parameter des Schallreizes wie Frequenz, Intensität, Phase und Adaptation müssen im Hörnerv für die Nachrichtenverarbeitung im Zentralnervensystem kodiert werden.

Frequenz, Intensität, Phase und Adaptation des Schallreizes werden für die Nachrichtenverarbeitung im ZNS kodiert.

## 3.1.6 Zentrale akustische Bahnen, Hörrinde

3.1.6 Zentrale akustische Bahnen, Hörrinde

Die Hörbahn einschließlich der Hörrinde repräsentiert ein leistungsfähiges Verarbeitungs-, Kodierungs- und Dekodierungssystem. So konnten ab dem Niveau der oberen Olive Neurone nachgewiesen werden, die empfindlich auf Zeit- bzw. Intensitätsunterschiede der auftretenden akustischen Reize antworten.

Die zentrale Hörbahn einschließlich Hörrinde stellt ein präzise arbeitendes Verarbeitungs-, Kodierungs- und Dekodierungssystem dar.

## 3.2 Gleichgewicht

*A. Berghaus*

Bei einer **Drehbewegung** des Kopfes in der Ebene eines Bogengangs bleibt die Endolymphe, dem Trägheitsgesetz folgend, zunächst stehen und hält die in ihr schwebende Cupula in ihrer Position, während die mit dem Knochen verbundene Basis der Crista weiterbewegt wird. Dies führt durch Abwinkelung der Cupula zur Reizung der Haarzellen, für die daher die **Rotationsbeschleunigung** den adäquaten Reiz darstellt.

Auf einer Kopfseite wird die Cupula dabei nach medial (in Richtung auf den Utriculus, **utrikulopetal**), auf der anderen Seite nach lateral (**utrikulofugal**) abgelenkt. Zwischen den Sinneszellen des vestibulären Systems und der extrazellulären Gewebsflüssigkeit besteht schon in Ruhe eine Potentialdifferenz (Ruheaktivität). Abbiegung der Sinneshaare führt zu einer Zunahme der Entladungsfrequenz von Aktionspotentialen **(Depolarisation)** oder zu einer Hemmung der Ruheaktivität **(Hyperpolarisation)**. Bei utrikulopetaler Auslenkung kommt es zu einer Depolarisation mit Erhöhung des Ruhepotentials, auf der Gegenseite zur Hyperpolarisation mit Erniedrigung des Ruhepotentials. So erhält das Gleichgewichtskerngebiet durch **Frequenzmodulation** der Nervenaktionspotentiale Informationen über die Richtung einer Drehbeschleunigung.

Von entscheidender Bedeutung ist dabei die Seitendifferenz dieser Information, die auch über den **vestibulookulären Reflex** (VOR) die Richtung einer reaktiven Augenbewegung (des Nystagmus) bestimmt und **vestibulospinale** Reflexe steuert.

Tritt eine **pathologische** Seitendifferenz im Gleichgewichtssystem auf (z.B. bei Ausfall oder Reizzustand eines Labyrinthes), so kommt es auch **ohne Drehbewegung** des Kopfes zum vestibulären **Nystagmus** (s. u.) bzw. **Drehgefühl**.

Für die Sinneszellen der **Otolithenorgane** (Macula utriculi und Macula sacculi) ist die **lineare Beschleunigung** der adäquate Reiz. Die Abbiegung der Sinneshaare der Otolithenorgane durch Linearbeschleunigung führt zur Auslösung von **makulookulären** und **makulospinalen** Reflexen. So kann die Augen- bzw. Körperstellung durch kompensatorische Bewegungen optimiert werden.

### 3.2.1 Was ist ein Nystagmus?

Der vestibuläre Nystagmus ist eine konjugierte Bewegung beider Augen mit **langsamer** und **schneller Komponente**. Diese **Augenbewegung** dient der Blickstabilisierung bei Kopfbewegungen. Sie ist das Ergebnis des vestibulookulären Reflexes (VOR), der bei allen Lebewesen mit beweglichen Augen vorkommt.

Auch durch experimentelle Reizung des Gleichgewichtsorgans oder durch Erkrankungen am Gleichgewichtssystem entsteht ein vestibulärer Nystagmus. Die **Richtung** des Nystagmus wird durch die schnelle Komponente der Augenbewegung festgelegt. So kommt es zu einem **Links-** oder **Rechtsnystagmus**, bzw. zu einem **vertikalen** oder **rotatorischen** Nystagmus.

> ***Merke.*** Durch willkürliches Fixieren eines Punktes ist der vestibuläre Nystagmus unterdrückbar.

Außer dem vestibulären gibt es auch beim Gesunden weitere Nystagmusformen.

### 3.2.2 Physiologische Nystagmusformen

● **Optokinetischer Nystagmus (»Eisenbahnnystagmus«).** Dies ist eine kompensatorische, optokinetische Bewegung des Auges zur Erzielung einer **Bildkonstanz** bei (scheinbar) bewegter Umwelt (Zugfahren). Diese Bewegung ist kombiniert mit schnellen, reflektorischen **Rückstellbewegungen** des Bulbus. Sie wird **unwillkürlich** von Signalen der Netzhautperipherie ausgelöst **(retinal)**.

Davon zu unterscheiden ist der sogenannte **foveoläre** optokinetische »Nystagmus«, bei dem es sich um eine **willkürliche Folgebewegung** der Augen zum Betrachten sich bewegender Objekte in ruhender Umgebung handelt (z.B. Schlittschuhläufer auf der Eisbahn, etc.).

- **Endstellnystagmus.** Dies ist ein physiologischer Nystagmus, der – auch beim Gesunden – bei extremem **Blick zur Seite** jeweils in Blickrichtung schlägt.

> **Merke.** Der physiologische Endstellnystagmus darf nicht mit einem pathologischen Nystagmus verwechselt werden!

- **Physiologischer Spontannystagmus.** Ein Nystagmus, der nicht unter der Frenzel-Brille, aber auch ohne experimentelle Gleichgewichtsreizung elektronystagmographisch nachweisbar ist, muß nicht pathologisch sein, sofern keine klinische Symptomatik bzw. keine Seitendifferenz bei Reizung der Labyrinthe besteht (bzgl. der Untersuchungsmethoden *siehe unten*).

## 3.2.3 Nystagmus bei Erkrankungen im optischen System

### Kongenitaler Fixationsnystagmus

Er wird auch »okulärer Nystagmus« genannt und entsteht bei angeborenen Störungen des zentralen, optischen Systems. Bei Geradeausblick haben die Patienten eine sinus- oder pendelförmige Augenbewegung (**»Pendelnystagmus«**), aber keinen Schwindel. Bei Seitwärtsblick entsteht eine schnelle Nystagmuskomponente in Blickrichtung.

> **Merke.** Durch Fixation eines Punktes wird der angeborene Pendelnystagmus verstärkt, was ihn deutlich vom vestibulären Nystagmus unterscheidet, der bei Fixation unterdrückt wird.

**Weitere Nystagmustypen bei Erkrankungen im optischen System** sind:

- der »**Blinden**«-Nystagmus, der bei starken Sehstörungen vorkommt,
- der »**Schiel**«-Nystagmus bei angeborenem Strabismus, der nur an einem Auge sichtbar wird, wenn das andere abgedeckt wird,
- der »**Bergarbeiter**«-Nystagmus, der früher wegen der schlechten Beleuchtung unter Tage nach ca. 25 Arbeitsjahren im Bergbau häufiger auftrat,
- der »**blickparetische**« Nystagmus. Er kommt bei Einschränkung einer bestimmten Blickrichtung durch Schäden an Bereichen des optischen Systems vor, die für konjugierte Augenbewegungen zuständig sind.
- der »**dissoziierte Blickrichtungsnystagmus**«. Er ist ein Zeichen für **multiple Sklerose**. Beim Blick zur Seite tritt ein Nystagmus nur des abduzierten Auges auf. Die Schädigung liegt dann kontralateral vom abduzierten Auge. Ein solcher Nystagmus kommt aber bei multipler Sklerose (Encephalitis disseminata) auch beidseitig vor.

Außerdem gibt es **seltene, pathologische Augenbewegungen,** die nicht mit einem vestibulären Nystagmus zu verwechseln sind:

- **Schaukel-** oder **Seesaw-Nystagmus** (ein Auge sinkt ab, das andere wendet sich nach oben, bei gleichzeitig rotatorischer Komponente). Er kommt u.a. bei Läsionen im Bereich des III. Ventrikels vor.
- periodisch alternierende **Blickdeviationen** bei Läsionen im Bereich der Mittelhirnhaube vor.
- Langsame, pendelförmige Augenbewegungen, zu beobachten bei der Ein- und Ausleitung von Narkosen.
- hüpfende Augenbewegungen. Sie sind nachweisbar bei ausgeprägtem Koma oder präterminal.

Die **pathologischen, vestibulären** Nystagmusformen sind auf *Seite 85ff.* beschrieben.

## 3.2.4 Vestibulospinale Reflexe

Analog zum vestibulookulären Reflex dienen die vestibulospinalen Reflexe der Stellungskorrektur des Körpers und der Extremitäten bei vestibulären Reizen. Im allgemeinen verursacht ein **Tonusüberwiegen** eine **kontralaterale Abweichreaktion.**

## 3.2.4 Vestibulospinale Reflexe

Der Stellungskorrektur des Körpers oder seiner Glieder dienen bei Gleichgewichtsreizen analog zum vestibulookulären Reflex vestibulospinale Reflexe. Diese Reflexbögen sind mit vielen Regulationssystemen verknüpft. Im allgemeinen verursacht ein **Tonusüberwiegen** auf einer Seite eine **kontralaterale Abweichreaktion**. Das Tonusüberwiegen kann z.B. durch Ausfall der Gegenseite oder pathologischen Reizzustand der betroffenen Seite zustande kommen.

# 4 Untersuchungsmethoden

## 4.1 Anamnese

*A. Berghaus*

Bei Erkrankungen des Ohres muß die Anamneseerhebung folgende Symptome besonders berücksichtigen:
- **Hörverlust** (Hypakusis)
- **Ohrenschmerzen** (Otalgie)
- **Ohrlaufen** (Otorrhö)
- **Ohrgeräusche** (Tinnitus)
- **Schwindel** (Vertigo).

● **Hörverlust**
Man unterscheidet eine **Schalleitungsstörung,** eine sensorineurale oder **Schallempfindungsstörung** und eine **kombinierte** Schwerhörigkeit (die Kombination aus Schalleitungs- und Schallempfindungsschwerhörigkeit) *(siehe auch Tabelle 1).* Im Gegensatz zur Otalgie ist der Hörverlust immer ein Hinweis auf eine Erkrankung des Gehörs (vom äußeren Ohr bis zur Großhirnrinde), wenn man von der **Simulation** (Vortäuschung einer Hörstörung), **Aggravation** (Patient gibt bereits vorhandenen Hörschaden bewußt größer an, als er tatsächlich ist) und der **psychogenen Hörstörung (nichtorganischer Hörschaden)** absieht.

| Tabelle 1: Einteilung von Hörstörungen nach topographischen Gesichtspunkten | | | | | |
|---|---|---|---|---|---|
| **Lokalisation** | | peripher | | zentral | |
| **Art der Hörstörung** | Schalleitungs-schwerhörigkeit | Schallempfindungsschwerhörigkeit (sensorineurale Schwerhörigkeit) | | | |
| **Topographischer Sitz** | Schalleitungsapparat (Gehörgang, Mittelohr) | Cochlea (Haarzellen) | Hörnerv (neural) | Hirnstamm | Hirnrinde |
| | | cochleär | | retrocochleär | |
| **Kombinierte Störungen** | | kombinierte Schwerhörigkeit | | | |
| **Schädigungs-mechanismus** | mechanisch | elektrophysiologisch, mechanisch | | | |
| **Prognose** | oft gut (operativ korrigierbar) | häufig schlecht (irreversible Schädigung) | | | |

Die **Schalleitungsschwerhörigkeit** ist Ausdruck einer Störung des **Schalltransports** zum Hörorgan. Die Schädigung kann irgendwo zwischen Ohrmuschel und Steigbügelfußplatte liegen.

> *Merke.* Eine Schalleitungsschwerhörigkeit ist häufig nur ein vorübergehendes Symptom und kann sehr oft korrigiert werden.

Die **Schallempfindungsstörung** (**sensorineurale** Schwerhörigkeit) ergibt sich einerseits aus einer Störung der Umsetzung von Schallenergie in elektrische Impulse im Innenohr, andererseits aber auch aus einer Störung der nervalen Fortleitung dieser Impulse zur Hörrinde. Eine derartige Hörstörung ist meist nicht mehr korrigierbar.
Die **Ursachen** solcher Hörstörungen können vielfältig sein. Hierzu gehören **Lärm,** virale und bakterielle **Entzündungen,** aber zum Beispiel auch **Tumoren** und der **Alterungsprozeß.**

Bei der **kombinierten** Schwerhörigkeit kommt es darauf an, das Ausmaß der Schalleitungskomponente genau zu bestimmen.

Eine **kombinierte** Hörstörung ist das Ergebnis einer Addition von Schalleitungs- und Schallempfindungsstörung. Hier ist es besonders wichtig zu ermitteln, ob der Hörverlust vorwiegend schalleitungsbedingt, und damit eventuell korrigierbar, oder sensorineural ist.

● **Ohrenschmerzen (Otalgie)**
Ohrenschmerzen können außer vom Ohr selbst von der periaurikulären Region oder entfernteren Bezirken ausgehen.
Im Ohr führen **Entzündungen** und **Tumoren** zu Schmerzen *(s. Tab. 2)*.

● **Ohrenschmerzen (Otalgie)**
Ohrenschmerzen können durch eine Erkrankung des Ohres hervorgerufen werden, aber auch aus der periaurikulären Region oder noch weiter entfernten Bezirken fortgeleitet sein.

Ohrerkrankungen, die Schmerzen verursachen, sind meist akut **entzündlicher** oder **tumoröser** Natur (v. a. Malignome).

Mögliche Ursachen von Ohrenschmerzen, die nicht unmittelbar im Ohr oder in der periaurikulären Region entstehen, zeigt die *Tabelle 2*.

---

**Tabelle 2: Ursachen nichtotogener Ohrenschmerzen**

| | |
|---|---|
| 1. Erkrankungen der **Mundhöhle**<br>• Infektion; Dentitio difficilis<br>• Glossitis und Stomatitis (insbesondere Herpes)<br>• Neoplasien | 4. Erkrankungen des **Larynx**<br>• Laryngitis<br>• Epiglottitis<br>• Arthritis des Cricoarytaenoid-Gelenkes<br>• Schleimhautläsion<br>• Tumor |
| 2. Erkrankungen des **Pharynx**<br>• Pharyngitis<br>• Tonsillitis<br>• Retropharyngealer oder peritonsillärer Abszeß<br>• Zustand nach Tonsillektomie oder nach Adenotomie<br>• Bösartige Prozesse, insbesondere im Sinus piriformis | 5. **Neuralgien**<br>• Trigeminusneuralgie<br>• Glossopharyngeus-Neuralgie<br>• Neuralgie des Ganglion geniculi (Ramsay-Hunt-Syndrom bei Zoster oticus)<br>• Neuralgie des Ganglion pterygopalatinum (Sluder-Neuralgie)<br>• Neuralgie des N. vagus<br>• Neuralgie des N. auriculo-temporalis |
| 3. Erkrankungen des **Ösophagus**<br>• Ösophagitis<br>• Fremdkörper<br>• Tumor | 6. Andere Ursachen von **Otalgien**<br>• Erkrankungen des Kiefergelenks<br>• Migräne<br>• Vasomotorische Zephalgie |

---

● **Ohrlaufen (Otorrhö)**
Ohrlaufen kann viele Ursachen haben.
**Zerumen** ist die häufigste Ursache. Eine **blutige** Otorrhö kommt bei Traumen, Entzündungen oder Tumoren vor. Sehr selten wird eine Blutung aus dem Ohr lebensbedrohlich.

● **Ohrlaufen (Otorrhö)**
Ohrlaufen ist ein häufiges Leiden. Ursache kann eine Belanglosigkeit oder eine schwere Erkrankung sein.

**Zerumen** (Ohrenschmalz) ist die häufigste Ursache. Die Farbe variiert von hellgelb bis dunkelbraun. Die Konsistenz kann flüssig bis sehr fest sein.

**Blut.** Die häufigste Ursache für eine **blutige Otorrhö** ist ein Trauma (Schlag, Manipulation im Gehörgang). Aber auch akute Trommelfellperforationen, eine Otitis externa und Tumoren können Ohrbluten hervorrufen. Sehr selten wird eine Blutung aus dem Ohr als solche lebensbedrohlich (z.B. als Blutung aus der A. carotis interna oder dem Bulbus v. jugularis).

**Seröse** Otorrhö tritt nach dem Platzen einer Blase bei bullöser Trommelfellentzündung, nach Trommelfellperforation bei seröser Otitis media oder bei Entzündungen des äußeren Gehörgangs auf.
**Eiter** zeigt eine bakterielle Entzündung im äußeren oder Mittelohr an.

**Seröse** Flüssigkeit tritt gelegentlich als Ohrfluß nach dem Platzen einer Blase bei bullöser Trommelfellentzündung (Myringitis) oder nach Trommelfellperforation bei seröser Otitis media auf und kann dann auch blutig tingiert sein. Häufiger zeigt seröser Ohrfluß aber eine Dermatitis des äußeren Gehörgangs an.

Eine **eitrige** Otorrhö kommt z. B. bei akuter Mittelohrentzündung vor (Otitis media acuta). Der Ohrfluß ist dann gewöhnlich etwas zäh, gelb oder weiß. Bei der chronischen Otitis media ist die Farbe meist gelbgrau oder grünlich, der Ohrfluß ist dann dünnflüssiger und kann sehr übelriechend sein. Eitrige Otorrhö bei Otitis externa ist meist eher käsig.

**Liquor** fließt als klare Flüssigkeit aus dem Ohr. Meist liegt eine traumatische Ursache vor. Voraussetzung für eine Otoliquorrhö ist eine

**Liquor** ist eine klare Flüssigkeit, die auch als relativ starke Otorrhö auftreten kann. Voraussetzung für eine Otoliquorrhö ist eine **Läsion der Dura** und des Trommelfells. Zur Sicherung der Diagnose sollte eine Probe entnommen und analysiert werden (Zucker- und Proteingehalt, Zellzahl, Enzyme). Bei der Ana-

### ● Ohrgeräusche (Tinnitus)

Man versteht unter **Tinnitus** das Auftreten von Schallempfindungen, wobei die Schallquelle in einem Ohr, in beiden oder im Kopf lokalisiert scheint. Mitunter beschreiben Patienten auch akustische Empfindungen als Ohrgeräusche, die sie durch Öffnen der Tuba auditiva oder Bewegungen der Kiefergelenke selbst erzeugen können. Ein Tinnitus kann permanent oder temporär in Erscheinung treten. Sehr lauter, dauernder Tinnitus kann Suizidabsichten begründen.

**Ursachen** von Tinnitus können zahlreiche otologische, internistische und neuropsychiatrische Erkrankungen sein. Er ist oft mit einer Schallempfindungsstörung verbunden, kommt aber auch bei Schalleitungsstörungen im äußeren oder Mittelohr vor.

Beim cochleären Tinnitus dürfte es sich um eine gestörte Interaktion zwischen äußeren und inneren Haarzellen handeln. Die nichtcochleären Ursachen können in allen Bereichen des retrocochleären und zentralen Hörbahnsystems lokalisiert sein *(vgl. Seite 183ff.)*.

---

**Merke.** Daneben sollte immer zuerst an einen gehörgangsbedingten (Zerumen!) oder mittelohrbedingten Tinnitus (Tubenkatarrh, Otitis media) gedacht werden.

---

### ● Schwindel (Vertigo)

**Vertigo** ist das Gefühl der **Bewegung des Patienten oder seiner Umgebung**. Schwindel kann das einzige Symptom einer Ohrerkrankung sein, kann aber auch in Kombination mit anderen Symptomen wie Hörverlust, Otalgie oder Otorrhö auftreten. Starker, akuter Schwindel mit Nystagmus und Erbrechen zeigt fast immer eine Erkrankung des peripher-vestibulären Apparates an. Er erfordert sorgfältige weiterführende Diagnostik.

## 4.2 Inspektion und Palpation

*A. Berghaus*

### 4.2.1 Äußeres Ohr

Die obere Begrenzung der Ohrmuschel liegt oberhalb einer Linie vom Okziput zum lateralen Augenwinkel. Wenn die Ohren tiefer sitzen, kann das ein Hinweis auf angeborene **Fehlbildungen** sein. Der Winkel zwischen der Ohrmuschel und dem seitlichen Schädel variiert stark um einen Wert von etwa 30°.

Das Mastoid und der Sulcus hinter der Ohrmuschel werden auf Auffälligkeiten untersucht. Eine Narbe hinter dem Ohr kann ein wichtiger Hinweis auf eine frühere Ohroperation (in der Kindheit) sein, an die sich der Patient möglicherweise schon nicht mehr erinnert.

Die Mitbeurteilung des N. facialis ist ebenfalls von Bedeutung. In seinem gewundenen Verlauf durch das Schläfenbein kann der VII. Hirnnerv leicht bei Ohrerkrankungen mitbetroffen sein. Bei entsprechendem Verdacht sollten alle motorischen Nervenäste der mimischen Gesichtsmuskulatur auf ihre Funktion überprüft werden.

### 4.2.2 Trommelfell, Mittelohr

• **Otoskopie, Ohrmikroskopie**
Der äußere Gehörgang und das Trommelfell sind sehr empfindlich (s. Syn. 8).

**Merke** ▶

### 4.2.2 Trommelfell, Mittelohr

• **Otoskopie, Ohrmikroskopie**
Der knöcherne Gehörgang und das Trommelfell sind sehr empfindlich, hier muß mit Instrumenten besonders vorsichtig umgegangen werden *(siehe Synopsis 8)*.

> **Merke.** Der Patient sollte im voraus davon informiert werden, daß bei der Untersuchung im Gehörgang manipuliert wird, um plötzliche Schreckreaktionen zu vermeiden, bei denen es zu Verletzungen kommen kann.

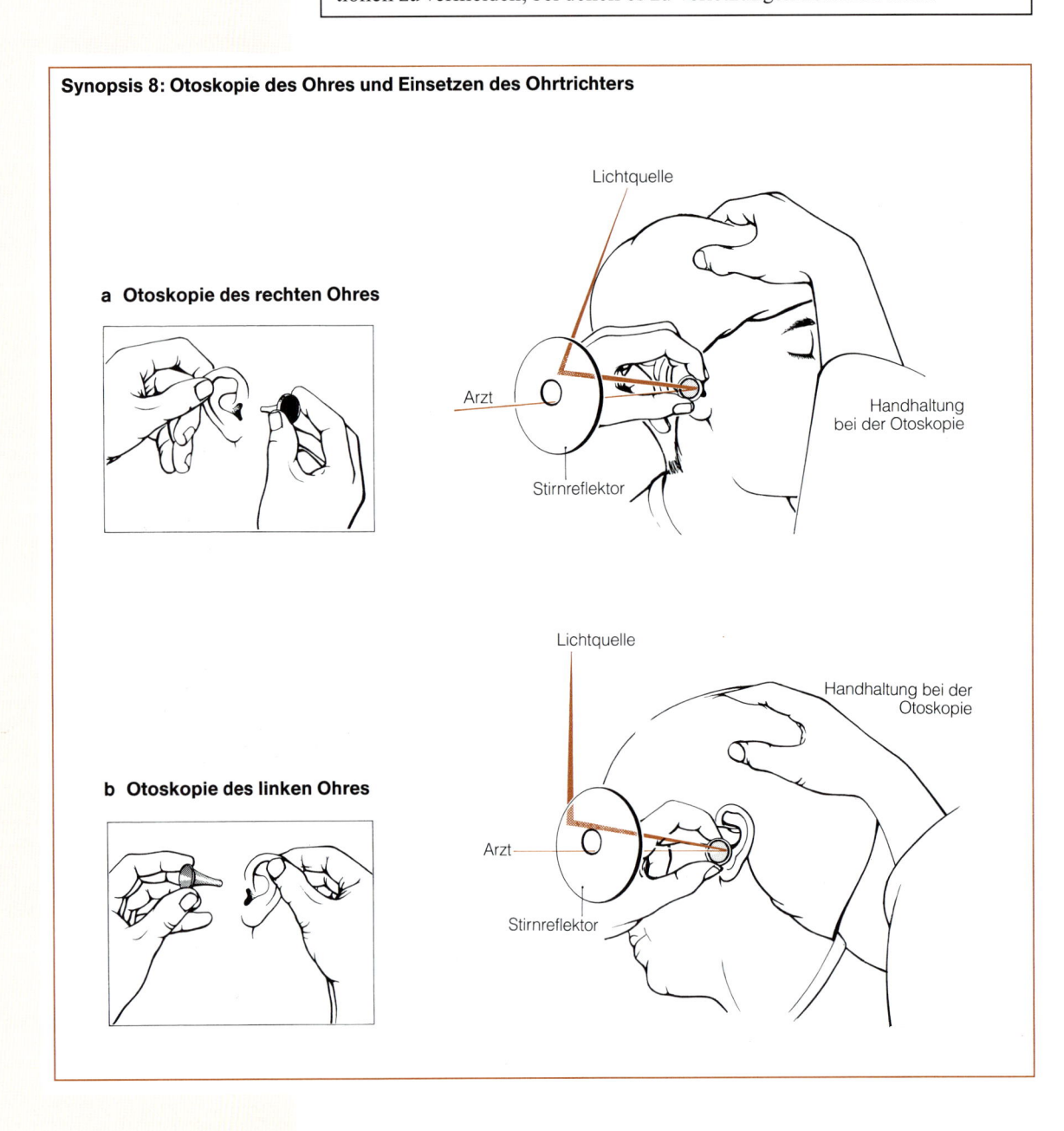

**Synopsis 8: Otoskopie des Ohres und Einsetzen des Ohrtrichters**

a **Otoskopie des rechten Ohres**

b **Otoskopie des linken Ohres**

## 4.2.2 Trommelfell, Mittelohr

Die Ohrmuschel muß in eine Position gebracht werden, die den Gehörgangseingang öffnet und den gesamten Gehörgang annähernd in eine Achse bringt, damit man einen direkten Einblick auf das Trommelfell erhält. Beim Kind und Erwachsenen wird hierzu die Ohrmuschel kurzfristig und vorsichtig nach hinten und oben gezogen. Beim Neugeborenen kann ein nach unten gerichteter Zug am Ohrläppchen hilfreich sein. Nach Einführen eines **Ohrrichters** *(Abbildung 16)* ist das Ziehen an der Ohrmuschel nicht mehr erforderlich. Mit der rechten Hand wird der Kopf des Patienten im erforderlichen Maß bewegt, um alle Trommelfellanteile beurteilen zu können. Die rechte Hand liegt deshalb leicht auf dem Kopf des Patienten *(siehe Synposis 8)*.

Um den gesamten Gehörgang bis zum Trommelfell einsehen zu können, muß die Ohrmuschel leicht nach hinten oben gezogen werden. Dann wird ein **Ohrrichter** in den Gehörgang geführt *(Abb. 16)*. Die rechte Hand stabilisiert und bewegt den Kopf des Patienten *(s. Syn. 8)*.

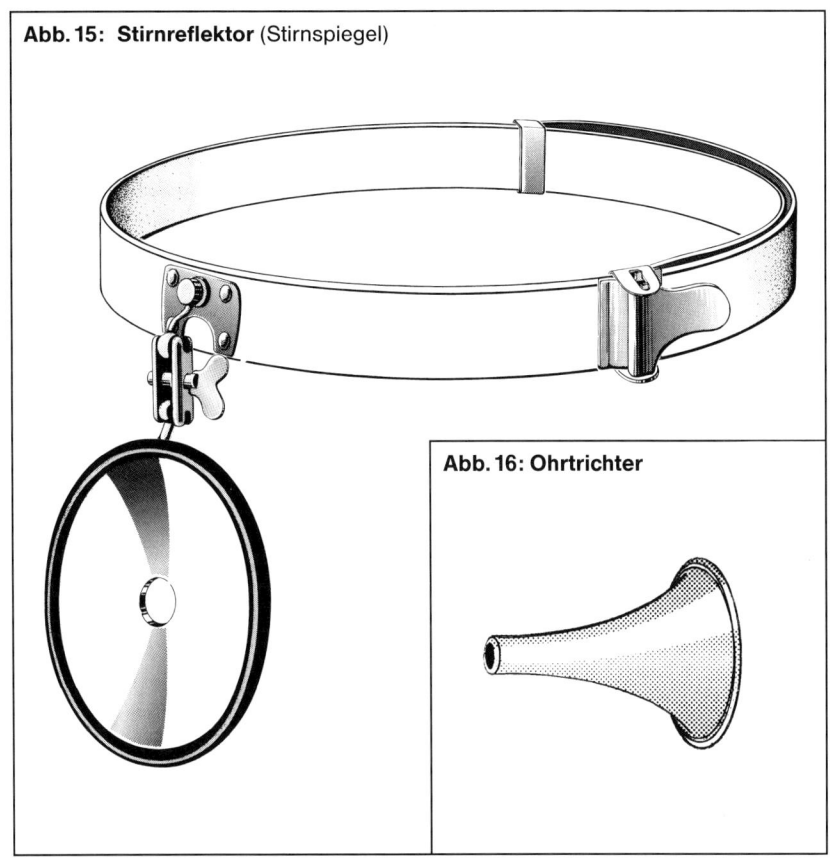

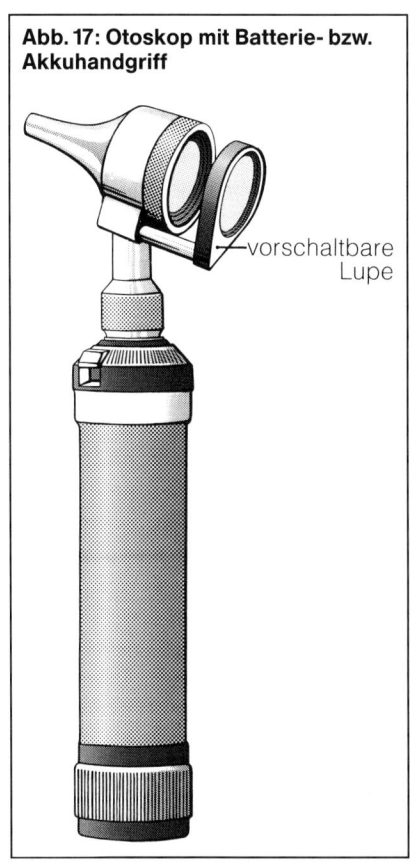

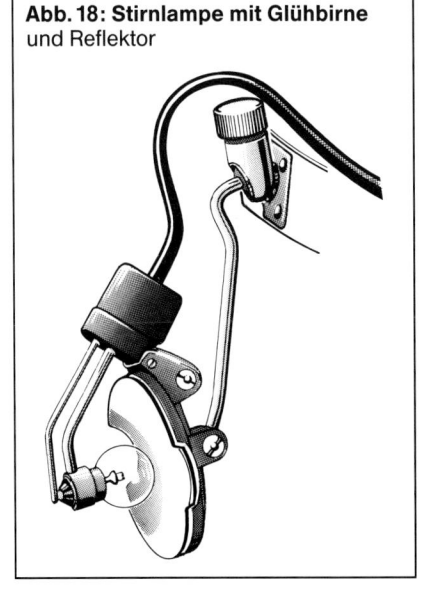

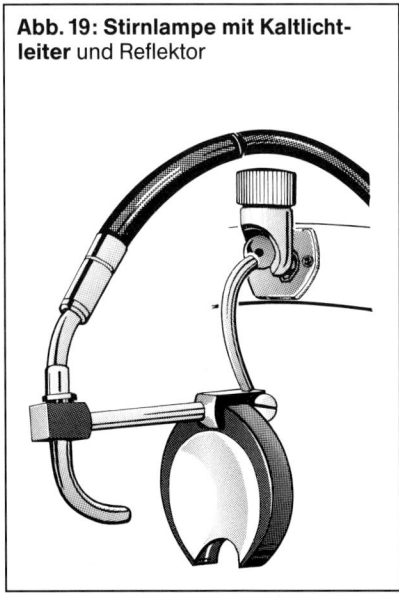

**Abb. 15: Stirnreflektor** (Stirnspiegel)

**Abb. 16: Ohrtrichter**

**Abb. 17: Otoskop mit Batterie- bzw. Akkuhandgriff**

— vorschaltbare Lupe

**Abb. 18: Stirnlampe mit Glühbirne** und Reflektor

**Abb. 19: Stirnlampe mit Kaltlichtleiter** und Reflektor

Für den Erfolg der Untersuchung ist eine gute **Beleuchtung** im Gehörgang und am Trommelfell von entscheidender Bedeutung. Der Hals-Nasen-Ohren-Arzt verwendet hierzu in der Regel einen **Stirnreflektor**, der das Licht einer starken Lichtquelle (100 Watt-Birne, Halogenlampe) bündelt und reflektiert *(siehe Abbildung 15)*.

Weite Verbreitung haben auch elektrisch betriebene **Otoskope** gefunden. Solche Instrumente bestehen aus einer Lichtquelle, deren Batterie im Handgriff untergebracht ist, sowie einem auswechselbaren Ohrtrichter und meist einer Vorsatzlupe mit etwa zweifacher Vergrößerung. Weitere Möglichkeiten der otoskopischen Untersuchung bieten **Lupen** oder eine **Stirnlampe** (mit konventioneller Beleuchtung oder Kaltlicht) *(Abbildungen 17, 18, 19)*. Das **Mikroskop** und **Staboptiken** (Teleskope) bzw. **flexible Endoskope** erlauben den Anschluß einer Kamera zur Befunddokumentation mit Fotos oder Videofilm bzw. die Mitbeobachtung über einen Monitor.

Der erhobene Gehörgangs- und **Trommelfellbefund** muß sorgfältig dokumentiert werden, was auch unter Anfertigung einer Zeichnung geschehen kann.

• **Untersuchung mit dem Siegle-Trichter.** Die Beweglichkeit des Trommelfells ist ein wichtiger Hinweis auf den Belüftungszustand der Paukenhöhle. Trommelfellbewegungen können mit der pneumatischen Otoskopie mit dem Ohrtrichter nach Siegle beobachtet werden:

Ein gut passender Trichter mit vorgesetzter Lupe wird dicht schließend in den äußeren Gehörgang eingeführt. In den Trichter wird über einen Gummischlauch mit Ballon Luft eingeblasen. Der entstehende Druck bewirkt eine Trommelfellbewegung nach medial. Beim Loslassen des Ballons sinkt der Druck im äußeren Gehörgang, das Trommelfell muß sich nach außen bewegen. Diese Bewegungen werden durch den Lupentrichter beobachtet. Ein Mittelohrerguß oder Unterdruck in der Pauke behindern die Bewegung des Trommelfells.

• **Untersuchung des Kindes.** Kleine und ängstliche Kinder können oft nur dann gefahrlos untersucht werden, wenn sie von einer dritten Person (Elternteil, oft besser erfahrene Krankenschwester) sicher gehalten werden. Bei extremer Abwehr des Kindes besteht die Gefahr der Verletzung von äußerem Gehörgang bzw. Trommelfell. Die Hilfsperson sitzt auf dem Untersuchungsstuhl und nimmt das Kind auf den Schoß. Die Beine des Kindes werden zwischen die der helfenden Person geklemmt, die beiden Arme des Kindes mit einem Griff um den Brustkorb fixiert. Gleichzeitig hält die Hilfsperson mit dem anderen Arm den gegen ihren Oberkörper seitlich angelegten Kopf des Kindes fest.

Unter Umständen ist eine leichte Sedierung z.B. mit Chloralhydrat (Rectiole®) hilfreich. Bestehen keine klinischen Auffälligkeiten, dann kann bei starker Abwehr von Kindern nach Abwägung des Einzelfalles auf eine »Routineuntersuchung« verzichtet werden. Ist aber die Abklärung eines klinischen Befundes unumgänglich, dann kann die Untersuchung im Kleinkindesalter auch als »Ohrmikroskopie« in Maskennarkose erfolgen, wenn die vollständige Diagnostik oder kleine therapeutische Manipulationen beim wachen Kind nicht möglich sind. Häufig wird in gleicher Sitzung eine gegebenenfalls erforderliche Drainage der Paukenhöhle, Ohrreinigung oder Inspektion des Nasenrachenraumes zur Suche nach vergrößerten Rachenmandeln oder ähnliches durchgeführt.

---

*Marginalien:*

Die optimale **Beleuchtung** ist von entscheidender Bedeutung. Meist verwendet man eine starke Lichtquelle und einen Stirnreflektor *(s. Abb. 15)*.

Für die Untersuchung eignen sich auch elektrische **Otoskope** mit Batteriehandgriff, **Lupen** und **Stirnlampen**. **Staboptiken**, das **Mikroskop** und starre bzw. flexible **Endoskope** erlauben Foto- oder Videodokumentation *(Abb. 17, 18, 19)*.

Der **Trommelfellbefund** kann in einer Zeichnung festgehalten werden.

• **Untersuchung mit dem Siegle-Trichter**
Die Beweglichkeit des Trommelfells wird durch die Belüftungsverhältnisse im Mittelohr beeinflußt. Mit dem Siegle-Trichter kann die Beweglichkeit des Trommelfells beobachtet werden. Dabei wird über eine Zuleitung mit Gummiballon der Druck im äußeren Gehörgang erhöht oder vermindert, so daß sich das Trommelfell nach innen oder außen bewegt.

• **Untersuchung des Kindes**
Kleine und ängstliche Kinder sollten bei der Otoskopie von einer Hilfsperson auf dem Schoß sitzend gehalten werden.
Bei starker Abwehr müssen Beine, Arme und Kopf des Kindes für die Dauer der Spiegelung gehalten werden, um Verletzungen zu vermeiden. Unter Umständen ist eine leichte Sedierung hilfreich. Bestehen keine klinischen Auffälligkeiten, kann bei starker Abwehr von Kindern nach Abwägung auf eine »Routineuntersuchung« verzichtet werden. Wenn auf andere Weise kein Befund erhoben werden kann, sollten Kinder bei entsprechender Indikation in Narkose untersucht werden.

## 4.3 Bildgebende Diagnostik

*A. Berghaus*

### 4.3.1 Röntgenuntersuchung

Die Übersichtsaufnahmen des Schädels (anterior-posteriore und seitliche Projektion) lassen wegen starker Überlagerungen mit anderen knöchernen Strukturen (z.B. den Nasennebenhöhlen) eine ausreichende Beurteilung des Schläfen- und Felsenbeins nicht zu. Daher sind **Spezialprojektionen** erforderlich. Grundsätzlich werden beide Schläfenbeine geröntgt, um die Seiten vergleichen zu können *(siehe Synopsis 9).*

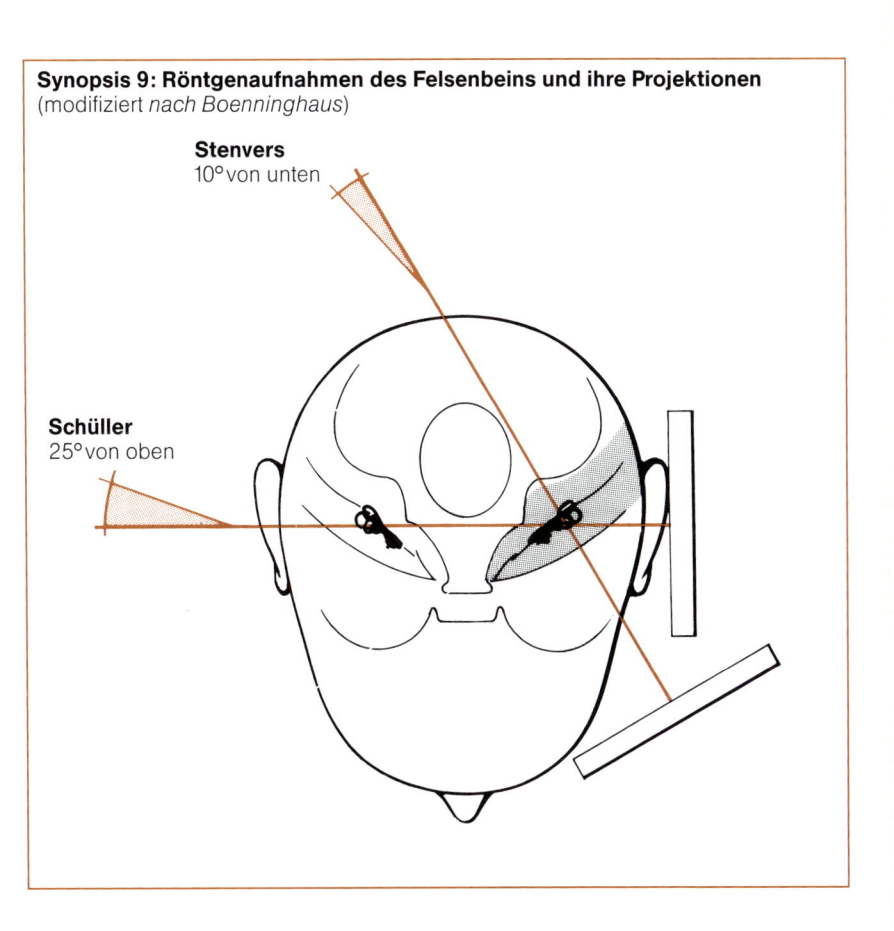

**Synopsis 9: Röntgenaufnahmen des Felsenbeins und ihre Projektionen** (modifiziert *nach Boenninghaus*)

**Stenvers** 10° von unten

**Schüller** 25° von oben

- **Röntgenaufnahme nach Schüller.** Das Ohr liegt der Filmkassette an, der Zentralstrahl ist um 25° nach oben abgewinkelt. Dargestellt werden der Warzenfortsatz mit seiner **Pneumatisation**, das Antrum mastoideum, der Sinus sigmoideus, äußerer und innerer Gehörgang übereinander projiziert und das Kiefergelenk.

  Die Untersuchung ist vor allem bei Mittelohrentzündung und Mastoiditis indiziert (Frage nach Knocheneinschmelzung, Defektbildung und Ausmaß der Pneumatisation) und bei der **Felsenbeinlängsfraktur**. Die Frakturlinien sind allerdings häufig so zart, daß sie nicht darstellbar sind *(siehe Abbildung 20).*

Äußerer und innerer Gehörgang übereinander projiziert
Kiefergelenk | Mastoidpneumatisation

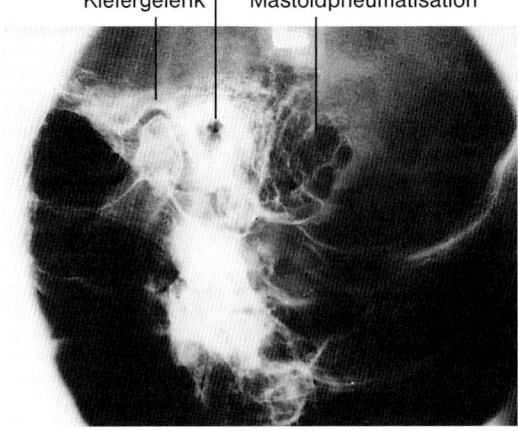

Abb. 20: Röntgenaufnahme nach Schüller, Normalbefund.

- **Röntgenaufnahme nach Stenvers**

Der Orbitaaußenrand wird der Filmkassette angelegt, so daß diese mit der Gesichtsachse einen Winkel von 45° bildet. Der Zentralstrahl ist um 12° nach unten abgewinkelt.

Die Aufnahme dient vor allem der Darstellung von **innerem Gehörgang**, horizontalem und oberem **Bogengang** sowie der **Pyramidenspitze**. Sie ist besonders zur Beurteilung der **Pyramidenoberkante** und der Weite des inneren Gehörgangs geeignet (beim Akustikusneurinom erweitert), außerdem bei Verdacht auf Destruktion oder Arrosion des **Labyrinthes** (z.B. beim Cholesteatom) und bei der **Felsenbeinquerfraktur** *(siehe Abbildung 21)*.

Pyramidenoberkante — Oberer Bogengang — Innerer Gehörgang — Lateraler (horizontaler) Bogengang

Abb. 21: **Röntgenaufnahme nach Stenvers**, Normalbefund.

- **Axiale Schädelbasisaufnahme.** Auf der axialen Schädelbasisaufnahme werden die Felsenbeinpyramiden dargestellt, zusammen mit den Siebbeinzellen und der Keilbeinhöhle. Diese Aufnahme kann zum Beispiel zur Klärung der Tumorausdehnung bei Malignomen der Schädelbasis (Oto- und Frontobasis) herangezogen werden.

- **Tomographie (Röntgenschichtuntersuchung).** Die konventionelle Tomographie der Felsenbeine, die in unterschiedlichen Projektionen möglich ist, ist weitgehend durch die Computertomographie ersetzt worden.

---

Marginalien:

- **Röntgenaufnahme nach Stenvers**
Die Aufnahme dient der Darstellung von **innerem Gehörgang**, horizontalem und oberem **Bogengang** sowie der **Pyramidenspitze**. Sie ist zur Beurteilung der **Pyramidenoberkante** und der Weite des inneren Gehörgangs geeignet; sowie bei Verdacht auf Arrosion des **Labyrinthes** (z.B. beim Cholesteatom) und bei der **Felsenbeinquerfraktur** *(s. Abb. 21)*.

- **Axiale Schädelbasisaufnahme**
Die axiale Schädelbasisaufnahme zeigt z.B. eine Tumorausdehnung im Bereich der Oto- und Frontobasis.

- **Tomographie**
Die konventionelle Tomographie ist durch die CT ersetzt worden.

4.3.2 Kernspintomographie

- **Computertomographie.** Vor allem hochauflösende computertomographische Darstellungen mit Schichtdicken unter 2 mm haben in der röntgenologischen Feindiagnostik des Felsenbeins einen hohen Stellenwert, weil hiermit die Abgrenzung knöcherner gegen weichteildichte Strukturen besonders gut gelingt. Man fertigt axiale, coronare oder spezielle Projektionsschnitte an. Dadurch lassen sich einerseits komplizierte **Frakturverläufe** darstellen, aber zum Beispiel auch die Ausdehnung von **Knochendestruktionen** durch chronische Entzündungen (Cholesteatom) oder Tumoren sowie Einzelheiten angeborener Fehlbildungen der Paukenhöhle und des Innenohrs. Die Aussagekraft des Computertomogramms kann durch die gleichzeitige intravenöse Gabe von **Kontrastmitteln** deutlich erhöht werden *(siehe Abbildung 22)*.

- **Computertomographie**
Das hochauflösende CT *(s. Abb. 22)* ist wegen seiner guten Darstellung des Knochens besonders bei **Frakturen** und ossären **Destruktionen** im Schläfenbereich gut geeignet. Man kann axiale, coronare und spezielle Schnittbilder ohne oder mit **Kontrastmittel** erzeugen.

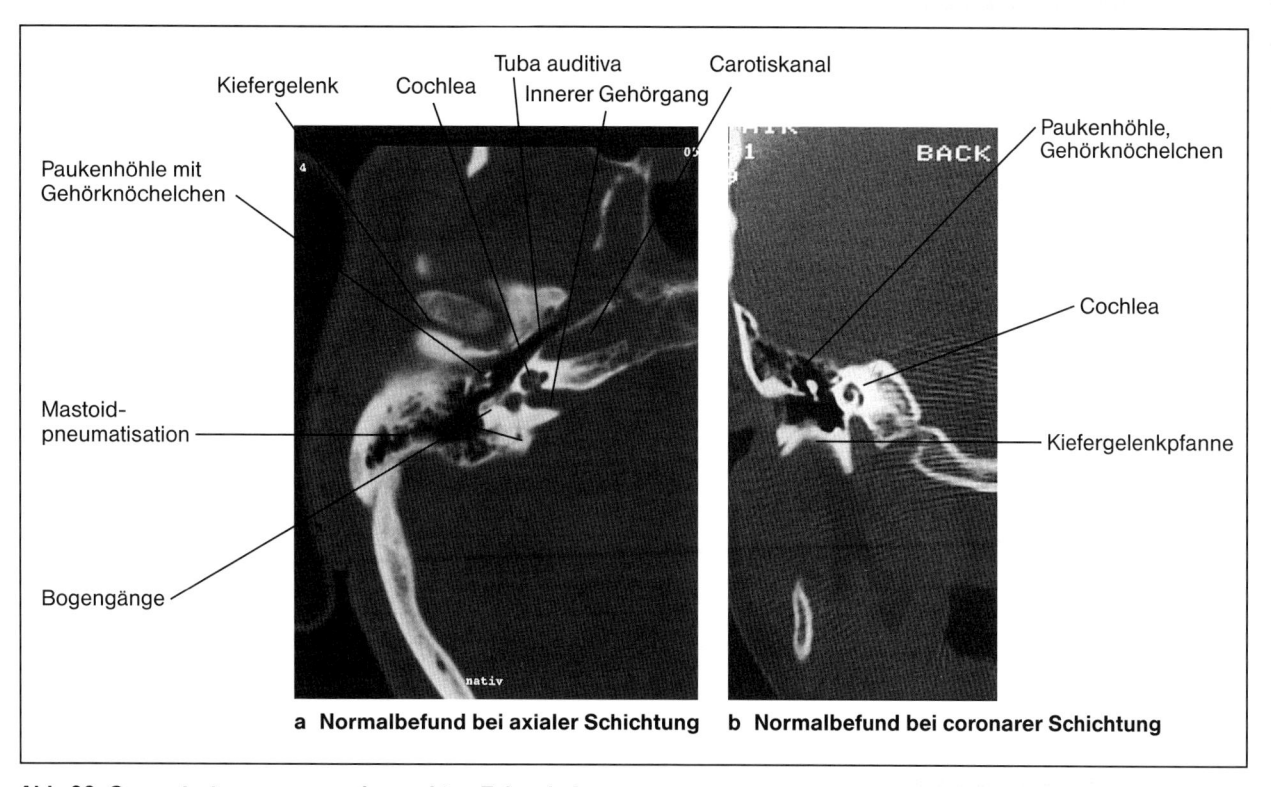

Abb. 22: Computertomogramme des rechten Felsenbeins

a Normalbefund bei axialer Schichtung  b Normalbefund bei coronarer Schichtung

- **Angiographie**
Bei Verdacht auf **Gefäßprozesse** (Glomustumoren, Hämangiome, Blutungen, Aneurysmen) im Bereich des Felsenbeins sind Angiographien des **Carotis**- bzw. **Vertebralis**-Stromgebietes indiziert. Dabei wird ein Kontrastmittel in eine Vene oder in eine Arterie eingespritzt. Die Aussagekraft der Untersuchung kann noch erhöht werden, indem durch technische Bearbeitung der Bilder die vom Kontrastmittel gebildete Kontur besonders stark hervorgehoben wird, während die Knochenschatten verblassen **(digitale Subtraktionsangiographie, DSA)**.

- **Angiographie**
Bei **Gefäßprozessen** im Bereich des Felsenbeins sind Angiographien des **Carotis**- bzw. **Vertebralis**-Stromgebietes indiziert. Bei der **digitalen Subtraktionsangiographie (DSA)** wird die vom Kontrastmittel gebildete Kontur besonders hervorgehoben.

## 4.3.2 Kernspintomographie

Die Kernspintomographie (**NMR** [Nuclear Magnetic Resonance], **MRT** [Magnetresonanztomographie]) *(siehe Abbildung 23)* hat vor allem zur Darstellung unterschiedlich **weichteildichter** Strukturen im Bereich der Schädelbasis und bei intrakraniellen Prozessen an Bedeutung gewonnen (z.B. zur Diagnostik von Tumoren). Diese Untersuchung ist technisch aufwendig, geht aber nicht mit einer Strahlenbelastung einher. Durch Verwendung von **Kontrastmitteln** (Gadolinium-DTPA) läßt sich die Aussagekraft der Kernspintomographie noch erheblich steigern.

### 4.3.2 Kernspintomographie

Das **MRT** *(s. Abb. 23)* zeigt besonders gut unterschiedlich **weichteildichte** Strukturen, die gegeneinander abzugrenzen sind.
Durch Verwendung von **Kontrastmitteln** (Gadolinium-DTPA) läßt sich die Aussagekraft steigern.

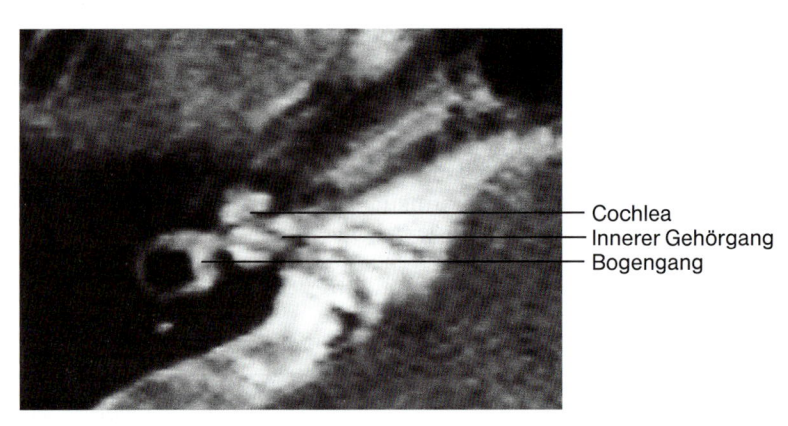

Abb. 23: Kernspintomogramm des Labyrinthes

— Cochlea
— Innerer Gehörgang
— Bogengang

## 4.4 Funktionsprüfungen des Gehörs (Audiometrie im Erwachsenenalter)

*G. Böhme*

> **Definition.** Die Diagnostik von Hörstörungen wird als **Audiometrie** bezeichnet. Die **Audiologie** (Hörkunde) ist die Lehre vom Hören und den Störungen des Gehörs einschließlich Hörgeräteversorgung. Die Messung des Hörvermögens im Kindesalter wird als **Pädaudiometrie** (Kinderaudiometrie) bezeichnet. Der Begriff **Pädaudiologie** (Kinderaudiologie) ist angebracht, wenn über audiometrische Diagnostik hinaus auch Ursachen und Behandlung einer Hörschädigung zur Frage stehen *(siehe Kapitel K, S. 674f)*.

Bei der Abklärung von **Hörstörungen** sollte man sich nicht ausschließlich auf Ergebnisse verlassen, die mit nur *einer* Methode erzielt wurden. Die **Audiometrie** fordert deshalb eine Stufendiagnostik zur Differenzierung der verschiedenen Hörstörungen nach topographischen Gesichtspunkten. Dabei muß eine gezielte Auswahl zwischen den zahlreichen Tests entsprechend den individuellen Notwendigkeiten geschaffen werden. Damit sind variable audiometrische Kombinationen möglich *(Tabelle 3)*.

> **Tabelle 3: Audiometrische Testbatterie**
>
> - **psychoakustische Methoden:**
>   Hörweitenprüfung, Stimmgabeltests, Tonaudiometrie, Sprachaudiometrie, überschwellige Verfahren
> - **otoakustische Emissionen**
> - **Impedanzmessung**
> - **Ableitung akustisch evozierter Potentiale**

Grundvoraussetzung für jede Hörprüfung ist ein entsprechend schallarmer Raum.
  Die **Güte des Hörtests** (Audiogramm) hängt im wesentlichen von drei weiteren Faktoren ab:
- Zuverlässigkeit der Audiometer (Prüfgeräte)
- Zuverlässigkeit (der Angaben) des Patienten
- Zuverlässigkeit des Untersuchers

> **Merke.** Vor jeder audiometrischen Untersuchung ist es unerläßlich, den Gehörgang und das Trommelfell zu inspizieren. Zeruminalpfröpfe müssen vor der Hörprüfung entfernt werden.

## 4.4.1 Akustische Grundbegriffe

Die nachfolgenden Ausführungen werden auf die verschiedenen audiometrischen Methoden näher eingehen. Zum besseren Verständnis sollen zuerst akustische Grundbegriffe erörtert werden.

### 4.4.1 Akustische Grundbegriffe

- **Physikalische Eigenschaften des Schallreizes.** Unter »Schall« versteht man Schwingungen der Moleküle eines elastischen Stoffes, zum Beispiel der Luft, die sich wellenförmig ausbreiten. In der Luft beträgt die Schallgeschwindigkeit etwa 335 m/s. Die dabei auftretende Druckamplitude nennt man **Schalldruck.** Der Schall wird, wie jeder andere Druck, in N/m² (**Pa = Pascal**) angegeben. In der Akustik verwendet man zumeist den Begriff **Dezibel (dB).**

- **Dezibel (dB).** Mit dem Dezibel (dB) wird das logarithmische Verhältnis zweier Größen angegeben, das mit »Pegel« bezeichnet wird. In der Akustik wird das Verhältnis des gemessenen Schalldrucks p zum Bezugsschallpegel $p_0$ als Schalldruckpegel L in Dezibel bezeichnet.

- **Schalldruckpegel (Hörpegel).** Es handelt sich um eine logarithmische Größe. Das Dezibel ist ein Bezugswert. Ein Hörpegel von 0 dB entspricht der Normalhörschwelle (Hörpegel, den ein Normalhörender gerade eben noch hören kann), ein Hörpegel von 60 dB einer mittleren Lautstärke (Zimmerlautstärke). Bei einem Hörpegel von 100 dB wird das Hören für viele Menschen unangenehm laut.

Zum Beispiel gilt: $\text{Schalldruckpegel } L = 20 \log \frac{p}{p_0} \text{ dB (SPL)}$

p = Schalldruck eines Geräuschs in Pascal (Pa)

$p_0 = 2 \cdot 10^{-5}$ Pa (Bezugsschallpegel)

Hörpegel $L = 20 \log \frac{p}{p_1}$ dB (HL)

p = Schalldruck des Prüftons in Pascal (Pa)
$p_1$ = Schalldruck des Prüftons, den Normalhörende unter gleichen Meßbedingungen gerade noch hören (Normalhörschwelle).

- **Psychoakustik.** Inhalt der Psychoakustik ist die Beschreibung der Zusammenhänge zwischen dem akustischen Reiz, dem **Schallereignis,** und seiner Wahrnehmung, dem **Hörereignis.** Die Ergebnisse der Psychoakustik werden als die Fähigkeiten eines Normalhörenden dargestellt. Die Psychoakustik stellt die Voraussetzung für die Interpretation audiometrischer Ergebnisse dar.

- **Reiner Ton.** Dieser wird durch Schalldruck und Frequenz beschrieben. Beispiel: Ein Ton von 1000 Hz mit 60 dB Schalldruckpegel.

- **Hörfeld.** Den Bereich der akustischen Reize, die der Mensch ohne Schmerzempfindung wahrnimmt, bezeichnet man als Hörfeld. Es umfaßt die Frequenzen zwischen 20 Hz und 20 kHz. Die geringste Lautstärke, bei der ein Ton wahrgenommen wird, nennt man **Hörschwelle.**

- **Lautstärke.** Zahlenmäßig stimmen Phon und Dezibel (dB) bei 1000 Hz überein. Der Dynamikbereich ist bei tiefen Frequenzen wesentlich enger als im Bereich zwischen 1 kHz und 4 kHz.

> **Merke.** Die Einheit der Lautstärke ist das Phon.

Beispiel: Bei 20 Hz ruft bereits eine Hörpegeländerung von 10 dB eine Lautstärkeerhöhung auf 110 Phon hervor, bei 1000 Hz bewirkt erst eine Pegeländerung von 100 dB denselben Lautstärkezuwachs.

- **Lautheit.** Die Einheit der Lautheit ist das »**Sone**«. Die Lautheit ist ein Maß für die **Empfindung** der Lautstärke eines Tons. Als Bezugspunkt der Empfindungsskala wird diejenige Lautheit angenommen, die durch einen Ton von

**Lautheit** mit der Einheit **»Sone«**.

40 Phon hervorgerufen wird. Dieser Empfindung wird der Wert von 1 Sone zugeordnet.

• **Intensitätsunterschiedsschwelle**
Das Unterscheidungsvermögen für Intensitätsänderungen eines Tons ist in Schwellennähe wesentlich schlechter als z.B. bei 70–80 Phon (überschwelliger Bereich). Dieses Phänomen findet in der überschwelligen Audiometrie als »SISI-Test« Anwendung *(s. S. 68)*.

• *Intensitätsunterschiedsschwelle.* Der minimale Modulationsgrad, der notwendig ist, damit der Normalhörende die Intensitätsänderung eines Tons (= Lautstärkeerhöhung) wahrnimmt, beträgt in Schwellennähe 0,2 (d.h. Amplitude der Änderung dividiert durch Ausgangsamplitude). Er sinkt im überschwelligen Bereich bis auf 0,02 bei 80 Phon ab. Dies bedeutet, daß das Unterscheidungsvermögen in Schwellennähe wesentlich schlechtert ist als z.B. bei 70–80 Phon. Dieses Phänomen findet in der überschwelligen Audiometrie als »SISI-Test« *(siehe Seite 68)* Anwendung.

### 4.4.2 Hörweiten für Flüster- und Umgangssprache

Die Hörweitenprüfung vermittelt nur einen **orientierenden Überblick** über Ausmaß und Sitz einer Hörstörung.

### 4.4.2 Hörweitenprüfung für Flüster- und Umgangssprache

Die Hörweitenprüfung kann aus meßtechnischen Gründen (unterschiedlicher Sprachschallpegel verschiedener Untersucher, Güte der Artikulation, unterschiedliche akustische Raumeigenschaften, möglicher Störschall) nur einen **orientierenden Überblick** über Ausmaß und Sitz einer Hörstörung vermitteln.

**Prinzip**
Zur seitengetrennten Prüfung der Hörweite für Flüster- und Umgangssprache verwendet man viersilbige Zahlen.
Der Mund des Untersuchers muß abgedeckt, das Gegenohr des Patienten vertäubt (ausgeschaltet) werden *(vgl. S. 64)*.

*Prinzip.* Die Hörweite für Flüster- und Umgangssprache wird für beide Ohren getrennt gemessen. Der Patient wendet jeweils das zu prüfende Ohr dem Untersucher zu, dieser spricht vor, der Patient wiederholt. Dabei muß gewährleistet sein, daß der Patient dem Untersucher nicht vom Mund ablesen kann (z.B. durch Verdecken der Mundpartie des Untersuchers mit der Hand). Als Prüfwörter werden zweistellige, viersilbige Zahlen, wie z.B. 63, 92, etc. verwendet. Die Bestimmung der Hörweite für Umgangssprache erfolgt mit lauter Sprache, die der Flüstersprache mit Residual-Flüstersprache. Dabei sollte das Gegenohr durch »Vertäuben« ausgeschaltet werden *(vgl. Seite 64)*.

Für das Vertäuben gibt es bei der Hörweitenprüfung mehrere Möglichkeiten:

Bei Prüfung der Hörweite auf **Flüstersprache** wird ein Finger in den Gehörgang des nicht untersuchten Ohres gepreßt.

Bei Prüfung der Hörweite für **Flüstersprache** wird ein Finger in den Gehörgang des nicht zu untersuchenden Ohres gepreßt. Durch Schüttelbewegungen des Fingers kann das Hören der Flüstersprache auf dem nicht zu prüfenden Ohr weitgehend vermieden werden.

Bei Prüfung der Hörweite auf **Umgangssprache** wird das Gegenohr mit einer Barany-Lärmtrommel oder noch besser mit einem Rauschgenerator vertäubt.

Bei Prüfung der Hörweite für **Umgangssprache** ist das Vertäuben des Gegenohres mit einer Barany-Lärmtrommel möglich, aber zumeist ungenügend. Eine Barany-Lärmtrommel ist ein Läutwerk mit in den Gehörgang eingeführter Olive. Besser geeignet ist ein Rauschgenerator mit einstellbarer Lautstärke und »weißem Rauschen« (Vertäubungsgeräusch, enthält alle hörbaren Frequenzen). Hilfsweise kann auch für Prüfung der Umgangssprache die Vertäubung mit geschütteltem Finger gewählt werden.

**Ergebnisse der Hörweitenprüfung für Flüster- und Umgangssprache**
Der Gesunde hört Umgangssprache noch aus 120 m, Flüstersprache aus 30 m Entfernung.

In der Praxis werden Hörweiten bis 6 m geprüft, weil größere Räume nicht zur Verfügung stehen. Bei verkürzter Hörweite kann aus Tabellen der ungefähre Hörverlust abgelesen werden *(Tab. 4)*.

*Ergebnisse der Hörweitenprüfung für Flüster- und Umgangssprache.* Da der Normalhörende in stiller Umgebung Umgangssprache in einer Entfernung von 120 m, Flüstersprache bis zu 30 m hört, kann aus dem Ergebnis der Prüfung für Flüster- und Umgangssprache zumindest unterhalb 6 m streng genommen noch nicht geschlossen werden, daß der Patient normal hört.

In der Praxis gelten aber Hörweiten von über 6 m bereits als »normal«, zumal größere, entsprechend geeignete Räumlichkeiten für diese Prüfung im allgemeinen nicht zur Verfügung stehen. Ist die Hörweite verkürzt (z.B. nur 2,5 m), so kann aus Tabellen der ungefähre Hörverlust erkannt werden *(Tabelle 4)*.

| Tabelle 4: Grad der Schwerhörigkeit in Abhängigkeit von der Hörweite für Umgangssprache | |
|---|---|
| **Grad der Schwerhörigkeit** | **Hörweite** |
| geringgradig | 4 m |
| mittelgradig | 4 m – 1 m |
| hochgradig | 1 m – 25 cm |
| an Gehörlosigkeit grenzende Resthörigkeit | 25 cm |

## 4.4.3 Stimmgabelprüfungen

Da mit der **Flüstersprache** vorwiegend hohe Frequenzen geprüft werden, ist eine isolierte Verkürzung der Hörweite für Flüstersprache bei normaler Hörweite für Umgangssprache ein Zeichen für einen Hochtonhörverlust. Meist handelt es sich dann um eine Schallempfindungsschwerhörigkeit.

Eine Verkürzung der **Flüstersprache** (vorwiegend hohe Frequenzen) gegenüber normaler Umgangssprache spricht zumeist für eine Schallempfindungsschwerhörigkeit (Hochtonverlust!).

### 4.4.3 Stimmgabelprüfungen

Für die Durchführung der Tests ist eine Stimmgabel von 440 Hz (= $a^1$) mit breitem Fuß erforderlich.

Die Stimmgabel soll z.B. am Ellenbogen oder an der Kniescheibe, nicht aber an einem klingenden Gegenstand (Tischbein aus Metall o.ä.) angeschlagen werden.

Man benötigt hierfür eine 440 Hz-Stimmgabel.

> **Merke.** Stimmgabelprüfungen vermitteln keine Hinweise auf die Hörschwelle. Sie besitzen jedoch als ergänzende Hörprüfungen, gegebenenfalls gemeinsam mit den Hörweitenprüfungen und ganz besonders mit der Tonaudiometrie, durchaus diagnostischen Wert.

◀ Merke

• **Versuch nach Weber.** Die angeschlagene Stimmgabel wird auf den Scheitel (Mittellinie) an der Haargrenze gesetzt. Der Patient wird gefragt, ob er den Ton in beiden Ohren gleich laut oder in einem Ohr lauter hört. Trifft letzteres zu, spricht man von »Lateralisation«.

• **Versuch nach Weber**
Die Stimmgabel wird bei **Schalleitungsschwerhörigkeiten** in das schlechter hörende und bei **Schall-**

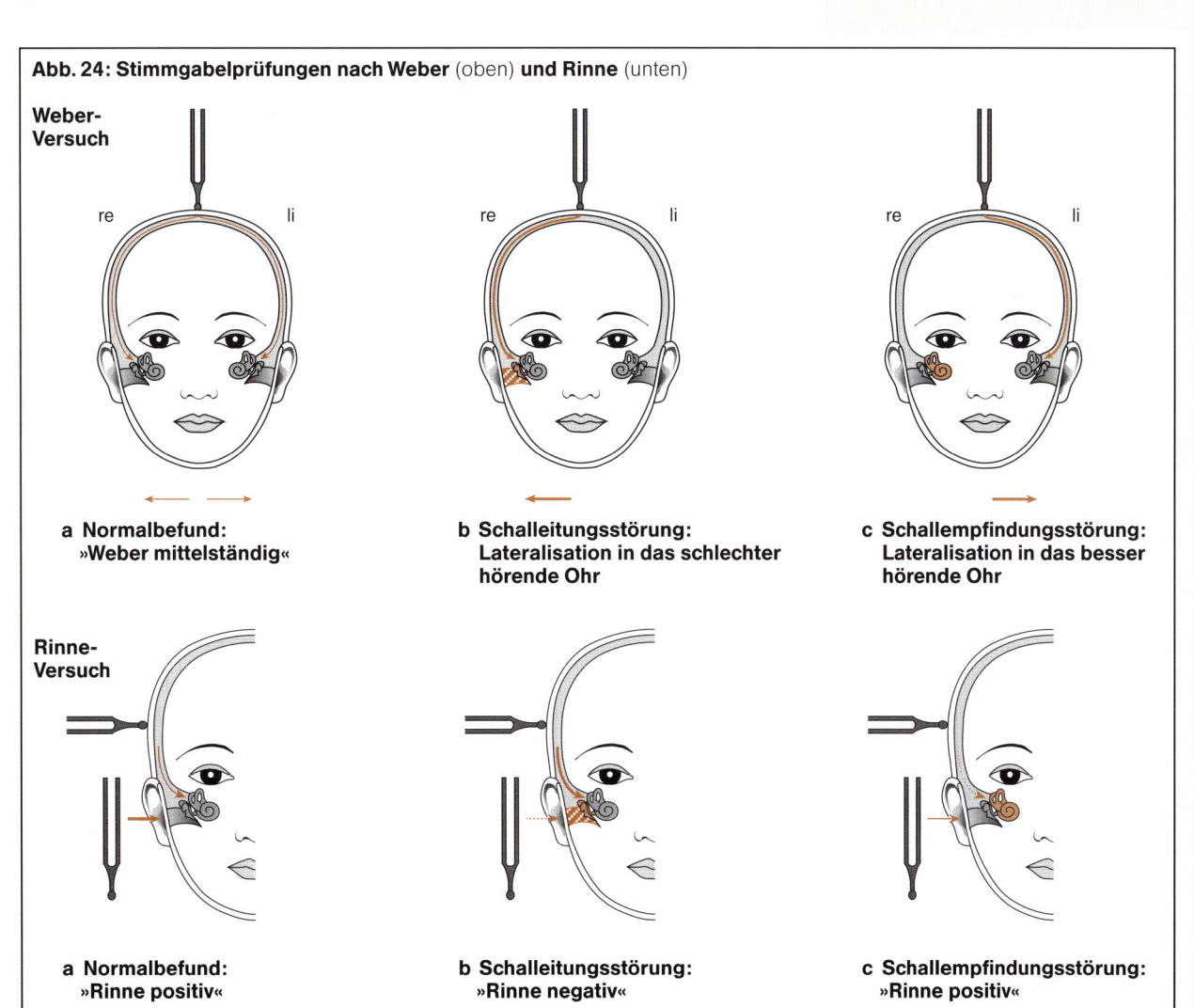

**Abb. 24: Stimmgabelprüfungen nach Weber** (oben) **und Rinne** (unten)

**Weber-Versuch**

a **Normalbefund:**
»Weber mittelständig«

b **Schalleitungsstörung:**
Lateralisation in das schlechter hörende Ohr

c **Schallempfindungsstörung:**
Lateralisation in das besser hörende Ohr

**Rinne-Versuch**

a **Normalbefund:**
»Rinne positiv«

b **Schalleitungsstörung:**
»Rinne negativ«

c **Schallempfindungsstörung:**
»Rinne positiv«

empfindungsschwerhörigkeiten in das besser hörende Ohr lateralisiert. Auf der lateralisierten Seite wird sie lauter gehört. Bei **beidseitigen Hörstörungen** wird in das »schalleitungsschlechtere« oder das »schallempfindungsbessere« Ohr lateralisiert *(s. Abb. 24).*

**Beurteilung**
Bei **symmetrischem Hörvermögen** tritt keine Lateralisation auf. Bei **Schalleitungsschwerhörigkeit** wird vorwiegend in das schwerhörige Ohr lateralisiert. Bei **Schallempfindungsschwerhörigkeit** kann die Lateralisation unsicher sein. Sie erfolgt aber vorwiegend in das besser hörende Ohr, hängt allerdings von der Intensität des Prüftons ab. Bei **beidseitigen Hörstörungen** gilt: Der Stimmgabel-Ton wird beim Weber-Versuch in das »schalleitungsschlechtere« oder das »schallempfindungsbessere« Ohr lateralisiert *(siehe Abbildung 24).*

• **Versuch nach Rinne**
Mit dem Rinne-Versuch werden Luftleitung und Knochenleitung am gleichen Ohr miteinander verglichen. Die Stimmgabel wird zunächst auf das Mastoid aufgesetzt, dann vor das Ohr gehalten. Der Versuch nach Rinne ist **positiv,** wenn die Luftleitung besser als die Knochenleitung ist **(normale Schalleitung** bzw. Störung von nicht mehr als 25 dB). Der Versuch von Rinne ist **negativ,** wenn die Knochenleitung besser ist als die Luftleitung (Schalleitungsschwerhörigkeit über 25 dB).

• ***Versuch nach Rinne.*** Hier wird das Hörvermögen für die Stimmgabel über Luftleitung mit dem über Knochenleitung verglichen. Die angeschlagene Stimmgabel wird zunächst mit dem Stiel auf das Mastoid der zu untersuchenden Seite aufgesetzt. Der Patient gibt an, wenn er den Ton nicht mehr hört. Ohne nochmaliges Anschlagen werden dem Patienten dann die Zinken der Stimmgabel vor die Gehörgangsöffnung gehalten, bis er den Ton nicht mehr wahrnimmt.

**Beurteilung**
Der Versuch nach Rinne ist **positiv,** wenn die Luftleitung besser als die Knochenleitung ist. Dies spricht für eine **normale Schalleitung** oder eine Schalleitungsstörung von nicht mehr als 25 dB. In diesem Fall wird der Ton der Stimmgabel vor dem Gehörgang wieder gehört. Der Rinne-Versuch ist **negativ,** wenn die Knochenleitung besser ist als die Luftleitung. Dann wird der Ton vor dem Gehörgang nicht wiedergehört, und es kann eine **Schalleitungsschwerhörigkeit** über 25 dB vorliegen. Bei Kindern ist der Test nach Rinne nur bei ausgeprägten Schalleitungsschwerhörigkeiten von 40 dB und darüber zuverlässig verwertbar.

### 4.4.4 Tonaudiometrie

**Merke ▶**

> ***Merke.*** Grundlage der gesamten audiologischen Diagnostik ist die tonaudiometrische Hörschwellenmessung. Alle weiteren Untersuchungen beruhen auf diesem Verfahren. Damit ist die Tonaudiometrie die am häufigsten durchgeführte Untersuchungsmethode in der Audiometrie.

• **Audiometer**
Ein Audiometer erzeugt **reine Töne** unterschiedlicher Frequenz und Lautstärke. Die Töne werden über Kopfhörer, Knochenleitungshörer oder gegebenenfalls über Lautsprecher dem Patienten angeboten.

Computergesteuerte Hörtestsysteme werden immer häufiger eingesetzt.

• ***Audiometer (Hörprüfgerät).*** Ein Hörprüfgerät ist ein elektronisches Gerät. Ein Tonaudiometer erzeugt **reine Töne** unterschiedlicher Frequenz und Lautstärke. Die Töne werden über Kopfhörer, Knochenleitungshörer oder gegebenenfalls Lautsprecher dem Patienten angeboten. Klinische Audiometer sind mit sehr unterschiedlichen Zusatzeinrichtungen ausgestattet, die neben der Reintonaudiometrie auch andere spezielle Hörtests ermöglichen. Zum Beispiel seien die überschwelligen Tests *(siehe Seite 67)* und die Sprachaudiometrie *(siehe Seite 64)* erwähnt.

Immer häufiger wird die Computertechnik eingesetzt. Reintonaudiometer mit eigenständiger Meßeinheit und EDV-orientierter Schnittstelle ermöglichen den Anschluß von Peripheriegeräten (Drucker, Monitor). Diese besitzen eine systemeigene Software. Die Darstellung des Prüfergebnisses erfolgt dann über einen Monitor, die Dokumentation über einen Drucker und die Speicherung z.B. auf Disketten oder Festplatte.

• **Maßeinheiten in der Tonaudiometrie** *(s. a. S. 57)*

• **0 dB Hörpegel** bedeutet die **Hörschwelle des Normalhörenden.**
• **dB HP** = dB Hörpegel
• **dB HL** = dB hearing level
• **dB SPL** = dB sound pressure level

• ***Maßeinheiten in der Tonaudiometrie*** (siehe auch akustische Grundbegriffe *Seite 57).*
In der Audiometrie häufig verwendete Angaben über die Lautstärke (Hörpegel):
• **0 dB Hörpegel** bedeutet die **Hörschwelle des Normalhörenden.**
• **dB HP** = **dB Hörpegel.** Dies bedeutet, daß die Bezugsgröße die Hörschwelle Normalhörender ist.
• **dB HL** = **dB hearing level.** Die Bezugsgröße ist die individuelle Hörschwelle des Patienten.
• **dB SPL** = **dB sound pressure level.** Im Frequenzbereich um 1 kHz beträgt der physikalische Schalldruckpegel ca. 0 dB SPL = physikalischer Schalldruckpegel.

## 4.4.4 Tonaudiometrie

- **dB SL = dB sound level** umschreibt den Schalldruckpegel bezogen auf die individuelle Patientenhörschwelle.
- **dB A = dB Schalldruckpegel**. Er beschreibt die Verwendung eines genormten Filters A, der ähnlich dem menschlichen Ohr tiefe und hohe Frequenzen bewertet.

> **Merke.** Die Einteilung der dB-Skala im Audiogramm ist nicht mit jener identisch, die auf der physikalischen Einheit von µPa basiert (dB SPL), sondern sie ist auf die Hörschwelle des normalen Gehörs bezogen (dB HL) *(Abbildung 25)*.

- **Lautstärkebereich.** Die Ermittlung der Hörschwelle erfolgt innerhalb eines bestimmten Frequenzbereiches (0,125 kHz bis 8 kHz) und auch innerhalb eines beschränkten Bereiches des Hörpegels (0 dB bis 100 dB). Die maximalen Hörpegel sind frequenzabhängig und liegen für die Luftleitung wesentlich höher als für die Knochenleitung. Dies kann dazu führen, daß bei hochgradiger Schwerhörigkeit zwar eine Hörschwelle über Luftleitung, jedoch nicht über Knochenleitung nachweisbar ist.

- **Frequenzbereich.** Der im Tonaudiogramm untersuchte Frequenzbereich von 0,125 kHz bis 8 kHz ist wesentlich enger als der vom menschlichen Gehör verarbeitete. Die für die Routineuntersuchung gebräuchliche Tonaudiometrie innerhalb des Frequenzbereiches von 0,125 kHz bis 8 kHz wird meist in Schritten von ganzen Oktaven (125, 250, 500 Hz), oberhalb in halben Oktaven (1000, 2000, 3000, 4000, 6000 und 8000 Hz) geprüft.

Die Prüfung von Frequenzen oberhalb 8 kHz bis maximal 20 kHz, als **Hochfrequenzaudiometrie** bezeichnet, hat sich noch nicht als Routinemethode durchsetzen können.

- **Luftleitung.** Für die Prüfung der Luftleitungshörschwelle werden Kopfhörer mit flachen Gummimuffen oder zumeist das Ohr umgreifende Kunststoffschalen verwendet.

- **Knochenleitung.** Ein schwingender **Vibrator** (Knochenleitungshörer) wird am Mastoid aufgesetzt und versetzt sowohl Schädelknochen als auch Weichteile in Schwingungen, wobei es zu einer Schallübertragung in das Innenohr kommt. Die Knochenleitungshörer werden mit einem Bügel an das Mastoid gepreßt.

- **Audiogramm.** Die Befunde der Reintonschwellenaudiometrie werden in ein Formular eingezeichnet. Darin ist die normale Hörschwelle als gerade Linie dargestellt, die für alle Frequenzen einen Hörverlust von 0 dB (also keinen Hörverlust) bezeichnet. Höhere Schwellenwerte werden weiter nach unten eingetragen. Sie geben an, um wieviel dB die Hörschwelle eines Patienten über der normalen Hörschwelle liegt. Die Werte dürfen nicht mit dem Schalldruckpegel verwechselt werden, der in dB SPL angegeben wird.

Liegt die Reintonschwelle z.B. unterhalb von 0 dB im Bereich von 20 dB, dann spricht man von einem »Hörverlust von 20 dB«.

---

◀ **Merke**

- dB SL = dB sound level
- dB A = dB Schalldruckpegel

- **Lautstärkebereich**
Der im Tonaudiogramm gemessene Lautstärkebereich liegt im allgemeinen zwischen 0 dB und 100 dB.

- **Frequenzbereich**
Der im Tonaudiogramm gemessene Frequenzbereich liegt zwischen 0,125 kHz und 8 kHz. In der täglichen Routine werden die Frequenzen 0,125; 0,25; 0,5; 1; 2; 3; 4; 6 und 8 kHz geprüft.

- **Luftleitung**
Es werden zumeist Kopfhörer mit Kunststoffschalen verwendet.

- **Knochenleitung**
Ein schwingender **Vibrator**, der Knochenleitungshörer, wird am Mastoid aufgesetzt. Es kommt zu einer Schallübertragung in das Innenohr.

- **Audiogramm**
In einem standardisierten Formular ist die normale Hörschwelle (= Hörverlust von 0 dB) als gerade Linie dargestellt. Höhere Schwellenwerte, z.B. im Bereich 20 dB, werden weiter unten eingetragen. In diesem Fall spricht man von einem Hörverlust von 20 dB.

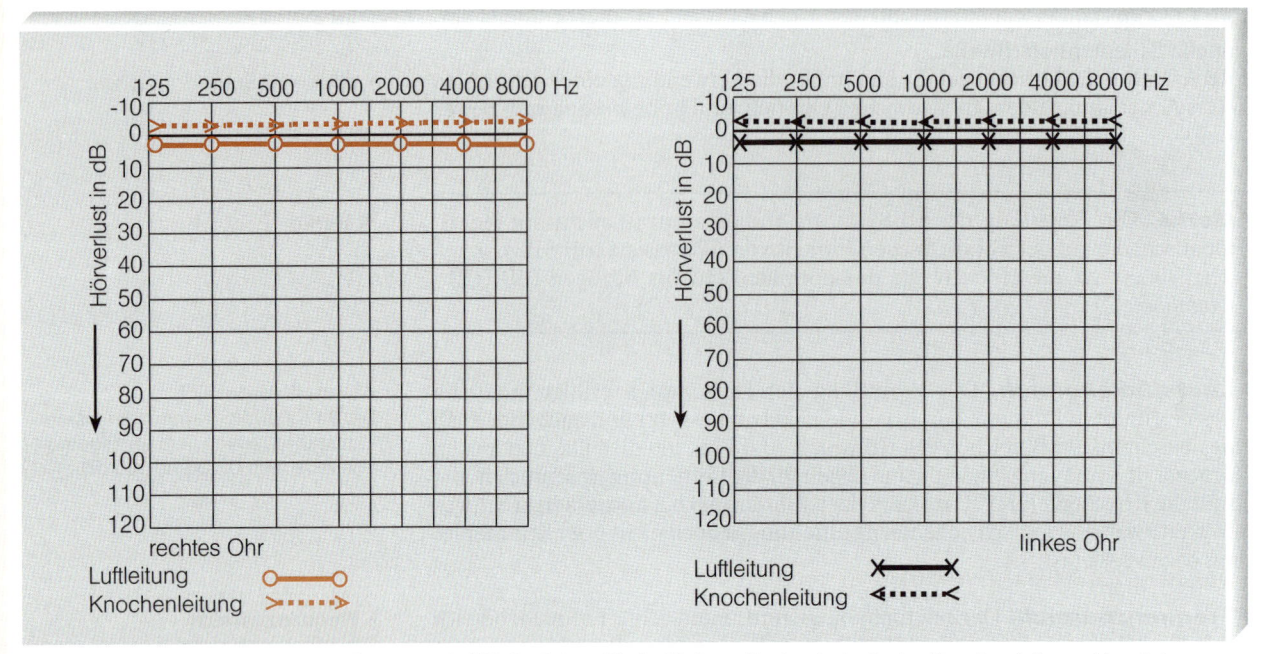

**Abb. 25: Tonaudiogramm, beidseits normale Hörfunktion.** Die Luftleitung liegt unterhalb der Knochenleitung. Abweichungen bis zu 10 dB sind möglich.

● **Dokumentation**
Zur Seitendifferenzierung Luft- und Knochenleitung werden folgende Symbole verwendet:
rot: rechtes Ohr
blau: linkes Ohr

|  | rechts | links |
|---|---|---|
| Luftleitung | ○——○ | ×——× |
| Knochenleitung | >······> | <······< |

● **Reihenfolge der Schwellenbestimmung**
Zuerst werden die Luftleitungshörschwellen des besseren Ohres geprüft, dann die Knochenleitung.

● **Ermittlung der Hörschwelle**
Zuerst werden über Kopfhörer (Luftleitung) getrennt für jedes Ohr Töne angeboten. Dabei wird getestet, bei welcher Lautstärke der Patient den aus dem Leisen kommenden Ton gerade hört. Es wird mit 1000 Hz begonnen. Der Luftleitungsprüfung folgt die der Knochenleitung mit Hilfe des Knochenleitungshörers.

● **Dokumentation.** Um im Formular schnell zu erkennen, ob rechte oder linke Seite bzw. Luft- oder Knochenleitungshörschwelle dargestellt sind, haben sich folgende Symbole bewährt:
Rechtes Ohr: rot
Linkes Ohr: blau

|  | rechts | links |
|---|---|---|
| Luftleitung | ○——○ | ×——× |
| Knochenleitung | >·········> | <·········< |

● **Reihenfolge der Schwellenbestimmung.** Bei der Hörschwellenbestimmung sollte stets zuerst die Luftleitungshörschwelle des besseren Ohres, anschließend die der Gegenseite geprüft werden. Dann werden die Hörschwellen über Knochenleitung festgestellt.

● **Ermittlung der Hörschwelle.** Dem Patienten wird zunächst über Kopfhörer (= Luftleitung) für kurze Zeit ein Ton von 1000 Hz so laut angeboten, daß er auch wirklich gehört wird. Anschließend wird auch bei 2000, 4000, 8000, dann nochmals bei 1000, sowie 500, 250 und 125 Hz getestet, bei welcher Lautstärke der Patient den aus dem Leisen, Unhörbaren kommenden Ton gerade hört. Die Kopfhörer werden dann durch die Knochenleitungshörer ersetzt, und es folgt das gleiche Vorgehen wie bei der Bestimmung der Luftleitungshörschwelle.

Die Dauer der einzelnen Prüftöne darf 0,5 sec nicht unterschreiten und 3 sec nicht überschreiten. Deshalb sind Impulstöne von Vorteil.

4.4.5 Überhören und Vertäuben

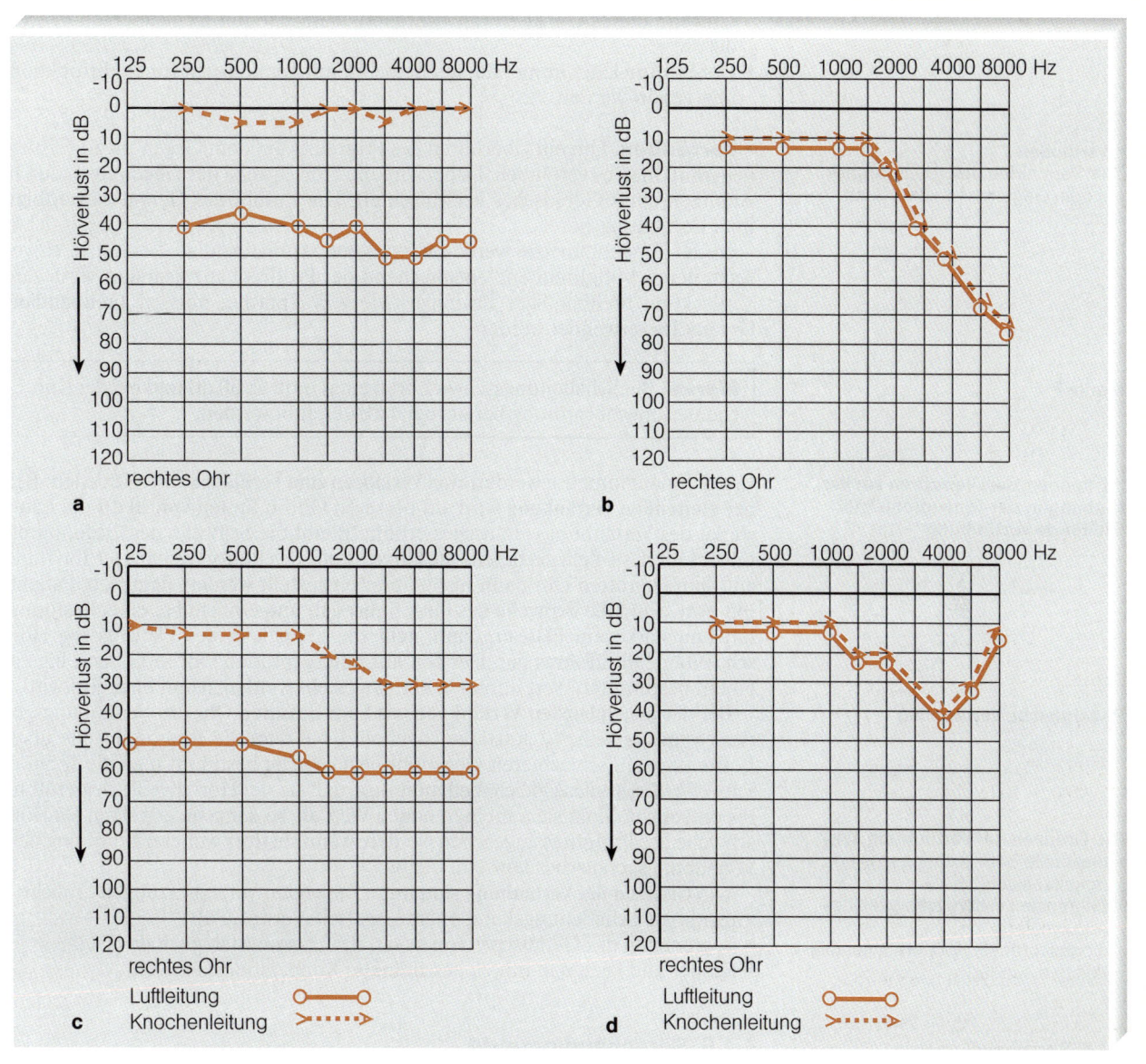

**Abb. 26: Verschiedene Formen von Schwerhörigkeit im Tonaudiogramm**
a Schalleitungsschwerhörigkeit
b sensorineurale Schwerhörigkeit mit Hochtonverlust (Schallempfindungsschwerhörigkeit)
c kombinierte Schwerhörigkeit
d $c^5$-Senke (Innenohrschwerhörigkeit) als Symptom eines akustischen Traumas

## 4.4.5 Überhören und Vertäuben

- **Überhören.** Als »Überhören« wird bei der Erstellung eines Tonaudiogramms das meist unerwünschte Hören des Prüfreizes auf dem Gegenohr bezeichnet. Dabei ist zu beachten:
  - Überhören erfolgt immer über Knochenleitung, unabhängig davon, ob der Prüfschall über Luft- oder Knochenleitungshörer angeboten wurde.
  - Der Prüfton gelangt bei Verwendung von Knochenleitungshörern mit einem Verlust von 0 bis 15 dB, bei Verwendung von Luftleitungshörern mit Verlust von 40 bis 50 dB auf das Innenohr der Gegenseite.
  - Entscheidend dafür, ob der Ton auf dem Gegenohr überhaupt wahrgenommen wird, ist einzig die Innenohrfunktion dieses Ohres. Reicht die Intensität des übergeleiteten Tones nicht aus, um die Knochenleitungs-

### 4.4.5 Überhören und Vertäuben

- **Überhören**
Das unerwünschte Hören des Prüfreizes auf dem Gegenohr wird als »Überhören« bezeichnet. Es erfolgt immer über Knochenleitung. Dabei kann der Prüfton immer nur auf dem Ohr mit der besseren Innenohrfunktion übergehört werden.

schwelle dieses Ohres zu überschreiten, kann der Ton nicht übergehört werden.
- Der Prüfton kann immer nur auf dem Ohr mit der besseren Innenohrfunktion übergehört werden.

- **Vertäuben.**
Zum Vermeiden des »Überhörens« auf dem Gegenohr muß vertäubt werden.

• **Vertäuben.** Um ein Überhören des Prüfreizes auf dem Gegenohr zu vermeiden, muß man es vertäuben. Dabei wird die Hörschwelle des Gegenohres durch Anbieten eines Geräusches verschlechtert. Die Zufuhr des Geräusches erfolgt über Luftleitungshörer.

In der Tonaudiometrie werden vorwiegend schmalbandige Geräusche eingesetzt, deren Mittelfrequenz entsprechend der Prüffrequenz geändert wird. Zur Verdeckung breitbandiger Prüfreize, wie z.B. Sprache, müssen breitbandige Geräusche verwendet werden.

Merke ▶

> **Merke.** Bei Schalleitungsschwerhörigkeiten muß ab 50 dB und bei der Knochenleitungshörprüfung bereits bei 0 dB vertäubt werden.

Wir kennen **zwei Verfahren zur Vertäubung in der Tonaudiometrie: Gleitende Vertäubung**

In der Tonaudiometrie werden **zwei Verfahren zum Vertäuben** unterschieden: Bei der **gleitenden Vertäubung** wird am besseren Ohr in Stufen von 10 dB die Lautstärke des Vertäubungsgeräusches erhöht. Bleibt die Schwelle des Gegenohres unverändert, so stellt sie bereits die Hörschwelle des Prüfohres dar. Der Ton muß auf dem geprüften Ohr dann nicht lauter eingestellt werden, damit der Patient ihn hört. Sinkt die Schwelle des Gegenohres ab und erreicht bei einer bestimmten Lautstärke ein Plateau, dann stellt die Lautstärke des Plateaus die Hörschwelle des Prüfohres dar. Der Ton auf dem geprüften Ohr muß dann bis zu einem bestimmten Wert immer lauter eingestellt werden, damit er gehört wird.

**Pegelgleiche Vertäubung**

Bei der **pegelgleichen Vertäubung** wird am besseren Ohr das Vertäubungsgeräusch mit derselben Lautstärke angeboten, bei dem die Tonhörschwelle über Luftleitung am schlechteren Gegenohr liegt. Wieder bestimmt man die Tonhörschwelle. Bleibt diese gleich, bedeutet dies, daß sie der Hörschwelle des Prüfohres entspricht. Sinkt sie auf einen neuen Wert ab, so kann sie erst dann als Hörschwelle des Prüfohres angesehen werden, wenn sie trotz weiterer Erhöhung des Vertäubungsgeräusches konstant bleibt.

**Die Grenzen der Vertäubung** sind:
- maximale Schalleitungsschwerhörigkeit (etwa 50 dB),
- begrenzte Leistungsfähigkeit des Audiometers,
- eingeschränkte Kooperationsfähigkeit (u.a. Kinder).

Die **Grenzen der Vertäubung** sind unter folgenden Voraussetzungen erreicht:
- maximale Schalleitungskomponente beidseits (etwa 50 dB)
- Begrenzung des Geräusches von seiten der Leistungsfähigkeit des Gerätes
- Kinder und Personen mit eingeschränkter Kooperationsfähigkeit

### 4.4.6 Sprachaudiometrie

Grundlage jeder sprachaudiometrischen Beurteilung ist die Tonaudiometrie.

### 4.4.6 Sprachaudiometrie

Voraussetzung jeder sprachaudiometrischen Beurteilung ist die Tonaudiometrie. Die Sprachaudiometrie gestattet Aussagen über die Verarbeitung der im täglichen Leben auftretenden auditiven Informationen, besonders der Sprache.

**Prinzip**
Für die Sprachaudiometrie verwendet man Zahlenreihen oder einsilbige Testwörter, die über Kassettenrekorder oder von CD-Aufnahmen abgespielt werden. Dabei wird die Lautstärke schrittweise erhöht.

***Prinzip.*** Über Kopfhörer oder Lautsprecher (im »freien Schallfeld«) werden von Kassettenrekordern bzw. Compact-Disc-Aufnahmen Zahlenreihen und phonetisch ausbalancierte, einsilbige Testwörter oder Testsätze abgespielt. Dabei ist die Lautstärke anfangs gering und wird von Testreihe zu Testreihe erhöht. Die Anwendung der CD-Technik in der Sprachaudiometrie bedeutet eine Vereinfachung der Untersuchung.

Merke ▶

> **Merke.** Die sprachaudiometrischen Tests werden danach bewertet, wieviele der angebotenen Wörter oder Sätze der Patient über Kopfhörer (monaural) oder Lautsprecher (binaural) im freien Schallfeld richtig gehört hat.

**Freiburger Sprachtest**
Der Freiburger Sprachtest besteht aus zwei Teilen: dem **Zahlentest** und dem **Einsilbertest**.

***Freiburger Sprachtest.*** Dieser Test ist die am häufigsten verwendete Hörprüfung mit Sprache im deutschsprachigen Raum. Das Testmaterial besteht aus zwei Teilen, dem **Zahlentest** und dem **Einsilbertest**.

## 4.4.6 Sprachaudiometrie

- **Prüfung des Hörverlustes für Zahlen (Zahlentest).** Als Testwörter dienen mehrsilbige Zahlen (z.B. »98«), von denen 50% verstanden werden müssen. Dabei wird die Frage beantwortet, wieviel lauter dem Patienten im Vergleich zum Normalhörenden Sprache angeboten werden muß, damit er sie versteht.

- **Prüfung der Sprachverständlichkeit (Einsilbertest).** Als Prüfwörter dienen Einsilber, wie z.B. »Ring«. Eine Erhöhung der Lautstärke muß nicht unbedingt eine Verbesserung des Diskriminationsvermögens bewirken.

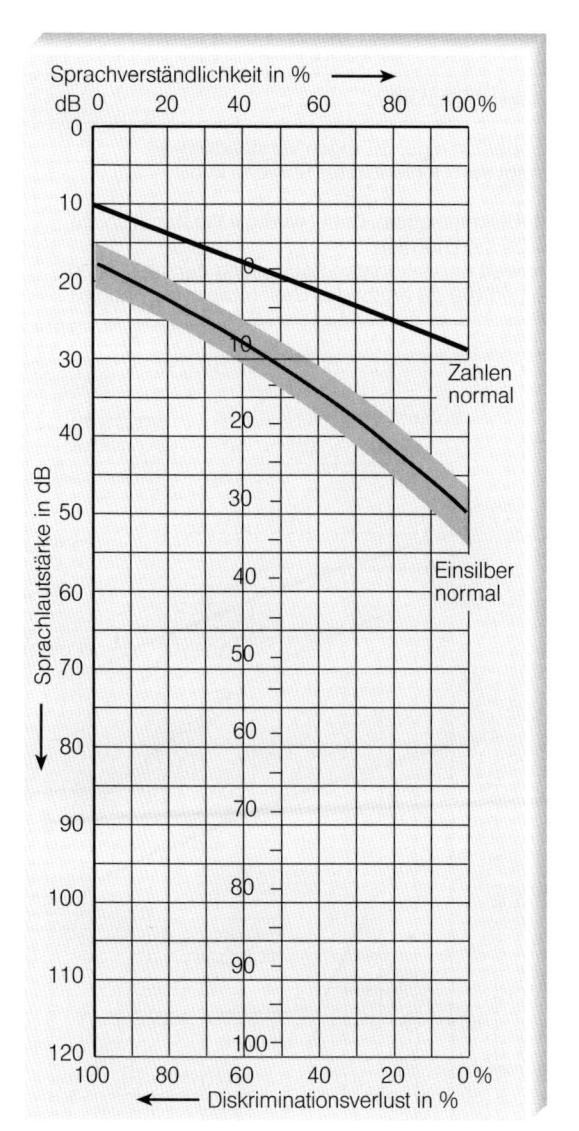

- Eine **Prüfung des Hörverlustes** für Sprache ist mit dem **Zahlentest** möglich.

- Eine Prüfung der **Sprachverständlichkeit** ist mit Hilfe des **Einsilbertests** möglich.

**Abb. 27: Sprachaudiogramm.** Die eingezeichneten Kurven sind die Normalwerte für Zahlen und Einsilber.

Die Ergebnisse des Zahlen- und Einsilbertests werden in ein Formular mit zwei Bezugskurven eingetragen *(siehe Abbildung 27)*. Sie stellen die Abhängigkeit der Zahlen- bzw. Einsilberverständlichkeit vom Sprachschallpegel für **Normalhörende** dar. Zusätzlich ist bei 50% Verständlichkeit eine der Schallpegelskala parallele Hilfsskala eingezeichnet. Ihr Nullpunkt liegt bei 18,5 dB, genau jenem Pegel, bei dem Normalhörende 50% der Zahlen verstehen. Damit geben die Zahlenwerte auf dieser Skala direkt den Hörverlust für Sprache in dB an. Der ermittelte Wert sollte mit dem Hörverlust im Tonaudiogramm zwischen 500 und 1000 Hz übereinstimmen.

Die Ergebnisse des Zahlen- und Einsilbertests werden in ein Formular eingetragen *(s. Abb. 27)*.

Bei 18,5 dB verstehen **Normalhörende** 50% der Zahlen. Die Zahlenwerte auf der Skala geben direkt den Hörverlust für Sprache in dB an.

**Merke.** Das Sprachaudiogramm erlaubt eine **Kontrolle des Tonschwellenaudiogramms**.

◀ Merke

- **Maximale Sprachverständlichkeit**
Sie beträgt beim normal Hörenden 100%. Sie wird mit Hilfe des Einsilbertests geprüft.

- **Gesamtwortverstehen**
Der Gesamtwert der getrennten Beurteilung der Sprachschallpegel bei 60, 80 und 100 dB der maximalen Sprachverständlichkeit.
**Ergebnisse und Auswertung**
*(s. Tab. 5; Abb. 28a, b).*

- ***Maximale Sprachverständlichkeit (Diskrimination).*** Zusätzlich gilt es, die maximale Sprachverständlichkeit zu bestimmen. Dies gelingt mit Hilfe des Einsilbertests. Eine Sprachverständlichkeit von 100% ist als Normalwert anzusehen (d.h. der minimale Diskriminationsverlust beträgt 0%).

- ***Gesamtwortverstehen.*** Dieses errechnet sich aus der Summe der bei den Sprachschallpegeln 60, 80 und 100 dB sprachaudiometrisch gemessenen prozentualen Werte der maximalen Sprachverständlichkeit (des Einsilberverständnisses). Es wird besonders zur Begutachtung Hörgeschädigter eingesetzt.

**Ergebnisse und Auswertung** sind aus *Tabelle 5* und *Abbildung 28a,b* zu ersehen.

**Tabelle 5: Sprachaudiometrische Resultate bei Schwerhörigkeit**

| | |
|---|---|
| **Zahlentest:** | • Verschiebung der Zahlenkurve auf der Linie der 50%igen Verständlichkeit. Das Ausmaß der Verschiebung ergibt den Hörverlust für Sprache in dB |
| **Einsilbertest:** | • maximale Sprachverständlichkeit (Diskrimination). Dabei wird die Verständlichkeit für Sprache in % beschrieben (100% sind normal). <br> • Gesamtwortverstehen. Der Gesamtwert der getrennten Beurteilung der maximalen Sprachverständlichkeit bei 60, 80 und 100 dB ergibt das Gesamtwortverständnis. |

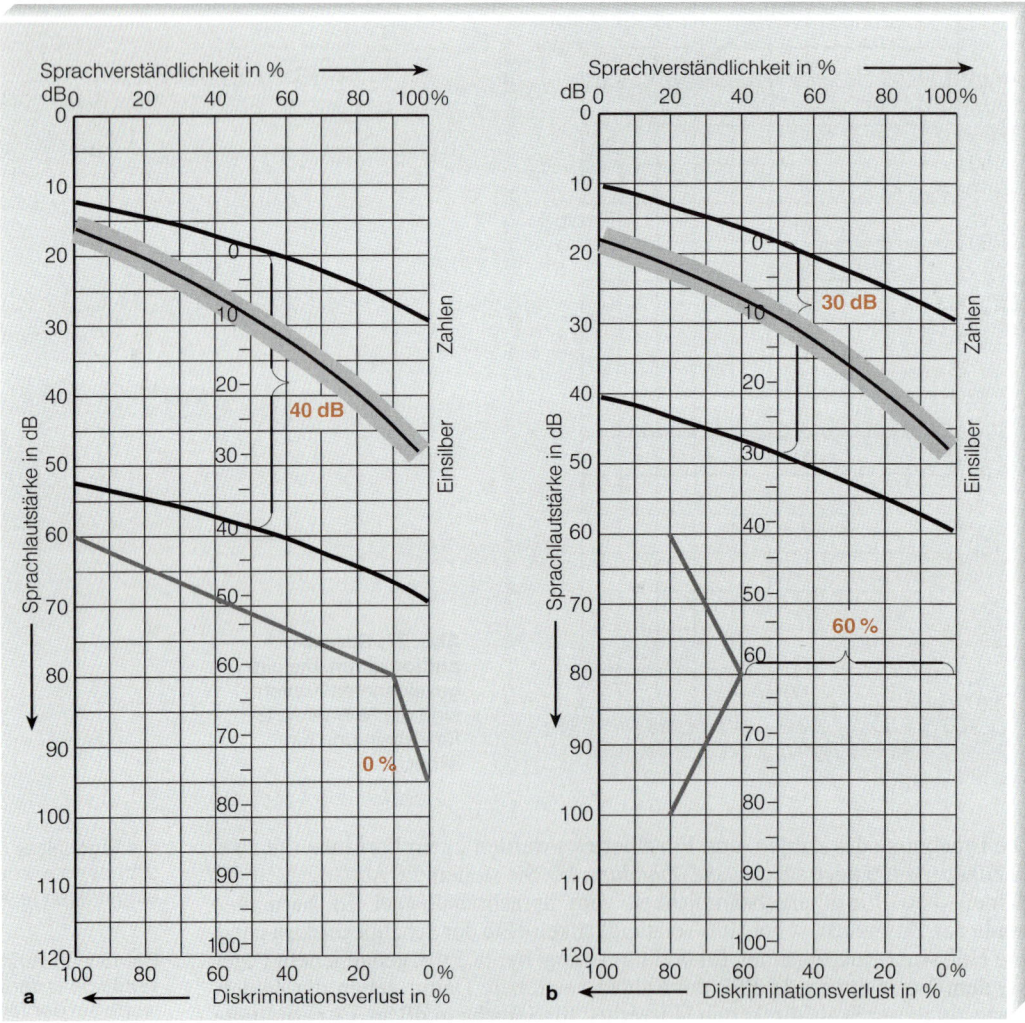

**Abb. 28: Sprachaudiogramm**
**a Schalleitungsschwerhörigkeit.** Hörverlust für Sprache beträgt 40 dB (= Zahlentest). Die maximale Sprachverständlichkeit beträgt 100%, d.h. es besteht ein Diskriminationsverlust von 0% (Einsilbertest).
**b Sensorineurale Schwerhörigkeit (Schallempfindungsschwerhörigkeit).** Der Hörverlust für Sprache beträgt 30 dB (= Zahlentest). Die maximale Sprachverständlichkeit wird bei 40% erreicht, d.h. es besteht ein Diskriminationsverlust von 60%

Bei einer **Schalleitungsschwerhörigkeit** liegen die Zahlenkurve und die Testwörterkurve parallel zu den Kurven für Normalhörende. Allerdings sind sie entsprechend dem Hörverlust nach den großen Lautstärken verschoben *(Abbildung 28a)*.

**Schallempfindungsschwerhörigkeiten (sensorineurale Schwerhörigkeiten)** führen ebenfalls zu einem Hörverlust für Zahlen, der jedoch einen Bezug zum Sitz der Hörstörung im Tonschwellenaudiogramm zeigt. Die Einsilberverständlichkeit und damit die Darstellung der maximalen Sprachverständlichkeit und des Gesamtwortverstehens sind wesentlich verschieden von den Ergebnissen bei Normalhörenden und bei Patienten mit Schalleitungsschwerhörigkeit. Dabei kann der Patient bei einer bestimmten Lautstärke eine 100%ige Einsilberverständlichkeit erreichen, oder es besteht ein Sprachverständlichkeitsverlust für Einsilber in Prozent *(Abbildung 28b)*.

*Marburger Satztest.* Die Sprachaudiometrie mit kurzen Sätzen wird hauptsächlich für die **Anpassung von Hörgeräten** angewendet. Zum Marburger Satztest gehören zehn phonetisch ausbalancierte Gruppen zu je zehn Kurzsätzen.

Je nach Fragestellung werden beide Ohren nacheinander über Kopfhörer oder gleichzeitig im freien Schallfeld über Lautsprecher gepüft. Dieses Verfahren kommt der sprachlichen Wirklichkeit wesentlich näher als der Freiburger Sprachtest. Die Ergebnisse werden wie beim Freiburger Sprachtest in ein Audiogrammformular eingetragen.

*Reimtest nach Sotschek.* Der Reimtest stellt wie der Freiburger Einsilbertest und der Marburger Satztest eine **Sprachverständlichkeitsprüfung** mit Wörtern dar. Der Patient muß aus dem ihm im Test vorgegebenen Wörtervorrat jenes Wort angeben, welches er gehört zu haben glaubt. Das Reim-Test-Verfahren ist ein Multiple-choice-Verfahren, wobei der Patient nicht unbedingt die deutsche Sprache komplett beherrschen muß. Es wird nicht das sinngemäße Verstehen eines Wortes, wie es bei den üblichen Sprachtests die Regel ist, gefordert.

*Hauptanwendungsbereiche der Sprachaudiometrie.* Die Hauptanwendungsbereiche der Sprachaudiometrie sind Fragestellungen, bei denen die Sprachverständlichkeit im Mittelpunkt steht *(siehe Tabelle 6)*.

---

**Tabelle 6: Anwendungsbereiche der Sprachaudiometrie**

- Abklärung von Schalleitungsschwerhörigkeiten
- Abklärung von Schallempfindungsschwerhörigkeiten (sensorineuralen Schwerhörigkeiten)
- Hörgeräteanpassung
- Abklärung bei Aggravation, Simulation
- Überprüfung des Reintonschwellenaudiogramms
- Kinderaudiometrie

---

**Merke.** Es hat sich die Erkenntnis durchgesetzt, daß es nicht möglich ist, ein universelles Sprachtestmaterial für alle Fragestellungen und Patienten zu entwickeln. Vielmehr werden spezielle Sprachtests für unterschiedliche Fragestellungen wie Diagnostik, Anpassung von Hörgeräten, Begutachtung, Cochlea-Implantate sowie differenziertes Vorgehen im Kindesalter eingesetzt.

## 4.4.7 Überschwellige Audiometrie

Hörschädigungen bewirken nicht nur eine Veränderung der **Tonhörschwelle**. Gestört sind u.a. auch alle auditiven Stimuli (Sprache, Musik bzw. Töne, Geräusch), die **über der eigentlichen Hörschwelle** liegen. Dann sind psychoakustische Phänomene wie Hörfeld, Lautstärke, Lautheit und Intensitätsunterschiedsschwelle betroffen. Veränderungen dieser Phänomene bei Hörstörungen aufzuzeigen, ist Ziel der überschwelligen Hörprüfverfahren. »**Überschwellig**«

Ziel der überschwelligen Audiometrie ist es, diese Phänomene bei Hörstörungen aufzuzeigen. Es wird eine Differentialdiagnose von **cochleären**, **retrocochleären** bzw. **neuralen** und **zentralen** Hörstörungen angestrebt. Die Impedanzmessung und Prüfung mit akustisch evozierten Potentialen ersetzen die überschwelligen Hörprüfmethoden zum Teil *(s. S. 75).*

Das **Recruitment** und die **Hörermüdung** sind wichtige Grundbegriffe.

**Recruitment (Lautheitsausgleich)**
Ein **positives Recruitment** besteht bei **Innenohrschwerhörigkeit**. Die Lautstärkeempfindung bleibt auch bei großen Reizstärken im Vergleich zur gesunden Seite unverändert. Ein **negatives Recruitment** wird bei **retrocochleären Hörschädigungen** beobachtet. Hier wird ein überschwelliger Ton lauter angegeben als auf der ohrgesunden Seite, um gleich laut gehört zu werden.

Merke ▶

**Hörermüdung**
Die pathologische Hörermüdung gilt als Beweis für eine neurale Hörschädigung.

**Einzelne überschwellige Verfahren**

• **Lautheitsausgleich; Fowler-Test**
Die Lautstärkeempfindung bei einseitiger sensorineuraler Schwerhörigkeit wird mit dem besser hörenden Ohr der Gegenseite verglichen.

Der Fowler-Test ist **positiv** bei einer Innenohrschwerhörigkeit, bei der ein Lautheitsausgleich zwischen besserem und schlechterem Ohr erfolgt. Der Test ist **negativ** bei einer neuralen Schwerhörigkeit, bei der kein Lautheitsausgleich erfolgt.

• **Intensitätsunterscheidungsvermögen**
Mit Hilfe des **SISI-Tests** wird das Intensitätsunterscheidungsvermögen geprüft. Hierbei werden mit Hilfe eines Prüftons, der 20 dB über der Hörschwelle liegt, zusätzlich 1 dB Pegeländerungen in Abständen von 5 sec geprüft.

sind dabei alle Prüftöne, die über der Hörschwelle des Patienten liegen, also gehört werden.

Dabei wird versucht, **Innenohrschwerhörigkeiten** (cochleäre Schäden mit Sitz im Corti-Organ bzw. den Haarzellen), **retrocochleäre** bzw. **neurale** Schäden (Hörnervenschädigungen, Sitz im Hörnerv) und **zentrale Schäden** (Sitz oberhalb des Nucleus-cochlearis-Komplexes) voneinander abzugrenzen. Allerdings gewinnen die Impedanzmessung und die elektrische Reaktionsaudiometrie *(siehe Seite 75)* sowie die otoakustischen Emissionen immer mehr an Bedeutung, während die überschwellige Audiometrie ihre früher dominierende Rolle eingebüßt hat.

Zum Verständnis der überschwelligen Audiometrie ist die Kenntnis einiger Grundbegriffe unerläßlich: dies sind vor allem das **Recruitment** und die **Hörermüdung**.

*Recruitment (Lautheitsausgleich).* Bei Normalhörenden hängt die Lautheit eines Tones von seiner Lautstärke ab.

Bei **Innenohrschwerhörigkeiten** bleibt trotz Heraufsetzung der Hörschwelle die Lautstärkeempfindung (Lautheit) auch bei großen Reizstärken im Vergleich zur gesunden Seite unverändert. Man spricht von einem **positiven Recruitment**. Ändert sich dagegen die Lautstärkeempfindung bei einer Schallempfindungsschwerhörigkeit, so daß ein überschwelliger Ton lauter angegeben werden muß als auf der gesunden Seite, um gleich laut gehört zu werden, so spricht man von einem **negativen Recruitment**. Es handelt sich dann meist um retrocochleäre **Hörschädigungen**.

> *Merke.* Das Recruitment ist demnach eine Entscheidungshilfe, ob es sich um eine Schädigung der Haarzellen der Cochlea (z.B. bei Lärmschwerhörigkeit) oder um eine Schädigung des Hörnervs (z.B. Akustikusneurinom) handelt.

*Hörermüdung.* Die Hörermüdung kann definiert werden als Differenz zwischen der Hörschwelle zu Reizbeginn und der am Reizende. Bei einer **neuralen Hörschädigung** tritt die pathologische Hörermüdung in Erscheinung.

*Einzelne überschwellige Verfahren*

• *Lautheitsausgleich; Fowler-Test.* Hier wird die Lautstärkeempfindung bei einseitiger sensorineuraler Schwerhörigkeit mit dem besser hörenden Ohr der Gegenseite verglichen. Man wählt eine Frequenz, in der die Differenz der Knochenleitungshörschwelle zwischen rechts und links mindestens 20 dB beträgt. Auf dem gesunden Ohr bekommt der Patient einen 10 dB über der Hörschwelle liegenden Ton zu hören.

Am Gegenohr wird der Schallpegel ermittelt, der die gleiche Lautheitsempfindung hervorruft. Anschließend wird bei wechselseitigen Pegelerhöhungen das Verfahren mit größeren Lautstärken fortgesetzt.

Wenn ein positives Recruitment besteht, fällt der **Fowler-Test positiv** aus. Dann liegt eine sensorische Schwerhörigkeit im Corti-Organ (Innenohrschwerhörigkeit) vor. Ist der **Fowler-Test negativ**, besteht eine neurale Schwerhörigkeit, eine Hörnerverkrankung. Dann kann man audiometrisch beim Seitenvergleich zwischen schlechtem und besser hörendem Ohr keinen Lautheitsausgleich belegen.

• *Intensitätsunterscheidungsvermögen; SISI-Test* (Short Increment Sensitivity Index). Es wird eine konstante Anzahl von Pegeländerungen (jeweils Erhöhung um 1 dB) angeboten und der vom Patienten wahrgenommene Anteil ermittelt. Geprüft wird 20 dB über der individuellen Hörschwelle bei einer Innenohrschwerhörigkeit von mindestens 40 dB im Frequenzbereich von 1–6 kHz.

**Ausführung**
In Abständen von 5 sec ändert sich der Pegel des Tones sprunghaft während einer Dauer von 0,2 sec. Insgesamt werden dem Patienten 20 Schritte zu je 1 dB angeboten, ausgewertet wird die Anzahl der wahrgenommenen Sprünge und in Prozent ausgedrückt, wobei ein Sprung 5 % entspricht.

## 4.4.7 Überschwellige Audiometrie

> **Merke.** Patienten mit einer Innenohrschwerhörigkeit empfinden fast alle oder alle Lautstärkeerhöhungen (60–100%). Hier ist der **Test positiv**, Hörnervschwerhörige (neurale Schwerhörigkeit) registrieren keine oder nur wenige Lautstärkeerhöhungen (0–15%). Dann spricht man von einem **negativen SISI-Test**.

◀ Merke

- **Hörfeldmessung.** Die Hörfeldmessung, ein psychoakustisches Verfahren, beruht auf einer Bestimmung des subjektiven Lautheitsempfindens über das gesamte Hörfeld. Die Skalierung gibt hierbei einen Aufschluß über die Hörschwelle, die Unbehaglichkeitsschwelle und den Bereich des angenehmen Hörens. Dieses Verfahren ermöglicht einen Recruitment-Nachweis sowie die Feststellung des nutzbaren Dynamikbereiches. Die Hörfeldmessung findet zunehmend Eingang in die subjektive Audiometrie und wird vorwiegend bei der Anpassung von Hörgeräten und Cochlea-Implantaten eingesetzt.

**Vorgehen**
Dem Patienten werden mit Hilfe einer Freifeldmessung akustische Reize (Schmalbandgeräusche) mit einem unterschiedlichen Pegel und definierter Lautheit bei 500, 1000, 2000 und 4000 Hz angeboten. Der Patient soll hierbei die subjektive Lautheit beurteilen. Die Lautstärkenangaben rangieren zwischen »nicht gehört, sehr leise, leise, mittellaut, laut, sehr laut und zu laut«. Diese Begriffe sind auf einer Skalierung notiert und werden am Testende frequenzspezifisch ausgewertet.

- **Hörfeldmessung**
Als Hörfeld bezeichnet man den Bereich akustischer Reize, den der Mensch ohne Schmerzempfindung wahrnimmt. Mit Hilfe einer Lautheitsskalierung erhält man Informationen im gesamten Dynamikbereich. Das Verfahren wird bei der Anpassung von Hörgeräten und Cochlea-Implantaten eingesetzt.

**Vorgehen**
Hier wird das subjektive Lautheitsempfinden über das gesamte Hörfeld bei 500, 1000, 2000 und 4000 Hz geprüft.

> **Merke.** Im Gegensatz zur Bestimmung der beiden Grenzwerte Hörschwelle und Unbehaglichkeitsschwelle liefert die Hörfeldmessung (Lautheitsskalierung) Informationen im gesamten Dynamikbereich.

◀ Merke

### Verdeckung

- **Geräuschaudiometrie nach Langenbeck.** Es handelt sich um einen monauralen Test. Hier wird die Mithörschwelle des Patienten, also die Hörschwelle für Töne bei gleichzeitigem Geräusch, am gleichen Ohr über Kopfhörer geprüft. Dabei wird festgestellt, ob der Prüfton im Niveau des benutzten Geräusches gehört wird oder ob er nicht gehört wird. Grundsätzlich ist der Test bei Senkenbildung im tonaudiometrischen Kurvenverlauf möglich (z. B. Hochtonsenke). Zwei unterschiedliche Verlaufsformen für sensorineurale Schäden sind zu beobachten:
- Die Mithörschwellen verlaufen wie beim Normalhörenden und münden in die Hörschwelle des Patienten, an der diese einen entsprechenden Verlust aufweist. Es handelt sich um eine **Innenohrschwerhörigkeit**.
- Die Mithörschwellen münden nicht in die Hörschwellen des Patienten ein. Die **Verdeckungswirkung** des Geräusches ist wesentlich größer, als aufgrund seines Spektrums und Pegels zu erwarten ist. Dieses Abweichen wird als Ausdruck eines **neuralen Schadens** gewertet.

### Verdeckung

- **Geräuschaudiometrie nach Langenbeck**
Der Patient erhält gleichzeitig ein Geräusch und einen Ton auf dem gleichen Ohr angeboten. Bei einer **Innenohrschwerhörigkeit** verläuft die Schwelle des angebotenen Tones im Bereich des Geräusches und mündet in die Hörschwelle des Patienten ein. Dagegen verläuft bei einer **neuralen Schwerhörigkeit** die Schwelle des angebotenen Tones unter dem Niveau des benutzten Geräusches (**Verdeckungswirkung**) und weicht an der Hörschwelle aus.

### Hörermüdung

Die pathologische Hörermüdung ist ein Zeichen einer **retrocochleären Hörschädigung** und kann mit verschiedenen Verfahren nachgewiesen werden.

- **Tone-decay-Test.** Der Schwellenschwundtest (**Carhart-Test**) beruht auf einer tonaudiometrischen Erfassung des »Abwanderns« (Erhöhung) der Hörschwelle bei fortgesetzter Belastung des Ohres mit einem Prüfton. Es tritt eine Verschlechterung der Hörschwelle bei pathologischer Hörermüdung ein, wenn der Pegel mehrfach um 5 dB innerhalb einer Minute erhöht werden muß, damit der Patient den Ton wieder hört. Eine sehr rasch ablaufende, unbegrenzte Schwellenabwanderung wird als Schädigung im Bereich des Hörnervs gewertet, wogegen eine allmähliche, jedoch begrenzte Abwanderung als pathologische Adaptation gedeutet wird. Dieser Test kann auch bei normaler Hörfunktion durchgeführt werden.

### Hörermüdung
Die pathologische Hörermüdung ist ein Symptom einer **retrocochleären Hörschädigung**.

- **Tone-decay-Test**
Der Schwellenschwundtest (**Carhart-Test**) erfaßt das »Abwandern« (Erhöhung) der Hörschwelle bei fortgesetzter Pegelbelastung. Eine rasch ablaufende Schwellenabwanderung bei 5 dB-Schritten innerhalb einer Minute wird als Schädigung im Bereich des Hörnervs gewertet.

- **Reflex-decay-Test**
Zur Beurteilung wird der M. stapedius über eine Reizdauer von 10 sec geprüft. Falls eine Kontraktion des M. stapedius unter 10 sec liegt, kann eine **Erkrankung des Hörnervs** bestehen.

- *Reflex-decay-Test.* Für die Messung wird die Änderung der Kontraktion des M. stapedius während eines Dauerreizes herangezogen. Nachdem die Reflexschwelle des Patienten ermittelt wurde, wird dem Patienten der Ton während einer Dauer von 10 sec mit einem Pegel 10 dB über der Reflexschwelle angeboten. Es kann eine Erkrankung des Hörnervs bestehen, falls die Kontraktion des M. stapedius nicht während der gesamten Reizdauer nachweisbar ist. Als Kriterium für eine pathologische Ermüdung gilt das Absinken der Impedanzänderung auf die Hälfte ihres Ausgangswertes innerhalb von 5 sec bei den Reizfrequenzen 500 und 1000 Hz. Dieses Ergebnis spricht für eine **neurale Schädigung**.

Merke ▶

> *Merke.* Für die Topodiagnostik bei Innenohrschwerhörigkeit und retrocochleären Hörschädigungen werden anstelle der überschwelligen Audiometrie zunehmend objektive Verfahren (u. a. evozierte otoakustische Emissionen) verwendet.

### 4.4.8 Impedanzmessung

**Begriffsbestimmung**
Es wird der Widerstand, d.h. die **Impedanz,** des Mittelohres geprüft. Dagegen wird die Nachgiebigkeit bzw. Beweglichkeit des Systems Trommelfell/Gehörknöchelchen als **Compliance** bezeichnet. Das Trommelfell-Mittelohr-System ist bei einer Fixation »**steif**«. Dies ist zum Beispiel bei einer Otosklerose der Fall *(s. S. 154)*. Ein »**schlaffes**« Trommelfell besteht zum Beispiel bei einer Unterbrechung der Gehörknöchelchenkette.

### 4.4.8 Impedanzmessung

*Begriffsbestimmung.* Hier handelt es sich nicht um einen audiometrischen Test vergleichbar der Tonaudiometrie, Sprachaudiometrie oder den überschwelligen Testen. Steht bei diesen das »Hören« im Mittelpunkt, so ist es im Falle der Impedanzmessung der »Widerstand« des Mittelohres.

Als **Impedanz** wird der Widerstand bezeichnet, den das intakte Trommelfell und die abgekoppelte Gehörknöchelchenkette den auftretenden Schallwellen entgegensetzen. Der umgekehrte Begriff ist die **Compliance,** d.h. die Nachgiebigkeit oder Beweglichkeit des Systems Trommelfell/Gehörknöchelchen. Trifft der Schall am Trommelfell auf, so wird ein Teil in das Mittelohr und das Innenohr übertragen. Ein Teil dagegen wird in den äußeren Gehörgang reflektiert. Ist das Trommelfell-Mittelohr-System »**steif**« (u.a. bei Fixation der Ossikulakette aufgrund einer Otosklerose, *vgl. Seite 154*), so wird mehr Schall reflektiert und der Energiefluß in das Innenohr verringert. Im Gegensatz dazu kann das Trommelfell auch »**schlaff**« sein (u.a. bei Unterbrechung der Gehörknöchelchenkette). Dann wird zwar durch den ankommenden Schall das Trommelfell stark in Bewegung versetzt, und es wird viel Schall aufgenommen, jedoch nicht unbedingt auch in das Innenohr weitergeleitet.

Die Impedanzmessung ist ein **objektives Verfahren** und gestattet eine Beurteilung des Mittelohres und indirekt des Innenohres.

Die Impedanzmessung ist eine **objektive Methode** zur Untersuchung des Ohres. In erster Linie wird das Mittelohr beurteilt, indirekt das Innenohr. Die Ergebnisse unterstützen die
- otologische,
- audiologische und
- otoneurologische Diagnostik.

Impedanzmessungen erfordern weder einen schallarmen Raum noch die Mitarbeit des Patienten, was bei nichtkooperativen Patienten oder Kindern von Vorteil ist.

Merke ▶

> *Merke.* Vor jeder Impedanzmessung ist eine Inspektion des äußeren Gehörganges erforderlich. Falls Zerumen vorhanden ist, muß es entfernt werden.

**Prinzip und Aufbau des Impedanzmeßgerätes**
Die Meßsonde bei der Impedanzmessung enthält drei Schlauchleitungen *(s. Syn. 10).*

*Prinzip und Aufbau des Impedanzmeßgerätes.* Eine elektro-akustische **Meßbrücke** erlaubt eine Beurteilung der statischen und dynamischen Impedanz. Bei der Impedanzmessung wird der äußere Gehörgang mit einer Meßsonde verschlossen, die drei Schlauchleitungen bzw. Bohrungen enthält *(siehe Synopsis 10)*:
- Eine leitet den Sondenton (220 Hz) in den Gehörgang
- Eine zweite führt von einem Mikrofon den reflektierten Anteil des Sondentons zurück zum Meßinstrument
- Die dritte Schlauchleitung baut mit Hilfe von Luftdruckveränderungen definierte Unter- und Überdrücke aus.

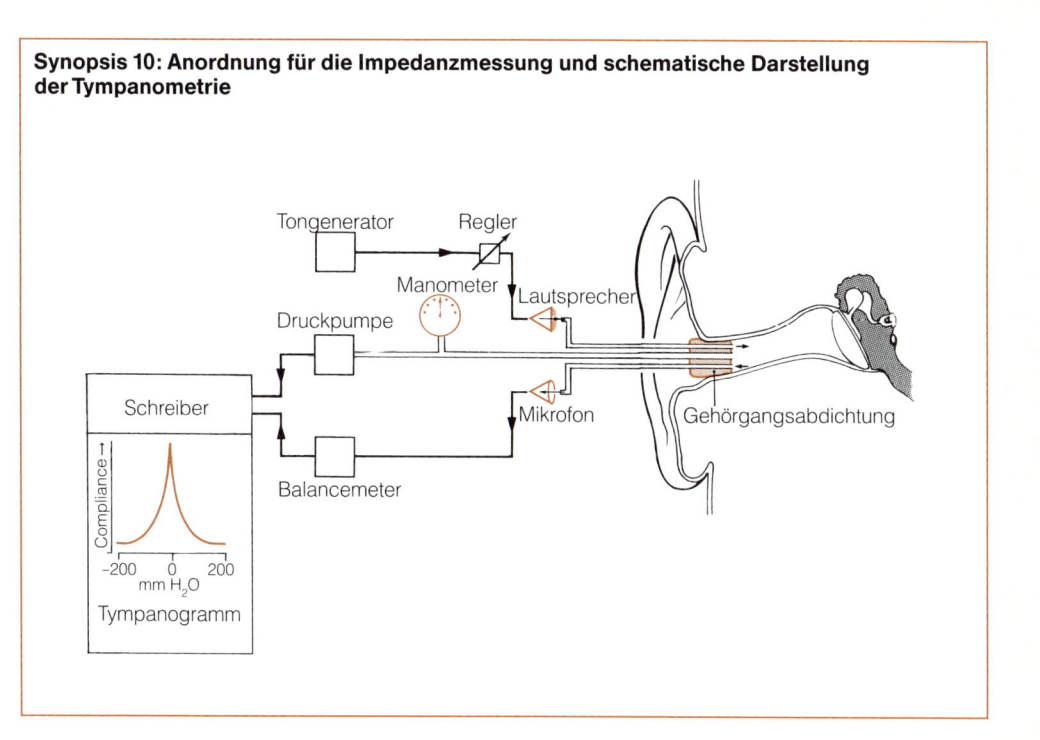

## 4.4.8 Impedanzmessung

**Synopsis 10: Anordnung für die Impedanzmessung und schematische Darstellung der Tympanometrie**

**Methoden.** Die wichtigsten Verfahren der Impedanzmessung sind die
- **Messung der statischen Impedanz.** Als statische Impedanz wird die im Ruhezustand des Systems vorliegende Eingangsimpedanz bezeichnet, wenn im äußeren Gehörgang Atmosphärendruck herrscht und die Mittelohrmuskeln im Ruhetonus sind.
- **Messung der dynamischen Impedanz.** Darunter versteht man die Messung der Änderung der Eingangsimpedanz bei Änderung des Luftdruckes im äußeren Gehörgang. Die Messung der dynamischen Impedanz gestattet mehrere wichtige Verfahren: die **Tympanometrie**, eine **Tubenfunktionsprüfung** und eine **Stapediusreflexprüfung**.

### Tympanometrie

**Definition.** Die Bestimmung der Impedanzänderung, d.h. des akustischen Widerstandes bei Druckänderung im äußeren Gehörgang, bezeichnet man als Tympanometrie. Das Tympanogramm ist die graphisch registrierte Druck-Compliance-Kurve. Typischerweise stellt sich das Tympanogramm als Glokkenkurve dar.

Grundsätzlich geht man davon aus, daß der Mittelohrdruck dem im äußeren Gehörgang entspricht.

**Merke.** Die Tympanometrie wird als monaurales Verfahren ipsilateral ausgeführt. Hier spielt nur das Sondenohr eine Rolle.

**Messung.** In den äußeren Gehörgang wird eine Sonde mit drei Schlauchleitungen *(siehe Synopsis 10)* so eingeführt, daß dieser hermetisch verschlossen ist. Der Luftdruck im Gehörgang wird nun zwischen + 300 daPa (= + 300 mm Wassersäule) und – 300 daPa (= – 300 mm Wassersäule) geändert. Gleichzeitig wird ein 220 Hz Probeton in den Gehörgang abgegeben und die Schallpegeländerung des reflektierten Anteils im äußeren Gehörgang gemessen. Sie ist ein Maß für die Änderung der Compliance. Bei Überdruck ist normalerweise das Trommelfell »schallhärter«, die Compliance somit geringer, der Schalldruck im äußeren Gehörgang groß. Nähert sich der Druck dem Bereich des Atmosphärendruckes, so steigt die Compliance am Trommelfell an, d.h. es wird »**schallweicher**«, und

---

**Methoden**
Verfahren der Impedanzmessung sind:
**Tympanometrie.** Bewertet die Änderung des Luftdruckes im äußeren Gehörgang.
**Tubenfunktionsprüfung.**
**Stapediusreflexprüfung.** Die reflektorische Kontraktion des M. stapedius wird untersucht.

**Tympanometrie**

◀ **Definition**

Man geht davon aus, daß der Mittelohrdruck dem im äußeren Gehörgang entspricht.

◀ **Merke**

**Messung**
Über eine luftdicht abgeschlossene Sonde wird bei intaktem Trommelfell der Luftdruck im Gehörgang zwischen + 300 daPa und – 300 daPa (= + 300 mm $H_2O$ und – 300 $H_2O$) geändert. Gleichzeitig wird ein 220 Hz Probeton in den Gehörgang abgegeben. Die Impedanzänderung läßt sich durch die Messung des reflektierten Sondentonschallanteils

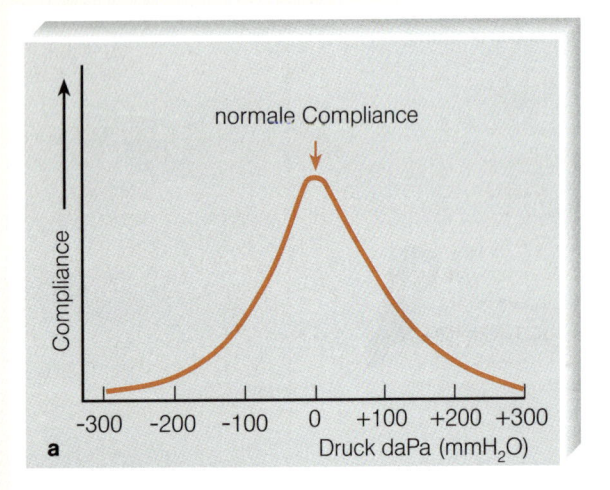

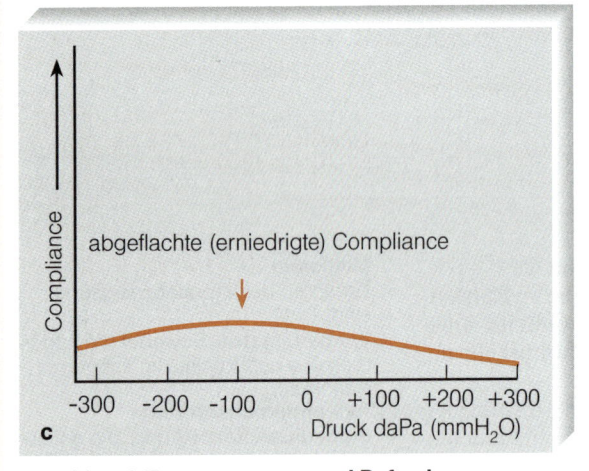

**Abb. 29a–d: Tympanogramm und Befunde**
**a Normales Mittelohr** mit typischer Glockenkurve im Tympanogramm. Die horizontale Achse zeigt den statischen Druck zwischen −300 und +300 mm Wassersäule. Die vertikale Achse die Nachgiebigkeit (Compliance) des Trommelfells.
**b Unterdruck im Mittelohr bei Tubenmittelohrkatarrh.** Compliance-Maximum verschiebt sich in Richtung der negativen Druckwerte.
**c Seromukotympanon.** Ein Compliance-Gipfel kann bei Dämpfung des Trommelfells nicht gemessen werden.
**d Unterbrechung der Ossikulakette** (z.B. Amboßluxation). Überhöhte Compliance, die Kurvenspitze erscheint infolge Nachgiebigkeit des Trommelfells abgeschnitten.

einer Kurve darstellen, die normalerweise beim Nulldurchgang einen spitzen Gipfel aufweist (= Tympanogramm). Es ergeben sich für die unterschiedlichen Druckverhältnisse typische Kurven *(s. Abb. 29a–d).*

**Tympanometrie und Tubenfunktionsstörung**

**Valsalva-Versuch**
Der Patient preßt bei geschlossenem Mund durch die Tube Luft in das Ohr, während der Untersucher die dadurch bedingte Trommelfellbewegung nach außen beobachtet.

**Toynbee-Test**
Durch Schlucken bei geschlossener Mund- und Nasenöffnung wird ein Unterdruck in der Pauke mit Einwärtsbewegung des Trommelfells provoziert, wenn die Tube offen ist.

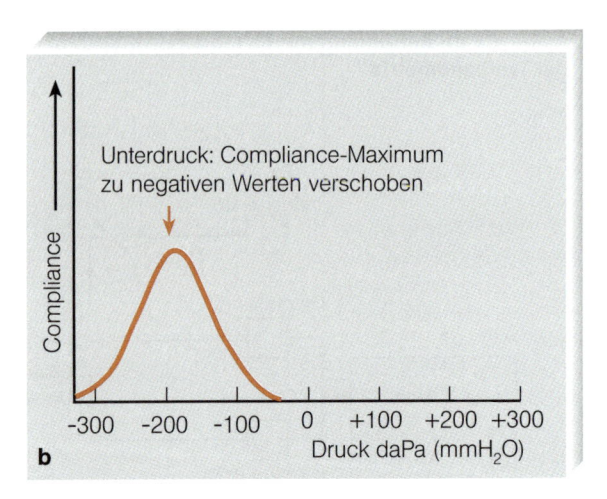

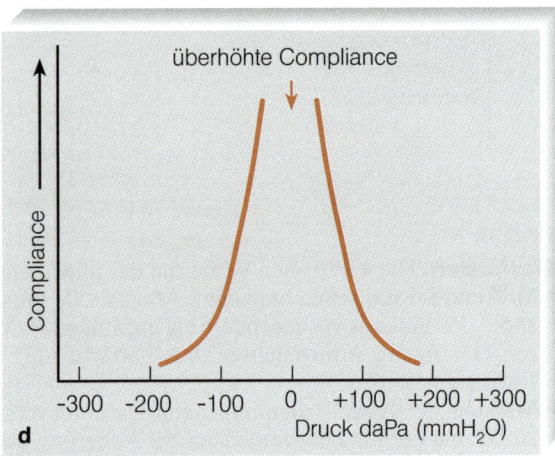

der Schalldruck im äußeren Gehörgang nimmt ab. Bei Unterdruck hingegen wird das Trommelfell wieder »schallhärter«, die Compliance verringert sich, die Schallreflexion und damit der Schalldruck im äußeren Gehörgang steigt an. Dadurch ergeben sich für die unterschiedlichen Luftdruckverhältnisse bei Aufzeichnungen der Impedanz bzw. Compliance typische Kurven *(Abbildung 29a–d).*

*Tympanometrie und Tubenfunktionsprüfung*
Zur Prüfung der Funktion der Eustachi-Röhre sind mehrere Tests möglich.

● *Valsalva-Versuch.* Der Patient preßt nach tiefem Einatmen bei geschlossenem Mund und zugehaltener Nase Luft »in die Ohren«. Otoskopisch ist eine Trommelfellbewegung nach außen erkennbar, der Patient hört ein Knackgeräusch. Dies ist die einfachste Methode zur Prüfung der Trommelfellbeweglichkeit. Sie setzt aber die Mitwirkung des Patienten voraus und ist deshalb bei Kindern oft nicht anwendbar.

● *Toynbee-Test.* Während beim Valsalva-Versuch der Druck in der Paukenhöhle erhöht wird, erreicht man bei dem Test nach Toynbee eine Druckverringerung. Hierzu muß der Patient bei geschlossener Mund- und Nasenöffnung mehrmalig schlucken. Bei der Otoskopie ist dann eine Bewegung des Trommelfells zur Paukenhöhle hin erkennbar, wenn die Tube offen ist.

### 4.4.8 Impedanzmessung

***Ergebnisse bei geschlossenem Trommelfell.*** Bei normaler Tubenfunktion soll sich nach dem Test von Valsalva das Maximum der Kurve im Tympanogramm in Richtung Überdruck und nach dem Test von Toynbee in Richtung Unterdruck verschoben haben *(siehe auch Seite 72).*

***Vorgehen bei defektem Trommelfell.*** Bei Trommelfellperforationen kann die Tubenfunktion mit Hilfe des Druckausgleichs, der »Tubenmanometrie«, gemessen werden. Über die luftdicht in den Gehörgang eingeführte Sonde wird mit Hilfe einer Pumpe ein Unterdruck von – 200 daPa (= mm WS) im äußeren Gehörgang hergestellt. Dann läßt man den Patienten mehrmals schlucken und gähnen. Bei normaler Tubenfunktion stellt sich dadurch im äußeren Gehörgang, über die Tube und die mit dem Gehörgang in offener Verbindung stehende Paukenhöhle, wieder Atmosphärendruck ein. Diese Druckänderung ist im Tympanogramm ablesbar. Auch ein Entweichen des Druckes trotz abgedichtetem Gehörgang spricht für eine Tubenöffnung. Ändert sich der Druck durch Schlucken und Gähnen nicht, ist dies ein Hinweis auf eine Tubenfunktionsstörung.

● ***Tympanometrie und offene Tube.*** Neben einer **Autophonie** (Hören der eigenen Stimme im Ohr, atemsynchrones Ohrgeräusch) kann durch ein Tympanogramm die atemabhängige Impedanzänderung infolge der offenen Tube *(siehe auch Seite 125)* ermittelt werden. Bei Anhalten des Atems zeigt sich ein normales Tympanogramm, das bei Respiration durch Atemzüge in Form von Schlangenlinien überlagert ist.

● ***Tympanometrie und Glomustumor des Mittelohres.*** Ein Glomustumor führt aufgrund seiner starken Durchblutung zu pulssynchronen Impedanzänderungen und damit zur Aufzeichnung einer Schlangenlinie im Tympanogramm.

### Stapediusreflexprüfung

> **Definition.** Bei der Stapediusreflexprüfung liegen die notwendigen Schalldrücke weit über der Hörschwelle. Trifft ein akustischer Reiz mit einer Lautstärke von 70 bis 90 dB SPL über der Hörschwelle auf das Ohr, so wird eine **Kontraktion des M. stapedius im ipsilateralen (beschallten) und im kontralateralen Ohr** ausgelöst. Die beidseitige reflektorische Muskelkontraktion führt zu einer Versteifung der Gehörknöchelchenkette mit Änderung der akustischen Impedanz. Diese wird mit Hilfe der Tympanometrie erfaßt.

***Prinzip.*** Der afferente Schenkel des Reflexbogens wird bestimmt durch äußeres Ohr, Mittelohr, Innenohr und Hörnerv sowie Teile der zentralen Hörbahn bis zum oberen Olivenkomplex. Der efferente Schenkel besteht aus Verbindungen zwischen Hörbahn, Cochleariskern, Fazialiskern und N. facialis. Normalerweise bildet dieser »**akustikofaziale Reflex**« eine geschlossene Schleife. Die Stapediusreflexmessung beruht aus topographisch-anatomischer Sicht auf einem kontralateralen und ipsilateralen akustikofazialen Reflexbogen.

***Vorgehen zur Beurteilung des kontra- und ipsilateralen Reflexes.*** Bei der **kontralateralen Messung** wird ein Ton mit einer Frequenz von 250 bis 4000 Hz (mindestens vier Prüffrequenzen erforderlich) und einem Schalldruckpegel von 70 bis 90 dB beispielsweise auf das rechte Ohr gegeben und der Stapediusreflex auf dem linken Ohr gemessen. Bei der **ipsilateralen Messung** wird der Stapediusreflex des jeweilig beschallten Ohres bestimmt. Dabei wird wie folgt vorgegangen:

Beim **kontralateralen Verfahren** mißt man, indem dem **Reizohr** über Kopfhörer eine Reihe von Tonimpulsen zugeführt wird. Jeder folgende Tonimpuls hat eine etwas höhere Lautstärke als der vorhergehende. Im anderen Ohr, dem **Sondenohr** (Registrierohr, Meßohr, Reaktionsohr), wird die Trommelfellimpedanz gemessen.

Beim **ipsilateralen Vorgehen** sind **Reizohr** und **Sondenohr** (Registrierohr) identisch. Ist der Tonimpuls zu leise, ändert sich die Impedanz nicht. Die erste kleine Änderung am Ausschlag des Registrierinstrumentes bei Steigerung der Lautstärke zeigt die Stapediusreflexschwelle an. Aus Sicherheitsgründen wird noch um zwei bis drei Tonimpulse weiter gesteigert. Dabei sollte der Meßausschlag jedesmal größer werden.

Beim **ipsilateralen Vorgehen** sind **Reizohr** und **Sondenohr** identisch.

*Ergebnisse.* Zum besseren Verständnis der klinischen Bewertung sei ein Aufzeichnungsschema für die Stapediusreflexprüfung in *Abbildung 30* dargestellt.

**Ergebnisse**
Zum besseren Verständnis sei ein Aufzeichnungsschema dargestellt *(s. Abb. 30).*

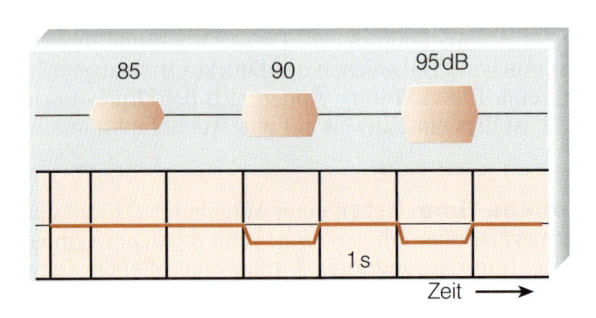

**Abb. 30: Stapediusreflexprüfung.** Die untere Kurve läßt erkennen, daß der Stapediusreflex ab 90 dB auslösbar ist.

**Merke ▶**

*Merke.* Die Ergebnisse der Impedanzmessung können nur unter Berücksichtigung des otoskopischen Befundes, der Ton- und Sprachaudiometrie sowie gegebenenfalls unter Zuhilfenahme der otoakustischen Emissionen und elektrischen Reaktionsaudiometrie (ERA) interpretiert werden. Die Befunde bei der Mittelohrdiagnostik, Innenohrdiagnostik und bei der neuralen Schwerhörigkeit vermitteln spezielle Befundkonstellationen zur Diagnostik und Differentialdiagnostik otologischer und neurootologischer Erkrankungen.

**Tabelle 7: Anwendungsbereiche der Impedanzmessung**

- *Funktionsstörungen des Mittelohres und der Tube* (z.B. Schalleitungsschwerhörigkeiten infolge Seromukotympanon, Otosklerose, Mittelohrmißbildung sowie Tubenkatarrh). Beurteilungen erfolgen mit Hilfe der statischen Compliance, Tympanometrie, akustisch und nichtakustisch ausgelöster Mittelohrmuskelreflexe.

- *Überschwellige Verarbeitung bei sensorineuralen Schwerhörigkeiten.* Anwendung finden akustisch ausgelöste Stapediusreflexe.

- *Neurootologische Fragestellungen* (z.B. Fazialisparese, Kleinhirnbrückenwinkeltumoren, Hirnstammläsionen). Dazu sind akustisch und nichtakustisch ausgelöste Mittelohrmuskelreflexe notwendig.

- *Ermittlung der »Hörschwelle«* bei nichtkooperativen Patienten mit Hilfe des akustischen Reflexes.

- *Screening im Kindesalter.* Erforderlich sind Tympanometrie und eventuell der akustisch ausgelöste Stapediusreflex.

- *Hörgeräteanpassung im Kindesalter* mit Hilfe des akustischen Stapediusreflexes.

## 4.4.9 Elektrische Reaktionsaudiometrie (ERA) – akustisch evozierte Potentiale (AEP)

***Stapediusreflexlatenzzeit.*** Damit ist die Zeit zwischen akustischer Reizung und Beginn der Änderung des Schallwellenwiderstandes des Trommelfells gemeint. Ihre Messung ermöglicht eine **indirekte Funktionsprüfung des VII. und VIII. Hirnnervs.** Es handelt sich um eine einfache Methodik zur Diagnostik retrocochleärer Hörstörungen. Die Dauer des polysynaptischen Stapediusreflexes liegt in einer Größenordnung von 10 bis 20 msec. Zum Beispiel kann es bei einem **Akustikusneurinom** zur Verlängerung der Latenzzeit kommen.

***Stapediusreflexdecay (Stapediusreflexermüdung).*** In der überschwelligen Hördiagnostik findet das Absinken des Stapediusreflexes bei anhaltender Beschallung, der sog. Reflexdecay, Anwendung. Dem Patienten werden 10 sec lang die Prüftöne mit einer Lautstärke von 10 dB über der Reflexschwelle angeboten und der zeitliche Verlauf der Compliance-Änderung festgehalten. Zwischen den einzelnen Prüftönen ist eine Pause von 10 sec einzuhalten. Ein Ergebnis wird als pathologisch angesehen, wenn die Compliance-Änderung für die Prüftöne 500 Hz und 1000 Hz innerhalb von 5 sec auf die Hälfte ihres ursprünglichen Wertes sinkt. Dies kann bei Patienten mit neuraler Schwerhörigkeit beobachtet werden *(siehe Seite 70)*.

### 4.4.9 Elektrische Reaktionsaudiometrie (ERA) – akustisch evozierte Potentiale (AEP)

> **Definition.** Wirkt ein akustischer Reiz auf den Menschen ein, so kommt es zu elektrischen Vorgängen in den Sinneszellen des Innenohrs, im Hörnerv und den zentralen Hörbahnen einschließlich der kortikalen Assoziationszentren. Diese Vorgänge führen zu elektrischen Fernfeldern oder Potentialen, die vom Schädel abgeleitet werden können. Man spricht von **akustisch evozierten Potentialen.** Die Methode ist an ein Hörvermögen gebunden, das ausreichend erkennbare Wellen erzeugt. Bei ausgeprägten Hörstörungen (Gehörlosigkeit), die eine Generierung von Aktionspotentialen am Hörnerv nicht mehr zulassen, verliert das Verfahren seine Aussagekraft.

Die Bezeichnung »Elektrische Reaktionsaudiometrie« (ERA, Electric Response Audiometry) dient in der Audiometrie als Überbegriff. Mit Hilfe dieser Untersuchungsmethode werden **akustisch evozierte Potentiale (AEP)** abgeleitet, die als objektive Meßverfahren weite Verbreitung gefunden haben. Die evozierten Potentiale besitzen eine otologisch-audiologische, ophthalmologische, neurologische, neurochirurgische, psychiatrische und neuropsychologische Bedeutung. Neben den akustisch evozierten Potentialen (AEP) werden visuell evozierte Potentiale (VEP) und sensorisch evozierte Potentiale (SEP) eingesetzt. In der Audiologie werden lediglich akustisch evozierte Potentiale verwendet.

### Einteilung der akustisch evozierten Potentiale

Wir können zwischen frühen akustisch evozierten Potentialen (FAEP), Potentialen mittlerer Latenz (MLR) und späten akustisch evozierten Potentialen (SAEP) unterscheiden *(siehe Synopsis 11)*.

Zur besseren Übersichtlichkeit wird die Zeitachse logarithmisch gewählt. Dies hat zur Folge, daß die später auftretenden Antworten zeitlich gerafft erscheinen, ihr tatsächlicher Verlauf also wesentlich langsamer erfolgt, als die graphische Darstellung erkennen läßt.

Die elektrischen Antworten auf einen akustischen Reiz sind gekennzeichnet durch:

- **Latenzzeit** (ms): Zeit zwischen Reiz und Antwort ist von grundlegender Bedeutung für die Bewertung der akustisch evozierten Potentiale.
- **Amplitude** (µV): Größe der auf den Reiz hin auftretenden Spannung. Dem Amplitudenverhalten kommt nur ein begrenzter Stellenwert zu.

**Synopsis 11: ERA-Methoden (oben) und AEP-Gruppen (unten) im Überblick.** Amplitude und Latenz sind auf logarithmisch geteilten Achsen aufgetragen. CM, SP und SAP sind entsprechend ihrem zeitlichen Auftreten angezeigt, jedoch nicht dargestellt (nach *Picton et. al.*, modifiziert nach *Hoth* und *Lenarz*).

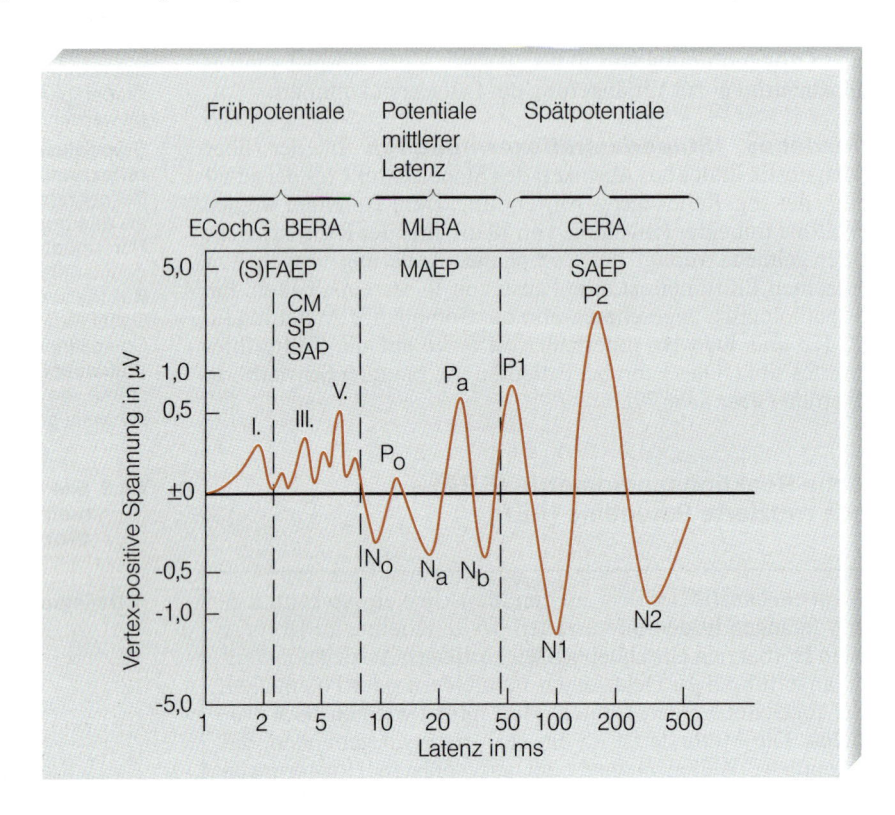

**ERA = Elektrische Reaktionsaudiometrie** (Meßverfahren)
ECochG = Elektrocochleographie
BERA = Hirnstammaudiometrie (»Brainstem Evoked Response Audiometry«)
MLRA = Messung der Antworten mittlerer Latenz (»Middle Latency Response Audiometry«)
CERA = Messung später akustisch evozierter Potentiale (»Cortical Evoked Response Audiometry«)

**AEP = Akustisch evozierte Potentiale** (Gruppen der physiologischen Phänomene)
SFAEP = Sehr frühe akustisch evozierte Potentiale
FAEP = Frühe akustisch evozierte Potentiale
MAEP = Mittlere akustisch evozierte Potentiale
SAEP = Summenaktionspotential des Hörnervs

**Innenohr- und Hörnervenpotentiale**
CM = cochleäres Mikrofonpotential
SP = Summationspotential
SAP = Summenaktionspotential des Hörnervs

**Nomenklatur der einzelnen Wellen**
Die Bezeichnung der einzelnen Wellen ist einheitlich und erfolgt entsprechend ihrer Abfolge mit den Ziffern I, II, III, IV und V. Auch die Bezeichnung JI bis JV, $J_1$ bis $J_5$ (J = Jewett) ist gebräuchlich. Die Kennzeichnung der Polarität ist mit $N_1$ bis $N_5$ sowie $P_1$ bis $P_6$ möglich.

**Zuordnung der akustisch evozierten Potentiale nach anatomisch-topographischen Gesichtspunkten**
Die Wellen I–V repräsentieren den N. cochlearis, Nucleus cochlearis, die obere Olive und den Colliculus inferior.

## Zuordnung der akustisch evozierten Potentiale nach anatomisch-topographischen Gesichtspunkten

- Welle I: ausschließlich distaler Anteil des N. cochlearis
- Welle II: überwiegend proximaler Anteil des N. cochlearis
- Welle III: überwiegend Nucleus cochlearis
- Welle IV: Neurone vorwiegend aus dem Bereich der oberen Olive
- Welle V: Colliculus inferior im Mittelhirnbereich.

Eine abschließende Diskussion über die exakte Zuordnung der Wellen zu definierten Arealen ist noch nicht erreicht.

## 4.4.9 Elektrische Reaktionsaudiometrie (ERA) – akustisch evozierte Potentiale (AEP)

### Zeitliche Zuordnung der akustisch evozierten Potentiale entsprechend ihrer Latenzzeiten
- Frühe akustisch evozierte Potentiale (FAEP): Latenzzeit 0 bis 10 ms
- Mittlere akustisch evozierte Potentiale (MLR): Latenzzeit 10 bis 50 ms
- Späte akustisch evozierte Potentiale (SAEP): Latenzzeit ab ca. 100 ms

### Frühe akustisch evozierte Potentiale (FAEP)
Die frühen akustisch evozierten Potentiale *(siehe Abbildung 31a, b)* besitzen eine **hohe klinische Aussagekraft** und haben breite Anwendung gefunden. Zu den frühen Potentialen werden gerechnet:
- cochleäre Mikrofonpotentiale
- Summationspotentiale
- Aktionspotentiale des Hörnervs
- Hirnstammantworten

• **Elektrocochleographie (ECochG).** Die Ableitung der cochleären Mikrofonpotentiale (CM) der äußeren Haarzellen, Summationspotentiale (SP) und Summenaktionspotentiale (SAP) des distalen VIII. Hirnnervs sowie der SAP alleine wird unter dem Namen Elektrocochleographie zusammengefaßt. Das transtympanale Vorgehen ist invasiv (es wird durch das Trommelfell hindurch eine Nadelelektrode auf das Promontorium aufgesetzt), das extratympanale Vorgehen ist nichtinvasiv. Es wird die Welle I (bis II) dargestellt.

• **Hirnstammaudiometrie (BERA).** Die BERA (Brainstem Evoked Response Audiometry) wertet vor allem die Welle V aus. Hier liegen die Latenzen bei hohem Reizpegel um 5–6 ms. Die Latenzen sind gut bis zur Hörschwelle ableitbar, und die Änderungen der Latenz erlauben Aussagen über Störungen des Mittel- und Innenohres sowie des Hörnervs. Dabei wird über Kopfhörer ein kurzes Knacken, ein Klick, erzeugt. Es erfolgt eine Fernableitung der Potentiale der Hörbahn zwischen Cochlea und dem Hirnstamm über Elektroden der unverletzten Kopfhaut zwischen Vertex und Mastoid/Ohrläppchen. Durch eine reizsynchrone Mittelungstechnik (Averaging) werden die Potentiale von der peripheren Hörbahn (mit Spannung unter einer Million Volt) aus dem EEG (mit größeren Spannungswerten) extrahiert und somit an der Kopfhaut meßbar.

> **Merke.** Die Hirnstammaudiometrie (BERA) besitzt unter den Methoden der akustisch evozierten Potentiale die größte Bedeutung und findet eine breite Anwendung bei zahlreichen klinischen Fragestellungen (siehe unten).

### Antworten mittlerer Latenz (MLR, Middle Latency Response)
Als Antworten mittlerer Latenz werden elektrische Aktivitäten bezeichnet, die 10 bis 50 ms nach Einsetzen eines akustischen Reizes abzuleiten sind. Die MLR konnten sich bis jetzt noch nicht in der klinischen Routinediagnostik durchsetzen.

### Späte akustisch evozierte Potentiale (SAEP)
Mit einer Latenz ab ca. 100 ms nach Einsetzen eines akustischen Reizes sind von großen Bereichen des menschlichen Schädels Wechselspannungspotentiale abzuleiten. Die späten Antworten sind am besten bei aufmerksamen Versuchspersonen zu erkennen. Interindividuelle Variationen, bedingt durch Alter, Hirnreifung, Aufmerksamkeit usw., erschweren die Beurteilung. Bei Aufmerksamkeitszuwendung können Antworten bis zur Hörschwelle nachgewiesen werden. Da die späten Antworten einerseits frequenzspezifisch, andererseits extrem empfindlich gegenüber Habituation sind (physiologische Gewöhnung des Gehörs nach wiederholter Exposition gegenüber dem auslösenden akustischen Reiz), werden Reize mit einer Dauer von 250 ms verwendet und üblicherweise zwischen Vertex und Mastoid mit der Bezugselektrode zum kontralateralen Mastoid abgeleitet. Ebenso wie die Antworten mittlerer Latenz konnten sich die späten akustisch evozierten Potentiale für die Routinediagnostik nicht durchsetzen.

> **Merke.** Die Voraussetzungen für eine korrekte Bewertung sind eine otologische Beurteilung sowie ein Reintonaudiogramm (im frühen Kindesalter müssen spezielle kinderaudiometrische Verfahren eingesetzt werden).

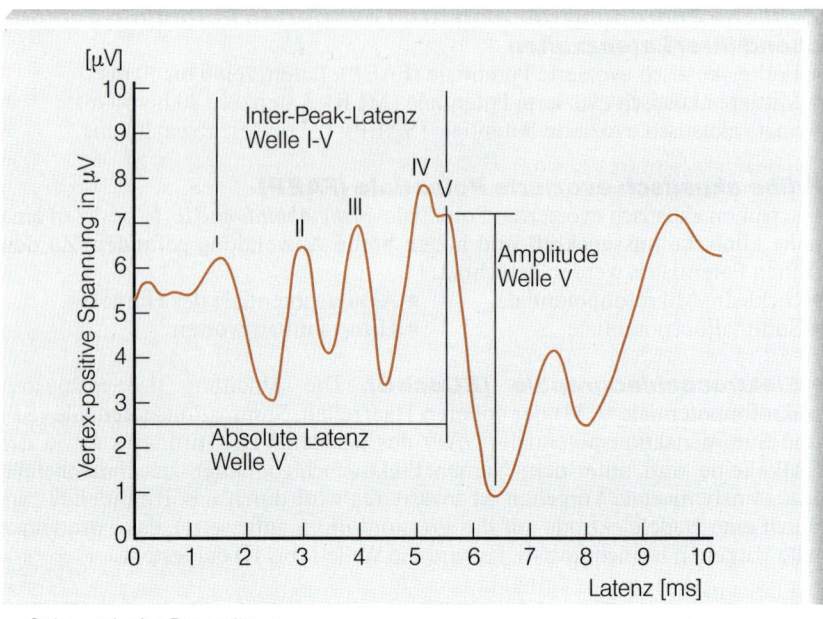

**a** Schematische Darstellung

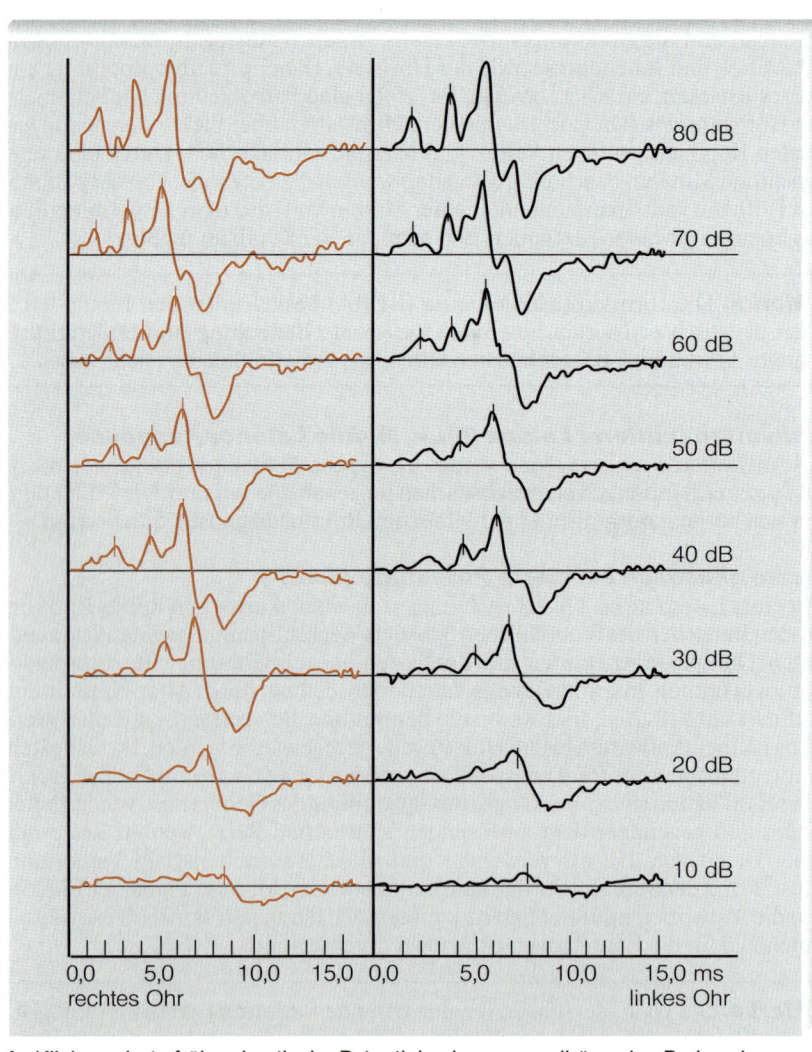

**b** Klickevozierte frühe akustische Potentiale eines normalhörenden Probanden

**Abb. 31a, b: Frühe akustische Potentiale (FAEP) bei Normalhörigkeit.** Die Wellengipfel können orientierend Anteilen der Hörbahn zugeordnet werden. Reiz: Klick.

## 4.4.9 Elektrische Reaktionsaudiometrie (ERA) – akustisch evozierte Potentiale (AEP)

## Hauptsächliche Anwendungsbereiche und klinische Ergebnisse der frühen akustisch evozierten Potentiale

### Audiologische Fragestellungen

**Hörschwellenbestimmungen.** Sie sind notwendig zur
- Hörschwellendiagnostik bei unkooperativen Patienten (Simulation, Aggravation),
- Abklärung von Schalleitungsschwerhörigkeiten, Innenohrschwerhörigkeiten, retrocochleären Hörstörungen und
- Abklärung der Innenohrfunktion bei Vertäubungsproblemen.

Die **Hörschwelle** Normalhörender liegt durchschnittlich zwischen 0 und 30 dB unterhalb des geringsten Reizpegels, bei dem ein Potential nachweisbar ist. Allerdings erlaubt das Fehlen von Aktionspotentialen oder der Welle V auf Klicks keine Aussagen über die Funktion des Gehörs im tiefen Frequenzbereich.

Eine **Differenzierung von Mittelohrhörverlust, Innenohrhörverlust mit Hochtonabfall, pancochleärer Hörverlust und Hörnervenschaden** ist mit Hilfe eines **Pegel-Latenz-Diagramms** möglich. Dabei werden die an den Potentialen abgelesenen Latenzen der Welle V in ein Diagramm eingetragen. Eine Schalleitungsschwerhörigkeit führt zu einer Verschiebung der Pegel-Latenz-Funktion aller Komponenten entlang der Intensitätsachse. Um andere latenzverlängernde Befunde auszuschließen, ist eine BERA (Hirnstammaudiometrie) mit Knochenleitungshörer erforderlich. Bei einem pancochleären Hörverlust ist die Kennlinie stärker gekrümmt als im Normalfall. Dagegen ist beim neuralen Hörschaden die Pegel-Latenz-Kennlinie für alle Pegel um den gleichen Zeitbetrag verschoben, welcher der Laufzeitverlängerung über den funktionseingeschränkten Hörnerv entspricht.

Zur Abklärung von Hörstörungen bei **Vertäubungsschwierigkeiten** ist die transtympanale Elektrocochleographie ein sicherer Weg, eine Mittelohrschwerhörigkeit auszuschließen *(siehe auch Seite 64, Vertäubung)*.

- **Pädaudiologische Fragestellungen.** Die Hörschwellenbestimmung mit der BERA **bei Neugeborenen, Säuglingen und Kleinkindern als Screeningmethode** und bei **nichtkooperativen Kindern** ist neben der Bestimmung der otoakustischen Emissionen (s. u.) ein unersetzbares Verfahren. Die frühen akustisch evozierten Potentiale dienen auch der Ermittlung der **Innenohrfunktion bei Mißbildungen** sowie zur **Vorwahl und Überprüfung individueller Hörgeräte** im frühen Kindesalter.

- **Befunderhebung bei otologischen und neurootologischen Erkrankungen.** Hier gilt es, bei **Gehörlosigkeit, Hörsturz, Morbus Ménière** sowie beim **Akustikusneurinom und bei Kleinhirnbrückenwinkeltumoren** gezielt spezielle Befunde zu erheben.

**Akustikusneurinom, Kleinhirnbrückenwinkeltumoren.** Die Hirnstammaudiometrie ist der zuverlässigste audiometrische Test zur Früherkennung einer retrocochleären Hörstörung infolge eines Akustikusneurinoms bzw. Kleinhirnbrückenwinkeltumors. Selbst bei annähernd normalem Reintonaudiogramm können die frühen akustisch evozierten Potentiale einen retrocochleären Hörschaden, wie z.B. beim Neurinom, aufdecken. Bewertet werden die Latenzzeitdifferenz zwischen Welle I und V und die Morphologie der erhaltenen Kurve, wie Fehlen aller Wellen, Fehlen einiger Wellen und unklare Muster *(siehe auch Abbildung 31a und b)*. Die Diagnosesicherheit wird durch die Verknüpfung von BERA, Elektrocochleographie (s. o.) und Promontoriumstest (s. Cochlea-Implantate) auf ca. 95 % gesteigert.

- **Neurologische Fragestellungen.** Im Rahmen der Abklärung neurologischer Fragestellungen gewinnt die ERA zunehmend an Bedeutung. Die FAEP vermitteln, integriert in das gesamte klinische Konzept, wertvolle Hinweise bei **multipler Sklerose, ischämischen Hirnstammläsionen, intraoperativem zerebralem Monitoring** und **Feststellung des Hirntodes**.

## 4.4.10 Otoakustische Emissionen (OAE)

***Definition.*** Otoakustische Emissionen sind Schalle, die in der Cochlea entstehen, über Mittelohr und Trommelfell-Gehörknöchelchen-Apparat in den äußeren Gehörgang übertragen und dort mit einem empfindlichen Mikrofon gemessen werden können. Sie werden durch normal funktionsfähige, äußere Haarzellen erzeugt und sind Ausdruck eines aktiven, biochemischen Vorgangs im Innenohr.

### *Einteilung*

Man unterscheidet **spontane** otoakustische Emissionen und **evozierte** otoakustische Emissionen *(Tabelle 8)*.

| Tabelle 8: Überblick über otoakustische Emissionen | |
|---|---|
| Bezeichnung | Reiz |
| **Spontane otoakustische Emissionen (SOAE)** | – |
| **Evozierte otoakustische Emissionen (EOAE)** | |
| • transitorisch evozierte otoakustische Emissionen (TEOAE) | Klick |
| • Distorsionsprodukte (DPOAE) | zwei Töne |
| • Stimulus-Frequenz-Emissionen (SFOAE) simultan evozierte otoakustische Emissionen (SEOAE) | ein Ton |

***Merke.*** Die TEOAE und DPOAE besitzen den Wert einer audiometrischen Routine-Untersuchung.

### Spontane otoakustische Emissionen (SOAE)

Spontane otoakustische Emissionen treten ohne äußeren, akustischen Reiz auf. Sie bestehen zumeist aus schmalbandigen Signalen geringer Intensität (10 bis 20 dB SPL). Sie sind bei ca. 70 % aller hörenden Kinder unter zwei Jahren, aber nur bei ca. 20 % der Normalhörenden über 50 Jahren nachweisbar. Mitunter werden auch bei Hörgestörten SOAE geringer Intensität beobachtet. SOAE hoher Intensität werden in Einzelfällen bei hochgradiger Hörstörung festgestellt. Die klinische Anwendbarkeit dieser Methode ist begrenzt.

### Evozierte otoakustische Emissionen (EOAE)

***Transitorisch evozierte otoakustische Emissionen (TEOAE).*** Sie werden bei externer Stimulation mit einem Klick ausgelöst. TEOAE treten bei ca. 98 % aller normalhörenden Kinder und Erwachsenen auf. Bei Hörverlusten größer als 30 dB sind sie in der Regel nicht mehr nachweisbar *(siehe Abbildung 32b)*.

Die intraindividuelle Schwankungsbreite des zeitlichen Kurvenverlaufs ist bei normaler cochleärer Funktion gering, dagegen ist die interindividuelle Schwankungsbreite groß.

• ***Messung.*** Ähnlich wie bei der Impedanzmessung *(vgl. Seite 70)* wird dem Patienten eine Sonde, in die allerdings Lautsprecher und Mikrofon bereits integriert sind, luftdicht in den äußeren Gehörgang eingeführt. Über den Lautsprecher wird der akustische Reiz angeboten, mit dem Mikrofon wird der Schall im äußeren Gehörgang gemessen. Danach wird das Vorhandensein bzw. Fehlen der transitorisch evozierten otoakustischen Emissionen beurteilt. Dabei werden die Frequenzen von 1 bis 5 kHz erfaßt. Bei Kindern finden sich große Amplituden, der Schwerpunkt liegt bei 3 kHz. Dagegen bestehen bei Erwachsenen kleine Amplituden, der Schwerpunkt findet sich bei 1,5 kHz.

## 4.4.10 Otoakustische Emissionen (OAE)

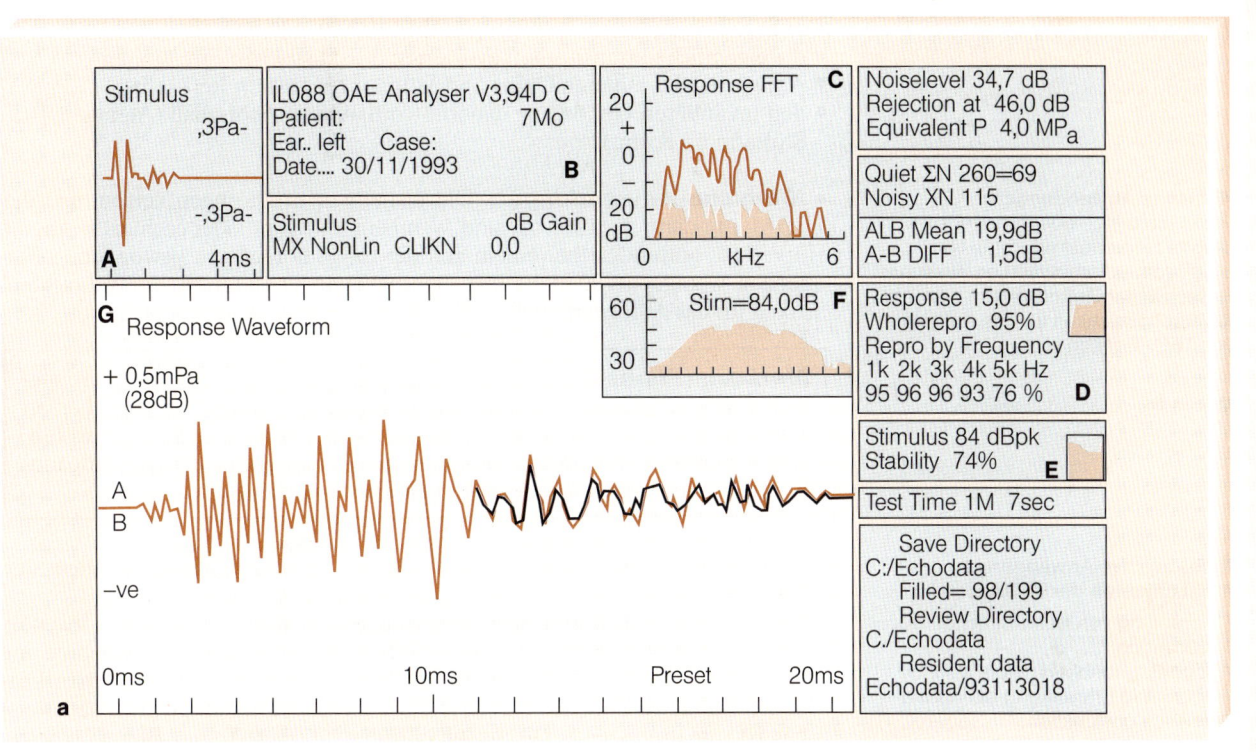

**Abb. 32: Transitorisch evozierte otoakustische Emissionen (TEOAE)**

**a** Normaler Frequenz- und Zeitverlauf bei einem 7 Monate alten Säugling. Abkürzungsschema (modifiziert nach *Hauser, Ptok*):
- A : Intensitäts-Zeit-Relation
- B : Patientendaten, Untersuchungsdaten
- C : Frequenzspektrum der Reizantwort und Störanteile
- D : Zahlenmäßige Aufbereitung des Untersuchungsergebnisses (Reproduzierbarkeit der Antworten beträgt hier 95%)
- E : Angaben zum Stimulus
- F : Frequenzspektrum des Stimulus (kleines Fenster)
- G : Das große Fenster zeigt den Zeitverlauf des Schalldrucks der otoakustischen Emissionen

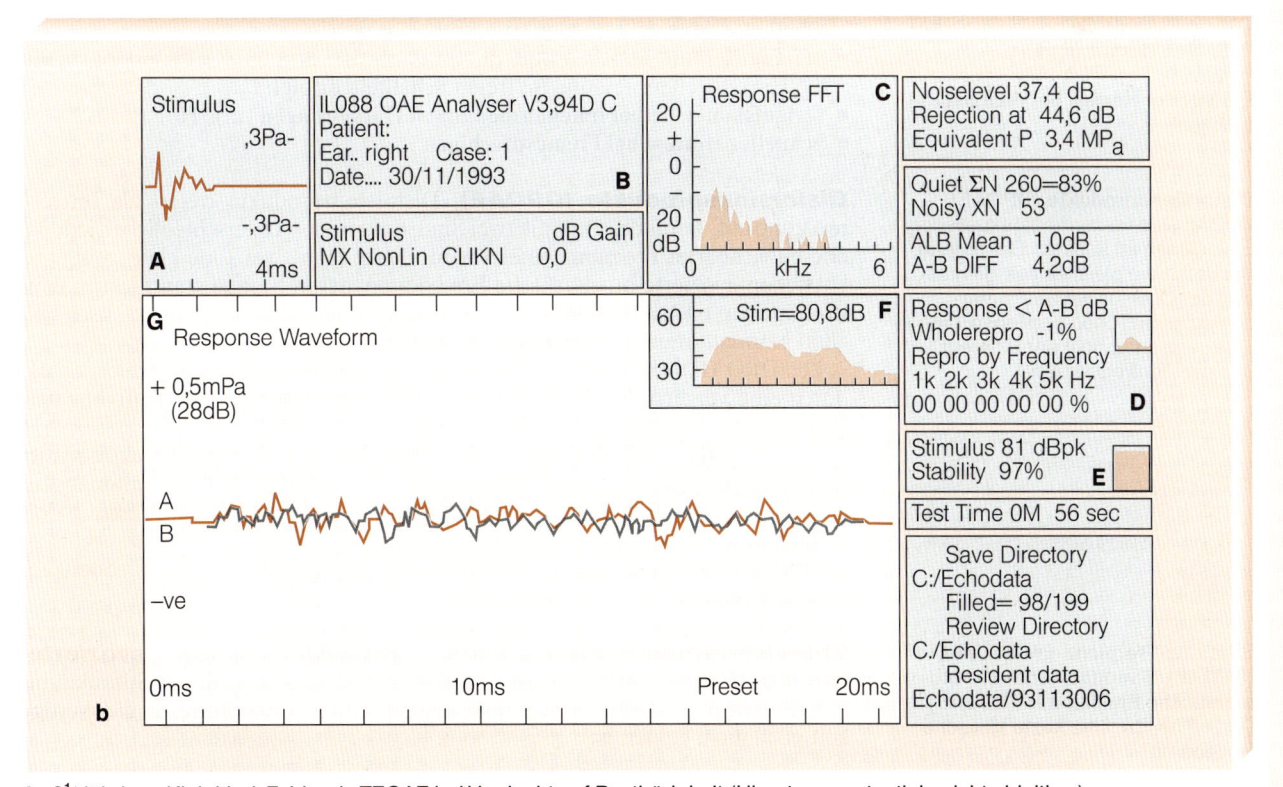

**b** 2½jähriges Kleinkind. Fehlende TEOAE bei Verdacht auf Resthörigkeit (Hirnstammpotentiale nicht ableitbar).

Der Schall im äußeren Gehörgang enthält drei Komponenten:
- die eigentlichen transitorisch evozierten otoakustischen Emissionen
- Antworten des äußeren Ohres und Mittelohres auf den Reiz selbst
- den im äußeren Gehörgang dauernd vorhandenen Störschall (Atemgeräusch, Störlärm im Raum)

**Klinische Anwendungen.** Die bisherigen Erfahrungen zeigen, daß die TEOAE nur dann nachweisbar sind, wenn ein mittelohr- oder cochleärbedingter Hörverlust, zumindest bei einem Teil der tonaudiometrisch gewonnenen Frequenzen, weniger als 30 dB beträgt. Oberhalb von 30 dB nimmt die Wahrscheinlichkeit für das Auftreten rasch ab.

> **Merke.** Im Prinzip handelt es sich beim Screening von Neugeborenen, speziell von Risikokindern, um die Anwendung eines Ja-nein-Prinzips. Lassen sich transiente klickevozierte otoakustische Emissionen nicht nachweisen, sind weiterführende kinderaudiometrische Untersuchungen (u.a. Tympanometrie, elektrische Reaktionsaudiometrie) erforderlich.

Damit ergeben sich folgende **nichtinvasive Anwendungsmöglichkeiten der TEOAE:**
- **Screening von frühkindlichen Hörstörungen** bei Neugeborenen (ab zweiten bis zum dritten Lebenstag, etwa 30 Minuten nach Nahrungsaufnahme im Spontanschlaf) und Risikokindern im Rahmen einer pädaudiologischen Diagnostik. Sind transitorisch evozierte otoakustische Emissionen nicht nachweisbar, ist eine umfassende Diagnostik erforderlich *(siehe Kapitel Pädaudiologie)*.
- Eine **Topodiagnostik** mit Hilfe der TEOAE *(siehe Abbildung 32b)* gestattet eine Ergänzung der Impedanzmessung und elektrischen Reaktionsaudiometrie *(siehe Seite 70 und 75)*. Bei normaler Mittelohrfunktion und exakter Meßmethodik ist das Fehlen von TEOAE ein Hinweis auf eine cochleäre Schädigung. Aussagen über retrocochleäre Störungen sind nicht möglich.
- **Abklärung der Innenohrfunktion** bei nicht ausreichend kooperativen Patienten (Mehrfachgeschädigte, psychogene Hörstörungen etc.).
- Bei Therapie mit **ototoxischen Medikamenten** bei Chemotherapie in der Onkologie kann ein Amplitudenverlust der TEOAE vor dem Eintreten eines Hörschadens festgestellt werden (drug-monitoring).
- **Seitendifferente Angaben** über die Innenohrfunktion bei Kleinkindern, wenn die Hörschwellenmessung im freien Schallfeld erfolgt.
- **Verlaufskontrolle bei innenohrbedingten Hörstörungen** (u. a. Hörsturz)
- **Schneller Hörtest bei Fremdsprachigen**

*Distorsionsprodukte (DPOAE).* Distorsionsprodukte treten als Interferenztöne auf, wenn das Ohr mit zwei Sinusdauertönen unterschiedlicher, jedoch eng benachbarter Frequenz gereizt wird. Bietet man zwei Töne gleichzeitig an, entstehen evozierte otoakustische Emissionen, deren Frequenzen nicht in den Primärtönen enthalten sind, sog. Distorsionsprodukte. Sie können praktisch bei allen Normalhörenden nachgewiesen werden.

Die DPOAE werden auch als Verzerrungsprodukt-Emissionen bezeichnet, da durch eine Verzerrung (Distorsion) ein Ton im Innenohr mit der Differenz der Frequenzen zweier dargebotener Dauertöne entsteht.

Inwieweit die DPOAE einen frequenzabhängigen Hörverlust objektiv ermitteln können und mit dem Tonaudiogramm vergleichbare Informationen zu erzielen sind, wird zunehmend einer Klärung zugeführt. Mit der Messung der Distorsionsprodukte kann man jeden Abschnitt der Cochlea frequenzspezifisch überprüfen. Die Messung der DPOAE wird automatisch für viele Frequenzen durchgeführt und als DP-Gramm erstellt.

*Stimulus-Frequenz-Emissionen (SFOAE)/Simultan evozierte otoakustische Emissionen (SEOAE).* Sie entstehen durch Stimulation mit Dauertönen. Derzeit besitzen sie keine klinische Bedeutung, da die Wertigkeit noch nicht geklärt ist.

### Vorteile der otoakustischen Emissionen
- objektiv
- nichtinvasiv
- kostengünstig
- hohe Treffsicherheit (beim Normalhörenden ca. 98%)

### Nachteile der otoakustischen Emissionen
- Bei Mittelohrerkrankungen mit Hörverlust über 30 dB nicht mehr meßbar.
- Das Erfassen von retrocochleären Erkrankungen ist nicht möglich.
- Bei Gehörgangsverschlüssen (z.B. Atresie) nicht meßbar.

> **Merke.** Bei einem Seromukotympanon ist in der Regel die Messung der TEOAE und DPOAE nicht möglich.

## 4.4.11 Simulation, Aggravation, psychogene Hörstörung

### Simulation

Eine solche liegt vor, wenn der Patient bewußt einen Hörschaden vortäuscht, um sich dadurch Vorteile zu verschaffen.

### Aggravation

Hier besteht bereits ein Hörschaden, der Patient gibt ihn bewußt größer an, als er tatsächlich ist.

### Psychogene Hörstörung

Sie beruht auf einem nichtorganischen Hörschaden, bei dem im Gegensatz zur Simulation und Aggravation der Patient selbst der Täuschung über seine gestörte Sinnesfunktion unterliegt.

> **Merke.** Verfahren zur objektiven Bestimmung der Hörfunktion sind die Stapediusreflexschwellenmessung *(siehe Seite 73)*, akustisch evozierte Potentiale *(siehe Seite 75)* und evozierte otoakustische Emissionen *(siehe Seite 80)*.

## 4.5 Funktionsprüfungen des Gleichgewichts

*A. Berghaus*

Für die Untersuchung des Gleichgewichtssystems stehen **zwei Gruppen von diagnostischen Methoden** zur Verfügung:
- Einerseits solche Verfahren, die eine **orientierende Aussage** über die Funktion der peripheren und zentralen **Koordination** ermöglichen:
Prüfung der **vestibulospinalen Reflexe.**
- Andererseits gibt es solche, bei denen die Funktion der **peripher-vestibulären Organe** isoliert untersucht wird:
Prüfung auf **Spontan- und Provokationsnystagmus** sowie **rotatorische** bzw. **thermische Reizung** des peripheren vestibulären Systems.

### 4.5.1 Prüfung der vestibulospinalen Reflexe

Diese Untersuchungen basieren darauf, daß der Körper, solange er sich »im Gleichgewicht« befindet, in Ruhe und bei Bewegung nicht von der gewünschten Position oder intendierten Bewegungsrichtung abweicht. Dies ändert sich bei Gleichgewichtsstörungen unterschiedlicher Ursache, so daß es zu **Abweichreaktionen** kommt.

**Abweichen** zur Gegenseite. Vestibulospinale Reflexe zeigen meist nur im Anfangsstadium von Gleichgewichtsstörungen verwertbare Befunde, da bald zentralnervöse Kompensationsvorgänge einsetzen.

Im allgemeinen verursacht eine Tonusdifferenz im vestibulären System bei **Tonusüberwiegen** einer Seite eine kontralateral **gerichtete Abweichreaktion** (z.B.: Tonusüberwiegen rechts durch Labyrinthausfall links führt zum Abweichen nach links. Oder Tonusüberwiegen links [z.B. durch entzündlichen Reizzustand links] führt zu Abweichen nach rechts).

Bei der Prüfung der vestibulospinalen Reflexe ist zu beachten, daß sie meist nur in den Anfangsstadien labyrinthärer Erkrankungen deutlich faßbare, verwertbare Ergebnisse liefern, weil sehr bald zentralnervöse Kompensationsvorgänge einsetzen, so daß keine gerichtete Abweichreaktion mehr registriert werden kann.

## Romberg-Versuch

**Romberg-Versuch**
Mit dem Romberg-Test werden Körperschwankungen beim freien Stehen beurteilt (**»statische Untersuchung«**). Der Patient streckt mit geschlossenen Augen und parallelen Füßen die Arme parallel nach vorne oder verschränkt sie vor dem Thorax *(s. Abb. 33a)*. Beim »Tandem-Romberg-Versuch« werden beide Füße voreinander gestellt.
**Beurteilung:** Bei peripher-vestibulären Störungen beobachtet man typischerweise eine **gerichtete Fallneigung**. Regellose Fallneigung kommt bei zentralen Gleichgewichtsstörungen vor. Bei der **Posturographie** werden die Schwankungsbewegungen erfaßt und aufgezeichnet.

Mit dem Romberg-Test werden Körperschwankungen bei freiem Stehen beurteilt (**»statische Untersuchung«**). Der Patient steht mit geschlossenen Augen und parallelen Füßen und streckt entweder die Arme parallel nach vorne, oder er verschränkt sie vor dem Thorax. Beim »erschwerten Romberg-Versuch« (»Tandem-Romberg«) werden beide Füße voreinander gestellt *(siehe Abbildung 33a)*.

**Beurteilung.** Bei labyrinthären (peripher-vestibulären) Störungen wird meist eine **gerichtete Fallneigung** zur betroffenen Seite beobachtet. Regellose Fallneigung kommt bei zentralen Gleichgewichtsstörungen (Ataxie) vor.

Bei Labyrinthausfall ändert sich die Fallrichtung, wenn der Kopf gedreht wird, während die Fallrichtung bei zentraler Störung nicht beeinflußt wird.

Die Schwankungsbewegungen (Amplitude, Frequenz und Gesamtstrecke) können auch elektronisch aufgezeichnet werden. Der Patient steht dann auf einer Platte mit Druckmeßelementen, man spricht von »**Posturographie**« (abgeleitet von englisch »posture«=»Stellung«, »Haltung«).

**a** Romberg-Versuch        **b** Unterberger-Versuch

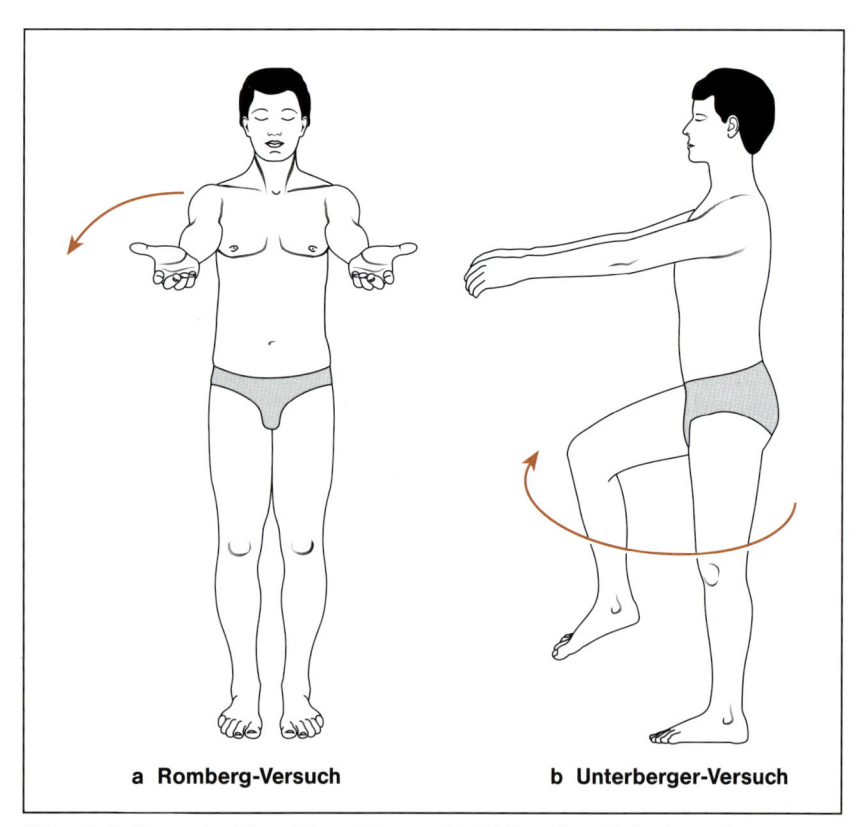

**Abb. 33: Prüfung der Abweichreaktionen.** Die Pfeile zeigen Fallneigung bzw. Rotation zur Seite bei vestibulären Läsionen.

## Unterberger-Tretversuch

Der Patient tritt mit geschlossenen Augen und parallel nach vorne gestreckten Armen auf der Stelle. Es müssen kräftige Schritte mit hoch angehobenen Knien durchgeführt werden, bei denen der Patient am besten selbst mitzählt, bis mindestens 50 Schritte erreicht sind *(siehe Abbildung 33b).*

**Beurteilung.** Bei einseitigem Funktionsverlust im peripher-vestibulären System kommt es zu einer Rotation der Körperachse zur Seite der Läsion. Verwertbar sind nur Abweichungen von mehr als 45° nach links bzw. 60° nach rechts. Bei zentralen Störungen wird eine regellose Unsicherheit oder eine Fallneigung beim Treten auf der Stelle beobachtet. Während eine geringe Vorwärtsbewegung bei dem Test auch beim Gesunden vorkommt, gilt jedes Rückwärtsschreiten als pathologischer Hinweis auf Kleinhirnläsionen.

Setzt man während der Untersuchung Lämpchen auf die Schultern bzw. auf einen Helm, den der Patient trägt, dann können deren Leuchtspuren fotografisch aufgezeichnet und ausgewertet werden. Man spricht von »**Kraniokorpographie**«.

Ähnlich wie der Unterberger-Test werden **Blindgang, Strichgang** und **Sterngang** ausgewertet. Das Abweichen von einer intendierten Gehstrecke gilt dann als Hinweis auf eine peripher-vestibuläre Läsion.

## Vertikaler Zeichentest

Der Patient zeichnet mit offenen und danach auch mit geschlossenen Augen mehrere senkrechte Reihen von Kreuzchen auf ein Blatt Papier. Bei der Auswertung wird der Abweichwinkel der Reihen von der Vertikalen im Vergleich mit den Ergebnissen bei Gesunden zugrunde gelegt.

Eine konstante Richtungsabweichung spricht für eine peripher-vestibuläre Störung.

## Finger-Nase-Zeigeversuch

Bei geschlossenen Augen soll der Zeigefinger zur Nasenspitze geführt werden. Mißlingen dieses Versuchs ist häufig Hinweis auf eine Kleinhirnläsion.

## 4.5.2 Prüfung auf Spontan- und Provokationsnystagmus

Bezüglich der Definition des Nystagmus und der Beschreibung physiologischer Nystagmusformen und solcher Nystagmen, die durch Erkrankungen im optischen System hervorgerufen werden, vergleiche *Seite 45.*

Ein Nystagmus kann häufig **ohne Hilfsmittel** am Auge des Patienten erkannt werden. Durch dessen visuelle **Fixation** kann aber ein vestibulärer Spontannystagmus **unterdrückt** werden. Das liegt an der Dominanz des optischen Systems über das vestibuläre System.

**Untersuchung mit der Frenzel-Brille**

Mit der Frenzel-Brille *(s. Syn. 12a)* wird die Fixation verhindert, ein Nystagmus wird besser sichtbar. Die Befunde werden in das Frenzel-Schema eingezeichnet *(s. Syn. 12b)*.

## Untersuchung mit der Frenzel-Brille

Die Fixation kann durch Verwendung einer Frenzel-Brille *(siehe Synopsis 12a)* (Leuchtbrille mit 15 Dioptrien) verhindert werden, um einen Nystagmus besser erkennbar zu machen. Die Untersuchung erfolgt dann im abgedunkelten Raum.

Die bei der Nystagmusprüfung mit und ohne Frenzel-Brille erhobenen Befunde werden in ein Schema eingezeichnet (Frenzel-Schema; *Synopsis 12b*), wobei Richtung, Stärke und Frequenz des Nystagmus berücksichtigt werden.

---

**Synopsis 12: Frenzel-Brille, Frenzel-Schema und Symbole für Nystagmus-Befunde**

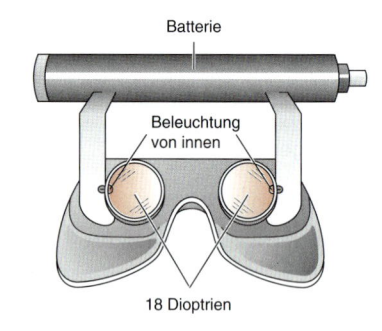

**a** Leuchtbrille nach Frenzel (Batterie, Beleuchtung von innen, 18 Dioptrien)

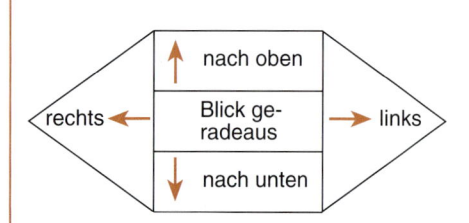

**b** Frenzel-Schema (nach oben, rechts, Blick geradeaus, links, nach unten)

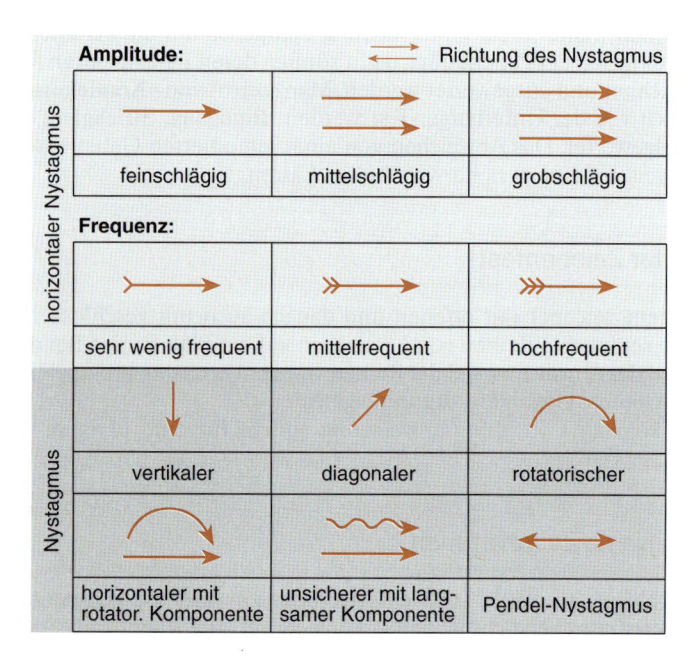

**c** Symbole für Nystagmus-Befunde

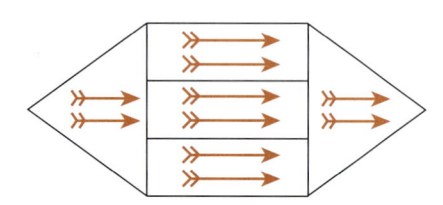

| | Amplitude: | | Richtung des Nystagmus |
|---|---|---|---|
| horizontaler Nystagmus | feinschlägig | mittelschlägig | grobschlägig |
| | **Frequenz:** | | |
| | sehr wenig frequent | mittelfrequent | hochfrequent |
| Nystagmus | vertikaler | diagonaler | rotatorischer |
| | horizontaler mit rotator. Komponente | unsicherer mit langsamer Komponente | Pendel-Nystagmus |

**d** Beispiel für einen am Patienten mit der Frenzel-Brille erhobenen Befund: mittelfrequenter, mittelschlägiger Spontannystagmus nach links in allen Blickrichtungen (bei Ausfall des peripher-vestibulären Systems rechts)

## 4.5.2 Prüfung auf Spontan- und Provokationsnystagmus

### Spontannystagmus

Ein spontan auftretender Nystagmus (Spontannystagmus) ist meist Ausdruck einer peripher-vestibulären Störung. Die schnelle Phase des Nystagmus ist dann meist zur funktionell dominierenden Seite gerichtet (Beispiel: Ausfall des peripher-vestibulären Systems rechts resultiert in einem Linksnystagmus [sog. »Ausfallnystagmus«].

### Suche nach einem Spontannystagmus

Man sucht zunächst ohne Frenzel-Brille nach einem Nystagmus, indem man den Patienten auf den nach vorne, nach oben, nach unten, nach rechts und links positionierten Finger des Untersuchers in die Hauptblickrichtungen schauen läßt. Ein angeborener Pendelnystagmus, der sich bei Fixation verstärkt, fällt dann bereits auf.

Danach erst setzt der Patient die Frenzel-Brille auf, die die Fixation ausschaltet.

> **Merke.** Vor allem zur Seite sollte der Blickwinkel 20° nicht überschreiten, weil sonst der physiologische Endstellnystagmus ausgelöst werden und einen pathologischen Nystagmus vortäuschen kann.

Die erhobenen Befunde werden, unter Verwendung der für die Nystagmusrichtung, -stärke und -frequenz eingeführten Symbole, in das Frenzel-Schema eingezeichnet *(siehe Synopsis 12)*.

### Pathologische Spontannystagmen

Der richtungsbestimmte Spontannystagmus schlägt unabhängig von der Blickrichtung immer in die gleiche Richtung. Vor allem ein **horizontaler, richtungsbestimmter Spontannystagmus** ist fast immer ein Zeichen einer **peripher-vestibulären** Läsion (z.B. Entzündung oder Ausfall eines Gleichgewichtsorgans).

Die Ausprägung des Nystagmus wird in **drei Grade** eingeteilt:
- **I. Grad:** Ein Spontannystagmus I. Grades tritt nur beim Blick in die Richtung der schnellen Nystagmusphase auf.
- **II. Grad:** Besteht er auch beim Blick geradeaus, so ist es ein Spontannystagmus II. Grades.
- **III. Grad:** Der III. Grad ist erreicht, wenn der Spontannystagmus auch beim Blick entgegen der Nystagmusschlagrichtung auftritt.

Der rein rotierende und vor allem der rein vertikale richtungsbestimmte Spontannystagmus sind meist Hinweise auf eine **zentral**-vestibuläre Störung.

**Der regelmäßige Blickrichtungsnystagmus** tritt bei Einnahme einer bestimmten **Blickrichtung** auf, schlägt aber nicht beim Blick geradeaus. Die Richtung des Nystagmus folgt immer der Blickrichtung (Rechtsnystagmus bei Blick nach rechts, etc.). Bei der Frenzel-Untersuchung muß die Verwechslung mit dem physiologischen Endstellnystagmus unbedingt vermieden werden! Der regelmäßige Blickrichtungsnystagmus ist Hinweis auf **zentrale** Läsionen im Hirnstamm oder Großhirn.

**Der regellose Blickrichtungsnystagmus** tritt auch beim **Blick geradeaus** auf und wechselt bei Änderung der Blickrichtung seine Intensität. Als Ursache werden Läsionen der Seh- und Gleichgewichtsbahnen angenommen. Sehr oft findet man den regellosen Blickrichtungsnystagmus bei der **multiplen Sklerose** (Encephalitis disseminata).

## Provokationsnystagmus

Durch provozierende Maßnahmen ausgelöste »Provokationsnystagmen« sind in der Regel Zeichen einer zentralen oder peripher-vestibulären Störung. Der Nystagmus kann dann durch Einnahme einer bestimmten Lage (**Lagenystagmus**) oder durch einen Lagewechsel (**Lagerungsnystagmus**) ausgelöst werden.

Durch **Lockerungsmaßnahmen** können Nystagmen, die durch zentrale Kompensation in Ruhe nicht erkennbar sind, wieder sichtbar gemacht werden. Hierzu gehören ruckartige Kopfbewegungen, Kopfschütteln, schnelles Bücken und Aufrichten. Z.B. wird der Kopf des Patienten vom Untersucher mehrfach kräftig geschüttelt, wodurch gegebenenfalls ein »**Kopfschüttelnystagmus**« provozierbar ist. Manche Nystagmen treten nur bei Einnahme einer bestimmten Kopfhaltung auf. Man kann dann versuchen, den Nystagmus durch Aufsuchen dieser »**Schwindellage**« zu provozieren.

Bei allen derartigen Untersuchungen trägt der Patient die Leuchtbrille nach Frenzel.

### Lage- und Lagerungsprüfung

***Lageprüfung.*** Der Patient liegt bei der Untersuchung zunächst auf dem Rücken. Der Körper wird dann ohne Hast in die **Rechtslage,** danach über die **Rückenlage** in die **Linkslage** gebracht. Es folgt nochmals die Rückenlage und dann eine **Kopfhängelage,** bei der der Kopf über die Kante der Trage abgesenkt wird. Die mit der Frenzel-Brille erhobenen Befunde werden in ein Schemaformular eingetragen.

• ***Formen des Lagenystagmus.*** Der richtungsbestimmte **Lagenystagmus** schlägt stets in dieselbe Richtung. Man kann ihn als gelockerten Spontannystagmus ansehen. Er kann eine periphere oder zentrale Ursache haben. Der **regellos richtungswechselnde** Lagenystagmus wechselt ohne Regelhaftigkeit in allen Lagen die Richtung. Er ist im allgemeinen **zentral** ausgelöst und kommt nur passager beim M. Ménière auch als Zeichen einer peripher-vestibulären Erkrankung vor.

***Lagerungsprüfung.*** Bei dieser Untersuchung wird geprüft, ob sich ein Nystagmus nicht nur durch Einnahme einer Lage, sondern eventuell durch schnellen **Lagewechsel** auslösen läßt. Der Patient sitzt zunächst mit geradeaus gerichtetem Kopf und wird dann schnell in eine Rücken- oder Kopfhängelage gebracht, die er einige Sekunden einhält, um dann wieder schnell aufgesetzt zu werden. Dieses Vorgehen wird unter Wechsel der Kopfhaltung mehrfach wiederholt. Die Befunde werden in ein Schema eingetragen.

• ***Formen des Lagerungsnystagmus.*** Durch Lagewechsel kann der »benigne paroxysmale Lagerungsnystagmus« mit kurzer Latenz (ca. 5–10 sec) nach dem Wechsel in die Rücken- oder Kopfhängelage ausgelöst werden. Der Nystagmus schlägt horizontal-rotatorisch mit anfänglicher Intensitätszunahme, dann folgender Intensitätsabnahme (»Crescendo und Decrescendo«). Bei Wiederaufrichten kehrt sich die Schlagrichtung des Nystagmus um. Er ist im allgemeinen von starken Drehschwindelbeschwerden des Patienten begleitet. Als Ursache wird die Irritation einer Cupula durch einen losgelösten Otolithen angenommen (sog. »**Cupulolithiasis**«, *vgl. Seite 200*).

## Prüfung der Erregbarkeit der Vestibularorgane: (»experimentelle Gleichgewichtsprüfung«)

Gute Aussagen über die Funktionsfähigkeit eines peripher-vestibulären Organs erhält man durch die Ermittlung seiner **Erregbarkeit**. Dabei macht man sich zunutze, daß durch verschiedene Reize ein Nystagmus ausgelöst werden kann. Die Reizung kann durch Spülung des äußeren Gehörgangs mit kaltem oder warmem Wasser erfolgen (**thermische** oder »**kalorische**« Prüfung). Außerdem ist die Reizung durch Rotation des Patienten auf einem Drehstuhl möglich, was ebenfalls Nystagmen auslöst (**rotatorische Prüfung**).

## 4.5.2 Prüfung auf Spontan- und Provokationsnystagmus

Ferner kann mit dem **Halsdrehtest** *(siehe Seite 92)* danach gefahndet werden, ob sensible Afferenzen von Hals und Nacken einen pathologischen Gleichgewichtsreiz ausüben.

Mit dem **Halsdrehtest** *(s. S. 92)* wird nach pathologischen Einflüssen von Halsafferenzen gesucht.

### Thermische Labyrinthprüfung

Durch Spülung von warmem oder kaltem Wasser in den äußeren Gehörgang kann ein Nystagmus ausgelöst werden. Die Temperaturänderung löst im lateralen Bogengang eine Endolymphströmung aus, die über eine Bewegung der Cupula zur Reizung des peripher-vestibulären Organs führt. Über den vestibulo-okulären Reflex **(VOR)** wird dann analog zu einer Winkelbeschleunigung des Kopfes ein **Nystagmus** ausgelöst.

**Thermische Labyrinthprüfung**
Das peripher-vestibuläre Organ kann durch Spülung des Gehörgangs mit warmem oder kaltem Wasser gereizt werden. Über den vestibulo-okulären Reflex **(VOR)** wird ein **Nystagmus** ausgelöst.

> **Merke.** Bei Spülung mit warmem Wasser (44 °C) wird beim Gesunden ein Nystagmus ausgelöst, der zur Seite des geprüften Ohres weist. Bei Spülung mit kaltem Wasser (30 °C) zeigt dagegen die schnelle Phase des Nystagmus zur Gegenseite.

◀ **Merke**

Man hat diese Temperaturen gewählt, weil sie im gleichen Maß von der Körpertemperatur (37 °C) abweichen. Zur Prüfung einer Resterregbarkeit bei geschädigtem Gleichgewichtsorgan kann ausnahmsweise zusätzlich die Spülung mit 20 °C kaltem Wasser erfolgen, wenn mit den üblichen Temperaturen (s.o.) keine Erregbarkeit nachweisbar ist (Starkreiz).

Bei der thermischen Prüfung werden beide Seiten untersucht, um die Stärke bzw. Frequenz der Reizantwort auf **beiden Seiten vergleichen** zu können. Auf diese Weise ist eine Unter- oder Unerregbarkeit eines gereizten Bogengangssystems erkennbar. Wird die Reizantwort in Form des Nystagmus mit der Frenzel-Brille erfaßt, dann ist es günstiger, wenn der Patient bei der Untersuchung sitzt. Erfolgt dagegen die Aufzeichnung der Nystagmen im Elektronystagmogramm (s.u.), dann liegt der Patient auf einer Trage, wobei der Kopf um 30° angehoben ist (»**Optimumstellung**«). Die Spüldauer beträgt jeweils 30 sec mit ca. 50 bis 100 cm³ Wasser.

Die Temperaturen weichen im gleichen Maß von der Körpertemperatur ab. Mit 20 °C kaltem Wasser wird ein besonders starker Reiz ausgelöst. Beim **Seitenvergleich** wird erkennbar, ob ein peripheres Gleichgewichtsorgan untererregbar ist. Die Reizantworten können mit der Frenzel-Brille oder mit dem Elektronystagmogramm in »**Optimumstellung**« erfaßt werden.
Die Spüldauer beträgt 30 sec.

**Thermische Prüfung mit der Frenzel-Brille.** Die Untersuchung beginnt mit dem Warmreiz. Besteht kein Spontan- oder Provokationsnystagmus, kann bei seitengleicher Reizantwort nach der Warmspülung die Prüfung beendet werden (Normalbefund). Ist aber eine Seitendifferenz erkennbar, dann fährt man mit der Kaltspülung fort. Zwischen den Spülungen sind **Pausen** von 7 bis 10 Min. erforderlich.

**Thermische Prüfung mit der Frenzel-Brille**
Läßt die Warmspülung eine Seitendifferenz erkennen, dann folgt nach **Pausen** von 7–10 Min. die Kaltspülung.

● **Auswertung.** Zur Auswertung wird nach jeder Spülung die Anzahl der Nystagmusschläge **(Frequenz)** gezählt und auf einen 10 sec-Zeitraum gemittelt. Es hat sich ein Auswertungsverfahren durchgesetzt, bei dem jeweils die Summe der Ergebnisse der 44 °C- und der 30 °C-Spülungen einer Seite addiert und der Summe des anderen Ohres gegenübergestellt wird.

Das Resultat kann in eine übersichtliche Grafik eingetragen werden, die gleichzeitig erkennen läßt, ob und gegebenenfalls wie stark das Ergebnis von den beim Gesunden gefundenen Daten abweicht *(siehe Abbildung 34)*.

In ähnlicher Weise kann ein **Richtungsüberwiegen** der Nystagmusreizantworten erkannt werden, indem man die Schlagzahlen der rechts- bzw. linksgerichteten Nystagmen addiert und miteinander vergleicht (z.B. Schlagzahlen bei Spülungen von 44 °C rechts + 30 °C links). Ein Richtungsüberwiegen muß nicht pathologisch sein, kann aber auf einen (verborgenen) Spontannystagmus oder eine zentral-vestibuläre Störung hinweisen.

● **Auswertung**
Die Anzahl der Nystagmusschläge **(Frequenz)** bei Kalt- und Warmspülung über einen 10 sec-Zeitraum ist das Kriterium für den Seitenvergleich.
Das Ergebnis wird in eine Grafik übertragen *(s. Abb. 34)*.

Ein **Richtungsüberwiegen** der Reizantworten kann Hinweis sein auf einen verborgenen Spontannystagmus oder eine zentral-vestibuläre Störung.

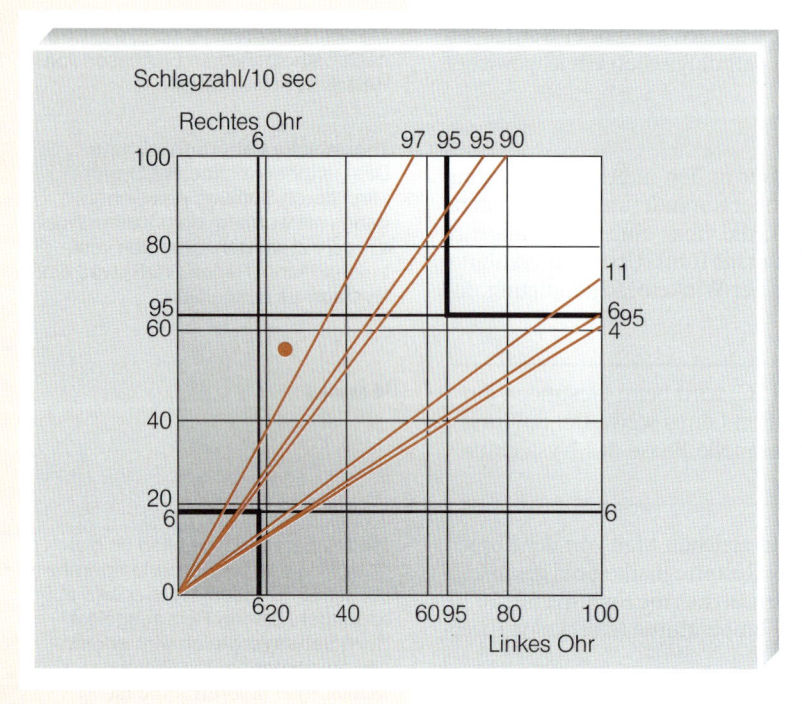

**Abb. 34: Ergebnis der thermischen Prüfung in der Schema-Grafik.** Das Beispiel (roter Punkt) zeigt eine deutliche Mindererregbarkeit der linken Seite. »Zwischen den Perzentilen 90 und 11 liegen die thermischen Reaktionen von 80% aller Gesunden, zwischen 95 und 6 die von 90%, zwischen 97 und 4 die von 94% aller Gesunden. Die horizontalen und vertikalen Perzentilen markieren die Streubreite der Ergebnisse jedes Gleichgewichtsorgans getrennt. Sie rahmen ein Feld links unten ein, in denen Patienten mit sehr schwachen Reaktionen (z. B. nach Streptomycin-Therapie) zu finden sind, und ein Feld rechts oben, in denen wir die Patienten mit einer symmetrischen, übermäßig kräftigen Erregbarkeit (z. B. als Enthemmungssymptom nach Schädel-Hirn-Traumen) finden.« (Zit. nach *Scherer* 1984.)

### 4.5.3 Elektronystagmographie (ENG)

Mit dem ENG (s. Abb. 35) werden Potentiale zwischen Cornea und Retina abgegriffen, die sich bei Nystagmen verändern.
Die Potentialschwankungen, die die Nystagmen repräsentieren, werden auf einen Papierstreifen aufgezeichnet und im Seitenvergleich ausgewertet.
Die Reizung der Gleichgewichtsorgane erfolgt meist durch thermische Spülung.

Zur Durchführung der Elektronystagmographie (ENG; *siehe Abbildung 35*) macht man sich die Tatsache zunutze, daß das Auge ein Dipol ist, wobei an der Cornea eine positive, an der Retina eine negative Ladung besteht. Das elektrische Potential zwischen Cornea und Retina verändert sich bei Augenbewegungen, so auch bei Nystagmen. Die Veränderungen verhalten sich proportional zur Frequenz, Amplitude und Geschwindigkeit des Nystagmus. Mit Elektroden, die um das Auge herum plaziert werden, können die durch den Nystagmus ausgelösten Potentialschwankungen abgeleitet und auf einem Papierstreifen aufgezeichnet werden. Auf diese Weise können Spontannystagmen ebenso wie okulomotorische (optokinetische) Augenbewegungen registriert werden. Bei der thermischen Prüfung erfolgt die Aufzeichnung der Nystagmen im ENG nach Spülung beider Ohren mit warmem und kaltem Wasser. Die Kurven beider Seiten können dann exakt ausgemessen und rechnerisch miteinander verglichen werden. Damit ist eine zuverlässige Aussage über den aktuellen Funktionsstand der peripheren Gleichgewichtsorgane möglich.

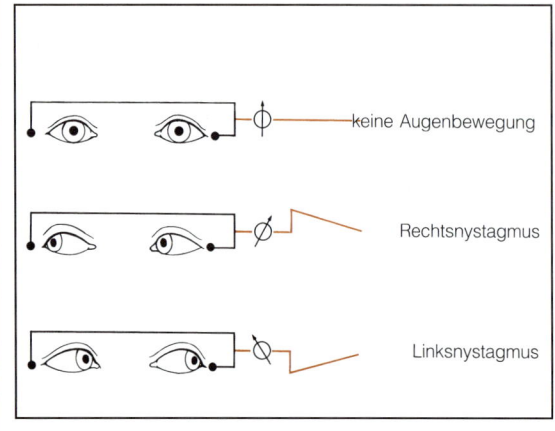

**Abb. 35: Elektronystagmographie** (schematisch)

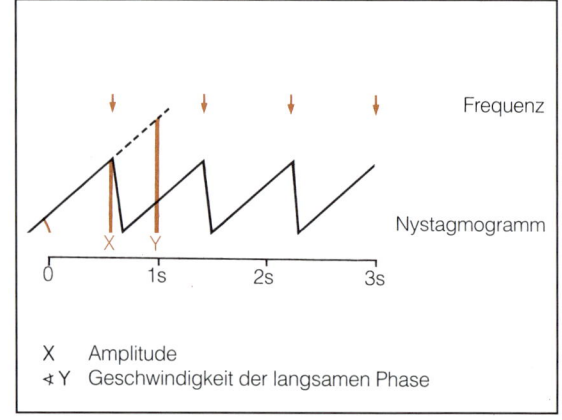

**Abb. 36: Parameter bei der Auswertung des Nystagmogramms**

## 4.5.4 Rotatorische Gleichgewichtsprüfung

***Auswertung.*** An den für jede Spülung typischen Kurven des Elektronystagmogramms (ENG) werden durch geometrische Berechnungen bestimmte Parameter *(siehe Abbildung 36)* abgegriffen, die einen Vergleich der Reizantworten für beide Ohren erlauben. Solche **Parameter** sind u. a.:
- die **maximale Geschwindigkeit der langsamen Nystagmusphase,** die über einen 10 sec-Intervall gemittelt wird. Diesen Wert erhält man durch Anlegen von Tangenten an Kurvenabschnitte, die die langsamen Phasen der Nystagmusschläge repräsentieren. Um beide Ohren miteinander zu vergleichen, wird auch hier die Summe der Reizantworten des rechten der des linken Ohres gegenübergestellt und in ein grafisches Schema eingezeichnet *(siehe Abbildung 37b).*

**Auswertung**
Für den Seitenvergleich werden an den Kurven des ENG bestimmte **Parameter** *(s. Abb. 36)* ausgewertet:
- die **maximale Geschwindigkeit der langsamen Nystagmusphase.** Die Reizantworten werden im Seitenvergleich ausgewertet *(s. Abb. 37a).*

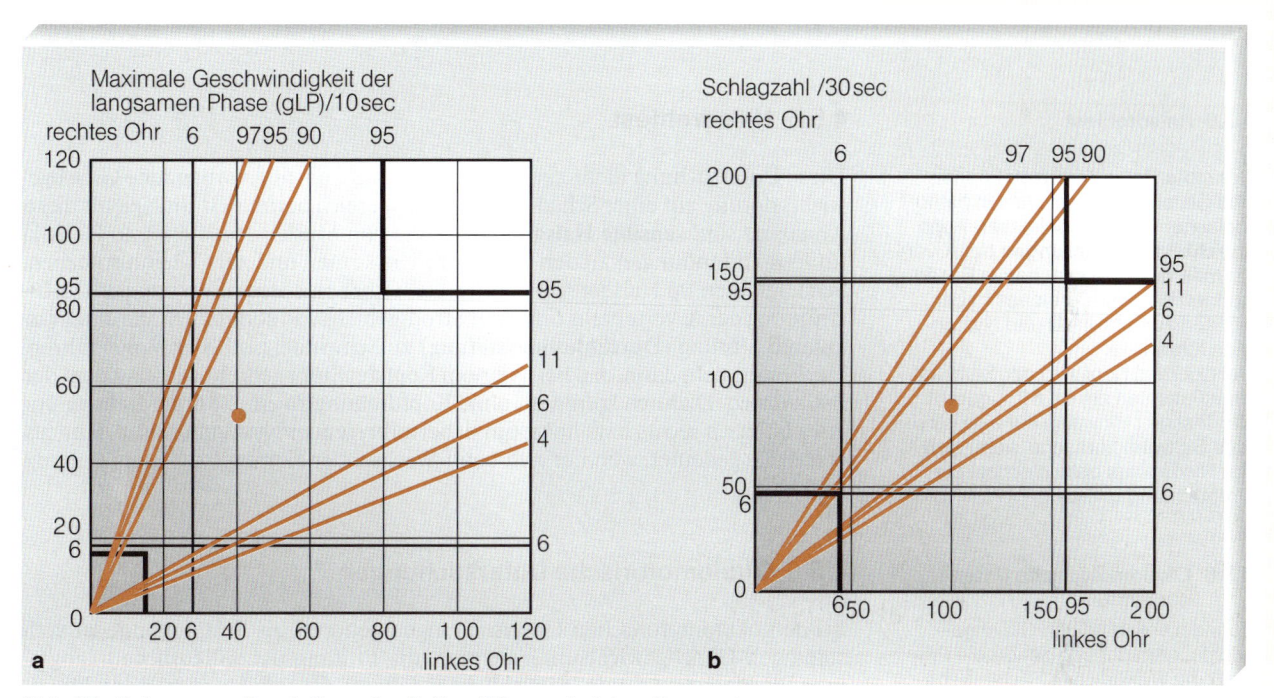

**Abb. 37: Schema zur Darstellung der Seitendifferenz bei dem Parameter**
**a** Geschwindigkeit der langsamen Nystagmusphase/10 sec.
**b** Schlagzahl (Frequenz)/30 sec (nach *Scherer*)
Die roten Punkte bezeichnen beispielhaft eingetragene Normalbefunde.
Zur Erläuterung der Perzentilen vgl. Legende der *Abb. 34*.

- die **Kulminationsschlagzahl** des Nystagmus in einem 30 sec-Intervall *(Abbildung 37b)*. Diese Auswertung entspricht etwa der bei der thermischen Prüfung mit der Frenzel-Brille. Weitere Vergleichsparameter für die Reizantworten beider Seiten wurden vorgeschlagen, haben sich aber nicht allgemein durchgesetzt. Zur Beurteilung der Seitendifferenz der Reizantworten auf mathematischer Grundlage wurden auch Formeln vorgeschlagen (Jongkees-Formel), die aber an Bedeutung verloren haben.

- die **Kulminationsschlagzahl** kann auch mit der Frenzel-Brille gemessen werden *(Abb. 37b).*

## 4.5.4 Rotatorische Gleichgewichtsprüfung

Die rotatorische Prüfung basiert auf der Tatsache, daß das Einsetzen und Abbremsen einer Drehbewegung des Kopfes zu einem Endolymphfluß in den Bogengängen führt, der einen Nystagmus hervorruft. Dabei werden im Unterschied zur thermischen Prüfung beide Ohren gleichzeitig gereizt. Eine Drehbeschleunigung nach rechts führt zu einem Rechtsnystagmus, eine Bremsung aus Rechtsdrehung zu einem Linksnystagmus, und umgekehrt. Der nach dem Abbremsen einer Drehung auftretende Nystagmus wird »**postrotatorischer Nystagmus**« genannt.

Computergesteuerte bzw. -kontrollierte Drehprüfungen erlauben die Variation der Rotationsgeschwindigkeit und weitere Modifikationen des Testablaufs. Damit soll die differentialdiagnostische Unterscheidung peripherer und zentra-

**4.5.4 Rotatorische Gleichgewichtsprüfung**
Kopfdrehungen bewirken einen Endolymphfluß im Labyrinth und damit einen Nystagmus. Beide Gleichgewichtsorgane werden gleichzeitig gereizt. Nach der Beschleunigung tritt ein Nystagmus in Drehrichtung auf, der sich beim Abbremsen umkehrt (»**postrotatorischer Nystagmus**«).
Rechnergestützte Dreh- und Pendelprüfungen dienen der Analyse vor allem zentraler Gleichgewichtsstörungen.

ler Gleichgewichtsstörungen möglich werden. Insbesondere die Pendelprüfung (der Patient sitzt auf einem Drehstuhl, der nach bestimmten, variablen Bewegungsmustern hin und her pendelt) dient der Untersuchung des zentral-vestibulären Systems bzw. zentraler Ausgleichsprozesse bei peripher-vestibulären Läsionen.

> **Merke.** Ein Nystagmus zur anderen Seite tritt auf:
> - beim Ausfall des Vestibularorgans einer Seite
> - bei Kaltspülung
> - beim Anhalten während einer Drehprüfung
> - bei Aspiration zur Prüfung des Fistelsymptoms *(vgl. Seite 144)*

### 4.5.5 Halsdrehtest

Diese Untersuchung dient zur Klärung der Frage, ob eine vorhandene Gleichgewichtsstörung auf einer Schädigung im Halsbereich beruht. Grundlage für diese Annahme sind **sensible Halsafferenzen**, die von Muskel-, Sehnen- und Gelenkfühlern Verbindungen zu den Gleichgewichtskernen und zum Kleinhirn haben. Schädigungen im Halsbereich können auch über eine Beeinflussung der Durchströmung der A. vertebralis und ihrer Stromgebiete und somit im Sinne einer vaskulären Störung (**Durchblutungsstörung**) zu Schwindel und Nystagmus führen. Der Test besteht darin, daß bei fixiertem Kopf der Stuhl gedreht wird, auf dem der Patient sitzt. Dadurch kommt es ohne Kopfdrehung zu einer **Körperdrehung** um etwa **60°** nach rechts bzw. links. Ein dabei auftretender Nystagmus wird dann als »zervikal« gedeutet, wenn er sich beim Wechsel der Körper- bzw. Stuhldrehung umkehrt.

### 4.5.6 Okulomotorische Untersuchungen

Zu den okulomotorischen Untersuchungen gehören, als Bestandteil jeder vollständigen Gleichgewichtsuntersuchung, die Prüfung der willkürlichen, langsamen Blickfolgebewegung (**Sinusblickpendeltest**), des reflektorischen **optokinetischen Nystagmus** bei Betrachtung eines bewegten Objektes und der **Fixationssuppression**, worunter man die Fähigkeit des optischen Systems versteht, einen vestibulär ausgelösten Nystagmus durch Fixation eines Punktes zu unterdrücken.

#### Sinusblickpendeltest

Zur Untersuchung der langsamen, willkürlichen Blickfolgebewegungen blickt der Patient einem schwingenden **Pendel** nach. Der Papierschreiber, der (wie beim Elektronystagmogramm) die Augenbewegungen erfaßt, zeichnet dabei normalerweise eine glatte **Sinuskurve** auf. »Sakkadierte« (treppenförmige) Kurvenverläufe bzw. Augenbewegungen sind pathologisch *(siehe Abbildung 38)*.

**a** Normale Sinusblickpendelfolge     **b** Pathologische Sinusblickpendelfolge

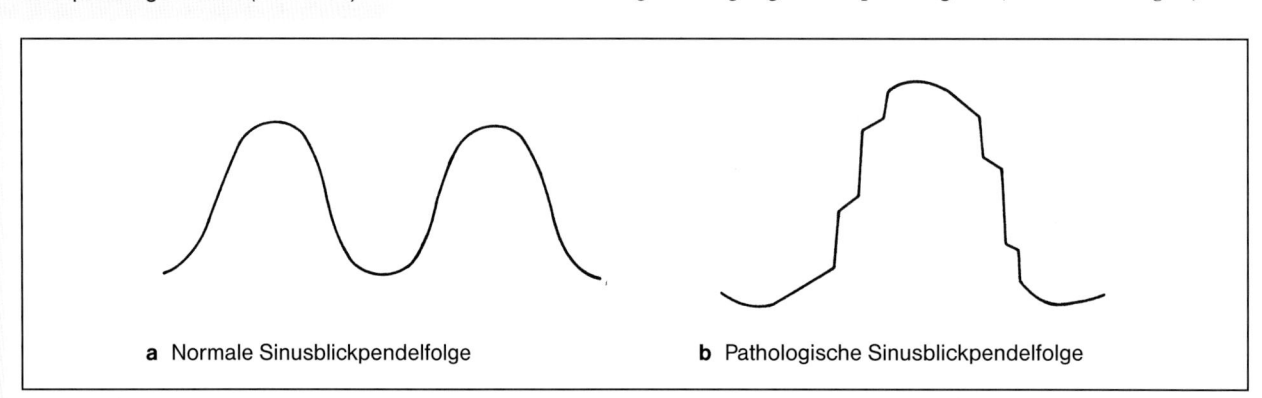

**Abb. 38a, b: Normale und pathologische Sinusblickpendelfolge** (nach *Scherer*)

## 4.5.6 Okulomotorische Untersuchungen

### Prüfung des optokinetischen Nystagmus

Zur Untersuchung des optokinetischen Nystagmus schaut der Patient auf ein rotierendes Muster (z.B. eine Trommel) mit vertikal angeordneten Streifen. Aufgrund der Bewegung dieser Streifen kommt es zu einer reflektorischen Folgebewegung der Augen mit rascher Rückstellbewegung. Die Geschwindigkeit dieses optokinetischen Nystagmus hängt von der Drehgeschwindigkeit des Streifenmusters ab. Bei zentralen Störungen wird der Nystagmus arrhythmisch bzw. deformiert oder kommt zum Stillstand.

### Prüfung der Fixationssuppression

Die Dominanz des optischen über das vestibuläre System sorgt dafür, daß ein Nystagmus durch Fixieren eines Punktes unterdrückt wird.

Auch ein experimentell (z.B. thermisch) ausgelöster Nystagmus muß sistieren, wenn der Patient aufgefordert wird, einen Leuchtpunkt anzuschauen. Bei zentralen Läsionen und nach Alkoholgenuß ist diese Fixationssuppression gestört.

---

**Prüfung des optokinetischen Nystagmus**

Der optokinetische Nystagmus entsteht durch Betrachtung eines rotierenden Streifenmusters. Deformierungen oder Arrhythmien dieses Nystagmus weisen auf zentrale Störungen hin.

**Prüfung der Fixationssuppression**

Solange das optische System über das vestibuläre dominiert, wird jeder Nystagmus durch Fixieren eines Punktes unterdrückt.
Zentrale Läsionen und Alkoholgenuß stören die Fixationssuppression.

# 5 Erkrankungen des äußeren Ohres

*A. Berghaus*

## 5.1 Fehlbildungen, Deformitäten

Kleinere Fehlbildungen des äußeren Ohres kommen isoliert vor, aber auch kombiniert mit anderen Fehlbildungen.

### 5.1.1 Ohranhängsel (Aurikularanhänge)

> **Definition.** Kleine, häutige Erhebungen, die auch Knorpel enthalten können. Sie liegen auf einer präaurikulären Linie zwischen Tragus und Mundwinkel (präaurikuläre Anhängsel) *(siehe Abbildung 39).*

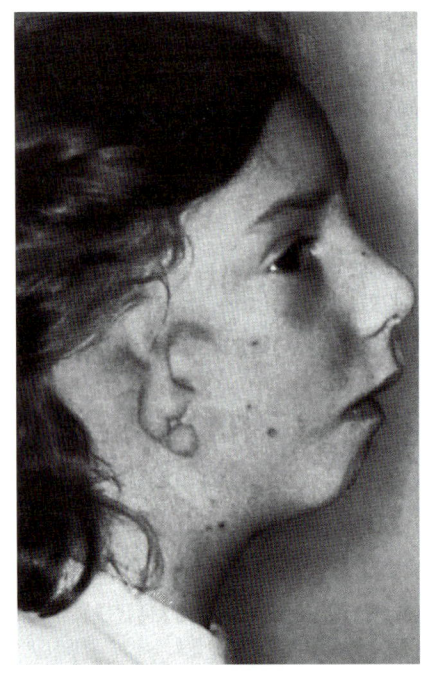

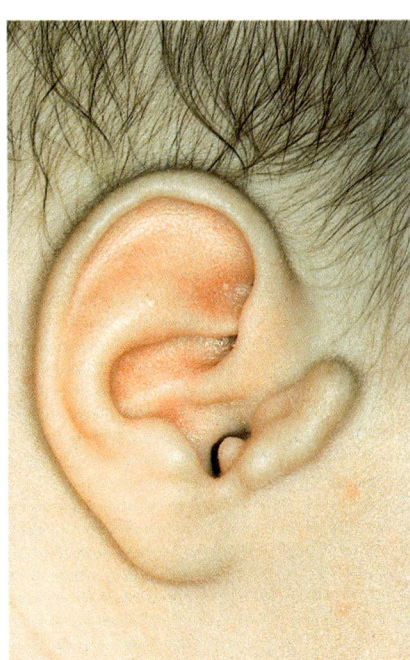

**a** als Bestandteil einer komplexeren Fehlbildung mit Mikrotie

**b** als isolierter Befund

**Abb. 39: Ohranhängsel**

**Ätiologie und Pathogenese.** Es handelt sich um angeborene Fehlbildungen, deren Ursache nicht immer geklärt werden kann.

**Klinik.** Ohranhängsel sind symptomlos, sie stören nur aus kosmetischer Sicht.

**Therapie.** Die Gebilde werden chirurgisch entfernt, wenn dies gewünscht wird.

### 5.1.2 Ohrfisteln

> **Definition.** Epithelisierte Gänge vor dem Tragus. Ohrfisteln können mehrere Zentimeter lang sein.

**Ätiologie und Pathogenese.** Die Fisteln sind als kongenitale Fehlbildungen angelegt, deren Ursache meist unklar bleibt.

5.1.4 Abstehende Ohrmuscheln (Apostasis otum)

**Klinik.** Gelegentlich entleert sich Sekret oder Detritus, bei Infektionen kann es auch zur Eiterung kommen.

**Diagnostik.** Im allgemeinen enden die Fisteln blind, was durch Sondierung oder Kontrastmittelfüllung und Röntgendarstellung nachgewiesen werden kann.

**Differentialdiagnose.** Infizierte Fisteln können mit Atheromen oder Furunkeln verwechselt werden. Dann ist auf den anamnestischen Hinweis des rezidivierenden Flüssigkeitsaustritts zu achten.

**Therapie.** Die Exstirpation ist meist wegen der rezidivierenden Sekretion bzw. Infektion angezeigt.

### 5.1.3 Darwin-Höcker

> **Definition.** Spitze Ausziehung des oberen Helixrandes, enthält gelegentlich auch Fett.

**Ätiologie und Pathogenese, Klinik, Therapie.** Es handelt sich um eine symptomlose angeborene Fehlbildung, die allenfalls kosmetisch stört. Nur selten besteht der Wunsch nach chirurgischer Korrektur.

### 5.1.4 Abstehende Ohrmuscheln (Apostasis otum)

> **Definition.** Ohrmuscheln, die mehr als 30° vom Kopf abstehen *(siehe Abbildung 40 a)*

**Klinik**
Gelegentlich entleert sich Detritus, bei Infektionen auch Eiter.

**Diagnostik**
Durch Sondierung oder Röntgenkontrastdarstellung.

**Differentialdiagnose**
Infizierte Fisteln können mit Atheromen oder Furunkeln verwechselt werden.

**Therapie**
Die Exstirpation ist meist angezeigt.

### 5.1.3 Darwin-Höcker

◀ Definition

**Ätiologie und Pathogenese, Klinik**
Die symptomlose, angeborene Fehlbildung muß nicht korrigiert werden.

### 5.1.4 Abstehende Ohrmuscheln (Apostasis otum)

◀ Definition

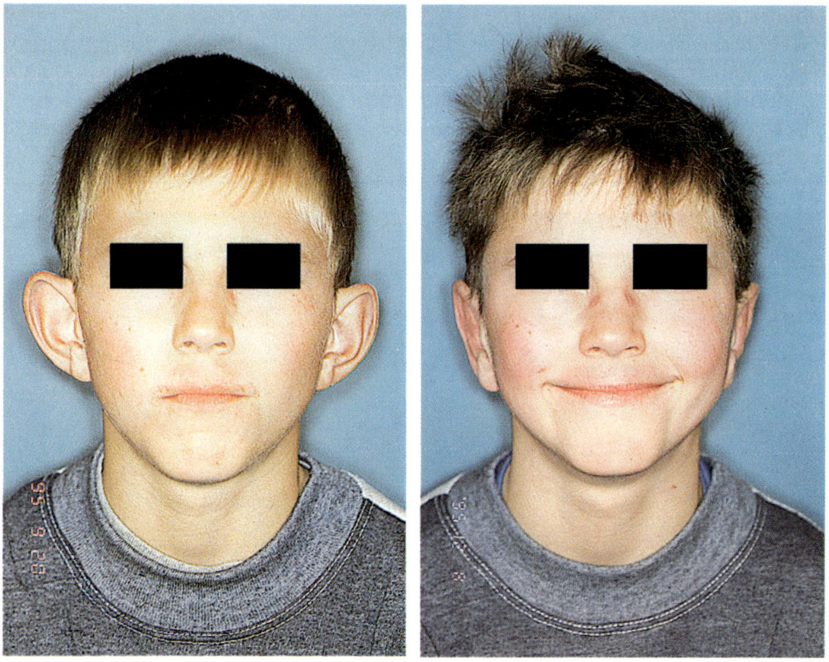

**a** präoperativ   **b** postoperativ
**Abb. 40 a, b: Apostasis otum**

**Ätiologie und Pathogenese**
Meist genetisch bedingt. Man findet eine unzureichend ausgebildete Anthelix und/oder ein großes Cavum conchae.

**Klinik**
Abstehende Ohren werden häufig als kosmetisch störend empfunden.

**Differentialdiagnose**
Besteht bei einseitiger Apostasis eine Otitis media, kann fälschlich der Verdacht auf eine Mastoiditis gelenkt werden.

**Therapie**
Dem Ohrmuschelknorpel wird durch Resektionen bzw. Inzisionen, Einritzungen und Knorpelnähte die gewünschte Form gegeben *(Otoklisis, Abb. 40a, b)*. Zur Vermeidung psychischer Schäden sollte der Eingriff vor dem Schulalter durchgeführt werden.

### 5.1.5 Gehörgangsstenose, Mikrotie, Anotie

**Definitionen** ▶

***Ätiologie und Pathogenese.*** Meist ist die Apostasis otum genetisch bedingt. Man kann familiäre Häufungen beobachten. Der Grund für den zu großen Winkel ist meist eine unzureichend ausgebildete Anthelix und/oder ein besonders großes Cavum conchae.

***Klinik.*** Stärker abstehende Ohren mit einem Kopf-Ohr-Winkel > 30° werden häufig vom Patienten oder der Umgebung als kosmetisch störend empfunden.

***Differentialdiagnose.*** Besteht bei einem Kind mit einseitiger Apostasis eine Otitis media, kann fälschlich der Verdacht auf eine Mastoiditis gelenkt werden, weil diese Komplikation ebenfalls zum Abstehen der Ohrmuschel führt.

***Therapie.*** Von der Rückseite aus wird dem Ohrmuschelknorpel durch Resektionen (Kavumreduktion) bzw. Inzisionen, Einritzungen und Knorpelnähte (Anthelixplastik) die gewünschte neue Form gegeben (Anlegen der Ohrmuschel *[Otoklisis]; Abbildung 40a,b)*. Reine Hautresektionen hinter dem Ohr führen nicht zum dauerhaften Erfolg. Ist bei Kindern die Deformität ausgeprägt, sollte zur Vermeidung eventueller psychischer Schäden durch Hänseleien der Eingriff vor dem Schulalter durchgeführt werden. Etwa ab dem zehnten Lebensjahr ist die Korrektur in örtlicher Betäubung durchführbar.

### 5.1.5 Gehörgangsstenose, Mikrotie, Anotie

> ***Definitionen***
> **Mikrotie**: Fehlgebildete, nur rudimentär angelegte Ohrmuschel in unterschiedlicher Ausprägung, häufig kombiniert mit tiefem Haaransatz, Gehörgangsstenose und Mittelohrfehlbildung mit Schalleitungsschwerhörigkeit. Diese Mißbildung kommt auch zusammen mit umfangreichen Gesichtsfehlbildungen vor *(siehe Abbildung 41, vgl. auch Abbildung 39a)*.
> **Anotie**: Vollständiges Fehlen der Ohrmuschel. Ebenso wie die Mikrotie bzw. Gehörgangsstenosen gelegentlich Bestandteil weiterer Gesichtsschädelfehlbildungen *(siehe Abbildung 42)*.
> **Gehörgangsstenose und -atresie**: Hochgradige häutige bzw. knorpelige und/oder knöcherne Einengung oder Verschluß des äußeren Gehörgangs. Die Fehlbildung kommt isoliert vor, aber auch kombiniert mit einer Mikrotie bzw. Anotie und/oder Mißbildungen des Trommelfells, der Gehörknöchelchen bzw. des Innenohres.

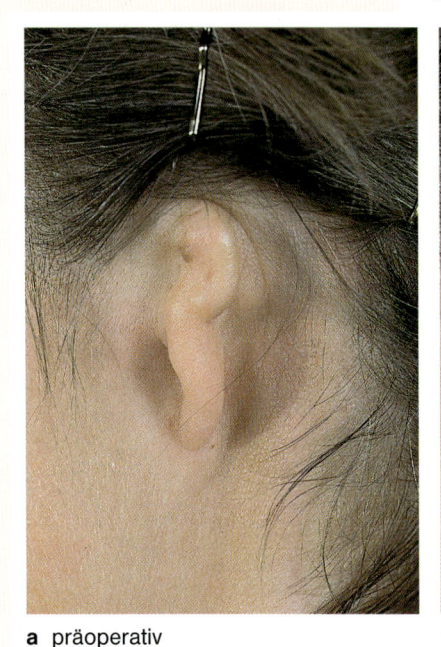

**a** präoperativ 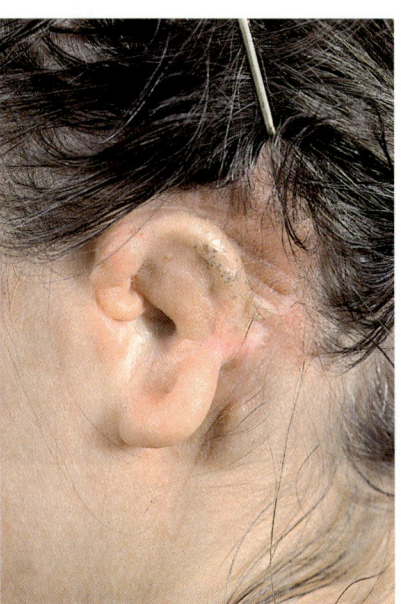 **b** postoperativ
**Abb. 41a, b: Mikrotie** **Abb. 42: Anotie**

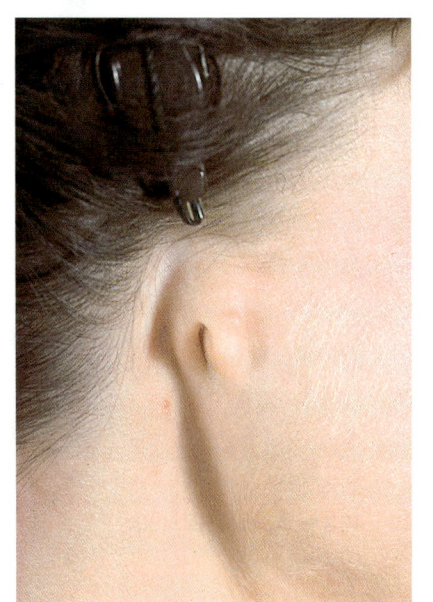

## 5.1.5 Gehörgangsstenose, Mikrotie, Anotie

*Ätiologie und Pathogenese.* Gehörgangsstenosen bzw. -atresien sowie Mikrotien und Mittelohrfehlbildungen können, ebenso wie Fehlbildungen des Innenohres und des N. facialis, auf der Basis chromosomaler Anomalitäten entstehen, aber auch durch embryonale oder fetale Schädigungen (z.B. Röteln-Embryopathie).

1959 bis 1962 führte das Schlafmittel **Thalidomid** (Contergan®) zu starker Häufung eines Dysmelie-Syndroms bei Kindern, deren Mütter das Medikament während der Schwangerschaft eingenommen hatten. Dabei traten oft funktionell schwerwiegende, kombinierte Fehlbildungen an Extremitäten und inneren Organen, Ohrmuscheln, äußerem Gehörgang sowie an Mittel- und Innenohr auf, gelegentlich auch Fazialisparesen.

Mißbildungen an äußerem Ohr und Mittelohr kommen auch zusammen mit weiteren Gesichtsfehlbildungen vor (z.B. Dysostosis mandibulofacialis [**Franceschetti-Syndrom** mit Ober- und Unterkieferhypoplasie, Fehlstellung der Lidspalten, Vogelgesicht]; ähnliche Fehlbildungen bei **Treacher-Collins-Syndrom**).

*Klinik.* Die Fehlbildungen der Ohrmuschel werden meist als sehr störend empfunden, sind funktionell aber nicht bedeutsam.

Gehörgangsverschlüsse verursachen dagegen eine mehr oder weniger stark ausgeprägte Schalleitungsstörung, besonders im Verbund mit Mittelohrfehlbildungen.

*Diagnostik.* Vor allem bei beidseitigen, aber auch bei einseitigen Fehlbildungen dieser Art ist schon nach der Geburt die vordringlichste Aufgabe die Klärung der Frage, ob das betreffende Kind überhaupt **hören** kann. Hierzu werden alle pädaudiologisch verfügbaren Mittel sobald als möglich eingesetzt, wobei die **Hirnstammaudiometrie** eine besonders wichtige Rolle spielt. Von den Ergebnissen hängt es ab, ob eventuell schon der Säugling bzw. das Kleinkind mit einem Hörgerät versorgt werden muß.

Erst wenn, im höheren Lebensalter, ein gehörverbessernder Eingriff am Mittelohr vorgesehen ist, wird zur Operationsplanung eine **Computertomographie** der Felsenbeine erforderlich, die die Details der Mittelohrfehlbildung zeigt, z.B. verformte, konglomerierte oder fehlende Gehörknöchelchen.

*Therapie.* Bei **Gehörgangsstenosen** und -atresien sowie bei Mittelohrfehlbildungen steht, vor allem bei doppelseitigen Störungen, die Herstellung eines normalen **Hörvermögens** im Vordergrund. Bei ausgeprägter, doppelseitiger Hörstörung strebt man die möglichst frühzeitige Versorgung mit **Hörgerät** an (etwa ab dem sechsten bis zwölften Lebensmonat), um den Spracherwerb zu ermöglichen. Erweiterung bzw. Bildung des Gehörgangs oder gehörverbessernde Operationen (**Tympanoplastik**) folgen ab dem vierten Lebensjahr; sie sind nur bei funktionsfähigem Innenohr sinnvoll.

Bei *einseitiger* Fehlbildung und *normaler* Hörfähigkeit der *Gegenseite* steht meist der Wunsch des Patienten nach **kosmetischer** Verbesserung im Vordergrund. Die chirurgische Korrektur der **Mikrotie** ist um so schwieriger, je kleiner das Ohrmuschelrudiment ist. Für den **Ohrmuschelaufbau** wird außer Haut (als Nahlappen oder Transplantat) auch Ersatz für den fehlenden Knorpel benötigt. Dazu eignet sich autogener Knorpel (vom Rippenbogen), eventuell auch ein Kunststoffimplantat. Eine **Ohrmuschelepithese** (künstliche Ohrmuschel, die angeklebt, an knochenverankerte Metallfixierungen angeklemmt oder an einem Brillengestell getragen wird) wird nicht von allen Patienten akzeptiert.

---

**Ätiologie und Pathogenese**
Chromosomale Anomalien oder embryonale bzw. fetale Schädigungen (z.B. Medikamente wie **Thalidomid**).
Mißbildungen an äußerem Ohr und Mittelohr kommen zusammen mit weiteren Gesichtsfehlbildungen vor (z.B. **Franceschetti-Syndrom, Treacher-Collins-Syndrom**).

**Klinik**
Die Fehlbildungen der Ohrmuschel sind funktionell meist nicht bedeutsam. Gehörgangsverschlüsse verursachen eine Schalleitungsstörung.

**Diagnostik**
Bei Fehlbildungen dieser Art ist nach der Geburt die vordringlichste Aufgabe die Klärung der Frage, ob das betreffende Kind **hören** kann. Hierbei spielt die **Hirnstammaudiometrie** eine wichtige Rolle. Eventuell muß schon der Säugling bzw. das Kleinkind mit einem Hörgerät versorgt werden. Zur Operationsplanung ist eine **CT** der Felsenbeine erforderlich, die die Details der Fehlbildung zeigt.

**Therapie**
Bei **Gehörgangsstenosen** und -atresien steht die Herstellung eines normalen **Hörvermögens** im Vordergrund. Bei ausgeprägter Hörstörung strebt man die frühzeitige Versorgung mit **Hörgerät** an. Gehörgangsplastiken oder gehörverbessernde Operationen (**Tympanoplastik**) folgen bei funktionsfähigem Innenohr ab dem 4. Lebensjahr.
Bei *einseitiger* Fehlbildung steht der Wunsch nach **kosmetischer** Verbesserung im Vordergrund. Für den **Ohrmuschelaufbau** bei **Mikrotie** wird Knorpel oder ein Kunststoffimplantat als Ersatz für den fehlenden Knorpel benötigt. Eine **Ohrmuschelepithese** wird nicht von allen Patienten akzeptiert.

## 5.1.6 Andere Mißbildungen

Weitere Fehlbildungen der Ohrmuschel sind u. a. die Makrotie (zu große Ohrmuschel), das Schneckenohr, Tassenohr, Satyrohr, Stahl-Ohr *(siehe Abbildung 43)*.

Die Korrektur erfolgt durch Eingriffe am Ohrmuschelknorpel.

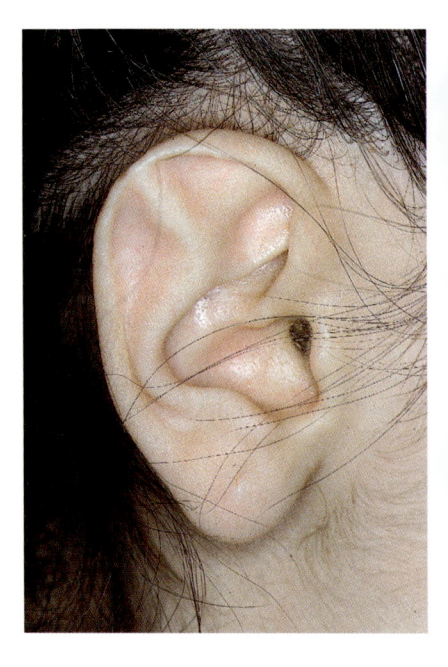

**Abb. 43: Stahl-Ohr:** Untypische Querstrebe des Knorpels zwischen Anthelix und Helixkante

## 5.2 Entzündungen

### 5.2.1 Gehörgangs»ekzem« (Otitis externa diffusa)

> ***Definition.*** Unspezifische Entzündung durch bakterielle, Virus- oder Pilzinfektion der Gehörgangshaut.

***Ätiologie und Pathogenese.*** Ätiologische Faktoren können chronische Mittelohrentzündungen, Kontaktallergien, Fremdkörper, Atopie, Stoffwechselstörungen oder auch Gehörgangsläsionen durch Manipulation sein. Verschmutztes oder aggressives Badewasser kann zu einer externen »Badeotitis« führen.

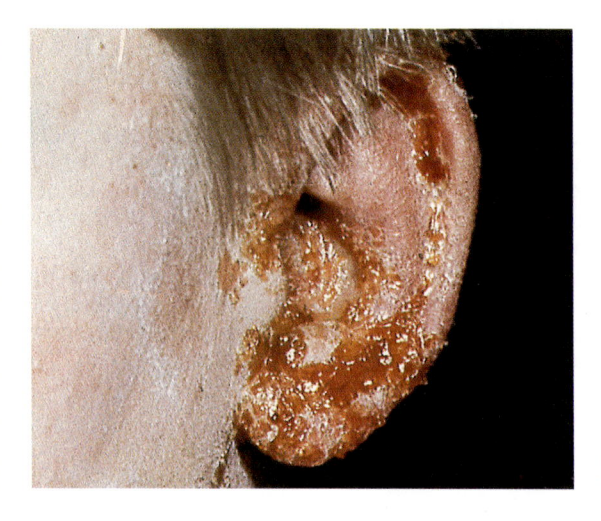

**Abb. 44:** Ekzem des äußeren Ohres

***Klinik.*** Bei **trockenem**, chronischem Ekzem stehen Schuppenbildung und Juckreiz im äußeren Gehörgang im Vordergrund. Bei der häufigeren **nässenden** Form kommt es zur schmerzhaften Gehörgangsschwellung mit schmieriger, häufig fötider Sekretion und Juckreiz. Das Trommelfell ist dann wegen Gehörgangsschwellung und Verlegung durch Detritus häufig nicht einsehbar. Durch die Schwellung kann es zu einer Schalleitungsschwerhörigkeit kommen *(siehe Abbildung 44)*.

***Differentialdiagnose.*** Vor allem muß eine sezernierende **Mittelohrentzündung** mit Trommelfellperforation ausgeschlossen oder als Ursache aufgedeckt werden. Treten auch hinter dem Ohr Schwellungen auf, muß eine **Mastoiditis** ausgeschlossen werden. Bei therapieresistenter Gehörgangsentzündung ist an eine **Otitis externa maligna** zu denken.

Typisch ist ein **Schmerz bei Zug an der Ohrmuschel und Druck auf den Tragus**. Diese Schmerzangaben eignen sich zur Abgrenzung gegen eine Mittelohrentzündung, bei der hierdurch kein Schmerz auslösbar ist.

***Therapie.*** Wichtig ist die mechanische Reinigung des Gehörgangs und die lokale Gabe von **antibiotika- und cortisonhaltiger Salbe** (Triamcinolon®) auf Gazestreifen in den Gehörgang. Bei Pilzbefall (meist Aspergillus) wählt man Streifen mit **Antimykotikum** (Ampho-Moronal®) bzw. kurzfristig auch Lösung. Bei trockenem Ekzem gibt man nur **Cortison**. Bei ausgeprägtem Krankheitsbild mit Übergreifen auf die Umgebung werden systemische Antibiotikagaben erforderlich.

## 5.5.2 Otitis externa circumscripta (Furunkel)

***Definition.*** Umschriebene, bakterielle Entzündung des äußeren Gehörgangs mit eitriger Einschmelzung.

***Ätiologie und Pathogenese.*** Ausgehend von einer Haarbalgentzündung (**Follikulitis**; meist durch Staphylokokken) kommt es unter Abszedierung zur Bildung eines oder mehrerer Furunkel. Bei rezidivierenden Furunkeln muß an das eventuelle Vorliegen eines **Diabetes** bzw. anderer Immunschwächen gedacht werden. Ursächlich spielen im übrigen häufig Manipulationen im äußeren Gehörgang eine Rolle (Kratzen, Reinigung).

***Klinik.*** Starke, mehr oder weniger umschriebene **Schwellungen** im äußeren Gehörgang und starke **Schmerzen** bei Berührung, besonders bei **Zug an der Ohrmuschel und Druck auf den Tragus** stehen im Vordergrund. Eventuell strahlen pulsierende Schmerzen in die Umgebung des Ohres aus. Häufig besteht **Fieber**, gelegentlich auch ein Weichteilödem oder eine präaurikuläre bzw. retroaurikuläre **Lymphknotenschwellung**. Oft ist das Allgemeinbefinden erheblich beeinträchtigt. Nach einigen Tagen zeigt sich die Demarkierung eines Furunkelpropfes, aus dem sich gelblich-grüner Eiter in den Gehörgang entleeren kann. Dann lassen die Schmerzen nach. Selten bildet sich eine periaurikuläre Phlegmone aus *(siehe Abbildung 45)*.

***Diagnostik.*** Die Otoskopie läßt das Ausmaß der Gehörgangsschwellung erkennen. Eine **Abstrichuntersuchung** ist bei Eiterung unerläßlich.

***Differentialdiagnose.*** Eine **Otitis externa maligna** muß ebenso ausgeschlossen werden wie ein **Gehörgangstumor**, bei Kindern auch ein **Gehörgangsfremdkörper**.

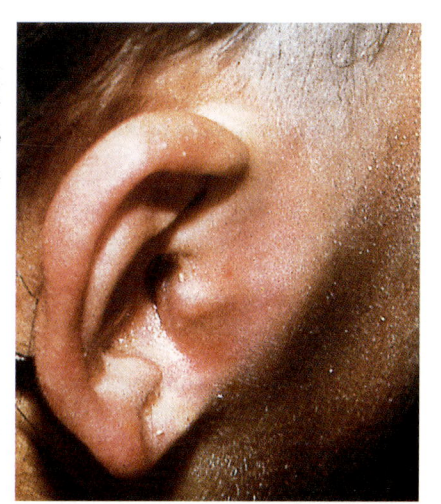

**Abb. 45: Gehörgangsfurunkel**

**Therapie.** Analgetika gibt man gegen die Schmerzen. Alkoholumschläge oder die lokale Behandlung mit antibiotika- und cortisonhaltigen **Salbenstreifen** haben sich bewährt (Triamcinolon®). Nur ausnahmsweise kann eine Stichinzision des Furunkels erfolgen, wenn trotz deutlicher Fluktuation keine spontane Eiterentleerung stattfindet. Bei schwerem Verlauf ist die **systemische Antibiotikagabe** nach Austestung der Erregerempfindlichkeit erforderlich. Hier ist meist Amoxicillin (Clamoxyl®) zusammen mit Flucloxacillin (Staphylex®) wirksam.

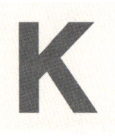

**K** *Der klinische Fall.* Ein 43 Jahre alter Mann stellt sich mit starken Ohrenschmerzen, Juckreiz und Hörminderung des rechten Ohres nachts um 4.00 h in der Notambulanz vor. Er gibt an, am Tag zuvor das Ohr gereinigt zu haben.
Bei der Palpation fällt ein Tragusdruckschmerz auf, ebenso ist das Ziehen an der Ohrmuschel schmerzhaft. Die Inspektion ergibt einen geröteten, subtotal zugeschwollenen Gehörgang, der schmierig belegt ist. Das Einführen des Ohrtrichters ist durch eine Schwellung und äußerst schmerzhafte Mißempfindung nur bedingt möglich, so daß das Trommelfell nicht eingesehen werden kann. Der Weber-Versuch wird ins betroffene Ohr lateralisiert, der Rinne-Versuch ist rechts negativ, links positiv. Die Audiometrie ergibt eine geringe Schalleitungsstörung rechts von 25 dB.
Nach der Behandlung des Ohres mit täglichen $H_2O_2$-Spülungen sowie Einlage von Triamcinolon-Salbenstreifen klingen die Beschwerden rasch ab. Nach drei Tagen sind Gehörgang und Trommelfell vollständig inspizierbar, wobei eine kleine Läsion am Gehörgangsboden, offensichtlich Folgezustand der mechanischen Gehörgangsreinigung, zur Darstellung kommt. Das Trommelfell ist unauffällig. Bei der Kontrollaudiometrie ist eine Schalleitungsstörung nicht mehr feststellbar. Abschließend wird dem Patienten von eigenhändiger mechanischer Ohrreinigung abgeraten.

**Diagnose:** Otitis externa rechts.

### 5.2.3 Erysipel

**Definition.** Akute, infektiöse, koriale Entzündung nach Eindringen von Streptokokken in die Hautlymphbahnen.

**Ätiologie und Pathogenese.** Eintrittspforte ist oft eine Läsion des äußeren Gehörgangs, z.B. bei Otitis externa (Ekzem). Von dort gelangen die Erreger, meist Streptokokken, in die Kutis.

**Klinik.** Häufig beginnt die Erkrankung mit **Fieber** und **Schüttelfrost**; dann tritt eine scharf umgrenzte **Rötung** mit relativ rascher Ausbreitung als zungenförmiges Erythem im periaurikulären Bereich auf. Die Haut ist rot, geschwollen, heiß, gespannt, glatt bis glänzend. Gelegentlich beobachtet man **Blasenbildung** oder einen hämorrhagisch-nekrotischen Verlauf.
Die Rötung und Schwellung kann sich über die gesamte Ohrmuschel einschließlich Ohrläppchen ausdehnen *(siehe Abbildung 46)*.
Die Erkrankung kann rezidivieren.

**Diagnostik.** Das klinische Bild ist im allgemeinen diagnoseweisend.

**Differentialdiagnose.** Hierzu siehe *die Tabelle 9* auf *Seite 105*.

**Therapie.** Die Behandlung besteht in der systemischen Gabe von Antibiotika. Meist ist hochdosiert intravenös gegebenes Penizillin ausreichend. Lokal können antiseptische oder antibiotische Salbenverbände die Heilung fördern.

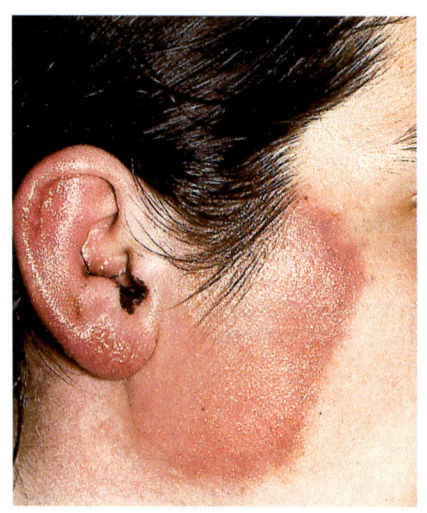

**Abb. 46:** Ohrerysipel

### 5.2.4 Perichondritis der Ohrmuschel

*Definition.* Entzündung des Ohrknorpelperichondriums.

*Ätiologie und Pathogenese.* Zur Infektion des Perichondriums mit Pseudomonas aeruginosa, Proteus oder Staphylokokken kommt es nach **Ohrmuscheltraumen**, Ohroperationen, Insektenstich oder »idiopathisch« (also ohne bekannte Ursache; *Chondrodermatitis nodularis chronica helicis*). Die Erkrankung entsteht auch durch Ausbreitung einer Otitis externa, nach Verätzungen, Erfrierungen, Verbrennungen oder durch ionisierende und nichtionisierende Bestrahlung.

*Klinik.* Die Patienten beklagen eine stark schmerzhafte **Schwellung** und **Rötung** mit Verlust des Ohrmuschelreliefs. Bei Abszeßbildung tastet man eine **Fluktuation**, gelegentlich kommt es zur Spontanperforation des Eiters durch die Haut, dann evtl. auch zur Abstoßung von nekrotischem Knorpel. Das Ohrläppchen bleibt (im Gegensatz zum Erysipel) im allgemeinen frei von Veränderungen *(siehe Abbildung 47).*

Bei der Sonderform der Chondrodermatitis nodularis chronica helicis findet man linsengroße, druckdolente Knötchen am Helixrand.

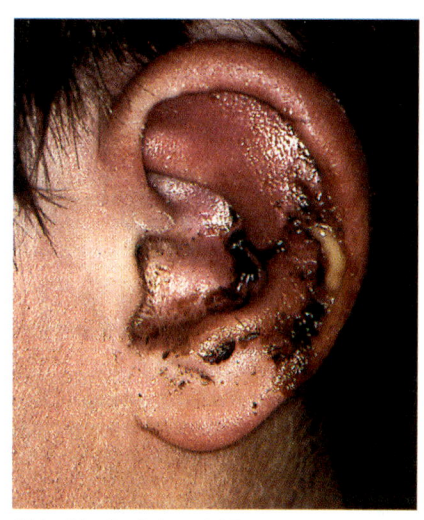

Abb. 47: Perichondritis

*Differentialdiagnose.* Beim **Erysipel** ist, im Vergleich zur Perichondritis, die Einbeziehung des Ohrläppchens typisch.

*Therapie.* Zu Beginn ist der Behandlungsversuch mit intensiver konservativer Therapie durch lokale und systemische **Antibiotikagabe** (Penizillin, Azlocillin, evtl. lokal Aminoglykoside) gerechtfertigt. Bei fortschreitender Einschmelzung muß die operative Eröffnung und breite **Drainage** des Eiters mit Ausräumung von nekrotischem Knorpel folgen.

*Prognose.* Ohne wirksame Behandlung kann eine erhebliche **Deformierung der Ohrmuschel** als Folgezustand durch Verlust des nekrotischen Knorpelgerüstes zurückbleiben.

### 5.2.5 Rezidivierende Polychondritis (Relapsing polychondritis)

*Definition.* Es handelt sich um eine seltene Entzündung des Knorpels im gesamten Körper mit variablem, eher chronisch-rezidivierendem Verlauf.

*Ätiologie und Pathogenese.* Die Entzündung entsteht wahrscheinlich auf dem Boden von Autoimmunprozessen und ist nicht selten mit systemischen Vaskulitiden vergesellschaftet. Histologisch kommt es zur Chondrolyse mit reaktiver Fibrose.

*Klinik.* Typisch ist eine stark schmerzhafte Rötung und Schwellung der Ohrmuschel, insbesondere im Helixbereich. Ferner kommt es zu Fieber und Allgemeinbeschwerden sowie Polyarthralgien, Laryngitis etc. Darüber hinaus sind Myokardschädigung und Augenbeteiligung möglich.

Außer dem Ohr ist u. a. häufig die Trachea betroffen.

**Differentialdiagnose.** Chondrodermatitis nodularis chronica helicis, Basaliom, aktinische Präkanzerose, Lupus erythematodes, chronische Polyarthritis und Morbus Reiter müssen ausgeschlossen werden. Dermatologisches Konsil und Probeexzision sind im Zweifelsfall unverzichtbar.

**Therapie.** Erfolgversprechend ist eine immunsuppressive Therapie mit Corticosteroiden bzw. Azathioprin (Imurek®) oder die Behandlung mit nichtsteroidalen Antiphlogistika.

### 5.2.6 Lupus erythematodes chronicus discoides (CDLE) und subakut-kutaner Lupus erythematodes (SCLE)

Dies sind **Autoimmundermatosen**, die als schuppende Keratosen bzw. makulöse Exantheme in der Hals-Nasen-Ohrenklinik selten differentialdiagnostisch in Frage kommen.
Die Erkrankungen sind in den Lehrbüchern der Dermatologie ausführlich beschrieben und werden hautärztlich behandelt.

### 5.2.7 Zoster oticus

> **Definition.** Reaktivierung des Zostervirus unter Beteiligung der Hirnnerven VII und VIII sowie des zugehörigen Hautareals.

**Ätiologie und Pathogenese.** Die Infektion mit dem neurotropen Zostervirus bzw. die Reaktivierung einer ganglionären Latenz von Varicella-zoster-Viren ist die Ursache der Erkrankung.

**Klinik.** Im Bereich der Ohrmuschel, des äußeren Gehörganges und eventuell auch am Trommelfell treten in Grüppchen angeordnete herpetiforme **Bläschen** mit einem Erythem auf *(siehe Abbildung 48)*. Es bestehen subfebrile Temperaturen. Oft stehen starke, neuralgiforme **Schmerzen** im Vordergrund, die manchmal als erstes Symptom noch vor dem Bläschenstadium auftreten und Monate oder gar Jahre persistieren können.

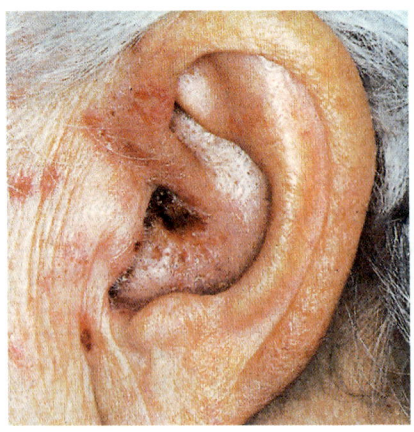

**a** Ohrbefund

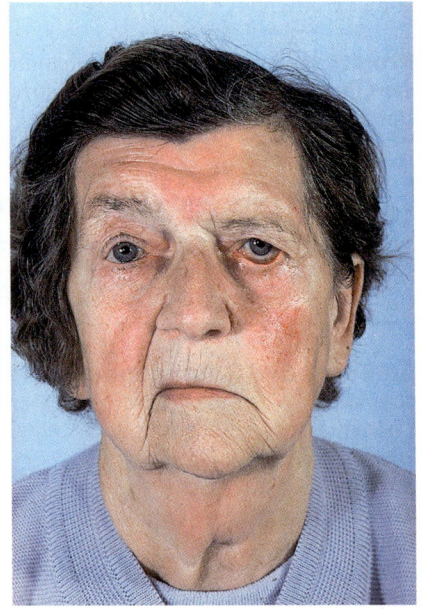

**Abb. 48a, b: Zoster oticus**

**b** Fazialisparese links

Häufig sind diese Symptome kombiniert mit einer peripheren **Fazialisparese** und/oder hochgradigen, **retrocochleären** (= neuralen) **Schwerhörigkeit** bis zur Ertaubung, evtl. auch mit **Schwindel** mit »Ausfallnystagmus« zur gesunden Seite. Die Krankheitszeichen können gleichzeitig, zeitlich versetzt oder isoliert erscheinen.

Bei Immunsupprimierten kann es – selten – zur Generalisierung mit sehr schweren Verläufen kommen.

*Diagnostik.* Meist ist das klinische Bild diagnoseweisend. Die **Virusserologie** (IgA-Anstieg, Komplementbindungsreaktion [KBR]) wird häufig erst nach Abklingen der Symptome positiv. Die Diagnose wird daher in erster Linie aus dem klinischen Bild gestellt, im Zweifelsfall kann sie durch den (relativ aufwendigen) elektronenmikroskopischen Virusnachweis gesichert werden. Zur Abklärung organbezogener Funktionsstörungen sind Audiogramm, Gleichgewichtsprüfung und Fazialisdiagnostik erforderlich.

*Differentialdiagnose.* Bei Bläschen im Gehörgang muß auch an **Grippeotitis** (hämorrhagische Otitis bullosa) gedacht werden. Die Fazialisparese kann mit der idiopathischen (Bellschen) Parese verwechselt werden, vor allem dann, wenn (noch) kein Bläschenstadium erkennbar ist. Bei den Hautveränderungen muß differentialdiagnostisch das **Erysipel** oder eine akute **Kontaktdermatitis** erwogen werden.

In der Differentialdiagnostik geben die starken Schmerzen häufig den entscheidenden klinischen Hinweis auf die Zostererkrankung.

*Therapie.* Der Behandlungsversuch mit dem Virustatikum Aciclovir (Zovirax®) ist vor allem im Hinblick auf die Schmerzen und die Hauterscheinungen häufig erfolgreich. Die Hautveränderungen werden mit Dimethylsulfoxid-Lösung (DMSO) und alkoholischen Umschlägen behandelt. Im übrigen muß symptomatisch therapiert werden (Analgetika, Antivertiginosa, etc.).

*Prognose.* Häufig bleibt eine Funktionsstörung des Fazialisnervs und/oder des Innenohres zurück. Auch können über Monate oder länger Schmerzen rezidivieren.

## 5.2.8 Otitis externa maligna (Osteomyelitis der Pars tympanica des Schläfenbeines)

> *Definition.* Fortschreitende, nekrotisierende Ostitis bzw. Osteomyelitis der lateralen Schädelbasis.

*Ätiologie und Pathogenese.* Die Erkrankung kommt nahezu ausschließlich bei (älteren) Diabetikern vor und geht von einer Gehörgangsentzündung mit **Pseudomonas aeruginosa** aus. Dabei erkrankt die Gehörgangshaut i. S. einer Otitis externa, die jedoch auch die peritympanalen Schädelknochen erfaßt und sich entlang der Schädelbasis bis zum Foramen jugulare ausbreiten kann.

*Klinik.* Es besteht eine therapieresistente, schmerzhafte Schwellung der Weichteile des Gehörgangs mit fötider Eiterung aus Granulationen und häufig freiliegendem Knochen im äußeren Gehörgang. Bei Fortschreiten der hartnäckigen, nekrotisierenden Entzündung kommt es zu Paresen der Hirnnerven VI, VII, IX, X, XI und XII.

Bei der Otoskopie sieht man Granulationen, Eiterung und freiliegenden Knochen. Die Funktionsprüfung der Hirnnerven läßt ggf. Ausfälle erkennen, die aber im Anfangsstadium nicht zu erwarten sind.

*Diagnostik.* Das Abstrichergebnis ist typisch (**Pseudomonas aeruginosa**). Blutuntersuchungen bzw. ein Blutzuckertagesprofil decken sehr häufig einen manifesten oder latenten Diabetes auf. Knöcherne Destruktionen können in den Röntgenaufnahmen nach Schüller und Stenvers, in der axialen Schädelbasisaufnahme und im CT dargestellt werden.

Destruktionen können radiologisch dargestellt werden. Hirnnervenausfälle werden mit Funktionsprüfungen erkannt.

Hirnnervenausfälle werden mit geeigneten Funktionsprüfungen erkannt. Im Vordergrund stehen Gehör- und Gleichgewichtstests, Fazialis- und Hypoglossusdiagnostik.

**Differentialdiagnose**
Ein Karzinom ist auszuschließen.

***Differentialdiagnose.*** Im Zweifelsfall ist der Ausschluß eines Karzinoms durch Probeexzision erforderlich.

**Merke ▶**

> ***Merke.*** Eine begleitende Mykose kann den Hauptbefund einer Otitis externa maligna verdecken.

**Therapie**
Behandlung des Diabetes, gezielte Antibiotikagabe. Bei therapieresistenten Verläufen operative Ausräumung des Krankheitsherdes auch an der knöchernen Schädelbasis.

***Therapie.*** Die Behandlung des Diabetes mellitus ist unerläßlich. Hinzu kommt die hochdosierte, gezielte Antibiotikagabe lokal und systemisch (Azlocillin [Securopen®], Gyrasehemmer [Tarivid®]). Die großzügige operative Ausräumung des Krankheitsherdes in den Weichteilen, erforderlichenfalls auch im knöchernen Bereich der Schädelbasis, ist bei therapieresistenten Verläufen indiziert.

**Prognose**
Meist führt eine konservative Therapie zur Ausheilung. Gelegentlich kommt es zu ungünstigen Verläufen mit tödlichem Ausgang.

***Prognose.*** In den meisten Fällen führt eine konsequente konservative Therapie zur Ausheilung, jedoch kommt es selbst bei ausgedehntem chirurgischem Vorgehen gelegentlich zu ungünstigen Verläufen. Die Krankheit führt bei ungenügender Behandlung zum Tode.

## 5.3 Mykosen des äußeren Ohres (Otomykosen)

**Definition ▶**

> ***Definition.*** Pilzerkrankungen im äußeren Gehörgang.

**Ätiologie und Pathogenese**
Pilzwachstum im Gehörgang wird durch feuchtes Milieu, längerfristige Antibiotika- und Kortikoidgabe sowie durch reduzierte Abwehrkräfte gefördert.

***Ätiologie und Pathogenese.*** Pilzwachstum im äußeren Gehörgang wird durch Bildung einer »feuchten Kammer« gefördert (z.B. Tragen eines Hörgerätes, das den Gehörgang verschließt, bei chronischer Mittelohrentzündung mit »laufendem« Ohr). Auch eine längerfristige Antibiotika- und Corticosteroidgabe unterstützt Mykosen, besonders bei reduziertem Allgemeinzustand des Patienten (Diabetiker, Immunsuppression). Vorwiegend sind Schimmelpilze beteiligt (besonders Aspergillus), aber auch Kandida und Dermatophyten.

**Klinik**
Typisch ist ein weißlicher bis dunkelbräunlicher, schmieriger Belag im äußeren Gehörgang mit Juckreiz *(s. Abb. 49)*. Eventuell besteht eine Schalleitungsstörung.

***Klinik.*** Typisch ist ein mehr oder weniger leicht ablösbarer, trockener oder feuchter, weißlicher bis dunkelbräunlicher, schmieriger Belag im äußeren Gehörgang mit Juckreiz *(siehe Abbildung 49)*. Eventuell besteht eine leichte Schalleitungsstörung.

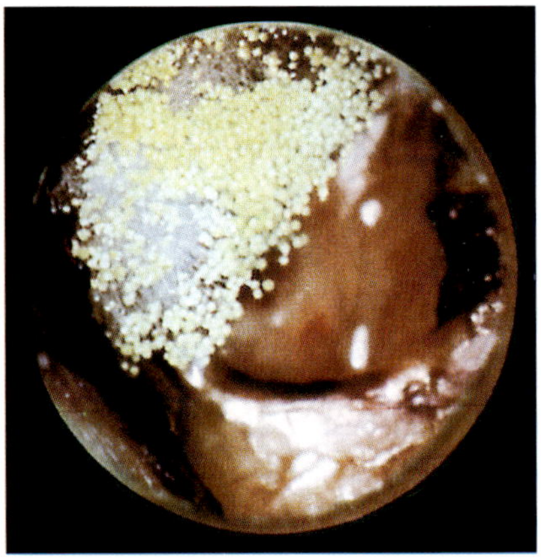

**Abb. 49: Mykose des Gehörgangs**

**Diagnostik**
Durch Abstrich, Nativ- und Kulturnachweis des Pilzwachstums werden andere Erkrankungen ausgeschlossen. Unter dem Mikroskop fällt das Pilzmyzel auf.

***Diagnostik.*** Durch die Abstrichuntersuchung sowie Nativ- und Kulturnachweis zur Differenzierung des Pilzwachstums werden andere Erkrankungen ausgeschlossen. Unter dem Mikroskop fällt häufig schon bei der Otoskopie das erkennbare Pilzmyzel auf.

**Therapie**
Antimykotika. Wichtig ist die Vermeidung einer »feuchten Kammer«.

***Therapie.*** Wichtig ist die Gehörgangsreinigung unter Vermeidung der Bildung einer »feuchten Kammer« (Milieuänderung). Nach lokaler Gabe von Antimykotika ist oft schon innerhalb weniger Tage eine Wirkung nachweisbar.

**Differentialdiagnose.** Siehe Tabelle 9

Differenzialdiagnose s. Tab. 9.

| Tabelle 9: Differentialdiagnose der entzündlichen Erkrankungen der Ohrmuschel | |
|---|---|
| **Perichondritis** der Ohrmuschel | Das Ohrläppchen ist **nicht** befallen. |
| **Erysipel** | An der Ohrmuschel Einbeziehung des Ohrläppchens, knorpelige Anteile können ausgespart bleiben. |
| **Phlegmone** | Unscharfe Begrenzung, Etagenwechsel, stärkste Veränderung mit konfluierender Pustelbildung in Herdmitte; sehr starke, klopfende Schmerzen. |
| **Herpes zoster** | Wenig Fieber; Schmerzen. Zahlreiche herpetiform gruppierte Bläschen und Vesikopusteln. Begleitend häufig Funktionsstörungen der Hirnnerven VII, VIII. |
| **Akute Kontaktdermatitis** | Auffällige Anamnese, kein Fieber, Papulovesikeln, Juckreiz. |

## 5.4 Zerumen, Fremdkörper

### 5.4.1 Zerumen (»Ohrenschmalz«)

***Zusammensetzung und Funktion.*** Zerumen setzt sich aus dem Sekret der apokrinen Schweißdrüsen und dem Talg ekkriner Haarbalgdrüsen des äußeren Gehörgangs zusammen und nimmt abgestoßene Härchen, Epidermisschüppchen und Verunreinigungen der Haut des äußeren Gehörgangs auf.

Das abgesonderte Zerumen wird durch einen Selbstreinigungsmechanismus zum Gehörgangseingang nach außen transportiert, wo es eintrocknet und normalerweise beim täglichen Waschen entfernt wird.

5.4 Zerumen, Fremdkörper

5.4.1 Zerumen (»Ohrenschmalz«)

**Zusammensetzung und Funktion**
Zerumen setzt sich aus Schweißdrüsensekret, Talg, Härchen, Epidermisschüppchen und Verunreinigungen zusammen. Es wird durch einen Selbstreinigungsmechanismus zum Gehörgangseingang transportiert.

### Zeruminalpfropf

Zeruminalpfropf

> ***Definition.*** Übermäßige Ansammlung von Ohrenschmalz im Gehörgang.

◀ Definition

***Ätiologie und Pathogenese.*** Bei Störungen der Migration des Zerumens nach außen, bzw. bei vermehrter Produktion des Ohrenschmalzes, kann es zur Verlegung des Gehörgangs mit Zeruminalpfröpfen kommen.

**Ätiologie und Pathogenese**
Bei Störungen der Migration bzw. vermehrter Produktion des Zerumens bildet sich ein Pfropf.

> ***Merke.*** Bei Selbstmanipulationen im äußeren Gehörgang (in der Absicht, das Ohrenschmalz zu entfernen) wird Zerumen häufig bis zum Trommelfell vorgeschoben, was die weitere Verstopfung des Ohres unterstützt, Verletzungen und Entzündungen auslösen kann, und die spätere Entfernung durch den Arzt erschwert.

◀ Merke

***Klinik.*** Ein Zeruminalpfropf verursacht eine **Schalleitungsschwerhörigkeit**, oft verbunden mit **dumpfem Gefühl** im Ohr, gelegentlich auch Tinnitus oder Hustenreiz (Reflex über den R. auricularis N. vagi), sehr selten Erbrechen. Durch Reizung der Gehörgangshaut kann es bei harten Ohrenschmalzpfröpfen zur **Otitis externa** kommen.

In seltenen Ausnahmefällen führt die stete Volumenzunahme eines Zeruminalpfropfes durch wachsende Druckeinwirkung zur Knochenatrophie und Erweiterung des äußeren Gehörgangs bis zur Bildung einer »spontanen Radikalhöhle«.

**Klinik**
Ein Zeruminalpropf verursacht vor allem eine **Schalleitungsschwerhörigkeit** mit **dumpfem Gefühl** im Ohr. Durch Reizung der Gehörgangshaut kann es zur **Otitis externa** kommen.

***Diagnostik.*** Mit der **Otoskopie** ist Zerumen leicht zu erkennen. Die Schalleitungsstörung wird durch Stimmgabelversuche oder das Tonaudiogramm nachgewiesen.

**Diagnostik**
Die **Otoskopie** und audiologische Standardtests liefern die Diagnose.

**Differentialdiagnose.** Eine plötzliche Hörminderung nach Baden oder Duschen bedeutet zwar meist, daß Zerumen durch Wasseraufnahme gequollen ist und zur Schalleitungsstörung geführt hat. Ein differentialdiagnostisch möglicher **Hörsturz** muß aber ausgeschlossen werden.

**Therapie.** Üblicherweise erfolgt die instrumentelle Entfernung eines Pfropfes durch den HNO-Arzt unter otoskopischer Kontrolle bzw. die Ausspülung mit lauwarmem Wasser aus einer Ohrspritze *(siehe Abbildungen 50 und 51).*

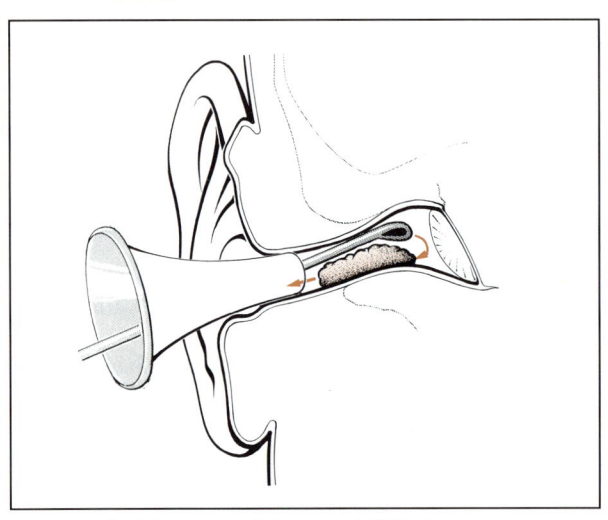

**Abb. 50: Gehörgangsreinigung mit Häkchen**

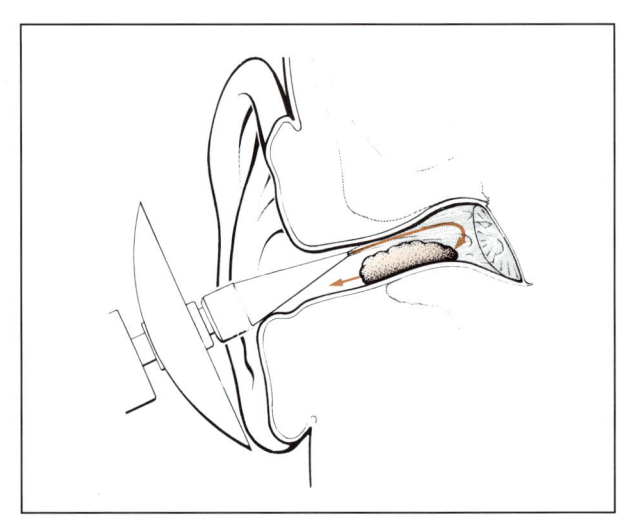

**Abb. 51: Gehörgangsreinigung mit Wasserspülung**

> **Merke.** Wegen der Gefahr, eine Trommelfellperforation hervorzurufen, darf der **Strahl bei der Wasserspülung nie direkt auf das Trommelfell** gerichtet sein, sondern immer nur gegen die Gehörgangswand!
> Bei dem anamnestisch zu ermittelnden Verdacht auf eine bestehende Trommelfellperforation darf keinesfalls gespült werden!
> Falsch temperiertes Spülwasser führt zur Reizung des Gleichgewichtsorgans und damit zu Schwindel!

Festsitzende Pfröpfe können durch Einträufeln lipoidlöslicher Mittel über Nacht aufgeweicht werden (Glycerin, Paraffinöl, Olivenöl, handelsübliche Pharmapräparate wie Otoward®, Ceruminex®). Bei unlöslichem Zerumen oder bekannter Trommelfellperforation ist die Extraktion mit einem stumpfen Häkchen, am besten unter dem Mikroskop, der Spülung vorzuziehen.

> **Merke.** Patienten mit übermäßiger Zerumenbildung sollten sich in regelmäßigen Abständen hals-nasen-ohrenärztlich untersuchen und gegebenenfalls eine Reinigung vornehmen lassen. Jede »Selbstbehandlung« im Gehörgang beinhaltet ein Verletzungsrisiko!

### 5.4.2 Gehörgangsfremdkörper

> **Definition.** Unphysiologische Materialien, die im äußeren Gehörgang festsitzen.

**Ätiologie und Pathogenese.** Bei Kindern sind es meist Spielzeugteile, Perlen etc.; bei Erwachsenen findet man hängengebliebene Wattebäusche von Ohrreinigungsstäbchen, festsitzende Gehörschutzwatte, gelegentlich auch Insekten.

**Klinik.** Fremdkörper verursachen eine **Schalleitungsschwerhörigkeit** bei dumpfem Gefühl im Ohr. Bei einer **Läsion** des Gehörganges können **Schmerzen** und **Blutung**, bei **Superinfektion** auch **eitrige Otorrhö** auftreten.

**Therapie.** Je nach Beschaffenheit des Fremdkörpers entfernt man ihn durch Spülung oder mit Häkchen, Pinzette oder mikrochirurgischer Faßzange unter otoskopischer Kontrolle. Insekten können vor der Extraktion mit Alkohol behandelt werden.

## 5.5 Traumen

### 5.5.1 Gehörgangs- und Ohrmuschelverletzungen

**Ätiologie und Pathogenese.** Verletzungen der Ohrmuschel oder des Gehörganges entstehen durch Biß, Schnitt oder Stich, auch durch Quetschung oder Abscherung (z.B. bei Verkehrsunfällen).

**Klinik.** Die Erscheinungsformen dieser Verletzungen reichen von oberflächlichen **Ablederungen** und kleinen **Einschnitten** bis zur ausgedehnten Quetschung oder totalem **Abriß** der Ohrmuschel.

Läsionen des Gehörganges sind meist Stichverletzungen oder Hautabschürfungen durch Manipulation mit der Absicht der Gehörgangsreinigung. Durch bakterielle Superinfektion ist die Gefahr der Knorpelnekrose mit der Folge einer Deformierung der Ohrmuschel besonders groß.

**Diagnostik.** Nach Säuberung des verletzten Ohres stellt man zunächst das Ausmaß der Verletzung fest und klärt, ob auch der Knorpel betroffen ist. Eine Mitverletzung von Trommelfell, Mittelohr oder Innenohr muß durch Otoskopie, Audiometrie bzw. Gleichgewichtsdiagnostik sorgfältig ausgeschlossen werden.

> **Merke.** Bei ausgedehnten Verletzungen im Ohrbereich muß man auch auf eine Beteiligung des N. facialis achten!

**Therapie.** Die Entfernung aller Verschmutzungen, Desinfektion und Resektion bereits angegriffener oder nekrotischer Haut- bzw. Knorpelfragmente ist vorrangig. Oberflächliche Gehörgangsverletzungen werden mit antibiotika-, eventuell auch kortisonhaltigen Salbenstreifen behandelt. Eine narbige Stenosierung des Gehörgangs muß verhindert werden. Eine **sorgfältige dreischichtige Naht** (Haut-Knorpel-Haut) ist bei durchgehenden Schnittverletzungen der Ohrmuschel Voraussetzung für ein kosmetisch befriedigendes Ergebnis der Wundversorgung. Zur Infektionsprophylaxe sollte ein Breitbandantibiotikum gegeben werden.

Der völlige **Abriß** einer Ohrmuschel kann, sofern das abgerissene Teil noch vorhanden ist, durch **Replantation** behandelt werden; allerdings wachsen nicht alle replantierten Ohrmuscheln wieder an. Eine weitere Möglichkeit besteht in der Implantation nur des abgetrennten Knorpels, der von Haut völlig befreit wurde, unter die Mastoidhaut, um dann in zweiter Sitzung die Ohrmuschel wiederherzustellen.

### 5.5.2 Othämatom, Otoserom

> **Definition.** Subperichondrale Ansammlung von Blut oder Serum, wodurch das Perichondrium vom Knorpel abgehoben wird.

**Ätiologie und Pathogenese.** Durch stumpfe, vor allem tangentiale Gewalteinwirkung kommt es zur Abscherung mit Einblutung zwischen Knorpel und Perichondrium der Ohrmuschel (besonders bei Boxern, Ringern, Sackträgern etc.). Das Hämatom oder Serom unterbricht die Ernährung des Knorpels vom Perichondrium aus, wodurch es zur aseptischen Knorpelnekrose mit nachfol-

Knorpelnekrose kann zur Entstellung der Ohrmuschel führen, (»**Ringerohr**«, »**Blumenkohlohr**«, Abb. 53).

gender Entstellung der Ohrmuschel kommen kann, die bei wiederholtem Auftreten von Othämatomen zunimmt und durch Organisation und Verkalkung älterer Hämatome noch unterstützt wird. Typisches Ergebnis wiederholter Othämatome ist das »**Ringerohr**« oder das sogenannte »**Blumenkohlohr**« *(Abbildung 53)*.

**Klinik**
Es besteht eine schmerzlose, pralle, rundliche, fluktuierende Vorwölbung an der Ohrmuschelvorderseite (s. Abb. 52).

*Klinik.* Man sieht und tastet eine schmerzlose, pralle, rundliche, fluktuierende Vorwölbung an der Ohrmuschelvorderseite. Die natürliche Faltung der Ohrmuschel ist in diesem Bereich aufgehoben *(siehe Abbildung 52)*.

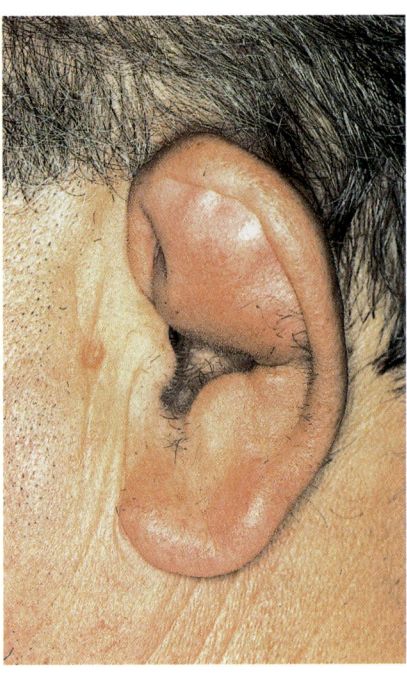

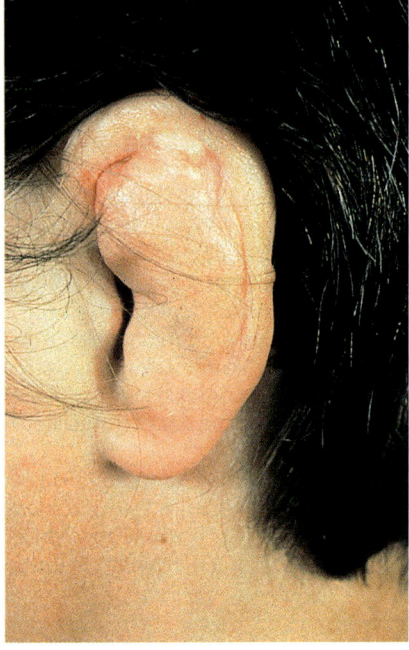

**Abb. 52:** Othämatom   **Abb. 53:** Ringerohr

**Therapie**
Nach Punktion des Hämatoms kommt es häufig zum Rezidiv. Besser ist ein »Fenster« im Knorpel. Danach werden die Perichondriumblätter durch »Matratzennähte« an den Knorpel adaptiert.

*Therapie.* Der Versuch der Behandlung durch Punktion mit Aspiration des Hämatoms kann gerechtfertigt sein, häufig kommt es danach jedoch zum Rezidiv. Besser ist dann die Darstellung des Ohrmuschelknorpels im betroffenen Bereich von dorsal und Ausschneidung eines kleinen »Fensters« im Knorpel, durch welches das Hämatom abfließen kann. Danach werden die Perichondriumblätter durch »Matratzennähte« an den Knorpel adaptiert.

**5.5.3 Verbrennung der Ohrmuschel**

### 5.5.3 Verbrennung der Ohrmuschel

**Ätiologie und Pathogenese**
Ursachen sind Feuer, heiße Flüssigkeiten oder Sonnenbrand.

*Ätiologie und Pathogenese.* Verbrennungen kommen häufiger bei Kindern vor und entstehen durch Feuer, aber auch durch Unfälle mit heißen Flüssigkeiten oder im Zusammenhang mit einem Sonnenbrand.

**Klinik**
Die Ohrmuschel kann gerötet sein (1. Grad), Blasen aufweisen (2. Grad) oder weißglänzend aussehen (3. Grad). Gelegentlich entwickelt sich eine Superinfektion und Perichondritis.

*Klinik.* Je nach Grad der Verbrennung kann die Ohrmuschel gerötet sein (1. Grad), Blasen aufweisen (2. Grad) oder weißglänzend aussehen (3. Grad). Verbrennungen ersten und zweiten Grades sind häufig schmerzhaft, Verbrennungen dritten Grades nicht mehr, weil die Schmerzrezeptoren der Haut zerstört sind. Gelegentlich entwickelt sich eine Superinfektion und Perichondritis, unabhängig von der Tiefe der Verbrennung.
Säureverätzungen bieten ein ähnliches Bild.

**Therapie**
Sterile, antibiotische Salbenverbände. Ein Debridement folgt erst nach Demarkierung avitaler Bezirke. Bei leichteren Verbrennungen Versorgung mit cortison- und antibiotikahaltigen Salben.

*Therapie.* Nach der Reinigung der verbrannten Region legt man sterile, antibiotische Salbenverbände auf. Vermeidung von Druck ist wichtig, um die Blutversorgung nicht zu verschlechtern. Ein Debridement (= Abräumung nekrotischer Gewebemassen) folgt erst nach Demarkierung avitaler Bezirke. Bei leichteren Verbrennungen kann die Versorgung mit cortison- und antibiotikahaltigen Salben ausreichen.

***Prognose.*** Eine schwere Deformität nach Ohrmuschelverbrennung ist meistens Folge einer sekundären Infektion und Knorpelnekrose.

## 5.5.4 Erfrierung der Ohrmuschel

***Ätiologie und Pathogenese.*** Wegen der exponierten Position der Ohrmuscheln ist ihre Erfrierung bei langem Aufenthalt in der Kälte ein relativ häufiges Ereignis.

***Klinik.*** Weißfärbung der gefühllos gewordenen Ohrmuschel zeigt den ersten Grad, Blasenbildung den zweiten Grad, Nekrosen und Ulzera am Ohrmuschelrand zeigen den dritten Grad der Erfrierung an.

***Therapie.*** Die Erfrierung 1. Grades wird durch Reiben und warme Kompressen behandelt. Bei der Erfrierung 2. Grades eröffnet man die Blasen. Danach wird wie bei Verbrennung mit antibiotischer Salbe und sterilem Verband ohne Druck behandelt. Debridement erfolgt erst bei Demarkierung. Trockene Nekrosen sollte man trocken behandeln (z.B. mit Puder).

***Prognose.*** Als Spätfolge können knotige Verdickungen (Frostbeulen) oder juckende Ekzeme sowie Verknöcherungen der Ohrmuschel auftreten.

## 5.5.5 Gehörgangsfrakturen

***Ätiologie und Pathogenese.*** Frakturen des knöchernen Gehörgangs kommen als Mitbeteiligung bei Felsenbeinlängsfrakturen vor oder bei Brüchen der **Kiefergelenkspfanne** (z.B. bei Sturz oder Schlag auf das Kinn), weil die vordere Gehörgangswand an der Bildung der Kiefergelenkspfanne beteiligt ist.

***Klinik.*** Nach dem Trauma tritt eine Blutung aus dem Gehörgang auf, bei Gelenkfrakturen auch Schmerzen beim Kauen und evtl. eine Kiefersperre. Durch ein Hämatotympanon oder ein Blutgerinnsel im äußeren Gehörgang kann es zur Schalleitungsstörung kommen.

***Diagnostik.*** Bei Felsenbeinfrakturen findet sich der Bruch otoskopisch in der hinteren oberen, bei Gelenksfrakturen in der vorderen unteren Gehörgangswand.
Die Röntgenaufnahme nach Schüller kann den Bruchspalt erkennbar machen. Dies gelingt allerdings häufiger mit der Computertomographie. Zum Ausschluß einer Hörstörung muß audiologische Diagnostik durchgeführt werden. Auf eine eventuell auch sekundär noch auftretende Funktionsstörung des N. facialis ist zu achten.

***Therapie.*** Nur bei ausgedehnten Zerstörungen wird eine operative Reposition erforderlich, um eine Gehörgangsstenosierung zu verhindern oder den mitbeteiligten N. facialis ggf. zu versorgen. Sonst genügt die Gehörgangstamponade mit Salbenstreifen und antibiotischer Abdeckung. Etwa bestehende Mittelohrläsionen sowie Felsenbein- oder Kieferfrakturen werden darüber hinaus entsprechend versorgt. Zur Behandlung der Mandibula wird der Kieferchirurg hinzugezogen.

## 5.6 Tumoren des äußeren Ohres

### 5.6.1 Gutartige (benigne) Tumoren

> ***Definition.*** Eine gutartige Geschwulst führt durch lokal verdrängendes Wachstum zu Symptomen, wächst aber nicht destruierend und bildet keine Metastasen.

## Gehörgangsexostosen

*Definition.* Exostosen des knöchernen äußeren Gehörgangs sind rundliche Hyperostosen (Knochenneubildungen).

*Ätiologie und Pathogenese.* Diese Veränderungen entstehen vor allem bei Schwimmern oder Surfern durch den chronischen Reiz kalten Wassers oder kalter Luft. Der genaue Entstehungsmechanismus ist nicht bekannt.

*Klinik.* Kennzeichnend sind glatte, subkutan gelegene, höckerartige Vorwölbungen vor dem Trommelfell *(siehe Abbildung 54)*. Die Einsicht auf das Trommelfell ist dadurch oft stark eingeschränkt. Bei stärkerer Ausprägung können Exostosen Ursachen für Zeruminalpfröpfe bzw. rezidivierende Otitis externa sein, rufen aber alleine nur selten eine Schalleitungsstörung hervor.

*Therapie.* Ausgeprägte Exostosen werden durch Abschleifen entfernt. Rezidive sind selten.

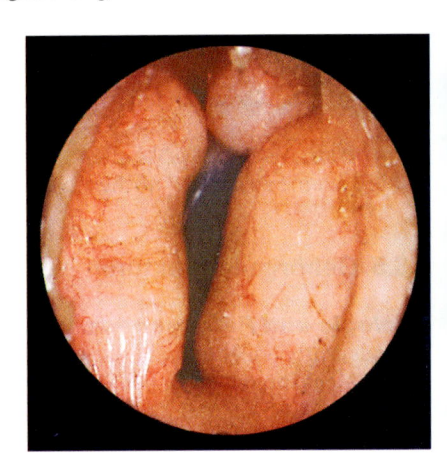

**Abb. 54:** Gehörgangsexostosen

## Atherome (epidermale und follikuläre Zysten)

*Definition.* Sog. »echte« Atherome entsprechen Epidermoiden und enthalten überwiegend Hornlamellen. Sog. »falsche« Atherome sind Follikel- bzw. Talgretentionszysten *(»Ölzysten«)*. Äußerlich und klinisch bestehen kaum Unterschiede.

*Ätiologie und Pathogenese.* Bei Epidermoiden gibt es eine erbliche Disposition der Entstehung aus versprengten embryonalen Talgdrüsenkeimen. Talgretentionszysten entstehen durch den Verschluß von Drüsenausführungsgängen. Der Gangverschluß erfolgt überwiegend spontan und ohne erkennbare Ursache, gelegentlich aber auch im Zusammenhang mit Vernarbungen nach operativen Eingriffen. Atherome kommen am Ohr gehäuft im Bereich des Ohrläppchens und des retroaurikulären Sulcus vor.

*Klinik.* Solche Zysten erscheinen als weiche bis prallelastische, kugelige, glatte, gelbliche Gebilde in der Haut. Bei Entzündung werden sie schmerzhaft, gerötet und derb.
  Das klinische Bild täuscht gelegentlich eine bakterielle Infektion vor, bei der es sich jedoch lediglich um eine reaktive, zelluläre Infiltration handeln kann. Follikelzysten haben nicht selten einen fötiden Geruch durch Talgzersetzungsprodukte.

*Differentialdiagnose.* In infiziertem Zustand besteht vor allem Ähnlichkeit zu einem Furunkel. Ferner können ein Riesenkomedo, Tumoren der Hauthangsgebilde, ein zystisches Basaliom und entzündete Aurikularanhängsel ein ähnliches Bild liefern.

## 5.6.1 Gutartige (benigne) Tumoren

***Therapie.*** Die vollständige Exzision im infektfreien Zustand ist die Behandlung der Wahl, um Rezidive zu vermeiden. Bei Infektion und Fluktuation führt man eine Inzision zur Eiterentlastung durch und legt bis zur Abheilung einen Jodoformgazestreifen ein.

### Hypertrophe Narben und Keloide

> ***Definition.*** Überschießende (hypertrophe) bzw. sogar nach Art eines gutartigen Tumors wuchernde Narbenbildung (Keloid).

***Ätiologie und Pathogenese.*** Der genaue Entstehungsmechanismus von Keloiden ist nicht bekannt. Sie können nach chirurgischen oder traumatischen Hautläsionen beim gleichen Patienten an einigen Körperpartien auftreten, an anderen dagegen nicht. Prädisponierend sind Wunden, die beim Verschluß unter starker Spannung stehen. Auch Verbrennungs- und Verätzungsnarben neigen stärker zur Ausbildung von Keloiden *(siehe Abbildung 55)*. Bei hypertrophen Narben ist eine spontane Regression möglich.

***Klinik.*** In hypertrophen Narben und Keloiden empfinden manche Patienten Schmerzen. Im übrigen sind sie kosmetisch störend. Die betroffenen Narben werden breit, bleiben rot oder rosa und sind zunehmend erhaben, mit einer dünnen, atrophen Überhäutung. Am Ohrläppchen können Keloide schon nach Ohrlochstechen als riesige, traubenförmige Gebilde imponieren.

***Therapie.*** Exzision, Cortisoninjektion und eventuell Bestrahlung werden oft kombiniert angewendet. Je nach Einzelfall kann auch die $CO_2$-Laser-Abtragung, die Kryotherapie oder die komplette Ausschneidung und Deckung des entstandenen Defektes mit freiem Hauttransplantat erfolgversprechend sein.

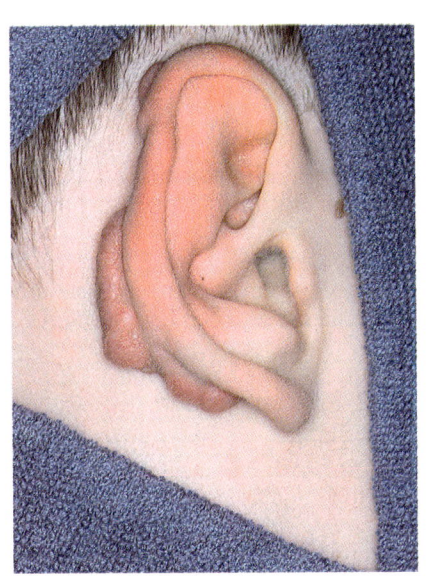

**Abb. 55: Keloid der Ohrmuschel**

***Prognose.*** Keloide haben eine starke Rezidivneigung. Wenn möglich, sollte man weitere Schnitte in einem bereits von einem Keloid betroffenen Areal vermeiden, weil sie die gleiche Komplikation nach sich ziehen könnten.

### Keratoakanthom

> ***Definition.*** Gutartiger, schnell wachsender Hauttumor, der morphologisch sehr schwer von einer bösartigen Geschwulst zu unterscheiden ist.

***Ätiologie und Pathogenese.*** Die Entstehungsursachen sind unbekannt; diskutiert wird eine UV-Licht-abhängige Virusgenese. Das Gebilde geht von Keratinozyten des Haarfollikeltrichters aus.

***Klinik.*** Es handelt sich um eine knotenförmige, meist solitäre, rosarote, rundliche, an den Rändern erhabene Wucherung mit zentralem Hornpfropf, die sich, besonders bei Männern im höheren Lebensalter, innerhalb weniger Wochen bildet und in der Regel spontan und schnell wieder abheilt *(Abbildung 56)*.

**Differentialdiagnose.** Die makroskopische, aber auch die histologische Abgrenzung gegen Basaliom oder Plattenepithelkarzinom kann sehr schwirig sein (daher stammt die Bezeichnung *»Molluscum pseudocarcinomatosum«, »Pseudokrebs«*). Basaliome haben in der Regel eine Anamnese von Monaten bis Jahren, Keratoakanthome eine Anamnese von Tagen bis Wochen! Auch ein Cornu cutaneum oder ein Talgdrüsenadenom kann Anlaß zur Verwechslung geben.

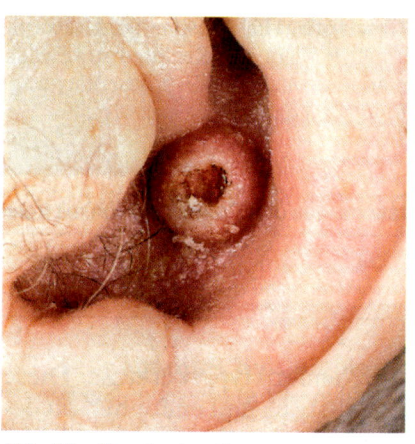

**Abb. 56: Keratoakanthom**

**Therapie.** Zunächst kann man innerhalb eines vertretbaren Zeitraumes (ca. zwei Wochen) nach Erscheinen der Veränderung die spontane Abheilung abwarten. Im Zweifelsfall muß aber sicherheitshalber die komplette Exzision mit histologischer Untersuchung erfolgen. Auch die Unterspritzung mit dem Zytostatium 5-Fluorouracil bzw. die Behandlung mit Tigason® (Etretinat; Mittel zur Behandlung von Verhornungsstörungen [teratogen!]) wurde vorgeschlagen.

## Seborrhoische Keratosen (Verruca seborrhoica), Nävuszellnävi, Lipome, Hämangiome, Fibrome u. a.

Dies sind weitere gutartige Tumoren. Sofern Schwierigkeiten in der Abgrenzung bestehen, ist eine dermatologische Konsiliaruntersuchung erforderlich. Einzelheiten hierzu sind den Lehrbüchern der Dermatologie zu entnehmen.

### 5.6.2 Präkanzerosen

> **Definition.** Präkanzerosen sind klinisch sichtbare Veränderungen der Haut, die überdurchschnittlich häufig zum Krebs (meist Plattenepithelkarzinom) entarten.

Außer dem M. Bowen (s.u.) gehören hierhin unter anderem die aktinisch und chemisch (z. B. durch Arsen) bedingten Epitheldysplasien, bestimmte Leukoplakien und andere Hautveränderungen.

### Morbus Bowen

> **Definition.** Intraepidermales Plattenepithelkarzinom oder eine Vorstufe davon. Bei Einbruch in die Dermis spricht man von einem »Bowen-Karzinom«.

**Klinik.** Klinisch erscheinen scharf begrenzte, rotschuppende Herde wie bei Psoriasis, bei einem Ekzem oder einem oberflächlichen Basaliom. Der Prozeß breitet sich langsam flächenhaft aus.

**Therapie.** Der Befund sollte vollständig abgetragen werden. Außer der operativen Entfernung kommt Chemochirurgie, Kryochirurgie oder die Behandlung mit dem $CO_2$-Laser in Betracht.

**Prognose.** Ist die Entfernung nicht vollständig, kommt es zum Rezidiv und eventuell zur Entwicklung eines Plattenepithelkarzinoms.

## 5.6.3 Bösartige (maligne) Tumoren

**Definition.** Die Bösartigkeit von Geschwülsten äußert sich in lokal destruierendem Wachstum und meist auch der Bildung von Tochterabsiedelungen in regionalen Lymphknoten (Lymphknotenmetastasen) oder in entfernter liegenden Organen (Fernmetastasen).

### Basalzellkarzinom (Basaliom)

**Definition.** Epitheliales Malignom der Haut, das **nicht** metastasiert.

**Ätiologie und Pathogenese.** Basaliome entwickeln sich vor allem in den zentralen Gesichtspartien. Offenbar besteht ein enger Zusammenhang zur UV-Strahlung, der Entstehungsmechanismus ist jedoch nicht genau bekannt.

**Klinik.** Das Tumorwachstum beginnt häufig als »nicht heilende Wunde«, die vom Patienten zunächst nicht besonders beachtet wird. Basaliome wachsen oft ringförmig mit perlschnurartigem Rand und nehmen langsam größere Flächen ein (siehe Abbildung 57). Die histologische Ausdehnung ist meist größer, als man nach dem makroskopischen Befund annimmt (besonders beim sklerodermiformen Typ). Vor allem die tieferreichenden Formen zeigen sich als rötliche bis bräunliche Knoten mit glänzender Oberfläche und starker Tendenz zur Ulzeration (»Ulcus rodens« oder »Ulcus terebrans«).

**Differentialdiagnose.** Morbus Bowen, seborrhoische Keratosen, malignes Melanom und Adnextumoren können z.T. klinisch, z.T. auch nur durch histologische Untersuchung vom Basaliom unterschieden werden.

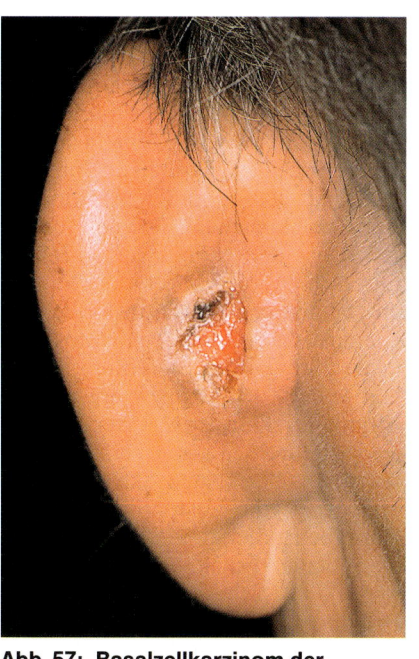

**Abb. 57:** Basalzellkarzinom der Ohrmuschel

**Therapie.** Die sicherste Behandlung ist die **Exzision mit einem Sicherheitsabstand** von mindestens 0,5 cm. Es folgt eine histologische Kontrolle der Schnittränder, ob der Tumor im Gesunden entfernt wurde. Erst wenn sichergestellt ist, daß das Basaliom histologisch vollständig reseziert wurde, wird der durch die Exzision entstandene Gewebedefekt durch rekonstruktive Chirurgie wieder gedeckt. Andernfalls wird so lange nachreseziert, bis in den Resektaten kein Tumor mehr nachgewiesen werden kann.

Ein an der Ohrmuschel häufig benutztes Verfahren für die Tumorentfernung ist die **Keilexzision**.

### Plattenepithelkarzinom (»Spinaliom«; spinozelluläres Karzinom)

**Definition.** Im Kopf-Hals-Bereich häufigste epitheliale Malignomart mit Bildung von Lymphknoten- und Fernmetastasen.

**Ätiologie und Pathogenese.** Der Entstehungsmechanismus ist im einzelnen nicht bekannt. Nicht selten gehen Plattenepithelkarzinome aus Präkanzerosen hervor (s. dort).

**Klinik**
Sie treten gehäuft im Gesicht und an den Ohren auf. Zu Beginn sieht man Knoten, die sich aus einer Präkanzerose entwickeln können. Lokal destruierendes Wachstum mit regionären Lymphknotenmetastasen kennzeichnet den Verlauf. Plattenepithelkarzinome brechen in Weichteile und Schädelknochen ein und können zu starken Blutungen führen (s. Abb. 58).

**Differentialdiagnose**
Keratoakanthom, Verrucae und Basaliom.

**Therapie**
Resektion im Gesunden, nötigenfalls mit **Ablatio auris**. Bei Verdacht auf Lymphknotenmetastasen erfolgt die **Halslymphknotenausräumung**. Alternativ bzw. ergänzend kommt Strahlen- bzw. Chemotherapie in Betracht.

**Prognose**
Am Ohrmuschelrand und unter 2,5 cm Größe sind die Heilungsaussichten gut, wenn keine Metastasen vorliegen.

**Malignes Melanom**

**Definition** ▶

**Ätiologie und Pathogenese**
Der Entstehungsmechanismus ist ungeklärt. Die Tumoren bilden überwiegend hämatogene Fernmetastasen.

**Merke** ▶

*Klinik.* Plattenepithelkarzinome der Haut treten gehäuft im Gesicht (besonders Unterlippe) und an den Ohren auf. Sie sind seltener als Basaliome und kommen im späteren Lebensalter vor.

Zu Beginn sieht man hautfarbene bis rötliche Knoten mit Tendenz zur Ulzeration, die sich aus einer Präkanzerose heraus entwickeln können (z.B. aktinische Keratose). Lokal infiltrierendes und destruierendes Wachstum mit Ulzeration und regionären Lymphknotenmetastasen kennzeichnet den Verlauf, meist treten Fernmetastasen sehr spät auf. Plattenepithelkarzinome wachsen schneller als Basaliome, brechen im Verlauf wie diese in Weichteile und Schädelknochen ein und können durch Arrosion von Gefäßen zu starken Blutungen führen *(siehe Abbildung 58)*.

*Differentialdiagnose.* Vor allem Keratoakanthom, Verruca vulgaris, Verruca seborrhoica und Basaliom müssen im Zweifelsfall durch histologische Untersuchung abgegrenzt werden.

*Therapie.* Man strebt die histologisch kontrollierte Resektion im Gesunden an, nötigenfalls mit Entfernung der Ohrmuschel **(Ablatio auris).** Bei Verdacht auf Lymphknotenmetastasen des Halses muß ergänzend die **Halslymphknotenausräumung** erfolgen (Neck dissection, *vgl. Kap. Hals*). Einbruch in die Umgebung (Mittelohr, Ohrspeicheldrüse) erschwert die Therapie, die dennoch, wenn möglich, in der chirurgischen Entfernung bestehen sollte. Alternativ bzw. ergänzend kommt Strahlen- bzw. Chemotherapie in Betracht. Liegen Fernmetastasen vor (Leber, Lunge, Skelett), sieht man i.A. von einer chirurgischen Tumorbehandlung ab und versorgt die Patienten palliativ.

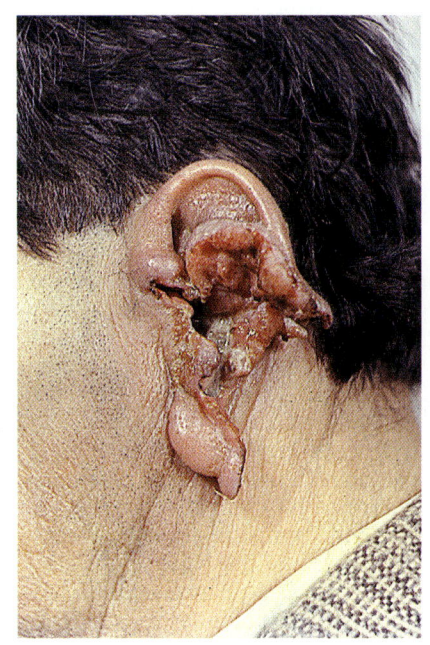

Abb. 58: Plattenepithelkarzinom der Ohrmuschel

*Prognose.* Plattenepithelkarzinome im äußeren Gehörgang werden deutlich später erkannt als solche an der Ohrmuschel, deshalb ist dort die Prognose ungünstig. Bei Lokalisation am Ohrmuschelrand und bei einer Größe unter 2,5 cm sind die Heilungsaussichten erheblich besser, vor allem dann, wenn keine Halslymphknotenmetastasen vorliegen. Die 5-Jahres-Überlebensrate liegt beim Ohrmuschelkarzinom bei ca. 80%, beim Gehörgangskarzinom bei 25% und beim Mittelohrkarzinom bei 15%.

## Malignes Melanom

> *Definition.* Bösartiger Haut- und Schleimhauttumor mit überwiegend dunkler Pigmentierung.

*Ätiologie und Pathogenese.* Der Entstehungsmechanismus von malignen Melanomen ist ungeklärt. Als begünstigende Faktoren wirken offenbar Erbfaktoren (Hellhäutigkeit), Sonnenexposition und evtl. Defekte der zellulären bzw. humoralen Immunabwehr gegen Melanomzellen. Die Tumoren bilden überwiegend hämatogene Fernmetastasen.

> *Merke.* In ca. 60% der Fälle entsteht das Melanom aus einem seit langem bekannten Nävuszellnävus!

### Tabelle 10: Prognose des malignen Melanoms

| | Level | Definition | 5-Jahres-Überlebensrate (%) | 10-Jahres-Überlebensrate (%) |
|---|---|---|---|---|
| **Eindringtiefe** (Level nach *Clark*) und Prognose des malignen Melanoms | I | Intraepidermal | 100 | 100 |
| | II | Melanom im Papillarkörper | 90 | 85 |
| | III | Melanom im Stratum reticulare | 65 | 65 |
| | IV | Melanom im tiefen Korium | 65 | 50 |
| | V | Melanom im Fettgewebe | 20–40 | 30 |

| | Tumordicke | 5-Jahres-Überlebensrate (%) | 10-Jahres-Überlebensrate (%) |
|---|---|---|---|
| **Tumordicke** und Prognose des malignen Melanoms | < 0,75 mm | 99 | 99 |
| | 0,75–1,5 mm | 75–90 | 80 |
| | 1,50–3,0 mm | 50–70 | 55 |
| | > 3,0 mm | 20–40 | 30 |

| | EORTC Stadium | UICC Stadium | Eindringtiefe | pTNM-Klassifikation | 8-Jahres-Überlebensrate (%) |
|---|---|---|---|---|---|
| **Klinische Stadien** und Prognose des malignen Melanoms | MM in situ | I | | pTis | 100% |
| | Primärtumor | I | < 0,76 mm | pT1 | > 90% |
| | | | 0,76–1,50 mm | pT2 | > 70% |
| | Primärtumor | II | 1,51–3,00 mm | pT3 | < 70% |
| | | | > 3,00 mm | pT3a, 4 | < 50% |
| | IIa In-transit-Metastasen | III | unabhängig von Eindringtiefe | pT4/N0, N2b | < 40% |
| | IIb Klinisch manifeste Lymphknotenmetastasen III | | | alle pT., N1,2 | < 20% |
| | Fernmetastasen | IV | unabhängig von Eindringtiefe | alle pT, alle N, alle M1 | << 5% |

UICC = Union Internationale Contre le Cancer
EORTC = European Organisation for Research on Treatment of Cancer

**Klinik.** Man unterscheidet im wesentlichen drei Formen:
- Das **Lentigo-maligna-Melanom** (ca. 10%), das auf der Lentigo maligna als obligater Präkanzerose entsteht;
- das sich oberflächlich ausbreitende Melanom (»**superfiziell spreitendes Melanom**« [SSM], ca. 65%) mit horizontaler Wachstumsrichtung,
- das **noduläre maligne Melanom** (ca. 25%), mit primär ausgeprägtem Tiefenwachstum, also vertikaler Wachstumsrichtung.

Das Tumorwachstum beginnt oft unscheinbar mit einem rötlichen, bräunlichen oder schwärzlichen Fleck, dann folgt die Ausbreitung und Infiltration. Seltener findet sofort die Entwicklung eines Knotens statt (»primär noduläres Melanom«). Besonders verdächtig sind pigmentierte »Nävuszellnävi«, die sich vergrößern oder die Farbe ändern bzw. einen roten Rand und Juckreiz entwickeln. Im Ohrmuschelbereich (Helixkante) geht oft eine Lentigo maligna dem invasiven Tumorwachstum voraus (Synonym: Melanosis praeblastomatosa Dubreuilh).

**Differentialdiagnose.** Maligne Melanome können mit einer Lentigo simplex, einer pigmentierten seborrhoischen Keratose, dem pigmentierten Basaliom und mit Nävuszellnävi verwechselt werden.

**Therapie.** Das therapeutische Vorgehen bei Verdacht auf ein malignes Melanom sollte mit einem erfahrenen Dermatologen abgesprochen werden. Man muß die primäre Exzision im Gesunden anstreben, wobei ein großer Sicherheitsabstand eingehalten werden sollte. In den vergangenen Jahrzehnten wurde

**Klinik**
Man unterscheidet:
- Das **Lentigo-maligna-Melanom**;
- das »**superfiziell spreitende Melanom**« (SSM);
- das **noduläre maligne Melanom**.

Das Tumorwachstum beginnt oft mit einem rötlichen, bräunlichen oder schwärzlichen Fleck. Seltener entwickelt sich sofort ein Knoten (»primär noduläres Melanom«). Verdächtig sind »Nävi«, die sich vergrößern, die Farbe ändern oder Juckreiz entwickeln.

**Differentialdiagnose**
Melanome können mit einer Lentigo, einer Keratose, dem Basaliom und mit Nävi verwechselt werden.

**Therapie**
Das Vorgehen sollte mit einem Dermatologen abgesprochen werden. Man muß die primäre Exzision im

Gesunden anstreben. Bei Befall der Ohrmuschel kommt die Teil- oder Totalresektion in Betracht. Vor Ablatio auris und Neck dissection müssen Fernmetastasen ausgeschlossen sein. Strahlentherapie ist i.d.R. nicht erfolgversprechend.

immer wieder die Einhaltung einer Distanz von bis zu 5 cm zum Tumor bei der Exzision gefordert. Neuere Untersuchungen haben nicht sicher belegen können, daß sich dadurch im Vergleich zu einem Sicherheitsabstand von z.B. 1 cm die Prognose und Überlebenszeit bei malignem Melanom eindeutig verbessern läßt.

Bei Befall der Ohrmuschel kommt die Teil- oder Totalresektion (Ablatio auris) in Betracht. Vor ausgedehnter Therapie mit Ablatio auris und Neck dissection muß das Vorliegen von hämatogenen Fernmetastasen ausgeschlossen sein. Der Wert der Neck dissection bei malignem Melanom ist nicht eindeutig bewiesen. Strahlentherapie ist in der Regel nicht erfolgversprechend, kann aber eventuell bei Lentigo maligna eingesetzt werden.

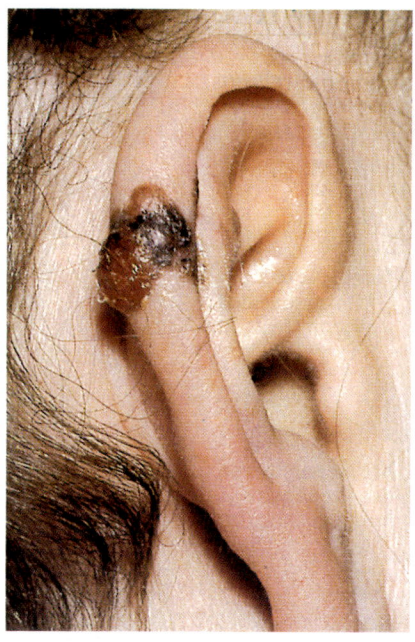

**Abb. 59: Malignes Melanom**

**Merke ▶**

> **Merke.** Bei Verdacht auf ein malignes Melanom sind Probeexzisionen zu vermeiden, weil durch das Anschneiden des Tumors eine hämatogene Zellaussaat befürchtet wird.

**Prognose**
Bei einer **Tumor-Eindringtiefe von 0,75 mm** wird die Prognose rapide schlechter. Das Lentigo-maligna-Melanom hat eine bessere Prognose als die anderen Formen *(s. Tab. 10)*.

*Prognose.* Die Heilungsaussicht ist abhängig von der Invasionstiefe des Tumors und von dem Ausmaß der Metastasierung. Eine **Tumor-Eindringtiefe von 0,75 mm** stellt offenbar die **kritische Grenze** dar, bei deren Überschreiten die Prognose rapide schlechter wird. Das Lentigo-maligna-Melanom hat eine bessere Prognose als die beiden anderen genannten Formen *(siehe Tabelle 10)*.

**Merke ▶**

> **Merke.** Bei allen Melanomen muß auch nach einer Exzision »im Gesunden« noch nach Jahren mit dem Auftreten von Rezidiven oder hämatogen entstandenen Fernmetastasen gerechnet werden.

**TNM-System zur Klassifizierung bösartiger Tumoren**

**Allgemeine Grundsätze**
Die Prognose einer Tumorkrankheit ist vom Grad der Tumorausbreitung abhängig. Das Tumorstadium läßt sich durch die topographisch-anatomische Ausdehnung angeben. Trotz Unzulänglichkeiten hat sich das »TNM-System« der UICC (Union Internationale Contre le Cancer) weltweit durchgesetzt.

TNM-System zur Klassifizierung bösartiger Tumoren

*Allgemeine Grundsätze.* Die Prognose einer Tumorkrankheit ist vorwiegend vom Grad der Tumorausbreitung bei Diagnose und Therapiebeginn abhängig. Das Tumorstadium läßt sich am besten durch Beschreibung der topographisch-anatomischen Ausdehnung der Erkrankung angeben. Ohne Standardisierung der initialen Krankheitsausdehnung ist bei einem Tumorgeschehen ein Vergleich von Therapieergebnissen nicht aussagekräftig.

Trotz gewisser Unzulänglichkeiten hat sich bei soliden Tumoren (Karzinome, Sarkome) das sogenannte »**TNM-System**« der UICC (Union Internationale Contre le Cancer) weltweit durchgesetzt.

## 5.6.3 Bösartige (maligne) Tumoren

Es basiert auf der Feststellung von:

T = Ausdehnung/Größe des Primärtumors (**T**umor)
N = Zustand/Befall der regionären Lymphknoten (**N**odi)
M = Fehlen bzw. Nachweis von Fernmetastasen (**M**etastases)

Durch Ziffern wird das Ausmaß der malignen Erkrankung in den drei Kategorien angegeben:
$T_0, T_1, T_2, T_3, T_4$;
$N_0, N_1, N_2, N_3$;
$M_0, M_1$.
Hierdurch entsteht eine »Kurzschrift« zur Beschreibung der Ausdehnung eines malignen Tumors.

Dieses Klassifizierungssystem
- hilft dem Kliniker bei der Behandlungsplanung
- gibt Hinweise auf die Prognose
- trägt zur Auswertung der Behandlungsergebnisse bei
- erleichtert den Informationsaustausch zwischen Behandlungszentren
- trägt zur Erforschung der Krebskrankheiten bei.

***Anwendung der TNM-Klassifikation.*** Eine Bestätigung der Diagnose durch zytologische und/oder histologische Untersuchung ist Voraussetzung. Nicht gesicherte Fälle müssen gesondert angegeben werden. Die einmal festgelegte TNM-Kategorie eines Patienten bleibt über die Behandlungsdauer unverändert bestehen. **Grundsätzlich sind zwei Klassifikationen möglich:**

- Die **prätherapeutische (klinische) Klassifikation (TNM bzw. cTNM)** basiert meist auf dem erhobenen palpatorischen, radiologischen oder endoskopischen Befund. Der **c-Faktor** (Certainty) beschreibt den **Diagnosesicherungsgrad** für Patientenkollektive (wichtig für klinische Forschung). Er wird selten routinemäßig angewendet:
  $c_1$ = Evidenz aufgrund klinischer bzw. einfacher radiologischer Untersuchung allein
  $c_2$ = Evidenz aufgrund Zuhilfenahme spezieller Diagnostik (z.B. CT, MRT, Ultraschall, Endoskopie etc.)
  $c_3$ = Evidenz aufgrund chirurgischer Exploration
  $c_4$ = Evidenz aufgrund definitiver chirurgischer Behandlung und histopathologischer Untersuchung des Resektionspräparates
  $c_5$ = Evidenz aufgrund einer Autopsie

- Die **postoperative (histopathologische) Klassifikation (pTNM):**
  Die prätherapeutische Klassifikation wird hierbei durch makroskopische und histopathologische Resultate des operativen Eingriffs ergänzt.

Nach Festlegung der TNM-Kategorien lassen sich **klinische Stadien** (I–IV) bilden. Die diagnostischen Anforderungen zur TNM-Klassifikation einzelner Tumoren sind detailliert in Büchern dargestellt, die zumindest onkologisch und vor allem operativ tätige Ärzte kennen sollten. Dazu gibt es auch einen **TNM-Atlas.**

Auch für **Tumoren der Ohrmuschel und des äußeren Gehörgangs** gibt es eine TNM-Klassifikation:
$T_1$ < 2 cm
$T_2$ 2–5 cm
$T_3$ > 5 cm
$T_4$ Ausdehnung auf **Knorpel, Knochen** oder **Muskel.**
Zur N-Klassifikation *vgl. Tabelle 11.*

**Tabelle 11: Definitionen des TNM-Systems**

Bei der **prätherapeutischen klinischen Klassifikation** werden immer folgende Definitionen beachtet:

**T = Primärtumor**
- $T_x$ — Die Minimalerfordernisse zur Bestimmung des Sitzes oder Ausbreitungsgrades des Primärtumors liegen nicht vor.
- $T_0$ — Keine Evidenz für einen Primärtumor,
- $T_{is}$ — Präinvasives Karzinom (Carcinoma in situ),
- $T_1, T_2, T_3, T_4$ — Evidenz zunehmender Größe und/oder Ausdehnung des Primärtumors.

**N = Regionäre Lymphknoten**
Die Definitionen der N-Kategorien gelten für alle Kopf- und Halsbezirke (außer Schilddrüse).
- $N_x$ — Regionäre Lymphknoten können nicht beurteilt werden;
- $N_0$ — Keine regionären Lymphknotenmetastasen;
- $N_1$ — Metastase in einem solitären ipsilateralen Lymphknoten, 3 cm oder weniger in größter Ausdehnung;
- $N_2$ — Metastase(n) in einem solitären, ipsilateralen Lymphknoten, mehr als 3 cm, aber nicht mehr als 6 cm in größter Ausdehnung, oder in multiplen ipsilateralen Lymphknoten, keine mehr als 6 cm in größter Ausdehnung, oder in bilateralen oder in kontralateralen Lymphknoten, keine mehr als 6 cm in größter Ausdehnung.
- $N_{2a}$ — Metastase in einem solitären ipsilateralen Lymphknoten, mehr als 3 cm, aber nicht mehr als 6 cm in größter Ausdehnung;
- $N_{2b}$ — Metastasen in multiplen ispilateralen Lymphknoten, keine mehr als 6 cm in größter Ausdehnung.
- $N_{2c}$ — Metastasen in bilateralen oder kontralateralen Lymphknoten, keine mehr als 6 cm in größter Ausdehnung.
- $N_3$ — Metastase(n) in Lymphknoten, mehr als 6 cm in größter Ausdehnung.

(Lymphknoten in der Mittellinie gelten als ipsilateral. Direkte Ausbreitung des Primärtumors in Lymphknoten wird als Lymphknotenmetastase klassifiziert.)

**M = Fernmetastasen**
- $M_x$ — Die Minimalerfordernisse zur Beurteilung des Vorhandenseins von Fernmetastasen liegen nicht vor.
- $M_0$ — Keine Evidenz für Fernmetastasen.
- $M_1$ — Evidenz für Fernmetastasen.

Bei der **postoperativen, histopathologischen Klassifikation (pTNM)** gelten folgende Definitionen:

**pT = Primärtumor**
- $pT_x$ — Die Ausdehnung der Invasion kann weder postoperativ noch histopathologisch bestimmt werden.
- $pT_0$ — Keine Evidenz für einen Primärtumor bei histologischer Untersuchung des Resektates.
- $pT_{is}$ — Präinvasives Karzinom (Carcinoma in situ).
- $pT_1, pT_2, pT_3, pT_4$ — Evidenz der zunehmenden Ausdehnung des Primärtumors.

**pN = Regionäre Lymphknoten**
- $pN_x$ — Die Ausdehnung der Invasion kann nicht bestimmt werden.
- $pN_0$ — Keine Evidenz für Befall regionärer Lymphknoten.
- $pN_1, pN_2, pN_3$ — Evidenz zunehmenden Befalls regionärer Lymphknoten.

**pM = Fernmetastasen**
- $pM_x$ — Das Vorliegen von Fernmetastasen kann nicht bestimmt werden.
- $pM_0$ — Keine Evidenz für Fernmetastasen.
- $pM_1$ — Evidenz für Fernmetastasen.

Für das **histopathologische Grading (G)** gilt:
- $G_x$ — Differenzierungsgrad nicht zu bestimmen.
- $G_1$ — Gut differenziert.
- $G_2$ — Mäßig differenziert.
- $G_3$ — Schlecht differenziert.
- $G_4$ — Undifferenziert.

# 6 Mittelohrerkrankungen

*A. Berghaus*

## 6.1 Fehlbildungen, Deformitäten

> **Definition.** Angeborene Mißbildungen im Bereich der Paukenhöhle.

**Ätiologie und Pathogenese.** Mittelohrfehlbildungen können aufgrund chromosomaler Alterationen oder durch intrauterine Schädigungen entstehen.

**Klinik.** Fehlbildungen der Paukenhöhle und der Gehörknöchelchen sind häufig mit Deformitäten des äußeren Ohres bzw. des Gesichts vergesellschaftet. So kommt eine Mittelohrfehlbildung zusammen mit Ohrmuscheldysplasie, Gehörgangsstenose oder -atresie oder Mikrotie vor, aber auch zusammen mit komplexeren Gesichtsdeformitäten (z.B. Dysostosis mandibulo-facialis [Treacher-Collins-Syndrom]: Kombination einer Unterentwicklung des Gesichtsschädels mit Mikrotie, Gehörgangsstenose, Mittelohrfehlbildung, Schrägstand der Lidspalte und Mikrogenie. Vergleiche auch Dysmelie-Syndrom durch Thalidomid, *Seite 97*).

Die Fehlbildungen des Mittelohres betreffen vor allem das Gewölbe der Paukenhöhle, die Gehörknöchelchenkette, die Binnenohrmuskeln, darüber hinaus gelegentlich den N. facialis und Gefäße im Mittelohrbereich. Die Paukenhöhle kann verkleinert oder septiert sein, Hammer und Amboß können zu einem Gebilde verschmolzen, der Steigbügel unterentwickelt sein. Gelegentlich finden sich Verlagerungen und Aufzweigungen des N. facialis bzw. eine persistierende A. stapedia, die dann zwischen den Steigbügelschenkeln verläuft. Auch kann die Tuba auditiva abnorm eng oder nur rudimentär angelegt sein.

**Diagnostik.** Äußerliche Fehlbildungen fallen bei der Inspektion auf. Beim geringsten Verdacht auf eine Schwerhörigkeit ist eine ausführliche (Kinder-) Audiometrie erforderlich, zu der auch eine **Hirnstamm-Audiometrie** gehört.

Zur Darstellung der Mittelohrfehlbildungen eignet sich die Röntgenschichtuntersuchung, wobei die hochauflösende **Computertomographie** die genaueste Auskunft gibt.

**Therapie.** Bei einer nur **einseitigen**, wenn auch hochgradigen Schwerhörigkeit ist für die Weiterentwicklung des Kleinkindes (Spracherwerb!) das Hörvermögen des gesunden Ohres im allgemeinen ausreichend. Bei **doppelseitiger** Fehlbildung mit hochgradiger Schwerhörigkeit ist dagegen die frühzeitige Versorgung mit einem geeigneten **Hörgerät** bereits etwa ab dem sechsten Lebensmonat anzustreben.

> **Merke.** Wegen der zum Spracherwerb gegebenenfalls erforderlichen Versorgung mit einem Hörgerät ist die **Früherkennung** von doppelseitigen Hörstörungen besonders wichtig!

Eine einseitige hörverbessernde Operation, bei der ein Gehörgang und eine funktionierende Gehörknöchelchenkette konstruiert werden (**Tympanoplastik**), folgt dann etwa ab dem dritten bis vierten Lebensjahr.

Hinter der Bedeutung der Erlangung des Hörvermögens, vor allem bei beidseitiger Hörstörung hohen Grades, tritt die kosmetische Frage der Bildung einer Ohrmuschel zurück. Besonders bei einseitigen Fehlbildungen steht aber aus der Sicht der Patienten häufig der Wunsch nach einer Ohrmuschelrekonstruktion aus ästhetischer Indikation im Vordergrund. Dieser Eingriff kann ab dem Schulalter erfolgen.

**Prognose.** In einigen Fällen muß auch nach Operation mit einer Resthörstörung gerechnet werden, so daß beidseits betroffene Patienten langfristig auf Hörgeräte angewiesen sein können.

## 6.2 Tubenfunktionsstörungen

> **Definition.** Unzureichende Belüftung des Mittelohres durch akute oder chronische Störung des Öffnungsmechanismus der Tuba auditiva.

**Ätiologie und Pathogenese.** Die Tuba auditiva (Eustachi-Röhre) stellt die Verbindung zwischen der Paukenhöhle bzw. dem pneumatischen System des Felsenbeins und der Außenluft im Epipharynx her. Nur über die Tube kann auf physiologische Weise die für die Mittelohrfunktion unerläßliche Belüftung der Mittelohrräume stattfinden. Störungen der Tubenfunktion ziehen Folgeschäden mit Störung des Hörvermögens nach sich.

Im Ruhezustand liegen die Tubenwände aneinander, d.h. die Tube ist geschlossen. Besonders der M. tensor veli palatini, aber auch der M. levator veli palatini heben den Gaumen und öffnen beim Schlucken die Tube.

Ein Tubenverschluß kann hervorgerufen werden durch:
- eine vergrößerte **Rachenmandel** (hyperplastische Adenoide), die das pharyngeale Tubenostium verschließt. Sie ist bei Kindern häufig, bei Erwachsenen selten anzutreffen.
- entzündliche oder allergische **Tubenschleimhautschwellung**.
- **Funktionsstörung des M. tensor veli palatini** oder **M. levator veli palatini**, z.B. bei Gaumenspalten oder ähnlichen Fehlbildungen.
- Wachstum eines **Malignoms** im Nasenrachenraum.

Entsprechend der ursächlichen Erkrankung entsteht ein **akuter** oder **chronischer** Tubenverschluß.

### 6.2.1 Akute Tubenfunktionsstörung (Serotympanon, akuter Tubenmittelohrkatarrh) und Aero-otitis media

**Ätiologie und Pathogenese.** Ein akuter Tubenverschluß kann bei katarrhalischen bzw. entzündlichen Erkrankungen der Nase oder des Nasenrachens (**Rhinopharyngitis**) und der Nasennebenhöhlen (Sinusitis) entstehen.

Häufigste Ursache ist bei Kindern ein akuter Infekt bei **hyperplastischer Rachenmandel**.

Ein akuter Tubenmittelohrkatarrh kann auch durch plötzliche **Druckerhöhungen** in der Außenluft ausgelöst werden, z.B. beim Landen eines Flugzeugs (**Aero-otitis media**; Barotrauma). Während sich in der Außenluft der Druck erhöht, besteht im Mittelohrbereich ein relativer Unterdruck. Der erforderliche Druckausgleich ist vor allem dann nicht mehr möglich, wenn z.B. eine Schleimhautschwellung im Bereich der Tube durch einen Infekt besteht.

Eine akute Tubenfunktionsstörung mit Unterdruck im Mittelohr führt zu:
- einer **Schleimhautschwellung** im Mittelohr,
- einer **Retraktion** des Trommelfells,
- einem **Erguß** im Mittelohr (Transsudat, »Serotympanon«).

**Klinik.** Der Patient klagt über ein **Völle-** und **Druckgefühl** im Ohr sowie Rauschen und **Schwerhörigkeit**. Gelegentlich wird ein knackendes Ohrgeräusch beim Schlucken bemerkt, bei perakutem Einsetzen des Tubenmittelohrkatarrhs kann auch stechender **Schmerz** im Ohr auftreten.

**Diagnostik.** Bei der **Otoskopie** erkennt man das retrahierte Trommelfell mit scheinbarer Verkürzung des Hammergriffs und vorspringendem kurzem Hammerfortsatz. Eine Gefäßinjektion des Trommelfells, besonders am Hammergriff, ist nicht immer vorhanden; das Trommelfell kann leicht getrübt, aber auch rosa sein.

Der Paukenerguß ist gelegentlich (aber nicht immer!) durch eine gelbliche Verfärbung der Pars tensa des Trommelfells und/oder eine **Spiegelbildung** erkennbar *(siehe Abbildung 60)*. Manchmal sind **Luftblasen** im Erguß als Ringe hinter dem Trommelfell zu sehen.

Bei der Aero-otitis media kann der Paukenerguß blutig tingiert sein.

## 6.2.1 Akute Tubenfunktionsstörung und Aero-otitis media

Der **Valsalva-Versuch** und die Prüfung mit der pneumatischen Ohrlupe nach **Siegle** zeigen die eingeschränkte Beweglichkeit des Trommelfells.

**Valsalva-Versuch** und pneumatische Ohrlupe nach **Siegle** zeigen die eingeschränkte Beweglichkeit des Trommelfells.

Flüssigkeitspiegel hinter dem Trommelfell

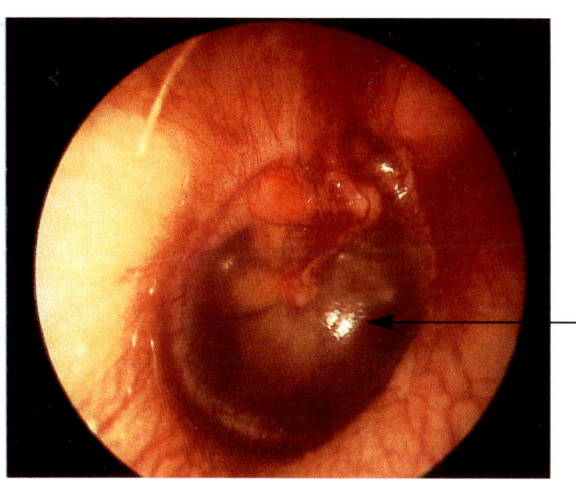

**Abb. 60: Trommelfellbefund bei Serotympanon**

**Merke.** Den Valsalva-Versuch sollte man wegen des Risikos der Verschleppung von Keimen nicht bei entzündlichen Erkrankungen des Nasenrachenraums durchführen!

◀ Merke

Die **Stimmgabelprüfungen** (Weber, Rinne) und die **Audiometrie** können bei gering ausgeprägter Symptomatik unauffällig sein, zeigen aber häufig eine geringe bis mittelgradige **Schalleitungsschwerhörigkeit** der betroffenen Seite.
Im **Tympanogramm** findet man bei **Erguß** typischerweise eine **abgeflachte Kurve** mit undeutlichem Maximum bzw. als Zeichen des **Unterdrucks** eine Verschiebung des Maximums zu negativen Werten *(siehe Abbildung 61)*.

Die **Stimmgabelprüfungen** und die **Audiometrie** zeigen häufig eine **Schalleitungsschwerhörigkeit**.
Im **Tympanogramm** findet man bei **Erguß** eine **abgeflachte Kurve** bzw. als Zeichen des **Unterdrucks** eine Verschiebung des Maximums zu negativen Werten *(s. Abb. 61)*.

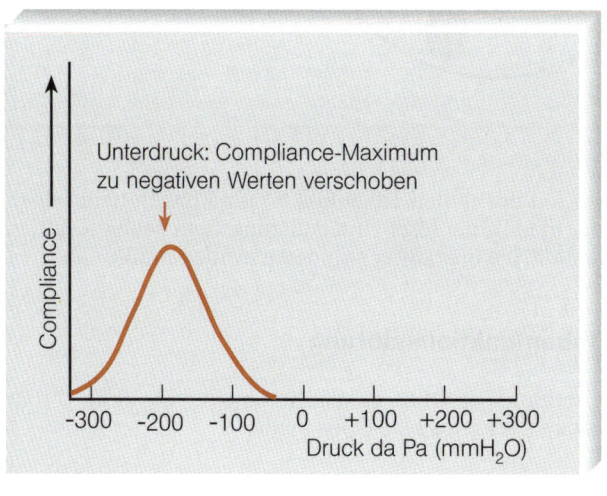

a Unterdruck

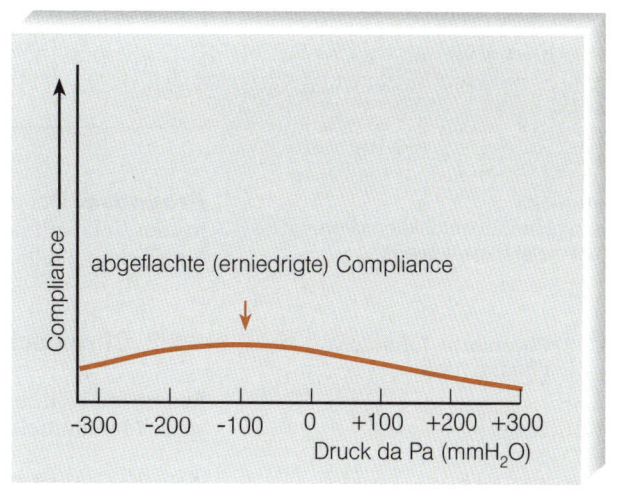

b Erguß

**Abb. 61a, b: Tympanogramm bei Unterdruck und Erguß**

**Therapie.** In manchen Fällen kommt es schnell zu einer spontanen Normalisierung. Im übrigen gilt es, die auslösende Ursache zu behandeln:
Beseitigung eines Schwellungszustands der Schleimhaut durch **abschwellende Nasentropfen,** z.B. Privin® (Naphazolin) oder Otriven® (Xylometazolin) für einige Tage; besonders bei allergischen Ödemen ist der Behandlungsversuch mit **Antihistaminika** oder **cortisonhaltigem Nasenspray** (Beconase®) gerechtfertigt.

**Therapie**
In manchen Fällen kommt es zu einer spontanen Normalisierung. Im übrigen wird die Ursache behandelt: Beseitigung eines Schwellungszustands der Schleimhaut durch **abschwellende Nasentropfen;**

bei allergischen Ödemen sind **Antihistaminika** oder **kortisonhaltiger Nasenspray** gerechtfertigt. Bei bakterieller Infektion **Antibiose**. In hartnäckigen Fällen kann eine **Parazentese** hilfreich sein *(s. Syn. 13)*. Ist eine hyperplastische Rachenmandel die Ursache, so kommt die **Adenotomie** in Betracht, bei chronischer Sinusitis die Sanierung der Nebenhöhlen. Bei **Aero-otitis** kann initial die Gabe von **Analgetika** indiziert sein. Abschwellende Nasentropfen können die Rückbildung des Paukenergusses beschleunigen. Zur Prophylaxe sollten die Patienten in Druckausgleichstechniken unterwiesen werden. Starke Druckschwankungen (Fliegen, Tauchen) sollten vermieden werden.

Besteht eine bakterielle Infektion, so sollten **Antibiotika** zur Vermeidung oder Kupierung einer eitrigen Mittelohrentzündung gegeben werden (z.B. Aminopenizillin [Clamoxyl®, Amoxypen®, Binotal®] für ca. eine Woche).

In hartnäckigen Fällen kann eine **Parazentese** mit Absaugung des Ergusses hilfreich sein *(siehe Synopsis 13)*.

Ist eine hyperplastische Rachenmandel Ursache rezidivierender, akuter Tubenverschlüsse, so kommt die **Adenotomie** (Entfernung der Rachenmandel) im infektfreien Zustand in Betracht. Liegt eine chronisch rezidivierende Sinusitis zugrunde, muß die operative Sanierung der Nebenhöhlen erwogen werden.

Bei **Aero-otitis** kann initial wegen der Schmerzen die Gabe von **Analgetika** indiziert sein. Der Paukenerguß kann mehrere Wochen bestehen bleiben; zur Beschleunigung der Normalisierung können auch hier abschwellende Nasentropfen (besser: Spray) hilfreich sein.

Zur Prophylaxe derartiger Ereignisse sollten die Patienten in Druckausgleichstechniken (Valsalva-Verfahren, Kaugummikauen, prophylaktische Verwendung von Nasenspray) unterwiesen werden. Starke Druckschwankungen (Fliegen, Tauchen) sollten von disponierten Patienten insbesondere bei starken Schwellungszuständen im Nasenrachenraum vermieden werden.

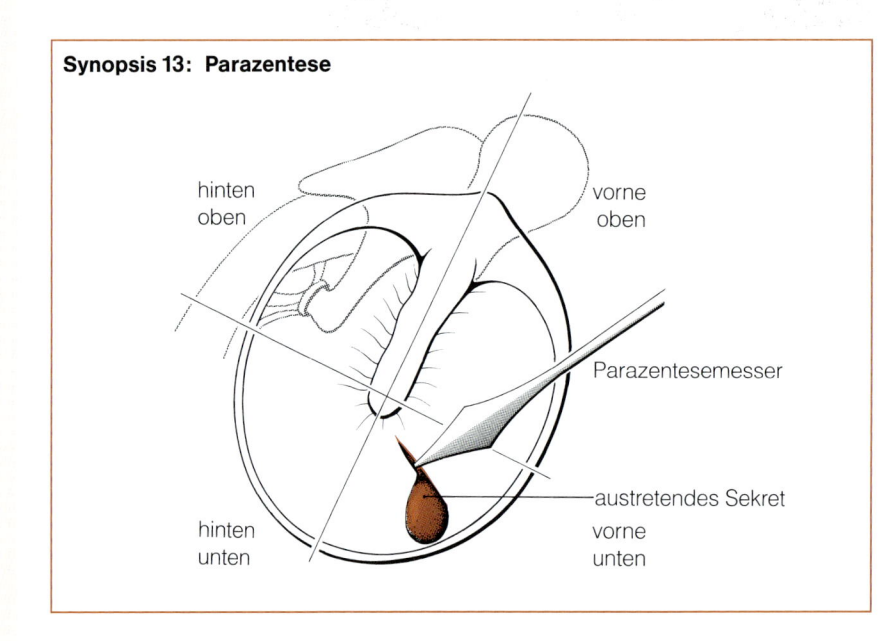

**Synopsis 13: Parazentese**

hinten oben — vorne oben — Parazentesemesser — austretendes Sekret — hinten unten — vorne unten

**Prognose**
Eine akute Tubenfunktionsstörung heilt meist folgenlos aus.

*Prognose.* Der größte Teil der akuten Tubenfunktionsstörungen heilt folgenlos aus, u.U. mit leichter medikamentöser Unterstützung. Sehr selten resultiert eine Trommelfellperforation, die operativ verschlossen werden muß.

### 6.2.2 Chronische Tubenfunktionsstörung

Synonyme. Chronisch seromuköse Otitis media; Seromukotympanon; chronischer Tubenmittelohrkatarrh; sekretorische Otitis media

**Ätiologie und Pathogenese**
Sie kann entstehen, wenn sich eine Tubenfunktionsstörung nicht beheben läßt.

*Ätiologie und Pathogenese.* Eine chronische, sekretorische Otitis media kann immer dann entstehen, wenn sich die Ursache für eine Tubenfunktionsstörung nicht schnell beheben läßt. Dies gilt z.B. für Funktionsstörungen des M. tensor veli palatini bei Gaumenspaltenträgern, aber auch für hyperplastische Rachenmandeln. Auch nach der Entfernung der Rachenmandel (Adenotomie) normalisiert sich in vielen Fällen die Tubenfunktion nicht sogleich.

Ursachen für ein Seromukotympanon können auch entzündlich-polypöse Erkrankungen bzw. Tumoren des Nasopharynx oder durch Bestrahlung bedingte Funktionsstörungen der Tuben- und Paukenschleimhaut sein.

## 6.2.2 Chronische Tubenfunktionsstörung

> **Merke.** Die sekretorische Otitis media ist im Kindesalter die häufigste Ursache eines Hörverlustes. Beim Erwachsenen kommt sie seltener vor und zwingt dann, insbesondere bei einseitiger Symptomatik, zum sorgfältigen Ausschluß eines Malignoms im Nasenrachenraum.

◀ Merke

Besteht eine anhaltende Tubenfunktionsstörung mit Unterdruck in der Pauke, so stellt sich eine Umwandlung der Paukenhöhlenschleimhaut in ein sekretorisches, stark schleimbildendes Epithel ein. Die sekretorisch aktive, hyperplastische, respiratorische Mukosa des Mittelohres bildet dann einen Erguß mit höherer Viskosität (Sero**muko**tympanon, Mukotympanon) und wird auch immunologisch aktiv. Bei lange bestehender sekretorischer Otitis media bilden sich cholesterinhaltige Schleimzysten.

Besteht eine anhaltende Tubenfunktionsstörung mit Unterdruck in der Pauke, so wandelt sich die Paukenhöhlenschleimhaut in ein stark sekretorisches Epithel um und wird immunologisch aktiv.. Es bildet einen Erguß mit höherer Viskosität (Sero**muko**tympanon).

**Klinik.** Im Vordergrund steht die **Schwerhörigkeit**, die sich bei Kindern häufig unbemerkt verschlechtert. Gelegentlich klagen die Patienten über Völle- oder Druckgefühl, beim Gähnen oder Schlucken können glucksende Geräusche im Ohr wahrgenommen werden.

**Klinik**
Im Vordergrund steht die **Schwerhörigkeit**. Evtl. besteht Völle- oder Druckgefühl.

**Diagnostik.** Bei geringer Ausprägung der Erkrankung kann das Trommelfell **otoskopisch** noch unauffällig sein. Meist ist es leicht retrahiert, man erkennt gelegentlich hinter dem Trommelfell eine Flüssigkeitsansammlung mit oder ohne Bläschenbildung.
 Bei Eindickung des Ergusses wird das Trommelfell matt und trüb, bei starken Ergüssen kann es auch etwas vorgewölbt erscheinen. Gelegentlich besteht eine leichte Gefäßinjektion, im Gegensatz zur akuten Mittelohrentzündung sind aber die Trommelfellränder klar abgegrenzt.
 Die **Beweglichkeit** des Trommelfells ist **herabgesetzt**, was durch den Valsalva-Versuch, das Politzer-Verfahren oder die pneumatische Otoskopie mit Siegle-Trichter direkt sichtbar wird.
 Im **Tympanogramm** ist der Unterdruck durch eine Verschiebung des Kurvenmaximums zu negativen Werten hin erkennbar, ein Erguß zeigt sich durch einen flachen Kurvenverlauf.
 Im Vordergrund steht die **Schalleitungsschwerhörigkeit**, die mit den Stimmgabelversuchen nach Weber und Rinne, dem Tonaudiogramm, bei Kindern mit der Spielaudiometrie diagnostiziert wird *(siehe Abbildung 62)*. Im allgemeinen überschreitet die Schalleitungsstörung bei sekretorischer Otitis media nicht 30–40 dB Hörverlust.

**Diagnostik**
Meist ist das Trommelfell **otoskopisch** leicht retrahiert. Bei Eindickung des Ergusses wird das Trommelfell matt und trüb. Gelegentlich besteht eine Gefäßinjektion. Die **Beweglichkeit** des Trommelfells ist **herabgesetzt**, was durch den Valsalva-Versuch, das Politzer-Verfahren oder die pneumatische Otoskopie mit Siegle-Trichter direkt sichtbar wird.

Im **Tympanogramm** sind Unterdruck oder ein Erguß erkennbar.

Im Vordergrund steht die **Schalleitungsschwerhörigkeit** *(s. Abb. 62)*.

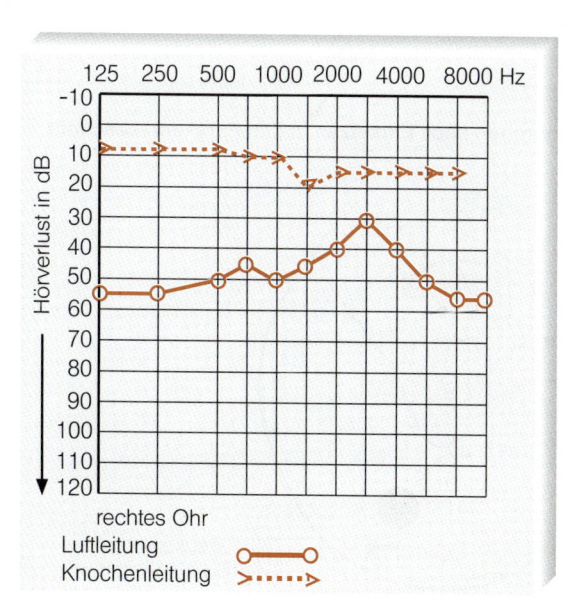

**Abb. 62: Audiogramm mit Schalleitungsstörung bei Seromukotympanon**

## Differentialdiagnose

**Merke.** Beim Erwachsenen gibt ein länger bestehender Paukenerguß grundsätzlich Veranlassung zum Ausschluß eines Tumors im Nasopharynx!

Deshalb ist beim Erwachsenen mit chronischem Paukenerguß die **lupenendoskopische Untersuchung des Nasenrachenraums,** die radiologische **Darstellung des Epipharynx** und der Schädelbasis und gegebenenfalls eine Nasenrachenrauminspektion in Narkose mit Entnahme einer **Probeexzision** indiziert!

**Therapie.** Zur Wiederherstellung der Tubenfunktion kann der Behandlungsversuch mit abschwellenden Nasentropfen gerechtfertigt sein (Privin®, Otriven®); eine solche Therapie ist aber nur für einige Tage zulässig, weil bei langfristigem Gebrauch (»Privin-Abusus«) mit einer Schädigung der Schleimhäute und der Schwellkörperfunktion der Nasenmuscheln gerechnet werden muß.

**Merke.** Abschwellende Nasentropfen sind wegen ihrer schädlichen Nebenwirkungen auf Schleimhäute und Nasenmuscheln nicht für die Langzeittherapie geeignet!

Bei Hinweisen auf eine bakterielle, rhinopharyngeale Infektion kann ein **Antibiotikum** gegeben werden (z.B. Amoxicillin [Clamoxyl®] oder Clindamycin [Sobelin®] für ein bis zwei Wochen).

Im Kindesalter ist häufig die Wiederherstellung der Tubenbelüftung durch Entfernung der Rachenmandel (**Adenotomie**) erfolgreich.

Genügt dies nicht, so wird eine Inzision des Trommelfells (**Parazentese**) und Absaugung des Mittelohrergusses erforderlich. Meist stellt sich danach eine sofortige Verbesserung des Hörvermögens ein. Der bei der Parazentese vorgefundene Erguß kann dünnflüssig sein (**Serotympanon**), aber auch zäh und nur schwer absaugbar (**Mukotympanon, Leimohr, »Glue ear«**).

Vom Ausmaß der Schalleitungsstörung, der Qualität und Quantität des Ergusses, der Dauer der Krankheitsgeschichte und gegebenenfalls dem Vorliegen von Adenoiden macht man es abhängig, ob man das Mittelohr durch ein in den Parazenteseschnitt eingelegtes Röhrchen dauerhaft belüftet, um ein Rezidiv des Ergusses zu vermeiden. Solche Drainageröhrchen haben kragenknopfförmige Gestalt, um auf Dauer den korrekten Sitz im Trommelfell zu gewährleisten (**Paukenröhrchen**) (siehe Synopsis 14).

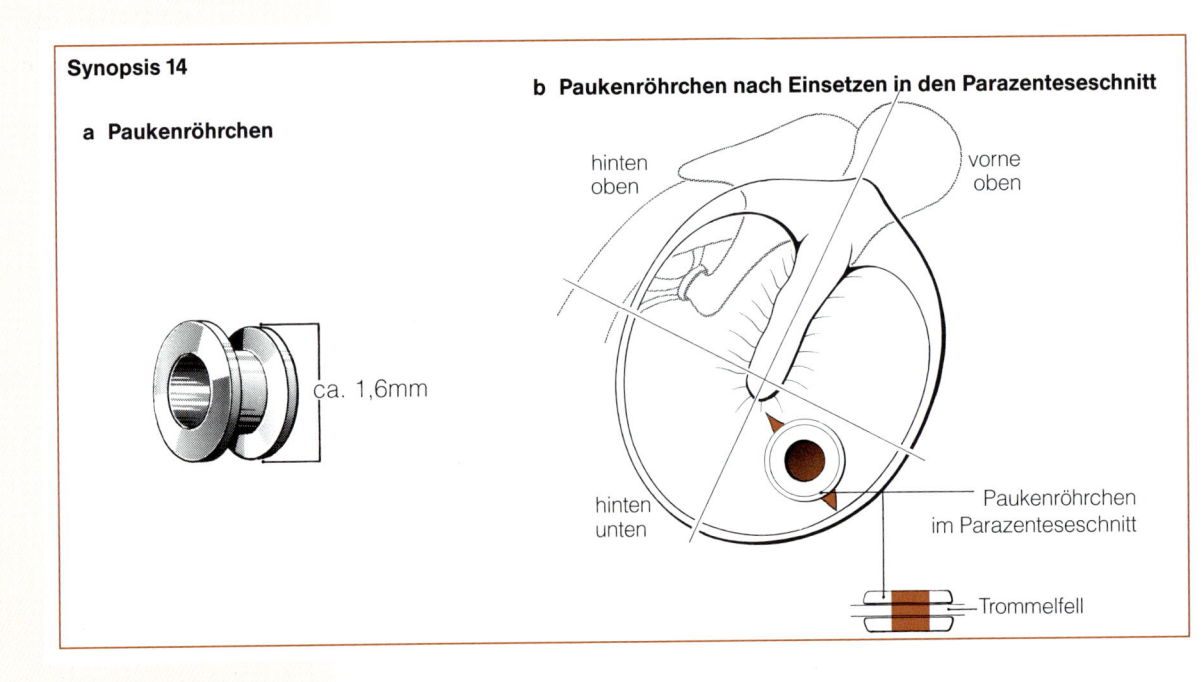

**Synopsis 14**

a Paukenröhrchen

b Paukenröhrchen nach Einsetzen in den Parazenteseschnitt

Das Röhrchen stößt sich meist im Laufe von drei bis zwölf Monaten spontan in den Gehörgang ab. Im günstigen Fall hat sich in der Zwischenzeit die Paukenbelüftung normalisiert. Andernfalls muß das erneute Einsetzen eines Paukenröhrchens erwogen werden. Während der Liegedauer solcher Drainagen muß darauf geachtet werden, daß kein verunreinigtes oder seifenhaltiges Wasser ins Mittelohr gelangt (Verschließen des Gehörgangs beim Baden oder Schwimmen mit Vaseline-getränkter Watte oder ähnlichem).

*Prognose.* Nicht alle Fälle von chronisch sekretorischer Otitis media heilen folgenlos aus. Bei nicht beherrschbarer Tubenfunktionsstörung kann es zur Ausbildung eines **Adhäsivprozesses**, einer **Tympanosklerose** oder einer **Otitis media chronica** kommen.

**K** *Der klinische Fall.* Ein 4 Jahre altes Mädchen wird vorgestellt wegen rezidivierender Infektanfälligkeit, ständiger Mundatmung, nächtlichem Schnarchen und von den Eltern vermuteter Höreinschränkung bds. Die Eltern haben außerdem den Eindruck einer verzögerten Sprachentwicklung.
Die Untersuchung des Kindes zeigt eine vermehrt schleimige Nasensekretion bei offenstehendem Mund und eine Hyperplasie der Rachenmandeln. Die Trommelfelle sind bds. matt, verdickt, eingezogen, intakt, wobei auch ein Mittelohrerguß mit eingeschlossenen Luftblasen erkennbar wird. Ein Tonschwellenaudiogramm ist bei dem noch sehr verspielten Kind nicht möglich; bei der Spielaudiometrie ist das Hörvermögen bds. mittelgradig eingeschränkt. Der Kurvenverlauf des Tympanogramms ist flach.

Die Überprüfung der Sprachentwicklung ergibt eine leichte Sprachentwicklungsstörung mit im Vordergrund stehender verwaschener Artikulation.
Nach einer konservativen Therapie mit abschwellenden Nasentropfen, Mukolytikum, interkurrent auch antibiotischer Therapie wegen eines zusätzlichen Mittelohrinfektes, ist eine wesentliche Befundänderung nicht feststellbar. Daher erfolgt eine Adenotomie mit einer Parazentese bds. Schon unmittelbar postoperativ ist eine Hörverbesserung erzielt, das Kind erscheint aufmerksamer und lebhafter. Die Eltern gaben nach ca. einem halben Jahr an, daß ihre Tochter einen deutlichen Entwicklungssprung vollzogen und den Sprachentwicklungsrückstand vollständig aufgeholt habe.
**Diagnose:** sekretorische Otitis media (chronischer Tubenmittelohrkatarrh) bei Rachenmandelhyperplasie (adenoide Vegetationen).

## 6.2.3 Syndrom der »offenen Tube« (klaffende Eustachi-Röhre)

*Definition.* Funktionsstörung der Tuba auditiva, die nicht geschlossen werden kann.

*Ätiologie und Pathogenese.* Ursache ist meist eine Volumenabnahme des peritubalen Gewebes, z. B. im Zusammenhang mit ausgeprägten Gewichtsverlusten, so daß ein Verschluß der Eustachi-Röhre nicht mehr möglich ist. Dadurch entsteht eine ungehinderte Luftströmung zwischen Nasenrachenraum und Paukenhöhle in unphysiologisch hohem Maß.

*Klinik.* Der Patient hört sein eigenes Atemgeräusch sowie ein Dröhnen und Klirren der eigenen Stimme (**»Autophonie«**).

*Diagnostik.* Das **Tympanogramm** zeichnet in solchen Fällen eine atemsynchrone **Schlangenlinie** auf *(siehe Abbildung 63).*

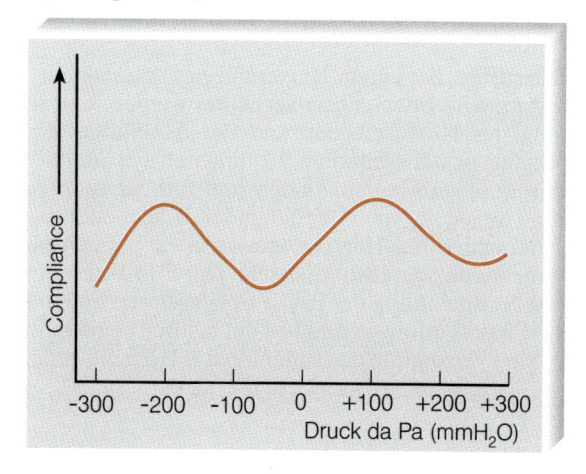

**Abb. 63: Tympanogramm mit Schlangenlinie bei offener Tube**

**Therapie.** Die Vermehrung des peritubalen Gewebes durch Injektion flüssiger Kunststoffe ist möglich, aber umstritten und mit dem Risiko irreversibler Tubenläsionen verbunden. Gefahrloser ist die Einspritzung von Kollagen. Meist handelt es sich um ein nicht therapiebedürftiges, temporäres Problem, z. B. in zeitlichem Zusammenhang mit diätetischen Maßnahmen zur Gewichtsreduktion, so daß mit der Zeit auch spontan eine Normalisierung zu erwarten ist.

## 6.3 Adhäsivprozeß

> **Definition.** Partielle oder komplette Verklebung des stark nach innen eingezogenen und ausgedünnten Trommelfells mit der medialen Paukenwand als Endzustand einer chronischen Tubenbelüftungsstörung bzw. rezidivierender Otitiden.

**Klinik.** Die Patienten bemerken eine **Schwerhörigkeit**, evtl. mit langsamer Progredienz. Ein Adhäsivprozeß kann aber auch völlig symptomlos sein.

**Diagnostik.** Das Trommelfell ist maximal retrahiert, die Strukturen des Mittelohres zeichnen sich bei der Otoskopie reliefartig ab *(siehe Abbildung 64)*. Die Trommelfellbeweglichkeit ist teilweise oder vollständig aufgehoben (Nachweis mit dem Valsalva-Test, dem Politzer-Verfahren oder dem Siegle-Trichter). Durch Arrosion des langen Amboßschenkels kann es zur Unterbrechung der Gehörknöchelchenkette kommen, was eine erhebliche Schalleitungsstörung bewirkt (über 50 dB Hörverlust).

Erst dann, wenn das retrahierte Trommelfell unmittelbaren Kontakt mit dem Steigbügelköpfchen erhält, verbessert sich das Hörvermögen deutlich (**»spontane Tympanoplastik«**).

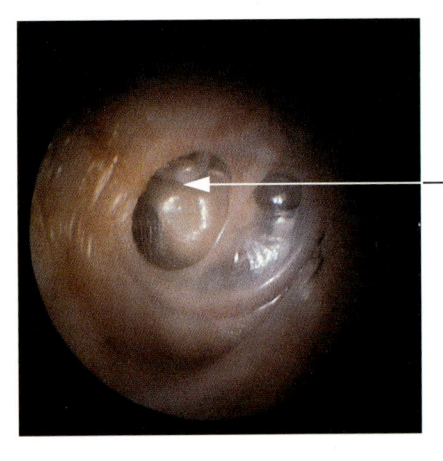

Verklebung des retrahierten Trommelfells mit dem Steigbügelköpfchen

**Abb. 64: Adhäsivprozeß**

**Therapie.** Bei **gutem Hörvermögen** und intaktem Trommelfell sollte auf eine chirurgische Intervention verzichtet werden, weil die Gefahr der Verschlechterung des Hörvermögens und der Ausbildung einer Trommelfellperforation besteht; das ausgedünnte Trommelfell bei Adhäsivprozeß zerreißt häufig bei chirurgischen Manipulationen und verheilt dann auch nach plastischer Versorgung wegen der weiter bestehenden Tubenbelüftungsstörung u.U. nicht wieder.

Bei **schlechtem Hörvermögen** kann der Versuch einer Tympanoplastik zur Hörverbesserung gerechtfertigt sein. Die Erfolgsaussichten sind besser, wenn noch eine Restbelüftung der Pauke trotz gestörter Tubenfunktion nachweisbar ist. Ist der Eingriff erfolglos und besteht beidseits eine erhebliche Hörstörung, so muß an eine Versorgung des Patienten mit Hörgerät gedacht werden.

## 6.4 Tympanosklerose

> **Definition.** Kalkeinlagerung im Mittelohr nach chronisch rezidivierenden Mittelohrentzündungen bzw. chronischer Tubenbelüftungsstörung.

**Ätiologie und Pathogenese.** Nach länger dauerndem Tubenverschluß mit chronischen Ergüssen des Mittelohrs (Seromukotympanon) sowie als Folge rezidivierender Mittelohrentzündungen kann es zu einem fibrotischen und sklerosierenden Umbau der Mittelohrschleimhaut kommen. Unter Bildung von Cholesteringranulomen und Einlagerung von Kalk entsteht eine weißliche, plaqueartige Verhärtung der Mittelohrschleimhaut, von der das Trommelfell alleine befallen sein kann, aber auch die übrige Paukenschleimhaut sowie die Gehörknöchelchen, die durch eine Fixierung am umgebenden Knochen (**Ankylose**) zunehmend unbeweglich werden.

**Klinik.** Bei alleinigem Befall des Trommelfells bestehen meist keine Beschwerden. Starke tympanosklerotische Veränderungen können zu einer **Schalleitungsstörung** führen.

**Diagnostik.** Otoskopisch findet sich ein induriertes, in der Beweglichkeit reduziertes Trommelfell (Prüfung mit dem Siegle-Trichter) mit weißen, plaqueartigen Einlagerungen *(siehe Abbildung 65)*. Die chronische Mittelohrentzündung kann ferner zur **Trommelfellperforation** geführt haben, die ggf. direkte Aufsicht auf die sklerotisch veränderte Mittelohrschleimhaut ermöglicht.

Gelegentlich ist der Trommelfellbefund auch unauffällig, während gleichzeitig wegen Befall der Paukenschleimhaut starke Bewegungseinschränkungen bis hin zur völligen Immobilität der Gehörknöchelchenkette mit entsprechend ausgeprägter Schalleitungsstörung bestehen.

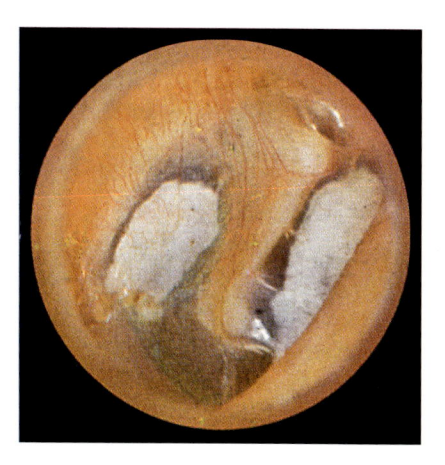

**Abb. 65: Tympanosklerose**

**Differentialdiagnose.** Besteht bei intaktem Trommelfell eine Schalleitungsstörung, so muß – sofern eine starke Verkalkung am Trommelfell nicht schon diagnoseweisend ist – auch an die **Otosklerose** gedacht werden. Auch Narben nach früheren Mittelohrentzündungen (**Residuen**) und kleine **Paukenfehlbildungen** kommen dann ursächlich in Frage.

Zeigt die Röntgenaufnahme nach Schüller eine gestörte Mastoidpneumatisation, so spricht das für eine Tympanosklerose oder alte Residuen nach chronisch rezidivierenden Otitiden. Die Klärung dieser Differentialdiagnosen ist letztlich oft nur durch **Tympanoskopie** (Inspektion der Paukenhöhle) möglich.

**Therapie.** Oft ist keine Therapie erforderlich. Bei ausgeprägten Fällen mit starker Schalleitungsstörung kann der Versuch einer **Tympanoplastik** gerechtfertigt sein. Die Erfolgsaussichten sind dann aber sehr von dem Ausmaß einer noch bestehenden Tubenfunktionsstörung abhängig. Ist die Tubenfunktion schlecht und die Ankylose der Gehörknöchelchen ausgeprägt, muß auf Dauer mit einem unbefriedigend schlechten Operationsergebnis gerechnet werden.

## 6.5 Entzündungen

### 6.5.1 Myringitis bullosa

> **Definition.** Trommelfellentzündung mit Blasenbildung.

**Ätiologie und Pathogenese.** Eine bullöse Myringitis ist meist viraler Genese und kommt isoliert oder zusammen mit einer Otitis media oder einer Otitis externa bullosa bzw. haemorrhagica vor. Gelegentlich gehen auch Mykoplasma-Infektionen oder Erkrankungen durch Haemophilus influenzae mit Blasenbildung des Trommelfells einher, insbesondere bei Kindern.

**Klinik.** Die Patienten klagen über **Schmerzen** und Völlegefühl im Ohr. Beim spontanen Platzen von Bläschen kommt es zu einer serösen oder **blutig-serösen Otorrhö**. Es besteht eine **Schallleitungsstörung**; bei gleichzeitiger Otitis media und Mitbeteiligung des Labyrinthes kann auch eine Schallempfindungsstörung mit Schwindel auftreten.

**Diagnostik.** Die **Otoskopie** zeigt multiple bläuliche, hämorrhagische Bläschen, die durch Abhebung der äußeren, plattenepithelialen Trommelfellschicht zustande kommen. Solche Bläschen können auch im Gehörgang zu sehen sein. Gleichzeitig kann ein Mittelohrerguß bestehen, der durch das **Tympanogramm** objektiviert wird. Das **Audiogramm** zeigt die Schallleitungsstörung bzw. bei Innenohrbeteiligung eine kombinierte Schwerhörigkeit.

**Therapie.** Bei isoliertem Trommelfellbefall ohne Superinfektion lassen die Schmerzen innerhalb von ein bis zwei Tagen spontan nach. Ein Eröffnen der Bläschen ist dann eher nicht angezeigt. Bei gleichzeitigem Mittelohrerguß ist jedoch die Trommelfellschlitzung (**Parazentese**) und eventuell das Einlegen eines Paukenröhrchens sinnvoll, um den Sekretabfluß und die Belüftung der Pauke zu fördern. Dem gleichen Ziel dienen abschwellende Nasentropfen. Breitspektrum-**Antibiotika** (z.B. Ampicillin [Binotal®]) können zur Verhinderung einer Sekundärinfektion gegeben werden. Schmerzlinderung wird mit **Analgetika** erzielt.

Unter antibiotischem Schutz kann im Einzelfall eine systemische **Corticoidtherapie** die Rückbildung der Hörstörung beschleunigen.

**Prognose.** Eine bullöse Myringitis kann langwierig sein und sich über Wochen hinziehen. Sofern das Innenohr nicht mit einer Schallempfindungsstörung beteiligt ist, sind aber die Heilungsaussichten gut.

### 6.5.2 Granulierende Myringitis

> **Definition.** Trommelfellentzündung mit Bildung von Granulationen.

**Ätiologie und Pathogenese.** Es handelt sich um eine seltene Erkrankung unbekannter Ätiologie.

**Klinik.** Die Patienten klagen über Stiche im Ohr, es bestehen geringe Schmerzen, spärliche Otorrhö und eventuell eine leichte Hörstörung.

**Diagnostik.** Die Otoskopie ergibt höckrige, rosarote, granulomatöse Erhebungen auf dem Trommelfell, häufig mit schmierigem Belag. Eine Trommelfellperforation besteht nicht. Das Audiogramm zeigt eine geringe Schallleitungsstörung.

**Therapie.** Der Versuch der langfristigen Behandlung mit antibiotika- und cortisonhaltigen Ohrentropfen ist gerechtfertigt. Bei erfolgloser konservativer Therapie wird aber die operative Abtragung der Granulationen und Deckung des Defektes mit einem dünnen Spalthauttransplantat erforderlich.

### 6.5.3 Otitis media acuta

Synonyme. O.m.a.; akute Mittelohrentzündung

> **Definition.** Vorwiegend eitrige, fieberhafte Entzündung des Mittelohrs.

*Epidemiologie.* Alle Altersgruppen können betroffen sein; besonders häufig erkranken Kinder in den Wintermonaten.

*Ätiologie und Pathogenese.* Begünstigend wirken virale oder bakterielle Infekte der oberen Luftwege und/oder Schleimhautschwellungen im Nasenrachenraum. Virulente Erreger gelangen dann in das Mittelohr über die Tuba auditiva, deren durch entzündliche Schwellung bedingte Funktionsstörung zum Krankheitsgeschehen beiträgt.

Die Erreger können auch durch einen (traumatischen) Trommelfelldefekt eindringen.

Die Keime sind oft Pneumokokken, bei Kindern besonders häufig auch Haemophilus influenzae, Streptokokken und Staphylokokken.

*Klinik.* Die Erkrankung kommt ein- und beidseitig vor. Typisch ist der akute Beginn mit unterschiedlich stark ausgeprägten **Ohrenschmerzen, Fieber** und Druckgefühl im Ohr. Gelegentlich wird über pulsierendes Ohrgeräusch berichtet, der Warzenfortsatz kann klopfempfindlich sein. Eine **Schwerhörigkeit** unterschiedlicher Ausprägung ist nahezu immer nachweisbar. Im fortgeschrittenen Stadium kann das Trommelfell spontan perforieren. Es kommt dann zur eitrigen **Otorrhö**, daraufhin gehen Schmerzen und Fieber meist schnell zurück.

*Diagnostik.* Im Verlauf der Erkrankung sieht man **otoskopisch**:
- zunächst eine **Hyperämie** des Trommelfells, beginnend am Hammergriff, später als radiäre Gefäßzeichnung. Außerdem entwickelt sich eine Verdickung und Rötung des gesamten Trommelfells, der Lichtreflex verstreicht. Man spricht von einer »**Entdifferenzierung**« der anatomischen Strukturen.
- Es folgt eine **exsudative Phase** mit seröser Flüssigkeit im Mittelohr, die in eine
- **eitrige Phase** mit zunehmender Trommelfellvorwölbung übergeht. Die normale Differenzierbarkeit der einzelnen Trommelfellstrukturen verliert sich zunehmend. Jetzt ist eine spontane **Trommelfellperforation möglich** (siehe Abbildung 66).
- Im unkomplizierten Fall folgt die **Abklingphase** mit Ausheilung des Trommelfells, wieder dünnflüssigem Sekret und Normalisierung. Abhängig von der Virulenz der Erreger, der Widerstandsfähigkeit des Organismus und der (antibiotischen) Therapie kann eine Ausheilung aus jedem Stadium erfolgen.

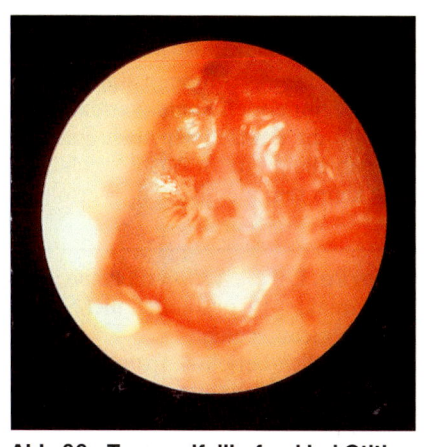

**Abb. 66:** Trommelfellbefund bei Otitis media acuta: Vorwölbung, Rötung und Gefäßinjektion des Trommelfells.

Zur Diagnostik tragen folgende Untersuchungen bei:
- **Stimmgabeltests** nach Rinne und Weber sowie das **Audiogramm** zum Nachweis der Schalleitungsstörung und zum Ausschluß einer Innenohrschädigung, die als Frühkomplikation möglich ist.

> **Merke.** Wegen der Schalleitungsstörung durch den eitrigen Erguß wird der Ton beim Weber-Versuch in das kranke Ohr lateralisiert. Bei Lateralisation in das gesunde Ohr besteht der dringende Verdacht auf eine Innenohrschädigung!

- die **Tympanometrie**
- **Abstrichuntersuchung** bei Eiterung

**Röntgendiagnostik** ist bei einer unkomplizierten Mittelohrentzündung **nicht** erforderlich. Die Aufnahme nach Schüller zeigt ggf. eine »Begleitmastoiditis«. Erst wenn der Verdacht auf eine eitrige **Mastoiditis** besteht, zeigt die Röntgenaufnahme nach Schüller eine Einschmelzung von Zellsepten *(vgl. S. 131).*

- Die **Tympanometrie** zeigt typischerweise eine Unterdruck- oder Ergußkurve.
- Bei Eiterung muß eine **Abstrichuntersuchung** mit Resistenzbestimmung (Antibiogramm) vorgenommen werden.

**Röntgendiagnostik** ist bei einer unkomplizierten akuten Mittelohrentzündung **nicht** erforderlich. Falls angefertigt, zeigt die Aufnahme nach Schüller in der Regel eine Verschattung des Mastoids, weil bei der akuten Mittelohrentzündung die Schleimhaut der Warzenfortsatzzellen im Sinne einer unkomplizierten »Begleitmastoiditis« immer mitbetroffen ist. Erst dann, wenn der Verdacht besteht, daß sich eine eitrige **Mastoiditis** als Komplikation aus der Otitis media gebildet hat, wird die Röntgenaufnahme nach Schüller wirklich sinnvoll. Sie zeigt dann eine Einschmelzung von Zellsepten im Mastoid. Ist die Blutkörperchensenkungsgeschwindigkeit (BSG) stark erhöht (dreistellig), so spricht das für die Entwicklung einer Mastoiditis *(vgl. Seite 131).*

### Therapie
Zur Besserung der Tubenbelüftung gibt man **abschwellende Nasentropfen**. Ferner sind **Schmerzmittel** und **Antibiotika** indiziert.

*Therapie.* Die Therapie der Otitis media acuta wird dem Stadium angepaßt:
Zur Besserung der Tubenbelüftung gibt man frühzeitig **abschwellende Nasentropfen** (Privin®, Otriven®), evtl. unterstützt durch Kamilledampfinhalationen. Bei Schmerzen können oral oder – bei Kindern – rektal applizierte **Schmerzmittel** indiziert sein (Acetylsalicylsäure [Aspirin®], jedoch *nicht* bei Kindern; Paracetamol-Zäpfchen [Ben-u-ron®]).

> **Merke.** Durch die rechtzeitige Gabe von **Antibiotika** kann die Komplikationsrate der akuten Mittelohrentzündung erheblich gesenkt werden.

Bei Kindern unter 12 Jahren ist Amoxicillin das Mittel der Wahl. Vielfach wird Penicillin oder auch Erythromycin gegeben.

Bei Kindern unter zwölf Jahren ist Amoxicillin (Clamoxyl®) das Mittel der Wahl (30 bis 40 mg pro Kilogramm Körpergewicht pro Tag). Die Behandlung sollte mindestens 7 bis 10 Tage lang fortgesetzt werden. Bei Erwachsenen kann auch Ampicillin (Binotal®) gegeben werden, vielfach wird nur Penizillin (Isocillin®) empfohlen. Bei Penizillinallergie muß z.B. auf Erythromycin oder Trimethoprim/Sulfamethoxazol (Bactrim®) umgestiegen werden.

Die **Parazentese** ist folgenden Indikationen vorbehalten:
- Gewinnung eines **Abstrichs** in therapieresistenten Fällen;
- bei **immunsuppressiver Therapie** und
- bei **Komplikationen**.

Die **Parazentese** soll nicht routinemäßig durchgeführt werden, sondern bestimmten Indikationen vorbehalten sein:
- Gewinnung eines bakteriologischen **Abstrichs** in therapieresistenten Fällen mit intaktem Trommelfell;
- bei gleichzeitiger **immunsuppressiver Therapie** und
- bei beginnenden **Komplikationen**.

Obwohl die Parazentese auch eine Schmerzentlastung erwarten läßt, sollte sie deshalb allein nur im Ausnahmefall durchgeführt werden. Die Schmerzbehandlung kann rein medikamentös erfolgen.

> **Merke.** Lokale Antibiotikagabe in den Gehörgang ist bei Otitis media acuta mit intaktem Trommelfell **nicht sinnvoll**, weil das Antibiotikum die Paukenhöhle nicht erreicht.
> Lediglich bei einer Trommelfellperforation oder dann, wenn die Otorrhö zu einer Otitis externa geführt hat, können antibiotikahaltige Ohrentropfen indiziert sein.

**K** *Der klinische Fall.* Ein 8jähriger Junge mit einem akuten Infekt der oberen Luftwege klagt über plötzlich rechts auftretende, pulsierende Ohrenschmerzen und dumpfes Gefühl auf dem rechten Ohr. Es besteht Fieber von 38,3 °C.
Bei der Untersuchung fällt eine schleimig-eitrige Nasensekretion auf. Das linke Trommelfell zeigt sich eingezogen, intakt, matt; das rechte Trommelfell ist diffus gerötet, verdickt, matt und weist Gefäßinjektionen auf. Der Weber-Versuch wird nach rechts lateralisiert, der Rinne-Versuch zeigt sich rechts negativ, links positiv. Im Audiogramm besteht eine rechtsseitige Schalleitungsstörung von 30 dB, links liegt Normalhörigkeit vor.
Unter der sofort eingeleiteten Therapie mit abschwellenden Nasentropfen, Kamilledampfinhalationen und einem Antibiotikum (Clamoxyl®) klingen die Symptome rasch ab. Bereits nach vier Tagen hat sich der Trommelfellbefund wieder fast normalisiert und die rechtsseitige Hörstörung vollständig zurückgebildet.
**Diagnose:** Otitis media acuta rechts.

## 6.5.4 Komplikationen der akuten Mittelohrentzündung

*Ätiologie und Pathogenese.* Bei oder nach Otitis media acuta ist die **Ausbreitung der Eiterung in mittelohrnahe Regionen** möglich (Mastoid, Jochbogen, Pyramidenspitze u.a.m.). Prinzipiell kann eine solche Eiterung in jedem Stadium der Mittelohrentzündung ausbrechen, meist besteht die Otitis media aber schon einige Tage oder Wochen. Die Symptomatik der Komplikation tritt dann zu den Krankheitszeichen der Otitis media hinzu oder folgt ihnen.

Gefährliche Komplikationen der Otitis media acuta sind durch gezielte und korrekte Antibiotikagabe seltener geworden.

## Mastoiditis

> **Definition.** Meist eitrige Entzündung der Warzenfortsatzzellen; häufigste Komplikation einer Mittelohrentzündung.

*Ätiologie und Pathogenese.* Die eitrige Mastoiditis mit Einschmelzung der knöchernen Zellwände im Warzenfortsatz entwickelt sich etwa zwei bis vier Wochen nach einer Otitis media acuta, die unzureichend oder gar nicht behandelt wurde. Bei unbehandelter Mittelohrentzündung kommt es in 1 bis 5 % der Fälle zu einer echten, eitrigen Mastoiditis. Seit Anwendung der Antibiotika ist die Häufigkeit erheblich reduziert.

Die Ausbildung der Erkrankung wird offenbar durch mechanische Blockade des »Aditus ad antrum« (Engstelle zwischen Paukenhöhle und Mastoidzellen) durch Granulationsgewebe oder geschwollene Schleimhaut gefördert. Die Drainage von eitrigem Sekret aus dem Mastoidbereich in die Paukenhöhle ist dann nicht mehr gewährleistet. Im Laufe der Eiteransammlung kommt es zur Einschmelzung von knöchernen Zellwänden im Warzenfortsatz. Darüber hinaus kann ein Eiterdurchbruch durch das Planum mastoideum nach außen unter das Schädelperiost mit Ausbildung eines **Subperiostalabszesses** stattfinden *(vgl. Synopsis 15)*.

*Klinik.* Typisch sind anhaltende oder erneut auftretende **Ohrenschmerzen**, die aber meist geringer ausgeprägt sind als bei der akuten Otitis media. Subfebrile Temperatur oder **Fieber** besteht häufig, kann aber auch fehlen. Unwohlsein, Appetitlosigkeit und **reduzierter Allgemeinzustand** in unterschiedlicher Ausprägung sind besonders bei Kindern häufig die auffallendsten Symptome. Eine **Schwerhörigkeit** besteht praktisch immer, sie kann aber geringgradig sein.

Eine **Otorrhö** ist nicht obligat; gegebenenfalls ist das Sekret häufig dünnflüssiger als bei der Otitis media acuta und kann übelriechend sein.

Die retroaurikulären Weichteile über dem Mastoid können mehr oder weniger geschwollen und gerötet sein, der Patient gibt dort ein dumpfes Gefühl, spontane Schmerzen oder Druckempfindlichkeit an. Hinweise auf einen **Subperiostalabszeß** sind **Schwellung** und **Rötung** hinter dem Ohr sowie ein **abstehendes Ohr** *(siehe Abbildung 67)*.

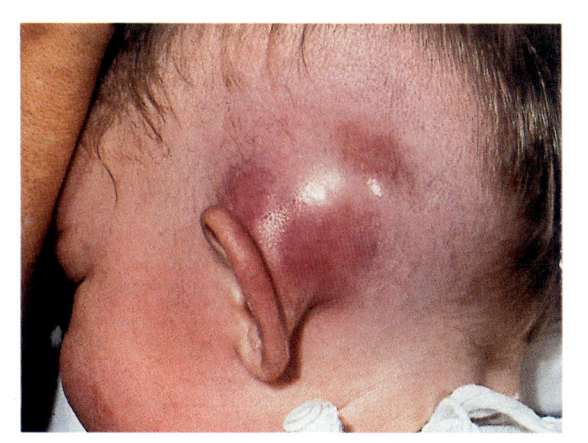

**Abb. 67: Abstehendes Ohr bei Mastoiditis**

## Diagnostik

**Diagnostik.** Die **Otoskopie** zeigt ein verdicktes, mattes, manchmal etwas vorgewölbtes Trommelfell.

Je nach Ausprägung kann otoskopisch eine Absenkung der hinteren oberen Gehörgangswand und/oder, besonders bei voll ausgebildetem Subperiostalabszeß, ein Abstehen des betroffenen Ohres auffallen.

Meist findet man im **Differentialblutbild** eine deutliche Linksverschiebung und Leukozytose.

Die Blutkörperchensenkungsgeschwindigkeit (**BSG**) ist typischerweise **dreistellig** beschleunigt.

Die **Röntgenaufnahme nach Schüller** zeigt die Verschattung der Felsenbeinpneumatisation und Verlust von knöchernen Zellsepten *(siehe Abbildung 68)*. Bei kleinen, unruhigen Kindern ist diese Röntgenuntersuchung allerdings nicht immer mit aussagekräftigem Ergebnis durchführbar.

**Therapie.** Zu Beginn und bei geringer Ausprägung der Krankheitszeichen kann ein Therapieversuch mit intravenös gegebenem **Antibiotikum** gerechtfertigt sein, eventuell ergänzt durch eine **Parazentese** zur Eiterentlastung des Mittelohres.

Tritt unter Beobachtung des klinischen Verlaufs und Kontrolle der BSG keine Besserung ein, ist die operative Ausräumung der Warzenfortsatzzellen (**Mastoidektomie**) die Therapie der Wahl. Da die Gehörknöchelchenkette dabei unberührt bleibt, ist nach dem Eingriff durchaus eine Ausheilung mit normalem Hörvermögen möglich.

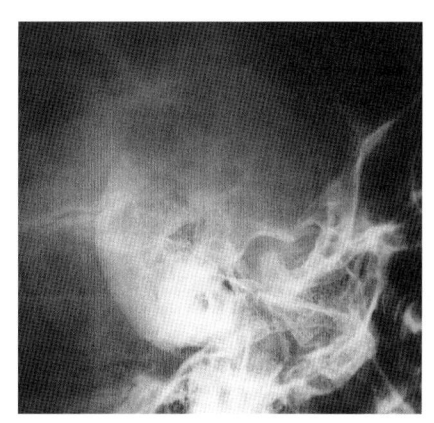

**Abb. 68: Röntgenaufnahme nach Schüller bei Mastoiditis:** Subtotale Verschattung des pneumatischen Systems

## Petroapizitis

> **Definition.** Eiterung der Pyramidenspitze.

**Klinik.** Bei Einbruch der Eiterung in die Pyramidenspitze ist die Ausbildung eines »Gradenigo-Syndroms« möglich. Klassische Zeichen dafür sind **Trigeminusneuralgie**, **Abduzensparese** und **Okulomotoriusparese**, die zu den Symptomen der Mastoiditis hinzutreten.

**Therapie.** Siehe hierzu unter »Zygomatizitis«, *Seite 133*.

## Schläfenbeinosteomyelitis

> **Definition.** Knocheneiterung der Temporalschuppe.

**Klinik.** Auffallend ist ein Druckschmerz über der Schläfe; im übrigen bestehen Symptome wie bei Mastoiditis.

**Therapie.** Siehe hierzu unter »Zygomatizitis«, *Seite 133*.

## Bezold-Mastoiditis

> **Definition.** Eitereinbruch in den mastoidalen Ansatz des M. sternocleidomastoideus *(Synopsis 15)*.

**Klinik.** Man findet eine entzündliche Schwellung mit Rötung und Druckschmerz unterhalb des Mastoids, eventuell auch einen Schiefhals durch Muskelspasmus. Diese Symptomatik fällt zu den Krankheitszeichen auf, die durch Mastoiditis bedingt sind.

**Therapie.** Siehe hierzu unter »Zygomatizitis«.

## Zygomatizitis

> **Definition.** Eitereinbruch in den Jochbogenansatz.

**Klinik.** Auffallend ist die Rötung mit Druckschmerz und Schwellung **vor** dem Ohr.

Bei entzündlicher Reizung des gleichseitigen Kiefergelenks kann es zu einer **Kieferklemme** mit Verschiebung des Unterkiefers zur Gegenseite kommen (Bonnet-Schonhaltung; *Abbildung 69*).

**Therapie.** Die oben genannten Komplikationen müssen bei voller Ausprägung durch **chirurgische Herdsanierung** behandelt werden. Dies bedeutet in der Regel eine Mastoidektomie mit individueller Erweiterung je nach Ausbreitungsrichtung der Eiterung. Alle genannten Komplikationen der Mittelohrentzündung stellen meist **Notfallsituationen** im weiteren Sinne dar *(siehe Synopsis 15)*.

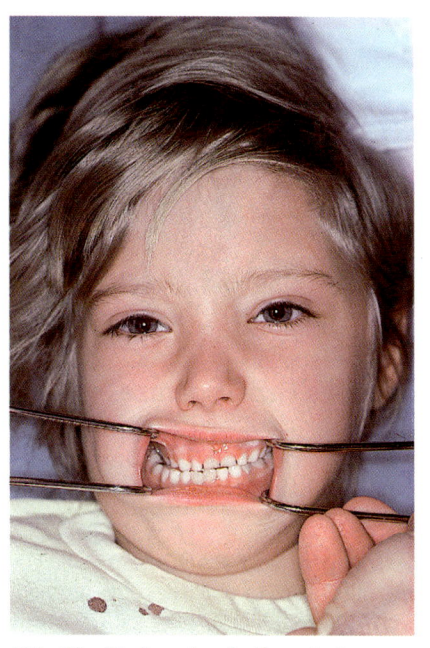

**Abb. 69: Kieferschonhaltung bei Zygomatizitis**

## Otogene Labyrinthitis

> **Definition.** Entzündung des Innenohrlabyrinths als Komplikation einer Mittelohrentzündung.

**Ätiologie und Pathogenese.** Die Labyrinthitis kann schon im Frühstadium der Otitis media acuta durch Penetration von Toxinen durch das runde oder ovale Fenster von der Pauke aus hervorgerufen werden. Möglich ist außerdem der direkte Eitereinbruch durch die Knochenwandung oder durch eines der Fenster in das Labyrinth *(Synopsis 15)*.

**Klinik.** Aufgrund der Entzündung von Hör- und Gleichgewichtsorgan kommt es einerseits zu einer **Schallempfindungsstörung** oder einer kombinierten Schwerhörigkeit, andererseits zu **Nystagmus** und **Schwindel**. Weiterhin können Erbrechen und Tinnitus auftreten. Unter der Frenzel-Brille wird ein Nystagmus zur Gegenseite sichtbar. Unbehandelt kann eine aufsteigende Meningitis entstehen.

**Therapie.** Bei der Labyrinthitis im Frühstadium einer akuten Otitis ist zunächst ein konservativer Therapieversuch mit intravenöser Antibiotikagabe gerechtfertigt (Penizillin, Aminopenizilline), bevor, z.B. bei eventuellem Auftreten weiterer Komplikationen, eine chirurgische Sanierung vorgenommen wird (Mastoidektomie).

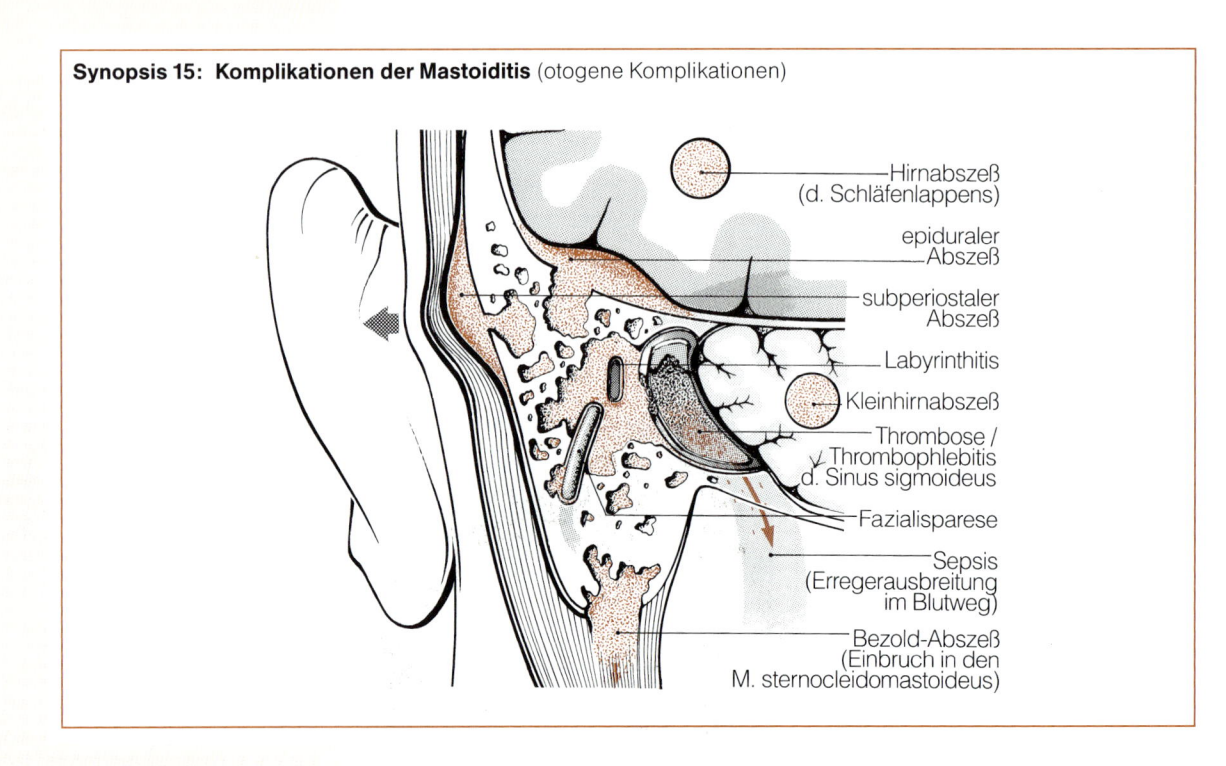

**Synopsis 15: Komplikationen der Mastoiditis** (otogene Komplikationen)

- Hirnabszeß (d. Schläfenlappens)
- epiduraler Abszeß
- subperiostaler Abszeß
- Labyrinthitis
- Kleinhirnabszeß
- Thrombose / Thrombophlebitis d. Sinus sigmoideus
- Fazialisparese
- Sepsis (Erregerausbreitung im Blutweg)
- Bezold-Abszeß (Einbruch in den M. sternocleidomastoideus)

## Otogene Fazialisparese

**Definition.** Periphere Lähmung des VII. Hirnnerven bei eitriger Mittelohrentzündung oder anderen Erkrankungen im Felsenbein.

**Ätiologie und Pathogenese.** Ursache ist meist ein Eitereinbruch in den Fazialiskanal, in der Regel im tympanalen oder mastoidalen Segment des Nervenverlaufs. Die Eiterung kann von einer **akuten Mittelohrentzündung** oder – gar nicht so selten – einem **Cholesteatom** ausgehen *(siehe unten)*. Andere Grunderkrankungen (z.B. Tumoren) sind seltener *(Synopsis 15)*.

**Klinik.** Man findet eine partielle oder komplette **Lähmung der mimischen Gesichtsmuskulatur** der betroffenen Seite mit Aufhebung des Stirnrunzelns, des Lidschlusses und der Mundwinkelbeweglichkeit. Die Topodiagnostik läßt darüber hinaus genauer den Ort der Läsion erkennen *(siehe Kapitel B)*. Zusätzlich bestehen die Zeichen der otitischen Herderkrankung.

**Therapie.** Die otogene Fazialisparese bei eitriger Mittelohrentzündung ist eine Indikation zur chirurgischen Herdsanierung im Sinne einer Mastoidektomie. Außerdem können i. v. Antibiotika und nach Beherrschung der Eiterung Corticoide gegeben werden.

### 6.5.5 Endokranielle otogene Komplikationen

**Definition.** »Endokranielle otogene Komplikationen« sind bedrohliche Erkrankungen der lateralen Schädelbasis, die sich aus entzündlichen Ohrerkrankungen entwickeln können *(Synopsis 15)*.

## Sinusthrombose

**Definition.** Blutgerinnselbildung bis hin zur Obliteration des Sinus sigmoideus i. S. einer Thrombophlebitis nach eitriger Knochenarrosion der Sinusschale in der hinteren Schädelgrube *(Synopsis 15)*.

## 6.5.5 Endokranielle otogene Komplikationen

***Ätiologie und Pathogenese.*** Die Sinusthrombose entwickelt sich nach einem perisinösen Abszeß auf der Basis einer entzündlichen Mittelohrerkrankung. Im Sinus bildet sich ein infizierter Thrombus, der sich retrograd durch den Sinus transversus oder zum Bulbus v. jugularis ausdehnen und den Blutleiter völlig verschließen kann.

***Klinik.*** Die Sinusthrombose geht oft mit einer Sepsis einher, so daß **septische Fieberschübe** mit Schüttelfrost auftreten. Das Allgemeinbefinden der Patienten ist stark beeinträchtigt, häufig klagen sie über Kopfschmerzen. Ferner bestehen Zeichen der akuten Mittelohrentzündung – wie eitrige Otorrhö – oder eine entsprechende Anamnese.

***Diagnostik.*** Auf dem Warzenfortsatz und dahinter ist ein Druckschmerz auslösbar, unter Umständen auch am seitlichen Hals über der V. jugularis interna, wo sich oft geschwollene Kieferwinkellymphknoten finden.
Die Röntgenaufnahme nach **Schüller** läßt als Zeichen der ursächlichen Mastoiditis die Zerstörung der knöchernen Zellsepten erkennen. Im Zweifelsfall kann die Thrombose **angiographisch** dargestellt werden.
Im Blutbild erkennt man eine Leukozytose und Linksverschiebung, die Blutkörperchensenkungsgeschwindigkeit (**BSG**) ist deutlich erhöht. Der Erreger kann bei Sepsis in der **Blutkultur** nachgewiesen werden.

***Therapie.*** Bei Verdacht auf Sinusthrombose ist die stationäre Aufnahme und hochdosierte intravenöse **Antibiotikagabe** erforderlich. Ist die Thrombose durch eine eitrige Mastoiditis entstanden, ist die Indikation zur **Mastoidektomie** gegeben. Liegt eine Cholesteatomeiterung zugrunde, ist die **Radikaloperation** angezeigt. Nach Wegnahme der Knochenschale über dem Sinus (soweit sie noch vorhanden ist) wird die Dura des Sinus geschlitzt und der Thrombus entfernt, bis von kranial und kaudal unbehinderter Blutfluß erkennbar ist. Gelegentlich muß die V. jugularis unterbunden werden, um eine Embolie zu vermeiden und das Fortschreiten der Thrombophlebitis zu verhindern. Der Sinus sigmoideus wird nach Ausräumung des Thrombus tamponiert.

***Prognose.*** Ohne Therapie hat diese Komplikation häufig einen letalen Verlauf. Bei adäquater antibiotischer und operativer Behandlung bestehen aber gute Heilungsaussichten.

### Ätiologie und Pathogenese
Nach einem perisinösen Abszeß entwickelt sich ein infizierter Thrombus, der den Blutleiter völlig verschließen kann.

### Klinik
**Häufig septische Fieberschübe.** Das Allgemeinbefinden ist stark beeinträchtigt. Ferner bestehen Kopfschmerzen und Zeichen der akuten Mittelohrentzündung.

### Diagnostik
Druckschmerz auf dem Warzenfortsatz. Die Aufnahme nach **Schüller** läßt die Zerstörung der Zellsepten erkennen. Die Thrombose kann **angiographisch** dargestellt werden. Im Blutbild Leukozytose und Linksverschiebung, die **BSG** ist deutlich erhöht. Bei Sepsis: Erreger in der **Blutkultur**.

### Therapie
Man gibt hochdosiert intravenös **Antibiotika**, die Indikation zur **Mastoidektomie** bzw. zur **Radikaloperation** ist i.d.R. gegeben. Der Sinus wird geschlitzt, der Thrombus entfernt.
Gelegentlich muß die V. jugularis unterbunden werden.

### Prognose
Bei adäquater Behandlung bestehen gute Heilungsaussichten.

---

**K** ***Der klinische Fall.*** Ein 33jähriger Mann wird in deutlich reduziertem Allgemeinzustand mit Fieber bis 39,3 °C in der Notaufnahme vorgestellt. Er hat mehrmals erbrochen und in den letzten Tagen 3 kg Gewicht abgenommen. Er klagt über starke, überwiegend rechtsseitige Kopfschmerzen, die seit zwei Tagen bestehen. Vor zweieinhalb Wochen habe er im Urlaub wohl eine Otitis gehabt, die aber unter Selbstbehandlung mit Schmerzmitteln bereits wieder abgeklungen sei. Die internistische Untersuchung ergibt ein präseptisches Krankheitsbild, die neurologische Untersuchung erbringt zusätzlich Hinweise auf eine meningeale Reizung. Wegen ausgeprägter rechts-betonter Kopfschmerzen im Bereich der Kalotte und hinter dem rechten Ohr wird der Patient HNO-ärztlich untersucht. Bei der Inspektion des äußeren Gehörganges erkennt man rechts eine Absenkung der hinteren oberen Gehörgangswand. Das Trommelfell ist matt, verdickt, gefäßinjiziert. Retroaurikulär besteht ein ausgeprägter Mastoidklopfschmerz, der bis zum Okziput ausstrahlt. Die Haut retroaurikulär ist diffus gerötet, eine Fluktuation besteht jedoch nicht. Der sonstige HNO-Spiegelbefund ist bis auf eine Eiterstraße rechts an der Rachenhinterwand unauffällig. Beim Weber-Versuch wird der Ton nach rechts lateralisiert. Das Audiogramm zeigt eine rechtsseitige Schalleitungsstörung von 35 dB. Die Röntgenaufnahmen der Nasennebenhöhlen ergeben einen regelrechten Befund, wohingegen auf der Aufnahme nach Schüller eine diffuse Verschattung des gesamten Mastoids mit teils arrodierten Zellsepten erkennbar wird. Bei den Laborparametern findet sich eine Leukozytose von 21 000 mit Linksverschiebung im Differentialblutbild, die BSG ist dreistellig erhöht im 2. Wert (90/125), sonst liegen die Blutwerte im wesentlichen im Normbereich. Das Ergebnis der Blutkultur bleibt ohne Erregernachweis. Aufgrund der meningealen Reizerscheinungen wird eine Computertomographie und Angiographie des Schädels durchgeführt, welche den Befund einer Stenose des Sinus sigmoideus ergibt. Damit ist die Indikation zur Mastoidektomie gegeben. Zusätzlich erfolgt die Ausräumung des Thrombus und Tamponade des Sinus sigmoideus unter intravenöser hochdosierter Dreifachantibiotikatherapie. Unter Fortsetzung der antibiotischen Therapie zeigt sich bereits am ersten postoperativen Tag eine deutliche Besserung des Allgemeinzustandes und ein Fieberrückgang. Der Patient erholt sich zusehends und kann nach 12 Tagen beschwerdefrei entlassen werden. Der intraoperativ gewonnene Abstrich ergab eine Erregermischbesiedlung aus Streptokokken, Staphylokokken und Pneumokokken. Offensichtlich handelte es sich um die Komplikation einer verschleppten, unzureichend behandelten Otitis media acuta.

**Diagnose:** Mastoiditis mit Thrombophlebitis des Sinus sigmoideus.

## Otogene Meningitis

**Definition.** Vom Ohr bzw. der Otobasis ausgehende, eitrige Entzündung der weichen Hirnhäute.

**Ätiologie und Pathogenese.** Mit Ausnahme der Meningokokkenmeningitis ist nach Untersuchungen aus den USA die Mittelohrentzündung immer noch die häufigste Ursache einer Meningitis (ca. 80% der Fälle). Sie kann direkt aus einer akuten Otitis media, aus einer Mastoiditis oder auch einer Labyrinthitis heraus entstehen. Weiterhin kann eine chronische epitympanale Otitis media (Cholesteatom), eine Thrombophlebitis des Sinus sigmoideus und eine aufsteigende Infektion nach Felsenbeinfrakturen oder bei Tumoren zur otogenen Meningitis führen.

**Klinik.** Die Patienten leiden unter **Kopfschmerz** und **Nackensteife** sowie **Lichtscheu, Fieber** und **Erbrechen**. Bewußtlosigkeit und Verwirrtheitszustände können hinzutreten.

**Diagnostik.** Typisch für die Meningitis sind das positive Zeichen nach **Kernig** (bei angewinkeltem Oberschenkel kann das Knie nicht gestreckt werden) und das Zeichen nach **Lasègue** (Unfähigkeit, das gestreckte Bein anzuheben). Auch das **Brudzinski**-Zeichen kann positiv sein (passives Kopfbeugen führt zur Beugung von Knien und Ellenbogen).

Die Diagnose wird durch die **Lumbalpunktion** gesichert. Der Liquor ist trüb, der Druck kann über 300 mm Wassersäule erhöht sein. Der Liquor-Eiweißgehalt ist erhöht und ebenso die Zellzahl (von acht 1/3-Zellen auf mehrere Tausend 1/3-Zellen).

**Therapie.** Entsteht die Meningitis im Frühstadium einer Otitis media, ist der alleinige Versuch mit hochdosierten, intravenösen Antibiotikagaben gerechtfertigt (Penizillin, Aminopenizilline, Cephalosporine). Zusätzlich sollte dann eine Parazentese erfolgen.

Führt das nicht zur Ausheilung, ist die operative Herdsanierung im Sinne einer Mastoidektomie oder Radikaloperation indiziert.

**Prognose.** Ohne Behandlung hat die Erkrankung häufig einen letalen Ausgang. Mit der angegebenen Therapie sind die Heilungsaussichten gut.

## Epiduralabszeß

Synonym: Extraduralabszeß; epidurales Empyem

**Definition.** Ansammlung von freiem Eiter zwischen Dura und Os temporale im Gefolge einer Otitis.

**Ätiologie und Pathogenese.** Bei eitriger Mastoiditis oder chronischer Mittelohrentzündung kann es durch Arrosion des Knochens der Schädelbasis nach putrider Durchwanderung zur Abszeßbildung außerhalb der Dura kommen (z.B. in Höhe des Tegmen tympani; *Synopsis 15*).

**Klinik.** Die klinischen Zeichen einer epiduralen Abszedierung sind gering und uncharakteristisch. Gelegentlich klagen die Patienten über **Brechreiz**, haben **subfebrile Temperaturen** und leiden unter dumpfem **Kopfschmerz**. Gegebenenfalls können gleichzeitig die Symptome der Mastoiditis oder chronischen Otitis media bestehen.

**Therapie.** Je nach ursächlicher Erkrankung ist die Mastoidektomie oder Radikaloperation indiziert, bei fehlender Herderkrankung evtl. die isolierte Drainage des Abszesses.

**Prognose.** Aus einem Epiduralabszeß kann eine Sinusthrombose, otogene Meningitis oder ein Hirnabszeß entstehen. Konsequente Therapie verhindert meist solche Komplikationen.

## 6.5.5 Endokranielle otogene Komplikationen

## Otogener Hirnabszeß

**Definition.** Bildung einer Eiterhöhle in der Hirnsubstanz im Gefolge einer Mittelohreiterung.

**Ätiologie und Pathogenese.** Der otogene Hirnabszeß entsteht häufiger bei chronisch-epitympanaler Otitis media (Cholesteatom) als bei einer akuten Mittelohrentzündung. Ausgehend von einem Epidural- oder Subduralabszeß kommt es zur Abszeßbildung im Groß- oder auch Kleinhirn (Kleinhirnabszeß). Diese Abszesse bilden häufig Kapseln *(Synopsis 15)*.

**Klinik.** Zu Beginn tritt häufig plötzliches **Erbrechen** auf, gefolgt von Müdigkeit und **Abgeschlagenheit** mit **Kopfschmerzen**, Appetitlosigkeit und **Meningismus**. Später treten **Herdsymptome** hinzu:

Ein Schläfenlappenabszeß kann zur amnestischen oder sensorischen **Aphasie** führen. Als Zeichen des Hirndrucks kann es zur Pulsverlangsamung kommen. Insgesamt sind die klinischen Zeichen eines Temporallappenabszesses aber häufig sehr gering ausgeprägt.

Dagegen führt ein **Kleinhirnabszeß** gelegentlich zur **Ataxie** mit Fallneigung und Gangabweichung zur erkrankten Seite.

**Diagnostik.** Bei Verdacht auf Vorliegen eines Hirnabszesses ist die Konsultation eines Neurologen bzw. Neurochirurgen angezeigt, ergänzend sollte eine augenärztliche Untersuchung erfolgen.

Unter der Frenzel-Brille ist beim Kleinhirnabszeß ein rotierender Nystagmus zur kranken Seite sichtbar. Häufiger als beim Temporallappenabszeß entwickelt sich eine **Stauungspapille** durch erhöhten Hirndruck.

Der Abszeß mit seiner Kapsel ist im allgemeinen im **Computertomogramm** und im **Magnetresonanztomogramm** (MRT) gut darstellbar *(siehe Abbildungen 70a, b)*. Zusätzlich kann eine **Lumbalpunktion** erfolgen, die Zeichen der meningitischen Reizung und die Liquordruckerhöhung zeigen kann.

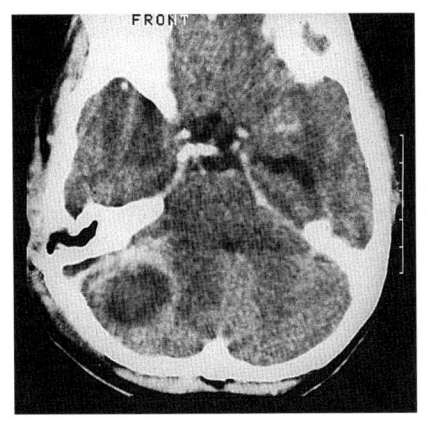

**a** Axiales CT

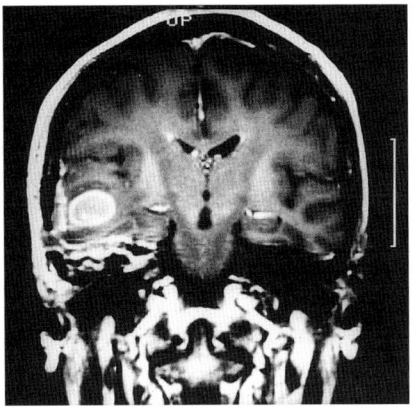

**b** Koronares MRT, $T_1$-gewichtetes Bild mit Kontrastmittel

Abb. 70a, b: Otogener Hirnabszeß

**Therapie.** Ist der Abszeß noch frisch und von einer Ohroperationshöhle aus gut erreichbar, so wird er von außen durch Duraschlitzung eröffnet und drainiert. Abgekapselte Abszesse, die auf diese Weise nicht erreichbar sind, werden auf neurochirurgischem Wege behandelt (Kraniotomie und Punktion bzw. Spülung oder auch komplette Exstirpation des Abszesses, sofern sich der Neurochirurg nicht für ein zurückhaltendes Abwarten unter konservativen Maßnahmen entscheidet).

## 6.5.6 Sonderformen akuter Mittelohrentzündung

### Grippeotitis (hämorrhagische bzw. bullöse Mittelohrentzündung)

**Definition.** Blutig-seröse Mittelohrentzündung bei Virusinfekt oder durch Haemophilus influenzae.

**Klinik.** Die Grippeotitis ist gekennzeichnet durch **Blasen**bildung am Trommelfell und angrenzendem äußeren Gehörgang, sowie durch einen serösen oder hämorrhagischen Paukenerguß *(siehe Abbildung 71)*. Beim spontanen Platzen oder bei der Punktion der Blutbläschen kommt es zu einer geringen, blutigen Otorrhö.

Die Krankheitszeichen sind ähnlich denen einer akut-eitrigen, bakteriellen Mittelohrentzündung. Jedoch geht die Erkrankung sehr häufig mit einer begleitenden **Labyrinthitis** mit Schallempfindungsstörung einher, so daß das Audiogramm oft eine **kombinierte** Schwerhörigkeit zeigt. Gelegentlich kommt es auch zu **Nystagmus** und **Schwindel** (Befall des Gleichgewichtsorgans); sehr selten sind weitere otogene Komplikationen die Folge.

**Therapie.** Zur Vermeidung einer Superinfektion gibt man Aminopenizilline oder Cephalosporine. Im übrigen wird wie bei Otitis media acuta behandelt.

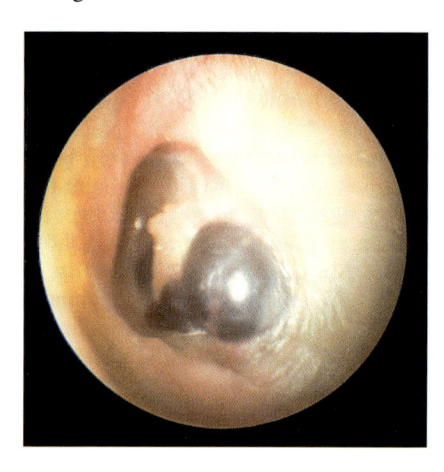

**Abb. 71: Trommelfellbefund bei Grippeotitis:** Blutbläschen auch am Gehörgang, die platzen und zur blutigen Otorrhö führen können.

### Mukosusinfektion

**Definition.** Durch Streptococcus mucosus (Streptococcus pneumoniae Typ III) hervorgerufene, symptomarm und schleichend verlaufende Mittelohrentzündung.

**Therapie.** Die Erkrankung wird wie eine Otitis media acuta mit abschwellenden Nasentropfen und Antibiotika behandelt.

### Akute, nekrotisierende Otitis media

**Definition.** Otitis bei Scharlach oder Masern.

**Ätiologie und Pathogenese.** Diese Form der Otitis media acuta kommt bei Kindern mit systemischen Infekten (z.B. Masern oder Scharlach) vor. Als Erreger sind meist beta-hämolysierende Streptokokken, gelegentlich auch Pneumokokken beteiligt.

**Klinik.** Innerhalb weniger Stunden entwickelt sich eine große Trommelfellperforation, unter Umständen gleichzeitig mit Zerstörung von Gehörknöchelchen, so daß eine ausgeprägte Schalleitungsstörung entsteht. Die Perforation ist oft nierenförmig.

Vereinzelt kommt es zu einer komplizierenden Schläfenbeinosteomyelitis.

**Therapie.** Die Behandlung besteht akut in der hochdosierten Gabe von Penizillin. Die sekundäre Rekonstruktion des Mittelohres mit Verschluß der Trommelfellperforation und Wiederherstellung der Gehörknöchelchenkette (Tympanoplastik) erfolgt erst nach vollständiger Ausheilung.

## Säuglingsmastoiditis (okkulte Säuglingsantritis)

> **Definition.** Mastoiditis im Säuglingsalter.

**Klinik.** Die Mastoiditis im Säuglingsalter kann ohne auffallende lokale Krankheitszeichen, aber mit starken **Allgemeinsymptomen** ablaufen, u.a. Fieber, zerebralen und gastrointestinalen (!) Störungen. Gelegentlich ist in der Anamnese ein »laufendes Ohr« bekannt. Unter der »okkulten Säuglingsantritis« versteht man eine periantrale Osteomyelitis (Knochenentzündung im Bereich des Antrum mastoideum) mit Dyspepsie und allgemeinen Intoxikationserscheinungen.

**Therapie.** Auch beim Säugling ist die chirurgische Behandlung indiziert (**Mastoidektomie**).

## 6.5.7 Spezifische Mittelohrentzündungen

### Tuberkulöse Otitis media

> **Definition.** Durch Tuberkelbakterien hervorgerufene Mittelohrentzündung.

**Epidemiologie.** Die Tuberkulose des Mittelohres ist bei Kindern häufiger, kann aber auch in anderen Altersgruppen auftreten.

**Klinik.** Im Vordergrund steht die **Otorrhö**, gelegentlich findet man gleichzeitig eine **Lymphknotenschwellung**. Im allgemeinen haben die Patienten keine Schmerzen, aber eine deutliche **Schwerhörigkeit**. Im Frühstadium erscheint das Trommelfell grau-gelb. Im weiteren Verlauf entwickeln sich bei der tuberkulösen Otitis media typischerweise **multiple** Trommelfellperforationen. Begleitende pulmonale Symptomatik ist nicht obligat.

**Diagnostik.** Tuberkelbakterien können im Abstrich bzw. in der Kultur als säurefeste Stäbchen nachgewiesen werden.
Ggf. erfolgt der Nachweis auch in der Histologie.

**Therapie.** Zunächst wird medikamentös mit Tuberkulostatika (Streptomycin, INH, Myambutol, Rifampicin) behandelt. Evtl. Mastoidektomie zur Beschleunigung der Heilung und Gewinnung einer Histologie. Die sekundäre Rekonstruktion von Trommelfell und Gehörknöchelchenkette (Tympanoplastik) erfolgt nach vollständiger Ausheilung der Entzündung.

### Syphilis (Lues) des Mittelohres

> **Definition.** Luetische Mittelohrentzündung mit Osteitis der Gehörknöchelchen.

**Klinik.** Die Lues des Mittelohres kann im klinischen Erscheinungsbild der Tuberkulose sehr ähnlich sein. Zusätzlich findet man häufig eine fluktuierende, sensorineurale Schwerhörigkeit und Schwindel, und zwar sowohl bei tertiärer, als auch bei konnataler Syphilis.

**Diagnostik.** Bei angeborener Lues mit Otitis kann das Hennebert-Fistelsymptom positiv sein: durch Einpressen von Luft in den äußeren Gehörgang werden Nystagmus und Schwindel hervorgerufen.

**Therapie.** Syphilis wird mit Penizillin, evtl. vorübergehend auch mit Steroiden behandelt.

### 6.5.8 Otitis media chronica (chronische Mittelohrentzündung)

> **Definition.** Nicht spontan heilende, meist sezernierende Otitis mit Trommelfellperforation.

> **Merke.** Bei der chronischen Mittelohrentzündung gibt es zwei Formen:
> Die **Otitis media chronica mesotympanalis** und die **Otitis media chronica epitympanalis (Cholesteatom).**
> Beiden gemeinsam ist eine nicht heilende Trommelfellperforation, aber das klinische Bild der Erkrankungen ist unterschiedlich *(siehe Abbildung 72).*

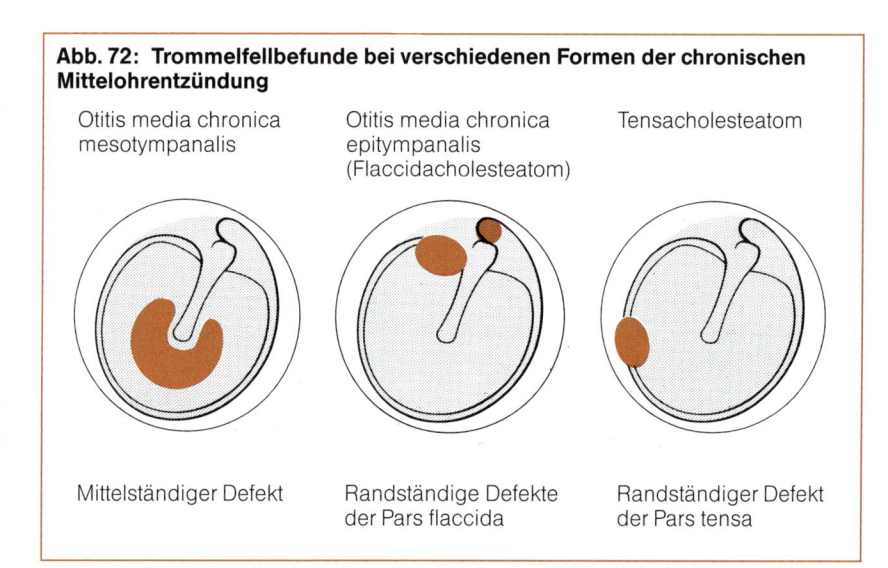

**Abb. 72: Trommelfellbefunde bei verschiedenen Formen der chronischen Mittelohrentzündung**

Otitis media chronica mesotympanalis — Mittelständiger Defekt

Otitis media chronica epitympanalis (Flaccidacholesteatom) — Randständige Defekte der Pars flaccida

Tensacholesteatom — Randständiger Defekt der Pars tensa

### Otitis media chronica mesotympanalis

Synonyme: chronische Schleimhauteiterung des Mittelohres; chronische, mesotympanale Mittelohrentzündung

> **Definition.** Chronische »Schleimhauteiterung« des Ohres mit zentralem Defekt in der Pars tensa des Trommelfells.

**Ätiologie und Pathogenese.** Die Erkrankung entwickelt sich auf der Grundlage einer meist schon frühkindlich bestehenden, chronischen Tubenfunktionsstörung mit Minderbelüftung der Pauke. Gleichzeitig ist die Pneumatisation des Felsenbeines, insbesondere des Mastoids, gehemmt oder gar nicht entwickelt. Vor der Ausbildung einer chronischen Mittelohrentzündung können die betroffenen Patienten zunächst alle Zeichen der chronischen Tubenfunktionsstörung bis hin zum Adhäsivprozeß aufweisen. Endzustand des Krankheitsverlaufs ist eine zentral im Trommelfell gelegene Perforation; der Trommelfellrand (Limbus) ist dabei immer erhalten! Im Rahmen der Belüftungsstörung der Pauke kommt es zu einer Umwandlung der Paukenschleimhaut, die sich verdickt und dann zur Polypenbildung und Hypersekretion neigt.

## 6.5.8 Otitis media chronica (chronische Mittelohrentzündung)

Gelegentlich entsteht eine Otitis media chronica auch aus einer sich nicht wieder spontan verschließenden, traumatischen Trommelfellperforation.

***Klinik.*** Die Patienten klagen über rezidivierend **schleimige Otorrhö**, die nur gelegentlich bei bakterieller Superinfektion (meist im Rahmen von Infekten der oberen Luftwege) auch eitrig sein kann. Es besteht eine **Schalleitungsstörung**. Gelegentlich kommt es zur Destruktion von Teilen der Gehörknöchelchenkette (meist des langen Amboßschenkels), was zur Kettenunterbrechung führen kann und damit zur maximalen Schalleitungsstörung von 55 bis 60 dB.

Die Bildung von **Schleimhautpolypen** im Mittelohr, die durch die Trommelfellperforation hindurch in den äußeren Gehörgang prolabieren können, ist nicht ungewöhnlich.

***Diagnostik.*** Die größte Bedeutung kommt der **Otoskopie** zu, die die zentrale Perforation oder einen fleischigen Polypen zeigt. Es gibt vereinzelte Fälle, bei denen die Anamnese »leer« ist und auch die Schalleitungsstörung so gering ausgeprägt, daß der Patient von seiner Erkrankung gar nichts weiß, die erst zufällig durch die Otoskopie offenbar wird *(siehe Abbildung 73)*.

Bei der Untersuchung fällt manchmal zunächst der Polyp auf, der durch den Trommelfelldefekt nach außen gedrungen ist und die Perforation verdeckt. Da in solchen Fällen der Sekretabfluß durch den Defekt aus dem Mittelohr nicht mehr möglich ist, kommt es bei großen Polypen besonders häufig zu rezidivierenden Eiterungen.

Die Stimmgabeltests (Weber, Rinne) und das **Audiogramm** decken die Schalleitungsstörung und deren Ausmaß auf.

Der Nachweis der gestörten Tubenbelüftung kann durch den **Valsalva-Versuch** erfolgen. Bei einer Trommelfellperforation mit durchgängiger Tube entsteht ein hörbares **Durchblasegeräusch**.

Die **Tympanometrie** mit objektiver **Toynbee**-Untersuchung weist ebenfalls die Perforation nach, weil der Druck bei der Untersuchung entweicht.

Die Röntgenuntersuchung nach **Schüller** zeigt die für chronische Mittelohrentzündungen typische **gestörte Mastoidpneumatisation**.

***Therapie.*** Die **chirurgische Therapie** ist die Behandlung der Wahl bei der Otitis media chronica; sie soll nur im »trockenen«, infektfreien Intervall vorgenommen werden. Das Prinzip besteht im operativen Verschluß der Trommelfellperforation (**Myringoplastik**) und/oder der Rekonstruktion der Schalleitungskette zur Verbesserung des Hörvermögens (**Tympanoplastik**, *siehe Seite 147.*

Bei akuter Exazerbation mit Eiterung ist ein Abstrich für den Erregernachweis mit Antibiogramm erforderlich. Gehörgangsspülungen mit Desinfizienzien (z.B. Polyvidon-Jod [Betaisodona®], $H_2O_2$) dienen der Reinigung. Bei Eiterung können antibiotikahaltige Ohrentropfen z.B. mit Neomycin (Otosporin®) hilfreich sein.

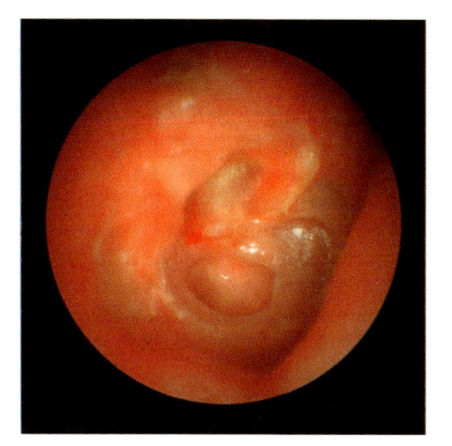

**Abb. 73: Trommelfellbefund bei O.m.c. mesotympanalis.** Zentraler Trommelfelldefekt, Resttrommelfell narbig und retrahiert.

Im Kindesalter versucht man, die Tubendurchgängigkeit durch **Adenotomie** zu verbessern. Auch beim Erwachsenen strebt man gegebenenfalls die Besserung einer behinderten Nasenatmung an (z.B. durch operative Begradigung einer deformierten Nasenscheidewand), bzw. die Sanierung chronisch entzündeter Nasennebenhöhlen.

Im Falle beabsichtigter Hörgeräteversorgung bei chronischer Mittelohrentzündung mit rezidivierender Eiterung sollte ein operativer Verschluß der Trommelfellperforation vorgenommen werden. Andernfalls besteht durch die Verschließung des Gehörgangs mit dem Ohrpaßstück des Hörgerätes wegen der Sekretion des Ohres die ständige Gefahr der Entwicklung einer (Pilz-)Infektion in einer »feuchten Kammer«.

**Prognose.** Eine im Rahmen einer chronischen Mittelohrentzündung einmal aufgetretene Trommelfellperforation schließt sich nur äußerst selten spontan wieder, so daß die Patienten ggf. ein Leben lang unter der geschilderten Symptomatik leiden, sofern keine operative Versorgung erfolgt. Bei der mesotympanalen Otitis sind allerdings, im Gegensatz zur epitympanalen Form (s. u.), darüber hinaus keine bedrohlichen Komplikationen zu erwarten.

Die chirurgische Therapie (Tympanoplastik) ist, besonders bei noch erhaltener Tubenfunktion, bezüglich des Defektverschlusses und einer Hörverbesserung in hohem Maße erfolgreich und damit für die Patienten von großem Wert!

## Otitis media chronica epitympanalis

Synonyme: chronische Knocheneiterung des Mittelohres; Cholesteatom; Perlgeschwulst; chronische, epitympanale Mittelohrentzündung

> **Definition.** Chronische Mittelohrentzündung mit **randständiger** Trommelfellperforation und Knochendestruktionen.

**Ätiologie und Pathogenese.** Anders als bei der chronisch-mesotympanalen Mittelohrentzündung kommt es bei der Otitis media chronica **epi**tympanalis zum Einwachsen von ortsfremdem, verhornendem Plattenepithel (aus dem Gehörgang) in die Paukenhöhle und die benachbarten pneumatischen Zellen. Dieses sich zwiebelschalenartig im Mittelohrbereich ausdehnende »**Cholesteatom**« besteht aus geschichteten Hornlamellen. Mit der Größenzunahme eines Cholesteatoms geht ein lokaler enzymatischer und osteoklastischer Knochenabbau einher. Trotz dieser Destruktionen, bei denen es auch zu gefährlichen Komplikationen kommen kann, ist das Cholesteatom kein bösartiger Tumor. Es handelt sich vielmehr um die Sonderform einer chronischen Entzündung.

Für die **Entstehung eines Cholesteatoms** werden mehrere Faktoren verantwortlich gemacht:
- Eine **Störung der Funktion der Tuba auditiva** mit entsprechend gestörter Belüftung der pneumatischen Räume des Mittelohres und gestörter Drainage von Sekret. Da diese Belüftungsstörung, wie bei Otitis media chronica mesotympanalis, bereits frühkindlich einsetzt, ist typischerweise die Pneumatisation im Felsenbeinbereich unterentwickelt (»gehemmte Pneumatisation«). Dem Cholesteatom geht häufig die Bildung einer »**Retraktionstasche**« voraus. Dabei wird das Trommelfell ausgedünnt und im epitympanalen Bereich nach medial in die Mittelohrräume hineingezogen.
- Von einigen seltenen Ausnahmen abgesehen, bei denen sich das Cholesteatom hinter einem intakten Trommelfell bildet, ist seine Entstehung außerdem mit der Einwanderung von verhornendem Plattenepithel aus dem äußeren Gehörgang in das Mittelohr verbunden. Voraussetzung hierfür ist eine **Trommelfellperforation.** Sie liegt, im Gegensatz zur Otitis media chronica mesotympanalis, im allgemeinen am Trommelfellrand, vorzugsweise in der Pars flaccida, aber auch in der Pars tensa des Trommelfells.
- Beim Cholesteatom findet man weiterhin mesenchymale, hyperplastische Gewebeanteile in der Submukosa des Mittelohres, die als »**Perimatrix**« später an der Bildung der Perlgeschwulst beteiligt sein können. Die Plattenepithelschicht aus dem äußeren Gehörgang wird dagegen als »**Matrix**« bezeichnet.

Hinsichtlich der Genese bzw. Lokalisation werden drei **Cholesteatom-Typen** unterschieden *(vgl. Abbildung 72)*:
- Das (seltene) **genuine**, »wahre« oder »echte« Cholesteatom: Hier handelt es sich um eine embryonale Keimversprengung im Sinne eines Epidermoids. Das Trommelfell ist dann intakt, das Cholesteatom kann sich dahinter als weißliche Masse zeigen. Manchmal wird die genuine Perlgeschwulst auch »okkultes« oder »kongenitales« Cholesteatom genannt.
- Die häufigste Form der Otitis media chronica epitympanalis ist das **primäre** oder Flaccida-Cholesteatom (auch dieses wird gelegentlich »genuines« Cholesteatom genannt, wodurch es leider zu Verwechslungen kommen kann).

### 6.5.8 Otitis media chronica (chronische Mittelohrentzündung)

Das primäre Cholesteatom bildet sich in der Pars flaccida (Shrapnell-Membran) des Trommelfells und entwickelt sich in erster Linie zu einer Perlgeschwulst des Kuppelraums. Die Bezeichnung »primär« bedeutet, daß in diesen Fällen zuerst das Cholesteatom, dann erst die Trommelfellperforation entstanden ist.
- Weniger häufig ist das **sekundäre** oder Tensa-Cholesteatom. Es bildet sich im Bereich einer randständigen Perforation der Pars tensa des Trommelfells. Hier geht man davon aus, daß zuerst die Perforation entsteht, dann – sekundär – das Cholesteatom.

Primäres und sekundäres Cholesteatom werden gelegentlich zur deutlicheren Abgrenzung gegen das echte, genuine Cholesteatom auch »Pseudocholesteatome« genannt.

- Weniger häufig ist das **sekundäre** Cholesteatom. Es bildet sich randständig in der Pars tensa. Hier entsteht zuerst die Perforation, dann das Cholesteatom.
Primäres und sekundäres Cholesteatom werden auch »Pseudocholesteatome« genannt.

**Klinik.** Die **Otorrhö** ist ausgeprägter als bei Otitis media chronica mesotympanalis und besteht nahezu ständig. Außerdem ist das Sekret **fötide** (stinkend) und fast immer eitrig. Die Patienten leiden an einer **Schalleitungsschwerhörigkeit**, die durch Destruktion der Gehörknöchelchenkette stark zunehmen kann.

Bei fortschreitendem Wachstum der Perlgeschwulst können weitere Symptome hinzutreten:

Bei einer Läsion der knöchernen Labyrinthwand kann ein **Innenohrschaden** mit Schallempfindungsstörung hinzutreten (siehe Abbildung 74). Kommt es zu einer Arrosion des horizontalen Bogenganges, dann entsteht eine sogenannte »**Labyrinthfistel**«. Dies bedeutet eine offene Verbindung zwischen äußerem Gehörgang und Bogengang, weil auch im Trommelfell eine Perforation besteht. Die Patienten können dann gelegentlich unter Drehschwindel leiden. Manchmal genügt zur Auslösung eines Schwindels bei Cholesteatom-Patienten mit Labyrinthfistel ein Fingerdruck auf den Tragus, ein Zug an der Ohrmuschel oder eine Manipulation im Gehörgang, etwa zur Reinigung des Ohres.

Kommt es durch das Cholesteatomwachstum zu weiteren Komplikationen, so tritt deren Symptomatik hinzu.

**Klinik**
Die **Otorrhö** ist ausgeprägt und besteht nahezu ständig. Das Sekret ist **fötide** und fast immer eitrig. Die Patienten leiden an einer **Schalleitungsschwerhörigkeit**.

Bei einer Läsion der Labyrinthwand kann ein **Innenohrschaden** hinzutreten. Kommt es zu einer Arrosion des horizontalen Bogenganges, entsteht eine »**Labyrinthfistel**«. Die Patienten können dann z. B. bei Manipulation im Gehörgang unter Drehschwindel leiden.

Bei weiteren Komplikationen tritt deren Symptomatik hinzu.

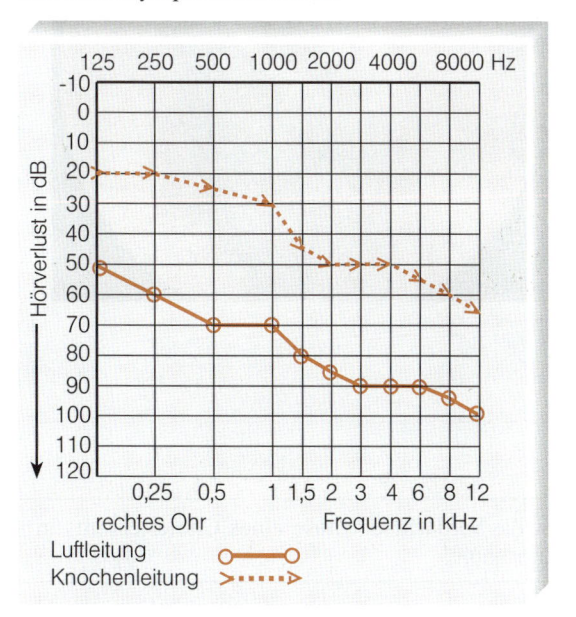

**Abb. 74: Kombinierte Schwerhörigkeit bei Cholesteatom**

**Diagnostik.** Die wichtigste Untersuchung zur Diagnostik eines Cholesteatoms ist die **Otoskopie**: Man findet einen **randständigen** Trommelfelldefekt, der allerdings hinter einer Kruste verborgen sein kann. In der Umgebung der Perforation fällt meist trübes, **fötides Sekret** auf. Das Cholesteatom selbst besteht aus weißlichen, perlenförmig geschichteten **Hornschuppenmassen**, die bei der Otoskopie den gesamten Trommelfelldefekt ausfüllen können. Nicht selten sind die Cholesteatommassen selbst nicht sichtbar, sondern können nur aufgrund des Vorliegens einer eindeutig randständigen Trommelfellperforation im Mittelohr vermutet werden (siehe Synopsis 16).

Das Trommelfell zeigt in seinen vom Defekt nicht betroffenen Anteilen unterschiedliche Befunde. So kann das Resttrommelfell besonders bei Flaccida-Cholesteatomen lediglich etwas matt, sonst aber fast normal aussehen. Je nach

**Diagnostik**
Die wichtigste Untersuchung ist die **Otoskopie:** Man findet einen **randständigen** Trommelfelldefekt und meist **fötides Sekret.** Das Cholesteatom besteht aus weißlichen **Hornschuppenmassen,** die den Trommelfelldefekt ausfüllen können. Nicht selten sind die Cholesteatommassen selbst nicht sichtbar, sondern nur die randständige Perforation (Syn. 16).

Das Resttrommelfell kann normal aussehen, aber auch eine starke Rötung, eitrigen Belag etc. aufweisen; gelegentlich ist es überhaupt nicht mehr erkennbar.
Eine Perlgeschwulst kann auch primär im äußeren Gehörgang entstehen **(Gehörgangscholesteatom)** oder dorthin vom Mastoid durchbrechen. Bei der Otoskopie sieht man dann eine Absenkung oder Defektbildung im Gehörgang.
Ob ein Cholesteatom zu Destruktionen der lateralen Attikwand geführt hat, ist manchmal durch **Austasten** mit einem Häkchen feststellbar (nicht bei Kindern).
Nicht selten bildet sich eine **Pilzbesiedelung.**

Entzündungszustand und Ausdehnung des Cholesteatoms findet man aber auch krankhafte Veränderungen, wie etwa starke Rötung, Verdickung, eitrigen Belag. Bei ausgedehnten Destruktionen kann ein Resttrommelfell gelegentlich überhaupt nicht mehr erkennbar sein, ebensowenig Anteile der Gehörknöchelchenkette oder der Limbus.

Wölbt sich eine Perlgeschwulst in den äußeren Gehörgang vor, so kann sie primär dort entstanden sein **(Gehörgangscholesteatom)** oder sie ist vom Mastoid bzw. Kuppelraum her durch die Gehörgangswand durchgebrochen. Bei der Otoskopie sieht man dann meist eine Ausbuchtung, Absenkung oder Defektbildung im hinteren, seltener vorderen oberen Gehörgang.

Ob ein Cholesteatom zu Destruktionen im Bereich der Paukenhöhlenwand geführt hat, ist während der Otoskopie (vorzugsweise unter dem Mikroskop) manchmal durch **Austasten** mit einem feinen Häkchen orientierungsweise feststellbar. Diese Untersuchung kann aber schmerzhaft sein und sollte bei Kindern unterbleiben.

Nicht selten bilden sich Verkrustungen aus eingetrocknetem Eiter und Zerumen, die eine **Pilzbesiedelung** aufweisen können.

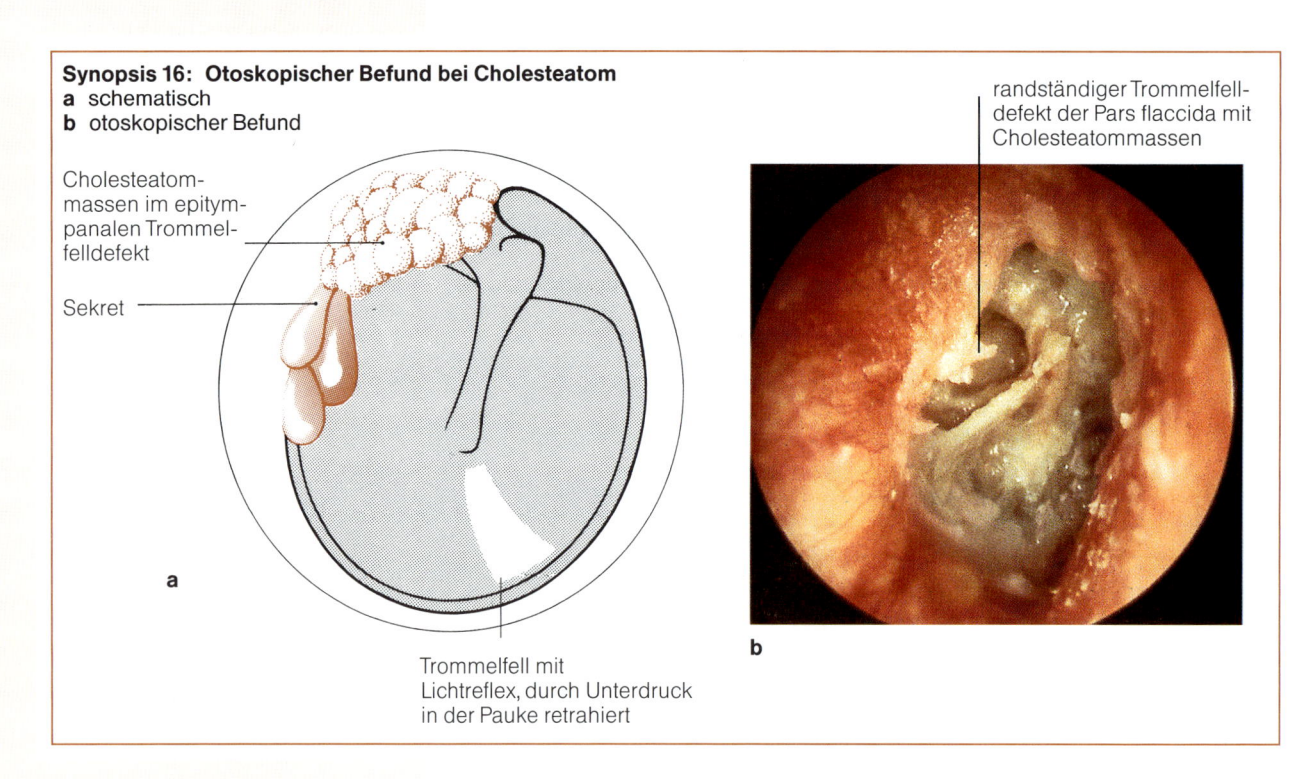

---

**Synopsis 16: Otoskopischer Befund bei Cholesteatom**
a schematisch
b otoskopischer Befund

Cholesteatommassen im epitympanalen Trommelfelldefekt

Sekret

Trommelfell mit Lichtreflex, durch Unterdruck in der Pauke retrahiert

randständiger Trommelfelldefekt der Pars flaccida mit Cholesteatommassen

---

**Merke ▶**

**Merke.** Der Otologe stellt die Verdachtsdiagnose eines Cholesteatoms in erster Linie aufgrund der Otoskopie!

Die **Stimmgabelversuche** sowie das **Tonschwellenaudiogramm** zeigen eine Schalleitungsstörung. Entwickelt sich eine sensorineurale Schwerhörigkeit infolge Beschädigung des Labyrinths, »schlägt der Weber um«: der Ton wird dann in das gesunde Ohr lokalisiert. Bei Labyrintharrosion findet man nicht selten eine **kombinierte Schwerhörigkeit.**
Bei einer Bogengangsfistel läßt sich das »**Fistelsymptom**« auslösen:
**K**ompression eines Gummiballons auf dem Ohr führt zu Schwindel und

Ergänzend dazu zeigen die **Stimmgabelversuche** nach Weber und Rinne sowie das **Tonschwellenaudiogramm** eine Schalleitungsstörung auf dem betroffenen Ohr. Bei kompletter Unterbrechung der Gehörknöchelchenkette beträgt sie über 50 dB. Solange eine Schalleitungsstörung auf dem erkrankten Ohr besteht, wird beim Weber-Versuch der Ton in dieses Ohr lateralisiert. Entwickelt sich aber eine sensorineurale Schwerhörigkeit infolge Beschädigung des Labyrinths, »schlägt der Weber um«: der Ton wird dann in das gesunde Ohr lokalisiert. Bei Labyrintharrosion oder bei Patienten, die wegen des Cholesteatoms bereits operiert wurden, findet man nicht selten eine **kombinierte Schwerhörigkeit**.

Typischerweise läßt sich bei einer Bogengangsfistel das sogenannte »**Fistelsymptom**« auslösen:
Man setzt einen Gummiballon mit passender Ohrolive auf den Gehörgang der erkrankten Seite und übt durch **K**ompression des Ballons einen Druck auf

## 6.5.8 Otitis media chronica (chronische Mittelohrentzündung)

die Luftsäule im äußeren Gehörgang und damit, übertragen durch das Cholesteatom, auch auf die Flüssigkeit im horizontalen Bogengang aus. Diese Labyrinthreizung führt zu Schwindel und einem **Nystagmus**, der zur **k**ranken Seite gerichtet ist. Läßt man den Ballon dann wieder los, kommt es zu einer **A**spiration der Luft, wodurch ein Nystagmus zur **a**nderen Seite ausgelöst wird. Streng genommen ist das Fistelsymptom nur dann positiv, wenn beim Übergang von der Kompression zur Aspiration ein Richtungswechsel des erzeugten Nystagmus erkennbar ist.

*Röntgenuntersuchungen* sind weniger für die Diagnose, als vielmehr für die Frage der Ausdehnung eines Cholesteatoms von Bedeutung.

Die Aufnahme nach **Schüller** läßt die bei chronischen Mittelohrentzündungen typische, gestörte bzw. **gehemmte Pneumatisation** des Felsenbeins und gegebenenfalls durch das Cholesteatom entstandene Knochendefekte erkennen. Eine Arrosion des lateralen Bogengangs ist in der Projektion nach Stenvers am besten sichtbar.

Die **Computertomographie** ist nur als Operationsvorbereitung bei besonders ausgedehnten, rezidivierenden oder bei okkulten, genuinen Cholesteatomen erforderlich. Außerdem kann das CT bei der Verlaufskontrolle nützlich sein, um eventuelle Rezidive zu erkennen.

*Differentialdiagnose.* Gelegentlich ist es schwierig, ein Cholesteatom von einer Otitis media chronica **mesotympanalis** otoskopisch zu unterscheiden, wenn die Trommelfellperforation nicht eindeutig zentral oder randständig gelegen ist. Im Zweifelsfall ist eine Inspektion der Paukenhöhle erforderlich (Tympanoskopie). Tiefe **Retraktionstaschen** im Epitympanon können Vorläufer eines Cholesteatoms sein bzw. ein solches vortäuschen, sie können aber auch über Jahre unverändert bleiben und sind dann harmlos. Cholesteatommassen mit eitriger Sekretion und Polypen können mit einem **malignen Mittelohrprozeß** verwechselt werden, der dann durch Probeentnahme und Histologie auszuschließen ist.

*Therapie.* Eine starke, eitrige Sekretion bei unbehandelten Cholesteatomen verhindert häufig eine vollständige Beurteilung des otoskopischen Bildes und bietet äußerst ungünstige Voraussetzungen für eine operative Behandlung. Deshalb wird gewöhnlich zunächst versucht, die eitrige Otorrhö zu behandeln (das Ohr wird »trockengelegt«). Dies kann durch Reinigung unter otoskopischer Kontrolle, Spülung des Gehörgangs mit Desinfizienzien (verdünntes $H_2O_2$, Polyvinylpyrrolidon-Jod [Betaisodona®]) und/oder mit antibiotikahaltigen Ohrentropfen erfolgen. Abstrichuntersuchungen aus dem Eiter zeigen häufig Wachstum von Pseudomonas aeruginosa und anderen gram-negativen Erregern, so daß z.B. die lokale Gabe von Aminoglykosid-Antibiotika (Gentamicin, Neomycin), Azlocillin (Securopen®) oder Gyrasehemmern (Tarivid®) angebracht ist. Ausnahmsweise kann die systemische Antibiotikagabe erforderlich werden.

> **Merke.** Aminoglykosidantibiotika entfalten bei lokaler Applikation im entzündeten Ohr keine ototoxische Wirkung, im Gegensatz zum entzündungsfreien Zustand! Vermutlich verhindern Schleimhautschwellungen die Penetration der Medikamente ins Innenohr (vgl. »ototoxische Medikamente«)

Bei Pilzbesiedelung werden lokal Antimykotika appliziert, die meist die Mykose schnell beseitigen.

Im allgemeinen erreicht man durch intensive Pflege des erkrankten Ohres innerhalb von Tagen bis Wochen eine deutliche Reduktion der eitrigen Sekretion und Minderung der Entzündungszeichen. Bleibt eine Besserung aus, oder bestehen aufgrund des Cholesteatomwachstums bereits Komplikationen, so wird ohne weiteres Zuwarten der operative Eingriff durchgeführt, um Zeitverluste zu vermeiden, die zur Verschlimmerung des Krankheitsbildes führen könnten.

> **Merke.** Jedes Cholesteatom ist operationspflichtig!

Das Ziel des Eingriffs ist die vollständige Entfernung des Cholesteatoms. Dabei werden alle funktionell wichtigen Strukturen geschont (Bogengänge, Cochlea, N. facialis, Dura mit Sinus sigmoideus), sofern sie nicht bereits vom Cholesteatom destruiert sind. Im Sinne einer kompletten Ausräumung der Perlgeschwulst kann es erforderlich werden, die Gehörknöchelchen zu entfernen, wenn sie mit verhornendem Plattenepithel überzogen sind. Dies betrifft meist den Amboß, seltener auch Hammer und Steigbügel.

Kleinere Cholesteatome können durch den Gehörgang hindurch (**endaural**) operativ angegangen werden. Bei größeren Perlgeschwülsten und dann, wenn durch den Gehörgang keine ausreichende Übersicht erreicht wird, ist die zusätzliche Eröffnung des Antrum mastoideum von retroaurikulär (**Antrotomie**) bzw. die **Mastoidektomie** erforderlich. Man spricht dann von einer »**Zwei-Wege-Operation**«. Das heißt, daß das Cholesteatom auf zwei Wegen angegangen wird: durch den Gehörgang und einen retroaurikulären Zugang im Warzenfortsatz.

Große und vor allem rezidivierende Cholesteatome werden mit einer **Radikaloperation** behandelt. Hierbei wird die knöcherne hintere Gehörgangswand zwischen der retroaurikulären Operationshöhle, die einer Mastoidektomie entsprechen kann, und dem äußeren Gehörgang weggefräst, so daß eine breite Verbindung zwischen Gehörgang und Mastoidektomiehöhle entsteht. Zusätzlich wird der Gehörgangseingang erweitert. Dadurch entsteht ein einheitlicher, übersichtlicher Raum (»**Radikalhöhle**«).

Im Sinne einer **Tympanoplastik** wird, wenn möglich, in gleicher Sitzung mit einem Faszientransplantat die Trommelfellperforation gedeckt sowie die Gehörknöchelchenkette rekonstruiert. Für den Gehörknöchelchenersatz werden konservierte Ossikula oder Kunststoff- bzw. Edelmetall- oder Keramikinterponate verwendet (siehe auch »Tympanoplastik«). Die durch die Tympanoplastik erreichte Hörverbesserung ist allerdings bei Cholesteatomoperationen zweitrangig. In erster Linie gilt es, das Cholesteatom vollständig zu entfernen, so daß kein Rezidiv auftritt. Auch nach einer Rekonstruktion der Gehörknöchelchenkette muß, besonders bei einer Radikalhöhle, mit einer mehr oder weniger ausgeprägten Schalleitungsstörung gerechnet werden.

Bezüglich des Hörvermögens lassen sich im Vergleich zur Radikaloperation mit der Zwei-Wege-Operationstechnik in der Regel bessere Ergebnisse erzielen. Es hat sich bewährt, nach Zwei-Wege-Operationen im Abstand von einem halben bis einem Jahr eine erneute operative Nachschau vorzunehmen (»**Second look**«). Dabei wird überprüft, ob zwischenzeitlich ein Rezidiv gewachsen ist, das dann gut erkannt und vollständig entfernt werden kann.

Rezidive von Cholesteatomen können sich schon aus wenigen, in einer Operationshöhle zurückbleibenden Zellen entwickeln. Treten nach einer Zwei-Wege-Operation wiederholt große Rezidive auf, so ist es in der Regel erforderlich, eine Radikalhöhle anzulegen, auch wenn dabei mit einem schlechteren Hörvermögen gerechnet werden muß.

***Prognose.*** Beim Wachstum eines Cholesteatoms können alle sogenannten »**otogenen Komplikationen**« auftreten, die auch als Folge anderer Mittelohraffektionen vorkommen *(vgl. Seite 131ff.):*

- Mastoiditis,
- Labyrinthitis,
- Fazialisparese,
- Thrombose des Sinus sigmoideus,
- Epiduralabszeß,
- Meningitis,
- Hirnabszeß,
- Kleinhirnabszeß.

> ***Merke.*** Unbehandelt kann ein Cholesteatom trotz langsamen Wachstums auf dem Weg über eine dieser Komplikationen zum Tode führen. Darin liegt ein gravierender Unterschied zur Otitis media chronica mesotympanalis!

In der Regel wird die Erkrankung aber der sanierenden Operation zugeführt. Als Dauerfolge kann eine Schalleitungsstörung oder kombinierte Schwerhörigkeit bestehen bleiben, in sehr ungünstigen, seltenen Fällen auch eine nicht mehr operativ sanierbare, chronische Otorrhö. Radikalhöhlen müssen regelmäßig vom Facharzt kontrolliert und gepflegt werden, um Verunreinigungen und Infekte zu vermeiden, aber auch, um ein eventuelles Cholesteatomrezidiv zu erkennen.

**Der klinische Fall.** Ein 27 Jahre alter Mann bemerkt seit ca. einem Jahr rezidivierend linksseitiges Ohrenlaufen. Seit vier Wochen seien eine Hörminderung und gelegentlich kurzzeitiger Schwindel hinzugetreten. Als Kind habe er oft unter rezidivierenden Otitiden gelitten. Die Inspektion ergibt einen schmierigen, mit fötidem Sekret belegten äußeren Gehörgang. Das Trommelfell ist im Bereich der Pars flaccida stark retrahiert. Dort finden sich zum Teil schüppchenartige, zum Teil weiß-gelbliche, schmierige Gewebsmassen. Das Resttrommelfell ist matt, verdickt, gefäßinjiziert. Beim Valsalva-Versuch entweicht Luft in den Gehörgang, und es tritt Schwindel auf. Die Hörprüfung ergibt eine Schalleitungsstörung von 55 dB bei regelrechter Knochenleitungskurve. Bei der Prüfung des Fistelsymptoms ist bei Kompression ein Nystagmus nach links erkennbar. Im Abstrich wird Pseudomonas aeruginosa nachgewiesen. Die Röntgenaufnahme nach Schüller läßt eine stark gehemmte Pneumatisation des Mastoids erkennen. Bei der Operation zeigt sich ein ausgedehntes Cholesteatom des Tympanons bis zum Kuppelraum, mit Destruktion von Teilen der Gehörknöchelchenkette sowie Arrosion der knöchernen Schale des horizontalen Bogenganges. Der Perilymphschlauch erscheint jedoch noch intakt. Das Cholesteatom wird über eine Zwei-Wege-Operation vollständig exstirpiert. Außerdem wird in gleicher Sitzung eine Tympanoplastik Typ III und Faszienabdeckung der Labyrinth-Arrosion durchgeführt. Bei der »Second-Look«-Operation nach 7 Monaten ist der Patient rezidivfrei. Es bleibt eine Schalleitungsstörung von 25 dB bestehen.
**Diagnose:** Cholesteatom links.

## 6.6 Tympanoplastik

Die Tympanoplastik ist eine Mittelohroperation, bei der Defekte am Trommelfell und/oder der Gehörknöchelchenkette korrigiert werden. Sie kann der Heilung einer chronischen Mittelohrentzündung dienen (Verschluß der Trommelfellperforation), oder der Hörverbesserung (Rekonstruktion der Gehörknöchelchenkette, meist zusammen mit der Wiederherstellung des Trommelfells).

Eine klassische Einteilung der Tympanoplastik-**Techniken** umfaßt nach *Wullstein* fünf Typen:

**Typ I:** Verschluß eines Trommelfelldefektes allein, z. B. mit Muskelfaszie.

**Typ II:** Rekonstruktion der Gehörknöchelchenkette, z.B. durch Verwendung von konservierten oder künstlichen Gehörknöchelchen *(siehe Abbildung 75)*.

**Typ III:** Herstellung einer unmittelbaren Verbindung zwischen Trommelfell und Steigbügel.

**Typ IV:** Bei völligem Fehlen der Gehörknöchelchen Abdeckung des runden Fensters; die Schalldruckübertragung erfolgt dann direkt auf das ovale Fenster.

**Typ V:** Wenn die Schalltransformation über das ovale Fenster nicht möglich ist (knöcherne Fixierung der Fußplatte oder außergewöhnlich ungünstige anatomische Verhältnisse), kann eine Schallübertragung auch auf den freigelegten häutigen horizontalen Bogengang erfolgen. Diese Methode wurde früher auch zur Behandlung der Otosklerose (siehe dort) angewandt. Von den oben angeführten Variationen sind heute im wesentlichen noch die Typen I, II und III gebräuchlich. Allerdings gibt es auch Mischformen zwischen den drei Typen.

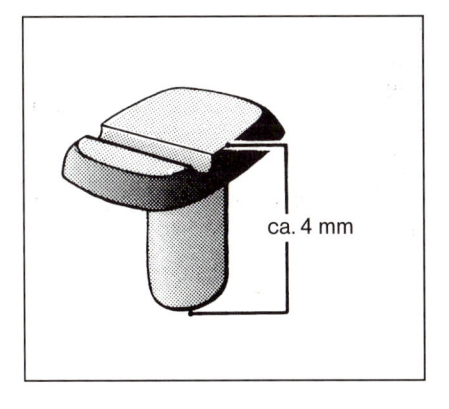

**Abb. 75: Gehörknöchelchenersatz aus Keramik**

## 6.7 Traumen des Mittelohres

### 6.7.1 Direkte und indirekte Verletzungen des Trommelfells

Das Trommelfell kann bei Frakturen des Felsenbeins mitbetroffen sein, besonders beim Felsenbeinlängsbruch.

Häufiger sind aber isolierte traumatische Läsionen. Man unterscheidet **direkte** und **indirekte** Trommelfellverletzungen.

#### Direkte Verletzungen

*Ätiologie und Pathogenese.* Ursache direkter Trommelfelltraumen sind meist Gegenstände, die zu Penetrationsverletzungen führen (z.B. »Q-Tip«, Stricknadeln, Streichhölzer, Ästchen, Getreidehalme etc.) oder fliegende Fremdkörper (z.B. Einsprengungen von Metallperlen beim Schweißen). Zu Trommelfellverletzungen kann es auch iatrogen beim Spülen des Gehörgangs mit starkem Wasserstrahl kommen.

> *Merke.* Bei Ohrspülungen soll der Wasserstrahl nicht direkt auf das Trommelfell, sondern gegen die Gehörgangswand gerichtet sein!

*Klinik.* Die Trommelfellperforation bei direkten Verletzungen ist **schmerzhaft**; ferner kommt es zu leichten **Blutungen**, einem hohlen Gefühl im Ohr und **Schwerhörigkeit**.

*Diagnostik.* Je nach Verletzungsart sieht man otoskopisch eine schlitzförmige, dreieckige oder **gezackte Trommelfellperforation** mit blutunterlaufenen Rändern *(siehe Abbildung 76)*. Durch Metalleinsprengungen beim Schweißen entstandene Trommelfellperforationen sind rundlich und können sich in den ersten Tagen nach der Verletzung noch etwas vergrößern.

Im **Audiogramm** ist die **Schalleitungsschwerhörigkeit** meist nicht größer als 15–20 dB; eine deutlicher ausgeprägte Schwerhörigkeit deutet auf eine Mitbeteiligung der Gehörknöchelchenkette im Sinne einer Unterbrechung der Ossikulaverbindung hin. Eine Schallempfindungsstörung bzw. Nystagmus mit Schwindel ist Hinweis auf eine labyrinthäre Beteiligung bei der Verletzung. Bei groben Verletzungen (Stichverletzung mit Stilett oder Pfeil, Metalleinspießungen bei Verkehrsunfällen) kann auch der N. facialis betroffen sein, so daß es zur einseitigen, peripheren Gesichtslähmung kommt *(vgl. Kapitel B)*.

Bei Superinfektionen fällt eine eitrige Otorrhö auf.

*Therapie.* Größere, nicht superinfizierte Perforationen werden durch Auflegen von Silikon- oder Papierstreifen (Pflasterstreifen) nach Aufrichten der eingerollten Trommelfellränder behandelt. Unter dem Material, das als Schiene dient, verschließt sich die Perforation leichter. Diese »Trommelfellschienung« erfolgt bei Erwachsenen in örtlicher Betäubung, bei Kindern in Maskennarkose.

Superinfizierte Verletzungen werden zunächst lokal, eventuell auch systemisch antibiotisch behandelt.

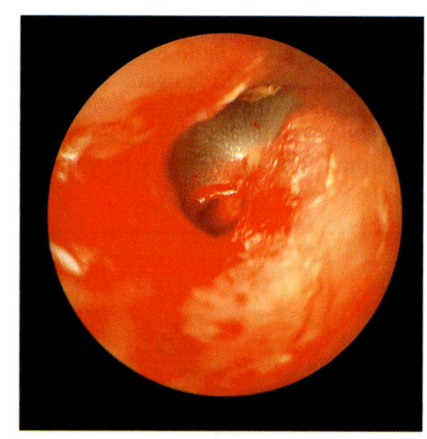

**Abb. 76:** Traumatische Trommelfellperforation durch Stricknadel

***Merke.*** Gibt man bei traumatischen Trommelfellperforationen mit nicht entzündlich veränderter Paukenschleimhaut Ohrentropfen, dann sollten sie keine ototoxischen Medikamente enthalten (z.B. Aminoglykosidantibiotika wie Neomycin o.ä.), weil dann die Gefahr einer Innenohrschädigung erheblich größer ist als bei chronisch entzündeter Paukenhöhlenschleimhaut!

***Prognose.*** Die weitaus meisten Perforationen schließen sich, unterstützt durch die Trommelfellschienung, im Laufe von Tagen bis Wochen von selbst. Bleibt nach etwa sechs Monaten eine Selbstheilung aus, wird zum Verschluß des Defektes eine **Tympanoplastik** erforderlich (z.B. mit Muskelfaszie, *vgl. Seite 147*).

### Indirekte Verletzungen

***Ätiologie und Pathogenese.*** Indirekte Rupturen des Trommelfells sind Folge plötzlicher Luftdruckerhöhung im äußeren Gehörgang z.B. durch Explosionen, Schlag auf das Ohr, Fall auf das flache Wasser. Seltener ist ein Unterdruck die Ursache, wie er z. B. beim Kuß auf das Ohr auftreten kann.

***Klinik.*** Der **Schmerz** ist geringer als bei direkten Trommelfellverletzungen. Die Läsionen liegen meist in der Pars tensa.

Bei **Explosionstraumen** (als Kriegsverletzung oder bei militärischen Übungen, technischen Explosionen, Detonationen von Knallkörpern etc.) findet sich häufig zusätzlich zur Schalleitungsstörung eine **Schallempfindungsschwerhörigkeit**, die, wie beim Lärmtrauma, in leichten Fällen rückbildungsfähig ist. Der Innenohrschaden zeigt dann eine Betonung der hohen Frequenzen, aber keine typische $c^5$-Senke wie beim Lärmschaden (*vgl. Seite 175ff.*). Das Ausmaß der Innenohrschädigung ist unabhängig von der Größe der Trommelfellperforation.

***Therapie.*** Wie bei den direkten Verletzungen wird der Defektrand aufgerichtet und unter dem Mikroskop geschient. Innenohrschäden können versuchsweise z.B. mit Pentoxifyllin (Trental®) oder niedermolekularen Dextranen (Rheomacrodex®) zur Verbesserung der Mikrozirkulation des Innenohres behandelt werden.

## 6.7.2 Penetrierende Verletzungen des Mittelohres

***Definition.*** »Penetrierend« werden Verletzungen genannt, die durch Stich oder Schuß durch den äußeren Gehörgang direkt auf den Mittelohrbereich einwirken.

***Ätiologie und Pathogenese.*** Solche Verletzungen kommen bei gewalttätigen Auseinandersetzungen vor (z.B. Stich mit dem Stilett), aber auch akzidentell bei Manipulationen im äußeren Gehörgang (z.B. mit Stricknadel zur Gehörgangsreinigung) oder bei Verkehrsunfällen (Einspießen von Ästen; Spiegelhalterungen). Schließlich sind auch iatrogene Verletzungen bei Ohroperationen hier zu nennen.

Je nach Ausdehnung der Läsion können die Gehörknöchelchen luxiert und frakturiert sein, der Fazialiskanal und das Innenohr können zerstört werden.

***Klinik.*** Die klinischen Zeichen sind abhängig vom Ausmaß der individuellen Verletzung.

Läsionen, die weiter in den Mittelohrraum vordringen, führen zu stärkeren **Schmerzen** als eine reine Trommelfellperforation, eventuell auch stärkerer **Blutung** und, wenn es zu einer Zerstörung der Gehörknöchelchenkette gekommen ist, zu ausgeprägter **Schalleitungsschwerhörigkeit**.

Bei Verletzung des N. facialis kann eine partielle oder komplette **Lähmung der mimischen Gesichtsmuskulatur** der betroffenen Seite auftreten.

Ist das Innenohr mitverletzt, so sind meist das Gleichgewichts- und das Hörorgan gleichermaßen beschädigt. Oft ist dann eine kombinierte Schwerhörigkeit oder häufiger **Taubheit** (eventuell mit Ohrgeräusch) zusammen mit **Schwindel**, Übelkeit und Erbrechen die Folge.

*Diagnostik.* Bei der **Otoskopie** sieht man das Ausmaß der Trommelfellläsion, welches von einer kleinen schlitzförmigen Perforation mit unterbluteten, gezackten Rändern bis zur vollständigen Zerreißung der gesamten Membran reichen kann. Teile des äußeren Gehörgangs können verletzt, ödematös geschwollen und durch Blutkrusten verlegt sein, so daß eine vollständige Übersicht zunächst nicht möglich ist. An Krusten und Koageln wird jedoch nicht manipuliert.

Die **Stimmgabeluntersuchungen** nach Weber und Rinne und das **Tonschwellenaudiogramm** zeigen je nach Ausdehnung die überwiegende Schalleitungs- oder Schallempfindungsstörung auf der betroffenen Seite. Ist die Gehörknöchelchenkette unterbrochen, so beträgt die Schalleitungsstörung über 50 dB.

Mit der **Frenzel-Brille** sieht man am besten den Nystagmus bei Beschädigung des Gleichgewichtsorgans.

> *Merke.* Der Ausfall des Gleichgewichtsorgans ist an einem Schwindel mit Nystagmus zur Gegenseite erkennbar!

Über die Funktion des N. facialis geben die **Elektromyographie, Elektroneuronographie** und der **Nerve-excitability-Test** (NET) Auskunft *(vgl. Kapitel B)*. Diese Untersuchungen müssen zur Erfassung des Verlaufs wiederholt werden.

**Röntgenologisch** muß nach den Frakturlinien sowie nach Einsprengung von Fremdkörpern gefahndet werden. Hierzu sind die Felsenbeinprojektionen nach Schüller und Stenvers bzw. konventionelle Tomographien geeignet. Bei komplizierten Verletzungen ausgedehnterer Art ist eher eine **Computertomographie** angebracht.

*Therapie.* Die Therapie richtet sich nach den vorgefundenen Läsionen. Eine einfache Trommelfellperforation wird durch **Schienung** behandelt *(s. o.)*.

Wegen der Gefahr einer sekundären Infektion sollten allzu umfangreiche Manipulationen im blutverkrusteten äußeren Gehörgang unterbleiben. Der Infektionsprophylaxe dienen systemisch gegebene **Antibiotika**.

Ausgedehnte Verletzungen im Mittelohrbereich erfordern die operative Exploration und gegebenenfalls Rekonstruktion der Mittelohrräume. Besonders bedeutsam ist die Versorgung eines zerrissenen N. facialis durch mikrochirurgische **Nervennaht** oder Nervenplastik im Falle einer Sofortparese *(vgl. Kapitel B)*. Die Entscheidung über diese operative Versorgung fällt auf der Grundlage der Ergebnisse der Nervenfunktionstests.

Eine Unterbrechung der Gehörknöchelchenkette läßt sich nach Ausheilung der akuten Verletzungsfolgen zu einem späteren Zeitpunkt korrigieren *(vgl. Kapitel 6.6. Tympanoplastik)*.

Verletzungen im Innenohrbereich, die mit dem Ausfall der entsprechenden Organsysteme einhergehen, sind operativ nicht korrigierbar. Allenfalls kann man eine Fissur oder Ruptur des runden oder ovalen Fensters chirurgisch verschließen.

*Prognose.* Nach Mittelohrtraumen können bleibende Schalleitungs-, Schallempfindungs- oder kombinierte Schwerhörigkeiten oder eine Taubheit mit oder ohne Ohrgeräusch zurückbleiben.

Ein peripherer, einseitiger Gleichgewichtsausfall wird meist nach Wochen bis Monaten soweit zentral ausgeglichen, daß kaum noch erhebliche Gleichgewichtsstörungen bestehen.

Die Prognose einer Fazialislähmung hängt vom Ausmaß der Nervenläsion und gegebenenfalls dem Erfolg der chirurgischen Rekonstruktion ab. Im ungünstigsten Fall muß mit bleibenden, kompletten Gesichtslähmungen gerechnet werden.

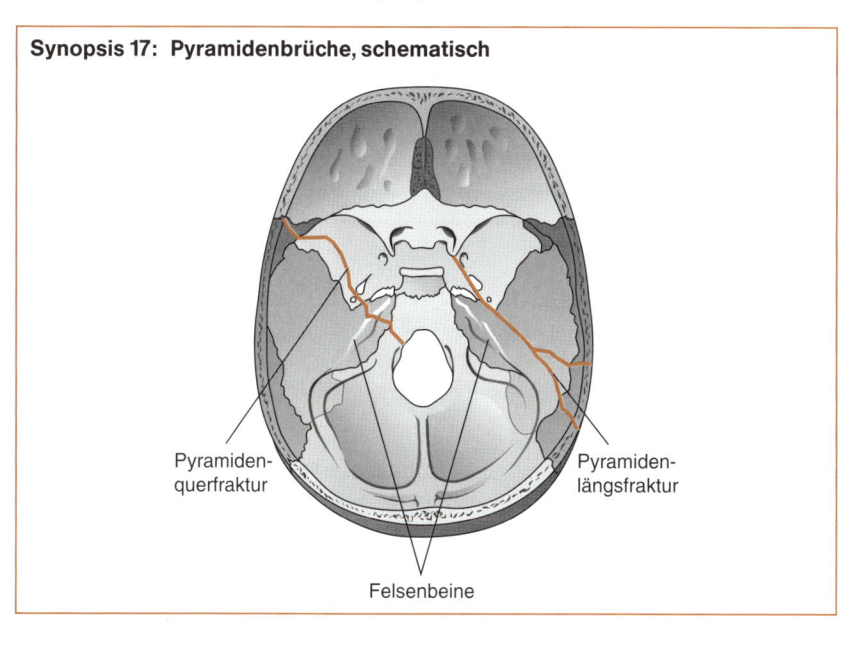

## 6.7.3 Felsenbeinfrakturen (otobasale oder laterobasale Frakturen)

**Definition.** Brüche der Schädelbasis im Bereich des Felsenbeins und der angrenzenden Schädelknochen.

**Ätiologie und Pathogenese.** Otobasale Frakturen entstehen bei direkter Gewalteinwirkung durch Schlag oder Stoß, z.B. bei Verkehrsunfällen oder tätlichen Auseinandersetzungen.

Insgesamt sind diese Frakturen selten (unter 5% der Unfallverletzungen), andererseits findet sich bei knapp der Hälfte der Schädelfrakturen eine **Beteiligung der Otobasis**.

Man unterscheidet:
- den Pyramiden**längs**bruch und
- den Pyramiden**quer**bruch *(siehe Synopsis 17)*.

**Synopsis 17: Pyramidenbrüche, schematisch**

Pyramidenquerfraktur — Pyramidenlängsfraktur — Felsenbeine

## Pyramidenlängsbruch

**Definition.** Schädelbasisfraktur, deren Bruchspalt in Längsrichtung zur Pyramidenachse verläuft.

**Klinik.** Bei dieser Bruchform ist überwiegend das **Mittelohr** beteiligt. Oft ist eine **Stufe** im äußeren Gehörgang sichtbar, die dem Frakturspalt entspricht. Das Trommelfell ist häufig zerrissen, so daß eine **Blutung** und – bei Verletzung der Dura – eventuell **Liquorrhö** aus dem Gehörgang austritt. Wenn das Trommelfell intakt ist, ist otoskopisch ein **Hämatotympanon** zu sehen: das Trommelfell ist bläulich-schwärzlich verfärbt, was sich durch die Blutansammlung im Mittelohr erklärt *(siehe Abbildung 77)*.

Die Patienten haben überwiegend eine **Schalleitungsstörung**. Eine **Fazialisparese** kommt nur bei einem kleineren Teil der Felsenbeinlängsfrakturen vor (etwa 20% der Fälle) *(Abbildung 78)*.

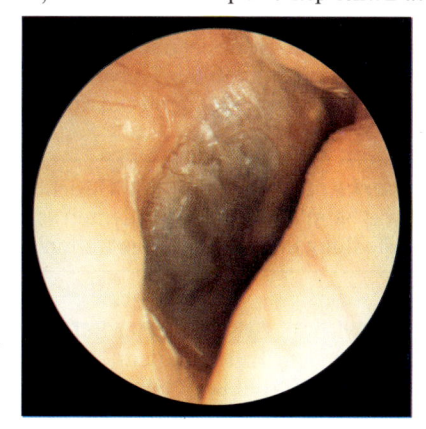

**Abb. 77: Hämatotympanon**

## Pyramidenquerbruch

**Definition.** Bei dieser Fraktur verläuft der Bruchspalt quer zur Pyramidenachse.

**Ätiologie und Pathogenese.** Querfrakturen bilden etwa 15 % der Frakturen des Os temporale. Ursache ist meist ein Schlag auf das Okziput. Die Frakturlinie zieht oft vom Foramen magnum quer über die Pyramidenspitze und kann durch den Meatus acusticus internus und das Labyrinth verlaufen. Nicht selten ist die Tuba auditiva oder das Foramen jugulare mitbetroffen.

**Klinik.** Durch diesen Frakturtyp wird überwiegend das **Innenohr** geschädigt.

Das Trommelfell ist im allgemeinen intakt, gelegentlich bildet sich ein **Hämatotympanon**. Da Blut oder Liquor über die Tube in den Nasenrachenraum abfließen, kann es zur blutigen Rhinorrhö oder, bei Duraeinriß, **Rhinoliquorrhö** kommen, was eine frontobasale Fraktur vortäuschen kann.

Die Beschädigung des Innenohres führt zur (hochgradigen) **Schallempfindungsschwerhörigkeit** oder Taubheit sowie zum **Schwindel** mit Nystagmus zur Gegenseite, Erbrechen und Übelkeit (**Labyrinthausfall**).

Eine **Fazialisparese** ist viel häufiger als beim Längsbruch (bei etwa 50 % der Querbrüche) (siehe Abbildung 78a, b).

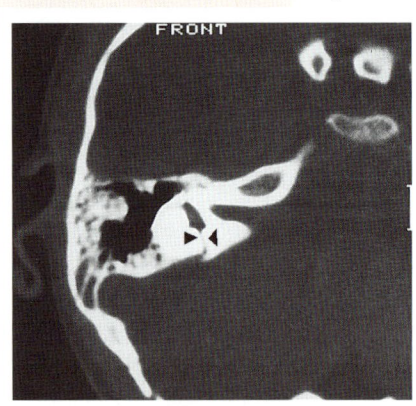

▶ = Frakturlinie
LAF = Langer Amboßfortsatz
X = Hämatotympanon
ST = Stapes
HH = Hammer

a Querfraktur ▶ ◀ = Frakturlinie     b Längsfraktur
Abb. 78 a, b: axiale CT bei Felsenbeinfrakturen

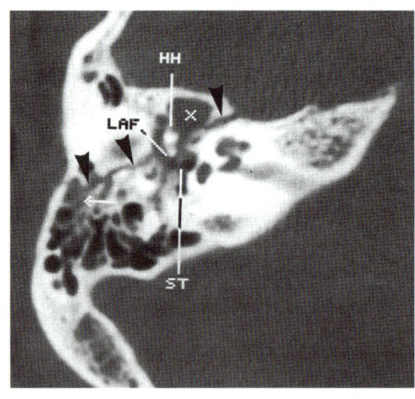

Am häufigsten kommt eine **Mischform aus Quer- und Längsbruch** vor. In diesen Fällen können alle Symptome auftreten, die dem einen oder anderen Bruchtyp zuzuordnen sind.

**Diagnostik.** Diagnoseweisend ist bereits die Anamnese zusammen mit dem Befund einer blutigen Otorrhö oder Liqorrhö bzw. dem otoskopischen Befund eines Hämatotympanons.

Sofern der Gesamtzustand des Patienten dies zuläßt, wird durch die Stimmgabelversuche nach Weber und Rinne bzw. mit der Tonschwellenaudiometrie qualitativ und quantitativ der Hörverlust ermittelt. Eine Beteiligung des Gleichgewichtsorgans mit Nystagmus ist unter der Frenzel-Brille erkennbar.

**Merke.** Die Funktion des Gesichtsnervs muß sorgfältig beachtet werden (was beim bewußtlosen Patienten schwierig sein kann!), um die richtige Entscheidung über die Therapie treffen zu können.

Es ist wichtig, zwischen einer **Sofort-** und einer **Spätparese** des N. facialis zu unterscheiden. Tritt nach dem Unfall sofort eine Gesichtslähmung auf, so muß von einer Zerreißung oder Einspießung des Nervs ausgegangen werden. Erscheint die Parese dagegen erst nach einer Latenz von Tagen, so liegt eher ein Ödem oder Hämatom im Knochenkanal vor, das den Nerv komprimiert, dessen

## 6.7.3 Felsenbeinfrakturen (otobasale oder laterobasale Frakturen)

Kontinuität aber erhalten ist. **EMG** (Elektromyogramm) und **ENG** (Elektroneurogramm) können genauere Auskunft über die Art der Nervenschädigung geben. Topodiagnostik bezüglich des Ortes der Nervenläsion erfolgt mit Hilfe des **Stapediusreflexes**, des **Schirmer-Testes** und der **Geschmacksprüfung** *(vgl. Kapitel B)*.

**Röntgenologisch** ist prinzipiell der Längsbruch eher in der Aufnahme nach Schüller, der Querbruch eher in der Projektion nach Stenvers erkennbar. Da die Frakturlinien sehr zart sein können, sind sie aber im Röntgenbild oft gar nicht zu sehen.

Bei ausgedehnten und kombinierten Frakturen ist zur besseren Darstellung des Frakturverlaufs die hochauflösende **Computertomographie** konventionellen Schichtaufnahmen überlegen.

**Therapie.** Die Behandlung richtet sich nach Art und Ausmaß des Schadens.

> **Merke.** Die Reinigung des äußeren Gehörgangs von Blutkoageln kann zunächst unterbleiben. Die Maßnahme fördert allenfalls das Infektionsrisiko, insbesondere die Entstehung einer aufsteigenden Meningitis.

Das betroffene Ohr wird steril abgedeckt, es erfolgt ein breiter **antibiotischer Schutz** in ausreichend hoher Dosierung. Schwindel wird symptomatisch behandelt (Bettruhe und Antivertiginosa [Vomex A®]). Eine Innenohrschwerhörigkeit oder Taubheit versucht man mit durchblutungsfördernden Mitteln (Rheomacrodex®, Pentoxifyllin-Infusionen) zu bessern (dies ist aber oft erfolglos, der Hörverlust also irreversibel).

Die Sofortparese des N. facialis ist eine Indikation zur chirurgischen Intervention mit dem Ziel der operativen Wiederherstellung der Kontinuität des Nervs (**Fazialisplastik**). Auch bei einer Spätparese wird gelegentlich die operative Intervention zur **Dekompression** des Nervs empfohlen (Entlastung vom Druck eines Ödems oder Hämatoms).

Weitere **Indikationen für ein operatives Eingreifen** bei Felsenbeinfrakturen sind:
- Die früh eintretende **Meningitis**. Sie macht eine Mastoidektomie erforderlich.
- Stark verschmutzte oder nekrotisierende **Gewebetrümmer** im Frakturbereich (vor allem bei Schußverletzungen).
- Der **persistierende Liquorfluß** aus Ohr oder Nase. In diesen Fällen muß die großflächig zerrissene Dura chirurgisch versorgt werden (Duraplastik).
- Eine **obturierende Impressionsfraktur** des äußeren Gehörgangs macht dessen Enttrümmerung und Wiedereröffnung erforderlich, um einer Gehörgangsstenose vorzubeugen.
- Massive **Blutungen** aus einem verletzten Sinus sigmoideus erfordern die chirurgische Intervention zur Tamponade oder Ligatur des Sinus.

**Prognose.** In unkompliziert verlaufenden Fällen können auch ausgedehnte Felsenbeinfrakturen ohne oder mit nur geringen Folgeschäden ausheilen. Häufigste Spätfolge ist eine mehr oder weniger ausgeprägte Schalleitungs-, Schallempfindungs- oder kombinierte Schwerhörigkeit. Eine persistierende **Schalleitungsstörung** wird durch eine hörverbessernde Tympanoplastik chirurgisch angegangen. Eine Innenohrläsion hinterläßt meist eine irreversible, hochgradige **sensorineurale Schwerhörigkeit** oder Taubheit (mit oder ohne Tinnitus) sowie einen Ausfall des Gleichgewichtsorgans. Die **Gleichgewichtsstörung** wird in der Regel nach einigen Wochen bis Monaten zentral kompensiert, so daß kaum noch erhebliche Gleichgewichtsstörungen zurückbleiben. Die Dauerfunktion des **N. facialis** hängt vom Ausmaß seiner Verletzung bzw. vom Erfolg der rekonstruktiven Maßnahmen ab.

Im Rahmen der Fraktur kann es zur Infektion im Mittelohrbereich im Sinne einer Otitis media acuta mit **Mastoiditis** und eventuell Meningitis kommen. Auch im späteren Verlauf kann noch eine aufsteigende Meningitis auftreten (sogenannte **Spätmeningitis**), eventuell auch ein Epiduralabszeß oder otogener **Hirnabszeß**.

Bei Verletzungen der Tube kann eine Tubenfunktionsstörung resultieren und in eine **Otitis media chronica** münden. Da bei ausgedehnten Frakturen gelegent-

kommt als Spätfolge auch ein **Cholesteatom** vor, dessen Entfernung schwierig sein kann.

lich Plattenepithel in den Paukenbereich gelangt, kommt als Spätfolge auch ein **Cholesteatom** vor, dessen radikale Entfernung ungewöhnlich schwierig sein kann.

**K** *Der klinische Fall.* Eine 29jährige Frau stürzt bei einer Synkope zu Boden und fällt auf den Hinterkopf. Bei der Erstuntersuchung ist die Patientin wach, orientiert, beklagt aber eine Hörminderung rechts, Schwindel, Brechreiz und eine wäßrig-blutige Nasensekretion. Die Otoskopie ergibt rechts ein bläuliches, intaktes Trommelfell, der Gehörgang stellt sich unauffällig dar. Bei der orientierenden Hörprüfung wird beim Weber-Versuch der Ton der Stimmgabel nach links lateralisiert. Das Audiogramm zeigt eine hochgradige Schallempfindungsstörung mit geringer Schalleitungskomponente rechts, links normales Hörvermögen. Bei der Frenzeluntersuchung fällt ein Spontannystagmus nach links auf. Das Nasensekret erweist sich als glukosepositiv, was den Verdacht auf eine Rhinoliquorrhö erhärtet. Die Schädelübersichtsaufnahmen ergeben keinen eindeutigen Frakturnachweis, aber das hochauflösende Computertomogramm zeigt eine Bruchlinie im Felsenbein rechts. Eine Fazialisparese besteht anfangs nicht. Die Patientin wird hochdosiert antibiotisch behandelt. Am dritten Tag ist rechts eine partielle Gesichtslähmung auffällig, so daß eine hochdosierte antiödematöse Therapie mit Corticoiden eingeleitet wird. Innerhalb von Tagen bildet sich die Schwindelsymptomatik zurück, allmählich kehrt auch die Fazialisfunktion wieder. Nach fünf Tagen kommt es zum spontanen Sistieren der Rhinoliquorrhö. Es bleibt eine hochgradige Schallempfindungsstörung bestehen, während sich die Schalleitungskomponente nach Resorption des Hämatotympanons vollständig zurückbildet.
**Diagnose:** Felsenbeinquerfraktur rechts mit Spätparese des N. facialis.

## 6.8 Otosklerose (Otospongiose)

**Definition** ▶

> **Definition.** Durch knöcherne Umbauprozesse bedingte Fixierung der Steigbügelfußplatte mit Schalleitungs-, in geringerem Maß auch Schallempfindungsstörung.

**Ätiologie und Pathogenese**
Bildung von atypischem Knochen im Bereich des ovalen Fensters, meist beidseitig. Die genaue Ursache ist nicht bekannt.
Durch zunehmende Fixierung der Steigbügelfußplatte kommt es zur **progredienten Schalleitungsstörung,** die mit einer Schallempfindungsstörung kombiniert sein kann.

*Ätiologie und Pathogenese.* Bei der Otosklerose handelt es sich um einen familiär gehäuft auftretenden, möglicherweise enzymatisch (bzw. hormonell oder viral) beeinflußten Umbauprozeß der knöchernen Labyrinthkapsel mit **Bildung von atypischem, vaskularisiertem Knochen im Bereich des ovalen Fensters.** Neuerdings werden immunologische Störungen mit der Erkrankung in Zusammenhang gebracht, die meist beidseitig auftritt. Die genaue Ursache ist nicht bekannt. Ausgangspunkt der Knochenumbauprozesse ist wohl ein kleiner Bereich in der Nähe des vorderen Randes des ovalen Fensters. Durch zunehmende Fixierung der Steigbügelfußplatte durch den neugebildeten Knochen kommt es zur **progredienten Schalleitungsstörung,** die mit einer Schallempfindungsstörung kombiniert sein kann.

Das Erkrankungsalter liegt zwischen dem zweiten und vierten Jahrzehnt. Frauen erkranken häufiger. Zum Teil ist eine Verschlechterung in der Schwangerschaft feststellbar.

Das typische Erkrankungsalter liegt zwischen dem zweiten und vierten Lebensjahrzehnt. Frauen erkranken häufiger als Männer. Bei der weißen Rasse ist die Erkrankung häufiger als bei anderen Rassen; bei Tieren ist Otosklerose nicht nachgewiesen. Bei etwa der Hälfte der Otosklerosepatientinnen ist eine schubweise Verschlechterung in der Schwangerschaft feststellbar. Offenbar führt nicht jede otosklerotische Veränderung, die postmortal an Felsenbeinen bei bis zu 10% der Präparate gefunden werden, zu einer klinischen Manifestation der Erkrankung.

**Klinik**
Die **Schwerhörigkeit,** z.T. mit **Tinnitus,** schreitet fort. Ausnahmsweise kann sie mit **Schwindel** verbunden sein.

*Klinik.* Die **Schwerhörigkeit** tritt mit leichtem Beginn meist im jugendlichen Alter erstmals auf und schreitet dann langsam fort. Gelegentlich klagen die Patienten auch über **Tinnitus.** Ausnahmsweise kann die Erkrankung mit **Schwindel** verbunden sein (vgl. »otosklerotisches Innenohrsyndrom«).

**Diagnostik**
Gelegentlich kann die hyperämische Schleimhaut rötlich durch das Trommelfell schimmern **(Schwartze-Zeichen).** Das Tympanogramm ist eventuell abgeflacht. Im Audiogramm zeigt sich die **Schalleitungsstörung,** die im Hochtonbereich oft weniger ausgeprägt ist (»elasti-

*Diagnostik.* Die Spiegeluntersuchung ist typischerweise nicht auffällig. Gelegentlich kann bei zartem Trommelfell ein rötliches Durchschimmern der leicht hyperämischen Schleimhaut über einem aktiven Otskleroseherd (Otospongiose) sichtbar sein **(Schwartze-Zeichen).**

Das Tympanogramm ist meist normal, eventuell kann die Spitze der Kurve etwas abgeflacht sein.

Bei den Stimmgabelprüfungen nach Weber und Rinne sowie im Tonschwellenaudiogramm zeigt sich die mehr oder weniger ausgeprägte, gewöhnlich alle

## 6.8 Otosklerose (Otospongiose)

Frequenzen betreffende **Schalleitungsstörung**. Im Hochtonbereich ist die Hörstörung oft weniger ausgeprägt (**»elastischer Versteifungstyp«** der Schalleitungsstörung im Tonschwellenaudiogramm; *siehe Abbildung 79).*

Der Stapediusreflex ist in der Regel nicht auslösbar. Außer der reinen Schalleitungsstörung kommt bei Otosklerose auch eine kombinierte Schwerhörigkeit mit wannenförmiger Senke der Knochenleitungskurve bei etwa 2 000 Hz vor (**»Carhart-Senke«**). Sie ist darauf zurückzuführen, daß die Resonanzfrequenz der Schwingung des Trommelfell-Gehörknöchelchen-Apparates gerade bei 2 000 Hz liegt; bei der Otosklerose fällt diese Komponente durch die Fixierung des Stapes aus. Diese Erklärung macht auch verständlich, daß die Innenohrsenke nach Operation der Otosklerose oft verschwindet.

Selten (unter 5 %) kommt auch eine reine Schallempfindungsstörung mit positivem Recruitment vor, sie ist aber für die Otosklerose nicht typisch (**»Kapselotosklerose«**).

> scher Versteifungstyp«; *s. Abb. 79).*
>
> Der Stapediusreflex ist nicht auslösbar. Es kommt auch eine wannenförmige Senke der Knochenleitungskurve bei etwa 2 000 Hz vor (**»Carhart-Senke«**). Diese Innenohrsenke verschwindet oft nach der Operation. Selten ist eine reine Schallempfindungsstörung mit positivem Recruitment (**»Kapselotosklerose«**).

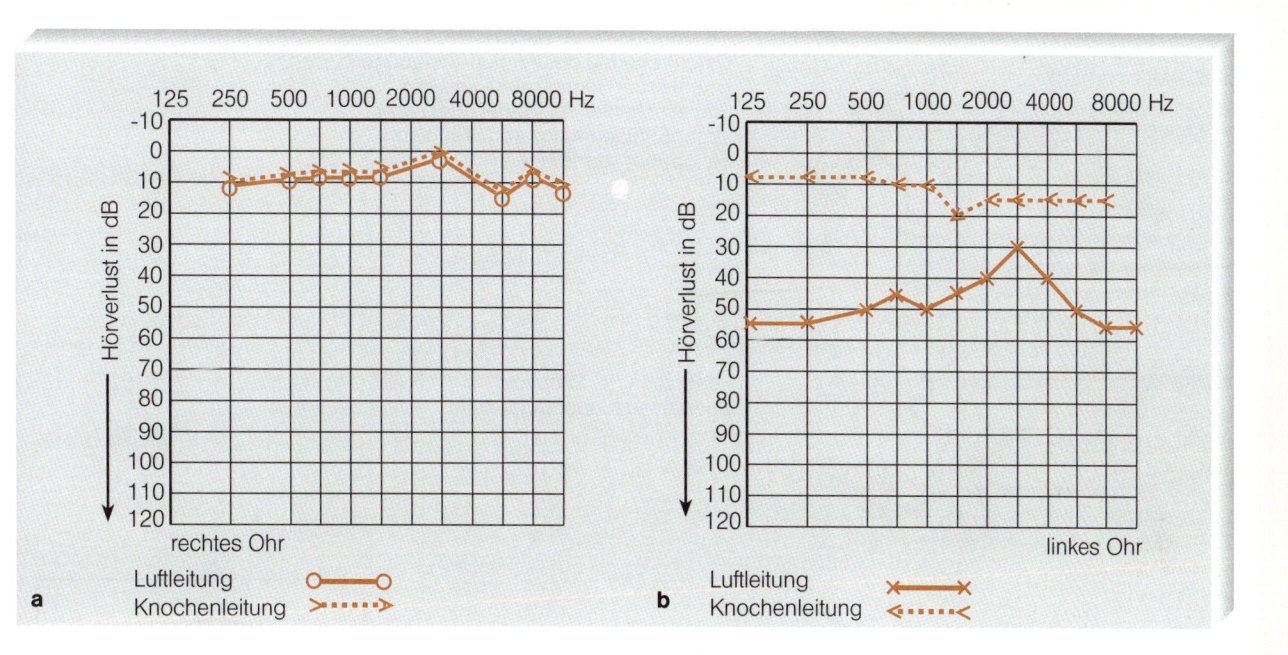

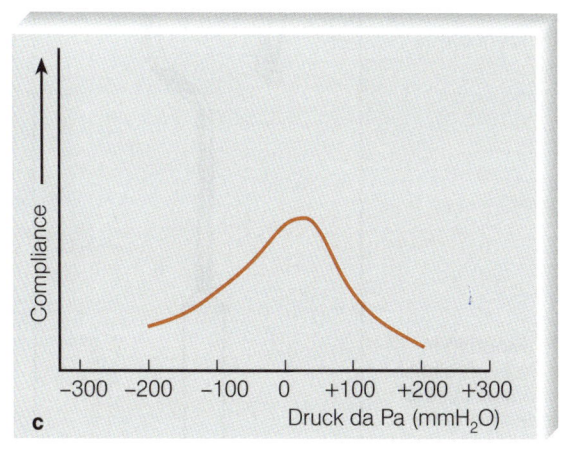

**Abb. 79a–c: Audiometrische Befunde bei Otosklerose links.**
**a** Tonschwellenaudiogramm mit Normalbefund der rechten Seite.
**b** Schalleitungsstörung links mit geringerem Ausmaß im Hochtonbereich und kleiner Carhart-Senke der Knochenleitung bei 2000 Hz.
**c** Normale Druckwerte im Tympanogramm bei leicht abgeflachter Kurve.

Durch die Fixierung der Steigbügelfußplatte wird der **Gellé-Versuch** pathologisch. Dabei wird die Beweglichkeit der Gehörknöchelchenkette geprüft: Eine schwingende Stimmgabel wird auf den Schädel gesetzt. Bei Druck auf das Trommelfell durch Kompression eines auf den Gehörgang aufgesetzten Gummiballons ändert sich beim Gesunden die Lautstärke des durch die Stimmgabel vermittelten Tons. Bei otosklerotisch fixiertem Stapes ändert sich dagegen der Ton auch bei Kompression des Gummiballons nicht.

> Der **Gellé-Versuch** ist durch Fixierung der Steigbügelfußplatte pathologisch (Prüfung der Beweglichkeit der Gehörknöchelchenkette).

**Synopsis 18: Stapesplastik (Stapedotomie und Versorgung mit Stapespiston)**

**a** Operative Einzelschritte der Stapesplastik. Mechanische Instrumente und der Laser können alternativ eingesetzt werden.

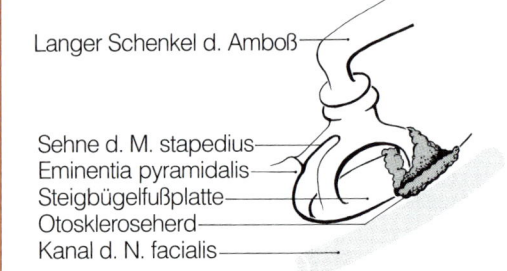

- Langer Schenkel d. Amboß
- Sehne d. M. stapedius
- Eminentia pyramidalis
- Steigbügelfußplatte
- Otsokleroseherd
- Kanal d. N. facialis

Fixierung der Steigbügelfußplatte durch einen Otskleroseherd

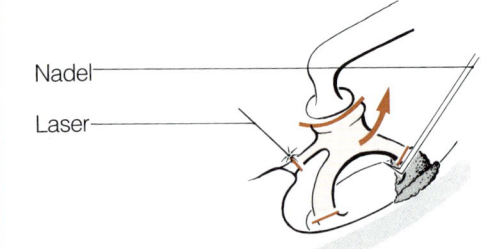

- Nadel
- Laser

Durchtrennung des Amboß-Steigbügelgelenks, der Stapessehne und der Stapesschenkel mit Nadel oder Laserstrahl. Entnahme des abgetrennten Steigbügelfragmentes

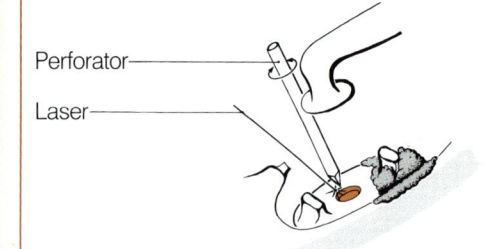

- Perforator
- Laser

Perforation der Fußplatte mit Spezialnadel oder Laserstrahl

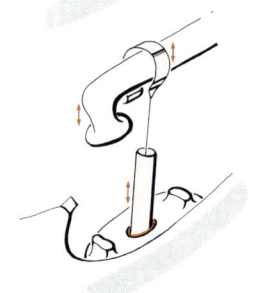

Ersatz des Stapes durch einen Piston, der am langen Amboßschenkel fixiert wird

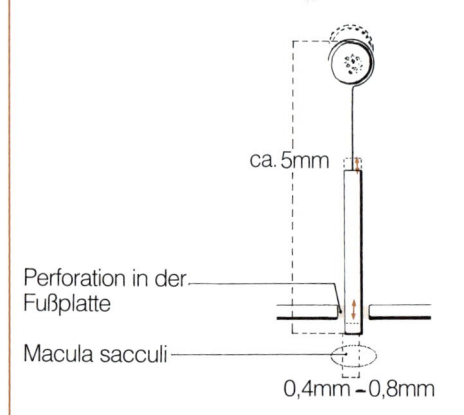

ca. 5mm

- Perforation in der Fußplatte
- Macula sacculi

0,4mm – 0,8mm

Übertragung der Schwingungen des Amboß auf die Stapesprothese und das Labyrinth. Kontakt mit der Macula muß vermieden werden.

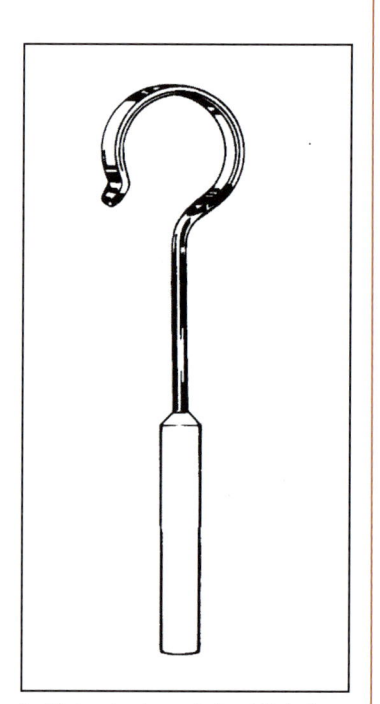

**b** Piston in der gebräuchlichsten Form zum Ersatz der Stapesfunktion.

## 6.8 Otosklerose (Otospongiose)

***Differentialdiagnose.*** Auszuschließen sind kleine **Mittelohrmißbildungen** oder eine **Läsion der Gehörknöchelchenkette** nach **Trauma**. Narbige **Residuen** im Mittelohr bei Zustand nach abgelaufenen Mittelohrentzündungen und die **Tympanosklerose** führen ebenfalls zur Schalleitungsstörung bei intaktem Trommelfell.

Um andere Ursachen einer Schalleitungsstörung bei normalem Trommelfell ausschließen zu können, wird die Röntgenaufnahme nach Schüller angefertigt. Sie zeigt bei der Otosklerose einen Normalbefund mit unauffälliger Pneumatisation, bei Residuen chronischer Mittelohrentzündung hingegen die typische Pneumatisationshemmung.

Zur Klärung der Diagnose ist dennoch nicht selten eine **Tympanoskopie** erforderlich.

***Therapie.*** Die Behandlung der Otosklerose ist operativ und besteht in der **Stapesplastik** bzw. der **Stapedotomie**. Im Prinzip wird dabei der Steigbügel teilweise oder vollständig entfernt und durch eine Prothese aus Draht oder Kunststoff ersetzt. Die Prothese wird am langen Amboßschenkel befestigt und reicht in das ovale Fenster, so daß Schwingungen wieder unbehindert übertragen werden können.

Bei der früher regelmäßig angewendeten Schuknecht-Technik wird mit dem Steigbügel auch seine Fußplatte nach Lösung aus otosklerotischen Massen völlig entfernt; die dann eingesetzte Prothese besteht aus einem Drahtgerüst mit eingeknotetem Bindegewebspfropf, der in das ovale Fenster eingepaßt wird.

In den letzten Jahren hat sich mehr und mehr die sogenannte **Stapedotomie** und Versorgung mit **Stapespiston** durchgesetzt. Dabei wird die Fußplatte des Steigbügels im ovalen Fenster belassen und mit feinen Instrumenten oder dem Laser perforiert *(siehe Synopsis 18)*. Als Steigbügelersatz dient eine am Amboß fixierte, stempelförmige Prothese (»Piston«), die Schwingungen durch die Perforation der Fußplatte hindurch auf das Vestibulum überträgt.

Unabhängig von der gewählten Technik führt die **Operation in weit über 90 %** **zur Wiederherstellung des normalen Hörvermögens**.

Eine medikamentöse Beeinflussung der Krankheit durch Gabe von Fluorpräparaten hat allenfalls adjuvanten Charakter und muß zurückhaltend bewertet werden.

***Prognose.*** Unbehandelt schreitet die Otosklerose und damit die Schwerhörigkeit in der Regel fort und kann praktisch in Taubheit münden.

---

**Differentialdiagnose**
Auszuschließen sind **Mittelohrmißbildungen** oder eine **Läsion der Kette nach Trauma**, narbige **Residuen nach Mittelohrentzündungen** und die **Tympanosklerose**. Die Röntgenaufnahme nach Schüller zeigt bei Otosklerose unauffällige Pneumatisation, bei Residuen chronischer Mittelohrentzündung hingegen die typische Pneumatisationshemmung. Zur Klärung ist u.U. eine **Tympanoskopie** erforderlich.

**Therapie**
Die Behandlung der Otosklerose besteht in der **Stapesplastik** bzw. der **Stapedotomie**. Dabei wird der Steigbügel entfernt und durch eine Prothese ersetzt, die am langen Amboßschenkel befestigt wird und in das ovale Fenster reicht, so daß Schwingungen wieder übertragen werden.
In den letzten Jahren hat sich die **Stapedotomie** und Versorgung mit **Stapespiston** durchgesetzt *(s. Syn. 18)*.

Unabhängig von der Technik führt die **Operation in über 90 % zur Wiederherstellung des Hörvermögens**.

**Prognose**
Unbehandelt kann die Otosklerose in Taubheit münden.

---

**K** ***Der klinische Fall.*** Eine 26 Jahre alte Frau stellt sich mit Tinnitus und vor allem einer Hörminderung links vor, die ihr erstmals in der gerade zurückliegenden Schwangerschaft aufgefallen sei. Eine Tante und eine Cousine hätten ähnliche Symptome, ihre Schwester sei bereits an den Ohren zweimal operiert worden. Die HNO-Spiegeluntersuchung ist unauffällig. Das Audiogramm zeigt eine linksseitige Schalleitungsstörung von ca. 40 dB Hörverlust mit muldenförmiger, schallempfindungsbedingter Senkenbildung bei 2 kHz. Das Tympanogramm ist bis auf ein nur mäßig ausgeprägtes Maximum unauffällig. Der Stapediusreflex ist links nicht, rechts gut auslösbar. Die Röntgenaufnahmen nach Schüller zeigen einen regelrechten Befund, insbesondere normale Pneumatisation. Der Gellé-Versuch ist nicht eindeutig. Zur Klärung der Befunde und der vermuteten Erkrankung wird eine Tympanoskopie in Lokalanästhesie durchgeführt. Es findet sich eine fast vollständige knöcherne Fixierung der Stapes-Fußplatte im ovalen Fenster, so daß eine Stapedotomie mit anschließender Interposition einer Prothese angeschlossen wird, wie es für diesen Fall zuvor mit der Patientin abgesprochen war. Bereits auf dem Operationstisch gibt die Patientin unmittelbar postoperativ ein deutlich gebessertes Hörvermögen an. Das postoperative Audiogramm nach vollständiger Detamponade zeigt noch eine geringgradige Schalleitungsstörung von ca. 5–10 dB bei nun annähernd normaler Innenohrhörkurve. Ein Tinnitus besteht nach Angaben der Patientin nicht mehr. Einen Monat später ist nach vollständiger Abheilung keine Schalleitungsstörung mehr im Audiogramm nachweisbar.
**Diagnose:** Otosklerose links.

## 6.9 Tumoren des Mittelohres

### 6.9.1 Gutartige Tumoren

**Polypen**

> *Definition.* Schleimhauthyperplasien, die meist auf chronisch-entzündlicher Basis entstehen.

*Ätiologie und Pathogenese.* **Schleimhautpolypen** entstehen im Mittelohr im Rahmen chronischer mesotympanaler, aber auch chronisch-epitympanaler Entzündungen.

*Klinik.* Die fleischigen oder glasigen Gebilde mit glatter, rosiger Oberfläche können erstaunlich groß werden und durch Trommelfelldefekte hindurch in den äußeren Gehörgang prolabieren.
Sie verstärken die **Schalleitungsstörung** bei Otitis media chronica und fördern rezidivierende, entzündliche Exazerbationen, weil sie durch den Verschluß der Trommelfellperforation den Sekretabfluß und die Belüftung der Pauke behindern.
Streng genommen sind diese Polypen keine Tumoren, sondern Entzündungsprodukte.

*Differentialdiagnose.* **Histiozytose** und **eosinophiles Granulom** bieten ein vergleichbares klinisches Bild und müssen im Zweifel durch Histologie ausgeschlossen werden.

*Therapie.* Die Polypen werden abgeschnürt oder abgeschnitten. Ihre Entfernung beschleunigt im allgemeinen die Ausheilung akuter Entzündungen bei Otitis media chronica erheblich und ermöglicht dann erst die Tympanoplastik. Abgeschnürte Polypen sollten histologisch untersucht werden, um andere, echt tumoröse Veränderungen sicher auszuschließen.

> *Merke.* Die Polypenabtragung alleine ist keine hinreichende Therapie der Otitis media chronica!

**Glomustumor**
Synonyme: Chemodektom; nichtchromaffines Paragangliom

> *Definition.* Gefäßreicher, lokal destruierender Tumor, ausgehend von Paraganglionzellen.

Anmerkung: Vom hier beschriebenen »Glomustumor« sind *periphere Glomustumoren* zu unterscheiden, die als kleine, schmerzhafte, bläuliche Geschwulst v. a. unter den Nägeln von Zehen und Fingern auftreten.

*Ätiologie und Pathogenese.* Glomustumoren sind insgesamt seltene Geschwülste, die von den chemorezeptorischen, nichtchromaffinen Paraganglionzellen des **Glomus caroticum, Bulbus venae jugulare** (Glomus jugulare), **N. petrosus minor** oder **Plexus tympanicus** (Glomus tympanicum) ausgehen.
Im Mittelohr gehört der Glomustumor zu den häufigsten, echten Tumoren. Histologisch findet man zahlreiche **arteriovenöse Gefäßknäul**, die die starke Blutungsgefahr bei der Eröffnung dieses Gebildes erklären.
Glomus-tympanicum-Tumoren sind in der Regel auf die Paukenhöhle beschränkt.
Glomus-jugulare-Tumoren können sich vom Bulbus venae jugularis auf die Paukenhöhle ausdehnen, darüber hinaus auch unter Destruktion von Knochen den Bereich vom Mastoid bis zur Pyramidenspitze befallen und intrakraniell einbrechen.

## 6.9.1 Gutartige Tumoren

*Klinik.* Häufig klagen die Patienten über ein **pulssynchrones Ohrgeräusch, Hörverlust** und ein dumpfes Gefühl im Ohr. Je nach Ausbreitung können weitere Symptome hinzutreten: **Schallempfindungsstörung** oder Taubheit bei Einbruch in das Labyrinth; **vestibuläre Ausfälle**; **Hirnnervenausfälle** von N. hypoglossus, N. glossopharyngeus, N. facialis, N. trigeminus, N. vagus bei Läsionen im Bereich des Bulbus venae jugularis **(Foramen-jugulare-Syndrom)**. Weiterhin können Kleinhirnsymptome wie Ataxie und Koordinationsstörungen auftreten.

*Diagnostik.* Bei der Otoskopie kann eine bläulich-rötliche Masse hinter dem intakten Trommelfell sichtbar sein *(siehe Abbildung 80)*. Die Stimmgabelversuche nach Weber und Rinne und das **Tonschwellenaudiogramm** zeigen zu Beginn eine **Schalleitungs-**, bei Einbruch in das Labyrinth auch eine **Schallempfindungsstörung** der betroffenen Seite.

Bei der Impedanzmessung **(Tympanogramm)** kann eine **pulssynchrone Schlangenlinie** sichtbar werden.

Die **Vestibularisprüfung** und ausführliche Erhebung des neurologischen Status läßt Gleichgewichtsstörungen und Hirnnervenausfälle erkennen.

**Klinik**
Pulssynchrones Ohrgeräusch, Hörverlust und vestibuläre Ausfälle; hinzu kommen Hirnnervenausfälle (N. hypoglossus, N. glossopharyngeus, N. facialis, N. trigeminus, N. vagus [Foramen-jugulare-Syndrom]) und evtl. Ataxie.

**Diagnostik**
Otoskopisch sieht man eine bläuliche Masse hinter dem Trommelfell (s. Abb. 80). Das Audiogramm zeigt eine Schalleitungs- oder Schallempfindungsstörung.
Im Tympanogramm kann eine pulssynchrone Schlangenlinie sichtbar werden. Die Vestibularisprüfung und der neurologische Status lassen Gleichgewichts- und Hirnnervenausfälle erkennen.

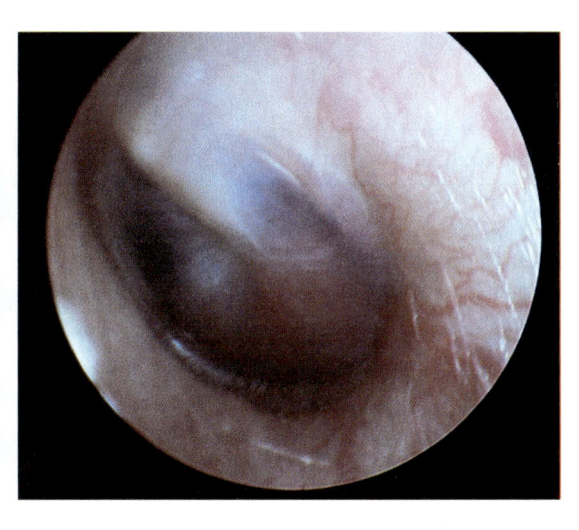

**Abb. 80: Otoskopisches Bild bei Glomustumor.** Der Tumor ist als bläulich-rötliche Masse hinter dem Trommelfell sichtbar.

**Röntgenologisch** ist der Tumor am besten durch **Angiographie**, digitale Subtraktionsangiographie, **Computertomographie** mit Kontrastmittel und eventuell Kernspintomographie **(MRT)** sichtbar zu machen.

Die axiale Schädelbasisaufnahme nach Mifka zeigt ggf. eine Aufweitung des Foramen jugulare durch den Tumor.

*Differentialdiagnose.* Ein **Hämangiom** oder ein **hochstehender Bulbus venae jugularis** hinter dem Trommelfell können zu Verwechslungen führen.

**Röntgenologisch** wird der Tumor am besten durch **Angiographie, CT** mit Kontrastmittel und eventuell **MRT** sichtbar. Die axiale Schädelbasisaufnahme zeigt ggf. eine Aufweitung des Foramen jugulare.

**Differentialdiagnose**
Hämangiom oder ein hochstehender Bulbus.

> *Merke.* Eine Probeexzision zur Bestimmung der Histologie verbietet sich bei Verdacht auf einen Glomustumor wegen der hochgradigen Blutungsgefahr!

◀ Merke

*Therapie.* Überwiegend wird dem chirurgischen Vorgehen der Vorzug gegeben. Mit zunehmender Ausdehnung der Tumoren ist die **Operation** aber mit hohen Risiken verbunden (Blutungsgefahr!); bei Tumorwachstum an der Schädelbasis wird unter Umständen kombiniertes neurochirurgisches und otochirurgisches Vorgehen erforderlich. Vor dem Eingriff führt man bei der Angiographie eine **Embolisation** des gefäßreichen Tumors durch. Diese Therapie beinhaltet die Einspritzung z.B. feiner Kunststoffkügelchen in die zuführenden Gefäße, wodurch für eine gewisse Zeit eine Thrombosierung des Tumors erreicht wird, was die chirurgische Therapie erleichtert.

In jüngerer Zeit wurden auch ermutigende Ergebnisse der **Bestrahlung** von Glomustumoren bekannt, weshalb – besonders bei hohem Alter der Patienten – manchmal dieser Therapie der Vorzug gegeben wird.

**Therapie**
Mit zunehmender Tumorausdehnung ist die Operation mit hohen Risiken verbunden.
Vor dem Eingriff führt man eine Embolisation durch, wodurch für eine gewisse Zeit eine Thrombosierung des Tumors erreicht wird, was die chirurgische Therapie erleichtert.
In jüngerer Zeit wurden ermutigende Ergebnisse der Bestrahlung bekannt, weshalb manchmal dieser Therapie der Vorzug gegeben wird.

**Prognose.** Die Glomustumoren wachsen sehr langsam, können aber unbehandelt aufgrund intrakranieller Ausbreitung mit der Folge der Hirnstammkompression bzw. Obturation der Arteria carotis zum Exitus führen.

## Osteom

**Definition.** Gutartige, kompakte Knochengeschwulst, die langsam wächst und durch lokale Verdrängung klinisch bedeutsam werden kann.

**Klinik.** Im Bereich des Schläfenbeins kommen gelegentlich auf dem Mastoid oder seiner Umgebung Osteome als rundliche Erhebungen vor. Meist wünschen die Patienten die Entfernung der Tumoren aus kosmetischen Gründen, oder weil sie bei der Haarpflege stören.

**Therapie.** Die chirurgische Abtragung durch Abschleifen mit dem Bohrer oder Abtrennung mit dem Meißel ist die Therapie der Wahl.

## Kongenitales Cholesteatom

**Definition.** Plattenepitheliale Keimversprengung im Felsenbein.

**Ätiologie und Pathogenese.** Kongenitale Cholesteatome formen sich aus versprengten ektodermalen Zellen und können überall im Felsenbein auftreten. Histologisch bestehen die Gebilde aus geschichteten Hornlamellen. Die Erkrankung kommt relativ selten vor.

**Klinik.** Je nach Größe und Lokalisation des kongenitalen Cholesteatoms kann die Symptomatik den äußeren Gehörgang, das Mittelohr, das Innenohr oder auch den Kleinhirnbrückenwinkel betreffen. Da sich die kongenitalen Cholesteatome hinter intaktem Trommelfell entwickeln, werden sie nicht selten erst entdeckt, wenn der Tumor schon beachtliche Größe erreicht hat.

**Diagnostik.** Die Ausdehnung des Prozesses wird im **Computertomogramm** sichtbar.

**Therapie.** Chirurgische Ausräumung ist die einzig mögliche Therapie.

## Eosinophiles Granulom

**Definition.** Lokalisierte Form der Histiozytose (Retikuloendotheliose), die chronisch verläuft.

**Ätiologie und Pathogenese.** Durch granulomatöse, retikulohistiozytäre Neubildungen werden Knochendefekte hervorgerufen. Außer dem Schläfenbein können andere Skelettknochen betroffen sein (Becken, Röhrenknochen, Rippen etc.).

**Klinik.** Bei Befall des Schläfenbeins kann die Erkrankung zu fötider **Otorrhö**, **Defektbildung im Trommelfell** und meist ständigen **Ohrenschmerzen** führen.

**Diagnostik.** Die Diagnose wird durch **histologische** Untersuchung entnommener Polypen gesichert. Röntgenologisch kann in der **Computertomographie** die genaue Ausdehnung der knöchernen Destruktionen erkennbar gemacht werden.

**Merke.** Aus dem Gehörgang bzw. Mittelohr entfernte Polypen werden histologisch untersucht!

**Differentialdiagnose.** Die Symptomatik kann eine Otitis media chronica bzw. Mastoiditis vortäuschen.

**Therapie.** Neben der operativen Ausräumung der Herde kommen in erster Linie die Röntgenbestrahlung sowie die Gabe von Zytostatika und Corticoiden in Betracht.

**Prognose.** Auch bei multifokalem Auftreten ist die Heilungsaussicht relativ gut, wenngleich die Weiterentwicklung in eine disseminierte Histiozytose mit ungünstiger Prognose möglich ist.

## Wegener-Granulomatose

> **Definition.** Wahrscheinlich Autoimmunerkrankung, i.S. einer entzündlichen Gefäßerkrankung, mit lokal destruierenden Herden, vor allem im oberen Respirationstrakt.

**Ätiologie und Pathogenese.** Die Pathomechanismen der Erkrankung sind nicht eindeutig geklärt. Wahrscheinlich handelt es sich um eine Autoimmunerkrankung mit granulomatöser und nekrotisierender Entzündung. Sie befällt das Mittelohr und Mastoid als primäre oder sekundäre Manifestation *(siehe Synopsis 19)*.

**Klinik.** Bei Befall des Mittelohres kommt es zu starken und dauerhaften **Ohrenschmerzen**, die auf eine gewöhnliche Therapie nicht ansprechen.

**Diagnostik.** Bei der Otoskopie finden sich außer Granulomen keine spezifischen Veränderungen. Die Diagnose kann durch Biopsie gesichert werden. Ferner ist der Nachweis antizytoplasmatischer Antikörper praktisch beweisend.

**Therapie.** Die Behandlung besteht in der Gabe von Zytostatika (Cyclophosphamid) und Cortison.

**Prognose.** Wegen Blutungen, Kachexie, Pneumonie oder fortschreitender Niereninsuffizienz kann die Erkrankung unbehandelt einen ernsten Verlauf nehmen.

**Synopsis 19: Manifestationen der Wegener-Granulomatose**

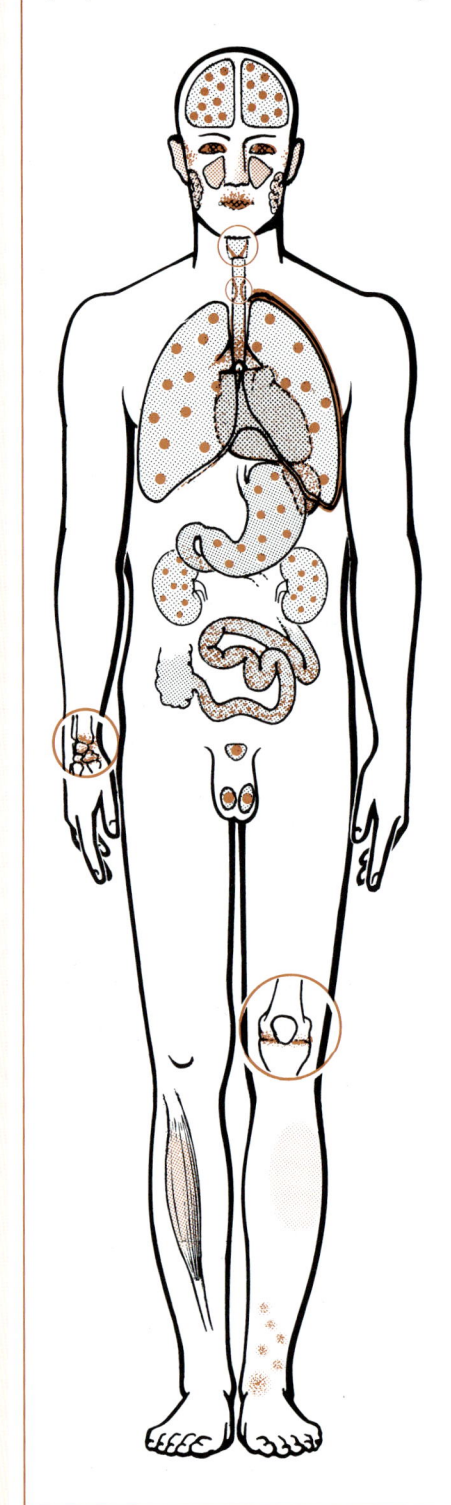

| Organ | Symptome und Befund |
|---|---|
| ZNS | Mononeuritis multiplex, Hirnnervenlähmungen, Hirninfarkte, epileptiforme Anfälle, transverse Myelitis |
| Auge | Konjunktivitis, Episkleritis, Skleritis, korneosklerale Ulzeration, Uveitis, Retinavaskulitis, Optikusneuritis, Zentralarterienverschluß, Protrusio bulbi, Tränengangsstenose |
| Mittelohr | Subakut-chronische Otitis media |
| Speicheldrüsen | Parotisschwellung, Sicca-Symptomatik |
| Nasennebenhöhlen | Schleimhautverdickung, Pansinusitis, Knochendestruktion |
| Nase | Epistaxis, borkig nekrotisierende Entzündung, Chondritis, Septumperforation, Sattelnase |
| Mundhöhle | hyperplastische Gingivitis, Gaumenulzerationen |
| Larynx | subglottische Larynx-Stenose, Ulzerationen |
| Trachea, Bronchien | entzündlicher Pseudotumor, Bronchialstenose |
| Lunge | einzelne und multiple Rundherde, Pseudokavernen, lokale oder diffuse Infiltrationen, Atelektasen, alveoläre Hämorrhagie |
| Pleura | Erguß, entzündlicher Pseudotumor |
| Herz | Koronaritis, granulomatöse Valvulitis der Aorten- oder Mitralklappe, Perikarditis, Pankarditis |
| Nieren | fokal, segmental nekrotisierende Glomerulonephritis, rapid progressive Glomerulonephritis (mit Halbmondbildung), periglomeruläre Granulomatose |
| Gastrointestinaltrakt (Magen u. Dünndarm) | Darmperforation |
| Genitaltrakt (Prostata u. Hoden) | Orchitis, Epididymitis, Prostatitis |
| Gelenke | Arthralgien, asymmetrische Polyarthritis der kleinen und großen Gelenke. Oligo- oder Monarthritis, in Ausnahmefällen auch destruierend, Sakroileitis |
| Muskulatur | Myositis |
| Periphere Nerven | symmetrische periphere Neuropathien |
| Haut | Urtikaria, Papeln, Vesikel, Eryhteme, Petechien, Ulzerationen, Pyoderma gangraenosum, Vasculitis allergica |

## 6.9.2 Bösartige Tumoren

Der häufigste bösartige Tumor im Mittelohrbereich ist das **Plattenepithelkarzinom**. Außerdem kommen, weniger häufig, **Adenokarzinome, adenoid-zystische Karzinome** und sehr selten **Basalzellkarzinome** und **Metastasen** vor.

### Plattenepithelkarzinom

> *Definition.* Von Plattenepithel tragender Schleimhaut oder Epidermis ausgehendes Malignom.

*Ätiologie und Pathogenese.* Primär im Bereich des Mittelohres wachsende Plattenepithelkarzinome entwickeln sich häufig in der Nähe des Trommelfells. Nur ausnahmsweise geht dem Tumorwachstum eine echte Otitis media chronica (epitympanalis) voraus. Die Entstehungsursachen sind nicht bekannt.

*Klinik.* Zunächst fällt eine eitrige **Otorrhö** auf, die gelegentlich auch **blutig** sein kann. Auffallend starke **Schmerzen** können den Verdacht auf eine maligne Erkrankung wecken. Zu Beginn besteht eine mehr oder weniger ausgeprägte **Schalleitungsstörung**.

Mit zunehmender Tumorausdehnung werden Nachbarschaftsstrukturen des Mittelohres zerstört, wodurch es zu den entsprechenden Ausfallserscheinungen kommt: **Innenohrschwerhörigkeit, Schwindel, Fazialisparese.**

Ähnlich wie ein Cholesteatom, aber in wesentlich kürzerer Zeit und verbunden mit stärkeren Schmerzen, kann der Tumor ferner in den Sinus sigmoideus, die Pyramidenspitze, das Schläfenbein und die Kalotte sowie in die Hirnhäute und das Schädelinnere einbrechen, wobei die entsprechenden Symptome ausgelöst werden (vgl. Abschnitt »otogene Komplikationen«). Die Infiltration der Dura ist meist mit sehr starken, kontinuierlichen Kopfschmerzen verbunden.

Die **Metastasierung** erfolgt meist zuerst in die **Halslymphknoten**, erst spät treten **Fernmetastasen** in Leber, Lunge oder Skelett hinzu.

*Diagnostik.* Die **Otoskopie** kann mit Trommelfellperforation und Destruktionen im Bereich der Gehörgangswand zunächst das Bild einer Otitis media chronica bieten. Später finden sich größere Massen nekrotischen Gewebes und polypöses, bei Berührung leicht blutendes Material.

Je nach Ausdehnung des malignen Prozesses zeigen die Stimmgabeluntersuchung bzw. das Audiogramm eine Schalleitungs-, Schallempfindungs- oder kombinierte **Schwerhörigkeit** bzw. eine Taubheit.

Bei Untersuchung des **Gleichgewichtsorgans** kann ein Ausfall mit Nystagmus zur Gegenseite feststellbar sein.

**Röntgenologisch** sind die Destruktionen beim Plattenepithelkarzinom des Felsenbeins am eindeutigsten in der **Computertomographie** erkennbar.

Im fortgeschrittenen Stadium können bei **Palpation** des Halses Lymphknotenmetastasen getastet werden.

Das klinische Bild mit lokaler Destruktion und evtl. Halslymphknotenmetastasen ist typisch. Die Diagnose wird durch Probeexzision und Histologie gesichert.

*Differentialdiagnose.* Durch Polypenbildung und eitrige Sekretion kann eine Otitis media chronica vorgetäuscht werden. Außerdem muß an eine granulomatöse Erkrankung gedacht werden, auch an die Tuberkulose.

*Therapie.* Sofern eine Operation noch mit hinreichender Wahrscheinlichkeit eine vollständige Entfernung des Tumors erwarten läßt, kommt die **chirurgische Ausräumung** in Betracht. Nur bei sehr früh entdeckten, sehr kleinen Karzinomen kann die Operation etwa nach Art einer Ohrradikaloperation (siehe dort) durchgeführt werden. Meist sind aber ausgedehnte Resektionen unter Einschluß von Teilen des äußeren Ohres, der Parotis und des Mastoids erforderlich; häufig kann der N. facialis nicht mehr geschont werden, nicht selten ist die Resektion des gesamten Felsenbeins unumgänglich **(Petrosektomie)**. Bei Verdacht auf Hals-

Ergänzende Maßnahmen sind **Strahlen-** und **Chemotherapie.**

**Prognose**
Da der Operation an der Schädelbasis Grenzen gesetzt sind, ist die Prognose schlecht.

lymphknotenmetastasen wird der Eingriff mit der **Halsausräumung** kombiniert (»Neck dissection«).

Im allgemeinen ist eine zusätzliche **Bestrahlung**, eventuell kombiniert mit **Chemotherapie**, als ergänzende Maßnahme sinnvoll.

***Prognose.*** Da der operativen Ausräumung in der Nähe der Schädelbasis Grenzen gesetzt sind und die Tumoren meist relativ spät entdeckt werden, ist die Prognose von Mittelohrkarzinomen und anderen Malignomen dieser Region schlecht.

# 7 Erkrankungen des Innenohres, des N. vestibulocochlearis (VIII) und der zentralen Hör- und Gleichgewichtsbahnen

*A. Berghaus, G. Böhme*

Erkrankungen des Innenohres können die **Cochlea** betreffen und dann zum **sensorineuralen Hörverlust** führen. Sie können andererseits das **Gleichgewichtsorgan** schädigen und **Schwindel** verursachen.

Aus didaktischen Gründen werden auch die Läsionen des N. vestibulocochlearis (VIII) und der zentralen Hör- und Gleichgewichtsbahnen hier abgehandelt.

Im folgenden sind die Erkrankungen danach geordnet, ob sie mehr das **Gehör** oder das **Gleichgewicht** schädigen. Bei manchen Krankheiten ist es schwierig, einen solchen Schwerpunkt zu setzen, weil beide Organsysteme gleich stark betroffen sind (z.B. Morbus Ménière).

## 7.1 Angeborene Hörstörungen

*A. Berghaus*

Unter den angeborenen (kongenitalen) Mißbildungen des Innenohres, die mit Schallempfindungsstörung und/oder vestibulärer Funktionsstörung einhergehen können, unterscheidet man **hereditäre** und pränatal **erworbene** Störungen.

### 7.1.1 Hereditäre Schwerhörigkeiten

***Ätiologie und Pathogenese.*** Bei angeborenen Hörstörungen mit isolierten Schneckenfehlbildungen findet man feinste, mikroskopische Läsionen bis hin zur völlig fehlenden Organanlage. Einige derartige Entwicklungsstörungen sind:
- **Scheibe-Deformität** (Fehlbildungen am Corti-Organ),
- **Mondini-Deformität** (Defekt an Bogengängen und Cochlea),
- **Michel-Deformität** (völliges Fehlen eines Innenohres).

***Klinik.*** Bei den weniger häufigen X-chromosomal gebundenen Syndromen betrifft der Hörverlust meist alle Frequenzen.

**Dominant** vererbliche Syndrome zeigen im allgemeinen zunächst einen geringen Hörverlust und können im Verlauf des späteren Lebens **progredient** sein. **Rezessiv** vererbliche Syndrome führen häufiger zu stärkerem Hörverlust in den hohen Frequenzen. Sie sind seltener mit anderen kongenitalen Läsionen verbunden und sind im Laufe des Lebens weniger progredient.

### Hereditäre Hörstörungen mit Fehlbildungen anderer Organsysteme

***Ätiologie und Pathogenese.*** Zum Teil handelt es sich um quantitative Alterationen des normalen Chromosomenmaterials. Es kann zu schweren Hörverlusten in Kombination mit multiplen Organdefekten z.B. am Herzen kommen, wie etwa bei **Trisomie 13** und **Trisomie 18**.

Andere angeborene, hereditäre Hörstörungen in Verbindung mit Fehlbildungen anderer Organe sind in *Tabelle 12* dargestellt:

> **Tabelle 12: Angeborene hereditäre Hörstörungen**
>
> - **Treacher-Collins-Syndrom** (Gesichtsschädeldeformitäten),
> - **M. Crouzon** (Schädeldeformitäten)
> - **Klippel-Feil-Syndrom** (Kopf-, Hals- und Wirbelfehlbildungen)
> - **Usher-Syndrom** (Augenfehler)
> - **Apert-Syndrom** (Nierenläsionen)
> - **Pendred-Syndrom** (Struma).

***Klinik.*** Rezessive Schwerhörigkeiten bestehen meist schon bei der Geburt, dominant vererbte treten in der Jugend auf und zeigen dann Progredienz.

***Diagnostik.*** Die Schwerhörigkeit ist bei überschwelligen Hörprüfungen recruitment-positiv und damit als Haarzellschädigung zu werten.

***Differentialdiagnose.*** Im Gegensatz zum typischen Verlauf der Hörkurve bei Lärmschäden findet sich im Audiogramm bei hereditären Schwerhörigkeiten kein Wiederanstieg zu hohen Frequenzen hin.

## 7.1.2 Pränatal erworbene Fehlbildungen

> ***Definition.*** Kongenitale Schwerhörigkeiten, die nicht genetisch bedingt sind.

### Rubeolenembryopathie

***Ätiologie und Pathogenese.*** Im ersten Schwangerschaftsdrittel kann eine Rötelninfektion der Mutter zu Defekten beim Kind führen.

***Klinik.*** Am Felsenbein können alle Grade von Fehlbildungen vom Typ der Mondini-Deformität (Defekte an Bogengängen und Cochlea) bis zur kompletten Agenesie auftreten. Der beiderseitige Hörverlust ist meist asymmetrisch, mit flach verlaufender Kurve. Gleichzeitig können weitere Anomalien einschließlich mentaler Retardierung, Mikrozephalus, Herzfehler (offener Ductus arteriosus Botalli), Zahndefekte und kongenitale Katarakte bestehen.

### Fetale Erythroblastose (M. haemolyticus neonatorum)

***Ätiologie und Pathogenese.*** Ursache dieser Läsionen sind hohe **Bilirubinblutspiegel,** die durch Austauschtransfusionen und ultraviolettes Licht gut beeinflußbar sind.

***Klinik.*** Der Hörverlust besteht meist in den höheren Frequenzen und ist möglicherweise mit Schäden an der Cochlea bzw. Ablagerung von Bilirubin in cochleären Kernen korreliert.

### Hypothyreose (angeborenes Myxödem; Kretinismus)

***Klinik.*** Bei dieser Störung des Schilddrüsenhormonhaushaltes besteht von Geburt an eine **Hypothyreose.**

Es können starke Deformierungen des Mittelohres ohne auffallende Veränderungen am Innenohr nachweisbar sein. Die Symptomatik entwickelt sich meist innerhalb der ersten Lebensmonate mit einer kombinierten Schalleitungs- und Schallempfindungsschwerhörigkeit. Geistige und physische Entwicklung sind verlangsamt.

**Therapie.** Die Behandlung besteht in der Substitution mit Schilddrüsenhormon zum frühestmöglichen Zeitpunkt. Da bei einer auf 5000 Geburten eine Hypothyreose angenommen werden muß, wird die routinemäßige Blutuntersuchung bei Neugeborenen durchgeführt.

### Intrauterine Schäden durch toxische Medikamente

Zumindest bei zwei Medikamenten – **Thalidomid** und **Chinin** – sind schädigende Auswirkungen auf die Entwicklung des kindlichen Gehörs gesichert, wenn die Mittel einer Schwangeren gegeben werden.
**Thalidomid** (Contergan®), ein Schlafmittel, führte 1959 bis 1962 zu starker Häufung eines Dysmelie-Syndroms bei Kindern, deren Mütter das Medikament während der Schwangerschaft eingenommen hatten.

**Klinik.** Thalidomid führte zu unterschiedlichen Formen von Schallempfindungsschwerhörigkeiten sowie zu kombinierten Fehlbildungen an Extremitäten und inneren Organen, Ohrmuschel, äußerem Gehörgang sowie Mittel- und Innenohr, gelegentlich auch zur Fazialisparese.
 Chinin bewirkt in der Regel eine beidseitige Taubheit.

**Diagnostik.** Wesentlich ist bezüglich des Hörvermögens die früh gestellte Diagnose, wobei die Hirnstammaudiometrie (ERA [**E**voked **R**esponse **A**udiometry]) und die otoakustischen Emissionen (**OAE**) außerordentlich wichtig sind *(vgl. Kapitel K Pädaudiologie)*.

**Therapie.** Die Versorgung mit einem **Hörgerät** ist, insbesondere bei beidseitiger Schwerhörigkeit, **so früh wie möglich** anzustreben, z.B. auch schon im ersten Lebensjahr. Bei Ertaubten kommt die Behandlung mit einem **Cochlea-Implantat** in Betracht.

## 7.1.3 Geburtsschäden (perinatale Schäden)

Zu den Geburtsschäden im weiteren Sinne kann man die Frühgeburt, Hypoxie bei der Geburt, verlängerte Austreibungsphase, aber auch eine Narkose u.a. rechnen. Ein durch solche Schäden hervorgerufener Hörverlust ist meist beidseitig, symmetrisch und vorwiegend hochfrequent.

## 7.2 Bakteriell bedingte Entzündungen des Innenohres (Labyrinthitis)

*A. Berghaus*

**Ätiologie und Pathogenese.** Eine sensorineurale Schwerhörigkeit aufgrund bakterieller Infektion kann entweder durch direkten Bakterienbefall oder durch Diffusion bakterieller Toxine in das Innenohr entstehen. Eine derartige Labyrinthitis betrifft meist die Schnecke und das Bogengangssystem gleichermaßen. Bakterien können auf dem Blutweg, über den Liquor, durch den Aquaeductus cochleae (Ductus perilymphaticus), den inneren Gehörgang oder das Mittelohr in das Innenohr eindringen. So kann sich eine **seröse** oder eine **eitrige** Labyrinthitis entwickeln.

### 7.2.1 Seröse Labyrinthitis

> **Definition.** Durch bakterielle Toxine bedingte Innenohrentzündung.

**Ätiologie und Pathogenese.** Die seröse Labyrinthitis entsteht durch Diffusion von (bakteriellen) Toxinen ins Innenohr und ist eine sterile Infektion der peri- und endolymphatischen Räume mit Läsion der Sinneszellen des Gehör- und/oder Gleichgewichtsorgans.

Diese Labyrinthitis ist gewöhnlich mit einer akuten Otitis media oder mit einer Otitis media chronica bei akuter Exazerbation verbunden. Auch Viren können eine seröse Labyrinthitis auslösen.

*Klinik.* Im Vordergrund stehen die **Schallempfindungsstörung** und der **Schwindel** als Zeichen der Labyrinthschädigung. Außerdem können **Übelkeit** und eventuell **Tinnitus** auftreten. Bei gleichzeitiger Otitis media acuta können auch **Ohrenschmerzen** bestehen, bei Kleinkindern sogenannter »**Ohrzwang**« (Greifen nach dem Ohr).

*Diagnostik.* Die Stimmgabelversuche nach Weber und Rinne sowie das Audiogramm zeigen die Schallempfindungsstörung. Bei gleichzeitiger Mittelohrentzündung besteht aber meist eine kombinierte Schalleitungs-Schallempfindungsschwerhörigkeit.

Darüber hinaus findet man gegebenenfalls die Zeichen der zugrundeliegenden Otitis media oft mit einer Ergußkurve im Tympanogramm.

Liegt ursächlich eine hämorrhagische Grippeotitis vor, so findet man bei der Otoskopie Blutbläschen am äußeren Gehörgang und Trommelfell, bei eitriger Mittelohrentzündung die entsprechenden Trommelfellveränderungen.

Unter der Frenzel-Brille ist meist ein Reiznystagmus zur kranken Seite zu sehen, erst bei Ausfall des erkrankten Gleichgewichtsorgans wird ein Nystagmus zur gesunden Gegenseite erkennbar. Der völlige Labyrinthausfall geht mit einer Ertaubung einher.

*Therapie.* Eine frühzeitige, hochdosierte, intravenöse **Antibiotikagabe** (Ampicillin [Binotal®]) ist erforderlich. Gleichzeitig sollte bei Erguß eine **Parazentese** durchgeführt werden. Damit wird eine Drainage des infektiösen Materials aus dem Mittelohr und eine Abstrichuntersuchung möglich. Nach Abklingen der akut-eitrigen Entzündungszeichen kann eine Corticoidtherapie den Wiederanstieg des Hörvermögens beschleunigen.

*Prognose.* Obwohl die cochleovestibulären Ausfälle irreversibel sein können, ist eine zumindest teilweise, aber auch vollständige Erholung bei frühzeitig beginnender Therapie möglich.

## 7.2.2 Eitrige Labyrinthitis

> *Definition.* Direkte bakterielle Invasion in das Innenohr.

*Ätiologie und Pathogenese.* Ein bakterieller Infekt entwickelt sich meist bei oder nach einer akuten, eitrigen Mittelohrentzündung.

*Klinik.* Die Krankheitszeichen und Untersuchungsbefunde sind die gleichen wie bei der serösen Labyrinthitis. Zusätzlich finden sich **Allgemeinsymptome** eines fieberhaften Infektes (Abgeschlagenheit, Fieber). Der Hörverlust kann sehr ausgeprägt sein.

*Diagnostik.* Das Differentialblutbild zeigt eine **Leukozytose** mit Linksverschiebung.

*Therapie.* Die Therapie ist die gleiche wie bei der serösen Labyrinthitis und hat auch das Ziel, die Ausbreitung der Infektion auf Nachbarstrukturen (Meningen, Gehirn) zu verhindern.

*Prognose.* Die Heilungsaussichten sind erheblich schlechter als bei der serösen Labyrinthitis, im allgemeinen erholt sich das Hörvermögen nicht mehr.

### 7.2.3 Syphilis des Innenohres

> **Definition.** Infektion mit Treponema pallidum.

*Ätiologie und Pathogenese.* Syphilis kann als kongenitale oder erworbene Erkrankung zur sensorineuralen Schwerhörigkeit führen. In beiden Fällen kommt es zu einer monozytären Infiltration mit obliterierender Endarteriitis im Innenohr, spezifischer Labyrinthitis oder Neuritis statoacustica. Auch ein progressiver endolymphatischer Hydrops des Labyrinths wurde beschrieben.

*Klinik.* Außer einem **fluktuierenden Hörvermögen** (phasenweises Absinken und Ansteigen der Hörschwelle) und episodischem **Schwindel** kann auch **Tinnitus** bestehen. Die Symptomatik kann daher einen Morbus Ménière (s. dort) vortäuschen. Bei der kongenitalen Form können Veränderungen wie die Hutchinson-Trias (Keratitis, Innenohrschwerhörigkeit, Zahnverformungen) oder das Hennebert-Fistelsymptom (Nystagmus bei Druckänderung im äußeren Gehörgang) beobachtet werden. Bei begleitender Osteitis kann eine Schalleitungskomponente des Hörverlustes auftreten. Die **Otoskopie** kann unauffällig sein.

*Diagnostik.* Die Diagnose wird **serologisch** gesichert (Wassermann-Reaktion, Treponema-pallidum-Immobilisationstest [Nelson-Test], Treponema-pallidum-Hämagglutinationstest [TPHA-Test], Fluoreszenz-Treponemen-Antikörpertest [FTA-Test], Veneral-disease-research-laboratory-Test [VDRL-Test]). Vergleiche hierzu auch in den Lehrbüchern der Dermatologie und Venerologie.

*Therapie.* Die Behandlung (gesetzlich vorgeschrieben) besteht vor allem in der langfristigen Gabe von Penizillin oder Tetrazyklinen.

## 7.3 Zoster oticus (Ramsay-Hunt-Syndrom)

*A. Berghaus*

> **Definition.** Reaktivierung des Zoster-Virus unter Beteiligung der Nn. VII und VIII und evtl. der Meningen.

*Ätiologie und Pathogenese.* Beim Zoster oticus handelt es sich um die Reaktivierung von Varizella-zoster-Viren, die nach früherer Varizelleninfektion in den Spinalganglien persistieren. Die Erkrankung betrifft vor allem Patienten zwischen dem 40. und 60. Lebensjahr, besonders bei reduziertem Allgemeinzustand.

*Klinik.* Die Patienten befinden sich in **reduziertem Allgemeinzustand** mit **Fieber** oder subfebrilen Temperaturen. Es besteht ein **Erythem** mit **Bläschen** an der Ohrmuschel oder im äußeren Gehörgang, gelegentlich mit diskreter, regionärer Lymphknotenschwellung. Häufig leiden die Patienten unter starken **Neuralgien** im Ohrbereich. In etwa 60 bis 90% der Fälle tritt eine **periphere Fazialisparese** mit Lähmung der Gesichtsmuskulatur auf *(vgl. Kapitel B)*. Bei etwa 40% kommt es zur Ausbildung einer hochgradigen, **retrocochleären Schallempfindungsstörung** oder Ertaubung, zum Teil mit **Tinnitus**. Ebenfalls etwa 40% der Patienten erleiden einen **Ausfall des Gleichgewichtsorgans** mit Schwindel und Nystagmus zur gesunden Seite.

*Diagnostik.* Die Krankheitszeichen können gleichzeitig oder nacheinander, aber auch isoliert auftreten. Das Bläschenstadium kann flüchtig erscheinen.

Das **Audiogramm** zeigt eine sensorineurale Schwerhörigkeit, die sich in der **Hirnstammaudiometrie** (ERA) als nervale (**retrocochleäre**) Störung erweist.

Das Recruitment ist negativ, der SISI-Test ergibt Werte unter 25%; die Reizantwort auf der kranken Seite hat in der ERA eine verzögerte Latenzzeit.

Bei der **Vestibularisprüfung** findet sich ein Spontannystagmus, bei Ausfall des Gleichgewichtsorgans zur gesunden Seite gerichtet. Die thermische Prüfung des Vestibularapparates zeigt eine Erregbarkeitsminderung oder Unerregbarkeit des betroffenen Bogengangssystems.

Das Ausmaß der Schädigung am **N. facialis** ist durch entsprechende **Funktionsdiagnostik** erfaßbar *(siehe Kapitel B)*. Gelegentlich sind andere **Hirnnerven** mitbetroffen (z.B. N. glossopharyngeus, N. hypoglossus).

Der Nachweis des Zoster-Virus kann durch **serologische** Blutuntersuchung geführt werden.

**Therapie.** Die Behandlung ist z. T. **symptomatisch**, wobei zur Schmerzbehandlung **Analgetika** und im Bläschenstadium **Salben** (mit Vitamin B) appliziert werden können. Eine spezifisch gegen das Zoster-Virus gerichtete Therapie mit **Aciclovir** (Zovirax®) ist häufig erfolgreich. Die Gabe von Corticoiden ist wegen des Risikos der Entwicklung eines generalisierten Zosters umstritten und sollte nicht vor dem 10. Tag nach Krankheitsbeginn erfolgen.

**Prognose.** Die durch das Zostervirus ausgelösten Hirnnervenläsionen haben eine schlechte Heilungstendenz, häufig bleiben Funktionsstörungen zurück.

**K** **Der klinische Fall.** Eine 53jährige Frau klagt seit drei Tagen über zunehmende, stechende Schmerzen im Bereich des linken Ohres. Seit einem Tag habe sie außerdem erhöhte Temperatur von 37,8 °C und einzelne Bläschen an der Ohrmuschel bemerkt. Ganz akut sei eine Hörverschlechterung und eine Asymmetrie des Gesichtes mit hängendem Mundwinkel links hinzugetreten.
Bei der Inspektion fallen nicht nur an der Ohrmuschel, sondern auch im Gehörgang und am Trommelfell zahlreiche kleine Bläschen mit umgebender Hautrötung auf. Im Bereich der Ohrmuschel zeigen einige Hautveränderungen auch eine oberflächliche Verkrustung, andere sind offensichtlich geplatzt und sezernieren. Es besteht darüber hinaus eine inkomplette periphere Fazialisparese mit partiellem Funktionsausfall der mimischen Muskulatur.
Bei der orientierenden Hörprüfung wird der Weber-Versuch nach rechts lateralisiert, der Rinne-Versuch ist bds. positiv. Im Audiogramm stellt sich rechts ein normales Hörvermögen, links eine Schallempfindungsstörung von 15 bis 45 dB über alle Frequenzen dar. Bei den überschwelligen Hörtests ist das Recruitmentphänomen negativ, das Ergebnis des SISI-Tests liegt bei 25%. In der Hirnstammaudiometrie ergeben sich Hinweise auf eine retrocochleäre Hörstörung. Bei der Impedanz-Audiometrie ist der Stapediusreflex auf der betroffenen Seite nicht auslösbar. Der Schirmer-Test ist positiv, bei der Geschmacksprüfung fehlt die Geschmacksempfindung für süß, sauer und salzig auf der linken Seite der Zunge. Unter Behandlung mit Zovirax® 3 x 250 mg i.v. und zusätzlicher rheologischer Therapie mit Pentoxifyllin kommt es nur allmählich zum Rückgang der Schmerzen. Nur sehr zögernd und unvollständig kehrt die Fazialisfunktion zurück. Ebenso ist eine Schallempfindungsstörung links von 20–25 dB auch noch nach Jahren feststellbar.
**Diagnose:** Zoster oticus links.

## 7.4 Andere Formen viraler Labyrinthitis

*A. Berghaus*

- **Mumps.** Mumpsviren sind die Erreger der **Parotitis epidemica** *(vgl. Kapitel Speicheldrüsen)*. Diese Viren haben auch eine besondere Affinität zur Cochlea, wo sie zur einseitigen Labyrinthitis mit Untergang des Corti-Organs führen. Mumps ist bei Kindern die häufigste Ursache **einseitiger** sensorineuraler Schwerhörigkeit. Beidseitige Schädigung ist selten.

- **Röteln.** Das Rötelnvirus ruft eine symmetrische, **beidseitige** Hörminderung vor allem in den hohen Frequenzen hervor.

- Ferner kommen Innenohrentzündungen durch **Masern-, Varizellen-, Influenza-, Zytomegalie-, Adenoviren** u.a., vor allem neurotrope Viren vor.

**Klinik.** Einige Viren schädigen schwerpunktmäßig die Cochlea, andere das Bogengangssystem, eine dritte Gruppe das gesamte Labyrinth bzw. den VIII. Hirnnerv. Demnach kommt es zu sensorineuraler Schwerhörigkeit, Schwindel oder beiden Symptomen.

*Diagnostik.* Bei entsprechendem Verdacht kann eine serologische Blutuntersuchung erfolgen, um den Virusinfekt zu beweisen.

*Therapie.* Bei den meisten Virusinfektionen ist nur eine präventive Behandlung durch Impfung möglich, im Erkrankungsfall erfolgt symptomatische Therapie.

## 7.5 Presbyakusis (Schwerhörigkeit im Alter)

*G. Böhme*

> **Definition.** Die beidseitige Schallempfindungsschwerhörigkeit im Alter (Presbyakusis) ist vor allem durch einen Hochtonverlust gekennzeichnet und führt zu einem Cocktailparty-Effekt, d.h. zu einem verschlechterten Sprachverständnis bei Störgeräuschen oder anderen sprechenden Personen. Oft wird über zusätzliche Ohrgeräusche geklagt.

Die Zahl der Hörgeschädigten im Alter steigt linear mit dem Lebensalter. Die häufigsten Ursachen sind die Schwerhörigkeit im Alter (Presbyakusis) und die Lärmschwerhörigkeit *(siehe Seite 178).*

Von der Schwerhörigkeit im Alter (Presbyakusis) kann die **physiologische Altersschwerhörigkeit** abgegrenzt werden. Sie beruht auf einem allmählich zunehmenden beidseitigen Hörverlust infolge degenerativer Prozesse der Sinneshaarzellen im Corti-Organ und weniger der neuronalen Strukturen.

Das Ausmaß des altersbedingten Innenohrverlustes kann man wohl am ehesten abschätzen, wenn man aus einer großen Gruppe alter Personen auswählt, die in keiner der Meßfrequenzen einen tonaudiometrischen herausragenden Hörverlust von z.B. über 25 dB oder sogar über 40 dB aufweist. Die **Schwerhörigkeit im Alter,** die **Presbyakusis,** überschreitet die genannten Hörverluste.

*Ätiologie und Pathogenese.* Eine Schallempfindungsschwerhörigkeit im Alter ist multifaktoriell bedingt und kann auf morphologischen, ototoxischen, mikrotraumatischen (Lärm), mikrozirkulatorischen und/oder immunologischen Ursachen beruhen. Zusätzlich kommt arteriosklerotischen Gefäßerkrankungen eine Bedeutung zu. Es bestehen enge Verknüpfungen mit Risikofaktoren (Hypertonie, Hyperlipidämie, Rauchen, Diabetes), die auch zur Entstehung von Herz-Kreislauf-Erkrankungen führen.

*Klinik.* Zunächst bemerkt der Patient eine zunehmende beidseitige **Hochtonschwerhörigkeit,** die allmählich auch auf die mittleren Tonbezirke übergreift. Im Vordergrund stehen dabei **Beeinträchtigungen des Sprachgehörs** bei Störlärm der Umgebung, was auch als »Cocktailparty-Effekt« bezeichnet wird. Ein- und beidseitige hochfrequente **Ohrgeräusche** können neben zunehmendem Hörverlust ebenfalls auf eine Schwerhörigkeit im Alter verweisen.

*Diagnostik.* Es findet sich eine unauffällige Trommelfellstruktur.

**Tonaudiometrisch** läßt sich zu Beginn ein **Hochtonverlust** nachweisen, der über die altersentsprechend physiologischen, maximalen Hörverluste infolge biologischer Prozesse hinausreicht *(siehe Abbildung 81).*

**Sprachaudiometrisch** findet sich eine **eingeschränkte Sprachverständlichkeit** im Einsilbertest. Je früher und ausgeprägter diese maximale Sprachverständnisstörung (Diskriminationsverlust) eintritt, um so mehr spricht dieser Befund für eine Schwerhörigkeit im Alter. Im physiologischen Durchschnitt besteht eine eingeschränkte Sprachverständlichkeit (mehr als 0% Diskriminationsverlust) erst nach dem 80. Lebensjahr.

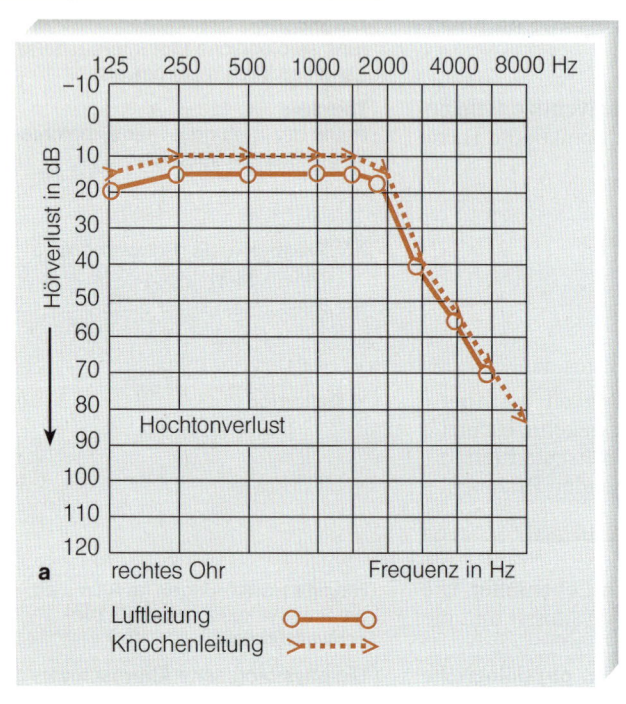

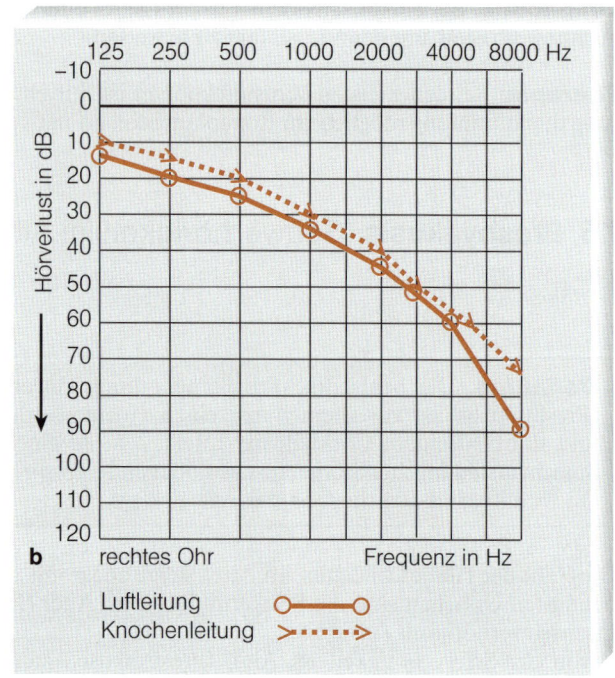

**a** Frühstadium

**b** fortgeschrittenes Stadium

**Abb. 81:** Typische Tonaudiogramme bei Presbyakusis

**Differentialdiagnose**
Hereditäre, entzündliche, ototoxische, lärmbedingte, traumatische, otoneurologische und neurologische Erkrankungen.

**Therapie**
Ab einer beidseitigen mittelgradigen Schwerhörigkeit sollte eine **Hörgeräteversorgung** stattfinden, und zwar **so früh wie möglich**.

**Merke** ▶

Zusätzlich zur Hörgeräteversorgung kann ein **Hörtraining** oder **Lippenablesen** erforderlich werden. Gegebenenfalls sind zusätzlich technische Hilfsmittel notwendig.
Eine zusätzliche eingehende **internistische Begleittherapie** kann zu einer Verbesserung des Allgemeinzustandes und damit zu einer Optimierung der auditiven Sprachkognition führen.

***Differentialdiagnose.*** Hereditäre, entzündliche und ototoxische Hörschädigungen, aber auch eine cochleäre Otosklerose, ein Morbus Ménière, Lärm-, Knall- und Schädel-Hirn-Trauma sowie otoneurologische (Akustikusneurinom) bzw. neurologische Krankheitsbilder (multiple Sklerose) müssen ausgeschlossen werden.

***Therapie.*** Grundsätzlich gilt es, ab einer beidseitigen mittelgradigen Schwerhörigkeit im Alter eine **Hörgeräteversorgung** durchzuführen. Die Erstversorgung mit Hörgeräten sollte **so früh wie möglich** erfolgen, da eine längere Nichtaktivierung der zentralen Hörbahnen zu einer zusätzlichen auditiven Leistungsminderung führen kann.

> **Merke.** In der Regel sollte eine **beidseitige Frühversorgung** mit Hörgeräten angestrebt werden.

Die Spätversorgung mit Hörgeräten bei Presbyakusis ergibt sehr häufig Schwierigkeiten bei der Anpassung der Geräte. Die Gründe sind in einer fortgeschrittenen Einschränkung der maximalen Sprachverständlichkeit, einem ausgeprägten Recruitment oder einer feinmotorischen Behinderung (Gerät kann nicht mehr selbständig eingestellt werden) zu suchen.

Zusätzlich zur Hörgeräteversorgung kann ein **Hörtraining** oder **Lippenablesen** erforderlich werden. Gegebenenfalls sind zusätzliche **technische Hilfsmittel** *(siehe Seite 186)* notwendig.

Eine Verbesserung des Allgemeinzustandes kann auch eine Verbesserung der Sprachkognition bewirken. Den **medikamentösen Möglichkeiten** zur Therapie einer Schwerhörigkeit im Alter wird im Gegensatz zu akuten Innenohrstörungen weniger Aufmerksamkeit gewidmet. Es ist jedoch nicht angebracht, eine medikamentöse Therapie von vornherein abzulehnen. Erst eine eingehende Differentialdiagnostik unter Einbeziehen **internistischer** Befunde erleichtert die Entscheidung, inwieweit eine medikamentöse Behandlung, insbesondere eine Therapie von Grundkrankheiten (z.B. arteriosklerotische Gefäßerkrankungen), möglich ist. Besondere Aufmerksamkeit muß disponierenden Erkrankungen, wie zum Beispiel einem Diabetes mellitus, gewidmet werden.

**Der klinische Fall.** Ein 76jähriger Patient bemerkt seit fünf bis sechs Jahren eine beidseitige zunehmende Schwerhörigkeit, die sich zu Beginn vorwiegend für hohe Töne und Geräusche bemerkbar macht. Wenn mehrere Personen gleichzeitig sprechen, ist ein Verstehen von Sprache kaum möglich. Zeitweise wird ein beidseitiges »zirpenähnliches Ohrgeräusch« bemerkt. Da sich die Hörstörung immer mehr verschlechtert und die Verständigung mit anderen Personen deutlich erschwert ist, wird eine Hörgeräteversorgung gewünscht.
Bei der klinischen Beurteilung kann kein pathologischer oto-rhino-laryngologischer Spiegelbefund erhoben werden. Der Stimmgabel-Versuch nach Rinne ist beidseits positiv. Die Hörweiten für Flüster- und Umgangssprache betragen 2 bzw. 5 m für jedes Ohr. Im Tonaudiogramm findet sich ein beidseitiger Hörverlust in allen Frequenzbereichen bis 8 kHz, wobei die Hörschädigung zwischen 2 und 8 kHz allmählich zunimmt (Hochtonverlust). Die Hörverluste betragen 30 dB (bei 2 kHz) bis 80 dB (bei 8 kHz). Sprachaudiometrisch kann beidseits eine eingeschränkte maximale Sprachverständlichkeit im Einsilbertest festgestellt werden. Die Behandlungsversuche mit »durchblutungsfördernden Medikamenten« bleiben erfolglos.
Die Behandlung erfolgt in Zusammenarbeit mit einem Hörgeräteakustiker und besteht in einer beidohrigen Versorgung mit Hinter-dem-Ohr-Hörgeräten (HdO-Geräten). Der Hörgeschädigte bemerkt einen Anstieg des Hörvermögens bei Benutzung der Hörgeräte. Die audiologische Überprüfung ergibt eine einwandfreie Verbesserung der Hörfähigkeit. Mit Hilfe einer sprachaudiometrischen Überprüfung ohne und mit Hörgeräten im freien Schallfeld kann dies bestätigt werden.
**Diagnose:** Presbyakusis mittleren Grades.

## 7.6 Hörsturz

*A. Berghaus*

**Definition.** Akute Hörstörung zunächst unbekannter Ursache. Bevor die Diagnose »Hörsturz« gestellt werden kann, müssen nachweisbare Ursachen für die vorliegende Hörstörung ausgeschlossen sein.

◀ **Definition**

**Ätiologie und Pathogenese.** Solange eine definierte Ursache nicht nachweisbar ist, gilt die Ätiologie grundsätzlich als unbekannt (»idiopathischer« Hörsturz).
Dennoch gibt es einige Hypothesen über die Entstehung der plötzlichen Hörminderung beim Hörsturz. Besonders häufig wird die Ansicht vertreten, daß eine akute **Durchblutungsstörung** im Bereich der Mikrozirkulation des Innenohres die Erkrankung hervorruft. Andererseits wird auch angenommen, daß ein **Virusinfekt** oder ein Autoimmungeschehen verantwortlich sein können. Ferner spielen wohl physische und psychische Belastungen eine Rolle (**»Streß«**).

**Ätiologie und Pathogenese**
Es gibt Hypothesen, nach denen eine akute **Durchblutungsstörung** des Innenohres, ein **Virusinfekt** oder ein Autoimmungeschehen verantwortlich sein können. Ferner spielt **»Streß«** eine Rolle.

Die **Häufigkeit** der Erkrankung »Hörsturz« hat in den letzten drei Jahrzehnten rapide zugenommen. Betroffen sind überwiegend Patienten zwischen dem 20. und dem 40. Lebensjahr, aber auch Kinder und Greise können einen Hörsturz erleiden.

Die **Häufigkeit** hat stark zugenommen. Betroffen sind überwiegend Patienten zwischen dem 20. und dem 40. Lebensjahr.

**Klinik.** Typischerweise berichtet der Patient über eine plötzlich, meist **einseitig** auftretende **Hörminderung**, häufig morgens nach dem Aufwachen. Damit sind oft ein **Völlegefühl** und **Tinnitus** im betroffenen Ohr verbunden. Diese beiden Symptome können dem Hörverlust auch vorangehen.
Relativ häufig besteht ein begleitender Schwindel im Sinne einer Gangunsicherheit oder eines leichten Schwankens.

**Klinik**
Die **einseitige Hörminderung** tritt plötzlich auf, häufig morgens, oft mit **Völlegefühl** und **Tinnitus,** manchmal mit Schwindel im Sinne einer Gangunsicherheit.

**Diagnostik.** Der HNO-Untersuchungsstatus ist gewöhnlich unauffällig, insbesondere ist das Trommelfell otoskopisch reizfrei, spiegelnd, intakt.
Die Stimmgabeltests und das **Tonschwellenaudiogramm** zeigen eine **Schallempfindungsstörung** der betroffenen Seite. Der Hörverlust liegt meist im mittel- bis hochfrequenten Bereich, kann aber auch isoliert die tiefen Töne betreffen.
Die Hirnstammaudiometrie (**BERA**) zeigt beim Hörsturz keinen Hinweis auf eine retrocochleäre (nervale) Hörstörung; überschwellige Hörprüfungen (z.B. der Fowler-Test) lassen ein **positives Recruitment** als Hinweis auf eine Haarzellschädigung erkennen.

**Diagnostik**
Das Trommelfell ist reizfrei, spiegelnd, intakt. Das **Tonschwellenaudiogramm** zeigt eine **Schallempfindungsstörung,** meist im mittel- bis hochfrequenten Bereich.
Die **BERA** ergibt keinen Hinweis auf eine retrocochleäre Störung; überschwellige Tests lassen ein **positives Recruitment** erkennen.

Unter der Frenzel-Brille sieht man auch dann, wenn die Patienten einen unbestimmten Schwindel angeben, typischerweise **keinen Nystagmus**. Auch die thermische Vestibularisprüfung (ENG) ist normal.

Zum Ausschluß differentialdiagnostisch in Betracht kommender Krankheiten (siehe unten) werden gewöhnlich weitergehende Befunde erhoben, die aber beim Hörsturz in der Regel normal ausfallen:

Bei **bildgebender Diagnostik** des Felsenbeins zum Ausschluß einer pathologischen Veränderung im inneren Gehörgang (Akustikusneurinom?) sind die Aufnahme nach Stenvers, die Computertomographie (CT) und Magnetresonanztomographie (MRT) des Schädels **unauffällig**.

Bei entsprechenden klinischen Hinweisen werden **Röntgenaufnahmen der Halswirbelsäule** angefertigt, um pathologische HWS-Befunde auszuschließen, die ebenfalls beschuldigt werden, zu hörsturzähnlichen Symptomen zu führen. Nicht selten finden sich dabei degenerative Veränderungen der HWS, die aber nicht zwingend Ursache der Hörminderung sein müssen.

> **Merke.** Die Diagnostik wird unter Berücksichtigung klinischer Hinweise auf eine mögliche Genese des Hörsturzes so weit fortgesetzt, bis Klarheit darüber besteht, daß eine eindeutige, gezielt behandlungsbedürftige Ursache für die Hörminderung nicht nachweisbar ist. Dabei wird auch der internistische Status, insbesondere im Hinblick auf die Kreislaufverhältnisse, und der neurologische Befund berücksichtigt.

Demnach können Untersuchungen wie EKG, Schellong-Test, Bestimmung des Blutzuckertagesprofils, EEG, Dopplerechokardio- und Dopplersonographie erforderlich werden, um kardiale, kreislaufbedingte, vestibuläre oder neurologische Funktionsstörungen als Hörsturzursache zu erkennen.

***Differentialdiagnose.*** Alle Erkrankungen, die zu einer (plötzlichen) Schallempfindungsstörung führen können, bilden das differentialdiagnostische Spektrum zum idiopathischen Hörsturz. Die meisten können bereits durch die Erhebung einer genauen Anamnese ausgeschlossen werden, andere bedürfen differenzierter Diagnostik. Die wichtigsten, routinemäßig auszuschließenden Erkrankungen bei einem Hörsturz sind in der Tabelle aufgeführt *(siehe Tabelle 13)*.

**Tabelle 13: Differentialdiagnosen des Hörsturzes**

- **Cerumen obturans (!)**
- **Infektionen:** Herpes zoster, Mumps, Meningitis, Enzephalitis, Syphilis; Otitis media acuta und Otitis media chronica (Cholesteatom).
- **Traumen:** stumpfes Schädeltrauma, Labyrinthfissur, Lärmtrauma, Barotrauma des Innenohrs; Ruptur des ovalen oder runden Fensters.
- **vaskuläre Erkrankungen:** Embolie, Gerinnungsstörung, zerebrovaskulärer Insult, zerebrale Blutung.
- **nichtentzündliche otologische bzw. otoneurologische und systemische Erkrankungen:** Morbus Ménière; akute Verschlechterung einer Presbyakusis oder hereditären Schwerhörigkeit. Multiple Sklerose; ototoxische Medikamente; Cogan-Syndrom (interstitielle Keratitis und vestibulocochleäre Störungen); Diabetes; Autoimmunerkrankungen.
- **Tumoren:** Akustikusneurinom, genuines Cholesteatom, Malignom bzw. Metastase des Felsenbeins.

Daneben kommen als Rarität weitere, außergewöhnliche Ursachen einer Schallempfindungsstörung in Betracht (seltene Stoffwechselstörungen etc.).

***Therapie.*** Unter Berücksichtigung der Erfahrung, daß körperlicher oder psychischer Streß ein Kofaktor bei der Entstehung des Hörsturzes sein kann, wird allgemein die **stationäre Aufnahme** von Hörsturzpatienten zum frühestmöglichen Zeitpunkt nach Eintritt des Ereignisses empfohlen. Die **Bettruhe** (mit Hochlagerung des Kopfes) soll nicht nur zur Normalisierung von möglichen Kreislaufirregularitäten und zur Senkung des Liquordruckes beitragen, sondern dient auch der Herausnahme des Patienten aus seinen alltäglichen Belastungssituationen.

Bettruhe soll für etwa 10 bis 14 Tage weitgehend eingehalten werden. Während dieser Zeit wird die Diagnostik vervollständigt (siehe oben). Findet sich dabei ein Hinweis auf eine spezifische Ursache der Störung, wird die Therapie dementsprechend ausgerichtet.

Während des stationären Aufenthaltes sind wiederholt Audiogramme erforderlich, um über den Verlauf der Erkrankung kontinuierlich informiert zu sein. Ergibt sich unter medikamentöser Therapie ein ständig fortschreitender Hörverlust mit drohender Ertaubung, so sollte unter dem Verdacht einer Membranruptur am runden oder ovalen Fenster eine chirurgische Maßnahme eingeleitet werden (**Tympanoskopie,** Abdeckung der Membranfistel).

Die klassischen Therapiemaßnahmen beim Hörsturz orientieren sich an den hypothetisch angenommenen Ursachen des Hörverlustes. Gute Wirksamkeit wird der intravenösen Gabe von Mitteln zugeschrieben, die die **Fließeigenschaften des Blutes und die Mikrozirkulation verbessern** (Pentoxifyllin [Trental®]), Plasmaexpander (Dextran 40 [Rheomacrodex®], Hydroxyethylstärke [HAES-steril 6%®]).

Als veraltet gilt die Blockade des Ganglion stellatum mit Lokalanästhetika, wodurch eine Ausschaltung des Halssympathikus und damit eine Erweiterung der Blutgefäße im Versorgungsbereich des Innenohres bewirkt werden soll.

Der Verbesserung der Sauerstoffsättigung im geschädigten Bereich soll die etwas umstrittene Behandlung mit hyperbarem Sauerstoff dienen. Finden sich röntgenologisch oder klinisch pathologische Veränderungen der HWS, so hat sich in vielen Fällen eine manual-medizinische Behandlung der Halswirbelsäule und/oder des Schultergürtels als hilfreich oder zumindest für den Patienten wohltuend herausgestellt.

Bei anamnestisch begründetem Verdacht auf einen Gefäßverschluß durch Embolus kann unter hämatologischer Kontrolle systemisch Streptokinase (Streptase®) gegeben werden.

Darüber hinaus sind in der Literatur Therapievorschläge in großer Zahl angegeben, die in Einzelfällen oder bei einem kleinen Patientenkollektiv erfolgreich waren, ohne daß aber eine allgemein gültige Aussage über ihre Wirksamkeit gemacht werden könnte.

***Prognose.*** Bei mindestens der Hälfte der Patienten kommt es zu einer relativ schnellen, spontanen Besserung bzw. Heilung, meist innerhalb von zehn Tagen nach Eintritt des Hörverlustes. Bei jüngeren Patienten sind die Heilungsaussichten signifikant besser als bei älteren. Isolierter Hörverlust im mittelfrequenten Bereich erholt sich fast immer vollständig. Bei einem Steilabfall im Audiogramm sowie bei stärkerem, begleitendem Schwindel sind die Heilungsaussichten schlechter. Insgesamt kommt es bei 30 bis 40% aller Patienten mit Hörsturz zu einer vollständigen Normalisierung, bei etwa 65% kann mit dem Wiedergewinn eines guten Hörvermögens gerechnet werden.

Andererseits haben nur etwa 30% der Patienten, die bei 8 000 Hz nichts mehr hören, eine günstige Prognose. Relativ selten sind solche Fälle, bei denen eine Besserung noch nach Jahren aufgetreten ist.

***Merke.*** Nach allgemeiner Erfahrung sind die Heilungsaussichten um so besser, je früher sich der Patient in fachärztliche Behandlung begibt.

## 7.7 Akustisches Trauma des Gehörs

*G. Böhme*

***Definition.*** Lärm ist, im Gegensatz zu Schall, keine physikalische Größe. Ob ein Schallereignis zu Lärm wird, hängt außer von physikalischen auch von physiologischen und psychologischen Größen ab.

Mit dem physikalisch nicht meßbaren Begriff »Lärm« (gemessen werden kann nur der Schalldruckpegel) wird bereits eine negative Wertung vorgenommen, da damit eine Störung, Belästigung oder Schädigung verknüpft ist. Die subjektiven

Bei der Beurteilung eines Geräusches wird zwischen **Schallemission** (Schallabstrahlung) und **Schallimmission** (Schallwirkung) unterschieden.

Einflußgrößen erschweren die Bewertung von Lärmwirkungen auf den einzelnen außerordentlich.

Bei der Beurteilung eines Geräusches wird zwischen **Schallemission** und **Schallimmission** unterschieden. Die Emission ist die Schallabstrahlung einer Schallquelle. Die Immission ist die Schallwirkung am interessierenden Aufenthaltsort (d. h. bei der Lärmschwerhörigkeit das Innenohr).

Die Durchschnittswerte der unterschiedlichen Schallpegel im Alltag gestatten eine Einordnung möglicher Gehörschäden durch beruflichen und nichtberuflichen Lärm *(siehe Tabelle 14)*.

**Tabelle 14: Verschiedene Schallpegel im Alltag** (Durchschnittswerte, in dB [A] angegeben)

| Schallquelle | Schallpegel in dB (A) |
|---|---|
| Düsentriebwerk | 130 |
| Propellerflugzeug (50 m), Signalhorn | 120 |
| Sägewerk | 110 |
| Preßlufthammer, ungedämpftes Motorrad, Autohupe in 7 m Abstand | 100 |
| Schwerer Lkw (80 km/h, 5 m), frisiertes Moped | 90 |
| Pkw (100 km/h, 5 m), Staubsauger, Rasenmäher, starker Straßenverkehr | 80 |
| Straßenverkehr, Pkw (50 km/h), WC-Druckspüler, Küchenmixgerät | 70 |
| Unterhaltungssprache in 1 m Abstand, Bürolärm | 60 |
| Laufender Wasserhahn, Schreibmaschine | 50 |
| Leises Gespräch, leise Radiomusik, ruhige Wohnstraße | 40 |
| Flüstern, Weckerticken (1 m) | 30 |
| Ruhiges Zimmer (Schlafzimmer) | 20 |
| Raschelndes Blatt | 10 |
| Hörschwelle | 0 |

Der Einfluß **nichtberufsbedingter Lärmbelastungen** auf das Hörorgan nimmt zu.

Der Einfluß **nichtberufsbedingter Lärmbelastungen** auf das Hörorgan nimmt auch durch unterschiedliche Musikschallpegel zu *(siehe Tabelle 15)*.

**Tabelle 15: Musikschallpegel** (Durchschnittswerte, in dB [A] angegeben)

| Schallquelle | Schallpegel in dB (A) |
|---|---|
| Rockkonzert, im Zuhörerbereich | 95 – 115 |
| Rock- und Jazzmusik im Übungsraum | 90 – 105 |
| Diskothek, auf der Tanzfläche | 85 – 100 |
| Diskothek, im übrigen Bereich | 80 – 100 |
| Stereoanlage mit Kopfhörer | 85 – 120 |
| Walkman mit Kopfhörer | 80 – 110 |
| Stereoanlage mit Lautsprechern | 70 – 100 |

Durch Freizeitlärm und laute Musik lassen sich bei Jugendlichen leichte, aber meßbare Gehörschäden im Hochtonbereich als $c^5$-Senke nachweisen.

Die schädlichen Auswirkungen des Freizeitlärms und lauter Musik bedürfen dringend öffentlicher Aufklärung. In verschiedenen Ländern Europas werden bei etwa einem Drittel der Jugendlichen im Alter bis zu 21 Jahren leichte, aber deutlich meßbare Gehörschäden im Hochtonbereich als $c^5$-Senke nachgewiesen.

Neben den berufsbedingten und nichtberufsbedingten Lärmbelastungen im Erwachsenenalter sollte auch bei Kindern an den Einfluß von Schallquellen (z. B. von Kinderspielzeugen) gedacht werden *(Tabelle 16)*.

| Tabelle 16: Geräuschentwicklung bei Spielzeug in dB (Bambach und Ising) | | |
|---|---|---|
| Schallquelle | Schallpegel in dB (A) 2,5 cm | 25 cm |
| Kleinstkinder-/Kleinkinder-Spielzeug (u.a. Babyspielzeug, Rassel) | 77 – 107 | 71 – 105 |
| Puppen, Plüschtiere u.ä. mit Geräuschquelle | 91 – 100 | 65 – 86 |
| Spieluhren, Musikboxen u.ä. | 70 – 98 | 58 – 83 |
| Spiel-Musikinstrumente u.ä. | 86 – 125 | 74 – 114 |
| Quietschen, Pfeifen | 88 – 129 | 76 – 114 |
| Geführtes und gezogenes Spielzeug u.ä. | 79 – 100 | 74 – 94 |
| Scherz-Spielzeug | 92 – 122 | 73 – 104 |
| Gesellschaftsspiele | – | 70 – 74 |
| Modelleisenbahnen u.ä. | 105 – 106 | 91 – 92 |
| Verkehrsgeräusch von Spielfahrzeugen | 94 – 100 | 86 – 98 |

***Einteilung.*** Durch akustische Energie ausgelöste **reversible** oder **irreversible** Schädigungen des Innenohres können eingeteilt werden in:
- **akutes** akustisches Trauma (Knalltrauma, Explosionstrauma, akutes Lärmtrauma, akustischer Unfall) und
- **chronisches** akustisches Trauma (Lärmschwerhörigkeit)

Dabei treten direkte mechanische Schäden der Sinneszellen oder, durch eine akustische Überlastung, Stoffwechselstörungen auf.

**Einteilung**
**Reversible** oder **irreversible** Schädigungen des Innenohres werden eingeteilt in:
- **akute:** Knalltrauma, Explosionstrauma, akutes Lärmtrauma, akustischer Unfall und
- **chronische** Lärmschwerhörigkeit.

## 7.7.1 Knalltrauma

***Definition.*** Das Knalltrauma beruht auf einer einmaligen oder wiederholten, sehr kurzen Schalldruckwelle von über 150 dB. Die Schallimpulse betragen weniger als 1,5 ms.

◀ **Definition**

***Klinik.*** Das Knalltrauma führt zu einer Haarzellschädigung. Es stellt sich eine akute Innenohrschwerhörigkeit mit $c^5$-**Senke** sowie ein **Tinnitus** ein. Das Trommelfell bleibt intakt.

**Klinik**
Es führt zu einer typischen $c^5$-**Senke** mit **Tinnitus**.

***Therapie.*** Die Behandlung besteht in einer Infusionstherapie mit rheologisch wirksamen Substanzen wie beim Hörsturz.

**Therapie**
Infusionsbehandlung mit rheologischen Substanzen.

**K** ***Der klinische Fall.*** Anläßlich einer Silvesterfeier wurde bei dem 16jährigen Patienten ein Knallkörper in Ohrnähe links gezündet. Anschließend bemerkt er sofort ein dumpfes Gefühl im linken Ohr. Zusätzlich stellt er eine auffällige Schwerhörigkeit links fest. Notfallmäßig sucht der Patient noch in der gleichen Nacht einen diensthabenden Ohrenarzt auf.
Die Ohrinspektion ergibt keinen krankhaften Befund. Trommelfellverletzungen lassen sich nicht nachweisen. Der Stimmgabelversuch nach Weber wird in das rechte Ohr lateralisiert, der Versuch nach Rinne ist auf beiden Ohren positiv. Die Hörabstandprüfungen für Flüster- und Umgangssprache betragen rechts jeweils mindestens 6 Meter. Dagegen wird Flüstersprache links nur bei 4 m, Umgangssprache erst bei 5 m gehört. Im Tonaudiogramm kann rechts ein normales Hörvermögen sowie links eine $c^5$-Senkenbildung bei 4 kHz mit Hörverlust von 60 dB festgestellt werden. Die darüberliegenden Frequenzen bei 6 kHz und 8 kHz werden dagegen besser gehört. Bei den überschwelligen Tests findet sich eine Innenohrschwerhörigkeit. So ergibt die Überprüfung mit Hilfe des SISI-Tests eine Wahrnehmung von 90% der Lautstärkeerhöhungen im Bereich der lärmbedingten Senke.
Trotz der sofort eingeleiteten Infusionstherapie mit Rheologika stellt sich keine Besserung der linksseitigen Hörschädigung ein. Das Druckgefühl im Ohrbereich links klingt ab.
**Diagnose:** Knalltrauma links mit irreversibler Innenohrschwerhörigkeit.

### 7.7.2 Explosionstrauma

**Definition.** Das Explosionstrauma entsteht wie das Knalltrauma durch sehr kurze Schalldruckwellen über 150 dB, die Schallimpulse betragen jedoch mehr als 1,5 ms.

**Klinik.** Es stellt sich eine Schädigung des Mittel- **und** Innenohres ein.

**Diagnostik.** Tonaudiometrisch findet sich eine kombinierte Schwerhörigkeit.
Bei der Otoskopie findet man eine **traumatische Trommelfellperforation** *(siehe dort).*

**Therapie.** Neben einer Infusionstherapie mit rheologischen Substanzen (wie beim Hörsturz) ist eine operative Behandlung des Trommelfells (Schienung) und/oder eine Tympanoplastik erforderlich.

### 7.7.3 Akutes Lärmtrauma

**Definition.** Ein akutes Lärmtrauma entsteht durch die Einwirkung hoher Schalldruckpegel von 130 bis 160 dB für einige Minuten oder länger.

**Klinik.** Es besteht eine Innenohrschwerhörigkeit mit $c^5$-Senke und Tinnitus. Das Mittelohr ist nicht betroffen.

**Therapie.** Eine Infusionstherapie wie beim Hörsturz ist erforderlich.

### 7.7.4 Akustischer Unfall

**Definition.** Von einem »akustischen Unfall« spricht man bei einer **Lärmeinwirkung** von 90 bis 120 dB, gekoppelt mit einer **Fehlbelastung der Halswirbelsäule** (mit Kompression der A. vertebralis; seltenes Ereignis, aber von gutachterlicher Bedeutung). Dabei kann sich eine einseitige Innenohrschwerhörigkeit einstellen. Zumeist tritt noch ein Tinnitus auf.

**Diagnostik.** Der tonaudiometrische Kurvenverlauf ist pancochleär oder wannenförmig.
Das Mittelohr ist nicht betroffen.

**Therapie.** Neben der Infusionstherapie wie beim Hörsturz ist eine physikalische Behandlung der HWS erforderlich.

### 7.7.5 Chronische Lärmschwerhörigkeit

**Definition.** Eine chronische Lärmeinwirkung von über 85 dB (A) führt je nach individueller Empfindlichkeit in Abhängigkeit von der Einwirkungsdauer, von Erholungsphasen und vom Geräuschcharakter zu einer irreversiblen cochleären beidseitigen Hörschädigung mit typischen $c^5$-Senken *(siehe Abb. 82).*

Die Lärmschwerhörigkeit ist eine **Berufskrankheit** (Nr. 2301) und rangiert in der Häufigkeit mit an der Spitze der Berufskrankheiten. Zur Anerkennung einer Innenohrschwerhörigkeit als beruflich bedingte Lärmschwerhörigkeit muß die Lärmeinwirkung von über 85 dB (A) nachgewiesen werden. Alle Verdachtsfälle müssen in Form einer »ärztlichen Anzeige über eine Berufskrankheit« der zuständigen gesetzlichen Unfallversicherung (Berufsgenossenschaft) gemeldet werden, wenn der tonaudiometrische Hörverlust bei 2 kHz 40 dB über-

## 7.7.5 Chronische Lärmschwerhörigkeit

schreitet. Versicherungsrechtliche Relevanz besteht, bei Vorliegen einer schon vorhandenen »Stützrente« (z.B. Entschädigung für andere Unfallfolgen oder 10% MdE (= Minderung der Erwerbsfähigkeit) aus anderen Berufskrankheiten bzw. Unfallfolgen), wenn audiometrisch eine Innenohrschwerhörigkeit mit einem Hörverlust ab 40 dB bei 3 kHz nachgewiesen wird. Der reine »Altersanteil«, etwa bis zum 60. Lebensjahr, spielt für die Schwerhörigkeit bei chronischer Lärmexposition kaum eine Rolle. Gegebenenfalls ist ein Arbeitsplatzwechsel durchzuführen.

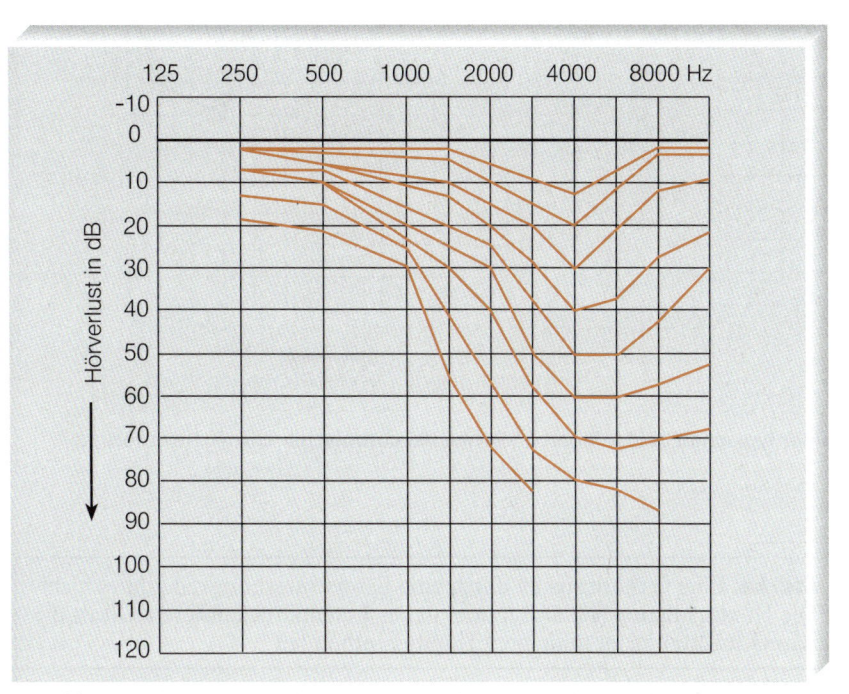

**Abb. 82: Entwicklung der Lärmschwerhörigkeit anhand tonaudiometrischer Kurven.** Mit zunehmender Lärmeinwirkung sinken die Kurven ab.

***Ätiologie und Pathogenese.*** Es handelt sich weniger um Folgen einer mechanischen Zerstörung der Sinneszellen, sondern eher um eine Erschöpfung der Stoffwechselprozesse unter längerer cochleärer Hypoxie. Histologisch finden sich Degenerationen der Haarzellen und der zugehörigen Nervenfasern.

***Klinik.*** Andauernde Schallbelastungen führen zu einem chronischen Lärmschaden der Cochlea mit beidseitiger zunehmender Hochtonschwerhörigkeit. Es findet sich tonaudiometrisch eine mehr oder weniger ausgeprägte Senkenbildung bei 4 kHz, die auch als **$c^5$-Senke** bezeichnet wird *(siehe Abbildung 83)*.

In Abhängigkeit von Intensität, Dauer und Lärmempfindlichkeit führen andauernde Schallbelastungen zu einer
- Hörermüdung **(temporärer Hörschwellenschwund, TTS** [temporary threshold shift]). Nach einigen Stunden tritt wieder eine Normalisierung der Hörschwelle ein.
- irreversiblen Lärmschwerhörigkeit **(permanenter Hörschwellenschwund, PTS** [permanent threshold shift]).

Die bleibende Lärmschwerhörigkeit beginnt im Bereich der Basalwindung der Schnecke (basocochleäre Schwerhörigkeit) und breitet sich allmählich oberhalb und unterhalb von 4000 Hz ($c^5$-Senke) aus.

Neben den hörbedingten Symptomen können **Herz-Kreislauf-Erkrankungen** infolge chronischer Lärmeinwirkungen auftreten. Ein Blutdruckanstieg kann bei einem genügend hohen Geräuschpegel, besonders zum Zeitpunkt des Geräuschbeginns beobachtet werden. Unter einer akuten Lärmbelastung werden auch Gesamt-Cholesterin, Triglyceride und Blutviskosität erhöht. Auch **psychosomatische Störungen/Erkrankungen** einschließlich Schlafstörungen sind durch fortlaufende Lärmeinwirkungen möglich.

**Ätiologie und Pathogenese**
Hypoxämiebedingte Erschöpfung der Stoffwechselprozesse mit Degeneration der Haarzellen und zugehörigen Nervenfasern.

**Klinik**
Aufgrund der chronischen Schallbelastung findet sich eine beidseitige Senkenbildung bei 4 kHz *(s. Abb. 83)*.

Zuerst kommt es lediglich zu einem **temporären Hörschwellenschwund (TTS)**. Je nach Lärmempfindlichkeit, Einwirkdauer und Intensität ist diese Schädigung vorübergehend. Erst später kommt es zu einem **permanenten Hörschwellenschwund (PTS)**. Die chronische Lärmschwerhörigkeit breitet sich allmählich ober- und unterhalb von 4000 Hz ($c^5$-Senke) aus.

Als Folge von chronischen Lärmeinwirkungen können auch **Herz-Kreislauf-Erkrankungen** (Hypertension) und **psychosomatische Störungen/Erkrankungen** einschließlich Schlafstörungen auftreten.

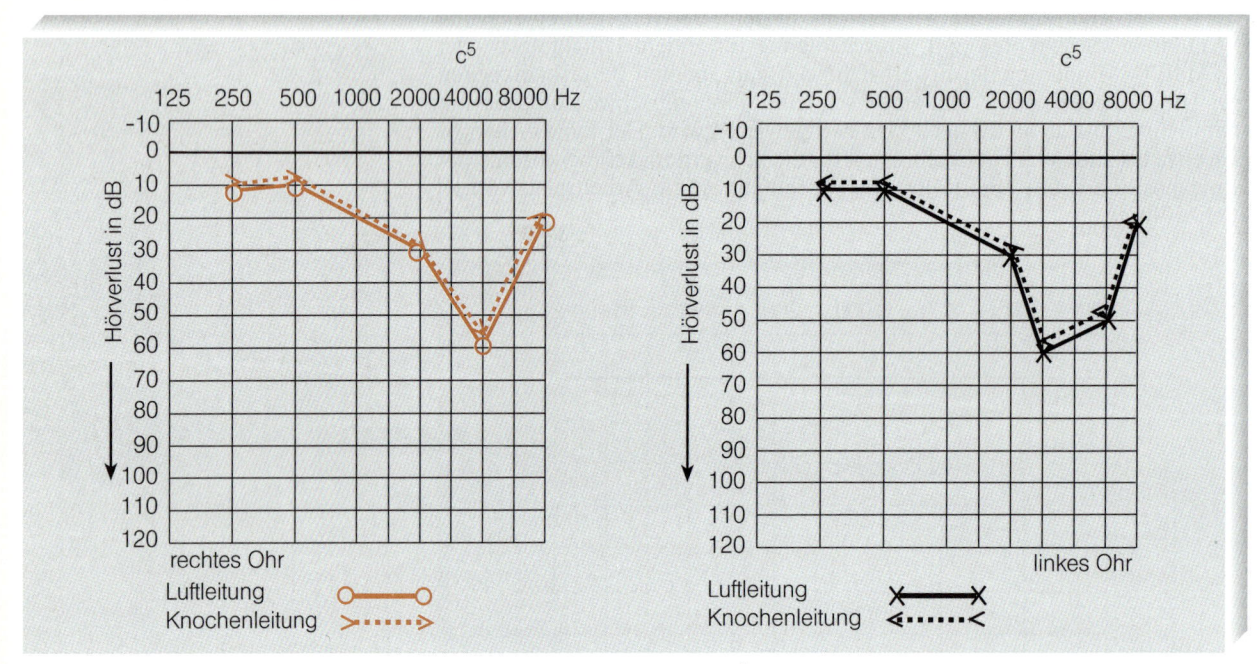

Abb. 83: Tonaudiometrische Darstellung einer typischen beidseitigen $c^5$-Senke bei chronischer Lärmschwerhörigkeit.

**Merke** ▶

> **Merke.** Eine Gehörlosigkeit durch eine Lärmschwerhörigkeit gibt es nicht. Die Hörschädigung läßt sich immer in das Innenohr lokalisieren. Oft ist die Lärmschwerhörigkeit mit einem Tinnitus verbunden.

**Differentialdiagnose**
Neben einer chronischen Lärmschwerhörigkeit können auch ein akutes akustisches Trauma oder ein Schädel-Hirn-Trauma zu einer $c^5$-Senke führen. **Presbyakusis** ist zu unterscheiden.

*Differentialdiagnose.* Die Kombination einer Lärmschwerhörigkeit mit einer anderen Schwerhörigkeitsform ist möglich. Allerdings ist das audiometrische Bild einer Lärmschwerhörigkeit nicht so eindeutig, daß man bei einer $c^5$-Senke andere Ursachen ausschließen kann. So können auch das akute akustische Trauma sowie Schädel-Hirn-Traumen zu $c^5$-Senken führen. Schwierig ist manchmal bei Begutachtungsfragen die Unterscheidung gegenüber einer **Presbyakusis**.

**Prophylaxe**
Es sind **Lärmschutzmaßnahmen** erforderlich, da eine chronische Lärmschwerhörigkeit irreversibel ist. Ein **individueller Lärmschutz** beruht auf folgenden Maßnahmen:
- **Emissionsschutz** (Reduzierung der Schallerzeugung und -abstrahlung)
- **Immissionsschutz** (Lärmschutzstöpsel, Kapselgehörschützer, Lärmschutzhelm)

*Prophylaxe.* Entscheidend sind **Lärmschutzmaßnahmen,** da eine manifeste Lärmschwerhörigkeit irreversibel ist.

Wird am Arbeitsplatz regelmäßig ein Lärmpegel von 85 dB (A) überschritten, muß das Gehör durch prophylaktische Maßnahmen geschützt werden. Die Lärmschutzmaßnahmen sollen das Fortschreiten der Lärmschwerhörigkeit aufhalten.

Ein **individueller Lärmschutz** kann durch mehrere Maßnahmen erreicht werden. Ein **Emissionsschutz** dient der Reduzierung der Schallerzeugung und -abstrahlung. Dagegen gestattet der **Immissionsschutz** einen Schutz gegen Einwirkungen von vorhandenem Schall. Dieser persönliche Gehörschutz kann mit Hilfe von Lärmschutzstöpseln, Kapselgehörschützern und Lärmschutzhelmen erreicht werden.

**Merke** ▶

> **Merke.** Bei Verdacht auf eine chronische Lärmschwerhörigkeit besteht eine Meldepflicht.

**Therapie**
Eine fortgeschrittene Lärmschwerhörigkeit sollte mit Hörgeräten behandelt werden.

*Therapie.* Ist ein irreversibler Lärmschaden aufgetreten, so kann der Hörverlust bei entsprechenden Ausfällen mit Kommunikationsproblemen durch Hörgeräte behandelt werden.

**Der klinische Fall.** Ein 50jähriger Patient bemerkt eine beidseitige zunehmende Schwerhörigkeit. Familiäre und frühkindliche Ohrerkrankungen sind nicht bekannt. Schwindelerscheinungen werden nicht bemerkt. Dagegen registriert er häufig beidseitige Ohrgeräusche mit einem hohen Toncharakter. Er berichtet über eine 30jährige Tätigkeit als Autoschlosser. Während dieser Zeit war er vielfältigen Lärmbelastungen ausgesetzt. Einen Lärmschutz hat der Patient bei seiner beruflichen Tätigkeit nicht verwendet. Da er Tür- und Telefonklingeln nicht mehr hört und der Fernsehapparat lauter eingestellt werden muß, wünscht der Patient eine otologisch-audiologische Untersuchung.
Bei der oto-rhino-laryngologischen Untersuchung finden sich normale Spiegelbefunde, insbesondere können reizlose Trommelfelle festgestellt werden. Im Tonaudiogramm zeigt sich eine typische lärmbedingte Senkenbildung bei 4 kHz ($c^5$-Senke) von 40 dB. In den höheren Frequenzen, d.h. bei 6 und 8 kHz, tritt ein Höranstieg ein. Es handelt sich anamnestisch und klinisch um eine typische irreversible Hörschädigung infolge einer 30jährigen Lärmtätigkeit.
Eine Hörgeräteversorgung ist noch nicht erforderlich. Es werden lärmprophylaktische Maßnahmen (Lärmschutzpfropfen, Lärmschutzhelm) empfohlen. Kontinuierliche audiologische Kontrollen sind erforderlich, um eine weitere Progredienz der lärmbedingten Schwerhörigkeit zu erkennen.
**Diagnose:** Lärmschwerhörigkeit mit Tinnitus

## 7.8 Medikamentös bedingte Innenohrschäden

*A. Berghaus*

**Definition.** Schallempfindungs- und Gleichgewichtsstörungen durch Pharmaka.

**Ätiologie und Pathogenese.** Innenohrläsionen als unerwünschte Nebenwirkungen von Medikamenten nehmen an Bedeutung zu. Die Pharmaka, die am besten als Ursache derartiger Schädigungen untersucht sind, sind **Aminoglykosid-Antibiotika, Salycilate** sowie **Chinin** (und ähnliche Malariamittel).

Die ototoxischen Schäden, die **Aminoglykoside** hervorrufen, sind untereinander sehr ähnlich. Auch die orale Einnahme solcher Präparate oder eine umfangreiche Wundspülung mit ototoxisch wirksamen Medikamenten kann die schädliche Nebenwirkung hervorrufen. Die Innenohrschäden werden durch Faktoren gefördert, die den Abbau dieser Pharmaka im Körper behindern. Da Aminoglykoside renal ausgeschieden werden, können alle renalen Ausscheidungsstörungen die Konzentration des Medikamentes im Innenohr erhöhen. Der Ort der Schädigung sind die Haarzellen des Corti-Organs. Außer Aminoglykosiden können Antibiotika – besonders bei Interaktion mit Schleifendiuretika (Etacrynsäure) – zu einem sensorineuralen Hörverlust führen. Nichtsteroidale Antiphlogistika wie Acetylsalicylsäure (Aspirin®) können bei Einnahme hoher Dosen zu einem temporären Hörverlust mit Tinnitus führen. Diese **Salicylat-Innenohrschäden** sind aber stets reversibel, was für Chinin-, Etacrynsäure- und Furosemid-(Lasix®-)Innenohrschäden nicht immer zutrifft. Antineoplastische Chemotherapeutika wie Cisplatin können ebenfalls ototoxisch wirken.

Die Basalwindung der Cochlea wird am leichtesten geschädigt wird *(siehe Tabelle 17)*.

**Klinik.** Ein etwa symmetrischer, beidseitiger Hörverlust in den hohen Frequenzen tritt als erstes Symptom auf und persistiert am längsten. Die Hörschäden können im Einzelfall erst Tage bis Wochen nach der Anwendung der Medikamente eintreten, was allerdings für Aminoglykoside nicht typisch ist. Auch einseitige Schädigung kommt vor.

**Therapie.** Für viele Aminoglykosid-Antibiotika sind klinische Ototoxizitäts-Grenzdosen ermittelt worden, deren Einhaltung eine gewisse Prophylaxe der ototoxischen Wirkung darstellt. Allerdings ist bei gleichzeitiger Nierenfunktionsstörung die Einhaltung der Grenzdosen keine zuverlässige Maßnahme.

| Tabelle 17: Medikamentös bedingte Innenohrfunktionsstörungen (nach Grevers) | | |
|---|---|---|
| **Medikament** | **Ototoxische Dosis** (soweit bekannt) | **Charakteristika** |
| **Aminoglykosidantibiotika** | | |
| Gentamicin (z.B. Refobacin®, Sulmycin®) | 50 mg/kg KG | Stets bds., zunächst Hochtonverlust, später pancochleär; Tinnitus bds., Progredienz nach Absetzen möglich. Vestibuläre Reaktion (v.a. bei Gentamicin) |
| Tobramycin (z.B. Gernebcin®) | 75 mg/kg KG | |
| Sisomicin (z.B. Extramycin®) | 75 mg/kg KG | |
| Netilmicin (z.B. Certomycin®) | 200 mg/kg KG | |
| Amikacin (z.B. Biklin®) | 120 mg/kg KG | |
| **Schleifendiuretika** | | |
| Etacrynsäure (z.B. Hydromedin®) | hochdosiert + Niereninsuffizienz | Urs.: gestörter Elektrolyttransport in der Cochlea, reversibel |
| Furosemid (z.B. Lasix®) | | |
| Bumetanid (z.B. Fordiuran®) | | |
| Piretanid (z.B. Arelix®) | | Hochtonverlust, Tinnitus |
| **Salicylate** | | |
| Acetylsalicylsäure (z.B. Aspirin®, Colfarit®) | 2–6 g/Tag | Hörverlust, Tinnitus, Schwindel; rasch reversibel nach Absetzen |
| **Lokalanästhetika** | LA im Mittelohr (Ohrentrpf., OP); nach Spinalanästh. | leichte Hörstörung, uncharakt. Schwindel meist reversibel |
| **Zytostatika** | | |
| Cyclophosphamid (z.B. Endoxan®, Cyclostin®) | 200 mg/cm² KOF | meist bei vorgeschädigten Ohren; Tinnitus, Schwindel selten |
| Cisplatin (z.B. Platinex®) | | |
| **Tuberkulostatika** | | |
| Streptomycin (z.B. Streptothenat®) | | Vestibuläre Störung als Primärsymptom häufig; Hoch- oder Tieftonhörverlust; Tinnitus nicht obligat |
| Rifampicin (z.B. Rifa®) | | |
| Capreomycin (z.B. Ogostal®) | | |
| **Sonstige (Einzelbeobachtungen)** | | |
| Chinidin, Practolol, trizyklische Antidepressiva | | meist Innenohrhochtonverlust |
| Indometacin, Diclofenac, Tetanus-, Pockenantitoxin | | gelegentlich vestibuläre Zeichen |

Zur Prophylaxe von Schäden durch Diuretika sollte auf große Substanzmengen als Bolus verzichtet werden, vor allem wenn eine Niereninsuffizienz vorliegt.
Die Therapie entspricht der eines Hörsturzes.

Zur Prophylaxe ototoxischer Schäden durch Diuretika sollte auf die Gabe großer Substanzmengen als Bolus verzichtet werden, vor allem wenn gleichzeitig eine Niereninsuffizienz vorliegt und eventuell zusätzlich ein (Aminoglykosid-)-Antibiotikum oder ein Zytostatikum wie Cisplatin (Platinex®) gegeben werden muß.
Nach eingetretenem Schaden entspricht die Therapie der eines Hörsturzes: man gibt intravenös Dextran 40, Pentoxifyllin, evtl. auch Vitamin-B-Komplex.

## 7.9 Tinnitus (Ohrgeräusche)

*G. Böhme*

***Definition.*** Beim **subjektiven Tinnitus** handelt es sich um eine auditive Empfindung, die ein- oder beidseitig ohne erkennbare äußere Schallquelle vom Patienten wahrgenommen wird. Dagegen bestehen bei dem selten auftretenden **objektiven Tinnitus** Ohrgeräusche, die auch vom Untersucher gehört werden können. **Bei beiden Formen handelt es sich um ein Symptom und nicht um eine Erkrankung.**

***Ätiologie und Pathogenese.*** Ein **subjektiver Tinnitus** kann Symptom zahlreicher otologischer, internistischer, neuropsychiatrischer und psychosomatischer Erkrankungen sein. Zuerst muß immer an eine gehörgangs- oder mittelohrbedingte Ursache (Zerumen, Tubenkatarrh, Otitis media, Otosklerose) gedacht werden. Am häufigsten sind cochleäre Ursachen feststellbar *(siehe Tabelle 18)*. Allerdings kann auch eine Normalhörigkeit bestehen. Ein **objektiver Tinnitus** kann vom Untersucher gehört oder mit geeigneten Verfahren registriert werden. Dabei findet sich ein pulssynchroner Charakter *(siehe Tabelle 19)*. Der objektive Tinnitus wird meist durch Gefäßerkrankungen oder -anomalien ausgelöst, aber er kann auch auf Myoklonien der Mittelohrmuskulatur (M. tensor tympani) beruhen.

| Tabelle 18: Ursachen für das Auftreten von subjektiven Ohrgeräuschen |
|---|
| • Gehörgangsverschluß, Zerumen, Fremdkörper |
| • entzündliche Mittelohrerkrankungen: Tubenfunktionsstörungen, Otitis media |
| • Trommelfellperforation, Mittelohrtrauma |
| • Otosklerose |
| • cochleäre Schwerhörigkeit: hereditär, degenerativ, ototoxisch |
| • Presbyakusis (Schwerhörigkeit im Alter) |
| • Knalltrauma, Explosionstrauma, akutes Lärmtrauma, akustischer Unfall |
| • chronische Lärmschwerhörigkeit |
| • Morbus Ménière |
| • Hörsturz |
| • Hypertonie, Hypotonie |
| • Schädel-Hirn-Trauma (Schädelbasisfraktur) |
| • Akustikusneurinom |
| • psychosomatische Erkrankungen |
| • Zervikalsyndrom |
| • psychiatrische Erkrankungen |

***Tinnitusmodelle.*** Der **cochleäre Tinnitus** wird durch unterschiedliche Tinnitusmodelle erklärt. Z.B. kann es sich um eine gestörte Interaktion zwischen äußeren und inneren Haarzellen handeln. Des weiteren kann eine gestörte Funktion der Synapse zwischen inneren Haarzellen und afferenten Dendriten des Hörnervs angenommen werden. Dabei ist ein Fortbestehen von neuronalen Aktivitäten vorstellbar. Auf eine Dauerpolarisation der Sinneszellen infolge biomechanischer oder mechanischer Reizbedingungen wird hingewiesen. Als Reaktion darauf könnten sich die Spontanaktivitäten der Haarzellen ändern.

Weitere Ursachen können in allen Bereichen des **retrocochleären** und **zentralen Hörbahnsystems** lokalisiert sein. Zusätzlich nimmt man eine vom Innenohr induzierte zentrale Verarbeitungsstörung oder im auditorischen System des Gehirns erzeugte Sensation an, die zu einer als Ohrgeräusch wahrgenommenen Störung führt. Nach diesem Tinnitusmodell wird die zentrale Verarbeitungsstörung automatisiert.

***Merke.*** Ein subjektiver Tinnitus ist sehr häufig feststellbar. Dagegen ist ein objektiver Tinnitus sehr selten zu beobachten.

### Klinik

An leicht verdeckbare **subjektive Ohrgeräusche** mit geringer Lautstärke gewöhnen sich die meisten Patienten, während lauter Tinnitus zu einem Suizidversuch führen kann. Man spricht von einem **kompensierten** und **dekompensierten** Ohrgeräusch.

Ein einseitiger Tinnitus kann Symptom eines Akustikusneurinoms sein. **Objektiven Tinnitus** kann auch der Untersucher beim Patienten mithören (s. Tab. 19). Der **pulsierende (pulssynchrone) Tinnitus** tritt bei Herz-Kreislauf-Erkrankungen, obstruktiven Gefäßerkrankungen und Glomustumoren auf.

Tinnitus **bei Kiefergelenksmyoarthropathie** muß abgegrenzt werden. Auch ein Knacken bei Öffnen der Tube ist kein Tinnitus. Das gilt auch für den sog. **Kopfton,** der nicht in ein oder beide Ohren als Tinnitus lokalisiert werden kann.

***Klinik.*** Je nach Grunderkrankung kann der **subjektive Tinnitus** temporär oder permanent, ein- oder beidseitig oder im Kopf auftreten. Im allgemeinen werden Ohrgeräusche noch ausreichend toleriert, während in der Minderzahl ein Tinnitus sogar Anlaß für Suizidabsichten der Patienten sein kann. Man spricht deshalb auch von einem **kompensierten** und **dekompensierten** Ohrgeräusch.

Ein Tinnitus kann gelegentlich auch das einzige Symptom bei einem Akustikusneurinom sein.

Ohrgeräusche, die auch ein Untersucher z.B. mit einem Stethoskop beim Patienten hören kann, nennt man **objektiven Tinnitus.** Ein **pulsierender Tinnitus** *(siehe Tabelle 19)* wird vom Patienten als pulssynchrones Ohrgeräusch wahrgenommen und beruht u.a. auf Herz-Kreislauf-Erkrankungen und obstruktiven Gefäßerkrankungen. Des weiteren muß bei einseitigem Auftreten eines pulsierenden Tinnitus an einen Glomustumor gedacht werden.

Mitunter beschreiben die Patienten akustische Mißempfindungen auch als Ohrgeräusch, die sie durch Öffnen der Tuba auditiva oder Bewegungen der Kiefergelenke selbst erzeugen können. Dies ist kein Tinnitus im otologischen Sinn.

Auch ein sog. **Kopfton,** der nicht in die Ohren lokalisiert werden kann, sollte von einem typischen ein- oder beidseitigen Ohrgeräusch abgegrenzt werden.

**Tabelle 19: Ursachen des pulsierenden Tinnitus** *(Denk)*

**arteriell**
- AV-Shunts
- Anomalien und Erkrankungen der supraaortalen Gefäße
- Anomalien und Erkrankungen intrathorakaler Gefäße
- vaskuläre Kompression des N. cochlearis

**nicht-arteriell**
- Tumoren:
  Glomustumoren (Glomus caroticum, tympanicum, jugulare)
  tumorbedingte intrakranielle Hypertension
- venös bedingte Ohrerkrankungen
- Erkrankungen mit erhöhtem kardialen Output
  z.B. Anämie, Thyreotoxikose
- Herz-Kreislauf-Erkrankungen
  z.B. Hypertonie, Hypotonie, Aortenklappenstenose
- benigne intrakranielle Hypertension
- offene Tube

### Diagnostik

**Merke ▶**

***Merke.*** Voraussetzung jeder Tinnitusdiagnostik sind Anamnese, Otoskopie und Reintonaudiogramm.

**Psychoakustische Tinnitus-Meßverfahren.** Beim **Tinnitus-Matching** erfolgt ein Vergleich des Tinnitus mit Tönen, Schmal- und Breitbandgeräuschen.

Beim **Tinnitus-Masking** (Verdeckung) werden dem Patienten über Kopfhörer Töne, Schmalband- bzw. Breitbandgeräusche angeboten. Man bestimmt die Lautstärke eines Geräusches, die das Ohrgeräusch des Patienten überdeckt.

Für die **subjektive Skalierung** ordnet der Patient seinen Tinnitus in eine vorgegebene Skala ein.

**Merke ▶**

**Psychoakustische Tinnitus-Meßverfahren:**

Beim **Tinnitus-Matching** erfolgt ein subjektiver Vergleich des Tinnitus mit einem angebotenen Schall. Der Patient erhält über Kopfhörer Töne, Schmalband- oder Breitbandgeräusche ipsi- oder kontralateral zugeführt. Es soll damit der Charakter (Ton oder Geräusch), die Frequenz (Tonhöhe) und der Schallpegel (Lautstärke) erkannt werden.

Beim **Tinnitus-Masking** (Verdeckung) werden dem Patienten über Kopfhörer erneut Töne, Schmalband- bzw. Breitbandgeräusche angeboten. Diejenige Lautstärke des Schallreizes wird nunmehr bestimmt, bei der der Patient angibt, sein Ohrgeräusch nicht mehr zu hören, d.h. das Ohrgeräusch wird verdeckt. Ein nicht verdeckbares Ohrgeräusch kann einen zentralen Ursprung haben.

Für die **subjektive Skalierung** ordnet der Patient die Lautheit seines Tinnitus in eine vorgegebene Skalierung ein.

***Merke.*** Die subjektive Einschätzung des Tinnitus korreliert nicht mit der gemessenen Lautheit.

Neben der otologisch-audiologischen Basisdiagnostik, einschließlich Vestibularisprüfung, sind im Bedarfsfall Laboruntersuchungen, bildgebende Verfahren (Doppler- bzw. Duplex-Untersuchung, CT, MRT) und konsiliarische Beurteilungen (internistisch, neurologisch, orthopädisch, kieferorthopädisch, psychosomatisch) erforderlich.

### 7.9.1 Therapie des Tinnitus

Die vielfältigen therapeutischen Möglichkeiten und Therapieansätze richten sich nach kausalen Gesichtspunkten.

Grundsätzlich gilt es, den Leidensdruck des Patienten zu vermindern, indem ein dekompensiertes Ohrgeräusch in ein kompensiertes übergeführt wird. Sehr häufig ist das Ohrgeräusch bereits psychisch kompensiert und es fehlt der eigentliche Leidensdruck. Hier können therapeutische Maßnahmen nach entsprechenden Abklärungen nicht mehr erforderlich werden.

In diesem Zusammenhang gilt es festzustellen, ob ein **akuter oder chronischer Tinnitus** (länger als drei Monate) besteht.

#### Akuter Tinnitus

> **Merke.** Jeder akute Tinnitus mit oder ohne begleitende Hörschädigung muß als Hörsturzäquivalent angesehen und behandelt werden.

Sehr oft kann bei einem **akuten Tinnitus** als Begleitsymptom eine cochleäre Hörstörung festgestellt werden. Gelingt ein sofortiger Therapiebeginn, kann bei ca. der Hälfte der Patienten der Tinnitus wieder abklingen. Von den restlichen Patienten bleibt nur bei wenigen ein dekompensierter chronischer Tinnitus bestehen. Otoneuropharmakologische Behandlungen (wie beim Hörsturz) und hyperbare Oxygenationstherapie (hyperbarer Sauerstoff) werden empfohlen.

#### Chronischer Tinnitus

Bei Patienten mit einem Leidensdruck (ca. 0,8–1,2 Prozent aller Tinnituspatienten) bei **chronischem Tinnitus** empfehlen sich folgende Maßnahmen:
- Zu Beginn sollte eine **intensive Aufklärung und Beratung** (Counseling) des Patienten erfolgen. Dabei stehen Fragen der Lebensführung und Streßbewältigung im Vordergrund. Hinweise auf die günstigen Einflüsse von Umgebungsgeräuschen bzw. Umgebungsklängen (zur Verdeckung des Ohrgeräusches) sind unumgänglich. Das Habituationstraining (Retraining-Programm) dient dem Erlernen der Fähigkeit, den eigenen Tinnitus zu überhören und in den Hintergrund zu drängen.
- Die **medikamentöse Behandlung** ist auf vielfältige Art und Weise möglich. Gaben von trizyklischen Antidepressiva (Dogmatil®), Calciumantagonisten (Sibelium®) oder in schweren Fällen Antiepileptika (Tegretal®) können individuell empfohlen werden. Eine Infusionstherapie mit Novocain® sowie eine Therapie mit Transmitterantagonisten (Glutaminsäurediäthylester und analoge Substanzen) werden vorgeschlagen.
- Die **akustische Therapie** beruht auf einer Maskierung bzw. Suppression des dekompensierten Tinnitus. Dies kann bereits mit Hilfe einer Musikberieselung oder, beim Vorliegen einer Hörstörung, mit einem Hörgerät erreicht werden. Zusätzlich werden spezielle Tinnitus-Masker empfohlen.
- Eine **HWS-Therapie**, zum Beispiel als Manualtherapie, wird bei funktionellen Störungen der Kopfgelenke und des Segments C3/C4 empfohlen.
- Eine **Psychotherapie** kann dem psychosomatisch erkrankten Tinnitus-Patienten eine bessere Verarbeitung des Ohrgeräusches ermöglichen.
- **Alternative Verfahren** (kritisch zu werten) werden in Form von Akupunktur, Homöopathie und Hypnose empfohlen.

- **Stationäre Behandlung** bei Therapieresistenz mit hohem Leidensdruck.
- **Operative Behandlung des chronischen dekompensierten Tinnitus:** Tympanoplastik, Stapesplastik, Cochlea-Implantat, vaskuläre Dekompression.

- Eine Therapieresistenz mit hohem Leidensdruck erfordet **stationäre Behandlung** in einer Tinnitus-Rehabilitationsklinik (psychosomatische Behandlung, Verhaltenstherapie, Habituationstraining etc.).
- Die **operative Behandlung des chronisch dekompensierten Tinnitus** besteht je nach Erkrankung aus
  - Mittelohroperation (Tympanoplastik, Stapesplastik)
  - Elektrostimulation, zum Beispiel mit Hilfe eines Cochlea-Implantats bei Gehörlosigkeit
  - vaskuläre Dekompression retrocochleärer Gefäßschlingen

Merke ▶

> **Merke.** Wichtigstes Ziel des Patienten bei der Tinnitusbewältigung besteht darin, dem Tinnitus weniger Beachtung und Aufmerksamkeit zu schenken.

**K** *Der klinische Fall.* Eine 58jährige Patientin berichtet über konstante beidseitige hochfrequente Ohrgeräusche mit zunehmender Schwerhörigkeit seit sechs Jahren. Die Einnahme von »durchblutungsfördernden Medikamenten« hätten keine Besserung gebracht. In den letzten Monaten hätten sich die Beschwerden verstärkt, und zusätzlich seien erhebliche Schlafstörungen infolge der lästigen Ohrgeräusche aufgetreten. Es besteht ein deutlicher Leidensdruck.
Bei der otologischen Inspektion finden sich reizlose Gehörgänge und Trommelfelle. Der Stimmgabelversuch nach Rinne ist beidseits positiv. Die Hörweiten für Flüster- und Umgangssprache betragen 3 bzw. 5 m für jedes Ohr. Im Tonaudiogramm stellt sich eine beidseitige symmetrische Schallempfindungsschwerhörigkeit von 40 bis 50 dB über alle Frequenzen dar. Die sprachaudiometrische Beurteilung ergibt bei der Einsilberprüfung eine maximale Sprachverständlichkeit mit Diskriminationsverlust von 0%. Mit Hilfe der Hirnstammaudiometrie (BERA) läßt sich die Hörstörung in der Cochlea lokalisieren. Die Tinnitusanalyse zeigt einen Low-intensity-Tinnitus von lediglich 10 dB über der Hörschwelle, der gut mit einem Schmalband-Geräusch verdeckbar ist.
Die Therapie beruht auf einer Verordnung von zwei Hinter-dem-Ohr-Hörgeräten zur Behandlung der Hörstörung und Maskierung der Ohrgeräusche.
**Diagnose:** Tinnitus beidseits bei mittelgradiger Innenohrschwerhörigkeit.

## 7.10 Hörgeräte, Hörgeräteversorgung, technische Kommunikationshilfen für Hörgeschädigte

*G. Böhme*

### 7.10.1 Hörgeräte

Das Hörgerät nimmt Schall auf und verstärkt ihn.

Die Wirkungsweise eines Hörgerätes besteht darin, daß es Sprach- und Nutzschall aus der Umgebung aufnimmt und verstärkt.

Merke ▶

> **Merke.** Grundlage für die Versorgung eines Hörgeschädigten mit einem Hörgerät bildet die otologisch-audiologische Diagnose.

Die Hörgeräteversorgung kann sinnvoll nur durch eine enge Zusammenarbeit zwischen HNO-Arzt, Hörgeräteakustiker und Patient erfolgen.

**Aufbau eines Hörgerätes** (s. Syn. 20).
Das Hörgerät besteht aus drei Teilen:
- Mikrofon
- Verstärker
- Hörer

**Aufbau eines Hörgerätes.** Man unterscheidet drei Hauptkomponenten:
- ein **Mikrofon,** das die einfallenden Schallwellen aufnimmt und in elektrische Schwingungen umwandelt;
- einen **Verstärker,** der die Signale verarbeitet und verstärkt sowie
- einen **Hörer,** der die aufbereiteten Signale zurückverwandelt und dem Ohr zuführt.

Die Energieversorgung erfolgt mit einer Batterie. Das Prinzipschaltbild eines digitalen Hörgerätes vermittelt nachfolgende *Synopsis 20*.

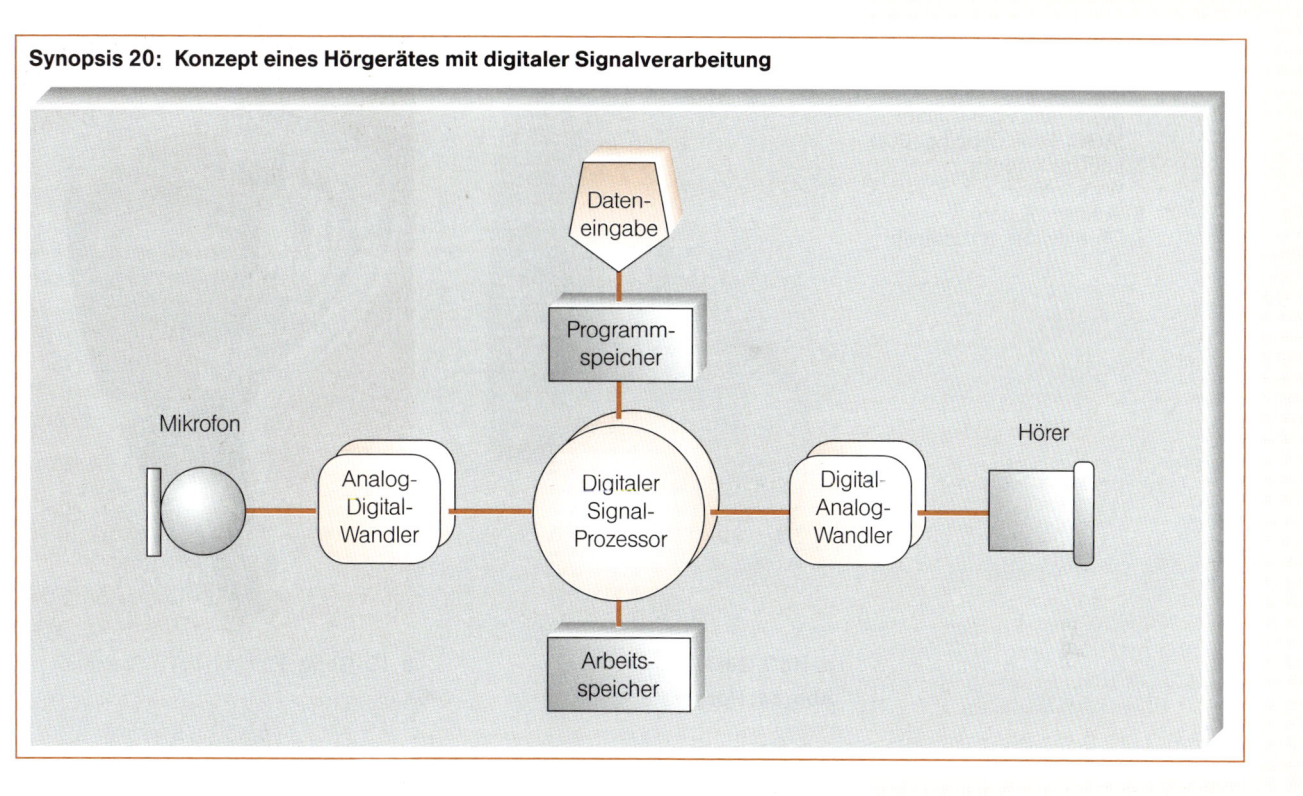

## 7.10.1 Hörgeräte

**Synopsis 20: Konzept eines Hörgerätes mit digitaler Signalverarbeitung**

Die Hörgerätetechnologie entwickelt sich sehr rasch, wobei die digitale Programmierung sowie der stetig anwachsende Teil der Nutzsignalverarbeitung besondere Beachtung finden.

**Bauformen von Hörgeräten.** Nach der Bauart der Hörgeräte unterscheidet man:
- Hinter-dem-Ohr-Geräte (HdO-Geräte)
- Im-Ohr-Geräte (IO-Geräte)
- Taschengeräte und
- Hörbrillen.

Die am häufigsten verwendeten Hörgeräte im Erwachsenenalter sind HdO-Geräte und IO-Geräte. Im Kindesalter dominieren HdO-Geräte. Die Prozentanteile der jeweiligen Hörgerätetypen verteilen sich 1994 wie folgt: HdO-Hörgeräte 65 Prozent (hier gibt es ca. 500 verschiedene Gerätetypen), Im-Ohr-Hörgeräte (mit ca. 250 Typen) 34 Prozent, Taschengeräte 0,2 Prozent und Hörbrillen 0,8 Prozent.

Hörgeräte können passend zur Haarfarbe, Ohrpaßstücke passend zur Hautfarbe der Ohrmuschel angefertigt werden.

- **Hinter-dem-Ohr-Geräte (HdO-Geräte).** Bei den meisten HdO-Geräten ist die Einsprechöffnung am oberen Rand der Ohrmuschel, wodurch annähernd die natürliche Richtwirkung des Kopfes ausgenutzt wird. Einige HdO-Geräte sind mit einem Richtmikrofon ausgestattet. Die Empfindlichkeit dieser Mikrofone ist in der frontalen Einfallsrichtung am größten *(siehe Abbildung 84)*.

- **Im-Ohr-Geräte (IO-Geräte).** IO-Geräte sitzen entweder in der Concha (Concha-Geräte) oder im äußeren Gehörgang (Gehörgangs-, Kanalgeräte). Die CIC (**c**ompletely **i**n the **c**anal) Im-Ohr-Geräte befinden sich komplett im Gehörgang. Sie sind von außen nicht mehr sichtbar, reichen aber trotzdem nur bis etwa zur Mitte des Gehörgangs und sind auch bequem wieder über einen Nylonfaden herauszunehmen. Bei Im-Ohr-Geräten entspricht die Schallaufnahme den physiologischen Gegebenheiten besser als bei Hörgeräten anderer Bauweise. Für die technische Realisation bestehen folgende Möglichkeiten:

---

**Bauformen von Hörgeräten**
Man unterscheidet
- Hinter-dem-Ohr-Geräte (HdO)
- Im-Ohr-Geräte (IO)
- Taschengeräte und
- Hörbrillen

Im Erwachsenenalter werden am häufigsten HdO-Geräte und IO-Geräte verwendet, im Kindesalter HdO-Geräte.

**Hinter-dem-Ohr-Geräte (HdO-Geräte).** Die Einsprechöffnung liegt meist am oberen Rand der Ohrmuschel *(s. Abb. 84)*.

**Im-Ohr-Geräte (IO-Geräte).** Die Einsprechöffnung liegt in der Nähe des Gehörganges oder in ihm selbst.

1 Ein- und Ausschalter mit Batteriefach
2 Einstellelemente (Automatic Gain Control [AGC], Peak Clipping [PC])
3 Lautstärkeregler
4 Winkelstück
5 Schallschlauch
6 Ohrpaßstück (Otoplastik)

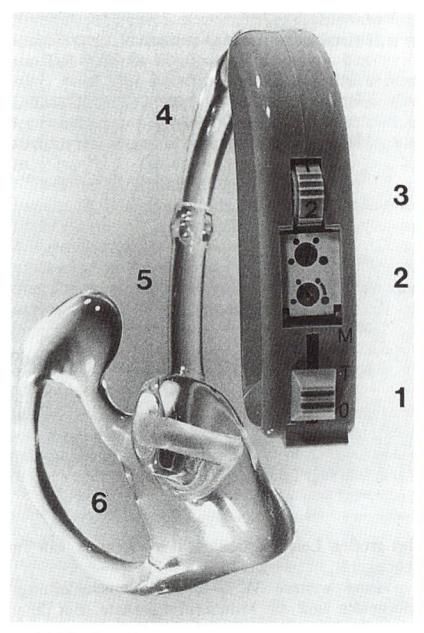

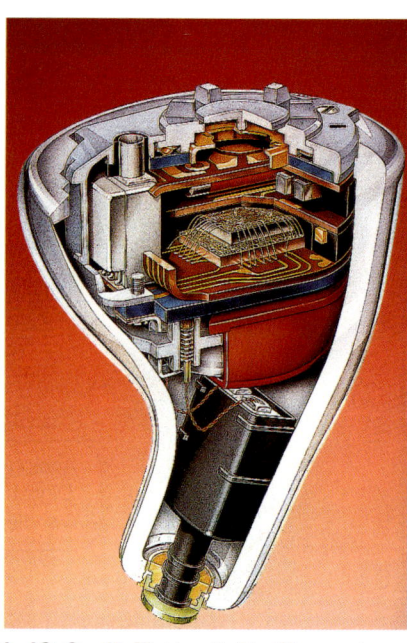

a  HdO-Gerät
b  IO-Gerät; Elektronik (Fa. Siemens)
**Abb. 84: Hörgeräte**

- Bei **Custom-Made-Im-Ohr-Geräten (CIO-Geräte)** ist das Gehäuse der Ohrmuschel angepaßt.
- Bei **Modul-Im-Ohr-Geräten (MIO-Geräte)** wird ein fertiges Gehäuse in ein Ohrstück eingepaßt.
- **Semimodulare Im-Ohr-Geräte.** Die Elektronik läßt sich von der individuellen Schale trennen *(Abb. 84b)*.

**Taschengeräte.** Sie können durch Hochleistungs-Hinter-dem-Ohr-Geräte fast immer ersetzt werden.

**Hörbrillen.** Das Hörgerät ist als **Knochen-** oder **Luftleitungsgerät** mit einer Brille verbunden.

**CROS-Versorgung bei unsymmetrischen Hörstörungen.** Es handelt sich um seitenunterschiedliche Hörstörungen, bei denen das schlechtere Ohr nicht mit einem Hörgerät versorgt werden kann.

- **Custom-Made-Im-Ohr-Geräte (CIO-Geräte):** Das gesamte Gerät wird in einem der Ohrmuschel bzw. dem Gehörgang individuell angepaßten Gehäuse eingebaut.
- **Modul-Im-Ohr-Gerät (MIO-Gerät):** Das Hörgerät hat ein eigenes Gehäuse, welches auf einem individuell angepaßten Ohrstück bzw. Gehörgangsstück befestigt ist.
- **Semimodulare Im-Ohr-Geräte.** Die Elektronik läßt sich von der individuellen Schale des Gehäuses trennen *(Abbildung 84b)*.

● ***Taschengeräte.*** Mikrofon und Verstärker sind in einem eigenen Gehäuse integriert, das in einer Tache am Körper getragen wird. Der Hörer (Lautsprecher) ist über eine Kabelverbindung in der Ohrmuschel untergebracht. Taschengeräte werden nur noch sehr selten verordnet. Hochleistungs-Hinter-dem-Ohr-Geräte können Taschengeräte fast immer ersetzen.

● ***Hörbrillen.*** Die Bauteile des Hörgerätes sind in einem Brillenbügel untergebracht. Hörbrillen sind entweder **Luftleitungsbrillen,** hier wird der Schall dem Patienten über ein Ohrpaßstück angeboten, oder **Knochenleitungshörbrillen,** hier erfolgt die Ankopplung über einen Knochenleitungshörer an das Mastoid. Die Knochenleitungshörbrillen können bei chronischer Otorrhö oder Verschluß des Gehörganges für eine begrenzte Zeit verwendet werden. Anstelle von Luftleitungshörbrillen werden möglichst HdO-Geräte mit Brillenadapter (HdO-Gerät wird auf Brillenbügel aufgesteckt) verwendet.

● ***CROS-Versorgung bei unsymmetrischen Hörstörungen.*** Die CROS-Versorgung (Contralateral routing of signals – Leitung des Schallsignals von einer Kopfseite zur anderen) wird zur Hörgeräteanpassung bei unsymmetrischen Hörstörungen verwendet. Dabei handelt es sich um seitenunterschiedliche Hörstörungen, bei denen das schlechtere Ohr z.B. wegen Otorrhö oder Fehlbildung nicht mit einem Hörgerät versorgt werden kann.

- **Digital programmierbare Hörgeräte.** Es gibt heute teildigitalisierte Hörgeräte, die ein- oder mehrkanalig und programmierbar sind. Sie gestatten aufgrund von Mikro-Chips und einer Signalprozessor-Technik verschiedene Einstellfunktionen des Hörgerätes und zahlreiche individuelle Möglichkeiten zur verbesserten Sprachverständlichkeit. Integrierte Schaltkreise erlauben immer kleinere Bauweise. Ein **Hervorheben der gewünschten Nutzsignale** (z.B. Sprache) bei Minderung von Umgebungsgeräuschen ist möglich. Es gelingt eine **automatische Einstellung am Hörgerät,** so daß der Hörgestörte nicht ständig bei einer neuen Schallsituation die Lautstärke regeln muß. Relativ neu in der Hörgerätetechnik sind **nichtlineare Hörsysteme** wie z.B. das K-AMP-System (K = für den Namen des US-Wissenschaftlers Dr. Mead **K**illian, AMP = **A**mplifier). Dabei verstärkt ein spezieller Schaltkreis leise Töne und federt laute auf ein angenehmes Niveau ab, so daß ein Lautstärkeregler überflüssig wird. Die nichtlinearen Hörgeräte haben die Eigenschaft, Innenohr-Hörverlust adäquat zu kompensieren. Die **Zoom-Hörgeräte** sind mit einem sog. Audio-Zoom ausgerüstet. Dabei handelt es sich um ein verbessertes Richtmikrofon.

- **Fernbedienung von Hörgeräten.** Mit ihrer Hilfe kann man mehrere verschieden programmierte Hörgeräteeinstellungen für unterschiedliche akustische Umgebungen (Konversation, Musik, Partylärm) abrufen. Die moderne Hörgerätetechnologie verteuert allerdings den Anschaffungspreis eines Hörgerätes.

## 7.10.2 Hörgeräteversorgung im Erwachsenenalter

Die Versorgung mit Hörgeräten wird in mehreren Schritten vollzogen:
- Indikationsstellung
- Audiologische Untersuchungen
- Vorwahl des Hörgerätes
- Anpassung des Hörgerätes
- Endwahl des Hörgerätes
- Nachbetreuung

**Indikationsstellung.** Wurden früher nur mittel- und hochgradige Schwerhörigkeiten versorgt, so ist es heute dank technischer Fortschritte möglich, auch bei leichtgradiger Schwerhörigkeit eine zielführende Hörgeräteversorgung durchzuführen. Die differenzierte Diagnostik ist Aufgabe des HNO-Facharztes. Unter anderem hat er operationsbedürftige Veränderungen auszuschließen.

> **Merke.** Die Erstversorgung eines Patienten mit Hörgeräten sollte so früh wie möglich erfolgen. Stets sollten nach Möglichkeit beide Ohren zum gleichen Zeitpunkt versorgt werden.

Für die Indikationsstellung sind somit Schwerhörigkeitsgrad und Zeitpunkt der Hörgeräteversorgung von entscheidender Bedeutung. Wesentlich ist dabei stets die Bereitwilligkeit des Patienten, technische Hörhilfe anzunehmen.

Nach den **Hilfsmittel-Richtlinien** in Deutschland gilt folgende Indikationsstellung: Der tonaudiometrische Hörverlust beträgt auf dem besseren Ohr 30 dB oder mehr in mindestens einer der Prüffrequenzen zwischen 500 und 3000 Hz, und die Verstehensquote für einsilbige Wörter ist auf dem besseren Ohr bei 65 dB nicht größer als 80% (bei sprachaudiometrischer Überprüfung mit Kopfhörern).

**Audiologische Untersuchungen.** Die audiometrische Messung vor der Hörgeräteversorgung umfaßt das Tonaudiogramm und Sprachaudiogramm sowie Tests, die Aufschluß über den Dynamikbereich des Gehörs geben, dem die technischen Eigenschaften des Hörgerätes angepaßt werden sollen.

**Vorwahl des Hörgerätes.** Bei der Vorauswahl durch den Hörgeräteakustiker wird anhand der zahlreichen Möglichkeiten aus der Hörgerätepalette auf der Grundlage der medizinischen Befunde und audiometrischen Meßergebnisse eine gezielte Auswahl vorgenommen. Von entscheidender Bedeutung ist, ob man eine Hinter-dem-Ohr- oder Im-Ohr-Hörgeräteversorgung vornimmt. Der Großteil der mit einem Hörgerät zu versorgenden Patienten weist eine annähernd symmetrische Schwerhörigkeit auf, so daß eine beidohrige Hörgeräteversorgung angebracht ist. Trotzdem ist die Wahl des zu versorgenden Ohres bei asymmetrischen Hörverlusten sehr wesentlich, d.h. Seitenunterschiede müssen berücksichtigt werden.

**Endwahl des Hörgerätes.** Bei der Hörgeräteanpassung sollte der Hörgeräteakustiker mindestens drei Geräte zum Vergleich anbieten. Aus der Gruppe der durch eine sorgfältige Vorwahl ermittelten Geräte soll das Gerät herausgefunden werden, welches dem Patienten den besten Erfolg bringt und mit dem die höchste subjektive Akzeptanz erreicht wird.

Neben der **sprachaudiometrischen Beurteilung mit und ohne Störgeräusch** ohne und mit Hörgeräten, die als Routinemessung stattfindet, werden auch **In-situ-Messungen** zur Feststellung des Erfolges einer Hörgeräteversorgung empfohlen. Dabei werden über ein Sondenmikrofon die vor dem Trommelfell wirksamen Schallpegel mit und ohne Hörgerät gemessen und über einen Monitor und Plotter (Drucker) bildlich dargestellt.

> **Merke.** Als oberstes Ziel einer Hörgeräteversorgung ist die Verbesserung des Sprachverstehens in ruhiger wie auch in geräuschvoller Umgebung anzustreben. Grundsätzlich sollte eine beidohrige Hörgeräteversorgung erfolgen. Ansonsten ist die hörprothetische Versorgung des schlechter hörenden Ohres vorzunehmen, um einem beidseitigen Hören nahezukommen.

Gegenanzeigen gegen eine beidohrige Hörgeräteversorgung sind z.B. mangelndes Fusionsvermögen, unzureichende Diskriminationsverbesserung im Störschall, mangelndes manuelles Geschick, Ablehnung der beidohrigen Versorgung trotz eingehender Beratung. Der Anteil der Schwerhörigen, bei denen eine Binauralversorgung angebracht ist, dürfte bei mindestens 60 Prozent liegen.

**Nachbetreuung.** Ein Hauptproblem bei der Hörgeräteversorgung besteht darin, daß die Patienten erst lernen müssen, optimalen Nutzen aus dem Gerät zu ziehen. Dazu gehört, daß sie mit dem Hörgerät umgehen, es bedienen können und daß sie von einem »lauter und anders Hören« zu einem »besser Verstehen« gelangen. Die Nachbetreuung eines erwachsenen Hörgeräteträgers erfordert ein **Kommunikationstraining** (ähnlich dem Mobilitätstraining für Blinde). Dazu gehören Seminare in Absehen (genaue Beobachtung des Mundes sowie Mimik und Gestik des Gesprächspartners), Hörtraining (mit Hilfe des Hörgerätes gehörte Schallereignisse durch Übungen zu identifizieren und die Sprachdiskrimination zu verbessern) sowie Hörtaktik (wie verhält sich der Hörgestörte in bestimmten akustischen Situationen?). Zusätzlich erhält der Hörgeschädigte Informationen über Atemtechnik, ökonomisches Sprechen (Sprecherziehung) und Entspannungstechniken sowie Hinweise auf den Gebrauch von lautsprachebegleitenden Gebärden.

> **Merke.** Selbst bei dem heutigen Stand der Technik kann auch die beste Hörgeräteversorgung kein normales Gehör wiedergewinnen.

**Grundprinzipien der Hörgeräteversorgung im Kindesalter** werden im *Kapitel K Phoniatrie und Pädaudiologie* erörtert.

## 7.10.3 Technische Kommunikationshilfen für Hörgeschädigte

Wir kennen neben den Hörgeräten eine Reihe von technischen Kommunikationshilfen für Schwerhörige und Gehörlose. Vorwiegend werden dabei die Hörgeräte weiter verwendet. Allerdings müssen sie den Anschluß von zusätzlichen technischen Hilfen, wie z.B. eine Induktionsspule oder einen Audio-Anschluß, erlauben.

***Lichtsysteme.*** Verschiedene Lichtsysteme (über Netzanschluß) vermitteln intermittierende Lichtsignale beim Klingeln eines Weckers (Lichtwecker), der Türklingel, des Telefons (Telefon-Lichtglocke) anstelle akustischer Signale.

***Telefonadapter.*** Adapter-Kappen, die über den Telefonhörer gestülpt werden, verstärken akustisch (ohne Hörgerät), induktiv über die T-Spule des Hörgerätes oder mit Kabelverbindung zum Audio-Anschluß des Hörgerätes und erlauben so eine bessere Verständigung am Telefon.

***Drahtlose Kommunikationshilfen.*** Drahtlose Kommunikationshilfen können auf dem Weg der induktiven Ankopplung mit **und** ohne Hörgerät benutzt werden. Dabei sind verschiedene Systeme möglich:

- ***Fernbedienungen für Hörgeräte.*** Dabei entfällt die oft schwierige Bedienung der Einstellrädchen am Hörgerät, die älteren Patienten schwerfallen kann. Im Hörgerät ist entweder ein Ultraschall-, Infrarot- oder UKW-Empfänger integriert, der die Steuersignale des Senders aufnimmt. Der Sender hat die Größe einer Scheckkarte und ist mit Drucktasten für Lautstärke, Klangfilterung und Programmierung ausgerüstet.

- ***Infrarot- und Fernübertragung.*** Sie wird hauptsächlich in Schulen für Hörgeschädigte eingesetzt und erleichtert die Kommunikation. Der Empfang ist mit Kopfhörern oder über Hörgerät möglich.

***Schreibtelefon.*** Das Schreibtelefon ist für Gehörlose eine wichtige Kommunikationshilfe. Es funktioniert ähnlich wie ein Fernschreiber über das Telefonnetz. Voraussetzung für eine Kommunikation ist, daß beide Partner ein Schreibtelefon besitzen. Der Text wird über eine Schreibmaschinentastatur eingegeben, akustisch in Tonsignale umgewandelt und beim Empfänger wieder dekodiert auf einem Bildschirm dargestellt. Das Schreibtelefon hat die Größe einer kleinen Schreibmaschine und kann netzunabhängig auch in jeder Telefonzelle benutzt werden.

***Angebote von Telekom, Rundfunkanstalten und Online-Diensten.*** Neue Telekommunikationsmittel der Telekom und des Fernsehens treten immer mehr in den Vordergrund. Es sei auf Bildschirmtext (BTX), Videotext und Untertitelung von Fernsehsendungen, Online-Informationen und Schreibtelefon *(siehe oben)* hingewiesen.

***Vibro-taktile Hörhilfen.*** Das mit einem Mikrofon perkutan empfangene akustische Signal wird in Vibrationen umgewandelt und auf der Haut wahrgenommen. Zum Beispiel wird ein Fühler (Vibrator) wie eine Armbanduhr am Handgelenk befestigt. Eine alleinige Verständigung mit Hilfe der vibro-taktilen Hörhilfe ist nicht möglich.

## 7.11 Cochlea-Implantat

*G. Böhme*

> **Definition.** Cochlea-Implantate (Innenohrimplantate; engl. **Cochlear-Implant [CI]**) stimulieren das auditive System elektrisch. Ziel ist es, bei beidseitig gehörlosen Kindern und Erwachsenen, bei denen die Sinneszellen der Cochlea ausgefallen sind, eine Elektrostimulation der Hörnervenfasern zu erreichen. Die Versorgung mit einem Cochlea-Implantat erfordert multidisziplinäre Zusammenarbeit.

### 7.11.1 Aufbau eines Cochlea-Implantates und Prinzip

*Aufbau.* Ein Cochlea-Implantat besteht aus **zwei Teilen**: einem **äußerlich zu tragenden Gerätesystem** und einem **retroaurikulär implantierten** Teil. Das Gerät arbeitet transkutan, d.h. mit Hilfe eines Magneten durch die intakte Haut *(siehe Synopsis 21).*

Die Cochlea-Implantate unterscheiden sich nicht nur durch die Anzahl der Elektroden (1 bis 22), sondern auch durch den Stimulationsort, d.h. intra- oder extracochleär. Vorwiegend wird intracochleär implantiert. Im Bedarfsfall bei Ossifikation der Cochlea oder im Kindesalter extracochleär. Die mehrkanalige Stimulation wird bevorzugt.

*Prinzip.* Der gesamte Hörvorgang mit CI läuft in Bruchteilen einer Sekunde ab.
- Die Schallwellen (Sprache, Musik, Umgebungsgeräusch) erreichen das System über ein kleines **Richtmikrofon** hinter dem Ohr.
- Das Mikrofon sendet die Schallwellen zu einem extern zu tragenden **Sprachprozessor.**
- Der Sprachprozessor selektiert und kodiert die Sprachanteile, die für das Verstehen von Sprache wesentlich sind.
- Die elektrischen Signale werden einer äußerlich hinter dem Ohr zu tragenden **Sendespule** (Transmitter) zugeleitet.
- Die Kunststoff-Sendespule sendet die kodierten Signale durch die Haut zur retroaurikulär implantierten **Empfängerspule** (Receiver).
- Sender und Empfänger werden mit Hilfe eines Magneten zueinander korrespondierend gehalten.
- Der Empfänger wandelt die Codes in spezielle elektronische Signale um.
- Die elektrischen Signale werden zu einem **Elektrodenbündel** in die Cochlea (intracochleär) oder an das runde Fenster (extracochleär) gesendet und stimulieren die Hörnervenfasern.
- Jede der einzelnen Elektroden ist programmiert, so daß Signale unterschiedlicher Lautstärke und Tonhöhe übertragen werden können.
- Die **Signale** werden über die leitfähigen Hörnervenfasern vom Gehirn über die zentrale Hörbahn in die Heschlsche Hörrinde transferiert und als Hörereignis vom Gehirn erkannt und interpretiert.

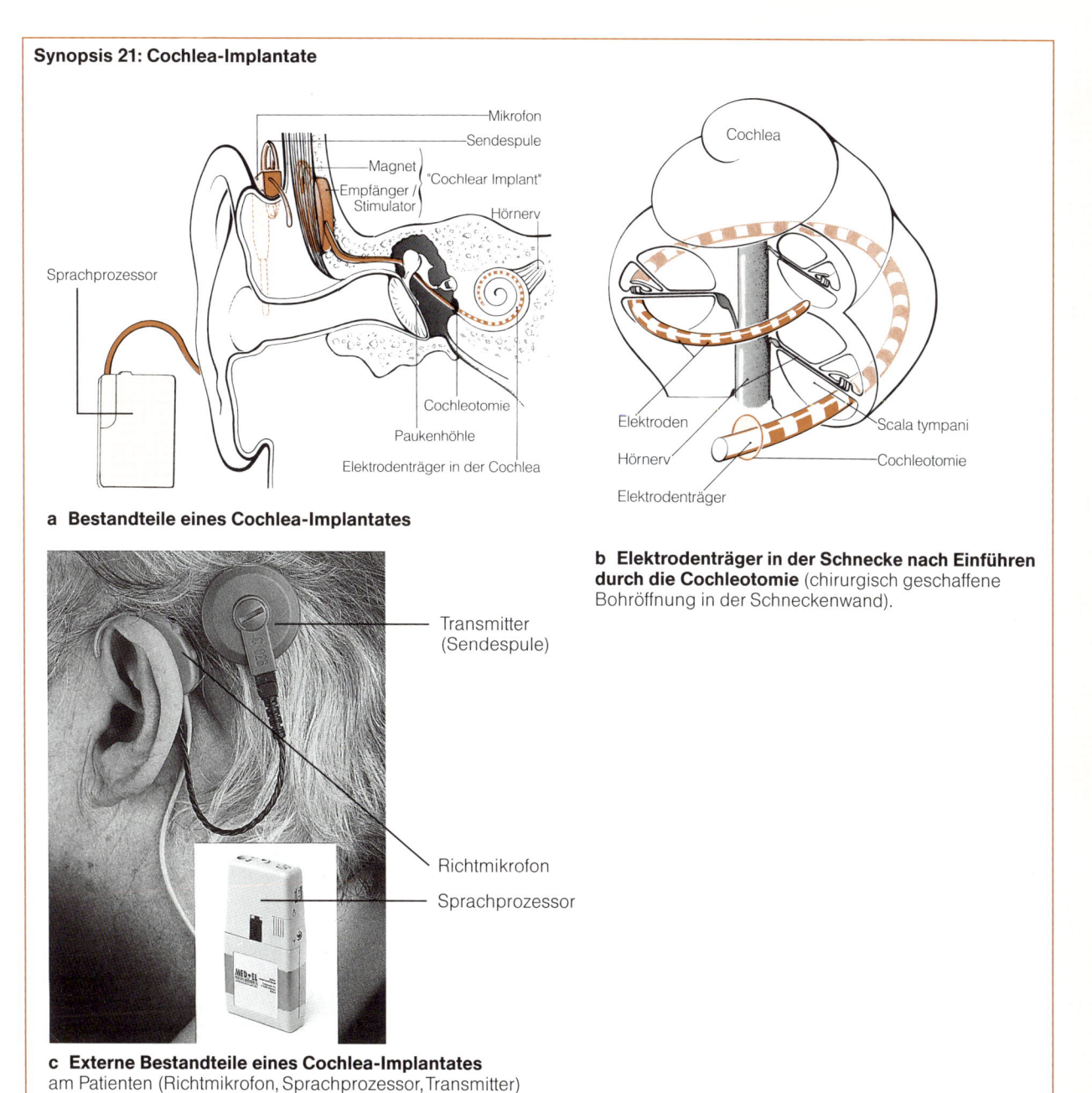

**Synopsis 21: Cochlea-Implantate**

**a** Bestandteile eines Cochlea-Implantates

**b** Elektrodenträger in der Schnecke nach Einführen durch die Cochleotomie (chirurgisch geschaffene Bohröffnung in der Schneckenwand).

**c** Externe Bestandteile eines Cochlea-Implantates am Patienten (Richtmikrofon, Sprachprozessor, Transmitter)

## 7.11.2 Indikation

Bei einer beidseitigen cochleären Gehörlosigkeit mit Leitfähigkeit des Hörnervs und nachgewiesener Nutzlosigkeit einer konventionellen beidseitigen Hörgeräteversorgung kann die Implantation eines CI in das Innenohr durchgeführt werden. Der Beweis der Leitfähigkeit des Hörnervs wird mit Hilfe eines **Promontorialtests** erbracht. Dabei erfolgt eine elektrische Reizung des Hörnervs (in Analogie zur Elektrocochleographie, *siehe Seite 77*). Bei einem positiven Ausfall dieser Untersuchung berichtet der Gehörlose über Höreindrücke bei elektrischer Stimulation.

***Zeitpunkt der Cochlea-Implantation im Kindesalter.*** Bei prä- und perilingual ertaubten Kindern gewinnt der Einsatz von Cochlea-Implantaten immer stärkere Bedeutung. Als günstiger Zeitpunkt der Cochlea-Implantat-Versorgung ertaubter Kleinkinder wird das **dritte Lebensjahr** angesehen.

### 7.11.2 Indikation

Beidseitige cochleäre Gehörlosigkeit mit Leitfähigkeit des Hörnervs und nachgewiesener Nutzlosigkeit einer beidseitigen Hörgeräteversorgung. Der **Promontorialtest** muß positiv ausfallen.

**Zeitpunkt der Cochlea-Implantation im Kindesalter**
Als günstiger Zeitpunkt wird das **dritte Lebensjahr** angesehen.

Manchmal wird die Operation auch schon im **zweiten Lebensjahr** durchgeführt, wie z.B. bei akuter Ertaubung nach Meningitis oder Trauma mit radiologischen Zeichen einer beginnenden oder bereits stattgefundenen ossifizierenden Obliteration der Cochlea.

Die **Einteilung Gehörloser nach dem Zeitpunkt der Hörschädigung** und verbalen Fähigkeiten ist sehr bedeutsam. So versteht man unter **prälingual hörgestörten** Patienten diejenigen, die von Geburt hörgestört sind oder vor der Sprachentwicklung gehörlos wurden und über keine verbalen Fähigkeiten verfügen. Als **postlingual hörgestört** werden Patienten bezeichnet, die nach Vollendung der Sprachentwicklung eine Hörstörung erworben haben.

> *Merke.* Eine fehlende oder stattgefundene Sprachentwicklung ist für die Rehabilitation von Cochlea-Implantat-Kindern von entscheidender Bedeutung.

Die Cochlea-Implantatversorgung bei gehörlosen **Kindern**, die rehabilitiert werden können, stellt eine wertvolle Hilfe dar, zumindest einen auditiven Umweltkontakt aufzubauen. Darüber hinaus gelingt es in vielen Fällen einzelne Sprachsegmente zu erkennen und in einzelnen Fällen zu einem offenen Sprachverstehen von Wörtern und Sätzen ohne Lippenablesen zu gelangen.

Bei einer Cochlea-Implantatversorgung bei gehörlosen **Erwachsenen** soll die beidseitige cochleäre Ertaubung nicht länger als 15 Jahre zurückliegen.

**Postlingual** Ertaubte erzielen bei gutem Training mit dem CI sehr häufig ein ausgezeichnetes Sprachverstehen!

### 7.11.3 Behandlungsgrundsätze

***Auswahl des Cochlea-Implantat-Trägers.*** Sie erfolgt nach interdisziplinären Gesichtspunkten. Berücksichtigung finden otologische, audiologische, röntgenologische, logopädische und psychologische Kriterien.

Einerseits sollte eine intensive Abklärung der Ursachen der Gehörlosigkeit erfolgen *(siehe Tabelle 20)*. Des weiteren sind spezielle Voraussetzungen für eine Cochlea-Implantation beim gehörlosen Kind *(siehe Tabelle 22)* und beim gehörlosen Erwachsenen *(siehe Tabelle 21)* zu beachten.

***Operative Technik.*** Die Elektroden werden bei der am meisten verwendeten **intracochleären** Technik in die Scala tympani eingeführt. Die **extracochleäre** Stimulation erfolgt ggf. im Bereich des runden Fensters.

| Tabelle 20: Ursachen der cochleären beidseitigen Gehörlosigkeit |
|---|
| • Meningitis (Labyrinthitis)   • Intoxikation |
| • Hörsturz   • Otosklerose |
| • Schädel-Hirn-Trauma   • kongenitale Erkrankung |

| Tabelle 21: Einige wichtige Voraussetzungen für eine Cochlea-Implantation beim jugendlichen und erwachsenen Gehörlosen |
|---|
| • beidseitiger Hörverlust, der eine konventionelle chirurgische oder prothetische Hörverbesserung ausschließt |
| • cochleärer Hörschaden bei elektrischer Erregbarkeit des Hörnervs einschließlich Hörbahnen und -zentren |
| • Einwilligung des Patienten |
| • Phase der Gehörlosigkeit bis zur Cochlea-Implantat-Versorgung sollte nicht zu weit fortgeschritten sein |
| • Alter und Allgemeinzustand erlauben einen risikofreien Eingriff |
| • Intelligenz nicht übermäßig beeinträchtigt |
| • Einverständnis für eine Trainingsphase |

**Tabelle 22: Voraussetzungen für eine Cochlea-Implantation beim Kind**

- beidseitiger Hörverlust, der eine konventionelle chirurgische oder prothetische Hörverbesserung ausschließt
- Entwicklungsstand im Normbereich
- keine zusätzlichen Handicaps (z.B. Autismus, Lernstörungen)
- guter Gesundheitszustand, kein überhöhtes Operations- oder Narkoserisiko
- Förderung durch Familienangehörige gesichert
- optimale Förderung durch die zuständige Schule gesichert
- Fehlen von Fortschritten in der Hör-Sprachentwicklung trotz optimaler Hörgeräteanpassung und audiopädagogischer Maßnahmen

*Anpassung des Cochlea-Implantates.* Mit Hilfe eines Sprachprozessors werden die elektrischen Signale so eingestellt, daß der Bereich der angenehmen Lautheit erreicht wird.

*Hör-Sprach-Therapie.* Mit Hilfe einer Sprach- und Sprech-Therapie (ausgeführt von Logopäden und/oder Hörgeschädigtenpädagogen) wird ab der 3. bis 4. Woche postoperativ das Hör-Sprachverständnis mit und ohne Ablesen von den Lippen trainiert. Als optimales Ziel gilt das Erreichen eines offenen Sprachverstehens.

*Merke.* Der Hörerfolg nach Versorgung mit einem Cochlea-Implantat ist interindividuell stark unterschiedlich. Entscheidende Faktoren sind neben pathophysiologischen Voraussetzungen u.a. Zeitpunkt und Dauer der Ertaubung sowie Intensität und Qualität des Hör-Sprachtrainings mit dem CI.

Die möglichen Erfolge sind
- Hören, Unterscheiden und Erkennen von Umweltgeräuschen
- Hören der eigenen Stimme und dadurch Kontrolle der Stimmführung
- Sprachverstehen mit/ohne Lippenlesen
- offenes Sprachverstehen in störschallfreier Umgebung.

*Nachteile der Cochlea-Implantate*
- Kostenintensiv
- Sehr trainingsintensiv
- Begrenzte Lebensdauer des Systems (die berechenbare Lebensdauer des Implantates beträgt jedoch mindestens 20 Jahre.)

## 7.12 Peripher-vestibuläre Erkrankungen

*A. Berghaus*

*Definition.* Hier sind Erkrankungen gemeint, die mit Schwindel einhergehen, der auf eine Läsion des peripheren Gleichgewichtssystems zurückzuführen ist.

*Anamnese und Klinik.* Um die Ursache von Schwindel zu ermitteln, ist im allgemeinen eine ausführliche Anamneseerhebung unabdingbar. Vor allem muß der Patient nach der Charakteristik seines Schwindels befragt werden.

Seine Angaben hierzu erlauben es häufig schon, einen **labyrinthären Schwindel** (Erkrankung des Gleichgewichtsorgans) von **retrolabyrinthärem** und **zentralem Schwindel** (z.B. Erkrankungen im Verlauf des VIII. Hirnnervs, der Gleichgewichtskerne im Hirnstamm, des Fasciculus longitudinalis medialis, des Kleinhirns oder des Tractus vestibulo-spinalis) zu unterscheiden. Schädigungen im Bereich des VIII. Hirnnervs können eine Symptomatik hervorrufen, die mehr dem peripher-vestibulären Schwindel zuzuordnen ist; sie können aber auch zu einem Beschwerdebild wie bei zentral bedingtem Schwindel führen (Akustikusneurinom, Kleinhirnbrückenwinkeltumor).

Der **vestibuläre Schwindel** mit dem Gefühl einer **Dreh- oder Fallempfindung** muß von einer Synkope oder Gangunsicherheit unterschieden werden. Auch Sternchen- und Schwarzsehen vor den Augen darf nicht mit echtem Schwindel verwechselt werden.

Wenn der Schwindel nicht von einem Nystagmus begleitet ist, oder wenn er ununterbrochen länger als drei Wochen besteht (Dauerschwindel), dann muß man eher an eine zentrale Ursache denken, ebenso bei Schwindel in Verbindung mit Bewußtlosigkeit.

**Schwindel bei peripher-vestibulären Läsionen** (am Labyrinth) hat bei einseitiger Schädigung in der Regel eine **Richtungstendenz**. Typisch ist der horizontale, richtungsbestimmte, auch mit geschlossenen Augen bestehende **Drehschwindel**. Begleitet ist er, besonders bei akutem Geschehen, von einem deutlichen, richtungsbestimmten **Nystagmus** und richtungskonstanten **Abweichreaktionen**. Zusätzlich kommt es häufig zu Symptomen von seiten des vegetativen Nervensystems, wie **Erbrechen**, **Übelkeit** oder Schweißausbruch. Darüber hinaus können, wegen der häufigen Mitbeteiligung des Hörorgans, Tinnitus und Hörstörungen mit dem Schwindel kombiniert sein, dies ist jedoch nicht obligat.

Bei Störungen des **Otolithenapparates** (Sacculus, Utriculus) oder auch des hinteren, vertikalen Bogenganges kann es zu den selteneren **vertikal** gerichteten Schwindelempfindungen kommen (Liftgefühl, Gefühl des Sturzes in die Tiefe bzw. des Auf- und Absteigens des Bodens).

Bei **doppelseitigen** Labyrinthschädigungen lassen sich die oben genannten, für peripher-vestibuläre Schädigungen typischen Symptome meist nicht eindeutig beobachten. Das Beschwerdebild ähnelt dann eher zentral-vestibulären Läsionen. Typisch für den beidseitigen Labyrinthausfall ist das **Dandy-Phänomen**: Auf und ab schwankendes, sich hebendes und senkendes Blickfeld beim Gehen, weil der vestibulookuläre Reflex beidseits ausfällt, der das Blickfeld stabilisiert.

## Morbus Ménière

> **Definition.** Innenohrerkrankung mit typischer, anfallsartiger Symptomatik durch Endolymphhydrops mit der Symptomentrias: Schwindel, Tinnitus und Schwerhörigkeit.

**Ätiologie und Pathogenese.** Die Ätiologie des M. Ménière ist nicht eindeutig geklärt, obwohl die Pathogenese weitgehend als bekannt gilt.

Als pathogenetisch bestimmender Faktor für die Auslösung der Symptomentrias wird die Entwicklung eines **endolymphatischen Hydrops** angesehen. Man nimmt an, daß die Resorption der Endolymphe im Saccus endolymphaticus bei dieser Erkrankung blockiert ist, so daß der Endolymphhydrops entstehen kann. Die Anfälle werden offenbar durch das Einreißen der endolymphatischen Membran (Reissnersche Membran) ausgelöst. Dabei wird der kaliumarme Perilymphraum mit der kaliumreichen Endolymphe überschwemmt. Dies führt durch Elektrolytverschiebung zur Depolarisation der vestibulären und cochleären Nervenfasern.

**Klinik.** Die Symptomatik beim M. Ménière bildet eine klassische **Trias: Schwindel, Tinnitus** und sensorineurale **Schwerhörigkeit**.

Der Schwindel tritt typischerweise plötzlich, **anfallsweise** auf. Meist handelt es sich um einen ausgeprägten **Drehschwindel** mit Übelkeit und Erbrechen. Er kann Minuten bis Stunden anhalten, gefolgt von einem noch für einige Tage bleibenden Gefühl der Gangunsicherheit. Vorboten des Anfalls sind häufig ein Völle- oder Druckgefühl im Ohr und weitere subjektive Sensationen (z.B. Tinnituszunahme), die zusammen als »**Aura**« bezeichnet werden. Diese Vorboten erlauben es den meisten Patienten, sich auf den Anfall vorzubereiten, indem sie z.B. beim Autofahren einen Parkplatz aufsuchen.

Ein derartiger Schwindelanfall kann sich innerhalb von Tagen, häufiger aber Wochen oder Monaten wiederholen.

## 7.12 Peripher-vestibuläre Erkrankungen

Der **Hörverlust** hat meist **fluktuierenden** Charakter, wobei im Zusammenhang mit einem Anfall eine Verschlechterung festzustellen ist. Zu Beginn der Erkrankung erholt sich das Hörvermögen zwischen den Anfällen bis hin zur Normalisierung. Im späteren Verlauf, besonders bei Zunahme der Anfallshäufigkeit, ist der Hörverlust progredient und kann schließlich in eine an Taubheit grenzende Schwerhörigkeit münden.

Der **Tinnitus** hat meist den Charakter eines einseitigen »Ohrensausens«. Im Anfall ist das Geräusch am lautesten, es kann im anfallfreien Intervall ganz fehlen.

Während eines Anfalls kann es aufgrund der erheblichen Störung im vestibulospinalen System zur Geh- und Stehunfähigkeit kommen, begleitet auch von Angstzuständen.

*Diagnostik.* Die Patienten werden meist liegend vorgefunden, es handelt sich um eine Notfallsituation. Daher werden die fachärztlichen Befunde oft erst nach Abklingen der akuten Erscheinungen erhoben.

- **Vestibuläre Zeichen.** Gewöhnlich findet sich im Anfall ein starker, horizontaler Spontannystagmus zur Gegenseite (**»Ausfallnystagmus«**), der bald nach Abklingen der akuten Symptomatik seine Richtung zur kranken Seite wechselt (**»Erholungsnystagmus«**) oder ganz verschwindet.

Im Anfall ist die Durchführung einer thermischen Vestibularisprüfung wegen des schlechten Allgemeinzustandes der Patienten in der Regel nicht möglich, ebensowenig eine genaue Hörprüfung.

In den Phasen zwischen den Anfällen kann das Elektronystagmogramm (**ENG**) unauffällig sein. Nach häufigen Anfällen wird aber eine Mindererregbarkeit der betroffenen Seite erkennbar.

Pathologische Abweichreaktionen in den Tests nach **Romberg** oder **Unterberger** sowie beim vertikalen Zeichentest oder der Armtonusreaktion finden sich bei etwa zwei Drittel der Patienten. Nach Kopfschütteln kann ein Provokationsnystagmus nachweisbar sein.

- **Das Hörvermögen betreffende Befunde.** Die Schwerhörigkeit betrifft zunächst meist mehr die **tieferen Frequenzen**, im späteren Verlauf ergibt sich häufig ein alle Frequenzen etwa gleichmäßig betreffender Abfall der Hörkurve im Tonschwellenaudiogramm (**»pancochleäre« Schwerhörigkeit**) *(siehe Abbildung 85a).* Die sensorineurale Schwerhörigkeit ist als Ausdruck einer Haarzellschädigung (z.B. beim Fowler-Test) **Recruitment-positiv.**

Anfällen eine Erholung bis zur Normalisierung. Im Verlauf ist der Hörverlust progredient und kann in eine an Taubheit grenzende Schwerhörigkeit münden.

Der **Tinnitus** ist im Anfall am lautesten. Es kann zur Geh- und Stehfähigkeit mit Angstzuständen kommen.

**Diagnostik**
Die fachärztlichen Befunde werden meist erst nach dem Anfall erhoben.

- **Vestibuläre Zeichen**
Im Anfall findet sich ein starker, horizontaler Spontannystagmus zur Gegenseite (**»Ausfallnystagmus«**), der bald seine Richtung wechselt (**»Erholungsnystagmus«**).
Zwischen den Anfällen kann das **ENG** unauffällig sein, nach häufigen Anfällen wird aber eine Mindererregbarkeit erkennbar.
Pathologische Reaktionen im **Romberg**- oder **Unterberger**-Test finden sich häufig. Nach Kopfschütteln kann ein Nystagmus nachweisbar sein.

- **Das Hörvermögen betreffende Befunde**
Die Schwerhörigkeit betrifft zunächst die **tieferen Frequenzen,** im späteren Verlauf ergibt sich eine »**pancochleäre« Schwerhörigkeit** *(s. Abb. 85a, b).* Die sensorineurale Schwerhörigkeit ist **Recruitment-positiv.**

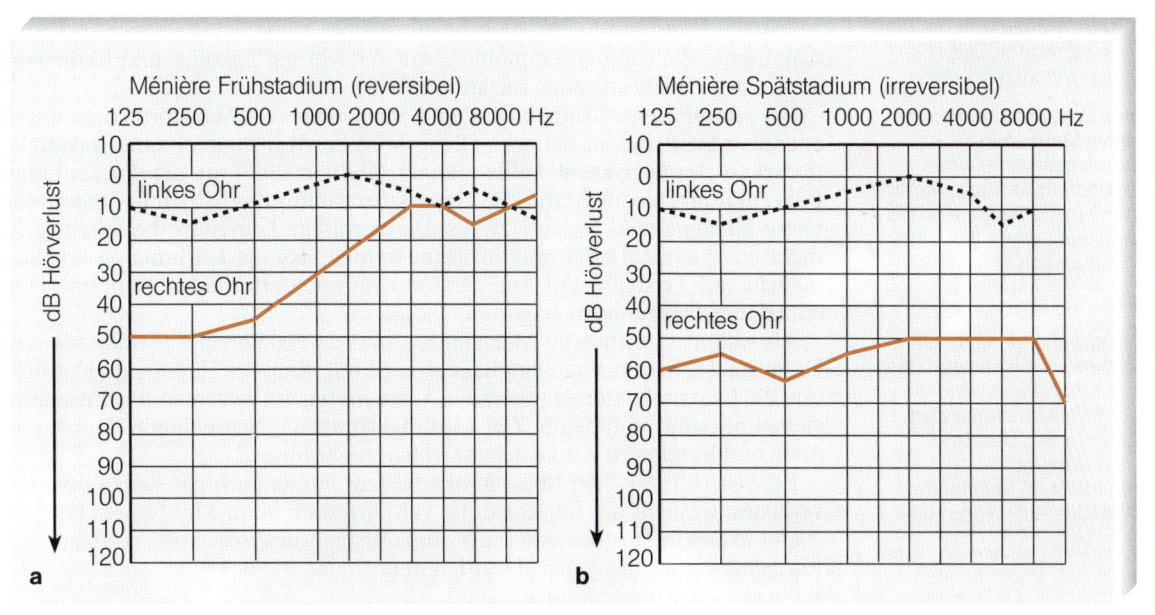

**Abb. 85a, b: Audiogramm bei M. Ménière rechts im Früh- und Spätstadium.** Zur besseren Übersicht wurden jeweils die Hörkurven beider Ohren in ein Formular eingetragen.

Zwischen den Anfällen kann beidseits Normalhörigkeit im Audiogramm zu sehen sein.

Ein in der Diagnostik des M. Ménière erstaunlich gut verwertbarer Hörtest ist der sogenannte »**Glyzerintest**«: Glyzerin wird oral in Mengen von 1,5 g/kg Körpergewicht gegeben. Etwa zwei bis drei Stunden später kann das Audiogramm bei M. Ménière eine deutliche Besserung des Hörvermögens zeigen. Außerdem können auch Schwindelbeschwerden des Patienten nach dem Glyzerinschluck gebessert sein. Grundlage für diesen Test und seine Effekte ist eine Änderung des osmotischen Drucks im Endolymphschlauch durch das eingenommene Glyzerin. Fällt der Test negativ aus, so schließt dies einen M. Ménière nicht aus!

Die zum Ausschluß anderer Ursachen für die Symptomatik in der Regel durchgeführte **Röntgendiagnostik** der Felsenbeine zeigt beidseits Normalbefunde.

*Differentialdiagnose.* Ein **Akustikusneurinom** sowie der benigne, paroxysmale Lagerungsnystagmus und ein kongenitales Cholesteatom müssen ausgeschlossen werden.

Vor allem bei atypischen Verlaufsformen kommen differentialdiagnostisch ferner ein **Hörsturz** (siehe dort) und alle Erkrankungen in Betracht, die mit plötzlichem Hörverlust und/oder Tinnitus einhergehen.

> *Merke.* Die Diagnose »M. Ménière« sollte aber nur gestellt werden, wenn eindeutig das gesamte Krankheitsbild mit Symptomentrias erkennbar ist.

*Therapie.* Eine kausale Therapie des M. Ménière ist nicht bekannt. Man hat aber zahlreiche konservative und operative Behandlungsmethoden vorgeschlagen. Es ist schwierig, die Wirksamkeit der einzelnen Methoden statistisch zuverlässig zu überprüfen, weil schon bei unbehandelten Patienten die Variabilität des Verlaufs ausgeprägt ist.

Im **Anfall** steht eine **symptomatische Behandlung** im Vordergrund. Man gibt Antivertiginosa (Dimenhydrinat [Vomex®]) und sorgt wegen des Erbrechens für einen Ausgleich von Flüssigkeit und Elektrolyten. In der Regel werden die Patienten stationär aufgenommen. Nach dem Anfall wird meist eine durchblutungsfördernde Therapie begonnen. Sie kann in der Gabe von hyperosmolaren Lösungen (Dextran 40 [Rheomacrodex®]) oder von Pentoxifyllin (Trental®) zur Verbesserung der Fließeigenschaften des Blutes durch Hemmung der Erythrozytenaggregationsneigung bestehen. Die Gabe von Betahistin-Präparaten (Aequamen®) kann die Intensität der Beschwerden auf Dauer mindern.

Diuretika (Chlorthalidon, Chlorothiazid, Hydrochlorothiazid) sollen den Abbau des Hydrops fördern, sind aber umstritten. Darüber hinaus werden häufig diätetische Maßnahmen empfohlen, wie Verzicht auf Nikotin- und Kaffeekonsum sowie Einhaltung einer salzarmen Diät.

Bei schweren, medikamentös nicht behandelbaren Verlaufsformen kommen **operative Methoden** in Betracht. Häufig wird durch Instillation eines **vestibulotoxischen Aminoglykosid-Antibiotikums** (Gentamicin®) in die Paukenhöhle über ein Röhrchen im Trommelfell eine Ausschaltung des Labyrinths angestrebt. Diese Therapie wird fortgesetzt, bis das betroffene Labyrinth thermisch nicht mehr erregbar ist. Dabei muß beachtet werden, daß die Hörfunktion erhalten bleiben soll. Deshalb sind Audiogrammkontrollen erforderlich, um eine Hörschädigung frühzeitig zu erkennen.

Als weitere chirurgische Maßnahmen sind die **Sakkotomie** (Schlitzung und Drainage des Saccus endolymphaticus zur Entlastung des Endolymphhydrops) und die Labyrinthektomie (operative Ausräumung des gesamten Bogengangssystems) bekannt. In jüngerer Zeit wird manchmal die **Neurektomie** (Durchtrennung und Resektion) des Gleichgewichtsnervs bevorzugt.

Bei den chirurgischen Maßnahmen besteht immer auch das Risiko des Hörverlustes, weshalb die Entscheidung zur Operation beim M. Ménière entsprechend kritisch getroffen und auch vom Ausmaß des evtl. noch vorhandenen Restgehörs abhängig gemacht werden muß.

## 7.12 Peripher-vestibuläre Erkrankungen

*Prognose.* Es ist zu beachten, daß es atypische Verlaufsformen des M. Ménière gibt, bei denen einzelne Symptome, die sonst als typisch gelten, schwach ausgeprägt sind. Vor allem in der Anfangsphase der Erkrankung können bei den Anfällen die vestibulären Symptome noch fehlen, so daß zunächst nur Tinnitus bzw. ein plötzlicher Hörverlust diagnostiziert wird. Erst im späteren Verlauf wird dann der gesamte Symptomenkomplex deutlich. Manche Patienten haben – unabhängig davon, ob sie behandelt werden oder nicht – lange Remissionsphasen zwischen den Anfällen.

Etwa 80 bis 90 % der Patienten erfahren im Lauf der Zeit jedoch eine deutliche spontane Besserung im Sinne eines Rückgangs der Anfallshäufigkeit und Anfallsintensität. Mit der Zeit, d. h. im Laufe von Jahren, nimmt aber das Hörvermögen immer mehr ab. Viele Patienten, bis zu 45 %, entwickeln bei längerem Verlauf einen **beidseitigen** M. Ménière.

**K** *Der klinische Fall.* Ein 42 Jahre alter Mann berichtet über seit einer Woche bestehende rezidivierende Schwindelanfälle, die jeweils stundenlang anhalten, verbunden mit einem Ohrensausen und einer Hörminderung rechts. Die Anfälle treten in einem Abstand von ca. ein bis zwei Tagen auf. Bereits vor den Anfällen käme es zu einem Taubheitsgefühl »wie Watte« im Ohr und Übelkeit, meist erbreche er auch während dieser Attacken. Er habe den Eindruck, auch im schwindelfreien Intervall schlechter zu hören.

Das Audiogramm zeigt rechts einen pancochleären Hörverlust von 45 dB, links einen altersentsprechenden Normalbefund. Die überschwelligen Hörprüfungen sind ebenso wie die Röntgenaufnahmen nach Schüller und Stenvers sowie das CT der Felsenbeine und die virusserologischen Blutbefunde unauffällig. Der Patient ist internistisch gesund. Bei der Frenzel-Untersuchung fällt ein niedrig-frequenter Spontannystagmus nach links auf. Bei der thermischen Prüfung zeigt sich eine Mindererregbarkeit des rechten Labyrinthes, die sich auch im Elektronystagmogramm dokumentieren läßt. Es wird die Diagnose eines Morbus Ménière gestellt und eine Medikation empfohlen. Nach einer Woche stellt sich der Patient im akuten Anfallsstadium nochmals vor mit heftigem Spontannystagmus nach links, verstärktem Tinnitus und einer um 20 dB schlechteren Hörschwelle, bevorzugt bei den tiefen Frequenzen. Da eine starke vegetative Begleitreaktion vorliegt, wird der Patient stationär aufgenommen. Unter der eingeleiteten rheologischen und antivertiginösen Therapie bessert sich der Zustand innerhalb von einigen Stunden. Zur zusätzlichen Sicherung der Diagnose erfolgt ein Glyzerintest, welcher positiv ausfällt, d. h. daß in drei benachbarten Frequenzen im Audiogramm die Hörschwelle um mindestens 10 dB ansteigt. Nach fünf Tagen kann der Patient beschwerdefrei entlassen werden, das Abschlußaudiogramm hatte sich auf den Stand des Vor-Audiogramms gebessert, es bestand kein Spontannystagmus mehr. Der Patient wurde über den Umgang mit seiner Erkrankung informiert und darüber aufgeklärt, daß in Zukunft das Hörvermögen noch weiter abnehmen könne.
**Diagnose:** Morbus Ménière rechts.

## Lermoyez-Syndrom

*Definition.* Erkrankung mit anfallsweise auftretendem Schwindel.

*Klinik.* Als Lermoyez-Syndrom ist eine seltene Erkrankung bekannt, die dem M. Ménière sehr ähnlich ist. Allerdings kommt es dabei während des Schwindelanfalls zu einer **vorübergehenden Verbesserung** des Hörvermögens.

Im übrigen entspricht diese Erkrankung in Diagnostik und Therapie dem M. Ménière.

## Akuter, einseitiger Vestibularisausfall (Neuronitis bzw. Neuritis vestibularis)

*Definition.* Plötzliche, einseitige, peripher-vestibuläre Störung mit Drehschwindel, Übelkeit und Erbrechen.

*Ätiologie und Pathogenese.* Die Ursache der Störung ist nicht geklärt. Man geht davon aus, daß, z. B. aufgrund eines Virusinfektes (»Neuronitis vestibularis«), eine akute Mikrozirkulationsstörung im Bereich des Labyrinthes vorliegt, die nur das Gleichgewichtsorgan betrifft.

**Klinik.** Der plötzliche **Drehschwindel** ist verbunden mit **Übelkeit** und **Erbrechen**. Dem akuten Zustand folgt ein weniger ausgeprägter Dauerschwindel mit Gangunsicherheit, die mehrere Wochen anhalten kann.

Weitere Innenohrsymptome, wie Tinnitus und Hörminderung, fehlen typischerweise.

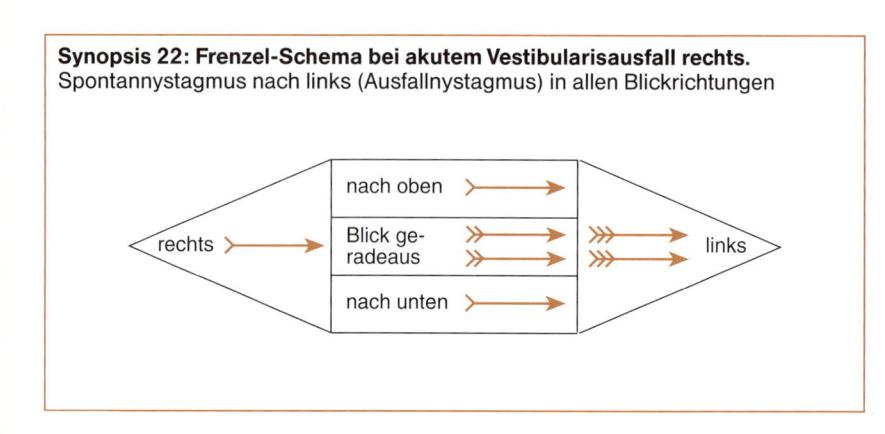

---

**Synopsis 22: Frenzel-Schema bei akutem Vestibularisausfall rechts.**
Spontannystagmus nach links (Ausfallnystagmus) in allen Blickrichtungen

| rechts → | nach oben → | →→→ links |
| | Blick geradeaus ⇒⇒ | |
| | nach unten → | |

---

**Diagnostik.** Im akuten Stadium findet man einen Spontannystagmus zur gesunden Seite (»**Ausfallnystagmus**«), der häufig durch thermische Reizung (z.B. durch Warmspülung des erkrankten Ohres oder Kaltspülung des gesunden Ohres) nicht umkehrbar ist *(Synopsis 22)*.

Die vestibulospinalen Reaktionen lassen typischerweise ein Abweichen in Richtung der erkrankten Seite erkennen.

Das **ENG** zeigt eine Unter- oder Unerregbarkeit des erkrankten Labyrinths. Audiogramm und neurologischer Status sind normal.

**Differentialdiagnose.** Ein M. Ménière und der sog. benigne paroxysmale Lagerungsnystagmus kommen differentialdiagnostisch in Betracht, ebenso eine bakterielle Labyrinthitis.

**Therapie.** In der akuten Phase steht die symptomatische Behandlung mit Antivertiginosa (Vomex®) im Vordergrund. Gleichzeitig wird mit einer durchblutungsfördernden, intravenösen Therapie begonnen (Rheomacrodex®, Pentoxifyllin). Besteht der Verdacht auf eine bakterielle Infektion, so werden gleichzeitig Antibiotika gegeben.

Zur Beschleunigung der Normalisierung der Gleichgewichtsreaktionen können Übungen beitragen, mit denen das Gleichgewicht trainiert wird.

**Prognose.** Besonders bei Jugendlichen kommt es meist zu einer zügigen Rückbildung der Symptomatik. Bei älteren Patienten kann dagegen noch über Monate durch schnelle (Kopf-) Bewegungen ein Drehschwindel ausgelöst werden.

### Benigner paroxysmaler Lagerungsnystagmus (Cupulolithiasis)

> **Definition.** Peripher-vestibuläre Störung mit erheblichem Drehschwindel bei Einnahme einer bestimmten Lage.

**Ätiologie und Pathogenese.** Man nimmt an, daß kleine Fragmente (vor allem Otolithen von Sacculus und Utriculus) sich im Bogengangssystem gelöst haben und bei Einnahme einer bestimmten Lage in Kontakt mit einer Ampulle bzw. Cupula eines Bogenganges geraten (besonders des hinteren Bogenganges). Vor allem bei älteren Patienten sollen auch kleine, losgelöste Kalkpartikel diese Störung hervorrufen können.

Gelegentlich ist das Krankheitsbild nach Schädeltraumen oder Ohroperationen zu beobachten.

**Klinik.** Bei bestimmten Bewegungen (z.B. Umdrehen im Liegen) tritt nach einer Latenz von etwa fünf Sekunden ein deutlicher Drehschwindel mit Übelkeit auf. Häufig ist bei der Umlagerung das betroffene Ohr nach unten positioniert. Die Anfälle dauern meist kürzer als eine Minute.

**Diagnostik.** Hörvermögen und neurologischer Status sind unauffällig.

Der Patient weist im Anfall einen rotatorischen Nystagmus zur betroffenen Seite auf. Der Nystagmus dauert nicht länger als der Schwindel und ist deshalb meist nur für 10 bis 20 Sekunden deutlich sichtbar. Nach schnellem Aufrichten kann der Nystagmus seine Richtung ändern.

**Differentialdiagnose.** Ein Lagerungsschwindel kann auch durch zentrale Erkrankungen hervorgerufen werden, wie Kleinhirntumoren, Tumoren des IV. Ventrikels, multiple Sklerose u.a..

**Therapie.** Sehr oft kommt es zu Spontanheilungen. Die Normalisierung kann beschleunigt werden, wenn die Patienten bestimmte Lagerungsübungen durchführen. Dazu gehört auch die mehrmals am Tag wiederholte Einnahme der Schwindellage, kombiniert mit der entsprechenden Lagerung auf die Gegenseite.

## Vestibuläre Läsion durch toxische Medikamente

**Definition.** Periphere Gleichgewichtsstörungen durch Medikamente.

**Ätiologie und Pathogenese.** Viele ototoxische Medikamente sind auch geeignet, das vestibuläre Organ auszuschalten. Vor allem sind Aminoglykosid-Antibiotika (z.B. Gentamicin®) zu nennen, die beidseitige, seltener auch einseitige Labyrinthausfälle hervorrufen können.

Für die Ätiopathogenese gelten die schon für die hörschädigende Wirkung dieser Pharmaka ausgeführten Zusammenhänge.

Die vestibulotoxische Eigenschaft der Aminoglykoside kann man sich therapeutisch bei der Behandlung des M. Ménière zunutze machen (s. dort).

## Cogan-Syndrom

**Definition.** Interstitielle Keratitis mit Uveitis und vestibulocochleären Störungen.

**Ätiologie und Pathogenese.** Pathologisch findet man eine systemische, nekrotisierende Vaskulitis vom Typ der Polyarteriitis.

**Klinik.** Die meist jungen Patienten leiden unter Ménière-ähnlichen Schwindelanfällen, Lichtscheu und Brennen in den Augen sowie Hörverlust und Tinnitus.

**Therapie.** Versuchsweise kommt, nach interdisziplinärer Absprache, eine Infusionstherapie mit Dextran (Rheomacrodex®) in Betracht. Darüber hinaus wird Cortison und eventuell ein Immunsuppressivum (z.B. Azathioprin [Imurek®]) gegeben.

**Prognose.** Die Krankheit verläuft progredient schleichend mit einseitigem Beginn, erfaßt dann aber auch die Gegenseite. Im allgemeinen heilt die Keratitis ab, während Gleichgewichts- und Hörstörungen bestehen bleiben.

## Syphilis des Innenohres

Bei Patienten mit kongenitaler oder erworbener Syphilis des Innenohres sind (insgesamt selten) Symptome beschrieben worden, die einem **M. Ménière** sehr ähnlich sind.

## Otosklerotisches Innenohrsyndrom

Auch bei der Otosklerose sind (selten) Symptomenkomplexe ähnlich dem **M. Ménière** beobachtet worden. Dabei sind aber die Schwindelzustände weniger ausgeprägt. Wird bei solchen Patienten eine Stapedektomie bzw. Stapesplastik durchgeführt, werden die Beschwerden häufig gelindert.

Bei den Erkrankungen mit Schwindel sind ferner zu nennen die **Labyrinthitis** *(vgl. Seite 167ff.)*, die **Labyrinthfistel** *(vgl. Seite 143)* und **Traumen** *(vgl. Felsenbeinfrakturen, Seite 151)*.

## 7.13 Kinetosen (»Reisekrankheiten«)

*A. Berghaus*

> **Definition.** Bei den sog. »Reisekrankheiten« handelt es sich um eine **physiologische** Reaktion auf eine besonders starke Beanspruchung des Gleichgewichtssystems.

***Ätiologie und Pathogenese.*** Die Symptomatik wird dadurch ausgelöst, daß dem gesamten Gleichgewichtssystem starke, scheinbar nicht zueinander passende Informationen unterschiedlicher Sinnesorgane zugeleitet werden (»Datenkonflikt«). Zu den Informationen vom Bogengangsystem und den Otolithen kommen optische, propriozeptive und akustische Reize, die nicht immer in Einklang gebracht werden können. Zum Beispiel entsteht beim Lesen im fahrenden Auto für das Auge ein stabiler optischer Eindruck, während im übrigen durch propriozeptive und akustische Informationen Signale von Bewegungen vermittelt werden.

Bei Beifahrern bzw. Fahrgästen kommt eine Kinetose wesentlich häufiger vor als bei den Fahrzeuglenkern, die eine bessere Kontrolle über die zumindest teilweise von ihnen selbst gesteuerten Fahrzeugbewegungen haben.

Auch unphysiologisch starke Einzelreize (Karussellfahren etc.) können durch Überbeanspruchung zur Kinetose führen. Dies gilt besonders für Bewegungen, die das Bogengangsystem reizen.

***Klinik.*** Zu Beginn zeigt sich die »Krankheit« mit **Müdigkeit**, allgemeinem **Unwohlsein** und **Blässe**. Bei Fortbestehen der Bewegungsreize kommt es schnell zur Entwicklung von **Schwindel**, **Schwächegefühl**, Kaltschweißigkeit und schließlich auch **Würgreiz** mit **Erbrechen** im Schwall. Die Kinetose ist oft mit **Angstzuständen** verbunden.

***Therapie.*** Häufig ist es bei der See- und anderen Reisekrankheiten hilfreich, eine angenehme Kopfhaltung (am besten in Fahrtrichtung) mit stabilisiertem Blickfeld beizubehalten (z.B. auf See: Beobachtung des Horizonts). Im Auto sollten Ungeübte das Lesen während der Fahrt unterlassen. Unter Umständen muß die Fahrgeschwindigkeit reduziert werden.

Zur Prophylaxe von Kinetosen verwendete Medikamente wirken meist auch zentral sedierend und vermindern das Reaktionsvermögen. Dies ist bei der Verordnung vor allem an Kraftfahrzeugführer zu berücksichtigen. In Betracht kommt die Behandlung mit Antiemetika wie Dimenhydrinat (Vomex A®), Meclozin (Bonamine®) und ähnlichen Präparaten.

## 7.14 »Retrolabyrinthäre« und andere Erkrankungen mit Schwindel

*A. Berghaus*

### 7.14.1 Akustikusneurinom

> **Definition.** Gutartiger Tumor im inneren Gehörgang oder Kleinhirnbrückenwinkel, der vom N. vestibularis ausgeht.

***Ätiologie und Pathogenese.*** Der gutartige Tumor entsteht aus den Schwannschen Zellen des Neurilemms des **N. vestibularis**. Das mittlere Lebensalter ist bevorzugt (30 bis 60 Jahre).

Im Rahmen der als Morbus Recklinghausen bekannten Neurofibromatose kommt es nicht selten zur doppelseitigen Ausbildung von Akustikusneurinomen. Der Tumor wächst hauptsächlich im inneren Gehörgang, Porus acusticus internus und/oder Kleinhirnbrückenwinkel.

Man unterscheidet nach der Lokalisation:
- **intrameatale (laterale)** Akustikusneurinome mit Sitz im inneren Gehörgang,
- **intra-/extrameatale (mediolaterale)** Akustikusneurinome mit Sitz im Porus acusticus internus, teils aber auch im inneren Gehörgang und Kleinhirnbrückenwinkel sowie
- große **mediale** Akustikusneurinome, die überwiegend im Kleinhirnbrückenwinkel entstanden sind.

Intrameatale Tumoren sind meist 1 bis 8 mm, intra-/extrameatale bis 25 mm und große mediale Tumoren oft über 25 mm und bis zu mehreren Zentimetern groß.

Akustikusneurinome machen etwa acht Prozent aller Hirntumoren und etwa 80% aller Kleinhirnbrückenwinkeltumoren aus.

***Klinik.*** Ein Akustikusneurinom führt je nach Sitz zu retrocochleären bzw. retrolabyrinthären Störungen im Verlauf des VIII. Hirnnervs oder zu zentralen Schädigungen. Je weiter lateral der Tumor lokalisiert ist, um so mehr Symptome von seiten peripherer Strukturen hat er zur Folge (**»Herdsymptome«**). Mediolaterale Tumoren können zusätzlich sogenannte **»Nachbarschaftssymptome«** hervorrufen, die sich durch Mitbeteiligung z.B. des N. trigeminus und des Kleinhirns erklären. Große mediale Tumoren können zwar zu leichten Herdsymptomen, aber vor allem ausgeprägten Nachbarschafts- und im weiteren Verlauf auch **Hirndrucksymptomen** führen.

Die bei den lateralen Akustikusneurinomen zu beobachtenden **Herdsymptome** sind vor allem die einseitige, sensorineurale **Schwerhörigkeit**, häufig mit einseitigem **Tinnitus**.

Etwa 50% der Patienten stellen als erstes Symptom eine **Hörminderung** fest, die zu etwa 5 bis 10% plötzlich auftritt.

**Schwindel** oder **Gleichgewichtsstörungen** sind anfangs meist nur diskret vorhanden oder fehlen ganz.

> **Merke.** Diese Symptome entwickeln sich im allgemeinen langsam, aber z.B. durch eine Einblutung in den Tumor kann es auch zu einer plötzlichen Verschlechterung kommen. So kann das **Krankheitsbild eines Hörsturzes vorgetäuscht** werden.

Selten ist **Schwindel** das erste Symptom, aber zum Zeitpunkt der sicheren Diagnose eines Akustikusneurinoms ist meist schon eine vestibuläre Störung nachweisbar. Der Schwindel wird häufiger als »Gangunsicherheit« beschrieben. Früher sah man bei bis zu 75% der Patienten mit Akustikusneurinom Symptome von seiten des N. trigeminus, d.h. Gesichtsschmerzen oder einseitige Sensibilitätsstörungen. Die moderne Diagnostik mit der Möglichkeit der Früherkennung hat die Häufigkeit dieser Symptomatik deutlich reduziert. Eine Schwäche des Gesichtsnervs ist ebenfalls ungewöhnlich geworden: weniger als 10% der betroffenen Patienten weisen dieses Spätsymptom auf, das durch Kompression oder Dehnung des N. facialis zu erklären ist.

Im Sinne von »Nachbarschaftssymptomen« kann sich weiterhin eine Funktionsstörung des N. abducens mit Doppelbildern entwickeln. Bei Druck auf die Brücke und das Kleinhirn kommt es zur Ataxie und zu Gangstörungen.

Zeichen von zunehmendem Hirndruck durch Tumorwachstum sind schließlich starke, vor allem okzipitale Kopfschmerzen, Sehstörungen und Verlust der Sehkraft unter Entwicklung einer Stauungspapille, Erbrechen im Strahl und zunehmende Persönlichkeitsveränderungen.

*Diagnostik.* Entsprechend der Reihenfolge der auftretenden Symptome wird beim Akustikusneurinom meist zunächst eine audiologische, dann auch vestibuläre, radiologische und neurologische Diagnostik betrieben. Die meisten Patienten mit Akustikusneurinom haben eine **Schallempfindungsstörung**, überwiegend im Hochtonbereich.

> *Merke.* Jede einseitige Schallempfindungsschwerhörigkeit (z.B. mit dem Bild eines Hörsturzes) muß soweit abgeklärt werden, daß ein Akustikusneurinom mit hoher Wahrscheinlichkeit ausgeschlossen werden kann!

Im Vergleich zur Tonaudiometrie ist der **Diskriminationsverlust** im Sprachaudiogramm oft auffallend groß. Typischerweise handelt es sich um eine **retrocochleäre** Hörstörung mit **negativem Recruitment** (Fowler-Test) sowie pathologischem Schwellenschwundtest, pathologischer Hörermüdung im Békésy-Audiogramm, erhöhter Stapediusreflexschwelle und deutlicher **Stapediusreflexermüdung**. Eine sehr wichtige Hörprüfung bei Verdacht auf ein Akustikusneurinom ist die Hirnstammaudiometrie (**BERA**; brainstem evoked response audiometry). Besonders eine Latenzzeitverzögerung der Welle V auf der betroffenen Seite gegenüber der gesunden Seite (Differenz über 0,4 ms) ist hochverdächtig auf eine Schädigung im Bereich des VIII. Hirnnervs *(siehe Abbildung 86).*

> *Merke.* Allerdings ist zu beachten, daß bis zu 20% der betroffenen Patienten eine cochleäre (Innenohr-) Schwerhörigkeit aufweisen können. Eine mögliche Erklärung dafür ist die Annahme, daß es in diesen Fällen durch Tumordruck auf die A. labyrinthi im inneren Gehörgang zu einer cochleären Durchblutungsstörung mit Haarzellschaden gekommen ist.

**Vestibuläre Befunde.** Bei über 70% der Patienten zeigen die vestibulospinalen **Abweichreaktionen** (Romberg-, Unterberger-Test) einen auffälligen Befund. 70 bis 80% der Patienten haben zum Zeitpunkt der Diagnosestellung einen **Spontannystagmus** zur gesunden Seite. Der Spontannystagmus kann aber auch fehlen, man findet dann eventuell einen pathologischen Lagenystagmus. Optokinetische Störungen sind nicht regelmäßig nachweisbar. Je nach Tumorgröße ist bei 50 bis 90% der Patienten die **kalorische Erregbarkeit** des Labyrinths bei der thermischen Prüfung herabgesetzt oder erloschen.

Bei großen Tumoren findet man **Ataxien** mit oder ohne Richtungstendenz.

Bei Kompression des Hirnstamms kommt es zum Blickrichtungsnystagmus zur Tumorseite oder einem richtungswechselnden, unregelmäßigen Provokationsnystagmus. Der optokinetische Nystagmus kann gestört oder aufgehoben sein.

## 7.14.1 Akustikusneurinom

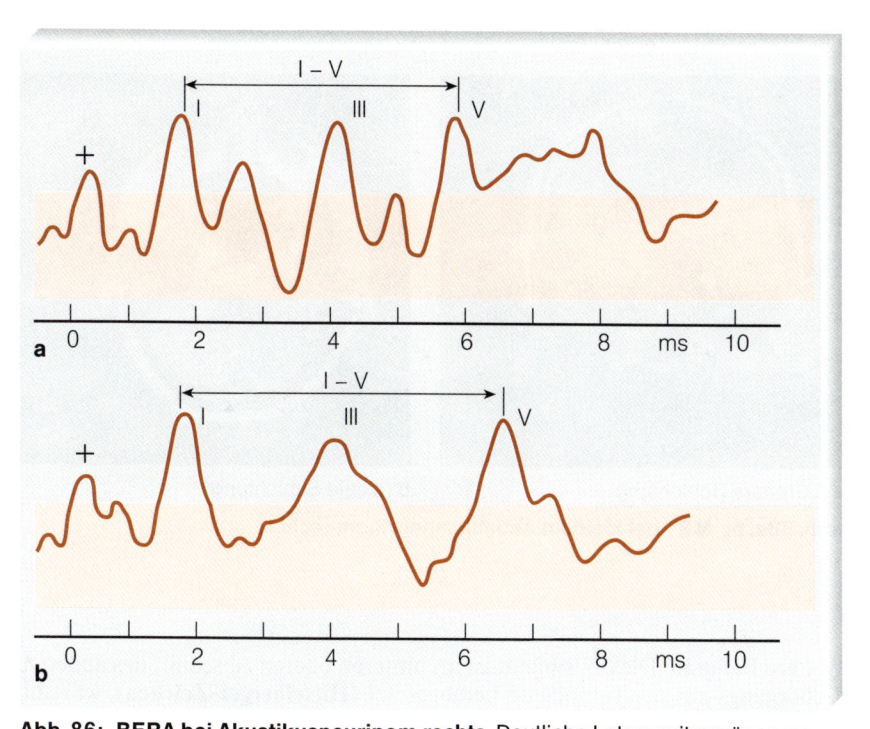

**Abb. 86: BERA bei Akustikusneurinom rechts.** Deutliche Latenzzeitverzögerung der Welle V auf der erkrankten rechten Seite.
**a links**: normales Potentialmuster mit normaler Interpeaklatenz zwischen Welle I und V.
**b rechts**: pathologisches Potentialmuster mit verlängerter Interpeaklatenz zwischen Welle I und V.

**Radiologische Diagnostik.** Das Tumorwachstum führt zur **Erweiterung des inneren Gehörgangs** und zum **Verschluß des Porus acusticus internus**. Mit gezielter röntgenologischer Diagnostik können diese Veränderungen häufig schon frühzeitig sichtbar gemacht werden. Allerdings sieht man in der Röntgenaufnahme nach **Stenvers** nur bei etwa der Hälfte der Akustikusneurinome eine Gangerweiterung, während bei Schichtaufnahmen einschließlich des Computertomogramms **(CT)** etwa 80 % der Aufweitungen des inneren Gehörgangs erkannt werden können. Die Computertomographie wird mit Kontrastmittelgabe durchgeführt *(siehe Abbildung 87)*.

**Radiologische Diagnostik**
Das Tumorwachstum führt zur **Erweiterung des inneren Gehörgangs** und zum **Verschluß des Porus acusticus internus**. In der Röntgenaufnahme nach **Stenvers** sieht man nur etwa die Hälfte, im **CT** etwa 80 % der Aufweitungen des inneren Gehörgangs *(s. Abb. 87)*.

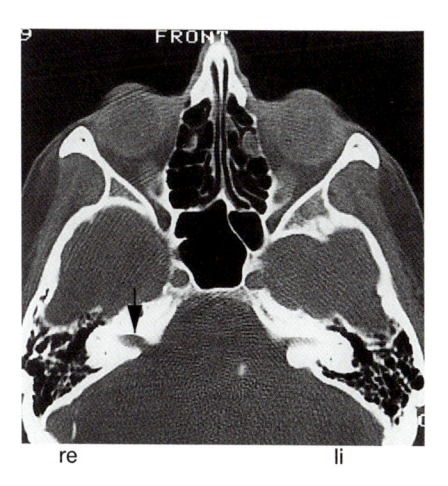

**Abb. 87: CT bei Akustikusneurinom rechts.** Deutliche Aufweitung des inneren Gehörgangs (Pfeil ↓) im Vergleich zur gesunden linken Seite.

Einen wesentlichen Beitrag in der Frühdiagnostik dieser Tumoren kann die Magnetresonanztomographie **(MRT)** leisten, insbesondere bei der Verwendung des Kontrastmittels Gadolinium-DPTA *(siehe Abbildung 88)*. Damit sind selbst kleinste Tumoren bildgebend darstellbar.

Einen wesentlichen Beitrag in der Frühdiagnostik kann die **MRT** leisten *(s. Abb. 88)*.

durch Kontrastmittel deutlich markierter Tumor

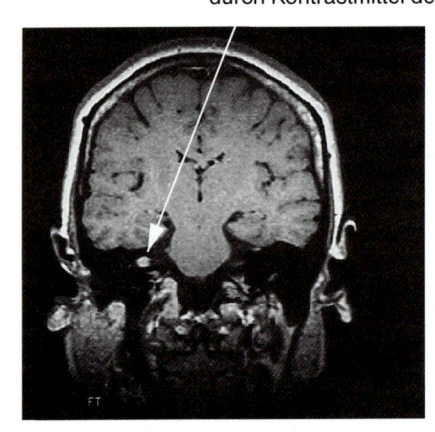

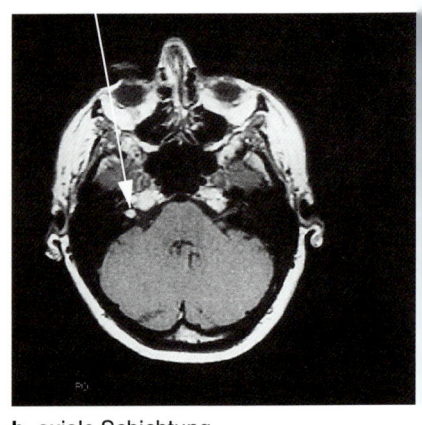

a  coronare Schichtung  b  axiale Schichtung

**Abb. 88a, b:  MRT bei kleinem Akustikusneurinom rechts.**

**Weitere Befunde**
Die Sensibilität ist im äußeren Gehörgang herabgesetzt (**Hitselberger-Zeichen**). Erhöhter Hirndruck wird durch eine **Stauungspapille** erkennbar. Die **Lumbalpunktion** kann eine Erhöhung des Gesamteiweißes über das Doppelte aufweisen.

**Differentialdiagnose**
Hörsturz, M. Ménière und Tumoren.

**Therapie**
Die kausale Therapie ist die chirurgische Entfernung.

**Prognose**
Die Symptomatik beginnt diskret, die Diagnose wird oft spät gestellt. Vor allem bei kleinen Tumoren ist die Prognose gut. Unbehandelt können sie zum Tode führen.

**Weitere Befunde:** Die Sensibilität ist im hinteren oberen Abschnitt des äußeren Gehörgangs auf der Tumorseite herabgesetzt (**Hitselberger-Zeichen**), was auf Funktionsstörungen von Fasern des N. intermedius zurückzuführen ist.

Der **Kornealreflex** auf der betroffenen Seite kann herabgesetzt sein.

Erhöhter Hirndruck wird durch eine beim Spiegeln des Augenhintergrundes sichtbare **Stauungspapille** erkennbar.

Die **Lumbalpunktion** kann eine Erhöhung des Gesamteiweißes über das Doppelte aufweisen, ohne entsprechende Erhöhung der Zellzahl.

***Differentialdiagnose.*** Hörsturz, Morbus Ménière und andere Tumoren des Kleinhirnbrückenwinkels (Meningiome, Epidermoide, maligne Tumoren bzw. Metastasen, Angiome) müssen ausgeschlossen werden.

***Therapie.*** Die kausale Therapie der Akustikusneurinome ist die chirurgische Entfernung auf oto- und/oder neurochirurgischem Weg.

Kleine, intrameatale, aber auch mittelgroße Tumoren werden meist auf **transtemporalem** Weg durch die Schläfenbeinschuppe von der mittleren Schädelgrube aus entfernt. Dabei kann das Gehör in mindestens 20 % der Fälle erhalten bleiben. Besonders bei mittelgroßen Tumoren kommt auch das Vorgehen durch das Labyrinth (**translabyrinthär**) in Betracht. Große Tumoren werden meist auf neurochirurgischem Weg von **subokzipital** her angegangen.

***Prognose.*** Akustikusneurinome wachsen langsam, weshalb die Symptomatik sehr diskret beginnt und die Diagnose oft relativ spät gestellt wird. Besonders bei älteren Patienten (über 60 Jahre) ist extrem langsames Tumorwachstum beobachtet worden.

Vor allem bei kleinen, aber auch bei mittelgroßen Tumoren ist die Prognose gut. Unbehandelt können Akustikusneurinome allerdings unter zunehmender zentraler Symptomatik auch zum Tode führen.

**K** ***Der klinische Fall.*** Eine 43jährige Frau klagt seit einem halben Jahr über diffuse, sehr diskrete Gleichgewichtsstörungen ohne Übelkeit oder Erbrechen, eine leicht zunehmende Hörminderung links und Tinnitus links. Ansonsten sei sie gesund. Der HNO-Spiegelbefund ist regelrecht. Bei der Hörprüfung ist eine linksseitige Hochtonschallempfindungsschwerhörigkeit mit Schrägabfall der Hörkurve ab 2 kHz auf maximal 45 dB bei 8 kHz feststellbar; rechts liegt altersentsprechendes Hörvermögen vor. Im Sprachaudiogramm fällt ein Diskriminationsverlust für Einsilber von 30 % auf. Die überschwelligen Hörtests (Fowler, SISI, Carhart) zeigen regelrechte Befunde. Bei der Hirnstammaudiometrie (BERA) fällt jedoch eine Latenzverzögerung der Welle V links auf. Die Röntgenaufnahmen nach Stenvers und das Computertomogramm ergeben keinen pathologischen Befund. Bei der Frenzel-Untersuchung fehlen sowohl Spontannystagmus, als auch Provokationsnystagmus. Die Abweichreaktionen (Romberg, Unterberger) sind regelrecht. Bei der Elektro-

nystagmographie fällt aber eine signifikante Mindererregbarkeit des linken Labyrinthes auf. Deshalb wird eine kraniale Kernspintomographie mit Kontrastmittel durchgeführt. Dabei stellt sich eine kleine Raumforderung im Meatus acusticus internus im Verlauf des VIII. Hirnnervs dar. Aufgrund dieses Befundes erfolgt die Operation auf transtemporalem Wege. Es findet sich im inneren Gehörgang, porusnah, ein ca. 2 mm großer Tumor, der exstirpiert wird. Histologisch handelt es sich um ein Schwannom. Postoperativ resultiert außer einer temporären, partiellen Fazialisparese eine Zunahme der Schallempfindungsstörung links um 20 dB.
**Diagnose:** Akustikusneurinom links.

## 7.14.2 Multiple Sklerose (Encephalomyelitis disseminata)

**Definition.** Schubartig oder chronisch progredient verlaufende Entmarkungskrankheit von Gehirn und Rückenmark unbekannter Ätiologie.

**Ätiologie und Pathogenese.** Die Ursachen sind nicht geklärt. Pathohistologisch findet man **Demarkations-** und **Entmarkungsherde** mit Markscheidenzerfall im ZNS.

**Klinik.** Das Krankheitsbild der multiplen Sklerose weist zahlreiche Variationen auf. Vorwiegend sind jüngere Patienten (unter 40 Jahre) betroffen. Als typisch gilt eine **zentralvestibuläre** Symptomatik mit diffusem Schwindel und der sogenannten **Charcot-Trias: Nystagmus, skandierende Sprache** und **Intentionstremor.** Diese Symptome müssen aber vor allem im Frühstadium nicht gemeinsam vorkommen. Skandierende Sprache und Tremor haben nur etwa 15 % der Patienten. Schwindel haben etwa 30 % aller Patienten mit multipler Sklerose, ein Nystagmus ist bei 40 bis 70 % nachweisbar.

Der Nystagmus kann unterschiedliche Formen aufweisen. Pathognomonisch für die Erkrankung ist der **dissoziierte Nystagmus** (das abduzierende Auge schlägt schneller als das adduzierende). Auch ein richtungsbestimmter Nystagmus kommt vor. Ein gleichzeitiger **Hörverlust** betrifft meist einseitig die hohen Frequenzen. Er tritt plötzlich auf und kann sich nach unterschiedlich langer Zeit erholen.

**Diagnostik.** Im Frühstadium ist eine definitive Diagnosestellung häufig noch nicht möglich. Später werden mit Hilfe der Elektronystagmographie (ENG), durch akustisch evozierte Potentiale, die Magnetresonanztomographie (**MRT**) und evtl. das Computertomogramm die Herde leichter lokalisierbar *(siehe Abbildung 89).*

Im Liquor können immunologische Befunde den Verdacht erhärten (Elektrophorese).

**Therapie.** Eine kausale Therapie ist nicht bekannt. Zur Zeit werden unterschiedliche Therapieschemata nebeneinander angewandt. Dazu gehören immunsuppressive Maßnahmen mit Kortikosteroiden und Zytostatika. Bezüglich der Gleichgewichtsstörungen sind physikalische Therapie und Spezialübungsprogramme hilfreich.

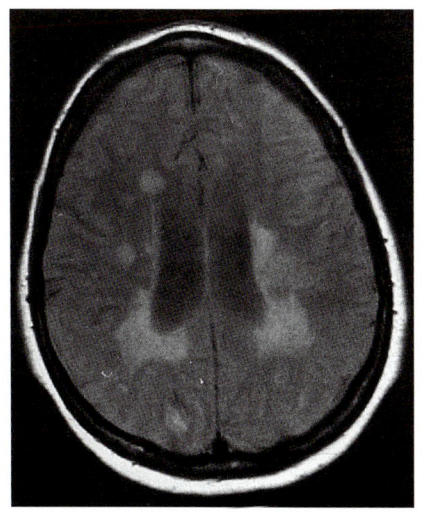

**Abb. 89:** MRT bei multipler Sklerose: **Entmarkungsherde** ($T_2$-gewichtetes Bild)

### 7.14.3 Andere, zentrale Ursachen von Schwindel

**Definition.** Schwindel, dessen Ursache in den zentralen Segmenten der Gleichgewichtsnerven bzw. intrazerebral liegt.

**Ätiologie und Pathogenese.** Die zentralen Ursachen von Schwindel werden ausführlich in den **Lehrbüchern der Neurologie** beschrieben.

**Differentialdiagnose.** In der *Tabelle 23* sind die wichtigsten Krankheiten aufgeführt, soweit sie hier differentialdiagnostisch von Bedeutung sind.

**Tabelle 23: Zentrale Schwindelursachen**

- Akustikusneurinom (abhängig von der Lokalisation)
- zerebelläre und zerebrale Tumoren
- multiple Sklerose
- Epilepsie (Temporallappenanfälle)
- vertebrobasiläre Migräne
- Schädeltrauma
- Zoster oticus
- Durchblutungsstörungen
  - vertebrobasiläre Insuffizienz
  - Wallenberg-Syndrom
- Medikamentennebenwirkungen
- Systemerkrankungen
- Syringobulbie
- Arnold-Chiari-Syndrom.

### 7.14.4 Halsbedingter (zervikaler) Schwindel

**Definition.** Gleichgewichtsstörungen, die durch HWS-Läsion begründet sind.

**Ätiologie und Pathogenese.** Erkrankungen mit Schwindel (und Nystagmus) werden vor allem dann auf Ursachen im Halsbereich zurückgeführt, wenn die Beschwerden bei einer bestimmten Haltung des Kopfes gegenüber dem Körper auftreten (z.B: Rückwärtsfahren in einem Auto), oder wenn den Symptomen ein Schleudertrauma der Halswirbelsäule oder ein ähnliches Ereignis vorausgegangen ist.
 Es gibt unterschiedliche Theorien darüber, auf welchem Weg Störungen im Halsbereich zu Schwindel führen können.
- Eine **vaskuläre** Theorie beruht auf der Annahme von Gefäßstörungen im Bereich der A. vertebralis, die z.B. bei zusätzlicher Einengung des Gefäßes durch Kopfbewegungen eine Mangeldurchblutung im Gleichgewichtsorgan hervorrufen sollen.
- Nach einer **neuralen** Theorie wird eine Irritation sympathischer, periarterieller Nervengeflechte angenommen.
- Eine **Rezeptoren**-Theorie legt zugrunde, daß eine Funktionsstörung von neuralen Rezeptoren für die Positionierung der Hals- und Kopfgelenke zu Nystagmus und Gleichgewichtsstörungen führen kann.

**Klinik.** Nicht selten ist mit den Gleichgewichtsstörungen auch ein Tinnitus bzw. eine Schallempfindungsstörung verbunden. Klagt der Patient darüber hinaus über Schmerzen in Arm, Schulter, Nacken, Hinterkopf und/oder Hypästhesien im Arm, Globusgefühl, Dysphagie und weitere Beschwerden, so spricht man häufig von einem »Zervikalsyndrom«.

***Diagnostik.*** Bei der **manuellen Untersuchung** findet man ggf. druckschmerzhafte Muskelbereiche bzw. Wirbelfortsätze, Myogelosen und Muskelverspannungen des Schultergürtels. Die Bewegung des Kopfes und der Halswirbelsäule kann schmerzhaft eingeschränkt sein.

**Röntgenaufnahmen** des Halses weisen häufig Fehlstellungen der HWS auf, unter Umständen kombiniert mit Spondylophytenbildungen und Arthrosen der Unkovertebralgelenke. Die Foramina intervertebralia können eingeengt sein; in Einzelfällen trifft man auch auf HWS-Mißbildungen.

Die **Gleichgewichtsuntersuchung** zeigt nicht immer einen Spontannystagmus, häufiger einen Provokationsnystagmus, z.B. bei Umlagerung. Der **Halsdrehtest** fällt positiv aus: Nachweis eines richtungswechselnden Nystagmus bei Kopfdrehung gegenüber dem Oberkörper nach rechts bzw. links.

***Therapie.*** Zur Linderung der hauptsächlichen Beschwerden behandelt man zunächst symptomatisch. Beim Nachweis von Fehlstellungen bzw. Fehlfunktionen der HWS kommt eine physikalische Therapie und manualmedizinische Behandlung in Betracht.

## 7.14.5 Nichtvestibuläre Schwindelursachen

***Ätiologie und Pathogenese.*** Schwindel im weitesten Sinne wird häufig durch Störungen ausgelöst, die nicht das vestibuläre, sondern andere Organsysteme des Körpers betreffen. Die Qualität des Schwindels ist bei diesen Erkrankungen sehr variabel, unterscheidet sich aber meist vom typisch vestibulären Dreh- oder Liftschwindel.

Besonders bei **Herz-Kreislauf-Erkrankungen** findet man häufig Symptome, die vom Patienten als »Schwindel« angegeben werden, aber nicht als vestibuläres Symptom angesehen werden dürfen. Hierzu gehören z.B. Schwarzwerden vor den Augen, Sternchensehen, Schweißausbrüche, Ohnmacht, Kollaps, Herzrasen, Leere im Kopf, Kaltschweißigkeit, Benommenheit.

Ferner kann Schwindel durch **okuläre** Erkrankungen ausgelöst werden. Liegen Augenmuskellähmungen vor, so entpuppen sich die vom Patienten geklagten Schwindelbeschwerden häufig als Doppelbilder. Aber auch Refraktionsstörungen und Glaukome können mit »Schwindel«beschwerden einhergehen.

Einige häufigere Ursachen nichtvestibulär bedingten Schwindels sind in der *Tabelle 24* aufgeführt.

---

**Tabelle 24: Nichtvestibuläre Schwindelursachen (Beispiele)**

**Erkrankungen des Auges** (z.B. Refraktionsfehler; muskuläre Störungen)

**Herz-Kreislauf-Erkrankungen**
- hypotone Regulationsstörung
- Synkopen
- arterielle Hypertonie
- Herzinsuffizienz
- Kardiomyopathien
- koronare Herzkrankheit
- paroxysmale Vorhoftachykardie
- schwere Herzrhythmusstörungen
- Herzfehler
- Aortenbogensyndrom
- Subclavian-steal-Syndrom

**Stoffwechselerkrankungen und Erkrankungen des hämatopoetischen Systems**
- Hypoglykämie
- Störungen des Wasser- und Elektrolythaushaltes
- Anämie

**Medikamentennebenwirkungen** (Barbiturate, Tranquilizer)

**psychogene** Ursachen, Hyperventilation, etc.

### 7.14.6 Psychogener Schwindel und Aggravation

Über Schwindel wird auch im Zusammenhang mit verschiedenen psychischen Störungen geklagt. Meist verbirgt sich dahinter eine verdeckte Angst- oder Spannungssituation.

Gelegentlich wird die Klage über Schwindel ferner im Sinne einer **Aggravation** verwendet. Zwischen diesen beiden Formen zu unterscheiden, ist für den nicht speziell geschulten Arzt manchmal schwierig. Hierbei ist zu beachten, ob zum Beispiel die Audiogrammbefunde eines Patienten reproduzierbar sind, zueinander passen oder sich widersprechen, ob ein inadäquates Affektverhalten vorliegt, oder ob für den Patienten ein sekundärer Gewinn aus der Krankheitsschilderung zu erwarten ist.

Entsteht der Verdacht, daß die Klage über Schwindel das Ergebnis psychiatrischer Problematik oder einer Aggravation ist, so sollte eine entsprechende psychiatrische oder psychologische Untersuchung in die Wege geleitet werden, sofern alle anderen Ursachen mit genügender Sicherheit ausgeschlossen sind.

# B
# Nervus facialis

*A. Berghaus*

# 1 Anatomie und Physiologie

Die Fasern des N. facialis beschreiben eine Schleife um den Abduzenskern (**inneres Fazialisknie**).

Der Fazialis ist ein rein motorischer Nerv, der sich mit dem **N. intermedius,** welcher Geschmacksfasern für die Zunge, parasympathische Fasern für die Speicheldrüsen (außer der Glandula parotis) und sensible Fasern enthält zum **N. intermediofacialis** vereinigt. Die Nerven ziehen mit dem N. vestibulocochlearis (VIII) durch den inneren Gehörgang und treten danach in den Fazialiskanal ein *(s. Abb. 1).*

# 1 Anatomie und Physiologie

Die Fasern des N. facialis (VII. Hirnnerv; Gesichtsnerv) entspringen dem Nucleus n. facialis in Höhe der Brücke und beschreiben dann eine Schleife um den Abduzenskern (**inneres Fazialisknie**).

Der Fazialis ist ein rein motorischer Nerv, der sich im inneren Gehörgang mit dem zarten **N. intermedius** zum einheitlichen **N. intermediofacialis** vereinigt.

Der N. intermedius enthält Geschmacksfasern für die vorderen zwei Drittel der Zunge, parasympathische (sekretorische) Fasern für die Speicheldrüsen (außer der Glandula parotis) und sensible Fasern. N. facialis und N. intermedius ziehen mit dem N. vestibulocochlearis (VIII) durch den inneren Gehörgang (Meatus acusticus internus) in das Felsenbein. Fazialis und Intermedius treten danach in den Fazialiskanal (Canalis n. facialis) ein *(siehe Abbildung 1).*

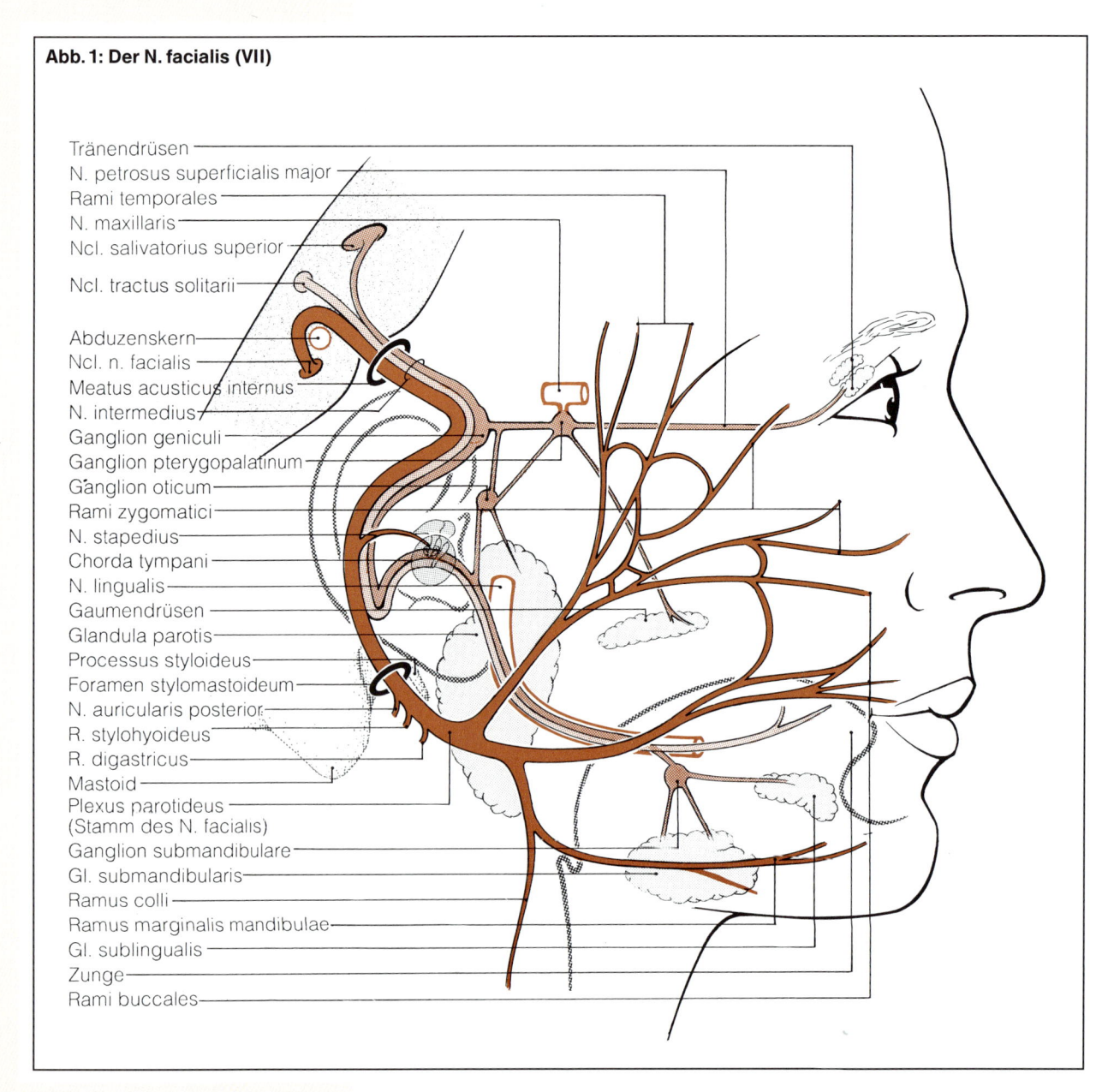

**Abb. 1: Der N. facialis (VII)**

- Tränendrüsen
- N. petrosus superficialis major
- Rami temporales
- N. maxillaris
- Ncl. salivatorius superior
- Ncl. tractus solitarii
- Abduzenskern
- Ncl. n. facialis
- Meatus acusticus internus
- N. intermedius
- Ganglion geniculi
- Ganglion pterygopalatinum
- Ganglion oticum
- Rami zygomatici
- N. stapedius
- Chorda tympani
- N. lingualis
- Gaumendrüsen
- Glandula parotis
- Processus styloideus
- Foramen stylomastoideum
- N. auricularis posterior
- R. stylohyoideus
- R. digastricus
- Mastoid
- Plexus parotideus (Stamm des N. facialis)
- Ganglion submandibulare
- Gl. submandibularis
- Ramus colli
- Ramus marginalis mandibulae
- Gl. sublingualis
- Zunge
- Rami buccales

# 1 Anatomie und Physiologie

Oberhalb des ovalen Fensters biegt der Kanal mit dem Nerv im **äußeren Fazialisknie** fast rechtwinklig nach lateral und hinten um, verläuft dann im Bogen am ovalen Fenster vorbei (**tympanaler** Abschnitt) und wendet sich im **mastoidalen** Abschnitt zum Foramen stylomastoideum, wo er den Schädel verläßt.

Am äußeren Fazialisknie liegt das **Ganglion geniculi**, wo der N. intermedius als **N. petrosus (superficialis) major** den Fazialis verläßt. Ein weiterer Anteil des Intermedius geht als **Chorda tympani** oberhalb des Foramen stylomastoideum vom Fazialis ab.

- **Wichtige Äste des N. facialis bzw. N. intermedius innerhalb des Schläfenbeins.** Der N. petrosus major (aus dem N. intermedius) führt überwiegend parasympathische Fasern für Tränen- und Gaumendrüsen.

  Der **N. stapedius** zieht im tympanalen Fazialisabschnitt zum M. stapedius.

  Die **Chorda tympani** (aus dem N. intermedius) bringt parasympathische (sekretorische) Fasern für die Glandula submandibularis und sublingualis zum N. lingualis und enthält Geschmacksfasern von den vorderen zwei Dritteln der Zunge. Die Chorda tympani zieht in einem rückläufig gerichteten Bogen vom mastoidalen Fazialisabschnitt hinter dem Trommelfell und unter dem Hammer durch die Paukenhöhle, die sie durch die Fissura petrotympanica verläßt.

- **Äste des N. facialis außerhalb des Schädels.** Der N. auricularis posterior steigt hinter der Ohrmuschel aufwärts und versorgt die postaurikuläre Muskulatur und den M. occipitalis.

  Ein Ramus digastricus zieht zum hinteren Bauch des M. digastricus, ein weiterer kleiner Ast zum M. stylohyoideus.

- **Endäste des N. facialis.** In der Glandula parotis bestehen die rein motorischen Äste aus einem Geflecht (Plexus parotideus), welches in der Regel einen oberen und einen unteren Hauptstamm des Nervs bildet, und aus dem am Drüsenrand für die Gesichtsmuskulatur folgende Endäste hervorgehen:

  **Rami temporales** zu den präaurikulären Muskeln, zum M. frontalis, M. orbicularis oculi und zur Muskulatur der Glabella;

  **Rami zygomatici** für den M. orbicularis oculi und M. zygomaticus major und minor;

  **Rami buccales** für M. buccinator, M. levator labii superioris und weitere Muskeln der seitlichen Nasenwand und der Oberlippe; der **Ramus marginalis mandibulae** zieht am Unterkieferrand entlang zur Muskulatur des Mundwinkels; der **Ramus colli** führt motorische Fasern für das Platysma.

---

Oberhalb des ovalen Fensters biegt der Nerv im **äußeren Fazialisknie** nach lateral um, verläuft im **tympanalen** Abschnitt am ovalen Fenster vorbei und wendet sich im **mastoidalen** Abschnitt zum Foramen stylomastoideum. Am **Ganglion geniculi** verläßt der **N. petrosus (superficialis major)** den Fazialis. Ein weiterer Anteil des Intermedius geht als **Chorda tympani** ab.

- **Wichtige Äste innerhalb des Schläfenbeins**

  Der **N. petrosus major** führt parasympathische Fasern für Tränen- und Gaumendrüsen. Der **N. stapedius** zieht zum M. stapedius. Die **Chorda tympani** bringt sekretorische Fasern zum N. lingualis und enthält Geschmacksfasern von der Zunge.

- **Äste des N. facialis außerhalb des Schädels**

  Der N. auricularis posterior versorgt die postaurikuläre Muskulatur und den M. occipitalis.

- **Endäste des N. facialis**

  In der Glandula parotis bestehen die zwei Hauptstämme, aus denen für die Gesichtsmuskeln die Endäste hervorgehen:

  **Rami temporales; Rami zygomatici; Rami buccales;** der **Ramus marginalis mandibulae;** der **Ramus colli.**

## 2 Untersuchungsmethoden

### 2.1 Anamnese

Bei der Anamneseerhebung ist zu berücksichtigen, ob der Patient eine **periphere** oder eine **zentrale Parese** aufweist.

**Begleitsymptome** wie Otorrhö, Otalgie, Schwindel, Schwerhörigkeit oder weitere neurologische Ausfälle können Hinweise auf die Ursache der Lähmung geben und müssen deshalb erfragt werden. In der Vorgeschichte kommt Mittelohrentzündungen, Mittelohroperationen, Erkrankungen und Operationen an der Glandula parotis, neurologischen Grunderkrankungen, Zeckenbissen und Traumen Bedeutung zu. Begleitsymptome, Vorgeschichte und Verlauf (akutes Auftreten oder allmähliche Entwicklung der Parese) erlauben in einigen Fällen schon eine Verdachtsdiagnose der zugrundeliegenden Erkrankung.

Bei der peripheren Parese können gezielte Angaben des Patienten Hinweise auf den **Ort der Schädigung** geben. So sprechen die Verminderung der **Tränensekretion** für die Mitbeteiligung des N. petrosus major, eine **Hyperakusis** für eine Beteiligung des N. stapedius und **Geschmacksstörungen** für eine mitbetroffene Chorda tympani *(vgl. Abbildung 2)*. Die Symptome werden später anhand funktioneller Tests objektiviert.

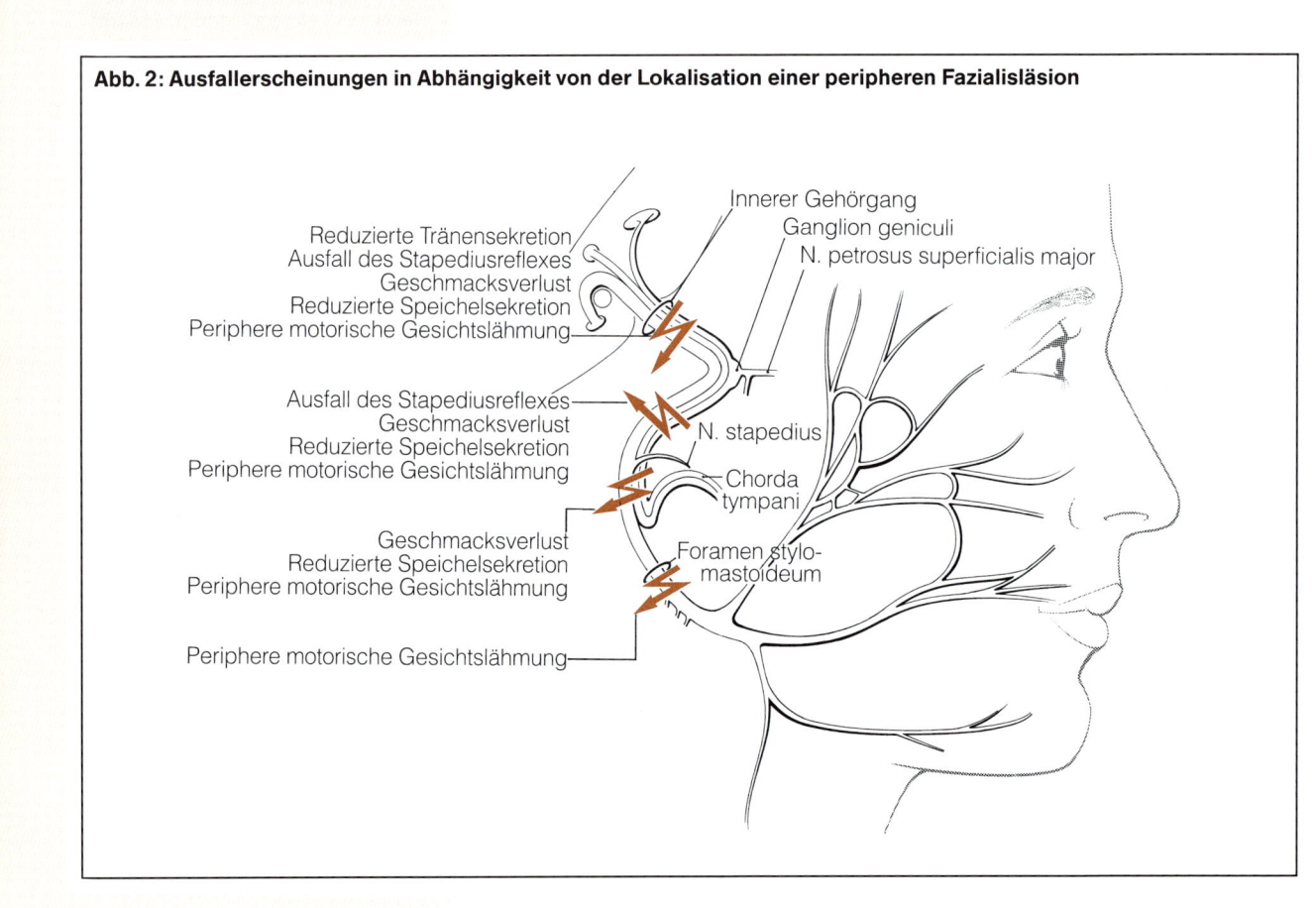

**Abb. 2:** Ausfallerscheinungen in Abhängigkeit von der Lokalisation einer peripheren Fazialisläsion

Reduzierte Tränensekretion
Ausfall des Stapediusreflexes
Geschmacksverlust
Reduzierte Speichelsekretion
Periphere motorische Gesichtslähmung

Ausfall des Stapediusreflexes
Geschmacksverlust
Reduzierte Speichelsekretion
Periphere motorische Gesichtslähmung

Geschmacksverlust
Reduzierte Speichelsekretion
Periphere motorische Gesichtslähmung

Periphere motorische Gesichtslähmung

Innerer Gehörgang
Ganglion geniculi
N. petrosus superficialis major
N. stapedius
Chorda tympani
Foramen stylomastoideum

Es ist zu bedenken, daß die begleitenden Störungen des Geschmacks, des Gehörs, der Tränen- und der Speichelsekretion nicht nur vom Ort, sondern auch stark vom Ausmaß der Schädigung im Nervendurchmesser abhängig sind. Das heißt, daß trotz einer bestehenden Nervenläsion einzelne Fasern noch intakt sein können, so daß nicht alle topographisch möglichen Ausfälle nachweisbar sind.

## 2.2 Inspektion und Palpation

Die erste und wichtigste Untersuchung bei einer Fazialisparese dient der Unterscheidung zwischen zentraler und peripherer Lähmung.

Man beurteilt die Symmetrie des Gesichtes und überprüft die Funktion der drei motorischen Fazialisäste durch entsprechende Aufforderungen an den Patienten:

**Stirn runzeln – Augen schließen – Wangen aufblasen – Mund spitzen – Pfeifen – Zähne zeigen.**

Während bei der **zentralen** Parese das Runzeln der Stirn und gelegentlich der Augenschluß möglich sind, weil die Stirnmuskeln supranukleär von beiden Hemisphären versorgt werden, fehlt bei der kompletten **peripheren** Parese die Innervation aller Gesichtsmuskeln, damit fällt das Stirnrunzeln aus. Bei dem Versuch, das Auge zu schließen, kommt es zur Vertikaldrehung des Bulbus nach oben (**Bell-Phänomen**).

Man unterscheidet klinisch die **komplette** Parese von einer eingeschränkten Funktion des Nervs (**inkomplette Parese**). Letztere ist prognostisch günstiger einzuschätzen.

Eine **HNO-Spiegeluntersuchung** ist unerläßlich. Begleitbefunde, wie beispielsweise eine Schwellung im Bereich der Glandula parotis, Verletzungszeichen, Rötung und Schwellung über dem Mastoid oder Bläschen im Bereich der Ohrmuschel, des äußeren Gehörganges oder des Trommelfelles, können Hinweise auf die Grunderkrankung geben.

Ferner erfolgt in Abhängigkeit von der vermuteten Ursache die Palpation der Glandula parotis, der Ohrregion und des Halses.

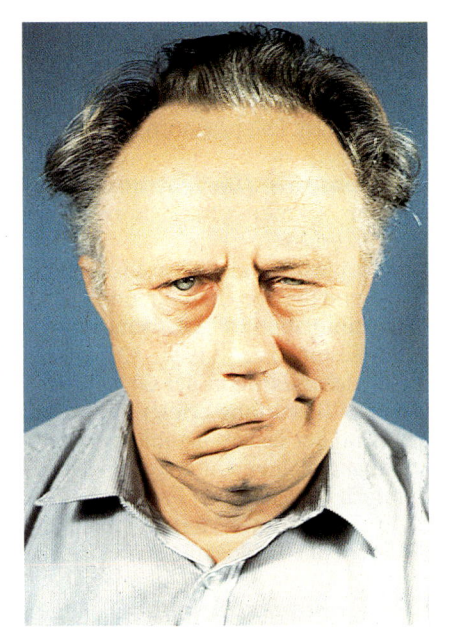

**Abb. 3: Periphere Fazialisparese rechts**

## 2.3 Bildgebende Verfahren

Im Rahmen der Fazialisdiagnostik werden die **Ultraschall-, Röntgen-, CT- und MRT-Untersuchungen** durchgeführt, wie sie auch bei Erkrankungen des Ohres und der Speicheldrüsen erforderlich sind. Bei Frakturen der lateralen Schädelbasis kommt dem hochauflösenden Computertomogramm besondere Bedeutung zu.

Mit zunehmender Leistungsfähigkeit der Kernspintomographie (MRT) wird es möglich, für die (Topo-)Diagnostik sehr wertvolle Darstellungen pathologischer Veränderungen im Nervenkanal zu erzielen.

## 2.4 Funktionsprüfungen

Im Rahmen der Funktionsdiagnostik des N. facialis sollen die Fragen nach dem **Schädigungsort** (peripher oder zentral), dem **Ausmaß** der Lähmung (komplett oder inkomplett) und der **Prognose** beantwortet werden. Bei peripheren Schäden kann man histologisch bzw. elektrophysiologisch folgende Schädigungsformen unterscheiden, die vor allem prognostisch wichtig sind:
- **Neurapraxie**, bei der sowohl die Axone, als auch die bindegewebige Hülle des Nervs vollständig erhalten sind. Es liegt nur ein Reizleitungsblock vor. Die Prognose ist überwiegend gut (Restitutio ad integrum).

• **Axonotmesis** ist die Unterbrechung der Axone bei erhaltener Hüllstruktur. Die Parese ist oft nur inkomplett reversibel.
• **Neurotmesis** stellt die komplette, irreversible Durchtrennung des Nervs dar.

• **Axonotmesis** bedeutet die Unterbrechung mindestens eines Teils der Axone bei erhaltener bindegewebiger Hüllstruktur. Die Parese ist bei dieser Schädigung oft nur noch inkomplett reversibel. Der Heilungsverlauf ist protrahiert.
• **Neurotmesis** stellt die komplette Durchtrennung des Nervs dar. Ohne operative Versorgung ist diese Parese irreversibel.

**2.4.1 Topodiagnostische Tests**

## 2.4.1 Topodiagnostische Tests

• **Schirmer Test**
Er dient der Prüfung der sekretorischen Fasern des N. petrosus major. In jeden Konjunktivalsack wird ein Filterpapierstreifen eingehängt und die Befeuchtung des Streifens nach 5 Minuten beurteilt.
Normal: tränennasse Strecke von mind. 3 cm. Pathologisch: Wert <1,5 cm oder eine Differenz zur Gegenseite >30%. Das Ergebnis zeigt an, ob die Läsion zentral oder peripher des Ganglion geniculi liegt.

• ***Schirmer-Test.*** Dieser Test beurteilt die viszeroefferenten, sekretorischen Fasern, die mit dem N. petrosus major den N. facialis verlassen.

Man vergleicht die Tränensekretion auf der gelähmten mit der gesunden Seite. In jeden Konjunktivalsack wird ein je 5 cm langer und 0,5 cm breiter Filterpapierstreifen eingehängt und die Befeuchtung des Streifens nach fünf Minuten beurteilt.

Normalerweise findet sich nach dieser Zeit eine mit Tränenflüssigkeit durchnäßte Strecke von mindestens 3 cm. Als pathologisch gilt ein Wert unter 1,5 cm oder eine Differenz zur Gegenseite von mehr als 30%. Anhand des Testergebnisses läßt sich vermuten, ob die Läsion zentral oder peripher des Ganglion geniculi lokalisiert ist. Die prognostische Aussagefähigkeit wird gering eingeschätzt.

• **Sialometrie (Salivationstest)**
Hiermit werden die sekretorischen Fasern der Chorda tympani beurteilt. Bei Läsionen zentral des Abgangs der Chorda tympani ist die Sekretion der Gl. submandibularis und der Gl. sublingualis verringert. Eine Seitendifferenz von mehr als 25% ist pathologisch (aufwendige Untersuchung, wegen geringer Aussagekraft kaum eingesetzt).

Die **Speichel-pH-Wert-Bestimmung** kann ergänzt werden.

• ***Sialometrie (Salivationstest).*** Bei der Sialometrie werden die viszeroefferenten, sekretorischen Fasern beurteilt, die mit der Chorda tympani den N. facialis verlassen.

Hierzu wird ein Kunststoffröhrchen in den aufbougierten Wharton-Gang eingelegt und die Speichelsekretion pro Minute gemessen. Die Messung kann auch nach Stimulation mit Zitronensäurelösung oder Ascorbinsäure erfolgen.

Bei Läsionen zentral des Abgangs der Chorda tympani in der Paukenhöhle ist die Speichelsekretion der Gl. submandibularis und der Gl. sublingualis verringert. Die Bewertung erfolgt immer im Seitenvergleich; ab einer Differenz von 25% wird der Test als pathologisch gewertet. Die aufwendige und für den Patienten unangenehme Untersuchung wird, auch wegen ihrer geringen Aussagekraft, nur noch bei speziellen Fragestellungen eingesetzt.

Die **Speichel-pH-Wert-Bestimmung** kann ergänzend durchgeführt werden; ab einem pH < 6,2 ist die Prognose eher als ungünstig zu bewerten.

• **Geschmacksprüfung**
Die Prüfung des Geschmacks erfolgt mit den Komponenten **süß, salzig, sauer** und **bitter.** Die Lösungen werden auf die entsprechenden Geschmacksareale der Zunge getropft *(s. Abb. 4)*.
Die Untersuchung kann auch semiquantitativ durchgeführt werden.

• ***Geschmacksprüfung.*** Die Prüfung der afferenten sensorischen Fasern des Geschmacksinns erfolgt mit den Geschmackskomponenten **süß** (Zuckerlösung), **salzig** (Kochsalzlösung), **sauer** (Zitronenlösung) und **bitter** (Chininlösung). Die Lösungen werden nacheinander rechts und links auf die entsprechenden Geschmacksareale der Zungenoberfläche aufgetropft. Diese Untersuchung kann auch semiquantitativ mit unterschiedlich konzentrierten Lösungen durchgeführt werden *(siehe Abbildung 4)*.

**Abb 4: Prüffelder für verschiedene Geschmackskomponenten und Testlösungen** (nach *Mrowinski*)

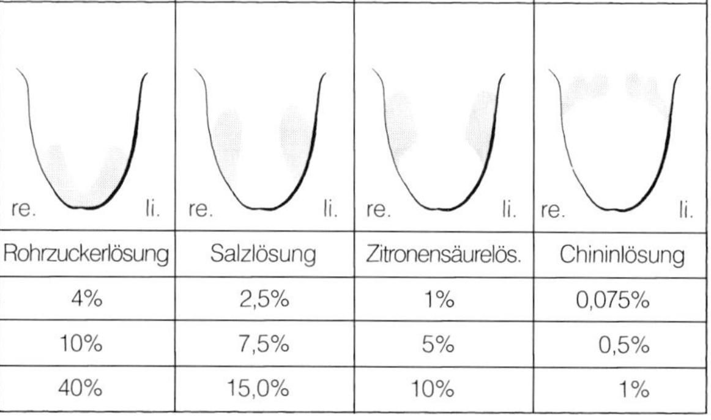
re.
li.
re.
li.
re.
li.
re.
li.

| süß | salzig | sauer | bitter |
|---|---|---|---|
| Rohrzuckerlösung | Salzlösung | Zitronensäurelös. | Chininlösung |
| 4% | 2,5% | 1% | 0,075% |
| 10% | 7,5% | 5% | 0,5% |
| 40% | 15,0% | 10% | 1% |

einzutragen: + erkannt X wahrgenommen O nicht wahrgenommen

Liegt die Nervenläsion zentral vom Abgang der Chorda tympani, so besteht auf der betroffenen Seite ein Geschmacksverlust der vorderen zwei Drittel der Zunge.

Der Geschmackssinn kann außerdem mit der **Elektrogustometrie** geprüft werden. Dabei werden die peripheren Geschmacksfasern mit Anodenstrom gereizt und eine Reizschwelle bestimmt. Die großen interindividuellen Unterschiede machen die Bewertung im Seitenvergleich erforderlich. Ab einem Seitenunterschied von 3,5 mA wird das Ergebnis als pathologisch bewertet. Diese Untersuchung erlaubt exaktere Aussagen, wird aber wegen des höheren Aufwandes weniger eingesetzt.

Stets ist zu beachten, daß für Störungen des Geschmackssinnes außer einer Fazialisparese eine Reihe von anderen Ursachen verantwortlich sein kann.

- ***Stapediusreflexmessung.*** Bei der Messung des Stapediusreflexes werden Afferenzen des N. acusticus, die Verschaltungszentren im Hirnstamm und der efferente, motorische Schenkel im N. facialis geprüft. Liegt die Unterbrechung der Nervenleitung des N. facialis zentral des Abganges des N. stapedius, fehlt dieser Reflex.

Die reflexleitenden Faseranteile sind myelinreicher als der übrige N. facialis und somit empfindlicher für Druckschädigungen. Daher ist eine Aussage über den Funktionszustand des übrigen Nervs besonders in Anfangsstadien nur begrenzt möglich. Eine prognostische Aussagefähigkeit ist nicht gegeben.

Zur Durchführung der Untersuchung *siehe Kapitel A*.

## 2.4.2 Elektrophysiologische Tests

Schweregrad, Verlauf und Prognose der Lähmung werden mittels der Elektrodiagnostik ermittelt. Die wichtigsten der dabei eingesetzten Tests sind: Nerve-Excitability-Test (**NET**; Nervenerregbarkeitstest), Elektroneuronographie (**ENoG**), Elektromyographie (**EMG**).

- ***Nerve-Excitability-Test (NET).*** Der Nervenerregbarkeitstest bestimmt die minimale Stromstärke, mit der bei transkutaner elektrischer Reizung des Stammes des N. facialis eine Muskelzuckung ausgelöst wird. Die Stimulation erfolgt unmittelbar nach dem Austritt des Nervs aus dem Schädel unterhalb des Mastoids. Der Test muß immer im Seitenvergleich durchgeführt werden. Als pathologisch gelten Seitendifferenzen von 3,5 mA und darüber. Eine Schädigung des Nervs im Felsenbeinverlauf verändert die Reizschwelle initial nicht. Erst nach ca. 3 bis 4 Tagen, wenn die Waller-Degeneration die peripheren Abschnitte erreicht hat, steigt die Reizschwelle an. In der Klinik wird diese Untersuchung häufig zur Verlaufsbeobachtung eingesetzt. Anstieg der Reizschwelle bedeutet fortschreitende Degeneration der Nervenfasern; Abnahme der Reizschwelle zeigt eine Regeneration an.

- ***Elektroneuronographie (ENoG).*** Bei der ENoG wird der Nervenstamm im Bereich des Foramen stylomastoideum supramaximal perkutan elektrisch stimuliert, um alle Fasern des Nervs zu erreichen. Die Antwort der mimischen Muskulatur wird mittels Oberflächen-Elektroden gemessen. Die Auswertung der Summenaktionspotentiale erfolgt wie bei allen Tests im direkten Seitenvergleich. Die Amplitude der Summenaktionspotentiale ist ungefähr proportional zur Anzahl der intakten Nervenfasern auf der kranken Seite. Der Zeitverzug bis zum Eintreten der Waller-Degeneration im Bereich des Foramen stylomastoideum läßt Amplitudenveränderungen bei Läsionen im Felsenbein erst nach 3 bis 4 Tagen erkennen. Diese Tatsache kann man eventuell auch diagnostisch nutzen.

Die Reduzierung der Amplitude der Summenaktionspotentiale im Vergleich zur gesunden Seite um ca. 90 % spricht für eine annähernd komplette Degeneration der Nervenfasern und läßt die Prognose ungünstig erscheinen. Ein solcher Befund kann ggf. die Entscheidung für eine operative Exploration unterstützen.

- **Elektromyographie (EMG).** Das Registrieren der elektrischen Aktivität der (mimischen) Muskulatur nennt man EMG. Dies geschieht mit Hilfe von auf die Haut geklebten Oberflächenelektroden oder – weit aussagekräftiger – mit Nadelelektroden, die direkt in den Muskel eingestochen werden. In Verbindung mit der ENoG sind Beurteilungen von Schweregrad und Verlauf vom Beginn einer Parese an möglich. Bei der EMG werden folgende elektrische Signale bewertet:

  **Insertionsaktivität** nennt man die nur unmittelbar nach dem Einstich der Nadelelektrode auftretenden elektrischen Entladungen einzelner Muskelfasern in der unmittelbaren Nähe der Nadelspitze. Sie zeigt dem Untersucher an, daß die Nadelelektrode intramuskulär sitzt.

  **Spontanaktivität** nennt man die elektrischen Signale, die von der Nadelelektrode registriert werden, ohne daß der Patient den Muskel willkürlich anspannt. Ihr Auftreten – meist in Form von sogenannten **Fibrillationen** (Fib) und **positiven scharfen Wellen** (PSW) – zeigt an, daß es zur Waller-Degeneration des den Muskel versorgenden Nervs gekommen ist.

  Fehlinterpretationen sind möglich, wenn z.B. der Patient nicht völlig entspannt ist. Kommt es nach Axonotmesis nicht zur Regeneration, so sind Fib und PSW in der Regel innerhalb eines Jahres nach der Läsion unvermindert nachweisbar. Danach läßt die Spontanaktivität in dem Maße nach, wie Muskelfasern unwiderruflich zugrunde gehen.

  **Willkürpotentiale** werden von Nadel- und Oberflächenelektrode registriert, wenn der Patient den Muskel anspannt. Ihre Form, Dauer, Amplitude und ihre Entladungsfrequenz geben dem Erfahrenen Hinweise auf Ausmaß und Alter der Nervenschädigung. Das Auftreten sogenannter polyphasischer Potentiale zeigt häufig den Beginn der Reinnervation nach vorausgegangener Waller-Degeneration an.

- **Antidrome Reizung; Trigemino-fazialer Reflex; Magnetstimulation.** Diagnostische Verfahren zur Bewertung der intratemporal und zentral gelegenen Anteile des Gesichtsnervs sind apparativ aufwendig und spielen im klinischen Alltag noch keine herausragende Rolle. Hierzu gehören die antidrome Reizung, die Messung des trigemino-fazialen Reflexes (TFR) und die Magnetstimulation.

  Bei der **antidromen Reizung** wird der Nerv retrograd erregt; die kortikale Ableitung der so evozierten Potentiale ist allerdings heute nur begrenzt möglich.

  Über den **trigemino-fazialen Reflex** erfolgt eine elektrische Reizung afferenter Anteile des N. trigeminus. Nach supranukleärer Umschaltung auf den N. facialis kommt es zur Kontraktion der mimischen Muskulatur. Der Gesichtsnerv wird hierbei in seiner ganzen Länge geprüft.

  Durch den schnellen Aufbau elektromagnetischer Felder (**Magnetstimulation**) werden kortikale Strukturen erregt. Der kontralaterale Verlauf des N. facialis wird somit vom Kortex an beurteilbar. Diese Methode ist z.Z. noch speziellen Zentren vorbehalten und ist kontraindiziert bei Patienten mit Krampfleiden, Herzschrittmachern, instabiler HWS oder mit intrakraniellen metallischen Implantaten.

# 3 Erkrankungen

Krankheitsbilder, die nicht nur mit einer Läsion des N. facialis einhergehen, sind z.T. in anderen Kapiteln erschöpfend dargestellt.

## 3.1 Fazialisparese

**Definition.** Gesichtslähmung, bei der ein peripherer und ein zentraler Lähmungstyp zu unterscheiden sind. Während bei der peripheren Schädigung des Nervs bzw. seines Kerngebietes die gesamte mimische Gesichtsmuskulatur betroffen sein kann, findet man bei der zentralen (supranukleären) Läsion eine Lähmung vorwiegend der oralen mimischen Muskulatur.

### 3.1.1 Zentrale Fazialisparese

Die supranukleäre Schädigung des Nervs führt zu einer kontralateralen Parese **ohne Beteiligung des Stirnastes**. Zu den häufigsten Ursachen einer zentralen Fazialisparese gehören Schlaganfälle und Hirntumoren.

Da die zentrale Parese und ihre Ursachen zum Gebiet der **Neurologie** gehören, wird auf die entsprechenden Fachbücher verwiesen.

### 3.1.2 Periphere Fazialisparese

Die periphere Schädigung des Nervs bzw. seines Kerngebietes führt zu einer homolateralen Parese der gesamten Gesichtsmuskulatur. Ursachen können Tumoren, Traumen oder Infekte sein. Bei vielen Patienten kann die Ursache der peripheren Fazialisparese nicht eindeutig geklärt werden.

### 3.1.3 Kongenitale Fazialisparese

Angeborene Fazialisparesen, z.B. durch Embryopathien, sind selten. Häufiger weisen Neugeborene eine geburtstraumatische Fazialisparese auf, vor allem nach Zangengeburt. Bei diesen Paresen kommt es nicht selten zur spontanen Remission.

### 3.1.4 Idiopathische Fazialisparese

Synonyme: Bellsche Lähmung, rheumatische Parese, ischämische Parese

**Definition.** Periphere Fazialisparese, deren Entstehungsmechanismus nicht eindeutig geklärt ist.

**Ätiologie und Pathogenese.** Mit 60 bis 80% aller Fälle ist sie die häufigste Form der peripheren Fazialisparese.

Als mögliche Ursache werden Mikrozirkulationsstörungen durch gefäßverändernde Systemerkrankungen wie z.B. Diabetes, Hypertonus oder Virusinfektionen diskutiert. Man vermutet, daß eine seröse Entzündung und Ödembildung im nicht dehnbaren Knochenkanal zur Kompression des Nervs führen.

**Klinik.** Die Lähmung tritt fast immer einseitig auf und entwickelt sich innerhalb weniger Stunden. In mehr als 30% berichten die Patienten über eine Geschmacksstörung oder eine Störung des Feingehörs (Hypakusis).

Begleitsymptome, die auf eine otogene, entzündliche Erkrankung, ein Trauma oder einen Tumor hinweisen, fehlen.

**Diagnostik.** Die **Inspektion** zeigt eine einseitige inkomplette oder komplette periphere Fazialisparese.

Die Ohrmuschel und die Gesichtsweichteile zeigen keine krankhaften Veränderungen. Gehörgang und Trommelfell sind beidseits reizlos. Aus dem Parotisausführungsgang entleert sich klares Sekret.

Die **Palpation** des Halses einschließlich der Region der Glandula parotis ergibt keinen Anhalt für ein tumoröses oder entzündliches Geschehen.

Die **Audiometrie** (Stimmgabelprüfungen und das Tonschwellenaudiogramm) zeigt keine Hörminderung. Die **Röntgenaufnahme** nach Schüller muß bei einer idiopathischen Fazialisparese ohne weitere Hinweise auf Ohrerkrankungen nicht zwingend angefertigt werden. Ggf. stellt sie einen unauffälligen Befund dar.

Die **Kernspintomographie** (MRT) kann die Schwellung des Nervs im Knochenkanal zeigen. Sie gehört nicht zur Routinediagnostik bei idiopathischer Fazialisparese, kann aber vor einer Dekompressionsoperation helfen, die Erfolgsaussichten der Operation besser einzuschätzen.

Die **Laborbefunde** sind unauffällig. Zum Ausschluß einer Infektion mit neurotropen Viren, vor allem zur differentialdiagnostisch bedeutsamen Abgrenzung gegen einen Zoster oticus, werden virologisch/serologische Untersuchungen durchgeführt.

**Topodiagnostik**: Hinweise auf den Ort der Läsion ergeben vor allem der Schirmer-Test, die Stapediusreflexprüfung und die Geschmacksprüfung.

**Elektrodiagnostik**: Prognostisch wichtig sind die elektrodiagnostische Ausgangsuntersuchung und die Verlaufskontrolle. Die elektrodiagnostischen Tests zeigen in ca. 80 % einen prognostisch günstigen Leitungsblock (Neurapraxie), in etwa 20 % eine Axondegeneration (Axonotmesis) an. Letztere ist nicht in allen Fällen reversibel.

**Differentialdiagnose.** Eine traumatische Genese oder tumorbedingte Parese des N. facialis muß durch die Anamnese und die Untersuchung ausgeschlossen werden. Schwieriger kann der Ausschluß des **Zoster oticus**, der **Borreliose** und anderer Infektionen sein. Hinweise auf diese Erkrankungen ergeben die Anamnese, Begleitsymptome und -befunde.

Begleitsymptome, die auf eine otogene, entzündliche Erkrankung, ein Trauma oder einen Tumor hinweisen, fehlen.

Eine Sonderform der idiopathischen Parese ist das **Melkersson-Rosenthal-Syndrom.** Bei dieser Erkrankung ist eine häufig rezidivierende, beidseitige Fazialisparese zu beobachten. Begleitsymptome sind eine Gesichtsschwellung (»Tapirmaul«), eine **Faltenzunge** (Lingua »scrotalis«) und eine rezidivierende, später dauerhafte Lippenschwellung (**Cheilitis granulomatosa**). Ferner sind rheumatische Beschwerden, Parästhesien, Kopfschmerzen, Hör- und Sehstörungen beschrieben. Eine familiäre Häufung dieses Syndroms ist bekannt *(siehe Abbildung 5).*

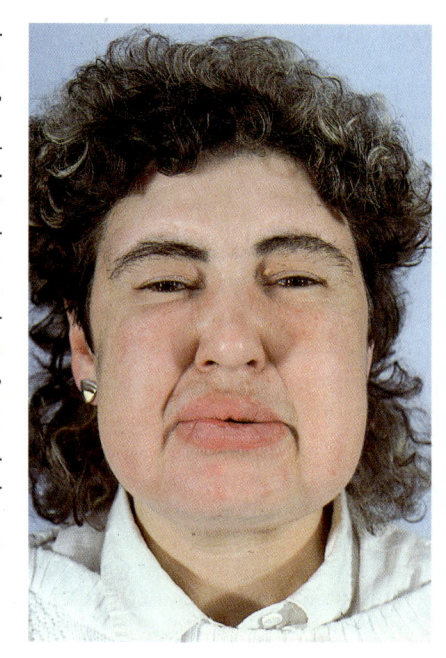

**Abb. 5: Melkersson-Rosenthal-Syndrom**

**Therapie.** Ein Teil der Paresen bessert sich spontan. Gute Erfolge erzielt man im übrigen mit einer früh einsetzenden Infusionstherapie, die als wirksame Bestandteile durchblutungsfördernde Mittel (Pentoxifyllin) und **Cortison** enthält (Stennert-Schema).

Wenn beim Nachweis einer Axonotmesis trotz der Infusionstherapie ein Fortschreiten der degenerativen Veränderungen in den ersten beiden Wochen beobachtet wird und in der Neuronographie mehr als 90% degenerierte Neuronen ermittelt werden, ist eine **Dekompressionsoperation** zu erwägen. Prinzip der Operation ist die Freilegung des Nervs in seinem knöchernen Kanal und die Schlitzung der Nervenscheide, die zur Entlastung der Nervenfasern vom angenommenen bzw. nachgewiesenen Ödem führt.

*Prognose.* Eine komplette Heilung ohne Restbefunde wird bei ca. 80% der Patienten beobachtet.

> **K** *Der klinische Fall.* Eine Zahnarzthelferin stellt sich in der Ambulanz vor, weil sie seit zwei Tagen eine langsam zunehmende Einschränkung der Gesichtsbeweglichkeit auf der rechten Seite festgestellt hat. Der Mundwinkel hängt leicht, beim Aufblasen der Wangen entweicht Luft im rechten Mundwinkel. Das rechte Auge kann nicht vollständig geschlossen, die Stirn rechts nur wenig gerunzelt werden. Auf der linken Seite sind alle Bewegungen im Gesicht uneingeschränkt durchführbar. Die Patientin führt die Veränderungen darauf zurück, daß sie einen »Zug« bekommen habe, als sie als Beifahrerin bei geöffnetem Fenster eine längere Strecke im Auto gefahren sei. Hörstörung, Schwindel oder Ohrgeräusch werden nicht angegeben. Ein Schädeltrauma ist nicht vorgekommen, auch hat die Patientin kein Fieber oder andere deutliche Entzündungszeichen.
> Bei der hals-nasen-ohrenärztlichen Spiegeluntersuchung findet man bis auf die Lähmung keine pathologischen Befunde. Insbesondere sind die Trommelfelle beidseits reizlos, intakt. Die Hörprüfungen ergeben eine Normakusis. Die Routinelaboruntersuchungen sind unauffällig. Bei der Topodiagnostik des N. facialis fallen Schirmer-Test, Geschmacksprüfung und Stapediusreflexmessung auf der rechten Seite pathologisch aus. Beim Nerve-Excitability-Test ergibt sich eine Seitendifferenz von 3,5 mA.
> Die Elektroneuronographie und die Elektromyographie ergeben keine Zeichen ausgeprägter Nervenschädigung. Unter einer Infusionstherapie mit Prednisolon und Pentoxifyllin (Trental®) kommt es bereits in den nächsten Tagen nach stationärer Aufnahme zur Rückkehr der ausgefallenen Gesichtsbewegungen. Lediglich an der Stirn verbleibt zum Zeitpunkt der Entlassung nach einer Woche noch eine Schwäche. Bei einer ambulanten Nachuntersuchung vier Wochen später ist jedoch die Gesichtsbeweglichkeit wieder vollkommen symmetrisch.
> **Diagnose:** Idiopathische Fazialisparese rechts

## 3.2 Entzündungen

Bei Erkrankungen mit neurotropen Viren bzw. Bakterien (v. a. Herpes zoster oticus, aber auch Coxsackie, Herpes simplex, Mumps, Lyme-Borrelien u. a.) können periphere Fazialisparesen auftreten. Darüber hinaus können Entzündungen des Ohres bzw. der Ohrspeicheldrüse den Nerv mit erfassen.

Beim **Heerfordt-Syndrom** (epitheloidzellige Sialadenitis) handelt es sich um eine der Sarkoidose zugeordnete Erkrankung mit rezidivierender Speicheldrüsenschwellung, Fieber, Fazialisparese, Innenohrschwerhörigkeit, Mundtrockenheit und Uveitis (siehe Kapitel E).

### 3.2.1 Zoster oticus

Das Krankheitsbild ist im *Kapitel A* ausführlich dargestellt.

Die periphere Fazialisparese tritt hierbei in ca. 60% der Fälle neben Schmerzen, Hautveränderungen und Symptomen von seiten des Hör- und Gleichgewichtsnervs auf. Die Behandlung besteht hauptsächlich in der Gabe von Aciclovir.

Die Prognose ist schlechter als bei der idiopathischen Lähmung: häufig bleiben Funktionsstörungen zurück.

### 3.2.2 Lyme-Borreliose

Synonyme: Lyme disease; Garin-Bujadoux-Bannwarth-Syndrom

*Definition.* Infektiöse Multisystemerkrankung, die vor allem Haut, Nervensystem, Augen, Gelenke und Herz befallen kann.

*Epidemiologie.* Die Erkrankung war zunächst in Nordamerika anzutreffen (1976 erstmals in der Ortschaft Lyme beobachtet); inzwischen kommt sie aber auch in Mitteleuropa und Skandinavien vor. In Deutschland ist sie über das gesamte Bundesgebiet verbreitet, gehäuft tritt sie im süddeutschen Raum auf.

*Ätiologie und Pathogenese.* Es handelt sich um eine durch Zeckenbiß übertragene Spirochäteninfektion. Erreger ist **Borrelia burgdorferi**. In Europa kommt als Vektor und Dauerreservoir vorwiegend der Holzbock (Ixodes ricinus) in Betracht. Die Borreliendurchseuchung der hiesigen Zeckenpopulation ist regional unterschiedlich und wird mancherorts auf bis zu 50% geschätzt.

*Klinik.* Die Symptome treten in drei verschiedenen Stadien auf:

**Stadium 1:** Innerhalb von Tagen treten allgemeine Krankheitssymptome wie Fieber, Kopf- und Gliederschmerzen auf. Die typische kutane Manifestation der Borreliose im Frühstadium ist das **Erythema migrans**. Dabei handelt es sich um ringförmige Hautefloreszenzen, die sich um die ehemalige Zeckenbißstelle ausbreiten, in der Regel an den Extremitäten. Bei Kindern ist das Erythema migrans nicht selten im Gesichtsbereich ausgebildet. Im Frühstadium manifestiert sich gelegentlich ein solitäres **Lymphozytom** mit Prädilektionsort am **Ohrläppchen** und der Mamille.

**Stadium 2:** Nach 1 bis 4 Monaten treten **neurologische, kardiale** (Karditis) und **ophthalmologische** (Iritis, Panophthalmie) Symptome hinzu. Bei den neurologischen Manifestationen lassen sich zwei Typen unterscheiden: die **Meningoradikulitis** (Bannwarth-Syndrom) und die **Schwerpunktpolyneuritis**. Für letztere ist der häufige **Hirnnervenbefall** charakteristisch. In ca. 60% der Patienten mit einer Borreliose wird eine ein- oder beidseitige **Fazialisparese** beobachtet. Ferner können uni- oder bilateral **Hörminderungen** und/oder **Schwindel** mit oder ohne Tinnitus auftreten.

Bei Befall der Spinalnerven kommt es zu heftigen radikulären **Schmerzen** und **Parästhesien**.

**Stadium 3:** Wenn die Patienten nicht behandelt werden, können zu einer sich entwickelnden, chronisch progressiven Enzephalomyelitis weitere **Hautveränderungen** (atrophisch livid-rote Hautareale) und Gelenkbeschwerden (**Lyme-Arthritis**) hinzutreten. Auch in diesem Stadium kommt es zu einer häufigen Mitbeteiligung von VII. und VIII. Hirnnerven.

Zu beachten ist, daß alle Krankheitserscheinungen des Stadium 3 auch ohne vorangehendes Stadium 1 und 2 auftreten können.

*Diagnostik.* Auf das Vorliegen einer Borreliose weisen der Krankheitsverlauf mit seinen »wandernden« Symptomen und das klinische Bild.

Zur Diagnostik gehört die **HNO-Spiegeluntersuchung**, die je nach Stadium außer dem Lymphozytom am Ohrläppchen bzw. der peripheren Fazialisparese keine auffälligen Befunde ergibt. Die Prüfung des N. facialis zeigt ein- oder beidseitig eine inkomplette bis komplette periphere Parese.

Stimmgabelprüfungen und **Tonaudiogramm** weisen ggf. eine Schallempfindungsstörung nach.

Bei vestibulärer Beteiligung kann durch die **Frenzel-Untersuchung** ein Spontan- oder Provokationsnystagmus nachweisbar sein. In der **thermischen Prüfung** kann sich eine ein- oder beidseitige Untererregbarkeit des Vestibularorgans zeigen.

**Laboruntersuchungen.** Die Blutsenkungsgeschwindigkeit (BSG) kann erhöht sein. Bei vielen Patienten ist ein kurzzeitiger Anstieg der Leberenzyme nachweisbar. Die **Diagnosesicherung** erfolgt serologisch anhand der Antikörpertiter im Serum und im Liquor, wobei positive IgM-Titer als Zeichen einer akuten Borrelieninfektion zu interpretieren sind.

**Bildgebende Verfahren.** In der Computertomographie (**CT**) sind nach Kontrastmittelgabe multiple ringförmige Herde im ZNS nachweisbar (nicht selten periventrikulär), die sich auch im Kernspintomogramm (**MRT**) darstellen lassen.

***Differentialdiagnose.*** Differentialdiagnostisch müssen otogene entzündliche Erkrankungen und die idiopathische Fazialisparese abgegrenzt werden. Der Ausschluß anderer chronisch verlaufender neurologischer Erkrankungen (multiple Sklerose, Neurolues) erfolgt durch den Neurologen und kann im Einzelfall schwierig sein.

***Therapie.*** Die Erreger sind empfindlich gegen Penizillin, Tetrazyklin, Erythromycin, Imipenem und Cephalosporinen, die bei neurologischer Symptomatik bevorzugt eingesetzt werden. Lediglich im Stadium 1 kann eine hochdosierte Penizillin- oder Tetrazyklintherapie als hinreichend wirksame Therapiemaßnahme angesehen werden. Evtl. gibt man zusätzlich Corticoide.

***Prognose.*** Unter hochdosierter Antibiotikatherapie bilden sich die Symptome meist vollständig zurück. Ein letaler Ausgang durch kardiale Komplikationen (Karditis) ist selten.

### 3.2.3 Entzündliche, otogene Fazialisparese

Verschiedene Ohrerkrankungen (Otitis media acuta mit Begleitmastoiditis, Cholesteatom, Otitis externa maligna u. a.) können im Sinne einer entzündlichen otogenen Komplikation zu einer Schädigung des N. facialis führen.

Bei der Otitis media acuta mit Begleitmastoiditis tritt in der Regel lediglich eine prognostisch günstige Neurapraxie auf, während beim Cholesteatom häufig eine Axondegeneration und gelegentlich eine Neurotmesis vorliegt.

Die otogenen Komplikationen einschließlich der Fazialisparese sind ausführlich im *Kapitel A* dargestellt.

## 3.3 Traumen

***Ätiologie und Pathogenese.*** Eine Gesichtslähmung tritt kurz nach einem Trauma auf, wenn es zur Zerreißung des N. facialis gekommen ist (**Sofortparese**), oder mit zeitlicher Verzögerung, wenn der Nerv wegen einer ödematösen Schwellung oder einer Einblutung in den Knochenkanal komprimiert wird (**Spätparese**).

Eine traumatische Fazialisparese kommt bei penetrierenden Verletzungen des **Mittelohres** oder der **Ohrspeicheldrüse** vor. Wesentlich häufiger werden traumatische Fazialisparesen bei Frakturen der lateralen Schädelbasis, insbesondere der Felsenbeinpyramide beobachtet (**Felsenbeinlängs-/Felsenbeinquerfraktur,** *siehe Kapitel A*).

In die Gruppe der traumatischen Fazialisparesen gehören ferner **iatrogen** entstandene Läsionen nach Operationen am Ohr oder an der Ohrspeicheldrüse.

***Diagnostik und Therapie.*** Bei einer **Spätparese** ist zunächst kein operatives Vorgehen erforderlich. In der Regel kommt es zur spontanen Remission nach Tagen bis Wochen. Um den Umfang der Schädigung des Nervs und den Verlauf richtig einzuschätzen, werden die Elektroneuronographie (ENoG) und Elektromyographie (EMG) eingesetzt.

Bei einer **Sofortparese** wird elektroneuronographisch festgestellt, ob eine Unterbrechung der Axone vorliegt. Eine Spontanheilung ist möglich, wenn die Axone durchtrennt sind, aber das Hüllgewebe erhalten ist (Axonotmesis). Zur Verlaufskontrolle sind EMG-Untersuchungen angezeigt. Bei Durchtrennung der Axone einschließlich Endo-Peri-Epineurinum (Neurotmesis) ist ohne operatives Eingreifen die Nervenläsion irreversibel. In diesen Fällen ist eine Darstellung des Nervs und die Nervennaht bzw. Nervenplastik angezeigt.

Traumen der **Ohrspeicheldrüse** sind in der Regel Schnitt- oder Stichverletzungen. Liegt eine Fazialisparese vor, so handelt es sich überwiegend um eine Sofortparese mit kompletter Durchtrennung des Nervs (Neurotmesis). Bei diesen Patienten ist die sofortige operative Versorgung indiziert, bei der die Nervenenden aufgesucht und anastomosiert werden, u. U. mit Interposition von Nerventransplantaten.

## 3.4 Tumorbedingte Fazialisparese

Die Entstehung der Parese beruht meist auf einer sekundären Schädigung des Nervs durch Druck oder Infiltration (Akustikusneurinom, Glomustumoren, maligne Parotistumoren u. a.). Seltener ist ein vom Nerv selbst ausgehender Tumor (Fazialisneurinom) für die Parese verantwortlich.

Tritt bei einem Tumorleiden eine Fazialisparese auf, so ist dies häufig entweder ein Zeichen für besondere Größenzunahme (z. B. beim Akustikusneurinom) oder für Malignität (z. B. bei maligner Entartung eines pleomorphen Adenoms der Gl. parotis). Selbst bei bösartigen Tumoren im Bereich des N. facialis entwickelt sich eine Parese oft erst verzögert, wenn die Geschwulst den Nerv massiv ummauert. Die Lähmung kann dann von Schmerzen begleitet sein.

*Therapie.* Bei einem gutartigen Tumor wird grundsätzlich jede Anstrengung unternommen, den Nerv funktionstüchtig zu erhalten (z. B. durch sorgfältige operative Präparation unter dem Mikroskop).

Bei bösartigen Prozessen muß dagegen im Sinne größtmöglicher tumorchirurgischer Sicherheit evtl. schon in frühen Tumorstadien die Entscheidung zur Resektion des Nervs und seiner plastischen Rekonstruktion getroffen werden.

## 3.5 Hemispasmus facialis

*Definition.* Tonische oder klonische Kontraktionen der mimischen Gesichtsmuskulatur.

*Ätiologie und Pathogenese.* Die Ursache ist in fast allen Fällen unbekannt. Gelegentlich entwickelt sich die Symptomatik nach peripheren Fazialisparesen oder bei Prozessen der seitlichen unteren Brückenhaubenbereiche (**Brissaud-Syndrom**).

*Klinik.* Die Patienten leiden unter meist einseitigen, seltener beidseitigen, unwillkürlichen, tonischen oder klonischen Spasmen der vom N. facialis versorgten Muskulatur. Die Kontraktionen können auch nur einzelne Muskeln betreffen und sind nicht unterdrückbar.

*Differentialdiagnose.* Der **Fazialistic** ist eine unregelmäßig wiederholte Zuckung von Muskelgruppen, die meist psychogen und seltener organisch bedingt ist.

Bei der Differentialdiagnostik der hier besprochenen Krankheitsbilder kann auf die Zusammenarbeit mit dem Neurologen nicht verzichtet werden.

*Therapie.* Der Hemispasmus facialis läßt sich durch partielle Durchtrennung einzelner peripherer Fazialisäste beeinflussen. Ferner können die Krämpfe durch Injektion von **Botulinustoxin** beseitigt werden. Dieses Ektotoxin des Clostridium botulinum ist ein hochwirksames Gift, das die Freisetzung von Acetylcholin an den cholinergen Synapsen verhindert.

# 4 Funktionelle Wiederherstellung bei Fazialisparesen

## 4.1 Nervenplastiken

Bei kompletter Durchtrennung des Nervs (Neurotmesis) wird die Verletzungsstelle sofort aufgesucht und die Nervenenden werden direkt (**End-zu-End-Anastomose**) oder bei zu großer Defektstrecke indirekt durch Überbrückung mit einem freien **Nerventransplantat** anastomosiert. Als Transplantate werden meist der N. auricularis magnus oder der N. suralis verwendet. Die Anastomosierungen erfolgen nach vorangegangener Epineuriumresektion mit einer mikrochirurgischen Naht. Die **spannungsfreie Adaptation** ist dabei eine unverzichtbare Voraussetzung für ein gutes Ergebnis.

Ist eine Primärversorgung nicht möglich, sollte eine frühe Sekundärversorgung (innerhalb der nächsten Wochen) angestrebt werden, weil bei längerem Abwarten die zunehmende Vernarbung den Eingriff erschwert und sich die Prognose verschlechtert. Bei Zerreißung des Nervs im Rahmen von Ohrspeicheldrüsenverletzungen sollten, wenn keine Primärversorgung möglich ist, die Nervenenden markiert werden, um bei einer späteren Rekonstruktion das Aufsuchen der Stümpfe zu erleichtern.

Bei der **hypoglosso-fazialen Anastomose** wird der N. hypoglossus der gleichen Seite ganz oder teilweise durchtrennt; sein zentraler Stumpf wird dann mit dem peripheren Stumpf des unterhalb des Foramen stylomastoideum durchschnittenen N. facialis durch mikrochirurgische Naht verbunden *(siehe Abbildung 6 a, b)*. So gelangen Impulse vom N. hypoglossus in die Gesichtsmuskulatur. Um Bewegungen auszulösen, muß der Patient eine Zungenbewegung intendieren.

Die Nervenfasern müssen von der Nahtstelle bis zur peripheren Muskulatur im Rahmen des Heilungsprozesses neu aussprossen. Da dieser **Regenerationsprozeß** pro Tag nur einen Millimeter fortschreitet, dauert es meist mehrere Monate, bis klinisch eine Wiederkehr der muskulären Aktivität festzustellen ist.

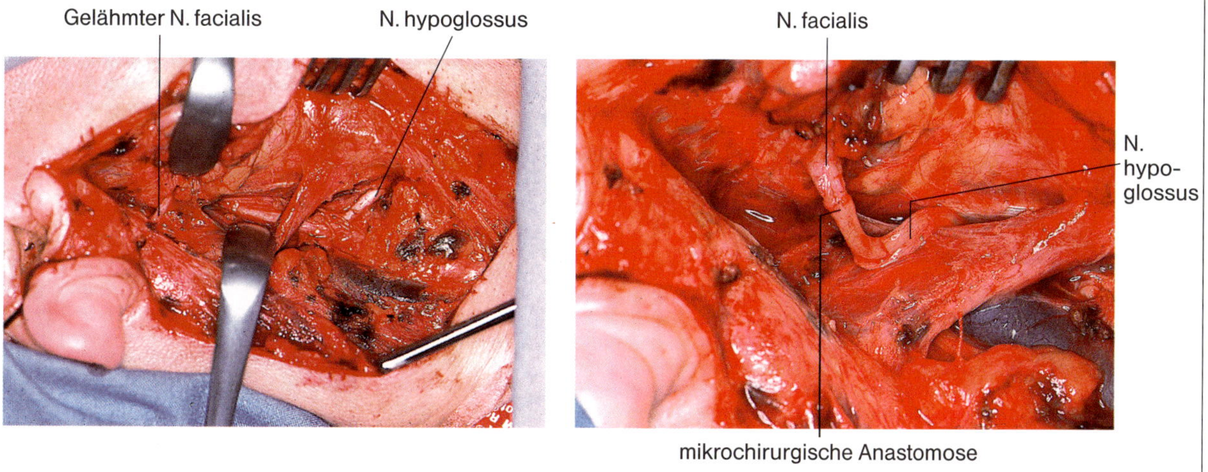

**a** vor der Naht  
**b** fertige Anastomose von N. hypoglossus und N. facialis  
**Abb. 6: Hypoglosso-faziale Anastomose**

Die Ergebnisse der Operation sind meist sehr befriedigend, zumal der einseitige Ausfall des N. hypoglossus im allgemeinen funktionell ohne gravierende Folgen bleibt und fast immer zumindest eine Ruhesymmetrie des Gesichts erreicht wird.

## 4.2 Muskelzügelplastiken

Sind Nervenplastiken nicht möglich bzw. erfolglos oder nicht aussichtsreich, kann die Gesichtsbewegung dadurch wiederhergestellt werden, daß Muskeln, die ursprünglich andere Funktionen erfüllen, »umgesetzt« werden. Durch das Einziehen von Faszienzügeln aus dem **M. temporalis** oder dem **M. masseter** in die Lippen und Lider wird der Patient wieder in die Lage versetzt, den Mundwinkel anzuheben bzw. das Auge zu schließen. Damit läßt sich meist zumindest eine Ruhesymmetrie herstellen, wenn auch der zielgerichtete Einsatz der Muskulatur für die neue Aufgabe viel Training erfordert.

## 4.3 Ergänzende Maßnahmen

Eine funktionell bedeutende Folge einer Fazialisparese ist die Schädigung der Konjunktiva und der Hornhaut des Auges aufgrund des fehlenden Lidschlusses als **Keratitis** bzw. **Conjunctivitis »e lagophthalmo«**, die die Patienten stark beeinträchtigen.

Abhilfe schafft ein operativer Eingriff mit partieller Vernähung der Lidkanten zur Verkleinerung der Lidspalte (**Tarsorrhaphie**), der aber kosmetisch kein optimales Resultat liefert. Günstiger ist es, wenn in geeigneten Fällen das schlaffe Unterlid gerafft werden kann, so daß es dem Auge passiv besser anliegt (**Blepharoplastik**).

In vielen Fällen läßt sich die Situation dadurch erheblich verbessern, daß in das Oberlid ein **Goldimplantat** (ca. 1 bis 2 g) eingepflanzt wird *(siehe Abbildung 7a–c)*. Das Gewicht zieht das Oberlid nach unten, was den Lidschluß ermöglicht. Die Hebung des Oberlids ist bei Fazialisparesen nicht beeinträchtigt, weil der Lidhebemuskel (M. levator palpebrae) durch den N. oculomotorius (III) innerviert wird.

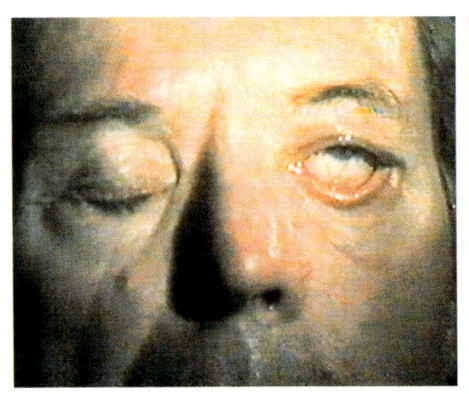

### Randnotizen

**4.2 Muskelzügelplastiken**

Durch Faszienzüge aus dem **M. temporalis** oder dem **M. masseter** wird es möglich, den Mundwinkel anzuheben bzw. das Auge zu schließen. Der Einsatz der Muskulatur für die neue Aufgabe erfordert viel Training.

**4.3 Ergänzende Maßnahmen**

Die **Keratitis** bzw. **Conjunctivitis »e lagophthalmo«** beeinträchtigen die Patienten stark.

Abhilfe schafft die partielle Vernähung der Lidkanten (**Tarsorrhaphie**), die aber kosmetisch kein optimales Resultat liefert. Günstiger ist es, wenn das schlaffe Unterlid gerafft werden kann (**Blepharoplastik**). In vielen Fällen läßt sich die Situation dadurch verbessern, daß in das Oberlid ein **Goldimplantat** eingepflanzt wird *(s. Abb. 7a–c)*. Das Gewicht zieht das Oberlid nach unten. Die Lidhebung ist nicht beeinträchtigt.

**Abb. 7**
a Fazialisparese vor Goldimplantation: Lidschluß links nicht möglich
b Goldimplantation in das linke Oberlid 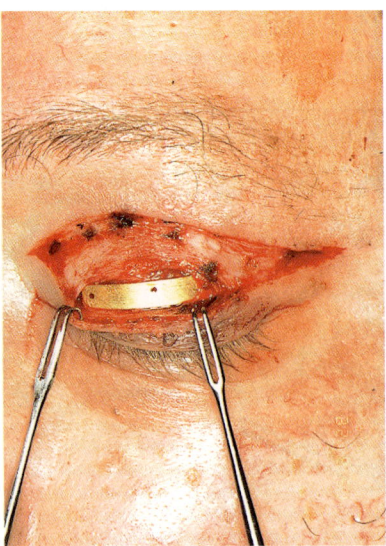 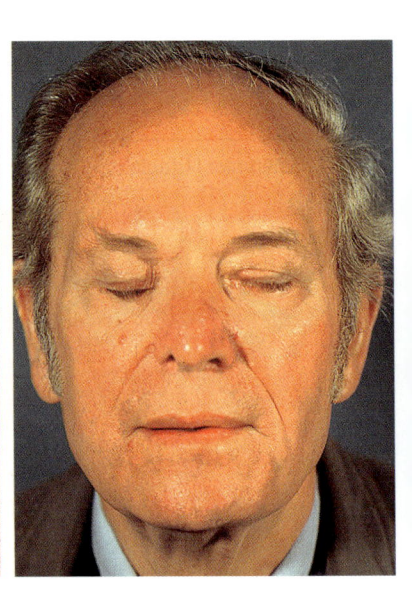
c Nach Implantation und Lidplastik ist Lidschluß wieder möglich. Gleichzeitig erfolgte eine plastisch-chirurgische Raffung des Unterlids.

# C
# Nase
# Nasennebenhöhlen
# Mittelgesicht
# Vordere Schädelbasis

*G. Rettinger*

# 1 Anatomie

## 1.1 Äußere Nase

Die Form der äußeren Nase wird durch eine **Infrastruktur** aus Knorpel, Knochen und Bindegewebe bestimmt. Dadurch kann sie in drei etwa gleich große Abschnitte untergliedert werden *(siehe Synopsen 1a, b und 2)*:
- knöcherne Nasenpyramide (Os frontale, Os nasale und Processus frontalis der Maxilla)
- knorpeliger Nasenrücken (Cartilago septodorsalis [Knorpeleinheit aus Septum- und Seitenknorpel])
- Nasenspitze (Flügelknorpel mit Crus laterale und Crus mediale)

### Mobilität, Muskulatur und Funktion

Der überwiegende Teil der Nase hat damit eine Knorpelgrundlage und ist mobil. Diese **Mobilität** schützt zum einen durch Flexibilität vor Verletzungen, zum anderen ermöglicht sie eine Kontrolle der Weite des Naseneingangs durch besondere Anteile der mimischen Gesichtsmuskulatur (M. levator labii superioris alaeque nasi, Pars transversa musculi nasalis [M. compressor] und Pars alaris [M. dilatator], M. depressor septi nasi), die, wie die übrige mimische Gesichtsmuskulatur, vom N. facialis innerviert werden. Von funktioneller Bedeutung ist die Verankerung zwischen Flügel- und Seitenknorpel sowie deren Lage zur Nasenscheidewand *(siehe Abbildung 3)*. Sie bilden die **Nasenklappe,** die den engsten Querschnitt der Nase darstellt (Limen nasi) und die Nasendurchgängigkeit wesentlich beeinflußt.

> **Merke.** Die Nasenklappe ist die engste Stelle der Nasenwege und damit für die Nasenatmung besonders wichtig.

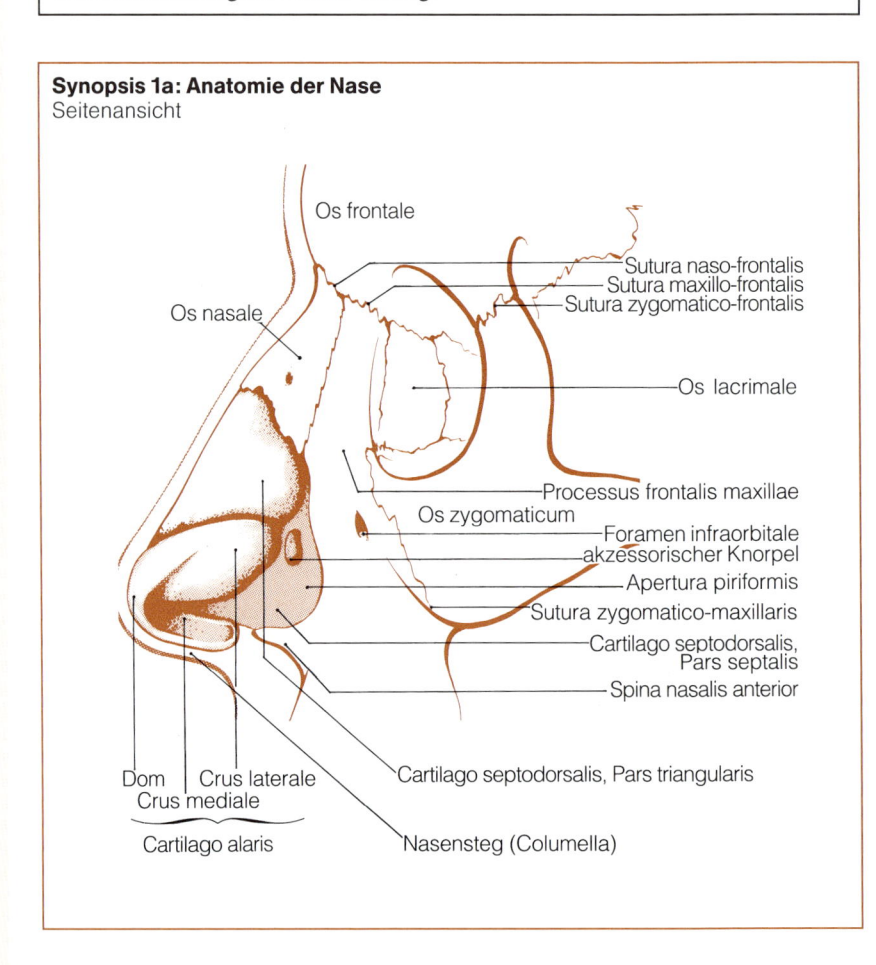

**Synopsis 1a: Anatomie der Nase**
Seitenansicht

- Os frontale
- Sutura naso-frontalis
- Sutura maxillo-frontalis
- Sutura zygomatico-frontalis
- Os nasale
- Os lacrimale
- Processus frontalis maxillae
- Os zygomaticum
- Foramen infraorbitale
- akzessorischer Knorpel
- Apertura piriformis
- Sutura zygomatico-maxillaris
- Cartilago septodorsalis, Pars septalis
- Spina nasalis anterior
- Dom
- Crus laterale
- Crus mediale
- Cartilago septodorsalis, Pars triangularis
- Cartilago alaris
- Nasensteg (Columella)

1.1 Äußere Nase

**Synopsis 1b: Anatomie der äußeren Nase**
Ansicht von vorne

**Synopsis 2: Anatomie der Nasenbasis**

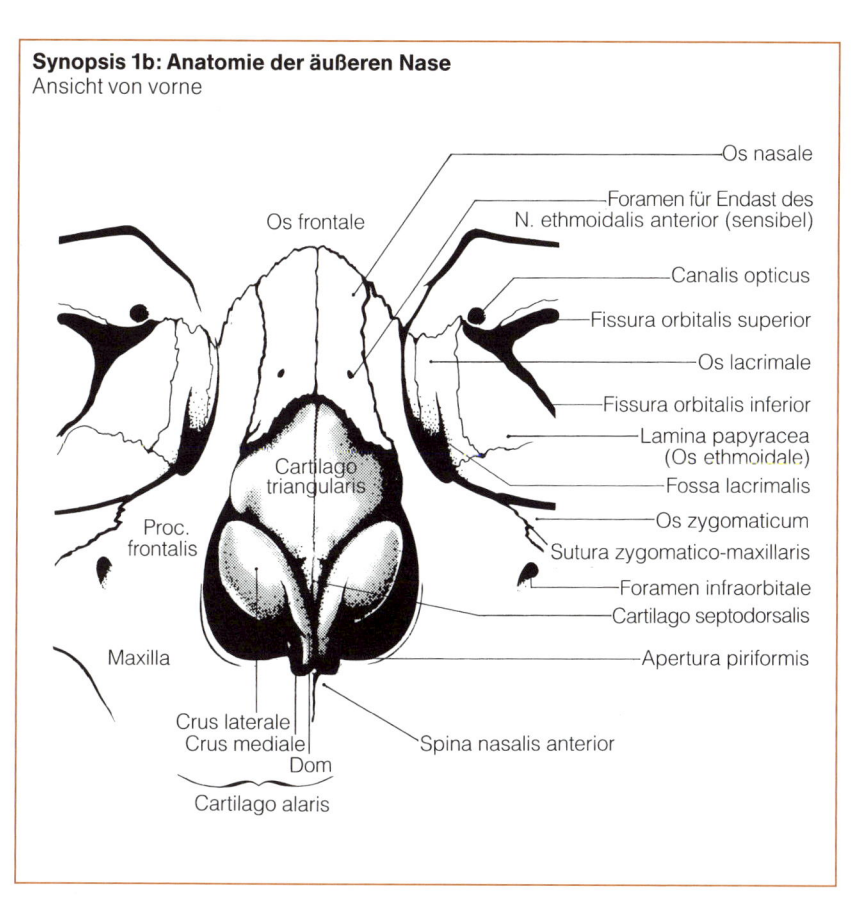

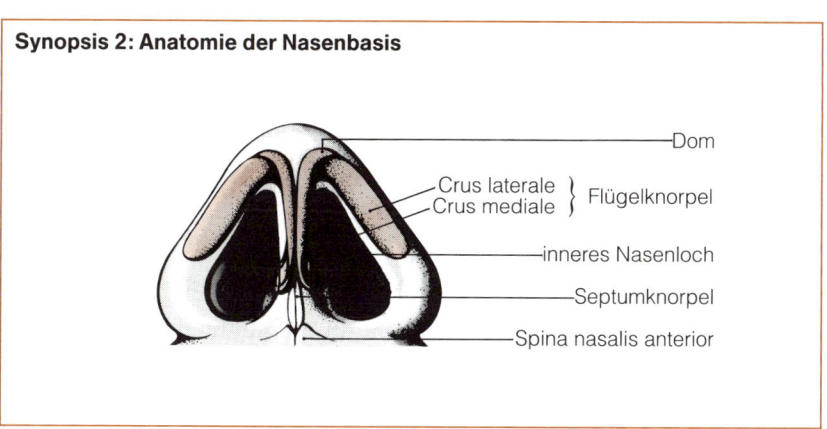

## Gefäß- und Nervenversorgung

Die **Gefäßversorgung** der äußeren Nase erfolgt über den Kreislauf der A. carotis externa durch Äste der A. facialis, aber auch durch die A. carotis interna über die A. ophthalmica, die A. ethmoidalis anterior und ihren Endast, die A. dorsalis nasi. Der venöse Abfluß erfolgt zum einen über die V. facialis, zum anderen auch über die V. angularis entlang der Nasen-Wangen-Grenze zur V. ophthalmica und damit zum Sinus cavernosus. Auf diese Weise können Entzündungen des Naseneingangs und der Oberlippe über eine Phlebitis auf den Sinus cavernosus übergreifen (Gefahr der Keimverschleppung aus Furunkeln).

Die **sensible Versorgung** der äußeren Nase erfolgt über den ersten und zweiten Trigeminusast. Der N. ophthalmicus (V, 1) teilt sich in 3 Äste auf: N. nasociliaris, frontalis und lacrimalis. Aus der Pars nasalis des N. nasociliaris stammt der

**Gefäß- und Nervenversorgung**
Arterien stammen sowohl aus der A. carotis externa als auch A. carotis interna. Der venöse Abfluß erfolgt z.T. über die Vena angularis zur Vena ophthalmica und damit zum Sinus cavernosus (Gefahr der Keimverschleppung aus Nasenfurunkeln).

Die Haut der äußeren Nase wird vorwiegend über den Nervus ophthalmicus (Nervus supratrochlearis, supraorbitalis und ethmoidalis ante-

## 1.2 Innere Nase

### • Nasenhöhle

Die Nasenhöhle wird durch das Septum unterteilt *(siehe Synopsis 3)*. Dieses besteht aus einer knorpeligen und knöchernen Infrastruktur. Der Septumknorpel (Cartilago quadrangularis septi nasi = septo-dorsalis) stellt mit den Seitenknorpeln eine morphologische Einheit dar und ist somit wesentliche Stützstruktur des knorpeligen Nasenrückens. Defekte oder Deformierungen des Nasenscheidewandknorpels können daher Auswirkungen auf die äußere Form der Nase haben. Knöcherne Grundlage des Septums sind zunächst der harte Gaumen (Maxilla, Os palatinum) und die Prämaxilla (Os incisivum) mit der Spina nasalis anterior. Auf dieser Grundlage ruhen das knorpelige Septum und der Vomer. Das Knorpelseptum besitzt einen Ausläufer (Processus sphenoidalis) entlang der kranialen Vomerkante, der gelegentlich eine nach lateral ausladende Leiste mit Funktionsbeeinträchtigung bildet (»Vomer-Sporn«). Die Verbindung zur vorderen Schädelbasis wird durch die knöcherne Lamina perpendicularis des Siebbeines hergestellt.

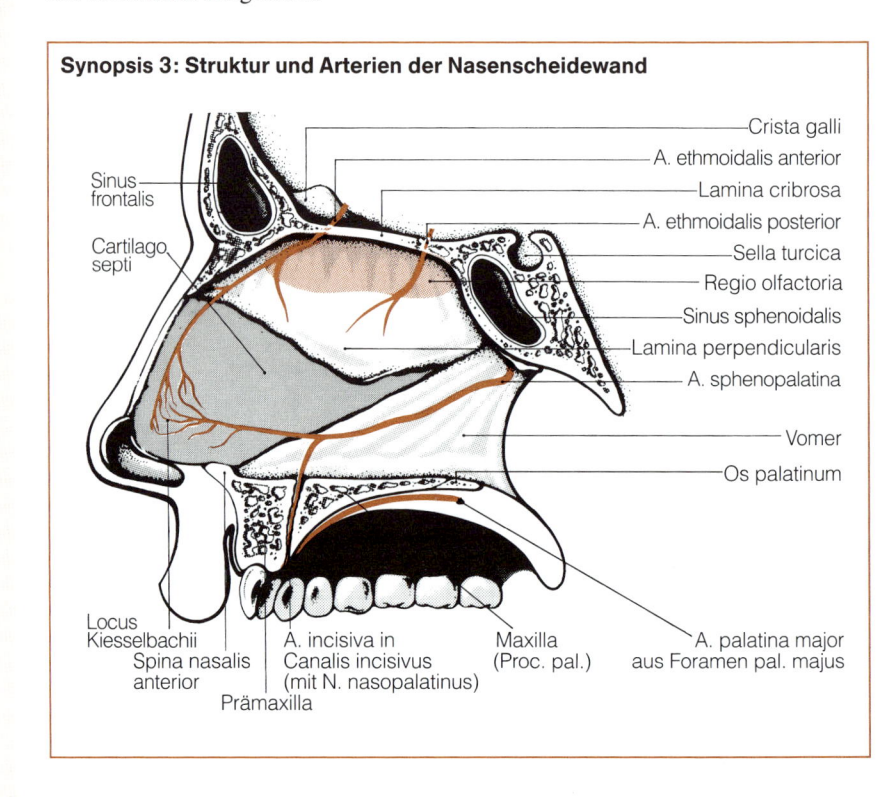

**Synopsis 3: Struktur und Arterien der Nasenscheidewand**

Beschriftungen: Crista galli, A. ethmoidalis anterior, Lamina cribrosa, A. ethmoidalis posterior, Sella turcica, Regio olfactoria, Sinus sphenoidalis, Lamina perpendicularis, A. sphenopalatina, Vomer, Os palatinum, A. palatina major aus Foramen pal. majus, Maxilla (Proc. pal.), A. incisiva in Canalis incisivus (mit N. nasopalatinus), Prämaxilla, Spina nasalis anterior, Locus Kiesselbachii, Cartilago septi, Sinus frontalis.

> **Merke.** Der knorpelige Anteil der Nasenscheidewand ist die zentrale Stützstruktur des Nasenrückens, der Nasenspitze sowie des Nasenstegs und ist gleichzeitig Teil der Nasenklappe.

### • Leistenbildungen

Durch Wachstumsstörungen (Traumen, Entzündungen, Mißbildungen), vor allem aber durch unterschiedlich ausgeprägte Winkelbildungen zwischen vorderer und hinterer Schädelgrube, kann es zu Verformungen der Nasenscheide-

## 1.2 Innere Nase

wand, in erster Linie durch Stauchung, an den Grenzen der Infrastruktur kommen (Leisten- und Spornbildung entlang der Vomeroberkante). Septumknorpel und Prämaxilla stellen wichtige Wachstumszentren nicht nur für die Nase, sondern auch für den Oberkiefer dar. Bei Verletzungen in der Kindheit kann das Wachstum des Mittelgesichts beeinträchtigt werden *(siehe Abbildung 41b)*.

Übergangszone zwischen Prämaxilla, Vomer und Cartilago quadrangularis sowie Lamina perpendicularis. Der Septumknorpel stellt ein wichtiges Wachstumszentrum dar (s. Abb. 41b).

- ***Strukturen der lateralen Nasenwand***

Die laterale Nasenwand wird durch die Nasenmuscheln strukturiert *(Abbildung 2b)*. Untere und mittlere Nasenmuschel sowie eine kleine, rudimentäre obere Nasenmuschel überdecken einen unteren, mittleren und oberen Nasengang.

- **Strukturen der lateralen Nasenwand**

Durch eine untere, mittlere und kleine obere Nasenmuschel werden entsprechende Nasengänge gebildet.

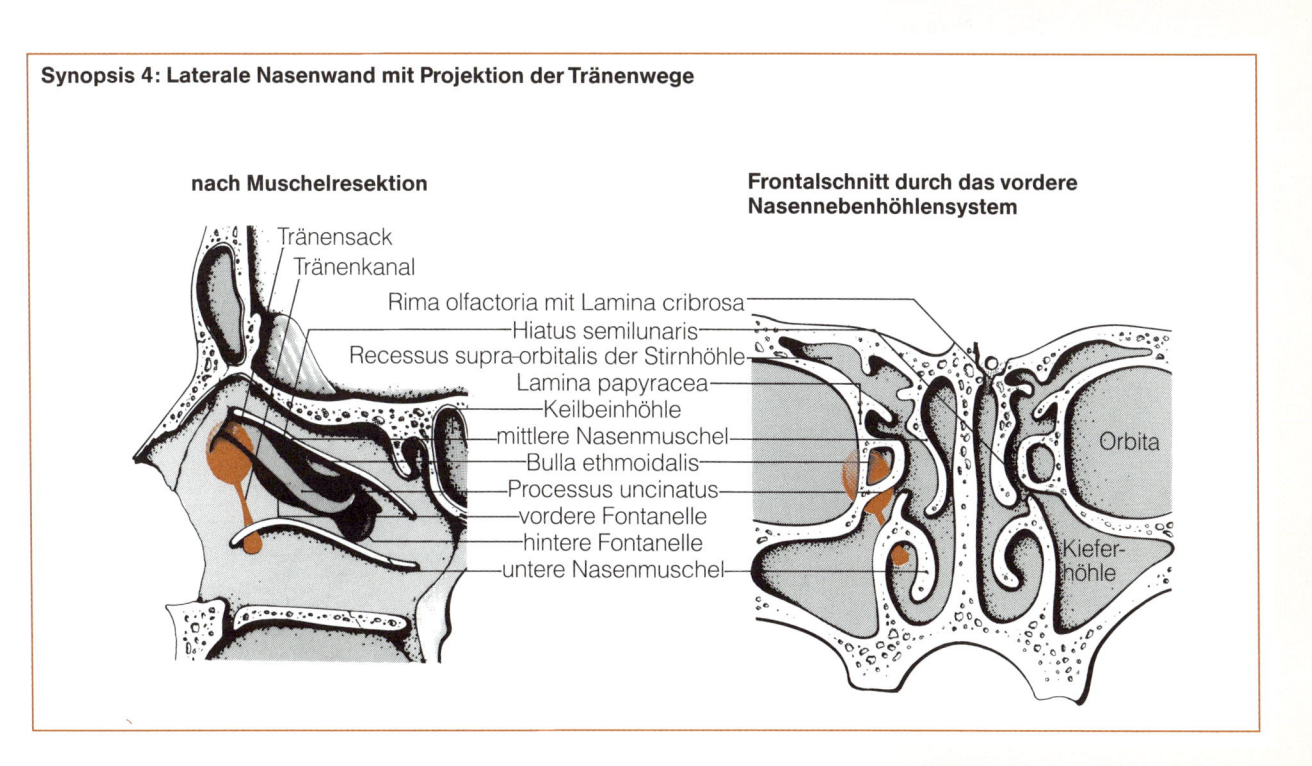

**Synopsis 4: Laterale Nasenwand mit Projektion der Tränenwege**

**nach Muschelresektion**

**Frontalschnitt durch das vordere Nasennebenhöhlensystem**

- Tränensack
- Tränenkanal
- Rima olfactoria mit Lamina cribrosa
- Hiatus semilunaris
- Recessus supra-orbitalis der Stirnhöhle
- Lamina papyracea
- Keilbeinhöhle
- mittlere Nasenmuschel
- Bulla ethmoidalis
- Processus uncinatus
- vordere Fontanelle
- hintere Fontanelle
- untere Nasenmuschel
- Orbita
- Kieferhöhle

In den unteren Nasengang mündet der **Ductus nasolacrimalis** *(Synopsis 4)*. Der mittlere Nasengang ist kompliziert untergliedert. Der **Hiatus semilunaris** ist ein Spalt, der von unten durch den Processus uncinatus und von oben durch eine große Siebbeinzelle (Bulla ethmoidalis) begrenzt wird. Er ist der Zugang zum **Infundibulum ethmoidale**, einem Hohlraum, in den die Kieferhöhle und die vorderen Siebbeinzellen einmünden. Nach vorne setzt er sich in den Recessus frontalis fort, eine Siebbeinbucht, die zur Stirnhöhle führt.

In den unteren Nasengang mündet der **Tränenkanal** (Syn. 4). Der mittlere Nasengang ist mit dem **Hiatus semilunaris** die zentrale Schaltstelle: Einmündung der Kieferhöhle, der Stirnhöhle und der vorderen Siebbeinzellen.

> **Merke.** Das Infundibulum ethmoidale ist anatomisch und funktionell die Schlüsselregion für Entzündungen der Kieferhöhle, Stirnhöhle und der vorderen Siebbeinzellen

◀ **Merke**

Unterhalb des Processus uncinatus können durch Knochenlücken Kieferhöhlen- und Nasenschleimhaut direkt aneinanderliegen (Fontanellen) und, auch endoskopisch erkennbare, zusätzliche Öffnungen von der Kieferhöhle zur Nase bestehen. In den oberen Nasengang (Recessus spheno-ethmoidalis) münden die hinteren Siebbeinzellen sowie die Keilbeinhöhle. Die Grenze zwischen vorderen und hinteren Siebbeinzellen bildet der Ansatz der mittleren Nasenmuschel an der seitlichen Nasenwand (Grundlamelle).

Zusätzliche Kieferhöhlenöffnungen liegen unterhalb des Processus uncinatus. In den oberen Nasengang münden die hinteren Siebbeinzellen und die Keilbeinhöhle.

## Gefäß- und Nervenversorgung der Nasenhöhle

Die Nasenhöhle wird aus Ästen der Arteria carotis externa und interna versorgt *(s. Syn. 5)*. Aus der A. carotis externa stammt die A. sphenopalatina, die Äste zur lateralen Nasenwand und zum Septum abgibt. Die Nasenscheidewand wird außerdem über die A. incisiva versorgt.
A. ethmoidalis anterior und posterior sind Äste der A. ophthalmica und damit der A. carotis interna.

### • Gefäß- und Nervenversorgung der Nasenhöhle

Die **arterielle Gefäßversorgung** der Nasenhöhle erfolgt über den Kreislauf der A. carotis externa und interna *(siehe Synopsis 5)*. Aus der A. maxillaris stammt die A. sphenopalatina, welche aus der Fossa pterygopalatina durch das Foramen pterygopalatinum (sphenopalatinum) am hinteren Ende der mittleren Muschel in die Nasenhöhle eintritt und Äste zur lateralen Nasenwand und zum Septum abgibt. Ein weiterer Ast erreicht die Nasenhöhle über die A. palatina (durch Canalis palatinus major zum Gaumen und als A. incisiva durch das Foramen incisivum zurück in die Nasenhöhle). Auch Äste aus der A. facialis zur Lippe tragen zur Versorgung der vorderen Nasenhöhle bei. Aus der A. ophthalmica und damit der A. carotis interna stammen die Aa. ethmoidalis anterior und posterior, gegebenenfalls auch eine weitere kleine A. tertiana, welche aus der Augenhöhle durch kleine Foramina in das Siebbein, knapp unterhalb der Schädelbasis, bzw. nach endokraniellem subduralen Verlauf durch die Schädelbasis in die Nasenhöhle eintreten.

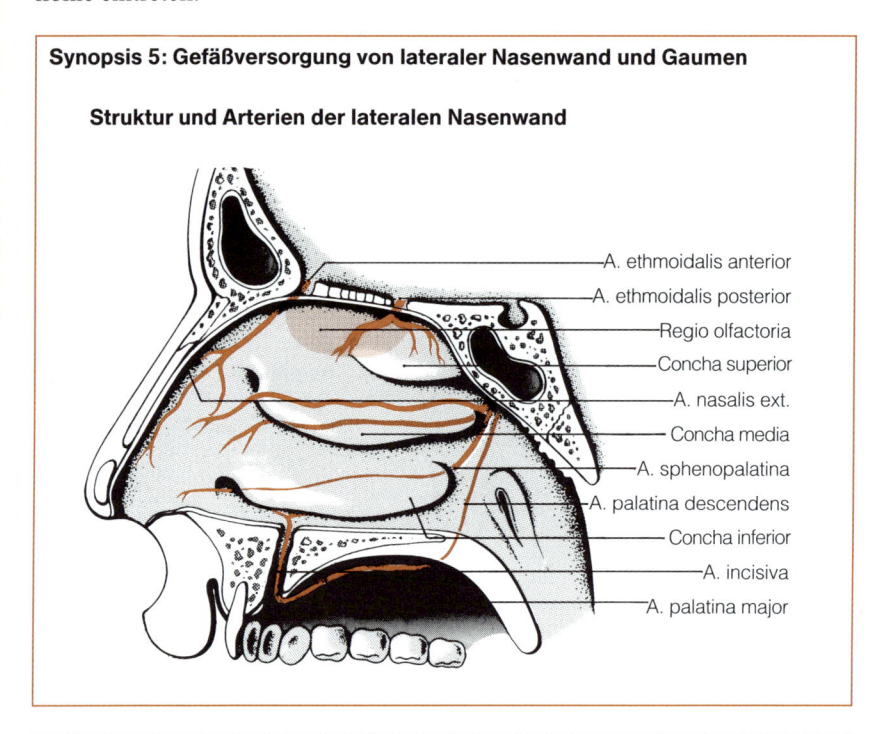

**Synopsis 5: Gefäßversorgung von lateraler Nasenwand und Gaumen**

**Struktur und Arterien der lateralen Nasenwand**

- A. ethmoidalis anterior
- A. ethmoidalis posterior
- Regio olfactoria
- Concha superior
- A. nasalis ext.
- Concha media
- A. sphenopalatina
- A. palatina descendens
- Concha inferior
- A. incisiva
- A. palatina major

**Merke ▶**

*Merke.* Alle beteiligten Gefäße bilden in der nasenlochnahen Septumschleimhaut ein dichtes Gefäßnetz (Locus Kiesselbach), welches häufig Ausgangspunkt von Blutungen ist.

Der **venöse Abfluß** erfolgt über Vena facialis und ophthalmica sowie den Plexus pterygoideus.

Die **sensible Innervation** der Nasenschleimhaut erfolgt über N. ophthalmicus und N. maxillaris, die auch vegetative Fasern zu Tränendrüse und Augapfel führen.

Der **venöse Abfluß** erfolgt sowohl über die Vena facialis und Vena ophthalmica als auch über den Plexus pterygoideus. **Lymphknotenstationen** für die äußeren Nasenabschnitte sind die Submandibularregion, für die innere Nase die pripharyngeale Region.

Die **sensible Innervation** erfolgt über den ersten und den zweiten Trigeminusast. Der **N. ophthalmicus** tritt über die Fissura orbitalis superior in die Augenhöhle und teilt sich in drei Äste: Der **N. nasociliaris** ist sowohl die sensible Wurzel des Ganglion ciliare, als auch der sensible Schleimhautnerv für die obere Nasenhälfte (Nn. ethmoidales). Der **N. frontalis** mit seinen Aufzweigungen N. supratrochlearis und N. supraorbitalis innerviert Stirn- und Kopfhaut sowie die Gegend der Nasenwurzel und des medialen Augenwinkels. Der laterale Augenwinkel wird durch den **N. lacrimalis** versorgt, mit dem auch sekretorische, parasympathische Fasern (aus N. facialis) zur Tränendrüse verlaufen.

Das Ganglion ciliare liegt lateral vom N. opticus und sorgt mit sensiblen, sympathischen (aus Plexus caroticus) und parasympathischen (vom N. oculomotorius) Anteilen für die Innervation des Augapfels. Die vegetative Innervation wird im *Kapitel 3.1.3* erläutert.

## 1.3 Nasennebenhöhlen

• Die **Kieferhöhlen** sind die größten Nasennebenhöhlen *(s. auch Synopsis 4)*. Sie grenzen nach kranial an die Orbita. Im Kieferhöhlendach verläuft der N. infraorbitalis (aus dem zweiten Trigeminusast), der den Knochen am Foramen infraorbitale verläßt und in die Gesichtshaut einstrahlt. Dorsal grenzt die Kieferhöhle an die Fossa pterygopalatina und den retromaxillären Raum und nach medial an die Nasenhöhle. Sie weist drei Buchten auf: Recessus alveolaris mit Beziehung zu den Zahnwurzeln, Recessus zygomaticus mit Beziehung zum Jochbogen und Recessus ethmoidalis mit Beziehung zum Siebbeinzellsystem. Der Zilienstrom des respiratorischen Epithels *(siehe Kapitel 3.1.3)* transportiert das Sekret konzentrisch zum Hiatus semilunaris oberhalb des Processus uncinatus und von dort in den mittleren Nasengang.

• Die **Stirnhöhlen** sind in ihrer Dimension sehr variabel und können sogar völlig fehlen (Stirnhöhlenaplasie, *siehe Abbildung 1)*. Die Stirnhöhlenaplasie ist ohne eigenen Krankheitswert, kann jedoch im Rahmen der primären Ziliendyskinesie (Kartagener-Syndrom, *Kap. 6.4.2)* auftreten. Die Stirnhöhlen nehmen oft weite Bereiche des Augenhöhlendachs ein (Recessus supraorbitalis, *Synopsis 4)*. Der gewundene, enge Kanal zur Nase mündet in den Recessus frontalis *(s.o.)*.

Die **Siebbeinzellen** teilen sich in das vordere und das hintere Siebbeinzellsystem.

• Das **vordere Siebbeinzellsystem** zwischen mittlerer Muschel und ihrer Grundlamelle sowie der Orbitawand (Lamina papyracea) stellt ein Nasennebenhöhlensystem dar, das anatomisch und funktionell der Kieferhöhle und Stirnhöhle zur Nase hin vorgeschaltet ist. Dies bedeutet, daß Stirn- und Kieferhöhle keine direkte Verbindung mit der Nasenhöhle durch einen jeweils eigenständigen Kanal besitzen. Für beide erfolgen Belüftung und Drainage indirekt über die Siebbeinzellen. Aus diesem Grund sind diese häufig der Ausgangspunkt von Nasennebenhöhlenentzündungen.

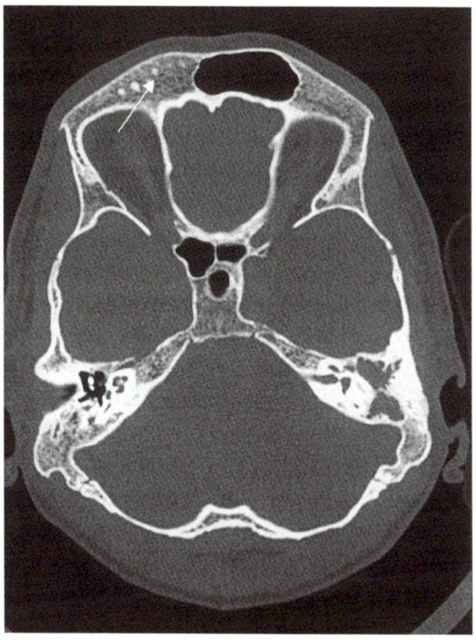

**Abb. 1: Stirnhöhlenaplasie:** Im horizontalen Hochauflösungscomputertomogramm ist bei Aufsicht von oben (axiale Schichtung) eine Aplasie der linken Stirnhöhle (→) dargestellt.

**Merke.** Bei Erkrankungen von Stirn- oder Kieferhöhle ist **immer** auf das Siebbein zu achten, welches bei rhinogenen Entzündungen von Stirn- oder Kieferhöhle ganz überwiegend den eigentlichen Ausgangsherd darstellt.

• Das **hintere Siebbeinzellsystem** (okzipital der Grundlamelle der mittleren Muschel) drainiert unabhängig vom vorderen Siebbeinzellsystem in den oberen Nasengang und ist ebenso wie die Keilbeinhöhle funktionell vom vorderen Siebbeinzellsystem abgekoppelt. Die Form der Zellen ist sehr variabel, sie können sich kranial der Keilbeinhöhlen entwickeln und auch direkt dem N. opticus anliegen (sog. Onodi-Zellen).

• Die **Keilbeinhöhlen** (Sinus sphenoidales) haben einen kurzen Ausführungsgang an ihrer Vorderwand. Sie grenzen an die vordere, mittlere und hintere Schädelgrube sowie an die Sella turcica *(s. a. Synopsis 3)*. Hypophysenoperationen können durch die Keilbeinhöhle (transsphenoidal) ausgeführt werden, die wiederum über die Nasenscheidewand (transoraler-transseptaler Zugang) erreicht wird. An die Seitenwand der Keilbeinhöhle lagern sich von oben anterior der Canalis opticus und posterior die A. carotis interna an. Außerdem liegen in unmittelbarer Nachbarschaft der Sinus cavernosus und der zweite bis sechste Hirnnerv.

**1.3 Nasennebenhöhlen**

Die **Kieferhöhlen** sind die größten Nasennebenhöhlen *(s. Syn. 4)* und weisen drei Buchten (Recessus) auf: R. alveolaris, R. zygomaticus, R. ethmoidalis. Das Kieferhöhlendach bildet den Orbitaboden, posterior grenzen der retromaxilläre Raum und seine mediale Fortsetzung (Fossa pterygopalatina) an.

Die Ausdehnung der **Stirnhöhlen** ist sehr variabel: Aplasie bis Ausdehnung ins Orbitadach. Der enge Ausführungskanal mündet in den mittleren Nasengang.

**Siebbeinzellen**
Man unterscheidet vordere und hintere Siebbeinzellen.

Die **vorderen Siebbeinzellen** sind der Stirnhöhle und der Kieferhöhle anatomisch und funktionell vorgeschaltet. Aus diesem Grund sind sie häufig Ausgangspunkt von Nasennebenhöhlenentzündungen. Die Grenze zwischen vorderen und hinteren Siebbeinzellen bildet die Anhaftungsstelle der mittleren Nasenmuschel an der lateralen Nasenwand (Grundlamelle).

◀ **Merke**

Die **hinteren Siebbeinzellen** liegen in variabler Ausdehnung dorsal der Grundlamelle der mittleren Muschel. Sie drainieren unabhängig vom vorderen Siebbeinzellsystem in den oberen Nasengang.

Die **Keilbeinhöhle** grenzt an die vordere, mittlere und hintere Schädelgrube *(s. Syn. 3)*. In ihrer seitlichen Wand verlaufen N. opticus, A. carotis, Sinus cavernosus und der 2.–6. Hirnnerv.

## 1.4 Retromaxillärer Raum

Die **Fossa infratemporalis** (retromaxillärer Raum) ist ein unscharf begrenzter Raum zwischen aufsteigendem Unterkieferast (lateral), Pharynxseitenwand (medial), Kieferhöhlenrückwand (anterior) und Fascia praevertebralis (posterior). Kranial grenzt sie an den großen Keilbeinflügel mit dem Foramen ovale und geht nach lateral in die Fossa temporalis (enthält den Musculus temporalis) über. Nach medial verjüngt sie sich zwischen Maxilla und Processus pterygoideus (Keilbein) zur spaltförmigen Fossa pterygopalatina (die Bezeichnungen sphenopalatinus und pterygopalatinus sind synonym). Die Fossa infratemporalis enthält neben den Pterygoidfortsätzen und ihrer Muskulatur vor allem die A. maxillaris und den N. mandibularis mit ihren Aufteilungen sowie den venösen Plexus pterygoideus.

Der N. maxillaris ist der sensible Nerv für Teile der Gesichtshaut (Unterlid, Wange, Oberlippe, Nasenflügel) durch seine Aufteilung in N. infraorbitalis und N. zygomaticus. Über das Ganglion pterygopalatinum wird außerdem die Schleimhaut innerviert (untere Nasenabschnitte, Oberlippe, Gaumen, Oberkiefer einschließlich Zähne).

Das Ganglion pterygopalatinum in der Fossa pterygopalatina hat neben diesen sensiblen auch sympathische und parasympathische (Umschaltung) Wurzeln. Die sympathischen Fasern ziehen von der A. carotis interna als N. petrosus profundus in den Canalis pterygoideus. Dort vereinigen sie sich mit dem parasympathischen N. petrosus major (aus N. intermedius-facialis) zum N. Vidianus. Die Schleimhautversorgung erfolgt u.a. über den N. sphenopalatinus des Nasenseptums, der durch den Canalis incisivus zum Gaumen zieht und diesen zusammen mit den Nn. palatini (aus Canalis palatinus) innerviert.

Die **Fossa pterygopalatina** ist ein Verteiler für die Gefäß-Nerven-Versorgung des Oberkiefers. Sie ist hierfür durch zahlreiche Foramina und Kanäle mit den umliegenden Regionen verbunden:

- Anterior: **Foramen sphenopalatinum** zur Nasenhöhle (enthält A. sphenopalatina und N. sphenopalatinus)
- Anterior-superior: **Fissura orbitalis inferior** zur Augenhöhle. Durchtritt von A. und N. infraorbitalis sowie Ästen aus dem Ganglion pterygopalatinum
- Posterior-superior: **Foramen rotundum** mit dem Durchtritt des N. maxillaris aus der mittleren Schädelgrube
- Posterior: **Canalis pterygoideus** durch das Foramen lacerum; er enthält den N. pterygoideus (Vidianus) mit Anschluß zum Ganglion pterygopalatinum
- Lateral: **Fissura pterygomaxillaris** zur Fossa infratemporalis (Durchtritt der A. maxillaris und des N. alveolaris superior)
- Kaudal: **Canalis palatinus major** zum Gaumen (N. palatinus und Gaumengefäße)

> **Merke.** Die Fossa pterygopalatina ist eine wichtige Schaltstelle und kann in ein nervales Kompartiment (Ganglion pterygopalatinum, N. maxillaris) und ein vaskuläres Kompartiment (Endäste der A. maxillaris) unterteilt werden.

## 1.5 Vordere Schädelbasis

Die knöcherne Grundlage der vorderen Schädelgrube bilden anterior und lateral das **Os frontale** sowie posterior das **Os sphenoidale** (Planum sphenoidale). Dazwischen ist median die **Lamina cribrosa** des Siebbeins eingelagert.

> **Merke.** Die Lamina cribrosa liegt im Niveau **tiefer** als die übrige Schädelbasis, wodurch die Gefahr von Duraverletzungen bei operativen Eingriffen, vor allem im anterioren Bereich der vorderen Schädelbasis, gegeben ist.

## 1.5 Vordere Schädelbasis

Über den Augenhöhlen ist der Knochen der vorderen Schädelbasis am dünnsten. In der Mittellinie grenzt an die Stirnhöhlenhinterwand ein Knochenvorsprung (Crista galli), der gelegentlich pneumatisiert sein kann. Anterior der Crista liegt das Foramen caecum, durch das eine Vene (Emissar) eine Verbindung zwischen Nasenhöhle und Sinus sagittalis superior herstellen kann Das Foramen caecum entspricht entwicklungsgeschichtlich dem Neuroporus und kann Ausgangspunkt von Mißbildungen (Fisteln und Zelen) sein. Auf der Lamina cribrosa liegt der Bulbus olfactorius, der die aus den Knochenkanälchen eintretenden Fila olfactoria aufnimmt. Posterior grenzt das Planum sphenoidale an, unter dem die Keilbeinhöhle und das hintere Siebbein liegen *(siehe Abbildung 2)*.

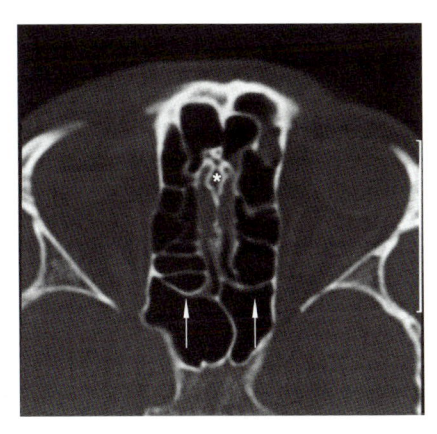

**Abb. 2: Lamina cribrosa:** Im horizontalen (axialen) Computertomogramm ist die Rima olfactoria in Bildmitte zwischen Crista galli (*) und Keilbeinhöhlenvorderwand (↑), umgeben von Siebbeinzellen, zu erkennen.

Der Schädelbasisknochen ist über den Augenhöhlen am dünnsten. Vor der Crista galli liegt das Foramen caecum, möglicher Ausgangspunkt von Mißbildungen. Durch die Lamina cribrosa ziehen die Fila olfactoria. Unter dem Planum sphenoidale liegen Keilbeinhöhlen und hinteres Siebbein *(s. Abb. 2)*.

# 2 Embryologie

## 2 Embryologie

Der Kopf wird durch Fortsätze und Einsenkungen untergliedert, die vom Wachstum des Mesenchyms ausgehen und dem Ektoderm und Entoderm sekundär folgen.

Die Entwicklung des Kopfes beginnt mit der Abfaltung der aus Ektoderm, Mesenchym und Entoderm bestehenden Keimscheibe vom Dottersack. Der Kopfteil wird außen durch Fortsätze (Wachstumszentren) und Einsenkungen (Mundbucht, Riechgrübchen) untergliedert. Die Grenze zwischen den Fortsätzen bilden Vertiefungen (keine Spalten), die kontinuierlich von Ektoderm überzogen sind. Zu Spaltbildungen kommt es erst, wenn die darunterliegenden mesenchymalen Wachstumszonen gestört sind und die Epithelbedeckung einreißt.

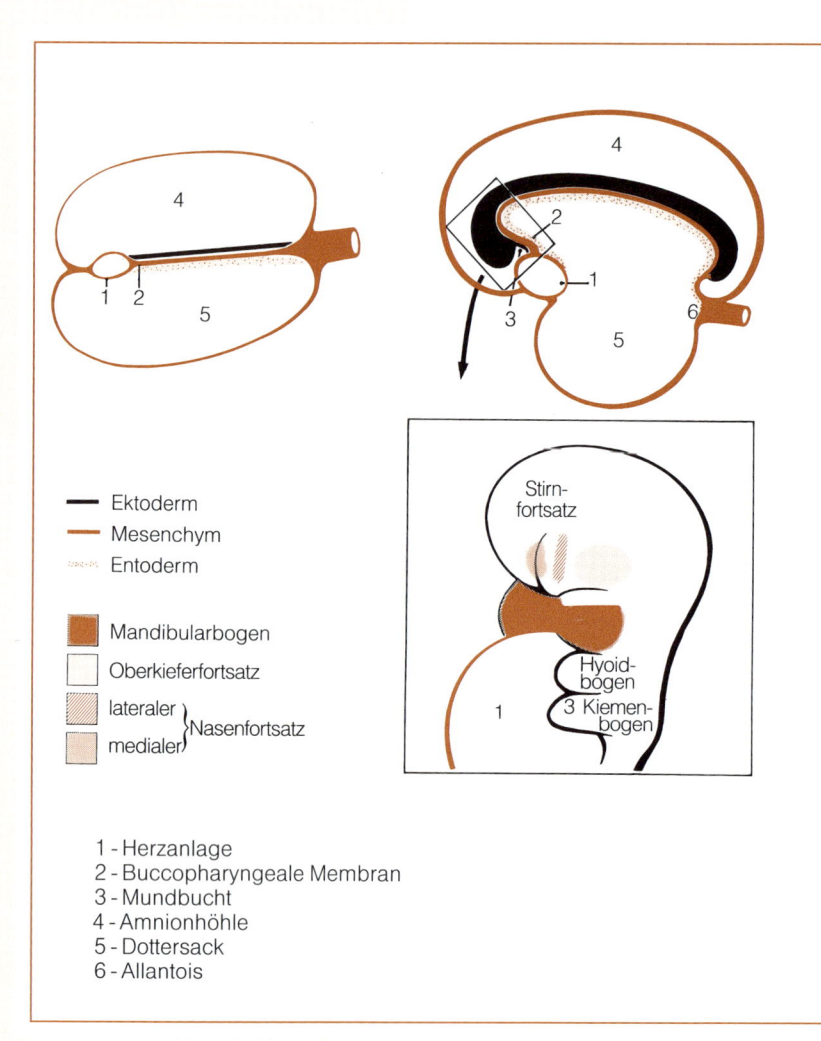

**Synopsis 6: Entwicklung des Gesichtes**

In den ersten vier Embryonalwochen werden durch Wachstum und Einsenkungen die Primitivorgane ausgebildet. Im Zentrum der Gesichtsentwicklung steht die Mundbucht (3), um die sich die Gesichtsfortsätze gruppieren. Der 1. Kiemenbogen (Mandibularbogen) besteht aus einem Oberkiefer- und einem Unterkieferfortsatz. Der Stirnfortsatz wird ab der 5. Embryonalwoche durch Einsenkung von 2 Riechgrübchen weiter untergliedert, und es bilden sich je ein medialer und ein lateraler Nasenfortsatz aus. Das Gebiet zwischen den medialen Fortsätzen (Area triangularis) formt später den Nasenrücken.

— Ektoderm
— Mesenchym
— Entoderm

Mandibularbogen
Oberkieferfortsatz
lateraler ⎫
medialer ⎬ Nasenfortsatz

1 - Herzanlage
2 - Buccopharyngeale Membran
3 - Mundbucht
4 - Amnionhöhle
5 - Dottersack
6 - Allantois

## 2.1 Primäre Mundhöhle

Eine Ektodermeinsenkung verschmilzt mit Entoderm zur Membrana buccopharyngea. Nach ihrer Auflösung entsteht die **primäre Mundhöhle** (s. Syn. 6).

Durch eine ektodermale Einsenkung entsteht die primäre **Mundbucht** (dritte Embryonalwoche), die in der Tiefe durch die Verschmelzung von Ektoderm und Entoderm zur Membrana buccopharyngea abgeschlossen wird *(siehe Synopsis 6)*. Diese zweiblättrige Membran wird später aufgelöst, und es entsteht die **primäre Mundhöhle.**

## 2.2 Gesichtsfortsätze

Mundbucht und später primäre Mundhöhle werden von fünf Gesichtsfortsätzen flankiert:
- Stirnfortsatz (kranial)
- Oberkieferfortsatz
- Unterkieferfortsatz, differenziert sich zusammen mit dem Oberkieferfortsatz aus dem Mandibularbogen (erster Kiemenbogen [lateral])
- Hyoidbogen (zweiter Kiemenbogen [lateral])
- Kaudal grenzt der Herzwulst an.

## 2.3 Äußere Nase

Eine Untergliederung des **Stirnfortsatzes** beginnt mit der Ausbildung der Riechplakoden (fünfte Woche) und ihrer Einsenkung zur Riechgrube. Hierdurch werden ein medialer und ein lateraler Nasenfortsatz abgeteilt. Aus dem medialen Fortsatz entstehen die Prämaxilla, Teile der Oberlippe sowie der Nasensteg, aus dem lateralen Fortsatz die Nasenflügel und Teile des seitlichen Nasenabhangs *(Synopsis 8)*.

## 2.4 Nasen- und Mundhöhle

Kranial der primären Mundhöhle senkt sich das Ektoderm als Riechgrube und später als Riechsack ein, bis es das Dach der primären Mundhöhle, unter Ausbildung einer dreiblättrigen Epithellage, berührt (Membrana bucconasalis). Nach deren Auflösung kommt es zur Ausbildung der horizontal liegenden **primären Choanen** und einer breiten Verbindung zwischen primärer Nasenhöhle und primärer Mundhöhle. Diese gemeinsame Höhle wird anschließend durch die Entwicklung des Gaumens eingeengt: maxillare Gaumenfortsätze (echte Fortsätze, keine Ektoderminsenkungen) trennen durch Wachstum die **sekundäre Nasen- und Mundhöhle** ab, wobei die Nasenhöhle durch die Entwicklung des Septums von kranial weiter unterteilt wird. Der vordere Anteil des Gaumens entsteht aus dem medialen Anteil des Stirnfortsatzes (Prämaxilla), während der Hauptteil des Gaumens aus den Oberkieferfortsätzen stammt.

### 2.2 Gesichtsfortsätze

Um die Mundbucht gruppieren sich fünf Gesichtsfortsätze:
Stirnfortsatz,
Ober- und Unterkieferfortsatz
(aus Mandibularbogen = 1. Kiemenbogen),
Hyoidbogen (2. Kiemenbogen)
Herzwulst

### 2.3 Äußere Nase

Die Ausbildung eines medialen und lateralen Nasenfortsatzes im **Stirnfortsatz** erfolgt durch Epitheleinsenkungen zur Riechgrube *(s. Syn. 8)*.

### 2.4 Nasen- und Mundhöhle

Nach Fortentwicklung der Riechgrübchen zum Riechsack wird die primäre Nasenhöhle von der primären Mundhöhle durch die Membrana bucconasalis (dreiblättrig) getrennt. Nach deren Rückentwicklung entsteht eine gemeinsame Höhle, welche durch das Gaumenwachstum von lateral nach medial in die **sekundäre Nasen-** und **Mundhöhle** geteilt wird.

---

**Synopsis 7: Entwicklungsstadien des Gaumens** (Frontalschnitt durch die Nase)

3 Wochen   6 Wochen   10 Wochen

- Bulbus olfactorius
- Fila olfactoria u. Riechepithel
- Nasenkapsel
- Nasenmuschel
- Nasenseptum
- Fusion: Septum und Gaumen
- Gaumen
- Zunge

Schnittebene

■ Nasenkapsel: knorpelige Gewebeanlage um Nasenhöhle
■ Mundbucht/Mundhöhle
□ Riechgrube/Riechsack

Aus dem Unterkieferfortsatz entwickeln sich auch Teile des Ohres.

Im weiteren Verlauf gelangt durch unterschiedlich gerichtetes Wachstum das zunächst lateral-kranial gelegene maxillare Wachstumszentrum nach anterior und bildet den Oberkieferfortsatz, während aus dem mandibularen Wachstumszentrum Unterkiefer und Teile des Ohres (Meckel-Knorpel für Hammer und Amboß) entstehen.

## 2.5 Riechorgan

Nervenfasern wachsen vom Nasendach zum Bulbus olfactorius.

Vom olfaktorischen Epithel des Nasenhöhlendachs wachsen sensorische Nervenfasern zum Bulbus olfactorius vor und bilden dort Synapsen.

## 2.6 Nasennebenhöhlen

Die Strukturen der Nasenhöhle und der Nasennebenhöhlen entwickeln sich aus und im Knorpel der Nasenkapsel (Syn. 7).
Im Säuglings- und Kleinkindesalter haben lediglich die **Kieferhöhlen** und **Siebbeinzellen** eine klinisch relevante Größe. Die Ausbildung von **Stirnhöhlen** und **Keilbeinhöhlen** erfolgt überwiegend ab dem 7. Lebensjahr bis zur Pubertät.
Erst wenn ein Nasennebenhöhlenlumen entwickelt ist, können z. B. entzündliche Erkrankungen davon ausgehen.

Die Untergliederung der lateralen Nasenwand und die Ausbildung der Nasennebenhöhlen erfolgen in der knorpeligen Nasenkapsel, welche die Nasenhöhle umgibt *(siehe Synopsis 7)*.
- Die **Kieferhöhlen** sind bei Geburt flach, wachsen verstärkt innerhalb des ersten Lebensjahres und haben ihr Wachstum etwa bis zum zehnten Lebensjahr abgeschlossen.
- Die Ausbildung der **Stirnhöhlen** beginnt im ersten und zweiten Lebensjahr. Eine rasche Größenzunahme erfolgt etwa um das neunte Lebensjahr, die volle Größe ist um das zwanzigste Lebensjahr erreicht.
- Die **Siebbeinzellen** sind bei Geburt bereits vorhanden und wachsen langsam bis zur Pubertät.
- Die Ausbildung der **Keilbeinhöhlen** beginnt etwa ab dem dritten Lebensjahr und ist mit Erreichen der Pubertät abgeschlossen.

Erst wenn ein Nasennebenhöhlenlumen entwickelt ist, können z. B. entzündliche Erkrankungen davon ausgehen.

## 2.7 Entwicklungsstörungen

Die Störung mesenchymaler Wachstumszentren kann sehr verschiedenartige Fehlformen hervorrufen: Hypoplasien, Hyperplasien, Überschußbildungen, Aplasien, Atresien, **Dislokationen,** Furchen- und Spaltbildungen (s. Kap. 8).

Bei komplexen Wachstumsstörungen entstehen Hypoplasien, Hyperplasien, Überschußbildungen, Aplasien, Atresien, Furchen- und Spaltbildungen und unter anderem auch charakteristische **Dislokationen**, welche sich aus der Entwicklungsgeschichte ableiten lassen.
  Wird beispielsweise die durch mesenchymales Wachstum bedingte Verlagerung des Auges nach anterior und die des Ohres nach posterior gehemmt, so resultiert eine laterale Dislokation der Orbita und eine Kaudalverlagerung des Ohres *(siehe Kapitel 8)*.

### 2.7.1 Gesichtsspalten

Sie entstehen aus Spaltbildungen zwischen den Gesichtsfortsätzen (s. Syn. 8), wobei die **Lippen-Kiefer-Gaumen-Spalte** die häufigste Spaltbildung darstellt.

Spaltbildungen sind Folge eines gestörten mesenchymalen Wachstums mit der Ausbildung von Defekten an der Stelle primärer Einsenkungen *(siehe Synopsis 8)*.

- Die **Lippen-Kiefer-Gaumenspalte** (LKG) ist die häufigste und damit klinisch wichtigste Spaltbildung.

Merke ▶

> **Merke.** Eine **Lippen-Kiefer-Spalte** entsteht durch **Spaltbildung** zwischen medialem Nasenfortsatz und Oberkiefer, die **Gaumenspalte** durch **fehlende Fusion** der Gaumenfortsätze des Oberkiefers.

## 2.7.1 Gesichtsspalten

**Synopsis 8: Gesichtsspalten**

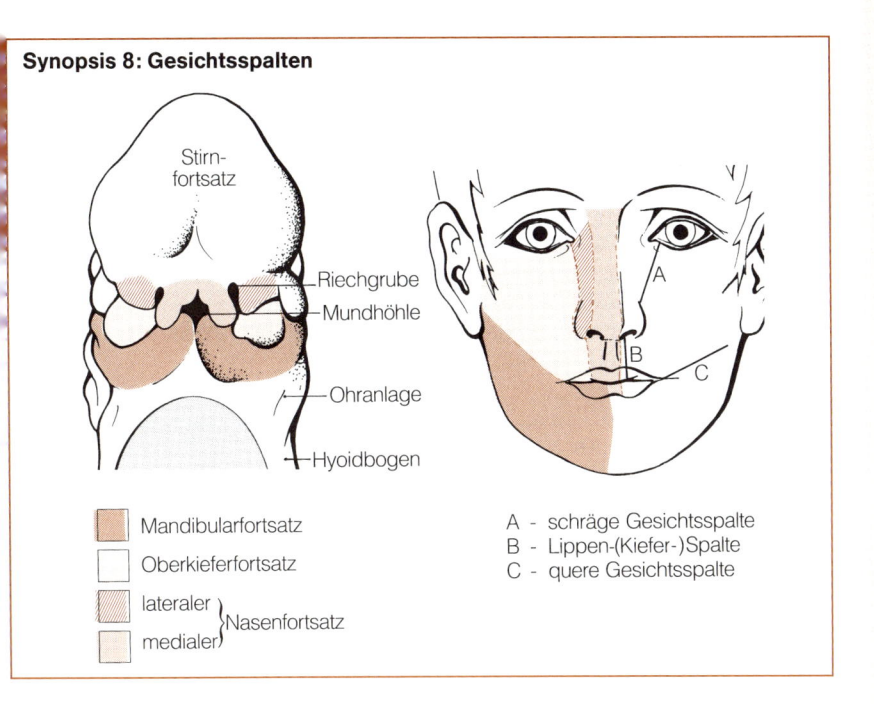

- Mandibularfortsatz
- Oberkieferfortsatz
- lateraler Nasenfortsatz
- medialer Nasenfortsatz

A - schräge Gesichtsspalte
B - Lippen-(Kiefer-)Spalte
C - quere Gesichtsspalte

Beschriftungen: Stirnfortsatz, Riechgrube, Mundhöhle, Ohranlage, Hyoidbogen

- **Schräge Gesichtsspalte** (Augen-Tränen-Nasenfurche). Wachstumsstörung zwischen lateralem Nasenfortsatz und Oberkieferfortsatz.

- **Quere Gesichtsspalte.** Wachstumsstörung zwischen Ober- und Unterkieferfortsatz.

Die Ausprägungen der Entwicklungsstörungen können sehr unterschiedlich sein und von Hypoplasien, Dislokationen bis zu Furchen und tatsächlicher Spaltbildung reichen.

Die **schräge Gesichtsspalte** verläuft zwischen lateralem Nasenfortsatz – Oberkieferfortsatz

Die **quere Gesichtsspalte** verläuft zwischen Oberkieferfortsatz – Unterkieferfortsatz

# 3 Physiologie

## 3.1 Funktionen der Nase

Die wichtigsten Funktionen der Nase sind die Klimatisierung der Atemluft und das Riechvermögen *(siehe Tabelle 1)*. Daneben ist die Nase als Reflexorgan unter anderem mit der Lunge funktionell gekoppelt (Niesreflex) und bei der Stimmklangbildung bei nasalen Lauten (n, ng, m) beteiligt. Träger dieser Funktionen sind in erster Linie die Nasenklappe und die innere Oberfläche der Nase mit ihrem respiratorischen Epithelüberzug.

**Tabelle 1: Funktionen der Nase**

- Aerodynamik
- Klimatisierung
- Muköziliarer Transport
- Schleimhautabwehr
- Resonanz
- Riechvermögen
- Reflexe

### 3.1.1 Klimatisierung

Die Einatemluft wird, in weiten Bereichen unabhängig von den äußeren Bedingungen, gleichmäßig angewärmt, angefeuchtet und von gröberen Partikeln gereinigt. Auf diese Weise herrschen im Nasenrachenraum weitgehend konstante Klimaverhältnisse. Umgekehrt wird bei der Ausatmung Feuchtigkeit zurückgewonnen: Bei reiner Mundatmung geht dem Körper ein erheblicher Flüssigkeitsanteil verloren.

Die Temperaturen im Rachenraum betragen durch Vorwärmung der Atemluft 32–34 °C. Die Atemluft ist wasserdampfgesättigt, wobei 50 % der Flüssigkeit aus dem Nasensekret stammen. Bis zu 70 % der Staubpartikel werden vom Nasenschleim gebunden.

### 3.1.2 Nasenwiderstand

Unter Ruhebedingungen wird die Nase von 6 l Luft pro Minute durchströmt (Atemvolumen). Bei Belastung kann der Durchfluß auf das Zehnfache steigen, im Falle eines noch größeren Bedarfs wird zur Mundatmung übergegangen. Diese Begrenzung des maximalen Durchflusses ist physiologisch, um die Schleimhaut vor Austrocknung durch Wärme- und Feuchtigkeitsverlust zu schützen. Die Durchgängigkeit der Nase wird durch die Nasenklappe und die Nasenmuscheln gesteuert. Auf die Nase entfallen ca. 60 % des Gesamtwiderstandes der Atemwege.

Die **Nasenklappe** zwischen Septum und Seitenknorpel ist die engste Stelle der Nase und stellt ein »flow limiting segment« dar. Sie verleiht dem Einatemstrom Form, Geschwindigkeit, Richtung und Widerstand *(siehe Abbildung 3)*. Die Düsenwirkung bei Einatmung sorgt für die Verteilung der Einatemluft über die gesamte Schleimhautoberfläche. Bei Ausatmung wird die sauerstoffarme Luft umgekehrt durch Beschleunigung vom Nasenloch wegtransportiert, um nicht in wesentlichem Umfang erneut eingeatmet zu werden. Die Weite der Nasenklappe wird durch Teile der mimischen Gesichtsmuskulatur kontrolliert: Einziger Konstriktor ist der M. compressor naris, alle anderen Nasenmuskeln (M. dilatator naris und M. depressor septi) sind Dilatatoren.

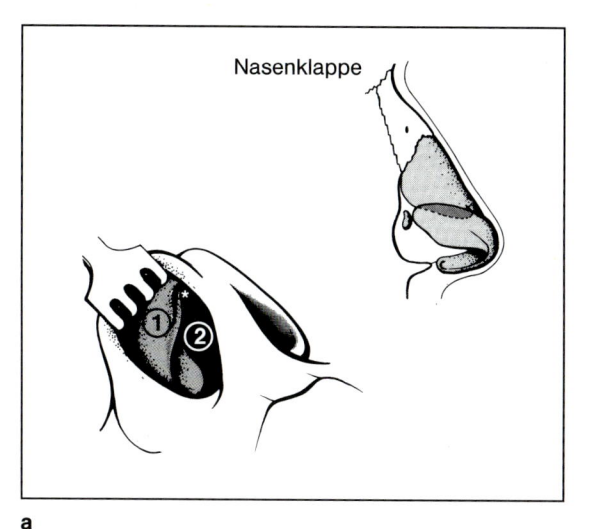

**Abb. 3a und b:** Durch Anheben der Nasenspitze erkennt man die Nasenklappe (*) als Abschluß des Naseneinganges. Die Seitenknorpel (1) bilden hier mit der Nasenscheidewand (2) unter normalen Bedingungen einen Winkel von 15°.

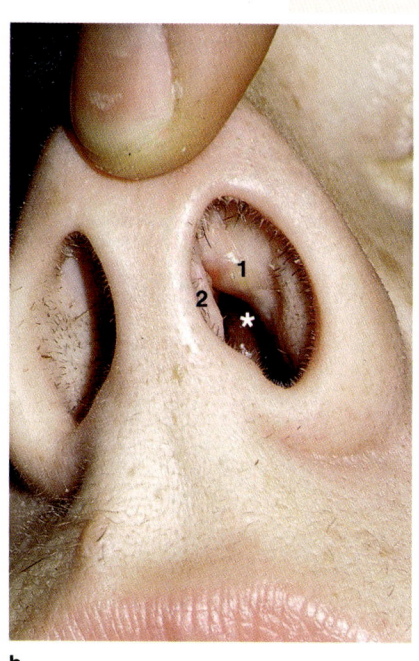

## 3.1.3 Respiratorisches Epithel

Das respiratorische Epithel besteht zu ca. 80% aus **zilientragenden Zellen** und Zylinderzellen sowie zu 20% aus schleimproduzierenden **Becherzellen**, die sich jeweils aus **Basalzellen** differenzieren (tubulo-alveoläre Glandulae nasales). Außerdem finden sich noch **Schleimdrüsen** in der Tunica propria *(Synopsis 9)*.

Jede Zelle trägt zwischen 50 und 300 Zilien, welche aus neun peripheren Doppeltubuli und zwei zentralen Einzeltubuli zusammengesetzt sind *(Synopsis 9)*. Sie sind durch sog. Dyneinarme verbunden, die ATP-abhängig eine peitschenartige Bewegung von sechs bis zwölf Zilienschlägen pro Sekunde ermöglichen. Auf diese Weise wird eine Transportgeschwindigkeit des Schleimfilms zwischen 3 mm pro Minute in den anterioren und 12 mm pro Minute in den posterioren Nasenabschnitten erreicht (**mukoziliarer Transport**). Der in den Nasenrachenraum transportierte Schleim wird unbewußt verschluckt. Eine völlig neue Schleimdecke der Nasenhöhle ist nach jeweils 20 Minuten hergestellt.

### • Nasensekret

Die tägliche Totalsekretion der Nasenschleimhaut beträgt ca. 200 g. Das Sekret dient der Immunabwehr, Anfeuchtung, Reinigung und ist Solvens für Riechstoffe. Es stammt aus Becherzellen (mukös = Gel) und aus gemischten Schleimhautdrüsen (seromukös = Sol). Außerdem ist ihm Tränenflüssigkeit über den Ductus nasolacrimalis beigemischt. Transsudationen aus Gefäßen treten nur bei Entzündungen auf.

Das Sekret ist geschichtet. Zum Nasenlumen hin liegt eine mukös-viskose **Gel-Schicht**, zur Epitheloberfläche hin eine serös-flüssige **Sol-Schicht**. Die Zilien bewegen sich in der Schleimschicht, wobei man im Bewegungsablauf einen »**Wirkungsschlag**« von einem »**Erholungsschlag**« unterscheidet. Der Erholungsschlag beansprucht eine fünffach längere Zeit. Beim Wirkungsschlag befindet sich die Zilienspitze in der Gelphase (großer Widerstand), beim Erholungsschlag in der Solphase (geringer Widerstand).

Das Nasensekret setzt sich aus anorganischen Bestandteilen (Natrium, Calcium, Kalium, Chlorid) und organischen Bestandteilen (Polysaccharide, Muzin, Histamin, Acetylcholinesterase, Fibrinolysin, Lysozym, Immunglobuline [v.a. IgA]) zusammen.

---

### 3.1.3 Respiratorisches Epithel

Die Hauptbausteine der respiratorischen Schleimhaut sind **zilientragende** und **schleimproduzierende Zellen**.

Zilien bestehen aus 9 peripheren Doppel- und 2 zentralen Einzeltubuli. Sie transportieren die Schleimtapete auf der Schleimhaut innerhalb weniger Minuten in den Nasenrachen (**mukoziliarer Transport**). Dort wird sie »unbewußt« verschluckt.

**Nasensekret**
Die **Sol-Schicht** liegt auf der Zelloberfläche, die **Gel-Schicht** zum Nasenlumen hin. In der Schleimschicht schlagen die Zilien 6- bis 12mal pro Sekunde mit jeweils einem **Wirkungsschlag** und einem **Erholungsschlag**. Beim Wirkungsschlag liegt die Zilienspitze in der Gelschicht, beim Erholungsschlag in der Solschicht.

Das Nasensekret besteht aus einer flüssigen (Sol) und einer zähen (Gel) Schicht.

**Synopsis 9: Respiratorische Schleimhaut**

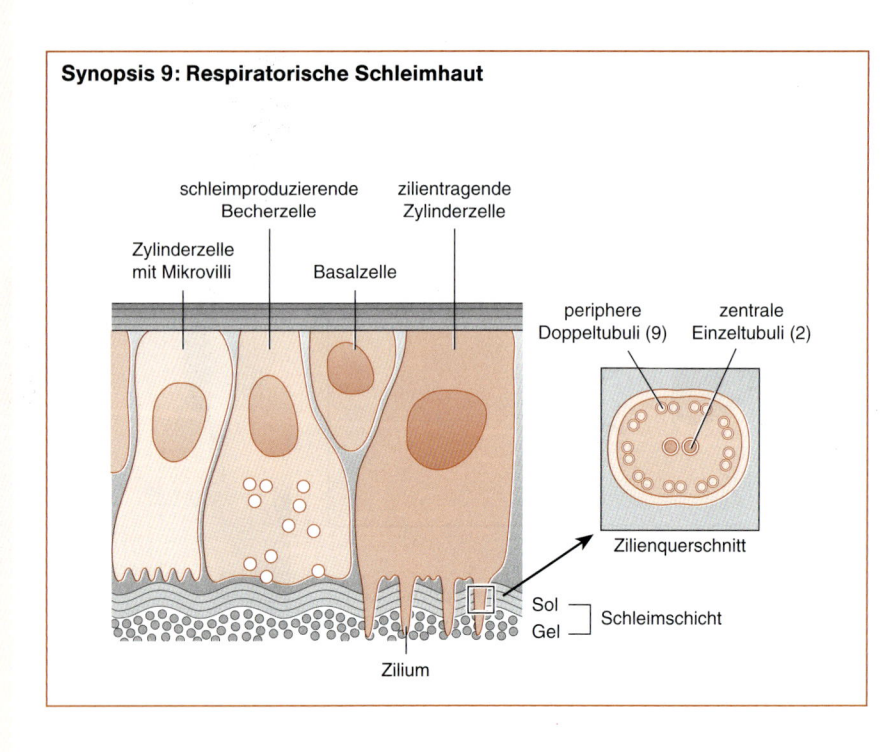

**Vegetative Schleimhautinnervation**
Der **Parasympathikus** stimuliert cholinerg überwiegend die Drüsensekretion. Der **Sympathikus** beeinflußt dagegen adrenerg-vasomotorisch den Schwellungszustand der Schleimhaut.

**Merke** ▶

Das Wechselspiel zwischen Sympathikus und Parasympathikus führt zur wechselseitigen, mehrstündigen Schleimhautanschwellung einer Nasenseite (physiologischer **Nasenzyklus**).

**Merke** ▶

• **Vegetative Schleimhautinnervation.** Die sekretorische Innervation der Schleimhaut erfolgt über den **Parasympathikus** cholinerg zur Stimulation der Drüsen sowie über den **Sympathikus** adrenerg über die Blutgefäße der Schleimhaut mit direkter Auswirkung auf das Volumen der Nasenmuscheln. Abschwellende Nasentropfen (Sympathikomimetika) drosseln den arteriellen Zustrom und führen vor allem im Bereich der unteren Nasenmuscheln zu einer reversiblen Schleimhautschrumpfung. Die physiologische sympathische Innervation vom Ganglion cervicale superius über den N. petrosus profundus (Teil des N. Vidianus) führt zur Schleimhautabschwellung, die parasympathische Stimulierung über den N. intermedius, N. petrosus superficialis major und Ganglion pterygopalatinum zur Schleimhautschwellung und Sekretion.

> **Merke.** Vegetative Innervation der Nasenschleimhaut:
> - Sympathikus: Abschwellung (vaskulärer Effekt)
> - Parasympathikus: Sekretion (glandulärer Effekt)

Durch den Wechsel zwischen Parasympathikotonus und Sympathikotonus wird der sogenannte »**Nasenzyklus**« gesteuert, welcher eine Variation der Nasendurchgängigkeit, alternierend zwischen links und rechts, bei einer Dauer von zwei bis fünf Stunden je Seite, bedingt. Er dient der Regeneration der Schleimhaut und ist physiologisch.

> **Merke.** Die Nase ist nie auf beiden Seiten gleich durchgängig, sondern in der Durchgängigkeit variabel. In Seitenlage ist jeweils die untere Nasenseite durch Schleimhautanschwellung eingeengt.

## 3.1.4 Reflexfunktion

Man unterscheidet zwischen **vegetativ-nasalen** und **naso-pulmonalen Reflexen**. Vaso- und sekretomotorische Reflexe laufen über die trigeminusvermittelte sensible Afferenz und über vegetative Fasern zurück zur Nase, wobei eine Sympathikusstimulierung die Schleimhautturgeszenz (Volumen) und eine Parasympathikusstimulierung die Sekretion erhöht (Niesreflex, Tränenreflex). Nasopulmonale (bzw. nasobronchiale) Reflexe können zu einer Verminderung der Lungencompliance und zur Erhöhung des Bronchialwiderstands, ja sogar zum Atemstillstand führen. Bei verlegter Nasenatmung, zum Beispiel bei eingelegten Nasentamponaden, besteht eine klinisch meist nicht relevante, jedoch meßtechnisch nachweisbare Hypoventilation. Der Hustenreflex wird sensibel über die Stimulation des N. trigeminus ausgelöst. Auch naso-kardiale Reflexe sind beschrieben.

### 3.1.4 Reflexfunktion

Über Trigeminusfasern können sowohl lokale Reflexe (Niesreiz, Tränensekretion) ausgelöst werden, als auch der Hustenreflex. Eine verlegte Nase (z. B. Nasentamponaden) führt zu einer Hypoventilation.

## 3.1.5 Olfaktorisches Epithel

Das olfaktorische Epithel ist ein mehrschichtiges Flimmerepithel, welches zusätzlich spezielle »Bowman-Drüsen« (Solvens für Riechstoffe) enthält *(Synopsis 10)*.

Im afferenten Verlauf unterscheidet man zwischen der präbulbären Verlaufstrecke (Fila olfactoria), der bulbären Strecke im Bulbus olfactorius und der postbulbären Strecke (Tractus olfactorius) mit kortikalen Zentren.

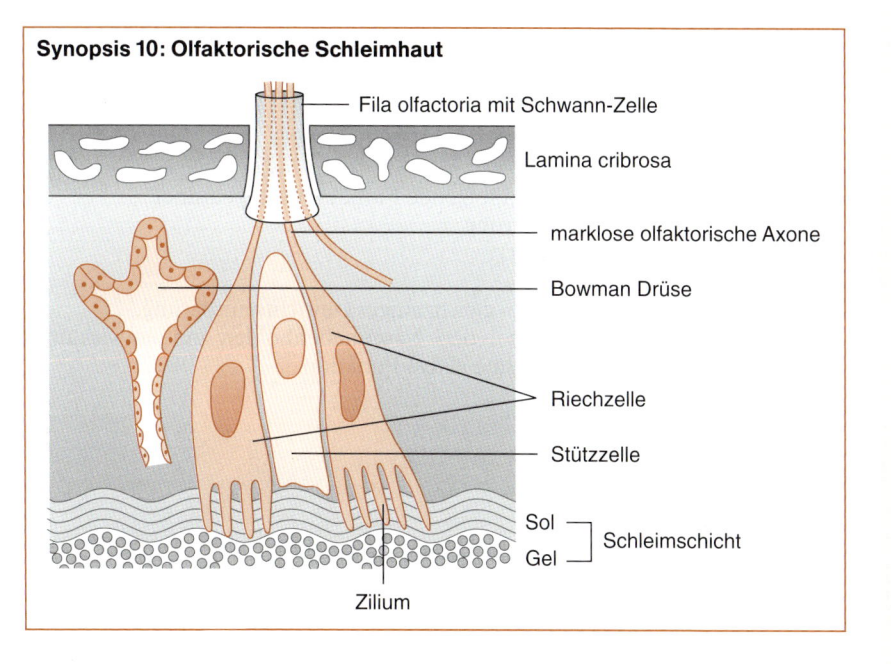

### 3.1.5 Olfaktorisches Epithel

Das Riechepithel enthält spezielle »Bowman-Drüsen« *(Syn. 10)*.

**Synopsis 10: Olfaktorische Schleimhaut**

- Fila olfactoria mit Schwann-Zelle
- Lamina cribrosa
- marklose olfaktorische Axone
- Bowman Drüse
- Riechzelle
- Stützzelle
- Sol / Gel — Schleimschicht
- Zilium

Die **Riechbahn** beginnt mit den bipolaren **Riechzellen** der Regio olfactoria als erstem Neuron. Ihre Neuriten verlaufen, in ca. 20 **Fila olfactoria** gebündelt, durch die Lamina cribrosa und bilden im **Bulbus olfactorius (primäres Riechzentrum)** mit Dendriten aus den sog. Mitralzellen des Bulbus die Glomerula olfactoria. Davon ausgehende zentripetale Nervenfasern ziehen über den **Tractus olfactorius** zu den **sekundären Riechzentren** (Trigonum olfactorium, Substantia perforata anterior, Area subcallosa, Area paraterminalis). Die weitere Riechbahn verläuft auf verschiedenen Wegen vor allem über die mediale Hemisphärenwand zu den **tertiären Riechzentren** (Hippocampus-Formation). Verbindungen der Riechbahn zum vegetativen und extrapyramidalen System lösen Reflexe aus: Speichel- und Magensaftsekretion bei appetitanregendem Geruch, Übelkeit und Erbrechen sowie Abwehrbewegungen (Naserümpfen) bei üblem Geruch *(siehe Synopsis 11)*.

Die Riechbahn beginnt mit den bipolaren Riechzellen. Ihre Neuriten verlaufen in ca. 20 **Fila olfactoria** gebündelt zum **Bulbus olfactorius (primäres Riechzentrum)**, von dort zum **sekundären** und **tertiären Zentrum**. Auslösung von Reflexen: Speichelsekretion, Übelkeit, Abwehr *(Syn. 11)*.

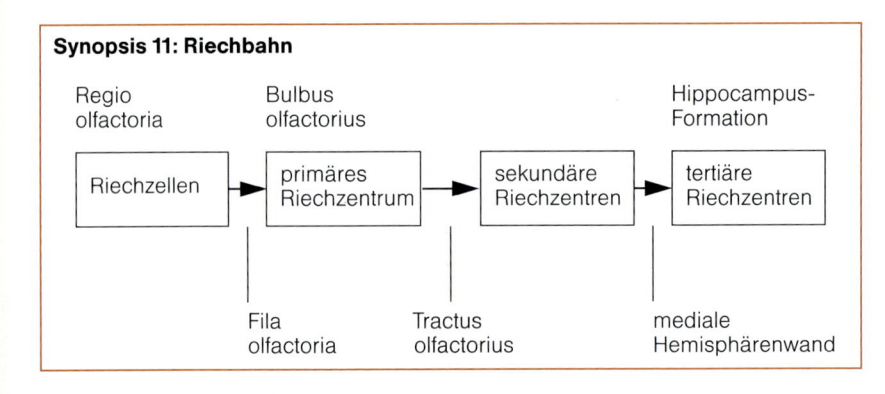

**Synopsis 11: Riechbahn**

Regio olfactoria → Riechzellen → (Fila olfactoria) → Bulbus olfactorius / primäres Riechzentrum → (Tractus olfactorius) → sekundäre Riechzentren → Hippocampus-Formation / tertiäre Riechzentren → (mediale Hemisphärenwand)

---

Riechschleim enthält wenig Muzin und dient der Lösung von Geruchsstoffen. Ca. 200 Gerüche können unterschieden werden. Die Gewöhnung an einen Geruch erfolgt rasch.

Der »Riechschleim« enthält im Vergleich zum übrigen Nasenschleim weniger Muzin und dient der Lösung der Geruchsstoffe, die lipid- und wasserlöslich sein müssen. Die genauen Vorgänge beim Riechen sind noch nicht geklärt (Vibrationstheorie, stereochemische Theorie). Das sehr differenzierte Organ kann mehr als 10 000 verschiedene Geruchsqualitäten wahrnehmen und ca. 200 unterscheiden. Es ist durch eine rasche Adaptation gekennzeichnet (Gewöhnung an Geruch).

Essen wird nicht nur »geschmeckt«, sondern auch »gerochen« (gustatorisches Riechen). Beide Sinneswahrnehmungen geben **einen** Gesamteindruck.

Das olfaktorische Epithel ist auch bei der subjektiven Geschmacksempfindung beteiligt. So gelangen beim Schlucken, retrograd über den Nasenrachen, Aromastoffe in die Riechregion (gustatorisches Riechen). Diese olfaktorische Wahrnehmung wird unbewußt mit dem gustatorischen Anteil zu **einem** Gesamteindruck verarbeitet (»mit verstopfter Nase schmeckt das Essen nicht«).

### 3.2 Funktion der Nasennebenhöhlen

Den Nasennebenhöhlen werden folgende Funktionen zugeordnet: Klimaausgleich, Stoßdämpfer, Isolierung und Statik des Gesichtsschädels.

Den Nasennebenhöhlen werden folgende Funktionen zugeordnet:
- Beteiligung bei der Klimatisierung
- Stoßdämpfer (Schockabsorber)
- thermisches Isolationsorgan
- Statik des Gesichtsschädels bei gleichzeitiger Gewichtseinsparung.

Im Grunde handelt es sich bei den Nasennebenhöhlen um entwicklungsgeschichtlich bedingte Relikte ohne aktive Funktion.

# 4 Untersuchungsmethoden

## 4.1 Anamnese

Sie richtet sich nach den Beschwerden und den klinischen Leitsymptomen *(siehe Tabelle 2)*.

| Tabelle 2: Anamnese nach Leitsymptomen | | | |
|---|---|---|---|
| Formstörung | Behinderte Nasenatmung | Nasensekretion | Kopfschmerz |
| • angeboren | • Seite – wechselnd – lageabhängig | • Seite | • wo |
| • familiär | | • Beschaffenheit | • wann |
| • Verletzung (in welchem Alter?) | • Bindung an Jahreszeit (saisonal) | • zeitlicher Verlauf | • Begleitsymptome (z. B. Sehstörungen) |
| • frühere Operationen | • berufliche Exposition | | |
| | • Begleitsymptome – Niesreiz – Nasensekretion – Augentränen – Schmerz, evtl. verstärkt beim Bücken | | |

## 4.2 Inspektion

### • *Äußere Beurteilung*

Die Form der äußeren Nase wird von vorne, von der Seite (Profil) und von unten (Nasenbasis) analysiert *(Synopsis 12)*. Zu achten ist auf Seitenabweichungen beim Blick von vorne (Schiefnase) und auf Profilstörungen beim Blick von der Seite (z. B. Höckernase). Formveränderungen lassen sich durch Angabe von Winkelmaßen objektivieren. Wichtig sind der **nasolabiale Winkel** zwischen

**Synopsis 12:** »Ideale« Gesichtsproportionen in Profil und Vorderansicht.

- Haargrenze
- Augenbraue (Glabella)
- nasofazialer Winkel ~35°
- Projektion
- Protektion
- Nasensteg/Oberlippe
- ~100° nasolabialer Winkel
- Submental
- Gesichtsebene

**Gesichtsproportionen**

---

### 4.1 Anamnese

Sie orientiert sich an Leitsymptomen (Tab. 2)

### 4.2 Inspektion

**Äußere Beurteilung**
Die Beurteilung erfolgt von vorne, von der Seite und von unten *(Syn. 12)*. Der **nasolabiale Winkel** zwischen Nasensteg und Oberlippe beschreibt Störungen im Bereich des Nasen-Lippen-Komplexes.

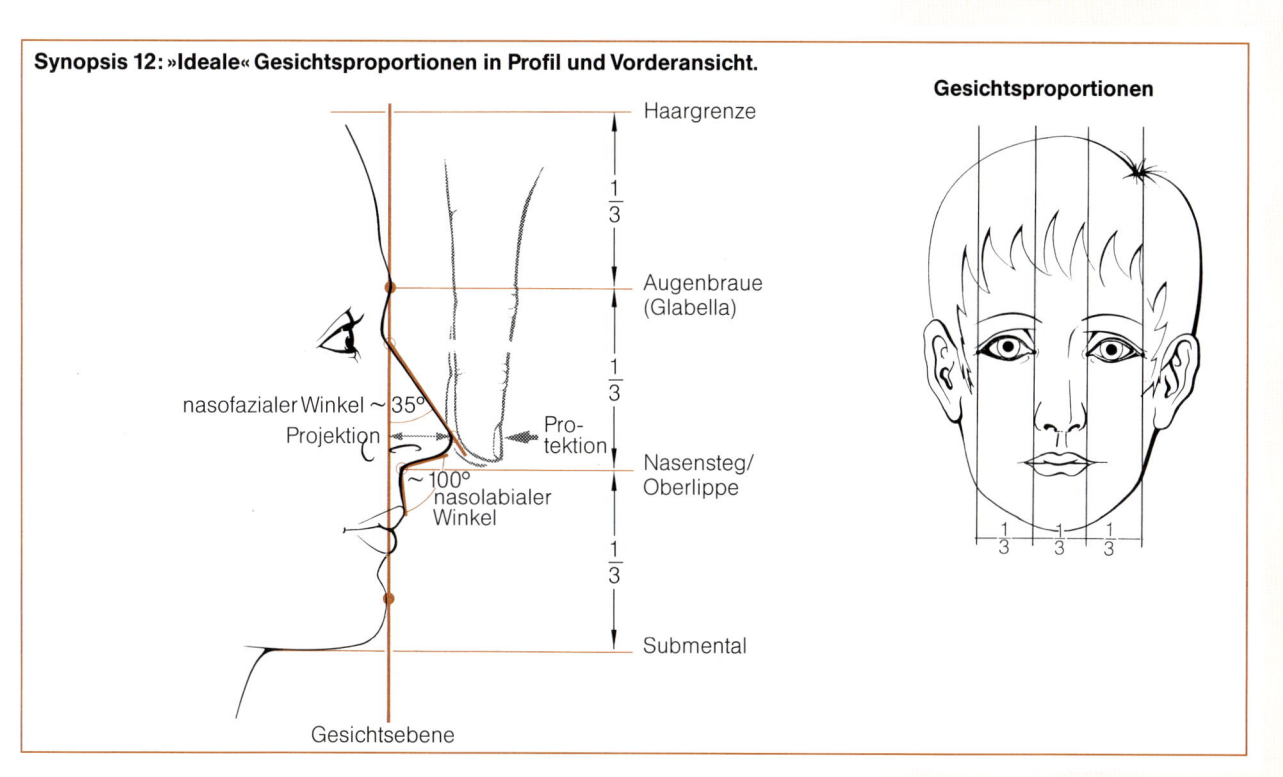

Der **nasofaziale Winkel** zwischen Nasenrücken und Gesichtsebene ist ein Maß für die Prominenz der Nasenspitze (Nasenspitzenprojektion).

Harmonische **Proportionen** sind gleiche Abstände von Stirn, Mittelgesicht und Unterkiefer ebenso wie gleiche Abstände zwischen vertikalen Linien durch die lateralen und medialen Lidwinkel.
Bei normaler Einatmung kann der Naseneingang durch ein **Ansaugen** der Nasenflügel verschlossen werden (Ansaugphänomen).

**Merke** ▶

Die Struktur der kaudalen Nasenscheidewand wird durch Druck auf die Nasenspitze geprüft (Protektion der Nasenspitze). **Palpatorisch** Fahndung nach **Stufen** oder **Dislokation**. Prüfung der Sensibilität und von Nervenaustrittspunkten.

**Innere Beurteilung**
Sie erfolgt durch **Rhinoskopie** (Tab. 3, Syn. 13 u. 14).

Bei der **Rhinoscopia anterior** wird die Nasenhöhle von vorne, bei der **Rhinoscopia posterior** die Choanalregion über dem Nasenrachenraum untersucht.

Nasennebenhöhlen lassen sich meist nur invasiv nach Perforation von Knochenwänden endoskopisch untersuchen.

Der Untersuchungsgang bei der **Rhinoscopia anterior** gliedert sich in:
- Sitzposition (Höhe und Abstand)
- Beleuchtung
- Nasenspekulum in linker Hand (Instrumentenhand)
- Untersuchung in Position 1 (untere Muschel und Nasenboden) und Position 2 (mittlere Muschel und Nasendach) (Syn. 13).

Nasensteg und Oberlippe, der in der Regel ca. 100° beträgt. Der Winkel zwischen der Gesichtsebene (senkrechte Ebene durch die Nasenwurzel) und dem Nasenrücken (Verbindungslinie Nasenwurzel – Nasenspitze) ist der **nasofaziale Winkel** (ca. 35°). Er beschreibt den Abstand der Nasenspitze von der Gesichtsebene (Projektion). Diese ist bei sogenannten Spannungsnasen erhöht, bei Sattelnasen verkleinert.

Daneben sind jedoch auch **Proportionen des Gesamtgesichts** zu würdigen. In der Ansicht von vorne zeigt ein harmonisches Gesicht gleiche Abstände von Vertikalen durch den lateralen und medialen Lidwinkel. In der Seitenansicht sind die Abstände von Haaransatz, Glabella (prominentester Teil der Stirn), Nasensteg und Kinn ebenfalls gleich *(Synopsis 12)*.

Zu achten ist auf den Zustand der Haut, die **Dynamik** der Nasenflügel bei der Atmung (z.B. Ansaugen der Nasenflügel am Nasensteg bei normaler Einatmung) und Veränderungen von Nachbarregionen der Nase (z.B. Protrusio bulbi, Wangenschwellung, Okklusionsstörung, Gaumenverformung u.a.).

> **Merke.** Der Naseneingang und die Nasenklappe lassen sich am besten nach Anheben der Nasenspitze mit dem Daumen beurteilen *(siehe Abbildung 3b)*.

Digitaler Druck auf die Nasenspitze dient der Prüfung der Stabilität des Nasenscheidewandknorpels (Protektion der Nasenspitze). **Palpatorisch** lassen sich weiterhin **Stufenbildungen** der knöchernen Nasenpyramide und **Dislokationen** des freien Knorpelrands der Nasenscheidewand (Septumluxationen) nachweisen. Sensibilitätsstörungen im Versorgungsgebiet des N. trigeminus werden durch Bestreichen der Stirnhaut (N. ophthalmicus), der Wangenhaut (N. maxillaris) und der seitlichen Kinnregion (N. mandibularis) mit einem feinen Instrument (z.B. Pinzettenspitze) untersucht. Bei entzündlich bedingten Reizungen (z.B. Sinusitis) können die Austrittspunkte der Nerven aus den Knochenkanälen aus Supra- und Infraorbitalrand druckschmerzhaft sein.

● **Innere Beurteilung**
Sie erfolgt in erster Linie durch die instrumentelle **Rhinoskopie** *(siehe Tabelle 3, Synopsis 13 u. 14)*.

Bei der **anterioren Rhinoskopie** wird die Nasenhöhle von vorne durch die Nasenlöcher untersucht, bei der **posterioren Rhinoskopie** die Choanalregion über die Mundhöhle und den Nasenrachen. Dabei werden entweder Stirnreflektor mit Nasenspekulum (anteriore Rhinoskopie) oder mit Zungenspatel und kleinem Spiegel (posteriore Rhinoskopie) bzw. Endoskope eingesetzt.

| Tabelle 3: Inspektion der inneren Nase | |
|---|---|
| **Nasenhöhle** | |
| • Rhinoskopie: | anterior und posterior |
| • Endoskopie: | flexibel und starr |
| **Nasennebenhöhlen:** invasive Endoskopie von | |
| • Kieferhöhle (Antroskopie): | endonasal oder transoral |
| • Stirnhöhle: | transfrontal (Beck-Bohrloch) |
| • Keilbeinhöhle: | endonasal |

Für die übliche **Untersuchung von vorne** werden eine Lichtquelle und ein Stirnreflektor zur Beleuchtung sowie ein Nasenspekulum zum Abspreizen des Nasenflügels benötigt. Die Untersuchung gliedert sich in folgende Einzelschritte:
- **Sitzposition.** Untersucher und Patient sitzen sich in etwa gleicher Höhe und im Abstand einer Armlänge gegenüber (rechte Hand auf dem Kopf des Patienten [Führungshand]).
- **Beleuchtung.** Die Lichtquelle befindet sich über dem rechten Ohr des Patienten und ist auf den Stirnreflektor gerichtet. Dieser wird vor dem linken Auge des Untersuchers so eingestellt, daß das Licht beim Blick durch die Spiegelöffnung auf die Nase gerichtet ist. Nach exakter Einstellung sollten die Sitzpositionen nicht mehr verändert werden.

## 4.2 Inspektion

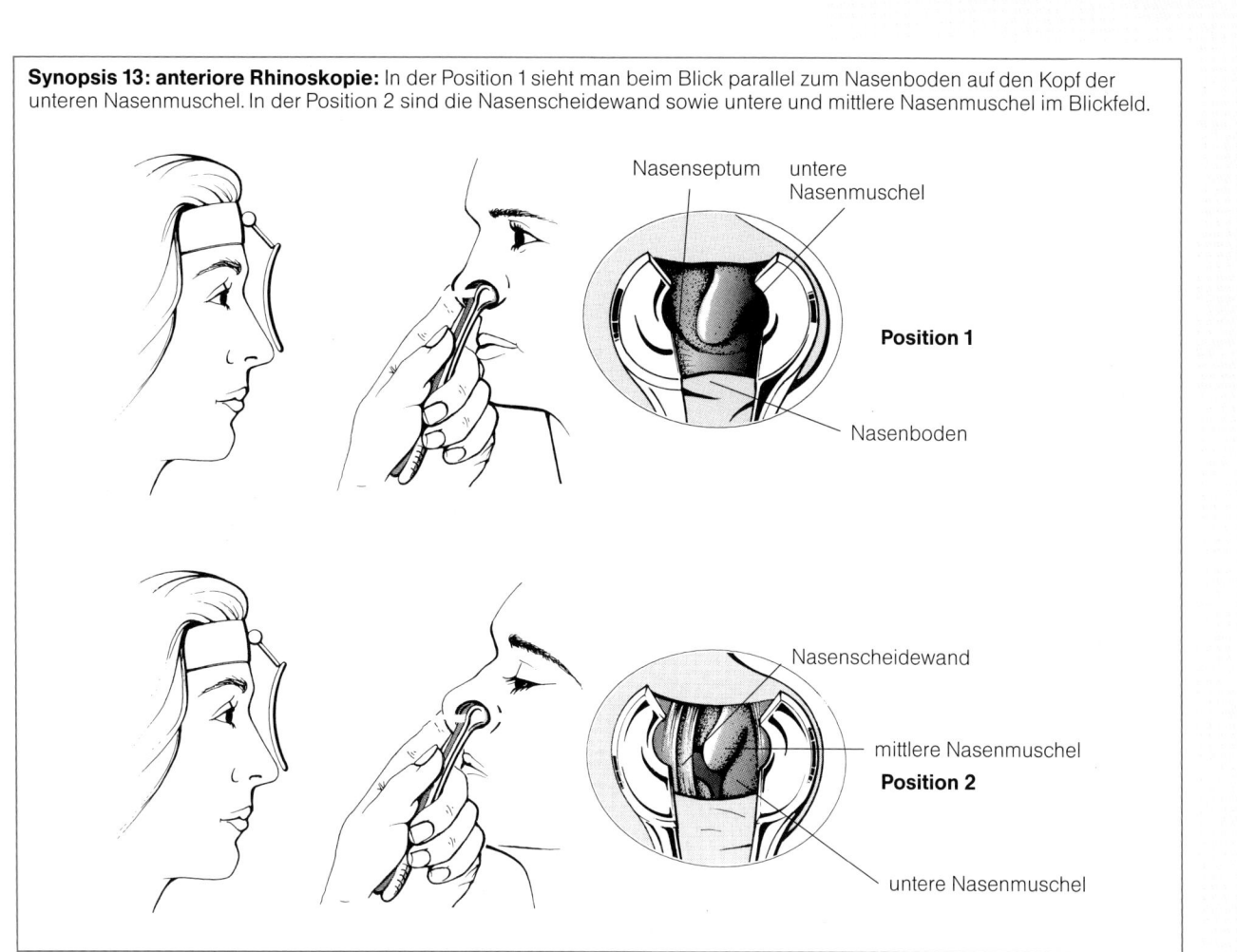

**Synopsis 13: anteriore Rhinoskopie:** In der Position 1 sieht man beim Blick parallel zum Nasenboden auf den Kopf der unteren Nasenmuschel. In der Position 2 sind die Nasenscheidewand sowie untere und mittlere Nasenmuschel im Blickfeld.

*Position 1:* Nasenseptum, untere Nasenmuschel, Nasenboden

*Position 2:* Nasenscheidewand, mittlere Nasenmuschel, untere Nasenmuschel

> **Merke.** Die Bewegung des Patientenkopfes erfolgt durch die Führungshand in die gewünschte Position.

◀ Merke

- **Nasenspekulum:** Dieses wird in der linken Hand gehalten (Instrumentenhand) und dient zum Abspreizen der Nasenflügel. Der Daumen liegt auf dem Schloß des Instruments, der Zeigefinger stützt sich an Wange oder Nasenflügel ab. Das Spekulum wird im geschlossenen Zustand eingeführt und soll die Nasenscheidewand nicht berühren (schmerzhaft, Schleimhautblutung). Es wird in halb geschlossenem Zustand aus der Nase entfernt, um nicht Naseneingangshaare (Vibrissae) einzuklemmen und auszureißen.
- **Untersuchungspositionen** *(Synopsis 13).* Zunächst erfolgt die Inspektion des Nasenbodens und des unteren Drittels der Nasenhöhle, durch Einblick parallel zum Nasenboden, bei leicht nach vorne geneigtem Kopf (Position 1). Anschließend wird der Kopf des Patienten zurückgeneigt, um die mittlere Muschel und die oberen Anteile der Nasenscheidewand zu beurteilen (Position 2).

Bei der **posterioren Rhinoskopie** wird die Choanalregion über die Mundhöhle und den Nasenrachen untersucht. Die Zunge wird mit einem Mundspatel, der in der linken Hand gehalten wird, niedergedrückt und der Nasenrachenraum mit einem abgewinkelten, angewärmten Spiegel inspiziert. Dabei können nur jeweils begrenzte Abschnitte beurteilt werden, einen besseren Gesamtüberblick erhält man durch sogenannte Winkeloptiken *(siehe Abbildung 4).*

Die **posteriore Rhinoskopie** erfolgt entweder mit Stirnreflektor, Mundspatel und kleinem Spiegel oder mit Winkeloptiken über den Nasenrachenraum *(Abb. 4).*

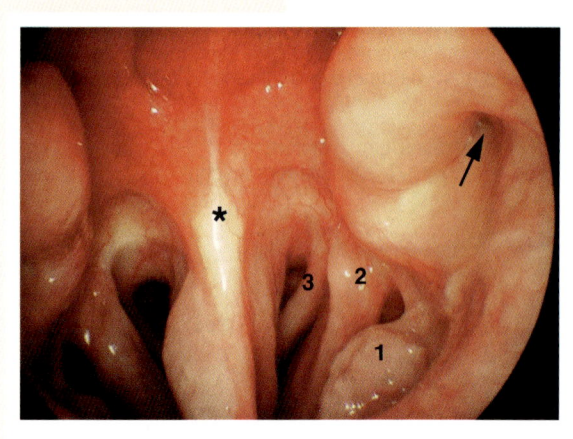

**Abb. 4: posteriore Rhinoskopie:** Der Einblick zeigt den linken Tubuswulst mit der Öffnung zur Eustachischen Röhre (→), oben das Rachendach und in Bildmitte vertikal die Hinterkante des Vomer (*) sowie in der Choane die posterioren Ansätze der drei Nasenmuscheln (**1** = untere, **2** = mittlere, **3** = obere Muschel).

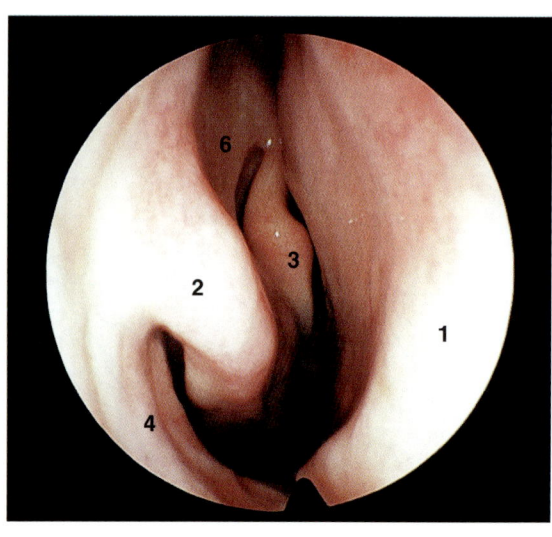

**Abb. 5: Nasenendoskopie:** der Einblick in die rechte Nasenhöhle von vorne läßt auf der linken Bildseite den Kopf der unteren Nasenmuschel (**2**) mit dem unteren Nasengang (**4**) erkennen sowie darüber die mittlere Muschel (**3**), die mediale Infundibulumwand (**6**) und den dazwischenliegenden mittleren Nasengang. Die rechte Bildseite ist durch die Nasenscheidewand (**1**) begrenzt.

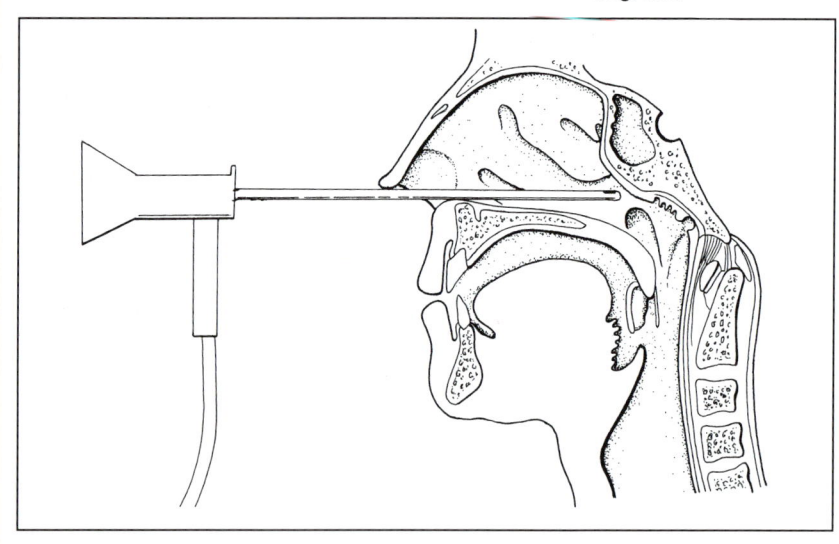

**Abb. 6: Endoskopische Untersuchung der Nase**

Anstelle des Spekulums können zur Untersuchung der Nasenhöhlen starre oder flexible, beleuchtbare **Endoskope** eingesetzt werden. Sie haben verschiedene Durchmesser und vor allem Blickwinkel (0° = Blick geradeaus; Blickablenkung z.B. 25° und 70°). Im allgemeinen haben sie ein großes Gesichtsfeld (Weitwinkeloptik), aber auch eine stufenlose Vergrößerung des endoskopischen Bildes ist möglich (Lupenendoskop) *(siehe Abbildung 6)*. Schwer zugängliche Regionen, wie der mittlere Nasengang, können bei Bedarf auch mit miniaturisierten, flexiblen Endoskopen eingesehen werden.

Zur **Nasenendoskopie** werden überwiegend starre, beleuchtete Optiken mit Geradeausblick oder Winkeloptiken verwendet. Flexible Endoskope werden nur ausnahmsweise eingesetzt. Die Kieferhöhlenendoskopie (**Antroskopie**) kann entweder transoral über die Fossa canina oder endonasal über den unteren Nasengang jeweils nach Knochenperforation durchgeführt werden. Keilbeinhöhlen- und Stirnhöhlenendoskopie sind selten erforderlich.

Für die Endoskopie der Kieferhöhle (**Antroskopie**) kann das Endoskop, nach Schleimhautanästhesie und Perforation der Kieferhöhlenvorderwand, über die Fossa canina **transoral** oder, nach Perforation der medialen Kieferhöhlenwand, im unteren Nasengang **endonasal** in das Lumen eingeführt werden. Hierzu wird ein sog. Trokar, eine Instrumentenhülse mit Perforator, verwendet, wobei die Hülse nach der Knochenpenetration im geschaffenen Kanal verbleibt.

Seltener wird die endonasale Keilbeinhöhlenendoskopie oder die Stirnhöhlenendoskopie, nach Anlegen eines Bohrlochs durch die Stirnhöhlenvorderwand, von außen notwendig (Kümmel-Beck-Bohrung).

Die Inspektion der Nase sollte vor und nach Abschwellen der Nasenschleimhaut mit einem Sympathomimetikum erfolgen. Zur endoskopischen Untersuchung ist eine topische Schleimhautanästhesie zu empfehlen. Bei der Untersuchung ist auf Verbiegungen der Nasenscheidewand, Zustand der Schleimhäute, Sekret und vor allem auf Neubildungen oder Nasenpolypen zu achten.

## 4.3 Bildgebende Verfahren

Verschiedene bildgebende Verfahren stehen zur Verfügung *(siehe Tabelle 4)*.

### Tabelle 4: Bildgebende Verfahren

| Röntgenübersicht | Tomographie | Ultraschall |
|---|---|---|
| • NNH (**N**asen**n**eben**h**öhlen)<br>• Nase seitlich<br>• Stirnhöhle a.p. und seitlich<br>• (Jochbögen, Spezialaufnahme nach Rhese, Kontrastdarstellung der Tränenwege) | • CT (axial, semi-koronar)<br>• MRT | • A-Scan (eindimensional)<br>• B-Scan (zweidimensional) |

### Röntgenübersichtsaufnahmen

Sie dienen zur groben Orientierung über den Zustand des Nasennebenhöhlensystems und des Gesichtsskeletts bei Entzündungen, Traumen oder Tumoren.
- **Nasennebenhöhlenaufnahme.** Diese Aufnahme (okzipitodentaler oder -mentaler Strahlengang) ist die gängigste in der Hals-Nasen-Ohrenheilkunde (Rö-NNH) und dient vor allem zur Beurteilung der Kieferhöhlen, eingeschränkt auch der Stirnhöhlen und der Keilbeinhöhlen (im geöffneten Mund sichtbar, *Synopsis 14*). Die Siebbeinzellen sind wegen Überlagerung nicht beurteilbar. Als großformatige Aufnahme (unter Einschluß der Jochbögen) dient die Rö-NNH zur Beurteilung von Mittelgesichtsfrakturen.

**Übersichtsaufnahmen** dienen der groben Orientierung.

**Röntgenübersichtsaufnahmen**
**Nasennebenhöhlenaufnahme**
Die am häufigsten gebrauchte Röntgenaufnahme ist die okzipitomentale (-dentale) Aufnahme (NNH-Übersicht, *Syn. 14*) zur orientierenden Beurteilung von Kieferhöhlen und Stirnhöhlen sowie des Mittelgesichtes bei Traumen (dann großformatige Aufnahme unter Einschluß der Jochbögen).

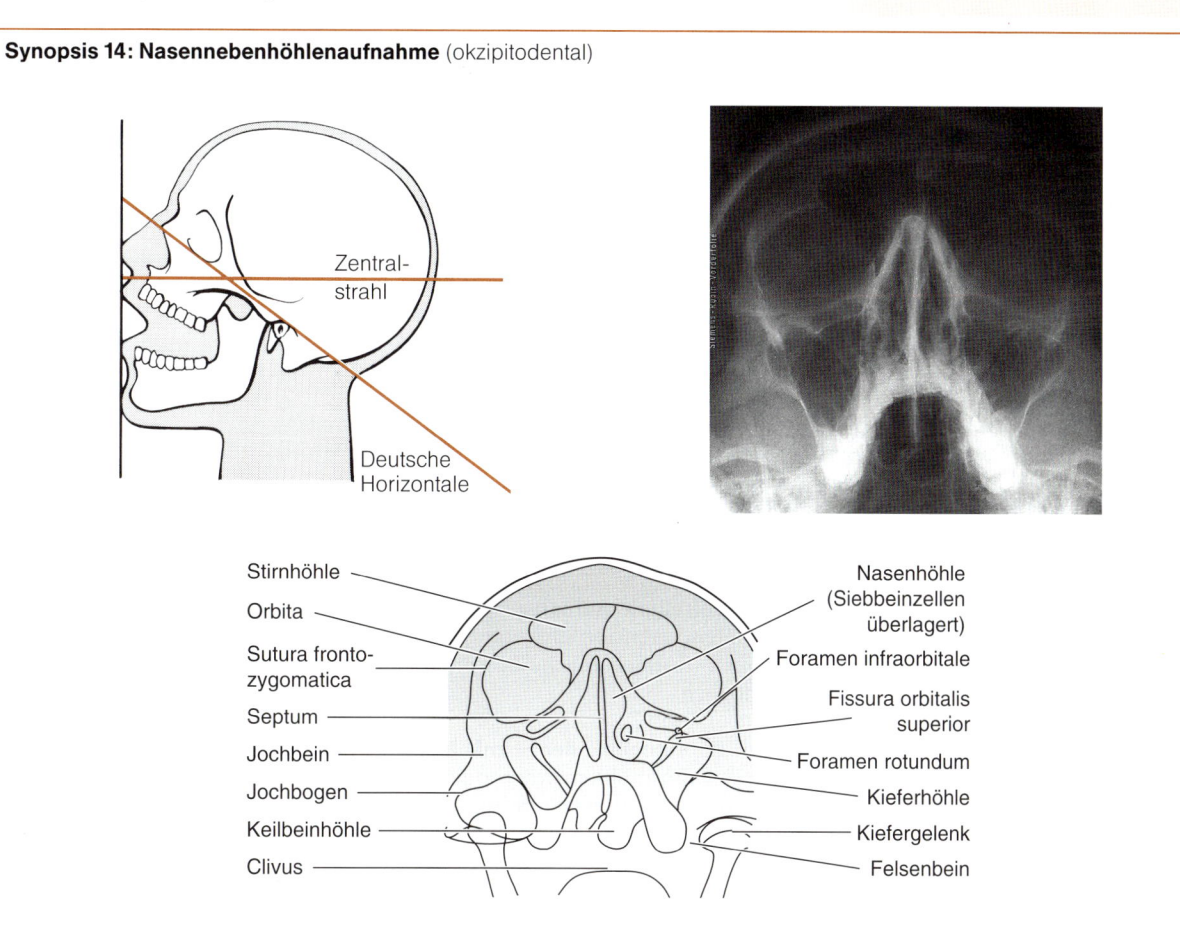

**Synopsis 14: Nasennebenhöhlenaufnahme** (okzipitodental)

Zentralstrahl

Deutsche Horizontale

Stirnhöhle
Orbita
Sutura frontozygomatica
Septum
Jochbein
Jochbogen
Keilbeinhöhle
Clivus

Nasenhöhle (Siebbeinzellen überlagert)
Foramen infraorbitale
Fissura orbitalis superior
Foramen rotundum
Kieferhöhle
Kiefergelenk
Felsenbein

**Merke.** Die Röntgenaufnahme der Nasennebenhöhlen im okzipitodentalen Strahlengang (»NNH«) ist die HNO-Standardprojektion für den Gesichtsschädel.

◀ Merke

**Seitliche Nasenpyramidenaufnahme.**
Sie ist bei Verdacht auf Frakturen, vor allem aus forensischen Gründen, erforderlich *(Syn. 15)*.

● **Seitliche Nasenpyramidenaufnahme** *(Synopsis 15)*. Hiermit werden umschriebene Nasenpyramidenfrakturen dargestellt. Häufiger Fehler ist die Verwechslung der Sutura nasomaxillaris sowie des Nerven- (N. ethmoidalis anterior, Ramus nasalis) und Gefäßverlaufs in Knochenrillen mit vermeintlichen Frakturlinien.

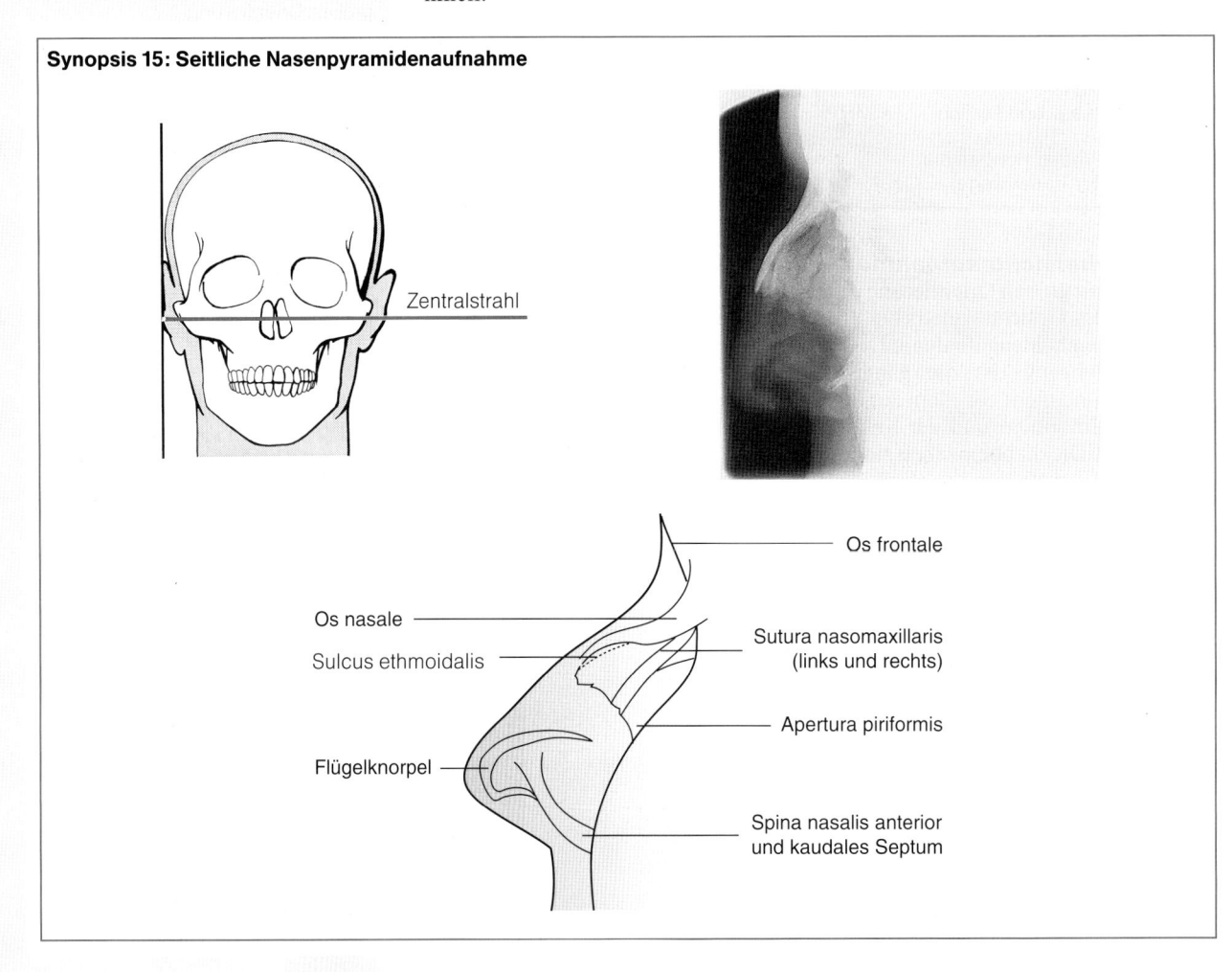

**Synopsis 15: Seitliche Nasenpyramidenaufnahme**

- Zentralstrahl
- Os frontale
- Os nasale
- Sulcus ethmoidalis
- Flügelknorpel
- Sutura nasomaxillaris (links und rechts)
- Apertura piriformis
- Spina nasalis anterior und kaudales Septum

**Spezialprojektionen**

*Okzipito-frontale Stirnhöhlenaufnahme:* Dimension der Stirnhöhle, Sekretspiegel *(Syn. 16)*.

*Seitliche Stirnhöhlenaufnahme:* Frakturen, Tiefe der Stirnhöhle

*Jochbogenaufnahme (»Henkeltopf«):* Jochbogenfraktur

*Orthopantomogramm (»Panorama«):* Frakturen, Entzündung, Tumoren

**Spezialprojektionen.** Sie werden seltener gebraucht und sind zum Teil durch die Computertomographie ersetzt worden:

● **Okzipitofrontale Aufnahme (Stirnhöhle posterior-anterior).** Darstellung der Stirnhöhlendimension und von Sekretspiegeln *(Synopsis 16)*. **Fehlinterpretationen** durch unterschiedliche Stirnhöhlentiefe (flache Stirnhöhlen oder Aplasie) sind möglich.

● **Seitliche Aufnahme der Stirnhöhle.** Erkennbar sind frakturbedingte Dislokationen der Stirnhöhlenvorder- oder -hinterwand. Im wesentlichen ist die Aufnahme zur Beurteilung der Stirnhöhlentiefe vor einer transfazialen Stirnhöhlenendoskopie über ein Knochenbohrloch erforderlich.

● **Axiale Jochbogen-Aufnahme (»Henkeltopf«).** Darstellung der Jochbögen zur Beurteilung von Dislokationen bei Frakturen.

● **Orthopantomogramm (Panoramaaufnahme).** Die Panoramaaufnahme des Ober- und Unterkiefers bildet die zahntragenden Teile des Gesichtsschädels, durch Projektion der Zahnbögen, auf eine ebenfalls gebogene Filmfolie ab. Übersicht bei Frakturen, dentogenen Infektionen, Tumoren.

## 4.3 Bildgebende Verfahren

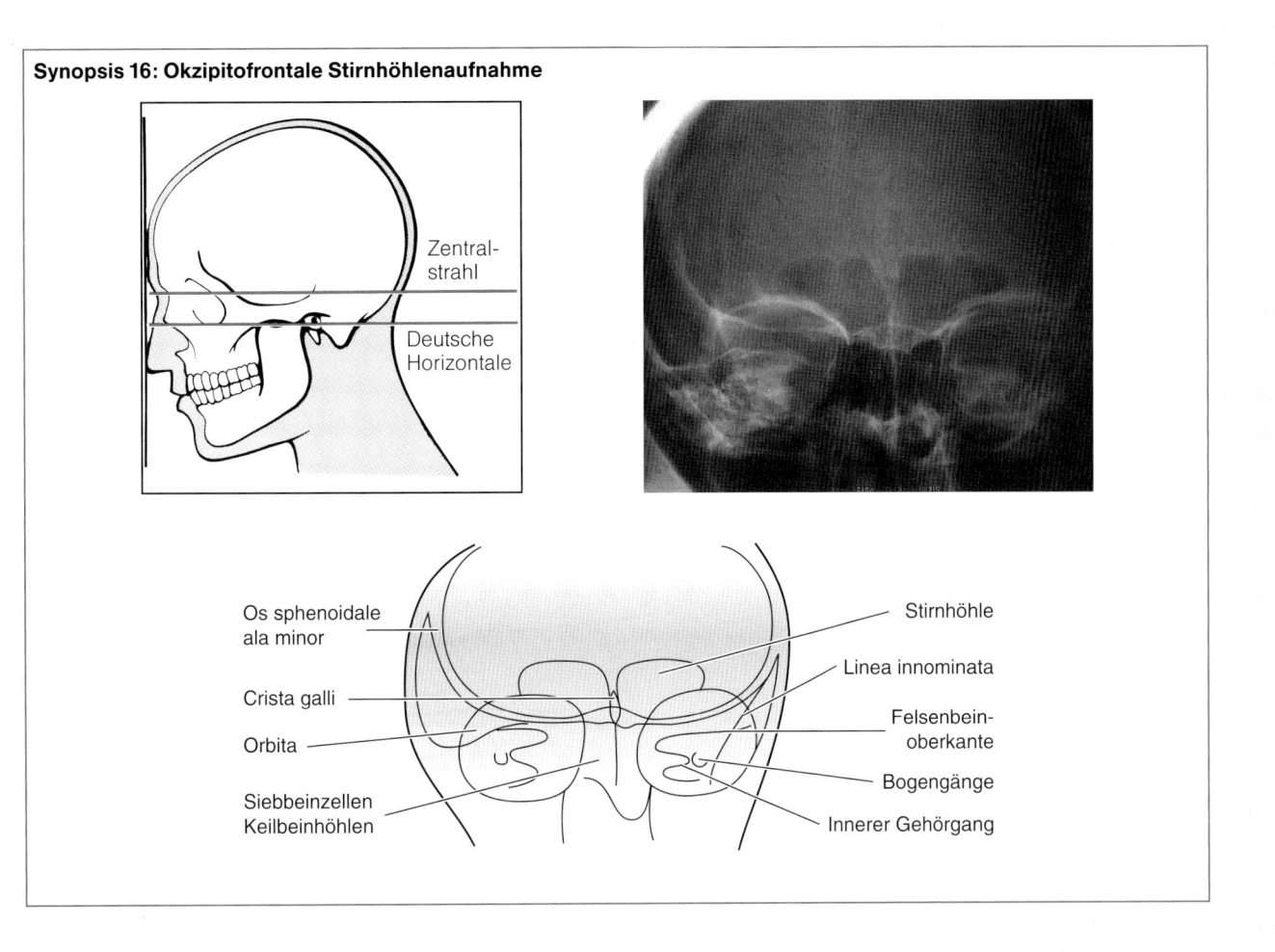

**Synopsis 16: Okzipitofrontale Stirnhöhlenaufnahme**

Zentralstrahl
Deutsche Horizontale

Os sphenoidale ala minor
Crista galli
Orbita
Siebbeinzellen
Keilbeinhöhlen
Stirnhöhle
Linea innominata
Felsenbeinoberkante
Bogengänge
Innerer Gehörgang

- **Orbitaschrägaufnahme nach Rhese.** Der Canalis opticus ist orthograd dargestellt. Erkennbar sind Seitendifferenzen (Tumoren) und Frakturen (Indikation zur Dekompression des N. opticus).

*Orbitaaufnahme nach Rhese: Tumoren, Frakturen*

- **Kontrastmitteldarstellung der Tränenwege.** Nach Füllung der Tränenwege mit Röntgenkontrastmittel über den Canaliculus superior oder inferior lassen sich Stenosen darstellen. Wichtig ist die Unterteilung in präsakkal (vor dem Tränensack) und infrasakkal (zwischen Tränensack und Mündung des Tränenkanals im unteren Nasengang) gelegene Stenosen. Die zweite Gruppe stellt eine Indikation zur endonasalen Tränensackeröffnung (Dakryozystorhinostomie) dar.

*Tränenwegsdarstellung: Lokalisation von Stenosen*

**Tomographie**
**Computertomographie (CT).** Sie erlaubt sowohl eine Beurteilung der Weichteile als auch des knöchernen Schädels (vor allem als Hochauflösungscomputertomogramm, *Syn. 17a–c*).

*Tomographie*
- **Computertomographie (CT).** Eine exakte Diagnostik des Nasennebenhöhlensystems, des knöchernen Gesichtsschädels und der Frontobasis sowie der angrenzenden Räume ist durch die Computertomographie (CT) möglich *(Synopsis 17a–c)*. Sie hat die konventionelle Tomographie (Verwischungstomographie) verdrängt und erlaubt durch verschiedene Fenstereinstellungen (Graustufen) und spezielle Rechenverfahren (Hochauflösungscomputertomographie) eine Beurteilung sowohl der Knochen als auch der Weichteilstrukturen.

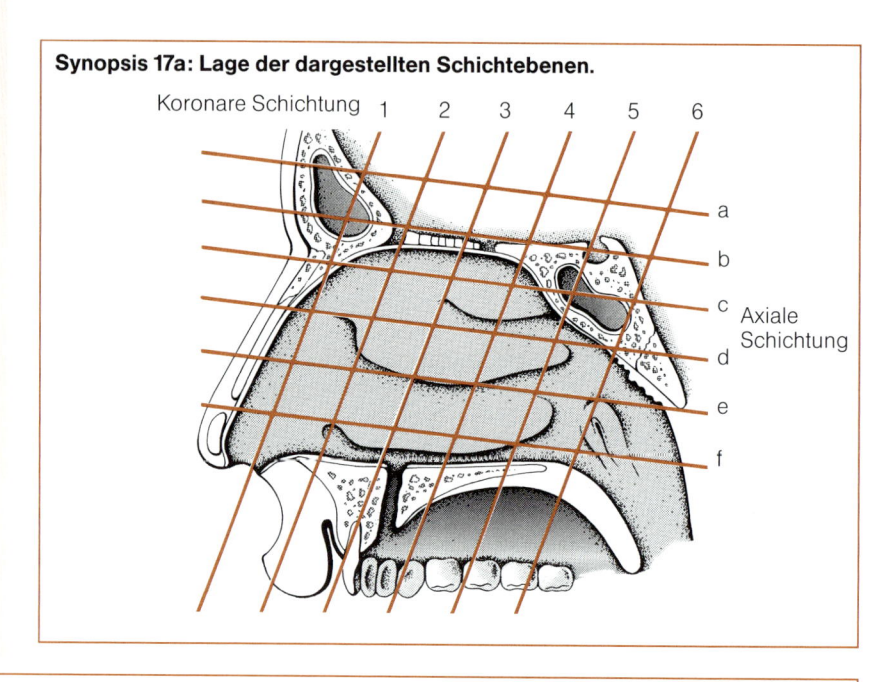

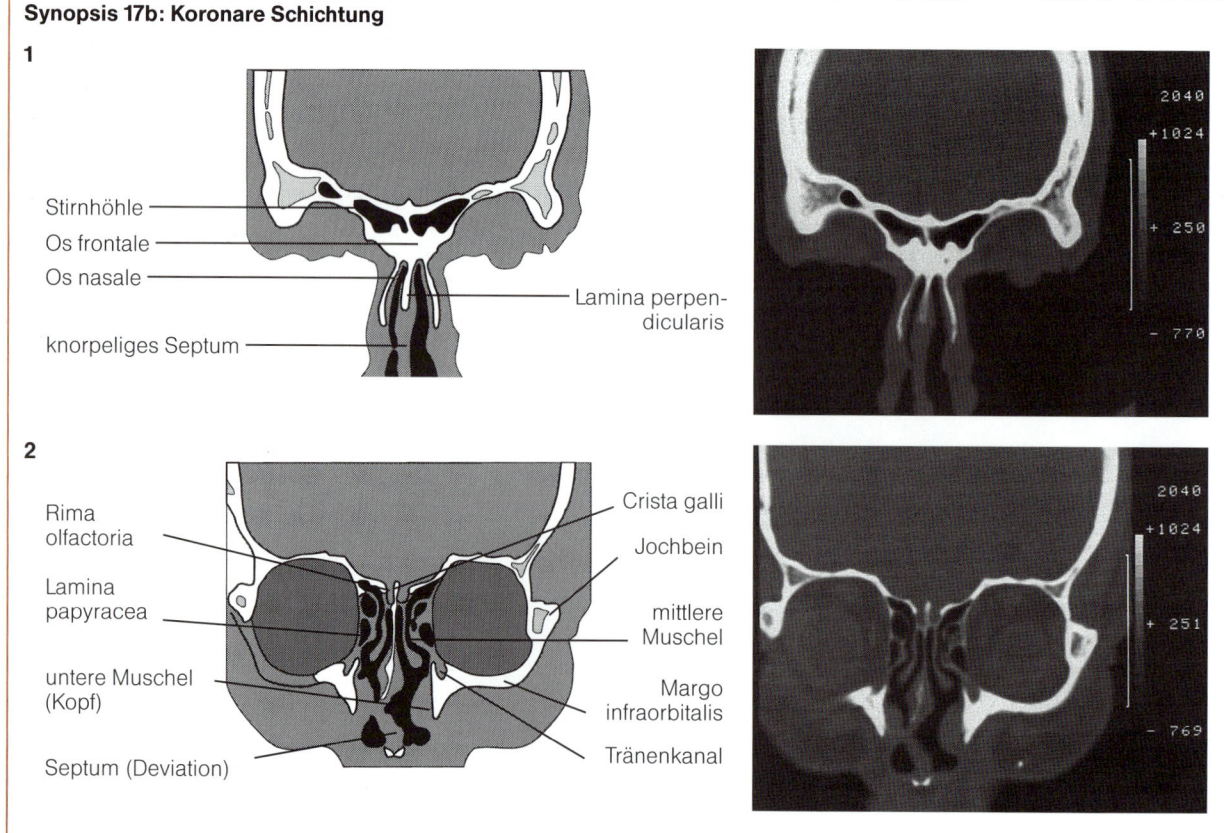

**Synopsis 17a: Lage der dargestellten Schichtebenen.**

**Synopsis 17b: Koronare Schichtung**

1
- Stirnhöhle
- Os frontale
- Os nasale
- knorpeliges Septum
- Lamina perpendicularis

2
- Rima olfactoria
- Lamina papyracea
- untere Muschel (Kopf)
- Septum (Deviation)
- Crista galli
- Jochbein
- mittlere Muschel
- Margo infraorbitalis
- Tränenkanal

4.3 Bildgebende Verfahren

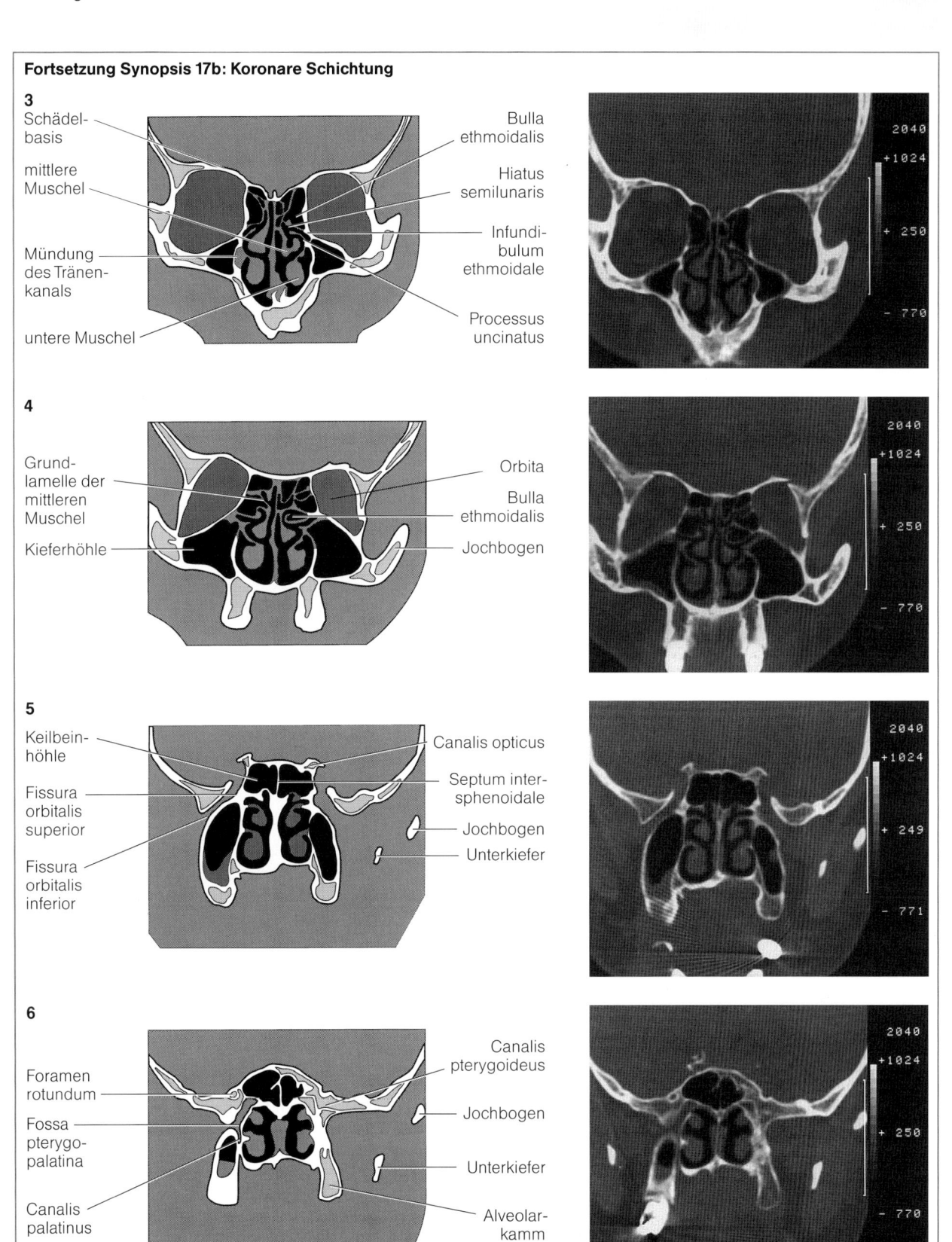

**Fortsetzung Synopsis 17b: Koronare Schichtung**

**3**

- Schädelbasis
- mittlere Muschel
- Mündung des Tränenkanals
- untere Muschel
- Bulla ethmoidalis
- Hiatus semilunaris
- Infundibulum ethmoidale
- Processus uncinatus

**4**

- Grundlamelle der mittleren Muschel
- Kieferhöhle
- Orbita
- Bulla ethmoidalis
- Jochbogen

**5**

- Keilbeinhöhle
- Fissura orbitalis superior
- Fissura orbitalis inferior
- Canalis opticus
- Septum intersphenoidale
- Jochbogen
- Unterkiefer

**6**

- Foramen rotundum
- Fossa pterygopalatina
- Canalis palatinus
- Canalis pterygoideus
- Jochbogen
- Unterkiefer
- Alveolarkamm

**Synopsis 17c: Axiale Schichtung**

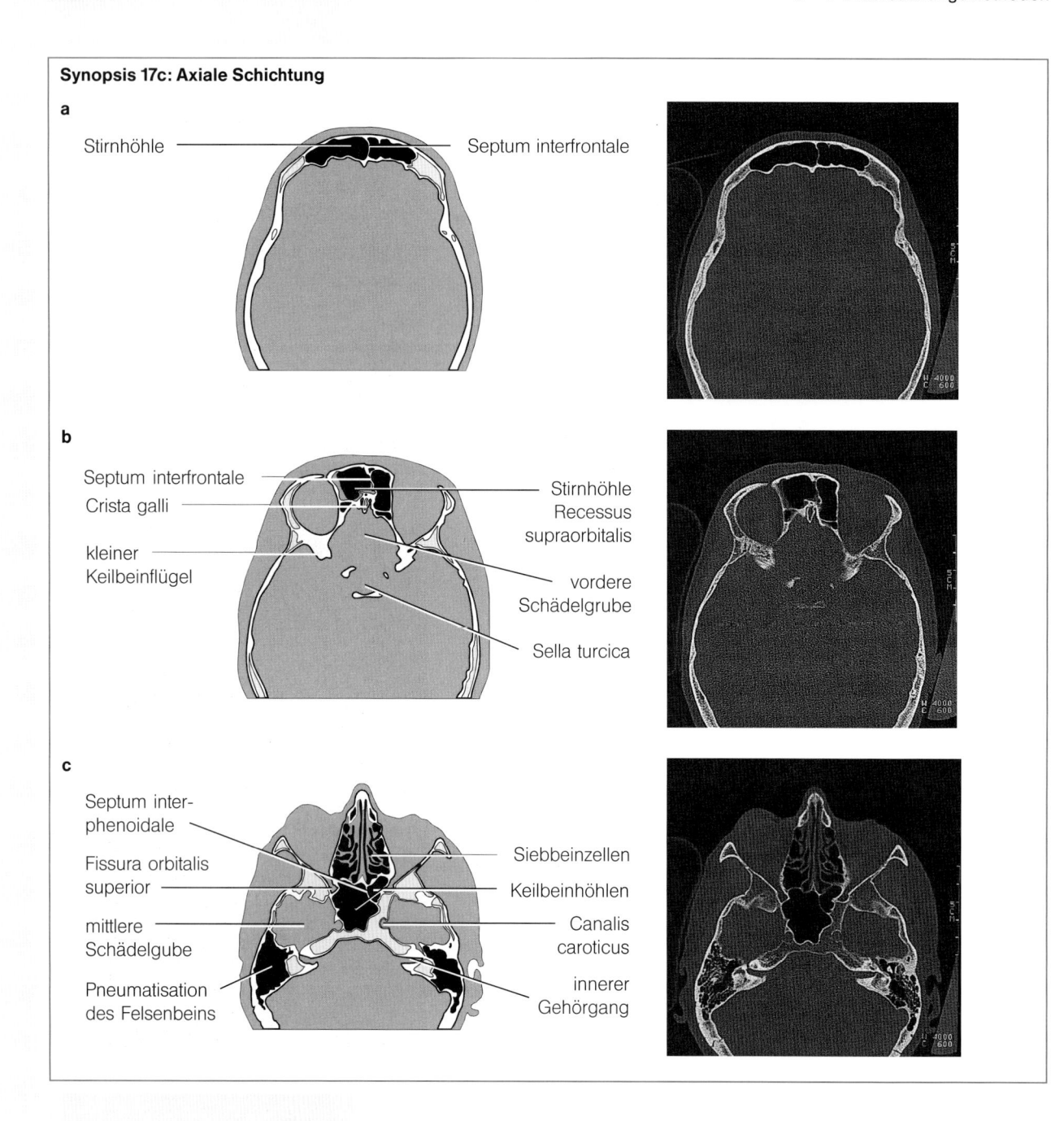

a
- Stirnhöhle
- Septum interfrontale

b
- Septum interfrontale
- Crista galli
- kleiner Keilbeinflügel
- Stirnhöhle Recessus supraorbitalis
- vordere Schädelgrube
- Sella turcica

c
- Septum interphenoidale
- Fissura orbitalis superior
- mittlere Schädelgube
- Pneumatisation des Felsenbeins
- Siebbeinzellen
- Keilbeinhöhlen
- Canalis caroticus
- innerer Gehörgang

Auf **CT-Bildern** sind verschiedene Aufnahmeparameter (u. a. Schichtdicke, Position, Kontrastmittel) gespeichert. Eine optische **Gewebedifferenzierung** erfolgt **durch verschiedene Graustufen.** Die Wahl geeigneter Fenster ermöglicht entweder eine gute Unterscheidung verschiedener Weichteilstrukturen oder eine gute räumliche Auflösung. Für das NNH-System ist ein Hochauflösungs-CT oder eine weite Fenstereinstellung um den Mittelwert −150 geeignet. **Artefakte** können durch Bewegung, Metall oder Teilvolumenerfassung auftreten.

**CT-Aufnahmen** enthalten eine Reihe zusätzlicher Angaben zu Aufnahmeparametern, die für die Beurteilung wichtig sind. Neben der Tischposition, der Schichtdicke und der Kontrastmittelapplikation ist vor allem die Fensterwahl von Bedeutung. **Die Strahlenabsorption ist für bestimmte Gewebearten spezifisch** und kann entweder in Zahlen als »Dichtewert« (CT-Wert, Hounsfield Units [HU]) oder in verschiedenen Graustufen wiedergeben werden. Die absoluten Zahlenwerte liegen dabei in Bereichen von −1000 HU für Luft und +1000 HU für Knochen, wobei Wasser mit einem Dichtewert von 0 HU in der Mitte liegt. Mit der Wahl einer »schmalen« CT-Wert-Bandbreite um einen Mittelwert können die zur Verfügung stehenden verschiedenen Graustufen über einen kleinen Bereich »aufgespreizt« werden, was zu einer guten Gewebedifferenzierung der im Spektrum erfaßten Dichten, gleichzeitig aber zu einer schlechten räumlichen Auflösung führt. Umgekehrt ist bei breiter Fensterwahl die gute räumliche Auflösung mit reduzierter Gewebedifferenzierung verknüpft. Für die Darstellung des Nasennebenhöhlensystems (sehr unterschiedliche Gewebedichten liegen

4.3 Bildgebende Verfahren

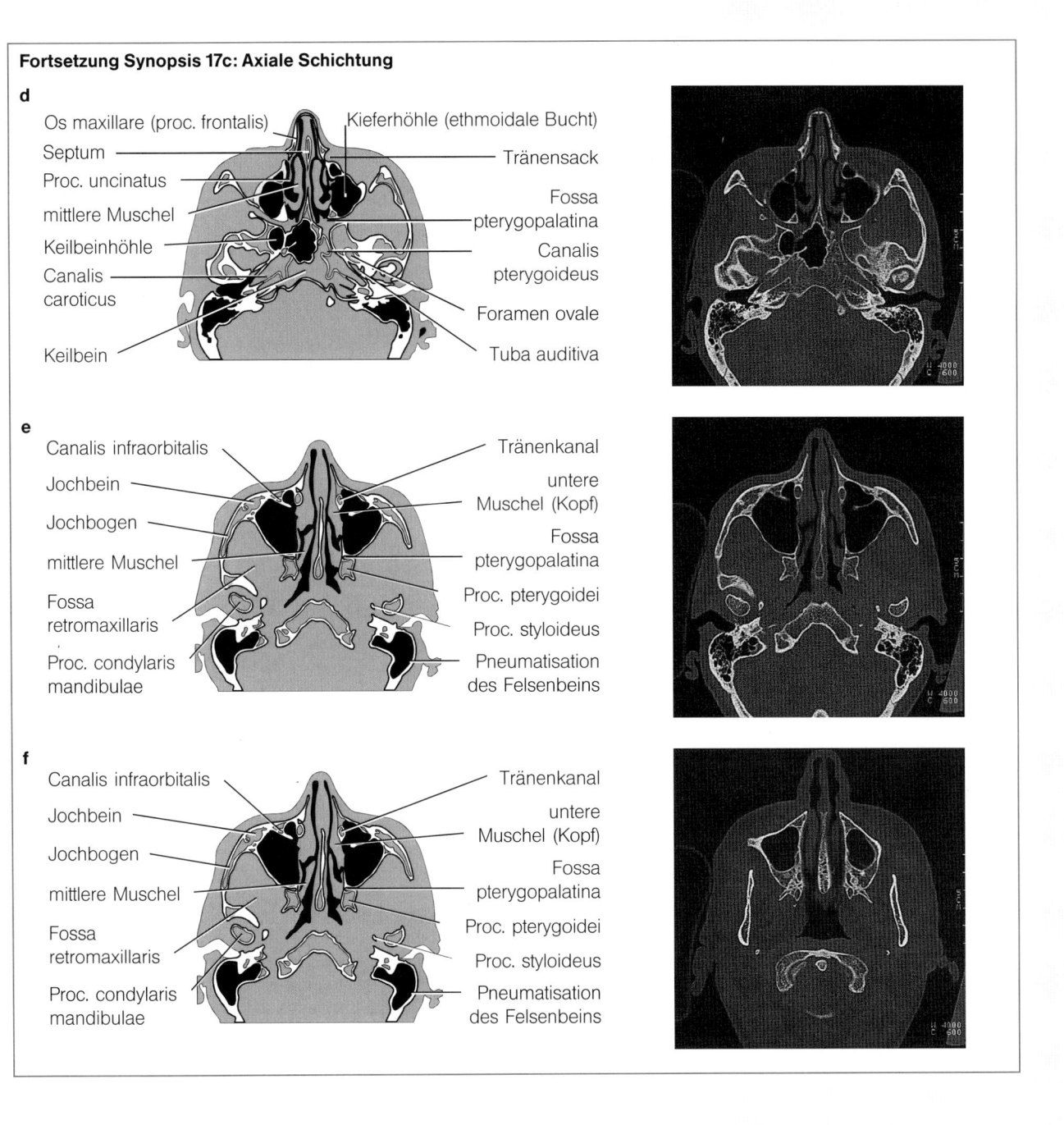

**Fortsetzung Synopsis 17c: Axiale Schichtung**

**d**
- Os maxillare (proc. frontalis)
- Septum
- Proc. uncinatus
- mittlere Muschel
- Keilbeinhöhle
- Canalis caroticus
- Keilbein
- Kieferhöhle (ethmoidale Bucht)
- Tränensack
- Fossa pterygopalatina
- Canalis pterygoideus
- Foramen ovale
- Tuba auditiva

**e**
- Canalis infraorbitalis
- Jochbein
- Jochbogen
- mittlere Muschel
- Fossa retromaxillaris
- Proc. condylaris mandibulae
- Tränenkanal
- untere Muschel (Kopf)
- Fossa pterygopalatina
- Proc. pterygoidei
- Proc. styloideus
- Pneumatisation des Felsenbeins

**f**
- Canalis infraorbitalis
- Jochbein
- Jochbogen
- mittlere Muschel
- Fossa retromaxillaris
- Proc. condylaris mandibulae
- Tränenkanal
- untere Muschel (Kopf)
- Fossa pterygopalatina
- Proc. pterygoidei
- Proc. styloideus
- Pneumatisation des Felsenbeins

eng zusammen: Luft – Schleimhaut – Knochen) eignen sich sowohl die Hochauflösungs-CT als auch Fenstereinstellungen um den Mittelwert − 150 zur gleichzeitigen besseren Dichteauflösung. **Artefakte**, welche die Interpretation erschweren, können Streifen sein, die durch Bewegung des Patienten oder Fremdkörper (vor allem Zahnfüllungen) hervorgerufen werden. Insbesondere bei Schichtdicken von 4 mm und mehr können außerdem, in einem gemessenen Volumenelement, verschiedene Dichten (z. B. Luft und Knochen) vorhanden sein, die dann zu einem »Mittelwert« hochgerechnet werden, der eine Gewebedichte vortäuscht, die gar nicht existiert (Teilvolumenartefakt).

**Standarduntersuchungsebene** ist die **axiale** (horizontale) **Schichtlage für Stirnhöhle und Keilbeinhöhle. Koronare** (vertikale, frontale) **Schichten** sind nur in Annäherung oder durch rechnerische Rekonstruktionen (mit Detailverlust) aus axialen Schichten möglich. Sie eignen sich besonders **für Kieferhöhlen, Siebbein und Frontobasis.** Sagittale Schichten können nicht eingestellt werden.

Stirn- und Keilbeinhöhle werden axial, die übrigen Nasennebenhöhlen jedoch am günstigsten koronar dargestellt.

**Merke ▶**

Aus dem Datensatz eines untersuchten Volumens können 3D-Darstellungen errechnet werden *(Abb. 7)*.

> **Merke.** Für die Beurteilung der Stirn- und Keilbeinhöhlen werden axiale Schichten, für die Untersuchung des übrigen Nasennebenhöhlensystems und der Frontobasis annähernd koronare Schichten bevorzugt.

Eindrucksvoll, wenn auch meist von geringerem praktischen Nutzen, sind dreidimensionale Darstellungen, die aus den Daten eines einzigen Meßvorganges (Spiral-CT) rekonstruiert werden *(Abbildung 7)*.

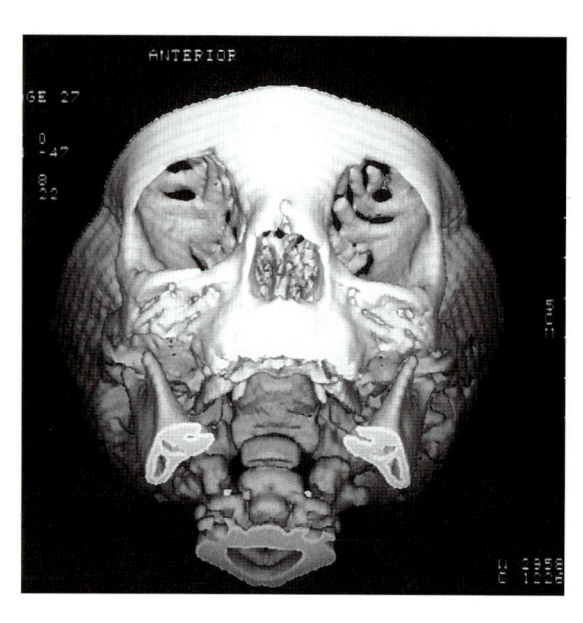

**Abb. 7: 3D-CT-Rekonstruktion:** Aus einer Serie von horizontalen (axialen) CT-Aufnahmen kann eine dreidimensionale Rekonstruktion des Gesichtsschädels errechnet werden.

### Magnetresonanztomographie (MRT)

Für die Nasennebenhöhlen-Diagnostik ist sie, aufgrund der fehlenden Knochendarstellung, limitiert. Vorteile liegen in der Weichteildifferenzierung, der beliebigen Schnittführung und der fehlenden Strahlenbelastung.

Signalintensitäten entsprechen der Protonenkonzentration (Wassergehalt). Eine Vielzahl von Darstellungsmöglichkeiten besteht durch die Wahl der Meßparameter, insbesondere durch die Gewichtung der T1- und T2-Zeit.

● Die **Magnetresonanztomographie (MRT)** ist für die Knochendarstellung und damit die Gesichtsschädeldiagnostik nur bedingt geeignet. Ihre Vorteile liegen in der im Vergleich zur CT weitergehenden Weichteildifferenzierung, der Vermeidung ionisierender Strahlen und der Möglichkeit, beliebige Schnittebenen abzubilden.

Während man bei CT-Untersuchungen von der »Dichte« der dargestellten Strukturen spricht, ist bei der MRT-Diagnostik von (elektromagnetischen) Signalintensitäten die Rede. Sie entsprechen dem jeweiligen Protonen- und damit Wassergehalt, aber auch die Messung der Konzentrationen anderer (paramagnetischer) Substanzen ist prinzipiell möglich. Wie in der CT-Technik können verschiedene Graustufen gewählt werden, zusätzlich haben jedoch unterschiedliche Meßparameter Einfluß auf die Gewebedifferenzierung und die Auflösung. Wichtig sind die Relaxationszeiten T1 und T2. Der hohe Wassergehalt von Ödemen, Zysten, Polypen und akuten Entzündungen macht sich vor allem durch eine hohe Signalintensität bei T2-gewichteten Bildern bemerkbar. Zellreiche Veränderungen hingegen führen zu einer Angleichung und Verringerung der Signalintensitäten von T1- und T2-gewichteten Bildern. Im Extremfall können eingetrocknetes Sekret, frisches Blut oder Pilzbefall eine lufthaltige Nasennebenhöhle vortäuschen.

In der Gewebedifferenzierung kann MRT die CT-Diagnostik ergänzen.

In bestimmten Fällen kann die MRT die Computertomographie ergänzen (Differenzierung von Zysten, solide Tumoren, Narben, Weichteilinfiltrationen).

### Ultraschalldiagnostik

Für die Nasennebenhöhlendiagnostik wird vor allem der **eindimensionale A-Scan** eingesetzt *(Syn. 18)*. Das Schnittbild des **zweidimensionalen B-Scans** dient vor allem zur nichtinvasiven Weichteildiagnostik.

Man unterscheidet zwischen einem A-Bildverfahren (Scan) und einem B-Bildverfahren. Beim **A-Scan** (für Kieferhöhle, Stirnhöhle, eingeschränkt auch vordere Siebbeinzellen) werden die Reflexionen von Ultraschallwellen an Grenzschichten **eindimensional** bestimmt *(Synopsis 18)*. Bei lufthaltigen Nasennebenhöhlen findet eine Totalreflexion der Schallwellen an der Luft-Schleimhaut-Grenze statt. Ist das Lumen mit Sekret oder Gewebe (z.B. Zysten) ausgefüllt, kommt es zu Reflexionen an tieferen Schichten, deren Abstand vom Schallkopf gemessen werden kann. Der **B-Scan** ist **zweidimensional** und erzeugt ein

Schnittbild. Er wird vor allem im Bereich von Weichteilen (Hals, Ohrspeicheldrüse) zur Differenzierung von Tumoren, Zysten, Infiltraten und Lymphknotenschwellungen, aber auch für die Nasennebenhöhlendiagnostik eingesetzt.

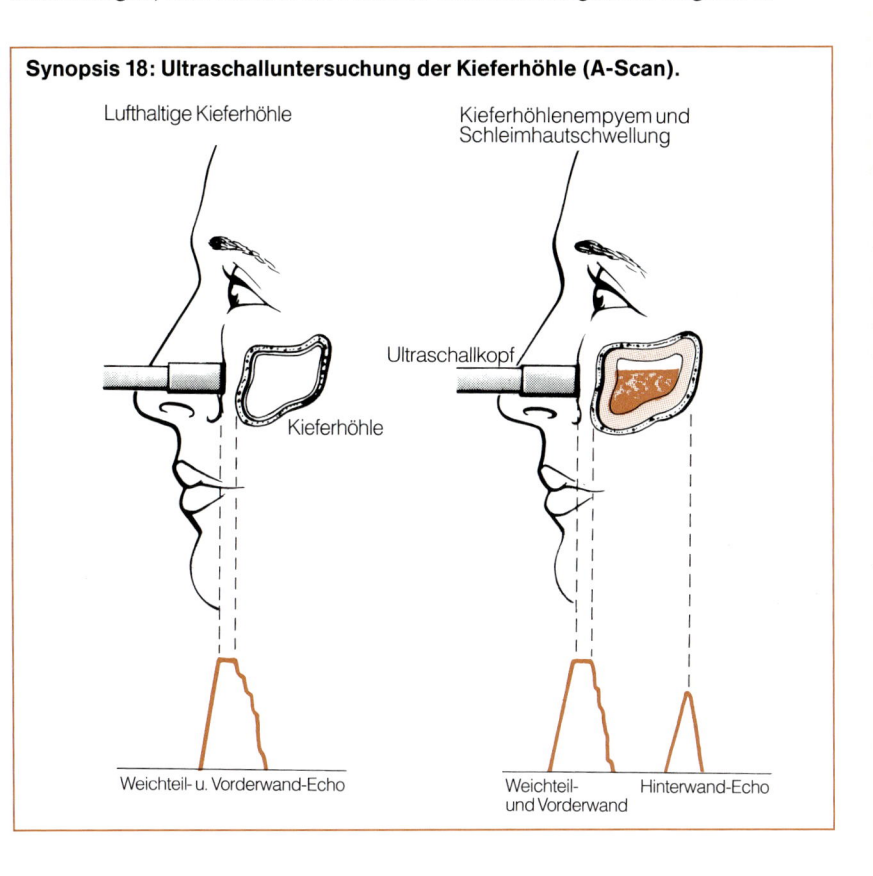

**Synopsis 18: Ultraschalluntersuchung der Kieferhöhle (A-Scan).**

Lufthaltige Kieferhöhle — Kieferhöhle — Weichteil- u. Vorderwand-Echo

Kieferhöhlenempyem und Schleimhautschwellung — Ultraschallkopf — Weichteil- und Vorderwand — Hinterwand-Echo

**Merke.** Hauptindikationen für die Ultraschalluntersuchung des Nasen- und Nasennebenhöhlensystems (A-Scan) sind Kieferhöhlenentzündungen (Empyeme, Zysten), vor allem bei Schwangeren und Kindern, sowie als Verlaufskontrolle nach konservativer Therapie.

◀ Merke

## 4.4 Allergiediagnostik

Die allergische Rhinitis ist die häufigste allergische Erkrankung und betrifft ca. 15% der Bevölkerung. Gleiche oder ähnliche Symptome können auch nichtallergische Erkrankungen (hyperreaktive Rhinitis, Pseudoallergie) hervorrufen, weshalb eine genaue Diagnostik erforderlich ist *(siehe auch Kapitel 6.4.2)*.

- **Gezielte Anamnese.** Beschwerden dauernd oder zu einer bestimmten Jahreszeit (Nasensekretion, Niesreiz, gleichzeitig Augentränen und Augenjucken). Aufenthalt in bestimmten Räumen. Beschwerdefreiheit bei Milieuwechsel, Urlaub und Wochenende.

- **Rhinoskopie.** Gerötete oder livide, geschwollene Schleimhaut, vor allem im Bereich der unteren Muscheln. Klares, wäßriges Nasensekret. Evtl. Nasenpolypen im mittleren Nasengang.

- **Hauttests.** Überwiegend wird der modifizierte Pricktest angewandt, bei dem die verschiedenen Allergene auf die Haut des Unterarmes aufgebracht und mit einem Lanzettenstich intrakutan appliziert werden (Nachweis einer vorausgegangenen Sensibilisierung) *(Kapitel 6.4.1)*.

### 4.4 Allergiediagnostik

Die allergische Rhinitis ist die häufigste allergische Erkrankung. Ihre Symptome sind jedoch unspezifisch. Eine genaue Diagnostik ist daher erforderlich *(s.a. Kap. 6.4.2)*.

**Anamnese**
Beschwerden (z.B. Niesreiz, Sekretion) zu bestimmten Zeiten, an bestimmten Orten, von bestimmter Art.

**Rhinoskopie**
Schleimhautaspekt (Schwellung, Rötung, klares Sekret), Polypen

**Hauttests**
Prick-Test für kutane Sensibilisierung *(s.a. Kap. 6.4.1)*.

**Provokation**
Prüfung am Schockorgan
(s.a. Kap. 6.4.1).

**Labor**
Allergenspezifisches IgE (RAST)
oder Gesamt-IgE (RIST) im Serum
(s.a. Kap. 6.4.1).

- *Intranasale Provokation.* Sie dient der Prüfung am Schockorgan (Nase) und kann durch Messungen der Nasendurchgängigkeit (Rhinomanometrie) objektiviert werden *(siehe auch Kapitel 6.4.1)*.

- *Laboruntersuchungen.* Allergenspezifische IgE-Antikörper im Serum werden mit dem RAST (**R**adio-**A**llergo-**S**orbent-**T**est) semiquantitativ bestimmt. Seltener wird das Gesamt-IgE im Serum durch RIST (**R**adio-**I**mmuno-**S**orbent-**T**est) gemessen oder ein Nachweis von eosinophilen Granulozyten im Nasensekret durchgeführt *(siehe auch Kapitel 6.4.1)*.

### 4.5 Funktionsprüfungen

Routinemäßig werden die Nasendurchgängigkeit und das Geruchsvermögen geprüft.

Für eine der wesentlichen Funktionen der Nase, nämlich die Klimatisierung der Atemluft, bestehen keine standardisierten Meßverfahren. Routinemäßig werden die Durchgängigkeit der Nase und das Geruchsvermögen geprüft *(siehe Tabelle 5* und *Tabelle 6)*.

#### Rhinomanometrie

Sie dient der **Feststellung einer Atembehinderung.** Bei der anterioren Rhinomanometrie wird das Durchflußvolumen durch ein Nasenloch im Vergleich zur Druckdifferenz zwischen Naseneingang und Nasenrachen während des Atemzyklus gemessen *(s. Syn. 19)*. Zur Quantifizierung wird in der Regel das Volumen pro Sekunde bei einer Druckdifferenz von 150 Pascal angegeben (normal um 500 ml pro Sekunde).

#### Rhinomanometrie
Sie dient der **quantitativen Bestimmung der Durchgängigkeit der Nasenwege** für die Atemluft. Prinzipiell beruht sie auf der Messung des Durchflußvolumens bei der Ein- und Ausatmung in Relation zur Druckdifferenz zwischen Naseneingang und Nasenrachenraum *(siehe Synopsis 19)* bei der nahezu ausschließlich angewandten aktiven (der Patient atmet selbst) anterioren Rhinomanometrie. Diese Differenz wird durch eine Drucksonde in einem Nasenloch (entspricht dem Druck in der Nasenhöhle und dem Nasenrachenraum) und dem Druck in der Gesichtsmaske bestimmt. Gemessen wird jeweils der Durchfluß der nicht durch die Druckmeßsonde verschlossenen Nasenseite. Auf diese Weise erhält man ein Diagramm. Üblicherweise wird das Durchflußvolumen zahlenmäßig bei einem bestimmten Druck (meist 150 Pa) angegeben (Normalwerte: ca. 500 ml/s vor und 700 ml/s nach Schleimhautabschwellung). Durch Messung vor und nach Schleimhautabschwellung kann der Beitrag von Schleimhaut und starrer (nicht abschwellbarer) Struktur zum Atemwiderstand abgeschätzt werden.

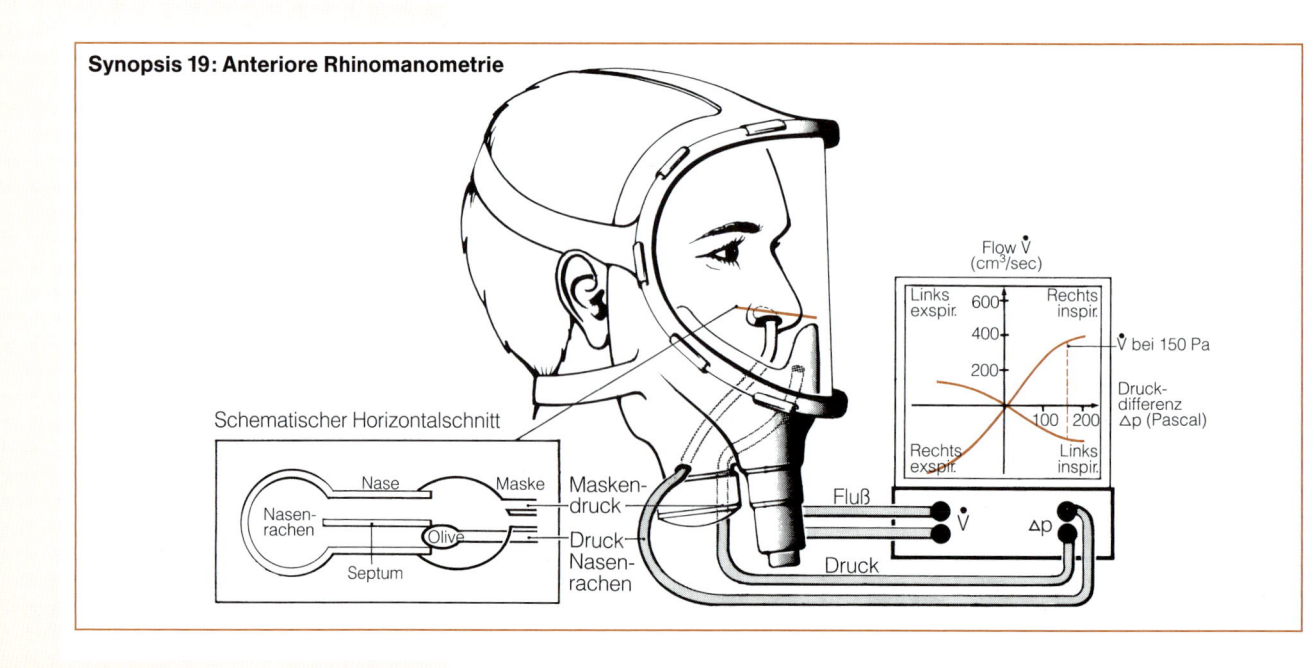

**Tabelle 5: Funktionsprüfungen**

Rhinomanometrie

akustische Rhinometrie

Riechprüfung (Olfaktometrie)
- subjektiv (qualitativ, semiquantitativ)
- objektive Olfaktometrie ERO (**E**voked **R**esponse **O**lfactometry)

**Synopsis 19: Anteriore Rhinomanometrie**

## 4.5 Funktionsprüfungen

### Akustische Rhinometrie

Bestimmt werden die verschiedenen Querschnittsflächen der Nasenhöhle in Abhängigkeit von der Entfernung zum Naseneingang *(Synopsis 20)*. Hierzu werden die Reflexionen eines kurzen Schallimpulses durch einen Rechner ausgewertet und graphisch dargestellt *(siehe Synopsis 20)*. Auf diese Weise lassen sich Engstellen quantifizieren und anatomischen Strukturen zuordnen. Die Methode ist nicht belastend und damit auch bei Kindern anwendbar.

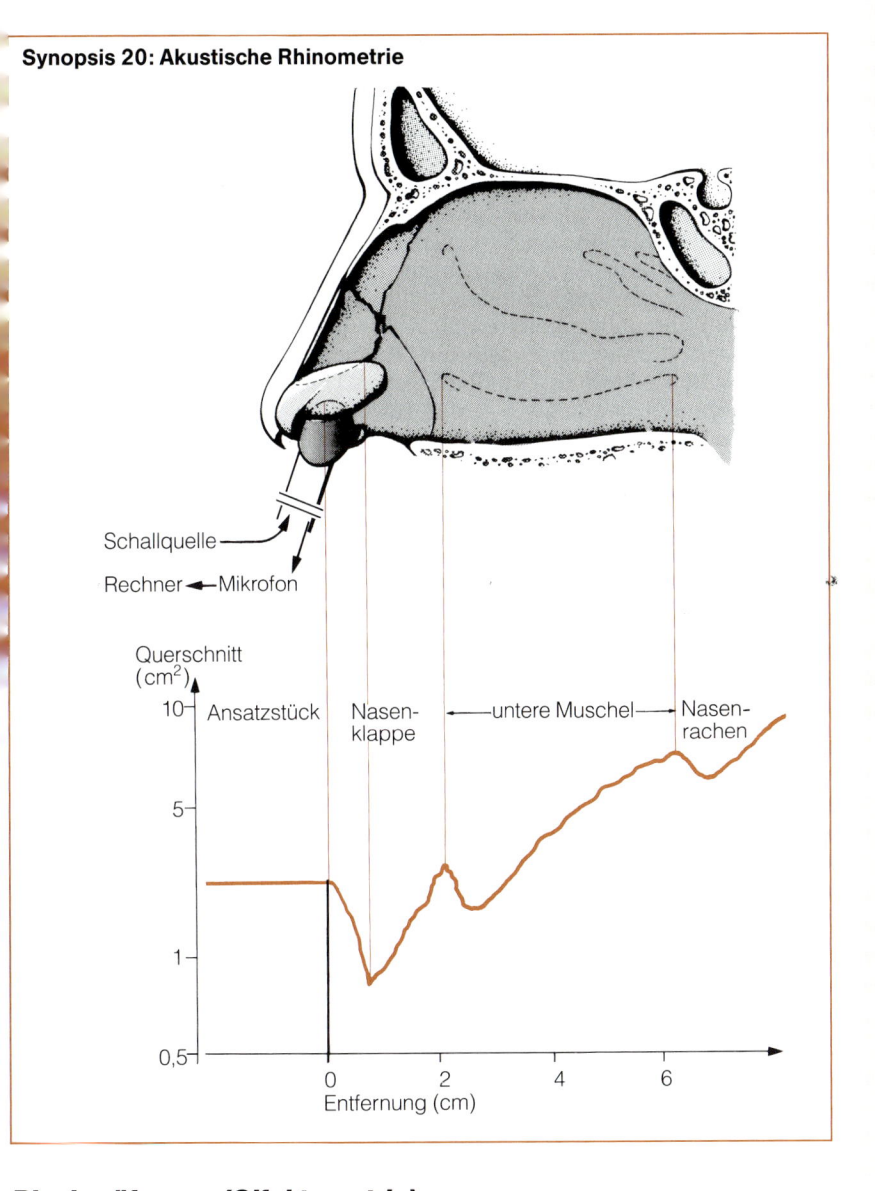

**Synopsis 20: Akustische Rhinometrie**

### Akustische Rhinometrie

Gemessen werden Querschnittsflächen der Nasenhöhle in einem bestimmten Abstand zum Naseneingang *(Syn. 20)*. Auf diese Weise lassen sich Engstellen quantifizieren und lokalisieren. Die Methode ist nicht belastend und damit auch bei Kindern anwendbar.

### Riechprüfungen (Olfaktometrie)

Man unterscheidet zwischen einer subjektiven und einer objektiven Prüfung des Riechvermögens.

- **Subjektive Riechprüfung.** Die qualitative, orientierende Riechprüfung kann durch Substanzen wie Benzin, Essig, Pfefferminzöl, Benzaldehyd erfolgen. Semiquantitativ können Geruchsstoffe in verschiedenen Konzentrationen (Riechflaschentechnik) angeboten werden. Auf diese Weise läßt sich eine Wahrnehmungs- und Erkennungsschwelle abgrenzen, wobei, durch eine Testung mit Essigsäure als reinem Trigeminusreizstoff, sensorische (Olfaktorius) von sensiblen (Trigeminus) Störungen unterschieden werden können *(siehe Tabelle 6)*.

### Riechprüfungen

**Subjektive Riechprüfung**
Die Schwelle für Geruchsreize kann **subjektiv** semiquantitativ durch verschiedene Riechreizstoffe mit zunehmender Konzentration ermittelt werden *(s. Tab. 6)*. Mit weiteren Reizstoffen lassen sich trigeminusvermittelte Empfindungen abgrenzen.

| Tabelle 6: Riechreizstoffe/Gefühlsreizstoffe | | | |
|---|---|---|---|
| **Olfaktorius** | **Trigeminus** | **Gemischt** | **Geschmackskomponente** |
| Kaffee | Ammoniak | Formalin | Chloroform (süß) |
| Lavendel | Essigsäure | Kampfer | Pyridin (bitter) |
| Terpentin | Ameisensäure | Menthol | |
| Vanille | | Pfefferminze | |
| Zimt | | | |
| Benzaldehyd | | | |

**Die gustatorische Riechprüfung** (Probe nach Güttich) dient zur Erkennung der Simulation einer Riechstörung. Sie beruht darauf, daß bestimmte Stoffe nur »gerochen« oder nur »geschmeckt« werden können, wobei der Proband reine Riechreizstoffe, auf die Zunge aufgebracht, beim Schlucken wahrnimmt (»gustatorisches Riechen«).

Die **gustatorische Riechprüfung** (Güttich) wird bei Simulationsverdacht angewandt. Dabei werden entweder reine Olfaktoriusreizstoffe (Vanille, Zimt) oder Mischreizstoffe mit Geruchs- **und** Geschmackskomponente (Kirsche mit Rum, Kakao mit Nuß) zum **Schmecken** angeboten. Bei verschlossener Nase (Nasenklammer) oder Verlust des Riechvermögens »schmecken« Riechreizstoffe »wie Wasser«, Geschmacksreizstoffe werden erkannt. Bei Simulation oder Aggravation einer Riechstörung wird der Untersuchte davon ausgehen, daß er alles, was oral angeboten wird, erkennen sollte, während bei nasal angebotenen Stoffen keine Wahrnehmung auftreten darf. Er wird daher sowohl bei Aufbringen von Riechstoffen auf die Zunge eine Empfindung beschreiben als auch den Geruchsanteil bei Mischreizstoffen angeben. Unabhängig davon weist bei der subjektiven Riechprüfung ein Ausfall, sowohl der olfaktorischen als auch der sensiblen Wahrnehmung, auf eine Simulation hin, da der gleichzeitige Verlust des Riechvermögens und der Trigeminussensibilität ausgesprochen selten ist. Genaue Auskunft liefert in diesen Fällen die objektive Olfaktometrie.

**Objektive Olfaktometrie (ERO)**
Hier werden Nervenpotentiale nach Riechreiz ermittelt und ihre Laufzeiten zur Topodiagnostik benutzt (Ort der Schädigung).

- *Objektive Riechprüfung.* Bei der **objektiven Olfaktometrie** werden olfaktorisch evozierte Potentiale gemessen. Das aufwendige Verfahren erlaubt eine Unterscheidung zwischen Olfaktorius- und Trigeminusstörungen sowie eine Topodiagnostik zur Lokalisation der Läsion (respiratorisch oder nerval bedingte Riechstörung, *[siehe Kapitel 7.3]*).

**Mukoziliare Transportleistung**

Der mukoziliare Transport kann durch den Saccharintest grob abgeschätzt werden. Auch das Abwandern von aufgebrachten Tuschepartikeln läßt sich endoskopisch beobachten.

*Mukoziliare Transportleistung*

Die **Zilientätigkeit** kann durch Aufbringen von Farbstoffen (z. B. Tuschepartikel) auf die Nasenschleimhaut und ihr Abwandern in den Nasenrachenraum endoskopisch sichtbar gemacht werden. Semiquantitativ kann die Transportleistung durch Süßstoffpartikel (Saccharin), welche auf den Kopf der unteren Muschel aufgelegt werden, bestimmt werden. Hierzu wird die Zeit zwischen dem Aufbringen der Substanz und dem Auftreten einer Geschmacksempfindung bei Erreichen des Nasenrachenraumes gemessen. Die Untersuchung dient überwiegend wissenschaftlichen Fragestellungen, selten wird sie zur Abklärung chronischer Schleimhautschäden oder der primären Ziliendyskinesie eingesetzt.

# 5 Erkrankungen der äußeren Nase und des Gesichts

## 5.1 Fehlbildungen

### 5.1.1 Spaltbildungen

Eine Übersicht über die Spaltbildungen verschiedener Ausprägung und Lokalisation gibt *Tabelle 7*.

| Tabelle 7: Spaltbildungen des knöchernen Schädels und des Gesichts | |
|---|---|
| **Lippen-Kiefer-Gaumen** <br> Lippenspalte <br> • einseitig oder doppelseitig <br> • mit oder ohne Gaumenspalte <br><br> Lippen-Kiefer-Spalte <br> • einseitig oder doppelseitig <br> • mit oder ohne Gaumenspalte <br><br> Minimalausprägungen <br> • Lippenkerbe <br> • submuköse Gaumenspalte <br> • Uvula bifida | **Gesichtsspalten** <br> median <br> schräg <br> quer <br><br> **Frontobasis-Defekte** <br> extranasal <br> endonasal |

### Lippen-Kiefer-Gaumenspalte

> **Definition.** Ein- oder beidseitige Spaltbildung von Lippe, Kiefer, Gaumen (LKG) durch Persistenz oder Fusionsstörung embryonaler Wachstumszentren als Folge endogener oder exogener Ursachen mit vielfältigen funktionellen Beeinträchtigungen.

**Epidemiologie.** Im Durchschnitt findet man eine LKG-Spalte auf 500 bis 1000 Geburten (bei der schwarzen Rasse seltener, am häufigsten mit 2% in Island). Etwa die Hälfte der Betroffenen hat komplette LKG-Spalten, wobei die einseitige Form dreimal häufiger vorkommt als die beidseitige. Das männliche Geschlecht ist doppelt so häufig betroffen wie das weibliche, die linke Gesichtshälfte doppelt so häufig wie die rechte. Isolierte Gaumenspalten haben 30%, Lippen- oder Lippen-Kiefer-Spalten 20% der Betroffenen. Andere Gesichtsspalten machen weniger als 1% der Spaltbildungen aus.

**Ätiologie und Pathogenese.** Ca. 15% der Spalten treten familiär gehäuft auf. Neben Chromosomenanomalien spielen exogene Faktoren eine Rolle (Virusinfektionen, Stoffwechselstörungen). Exogene Einwirkungen in der fünften und sechsten Embryonalwoche können zu Lippenspalten, in der zehnten bis zwölften Embryonalwoche zu Gaumenspalten führen. Spaltbildungen von Lippe und Kiefer entstehen durch fehlende mesenchymale Durchdringung der ektodermalen Einsenkungen zwischen Prämaxilla (Stirnfortsatz, medialer Teil) und Oberkiefer **vor** dem Foramen incisivum mit nachfolgendem Epitheleinriß. Dagegen sind Gaumenspalten Folge einer ausbleibenden Vereinigung der Gaumenfortsätze **hinter** dem Foramen incisivum (echte Hemmungsmißbildung, *[siehe Synopsis 8]*).

**Merke.** Spaltbildungen von Lippen und Kiefer entstehen durch Trennung primär **zusammenhängender** Gesichtsfortsätze (Stirn und Oberkiefer), Gaumenspalten durch fehlende Vereinigung primär **getrennter** Gaumenfortsätze.

### Morphologie

*Morphologie.* Einseitige LKG-Spalten sind bei Geburt durch die Spaltbildung des Lippenrots und der Oberlippe, die in den Naseneingang hineinzieht, gekennzeichnet *(siehe Abbildung 8).* Der Nasenflügel ist abgespreizt und abgeflacht, das Septum meist zur gesunden Seite luxiert. Die Spaltbildung erstreckt sich paramedian durch harten und weichen Gaumen. Nach operativer Spaltversorgung sind vor allem Sekundärveränderungen an Lippe, Naseneingang, Nasenflügel und Gaumen zu erkennen. Funktionell besonders beeinträchtigend ist die narbige Naseneingangsstenose. Sie ist eine Folge des Lippenverschlusses, da das hierfür notwendige Gewebe aus dem Nasenvestibulum gewonnen wird.

**Minimalausprägungen** sind Einkerbungen des Lippenrotes und der Oberlippe, Kerbenbildung des Kiefers, die submuköse Spalte des harten Gaumens und das gespaltene Zäpfchen (Uvula bifida).

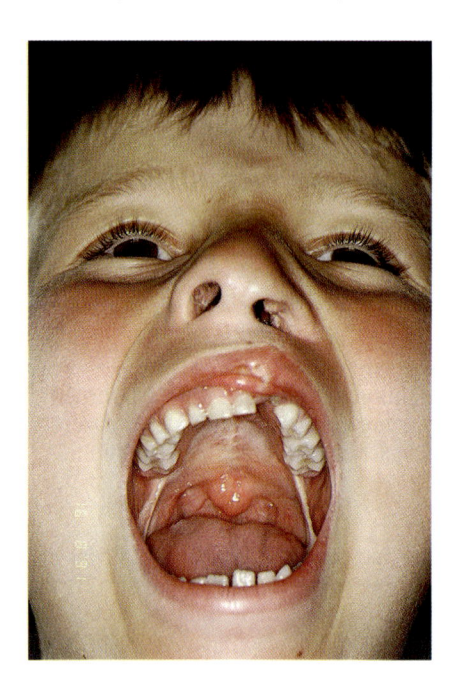

Abb. 8: einseitige LKG-Spalte: Bei diesem siebenjährigen Kind sind die Restdeformitäten nach Versorgung von Lippe und Gaumen zu erkennen. Der spaltseitige linke Nasenflügel ist abgeflacht und nach lateral verzogen. Die Lippennarbe ist verdickt, es besteht eine asymmetrische Lippenrot-Lippenweiß-Grenze. Enoral sind der Alveolarkammdefekt in Höhe des linken Eckzahnes sowie die mediane Narbe nach Verschluß des harten und weichen Gaumens bei gedoppelter Uvula sichtbar.

### Klinik

*Klinik.* Je nach Lokalisation, Ausprägung und vorangegangener operativer Rehabilitation sind neben den lokalen Befunden an Nase und Gaumen funktionelle Beeinträchtigungen möglich: Mittelohrerguß mit Schwerhörigkeit (muskulär bedingte Tubeninsuffizienz), veränderte Sprech- und Stimmfunktion (Verschlußlaute, offenes Näseln), Schlucken (Flüssigkeitsübertritt in die Nase durch Insuffizienz des weichen Gaumens oder durch noch bestehende Fistelverbindungen zwischen Mund und Nase), Nasenatmungsbehinderung durch Naseneingangsstenose, Septumdeviation und Muschelhyperplasie.

### Diagnostik

*Diagnostik.* Eine intrauterine Frühdiagnostik ist mit Hilfe einer Ultraschalluntersuchung möglich. Postnatal sind durch gezielte diagnostische Maßnahmen begleitende Erkrankungen zu erkennen und zu therapieren, um eine möglichst normale Entwicklung für das Kind zu gewährleisten: Hörprüfungen mit Impedanzmessung (Tubenventilationsstörung, Ergußbildung), phoniatrische Untersuchung (Sprech- und Stimmstörung, evtl. auch Sprachstörung), Kieferorthopädie (Kau- und Schluckstörungen), Ausschluß kombinierter Fehlbildungen (v. a. bei isolierten Gaumenspalten: Skelettsystem, Urogenitalsystem, Verdauungstrakt, Sinnesorgane, ZNS).

---

**Morphologie**
Typischer Befund einer primär versorgten **einseitigen** LKG-Spalte (s. Abb. 8) Abflachung und Abstehen des betroffenen Nasenflügels, Stenose des Naseneingangs.

**Minimalausprägungen** sind Kerben des Lippenrotes, submuköse Spalten des harten Gaumens und ein gespaltenes Zäpfchen (Uvula bifida).

**Klinik**
Nasenatmungsbehinderung durch eine Naseneingangsstenose und Septumdeviation, Mittelohrerguß mit Schwerhörigkeit (Tubeninsuffizienz) sowie Sprech- und Schluckstörungen (Veluminsuffizienz). Auf persistierende Fisteln zwischen Mund- und Nasenhöhle ist zu achten.

**Diagnostik**
Frühdiagnostik durch Ultraschall. Später: Hörprüfungen (Audiometrie, Impedanzmessung), Prüfung von Sprache (Phoniatrie) und Schlucken (Kieferorthopädie), Fahndung nach weiteren Fehlbildungen (Skelettsystem, Urogenitalsystem, ZNS und anderes).

## 5.1.1 Spaltbildungen

> **Merke.** Neben der lokalen Befunderhebung durch Inspektion ist eine **interdisziplinäre** Diagnostik erforderlich.

◀ Merke

**Therapie.** Der operative Verschluß von Lippe und Gaumen erfolgt im ersten Lebensjahr. Die Eingriffe werden gegebenenfalls kombiniert mit Einlage von Paukenröhrchen in das Trommelfell. Die kieferorthopädische Behandlung dient sowohl der Abdeckung des Gaumendefektes vor operativer Versorgung (im 1. Lebensjahr) als auch der Förderung gezielten Wachstums der Kiefer- und Gaumenfortsätze. Eine **operative, definitive Rehabilitation** von Mittelgesicht und Nase erfolgt **nach Abschluß des Körperwachstums** (16. Lebensjahr) *(siehe Abbildung 9)*. Ein »offenes Näseln«, v.a. bei den Verschlußlauten m, n, ng, kommt durch den zu weiten Abstand zwischen Gaumensegel und Rachenhinterwand sowie die narbenbedingte Motilitätseinschränkung zustande. Ein therapieresistentes offenes Näseln kann zwischen dem 4. und 6. Lebensjahr durch eine Unterfütterung der Rachenhinterwand bzw. eine partielle Vernähung von Hinterwand und Gaumensegel (Velo-Pharyngo-Plastik) gebessert werden.

**Therapie**
Lippen- und Gaumenverschluß im 1. Lebensjahr, ggf. kombiniert mit Paukenröhrcheneinlage. **Definitive Versorgung** von Nase und Mittelgesicht **nach Pubertät** *(s. Abb. 9)*. Bei Sprech- und Stimmstörung kann eine Rachenwandunterfütterung oder eine Velo-Pharyngo-Plastik vorgenommen werden.

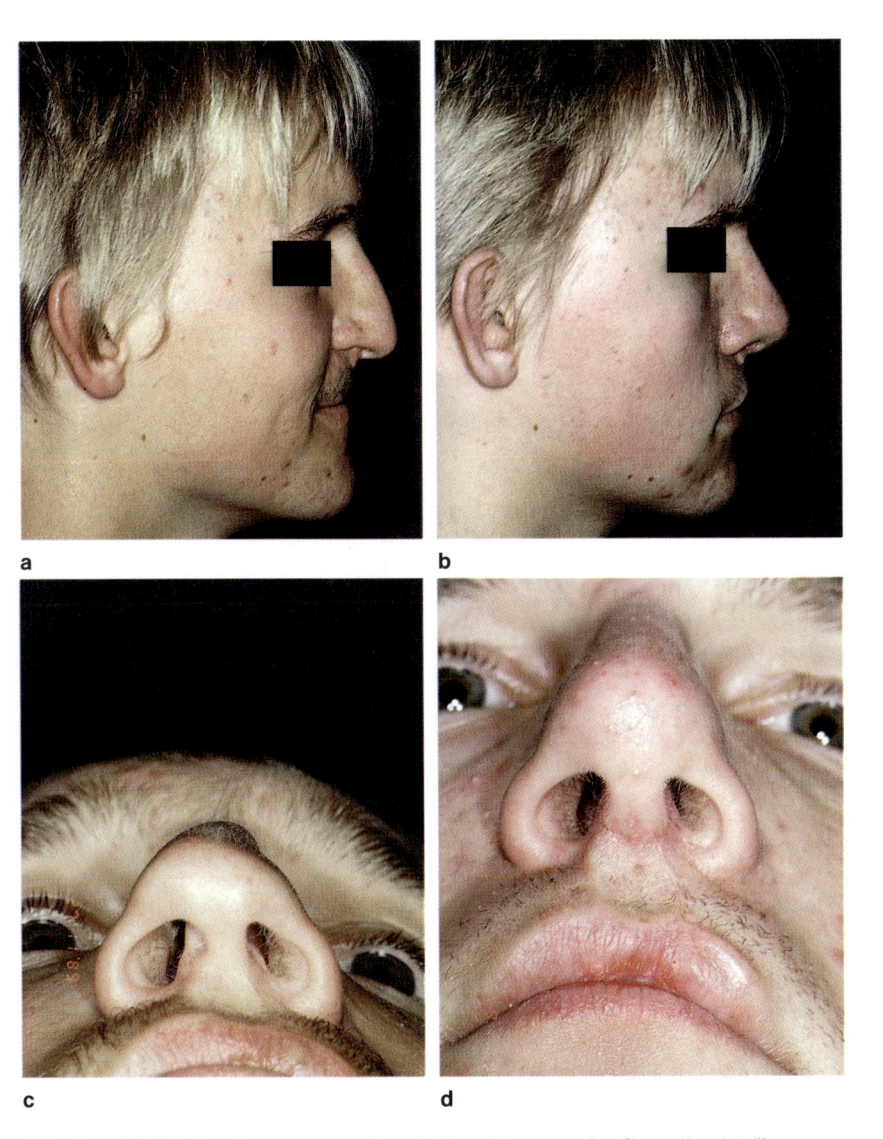

**Abb. 9a–d: LKG-Spaltnase vor und nach Korrektur:** vor der Operation ist die Nasenspitze durch einen zu kurzen Nasensteg nach unten gezogen **(a)** und das spaltseitige linke Nasenloch eingeengt **(c)**. Nach Operation über eine kleine Hautinzision am Nasensteg (Narbe in **d**) ist die Nasenspitze aufgerichtet **(b)** und das linke Nasenloch weitgehend symmetrisch zur Gegenseite **(c)**.

### Prognose

**Prognose.** Ästhetische und funktionelle Resultate nach Lippen- und Gaumenkorrektur sind in der Regel zufriedenstellend. Schwieriger ist die völlige Rehabilitation der Nase und der Sprach-, Sprech- und Stimmfunktion. Mit Restdeformitäten (Asymmetrie!) ist zu rechnen.

Auch nach plastischer Korrektur können Asymmetrien verbleiben.

### Gesichtsspalten

Mit 1% aller Spaltbildungen selten. Unterscheidung nach Verlauf: mediane, schräge und quere Spalten.

Sie sind selten und machen nur insgesamt 1% aller Spaltbildungen aus. Sie können neben einem medianen, schrägen und queren Verlauf auch die dazwischenliegenden Sektoren betreffen und Weichteile, Knochen und Frontobasis in verschiedenem Ausmaß miteinbeziehen.

### Minimalausprägungen

Gedoppelte Nasenspitze, weit auseinanderstehende Augenhöhlen (Hypertelorismus), einseitige Wachstumsstörungen des Nasenflügels. Sie treten v.a. im Rahmen von Mißbildungssyndromen auf *(s. a. Kap. 8)*.

Dazu gehört die verbreiterte (gedoppelte) Nasenspitze, weiter Abstand der Augenhöhlen (Hypertelorismus) und Hypoplasie bzw. Einkerbungen eines Nasenflügels. Sie können mit weiteren Mißbildungen kombiniert vorkommen, unter anderem Proboscis (Hemmungsmißbildung einer Nasenhälfte mit rüsselförmiger Ausformung des Rudiments), Franceschetti-Syndrom (Treacher-Collins-Syndrom), Apert-Syndrom, Pfeiffer-Syndrom und Crouzon-Syndrom u.a. *(siehe Kapitel 8)*.

## 5.1.2 Kongenitale Gewebeverlagerungen: Nasenfistel, Zyste, Zele, Gliom

**Definition ▶**

**Definition.** Verlagerung von ektodermalem bzw. neuroektodermalem Gewebe, im Rahmen der Embryonalentwicklung, mit und ohne Verbindung zum Endokranium.

**Epidemiologie**
Selten: 1 : 20 000–40 000 Geburten.

**Epidemiologie.** Sehr seltene Mißbildung, Häufigkeit zwischen 1 : 20 000 bzw. 40 000 Geburten.

**Ätiologie und Pathogenese**
Ektoderm kann im Rahmen der Entwicklung der Gesichtsfortsätze in die Tiefe verlagert werden oder mit dem Foramen caecum der vorderen Schädelbasis in Verbindung stehen *(Abb. 10)*.

**Ätiologie und Pathogenese.** Ektoderm kann im Rahmen der Entwicklung der Gesichtsfortsätze in die Tiefe verlagert werden. Aus dem Neuroporus (Foramen caecum, anterior der Crista galli im Bereich der vorderen Schädelbasis) kann neurales Ektoderm in die nasofrontale Region gelangen, wobei sich der Neuroporus sekundär verschließt oder eine Verbindung zum Endokranium persistiert *(Abbildung 10)*.

**Histomorphologie**
Unterscheidung nach Inhalt und Aufbau.

**Histomorphologie.** Fisteln, Zysten (Dermoide, Epidermoide) und Zelen unterscheiden sich neben ihrer Lokalisation vor allem in ihrem geweblichen Aufbau und Inhalt.

**Merke ▶**

**Merke.** **Fisteln** und **Dermoide** sind mit verhornendem Plattenepithel ausgekleidet und enthalten Hautanhangsgebilde (Haare, Schweißdrüsen). **Epidermoide** dagegen enthalten Plattenepithel **ohne** Hautanhangsgebilde.

**Dysontogenetische Zysten** liegen in präformierten Spalten und sind meist mit Sekret gefüllt. **Meningozelen** sind liquorgefüllte Ausstülpungen der Hirnhaut, **Meningoenzephalozelen** enthalten außerdem (funktionsuntüchtige) Hirnanteile.

**Dysontogenetische (fissurale) Zysten** sind embryonale Epithelreste in präformierten Spalten, bestehen aus einfachem Plattenepithel oder Zylinderepithel und sind meist mit Sekret gefüllt.

**Meningozelen** sind meist mit Liquor gefüllte Ausstülpungen der Hirnhäute durch eine knöcherne Bruchpforte (Foramen caecum).

Bei **Meningoenzephalozelen** ist zusätzlich Hirngewebe verlagert.

**Merke ▶**

**Merke.** **Zelen** sind Gewebeverlagerungen durch eine Bruchpforte (Foramen caecum) in benachbarte Regionen (Nasenhöhle, Nasenwurzel).

## 5.1.2 Kongenitale Gewebeverlagerungen: Nasenfistel, Zyste, Zele, Gliom

**Abb. 10: Mißbildungen der vorderen Schädelbasis**

- mediane Nasenfistel (blind endend)
- mediane Nasenfistel (intrakranielle Ausdehung)
- Meningozele
- Meningoenzephalozele
- Dermoid
- Gliom

Beschriftungen: Dura, Hirn, Crista galli, Foramen caecum

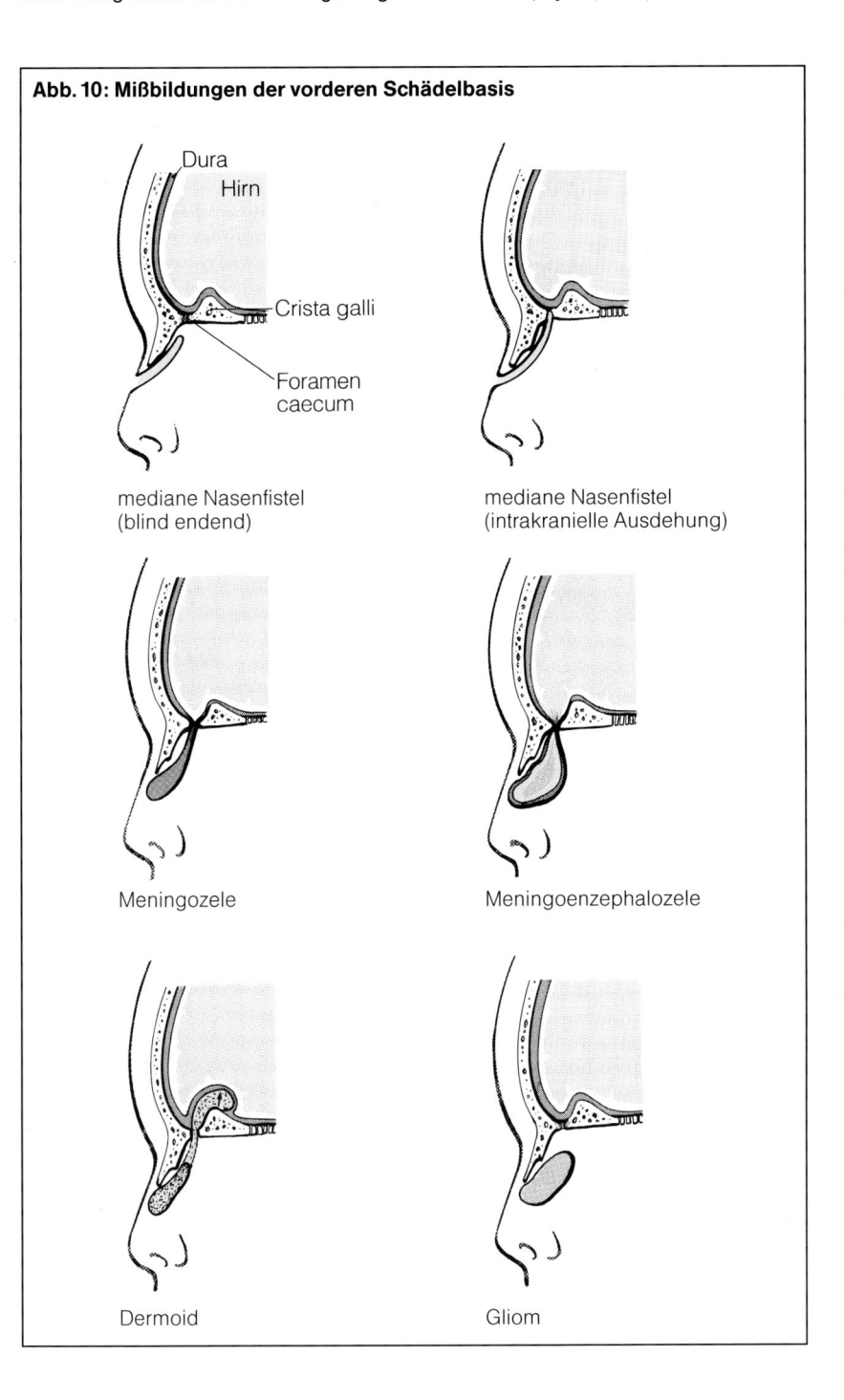

**Gliome** (Synonym: Koristom, Astrozytom) sind Versprengungen des Neuroektoderms und bestehen histologisch aus Gliazellen und Astrozyten in einer Bindegewebshülle.

***Klinik.*** Bei **Nasenfisteln** liegen die Fistelöffnungen meist median im Bereich der Nasenwurzel, des Nasenrückens oder der Nasenspitze *(siehe Abbildung 11a, b)*. Treten sie nicht durch Sekretaustritt oder Entzündungen des Fistelgangs in Erscheinung, bleiben sie oft unbemerkt. Sie können unter den knöchernen Nasenrücken reichen und dort blind enden, aber auch Verbindung zur vorderen Schädelbasis aufnehmen.

**Gliome** sind versprengtes Neuroektoderm und bestehen aus Gliazellen.

**Klinik**
**Nasenfisteln** liegen in der Medianlinie (s. Abb. 11a, b) und können bis zur vorderen Schädelbasis reichen.

**K** *Der klinische Fall:* mediane Nasenfistel. Bei einem dreijährigen Kind war über Nacht eine entzündliche Schwellung der Haut über der Nasenwurzel aufgetreten *(Abbildung 11a)*. Nach Angaben der Eltern habe es sich nicht gestoßen, und es sei ihnen bisher in dieser Region nichts Besonderes aufgefallen. Bei genauerem Hinsehen fiel ein »Pünktchen« auf der Nasenspitze auf (→), woraus sich die Diagnose einer **infizierten angeborenen medianen Nasenfistel** stellen ließ *(Abbildung 11a)*. Daneben der Befund nach Entfernung des Fistelganges über einen zickzackförmigen Schnitt der Nasenrückenhaut *(Abbildung 11b)*.

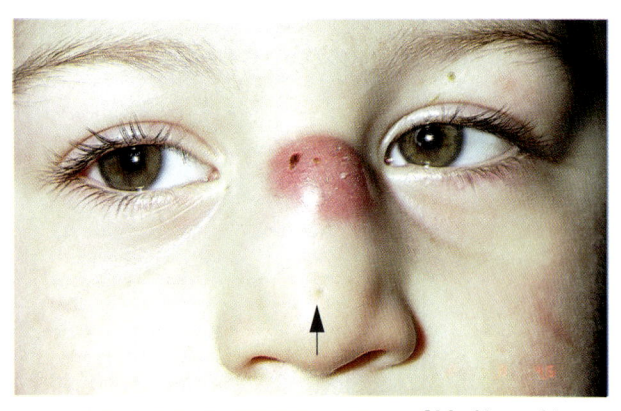

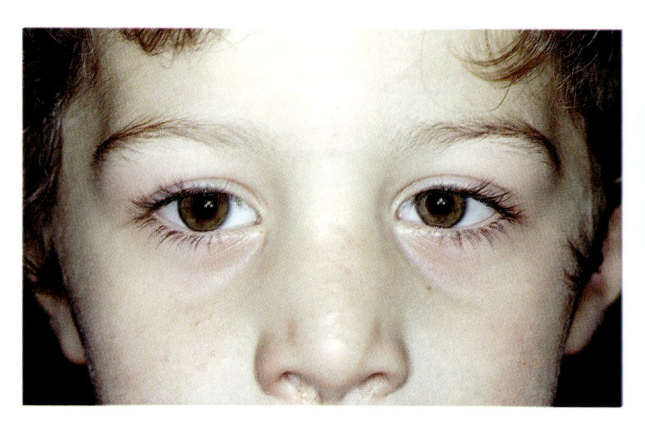

Abb. 11a und b

**Dermoide** und **Epidermoide** liegen als »kugelige Tumoren« unter der Haut von Stirn oder Nase.

**Dysontogenetische Zysten** können im Naseneingang, im vorderen Gaumen (Nasopalatinus-Zyste) und im Septum (aus Jacobson-Organ) liegen. **Odontogene Zysten** können **follikulär** oder **radikulär** sein.

**Meningo-** und **Meningoenzephalozelen** können endo- und extranasal liegen.

**Frontoethmoidale Meningozelen** liegen entweder extranasal (Vorwölbung der Nasenwurzel) oder intranasal (Vorwölbung des Septums).

**Gliome** liegen endo- oder extranasal.

**Diagnostik**
Ultraschall, CT oder MRT. Vorsicht bei endonasalen Probeexzisionen: Gefahr der Meningitis.

**Differentialdiagnose**
Nasenpolypen, Neurofibrome, Hämangiome, Lymphangiome, Malignome, Z. n. Verletzung.

**Therapie**
Ziel ist die komplette Entfernung des verlagerten Epithelgewebes und der sichere Verschluß der Frontobasis.

- **Dermoide** und **Epidermoide** sind wie die Fisteln überwiegend median unter der Haut von Stirn oder Nasenrücken lokalisiert. Sie zeichnen sich durch eine palpatorisch glatte, kugelige Oberfläche mit fester Konsistenz aus.
- **Dysontogenetische Zysten** haben verschiedene Lokalisationen: Naseneingangszyste (unter dem Nasenflügelansatz), Nasopalatinuszyste (im Ductus nasopalatinus, einer Schleimhautausstülpung des Nasenbodens in den Canalis incisivus) und Septumzysten (Reste des Jacobson-Organes oder Organum vomeronasale in Form eines Schleimhautblindsackes am vorderen Septum). Daneben kommen noch **odontogene** Zysten (von den Zähnen ausgehend) als **follikuläre** Zysten (retinierter Zahn) oder **radikuläre** Zysten (von Wurzelspitze ausgehend) vor.
- **Meningo-** und **Meningoenzephalozelen** können endo- und extranasal liegen.
- **Frontoethmoidale Meningozelen** entstehen durch einen Defekt im Bereich der vorderen Schädelbasis mit extranasaler Vorwölbung der Haut der Nasenwurzel oder endonasaler Vorwölbung des Septums bei Defekten zwischen Os frontale und Lamina cribrosa *(siehe Kap. 6.1.2)*.
- **Gliome** liegen meist endonasal mit Beziehung zur Schädelbasis, können sich jedoch durch Dehiszenzen auch extranasal median oder paramedian entwickeln.

*Diagnostik.* Bei Fisteln kann die Tiefenausdehnung durch Sondierung des Ganges abgeschätzt werden. Genauere topographische Aufschlüsse erhält man durch die (hochauflösende) Computertomographie, evtl. nach Konstrastmittelfüllung des Fistelganges. CT oder MRT sind zur Diagnostik bei allen Fisteln, Zysten oder Zelen vor einem operativen Eingriff erforderlich. Bei extranasaler Lage ermöglicht eine Ultraschalluntersuchung eine Unterscheidung zwischen Zysten und soliden Geschwülsten. Eine präoperative histologische Sicherung sollte v.a. bei endonasaler Lokalisation besser durch eine Grobnadelbiopsie erfolgen. Bei einer Pobebiopsie droht Liquorfluß und eine aufsteigende Meningitis.

*Differentialdiagnose.* Nasenpolypen, Neurofibrome, Hämangiome, Lymphangiome, Malignome. Die Hirnhäute können sich auch durch einen verletzungsbedingten Defekt der vorderen Schädelbasis in die Nasenhöhle hinein vorwölben.

*Therapie.* Bei Nasenfisteln und Zysten ist die Gefahr der lokalen Infektion mit Abszeßbildung gegeben. Besteht eine Fistelverbindung zum Endokranium, wie auch bei Meningozelen und Enzephalozelen, ist immer die Gefahr einer aufsteigenden Infektion und der Meningitis gegeben. Fisteln, Zysten und Zelen sollten daher frühzeitig operativ entfernt und Verbindungen zum Endokranium verschlossen werden. Bei Beteiligung der vorderen Schädelbasis ist ein kombinierter rhinochirurgischer und transkranieller neurochirurgischer Zugang für einen sicheren Verschluß des Schädelbasisdefekts zur Prophylaxe einer aufsteigenden Entzündung zu empfehlen.

Eine ganze Reihe weiterer Fehlbildungen kommen kombiniert vor und sind Syndromen zugeordnet. Einige hiervon sind in *Tabelle 26* mit kurzer Beschreibung zusammengefaßt.

Hierzu kann entweder endonasal oder transfazial rhinochirurgisch bzw. kombiniert rhinochirurgisch-neurochirurgisch vorgegangen werden.

## 5.2 Formstörungen der äußeren Nase

**Definition.** Wachstums- oder traumabedingte Veränderung der äußeren Form, zum Teil mit Formstörung des Naseninneren und des Mittelgesichts, mit und ohne funktionelle Beeinträchtigung.

5.2 Formstörungen der äußeren Nase

◀ Definition

**Epidemiologie.** Die Form der äußeren Nase ist äußerst variabel und nicht zuletzt rassisch bedingt. Sie ist von grundlegender Bedeutung für die Gesamtästhetik des Gesichts und daher häufig Ziel von ästhetischen Operationen (Rhinoplastik). Jenseits der Schwankungsbreiten rein ästhetischer Formstörungen bestehen jedoch auch Extremformen (Sattelnase, Spannungsnase, Schiefnase) mit erheblichen funktionellen Auswirkungen *(Synopsis 21).*

Epidemiologie
Die äußere Nasenform ist sehr variabel. Bestimmte Formveränderungen wie Schief-, Spannungs- und Sattelnasen haben erhebliche funktionelle Auswirkungen *(Syn. 21).*

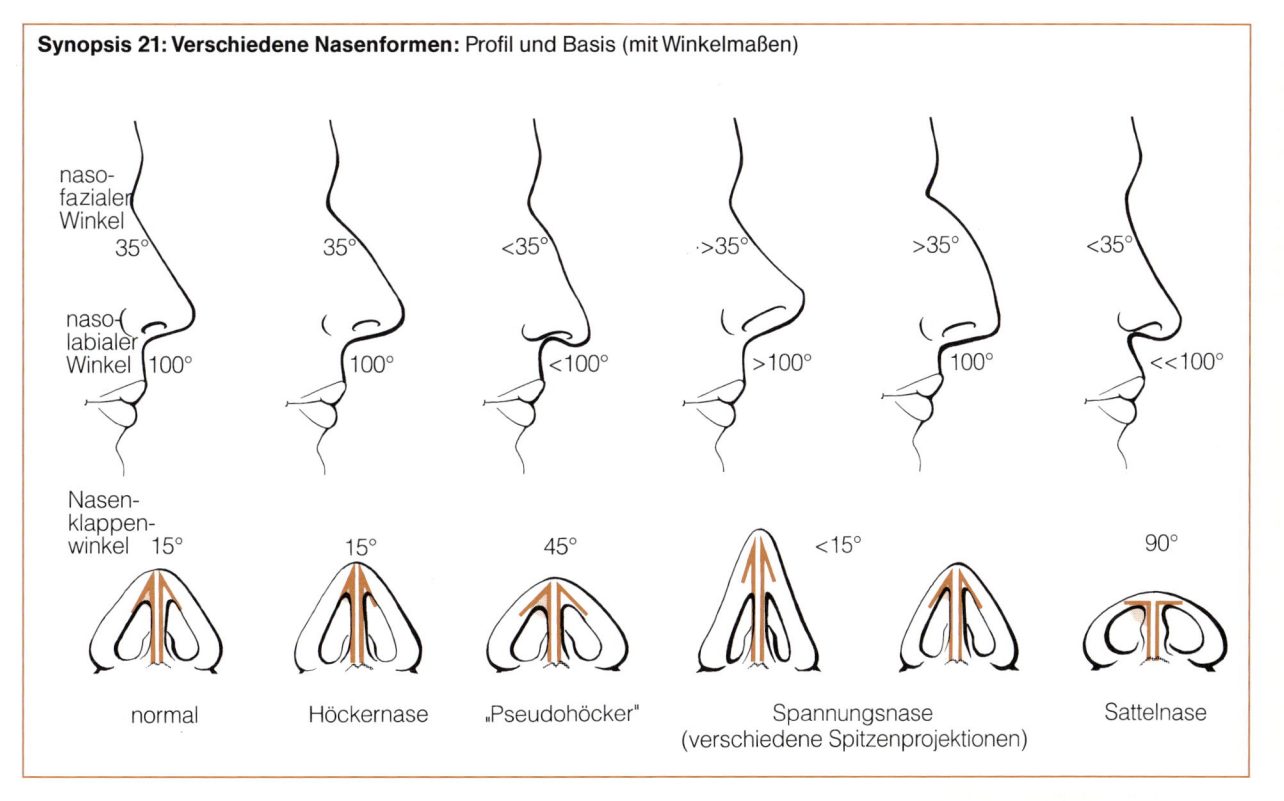

**Synopsis 21: Verschiedene Nasenformen:** Profil und Basis (mit Winkelmaßen)

| | normal | Höckernase | „Pseudohöcker" | Spannungsnase (verschiedene Spitzenprojektionen) | | Sattelnase |
|---|---|---|---|---|---|---|
| nasofazialer Winkel | 35° | 35° | <35° | >35° | >35° | <35° |
| nasolabialer Winkel | 100° | 100° | <100° | >100° | 100° | <<100° |
| Nasenklappenwinkel | 15° | 15° | 45° | <15° | | 90° |

**Ätiologie und Pathogenese.** In Betracht kommen erbliche (familiäre), wachstumsbedingte und traumatische Formstörungen.

**Diagnostik.** Nach der Anamnese erfolgt eine Beurteilung der äußeren Nase von vorne, von der Seite und von der Nasenbasis. Bestimmt werden die **Projektion** der Nasenspitze (Herausragen der Nasenspitze aus der Gesichtsebene) über den **nasofazialen** Winkel (normal um 35°) sowie die Stellung von Nasensteg (Columella) und Oberlippe durch den **nasolabialen** Winkel (normal um 100°). Geachtet wird auf den **nasofrontalen** Übergang (nasofrontaler Winkel), die **Protektion** der Nasenspitze (Widerstand auf Fingerdruck von oben als Hinweis auf Schwäche oder Verlust des Septumknorpels) sowie auf den Naseneingang und

Ätiologie und Pathogenese
Angeborene oder wachstums- bzw. verletzungsbedingte Formstörung.

Diagnostik
Die Beurteilung der äußeren Nase erfolgt von vorne, von der Seite und von der Nasenbasis, wobei die Gesamtproportionen des Gesichtes zu berücksichtigen sind. Objektive Parameter liefern die Bestimmung des **nasofrontalen, nasofazialen** und **nasolabialen** Winkels.

Präoperativ sind diese Befunde durch **Fotografien** zu dokumentieren. Die rhinoskopische Untersuchung ist unerläßlich. Ergänzend sind eine Röntgenaufnahme der NNH, eine Rhinomanometrie und Riechprüfung erforderlich.

die Nasenklappe (Anheben der Nasenspitze mit dem Daumen). Die Rhinoskopie ist unverzichtbarer Bestandteil der Untersuchung. Zusätzlich werden die Gesichtsproportionen, die Form des harten Gaumens (z. B. hoher »gotischer Gaumen«) und die Okklusion (Überbiß, Deckbiß, Progenie) untersucht. Vor operativen Eingriffen an der äußeren Nase ist eine **Fotodokumentation** von vorne, von der Seite und von der Basis erforderlich. Eine Mitbeteiligung der Nasennebenhöhlen ist auf einer NNH-Röntgenaufnahme erkennbar. Funktionelle Störungen werden durch Rhinomanometrie und Riechprüfung objektiviert.

### 5.2.1 Höckernase

Bei normaler Position der Nasenspitze überragt der Nasenrücken die Verbindungslinie zwischen Nasenwurzel und Nasenspitze *(Abb. 12)*.

### 5.2.1 Höckernase

Hierbei handelt es sich meist um eine familiär bedingte Überschußbildung im Bereich des knorpeligen und knöchernen Nasenrückens bei normaler Projektion der Nasenspitze *(siehe Abbildung 12)*. Funktionelle Beeinträchtigungen durch den Nasenhöcker allein bestehen in der Regel nicht, wenn man von Problemen beim Brilletragen absieht.

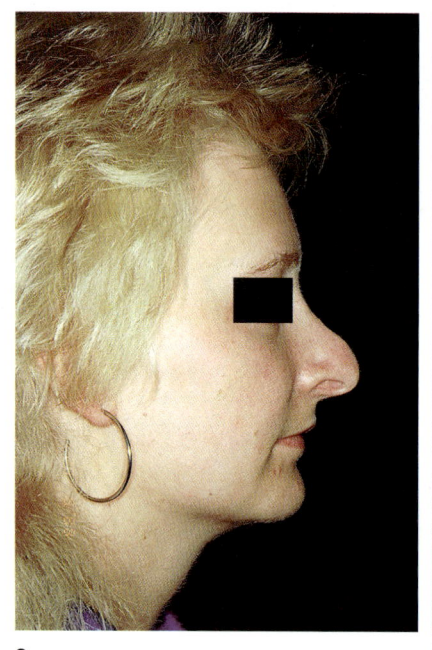

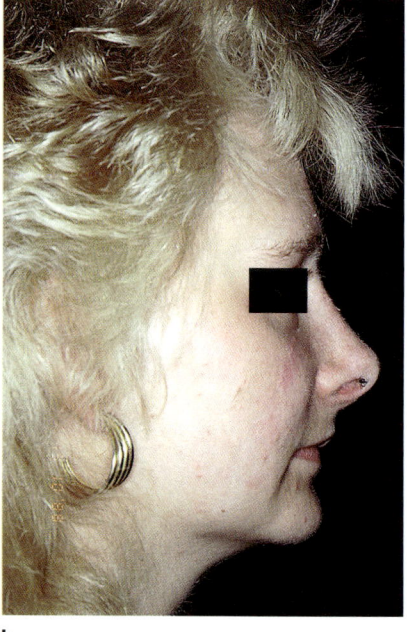

**Abb. 12: Nasenhöcker:** Eine überwiegend knorpelige Höckernase vor **(a)** und nach **(b)** operativer Korrektur

**Pseudohöcker**
Vorgetäuschte Prominenz des knöchernen Nasenrückens bei Septumknorpelverlust *(Abb. 13)*.

Von einer **Pseudohöckernase** spricht man, wenn durch einen Teilverlust des Nasenscheidewandknorpels (Trauma, Infektion, Operation) die Nasenspitze abgesunken ist und dadurch der knöcherne Nasenrücken relativ zu hoch erscheint *(siehe Abbildung 13)*.

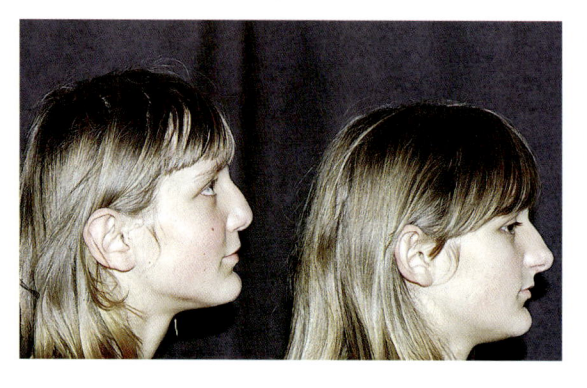

**Abb. 13: Pseudohöcker:** Bei diesen 14jährigen Zwillingen hat das Kind links vor Jahren eine Nasenverletzung erlitten. Im Gegensatz zur Schwester ist dadurch die knorpelige Nase nicht ausreichend gewachsen, weshalb der an sich normale knöcherne Nasenrücken zu prominent erscheint (Hypoplasie der knorpeligen Nase).

## 5.2.2 Spannungsnase

Bei einer Spannungsnase sind nicht nur der knöcherne Nasenrücken, sondern vor allem auch der knorpelige Nasenrücken und die Nasenspitze durch ein Überschußwachstum des Septumknorpels überhöht *(Abbidung 14a–d)*. Dies hat erhebliche funktionelle Auswirkungen durch eine Schlitzform der Nasenlöcher und eine Einengung der Nasenklappe. Bei forcierter Einatmung kann es, bedingt durch den geringen Abstand zwischen Nasensteg und Nasenflügel, zu einem Ansaugen des Nasenflügels mit völligem Verschluß des Naseneingangs kommen (Nasenflügelkollaps). Die Funktionsstörung läßt sich rhinomanometrisch nachweisen. Meist ist die Oberlippe durch die hochgezogene Nasenspitze sehr kurz, und die Frontzähne liegen frei.

### 5.2.2 Spannungsnase

Durch ein überschießendes Wachstum des Septumknorpels resultiert eine sehr schmale Nase mit hohem Nasenrücken *(Abb. 14a–d)*. Die Nasenspitze ist auf Kosten der Oberlippe prominent, die Nasenlöcher sind nicht oval sondern schlitzförmig (Gefahr des Ansaugphänomens).

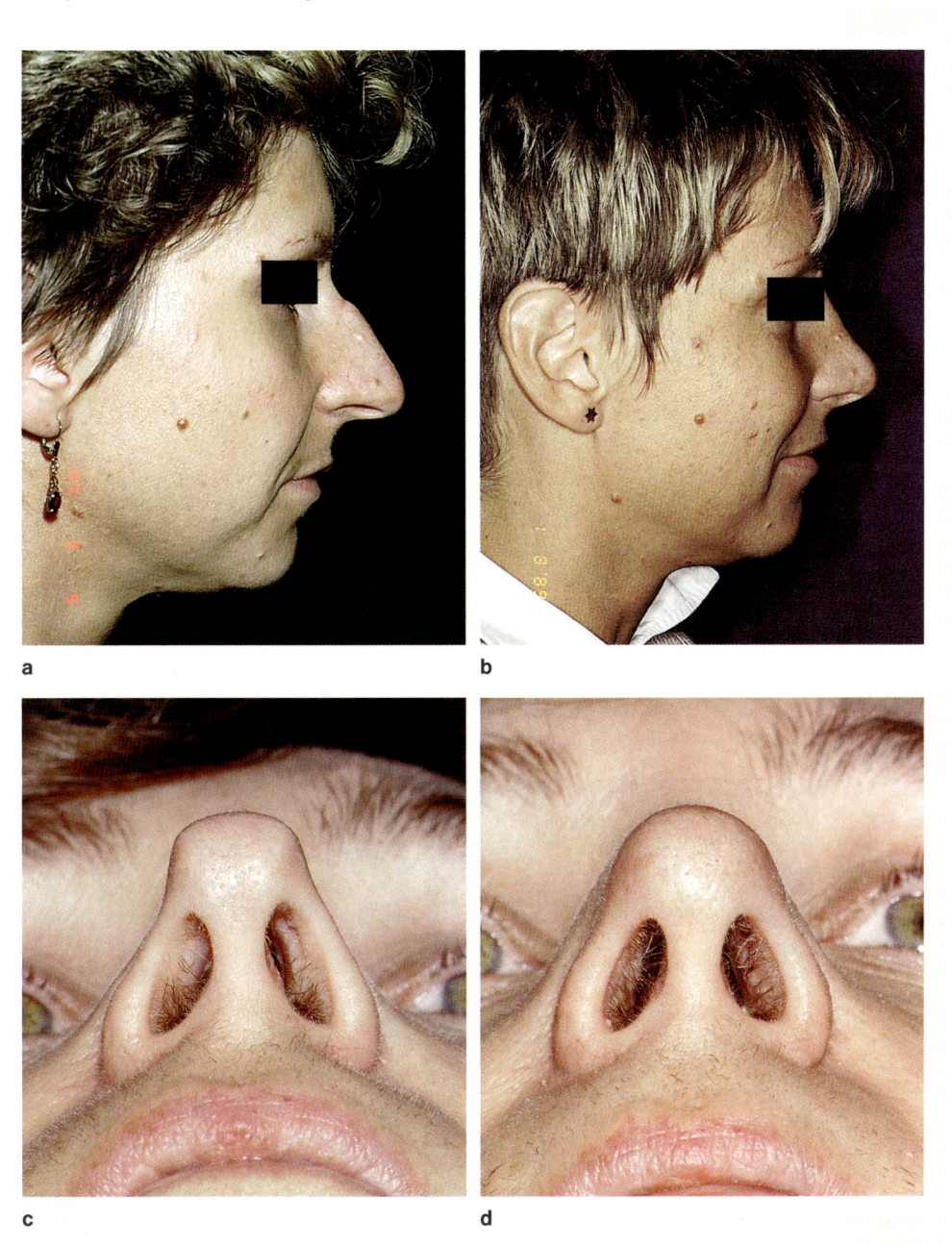

**Abb. 14a–d: Spannungsnase:** Nasenrücken und Nasenspitze sind sehr prominent und können durch eine operative Reduktion mit Zugang durch die Nasenlöcher abgesenkt werden (Septorhinoplastik) **(b)**. Die Basisansicht der Nase zeigt den Zustand vor der Operation mit Kontakt der Nasenflügel zur Nasenscheidewand (Ansaugphänomen) **(c)** und rechts die Erweiterung des Naseneinganges nach operativer Reduktion der Nasenspitzenhöhe **(d)**.

### 5.2.3 Schiefnase

Sie ist Folge eines Traumas und kann bei einer Verletzung in der Kindheit zusätzlich durch eine Wachstumsstörung verstärkt sein. Je nach der betroffenen Infrastruktur unterscheidet man: Knorpelige Schiefnase und knöchern-knorpelige Schiefnase *(Syn. 22)*.

### 5.2.3 Schiefnase

Bei Schiefnasen kann die Infrastruktur der Nase in unterschiedlichem Maß betroffen sein: knöcherne Schiefnase bei medianer Nasenspitze, knöchern-knorpelige Schiefnase mit medianer Nasenspitze oder Nasenspitzenabweichung, knorpelige Schiefnase mit und ohne Nasenspitzenabweichung *(siehe Synopsis 22)*. Stets liegt eine Septumdeviation, meist mit Behinderung der Nasenatmung, vor. Zu unterscheiden sind die Schiefnase als Folge einer frischen Verletzung, eine konsolidierte Schiefnase bei Monate oder Jahre zurückliegender Verletzung sowie ein verletzungsbedingtes asymmetrisches Wachstum nach Trauma in der Kindheit *(siehe Abbildung 15a, b)*.

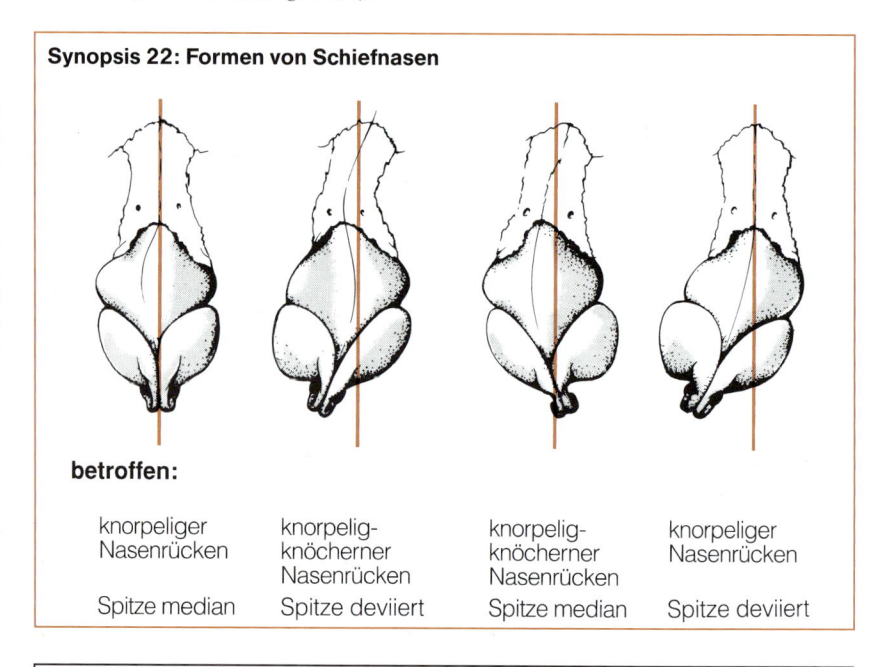

**Synopsis 22: Formen von Schiefnasen**

betroffen:

| knorpeliger Nasenrücken | knorpelig-knöcherner Nasenrücken | knorpelig-knöcherner Nasenrücken | knorpeliger Nasenrücken |
|---|---|---|---|
| Spitze median | Spitze deviiert | Spitze median | Spitze deviiert |

**Merke ▶**

**Merke.** Eine Schiefnase ist immer mit einer Verschiebung des Septums verbunden und hat daher nachteilige Auswirkungen auf die Nasenatmung.

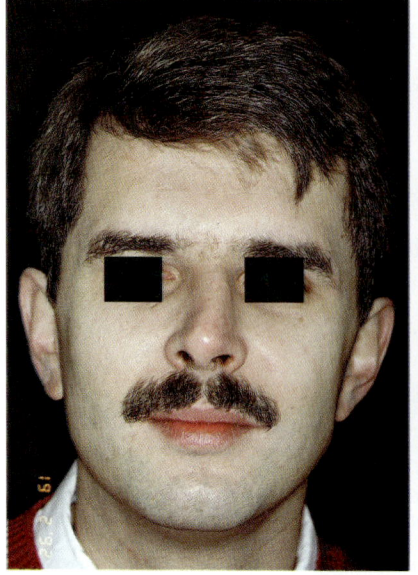

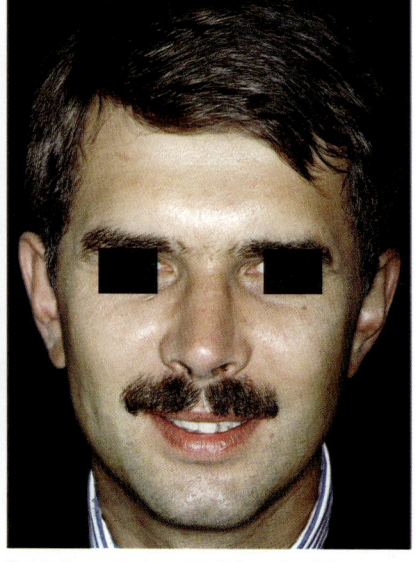

**Abb. 15a und b: Schiefnase:** ausgeprägte Schiefnase bei zusätzlicher Gesichtsasymmetrie vor (**a**) und nach Korrektur (**b**).

## 5.2.4 Sattelnase

Eine Sattelnase kann sich auf die knorpelige Nase beschränken, aber auch die knöcherne Pyramide miteinbeziehen *(siehe Abbildung 16a–c)*. Immer liegt ein Substanzverlust der Nasenscheidewand vor (Trauma, Infektion [z. B. Lues, Tuberkulose]), wodurch eine komplexe Deformität entsteht: Verminderung der Nasenspitzenprojektion mit Abflachung des knorpeligen Nasenrückens, Verbreiterung der Nasenspitze, Einziehung von Nasensteg und Oberlippe. Durch die Reduktion der Septumknorpelhöhe ist der Seitenknorpel rechtwinklig abgespreizt (Ballooning-Phänomen). Hierdurch kommt es zu einer unphysiologischen Ablenkung des Atemstromes mit Austrocknung der Nasenschleimhäute. Liegt gleichzeitig eine Hypoplasie des Oberkiefers vor, so spricht man auch von einer naso-maxillären Dysplasie (Binder-Syndrom).

> **Merke.** Bei Sattelnasen ohne erkennbare Ursache ist an floride entzündliche Prozesse oder Systemerkrankungen (Morbus Wegener) zu denken. In diesen Fällen ist ein operativer Eingriff kontraindiziert.

### 5.2.4 Sattelnase

Durch einen Substanzverlust der Nasenscheidewand (Trauma, Infektion) entsteht eine Deformität von Nasenrücken, Nasenspitze, Nasensteg und Oberlippe. Die Aufweitung der Nasenklappe (Ballooning) führt zur Austrocknung der Schleimhaut *(Abb. 16)*. Bei gleichzeitiger Oberkieferhypoplasie spricht man von naso-maxillärer Dysplasie (Binder-Syndrom).

◄ Merke

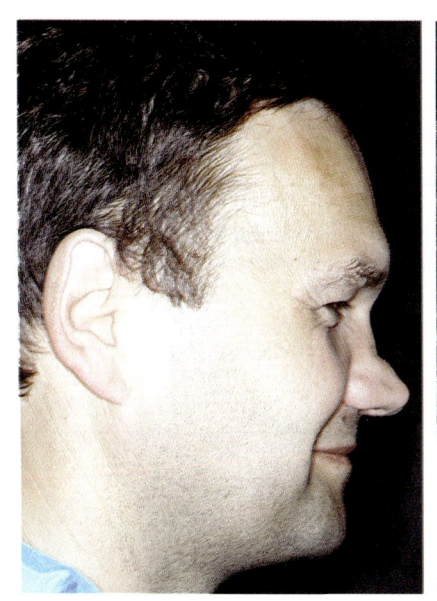

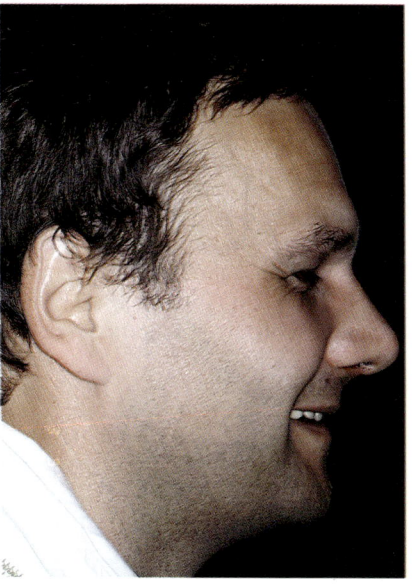

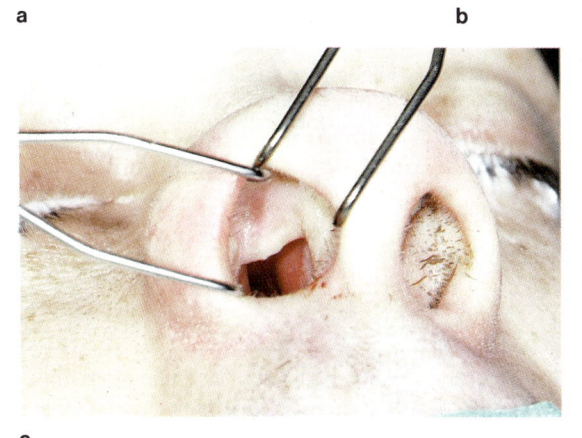

**Abb. 16a–c: Sattelnase:** komplexe Deformierung sowohl des Nasenrückens als auch der Nasenspitze, der Nasenbasis und der Nasenscheidewand **(a)**. Daneben der Zustand nach operativer Korrektur **(b)**. Typischer Befund bei Sattelnasen ist die Aufspreizung des Nasenklappenwinkels (Ballooning-Phänomen) **(c)**.

## 5.2.5 Therapie der Formstörungen

Formstörungen werden durch operative Eingriffe beseitigt *(siehe Kapitel 7.2)*. Diese werden in der Regel über Inzisionen im Naseninneren, ohne später äußerlich sichtbare Narben, vorgenommen. Gewebsüberschüsse (Nasenhöcker) werden mit feinen Meißeln unter der Haut abgetragen, Schiefnasen durch Osteotomien mobilisiert und geradegestellt. Wachstumsbedingte Schiefnasen müssen durch asymmetrische Knorpel- und Knochenresektionen ausgeglichen werden. Bei Sattelnasen ist primär eine Rekonstruktion der Nasenscheidewand erforderlich, wofür überwiegend autogener Knorpel (aus der Nasenscheidewand, der Ohrmuschel oder der knorpeligen Rippe des Patienten) in Frage kommt.

> *Merke.* Formkorrekturen an der äußeren Nase werden wegen der Gefahr einer Wachstumsstörung im Regelfall nicht im Kindesalter, sondern erst nach der Pubertät vorgenommen.

## 5.3 Entzündungen

> *Definition.* Alle Dermatosen können sich prinzipiell auch an der Haut der äußeren Nase manifestieren. Durch ihre exponierte Lage treten jedoch gehäuft unspezifische und spezifisch bedingte Entzündungen auf, die auf Grund ihrer Häufigkeit oder ihrer Lokalisation spezielle klinische Bedeutung erlangen.

*Epidemiologie.* Unspezifische Entzündungen können bei vorgeschädigter Haut (Naseneingangsekzem) oder aufgrund anatomischer Gegebenheiten (Nasenfurunkel aus Naseneingangshaar) entstehen. Spezifische Entzündungen durch Bakterien, Pilze oder Parasiten können sowohl Ausdruck der lokalen Manifestation einer Systemerkrankung als auch eines isolierten Geschehens sein *(siehe Tabelle 8)*.

---

**Tabelle 8: Entzündungen der äußeren Nase**

**Unspezifische Entzündungen**
- Ekzem
- Follikulitis, Furunkel
- Erysipel
- Impetigo contagiosa

**Spezifische Entzündungen**
- Bakterien: Tuberkulose (Sarkoidose), Aktinomykose, Lues u.a.
- Pilze: Aspergillose, Mukormykose, Kandidose u.a.
- Viren: Herpes simplex, Herpes zoster, Warzen
- Parasiten: Leishmaniose

---

### 5.3.1 Unspezifische Entzündungen

**Nasenekzem**

> *Definition.* Nichtinfektiöse Hauterkrankung, meist des Naseneingangs, mit endogener oder exogener Ursache.

*Ätiologie und Pathogenese.* Ursächlich handelt es sich entweder um ein allergisches Kontaktekzem oder um die Folgen einer länger dauernden Nasensekretion (Rhinitis).

**Klinik.** Im akuten Stadium finden sich nässende Bläschen, Erosionen und Rhagaden mit Krustenbildung. Der chronische Verlauf ist durch trockene Schuppen gekennzeichnet, das befallene Hautareal brennt und juckt. Bevorzugt ist der Naseneingang betroffen.

**Diagnostik.** Sie erfolgt durch die Vorgeschichte und den typischen Hautaspekt.

**Therapie.** Eine topische Behandlung mit Corticosteroiden kann rasch Linderung bringen, sollte aber nur kurzzeitig angewandt werden. Vorher ist eine Nasensekretion als auslösende Ursache (akuter Schnupfen, Allergie) zu therapieren.

**Prognose.** Eine bakterielle Superinfektion kann zu einem impetiginisierten Ekzem führen.

## Follikulitis – Nasenfurunkel – Karbunkel

> **Definition.** Die **Follikulitis** ist eine Staphylokokkeninfektion der Haarfollikel und ihrer Umgebung. Die eitrige Einschmelzung führt zu einem **Furunkel**, konfluierende Furunkel zu einem **Karbunkel**.

**Ätiologie und Pathogenese.** Lokale Traumen (digitale Manipulation, Ausreißen von Vibrissae, Ausdrücken von Talgdrüsen) sowie eine allgemeine Infektneigung (Diabetes mellitus) begünstigen das Eindringen und die Vermehrung von Erregern.

**Klinik.** Die Follikulitis ist durch eine lokale Rötung und Druckschmerzhaftigkeit im Bereich der Oberlippe oder des Naseneingangs gekennzeichnet. Ein Furunkel bedingt meist eine Rötung, Schwellung und eitrige Einschmelzung sowie ein allgemeines Krankheitsgefühl (Schmerz, Fieber, Abgeschlagenheit) *(siehe Abbildung 17a, b)*. Karbunkel erkennt man an knotigen, geröteten Hautveränderungen, die eng zusammenstehen. Sie treten häufiger im Wangenbereich auf dem Boden einer Akneerkrankung auf.

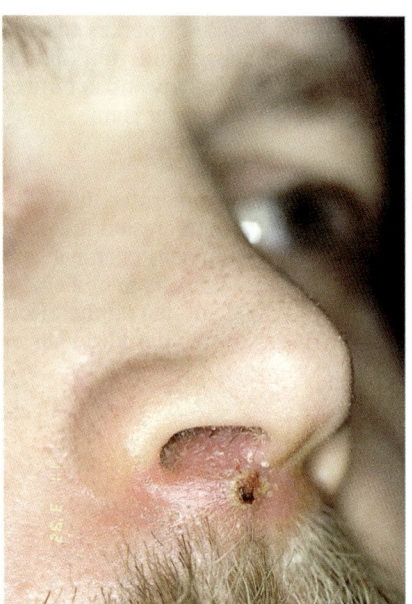

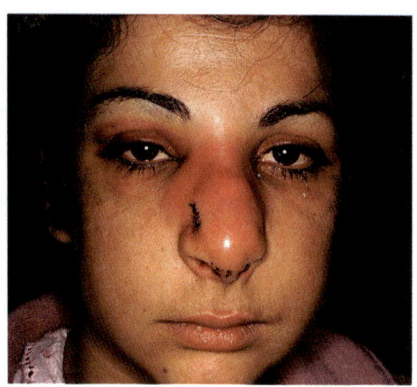

**Abb. 17a und b: Nasenfurunkel:** schmerzhafte Rötung und Schwellung des Naseneinganges mit einer oberflächlichen Hautverletzung (Kratzeffekt) **(a)**. Die ausgedehnte Rötung und Schwellung im Bild rechts erstreckt sich in Richtung Auge und kann erster Hinweis auf eine drohende Thrombophlebitis sein **(b)**.

---

**Klinik**
Im akuten Stadium nässende Erosionen, bei chronischem Verlauf trockene Schuppen. Prädilektionsstelle ist der Naseneingang.

**Diagnostik**
Typischer Hautbefund.

**Therapie**
Lokal mit Salben. Auslösende Ursachen sind zu eliminieren.

**Prognose**
Evtl. bakterielle Superinfektion.

**Follikulitis – Nasenfurunkel – Karbunkel**

◀ Definition

**Ätiologie und Pathogenese**
Ausgang von Hautanhangsgebilden (Vibrissae, Talgdrüsen). Durch Allgemeinerkrankungen begünstigt.

**Klinik**
Prädilektionsorte sind Naseneingang und Oberlippe. Typisch sind schmerzhafte Rötung und Schwellung bzw. eine eitrige Einschmelzung (Abb. 17a, b).

> **Merke.** Bei Fortschreiten der Entzündung in Richtung des medialen Lidwinkels besteht die Gefahr einer Thrombophlebitis der dort verlaufenden V. angularis, die über die V. ophthalmica mit dem Sinus cavernosus kommuniziert. Daraus kann sich (selten!) eine **Sinus-cavernosus-Thrombose** entwickeln. **Warnsymptome** sind: Exophthalmus, meningitische Zeichen, septisches Fieber, Augenhintergrundveränderungen und Chemosis durch venöse Stauung.

***Diagnostik.*** Sie richtet sich nach dem klinischen Bild, wobei v. a. die Rötung und Druckschmerzhaftigkeit im Vordergrund steht. Nach Möglichkeit sollte ein bakteriologischer Abstrich (zur Resistenzbestimmung) gewonnen werden. Eine Thrombose der V. angularis läßt sich mit einer Ultraschalluntersuchung verifizieren (Doppler).

***Therapie.*** Abszesse sind nur bei kompletter Einschmelzung (»reifer Abszeß«) zu eröffnen.
Eine orale oder je nach Befund auch parenterale antibiotische Therapie (Flucloxacillin, Dicloxacillin) ist neben einer lokalen Behandlung durch Umschläge angezeigt. Durch Sprechverbot und weiche Kost wird das Entzündungsgebiet soweit wie möglich ruhiggestellt.

> **Merke.** Manipulationen an Furunkeln des Naseneingangs und der Oberlippe sollen wegen der Gefahr einer Keimverschleppung und Fortentwicklung zur Phlegmone vermieden werden.

***Prognose.*** Treten die Entzündungen wiederholt auf, sollte nach Infektionsquellen (z. B. Staphylokokken im Nasennebenhöhlenbereich) oder einer Immunabwehrschwäche (z. B. bei einem Diabetes mellitus) gefahndet werden.

### Weitere unspezifische Entzündungen der äußeren Nase

- **Acne vulgaris**

Hierbei handelt es sich um eine entzündliche Erkrankung der Talgdrüsen, vor allem während der Pubertät. Ausgelöst wird sie durch eine Hyperkeratose im Ausführungsgang der Talgdrüsen mit einer Stauung der abgeschilferten Epithelzellen (Komedo). Nach einer Ruptur der so entstandenen Zystenwand kommt es zu einer Entzündung mit Fremdkörperreaktionen im Korium der Haut.

- **Impetigo contagiosa**

Hierbei handelt es sich um eine kontagiöse Pyodermie, hervorgerufen durch Staphylokokken oder Streptokokken. Die oberflächlichen Erosionen sind mit einer honiggelben Kruste (streptogen) oder weißlichen Schuppen (staphylogen) bedeckt. Die Diagnose wird durch das klinische Bild gestellt und kann mit einem bakteriologischen Abstrich gesichert werden. Als Komplikationen können Konjunktivitis oder Nephritis auftreten. Eine lokale Therapie ist in der Regel ausreichend.

## • Erysipel

Diese Streptokokkeninfektion der Haut ist durch eine scharf begrenzte Rötung gekennzeichnet, die schmetterlingsförmig auf die Wangen übergreifen kann, und geht mit hohem Fieber, Schüttelfrost und Schmerzen einher *(s. Abbildung 18)*. Eine rasche Besserung wird durch Penizillin erreicht, das nach Abklingen des Exanthems für 8 Tage weiter verabreicht werden sollte.

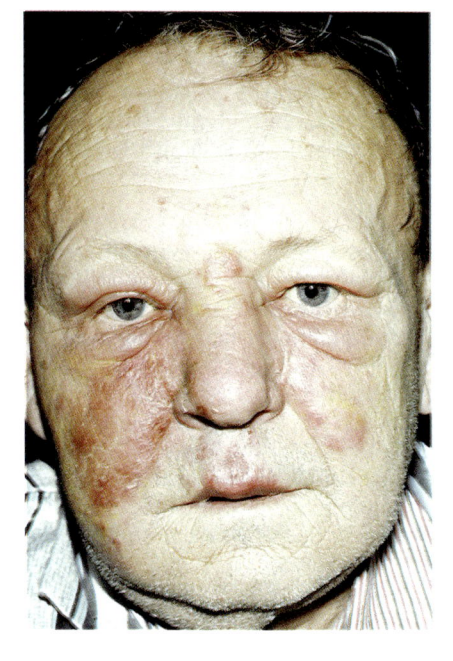

**Abb. 18: Gesichtserysipel:** Die scharf begrenzte, schmerzhafte Rötung der Haut breitet sich schmetterlingsförmig vom Nasenrücken auf beide Wangen aus.

**Erysipel**
Streptokokkeninfektion mit Fieber und schmerzhafter, schmetterlingsförmiger Rötung von Nase und Wangen. Behandlung mit Penizillin *(s. Abb. 18)*.

## 5.3.2 Spezifische Entzündungen

### Tuberkulose (Lupus vulgaris)

**Definition.** Seltener Haut-Schleimhaut-Befall als Primäraffekt oder bei Organtuberkulose.

◀ Definition

***Ätiologie und Pathogenese.*** Es handelt sich entweder um einen Primärkomplex der äußeren Nasenhaut oder der Schleimhaut, wobei eine positive Anergie (fehlende Antikörper, da vorher noch nie ein Tuberkulose-Kontakt stattfand) Voraussetzung ist. Der Lupus vulgaris ist eine isolierte Organtuberkulose der Nase und entwickelt sich nach hämatogener, lymphogener oder lokaler Ausbreitung.

**Ätiologie**
Primärkomplex in Haut oder Schleimhaut bei positiver Anergie. Lupus vulgaris ist dagegen eine Organ-Tbc der Nase.

***Histomorphologie.*** Aus einem rötlichen Knötchen entwickeln sich eine Ulzeration und Granulation. Diese sind durch Riesenzellen vom Langhans-Typ und einer zentralen käsigen Nekrose gekennzeichnet. Die Erreger (säurefeste Stäbchen) können nicht immer nachgewiesen werden.

**Histomorphologie**
Knötchen → Ulzeration – Granulation (Langhans-Riesenzellen und zentrale käsige Nekrose).

***Klinik.*** Während ein Primäraffekt unter Narbenbildung abheilt, führt der Lupus vulgaris der Nase zur Zerstörung der Haut und der darunterliegenden Knorpelstrukturen. Die Nasenschleimhaut ist meist in den vorderen Septumanteilen und den angrenzenden Bereichen der unteren Muscheln betroffen. Der Übergang auf den Knochen (Knochentuberkulose) ist selten.

**Klinik**
Der Lupus vulgaris führt zur Zerstörung der Nasenhaut und der darunterliegenden Knorpelstrukturen.

***Diagnostik.*** Sie wird aus dem klinischen und histologischen Bild sowie durch Erregernachweis bzw. mit einem Tuberkulintest gesichert.

**Diagnostik**
Klinisches Bild und Histologie.

**Merke.** Bereits der **Verdacht** einer Tuberkuloseerkrankung ist meldepflichtig.

◀ Merke

***Therapie.*** Die Therapie erfolgt duch Kombinationen von Tuberkulostatika (Isoniazid, Rifampicin, Ethambutol). Dabei ist auf mögliche Innenohrschäden zu achten. Nach Ausheilung sind rekonstruktive Maßnahmen möglich.

**Therapie**
Tuberkulostatika, später plastisch-rekonstruktive Rehabilitation.

***Prognose.*** In Lupusnarben kann sich ein Lupuskarzinom (spinozelluläres Karzinom) mit rascher Ausbreitung, infiltrativem Wachstum und früher Metastasierung entwickeln.

**Prognose**
In Tuberkulosenarben kann sich ein Lupuskarzinom entwickeln.

## Sarkoidose (Besnier-Boeck-Schaumann-Krankheit)

> **Definition.** Die ätiologisch ungeklärte Erkrankung ist histologisch durch nichtverkäsende Epitheloidzellgranulome in der Lunge, in Haut und Schleimhaut sowie in Speicheldrüsen und Lymphknoten gekennzeichnet.

Die Erkrankung ist nichtinfektiöser Natur. Sie wird aufgrund des ähnlichen histologischen Bildes in Zusammenhang mit der Tuberkulose besprochen.

*Epidemiologie.* Der Erkrankungsbeginn liegt im dritten und vierten Lebensjahrzehnt, Frauen sind doppelt so häufig betroffen wie Männer.

*Klinik.* Blaurote, derbe Infiltrate bedecken die Gesichtshaut, eventuell finden sich auch Knötchen in der Nasenschleimhaut.

*Diagnostik.* Sie wird meist histologisch gestellt. Eine internistische Untersuchung zur Stadieneinteilung (Palpation, Ultraschall, CT) ist erforderlich. Bei Befall der Speicheldrüsen und der Konjunktiven spricht man von einem **Heerfordt-Syndrom**.

*Differentialdiagnose.* Abzugrenzen sind vor allem Lupus vulgaris (Tuberkulintest, Histologie), Lues (Serologie), Lepra und Leishmaniose.

*Therapie.* Je nach Stadium wird eine Spontanremission abgewartet oder mit Cortison therapiert.

## Weitere bakterielle Infektionen der Nase

### Lues (Syphilis)

Eine Infektion mit dem Treponema pallidum, die zu nasalen Symptomen führt, erfolgt entweder intrauterin als Syphilis connata praecox (Coryza neonatorum) oder Syphilis connata tarda (Hutchinson-Trias mit Tonnenzähnen, Keratitis parenchymatosa und Innenohrschwerhörigkeit bei Kindern und Jugendlichen) bzw. extrauterin (Syphilis acquisita). Im Stadium III kann ein Gumma zur Sequestration und Zerstörung der knöchernen Nase mit Ausbildung einer totalen Sattelnase führen. Nach histologischer und serologischer Sicherung der Diagnose erfolgt eine Penizillintherapie bzw., bei Vorliegen von Defekten, die Rekonstruktion durch plastisch-chirurgische Maßnahmen.

### Lepra

Die Infektion durch das Mycobacterium leprae führt zu einer Auftreibung des Nasenvorhofes und einer eitrigen Nasensekretion. Nach Einschmelzung des Nasengerüstes kommt es zur ausgedehnten Narbenbildung mit Ausbildung einer Facies leontina. Therapeutisch werden Langzeitgaben von Sulfonamiden und Tuberkulostatika empfohlen. Nach Ausheilung können rekonstruktiv-chirurgische Maßnahmen ergriffen werden.

### Rhinosklerom

Die Infektion mit Klebsiella rhinoscleromatis beginnt mit einer uncharakteristischen eitrigen Nasensekretion und führt durch höckerige Infiltrate der Nasenschleimhaut und äußeren Nase zu einer Auftreibung (Tapirnase). Die blutenden Granulome können auf Hypopharynx und Larynx übergreifen. Sie hinterlassen nach Ausheilung ausgedehnte Narben. Die Histologie wird durch Probeexzision und Erregernachweis gesichert.

## Rotz, Aktinomykose

**Rotz** (Malleus) durch Pseudomonas mallei. **Aktinomykose** durch Actinomyces israelii: Selten im Nasenbereich, häufiger bei Eintrittspforte in der Mundhöhle im Bereich von Unterkiefer und Hals, dann als chronische, derbe Infiltrate mit eitriger Fistelung durch die Haut. (Hinweis: Aktinomyzeten sind grampositive Stäbchenbakterien, keine Pilze!).

**Rotz Aktinomykose**

– Rotz (Pseudomonas mallei)
– Aktinomykose (Actinomyces israelii)
mit Infiltraten und Fisteln, im Nasenbereich eine Rarität.

### 5.3.3 Durch Pilze ausgelöste Entzündungen

Während bestimmte Pilzarten wie Aspergillus fumigatus mit Vorliebe das Nasennebenhöhlensystem befallen, führen andere Pilze zu Hautveränderungen und können damit auch im Bereich der äußeren Nase auftreten.

### Soor (Candidamykose)

Diese fakultativ pathogenen Hefepilze vermehren sich in Haut- oder Schleimhautläsionen bei Schwäche der Abwehrlage (Allgemeininfektion, Antibiotika- oder Cortisonbehandlung, Diabetes mellitus, Malignome, Immundefekte bei AIDS). Im Gesicht ist die Entzündung vorwiegend im Mundwinkel in Form von Rhagaden lokalisiert (Perlèche, Angulus infectiosus). Bei der chronisch-mukokutanen Candidose des Kindesalters (Immundefizit) liegen flächenhafte, verkrustete Herde oder Granulome vor. Die Therapie erfolgt mit Nystatin oder Amphotericin B.

**Soor (Candidamykose)**

Haut- und Schleimhautläsionen finden sich vor allem bei Abwehrschwäche. Die häufige Lokalisation im Mundwinkel wird als Perlèche (Angulus infectiosus) bezeichnet.

### Mukormykose

Diese durch Mucoraceae ausgelöste Erkrankung kann bei einem Immundefizit (Diabetes mellitus, Tumorpatienten unter Bestrahlung, Immunsuppression nach Transplantation) einen invasiv-destruktiven Verlauf nehmen und weite Teile der Gesichtsweichteile und des Gesichtsschädels, einschließlich der Schädelbasis, destruieren. Eine frühzeitige Amphotericin-B-Therapie ist erforderlich.

**Mukormykose**

Mucoraceae können zu ausgedehnten Destruktionen der Gesichtsweichteile, des knöchernen Schädels und vor allem der Schädelbasis führen.

### Rhinosporidiose

Hier bestehen polypöse Granulationen, die aus den Naseneingängen herauswachsen.

**Rhinosporidiose**

Polypöse Granulationen aus den Nasenostien herauswachsend.

### Kokzidioido-Mykose (»Valley fever«)

Man sieht Granulationen mit Einschmelzungen unter Umständen des gesamten Mittelgesichtes.

**Kokzidioido-Mykose**

Granulationen mit Einschmelzung.

### Histoplasmose (Morbus Darling) und Chromomykose (Dermatitis verrucosa)

Die Erreger breiten sich meist nach einem primären Befall der Schleimhäute aus.

**Histoplasmose, Chromomykose**

Erregerausbreitung nach primärem Schleimhautbefall.

## 5.3.4 Virale Entzündungen

### Herpes zoster

> **Definition.** Reinfektion mit Varicella-zoster-Virus bzw. Reaktivierung einer latenten Varicella-zoster-Infektion. Segmentale Bläschenbildung mit starker Schmerzsymptomatik.

**Epidemiologie.** Überwiegend erkranken Erwachsene, wobei vor allem eine Generalisierung der Infektion auf eine schwere Grunderkrankung hinweist (Paraneoplasie).

**Ätiologie und Pathogenese.** Nach einer früheren Varizelleninfektion (Windpocken, Durchseuchung der Bevölkerung nahezu 100%) persistiert das Virus und kann sich sporadisch oder bei reduzierter Immunabwehr (schwere Infekte, Tumoren) im entsprechenden Nervensegment ausbreiten.

> **Merke.** Häufig ist der Nervus trigeminus befallen.

**Klinik.** Die Erkrankung beginnt mit umschriebenen massiven **Neuralgien**, wenige Tage später treten **gruppierte Bläschen** auf entzündetem Untergrund auf. Charakteristisch sind die Halbseitigkeit und die segmentale Anordnung *(siehe Abbildung 19).*

> **Merke.** Die Bläschen können bei Befall des N. nasociliaris auch an der Nasenspitze sitzen, häufig liegt dann gleichzeitig eine Keratitis vor.

**Diagnostik.** Wegweisend sind das charakteristische Bild der gruppiert stehenden Bläschen sowie die starken Schmerzen. Serologisch können Titererhöhungen nachgewiesen werden.

**Therapie.** Bei schweren Verläufen Aciclovir bzw. Vidarabin unmittelbar nach Diagnosestellung. Symptomatisch helfen Analgetika, bei starken Schmerzen auch in Form der Lokalanästhesie (»Leitungsanästhesie«).

**Prognose.** Es können nekrotisierende Läsionen und sekundäre Generalisierung auftreten (paraneoplastisches Syndrom). Der Befall des N. facialis (Fazialislähmung), der Kornea (Sehschwäche durch Hornhautnarben) und des Innenohrs (Innenohrschwerhörigkeit) sowie dauerhafte Trigeminusneuralgien sind möglich.

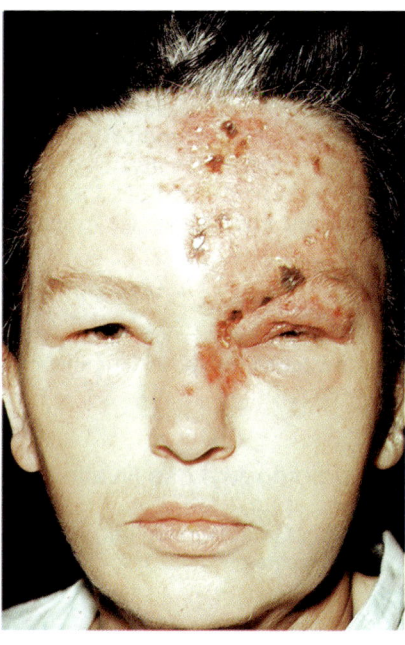

**Abb. 19: Herpes zoster:** Die segmental angeordneten Bläschen und Krusten entsprechen dem Versorgungsgebiet des N. ophthalmicus (Zoster ophthalmicus) (Abbildung überlassen durch Dermatologische Univ.-Klinik Erlangen).

## Herpes simplex

Das Herpes-simplex-Virus (HSV-Typ I) persistiert nach Erstinfektion, meist im Kleinkindesalter. In Folge einer Reaktivierung des latenten Virus durch Infekte, UV-Bestrahlung u.a. kommt es zu Rezidiven, am häufigsten als Herpes labialis, aber auch an Naseneingang, Stirn, Wange oder Augenlidern. Die Schmerzsymptomatik ist gering. Auch hier dominieren gruppiert stehende Bläschen auf gerötetem Untergrund.

## Warzen

Dabei handelt es sich um benigne Hauterkrankungen, die entweder durch das humane Papillomavirus HPV (Verrucae planae juveniles) oder durch ein DNA-Virus der Pockengruppe (Mollusca contagiosa) hervorgerufen werden.

### 5.3.5 Spezifische Entzündungen durch Parasiten

*Leishmaniosen*

Sie werden regional durch verschiedene Erreger (Protozoen, Übertragung durch Sandmücken) hervorgerufen, welche schwere Haut- oder Schleimhautveränderungen zur Folge haben (Orientbeule = ulzerierende Papel, Espundia = destruierende Ulzeration, Kala-Azar = viszerale Leishmaniose mit sekundären Hautpapeln).

## 5.4 Traumen von Nase, Mittelgesicht, Orbita und vorderer Schädelbasis

### 5.4.1 Thermische Schäden

**Ätiologie und Pathogenese.** Direkte Zellschädigung durch Kälte- oder Hitzeeinwirkung (auch Sonnenbrand). Je nach Ausmaß reversible oder irreversible Schädigung mit Nekrose.

Erfrierungen und Verbrennungen werden in drei Schweregrade eingeteilt.

---

**Tabelle 9: Schweregrad von Erfrierungen und Verbrennungen**

**1. Grad**
Hautblässe (Erfrierung): Vasokonstriktion
Hautrötung (Verbrennung): oberflächliche Epidermisschicht betroffen, Hyperämie

**2. Grad**
Blasenbildung: gesamte Epidermis betroffen
subepidermale Blasenbildung
Zerstörung von Hautanhangsgebilden

**3. Grad**
Hautnekrose: Anästhesie, Zerstörung von Epidermis und Korium, Narbenbildung

---

**Diagnostik.** Sie beruht auf der Vorgeschichte und dem Aspekt der betroffenen Hautareale.

**Therapie.** Für das therapeutische Vorgehen ist es entscheidend, ob größere Körperareale in die thermische Schädigung miteinbezogen sind.

Bei Erfrierungen mit starker Unterkühlung ist die Wiedererwärmung des Gesamtorganismus durch angewärmte Infusionslösungen angezeigt. Bei ausgedehnten Verbrennungen ist in erster Linie die Verbrennungskrankheit zu therapieren. Defekte der Nase nach Schädigungen dritten Grades sollten frühzeitig, zumindest provisorisch, gedeckt (z.B. durch Spalthauttransplantate) und nach einem halben Jahr durch plastisch-chirurgische Maßnahmen rekonstruiert werden.

### 5.4.2 Weichteilverletzungen

**Ätiologie und Pathogenese.** Bei Gesichtsverletzungen ist die Nase mit einem Anteil von 40% am häufigsten betroffen. Ursächlich stehen Sportverletzungen im Vordergrund, bei Frakturen des Mittelgesichts dominieren Verkehrsunfälle.

**Klinik.** Sind bei einer ersten Inspektion nur die Weichteile betroffen, können trotzdem durchgehende, das pneumatisierte System perforierende Verletzungen bzw. Substanzdefekte von Haut, Schleimhaut und Knorpel oder gar Frakturen vorliegen.

> **Merke.** Zur Beurteilung vor einer operativen Versorgung ist auf Verletzungen von Nachbarregionen zu achten.

**Leitsymptome** bei Verletzung von **Nachbarregionen**: Endokranium (Bewußtseinslage, Pupillen), Frakturen des Gesichtsschädels (Fehlstellung der Zähne, Einschränkung der Mundöffnung), Sehstörungen in Form von Doppelbildern, Gefühlsabschwächung der Gesichtshaut, Flüssigkeitsaustritt aus der Nase (Rhinoliquorrhö), Verletzungen der Ohrspeicheldrüse oder ihres Ausführungsgangs (Speichelausfluß aus der Wunde), Verletzungen des N. facialis, Verletzungen des Auges, periphere Frakturen, thorakale und abdominelle Verletzungen.

**Prognose.** Abhängig vom Ausmaß des Gewebeverlustes sind operative Rekonstruktionen sehr aufwendig (oftmals mehrere operative Schritte erforderlich), mit weiterer Narbenbildung verbunden und können ein weitgehend normales Aussehen nur ausnahmsweise wiederherstellen.

**Der klinische Fall: Weichteilverletzung.** Eine Autofahrerin war auf den Vordermann aufgefahren und hatte sich trotz des angelegten Sicherheitsgurtes am Rückspiegel eine Gesichtsverletzung zugezogen. Das Ausmaß war wegen einer starken Blutung der Nase zunächst nicht zu erkennen, es schien sich jedoch »nur« um einen »Nasenbeinbruch« zu handeln. Nach Blutstillung (kleine Gefäßklemme am Nasensteg) **(a)** und Säuberung der Wunde ließen sich jedoch die Nasenspitze und ein Teil des linken Nasenflügels »aufklappen« und somit die Diagnose einer durchgehenden (Haut-Knorpel-Schleimhaut) Weichteilverletzung stellen **(a)**. Nach schichtweiser Versorgung von innen nach außen sind nach Abheilung noch leicht gerötete Narben zu erkennen, die im Laufe eines Jahres weiter abblassen werden **(b)**.

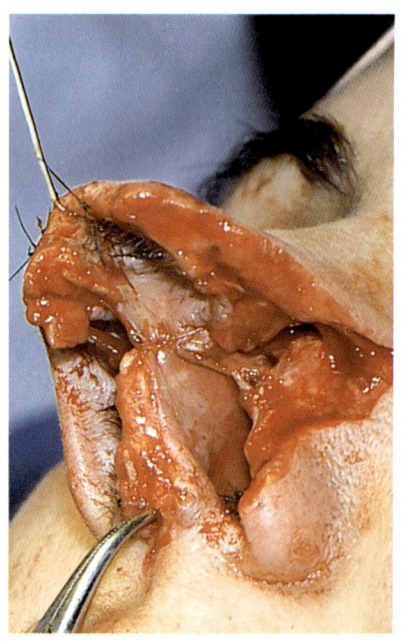

Abb. 20a

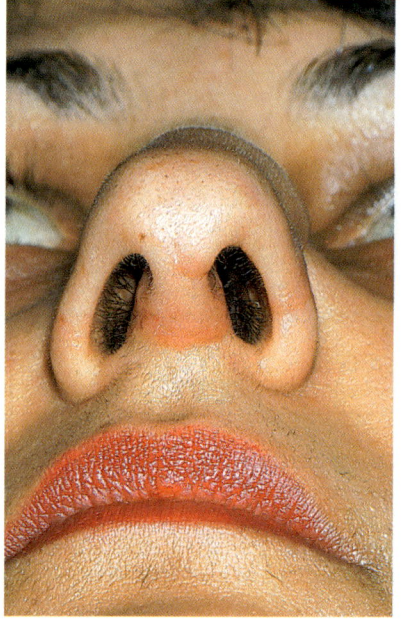

Abb. 20b

## 5.4.2 Weichteilverletzungen

***Diagnostik.*** Vor einer operativen Versorgung muß eine Bestandsaufnahme (auch interdisziplinär) nach Reinigung und Inspektion der Wunde erfolgen. Bildgebende Verfahren (Röntgenaufnahmen der Nasennebenhöhlen, CT) sind bei Verdacht auf knöcherne Beteiligung nicht zuletzt aus forensischen Gründen erforderlich (evtl. spätere Begutachtung).

***Therapie.*** Tiefe Einrisse oder durchgehende Verletzungen werden nach Reinigung schichtweise (Schleimhaut, Knorpel, Haut) von innen nach außen verschlossen. Besonders sorgfältig sind Einrisse der Nasenlochränder und des Lippenrots zu versorgen *(siehe Abbildung 20a, b).*

> ***Merke.*** Nähte unter Spannung sind zu vermeiden, da es sowohl zur unschönen Narbenbildung (hypertrophe Narbe) als auch zu Verziehungen von Nachbarorganen (vor allem Unterlid, Lippe) kommen kann.

Liegen Defekte vor, so sind diese entweder durch freie Haut- oder Haut-Knorpeltransplantate bzw. durch gestielte Lappenplastiken zu versorgen *(siehe Abbildung 21a-c).* Eventuelle spätere Narbenkorrekturen sollten nicht vor Ablauf von sechs bis zwölf Monaten nach dem Unfallereignis erfolgen. Eine generelle Antibiotikagabe ist nicht erforderlich, in Einzelfällen (z. B. Infektneigung bei Diabetes mellitus, großflächige oder gequetschte Wunden, die über einige Stunden offen lagen) jedoch gerechtfertigt.

**Diagnostik**
Inspektion nach Wundreinigung. Bei Verdacht auf knöcherne Verletzungen zumindest orientierende Röntgendiagnostik (Rö-NNH, Nase seitlich).

**Therapie**
Tiefe Wunden werden nach Reinigung mehrschichtig von innen nach außen durch Naht versorgt *(Abb. 20).*

◀ Merke

Defekte werden durch freie Transplantate oder Lappenplastiken gedeckt *(Abb. 21).* Narbenkorrekturen frühestens nach 1 Jahr. Antibiotikagabe in speziellen Fällen.

**K** ***Der klinische Fall:*** Diesem 15jährigen Jungen wurde bei einem Fahrradunfall mit Aufprall auf einen Pkw ein Großteil der Nasenspitze und des Nasenstegs abgerissen **(a und b).** Die abgetrennten Weichteile konnten am Unfallort nicht mehr aufgefunden werden. Die fehlende Innenfläche wurde durch freie Knorpel-Haut-Transplantate aus der Ohrmuschel rekonstruiert. Für den Wiederaufbau der Außenhaut diente die Haut der linken Schläfe. Mit einem temporären Transportsteg, oberhalb der linken Augenbraue angelegt **(b),** wurde sie auf die Nasenspitze geschwenkt und für drei Wochen bis zur Einheilung darüber mit Blut versorgt. Rechts der Zustand nach Einheilung der Schläfenhaut und Abtragung des Hautstieles **(c).**

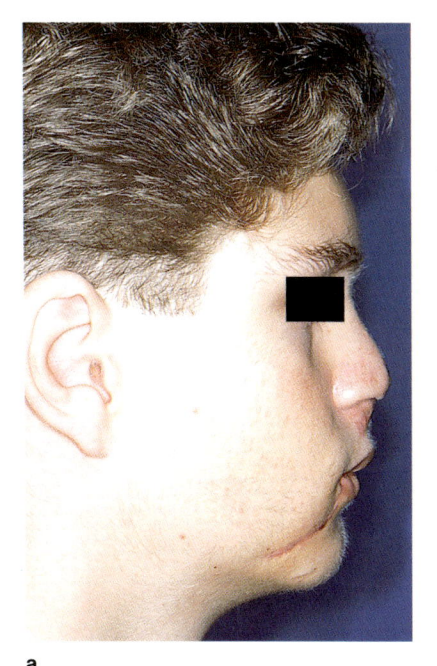

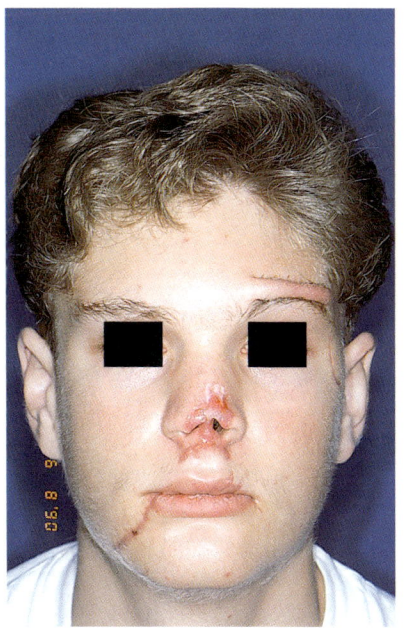

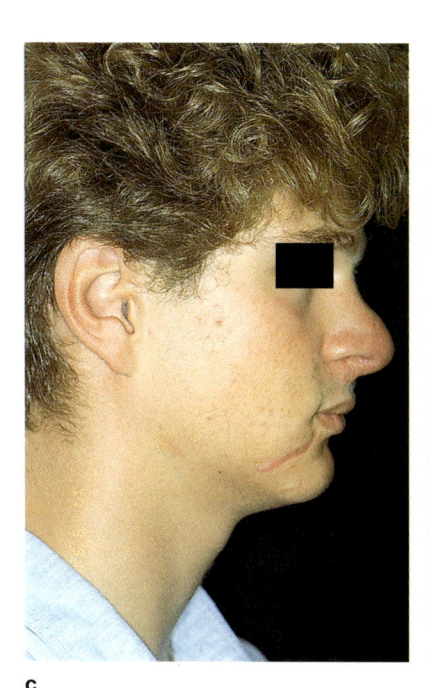

Abb. 21a–c

## Hundebißverletzungen

Hiervon sind häufig die Nase und vor allem Kinder betroffen. In der Regel liegen Substanzdefekte vor. Kleinere Haut- oder Haut-Knorpel-Areale können direkt replantiert werden. Bei größeren Defekten wird nach Möglichkeit erst die Säuberung der oft verschmutzten Wunden abgewartet (Bildung frischen Granulationsgewebes), um dann sekundär durch geeignete plastisch-rekonstruktive Maßnahmen den Defekt zu versorgen. Ein antibiotischer Schutz ist anzuraten. In allen Fällen lohnt es sich, abgetrennte Gewebeanteile im Hinblick auf eine direkte Rücktransplantation zu prüfen, die aber nur bei kleineren Haut- oder Haut-Knorpelteilen (bis ca. 1 cm Durchmesser) erfolgreich ist.

> **Merke.** In jedem Falle von Weichteilverletzungen ist auf eine **ausreichende Tetanusimmunisierung** zu achten: Bei fehlender oder unvollständiger Grundimmunisierung (drei Aktiv-Impfungen innerhalb eines Jahres, Auffrischimpfung alle fünf Jahre) ist eine Simultanimpfung an kontralateralen Körperstellen mit 0,5 ml Tetanol und 250 I.E. Tetanusimmunglobulin zu empfehlen. Sie entfällt, wenn die letzte Auffrischung der vollständigen Grundimmunisierung weniger als ein Jahr zurückliegt.

### 5.4.3 Mittelgesichtsfrakturen

Frakturen des Mittelgesichts können je nach Ort, Richtung und Aufprallfläche von Gewalteinwirkungen sehr verschiedene Frakturlinienverläufe aufweisen. Bei kleinflächiger Gewalteinwirkung kommt es eher zu umschriebenen Frakturen, ansonsten zur Absprengungsfraktur, welche die tragenden Verbindungen (Trajektorien) zwischen Mittelgesicht und Schädelbasis betrifft. Diese Trajektorien sind der Stirn-Nasen-Pfeiler, der Jochbeinpfeiler und der Pterygoidpfeiler. Die von Le Fort gefundene Systematik der Frakturverläufe bei Absprengungsfrakturen hat im Prinzip auch heute noch Gültigkeit, muß jedoch nach topographischen Gesichtspunkten ergänzt werden.

Durch je zwei vertikale Linien kann das Mittelgesicht in zwei laterale und einen zentralen Abschnitt untergliedert werden *(Synopsis 23)*. Entsprechend werden Mittelgesichtsfrakturen unterteilt in:
- **zentrale**
- **laterale**
- **zentrolaterale**

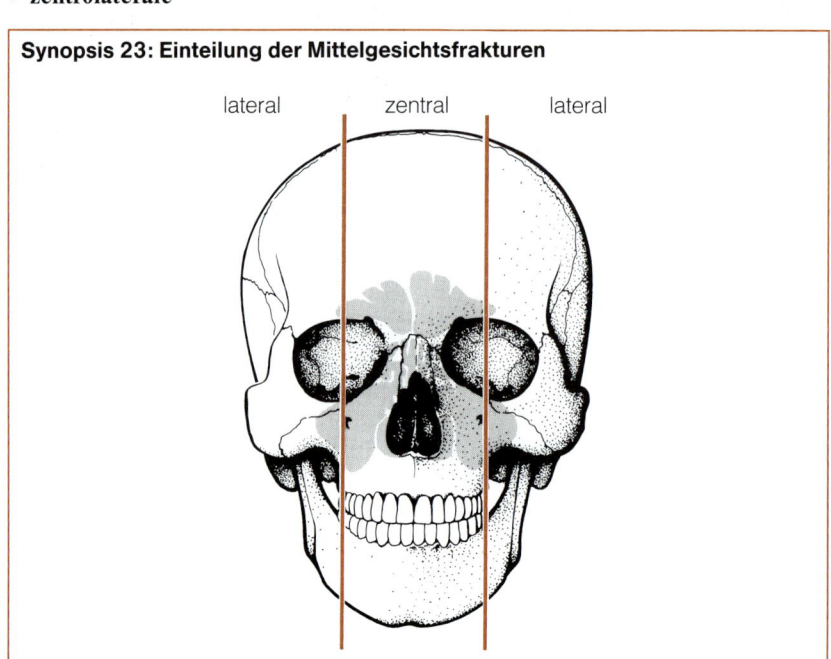

**Synopsis 23: Einteilung der Mittelgesichtsfrakturen**

## 5.4.3 Mittelgesichtsfrakturen

*Synopsis 24* gibt einen orientierenden Überblick über die Einteilung der einzelnen Mittelgesichtsfrakturen.

Übersicht Mittelgesichtsfrakturen

### Synopsis 24: Mittelgesichtsfrakturen (Übersicht)

**Zentrale Mittelgesichtsfrakturen**

Nasenpyramidenfrakturen
- frontales Trauma
- seitliches Trauma
- Komplexfrakturen (Nase – Siebbein – Stirnbein)

Absprengungsfrakturen

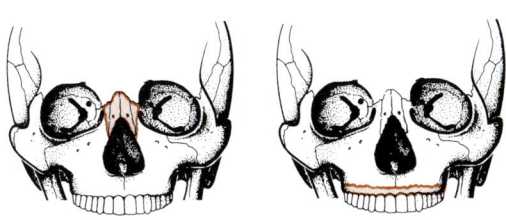

Alveolarfortsatzfraktur

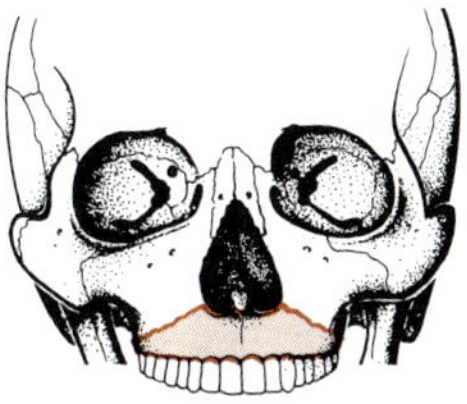

Le Fort I

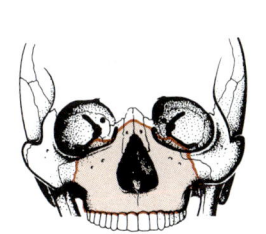

Le Fort II

**Laterale Mittelgesichtsfrakturen**

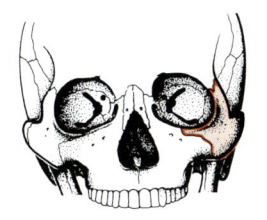

Jochbeinkomplexfraktur

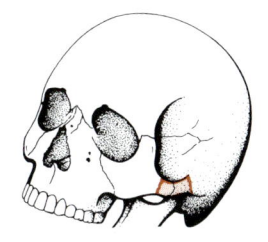

Jochbogenfraktur

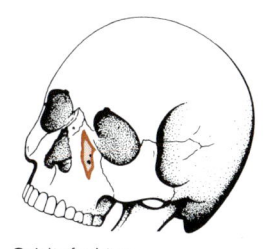

Orbitafraktur
- Orbitarandfraktur

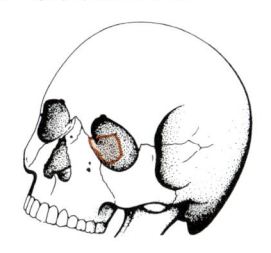

Orbitafraktur
- Orbitabodenfraktur (»Blow out«)

**Zentrolaterale Mittelgesichtsfrakturen**

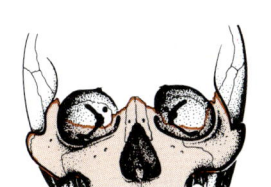

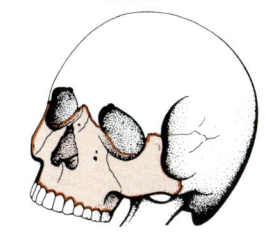

Le Fort III (ggf. mit Frontobasisfraktur: Frakturtypen I–IV nach Escher)

| Zentral | Lateral | Zentrolateral |
|---|---|---|
| Nasenpyramidenfraktur<br>• frontales Trauma<br>• seitliches Trauma<br>• Komplexfrakturen Nase – Siebbein – Stirnbein<br><br>Absprengungsfrakturen<br>• Alveolarfortsatzfraktur<br>• Le Fort I<br>• Le Fort II | Jochbeinkomplexfraktur<br>Jochbogenfraktur<br>Orbitafraktur<br>• Orbitarandfraktur<br>• Orbitabodenfraktur (Blow out)<br>• andere Orbitawandfrakturen | Le Fort III<br>[+ Frontobasis: Frakturtypen I–IV nach Escher] |

## Allgemeine diagnostische und therapeutische Maßnahmen bei Frakturen

**Anamnese.** Zeitpunkt und Art des Ereignisses, Bewußtlosigkeit, Erinnerungsvermögen, Ort und Art der Gewalteinwirkung, wesentliche Beschwerden: Schmerzen, Sehstörungen wie Doppelbilder oder Sehschwäche (»Fingerzählen«), Kaustörung, Verschiebung der Zähne, Gefühlsstörung, Flüssigkeitsaustritt aus der Nase (Liquor).

**Inspektion.** Hämatom, Blutung aus Nase oder Ohr (bei Kiefergelenkfraktur), Formveränderungen (z. B. Wangenabflachung), Bulbusmotilitätsstörung bei Blick in verschiedene Richtungen (dabei Doppelbilder), Enophthalmus, Nasendeformität, Störung der Kieferöffnung.

- Enoral: Zahnstellung (Okklusionsstörung), Hämatome.
- Endonasal: Septumhämatom, Septumfraktur, Haut-Schleimhauteinrisse, Blutungsquellen.

**Palpation.** Stufenbildung mit pathologischer Fragmentbeweglichkeit bei Verschiebung des Oberkieferfortsatzes *(siehe Abbildung 22a–c)*

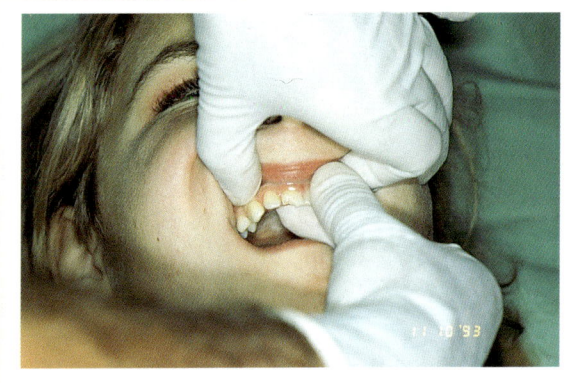

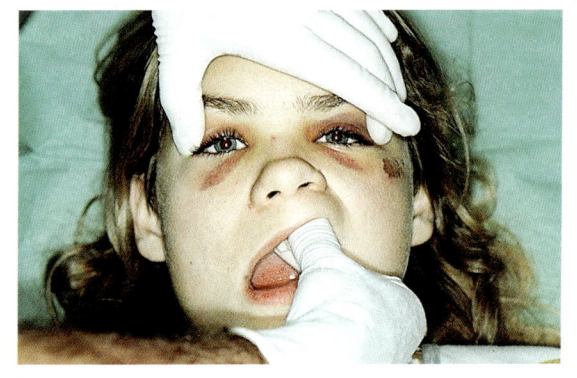

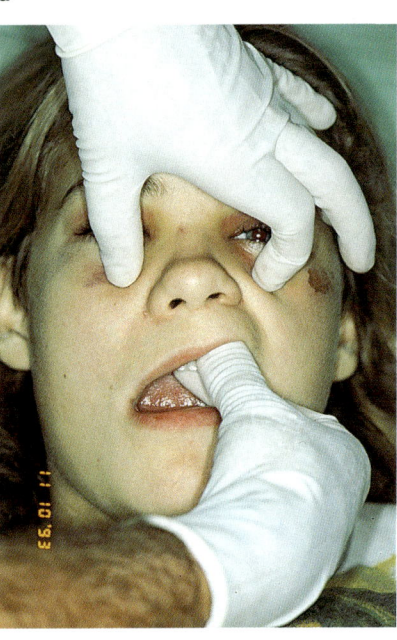

**Abb. 22a–c: Prüfung der Mobilität des Oberkiefers durch Bewegung des Alveolarfortsatzes:**
a = Beweglichkeit des Alveolarfortsatzes (Le Fort I)
b = Beweglichkeit des Infraorbitalrandes (Le Fort II)
c = Beweglichkeit des lateralen Orbitarandes (Le Fort III)

## 5.4.3 Mittelgesichtsfrakturen

- über Sutura zygomatico-frontalis (Le Fort III)
- über Infraorbitalrand (Le Fort II)
- über Alveolarfortsatz bei enoraler Palpation (Le Fort I)
- über hartem Gaumen (Oberkiefer-Sagittal-Fraktur).

Bei den anderen Formen der Mittelgesichtsfrakturen können sich Stufen und Dislokation im Bereich der knöchernen Nasenpyramide, des Orbitaringes, des Jochbogens und der Kieferhöhlenvorderwand finden.

- Orbitaring
- Alveolarfortsatz
- Gaumen
- Nasenpyramide
- Jochbogen

Stufen an Nasenpyramide, Orbita, Jochbogen und Kieferhöhlenvorderwand.

**Sensibilitätsprüfung.** Geprüft werden die Stirnhaut (N. supraorbitalis aus V1), die Wangenhaut (N. infraorbitalis aus V2) und die Schleimhaut des Oberkiefers (N. alveolaris sup. aus V2).

**Sensibilität**
Geprüft werden die 3 Trigeminusäste.

**Bildgebende Verfahren.** Übersichtsaufnahmen dienen der Orientierung (Röntgendarstellung der Nasennebenhöhlen im Großformat unter Einschluß der Jochbögen, Orthopantomogramm). Bei speziellen Fragestellungen werden eine seitliche Nasenaufnahme (Nasenpyramidenfraktur), Jochbogenaufnahme (Jochbogen- und Jochbeinfraktur), Rhese-Aufnahme (Schädelbasisfraktur mit Orbitabeteiligung) oder CT-Aufnahmen angefertigt.

**Bildgebende Verfahren**
Röntgen-Übersichtsaufnahmen, gezielte Spezialprojektionen, CT.

**Therapie.** Prinzip ist die Reposition der Fragmente und ihre Fixation. Hierfür sind im Gesicht Mini-Osteosyntheseplatten ausreichend (Adaptationsplatten), da keine größeren Kräfte einwirken. Diese Platten in variabler Größe und Form sind meist aus Titan hergestellt und werden mit Schrauben fixiert.

**Therapie**
Nach Fragmentreposition kann eine Fixation durch Miniplattensteosynthese erfolgen.

> **Merke.** Im allgemeinen werden Mittelgesichtsfrakturen nach einem zeitlichen **Intervall** operativ versorgt (Abklingen der Weichteilschwellung). Ausnahmen sind offene Frakturen mit Weichteilverletzungen oder starke Blutungen.

◄ Merke

### Zentrale Mittelgesichtsfrakturen

#### Nasenpyramidenfrakturen

Zentrale Mittelgesichtsfrakturen

Nasenpyramidenfrakturen

> **Definition.** Frakturen, die meist nicht auf die Nasenbeine beschränkt sind (eigentliche Nasenbeinfraktur), sondern auch die Stirnfortsätze der Maxilla (meist mit Verschiebungen der Nasenscheidewand) miteinbeziehen.

◄ Definition

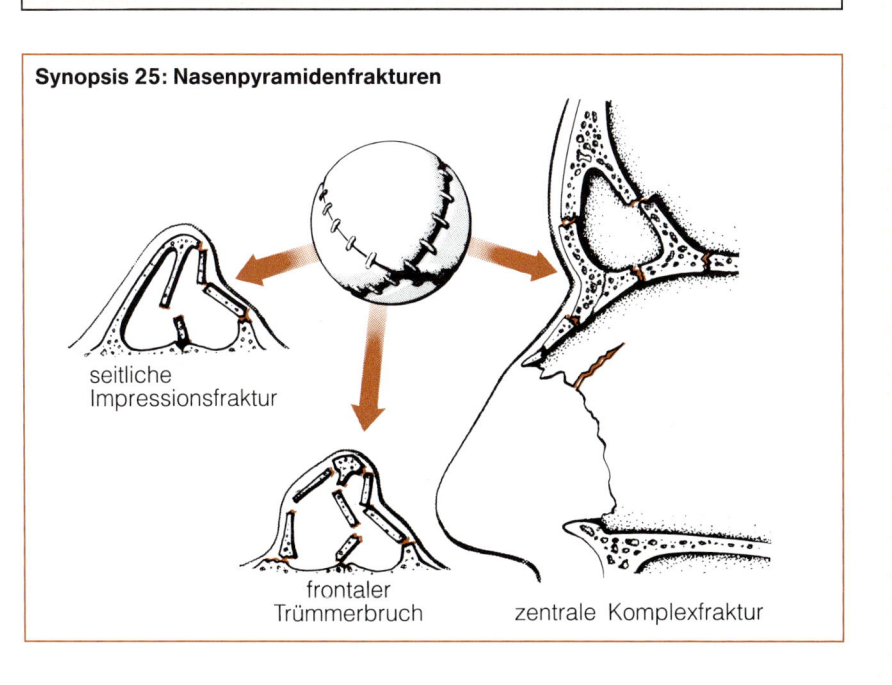

**Synopsis 25: Nasenpyramidenfrakturen**

seitliche Impressionsfraktur

frontaler Trümmerbruch

zentrale Komplexfraktur

### Ätiologie und Pathogenese

Seitliche Traumen führen zu Stückbrüchen oder zur seitlichen Verschiebung der knöchernen Pyramide (Schiefnase). Bei frontaler Gewalteinwirkung resultieren Trümmerbrüche mit Einstauchung der Nasenscheidewand (Sattelnase) bzw. ausgedehnte Komplexfrakturen *(s. Syn. 25)*.

### Klinik

Leitsymptome sind Weichteilschwellungen oder -verletzungen (offene Nasenbeinfraktur), Dislokation der Nase und Nasenbluten. Nasenatmungsbehinderung bei Septumfraktur oder -hämatom *(s. Abb. 23a, b)*.

*Ätiologie und Pathogenese.* Je nach Richtung der Gewalteinwirkung unterscheidet man zwischen frontalem und seitlichem Trauma *(s. Synopsis 25)*. Die **seitliche Verletzung** kann zu einer isolierten Aussprengung der knöchernen Nasenpyramiden-Seitenwand führen oder die gesamte Nasenpyramide mit der Nasenscheidewand, unter Ausbildung einer traumatischen Schiefnase, verlagern. Ausgedehnte Zertrümmerungen sind selten. Dagegen führt das **frontale Nasentrauma** zu umschriebenen Aussprengungen des knöchernen Nasendachs oder zu ausgedehnten Trümmerfrakturen unter Stauchung der Nasenscheidewand und Ausbildung einer Sattelnase. Bei starker Gewalteinwirkung ist die Mitbeteiligung von Orbita, Stirnhöhlen und Schädelbasis möglich (Komplexfraktur).

*Klinik.* Neben der erkennbaren Formstörung (Schief- oder Sattelnase) bei mehr oder minder ausgeprägter Schwellung und periorbitaler Hämatombildung (Brillenhämatom) können auch Weichteilverletzungen mit freiliegendem Knochen auftreten (offene Nasenpyramidenfraktur). Häufig besteht oder bestand Nasenbluten (Epistaxis), und die Nasenatmung kann durch Verschiebungen der Nasenscheidewand (Septumfraktur) oder Hämatombildung (Septumhämatom) verlegt sein *(siehe Abbildung 23a, b)*.

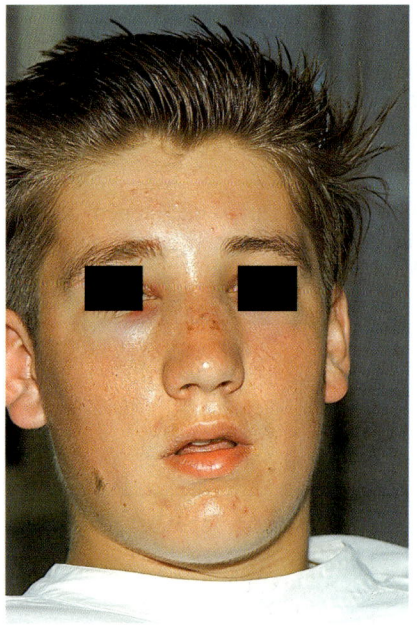

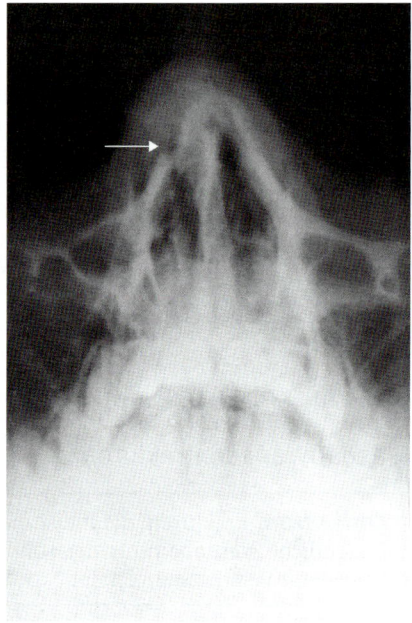

**Abb. 23a und b: Nasenpyramidenfraktur:** Nach einem seitlichen Nasentrauma ist der Nasenrücken geschwollen. Die Behinderung der Nasenatmung wird durch den geöffneten Mund deutlich. Dies weist auf ein mögliches Septumhämatom hin **(a)**. Auf der Röntgenaufnahme ist die seitliche Impression der knöchernen Nase erkennbar (→) **(b)**.

Bei Kleinkindern findet sich oft nur eine Nasenprellung, da die knöcherne Pyramide noch kaum ausbildet ist. Dennoch besteht die Gefahr eines Septumhämatoms.

Cave! Bei Kleinkindern sind knöcherne Frakturen eine Rarität, da die Infrastruktur noch überwiegend aus Knorpel besteht und dadurch flexibel reagieren kann. Meist liegt daher in dieser Altersgruppe »nur« eine Nasenprellung vor, wobei die kräftige Weichteilschwellung zunächst keine genaue Diagnostik zuläßt. In diesem Falle sollte nochmals nach Abklingen der Schwellung untersucht werden.

**Merke ▶**

> *Merke.* Gerade bei Kindern weist eine verlegte Nasenatmung nach stumpfem Nasentrauma auf die Ausbildung eines **Septumhämatoms** hin, das unbedingt erkannt und therapiert werden muß.
> Im Falle einer »Nasenprellung« ist daher eine Rhinoskopie anzustreben.

## 5.4.3 Mittelgesichtsfrakturen

***Diagnostik.*** Die übliche **Röntgendiagnostik** besteht aus einer NNH-Übersichtsaufnahme und einer seitlichen Aufnahme der Nasenpyramide. Eine Verwechslung von Suturen und Knochenrillen mit Frakturlinien auf der seitlichen Aufnahme ist zu vermeiden. Bei ausgedehnteren Verletzungen, mit Verdacht auf eine weitere Beteiligung des Mittelgesichtes und eventuell des Endokraniums, ist eine CT-Aufnahme erforderlich.

Die **Untersuchung** umfaßt eine Palpation des Nasengerüsts (Stufenbildung, Krepitation, Mobilität) sowie die Erhebung des endonasalen Befunds. Bei Seitenverschiebungen der Nasenscheidewand ist durch Palpation mit einem Watteträger die Mobilität des Septums zu prüfen. Auf diese Weise kann rechtzeitig ein Septumhämatom verifiziert werden, das sich »eindrücken« läßt. Sorgfältig ist auf Haut- und Schleimhauteinrisse im Naseneingang zu achten, welche durch Einstauchung der knorpeligen Nase in die knöcherne Pyramide hervorgerufen werden und dann sehr ausgedehnt sein können. Werden sie nicht adäquat versorgt, so resultiert im Heilungsverlauf eine narbige, schwer korrigierbare zirkuläre Naseneingangsstenose.

***Therapie.*** Seitliche Dislokationen der Pyramide können von außen manuell reponiert werden. Isolierte Impressionen der seitlichen Wand werden von endonasal her instrumentell zurückverlagert, wobei sich das Knochenfragment in der Regel stabil verkeilt.

> ***Merke.*** Die Reposition sollte nach Möglichkeit unmittelbar nach dem Unfallereignis erfolgen (auch in Lokalanästhesie) oder zumindest innerhalb einer Woche (dann in Intubationsnarkose).

Nach einem längeren Intervall ist die Reposition meist nicht erfolgreich, da die Dislokation durch Einwachsen von Bindegewebe bereits fixiert ist. In diesen Fällen sollte nach stabiler Abheilung (ca. ein Jahr) eine definitive Versorgung durch eine Rhinoplastik mit Osteotomien erfolgen.

Nach frontalen Traumen mit ausgedehnten Trümmerfrakturen, die in der Regel auch die Nasenscheidewand betreffen, ist nahezu stets eine Reposition der Pyramide mit operativer Rekonstruktion der Nasenscheidewand in Intubationsnarkose erforderlich.

In jedem Falle ist die Fixierung der äußeren Nase durch einen Schienenverband für 8 bis 14 Tage empfehlenswert.

***Prognose.*** Sind Nasenpyramiden in einer Fehlstellung verheilt, resultiert meist nicht nur eine äußerlich erkennbare Deformität, sondern auch eine Behinderung der Nasenatmung. Bei Kindern kann die Deformität erst im Laufe des Wachstums deutlich werden.

### Nasenpyramiden-Komplexfrakturen

> ***Definition.*** Bei starker zentraler Gewalteinwirkung von vorne kann es zur Einstauchung der gesamten Pyramide mit Beteiligung der Stirnhöhle, der Siebbeinzellen, der Frontobasis und der Orbita kommen.

***Klinik.*** Sie ist durch die entstellende Einstauchung der Nasenwurzel gekennzeichnet. Zur Bestandaufnahme ist die konsiliarische Beratung mit Neurochirurg und Augenarzt erforderlich. Zu prüfen sind unter anderem Bulbusmotilität, Absprengung des medialen Lidbandes (traumatischer Telekanthus mit Abrundung des medialen Lidwinkels), Sensibilitätsstörung der Wange durch Traumatisierung des N. infraorbitalis sowie eine Verletzung der ableitenden Tränenwege (Tränensack oder Tränenkanal). Die Beteiligung der Schädelbasis kann sich durch einen Liquoraustritt aus der Nase äußern (Rhinoliquorrhö).

***Diagnostik.*** Die Schwere der Verletzung macht eine CT-Untersuchung erforderlich. Bei Frakturen der Frontobasis erkennt man endokranielle Lufteinschlüsse. Neben Blut kann auch Liquor aus der Nase austreten (Rhinoliquorrhö) und durch verschiedene Methoden *(siehe Seite 299)* nachgewiesen werden.

**Therapie**
Die reponierten Fragmente werden durch eine **Miniplattenosteosynthese** stabilisiert.

**Therapie.** Die verlagerten Fragmente müssen reponiert und stabilisiert werden. Die üblichen Hautschnitte für einen operativen Zugang zu Mittelgesicht und Schädelbasis sind aus *Synopsis 26* ersichtlich. Die reponierten Knochenfragmente werden am besten durch Osteosyntheseplatten fixiert.

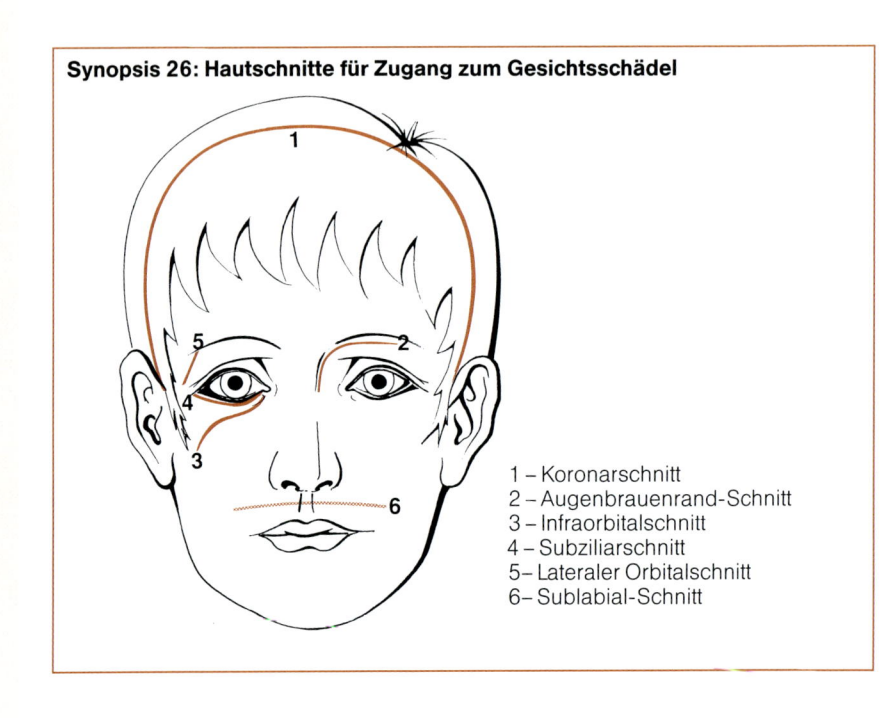

**Synopsis 26: Hautschnitte für Zugang zum Gesichtsschädel**

1 – Koronarschnitt
2 – Augenbrauenrand-Schnitt
3 – Infraorbitalschnitt
4 – Subziliarschnitt
5 – Lateraler Orbitalschnitt
6 – Sublabial-Schnitt

**Merke** ▶

**Merke.** Wurde eine **Beteiligung der Schädelbasis** nachgewiesen (endokranielle Lufteinschlüsse, Rhinoliquorrhö), **muß** sie revidiert und das Endokranium durch Interposition von angrenzendem Gewebe oder freien Transplantaten von der keimbesiedelten Nasenhöhle abgeschirmt werden.

**Prognose**
Bei nicht ausreichender Reposition droht eine irreversible Weichteilschrumpfung.

**Prognose.** Eine unzureichende Reposition erschwert eine spätere Rekonstruktion wegen der starken Schrumpfung des Weichteilmantels, der nicht mehr von der darunterliegenden Knorpel- und Knochenstruktur gestützt wird, erheblich. Noch stärker als die äußere Haut ist davon die innere Haut-Schleimhautauskleidung betroffen (»Schrumpfnase«).

**Absprengungsfrakturen des zentralen Mittelgesichts**

## Absprengungsfrakturen des zentralen Mittelgesichts

**Definition** ▶

**Definition.** Absprengung verschieden großer Anteile des **zahntragenden** Oberkiefers (Alveolarfortsatzfraktur, Le Fort I und II, *Synopsis 27*).

**Klinik**
Leitsymptom ist die Okklusionsstörung (z. B. offener Biß).

**Klinik.** Die Beschwerdesymptomatik ist vor allem durch die Verschiebung des Bisses gekennzeichnet (z. B. offener Biß).

**Merke** ▶

**Merke.** Die Okklusionsstörung als Leitsymptom unterscheidet diese Frakturgruppe zusammen mit der Le-Fort-III-Fraktur (zentrolaterale Mittelgesichtsfraktur) von allen anderen Gesichtsschädelfrakturen.

Weitere Symptome sind ggf.: Doppelbilder, Sensibilitätsstörung, Formveränderungen.

Daneben können Sehstörungen (Doppelbilder), Gefühlsstörungen von Wangenhaut und Oberkieferzähnen und äußerlich erkennbare Formveränderungen vorhanden sein *(siehe Abbildung 24a, b)*.

## 5.4.3 Mittelgesichtsfrakturen

**Synopsis 27: Absprengungsfrakturen des Mittelgesichtes**

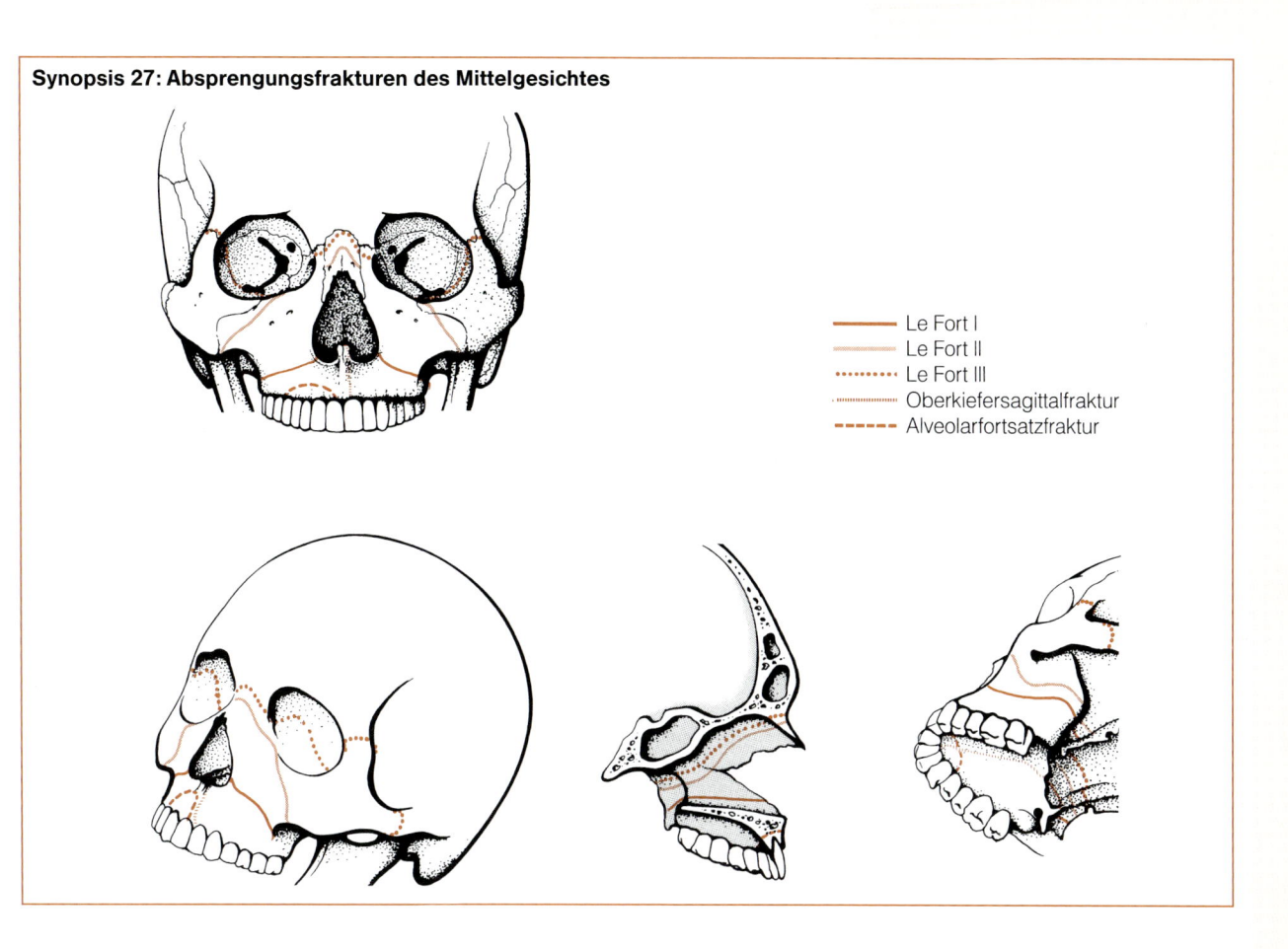

―――― Le Fort I
―――― Le Fort II
·········· Le Fort III
............ Oberkiefersagittalfraktur
– – – – Alveolarfortsatzfraktur

**Der klinische Fall: zentrale Mittelgesichtsfraktur.** Ein junger Mann war bei einem Verkehrsunfall mit dem Gesicht auf das Armaturenbrett aufgeschlagen und kurzzeitig bewußtlos. Als Erstbefund konnten, neben einer starken Gesichtsschwellung, beidseitige Augenlidhämatome und Nasenbluten festgestellt werden. Soweit prüfbar gab der Patient Doppelbilder, schon beim Blick geradeaus, verstärkt jedoch bei Blick nach oben, an. Außerdem berichtete er, daß die Zähne nicht mehr »richtig zusammenpassen würden«. Die Prüfung der Okklusion ergab einen »frontal offenen Biß« *(Abbildung 24 b)*.
Über den Infraorbitalrändern war eine Krepitation tastbar (Le Fort II). Die NNH-Übersichtsaufnahme zeigt die Frakturlinien des Oberkiefers (→) und der Nasenscheidewand (→) sowie eine beidseitige Kieferhöhlenverschattung durch Blutansammlung und Schleimhautschwellung *(Abbildung 24 a)*. Die Versorgung erfolgte durch Miniplattenosteosynthese nach Einstellung der Okklusion.

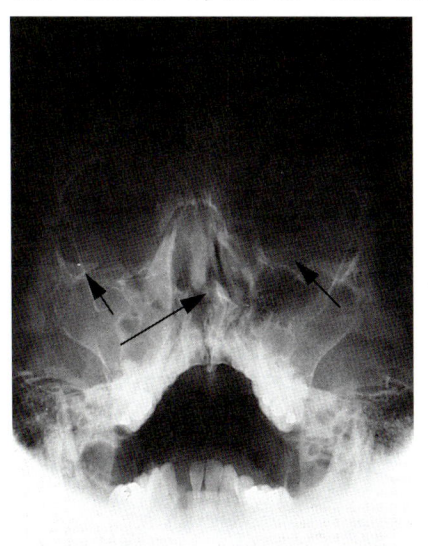

**Abb. 24a und b**

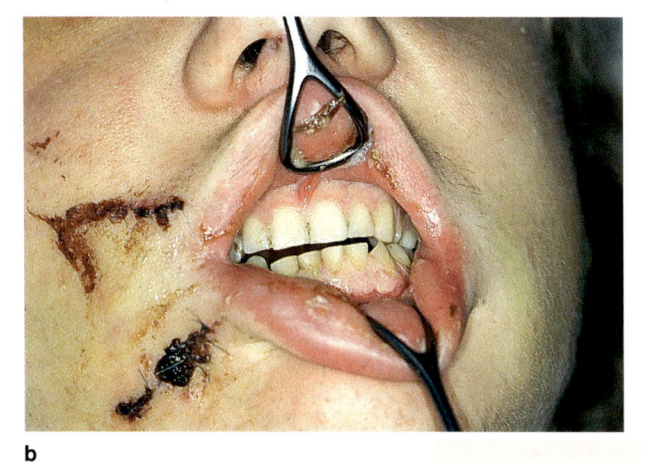

**Diagnostik**
Eine pathologische Mobilität kann manuell überprüft werden (Palpationsbefund abhängig vom Frakturtyp). Die Augensymptomatik einer Le-Fort-II-Fraktur entspricht einer Jochbeinkomplexfraktur.

Röntgendiagnostik: NNH-Übersicht, Orthopantomogramm, CT.

**Therapie**
Nach Einstellung der Okklusion erfolgen die Reposition der Fragmente und ihre Fixation durch eine Miniplattenosteosynthese.

**Prognose**
Kiefergelenksarthropathie bei Okklusionsstörung, »Dish face« nach unzureichender Mittelgesichtsreposition.

**Diagnostik.** Die pathologische Mobilität des Oberkiefers kann manuell geprüft werden. Die passive Bewegung des mobilen Alveolarfortsatzes führt zu einer fühlbaren Bewegung bzw. Stufenbildung an der Kieferhöhlenvorderwand (Le Fort I) oder am Infraorbitalrand (Le Fort II). Bei Le-Fort-II-Frakturen finden sich zudem Augenbefunde wie bei einer Jochbein-Komplexfraktur (Doppelbilder, Stufenbildung infraorbital und Taubheitsgefühl der Wangenhaut). Daneben kommen isolierte Aussprengungen des Alveolarfortsatzes, bzw. einer Oberkieferhälfte, bei sagittaler Gaumenfraktur vor.

Der Frakturlinienverlauf *(Synopsis 27)* ist auf Übersichtsaufnahmen des Nasennebenhöhlensystems, Orthopantomogramm und Computertomogramm (wegen der Schwere des Traumas meist erforderlich) zu erkennen.

**Therapie.** Die Rekonstruktion und Fixation der Knochenfragmente erfolgt mit Hilfe der Miniplatten-Osteosynthese nach Reposition des Oberkiefers und Wiederherstellung der Okklusion durch Verschnürung von Ober- und Unterkiefer.

**Prognose.** Bleibende Zahnfehlstellungen führen unter anderem zu einer Überlastung der Kiefergelenke und zu einer Schmerzsymptomatik (Costen-Syndrom mit »Ohrenschmerz«). Nach inadäquater Vorverlagerung des eingestauchten Mittelgesichts verbleibt eine Abflachung des Gesichtsprofils (»Dish face«).

### Laterale Mittelgesichtsfrakturen

### Jochbein-Komplexfraktur

**Definition.** Fraktur und Dislokation des Jochbeinkomplexes mit Augenbeteiligung und schmerzhafter Einschränkung der Kieferbewegung, jedoch **ohne** Okklusionsstörung.

**Ätiologie und Pathogenese**
Fraktur der 3 Jochbeinfortsätze nach seitlicher Gewalteinwirkung. Symptome durch Beteiligung von Orbitaboden und Jochbogen *(s. Syn. 28)*.

**Ätiologie und Pathogenese.** Durch eine umschriebene Gewalteinwirkung im Wangenbereich wird das Jochbein nach Fraktur seiner drei Fortsätze (zu Stirnbein, Jochbogen und Oberkiefer, *Abbildung 25)* mobil und durch den Zug des M. masseter disloziert *(Synopsis 28)*. Der Orbitaboden ist mitbetroffen, weshalb es zu Sehstörungen (Doppelbilder durch Bulbusverlagerung) und Sensibilitätsstörungen (Frakturverlauf durch den Knochenkanal des N. infraorbitalis) kommt.

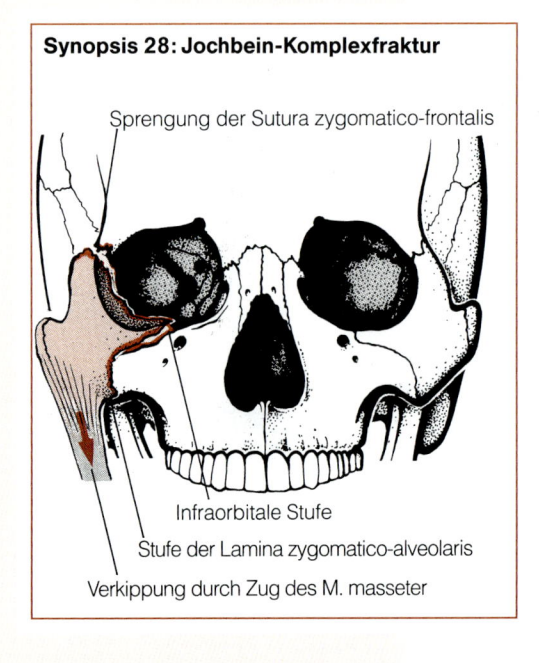

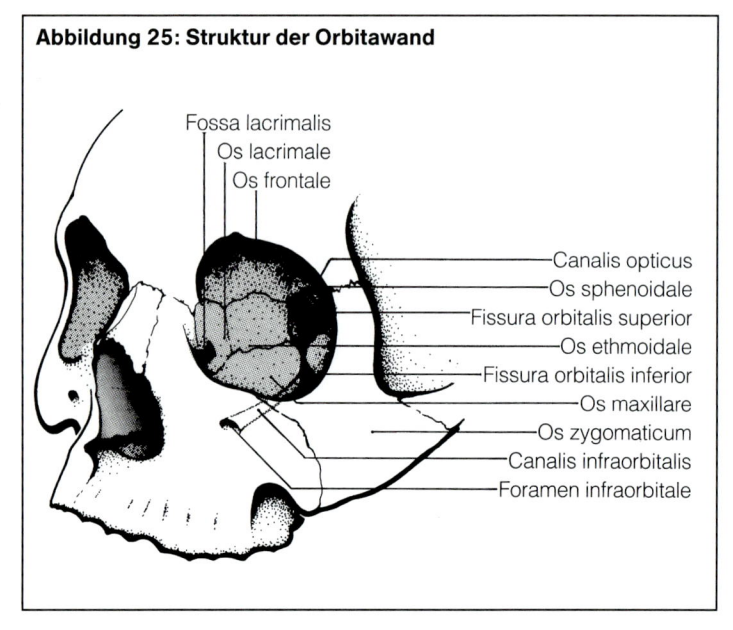

**Synopsis 28: Jochbein-Komplexfraktur**
- Sprengung der Sutura zygomatico-frontalis
- Infraorbitale Stufe
- Stufe der Lamina zygomatico-alveolaris
- Verkippung durch Zug des M. masseter

**Abbildung 25: Struktur der Orbitawand**
- Fossa lacrimalis
- Os lacrimale
- Os frontale
- Canalis opticus
- Os sphenoidale
- Fissura orbitalis superior
- Os ethmoidale
- Fissura orbitalis inferior
- Os maxillare
- Os zygomaticum
- Canalis infraorbitalis
- Foramen infraorbitale

**Merke.** Der Orbitaboden ist bei **Jochbeinfrakturen** stets mitbetroffen. Die isolierte **Orbitabodenfraktur** ist jedoch ein eigenständiges Krankheitsbild und darf nicht mit einer Jochbeinfraktur verwechselt werden.

◀ Merke

Kaubeschwerden sind auf die Dislokation des Jochbogens mit Irritation des Processus muscularis des Unterkiefers und des M. temporalis zurückzuführen.

**Klinik.** Im typischen Falle klagen die Patienten über **Doppelbilder,** vor allem beim Blick nach oben (Verlagerung bzw. Einklemmung des M. rectus inferior). Das Gefühl im Bereich der Wangenhaut ist abgeschwächt, gelegentlich besteht ein Taubheitsgefühl der Oberkieferzähne. Die Mundöffnung kann schmerzhaft sein.

Bei der Inspektion fällt die Abflachung der Wange, vor allem beim Blick von oben, auf. Das Auge liegt tiefer in der Augenhöhle als auf der gesunden Seite (Enophthalmus), und die Beweglichkeit des Bulbus ist beim Blick nach oben eingeschränkt.

Klinik
Leitsymptome sind **Doppelbilder,** Gefühlsstörung und Kaustörung.

Die Wangenprominenz ist abgeflacht. Es besteht ein Enophthalmus mit Bulbusmotilitätsstörung beim Blick nach oben.

**Merke.** Bei Jochbeinfrakturen ist die Okklusion **nicht** gestört

◀ Merke

**Diagnostik.** Palpatorisch können Knochenstufen am kaudalen und seitlichen Orbitarand sowie enoral über der Kieferhöhlenvorderwand getastet werden.

Die **Nasennebenhöhlen-(NNH-)Übersichtsaufnahme** (Großformat) zeigt charakteristische Befunde *(Abbildung 26a):* Stufenbildung am unteren Orbitarand, im Bereich der Sutura zygomatico-frontalis und der Kieferhöhlenvorderwand (Crista zygomatico-alveolaris). Das Kieferhöhlenlumen ist durch die Einblutung partiell verschattet. Auf der Jochbogenspezialaufnahme (»**Henkeltopf**«) ist gegebenenfalls die mediale Dislokation des Jochbogens zu erkennen.

Diagnostik
Knochenstufen sind am lateralen und inferioren Orbitarand tastbar.
**NNH-Übersichtsgroßaufnahme** *(Abb. 26a):* Fraktur am unteren Orbitalrand, eine Sprengung der Sutura zygomatico-frontalis, Stufenbildung der Crista zygomatico-alveolaris.

**Therapie.** Der Jochbeinkomplex wird reponiert und durch Miniplatten-Osteosynthese am kaudalen und lateralen Orbitarand fixiert. Eine spezielle Osteosynthese des Jochbogens ist in der Regel nicht erforderlich (schwieriger Zugang, Gefahr der Verletzung des N. facialis). Der Orbitaboden wird durch ein Implantat (lyophilisierte oder anderweitig konservierte Dura bzw. Faszie) oder Transplantat (Ohrknorpel, Septumknorpel, Tabula interna oder externa der Schädelkalotte) rekonstruiert *(siehe Abbildung 26a–c).* Bei ausgedehnten Zertrümmerungen des Orbitabodens ist zusätzlich eine Abstützung von unten erforderlich. Hierzu eignet sich ein flüssigkeitsgefüllter Ballon in der Kieferhöhle, der durch ein chirurgisch geschaffenes Fenster im unteren Nasengang eingeführt wird (Antralballon) *(Abbildung 26b).*

Wichtig ist die **frühzeitige** postoperative ophthalmologisch überwachte Übungsbehandlung zur Verbesserung der Bulbusbeweglichkeit.

Therapie
Reposition des Jochbeines und Fixation durch Miniplattenosteosynthese. Rekonstruktion des Orbitabodens durch Implantate, ggf. abgestützt mit einem Antralballon (Abb. 26a–c).

Wichtig ist ein frühzeitiges postoperatives »Augenbewegungstraining«.

**Prognose.** Bei nicht ausreichend reponiertem Jochbein und rekonstruiertem Orbitaboden kann es neben der Wangenabflachung zu bleibenden Sehstörungen (Doppelbilder) kommen, da eine spätere Rekonstruktion durch die Schrumpfung der Weichteilstrukturen (Muskulatur, Periost der Orbitahöhle [Periorbita]) begrenzt ist.

Prognose
Bei unzureichender Reposition und Rekonstruktion des Orbitabodens können neben der Wangenabflachung Sehstörungen verbleiben.

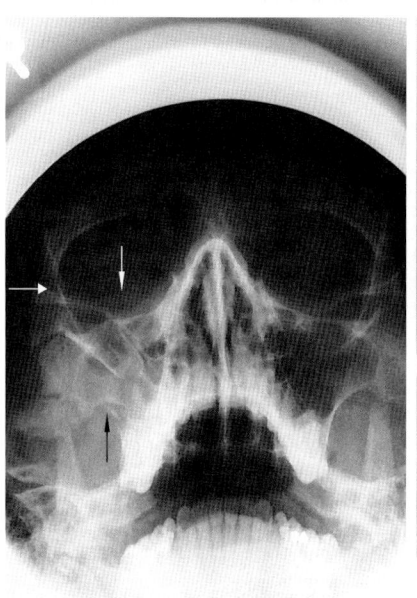

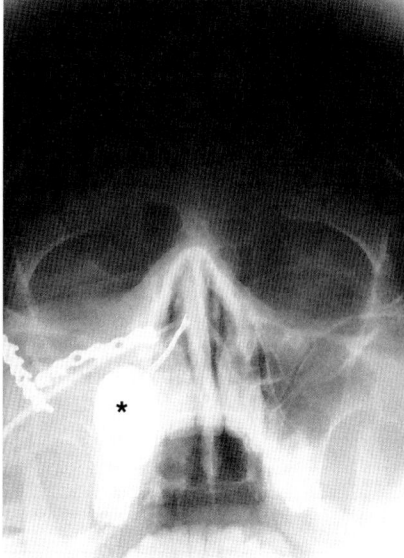

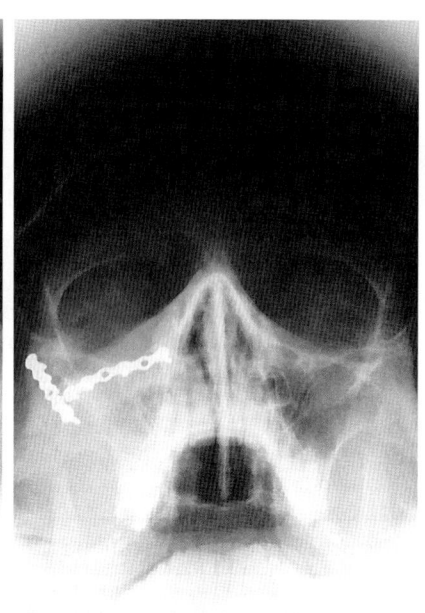

**Abb. 26a–c: Jochbeinfraktur:** Die Serie von Röntgenbildern der Nasennebenhöhlen zeigt typische Befunde einer Jochbeinkomplexfraktur vor und nach operativer Versorgung. Links **(a)** sind die Stufenbildungen am inferioren (↓) und lateralen (→) Orbitarand sowie der Crista zygomatico-alveolaris zu erkennen (↑). Die rechte Kieferhöhle ist verschattet. In der Mitte **(b)** die Situation nach Miniplattenosteosynthese des lateralen und inferioren Orbitarandes. Zur Stützung des Orbitabodens ist ein Ballonkatheter (*) in die Kieferhöhle eingelegt und mit Kontrastmittel gefüllt. Rechts der Zustand nach Entfernung des Katheters **(c)**. Die eingeschraubten Minplatten werden 6 Monate später entfernt.

## Jochbogenfraktur

### Symptome
Die seltene isolierte Jochbogenfraktur ist klinisch durch eine schmerzhafte Einschränkung der Kieferöffnung gekennzeichnet.

### Diagnostik
Die Dislokation ist palpatorisch und auf einer Jochbogen-Spezialröntgenaufnahme erkennbar.

### Therapie
Die einfache Reposition ist meist ausreichend, nur selten ist eine Fixation durch Miniplattenosteosynthese erforderlich (schwieriger Zugang).

## Jochbogenfraktur

**Symptome.** Die isolierte Jochbogenfraktur ist selten und ruft, neben einer Abflachung der seitlichen Wangenregion, vor allem eine schmerzhafte Einschränkung der Kieferbewegung hervor.

**Diagnostik.** Die Dislokation ist auf einer Jochbogenspezialaufnahme zu erkennen, aber auch palpierbar.

**Therapie.** Der nach medial eingeknickte Jochbogen wird entweder transkutan durch einen gebogenen, spitzen Haken unterfahren und reponiert oder mit entsprechenden Elevatorien vom Mundvorhof her. In schwierigeren Fällen ist er auch über eine seitliche Inzision im Schläfenbereich und eine Untertunnelung entlang des M. temporalis erreichbar. In aller Regel verhaken sich die Knochenfragmente stabil. Ist dies nicht der Fall, so ist auch hier die Plattenosteosynthese erforderlich, welche jedoch technisch schwierig sein kann (Zugang von temporal oder enoral mit Schonung des N. facialis).

## Orbitarandfraktur

### Symptome
Isolierte Aussprengungen des Infraorbitalrandes mit Stufenbildung, Sensibilitätsstörung und ggf. Doppelbildern.

### Therapie
Versorgung ähnlich wie Jochbeinfraktur.

## Orbitarandfraktur

**Symptome.** Isolierte Frakturen des Orbitarandes (Aussprengungen) rufen in der Regel eine Sensibilitätsstörung im Bereich der Wange und tastbare Stufen, gelegentlich auch Doppelbilder bei Beteiligung des Orbitabodens hervor.

**Therapie.** Sie werden über einen transkutanen Zugang (Infraorbital- oder Subziliarschnitt) reponiert und durch Miniplatten-Osteosynthese fixiert.

## 5.4.3 Mittelgesichtsfrakturen

## Orbitabodenfraktur (Blow-out-Fraktur)

**Definition.** Isolierte Fraktur des Orbitabodens bei intaktem äußeren Orbitaring.

**Ätiologie und Pathogenese.** Bei einer stumpfen Gewalteinwirkung auf den Bulbus kommt es zu einer Druckerhöhung im Orbitainhalt *(Synopsis 29)*. Diese Druckerhöhung kann zu Einbrüchen an Schwachstellen der Orbitawände führen (Orbitaboden, mediale Orbitawand [Lamina papyracea], Orbitadach [dünnste Stelle der Orbitawandung]).

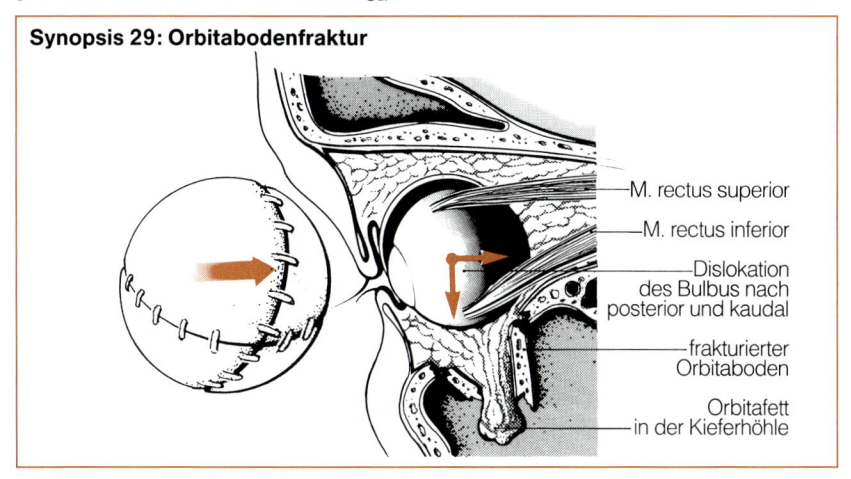

Synopsis 29: Orbitabodenfraktur
- M. rectus superior
- M. rectus inferior
- Dislokation des Bulbus nach posterior und kaudal
- frakturierter Orbitaboden
- Orbitafett in der Kieferhöhle

**Merke.** Blow-out-Frakturen im weitesten Sinne können prinzipiell **alle** Orbitawandungen betreffen. Da die isolierte Fraktur des Orbitabodens am häufigsten ist und fast immer operative Konsequenzen hat, wird sie als Blow-out-Fraktur im engeren Sinne bezeichnet. Seltener ist die Fraktur der Lamina papyracea (medial) und des Orbitadachs, die nur ausnahmsweise chirurgisch versorgt werden müssen, da sie nur selten dauerhafte Symptome (Doppelbilder, Belüftungsstörungen der Nasennebenhöhlen) hervorrufen. Klinisch relevante Frakturen der seitlichen Orbitawand sind eine Rarität.

**Klinik.** Leitsymptome der Orbitabodenfraktur sind **Sehstörungen** (Doppelbilder vor allem beim Blick nach oben durch Verlagerung oder gar Einklemmung des M. rectus und M. obliquus inferior), **Enophthalmus** und **Gefühlsstörungen** im Bereich der Wange, ausgehend von einer Zerrung oder Quetschung des N. infraorbitalis, der im knöchernen Orbitaboden verläuft (Canalis infraorbitalis). Oftmals geben die Patienten an, daß nach dem Schneuzen das Auge dick geworden sei. In diesem Falle kann eine teigig-knisternde Luftansammlung in den Lidern getastet werden (Hautemphysem).

**Diagnostik.** Die Untersuchung ergibt einen palpatorisch intakten Orbitarand, jedoch eine Gefühlsstörung im Bereich der Wangenhaut. Wie bei der Jochbeinkomplexfraktur kann man einen Enophthalmus und eine **Einschränkung der Bulbusbeweglichkeit,** vor allem beim Blick nach oben, beobachten *(s. Abb. 27a).*
Die **NNH-Röntgenübersichtsaufnahme** kann charakteristischerweise eine kugelige Verschattung am Kieferhöhlendach nachweisen, zeigt jedoch meist nur eine zirkuläre Kieferhöhlenverschattung (Schleimhautschwellung). Dieser Befund weist zwar indirekt auf eine Fraktur hin, kann aber eine operationsbedürftige Dislokation nicht mit ausreichender Sicherheit verifizieren. Die Indikation zur Operation hat durch den ophthalmologischen Befund (Ausmaß der Doppelbilder und des Enophthalmus, wobei dieser durch ein Ödem gemildert sein kann) und ggf. durch eine Computertomographie (Nachweis dislozierter Knochenfragmente mit Verlagerung des Orbitainhalts) zu erfolgen. Alternativ kommt auch die Antroskopie der Kieferhöhle mit endoskopischer Beurteilung des Kieferhöhlendachs in Frage.

---

**Orbitabodenfraktur (Blow-out-Fraktur)**

◀ Definition

**Ätiologie**
Bei intraorbitalen Druckerhöhungen kommt es zu Frakturen an Schwachstellen *(Syn. 29):* am Orbitaboden (= eigentliche Blow-out-Fraktur), aber auch an der Lamina papyracea.

◀ Merke

**Klinik**
Leitsymptome sind **Doppelbilder, Enophthalmus** und **Sensibilitätsstörungen.** Ggf. kann ein Lidemphysem vorhanden sein.

**Diagnostik**
Bei palpatorisch intaktem äußerem Orbitalring besteht eine Gefühlsstörung und ein Enophthalmus mit **Einschränkung der Bulbusmotilität** *(s. Abb. 27a).*
Der Befund der **NNH-Übersichtsaufnahme** ist uncharakteristisch (Kieferhöhlenverschattung durch Schleimhautschwellung und Einblutung). Das Ausmaß und die Lokalisation kann am besten durch ein vertikales CT verifiziert werden.
Alternativ kommt eine Antroskopie in Betracht.

**Der klinische Fall:** Orbitabodenfraktur. Ein 16jähriger Junge hatte nach einem Schlag auf das rechte Auge »Doppeltsehen« und eine Gefühlsabschwächung der rechten Wangenhaut bemerkt. Eine äußere Verletzung war nicht zu erkennen. Bei Blick nach oben blieb das verletzte rechte Auge zurück **(a)**. Auf der Röntgenübersichtsaufnahme stellte sich eine kugelige Verschattung am Kieferhöhlendach (*) als indirekter Hinweis auf eine Fraktur mit Vorfall von Orbitagewebe in die Kieferhöhle dar **(b)**. Die Versorgung erfolgte durch eine Abstützung des reponierten Orbitafettes mit Hilfe von konservierter allogener Dura, die über einen Subziliarschnitt (im Unterlid) eingebracht wurde.

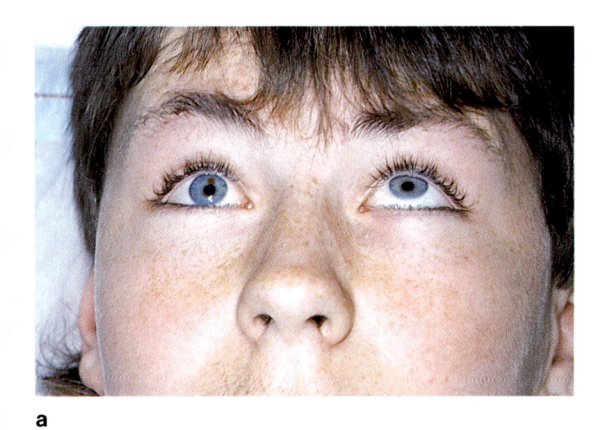

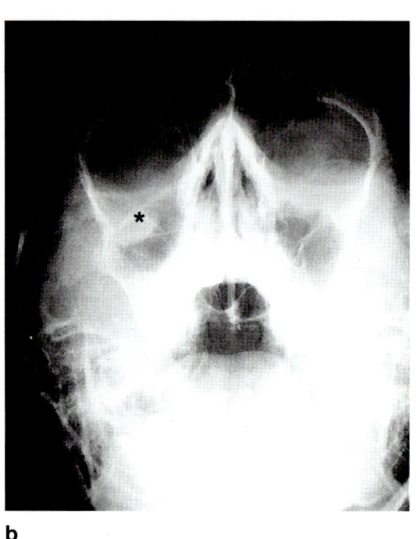

**Abb. 27a und b**

*Optikusdekompression ist bei Sehverschlechterung nach zeitlichem Abstand zu Trauma (Notfall!) ratsam.*

In enger Abstimmung mit dem Augenarzt muß geprüft werden, ob nicht gleichzeitig eine Visusverminderung durch ödembedingte Schwellung des N. opticus vorliegt, die die Indikation zu einer raschen Dekompression (**innerhalb von Stunden**) des Nervs im Canalis opticus sein kann *(siehe Abbildung 28)*. Derartige Indikationen können bei allen periorbitalen Verletzungen vorliegen, vor allem beim **Leitsymptom »Sehverschlechterung nach einem zeitlichen Intervall zum Trauma«**. Bei der Operation wird die mediale Wand des knöchernen Optikus-Kanals in der Keilbeinhöhle abgetragen.

**Der klinische Fall:** Blow-out-Fraktur mit Verletzung des Nervus opticus: Nach einem Faustschlag auf das rechte Auge war es zu einer Erblindung gekommen. Das horizontale Computertomogramm ließ neben einer Fraktur der Lamina papyracea (→) eine Protrusio bulbi sowie einen Abriß des Nervus opticus (vergleiche mit dem linken Auge) erkennen (*). Hinter dem Bulbus hatte sich ein Hämatom gebildet. Bei einem progredienten Sehverlust nach der Verletzung (Hinweis auf eine Zerrung oder Quetschung des Sehnervs) wäre eine Dekompression des knöchernen Kanals des Nervus opticus zur Rettung des Sehvermögens in Erwägung zu ziehen, war aber in vorliegendem Fall nicht indiziert.

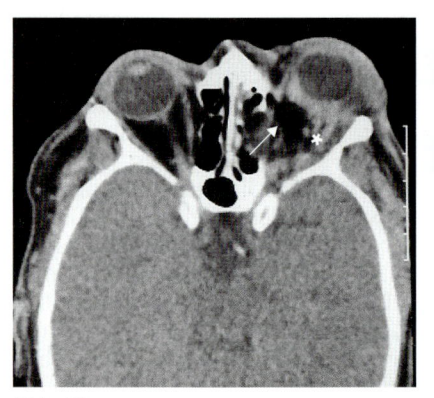

**Abb. 28**

## 5.4.3 Mittelgesichtsfrakturen

Bei gleichzeitiger **perforierender Augenverletzung** kann ein operativer Eingriff an der knöchernen Augenwand kontraindiziert sein, da er unvermeidlich mit einer instrumentell bedingten Druckausübung auf den Augenbulbus verbunden ist. Eine Operation sollte dann in Abstimmung mit dem Augenarzt später erfolgen.

Bei **perforierenden Bulbusverletzungen** ist eine Operation an der Orbita in Abstimmung mit dem Augenarzt durchzuführen.

*Therapie.* Über einen Infraorbital- oder Subziliarschnitt wird der Orbitaboden dargestellt und rekonstruiert *(siehe Synopsis 26).* Liegt ein ausgedehnter Trümmerbruch mit Defekt des Orbitabodens vor, so kann das Transplantat, durch einen im Kieferhöhlenlumen plazierten Ballonkatheter, mit transnasal herausgeleitetem Füllungsschlauch von unten gestützt werden. Dislozierte Frakturen der Lamina papyracea werden über einen Augenbrauenrandschnitt dargestellt und ebenfalls durch Implantate überbrückt.

Die seltene Fraktur des Orbitadachs bedarf der »Enttrümmerung«, wenn Beweglichkeitsstörungen des Auges vorliegen.

Ist eine **Optikusdekompression** erforderlich, ist zunächst ein Zugang zu den hinteren Siebbeinzellen und zur Keilbeinhöhle der betroffenen Seite herzustellen. Dieser erfolgt entweder transfazial-transorbital über einen Augenbrauenrandschnitt, Wegnahme der Lamina papyracea und der Zellwände der Siebbeinzellen sowie der Keilbeinhöhlenvorderwand oder endonasal über die Nasenlöcher. Mit einem Diamantbohrer wird die mediale Knochenfläche des Canalis opticus schonend abgetragen, die Durascheide geschlitzt und so der Nerv zur Keilbeinhöhle hin »druckentlastet«.

**Therapie**
Wie bei Jochbeinfrakturen wird der Orbitaboden bzw. die mediale Orbitawand mit Implantaten rekonstruiert. Eine Abstützung von unten kann durch einen Ballonkatheter in der Kieferhöhle erreicht werden.

Die **Optikusdekompression** in der Keilbeinhöhle erfolgt über einen transorbitalen oder endonasalen Zugang durch Wegnahme der medialen Kanalwand.

*Prognose.* Wie bei den Jochbeinfrakturen können Enophthalmus und dauerhaftes Doppelsehen verbleiben, falls keine ausreichende Versorgung der Knochenwände erfolgt.

**Prognose**
Enophthalmus mit Doppelbildern bei unzureichender Reposition.

## Zentrolaterale Mittelgesichtsfraktur

**Zentrolaterale Mittelgesichtsfraktur**

> *Definition.* **Komplette** Absprengung des Mittelgesichtes **von** und **mit** möglicher Beteiligung der vorderen Schädelbasis (Le Fort III).

◄ Definition

*Ätiologie und Pathogenese.* Bei massiver Gewalteinwirkung (meist Verkehrsunfälle) wird bei einem Frakturlinienverlauf durch die Orbita und die Nasenwurzel das Mittelgesicht unter Einschluß der Jochbeine abgesprengt (Le-Fort-III-Fraktur, *siehe auch Synopsis 27).* Die Frakturlinien können in die Stirnhöhlenhinterwand und knöcherne Schädelbasis ausstrahlen (s. Einteilung der frontobasalen Frakturen nach Escher).

**Ätiologie und Pathogenese**
Bei starker frontaler Gewalteinwirkung wird das Mittelgesicht bei querem Frakturlinienverlauf von der Schädelbasis abgesprengt (Le-Fort-III-Fraktur, s.a. Syn. 27). Die Frontobasis kann, muß aber nicht mitbeteiligt sein.

*Klinik.* Wegen der Schwere des Traumas ist mit endokraniellen Begleitverletzungen zu rechnen, weshalb eine interdisziplinäre Betreuung des Patienten erforderlich ist.

**Klinik**
Eine interdisziplinäre Betreuung ist erforderlich.

> *Merke.* Leitsymptome zentrolateraler Mittelgesichtsfrakturen sind die Okklusionsstörung bei massiver Gesichtsschwellung, Brillenhämatome und oftmals Weichteilverletzungen.

◄ Merke

Meist liegt eine Blutung aus der Nase vor, weshalb die Feststellung eines gleichzeitigen Liquoraustritts erschwert ist. Sind die Patienten nicht bewußtlos, können Doppelbilder vorhanden sein, wenn die Ausprägung der Lidhämatome die Augenöffnung nicht völlig verhindert.

Rhinoliquorrhö bei Epistaxis und Doppeltsehen bei starker Lidschwellung sind schwer feststellbar.

*Diagnostik.* Nach Sicherung der vitalen Funktionen (Atmung, Kreislauf) stützt sich die Diagnose zunächst auf Inspektion und Palpation: Prüfung der Zahnstellung, der Bulbusmotilität und der Sensibilität bei ansprechbaren Patienten, Fahndung nach tastbaren Knochenstufen, pathologischer Knochenbeweglichkeit (Verschiebung von Knochenstufen an den lateralen Orbitarändern bei manueller Verschiebung am Alveolarfortsatz des Oberkiefers) und endonasalen

**Diagnostik**
Zunächst erfolgt die Sicherung der Vitalfunktionen. Durch Inspektion und Palpation werden die Okklusion und eine pathologische Oberkiefermobilität geprüft.

Verletzungen durch Inspektion. Orbitatraumen können mit einem progredienten Visusverlust (subjektive Angabe, Augenhintergrundkontrolle) einhergehen, der die Indikation zu einer raschen operativen Freilegung des N. opticus in seinem knöchernen Kanal sein kann (Optikusdekompression).

Das Ausmaß der knöchernen Mittelgesichtsfrakturen, eine mögliche Schädelbasisbeteiligung und intrakranielle Verletzungen werden auf **CT-Aufnahmen** erkennbar, die wegen der Schwere des Traumas obligatorisch sind.

***Therapie.*** Reposition des Mittelgesichts und intermaxilläre Verdrahtung zur Wiederherstellung der Okklusion, Fixation mit Miniplatten-Osteosynthese. Gegebenenfalls Rekonstruktion der vorderen Schädelbasis, je nach Ausdehnung transfazial (rhinochirurgisch) oder transkraniell (neurochirurgisch). Erforderlich ist ein wasserdichter Abschluß des endokraniellen Raumes zur Nasenhöhle bzw. zum Nasennebenhöhlensystem. Bei kleinen Defekten genügt die Abdeckung von endonasal (»von unten«) mit einem freien Nasenschleimhauttransplantat. Größere Läsionen werden endokraniell (»von oben«) nach Naht des Durarisses durch gestielte Galea aponeurotica abgedeckt. Bei einem Hirnprolaps muß auch die knöcherne Schädelbasis rekonstruiert werden.

Ist das mediale Lidband abgerissen, muß es mit dem meist daranhängenden Knochenfragment reponiert werden. Traumatische Zerstörungen des Tränensackes oder anderer Anteile der ableitenden Tränenwege werden geschient und vernäht.

***Prognose.*** Eine unversorgte Fraktur der Frontobasis mit freiliegender Dura kann, auch nach Sistieren einer initialen Rhinoliquorrhö über eine von endonasal her aufsteigende Infektion zur Spätmeningitis führen.

> ***Merke.*** Eine nachgewiesene Frontobasisfraktur mit Liquoraustritt muß **stets** operativ versorgt werden (Gefahr der Spätmeningitis).

Posttraumatische infrasakkale Tränenwegsstenosen (zwischen Tränensack und unterem Nasengang) führen zu ständigem Augentränen (Epiphora). Sie können durch die operative Anlage einer Kurzschlußverbindung zwischen Tränensack und Nase (endonasale oder extranasale Dakryozystorhinostomie) umgangen werden.

> ***Merke.*** Ein posttraumatischer Riechverlust ist meist durch den Abriß der Fila olfactoria in den Knochenkanälen der Lamina cribrosa bedingt und damit irreversibel.

Unversorgte Ausrisse des medialen Lidbändchens führen zu einem traumatischen Telekanthus (weiter Abstand der medialen Augenwinkel), gekennzeichnet durch eine seitliche Verlagerung und Abrundung des medialen Lidwinkels. Sekundäre Korrekturen dieser Formstörung sind schwierig.

Zur Erläuterung: **Telekanthus** bezeichnet einen (meist traumatisch bedingten) zu großen Abstand der medialen Augenwinkel. **Hypertelorismus** ist ein (meist angeborener) zu großer Abstand der Orbitae.

### 5.4.4 Unterkieferfrakturen

***Klinik.*** Frakturen des Unterkiefers treten an Prädilektionsstellen auf: paramedian im Kinnbereich, in Höhe des Eckzahnes, am Kieferwinkel und am Hals des Processus condylaris.

> ***Merke.*** Leitsymptome sind die Okklusionsstörung und gegebenenfalls die schmerzhafte Bewegungseinschränkung.

## 5.4.5 Frakturen der vorderen Schädelbasis

***Diagnostik.*** Der Frakturlinienverlauf ist röntgenologisch auf einem Orthopantomogramm zu erkennen.

**Diagnostik**
Diagnostik durch Orthopantomogramm

***Therapie.*** Da auf den Unterkiefer starke Muskelkräfte einwirken (Unterschied zum Mittelgesicht), ist eine stabile Osteosynthese erforderlich.

**Therapie**
Belastungsstabile Osteosynthese erforderlich

### 5.4.5 Frakturen der vorderen Schädelbasis (frontobasale Frakturen)

**5.4.5 Frakturen der vorderen Schädelbasis (frontobasale Frakturen)**

◀ **Definition**

> ***Definition.*** Fraktur der vorderen Schädelbasis (Dach der Nasenhöhle und der Nasennebenhöhlen, Orbitadach, Stirnhöhlenhinterwand) ohne oder mit Durazerreißung (Rhinoliquorrhö).

***Ätiologie und Pathogenese.*** Frakturen der Schädelbasis können bei stumpfen Traumen ohne gleichzeitige Beteiligung des Mittelgesichts vorkommen (Biegungskräfte), häufig liegen jedoch weitere Schädelfrakturen vor, insbesondere eine zentrale Nasenpyramiden-Komplexfraktur oder eine zentrolaterale Mittelgesichtsfraktur (Le Fort III). Frakturen mit Beteiligung der Frontobasis werden im allgemeinen in vier Typen (nach Escher) eingeteilt *(Synopsis 30)*.

**Ätiologie und Pathogenese**
Eine frontobasale Fraktur kann entweder isoliert oder im Rahmen einer zentralen Mittelgesichtsfraktur auftreten.

> ***Merke.*** Längsfrakturen des Felsenbeins strahlen häufig nach vorne in die Keilbeinhöhle ein und können dort zu Frakturen des Daches oder der Seitenwand führen.

◀ **Merke**

**K** ***Der klinische Fall:*** Keilbeinhöhlenbeteiligung bei Felsenbeinfraktur. die Patientin war mit dem Kopf in eine schwere Eisentüre geraten. Folgen waren Blutungen aus beiden Gehörgängen sowie eine beidseitige **periphere Fazialisparese**. Das axiale CT ergab durch die Verschattung der Ohrpneumatisation (→) indirekte Hinweise auf beidseitige Felsenbeinlängsfrakturen. Sie strahlten nach vorne in die seitliche Keilbeinhöhlenwand ein. Knochenstufen waren vor allem in der linken Keilbeinhöhle erkennbar (⇨). Als indirekter Frakturhinweis war außerdem eine Blutansammlung in beiden Keilbeinhöhlenlumina zu werten (*). Bei dieser Patientin entwickelte sich in der Folge ein linksseitiger pulsierender Exophthalmus. Angiographisch konnte sowohl die Diagnose einer traumatisch bedingten Fistel zwischen A. carotis interna und Sinus cavernosus gestellt, als auch auf gleichem Weg ein Verschluß mit einem Kunststoffballon erreicht werden.

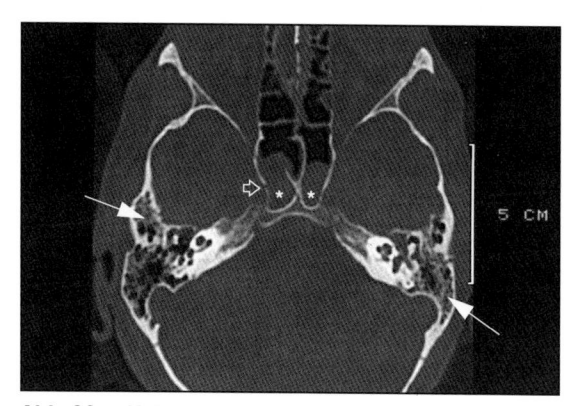

**Abb. 29: Keilbeinhöhlenbeteiligung bei beidseitiger otobasaler Längsfraktur**

***Klinik.*** Da meist ein schweres Schädel-Hirn-Trauma vorliegt, sind die Patienten bewußtlos oder zeigen die Symptome einer Commotio (kurze Bewußtlosigkeit, danach Bewußtseinstrübung, retrograde Amnesie, Übelkeit, Erbrechen, Kopfschmerz) oder Contusio cerebri (längere Bewußtlosigkeit, danach Bewußtseinsstörung, Blutdruckschwankung, Hyperthermie, evtl. Pupillenstörung, spastische Reflexe). Oft findet sich eine periorbitale Weichteileinblutung (Brillenhämatom, *Abbildung 30a),* die jedoch nicht pathognomonisch für eine Schädelbasisfraktur ist. Der Austritt von Blut und Liquor aus der Nase ist möglich.

**Klinik**
In der Regel liegen eine Bewußtseinsstörung, ein Brillenhämatom sowie ein Austritt von Blut oder Liquor (**Rhinoliquorrhö**) aus der Nase *(s. Abb. 30a)* vor.

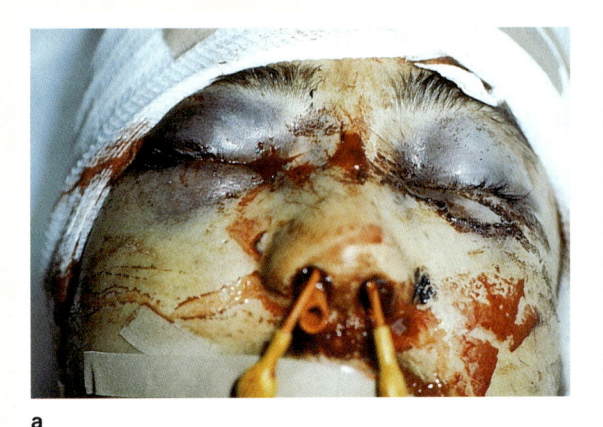

C 5 Erkrankungen der äußeren Nase und des Gesichts

**Abb. 30a und b: frontobasale Fraktur:** Nach einem schweren Schädel-Hirn-Trauma bestehen ausgeprägte periorbitale Hämatome. Wegen der starken Blutung aus der Nase sind beidseits pneumatische Tamponaden zur Blutstillung eingelegt **(a)**. Im Computertomogramm ist ein Defekt der Stirnhöhlenhinterwand links nachweisbar **(b)**.

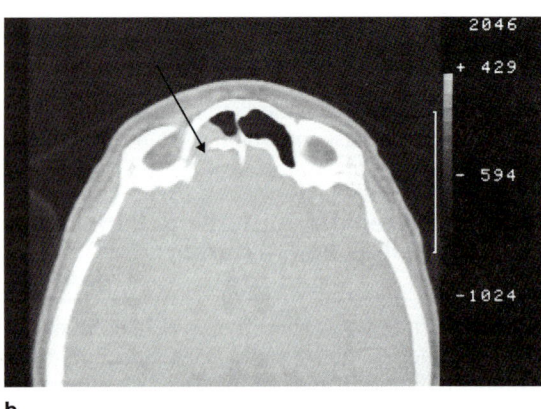

**Diagnostik**
CT-Darstellung der Frakturverläufe, ggf. von endokraniellen Lufteinschlüssen oder Hämatomen *(Syn. 30)*.

***Diagnostik.*** Sie beruht im wesentlichen auf einer CT-Untersuchung. Mit ihrer Hilfe lassen sich bestimmte Frakturtypen differenzieren *(Synopsis 30)*. Neben dem Frakturverlauf können endokranielle Lufteinschlüsse als Beweis für eine Durazerreißung oder intrakranielle Blutungen dargestellt werden.

---

**Synopsis 30: Frontobasale Frakturen (Einteilung nach Escher)**

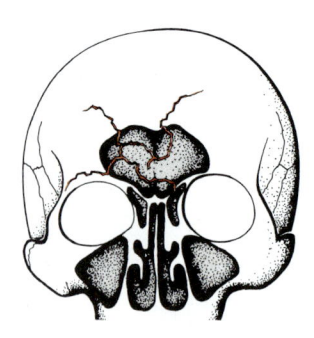

**Typ I**
ausgedehnte »hohe« Fraktur

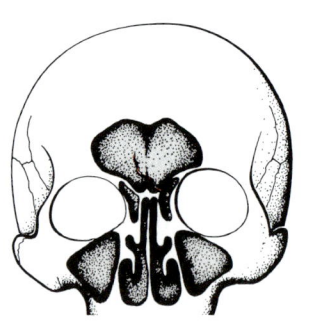

**Typ II**
lokalisierte »mittlere« Fraktur

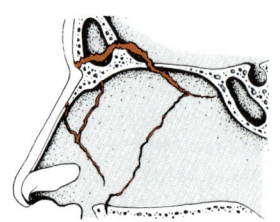

**Typ III**
»tiefe« Fraktur mit Absprengung des Gesichtsschädels

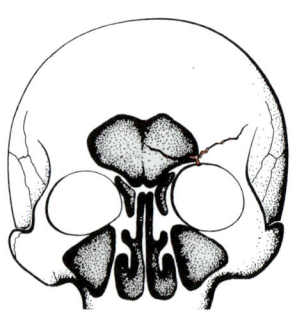

**Typ IV**
laterale frontoorbitale Fraktur

## 5.4.5 Frakturen der vorderen Schädelbasis

Eine **Durazerreißung ist bei Nachweis von endokranieller Luft erwiesen,** eine operative Revision ist dann erforderlich *(Abbildung 32).* Indirekte Frakturzeichen sind umschriebene Siebbeinzellverschattungen. Im axialen Strahlengang können vor allem Frakturen der Stirnhöhlenhinterwand und der Keilbeinhöhle, bei koronarer Aufnahmeebene auch Frakturen der Siebbeinregion nachgewiesen werden *(siehe Abbildung 31).* Eine Beteiligung der Keilbeinhöhle bei otobasaler Fraktur ist meist durch eine Verschattung des Lumens bzw. durch Stufen der knöchernen Wände zu erkennen.

**Endokranielle Luft ist beweisend für Durazerreißung.** Direkte oder indirekte Frakturzeichen im CT in axialer oder koronarer Untersuchungsebene, je nach Lokalisation der Fraktur.

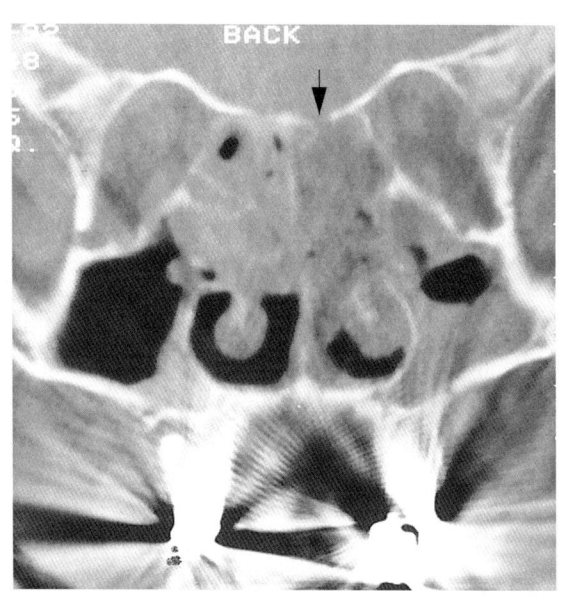

**Abb. 31: frontobasale Fraktur mit Rhinoliquorrhö:** Im koronaren CT nach stumpfem Schädel-Hirn-Trauma ist neben einer diffusen NNH-Verschattung (Folge wiederholter Nasentamponaden wegen Epistaxis) ein Knochendefekt der linken vorderen Schädelbasis zu erkennen (→).

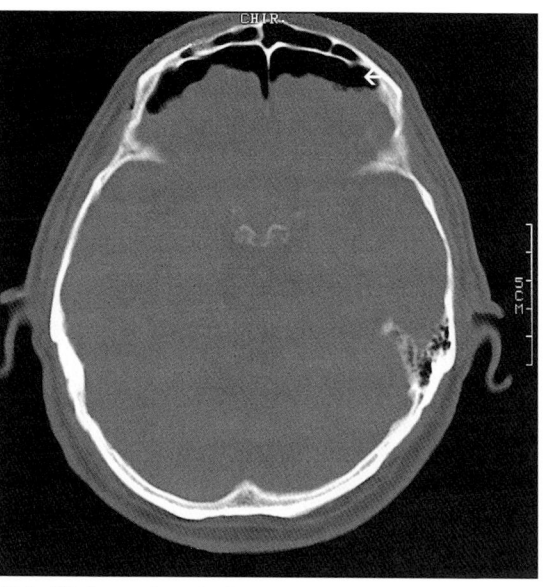

**Abb. 32: frontobasale Fraktur mit endokranieller Luftansammlung:** Beweisend für einen Schädelbasisdefekt ist der computertomographische Nachweis von endokranieller Luft. Im vorliegenden Fall liegt nach einer Fraktur des vorderen Siebbeindaches eine große subarachnoidale Luftblase hinter der Stirnhöhlenrückwand (→).

Problematisch ist der **Nachweis von Liquor im Nasensekret,** vor allem wenn das Trauma schon längere Zeit zurückliegt und nur der Verdacht auf eine rezidivierende Rhinoliquorrhö besteht. In diesen Fällen läßt sich ein Duraleck entweder nasenendoskopisch nach Injektion von Natriumfluoreszein in den Liquorraum, szintigraphisch nach Technetiuminjektion in den Liquorraum oder biochemisch durch Untersuchung des Nasensekretes auf das liquorspezifische Beta-2-Transferrin verifizieren. Üblich ist der Glucosenachweis, wobei die Konzentration im Liquor etwa 70% des Blutzuckergehaltes entspricht. Diese Untersuchungsmethode ist jedoch unsicher.

**Liquor im Nasensekret** läßt sich entweder durch den Zuckergehalt, eine Beta-2-Transferrinbestimmung, eine Liquorzintigraphie oder mit Hilfe der Fluoreszeinprobe nachweisen.

Ein bestehender Liquorfluß kann auch durch bildgebende Verfahren wie CT (nach lumbaler Injektion eines wasserlöslichen Kontrastmittels) oder MRT dargestellt werden, wobei die Leckstelle oft exakt lokalisiert werden kann.

Mit Kontrast-CT und MRT kann ein bestehender Liquordurchtritt durch die Schädelbasis dargestellt werden.

***Differentialdiagnose.*** Eine wäßrige Nasensekretion kann den Verdacht auf eine Rhinoliquorrhö lenken, insbesondere wenn ein früheres Trauma vorausgegangen ist. Allerdings kann auch eine rupturierte Kieferhöhlenzyste oder eine allergische bzw. hyperreflektorische Rhinopathie hierfür die Ursache sein. Ist bereits eine Meningitis abgelaufen (vor allem bei Nachweis einer Pneumokokkenmeningitis), so ist unbedingt nach einer Eintrittspforte im Bereich von Nase oder Ohr zu fahnden.

**Differentialdiagnose**
Eine Rhinoliquorrhö kann bei wässeriger Nasensekretion vor allem durch eine allergische oder hyperreflektorische Rhinopathie vorgetäuscht werden.

> ***Merke.*** Eine **Rhino**liquorrhö bei **Felsenbein**frakturen kann entweder über die Keilbeinhöhle oder über die Tuba auditiva erfolgen (endoskopische Beurteilung).

◀ **Merke**

## Therapie

**Therapie.** Eine frontobasale Fraktur mit ausgedehnter Zertrümmerung bzw. mit nachgewiesener Rhinoliquorrhö muß wegen der Gefahr der Spätmeningitis **unbedingt** operativ versorgt werden. Die Dringlichkeit richtet sich nach dem jeweiligen Befund *(siehe Tabelle 10)*. Es gibt vitale Indikationen (sofortige Operation), absolute Indikationen (zum nächstmöglichen Zeitpunkt) und relative Indikationen (nach Vorbehandlung). Je nach Ausdehnung und Lokalisation wird hierzu ein neurochirurgischer endokranieller oder rhinochirurgischer extrakranieller Zugang gewählt (transfazial über die Augenhöhle oder endonasal).

Für die verschiedenen Befunde ergibt sich eine vitale, absolute oder relative Operationsindikation *(s. Tab. 10)*. Generell gilt, daß jede nachgewiesene Duraverletzung wegen der Gefahr einer Spätmeningitis operativ versorgt werden muß.

### Tabelle 10: Operationsindikationen bei frontobasalen Frakturen

| vitale Indikation | absolute Indikation | relative Indikation |
|---|---|---|
| endokranielle Blutung | offene Hirnverletzung | Knochenimpression |
| extrakranielle Blutung | basale Durazerreißung | Nebenhöhleninfektionen |
|  | Fremdkörper |  |
|  | Meningitis, Hirnabszeß |  |
|  | Dekompression N. opticus |  |
|  | Weichteilverletzungen |  |

## Prognose

**Prognose.** Das Riechvermögen ist häufig durch den Abriß der Riechfasern in der Lamina cribrosa irreversibel gestört. Bei der Deckung größerer Defekte der Schädelbasis kann es unter Umständen erforderlich sein, noch funktionstüchtige Riechnervenfasern zu opfern. Eine gefürchtete Spätkomplikation ist die bereits beschriebene rhinogene Meningitis. Darüber hinaus können Muko- oder Pyozelen bei nicht ausreichend drainiertem Nasennebenhöhlensystem auftreten.

Sind die Fila olfactoria abgerissen, resultiert eine irreversible Anosmie. Spätkomplikationen sind die Meningitis bzw. die Entwicklung von Mukozelen bei Abflußhindernissen.

## 5.5 Tumoren der äußeren Nase und des Gesichts

Gutartige (benigne) oder bösartige (maligne) Tumoren gehen von der Haut, den Hautanhangsgebilden oder dem Bindegewebe aus und sind eingehend im dermatologischen Schrifttum beschrieben. Aus diesem Grunde werden sie an dieser Stelle nur in Auszügen dargestellt *(siehe Tabellen 11 und 12)*.

Benigne und maligne Tumoren gehen von der Haut, Hautanhangsgebilden oder vom Bindegewebe aus *(Tab. 11 und 12)*.

### Tabelle 11: Gutartige Tumoren von Nase und Gesicht (Auswahl)

| Epitheliale Tumoren | Mesenchymale Tumoren |
|---|---|
| Rhinophym | Keloid |
| Keratoakanthom | Hämangiome |

### Tabelle 12: Maligne Tumoren von Nase und Gesicht (Auswahl)

| epitheliale Tumoren | mesenchymale Tumoren |
|---|---|
| Basalzellkarzinom | maligne kutane Lymphome |
| spinozelluläres Karzinom | • Non-Hodgkin (T-Zell, B-Zell) |
| malignes Melanom | • Hodgkin |
| (LMM, SSM, NMM) | Kaposi-Sarkom |

Bei Hauttumoren im Gesicht ist an Diagnostik und Therapie **gleichzeitig** zu denken:

**Merke ▶**

> **Merke**
> - **Umschriebene** Befunde sollten als Ganzes exzidiert werden (»excisional biopsy«) und nicht teilbiopsiert werden (»incisional biopsy«).
>   Histologische Diagnose und Therapie sind durch **einen** Eingriff gewährleistet.
> - **Ausgedehnte** Prozesse, deren Entfernung im Gesicht relevante Defekte hinterläßt, sind in ihrer Dignität durch Biopsie vorher histologisch abzuklären.
> - Vor aufwendigen plastisch-rekonstruktiven Maßnahmen **muß** die Tumorfreiheit histologisch gesichert sein (Randproben).

## 5.5.1 Gutartige epitheliale Tumoren

### Rhinophym

**Definition.** Entzündliche Hypertrophie der Talgdrüsen und Hyperplasie des Bindegewebes im Bereich der Nasenspitze und Naseneingänge.

*Epidemiologie.* Das Rhinophym entwickelt sich nur bei Männern und in ca. 10% der Fälle auf dem Boden einer Rosacea.

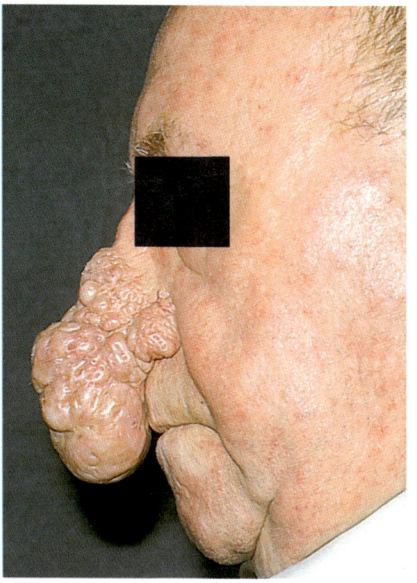

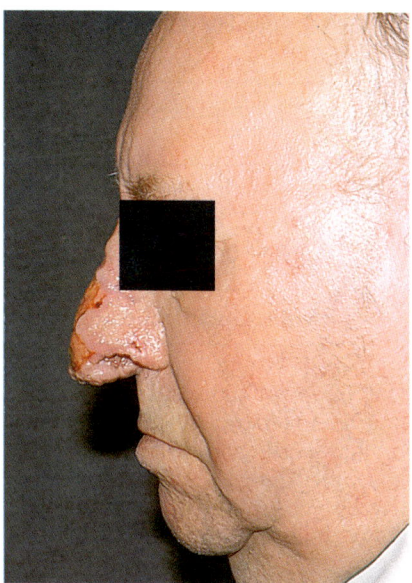

Abb. 33a–b: **Rhinophym:** Das ausgeprägte Rhinophym bei diesem 76jährigen Patienten ist über Jahre entstanden und verlegt beide Naseneingänge **(a)**. Rechts der Zustand nach Abtragung der Talgdrüsenwucherungen. Die Epithelisierung der Wundflächen ist noch nicht völlig abgeschlossen **(b)**.

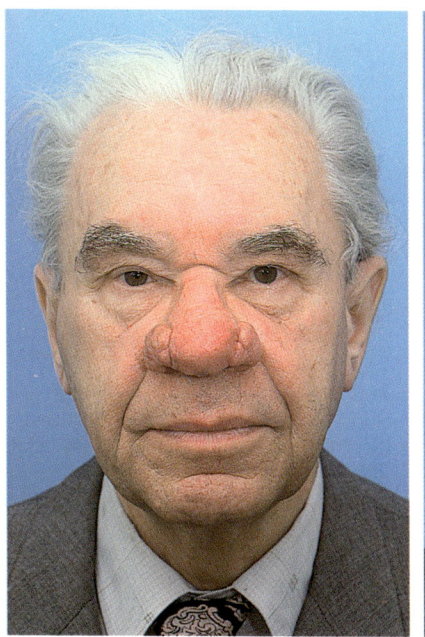

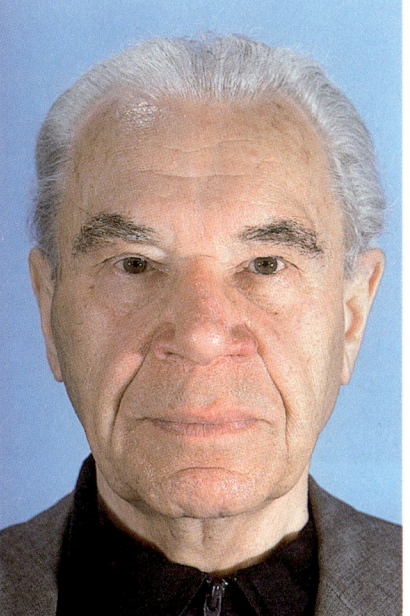

Abb. 33c–d: Mäßig ausgeprägtes Rhinophym **(c)** und Ausheilungszustand **(d)** nach »Schälung«.

**Ätiologie**
Talgdrüsenwucherung, Ursache unbekannt.

**Klinik**
Livide, knollenartige Auftreibung der Nasenspitzenhaut.

**Therapie**
Operative Abtragung (»Schälung«) (s. Abb. 34).

**Prognose**
Rezidiv nach Jahren möglich.

**Merke ▶**

*Ätiologie.* Talgdrüsenwucherung mit Seborrhö (gesteigerte Talgproduktion) unbekannter Ätiologie, gelegentlich auf dem Boden einer Rosacea.

*Klinik.* Knollenartige Auftreibung der grobporigen Nasenspitzenhaut mit livider Verfärbung. In ausgeprägten Fällen können die Naseneingänge überdeckt sein, so daß es zu einer Atmungsbehinderung kommt.

*Therapie.* Das überschüssige Gewebe wird operativ abgetragen (»geschält wie eine Kartoffel«). Die entstehende Wundfläche wird aus verbliebenen Talgdrüsenresten sekundär reepithelisiert *(siehe Abbildung 33).*

*Prognose.* Da die operative Therapie nur symptomatisch ist, treten nach mehrjährigen Intervallen gelegentlich Rezidive auf.

> *Merke.* Selten kann sich ein Basaliom in einem Rhinophym »verstecken« (Histologie!).

**Keratoakanthom**

**Definition ▶**

Der gutartige, knotige Hauttumor wirkt klinisch und gelegentlich auch histologisch wie ein Karzinom (Abb. 34).

## Keratoakanthom

> *Definition.* Gutartiger, exulzerierender Hauttumor.

Der Tumor ist klinisch und histologisch schwer von einem Plattenepithelkarzinom zu unterscheiden *(siehe Abbildung 34).* Im Bereich des Nasenflügels oder der nasolabialen Falte entwickelt sich innerhalb weniger Wochen ein derber, kugeliger Knoten mit zentraler Verhornung. Durch eine kompetente präoperative Diagnostik ist eine zu radikale Resektion aufgrund einer Fehleinschätzung der Dignität zu vermeiden.

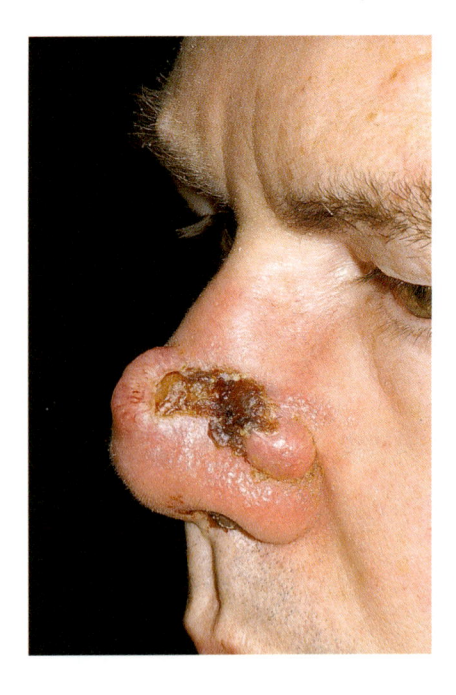

**Abb. 34: Keratoakanthom:** großflächige, exulzerierte Knotenbildung des Nasenflügels, die einen bösartigen Tumor vortäuschen kann.

**Verruca seborrhoica**

Die knotigen, braunen Gebilde mit rauher Oberfläche treten im hohen Lebensalter multipel auf und können oberflächlich abgetragen werden.

## Verruca seborrhoica

Es handelt sich um scharf begrenzte bräunliche Tumoren mit zerklüfteter Oberfläche. Sie treten häufig in höherem Lebensalter und oft multipel auf. Mit einem scharfen Löffel können sie oberflächlich abgetragen werden.

## Epidermalzyste
(Talg-Retentionszyste, »Grützbeutel«, Atherom)

Dieser prallelastische, kugelige Tumor entsteht durch eine Obstruktion der Follikelausführungsgänge, enthält Talgschuppen und liegt subepidermal, meist im Bereich der behaarten Haut. Er wird mit seiner Hülle operativ ausgeschält.

### 5.5.2 Gutartige Tumoren des Bindegewebes

#### Keloid

> **Definition.** Keloide sind knoten- oder wulstartige Wucherungen des Bindegewebes nach Traumen (Operation, Verbrennung), vor allem im Bereich des Gesichts, der Ohrmuscheln und des Halses.

*Ätiologie und Pathogenese.* Echte Bindegewebsneubildung nach Hautverletzung. Prädilektionsstellen sind Ohrmuscheln und Hals.

> **Merke.** Als echte Neubildungen wachsen Keloide über die Grenzen der vorausgegangenen Verletzung hinaus.

*Differentialdiagnose.* Im Gegensatz hierzu sind sogenannte **hypertrophe Narben** immer auf das ehemalige Verletzungsgebiet beschränkt und bilden sich spontan zurück.

*Therapie.* Die Behandlung dieser prominenten, rötlich-bläulichen Hautveränderungen ist ausgesprochen problematisch. Die alleinige chirurgische Resektion führt meist zu ausgedehnten, z.T. auch monströsen Rezidiven, weshalb Keloide zusätzlich mit einer intradermalen Kortisontherapie und mehrwöchiger Kompression behandelt werden sollten.

Sind Keloide nicht zu augenfällig, ist von einer operativen Entfernung abzuraten.

#### Hämangiome

*Ätiologie und Pathogenese.* Sie sind meist angeboren und können gelegentlich in den ersten Lebensmonaten rasch wachsen (kavernöses Hämangiom).

> **Merke.** Bei Säuglingen zeigen Hämangiome überwiegend eine **spontane Rückbildungstendenz,** die durch eine systemische Kortisontherapie unterstützt werden kann.

*Therapie.* Bei fehlender Rückbildung oder relevanter Größe in späterem Lebensalter stehen folgende Therapiemodalitäten zur Verfügung:
- Exzision und plastische Deckung
- Spickung mit Magnesiumstäbchen
- arterielle, angiographisch-kontrollierte Embolisation der versorgenden Gefäße
- Laserbehandlung (vor allem Argon- und Neodym-YAG-Laser).

### 5.5.3 Präkanzerosen

Hierzu zählen die **Keratosis actinica** (aufgerauhte oder höckerige Hautoberfläche an chronisch lichtexponierten Stellen), die **Bowen-Krankheit** (schuppende, entzündliche Hautveränderungen) und die **Lentigo maligna** (Melanosis circumscripta praeblastomatosa Dubreuilh), ein scharf begrenzter, unregelmäßig pigmentierter Fleck in lichtexponierter Haut. Diese Veränderungen können in ein Hautkarzinom übergehen und werden je nach Diagnose und Ausdehnung entweder konservativ behandelt (lokale Zytostase mit Fluorouracil, Vitamin-A-Säure) oder chirurgisch entfernt (Exzision und plastische Deckung, Kürettage).

### 5.5.4 Bösartige epitheliale Tumoren

**T-Klassifikation:**

Die malignen Tumoren der äußeren Nase und des Gesichts werden nach ihrem Durchmesser und der Tiefeninfiltration eingeteilt:

$T_1$ = Durchmesser bis 2 cm
$T_2$ = Durchmesser 2 bis 5 cm
$T_3$ = Durchmesser über 5 cm
$T_4$ = Infiltration von Knochen oder Knorpel

### Basalzellkarzinom

> **Definition.** Maligner Epidermis-Tumor mit lokal infiltrierendem und destruierendem Wachstum. Wegen fehlender Metastasierung früher als semimaligne bezeichnet (Basaliom).

*Ätiologie und Pathogenese.* Das Basalzellkarzinom geht von den basalen Zellschichten der Epidermis aus, die ihre mitotischen Fähigkeiten bei ihrer Wanderung in die oberflächlichen Zellagen beibehalten, ohne dort Keratin zu bilden. Es tritt vor allem mit zunehmendem Alter und starker Lichtexposition auf. Entsprechend finden sich Basalzellkarzinome gehäuft im Gesicht. Eine genetisch bedingte Sonderform ist das Basalzell-Nävus-Syndrom (Gorlin-Goltz).

> **Merke.** Das Basalzellkarzinom ist das **häufigste Malignom der Haut** und zeigt keine Geschlechtsbevorzugung. Oft kommt es multipel vor. Es metastasiert **nicht**.

*Klinik.* Die Hautveränderungen können verschieden aussehen. Das **noduläre Basalzellkarzinom** ist lokal begrenzt mit einem perlschnurartigen Randwall, während das **sklerodermiforme Basalzellkarzinom** im Hautniveau liegt und nur durch eine Hautverhärtung und Teleangiektasien gekennzeichnet ist. Es wächst unter scheinbar gesunder Haut und muß daher chirurgisch wesentlich radikaler exzidiert werden als der noduläre Typ. Nicht behandelte Basalzellkarzinome exulzerieren (Ulcus rodens) oder können tief in den Gesichtsschädel und die Orbita eindringen (Ulcus terebrans).

*Diagnostik.* Typisch für ein Basalzellkarzinom ist die Induration mit Randwall und Teleangiektasien. Die Diagnose wird histologisch durch Probeexzision aus dem Rand der Hautveränderung gesichert. Die Tiefenausdehnung kann durch eine hochauflösende Ultraschalluntersuchung (B-Scan) oder gegebenenfalls durch CT abgeschätzt werden.

*Therapie.* Die plastische Rekonstruktion des Defekts durch Hautverschiebung oder freie Transplantate kann erst dann vorgenommen werden, wenn die Resektionsränder histologisch als tumorfrei befundet wurden *(siehe Abbildung 35a–c)*. Ein Residualtumor kann unter einer Hautlappenplastik lange Zeit unbemerkt wachsen, bevor er, entfernt vom ursprünglichen Tumorsitz, die Oberfläche erreicht und damit klinisch in Erscheinung tritt.

Durch systematisch alle Ränder umfassende, intraoperative histologische Untersuchung der Resektate mit Hilfe der Gefrierschnittechnik (»mikrographische Resektion«) können sowohl die Defekte so klein wie möglich gehalten, als auch die Tumorfreiheit und die plastische Versorgung in einem Eingriff erreicht werden.

> **Merke.** Ein Basalzellkarzinom muß radikal chirurgisch mit Sicherheitsabstand entfernt werden.

## 5.5.4 Bösartige epitheliale Tumoren

Als palliative Maßnahme (Ausdehnung, Lokalisation, Allgemeinzustand) kommt die Bestrahlung mit schnellen Elektronen in Betracht.

Bestrahlung als Palliativmaßnahme.

**Prognose.** Bei umschriebenen, resektablen Tumoren ist von einer Heilung auszugehen. Allerdings muß mit dem Auftreten weiterer Basalzellkarzinome in der chronisch lichtgeschädigten Haut an anderer Stelle gerechnet werden. Schreitet der Tumor fort und wächst in das Endokranium ein, so ist die Prognose, auch bei langjährigem Verlauf, infaust.

Prognose
Weitere Basalzellkarzinome können in der Umgebung der chronisch lichtgeschädigten Haut auftreten.

**K** **Der klinische Fall: Basalzellkarzinom am Nasenflügel.** Einer 43jährigen Patientin war ein kleines Geschwür am rechten Nasenflügelansatz aufgefallen. Auch nach mehrwöchiger Salbenbehandlung hatten sich immer wieder »Krusten« an dieser Stelle gebildet. Eine Stanzbiopsie der Haut ergab ein »Basaliom«. Zunächst erfolgte die weitflächige Resektion dieses Bezirks in Lokalanästhesie (a). Nach genauer histologischer Kontrolle der Resektatränder wurde der Defekt eine Woche später mit Verschiebung einer Hautinsel aus der Wangenregion gedeckt (b). Ein Jahr danach sind nur noch Narben zu erkennen, die in den natürlichen Hautfalten liegen (c).

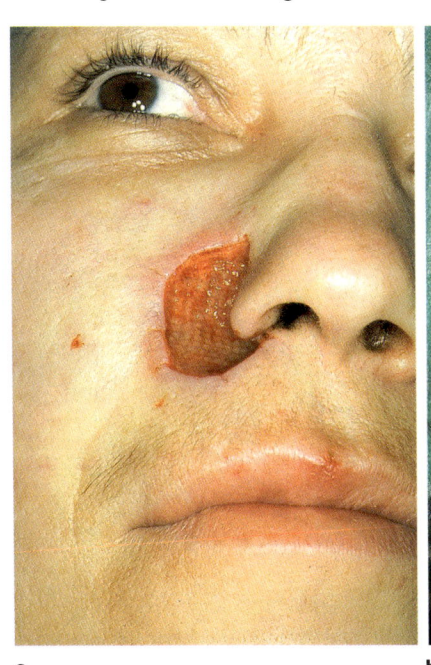

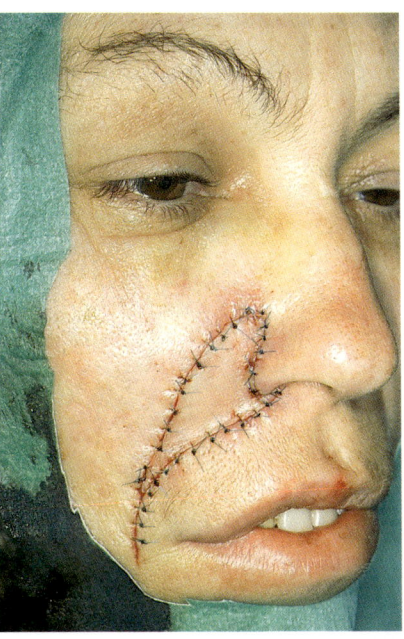

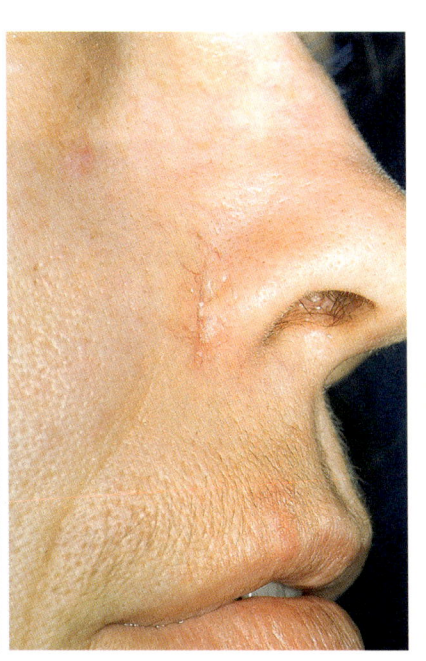

Abb. 35a–c:   Plastische Defektdeckung nach Resektion eines Basalzellkarzinoms.

## Spinozelluläres Karzinom
(Stachelzellkarzinom, Spinaliom, Plattenepithelkarzinom)

Spinozelluläres Karzinom (Stachelzellkarzinom, Spinaliom, Plattenepithelkarzinom)

**Definition.** Epidermaler maligner Tumor der Haut, des Haut-Schleimhaut-Überganges und der Schleimhäute mit lymphogener und hämatogener Metastasierung.

◀ Definition

**Epidemiologie.** Die Morbidität ist in sonnenreichen Ländern (Australien) fünfmal höher als in Mitteleuropa. Überwiegend sind Männer mit einem Altersgipfel zwischen 70 und 80 Jahren betroffen.

Epidemiologie
Überwiegend sind Männer in sonnenreichen Ländern betroffen.

**Ätiologie und Pathogenese.** Als Risikofaktoren gelten Sonnenbestrahlung, genetische Veranlagung (hellhäutig und blond) und mechanische Ursachen (Lippenkrebs des Pfeifenrauchers).

Ätiologie und Pathogenese
Risikofaktoren sind Sonnenlichtexposition, heller Hauttyp und mechanische Belastung.

## Klinik

Prädilektionsstellen sind Ohrmuschel und Unterlippe. Der Tumor ist derb und meist zentral exulzeriert. Lymphknotenschwellung!

**Klinik.** Prädilektionsstelle des Spinalzellkarzinom ist neben der sonnenexponierten Gesichtshaut (Ohrmuschel) vor allem der Haut-Schleimhaut-Übergang der Unterlippe. Meist handelt es sich um einen breitbasigen, derben Tumor, gegebenenfalls mit zentraler Exulzeration. Die regionalen Lymphknoten können als Zeichen einer Metastasierung vergrößert sein.

## Diagnostik

Probebiopsie und Kontrolle des regionalen Lymphabflusses (Palpation, Ultraschall).

**Diagnostik.** Bei klinischem Verdacht ist eine Probebiopsie zur histologischen Abklärung erforderlich. Die regionalen Lymphknoten müssen palpiert und gegebenenfalls mit Ultraschall (B-Scan) überprüft werden.

## Therapie

Radikale Resektion *(s. Abb. 36a–c)* mit regionaler Lymphknotenausräumung. Nachbestrahlung bei Metastasen.

**Therapie.** Eine radikale chirurgische Resektion mit weitem Sicherheitsabstand (mehr als 1 cm) ist erforderlich *(s. Abbildung 36a–c)*, in den meisten Fällen kombiniert mit einer regionalen Lymphknotenausräumung. Bei nachgewiesenem Lymphknotenbefall soll eine Nachbestrahlung erfolgen.

**K** *Der klinische Fall:* Spinalzellkarzinom der Nase. Bei diesem 60jährigen Patienten war innerhalb weniger Wochen ein Tumor des Naseneinganges mit weitgehender Zerstörung der knorpeligen Infrastruktur aufgetreten **(a)**. Histologisch ergab sich ein Karzinom. Nach völliger Abtragung der Nase **(b)** konnte der entstandene Defekt durch eine sogenannte Epithese überdeckt werden, die über einen Druckknopfmechanismus an Knochenschrauben oder an einer Brille befestigt wird **(c)**.

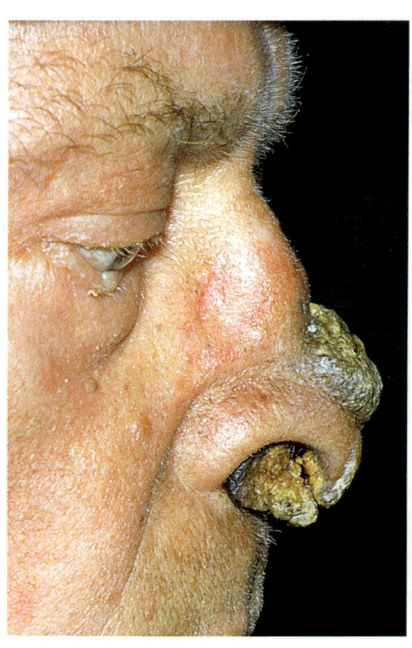

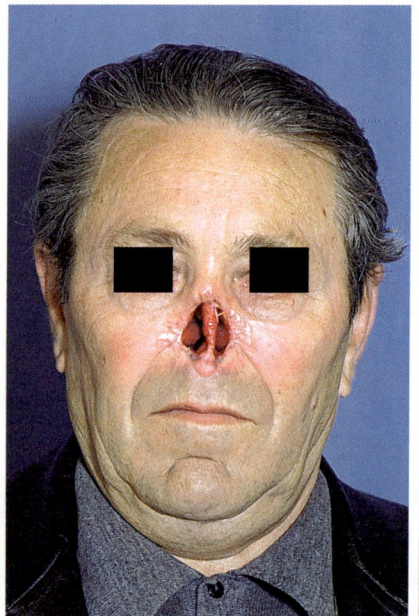

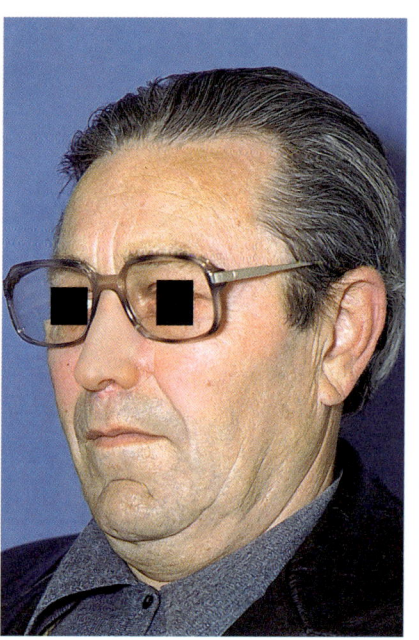

Abb. 36a–c: Spinalzellkarzinom der Nase: Ausgangsbefund **(a)**, Zustand nach Resektion **(b)** und epithetischer Versorgung **(c)**

## Prognose

Eine schlechte Prognose haben Karzinome des Naseneinganges.

**Prognose.** Bei ungünstiger Lokalisation (v. a. im Naseneingang) ist mit einer frühzeitigen und ausgedehnten Metastasierung zu rechnen.

## Malignes Melanom

### Definition ▶

**Definition.** Diese Tumoren können nicht nur in der Haut, sondern auch in der Schleimhaut (z. B. Nasennebenhöhlen) auftreten und leiten sich vom melanozytären Zellsystem ab.

### Ätiologie und Pathogenese

Melanome entstehen meist aus Nävuszellnävi, aber auch in gesunder Haut.

**Ätiologie und Pathogenese.** Die UV-Exposition ist ein pathogenetischer Faktor. Am häufigsten entstehen Melanome jedoch aus einem Nävuszellnävus, aber auch in klinisch gesunder Haut.

***Klinik.*** Sie können im Kopf-Hals-Bereich in mehreren klinischen Varianten und mit unterschiedlicher Prognose vorkommen:
- **Lentigo-maligna-Melanom (LMM).** Es entsteht innerhalb einer Lentigo maligna und hat eine relativ günstige Prognose. Relative Häufigkeit 5%.
- **Superfiziell spreitendes Melanom (SSM).** Es ist ein flacher, polygonaler, scharf begrenzter Herd mit unterschiedlicher Färbung. Wegen des meist horizontalen Wachstums relativ günstige Prognose. Relative Häufigkeit 70%.
- **Noduläres malignes Melanom (NMM).** Dies ist ein kugeliger, schwärzlichbrauner Knoten mit glatter Oberfläche, der eine Tiefeninfiltration aufweist und daher eine schlechte Prognose hat. Relative Häufigkeit 16%.
- **Akro-lentiginöses Melanom (ALM).** Es ist vorwiegend an den Akren, aber auch in den Schleimhäuten lokalisiert.

> ***Merke.*** Maligne Melanome metastasieren frühzeitig hämatogen und lymphogen.

***Diagnostik.*** Ein melanomverdächtiger Bezirk wird mit einem Sicherheitsabstand exzidiert (»excisional biopsy«). Das weitere Vorgehen richtet sich nach dem histologischen Befund:
Ein **vertikaler Tumordurchmesser** nach Breslow, der mehr als 0,75 mm beträgt, bedeutet ein hohes Risiko.

**Tumoreindringtiefe** nach Clark I–V:
I = auschließlich Epidermis,
II = bis Stratum papillare,
III = bis oberes Korium,
IV = bis unteres Korium und
V = in Subkutis.

Daneben spielt das Tumorstadium eine Rolle:
Stadium I = ohne regionale Lymphknotenmetastasen,
Stadium II = mit regionalen oder Intransit-Metastasen,
Stadium III = mit hämatogenen und lymphogenen Fernmetastasen.
Hinweis: Intransit-Metastasen sind Mikrometastasen zwischen Primärtumor und regionaler Lymphknotenstation (histologischer Nachweis am Resektionspräparat).

***Therapie.*** Ziel ist die chirurgische Entfernung des Tumors, wobei der geforderte weite Sicherheitsabstand (mindestens 2 cm) im Gesichtsbereich technisch oft nicht zu realisieren ist. Eine elektive Lymphknotenausräumung (Operation ohne klinischen Nachweis von Metastasen) hängt von der Tumordicke ab (Lymphknotendissektion bei Hochrisikotumoren, da in 30% der Fälle mit Metastasen zu rechnen ist).

***Prognose.*** Bei Lokalisation im Gesichtsbereich ist die Prognose ungünstiger als in der Peripherie und unter anderem abhängig von der Eindringtiefe. So beträgt die 5-Jahres-Überlebensrate bei Clark-Level I noch 100%, bei Clark-Level V nur noch ca. 40%. Die Früherkennung ist daher entscheidend.

### 5.5.5 Bösartige mesenchymale Tumoren

#### Maligne Lymphome

Es handelt sich um eine klonale Proliferation von lymphatischen Zellen der Haut. Sie werden unterschieden in Hodgkin-Lymphome und Non-Hodgkin-Lymphome (kutane B- und T-Zell-Lymphome). Kleinzellige (»zytische«) Lymphome haben eine bessere Prognose als großzellige (»blastische«) Lymphome. Das häufigste kutane maligne Lymphom ist das T-Zell-Non-Hodgkin-Lymphom (Mycosis fungoides). Die Krankheit beginnt mit disseminierten, bräunlichen, schuppenden Herden, die sich zu tumorös zerfallenden Knoten entwickeln (Facies leontina) und chemo-radiotherapeutisch behandelt werden.

## Kaposi-Sarkom
(Sarcoma idiopathicum multiplex haemorrhagicum)

**Definition.** Maligne, multifokale Proliferation von Blutgefäßen des Hautbindegewebes und der inneren Organe.

Die Erkrankung beginnt meist mit unscheinbaren lividen Papeln, die sich zu blau-roten Knoten entwickeln. Prädilektionsstellen sind die Retroaurikularregion, die Augenlider sowie die Mundschleimhaut. Das Kaposi-Sarkom kann selten lokal exzidiert werden, meist ist eine Chemo-Radiotherapie erforderlich.

**Merke.** Das Kaposi-Sarkom tritt im Rahmen des erworbenen Immundefizienz-Syndroms (AIDS) und bei nierentransplantierten (immunsupprimierten) Patienten auf.

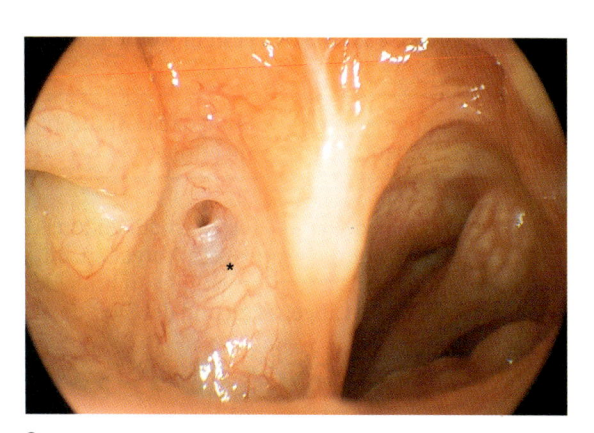

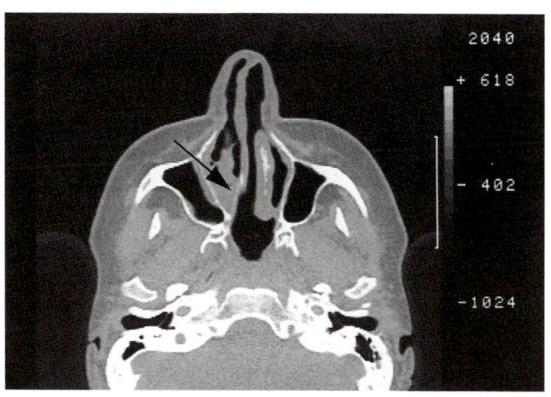

# 6 Erkrankungen der inneren Nase und der Nasennebenhöhlen

## 6.1 Fehlbildungen

### 6.1.1 Choanalatresie

> **Definition.** Angeborene Mißbildung mit knöchernem oder membranösem Verschluß der hinteren Nasenöffnung.

**Epidemiologie.** Die Häufigkeit beträgt 1:8000 Geburten. In 60% der Fälle ist die Choanalatresie bilateral und in 80% knöchern.

**Ätiologie und Pathogenese.** Die bucconasale Membran persistiert. Eine Knochenbildung ist aus dem Mesoderm, das zwischen den Epithellagen der Membran eingebettet ist, möglich.

**Klinik.** Bei Neugeborenen mit doppelseitiger Choanalatresie bestehen **Atem-** und **Trinkstörungen**. Da die Umstellung von Nasen- auf Mundatmung Tage bis Wochen in Anspruch nimmt, ist nach entsprechender Diagnostik eine frühzeitige Eröffnung der Atresieplatten erforderlich.

**Diagnostik.** Eine einfache, orientierende diagnostische Maßnahme ist der Versuch, mit einem Ballon (Politzer-Ballon) Luft in die Nasenöffnung einzublasen. Die definitive Diagnose kann durch Sondierung mit einem flexiblen Katheter, die Nasenendoskopie und nicht zuletzt durch die Computertomographie gestellt werden *(siehe Abbildung 37a, b)*. In ca. 10% der Fälle ist mit weiteren Anomalien zu rechnen (CHARGE-Syndrom = **C**olobom-**H**erzfehler-**A**tresie der Choanen **R**etarded **G**rowth-**E**ar Malformation).

**Abb. 37a und b: Einseitige Choanalatresie:** Die posteriore Rhinoskopie läßt den völligen knöchernen Verschluß der linken Choane erkennen (*). Die rechte Choane ist normal ausgebildet. Im horizontalen Computertomogramm (b) sind die Atresieplatte (→) sowie sekundäre entzündliche Veränderungen aufgrund der fehlenden Ventilation dargestellt.

**Therapie.** Eine frühzeitige Eröffnung einer einseitigen Choanalatresie ist nicht erforderlich. Sie sollte erst im Schulkindesalter vorgenommen werden, zumal sie die Entwicklung des Nasennebenhöhlensystems und der Ohrpneumatisation nicht beeinflußt.

**Merke** ▶

> **Merke.** Eine **beidseitige** Atresie ist eine Indikation zur operativen Intervention in den ersten Lebenstagen.

Zugang transnasal oder transpalatinal. Eröffnung mit Diamantbohrer oder Laser, anschließend Platzhalter-Röhrchen.

Eine membranöse Atresie kann mit dem Laser eröffnet werden, knöcherne Atresieplatten sind mit dem Diamantbohrer von transnasal oder enoral über den Gaumen (transpalatinal) abzutragen. In aller Regel ist die intranasale Applikation von Platzhaltern über Wochen bis Monate erforderlich.

**Prognose**
Nachoperationen oft erforderlich.

***Prognose.*** Restenosierungen sind trotz Röhrcheneinlage häufig, weshalb meist mehrere Interventionen notwendig sind.

### 6.1.2 Intranasale Meningoenzephalozelen

**Definition** ▶

> ***Definition.*** Ausstülpung der Hirnhäute, gegebenenfalls mit Hirnanteilen durch eine Bruchpforte der knöchernen Schädelbasis nach endonasal.

**Epidemiologie**
Häufigkeit 1:5000, in 70% Frontobasisdefekt.

***Epidemiologie.*** Unter 5000 Geburten findet man eine Enzephalozele. Sie liegt in über zwei Drittel der Fälle im Bereich der vorderen Schädelbasis.

**Ätiologie und Pathogenese**
Angeborener Defekt des Foramen caecum. Selten traumatische Ursache oder Hirndrucksteigerung.

***Ätiologie und Pathogenese.*** Angeborene Meningoenzephalozelen entwickeln sich als fronto-ethmoidale Zelen aus einem Defekt des Foramen caecum vor der Crista galli. In seltenen Fällen kann auch ein Knochendefekt nach einem Schädelhirntrauma oder gar eine Knochenusur bei gesteigertem Hirndruck (z. B. bei Tumoren) vorliegen.

**Klinik**
Leitsymptom ist die behinderte Nasenatmung mit Sekretion.

***Klinik.*** Bei Kindern besteht eine meist einseitig behinderte Nasenatmung und Nasensekretion.

**Diagnostik**
Das endoskopische Bild ähnelt einem Nasenpolypen (Verwechslungsgefahr!) Definitive Diagnose: CT oder MRT.

***Diagnostik.*** Endoskopisch läßt sich ein polypenartiges Gebilde erkennen (Verwechslungsgefahr!), das im Gegensatz zu Polypen jedoch Pulsationen aufweisen kann. Die definitive Diagnose kann durch CT oder MRT gestellt werden.

**Merke** ▶

> ***Merke.*** Wegen der Gefahr einer Meningitis soll bei Meningozelenverdacht keine Probebiopsie, sondern eine bildgebende Diagnostik erfolgen.

**Therapie**
Abtragen des Zelensackes und Verschluß der Duralücke über einen endonasalen oder transkraniellen Zugang.

***Therapie.*** Je nach Größe und Lage des Schädelbasisdefektes ist ein endonasales rhinochirurgisches oder transkranielles neurochirurgisches Vorgehen möglich. Der endonasale Zelenanteil, gegebenenfalls unter Einschluß von prolabiertem, nicht funktionstüchtigem Hirngewebe, wird abgetragen und der Duradefekt verschlossen.

### 6.1.3 Gaumenspalten

Siehe bei LKG-Spalte *(Kapitel 5.1.1).*

Diese angeborene Mißbildung mit Auswirkungen auf die innere Nase wurde bereits im *Kapitel 5.1.1* besprochen.

## 6.1.4 Hereditäre hämorrhagische Teleangiektasie (Osler-Rendu-Weber-Krankheit)

**Definition.** Hereditäre Gefäßmißbildungen (Teleangiektasien) in Haut, Schleimhaut und inneren Organen mit erhöhter Blutungsneigung (v. a. Nasenbluten).

**Ätiologie und Pathogenese.** Durch autosomal dominante Vererbung bedingt weisen die Blutgefäße (postkapilläre Venolen) eine Erweiterung und Wandschwäche auf (dünne Endothelschicht, Muskellücken). Aus diesem Grunde ist der vaskuläre Beitrag zur Hämostase unzureichend und eine spontane Blutstillung allein auf die Gerinnung angewiesen. Die Folge sind oft hartnäckige Blutungen, die sich nur durch Kompression stillen lassen, wobei das Nasenbluten meist das einzige Symptom dieser Systemerkrankung ist. Die Ursache liegt in der besonderen Exposition der kaudalen Septumschleimhaut (Locus Kiesselbach) gegenüber äußeren Einflüssen (Austrocknung, »bohrender Finger«).

**Klinik.** Ganz im Vordergrund steht als Leitsymptom das **rezidivierende, erst nach längerer Zeit spontan sistierende Nasenbluten** *(siehe Abbildung 38a–c)*. Der Hämoglobingehalt des Blutes ist meist chronisch erniedrigt, Bluttransfusionen können erforderlich sein. Endoskopisch erkennt man in der kaudalen Septumschleimhaut, der Nasenklappenregion und an den Köpfen der unteren Nasenmuscheln stecknadelkopfgroße, oft verkrustete Knötchen, aus denen es bei Berührung leicht blutet. Dagegen sind Blutungen aus Herden der Haut, der Lippen oder der Zunge die absolute Ausnahme.

### 6.1.4 Hereditäre hämorrhagische Teleangiektasie (Osler-Rendu-Weber-Krankheit)
◀ Definition

**Ätiologie und Pathogenese**
Autosomal dominant vererbte Gefäßerweiterungen durch Wandschwäche. Als Folge treten rezidivierende Blutungen, vor allem von der Nasenscheidewand auf.

**Klinik**
Leitsymptom ist **rezidivierendes Nasenbluten** mit meist niedrigem Hämoglobinwert. Endoskopisch finden sich die hierfür verantwortlichen Herde meist in der kaudalen Septumschleimhaut. Herde anderer Lokalisation sind überwiegend asymptomatisch.

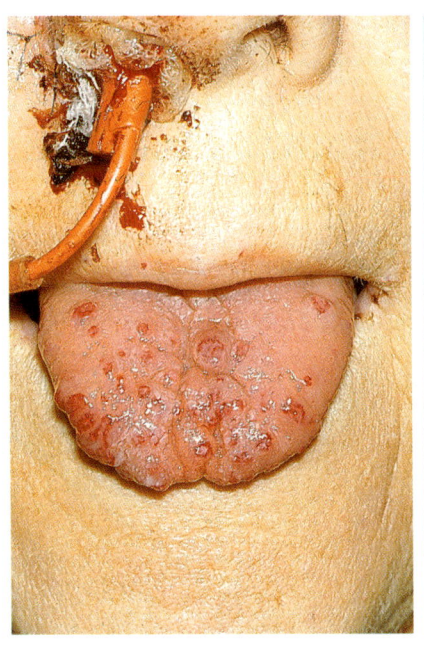

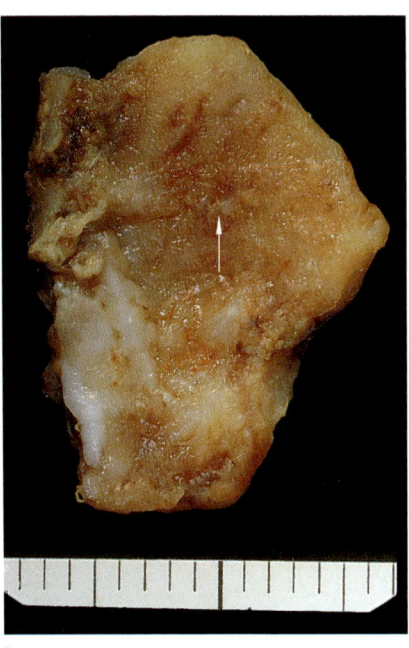

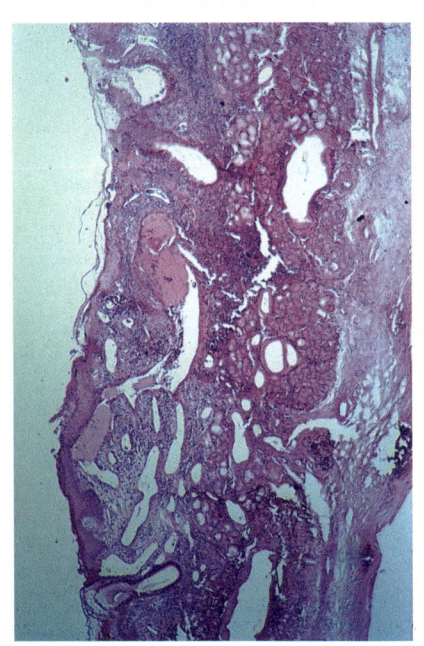

a    b    c

**Abb. 38a–c: Morbus Osler:** Für die hereditäre Teleangiektasie ist das rezidivierende Nasenbluten charakteristisch, das bei dem Patienten im Bild links durch eine pneumatische Tamponade gestillt werden mußte. Die gleichzeitig vorhandenen Effloreszenzen an der Zunge dagegen bluten nur ausnahmsweise (**a**). Die befallene kaudale Septumschleimhaut kann reseziert und durch Transplantate ersetzt werden. Ein derartiges Resektat ist in der Mitte abgebildet (mit Millimeter-Maßstab). Ein großer, zentral exulzerierter Herd (→) befindet sich in der Mitte des Präparates (**b**). Rechts ein histologisches Bild, das die dünnwandigen, sehr oberflächlich gelegenen Gefäßektasien zeigt (**c**).

**Diagnostik**
Disseminierte, erhabene Gefäßknötchen der Gesichtshaut sowie in den Schleimhäuten der Lippen, Zunge und Nasenscheidewand, durch Inspektion und Endoskopie erkennbar.

**Therapie**
Symptomatische Behandlung der blutenden Herde mit dem Laser oder durch Resektion (Saunders-Plastik).

**Prognose**
Keine Heilung möglich. Oft Rezidive nach Therapie sowie Progredienz.

## 6.2 Deformitäten der inneren Nase
### 6.2.1 Septumdeviation

**Definition** ▶

**Epidemiologie**
Septumluxationen bei Neugeborenen können sich zurückbilden. $2/3$ aller Erwachsenen haben Deviationen verschiedener Ausprägung.

**Ätiologie und Pathogenese**
Die Ursache für Septumdeviationen kann wachstumsbedingt durch den engen Knochenrahmen zwischen Gaumen und vorderer Schädelbasis, aber auch traumatischen Ursprungs sein *(Abb. 39)*.

Das Knorpelwachstum ist für die Entwicklung der knöchernen Nase verantwortlich. Knorpelverletzungen bei Kindern können daher zu komplexen Wachstumsstörungen führen (Binder-Syndrom, *Tab. 26*).

---

*Diagnostik.* In der Lippen- und Mundschleimhaut, zum Teil auch in der Gesichtshaut liegen knopfförmige, dunkelrote Gefäßerweiterungen. Endonasale Herde können mit Hilfe des Endoskopes lokalisiert werden. Pathologische Gefäße können auch in der Schleimhaut des Magen-Darm-Traktes vorkommen. Die Kombination mit arteriovenösen Fisteln der Lunge und intrakraniellen Gefäßmißbildungen ist möglich.

*Therapie.* Obwohl es sich um eine Mißbildung von systemischem Charakter handelt, sind es häufig allein die Herde der Nasenschleimhaut, die zu rezidivierenden Blutungen führen. Ihre Behandlung ist problematisch, wobei vor allem die Laserbehandlung (Argon-Laser, Neodym-YAG-Laser, Farbstoff-Laser) und die operative Resektion der befallenen Schleimhaut mit Haut- oder Schleimhautersatz (Saunders-Plastik) vorgenommen werden.

*Prognose.* Die Krankheit ist nicht heilbar, vielmehr treten auch nach Behandlung oft noch ausgedehntere Rezidive auf. Mit einer Progredienz durch Zunahme der Zahl der Gefäßektasien ist zu rechnen, wobei auch ein letaler Ausgang (Herzinsuffizienz durch Anämie und a.-v-Fisteln) möglich ist.

## 6.2 Deformitäten der inneren Nase

### 6.2.1 Septumdeviation

> **Definition.** Wachstums- oder traumabedingte Abweichungen der Nasenscheidewand aus der Median-Sagittal-Ebene.

*Epidemiologie.* Bei Neugeborenen findet sich häufig eine seitliche Luxation des Septumknorpels, die sich in der Regel im weiteren Verlauf des Wachstums zurückbildet. Bei $2/3$ der Erwachsenen liegen Septumdeviationen verschiedener Ausprägung vor.

*Ätiologie und Pathogenese.* Mehr oder minder ausgeprägte Abweichungen der Nasenscheidewand sind nahezu immer anzutreffen. Wachstumsbedingt entstehen sie an den Grenzen (Suturen) zwischen Nasenscheidewandknorpel, Vomer und Lamina perpendicularis durch die Enge des Knochenrahmens zwischen Nasenboden und vorderer Schädelbasis. Traumen wiederum führen zu Knorpelfrakturen mit horizontalen und vertikalen Knickbildungen *(Abbildung 39)*, wodurch auch die freie untere Knorpelkante der Nasenscheidewand in ein Nasenloch verlagert sein kann (Luxation), *(siehe Abbildung 3b, Seite 241)*. Da der Knorpel das Wachstum der knöchernen Nase bestimmt, führen Knorpelverletzungen in der Kindheit oft nicht nur zu Wachstumsstörungen der knorpeligen, sondern auch der knöchernen Nase (Binder-Syndrom, *Tabelle 26*).

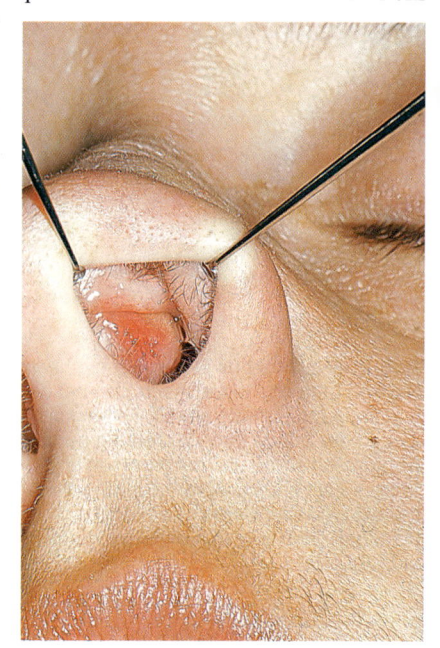

**Abb. 39: Septumquerstand:** Als Folge eines länger zurückliegenden Traumas ist der Nasenscheidewandknorpel frakturiert und verlegt den linken Naseneingang und die dort befindliche Nasenklappe.

## 6.2.1 Septumdeviation

***Klinik.*** Leitsymptom einer relevanten Septumdeviation ist die ein- oder beidseitig behinderte Nasenatmung. Durch die Belüftungsstörung können Erkrankungen in den »nachgeschalteten« Organsystemen entstehen:

> ***Merke.*** Sekundär können durch Septumdeviationen chronische Entzündungen des Nasennebenhöhlensystems, der Rachen- und Kehlkopf-, sogar der Bronchialschleimhäute oder auch des Ohres (über die Eustachische Röhre) entstehen.

***Diagnostik.*** Die Diagnose wird zum einen von außen durch Anheben der Nasenspitze (Septumluxation), zum anderen endonasal durch die Rhinoskopie und Endoskopie vor und nach Abschwellung der Nasenschleimhäute gestellt *(siehe Abbildung 40)*. Dabei ist auf gleichzeitige Formveränderungen der Nasenmuscheln *(siehe Kapitel 6.2.4, S. 316)* zu achten. Diese Untersuchung kann ergänzt werden durch eine orientierende NNH-Röntgenaufnahme bei Verdacht auf Begleitentzündungen der Nasennebenhöhlen, bzw. durch die Rhinomanometrie und akustische Rhinometrie.

**Klinik**
Leitsymptom ist die ein- oder beidseitig behinderte Nasenatmung.

◀ **Merke**

**Diagnostik**
Durch Inspektion des Naseneinganges sowie durch Rhinoskopie (Endoskopie) werden Ausmaß und Lokalisation der Deviationen festgestellt (s. Abb. 40). Ergänzende Untersuchungen sind die Röntgenaufnahmen der NNH sowie Rhinomanometrie und akustische Rhinomanometrie.

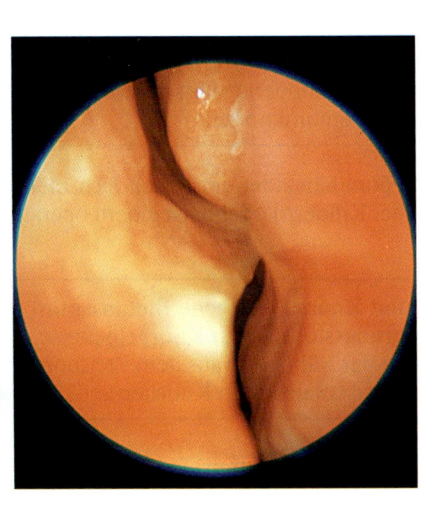

**Abb. 40: Septumdeviation:** Im endoskopischen Bild der linken Nasenhöhle ist eine scharfkantige Leiste der Nasenscheidewand erkennbar, die sich in die laterale Nasenwand einspießt.

Wird zunächst keine relevante Seitenabweichung der Nasenscheidewand bei subjektiv behinderter Nasenatmung gefunden, sollte besonders sorgfältig auf Minimalabweichungen im Bereich der Nasenklappe *(siehe Abb. 3)* geachtet werden.

Auf Minimalabweichungen im Bereich der Nasenklappe ist zu achten.

***Therapie.*** Die Deformitäten werden durch eine plastische Septumkorrektur beseitigt. Hierzu wird über einen Schnitt im Naseneingang die Nasenschleimhaut von den knorpelig-knöchernen Strukturen abgelöst (»getunnelt«), diese durch Knorpel- und Knocheneinschnitte unterteilt und mobilisiert. Überschüssige Knorpel- und Knochenanteile werden entfernt und nach Begradigung erneut zwischen die Schleimhautblätter replantiert. Fehlender oder zu schwacher Septumknorpel muß rekonstruiert oder ersetzt werden (Ohrknorpel, Rippenknorpel).

**Therapie**
Durch die plastische Septumkorrektur werden die deviierten Anteile entfernt, begradigt und replantiert. Wesentlich ist der Erhalt oder die Rekonstruktion des stützenden Septumknorpelgerüstes.

***Prognose.*** Eine durch eine Septumdeviation hervorgerufene, behinderte Nasenatmung läßt sich durch eine Septumkorrektur mit adäquater Technik verläßlich auf Dauer verbessern.

**Prognose**
Bei atemrelevanten Deviationen wird die Nasenatmung durch eine plastische Septumkorrektur dauerhaft gebessert.

### Rhonchopathie und Schlaf-Apnoe-Syndrom

Die durch eine Septumdeviation verursachte Nasenatmungsbehinderung kann in bestimmten Fällen zu einer **Rhonchopathie** führen. Man versteht darunter Schlaf-Atemstörungen, die mit Schnarchgeräuschen verbunden sind. Ursache ist ein Kollaps der Pharynxwände zwischen weichem Gaumen und Zungengrund

**Rhonchopathie und Schlaf-Apnoe-Syndrom**
Rhonchopathien sind Schlaf-Atemstörungen mit Schnarchgeräuschen. Ursache ist ein Kollaps der Pharynxwände bei der Inspiration.

Schlafstörungen mit Atempausen werden als **o**bstruktives **S**chlaf-**A**pnoesyndrom (**OSAS**) bezeichnet. Mögliche Ursachen sind u. a.: Störung der Nasenatmung, Übergewicht, Pharynxengen oder Formstörungen des Unterkiefers. Folgen können z. B. Herz-Kreislaufstörungen oder Leistungsminderung sein. Die Diagnose erfolgt im Schlaflabor. Als Therapie kann eine operative Pharynxraffung (UPPP) oder eine nächtliche Überdruckbeatmung (CPAP) vorgenommen werden.

Zum OSAS siehe auch *Kap. 7.*

durch den inspiratorischen Unterdruck. Gehen diese mit obstruktiven Apnoen (»Atemaussetzern«) einher, spricht man von einem **o**bstruktiven **S**chlaf-**A**pnoe-**S**yndrom (**OSAS**). Neben der behinderten Nasenatmung gibt es weitere fördernde Ursachen: Übergewicht (»Pickwick-Syndrom«), Alkoholgenuß, pharyngeale Einengung durch Tonsillen- oder Zungengrundhyperplasie bzw. Retro- und Mikrognathie. Schwere OSAS-Formen können zu Herz-Kreislauf-Erkrankungen (z. B. Hypertonie) oder einem Abbau des Leistungsvermögens (Tagesmüdigkeit) führen. Die Diagnostik erfolgt im Schlaflabor durch nächtliche Registrierung von Atmung, $O_2$-Gehalt des Blutes (Pulsoxymetrie), Herzfrequenz, Körperlage und Schnarchgeräusch (Polysomnographie). Die Therapie bei klinisch relevanten Rhonchopathien zielt auf die Beseitigung auslösender Ursachen: Reduktion des Übergewichtes; Beseitigung von Atemwegshindernissen (Septumkorrektur, Verkleinerung der Nasenmuscheln, Straffung des Gaumensegels durch UPPP = **U**vulo-**P**alato-**P**haryngo-**P**lastik). In lebensbedrohlichen Fällen kann sogar eine Tracheostomie erforderlich sein. Eine konservative Therapie stellt die nächtliche nasale Überdruckbeatmung mit einer Atemmaske dar (CPAP = **c**ontinuous **p**ositive **a**irway **p**ressure). Zum OSAS *siehe auch Kapitel 7.*

### 6.2.2 Septumhämatom, Septumabszeß

**Definition** ▶

> *Definition.* Blut- oder Eiteransammlung subperichondral unter der Schleimhaut mit möglicher Zerstörung des Septumknorpels.

**Ätiologie und Pathogenese**
Das Septumhämatom entsteht nach Trauma oder Operation.

*Ätiologie und Pathogenese.* Das Septumhämatom entwickelt sich meist nach einem stumpfen Nasentrauma (v. a. bei Kindern) oder nach einem operativen Eingriff an der Nasenscheidewand.

**Merke** ▶

> *Merke.* Die zwischen Perichondrium und Knorpel gelegene Blutansammlung führt unbehandelt, über eine Ernährungsstörung, zur Knorpelnekrose, da der gefäßlose Knorpel auf die Diffusion der Nährstoffe aus dem Perichondrium angewiesen ist (im Gegensatz zum vaskularisierten Knochen).

Durch sekundäre Infektion eines Hämatoms oder aus der Nachbarschaft primär übergeleitet kann ein **Septumabszeß** entstehen.

Der **Septumabszeß** ist meist Folge einer sekundären Infektion eines unbehandelten Septumhämatoms, kann jedoch auch aus Entzündungen der Nachbarschaft entstehen (Zahnwurzelentzündung, Furunkel). Die häufigsten Erreger sind Staphylokokken und Streptokokken.

**Klinik**
Leitsymptom ist die behinderte Nasenatmung. Ggf. Schwellung des Nasenrückens und Fieber.

*Klinik.* Leitsymptom ist die behinderte Nasenatmung. Vor allem bei Kindern fällt die Mundatmung nach Sturz auf die Nase auf. Der Nasenrücken ist geschwollen, unter Umständen kann auch Fieber auftreten (Abszeß!).

**Diagnostik**
Ein Septumhämatom wird durch Inspektion, Palpation und ggf. Punktion diagnostiziert.

*Diagnostik.* Ein Blick in den Naseneingang kann bereits die kissenartige Auftreibung der Septumschleimhaut erkennen lassen. Im Gegensatz zu frakturbedingten Knorpeldislokationen lassen sich diese Schwellungen mit einem Watteträger eindrücken. Im Zweifel kann eine Probepunktion durchgeführt werden.

**Therapie**
Operative Revision innerhalb von 24 Stunden. Rezidivprophylaxe durch Kompression.

*Therapie.* Innerhalb von 24 Stunden muß eine operative Revision der Nasenscheidewand erfolgen. Der Zugang entspricht einer Nasenscheidewandoperation. Das Hämatom oder der Abszeß, der sich unter der Schleimhaut angesammelt hat, wird entleert und die Wundhöhle mit einer Antibiotikumlösung ausgespült. Zur Vermeidung einer erneuten Sekretansammlung werden die beiden Septumschleimhaut-Blätter durch Kunststoffolien aneinandergedrückt, welche links und rechts in die Nasenhöhle eingelegt und mit Durchstichnähten gegeneinander fixiert werden.

**Merke** ▶

> *Merke.* Ist es bereits zu einer Knorpeleinschmelzung gekommen, wird eine Sofortrekonstruktion mit konserviertem oder eigenem Knorpel durchgeführt. Fremdknorpel kann zu einem späteren Zeitpunkt durch autogenen (körpereigenen) Knorpel ersetzt werden.

6.2.3 Septumperforation

**Prognose.** Ein unbehandeltes Septumhämatom führt ebenso wie ein Septumabszeß zu einer ausgeprägten Sattelnase *(siehe Abbildung 41a, b)*, die wegen der gleichzeitigen Weichteilschrumpfung später nur unvollkommen rekonstruiert werden kann.

**Prognose**
Ein unbehandeltes Septumhämatom oder ein Abszeß führen zur Einschmelzung des Septumknorpels und zur Ausbildung einer Sattel-Schrumpf-Nase *(s. Abb. 41a, b).*

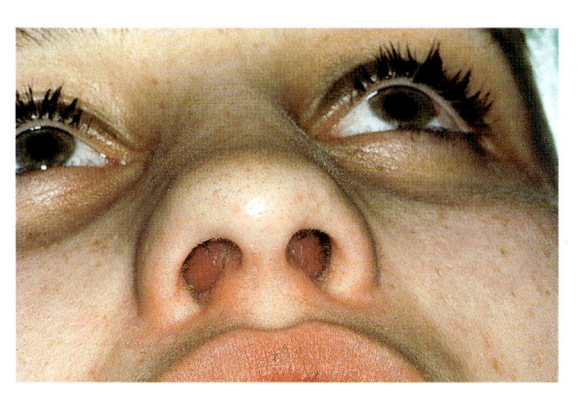

**Abb. 41a und b: Septumabszeß:** Nach einem stumpfen Nasentrauma ohne knöcherne Fraktur ist eine beidseitige Auftreibung der Nasenschleimhaut im Naseneingang erkennbar, welche die Nasenatmung unmöglich macht **(a)**. Ohne operative Korrektur kommt es zur Knorpelzerstörung und Ausbildung einer kompletten Sattelnase, mit Minderwachstum des Mittelgesichtes. Einen derartigen Folgezustand zeigt das Bild daneben **(b)**.

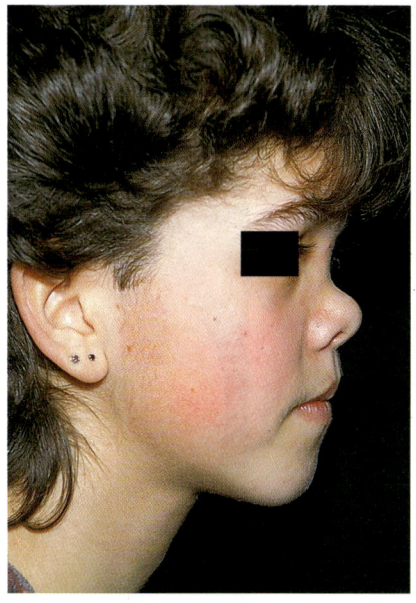

## 6.2.3 Septumperforation

**Definition.** Bleibender, durchgehender Defekt der Nasenscheidewand unterschiedlicher Ätiologie.

◀ **Definition**

**Ätiologie und Pathogenese.** Häufigste Ursache sind vorausgegangene Eingriffe an der Nasenscheidewand wie Septumkorrekturen oder Ätzbehandlungen der Schleimhaut wegen Nasenblutens. Daneben kommen unter anderem Traumen, Systemerkrankungen (z. B. Wegener-Granulomatose, Lues), chemische Noxen wie Kokain und Industriestaub sowie digitale Manipulationen in Frage. In einer Reihe von Fällen bleibt die Ätiologie unklar.

**Ätiologie und Pathogenese**
Häufigste Ursache für Septumperforationen sind Operationen, Ätzbehandlungen, Systemerkrankungen, chemische Noxen und digitale Manipulationen.

**Klinik.** Je nach Lage und Ausdehnung können perforationstypische Symptome auftreten:

**Klinik**
Die Perforation führt zu charakteristischen Symptomen.

**Merke.** Perforationstypische Symptome sind behinderte Nasenatmung durch erhöhten Atemwiderstand in Folge der Wirbelbildung, Pfeifgeräusch beim Atmen, Krustenbildung an den Perforationsrändern, Stirnkopfschmerz und Nasenbluten.

◀ **Merke**

**Diagnostik.** Die Diagnose wird durch Rhinoskopie und Endoskopie gestellt. Bei unklarer Genese sollte eine Probebiopsie aus dem Perforationsrand entnommen werden. Besteht der Verdacht auf eine Wegener-Granulomatose, können serologisch antizytoplasmatische Antikörper (ACPA) bestimmt werden.

**Diagnostik**
Sie erfolgt durch Rhinoskopie, bei unklarer Genese durch Biopsie und Serologie.

**Therapie.** Bei relevanten Symptomen ist ein operativer Verschluß anzustreben. Der Eingriff ist technisch schwierig, wobei Schleimhaut des Restseptums oder des Nasenbodens durch geeignete Einschnitte mobilisiert, über den Defekt verschoben und durch Nähte fixiert wird *(siehe Abbildung 42a, b).*

**Therapie**
Bei relevanten Symptomen erfolgt ein operativer Verschluß, in der Regel durch Schleimhautverschiebung aus der Nachbarschaft *(s. Abb. 42a, b).*

**Der klinische Fall: Septumperforation.**
Drei Monate nach einem operativen Eingriff an der Nasenscheidewand bemerkte eine Patientin eine zunehmende Verkrustung in der Nase, eine behinderte Nasenatmung sowie gelegentliches Nasenbluten. Schmerzen über der Nasenwurzel führte sie auf eine gewisse »Wetterfühligkeit« zurück. Die Nasenendoskopie **(a)** zeigte eine große Septumperforation mit einem entzündeten, verkrusteten und blutig tingierten dorsalen Perforationsrand **(*)**. Durch die Perforation waren auch die Nasenmuscheln der Gegenseite zu erkennen **(untere Muschel\*\*)**. Die Perforation wurde durch eine einseitige Verschiebung der angrenzenden Schleimhaut verschlossen **(b)**. Krusten in der Nase sowie Kopfschmerzen traten nach Einheilung der Schleimhaut nicht mehr auf.

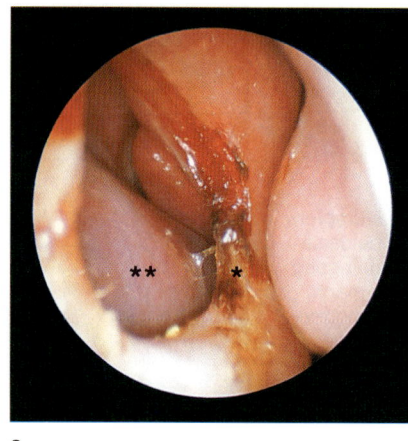

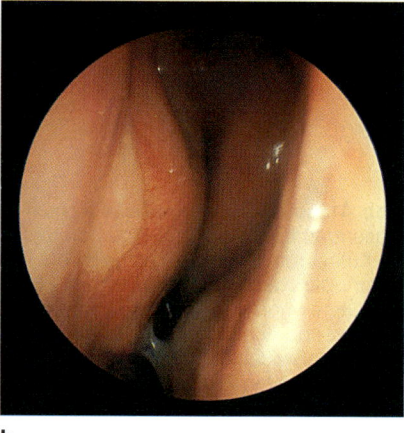

**Abb. 42 a, b: Nasenseptumperforation** vor **(a)** und nach operativem Verschluß **(b)**.

> **Merke.** Voraussetzung für den dauerhaften Perforationsverschluß ist vor allem die Ausschaltung von Noxen (z.B. Kokain) oder die Behandlung einer eventuell zugrundeliegenden Systemerkrankung.

### Prognose

Manipulationen durch den Patienten und stark atrophische Schleimhäute begünstigen Rezidive.

*Prognose.* Bei sehr atrophischen Schleimhäuten, Verkrustungen und fortgesetzten Manipulationen durch den Patienten ist mit Perforationsrezidiven, trotz zunächst erfolgreichem operativen Verschluß, zu rechnen.

### 6.2.4 Nasenmuscheldeformitäten

Vergrößerungen der Nasenmuscheln gehen mit einer Atembehinderung einher. Die **untere** Nasenmuschel kann durch eine Allergie, eine vegetative Fehlsteuerung oder auch durch übermäßigen Nasentropfengebrauch (Privinismus) vergrößert sein. In diesen Fällen kann ihr Volumen operativ reduziert werden.

Sie haben Auswirkung auf die Nasenatmung und gegebenenfalls auf die Belüftung der Nasennebenhöhlen. So können die **unteren** Muscheln vergrößert und nach medial verlagert sein. Daneben kommen allergische Erkrankungen und vegetative Fehlsteuerungen (vasomotorische Rhinitis, hyperreflektorische Rhinopathie, »Nasentropfenmißbrauch«) in Frage. Bei relevanter Symptomatik werden die unteren Muscheln operativ verkleinert (sog. Muschelstichkaustik).

> **Merke.** Die Muschelhypertrophie ist vor allem bei regelmäßiger Anwendung abschwellender Nasentropfen (Privinismus, *siehe Kapitel 6.4.2, S. 331*) sehr ausgeprägt.

Die **mittlere** Nasenmuschel ist gelegentlich durch eine lufthaltige Zelle aufgetrieben *(s. Abb. 43)*.

Häufigste Formstörung der **mittleren** Nasenmuscheln ist ihre Expansion durch eine pneumatisierte Zelle im Muschelinneren (Concha bullosa). Diese tritt vor allem zusammen mit einer konkaven Septumverbiegung auf *(siehe Abbildung 43)*. Die operative Geradestellung der Nasenscheidewand gelingt nur dann, wenn die vergrößerte mittlere Muschel vorher teilreseziert wurde.

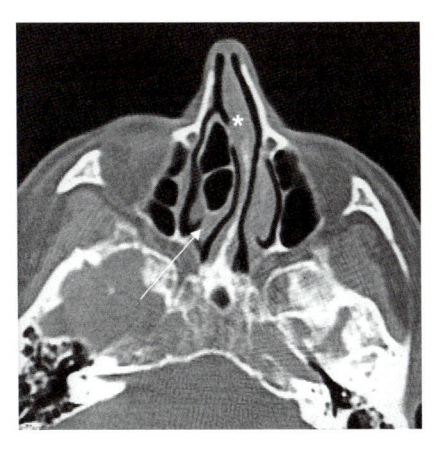

**Abb. 43: Pneumatisierte mittlere Nasenmuschel:** Im horizontalen Hochauflösungscomputertomogramm ist eine verdickte mittlere Muschel links erkennbar (→). Die luftgefüllte Zelle ist durch eine quere Knochenwand unterteilt. Die mittlere Muschel nimmt den Raum ein, der durch eine bogenförmige Verbiegung der Nasenscheidewand (*) entstanden ist.

## 6.3 Akute und chronische Entzündungen

### 6.3.1 Unspezifische akute Rhinosinusitis

Akute Rhinitis, Schnupfen, »Common cold«

> **Definition.** Sehr häufige, viral bedingte und in Stadien verlaufende Schleimhauterkrankung der oberen Luftwege.

**Ätiologie und Pathogenese.** Verschiedene Viren, vor allem Rhino- und Koronaviren, können in die Schleimhaut eindringen und eine Schnupfenerkrankung auslösen, wenn weitere disponierende Faktoren, wie z.B. allgemeine Abwehrschwäche oder schädliche Zivilisationseinflüsse (z.B. trockene Heizungsluft), vorliegen. Die Übertragung erfolgt meist durch den direkten Kontakt von Hand zu Nase, seltener durch Tröpfchen.

**Klinik.** Nach einer Inkubationszeit von wenigen Tagen kommt es zum **trockenen Vorstadium** (Niesreiz, Schleimhautbrennen und Wundgefühl). Daneben besteht ein allgemeines Krankheitsgefühl mit Abgeschlagenheit und Kopfschmerzen. Das Vorstadium geht innerhalb von wenigen Stunden in das **katarrhalische Stadium** über, das gekennzeichnet ist durch eine wäßrige Nasensekretion, verstopfte Nase und Rötung des Naseneingangs. Bei unkompliziertem Verlauf klingen die Symptome meist innerhalb einer Woche ab.

Auch eine Ausweitung mit Übergreifen auf die Nasennebenhöhlen (Sinusitis, häufig, wenn nicht sogar obligatorisch), auf die Ohren (Otitis media) und die tieferen Atemwege (Tracheitis, Bronchitis, Asthmaauslösung) ist möglich.

> **Merke.** Das Krankheitsbild kann durch eine bakterielle Superinfektion mit eitriger Nasensekretion gekennzeichnet sein, die Heilung verläuft dann verzögert.

**Diagnostik.** Sie beruht auf den charakteristischen Symptomen wie Niesen, Nasenatmungsbehinderung, »Schleimhautbrennen«, wässerigem Nasensekret sowie den Allgemeinsymptomen Fieber und Abgeschlagenheit. Der rhinoskopische Befund ist durch eine starke Rötung der Nasenschleimhäute gekennzeichnet. Eine Röntgenaufnahme der Nasennebenhöhlen ist nicht obligatorisch, da bei den meisten Patienten mit einer Schnupfenerkrankung röntgenologische Zeichen von Schleimhautschwellung oder Sekret in den Kieferhöhlen zu erwarten sind.

**Differentialdiagnose.** Bei klarer, einseitiger Nasensekretion ist an eine Rhinoliquorrhö (vor allem nach Trauma) oder bei Kleinkindern an einen Nasenfremdkörper zu denken.

### Therapie

> **Merke.** Eine spezifische Therapie gegen diese virale Entzündung gibt es nicht.

Es verbleibt lediglich eine symptomatische Therapie durch Schleimhautabschwellung, Inhalationen und Mukolytika. Ein Antibiotikum ist nur bei bakterieller Superinfektion und erheblich protrahiertem Verlauf, bzw. bei drohenden Komplikationen *(Kapitel 6.5),* sinnvoll.

## Akute Sinusitis

> **Definition.** Akute Entzündung einer oder mehrerer Nasennebenhöhlen meist rhinogener Genese.

**Ätiologie und Pathogenese.** Bei einer akuten Entzündung der Nasenschleimhäute (akute Rhinitis) sind die Nasennebenhöhlen in mehr oder minder ausgeprägter Form mitbeteiligt. Disponierende Faktoren können Engstellen, z. B. durch Septumdeviationen, Muschelhyperplasien, eine große Rachenmandel oder anatomische Varianten im Siebbeinzellsystem sein.

> **Merke.** Schlüsselregion ist das vordere Siebbein (Infundibulum ethmoidale), welches der Stirnhöhle (Ductus nasofrontalis über Recessus frontalis) und der Kieferhöhle (Hiatus semilunaris zwischen Processus uncinatus und Bulla ethmoidalis) vorgeschaltet ist *(siehe Kapitel 1.3).*

Seltener sind das hintere Siebbein und die Keilbeinhöhle betroffen, die ein eigenes Ventilations- und Drainagesystem besitzen, dadurch aber auch isoliert erkranken können.

Eitrige Infektionen können durch eine bakterielle Superinfektion (ganz überwiegend Haemophilus influenzae, Streptococcus pneumoniae, Moracella catarrhalis) bedingt sein. Seltener entstehen klinisch relevante, akute Nasennebenhöhlenentzündungen nach nasaler Intubation oder bei nasal liegender Magensonde (nosokomiale Infektion).

Neben dem rhinogenen Entstehungsweg können Entzündungen auch vom Zahnapparat des Oberkiefers übergreifen. Am häufigsten findet man eine dentogene Sinusitis bei apikaler Parodontitis (Entzündung im Bereich der Wurzelspitze) oder bei Oberkieferzysten (radikuläre oder follikuläre Kieferzysten).

**Histomorphologie.** Durch den Verschluß des Ostiums einer Nasennebenhöhle (Siebbeinzelle, Kieferhöhle oder Stirnhöhle, aber auch Keilbeinhöhle) kommt es zu einem Schleimhautödem, evtl. auch zu einer Zerstörung des Flimmerepithels, dessen Regeneration bis zu acht Wochen dauern kann. Die verbliebene Zilientätigkeit wird durch das viskose Sekret behindert. Außerdem treten Epithelmetaplasien, Granulationen und umschriebene Ödeme (»Polypen«) auf.

**Klinik.** Leitsymptom der akuten Sinusitis ist der **Kopfschmerz**, der je nach befallener Nasennebenhöhle verschieden lokalisiert sein kann *(siehe Seite 357).* Besonders ausgeprägt ist die Schmerzsymptomatik, wenn bereits eine Eiteransammlung in der Nasennebenhöhle vorliegt (Kieferhöhlen- oder Stirnhöhlenempyem, *Abbildung 44a, b).*

## 6.3.1 Unspezifische akute Rhinosinusitis

**Der klinische Fall: Akute Sinusitis.** Im Rahmen eines gewöhnlichen »Schnupfens« war es bei einem Patienten zu starken »klopfenden« Schmerzen hinter dem rechten Auge, über der Stirnmitte und der rechten Wange gekommen. Beim Bücken wurden diese Schmerzen unerträglich. Endoskopisch war eine Eiterstraße im mittleren Nasengang rechts zu erkennen *(Abbildung 44b*)*. Eine Übersichtsaufnahme der Nasennebenhöhlen ergab einen Sekretspiegel in der rechten Kiefer- und Stirnhöhle *(Abbildung 44a*)*. Anamnese, Beschwerden und Befund führten zu der **Diagnose: akute Rhinosinusitis mit Kieferhöhlen- und Stirnhöhlenempyem rechts.**

**Die Therapie war konservativ: »Hohe Einlagen« von Watte mit abschwellenden Nasentropfen in** den mittleren Nasengang, Antibiose mit einem Cephalosporinpräparat und Analgetika. Unter stationärer Überwachung wegen der Gefahr des Fortschreitens der Entzündung wurde der Patient innerhalb von drei Tagen beschwerdefrei, ein operativer Eingriff war nicht erforderlich. Nach vier Wochen zeigte eine Röntgenkontrollaufnahme lufthaltige Nasennebenhöhlen.

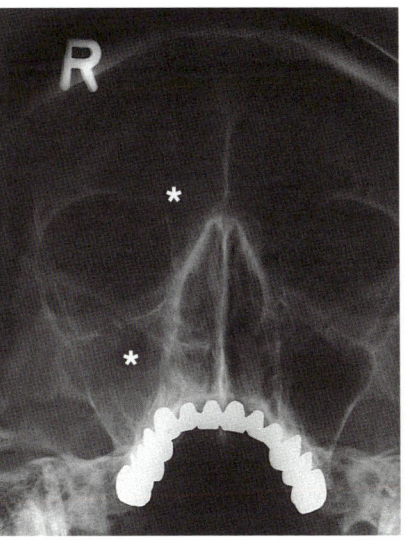

**Abb. 44a, b: Akute Sinusitis** mit Nasennebenhöhlenempyem **(a)** und endoskopisch nachgewiesenem Eiteraustritt zwischen unterer und mittlerer Nasenmuschel **(b)**.

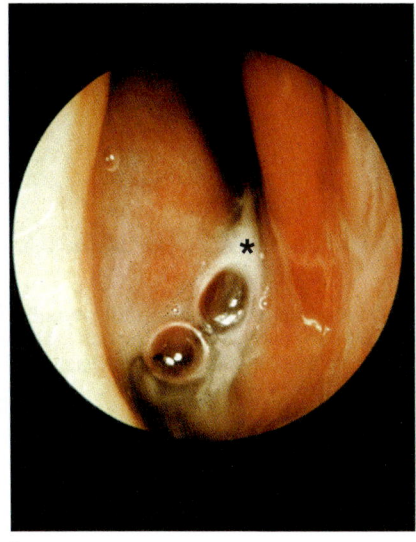

Der Schmerz wird bei Kieferhöhlen- und Stirnhöhlenentzündungen in der Regel auf die Stirnregion projiziert und verstärkt sich beim Bücken. Die Austrittspunkte des N. supraorbitalis und infraorbitalis sind druckschmerzhaft. Außerdem besteht eine Klopfempfindlichkeit des Knochens über der betroffenen Nebenhöhle. Bei der seltenen, auch isoliert vorkommenden, akuten Sinusitis sphenoidalis *(Abbildung 45)* erfolgt die Schmerzprojektion typischerweise in den Hinterkopfbereich.

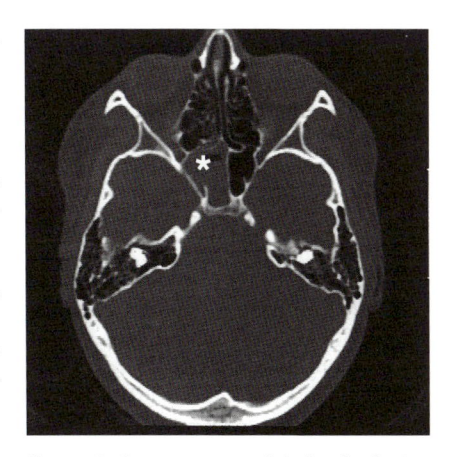

**Abb. 45: akute Sphenoiditis:** Isolierte akute Entzündungen der Keilbeinhöhlen sind durch Schmerzen im Hinterkopfbereich gekennzeichnet. Das horizontale Computertomogramm zeigt eine isolierte Entzündung der linken Keilbeinhöhle **(*)** bei völlig regelrechten Verhältnissen der Pneumatisation von Nase und Ohr.

Schmerzverstärkung beim Bücken, v. a. im Stirnbereich. Druckschmerz über den Nervenaustrittspunkten von N. supraorbitalis (V1) und N. infraorbitalis (V2). Hinterkopfschmerz bei Sphenoiditis.

## Diagnostik

**Diagnostik.** Sie erfolgt durch **Rhino-** und **Endoskopie** sowie durch **bildgebende** Verfahren. Durch Inspektion kann neben den akut entzündlichen Veränderungen der Schleimhaut (hochrot, ödematös) typischerweise eine Eiterstraße im mittleren Nasengang erkannt werden, wenn vorderes Siebbein, Kieferhöhle oder Stirnhöhle betroffen sind. Die Röntgenaufnahme der Nasennebenhöhlen (okzipito-nasal) zeigt die Verschattung von Stirn- oder Kieferhöhle, gegebenenfalls auch einen Sekretspiegel bei Empyemen. Die Flüssigkeitsansammlung in Kiefer- und Stirnhöhle kann auch sonographisch nachgewiesen werden. Schwellungen der Kieferhöhlenschleimhaut sind auch auf MRT-Aufnahmen erkennbar *(siehe Abbildung 46a, b)*

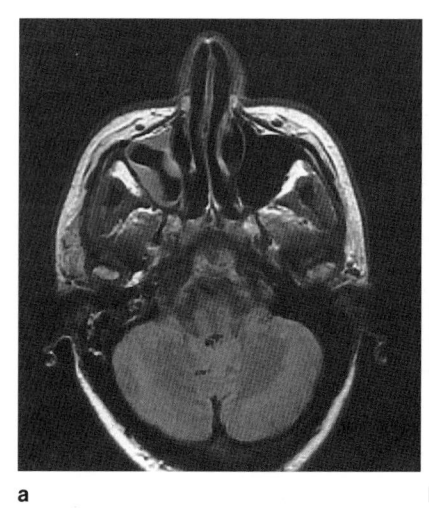

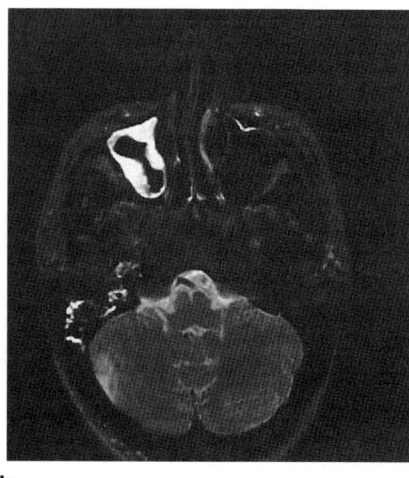

**Abb. 46a und b: akute Sinusitis maxillaris im MRT:** Die Schleimhaut der linken Kieferhöhle **(a)** ist verdickt, wobei das kräftige Signal im $T_2$-gewichteten Bild **(b)** auf Protonen-(=Wasser-)Reichtum hinweist.

Bei akuten Entzündungen ohne drohende Komplikation ist eine weitergehende Diagnostik (z. B. Computertomographie oder Antroskopie) in der Regel nicht erforderlich.

## Therapie

**Therapie.** Eine eitrige Entzündung der Nasennebenhöhlen wird primär konservativ behandelt. Hierzu zählen Antibiotika (z. B. Tetracycline), abschwellende Nasentropfen, Mukolytika und gegebenenfalls Analgetika. Eine rasche Schmerzlinderung bei eitriger Kieferhöhlenentzündung kann durch eine Punktion der Kieferhöhle über den unteren Nasengang und Eiteraspiration herbeigeführt werden (»Druckentlastung«). Diese wird jedoch nur in Einzelfällen ausgeführt. Affektionen der Stirnhöhle können gezielt durch in Xylometazolin (z. B. Otriven) getränkte Wattebäusche, temporär in den mittleren Nasengang eingelegt, behandelt werden (»**hohe Einlage**«).

Eine operative Therapie ist bei drohenden Komplikationen (vor allem von der Stirnhöhle ausgehend) und bei wiederholt auftretenden Entzündungen notwendig. Liegt eine dentogene Sinusitis vor, so muß der auslösende Herd durch den Zahnarzt saniert werden.

**Prognose.** Gelingt es durch konservative Maßnahmen nicht, eine akute Sinusitis zur Ausheilung zu bringen, können permanente Schleimhautschwellungen an Engstellen des Nasennebenhöhlensystems zurückbleiben und dann einen chronischen Entzündungsprozeß unterhalten.

### 6.3.2 Chronische Rhinosinusitis

Gemeinsames Merkmal der großen Krankheitsgruppe der chronischen Rhinosinusitis ist das klinische und histologische Bild der Entzündung der respiratorischen Schleimhaut. Diese kann verschiedene Ursachen und Formen (atrophisch

## 6.3.2 Chronische Rhinosinusitis

bis hyperplastisch) aufweisen, permanent vorhanden sein oder rezidivierend auftreten *(Tabelle 13)*.

**Tabelle 13: Chronische Rhinosinusitis**

| infektiöse Rhinitis | atrophische Rhinitis | hyperplastische Rhinitis |
|---|---|---|
| unspezifische Bakterien | Rhinitis atrophicans | Polyposis nasi et sinuum |
| Pilze | Rhinitis sicca anterior | |
| spezifische Erreger | | |

### Infektiöse Rhinosinusitis

***Ätiologie und Pathogenese.*** Bei **bakteriellen** Entzündungen besteht in der Regel eine Mischinfektion von grampositiven (Staphylococcus aureus, Pneumokokken), gramnegativen (Haemophilus influenzae, Proteus mirabilis, Pseudomonas aeruginosa) und anaeroben Bakterien. Ursächlich kommen anatomisch bedingte Engstellen, Schleimhautschäden (z. B. berufliche Noxen, Allergien) oder auch dentogene Herde in Frage.

> **Merke.** Chronische **Pilzinfektionen** der Nasennebenhöhlen spielen eine besondere Rolle, da sie leichter zu Komplikationen führen (z. B. durch Mykotoxine).

Am häufigsten werden Aspergillus fumigatus oder Candida albicans, selten Mukormykosen gefunden. **Aspergillus** kann in vorgeschädigte Schleimhaut eindringen und Pilzkonkremente bilden, da er im Hohlraum der Nasennebenhöhle, vor allem der Kieferhöhle, ideale Wachstumsbedingungen vorfindet (Nährstoffe aus pathologischem Sekret, anaerobe Verhältnisse bei Ostienverschluß). Der Soor (**Candidamykose**) der Nasennebenhöhlen weist auf eine prädisponierende oder auslösende Grundkrankheit hin, welche abgeklärt werden muß (Diabetes mellitus, Malignome, AIDS). **Mukormykosen** können bei Abwehrschwäche besonders invasiv und aggressiv verlaufen und große Teile des Gesichtsschädels zerstören *(siehe Kapitel 5.3.3)*.

**Spezifische Erreger** wurden bereits in *Kapitel 5.3.2* beschrieben. In erster Linie kommen spezifische Schleimhautentzündungen im Rahmen einer Tuberkulose und Lues in Frage.

***Histomorphologie.*** Bei unspezifischen, bakteriellen Entzündungen kann das respiratorische Epithel alle Übergänge zwischen einem normalen Flimmerepithel, einem schleimdrüsenreichen Epithel, einer polypösen Umstrukturierung mit ödematösem Stroma bis zu atrophischen Veränderungen mit Umwandlung zu einem verhornenden Plattenepithel aufweisen.

Eine histologische Besonderheit zeigen Aspergillosen: Zwiebelschalenförmiges Pilzwachstum mit Kalksalz- und Schwermetalleinlagerungen (radiologisches Charakteristikum sind strahlendichte, »metallische« Konkremente).

***Klinik.*** Die chronisch unspezifische Rhinosinusitis ist durch einen langanhaltenden **Schwellungszustand** der Schleimhaut mit **Hypersekretion** und **behinderter Nasenatmung** gekennzeichnet. Nachbarschaftssymptome können die Augen bei Abflußbehinderung der Tränenflüssigkeit (Epiphora), Ohren (Tubenventilationsstörungen) und vor allem Larynx, Trachea und Bronchien (Austrocknung) betreffen. Ähnliche Symptome bieten Pilzinfektionen.

***Diagnostik.*** Bei der Inspektion (Rhinoskopie und Endoskopie) finden sich Schleimhautschwellungen vor allem im Bereich des mittleren Nasengangs, bei Pilzen gelegentlich krümelige Massen oder Borken. Röntgenologisch (koronare oder axiale Computertomographie) können Schleimhautschwellungen oder Totalverschattungen überwiegend der Siebbeinzellen (v.a. vorderes Siebbein) nachgewiesen werden *(siehe Abbildung 47)*. Bei **Aspergillose** finden sich typischerweise strahlendichte Konkremente wie Metallsplitter, bei Mukormykose Verschattungen verschiedener Dichte. Eine Differenzierung zwischen unspezifi-

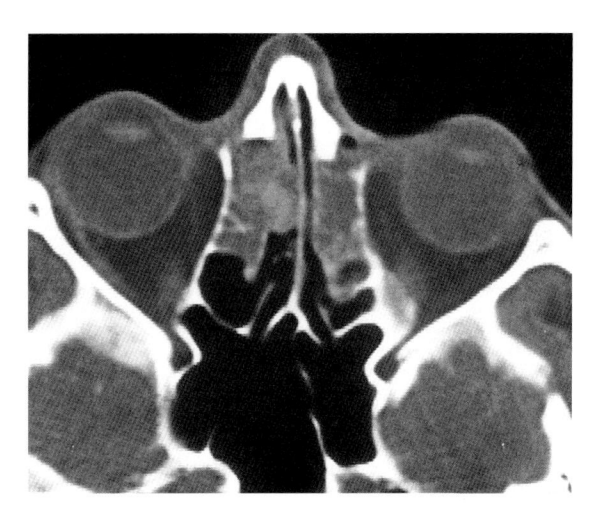

**Abb. 47: Chronische Ethmoiditis:** Das horizontale Computertomogramm deckt eine Verschattung der vorderen Siebbeinzellen beider Seiten auf. Die Verdichtung im linken Siebbein weist auf eine mögliche Pilzinfektion hin.

scher und spezifischer Entzündung bzw. Mykose kann durch einen mikrobiologischen Abstrich erfolgen.

Bei Verdacht auf spezifische Erreger (Mykosen) ist ein **Abstrich** sowie ein **Nativpräparat** sinnvoll.

Bei Verdacht auf eine Pilzinfektion sollte neben dem **Abstrich** in einem geeigneten Transportmedium auch ein **Nativpräparat** (Sekret) zur mikroskopischen Untersuchung und frühzeitigen Diagnosestellung eingesandt werden.

### Therapie
Bei chronischen Entzündungen ist die Operation die Methode der Wahl. Das Prinzip besteht in der Entfernung der irreversibel erkrankten Schleimhaut, der Drainage der befallenen Nasennebenhöhlen sowie ihrer anschließenden Reventilation.

*Therapie.* Bei chronischen Entzündungen ist es in aller Regel erforderlich, die befallenen Nasennebenhöhlen durch einen operativen Eingriff (Teilethmoidektomie, Erweiterung des Kieferhöhlen- und Stirnhöhlenausführungsganges über einen endonasalen Zugang, Keilbeinhöhlenfensterung) zu ventilieren, eventuell unterstützt durch Erweiterungsoperationen im Sinne von Nasenscheidewandkorrektur und Nasenmuschelverkleinerung. Nur irreversibel veränderte Schleimhaut wird geopfert, ansonsten ist maximaler Schleimhauterhalt oberstes Ziel.

### Merke ▶

> **Merke.** Durch die verbesserte Drainage kann pathologisches Sekret abfließen und auch chronisch erkrankte Schleimhaut in einen Normalzustand zurückkehren.

Die Operation erfolgt endonasal mit Endoskop oder Mikroskop. **Radikaloperationen** sind Ausnahmefälle.

Die endonasalen schleimhautschonenden Operationsmethoden, unter Sicht des Mikroskopes oder Endoskopes *(Synopsis 35)*, haben die früheren Standardeingriffe, die durch eine komplette (»radikale«) Schleimhautentfernung gekennzeichnet waren, für diese Indikationen nahezu verdrängt. Typische **Radikaloperationen** sind die transorale Kieferhöhlenoperation nach Caldwell-Luc und die Stirnhöhlenoperation nach Ritter-Jansen mit Wegnahme des Bodens der Stirnhöhle über einen Schnitt unterhalb der Augenbraue.

Bei Mykosen kann lokal oder (selten) systemisch mit Antimykotika nachbehandelt werden.

Bei Mykosen kann die operative Beseitigung der Pilzmassen durch eine postoperative lokale Behandlung der befallenen Nasennebenhöhle mit Imidazolantimykotika oder systemisch unterstützt durch Amphotericin B (bei invasivem Verlauf) erfolgen.

### Prognose
Chronische Entzündungen können sich nach Operation und adäquater Nachbehandlung zurückbilden. Nach radikalen Operationen ergeben sich gelegentlich Dauerbeschwerden oder Komplikationen.

*Prognose.* Gelingt es, eine ausreichende und dauerhafte Nasennebenhöhlenbelüftung durch eine schleimhautschonende Erweiterungsoperation wiederherzustellen, kann sich auch eine chronisch erkrankte Schleimhaut wieder regenerieren. Voraussetzung ist eine konsequente fachärztliche Nachbehandlung der oft ausgedehnten endonasalen Scheimhautwunden. Patienten nach radikalen Schleimhautausräumungen (z. B. Kieferhöhlen-Radikaloperation nach Caldwell-Luc, Stirnhöhlenoperation nach Ritter-Jansen) haben oftmals dauerhafte Schmerzen, Rezidiventzündungen oder entwickeln Mukozelen *(Kapitel 6.5.2)*.

### Merke ▶

> **Merke.** Für den Erfolg einer NNH-Operation ist die Nachbehandlung genauso wichtig wie die Operation selbst.

## Atrophische Rhinitis

> **Definition.** Verlust der schleimbildenden Becherzellen und des Flimmerepithels mit den Folgen der Austrocknung und Verborkung.

**Ätiologie und Pathogenese.** Ein chronischer Entzündungsprozeß oder exogene (Umweltbelastung, mechanische Einflüsse =»bohrender Finger«) und endogene Ursachen (Septumdeviation, operative Nasenmuschelentfernung u. a.) können zur Zerstörung der Mikrostruktur (Zilien, Becherzellen) führen.

**Klinik.** Das Krankheitsbild ist durch trockene Nasenschleimhäute mit Krustenauflagerungen gekennzeichnet. Umschrieben kommt die Erkrankung als **Rhinitis sicca anterior** am unteren Septum vor. Diese Region ist besonders exogenen Einflüssen (Industriedämpfe, Staub, trockene Luft, bohrender Finger) ausgesetzt. Dabei kommt es anfangs leicht zu Nasenbluten, später kann sich aus dem chronischen Entzündungsprozeß eine Knorpelnekrose und eine permanente Septumperforation *(siehe Kapitel 6.2.3)*, entwickeln.

Die eigentliche **Rhinitis atrophicans** (Ozäna, Stinknase) ist, neben der Schleimhautatrophie, durch einen völligen Verlust der Nasenmuscheln gekennzeichnet. Es resultiert eine große Nasenhöhle, die mit grünen, **stinkenden** Borken ausgefüllt ist. Die Ursache ist letztlich ungeklärt, auch wenn spezifische Erreger wie Klebsiella ozaenae oder Coccobacillus foetidus ozaenae nachgewiesen wurden. Die bis vor 30 Jahren relativ häufige Erkrankung ist heute eine Rarität.

**Diagnostik.** Neben der Rhinoskopie zur makroskopischen Beurteilung des Schleimhautaspektes kann die Computertomographie unter Umständen chronische Entzündungsprozesse der Nasennebenhöhlen aufdecken. Die histologische Untersuchung einer Schleimhautbiopsie (untere Nasenmuschel) und die Messung der mukoziliaren Transportleistung (Saccharin-Test, *siehe Kapitel 4.5, Seite 260)* kann das diagnostische Bild abrunden.

**Therapie.** Neben einer konservativen Behandlung (Inhalationen, Spülung der Nasenhöhle mit Salzwasserlösung) kommt auch eine operative Einengung der zu weiten Nasenhöhle durch submuköse Knorpelimplantation in Frage.

## Hyperplastische Rhinosinusitis (Polyposis nasi et sinuum)

> **Definition.** Nasenpolypen sind geschwulstähnliche, umschriebene oder diffuse, ödematöse Bezirke hyperplastischer Schleimhaut und gehen ganz überwiegend vom Siebbein (diffuse Polyposis) oder einer Kieferhöhle (solitärer Choanalpolyp) aus.

**Epidemiologie.** Polypenbildungen können mit bestimmten Grunderkrankungen vergesellschaftet sein.

> **Merke.** 10 % der Patienten mit Nasenpolypen leiden an einer Allergie (wie Gesamtbevölkerung), 20 bis 40 % an Asthma bronchiale oder asthmoider Bronchitis.

Eine Analgetikaintoleranz (Pseudoallergie, *Kapitel 6.4.2, Seite 332)* und eine Mukoviszidose bei Kindern *(Kapitel 6.4.2, Seite 333)* können in bis zu einem Drittel der Fälle mit Nasenpolypen einhergehen.

**Ätiologie und Pathogenese.** Die Ursachen für die Entstehung von Polypen der Nasenschleimhaut sind letztlich ungeklärt. Auf den Zusammenhang mit Grundkrankheiten wie Asthma bronchiale, Allergie, Pseudoallergie und Mukoviszidose wurde bereits hingewiesen. Man geht davon aus, daß es sich bei der Polypenbildung um eine lokalisierte, mediatorenbedingte (Serotonin, Leukotriene, Prostaglandine, Immunglobuline) Schleimhautreaktion in der Lamina propria (Ödem) auf derzeit noch unbekannte Einflüsse handelt.

**Histomorphologie.** Polypen enthalten die gleichen Zellelemente wie die normale Nasenschleimhaut. Die Volumenvergrößerung ist auf das massive **Ödem des Stromas** zurückzuführen, das mit eosinophilen Granulozyten und anderen immunkompetenten Zellen verschieden dicht infiltriert sein kann *(siehe Abbildung 48a, b).*

### Histomorphologie
Ein Polyp unterscheidet sich von normaler Schleimhaut durch das **Stromaödem** mit immunkompetenter Zellinfiltration *(s. Abb. 48a, b).*

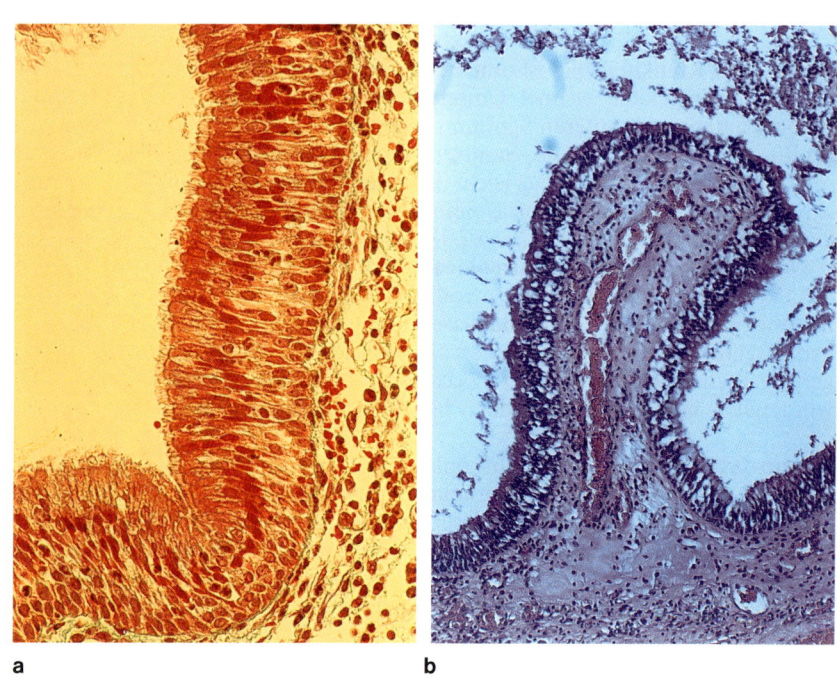

**Abb. 48a und b: Morphologie der Polyposis nasi:** Das histologische Bild zeigt links **(a)** eine normale respiratorische Schleimhaut mit Zilien an der Oberfläche (Färbung nach Goldner). Rechts **(b)** ein breitbasiger Schleimhautpolyp mit einem Ödem des Interstitiums sowie einem zentralen Blutgefäß (HE-Färbung).

### Klinik
Leitsymptome sind die behinderte Nasenatmung, die Nasensekretion und Kopfdruck. Das Riechvermögen ist meist eingeschränkt.

Expansives Wachstum kann die Knochenwände verdrängen.

**Klinik.** Die Symptome sind vom Ausmaß der Verlegung von Nebenhöhlenostien und Nasenhöhle abhängig. Im Vordergrund stehen die behinderte Nasenatmung und die Nasensekretion. Der Nebenhöhlenverschluß kann zu einer Schmerzsymptomatik führen. Das Riechvermögen ist meist eingeschränkt oder aufgehoben.

Ein expansives Polypenwachstum kann zu einer Auftreibung des Nasengerüstes und zu Hypertelorismus, d. h. einer Vergrößerung des Augenabstands, führen (Woakes-Syndrom, *siehe Abbildung 49a und b).*

### Diagnostik
Das typische **endoskopische Bild** zeigt Polypen im mittleren Nasengang, die vom NNH-System ausgehen *(Abb. 51a).*

**Diagnostik.** Ist nicht die gesamte Nasenhöhle bis zum Nasenboden von glasigen, blaßgrauen Polypen verlegt, so zeigt die **Endoskopie** typischerweise Polypen im mittleren Nasengang, lateral der mittleren Muschel *(Abbildung 51a).* Stets ist bei endoskopisch nachgewiesenen Nasenpolypen zu bedenken, daß sie so gut wie immer ihren Ursprung im Nasennebenhöhlensystem haben und somit von einer chronischen Sinusitis auszugehen ist, die eine weitere bildgebende Diagnostik erforderlich macht.

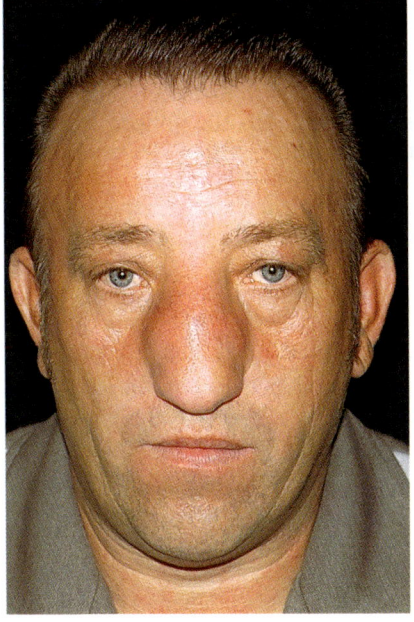

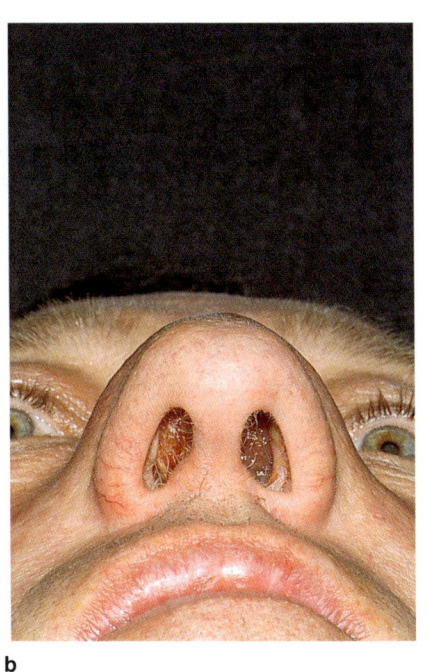

## 6.3.2 Chronische Rhinosinusitis

**Abb. 49a und b: Expansives Polypenwachstum:** ein expansives Polypenwachstum über viele Jahre hat bei diesem Patienten zu einer Auftreibung der knöchernen Nasenpyramide und einer seitlichen Verdrängung der Orbitae geführt hat (sog. Woakes-Syndrom) **(a)**. Die Polypen sind beim Blick von unten bereits in den Naseneingängen zu erkennen **(b)**.

Der **Choanalpolyp** ist eine **eigenständige Erkrankung**. Der Stiel des Polypen entwickelt sich meist an der medialen Kieferhöhlenwand und zieht durch das natürliche Ostium oder akzessorisches Ostium lateral der mittleren Muschel zur Choane, wo der Polyp selbst erhebliche Ausmaße annehmen kann *(siehe Abbildung 50a und b)*.

Endoskopisch wird der dünne Stiel eines Choanalpolypen leicht übersehen, während der Prozeß im Nasenrachenraum einen Tumor vortäuschen kann.

Der **Choanalpolyp** ist eine eigenständige Erkrankung. Sein dünner Stiel reicht von der Kieferhöhle über das Ostium bis in den Nasenrachenraum *(s. Abb. 50a, b)*.

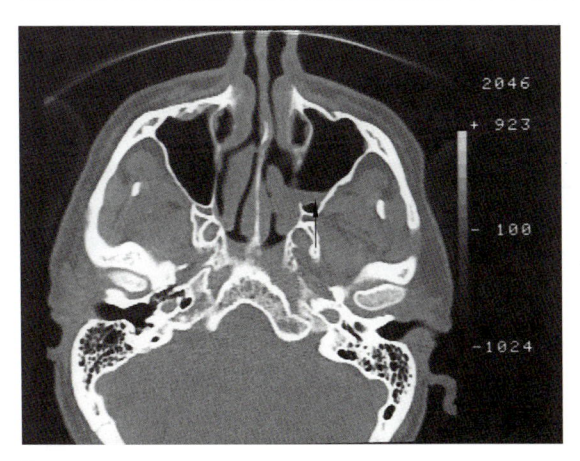

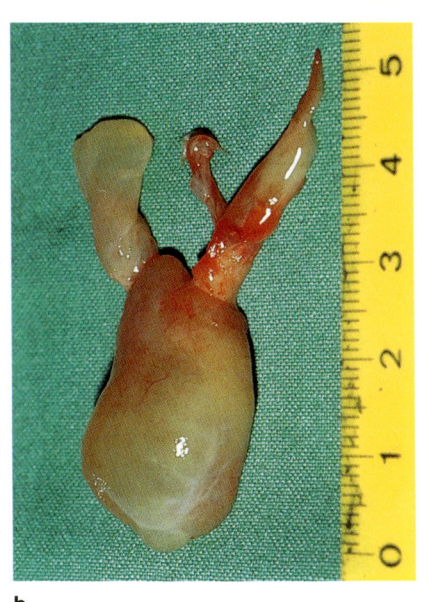

**Abb. 50a und b: Choanalpolyp:** Im horizontalen Computertomogramm **(a)** sind ein Teil des Polypen in der Nasenhöhle sowie vor allem der Stiel zu erkennen, der an der Hinterwand der rechten Kieferhöhle inseriert (→). Rechts das Operationspräparat mit einem etwa 3 cm großen Polypen **(b)**. Choanalpolypen können mitunter noch weit größere Ausmaße annehmen und einen Nasenrachentumor vortäuschen.

Für die weitere Diagnostik der Polyposis nasi und die in der Regel erforderliche Operationsplanung ist eine Computertomographie notwendig *(s. Abbildung 51b)*. Sie zeigt exakt die betroffenen Nasennebenhöhlen, wobei häufig nur das vordere Siebbein, der mittlere Nasengang und die Kieferhöhlen verschattet sind. Bei einer ausgeprägten diffusen Polyposis können auch alle übrigen Nasennebenhöhlen, inklusive Stirnhöhle, hintere Siebbeinzellen und Keilbeinhöhlen, betroffen sein.

Eine CT-Untersuchung ist sowohl zur Festlegung der Ausdehnung der entzündlichen Schleimhautveränderungen als auch zur genauen präoperativen Planung erforderlich.

Stets ist es erforderlich, eventuelle Grundkrankheiten abzuklären (Allergien, Analgetikaintoleranz, Mukoviszidose) und gegebenenfalls zu behandeln. Dies ist vor allem für die Rezidivprophylaxe wichtig.

Grundkrankheiten (Allergien, Mukoviszidose, Analgetikaintoleranz) müssen abgeklärt werden.

### Differentialdiagnose

### Differentialdiagnose

**Merke ▶**

> **Merke.** Bei unilateraler Polyposis ist immer an einen Tumor, vor allem an ein invertiertes Papillom, zu denken.

Bei Kindern ist an Nasenfremdkörper, Meningozelen oder Gliome zu denken.

Bei Kindern kommt auch ein Nasenfremdkörper in Frage. Meningozelen oder Gliome können rhinoskopisch Polypen vortäuschen. Vorsicht bei Probebiopsien (aufsteigende Meningitis, Liquorrhö!).

### Therapie
Eine konservative Therapie durch eine lokale und systemische Kortisontherapie, ggf. ergänzt durch Antihistaminika, bringt nur selten Dauererfolge.

***Therapie.*** Eine **konservative** Therapie wird nur bei umschriebenen Formen der Polyposis erfolgversprechend sein. Sie besteht in der lokalen und systemischen Kortisontherapie, gegebenenfalls unterstützt durch ein Antihistaminikum.

Bei solitären Polypen kann der Versuch der lokalen Abtragung gerechtfertigt sein (Polypektomie).

**K** ***Der klinische Fall:*** **Polyposis nasi.** Eine junge Frau klagte über eine seit Jahren zunehmende Behinderung der Nasenatmung mit Schleimfluß in den Rachen und wechselnder Einschränkung des Riechvermögens. Ein Allergie-Hauttest sei bei Hausstaubmilben positiv ausgefallen. In letzter Zeit habe sie auch vermehrt bronchitische Beschwerden mit Husten und Auswurf. Nasenendoskopisch waren neben einer Septumdeviation gelblich-glasige Polypen * in beiden mittleren Nasengängen zu erkennen (**a**, linke Nasenhöhle). Die semiquantitative Riechprüfung ergab eine beidseitige mäßige Hyposmie bei erhaltener Trigeminussensibilität. Eine CT-Untersuchung wurde veranlaßt, die eine beidseitige komplette Verschattung der Siebbeinzellen ergab *. Nur die Keilbeinhöhlen waren ausgespart + (**b**). Nach endonasaler Nasennebenhöhlenoperation und konsequenter Nachbehandlung waren die präoperativen Nasenprobleme behoben, auch die bronchitischen Beschwerden deutlich gebessert. Endoskopisch war der Einblick auf die Schädelbasis frei *, der Stirnhöhlenausführungsgang gut einsehbar + (**c**).

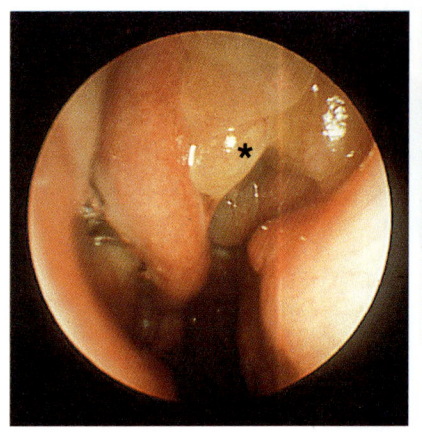

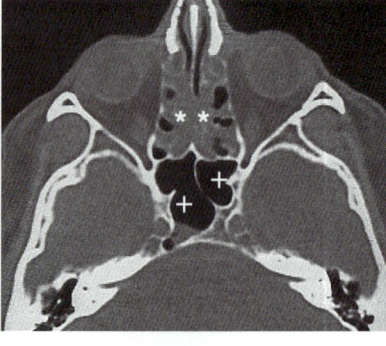

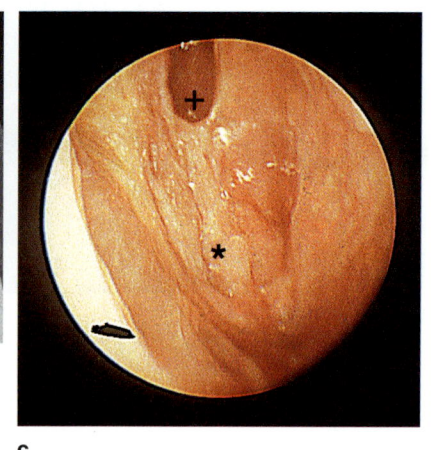

**Abb. 51a–c:** Polyposis nasi et sinuum.

Eine diffuse Polyposis erfordert eine systematische **Nasennebenhöhlenoperation,** welche endonasal, mit Hilfe des Endoskops oder Mikroskops, vorgenommen wird. Dabei werden die erkrankten Siebbeinzellen eröffnet und zur Nasenhöhle hin drainiert. Der natürliche Ausführungsgang der Kieferhöhle im mittleren Nasengang wird freigelegt. Falls erforderlich, kann auch der Stirnhöhlenausführungsgang vom Naseninneren aus erweitert und die Keilbeinhöhlenvorderwand nach Ausräumung des hinteren Siebbeins reseziert werden.

Diesen operativen Maßnahmen muß eine intensive, mehrwöchige ambulante Nachbetreuung zur Lösung von Synechien, lokalen Behandlung von Schleimhautgranulationen und Applikation von topischen Corticoiden zur Rezidivprophylaxe folgen.

*Prognose.* Mit Polypenrezidiven ist vor allem bei Allergien und bei der Analgetikaintoleranz sowie der Mukoviszidose zu rechnen. Asthmatische Beschwerden bessern sich oft, während Allgemeinsymptome, wie behinderte Nasenatmung und Kopfschmerzen, in aller Regel vollständig beseitigt werden.

Ganz überwiegend ist eine systematische Nasennebenhöhlenoperation erforderlich. Ziel ist die Erweiterung von Engstellen zur Drainage und Ventilation der Nasennebenhöhlen sowie die Abtragung irreversibel veränderter Schleimhaut.

Eine intensive lokale Nachbehandlung ist erforderlich.

**Prognose**
Mit Rezidivpolypen ist vor allem bei Allergien und bei der Analgetikaintoleranz zu rechnen.

## 6.4 Allergische und nichtallergische Rhinopathien

### 6.4.1 Allergische Rhinitis

> **Definition.** Reaktion der Nasenschleimhaut auf eine Antigen-Antikörper-Reaktion nach vorausgegangener Sensibilisierung (Typ I n. *Coombs* u. *Gell*).

*Epidemiologie.* Die allergische Rhinitis ist die **häufigste allergische** Erkrankung. In Europa sind etwa 10 bis 15% der Bevölkerung betroffen. Etwa die Hälfte dieser Patienten hat eine Pollenallergie.

*Ätiologie und Pathogenese.* Als Allergene kommen Pollen, Hausstaubmilben, Schimmelpilzsporen, Tierallergene, Nahrungsmittelallergene und Berufsallergene in Frage.
Die wichtigsten **Pollen** sind:
- Weide, Haselnuß, Erle (Januar bis März);
- Birke (April und Mai);
- Gräser und Roggen (Juni bis August);
- Beifuß und Wegerich (August und September).

Diese Pollen lösen eine **saisonale Allergie** aus.

Eine **perenniale** (ganzjährige) allergische Rhinitis kann hervorgerufen werden durch:
- Hausstaubmilben (durch den Kot der Dermatophagoides-Milbe)
- Schimmelpilzsporen (Alternaria, Cladosporium, Aspergillus, Penicillium)
- Tierallergene (Epithelien, Haare, Schuppen, Federn sowie Speichel, Kot und Urin von Katze, Hund, Pferd und Kleinnagetieren).

Eine **Nahrungsmittelallergie** kann sich entweder als IgE-vermittelte Sofortreaktion an Schleimhaut oder Haut nach Genuß von Milch, Fisch oder Obst äußern oder verzögert als Immunkomplexsyndrom (IgG- oder IgA-Antikörper mit Komplementaktivierung) innerhalb von 48 Stunden ablaufen. Klinisch ist eine **echte Allergie** oft nur schwer von einer nicht-antikörperbedingten **Nahrungsmittelintoleranz** abzugrenzen.

Die bekanntesten **Berufsallergien** sind die Mehlallergie bei Müllern und Bäckern, die Holzstauballergie bei Schreinern sowie die Tierallergie bei Tierpflegern und Laborpersonal.

◀ **Definition**

**Epidemiologie**
Die allergische Rhinitis ist die **häufigste allergische** Erkrankung.

**Ätiologie und Pathogenese**
Die wichtigsten Allergene sind Pollen, Hausstaubmilbe, Schimmelpilzsporen, Tierallergene, Nahrungsmittel- und Berufsallergene.
**Pollen** lösen eine **saisonale** Allergie in bestimmten Monaten aus (s. Pollenflugkalender).

Eine **perenniale** allergische Rhinitis kann durch Hausstaub, Schimmelpilzsporen und Tierallergene verursacht werden.

Eine **Nahrungsmittelallergie** kann sofort oder verzögert ablaufen. Sie ist klinisch nur schwer von einer nicht-antikörperbedingten **Nahrungsmittelintoleranz** abzugrenzen.

Die bekanntesten **Berufsallergien** sind die Mehlallergie, Holzstauballergie und die Tierallergie.

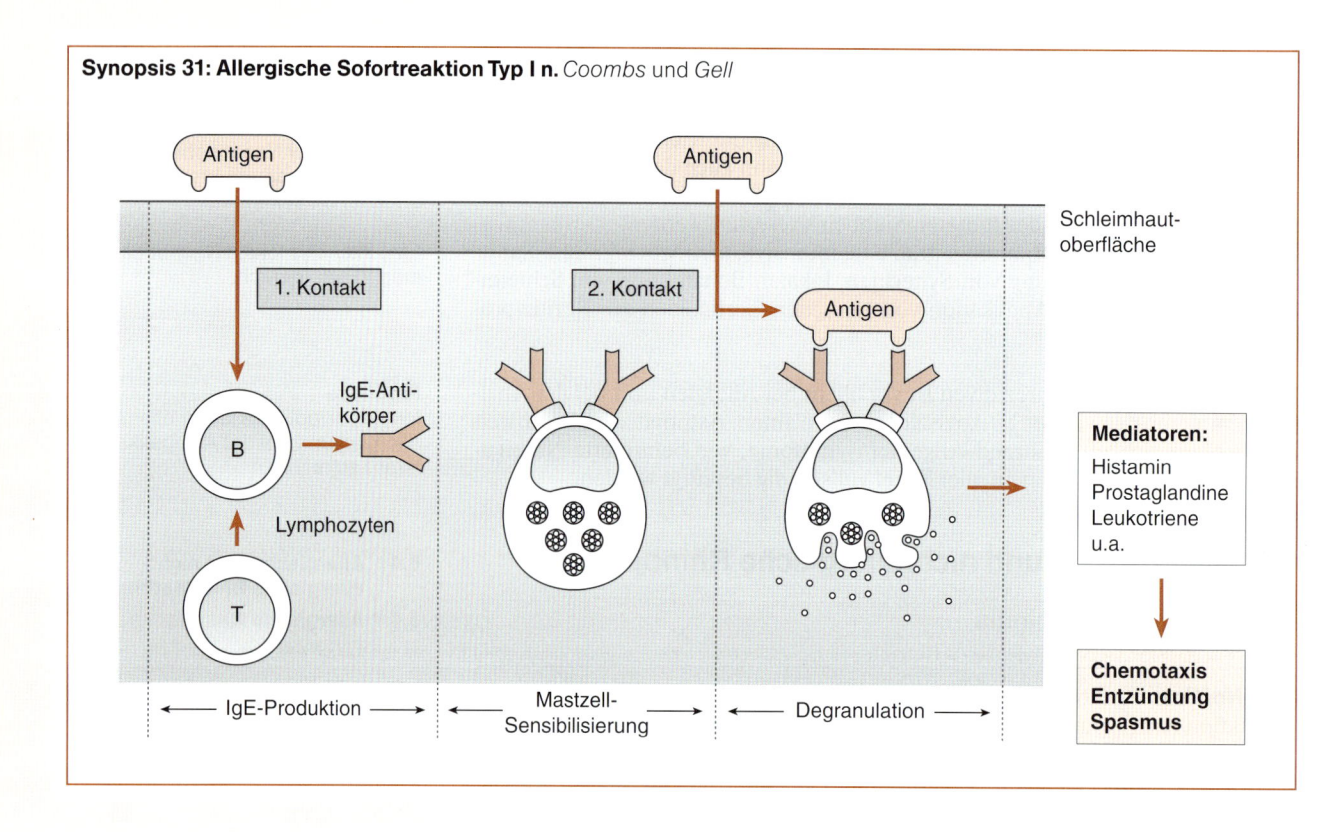

## Synopsis 31: Allergische Sofortreaktion Typ I n. *Coombs* und *Gell*

**Mediatoren:** Histamin, Prostaglandine, Leukotriene u.a.

**Chemotaxis, Entzündung, Spasmus**

---

Der pathogenetische Ablauf der allergischen Rhinitis entspricht der klassischen Typ-I-Sofortreaktion. Nach Allergenaufnahme über die Schleimhautoberfläche kommt es zur Bildung spezifischer IgE-Antikörper aus B-Lymphozyten mit Unterstützung von T-Lymphozyten. Die Antikörper werden an der Oberfläche lokaler Gewebsmastzellen gebunden. Bei erneutem Antigenkontakt kommt es zur biphasischen allergischen Reaktion *(Syn. 31)*: In der **Frühphase** werden Mediatoren (Histamin, Prostaglandine) durch die Degranulation von Mastzellen freigesetzt und führen zu Hypersekretion, Obstruktion (Schleimhautschwellung), Nies- und Juckreiz. Nach einem mehrstündigen Intervall treten die gleichen Symptome als **Spätphase** ohne Allergenkontakt erneut auf, wobei wiederum Histamin, diesmal jedoch aus basophilen und eosinophilen Granulozyten, eine Rolle spielt.

### Klinik
Leitsymptome sind die nasale Obstruktion, Sekretion, Juck- und Niesreiz.

### Diagnostik
Entscheidend ist die **Anamnese** im Hinblick auf die zeitliche Abhängigkeit der Beschwerden *(s. a. Tab. 2 u. 14)*. Das rhinoskopische Bild der Schleimhaut ist uncharakteristisch.

---

Der pathogenetische Ablauf der allergischen Rhinitis entspricht der klassischen Typ-I-Sofortreaktion nach *Coombs* und *Gell (Synopsis 31)*.

In der zeitlichen Abfolge unterscheidet man eine **spezifische Sensibilisierungs-** und eine **unspezifische Effektorphase.** Eine Sensibilisierung erfolgt nach Allergenaufnahme über die Schleimhautoberfläche durch IgE-Antikörperbildung aus B-Lymphozyten mit Unterstützung von T-Helferlymphozyten. Die Antikörper werden an der Oberfläche von lokalen Gewebsmastzellen (lokale Sensibilisierung) oder bei Antikörperüberschuß über die Blutbahn an peripheren Gewebsmastzellen (allgemeine Sensibilisierung) gebunden. Bei erneutem Allergenkontakt kommt es zur allergischen Reaktion, die biphasisch verläuft: In der **Frühphase** der Sofortreaktion treten Hypersekretion, nasale Obstruktion, Niesreiz und Jucken auf. Verantwortlich hierfür ist die Degranulation von Mastzellen mit Freisetzung von Mediatoren (v. a. Histamin, aber auch Prostaglandine und Leukotriene). Diese Symptome klingen langsam ab, und es folgt eine mehrstündige Ruhephase. Ohne erneute Allergenexposition treten die gleichen Symptome nach einem mehrstündigen Intervall erneut auf (**Spätphase** der Sofortreaktion). Wesentlicher Mediator ist erneut das Histamin, das diesmal aber überwiegend aus eingewanderten basophilen und eosinophilen Granulozyten stammt.

Diese verzögerte Reaktion wird für die allergenunabhängige Überempfindlichkeit der Schleimhäute auf unspezifische Reize (Staub, trockene Luft) verantwortlich gemacht. So sind oftmals die Beschwerden von Pollenallergikern am Ende einer Pollensaison noch stark ausgeprägt und klingen nur langsam ab.

***Klinik.*** Charakteristische ganzjährige oder saisonale Symptome sind die nasale Obstruktion, wässerige bis trübe Nasensekretion sowie Juck- und Niesreiz. Daneben können Konjunktivitis, tracheobronchiale Reizungen (Husten) und Tubenventilationsstörungen vorhanden sein.

***Diagnostik.*** Die *Tabelle 14* zeigt das diagnostische Vorgehen bei einer allergisch bedingten Rhinitis. Entscheidende Hinweise gibt die **Anamnese,** wobei vor allem nach der zeitlichen Abhängigkeit der Beschwerden (Besserung am Wochenende und im Urlaub bei Berufsallergie), Auftreten jeweils zu einer bestimmten Jahreszeit sowie örtlichen Faktoren (Milieuwechsel im Urlaub) zu

## 6.4.1 Allergische Rhinitis

fragen ist *(siehe auch Tabelle 2)*. Ein charakteristisches rhinoskopisches oder endoskopisches Bild der allergischen Rhinitis gibt es nicht. Als zumindest weitgehend typisch wird in der akuten Phase eine hochrote, geschwollene Schleimhaut, zum Teil mit livider Verfärbung der unteren Muscheln angesehen.

**Tab. 14: Allergiediagnostik**

- Allergieanamnese
- Inspektion
- Serumdiagnostik (RAST)
- Hauttest (modifizierter Prick-Test)
- intranasale Provokation

*Merke.* Spezifische diagnostische Methoden können unterschieden werden in Prüfungen an Haut und Schleimhaut sowie in Laboruntersuchungen.

◀ Merke

Das Testallergen kann durch einen **Reibe-, Scratch-, Prick-** und **Intrakutantest** (in der Reihenfolge zunehmender Sensitivität) eingebracht werden. Im positiven Fall kann dadurch eine örtlich begrenzte urtikarielle Hautreaktion ausgelöst werden, welche eine IgE-vermittelte, spezifische, kutan-vaskuläre Sensibilisierung nachweist *(siehe Abbildung 52a–c)*. Diese kann entweder bestanden haben, zur Testzeit akut bestehen oder auch nur latent vorhanden sein. Eine lokale, auf die Nasenschleimhaut begrenzte Allergie wird durch das Aufbringen des Allergens auf die Nasenschleimhaut nachgewiesen, wenn hierdurch die typischen Symptome einer allergischen Reaktion hervorgerufen werden können (**intranasale Provokation**). Die so induzierte Zunahme des Nasenwiderstands kann rhinomanometrisch objektiviert werden.

Testallergene können in die Haut eingebracht werden (**Prick-Test**, Abb. 52a) und führen bei positivem Befund zu einer örtlichen Urtikaria (Abb. 52b). Zum Aktualitätsnachweis kann das Allergen auch direkt auf das Schockorgan (Nasenschleimhaut) aufgebracht und die ausgelöste Obstruktion rhinomanometrisch objektiviert werden (**intranasale Provokation**).

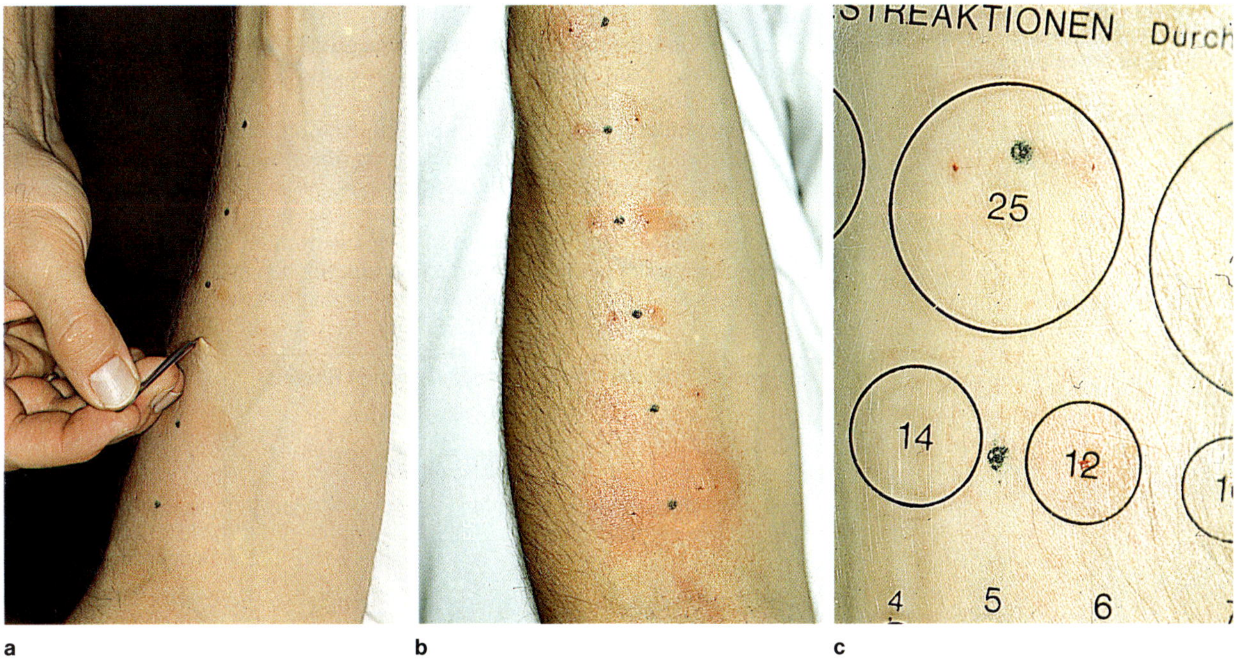

**Abb. 52a–c: Allergietest:** Bei einem Prick-Test werden die Testsubstanzen in Doppelreihe auf die Haut der Beugeseite des Unterarmes aufgebracht und durch Ritzung mit einer Nadel in die Dermis eingeschleust **(a)**. Positive Reaktionen sind durch Erythem oder Quaddelbildung gekennzeichnet. Zum Vergleich wird auch Histamin appliziert (unterste Reihe rechts) **(b)**. Der Durchmesser geröteter Hautbezirke läßt sich mit einer Schablone bestimmen (hier bei 12) **(c)**.

Der unspezifische Gesamt-IgE-Gehalt im Serum kann durch **RIST** (**R**adio-**I**mmuno-**S**orbent-**T**est) bestimmt werden. Das allergenspezifische IgE im Serum wird durch **RAST** (**R**adio-**A**llergo-**S**orbent-**T**est) quantitativ gemessen und in Klassen eingeteilt *(siehe Kapitel 4.4)*.

Der unspezifische Gesamt IgE-Gehalt des Serums wird durch **RIST**, allergenspezifisches IgE semiquantitativ durch **RAST** bestimmt und in Klassen eingeteilt.

**Merke** ▶

> **Merke.** Da mit serologischen Untersuchungen nur die im Blut zirkulierenden IgE-Antikörper, nicht aber die für die allergische Reaktion entscheidenden mastzellgebundenen Antikörper nachgewiesen werden, kann der Test, trotz einer vorliegenden Schleimhautallergie, negativ ausfallen (falsch negatives Ergebnis).

Zytologische und histologische Untersuchungen sind nur ausnahmsweise erforderlich.

Weniger von Bedeutung sind die zytologische Untersuchung des Nasensekretes zur Bestimmung von eosinophilen und basophilen Granulozyten (unspezifisch) sowie die Bestimmung IgE-spezifischer Antikörper im Nasenschleimhautgewebe (sog. tissue [t]-RAST).

**Therapie**
Eine **Allergenkarenz** *(Syn. 32)* kann nicht immer erreicht werden. Unter bestimmten Voraussetzungen kann eine **Hyposensibilisierung** durch wiederholte Allergenzufuhr in steigender Konzentration durchgeführt werden.

*Therapie.* Die beste kausale Therapie ist die **Allergenkarenz** *(Synopsis 32)*, die sich jedoch nur selten realisieren läßt. Bei einer **Hyposensibilisierung** wird eine Reduzierung der Symptome durch die wiederholte subkutane Zufuhr steigender Allergenkonzentrationen erzielt. Voraussetzung hierfür sind der Nachweis einer IgE-vermittelten relevanten Sensibilisierung, die Schwere des Krankheitsbildes, ein positiver Provokationstest sowie das Vorhandensein eines ausreichend gereinigten Allergenextraktes.

**Merke** ▶

> **Merke.** Absolute **Kontraindikationen** zur Hyposensibilisierung sind Malignome, Autoimmunerkrankungen, chronische Infekte (z.B. HIV) und eine Medikation mit Beta-Rezeptorenblocker (erhöhte Inzidenz anaphylaktischer Reaktionen).

**Medikamente zur symptomatischen Therapie** sind **Mastzelldegranulationshemmer, Antihistaminika und Glukocorticoide (lokal).**

Zur **symptomatischen Therapie** steht eine Reihe von Arzneimitteln zur Verfügung:
- **Degranulationshemmer (Dinatriumchromoglycat [DNCG], Nedocromil)** hemmen die Freisetzung verschiedener Mediatoren (v. a. Histamin) aus Mastzellen und basophilen Granulozyten.
- **Antihistaminika** wirken spezifisch auf $H_1$-Rezeptoren von Drüsen, Gefäßen und sensible Nervenendigungen. Durch die Rezeptorblockade sind sie Antagonisten zu Histamin. Sie können systemisch und topisch angewendet werden.
- **Glukocorticoide** werden vor allem topisch angewandt und greifen an verschiedenen Stellen der allergischen Reaktion ein. Sie beeinflussen, verglichen mit den anderen Medikamenten, v. a. die Schleimhautschwellung.

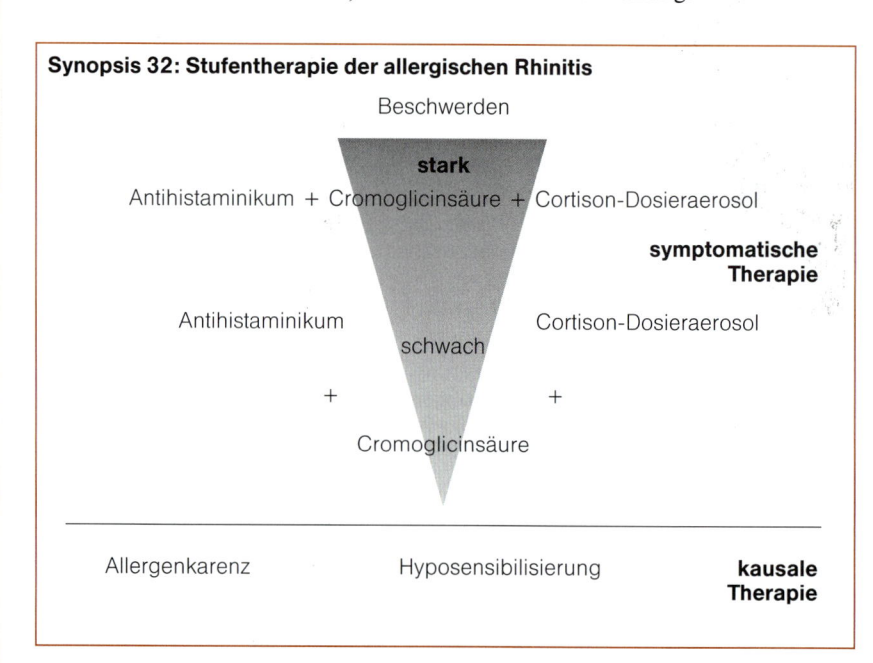

**Synopsis 32: Stufentherapie der allergischen Rhinitis**

Beschwerden

stark: Antihistaminikum + Cromoglicinsäure + Cortison-Dosieraerosol

schwach: Antihistaminikum + Cromoglicinsäure + Cortison-Dosieraerosol

**symptomatische Therapie**

Allergenkarenz — Hyposensibilisierung

**kausale Therapie**

*Prognose.* Bei drei von zehn Heuschnupfenpatienten entwickelt sich im Laufe der Jahre bei Nichtbehandlung eine perenniale Rhinitis und somit ein ganzjähriges Beschwerdebild. Begleitentzündungen des Nasennebenhöhlensystems können zu Komplikationen führen, insbesondere zur chronischen Bronchitis.

> **Merke.** Als Folge der chronischen Mundatmung und einer vom NNH-System »absteigenden« Infektion kann eine chronische Laryngotracheobronchitis auftreten.

Bei etwa 30 bis 40% der nasalen Allergiker kann sich eine asthmoide Bronchitis entwickeln (»**Etagenwechsel**«). Eine konsequente, frühzeitige Therapie ist daher angezeigt.

**Prognose**
Bei $1/3$ der Heuschnupfenpatienten kann sich eine perenniale Rhinitis, in $1/3$ der Fälle auch eine asthmoide Bronchitis entwickeln (**Etagenwechsel**).

◀ Merke

Eine **frühzeitige** Behandlung der allergischen Rhinitis ist notwendig.

## 6.4.2 Nichtallergische, nichtinfektiöse Rhinopathien

Unter diesem Oberbegriff sind Erkrankungen der Nasenschleimhaut zusammengefaßt, die weder durch IgE-vermittelte Allergie noch durch Erreger hervorgerufen werden. Sie sind zur Übersicht in *Tabelle 15* zusammengestellt.

**6.4.2 Nichtallergische, nichtinfektiöse Rhinopathien**
Hierzu zählen Schleimhauterkrankungen, die weder durch Antikörper noch durch Erreger hervorgerufen werden *(s. Tab. 15)*.

| Tabelle 15: Nichtallergische, nichtinfektiöse Rhinopathien |
|---|
| hyperreflektorische Rhinopathie |
| eosinophile Rhinopathie (NARES-Syndrom) |
| medikamentöse Rhinopathie<br>• toxische Rhinopathie (»Privinismus«)<br>• Pseudoallergie (Analgetikaintoleranz) |
| endokrine Rhinopathie (Schwangerschaft) |
| primäre Ziliendyskinesie (Kartagener-Syndrom) |
| zystische Fibrose (Mukoviszidose) |

### Hyperreflektorische Rhinopathie (vasomotorische Rhinitis):

Die hyperreflektorische Rhinopathie gehört zu den **nichtallergischen/nichtinfektiösen Rhinopathien**. Die Schleimhaut reagiert mit allergieähnlichen Symptomen (nasale Obstruktion, wäßrige Sekretion) auf äußere (extrinsische) oder körpereigene (intrinsische) Reize. Die häufigste intrinsische Ursache ist eine konstitutionelle Störung des autonomen Nervensystems (»vegetative Dystonie«).

Rhinoskopisch fällt typischerweise eine ausgeprägte livide Verfärbung der Schleimhaut der unteren Nasenmuschel auf. Die Therapie ist symptomatisch, entweder medikamentös durch topische Glucocorticoide bzw. operativ durch Eingriffe an den unteren Nasenmuscheln (Elektrokaustik der Nasenmuscheln, Teilabtragung).

**Hyperreflektorische Rhinopathie (vasomotorische Rhinitis)**
Symptome sind Nasenobstruktion und Sekretion. Ursächlich wird eine Störung der vegetativen Schleimhautinnervation vermutet. Das typische rhinoskopische Bild zeigt stark geschwollene untere Nasenmuscheln mit livide verfärbter Schleimhaut. Die Therapie ist symptomatisch: Corticoide als Nasenspray oder operative Verkleinerung der Nasenmuscheln.

### Eosinophile Rhinopathie (NARES-Syndrom)

Die **N**on-**A**llergic-**R**hinitis mit **E**osinophilie ist durch das gehäufte Vorkommen von eosinophilen Granulozyten in Nasensekret und Nasenschleimhaut gekennzeichnet. Dies ruft ganzjährige Symptome einer allergischen Rhinitis hervor, ohne daß eine Allergie durch Hauttest, RAST (**R**adio-**A**llergen-**S**orbent-**T**est) und Provokation nachweisbar wäre. Ursächlich hierfür soll die Freisetzung von toxischen Proteinen (MBP [**M**ajor-**B**asic-**P**rotein]) aus den zahlreich vorhandenen eosinophilen Granulozyten sein. Therapeutisch wirksam sind Glucocorticoide. Man vermutet, daß ein Teil der Patienten mit ganzjährigen Nasenbeschwerden nicht an einer Allergie, sondern am NARES-Syndrom leidet.

**Eosinophile Rhinopathie (NARES-Syndrom)**
Die Symptome entsprechen einer allergischen Rhinitis. Allerdings sind sie nicht durch eine Antigen-Antikörper-Reaktion bedingt, sondern Folge der Toxizität von Proteinen aus eosinophilen Granulozyten.

## Medikamentöse Rhinopathie

**Abnorme Schleimhautreaktion auf Medikamente**

Hierunter versteht man eine abnorme Reaktion der Nasenschleimhaut auf Medikamente. Klinisch wichtig sind die toxische Rhinopathie (Nasentropfenabusus) und die Pseudoallergie (Analgetikaintoleranz).

Die regelmäßige Anwendung von abschwellenden Nasentropfen (Sympathomimetika) führt zu einem Teufelskreis der immer **häufigeren** Anwendung in **größeren** Mengen (Tachyphylaxie), um noch einen gewissen Abschwelleffekt zu erzielen (**Privinismus**).

Sympathomimetika werden als Nasentropfen (typischer Vertreter: Privin) zur Schleimhautabschwellung verwendet. Die hierzu nötige Vasokonstriktion wird duch Imidazolinderivate (Wirkung an Alpha-1- und Alpha-2-Adrenorezeptoren) und Beta-Phenylethylaminderivate (Wirkung an Alpha-1-Adrenorezeptoren) erreicht. Nach topischer Langzeitapplikation kommt es zu einer »Erschöpfung« der Rezeptoren. Um eine ausreichende Wirkung zu erzielen, müssen die Medikamente dann häufiger und in größerer Menge angewandt werden (**Tachyphylaxie**). Das Vollbild der »**Rhinitis medicamentosa**« ist durch eine völlig verlegte Nasenatmung bei massiv geschwollenen Nasenmuscheln und extrem geröteter Schleimhaut gekennzeichnet. Die Erholungsphase nach Absetzen der Nasentropfen kann lange dauern und durch topische Glucokortikoide oder einen operativen Eingriff zur Verkleinerung der unteren Nasenmuscheln unterstützt werden.

Die **Pseudoallergie** ist eine medikamentös ausgelöste Überempfindlichkeit mit allergieähnlichen Symptomen ohne Antigen-Antikörper-Reaktion.

Die **Pseudoallergie** ist eine Überempfindlichkeit, welche die Symptome einer allergischen Sofortreaktion hervorruft, obwohl **keine** Antigen-Antikörper-Reaktion vorliegt.

**Merke ▶**

> **Merke.** Bei einer Pseudoallergie kann die Reaktion **ohne** vorausgegangene Sensibilisierung durch zahlreiche Substrate hervorgerufen werden, die untereinander keine antigenen Gemeinsamkeiten aufweisen müssen.

Die **Analgetikaintoleranz** wird durch Salizylate und nichtsteroidale Antiphlogistika hervorgerufen.

Am bekanntesten ist die **Analgetika-Pseudoallergie** (Analgetikaintoleranz) durch Acetylsalicylsäure und nichtsteroidale Antiphlogistika wie Phenylbutazon und Indometacin.

**Intoleranztrias**
- Polyposis nasi mit Eosinophilie
- Asthma bronchiale
- Analgetikaintoleranz

Charakteristisch ist die **Intoleranztrias**:
- Polyposis nasi mit Eosinophilie
- Asthma bronchiale
- Analgetikaintoleranz

Die Störung betrifft die Prostaglandinsynthese. Neben der Karenz (Salizylate in vielen Lebensmitteln) ist eine »**adaptive Desaktivierung**« möglich.

Pathogenetisch wird eine Blockade der Zyklooxygenase im Arachidonsäuremetabolismus (Prostaglandinsynthese) angenommen. Von großer praktischer Bedeutung ist die Tatsache, daß salizylsäurehaltige Verbindungen in einer Vielzahl von Lebensmitteln »versteckt« vorkommt. Die Therapie besteht in einer »Allergenkarenz« bzw. einer **adaptiven Desaktivierung** durch tägliche Salyzylateinnahme (Toleranzentwicklung), die allerdings ein Leben lang beibehalten werden muß.

## Endokrine Rhinopathie

Klassisches Beispiel ist die **Rhinopathia gravidarum** (bei ca. 30% der Schwangeren).

Am bekanntesten ist die **Schwangerschaftsrhinopathie** (Rhinopathia gravidarum), die bis zu 30% der Schwangeren betrifft und durch eine ausgeprägte nasale Obstruktion gekennzeichnet ist.

## Primäre Ziliendyskinesie

Erbkrankheit mit **eitriger Rhinosinusitis, Tuben- und Mittelohrentzündungen,** Polyposis nasi, z.T. Stirnhöhlenaplasie.

**Kartagener-Syndrom:** zusätzlich Situs inversus und Bronchiektasen.

Diese, früher als »Immotile cilia syndrome« bezeichnete, autosomal rezessiv vererbte Erkrankung ist durch eine eitrige **Rhinosinusitis**, rezidivierende **Tuben-Mittelohrentzündungen** und **Nasenpolypen** gekennzeichnet, wobei die Stirnhöhlen oft hypo- bzw. aplastisch sind.

Eine Untergruppe stellt das **Kartagener-Syndrom** mit zusätzlichem Situs inversus und Bronchiektasien dar.

**Merke ▶**

> **Merke.** Gemeinsames Merkmal der primären Ziliendyskinesien ist die gestörte Ultrastruktur der Zilien.

## 6.4.2 Nichtallergische, nichtinfektiöse Rhinopathien

Die Zilien setzen sich im Querschnitt normalerweise aus neun peripheren Doppelmikrotubuli und zwei zentralen Mikrotubuli zusammen, die durch kontraktile Elemente (Dyneinarme) verbunden sind *(siehe Synopsis 33)*. Bei der klassischen primären Ziliendyskinesie fehlen die inneren und äußeren Dyneinarme. Aufgrund des gleichen pathogenetischen Mechanismus kann eine Infertilität wegen unbeweglicher Spermien vorliegen. Die Diagnose kann elektronenmikroskopisch oder durch Nachweis einer gestörten mukoziliaren Clearance *(siehe Kapitel 4.5)* gestellt werden.

Elektronenmikroskopisch kann das Fehlen der Dyneinarme nachgewiesen werden, was funktionell die mukoziliare Transportleistung einschränkt *(Syn. 33)*.

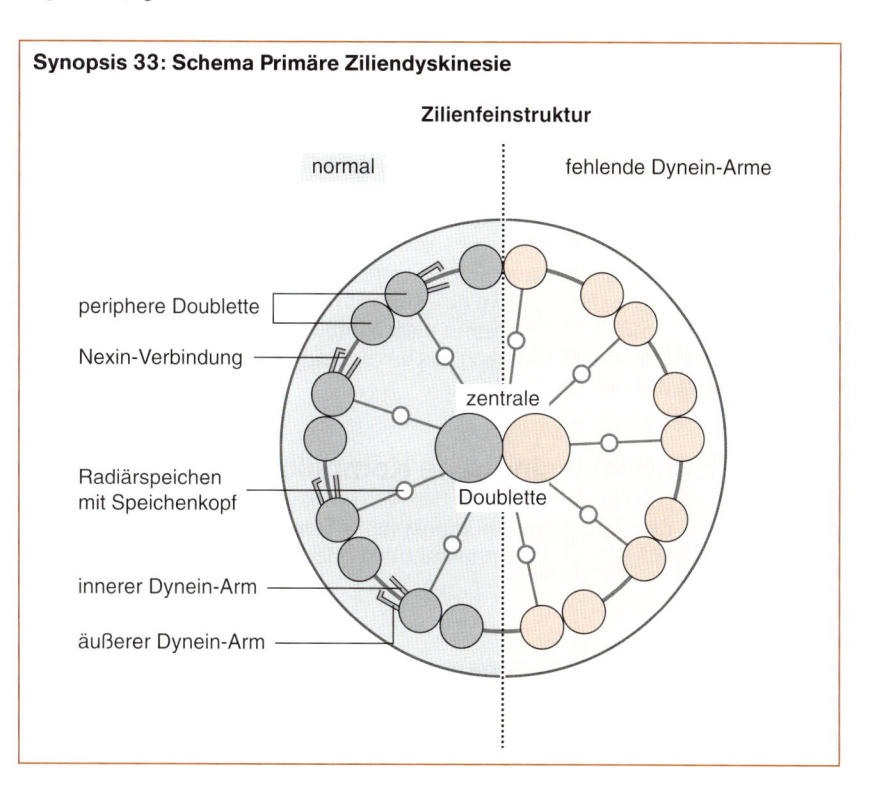

**Synopsis 33: Schema Primäre Ziliendyskinesie**

Zilienfeinstruktur

normal | fehlende Dynein-Arme

- periphere Doublette
- Nexin-Verbindung
- zentrale Doublette
- Radiärspeichen mit Speichenkopf
- innerer Dynein-Arm
- äußerer Dynein-Arm

### Zystische Fibrose (Mukoviszidose)

**Ätiologie und Pathogenese.** Sie ist die häufigste Erbkrankheit der weißen Rasse (Gendefekt im Chromosom 7, rezessive Vererbung) und durch eine Dyskrinie exogener, vorwiegend muköser Drüsen gekennzeichnet. Im Vordergrund stehen Pankreas (Malabsorptionssyndrom) und Schleimhäute der oberen (Sinusitis, Polyposis nasi) und unteren Luftwege (eitrige Bronchitis, Bronchiektasen, Pneumonien).

**Zystische Fibrose**

**Ätiologie und Pathogenese**
Erbkrankheit mit Dyskrinie muköser Drüsen. Folgen können ein Malabsorptionssyndrom und schwere Entzündungen der oberen und unteren Luftwege sein.

> **Merke.** Eine Polyposis nasi bei Kindern sollte immer den Verdacht auf eine Mukoviszidose lenken und eine Diagnostik (Schweißelektrolyte, Trypsinogenbestimmung im Blut) induzieren.

◀ Merke

**Therapie.** Die Therapie ist rein symptomatisch, wobei auch eine konservative endonasale Nasennebenhöhlenoperation bei allerdings großer Rezidivhäufigkeit angezeigt sein kann. Eine Gentherapie zur Reparatur der gestörten Chloridkanäle ist in Erprobung.

**Therapie**
Symptomatisch, evtl. NNH-Eingriff.

## Nasenfremdkörper

***Ätiologie und Pathogenese.*** Kinder stecken sich gelegentlich Fremdkörper (z. B. eine Perle) in den Naseneingang. Rutscht dieser durch den Isthmus in die Nasenhöhle, kann er ohne Hilfsmittel nicht mehr entfernt werden. Oft verkeilt er sich zwischen unterer Nasenmuschel und Nasenboden, andernfalls besteht die Gefahr der Aspiration oder er wird verschluckt. Verbleibt der Fremdkörper über Jahre in der Nase, wird er von einer Kalkschale umgeben (Rhinolith).

***Klinik.*** Leitsymptome sind die einseitig behinderte Nasenatmung mit Nasensekretion (»einseitiger Schnupfen«!).

***Diagnostik.*** Art und Lage des Fremdkörpers lassen sich durch anteriore Rhinoskopie und v. a. durch die Nasenendoskopie nach Abschwellung und Oberflächenanästhesie der Schleimhaut bestimmen. Auf einer Röntgenaufnahme wird bei Rhinolithen das Ausmaß der Knochenreaktion erkennbar.

***Therapie.*** Da die Fremdkörper oft festsitzen, erfolgt die Entfernung am besten in Intubationsnarkose (bei Kindern obligatorisch). Dies erhöht die Sicherheit im Hinblick auf eine mögliche Aspiration nach Mobilisation, da die Übersicht während der Extraktion durch Blutungen aus unvermeidlichen Schleimhautläsionen erfahrungsgemäß eingeschränkt ist.

## 6.5 Entzündliche sinugene Komplikationen

Entzündungen des Nasennebenhöhlensystems können auf Nachbarregionen übergreifen (Orbita, Knochen, Endokranium) oder systemische Auswirkungen haben (Fokus).

### 6.5.1 Orbitale Komplikationen

> ***Definition.*** Akute eitrige Entzündungen der Nasennebenhöhlen oder Exazerbationen chronischer Entzündungen können durch die dünne knöcherne Begrenzung (Lamina papyracea) in die Weichteile der Orbita eindringen *(siehe Tabelle 16)*.

***Ätiologie und Pathogenese.*** Auslösend ist in der Regel eine bakterielle Rhinosinusitis auf dem Boden einer viralen Rhinitis, seltener eine Pilzinfektion. Am häufigsten sind Staphylococcus aureus (meist penizillinasebildend), Haemophilus influenzae (v. a. bei Kindern), hämolysierende Streptokokken und Pneumokokken beteiligt.

> ***Merke.*** Prädilektionsstellen sind in erster Linie die dünne knöcherne Begrenzung des vorderen Siebbeinzellsystems zur Orbita (Lamina papyracea) und der Stirnhöhlenboden (v. a. Recessus supraorbitalis).

Seltener sind Keilbeinhöhle und Kieferhöhle (dann meist dentogene Ursache) der Ausgangspunkt. Bei Komplikationen von Nasennebenhöhlenentzündungen dominiert die Orbita nicht zuletzt aufgrund der Tatsache, daß zwei Drittel ihrer knöchernen Grenzflächen von Nasennebenhöhlen eingenommen werden *(Synopsis 34)*. Bei Kindern können Entzündungen durch die noch nicht verknöcherten Suturen zwischen Siebbein (Lamina orbitalis), Tränenbein und Os maxillare *(Abbildung 25)* besonders leicht in die Orbita vordringen. In diesen Fällen ist der Ausgangspunkt in aller Regel das vordere Siebbein, da die Stirnhöhlen noch nicht ausgebildet sind.

## 6.5.1 Orbitale Komplikationen

**Klinik.** Die Erkrankung kann in **Stadien** verlaufen, die jedoch oft nicht deutlich in Erscheinung treten, da zum Zeitpunkt der Diagnosestellung meist fortgeschrittene Entzündungen vorliegen. Das Resultat sind Komplikationen mit unterschiedlicher Symptomatik und verschiedenem Schweregrad.

**Klinik**
Die Erkrankung kann vielgestaltig sein *(Tab. 16)* und in **Stadien** verlaufen.

---

**Tabelle 16: Orbitale Komplikationen**

- Orbitaödem
- Lidabszeß
- subperiostaler Abszeß
- Orbitaphlegmone
- retrobulbäre Neuritis
- Mukozelen

---

Initial kann eine kollaterale ödematöse Schwellung (**Orbitaödem**) mit Lidschwellung und gegebenenfalls diskreter Bulbusverlagerung durch entzündlich bedingte Volumenzunahme des Orbitainhalts vorhanden sein. Treten nach Entzündungen der Knochenhaut (**Periostitis**) Abszeßbildungen auf, so liegen sie entweder zwischen Knochen und Periost (**subperiostaler Abszeß**) an Orbitadach oder medialer Wand, bzw. **in** den Lidweichteilen nach Abszeßdurchbruch durch das Septum orbitale des Oberlides *(siehe Abbildung 53)*. In seltenen Fällen tritt die orbitale Komplikation nicht in Form dieser umschriebenen Eiteransammlungen, sondern als diffuse Infiltration auf (**Orbitaphlegmone**). Selten können Entzündungen des hinteren Siebbeinzellsystemes und der Keilbeinhöhle zu einer Orbitaspitzensymptomatik bzw. zu einer Neuritis des Nervus opticus führen.

Nach **Orbitaödem** und **Periostitis** kann sich ein **subperiostaler Abszeß** oder ein Oberlidabszeß entwickeln. **Orbitaphlegmone**, Orbitaspitzensymptomatik und Optikus-Neuritis sind selten.

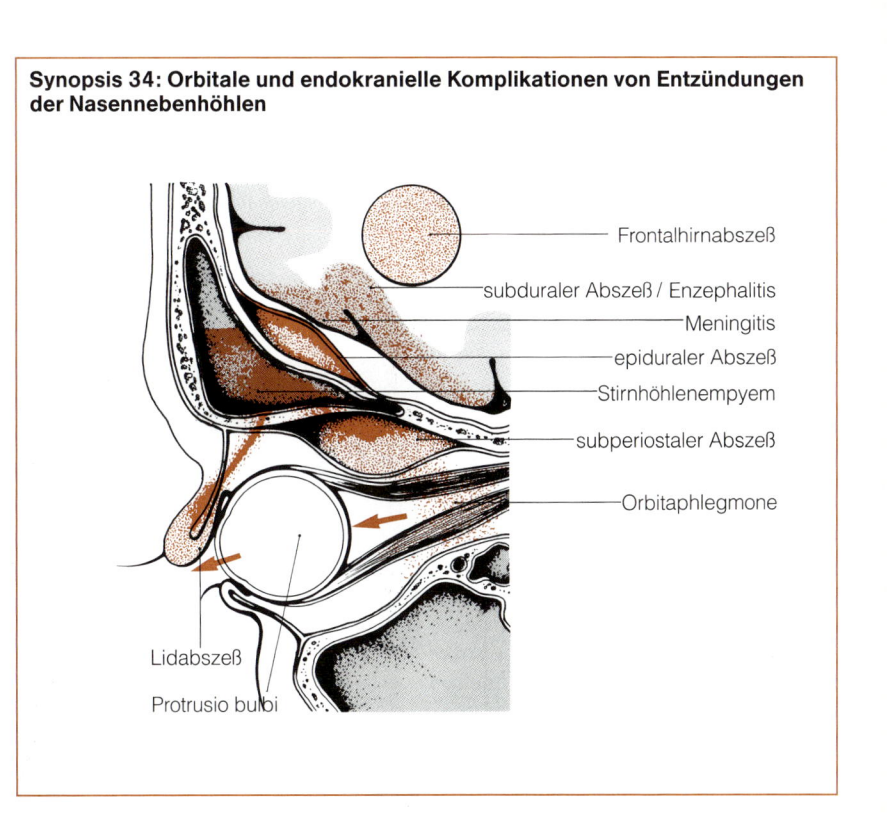

**Synopsis 34: Orbitale und endokranielle Komplikationen von Entzündungen der Nasennebenhöhlen**

- Frontalhirnabszeß
- subduraler Abszeß / Enzephalitis
- Meningitis
- epiduraler Abszeß
- Stirnhöhlenempyem
- subperiostaler Abszeß
- Orbitaphlegmone
- Lidabszeß
- Protrusio bulbi

Eine drohende orbitale Komplikation im Rahmen einer akuten Rhinosinusitis bzw. der Exazerbation einer chronischen Entzündung kann sich durch eine diskrete Lidschwellung neben einer allgemeinen Entzündungssymptomatik bemerkbar machen *(siehe Abbildung 53a und b)*. Schreitet der entzündliche Prozeß fort und greift auf die Periorbita (Periost der Augenhöhle) über (Periostitis), so kann sich im weiteren Verlauf ein subperiostaler Abszeß mit dem **Leitsymptom »Doppelbilder«** ausbilden.

Intraorbitale Raumforderungen durch einen subperiostalen Abszeß gehen mit dem **Leitsymptom Doppelbilder** einher.

**Der klinische Fall:** orbitale Komplikation. Bei einem 13jährigen Jungen traten im Rahmen einer banalen Schnupfenerkrankung linksseitige, orbital betonte Kopfschmerzen auf. Über Nacht schwoll das linke Auge zu (a). Im horizontalen CT war eine linksseitige Siebbein- und Stirnhöhlenverschattung erkennbar (b). Nach endonasaler Eröffnung von Stirnhöhle und vorderem Siebbein zur Drainage des Empyems waren die Schmerzen am nächsten Tag abgeklungen. Unter parenteraler antibiotischer Therapie (Cephalosporine) und lokaler Nasenpflege ließ sich acht Tage später keine pathologische Veränderung mehr nachweisen. Durch das endonasale operative Vorgehen konnte nicht nur ein Schnitt in die äußere Haut vermieden, sondern auch eine dauerhafte offene Verbindung der Stirnhöhle zur Nasenhöhle geschaffen werden.

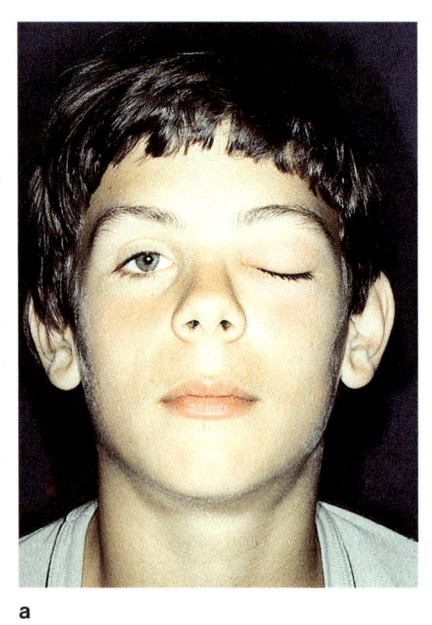

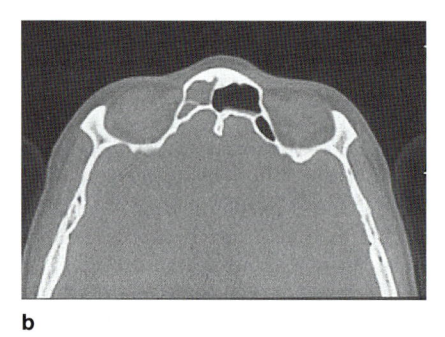

**Abb. 53a und b:** Lidschwellung bei Stirnhöhlenentzündung

▶ **Merke**

Zeichen des **Lidabszesses** sind Rötung und Lidschwellung.

Die **Orbitaphlegmone** ist lebensbedrohlich (Gefahr der **Sinus-cavernosus-Thrombose**). Klinische Zeichen sind die Bulbusvorlagerung, Chemosis, ggf. Visusverlust, Meningitis und Augenbeweglichkeitsstörung. Bei Befall des Orbitatrichters ist eine Augenhintergrundkontrolle erforderlich.

**Merke.** Doppelbilder werden bereits durch geringe Bulbusverlagerungen ausgelöst und in der Regel sehr früh bemerkt (Frühsymptom).

Ein Eitereinbruch durch das Septum orbitale in die Weichteile des Oberlids (**Oberlidabszeß**) ist an einer massiven Rötung, Schwellung und Druckschmerzhaftigkeit des Lides erkennbar.

Die schwerste Form der entzündlichen orbitalen Komplikationen ist die **Orbitaphlegmone**. Die Patienten bieten ein schweres Krankheitsbild: **Doppelbilder**, eventuell mit **Visusverlust, meningitische Zeichen,** starke Schmerzen, gegebenenfalls Somnolenz. Der Bulbus ist massiv vorgedrängt (Protrusion) und die Beweglichkeit stark eingeschränkt oder aufgehoben. Die Lider können nicht mehr geschlossen werden, es imponiert eine ausgeprägte Chemosis (Bindehautödem). Bei Befall des Orbitatrichters (Apex-orbitae-Syndrom) ist eine Sinus-cavernosus-Thrombose möglich (**Augenhintergrund-Kontrolle!**). Die durch die Fissura orbitalis superior ziehenden Nerven (N. oculomotorius, N. trochlearis, N. abducens, N. ophthalmicus) und der N. opticus können betroffen sein. Der Bulbus wirkt dann wie »eingemauert«, und das Sehvermögen ist beeinträchtigt.

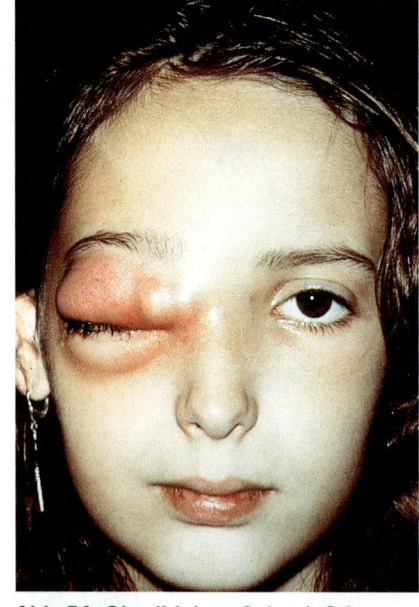

**Abb. 54:** Oberlidabszeß durch Stirnhöhlenentzündung nach Einbruch über das Septum orbitale. Im Unterlid perifokales Ödem.

## 6.5.1 Orbitale Komplikationen

**Diagnostik.** Zur Diagnostik orbitaler Komplikationen ist eine augenärztliche Untersuchung erforderlich, um das Ausmaß der orbitalen Beteiligung und Visus- sowie Augenhintergrundsveränderungen als Frühzeichen eines bedrohlichen Fortschreitens zu verifizieren. Die HNO-ärztliche Beurteilung stützt sich auf die Rhinoskopie und Endoskopie (eitriges Sekret, Polypen, Septumdeviationen) sowie vor allem auf bildgebende Verfahren.

### Diagnostik
Grundlage der Diagnostik ist eine augenärztliche und rhinologische, ggf. auch neurologische Untersuchung. CT zur Beurteilung von NNH und Orbitainhalt.

> **Merke.** Tomographien (CT, eventuell MRT) sind unerläßlich, nicht nur um das Ausmaß der Entzündung, sondern auch ihren Ausgangspunkt (Stirnhöhle, vorderes Siebbeinzellsystem o. a.) festzulegen.

◀ Merke

In aller Regel wird man zusätzlich eine Verschattung der vorderen Siebbeinzellen finden, auch wenn die Entzündung über die Stirnhöhle in die Orbita eingebrochen ist. Im Ultraschallbild (B-Scan) lassen sich Abszedierungen im Oberlid und Infiltrationen der Orbita nachweisen.

Weichteilabszesse im Ultraschall (B-Scan) erkennbar.

**Differentialdiagnose.** Bei Lidschwellungen ist an superinfizierte Insektenstiche, eine Tränensack- oder Tränendrüsenentzündung *(siehe Abbildung 55 a, b)*, ein Erysipel, eine dentogene Weichteilentzündung, ein Nasenfurunkel mit Thrombophlebitis der V. angularis (Gefahr der Sinus-cavernosus-Thrombose) und ein allergisches Quincke-Ödem zu denken. Bulbusverlagerungen können vor allem durch Tumoren (Nasennebenhöhlentumoren, Keilbeinmeningeome, Osteome, Metastasen, primäre orbitale Tumoren), durch Mukozelen oder durch eine endokrine Ophthalmopathie (Verdickung der Augenmuskeln mit entzündlicher Infiltration des orbitalen Fettgewebes, z. B. bei Schilddrüsenerkrankung) bedingt sein *(Kapitel 7.4)*.

### Differentialdiagnose
Bei einer Lidschwellung ist an Insektenstiche, Tränensack-, Tränendrüsen- oder Weichteilentzündungen zu denken *(s. Abb. 55a u. b)*. Bulbusverlagerungen können Folge von Tumoren, Mukozelen oder einer endokrinen Ophthalmopathie sein *(Kap. 7.4)*.

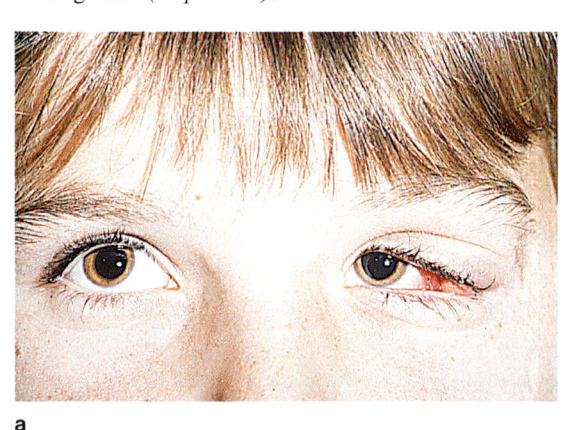

**Abb. 55a und b: Differentialdiagnose orbitaler Komplikationen:** Bei einer Tränendrüsenentzündung liegt die Lidschwellung typischerweise im lateralen Sektor (Paragraphenform des Oberlides) **(a)**. Die eitrige Dakryozystitis ist durch eine Auftreibung im medialen Augenwinkel gekennzeichnet **(b)**.

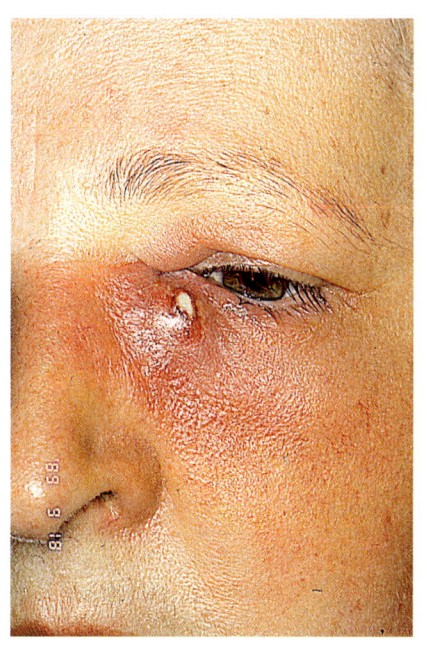

**Therapie.** Beginnende Formen orbitaler Komplikationen (Lidödem) können medikamentös durch Antibiose (Breitspektrumantibiotika, penizillinasefeste Penizilline) und abschwellende Nasentropfen (hohe Einlagen) behandelt werden. Nach Abklingen der akuten Entzündungszeichen ist eine Tomographie sinnvoll, um eine okkulte Ethmoiditis aufzudecken und diese gegebenenfalls operativ zur Prophylaxe eines Komplikationsrezidivs zu sanieren.

Fortgeschrittene Formen der orbitalen Komplikation sind operativ zu behandeln.

### Therapie
Eine konservativ-medikamentöse Therapie orbitaler Komplikationen kommt nur bei leichten Fällen in Betracht. Bei einer Abszeßbildung ist die operative Drainage sowohl des Abszesses als auch der befallenen Nasennebenhöhlen unumgänglich.

> **Merke.** Der Eingriff dient der Sanierung des Ausgangsherdes (Nasennebenhöhlen) **und** der Beseitigung der Entzündungsfolgen in der Orbita.

◀ Merke

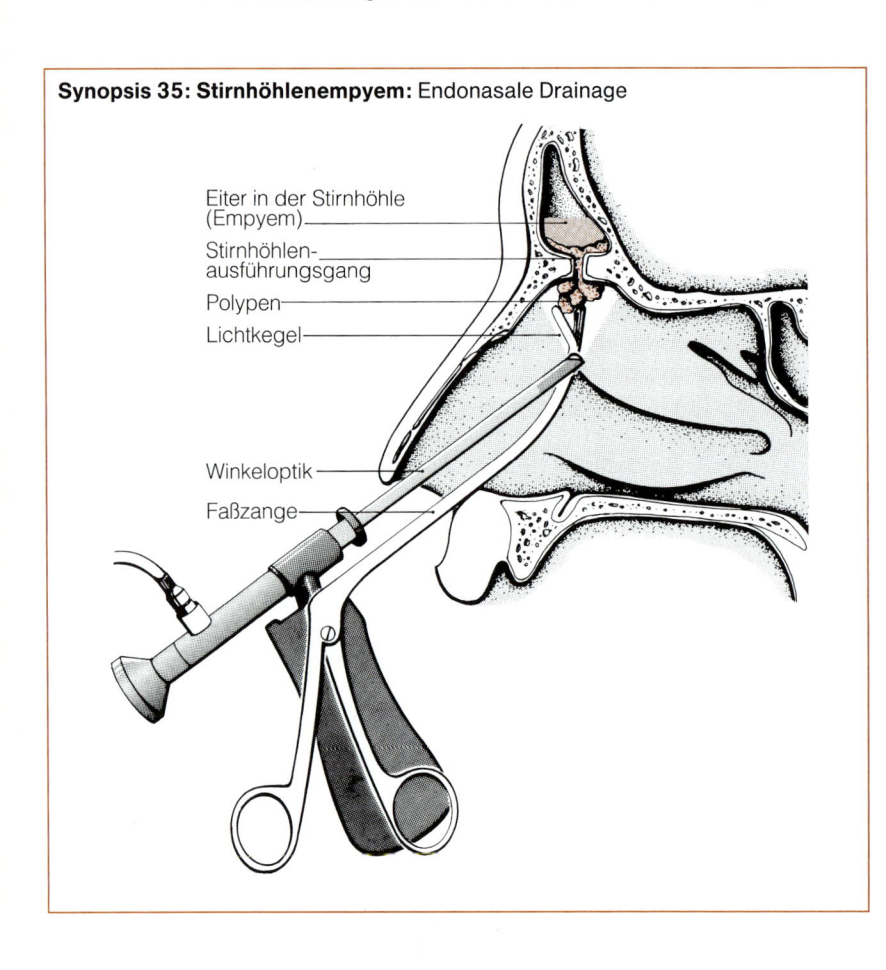

**Synopsis 35: Stirnhöhlenempyem:** Endonasale Drainage

- Eiter in der Stirnhöhle (Empyem)
- Stirnhöhlenausführungsgang
- Polypen
- Lichtkegel
- Winkeloptik
- Faßzange

Über einen endonasalen Zugang wird nicht nur die erkrankte Nasennebenhöhle, sondern auch ein subperiostaler Abszeß zur Nase hin drainiert. Manchmal muß auch von außen (transfazial) vorgegangen werden.

Exzessive Druckerhöhungen innerhalb der Orbita müssen durch Periorbitainzisionen zur Nasenhöhle hin entlastet werden *(Syn. 35)*. Eine **drohende Erblindung** durch Kompression des Nervus opticus in seinem knöchernen Kanal kann in Einzelfällen durch Wegnahme der medialen knöchernen Kanalwand in der Keilbeinhöhle abgewendet werden.

Die Neuritis des N. opticus ist nur ausnahmsweise rhinogen bedingt.

**Prognose**
Die Prognose eines operativ behandelten subperiostalen Abszesses ist im Hinblick auf die Wiederherstellung der Funktion gut.

Die befallenen Nasennebenhöhlen müssen eröffnet und dauerhaft drainiert werden. Dies kann prinzipiell über den endonasalen Zugang *(Synopsis 35)* nach Siebbeinausräumung und Eröffnung der Stirnhöhle, der Kieferhöhle und der Keilbeinhöhle von der Nase aus erfolgen bzw. von außen (transfazial) über einen Hautschnitt im Bereich der Augenbraue und des medialen Lidwinkels. Ein Stirnhöhlenempyem kann auch durch einen limitierten Eingriff von außen über ein Bohrloch in der Stirnhöhlenvorderwand (Kümmel-Beck-Bohrung) und einen zur Spülung eingelegten Katheter behandelt werden. Die subperiostale Eiteransammlung wird zur Nase durch Wegnahme der Knochenwand drainiert, soweit diese Begrenzung noch nicht durch die Entzündung zerstört wurde. Auch dies kann endonasal oder transfazial erfolgen.

Droht eine Dauerschädigung des Auges durch eine exzessive orbitale Druckerhöhung (venöse Stauung, am Augenhintergrund erkennbar), so muß eine Druckentlastung durch Schlitzung der Periorbita erfolgen, die es dem unter Druck stehenden Fettgewebe ermöglicht, in die Nasenhöhle auszuweichen. **Drohende Erblindungen** durch ödembedingte Einengung des Nervus opticus im Canalis opticus können in Einzelfällen durch eine »Dekompression« des Nervs abgewendet werden. Zu diesem Zwecke wird die mediale Wand des Canalis opticus in der Keilbeinhöhle abgetragen (endonasal oder transfazial). Ähnliche druckentlastende Maßnahmen sind auch beim Apex-orbitae-Syndrom sowie bei der Orbitaphlegmone erforderlich. Bei einer Sinus-cavernosus-Thrombose ist eine thrombolytische Therapie zu diskutieren.

Die retrobulbäre Neuritis des Nervus opticus ist nur ausnahmsweise rhinogenen Ursprungs, oft ist sie Frühsymptom einer Enzephalomyelitis disseminata (multiple Sklerose). Wird tomographisch eine Nasennebenhöhlenaffektion nachgewiesen, sollte dieses Fokusgeschehen operativ saniert werden.

**Prognose.** Subperiostale Abszesse heilen nach operativer Behandlung meist folgenlos ab.

*Merke.* Rezidive sind möglich, wenn auslösende Ursachen (Septumdeviation, okkulte Ethmoiditis) nicht erkannt und beseitigt werden.

◀ Merke

Die Orbitaphlegmone und besonders die Sinus-cavernosus-Thrombose stellen lebensbedrohliche Krankheitsbilder dar. Sehr häufig verbleiben, auch bei günstigem Verlauf, Visusminderungen bis zur Erblindung.

Folgeschäden sind v. a. Visusminderung, evtl. Erblindung.

## 6.5.2 Mukozelen – Pyozelen

6.5.2 Mukozelen – Pyozelen

*Definition.* Eine Zele (Bruch) besteht aus einem Bruchsack und einer Bruchpforte, durch die der Bruchsack tritt. Im Fall einer Nasennebenhöhlenzele erstreckt sich ein Schleimhautsack, der mit Schleim (**Mukozele**) oder Eiter (**Pyozele**) gefüllt ist, durch einen Knochendefekt in die angrenzenden Weichteile, vor allem in die Orbita, seltener in die Hautweichteile oder in die Nasenhöhle. In übertragenem Sinne werden lufthaltige Erweiterungen der Nasenebenhöhlen bei intakter knöcherner Begrenzung, die über das normale Maß hinausgehen, als **Aerozele** bezeichnet.

◀ Definition

*Ätiologie und Pathogenese.* Mukozelen entstehen am häufigsten postoperativ im Bereich der Stirnhöhle oder des Siebbeinzellsystems nach narbigem Verschluß des Ausführungsgangs. Seltener sind traumatische oder entzündliche Blockierungen des Sekretabflusses die Ursache.

Ätiologie und Pathogenese
Auslösende Ursache für die Entstehung von Mukozelen ist in der Regel eine Sekretabflußstörung durch Verschluß des Ausführungsganges.

Abgeschlossene Schleimhautareale bilden zunächst schleimgefüllte Zysten, die expansiv wachsen. Verlassen sie den Bereich der betroffenen Nasennebenhöhle (v. a. Stirnhöhle) durch einen operativ oder durch Druckusur geschaffenen Knochendefekt, so entsteht eine Mukozele.

Die seltene Aerozele (Pneumosinus dilatans) betrifft meist die Stirnhöhle und wölbt die Stirnhöhlenvorderwand vor. Sie wird durch einen Ventilmechanismus verursacht, bei dem der Lufteintritt in die Stirnhöhle im Vergleich zum Austritt erleichtert ist und so eine permanente Druckerhöhung zur Aufdehnung der Knochenwände führt.

Eine Aerozele ist Folge eines Ventilmechanismus im Nebenhöhlenausführungsgang.

*Klinik.* Leitsymptom von orbitalen Mukozelen ist die Diplopie durch Bulbusverlagerung. Da 90 % der Mukozelen von der Stirnhöhle ausgehen *(siehe Abbildung 56a-c)*, ist der Bulbus meist nach kaudal-lateral verdrängt. Seltener sind Mukozelen im Stirnbereich sowie in der Kieferhöhlen- und Keilbeinhöhlenregion anzutreffen.

Klinik
Doppelbilder durch eine Bulbusverlagerung sind das Leitsymptom von orbitalen Mukozelen *(s. Abb. 56a-c)*.

*Diagnostik.* Die zystische Natur des Prozesses kann sonographisch nachgewiesen werden. Genaue Aussagen zur Topographie erhält man durch CT oder MRT.

Diagnostik
Durch Ultraschall, CT oder MRT.

*Therapie.* Sie ist immer operativ, wobei zwei Prinzipien zur Verfügung stehen:
**Exstirpation.** Hierzu ist ein transkutaner, transfazialer Zugangsweg erforderlich. Die Zystenwand muß komplett ausgeschält werden. Verbleiben winzige Schleimhautanteile, ist ein Rezidiv vorprogrammiert. Aufgrund der meist narbigen Verhältnisse nach Voroperation ist die totale Exstirpation schwierig.

Mittels einer **Drainage (Marsupialisation)**, durch Wegnahme der nasalen Zystenwand, kann der gestörte Schleimabfluß, welcher das expansive Wachstum bedingt, wiederhergestellt werden. Dieses Verfahren bietet sich an, wenn die Mukozele unmittelbar an die Nasenhöhle grenzt und endonasal endoskopisch zu erreichen ist.

Therapie
Die Therapie der Mukozelen besteht entweder in der **Totalexstirpation** des Schleimhautsackes oder in der Drainage zur Nasenhöhle durch **Marsupialisation** der Zystenwand.

*Differentialdiagnose.* Frontoethmoidale und nasale Meningozelen bzw. Meningoenzephalozelen, Meningozelen der Keilbeinhöhle, gelegentlich kombiniert mit temporal gelegenen Arachnoidalzysten sowie Nebenhöhlentumoren, können eine Mukozele vortäuschen.

Differentialdiagnose
Meningozelen verschiedener Lokalisation.

*Prognose.* Da sich Muko- und Pyozelen meist in einem Narbengebiet entwickeln, das auch durch Nachoperationen nicht zu beseitigen ist, muß auch nach einem mehrjährigen freien Intervall mit Rezidiven gerechnet werden.

Prognose
Rezidive können auch nach Jahren auftreten.

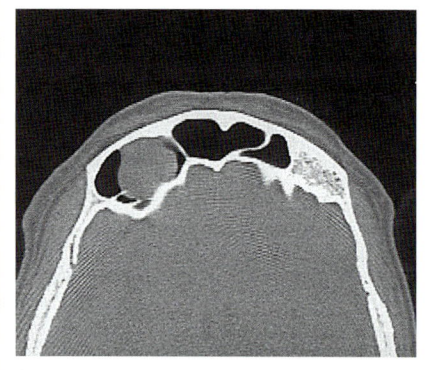

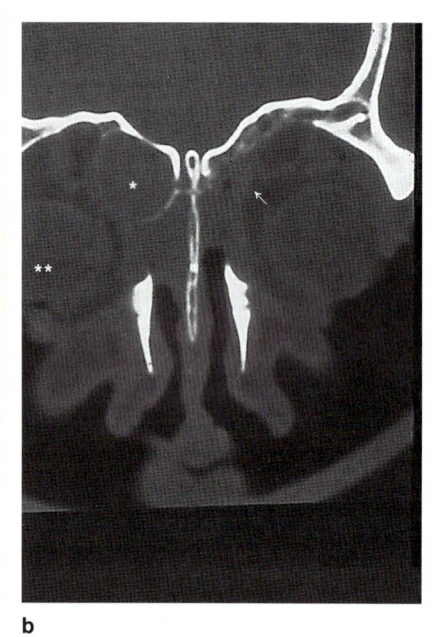

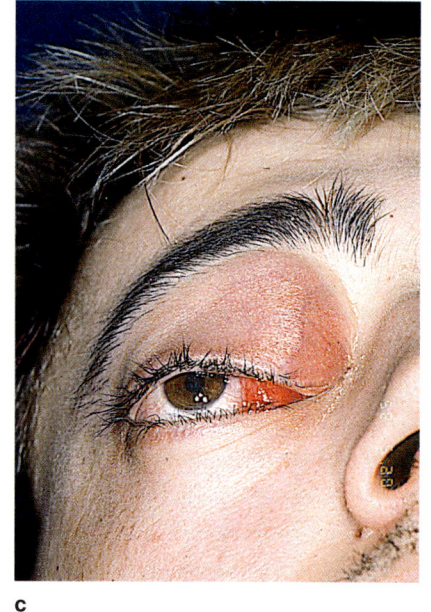

**Abb. 56a–c: Stirnhöhlen-Mukozele:** Das horizontale CT-Bild zeigt eine rundliche Verschattung der linken Stirnhöhle ohne weitere entzündliche Schleimhautveränderungen im Stirnhöhlenlumen. Die Ventilation ist noch nicht beeinträchtigt, da die (in diesem Falle spontan entstandene) Mukozele fern vom Ausführungsgang liegt **(a)**. Im koronaren Computertomogramm ist eine rechtsseitige Mukozele **(*)** nach transfazialer Stirnhöhlen- und Siebbeinoperation dargestellt. Die knöcherne Begrenzung des Stirnhöhlenbodens und der medialen Orbitawände wurde bei der vorausgegangenen Operation auch auf der Gegenseite entfernt (→). Aus einer verbliebenen Zelle des Recessus supraorbitalis der rechten Stirnhöhle ist eine Mukozele entstanden. Die Knochenwände sind stark ausgedünnt eben noch erkennbar. Die kugelige Raumforderung hat den Augapfel **(**)** nach kaudal-lateral verdrängt (Vergleich zur Gegenseite) **(b)**. Die Verlagerung des Auges führt zum Leitsymptom »Doppelbilder« **(c)**.

### 6.5.3 Endokranielle Komplikationen

**Definition** ▶

*Definition.* Erregerinvasion aus der Nase, welche nach Überwinden der Knochenbarriere die Dura oder das Gehirn erreicht. Verschiedene klinische Verläufe sind möglich *(s. Tabelle 17):* Meningitis, Eiteransammlung zwischen Knochen und Dura (epiduraler Abszeß), Eiteransammlung medial der Dura (subduraler Abszeß oder Empyem), Eiteransammlung im Gehirn (Frontalhirnabszeß) oder (selten) eine Enzephalitis.

**Ätiologie und Pathogenese**
Häufigster Ausgangspunkt sind eitrige Stirnhöhlenentzündungen.

*Ätiologie und Pathogenese.* Die häufigsten endokraniellen Komplikationen nehmen ihren Ausgang von der Stirnhöhle, wobei Meningitis und Hirnabszeß im Vordergrund stehen. Meistens finden sich Streptokokken, Staphylokokken, Haemophilus influenzae und Pneumokokken. Auch anaerobe Keime können bei schweren Krankheitsverläufen nachgewiesen werden.

**Merke** ▶

*Merke.* Endokranielle Komplikationen gehen am häufigsten von der Stirnhöhle aus.

## 6.5.3 Endokranielle Komplikationen

Die Knochenbarriere wird entweder durch eine rarefizierende Osteitis (Knocheneinschmelzung) oder durch Fortleitung über Gefäße überwunden. Die Dura mater reagiert zunächst mit einer Oberflächenentzündung (Pachymeningitis externa), wobei sich die Eiteransammlung der Stirnhöhle in den Raum zwischen Knochen und Dura erstrecken kann (epiduraler Abszeß, *siehe auch Synopsis 34*). Häufiger tritt eine rhinogene Meningitis ohne eine epidurale oder subdurale Abszeßbildung auf. Eintrittspforten können neben der Osteitis auch die Rima olfactoria entlang der Fila olfactoria sowie gegebenenfalls Knochendefekte nach Frakturen oder Operationen sein. Ein rhinogener Frontalhirnabszeß entsteht überwiegend durch perivaskuläre Lymphbahnen. Eine Meningoenzephalitis, bzw. eine Thrombophlebitis von Sinus sagittalis superior und Sinus cavernosus, sind sehr selten.

Die Erreger können durch Knocheneinschmelzung bzw. entlang der Fila olfactoria das Endokranium erreichen. Nur ausnahmsweise geht einer rhinogenen Meningitis ein epiduraler Abszeß voraus. Ein Frontalhirnabszeß kann sich auch direkt über perivaskuläre Lymphbahnen entwickeln. Sinusthrombosen oder eine rhinogene Enzephalitis sind selten.

**Tabelle 17: Endokranielle Komplikationen**

- Meningitis
- epiduraler Abszeß
- subdurales Empyem
- Hirnabszeß
- Enzephalitis

***Klinik.*** Bei der rhinogenen Meningitis dominieren als **Leitsymptome Fieber** und die Folgen der **meningealen Reizung** (Nackensteifigkeit, Kernig-Zeichen = Schmerz bei Kniestreckung, Brudzinski-Zeichen = Kniebeugung bei Prüfung der Nackensteife) sowie der **intrakraniellen Drucksteigerung** (Kopfschmerzen, Erbrechen, Somnolenz).

Ein **Stirnhirnabszeß** kann symptomarm sein, vor allem wenn er bereits länger besteht und sich eine Abszeßmembran ausgebildet hat. Neben den Folgen einer Hirndrucksteigerung können lokale Hirnsymptome auftreten: Herdsymptome (z.B. motorische Aphasie durch Schädigung des Broca-Sprachzentrums) und Fernsymptome (Abduzensparese, kontralaterale Fazialislähmung, Jackson-Anfälle). Bei den übrigen Formen der endokraniellen Komplikationen können die Symptome entweder sehr diskret oder bei zunehmendem Hirndruck auch ausgeprägt sein. Die Thrombophlebitis der endokraniellen Blutleiter ist zusätzlich durch septische Temperaturen gekennzeichnet.

**Klinik**
Die **Leitsymptome** der rhinogenen Meningitis ergeben sich aus **meningealer** Reizung und **intrakranieller Drucksteigerung**.

Ein Stirnhirnabszeß kann nach Ausbildung einer Abszeßmembran relativ symptomarm sein. Herdsymptome sind möglich. **Septische Temperaturen** weisen auf eine Thrombophlebitis endokranieller Blutleiter hin.

***Diagnostik.*** Im Vordergrund stehen apparative Untersuchungen wie CT und MRT sowie die Liquordiagnostik.

**Diagnostik**
Durch CT, MRT und Liquoruntersuchung.

◀ **Merke**

***Merke.*** Die Liquorabnahme sollte vor Beginn der antibiotischen Therapie durchgeführt werden.

Die **lumbale Punktion** des Liquorraumes kann auch zur Liquordruckmessung herangezogen werden: Beim sog. Queckenstedt-Versuch bleibt der Liquordruckanstieg bei Kompression der V. jugularis interna aus, wenn eine Thrombose im venösen System vorliegt, da die »künstliche Druckerhöhung« nicht nach zentral weitergeleitet werden kann. Können im Liquor Pneumokokken nachgewiesen werden, ist immer von einer rhinogenen oder auch otogenen Genese auszugehen. Die weitere **Liquordiagnostik** dient der groben Unterscheidung zwischen eitriger (bakterieller) und seröser (viraler) Meningitis *(Tabelle 18)* und damit zur Differentialdiagnostik einer nichtrhinogenen Entstehung (seröse Meningitis, Meningokokken-Meningitis). Zum Vergleich: Normalwerte im Liquor sind bis $^8/_3$ Zellen, Eiweiß bis 45 mg/dl, Glucose 45–80 mg/dl (ca. 70% des Blutzuckers).

Die **Lumbalpunktion** kann gleichzeitig mit einer Druckmessung kombiniert werden.
Die **Liquordiagnostik** dient der groben Unterscheidung zwischen eitriger und seröser Meningitis. Bei Pneumokokkennachweis ist ein Herd im Nasen- oder Ohrbereich wahrscheinlich *(s. Tab. 18)*.

| Tabelle 18: Liquorbefund bei eitriger und nichteitriger Meningitis | | |
|---|---|---|
| | eitrige Meningitis | nichteitrige Meningitis |
| Liquorbeschaffenheit | trüb | klar |
| Zellzahl | >1000/mm$^3$ | <1000/mm$^3$ |
| Zellart | v. a. Granulozyten | v. a. Lymphozyten, Monozyten |
| Bakteriologie | positiv | negativ |
| Eiweißgehalt | >100 mg/dl, Pandy +/++ | <100 mg/dl, Pandy negativ |
| Zuckergehalt | stark vermindert | zwei Drittel des Blutzuckers |

CT oder MRT: Differenzierung von Abszeß oder Empyem.

Die Computertomographie oder Magnetresonanztomographie kann Empyeme und Abszesse nachweisen *(siehe Abbildung 57a und b)*. Ergänzend können ein Angiogramm und ein Elektroenzephalogramm vorgenommen werden.

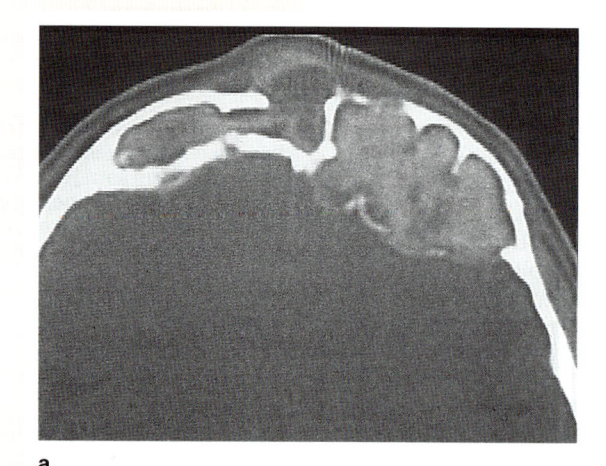

**Abb. 57a und b: Endokranielle Komplikationen:** Im horizontalen CT-Bild ist eine Pilzinfektion der Stirnhöhlen sowohl in die Weichteile der Stirn (linke Stirnhöhle) als auch nach Zerstörung der Stirnhöhlenhinterwand (rechte Stirnhöhle) nach endokraniell vorgedrungen **(a)**.

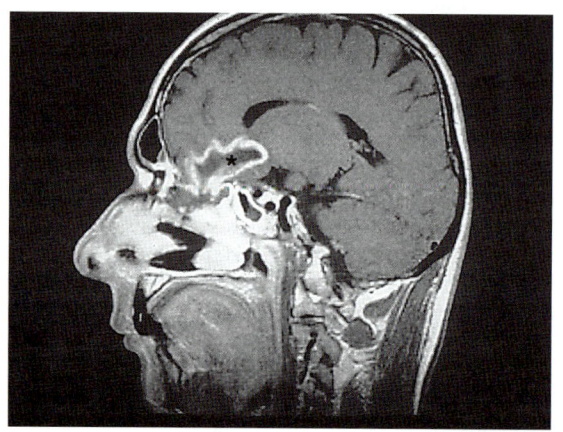

Die sagittale MRT-Aufnahme zeigt einen Stirnhirnabszeß **(\*)** mit signalreicher Abszeßkapsel sowie eine Verbindung zur vorderen Schädelbasis. Die Infektion geht von einer Nasennebenhöhlenentzündung aus **(b)**.

### Differentialdiagnose
Abzugrenzen sind hämatogen fortgeleitete Entzündungen.

### Therapie
Zunächst ungezielte, später gezielte Antibiotika-Kombinationstherapie. Operative NNH-Sanierung.

### Prognose
Die Letalität kann bis zu 20% betragen, Defektheilungen sind möglich.

***Differentialdiagnose.*** An nichtrhinogene Ursachen von endokraniellen Entzündungen muß gedacht werden, insbesondere an die virale Meningitis oder an Entzündungen, die hämatogen-metastatisch fortgeleitet wurden.

***Therapie.*** Der zunächst ungezielten Antibiotikakombinationstherapie nach Lumbalpunktion folgt nach bakteriologischer Austestung eine gezielte Behandlung. Daneben ist stets die operative Sanierung der betroffenen Nasennebenhöhlen erforderlich. Hirnabszesse werden neurochirurgisch punktiert, gespült und sekundär exstirpiert.

***Prognose.*** Die Letalität von Meningitis, Meningoenzephalitis und Hirnabszeß liegt bei ca. 20%. Mit Defektheilungen (z. B. Epilepsie, Nervenlähmungen) ist zu rechnen.

### 6.5.4 Toxisches Schocksyndrom

***Ätiologie und Pathogenese.*** Es entsteht durch eine lokale Staphylokokken- oder Streptokokkeninfektion mit Toxineinschwemmung, meist nach Einlegen von Nasentamponaden.

***Symptome.*** Die toxinbedingte Schocksymptomatik besteht aus Fieber, Blutdruckabfall, Oligurie, Erythrodermie und intravasaler Gerinnung.

***Therapie.*** Sie besteht in der sofortigen Tamponadenentfernung, der Schockbekämpfung (Dopamin, Dobutrex) und Antibiotikagabe (penizillinasefeste Penizilline).

### 6.5.5 Stirnbeinosteomyelitis

***Ätiologie und Pathogenese.*** Sie stellt eine seltene, meist bei Kindern oder Jugendlichen vorkommende eitrige Entzündung dar, die von der Stirnhöhle ausgeht und sich im stark ausgebildeten Knochenmark der Schädelkalotte ausbreitet, wo sie große Diploevenen (Breschetsche-Venen) erfaßt.

***Symptome.*** Klinischer Hinweis ist die **teigige Schwellung der Stirnhaut** und der Oberlider.

> ***Merke.*** Die **Blutkörperchensenkungsgeschwindigkeit (BSG)** ist bei einer Stirnbeinosteomyelitis **maximal beschleunigt** (z. B. 80/120 mm 1 h/2 h).

***Therapie.*** Die operative Therapie besteht in der Entfernung des befallenen Knochens, soweit möglich unter Erhalt der Tabula interna und antibiotischem Schutz. Der durch die Entzündung zerstörte Knochen blutet nicht, weshalb die Operation so weit ausgedehnt werden muß, bis ein gut durchbluteter Schädelknochen erreicht wird.

## 6.6 Tumoren der inneren Nase und der Nasennebenhöhlen

> ***Definition.*** Gut- bzw. bösartige Neubildungen epithelialen oder mesenchymalen Ursprungs, die entweder in der Nasenhöhle bzw. in den Nasennebenhöhlen ihren Ausgang nehmen, aus Nachbarregionen einwachsen oder Fernmetastasen darstellen. Die Unterscheidung benigne bzw. maligne kann sich nach histologischen und klinischen Kriterien richten, wobei histologisch-benigne Formen einen klinisch-malignen Verlauf nehmen können (Beispiel: invertiertes Papillom).

Die Einteilung folgt der klinischen Dignität. Vorausgeschickt werden Hinweise zur Epidemiologie, Ätiologie und Pathogenese sowie zur Diagnostik, da sie für alle Tumorformen im wesentlichen identisch sind.

***Epidemiologie.*** Malignome der Nase und des Nasennebenhöhlensystems machen etwa 3 bis 5% aller Kopf-Hals-Tumoren aus. Die höchste Inzidenz (Zahl der jährlichen Neuerkrankungen pro 100 000 Einwohner) findet sich in Japan. Bösartige Tumoren treten überwiegend im höheren Lebensalter auf. Die Tumoren sind, aufgrund der geringen durch sie verursachten Beschwerden, zum Zeitpunkt der Diagnosestellung meist bereits weit fortgeschritten.

***Ätiologie und Pathogenese.*** Tumoren der Nasenhöhle und der Nasennebenhöhlen entstehen wie alle anderen Tumoren multifaktoriell, wobei chronische Entzündungen und exogene Noxen eine Rolle spielen. Hierbei sind vor allem auch **gewerbliche Noxen** von Interesse.
Holzstaub kann mit einer Latenzzeit von durchschnittlich 30 bis 50 Jahren zu einem Adenokarzinom der Nasennebenhöhlen führen.

**Merke ▶**

Das Krebsrisiko ist bei beruflicher Schadstoffbelastung (Nitrosamine, Aromaten, Dioxine) erhöht.

**Klinik**
**Leitsymptome** von Tumoren können **Blutung, einseitige Nasenatmungsbehinderung,** Gesichtsauftreibung, Bulbusverlagerung und Gaumenveränderungen sein *(s. Syn. 36).* Schmerzen treten bei Ostienverschluß von Nasennebenhöhlen auf.

> **Merke.** Als Berufskrankheit ist das Adenokarzinom der Nasenhaupt- und Nasennebenhöhlen durch Stäube von Eichen- oder Buchenholz (Hartholz) anerkannt.

Einem erhöhten Krebsrisiko sind auch Beschäftigte in der Leder- und Textilverarbeitung sowie in der chemischen und der Mineralölindustrie ausgesetzt (Nitrosamine, aromatische Kohlenwasserstoffe, Dioxine).

***Klinik.*** Gemeinsame Symptome sind **Blutung, einseitig behinderte Nasenatmung,** Auftreibung des Gesichts, Bulbusverlagerung und Veränderungen des Gaumens (»Zahnprothese sitzt nicht mehr«). Schmerzen sind die Ausnahme und dann meist die Folge der Entzündung einer tumorverschlossenen Nebenhöhle. Da der Tumor sich zunächst unbemerkt in einer Höhle (Nasennebenhöhlen, Nasenhöhle) ausbreiten kann, treten diese Symptome erst im fortgeschrittenen Tumorstadium auf. Eine Übersicht über Ausbreitungsrichtung, dazugehörige Symptomatik und diagnostische Verfahren bei gutartigen und vor allem bösartigen Tumoren zeigt *Synopsis 36.*

**Synopsis 36: Ausbreitung von Tumoren der Nasenhöhle und der Nasennebenhöhlen, Symptome und Befunde**

| Richtung | Symptome | Diagnostik und Befunde |
|---|---|---|
| Schädelbasis | Kopfschmerz, Riechstörung | CT, MR |
| Orbita | Diplopie | Bulbusdislokation |
| Nasenhöhle | Atembehinderung Sekretion, Blutung (einseitig) | Rhinoskopie, Endoskopie |
| Wangenweichteile | Wangenauftreibung | Palpation, CT, Ultraschall |
| Gaumen | „Prothese paßt nicht" | Auftreibung (submukös) |
| Zahnwurzel | „Zahn wackelt" | CT |
| Wangenweichteile | Wangenauftreibung | Palpation, CT, Ultraschall |
| Tränenwege | Epiphora | CT |
| Fossa pterygopalatina | Parästhesien: N. infraorbitalis N. palatinus (Endäste) | CT, MRT |
| retromaxillärer Raum | Kieferklemme | CT, MRT |
| Nasenrachen und Tube | Atembehinderung Schwerhörigkeit | Endoskopie Otoskopie Tympanogramm Audiogramm |

## 6.6 Tumoren der inneren Nase und der Nasennebenhöhlen

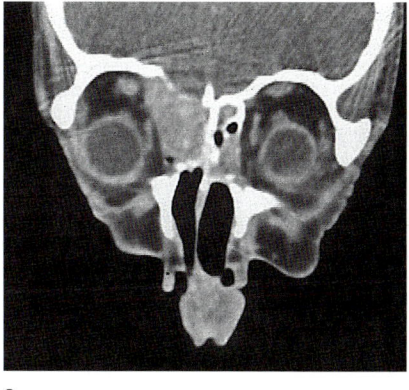

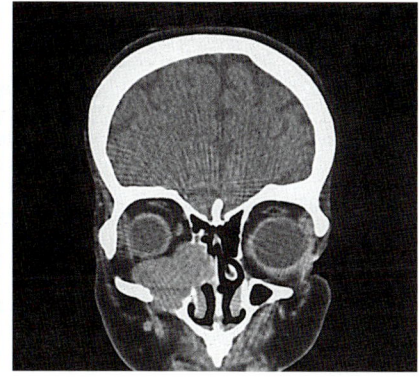

**Abb. 58a und b: Oberkieferkarzinom:** Ein ausgedehntes Karzinom des rechten Oberkiefers (vertikales CT-Bild **a**) hat Teile der knöchernen Orbitawandung zerstört und den Bulbus nach lateral verlagert. Erstes Anzeichen für ein infiltrierend-expansives Tumorwachstum ist oftmals eine Auftreibung des Gaumens (»Prothese paßt nicht mehr«), oder eine Wangenauftreibung, wenn sich der Tumor in den Kieferhöhlenboden ausbreitet **(b)**.

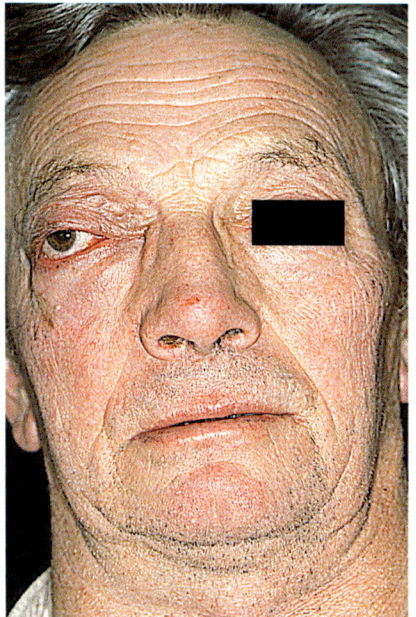

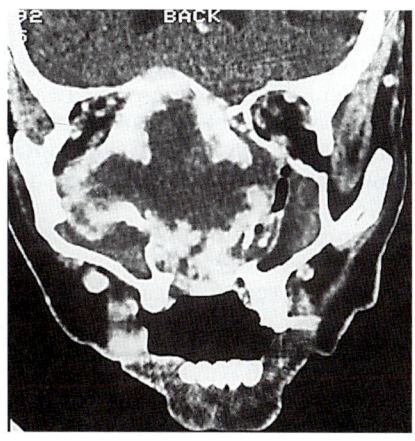

**Abb. 59a und b: Ethmoidale Metastase eines hypernephroiden Karzinoms:** Durch das endonasale Tumorwachstum ist vor allem das rechte Auge zur Seite gedrängt **(a)**. Das eigentliche Ausmaß der tumorbedingten Zerstörung zeigt das koronare CT **(b)**.

**Diagnostik.** Die klinische Untersuchung stützt sich zunächst auf Inspektion (Rhinoskopie, Endoskopie, Inspektion der Mundhöhle) und Palpation des regionalen Lymphabflußgebietes im Bereich der Ohrspeicheldrüse, submandibulär sowie am Hals. Zur krankheitsbezogenen Hirnnervendiagnostik gehört die Beurteilung der Sensibilität der Haut im Bereich von Stirn, Wange und Unterkiefer, der Schleimhaut am Gaumen sowie die Prüfung der Motorik des Auges und der Kaumuskulatur. Ergänzend können Geruchs-, Geschmacks- und Hörprüfungen (Tubenstörung) vorgenommen werden.

**Computertomographie** und **Magnetresonanztomographie** sind zur definitiven Erfassung der Tumorausdehnung unerläßlich. Zusammen mit dem histologischen Befund durch **Probeexzision** bestimmen sie die Tumorklassifikation *(siehe Tabelle 19)* und die Wahl des therapeutischen Verfahrens.

**Diagnostik**
Neben der Inspektion des Primärtumorgebietes und der Palpation des regionären Lymphabflusses sind **CT**, ggf. auch **MRT** zur Erfassung der Tumorausdehnung unerläßlich. Die Diagnosesicherung erfolgt durch eine **Probebiopsie**, die Kontrolle der regionären Lymphknoten durch Palpation und Ultraschall.

T-Klassifikation von Nasenhöhlen- und -nebenhöhlen-Tumoren.

| Tabelle 19: T-Klassifikation von Tumoren der Nasenhöhle und Nasennebenhöhlen ||||
|---|---|---|---|
| Region | Nasenhöhle | Nasennebenhöhlen | Nachbarregionen |
| Bezirke | Nasendach<br>seitliche Wand<br>Septum<br>Nasenboden | Stirnhöhle<br>Siebbeinzellen<br>Keilbeinhöhle<br>Kieferhöhle | Schädelbasis<br>Nasopharynx<br>Retromax. Raum<br>Orbita<br>Gaumen |
| $T_1$ = 1 Bezirk | $T_2$ = 1 Region | $T_3$ > 1 Region | $T_4$ = Nachbarregion |

### Therapie
**Gutartige Tumoren** werden über einen endonasalen, transoralen oder transfazialen Zugang entfernt. **Bösartige Tumoren** können bei entsprechender Ausdehnung nicht immer onkologisch-radikal reseziert werden. So kann bei den meist älteren Patienten eine individuelle, symptomorientierte kombinierte Radio-Chemotherapie und palliative Tumorresektion zur Verbesserung der Lebensqualität beitragen.

### Prognose
Wegen des meist fortgeschrittenen Tumorwachstums verstirbt etwa die Hälfte der Patienten tumorabhängig. Die Prognose ist v. a. auch von der **Tumorlokalisation** abhängig und kann durch Zuordnung zu topographischen Ebenen nach Öhngren oder Sébileau abgeschätzt werden *(Abb. 60 und 61)*.

***Therapie.*** **Gutartige Tumoren** werden über einen endonasalen, transoralen oder transfazialen Zugang entfernt. Der kurativen, operativen Resektion ausgedehnter **maligner Tumoren** sind technische Grenzen gesetzt, wenn vital notwendige Strukturen involviert sind (Zerebrum, Sinus cavernosus, Carotis interna). Ist die Resektion technisch möglich, so muß der mögliche onkologische Erfolg immer mit der Lebensqualität der meist älteren Patienten korreliert werden (Exenteratio orbitae, Verlust der Kaufunktion bei Gaumenresektion, Möglichkeit der operativen Rekonstruktion nach ausgedehnten Resektionsdefekten, Eingliederung von knochenverankerten Epithesen). In manchen Fällen ist es ratsam, trotz einer möglichen kurablen Resektion eine palliative Chemo-Radiotherapie vorzunehmen. Auch eine operative, palliative Tumorverkleinerung zur Beseitigung von Symptomen (z. B. aufgehobene Nasenatmung) kann angezeigt sein. Generell ist bei malignen Tumoren aufgrund der schlechten Prognose ein kombinierter Einsatz von Chemo-Radiotherapie und Operation in zeitlicher Abstimmung (Bestrahlung vor und nach der Operation) sinnvoll.

***Prognose.*** Bösartige Tumoren werden überwiegend erst in fortgeschrittenen Stadien diagnostiziert. Da einer radikalen Resektion anatomische Grenzen gesetzt sind, versterben ca. 50% der meist älteren Patienten tumorabhängig. Ein wesentlicher prognostischer Faktor ist auch die Tumorlokalisation. Die Ebene nach Öhngren (durch Nasenwurzel und Kieferwinkel) teilt **prognostisch ungünstigere, schädelbasisnahe Tumoren** von mehr peripher gelegenen Geschwülsten ab *(Abbildung 60a und b)*. Ähnlich verhält es sich mit den drei Etagen nach Sébileau begrenzt durch Gaumen und Kieferhöhlendach. Je kranialer der Tumor gelegen ist, desto ungünstiger die Prognose *(Abbildung 61)*.

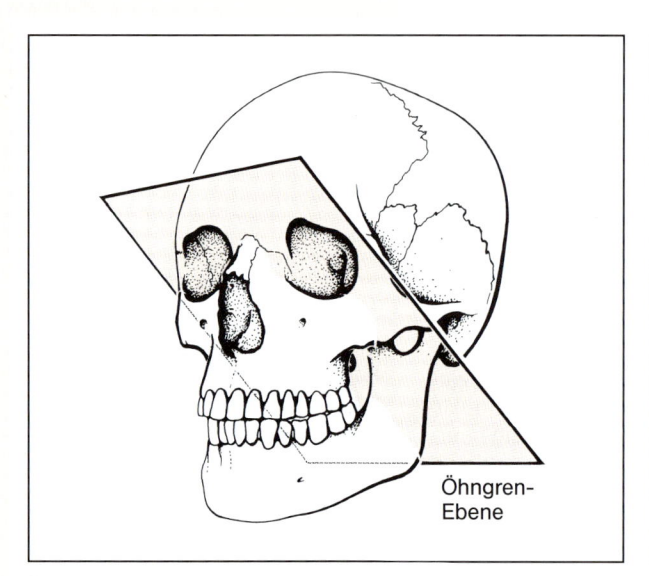

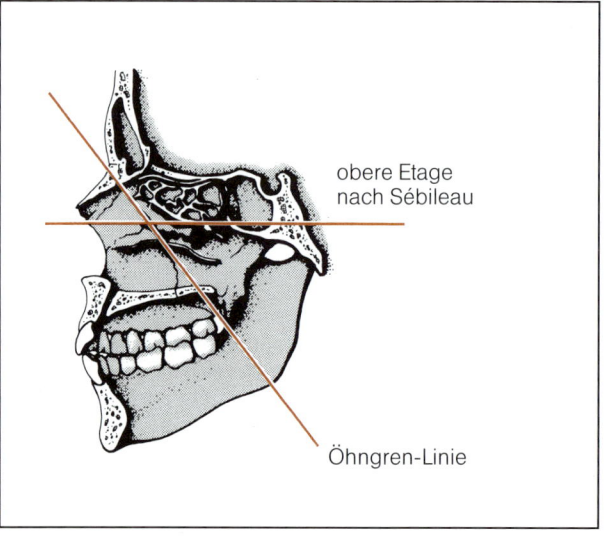

**Abb. 60a und b: Die Ebenen nach Öhngren (a, b) und Sébileau (b)**

**Abb. 61: Prognose maligner Tumoren: Etagenregel** nach Sébileau

obere

mittlere Etage

untere

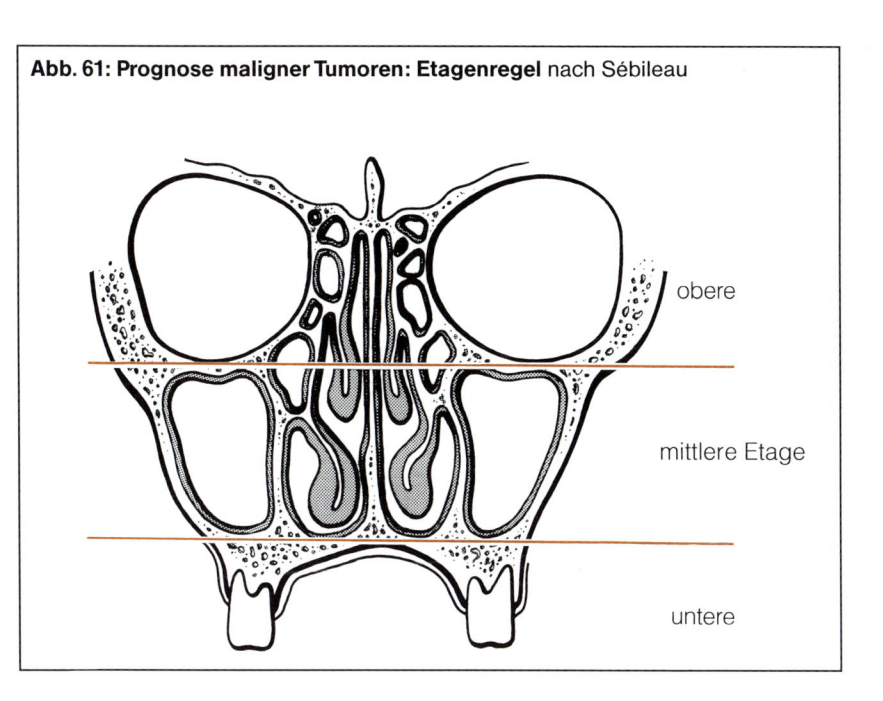

## 6.6.1 Gutartige Tumoren

Gutartige Tumoren können vom Epithel oder vom Binde- und Stützgewebe ausgehen *(Tabelle 20)*.

**Tabelle 20: Gutartige Tumoren des Naseninneren**

**epitheliale Tumoren**
Papillom
- exophytisches Papillom (Septum)
- invertiertes Papillom (Transitionalzellpapillom)

Adenome

**mesenchymale Tumoren**
Osteom
fibröse Knochendysplasie
Hämangiom

### Papillome

Sie zeigen je nach Lokalisation in der Nase ein unterschiedliches Wachstum. Am Septum sind sie **exophytisch** und breitbasig gestielt, während sie im Nasennebenhöhlenbereich invertierend wachsen (**invertiertes Papillom**, Transitionalzellpapillom, Schneider-Papillom *[siehe Abbildung 62 a–c]*). Die möglicherweise virusinduzierten Geschwülste verhalten sich klinisch unterschiedlich. Während die exophytischen Septumpapillome umschrieben wachsen und nach Resektion in gesunden Grenzen nicht rezidivieren, ist die **Rezidivneigung** bei invertierten Papillomen **sehr hoch** (bis zu 60 %), und **maligne Transformationen** finden sich dort in ca. 10 % der Fälle.

*Merke.* Wegen der Rezidivneigung wird empfohlen, die invertierten Papillome operativ wie einen **malignen** Tumor zu resezieren (z. B. über einen Zugang von außen) und den Patienten über Jahre alle 3 Monate endoskopisch zu kontrollieren.

### 6.6.1 Gutartige Tumoren

Gutartige Neubildungen werden nach epithelialem oder mesenchymalem Ursprung unterschieden (s. Tab. 20).

### Papillome

**Exophytische Papillome** der Nasenscheidewand rezidivieren selten, während das **invertierte Papillom** der Nasennebenhöhlen durch eine **hohe Rezidivneigung** und die Möglichkeit der **malignen Entartung** gekennzeichnet ist. Obwohl histologisch gutartig, sind sie klinisch wie Malignome zu betrachten.

◀ Merke

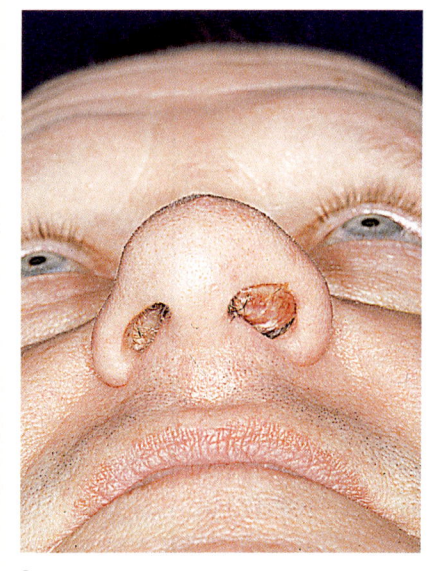

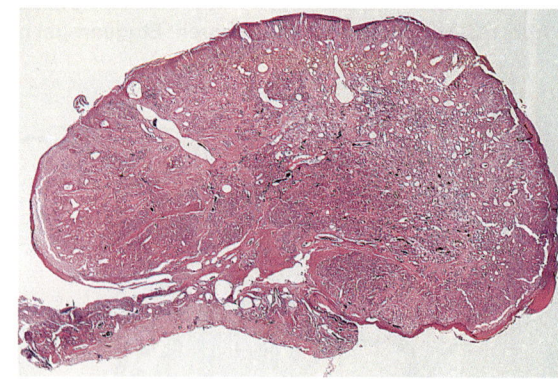

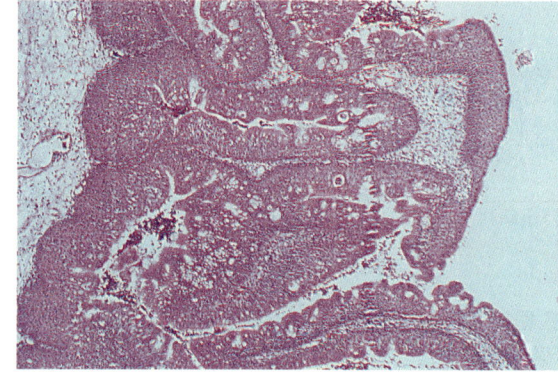

C 6 Erkrankungen der inneren Nase und der Nasennebenhöhlen

**Abb. 62a–c: Papillome der Nasenschleimhaut:** Papillome können gestielt von der Nasenscheidewand ausgehen. Ein derartiges **exophytisches** Papillom ist im linken Bild im Naseneingang erkennbar **(a)**, rechts das zugehörige histologische Bild **(b)**. Der große Polyp hat einen sehr schmalen Stiel. Ihm ist zum Vergleich das histologische Bild eines **invertierten Papilloms** gegenübergestellt **(c)**, das makroskopisch kaum von »normalen Nasenpolypen« zu unterscheiden ist und breitbasig aufsitzt. Histologisch zeigt es aber ein invertiertes Wachstum mit Einstülpungen des Epithels (rechts im Bild die Epitheloberfläche, links Basalmembran und Interstitium, HE-Färbung).

**Adenome**

Sie sind selten, **wachsen langsam expansiv** und lassen sich in der **Kapselschicht** operativ ausschälen *(s. Abb. 63)*.

## Adenome

Sie sind selten, können histologisch sehr unterschiedlich strukturiert sein (tubuläres Adenom, Onkozytom, pleomorphes Adenom, Basalzelladenom u. a.) und zeichnen sich in der Regel durch ein **langsames expansives Wachstum** aus *(siehe Abbildung 63)*. Meist ist eine **Kapsel** vorhanden, weshalb der Tumor dann ohne größere Destruktion operativ entfernt werden kann.

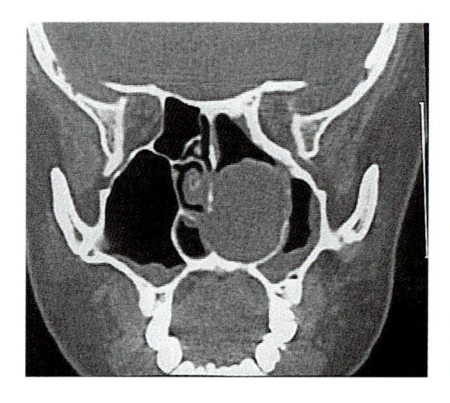

**Abb. 63: Adenom der Nasenhöhle:** Im koronaren CT-Bild ist der gut abgrenzbare Tumor zu erkennen, der die linke Nasenhöhle weitgehend ausfüllt und von der unteren Nasenmuschel ausgeht. Die Nasenscheidewand wird gering zur Gegenseite gedrängt.

## Osteome

Sie sind ein häufiger, symptomfreier Zufallsbefund auf Röntgenaufnahmen der Stirnhöhlen. Bei geringer Größe und ostiumfernem Sitz ist eine Operation nicht erforderlich, gelegentliche Röntgenkontrollen sind jedoch anzuraten. Osteome zeigen eine sehr langsame Größenzunahme und können bei ungünstiger Lokalisation den Stirnhöhlenausführungsgang verschließen. Sitzen sie an der Schädelbasis, können sie sich in die Orbita vorwölben und so zu einer Protrusio bulbi Anlaß geben. Bei Größenzunahme oder ungünstiger Lokalisation sollten sie entfernt werden *(siehe Abbildung 64)*.

**Osteome**

Als Zufallsbefund auf Röntgenaufnahmen bedürfen sie normalerweise keiner Behandlung. Drohen sie den Ausführungsgang von Nasennebenhöhlen zu verlegen oder wölben sie sich in die Orbita vor, müssen sie operativ entfernt werden *(s. Abb. 64)*.

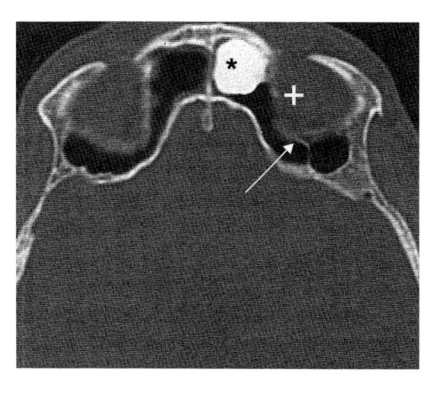

**Abb. 64: Stirnhöhlenosteom:** Das horizontale CT-Bild zeigt die runde Knochengeschwulst (*) der rechten Stirnhöhle in umittelbarer Nähe zur Obita (+). Die Ventilation der Stirnhöhle ist nicht beeinträchtigt, was an der lufthaltigen supraorbitalen Stirnhöhlenbucht zu erkennen ist (→).

## Fibröse Dysplasie

Es handelt sich um eine Knochenerkrankung vorwiegend im Kindes- und Jugendalter. Sie kann sowohl monostotisch (isoliert in einem Gebiet) als auch polyostotisch (in verschiedenen Regionen) auftreten. Histologisch liegt ein **Knochenumbau mit fibrotischem Ersatz** vor. Die monostotische Form sitzt überwiegend im Oberkiefer und der vorderen Schädelbasis, die polyostotische Form in den Extremitäten und dem Schädeldach. Klinisch erkennt man eine schmerzlose Knochenauftreibung und die dadurch hervorgerufene Gesichtsasymmetrie. Eine kurative Therapie ist meist nicht möglich. Operativ können Konturverbesserungen bzw. eine Dekompression des Canalis opticus bei drohender Erblindung vorgenommen werden *(siehe Abbildung 65a und b)*.

**Fibröse Dysplasie**

Diese Knochenerkrankung kann mono- oder multilokulär auftreten und ist durch einen **Knochenumbau mit fibrotischem Ersatz** gekennzeichnet *(s. Abb. 65a, b)*. Eine kurative Resektion ist meist nicht möglich. Operationen beschränken sich auf die Abtragung des Tumorgewebes zur Konturverbesserung.

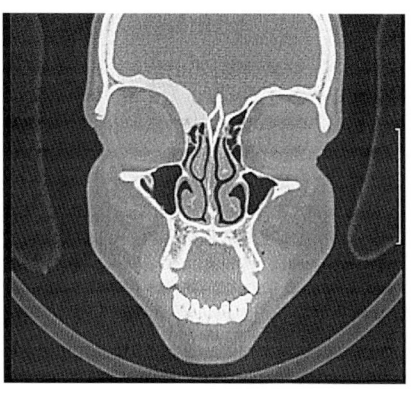

a  
b 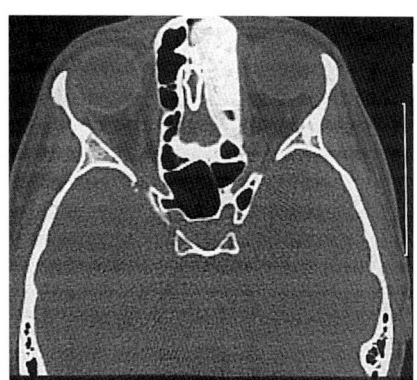

**Abb. 65a und b: fibröse Knochendysplasie:** Die gutartige Knochenveränderung an Siebbein- und Orbitadach ist anhand eines vertikalen (a) und horizontalen CT-Bildes (b) dargestellt. Der Prozeß hat die Basis des rechten Orbitatrichters noch nicht erreicht. Ist mit einem Sehverlust durch Fortschreiten der systemischen Knochenerkrankung zu rechnen, kann eine operative Dekompression des Canalis opticus vorgenommen werden.

## Hämangiome

Diese Gefäßgeschwülste können in der **Schleimhaut** oder im **Knochen** auftreten und bilden sich, wenn sie angeboren sind, häufig im ersten Lebensjahr spontan zurück. Entsprechend ist die Schleimhaut mit weicher Konsistenz vorgewölbt und livide verändert *(siehe Abbildung 66)*. Intraossäre Hämangiome verursachen eine Knochenauftreibung. Bei Wachstumstendenz oder rezidivierender Blutung kann das Hämangiom chirurgisch entfernt werden, bei größerer Ausdehnung sollte vorher eine selektive **Angiographie** und Embolisation erfolgen. Eine Verkleinerung ist lokal auch durch Laseranwendung möglich (Neodym-YAG-Laser, Argon-Laser, gepulster Farbstofflaser).

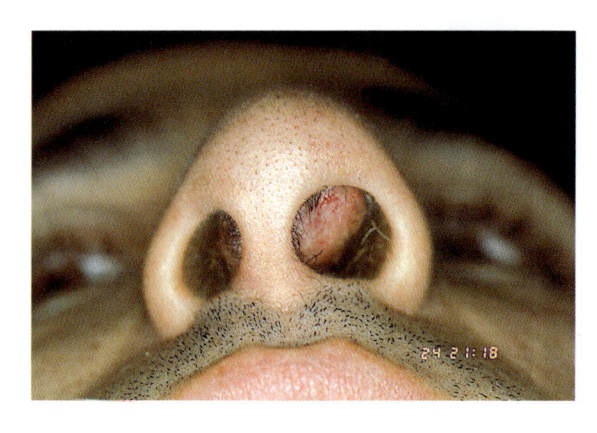

**Abb. 66: Naseneingangshämangiom:** Der Blutschwamm treibt die Schleimhaut der Nasenscheidewand auf und verlegt den Naseneingang.

### 6.6.2 Bösartige Tumoren

Maligne Tumoren des Naseninneren können wie gutartige Geschwülste nach ihrer Herkunft eingeteilt werden.

**Tabelle 21: »Bösartige« Tumoren der Nase und der Nasennebenhöhlen**

**epitheliale Tumoren**
- Plattenepithelkarzinom
- Adenokarzinom
- olfaktorisches Neuroblastom

**mesenchymale Tumoren**
- Rhabdomyosarkom
- maligne Lymphome

**andere (tumor-like-lesions)**
- Granuloma gangraenescens
- Wegener-Granulomatose

### Plattenepithelkarzinom

Dieser Tumor ist mit einer Häufigkeit von 60% das **häufigste Malignom der Nasennebenhöhlen**. Die histologische Differenzierung kann von einem verhornenden Plattenepithelkarzinom bis zum anaplastischen Karzinom reichen.

> **Merke.** In der Regel beginnt das Tumorwachstum am Übergang der Kieferhöhle zum Siebbein (maxilloethmoidaler Winkel).

Der Tumor wächst infiltrativ-destruktiv in Richtung Schädelbasis, Augenhöhle, retromaxillärer Raum und Gaumen.

Mit Halslymphknotenmetastasen ist in 10% der Fälle zu rechnen. Kurativ kommt die Blockresektion (z. B. eine Oberkieferhälfte mit Orbita und Gaumen),

## Adenokarzinom

Es ist mit einer Häufigkeit von ca. 10% der zweithäufigste bösartige Tumor der Nasennebenhöhlen. Wie bereits erwähnt, tritt er bevorzugt nach **beruflicher Holzstaubexposition** auf. Kurativ erfolgversprechend ist allein die Operation, wobei Lokalrezidive häufig sind (bis zu 50%) *(siehe Abbildung 67a–c)*. Die Prognose ist, wie beim Plattenepithelkarzinom, ungünstig. Dies trifft auch für andere adenomatöse Karzinome zu, wie das Azinuszellkarzinom, das Mukoepidermoidkarzinom (lymphogene und hämatogene Metastasen) und das adenoidzystische Karzinom (Infiltration von Nerven, Fernmetastasen).

### Adenokarzinom

Es kann durch eine berufliche **Holzstaubexposition** bedingt sein. Kurativ kommt die lokale Resektion in Betracht. Die schlechte Prognose weisen auch das Azinuszellkarzinom, das Mukoepidermoidkarzinom und das adenoidzystische Karzinom auf.

---

**Der klinische Fall:** Adenokarzinom des Siebbeins. Ein 60jähriger Schreiner bemerkte eine zunehmende Behinderung der Nasenatmung rechts mit gelegentlichem Nasenbluten und wechselnd serös-eitriger Nasensekretion aus derselben Seite. Dies wurde von ihm zunächst nicht weiter beachtet, bis schließlich nach drei Monaten Doppelbilder, Sehverschlechterung und Schmerzen am Scheitel, rechts betont, auftraten.
Die ophthalmologische Untersuchung ergab eine Protrusio bulbi mit Sehverlust und Optikusatrophie rechts **(c)**.
Nasenendoskopisch war ein granulierend-polypöses Gewebe im mittleren Nasengang in den hinteren Abschnitten zu erkennen, das zum Teil die Choanen verlegte. Pathologisch vergrößerte Lymphknoten im Halsbereich waren nicht tastbar. Die histologische Untersuchung einer in Oberflächenanästhesie entnommenen Gewebeprobe ergab ein Adenokarzinom, das nach Meldung an die Berufsgenossenschaft auch als Berufskrankheit anerkannt wurde.
Ein horizontales CT **(a)** ergab im »Knochenfenster« eine diffuse Verschattung der rechten Keilbeinhöhle mit einem Knochendefekt zur mittleren Schädelgrube (→).
Im »Weichteilfenster« **(b)** war die Infiltration der Orbitaspitze zu erkennen. Das Karzinom wuchs entlang des N. opticus (*) parasellär in den Sinus cavernosus (→). Aufgrund dieser Ausdehnung war die operative Resektion nicht erfolgversprechend, es erfolgte eine Strahlentherapie unter Einschluß des regionalen Lymphabflusses. Der Patient überlebte drei Jahre und starb dann an einem ausgedehnten lokalen Rezidiv.

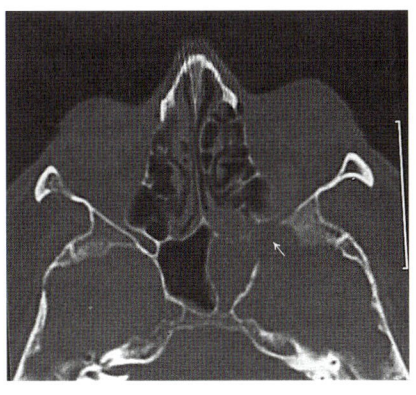

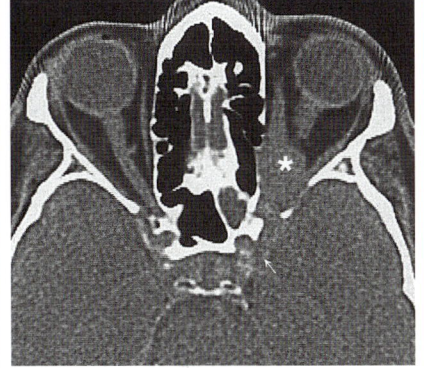

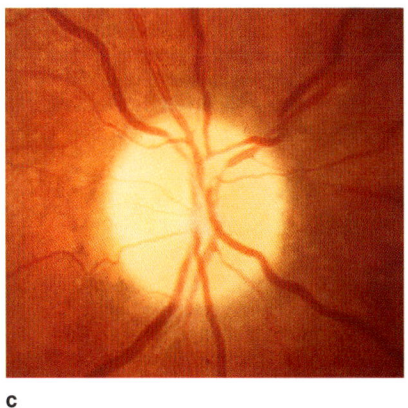

**Abb. 67a–c:** Adenokarzinom des Siebbeins

## Olfaktorisches Neuroblastom

Histologische Untertypen dieses vom Riechepithel ausgehenden Tumors werden als **Ästhesioneuroblastom, -epitheliom** und **-zytom** bezeichnet. Der Tumor wächst lokal aggressiv und infiltrativ und kann sowohl Nah- als auch Fernmetastasen verursachen. Aufgrund der Lokalisation und Ausdehnung wird er in der Regel kombiniert durch Neurochirurgen und Rhinochirurgen über einen transkraniellen Zugang entfernt.

## Rhabdomyosarkom

Im Kindesalter sind 30% dieser Tumoren im Kopf-Hals-Bereich lokalisiert. Ihre Beziehung zum Muskelgewebe kann immunhistochemisch mit Antikörpern gegen Desmin, Keratin und Myosin nachgewiesen werden. Die Tumoren kommen überwiegend **in den Gesichtsweichteilen** vor; in den Nasennebenhöhlen sind sie eine Rarität. Sie wachsen verdrängend infiltrativ und destruktiv und metastasieren häufiger hämatogen als lymphogen. Das therapeutische Prinzip besteht in der operativen Tumorresektion bzw. Tumorverkleinerung und einer kombinierten Chemo-Radiotherapie.

## Maligne Lymphome

Sie werden in Hodgkin- und Non-Hodgkin-Lymphome unterteilt. Im Bereich der Nase wachsen sie vorwiegend in der Nasenhöhle als hochmaligne Non-Hodgkin-B-Zell-Lymphome. In diese Gruppe gehören auch das **Plasmozytom** und das Epstein-Barr-Virus-assoziierte **Burkitt-Lymphom.** Therapeutisch können umschriebene Lymphome reseziert werden. Ist dies nicht möglich, kommt eine kombinierte Radio-Chemotherapie in Frage.

### 6.6.3 Tumorähnliche Erkrankungen (»tumor like lesions«)

#### Granuloma gangraenescens (Mittelliniengranulom)

Die Ätiologie dieses Krankheitsbildes ist unklar, das histologische Bild unspezifisch. Es bestehen klinische und morphologische Beziehungen zum Morbus Wegener und zu Lymphomen. Es ist gekennzeichnet durch einen **ulzerösen Zerfall des Mittelgesichts,** der unter Weichteil- und Knochenzerstörung fortschreitet und in der Regel letal endet.

#### Wegener-Granulomatose

Hierbei handelt es sich vermutlich um eine Autoimmunkrankheit, deren Bösartigkeit nicht im histologischen Bild, sondern im klinischen Verlauf liegt. Sie ist durch eine granulomatös-nekrotisierende Entzündung und Vaskulitis sowie eine Glomerulonephritis gekennzeichnet. Bevorzugt sind die **Nasenscheidewand (Septumperforation)**, aber auch Trachea und Lunge betroffen. Die befallenen Organe werden fortschreitend zerstört *(siehe Abbildung 68a und* b). Führendes Symptom ist meist eine zunehmende Sattelbildung des knorpeligen Nasenrückens bis zur Ausbildung einer »Schrumpfnase«. Die histologische Diagnose ist schwierig, hinweisend ist der histochemische Nachweis von antizytoplasmatischen Antikörpern (ACPA).

6.6.3 Tumorähnliche Erkrankungen

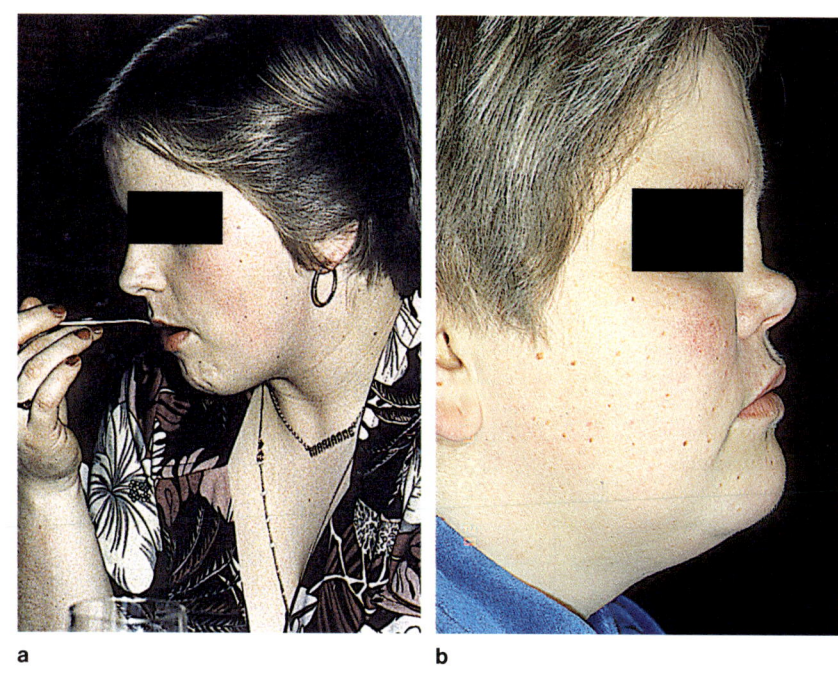

**Abb. 68a und b: Wegener-Granulomatose:** Die spontane Ausbildung einer Sattelnase aus völligem Wohlbefinden weist auf einen Morbus Wegener hin. Das Bild links **(a)** ist das Privatfoto einer Patientin, bei der sich innerhalb weniger Wochen eine Septumperforation und eine Sattelbildung der knorpeligen Nase einstellte **(b)**.

> *Merke.* Eine sich vergrößernde Septumperforation mit Knorpeleinschmelzung und die zunehmende Ausbildung einer Sattelnase müssen den Verdacht auf eine Wegener-Granulomatose lenken.

◀ Merke

Im weiteren Verlauf treten Lungenrundherde und eine Niereninsuffizienz auf. Die medikamentöse **Therapie** besteht in Glucocorticoiden, Immunsuppressiva und Zytostatika (Cyclophosphamid). Die Prognose ist aufgrund der Niereninsuffizienz ungünstig, Langzeitremissionen sind jedoch möglich.

**Therapie:** Zytostatika und Glucocorticoide. Die Prognose ist wegen der fortschreitenden Niereninsuffizienz ungünstig, Langzeitremissionen sind jedoch möglich.

# 7 Leitsymptome

## 7.1 Epistaxis (Nasenbluten)

Blutungen aus der Nase sind keine Krankheit, sondern Symptom einer lokalen oder systemischen Schädigung unterschiedlicher Ursache *(siehe Tabelle 22)*.

**Tabelle 22: Epistaxis – Blutungsquellen**

| | |
|---|---|
| **kaudales Septum:** | Locus Kiesselbach |
| **Nasenhöhle posterior:** | A. sphenopalatina |
| **Nasenhöhle superior:** | Aa. ethmoidales |
| **diffus:** | Gerinnungsstörung |

**Synopsis 37: Behandlungsablauf bei Epistaxis**

**Anamnese**
- Medikamente
- Trauma
- Operation

**Nasenbluten**

**Labor**
- Hb, Hkt, Thrombozyten
- PT, PTT, Blutungszeit
- Blutgruppe/Kreuzblut

gegebenenfalls
- Schockbekämpfung
- Intubation

**Allgemeine Maßnahmen**

- Oberkörper aufrecht 30°C
- Eiskrawatte
- Säuberung der Nase
- Schleimhautabschwellung (Xylometazolin, Adrenalin 1:100 000)
- Rhinoskopie (Endoskopie, Lokalisation Blutungsquelle)
- Schleimhautanästhesie (Xylocain 4 %)
- Kreislaufstabilisierung (RR-Kontrolle, ggf. Antihypertonikum/ Volumensubstitution)

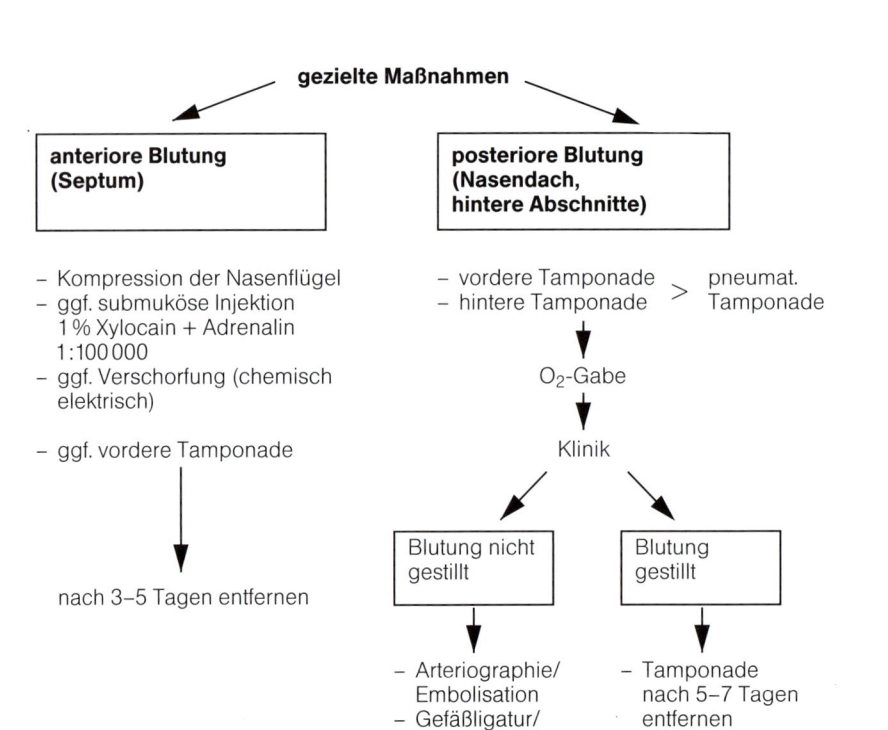

**gezielte Maßnahmen**

**anteriore Blutung (Septum)**

- Kompression der Nasenflügel
- ggf. submuköse Injektion 1 % Xylocain + Adrenalin 1:100 000
- ggf. Verschorfung (chemisch elektrisch)
- ggf. vordere Tamponade

nach 3–5 Tagen entfernen

**posteriore Blutung (Nasendach, hintere Abschnitte)**

- vordere Tamponade
- hintere Tamponade > pneumat. Tamponade

O₂-Gabe

Klinik

**Blutung nicht gestillt**
- Arteriographie/ Embolisation
- Gefäßligatur/ Koagulation

**Blutung gestillt**
- Tamponade nach 5–7 Tagen entfernen

# 7.1 Epistaxis (Nasenbluten)

Hauptgefäße der Nasenhöhle sind die A. sphenopalatina (aus Carotis externa) und die Aa. ethmoidales (aus A. carotis interna). Sie bilden besonders im Bereich des kaudalen Septums ein dichtes, anastomosierendes Gefäßnetz zusammen mit zahlreichen dünnwandigen Venolen (Locus Kiesselbach) *(Kapitel 1.2)*.

Die Hauptgefäße des Naseninneren stammen aus der A. carotis externa und interna. Der Locus Kiesselbach ist ein gefäßreiches Schleimhautareal des kaudalen Septums.

## Ätiologie und Pathogenese

- **Blutung aus dem kaudalen Septum** (Locus Kiesselbach):
  Sie ist die häufigste Lokalisation einer Epistaxis und tritt vor allem bei Bluthochdruckkrisen, chronischen Entzündungen (Rhinitis sicca anterior), akuten Erkältungen (Kinder) und bei der hereditären Teleangiektasie (Osler-Krankheit) auf.

- **Blutung aus der posterioren Nasenhöhle:**
  Die kräftige Blutung aus Ästen der **A. sphenopalatina** tritt in der Regel spontan bei Bluthochdruck oder mechanischen Irritationen (Septumsporn) auf.

- **Blutungen aus der superioren Nasenhöhle (Nasendach):**
  Sie sind insgesamt selten und meist Folge eines Bluthochdruckes, einer Antikoagulanzientherapie, von Frakturen oder Nasennebenhöhlenoperationen.

- **Diffuses Nasenbluten bei Hämostasestörung**
  Ursachen für flächige Blutungen können im Gefäß- und Gerinnungssystem liegen.

**Ätiologie und Pathogenese**
Blutungen vom **Locus Kiesselbach:** Häufigste Ursache des Nasenblutens (bei Hypertonus, Entzündungen, Morbus Osler).

**Blutung aus posteriorer Nasenhöhle:**
Stärkere arterielle Blutungen aus **A. sphenopalatina**

**Blutung vom Nasendach:**
bei Antikoagulanzien, Frakturen, NNH-Operationen

**Blutgerinnungsstörung:**
bei Defekten im Gefäß- und Gerinnungssystem.

***Diagnostik.*** Bei Verdacht einer Gerinnungsstörung hilft die Anamnese:
- Abnorme Blutungsneigung in der Familie
- Verlauf früherer Operationen (z. B. Tonsillektomie, Zahnextraktion)
- Blutung nach Bagatellverletzungen
- Medikamente (Marcumar, Salizylate [Aspirin, Colfarit]).

Laboruntersuchungen umfassen sogenannte Globalteste *(siehe Tabelle 23)* sowie die Bestimmung der Thrombozytenzahl.

**Diagnostik**
Bei Verdacht auf eine Hämostasestörung sind eine gezielte Anamnese sowie Gerinnungsuntersuchungen erforderlich *(Tab. 23)*.

---

**Tabelle 23: Gerinnungsuntersuchungen (Globaltests)**

**Thromboplastinzeit (TPZ, Quick-Wert, Prothrombinzeit)**
Normalwert > 70 %
u. a. Vitamin-K-abhängige Faktoren
(Antikoagulanzien [Cumarinderivate], Leberfunktionsstörungen)

**Partielle Thromboplastinzeit (PTT)**
Normbereich: methodenabhängig
u. a. Heparintherapie, Hämophilie, v.-Willebrand-Syndrom

**Blutungszeit**
Normbereich: 2–4 Min.
u. a. Thrombopathien, Gefäßkrankheiten

**Thrombinzeit**
(TZ, Plasmathrombinzeit PTZ)
Normbereich: methodenabhängig
u. a. Heparintherapie, Fibrinogenolyse, Paraproteinämie

---

***Therapie.*** Es ist zwischen allgemeinen Sofortmaßnahmen und gezielten Interventionen zu unterscheiden *(siehe Synopsis 37)*. Eine Blutung kann durch eine Nasentamponade zum Stillstand gebracht werden. Diese wird von vorne als **vordere Nasentamponade** durch eine geschichtete Salbenstreifeneinlage ausgeführt, gegebenenfalls ergänzt durch eine **hintere Tamponade** (Bellocq-Tamponade) bei starker Blutung aus dem Nasenrachenraum (A. sphenopalatina). Hierbei wird der Nasenrachenraum durch einen Kugeltupfer abgedichtet, der an nasal herausgeleiteten Fäden in den Rachen eingezogen und angedrückt wird. Eine Kombination aus beiden Methoden stellt die pneumatische Tamponade dar *(siehe Abbildung 69)*.

**Therapie**
Allgemeine therapeutische Maßnahmen sind von gezielten Maßnahmen zu unterscheiden *(s. Syn. 37)*. Ungezielt können eine **vordere** und eine **hintere Nasentamponade** gelegt werden. Eine Kombination stellt die pneumatische Tamponade dar *(Abb. 69)*.

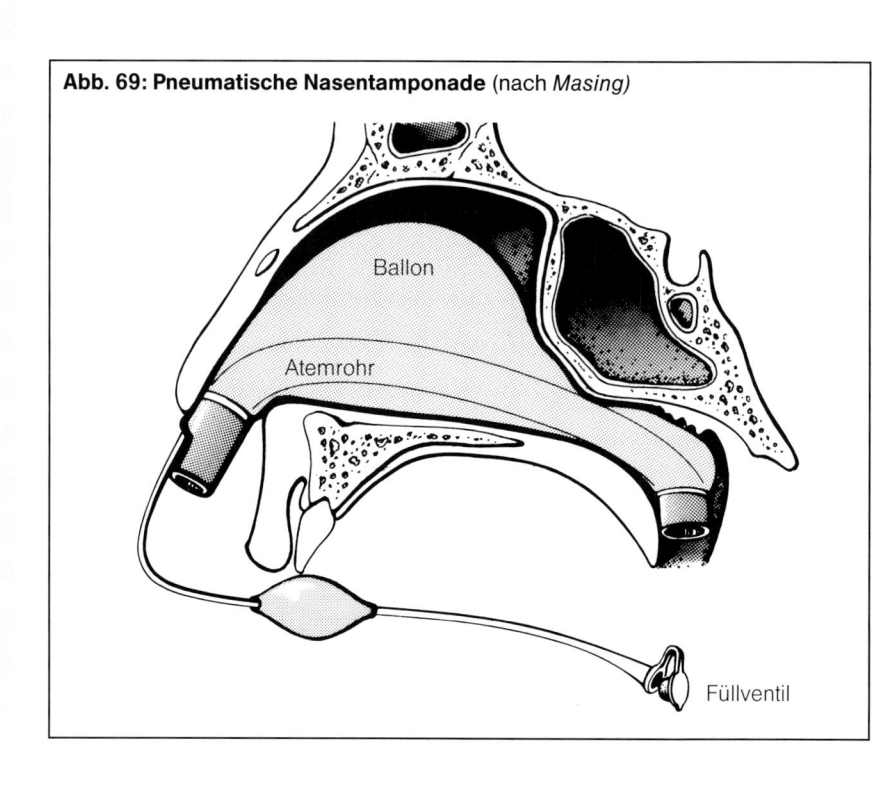

**Abb. 69: Pneumatische Nasentamponade** (nach *Masing*)

Ballon
Atemrohr
Füllventil

Zunächst **lokale Blutstillung.** Anschließend gezielte medikamentöse Behandlung (gerinnungshemmende Medikamente).

Im Vordergrund steht zunächst die **lokale Blutstillung** durch Tamponade. Eine systemische Behandlung richtet sich nach der zugrundeliegenden Störung. Bei einer Marcumartherapie mit einem Quickwert im therapeutischen Bereich (25 %) ist eine Marcumarpause angezeigt. Bei einem Quickwert unter 15 % und der Notwendigkeit sofortiger Maßnahmen kann ein Prothrombinkonzentrat gegeben werden.

Merke ▶

**Merke.** Eine Antagonisierung mit Vitamin K hat *keinen* Soforteffekt.

Bei Thromboserisiko »Low-dose-Heparintherapie«. Eine Antagonisierung von Heparin mit Protaminsulfat ist selten erforderlich.

Keine Salizylate geben.

Gezielte Gefäßunterbrechungen können durch **Koagulation** in der Nasenhöhle oder durch **Ligatur** (Clip) im Bereich der Orbita oder im retromaxillären Raum (über die Kieferhöhle) vorgenommen werden. Endäste des Arteria-carotis-externa-Systems lassen sich auch selektiv angiographisch embolisieren.

Bei hohem Thromboserisiko ist gleichzeitig eine Low-dose-Heparintherapie durchzuführen. Bei einer alleinigen Heparinbehandlung ist nur selten mit Protaminsulfat zu antagonisieren, da die dosisabhängige Halbwertszeit von ca. 90 Minuten einen raschen Anstieg der Gerinnungsfähigkeit nach Absetzen des Medikamentes zur Folge hat.

Auf die Einnahme von Salizylaten (z. B. Acetylsalicylsäure) sollte verzichtet werden, da sie die Thrombozytenaggregation hemmen.

**Gezielte** Maßnahmen dienen der **Blockade** des blutenden Gefäßes. Es kann elektrisch **koaguliert** (bipolare Koagulation, evtl. nach operativer Gefäßfreilegung im Siebbein) oder zentral davon **ligiert** werden. So kann die A. maxillaris als Ursprungsgefäß der A. sphenopalatina in der Fossa sphenopalatina nach transoraler Eröffnung der Kieferhöhle und Wegnahme der Kieferhöhlenhinterwand freigelegt und unterbunden oder durch einen Clip verschlossen werden. Die Ethmoidalarterien lassen sich nach ihrem Abgang aus der A. ophthalmica in der Augenhöhle, unmittelbar vor ihrem Eintritt in den Knochen, nach Exposition über einen Hautschnitt unterhalb der Augenbraue und Präparation zwischen Periost und Lamina papyracea koagulieren. Eine alternative Verschlußmethode ist die Embolisation nach selektiver Angiographie, die jedoch nur für Äste des Arteria-carotis-externa-Kreislaufes in Frage kommt.

**Differentialdiagnose**
Rezidivierendes, v.a. einseitiges Nasenbluten kann durch Tumoren bedingt sein.

***Differentialdiagnose.*** Stets muß bei Blutungen aus der Nase auch an Tumoren gedacht werden. So ist z. B. das Nasenrachenfibrom bei Jugendlichen vor allem durch rezidivierende einseitige Blutungen als Leitsymptom neben der behinderten Nasenatmung gekennzeichnet. Daneben können auch alle anderen gut- und bösartigen Tumoren der Nasenhöhle und des Nebenhöhlensystems primär durch »Nasenbluten« auffallen.

## 7.2 Kopf- und Gesichtsschmerz

Kopf- und Gesichtsschmerzen sind keine Krankheitseinheit, sondern Symptome sehr unterschiedlicher Krankheitsprozesse. Die beschriebenen Schmerzformen stellen nur eine Auswahl von HNO-ärztlicher differentialdiagnostischer Relevanz dar.

### 7.2.1 Rhinogener Kopfschmerz

Er ist meist Folge einer akuten Rhinosinusitis mit einer typischen Lokalisation für die jeweils betroffenen Nasennebenhöhlen *(Synopsis 38)*. In der Regel handelt es sich um einen Dauerschmerz von dumpfem Charakter, der sich beim Bücken oder Heben verstärkt. Auslösend ist ein Überdruck in den Nasennebenhöhlen bei einer Sekretansammlung oder ein Unterdruck bei Ventilationsstörungen.

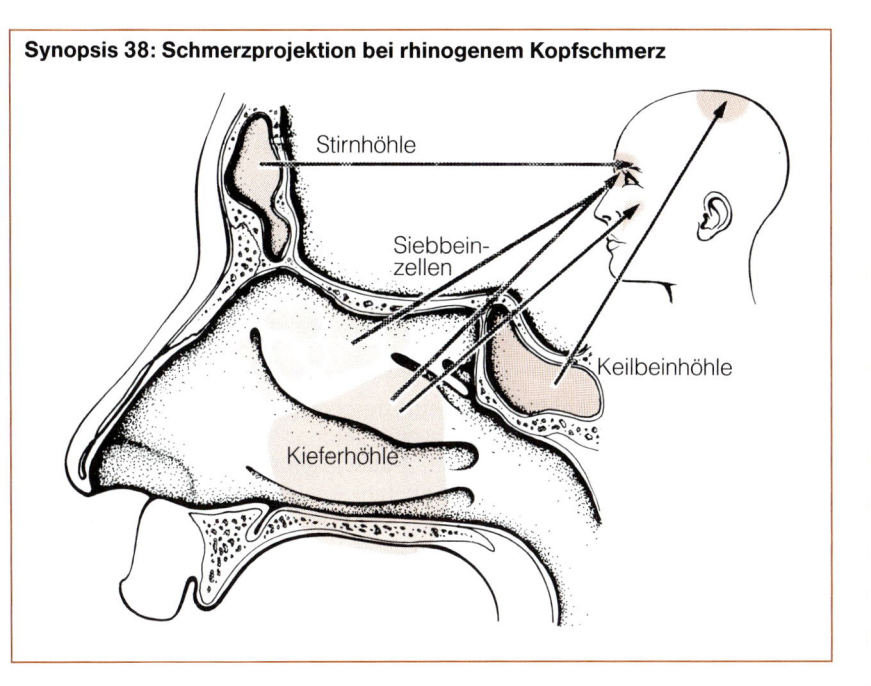

**Synopsis 38: Schmerzprojektion bei rhinogenem Kopfschmerz**

(Stirnhöhle, Siebbeinzellen, Keilbeinhöhle, Kieferhöhle)

---

**7.2 Kopf- und Gesichtsschmerz**

Schmerzen sind Symptome unterschiedlicher Krankheitsprozesse.

**7.2.1 Rhinogener Kopfschmerz**

Der Kopfschmerz bei akuten Nasennebenhöhlenentzündungen weist eine charakteristische Lokalisation auf *(Syn. 38)* und verstärkt sich beim Bücken.

## 7.2.2 Kopfschmerzen vaskulärer Genese

**Tabelle 24: Vaskuläre Kopfschmerzen**

| Diagnose | Charakteristika |
|---|---|
| Migräne | plötzlich, über Stunden, pulsierend, halbseitig temporal, Lichtempfindlichkeit |
| Cluster-Kopfschmerz | plötzlich, 1–2 Stunden, bohrend-unerträglich, halbseitig, temporal und orbital, »Auge tränt« und »Nase läuft« |
| Spannungskopfschmerz | wechselnd-dauernd, dumpf, zirkulär-diffus (»Reifengefühl«) |
| Arteriitis temporalis | wechselnd-dauernd, dumpf-intensiv, halbseitig temporal |
| endokranielle Blutung | plötzlich, unerträglich, diffus, Meningismus (Subarachnoidalblutung), Herdsymptome (intrazerebrale Blutung) |
| endokranieller Gefäßverschluß | rasch beginnend, über Tage, diffus, intensiv, neurologische Ausfälle |
| Hypertonie | über Tage, morgens stärker als abends, dumpf, diffus-okzipital betont; bei hypertensiver Krise: Erbrechen, Krampfanfälle |

### Migräne

Der **halbseitige Anfallskopfschmerz** wird durch regionale intrakranielle Vasokonstriktionen und extrakranielle Vasodilatationen ausgelöst. Die Patienten überbrücken die Schmerzphase durch **Ruhe** in einem abgedunkelten Raum (Lichtempfindlichkeit). In dieser Phase helfen Analgetika und Ergotaminpräparate. Zur Prophylaxe im Intervall werden Beta-Rezeptorenblocker eingesetzt.

### Cluster-Kopfschmerz (Erythroprosopalgie, Histaminkephalgie, Bing-Horton-Syndrom)

Die schweren, bohrenden, **einseitigen** und **orbital betonten** Schmerzattacken von bis zu zwei Stunden Dauer treten vor allem nachts auf. Begleitsymptome sind ein ipsilaterales Horner-Syndrom, eine konjunktivale Injektion sowie Tränen- und Nasenfluß. Im Gegensatz zu Migränepatienten sind die Betroffenen **unruhig** und laufen von Schmerzen getrieben umher. Wochen mit nächtlichen Anfällen (Cluster) wechseln mit monatelangen, symptomfreien Perioden. Die Pathogenese ist unbekannt, eine mediatorenvermittelte vaskuläre Genese wird vermutet. Zur Behandlung der Schmerzattacken sind Sauerstoffinhalationen und Ergotaminpräparate hilfreich. Im Intervall werden prophylaktisch Corticoide verabreicht.

### Spannungskopfschmerz

Hierbei handelt es sich um einen **gleichförmigen,** dumpfen Kopfschmerz, der **subokzipital** oder **frontal** betont ist. Er kann mit den Symptomen einer Migräne kombiniert auftreten (Kombinationskopfschmerz). Vermutet werden eine erhöhte Muskelspannung sowie vaskuläre Mechanismen. Therapeutisch werden Analgetika und Tranquilizer verabreicht.

## Arteriitis temporalis

Die »Riesenzellarteriitis« befällt die **A. temporalis** (palpatorisch **verhärtet**, geschlängelt und pulslos) und die Arteria ophthalmica (ischämisches Papillenödem). Allgemeinsymptome sind heftiger **Schläfenkopfschmerz**, Übelkeit und Temperaturerhöhung. Mit einem Visusverlust muß gerechnet werden. Die Diagnose erfolgt u. a. durch Probeexzision aus der Wand der A. temporalis. Lokal und systemisch wird Kortison verabreicht.

Weitere Formen und charakteristische Befunde bei vaskulärem Kopfschmerz sind aus der *Tabelle 24* ersichtlich.

### Arteriitis temporalis

Die **Arteria temporalis** ist verhärtet und pulslos. Neben heftigem **Schläfenkopfschmerz** bestehen Übelkeit und Temperaturerhöhung. Mit einem Visusverlust muß gerechnet werden.

## 7.2.3 Neuralgien

Einen Überblick über die Charakteristika von neuralgischen Kopfschmerzen gibt die *Tabelle 25*.

### 7.2.3 Neuralgien *(s. Tab. 25)*

Zur Nosologie der Ursachen neuralgischer Kopfschmerzen *siehe Tab. 25*.

**Tabelle 25: Neuralgische Kopfschmerzen**

| Diagnose | Charakteristika |
|---|---|
| Trigeminusneuralgie | einseitiger Attackenschmerz, Sekundendauer, reißend-unerträglich, Triggerpunkte, »Tic douloureux« |
| Nasoziliarisneuralgie | einseitiger Attackenschmerz, Sekundendauer, reißend-unerträglich, vor allem medialer Lidwinkel und Nasenrücken (»upper half headache«), Rötung Augen und Stirn, Nasensekretion |
| Ganglion-pterygo-palatinum-Neuralgie | einseitiger Attacken-Schmerz, Sekundendauer, reißend-unerträglich, vor allem medialer Lidwinkel und Auge, (»lower half headache«), Nasensekretion, Niesreiz |
| Aurikulotemporalis-neuralgie | über Stunden dumpf-bohrender, einseitiger Schmerz präaurikulär und temporal |
| Glossopharyngeus-neuralgie | einseitiger, einschießender Schmerz Zunge, Hals, Ausstrahlung zum Ohr |

## Trigeminusneuralgie

Die Schmerzen schießen blitzartig ein und sind vor allem infraorbital und im Unterlippenbereich lokalisiert. Die typische (**idiopathische**) Trigeminusneuralgie ist vor allem durch eine Anlagerung von Hirngefäßen an die sensible Wurzelzone (Gefäßkompression des Nervs) bedingt. Die **symptomatische** Trigeminusneuralgie kann im Rahmen einer multiplen Sklerose, bei Schädelbasistumoren oder durch Narbenprozesse, vor allem nach Kiefer- und Stirnhöhlenoperationen, auftreten. Schmerzattacken bei der typischen Trigeminusneuralgie werden durch **Triggerreize** wie Kauen oder Zähneputzen ausgelöst. Zur medikamentösen Therapie stehen Carbamazepin (Tegretal®) und Phenytoin (Zentropil®) zur Verfügung. Operativ kann eine transkranielle, mikrovaskuläre Dekompression der Nervenwurzel oder eine Nervenzerstörung (Thermokoagulation, Glyzerolinjektion, operative Durchtrennung) versucht werden. Eine Schmerzattacke kann durch Lokalanästhesie des Ganglion Gasseri über das Foramen ovale mit Stunden anhaltender Wirksamkeit unterbrochen werden.

### Trigeminusneuralgie

Es können eine **idiopathische** und **symptomatische** Neuralgie unterschieden werden. Die Schmerzen schießen blitzartig ein und können durch **Triggerreize** ausgelöst werden. Akute Schmerzen werden medikamentös oder durch Lokalanästhesie des Ganglion Gasseri behandelt. Rezidivprophylaxe durch Zerstörung schmerzleitender Fasern oder neurovaskuläre Dekompression.

## Nasoziliarisneuralgie (Charlin-Syndrom)

Die Schmerzsymptomatik wird durch eine **Triggerzone im inneren Augenwinkel** ausgelöst. Im Vordergrund steht die Augensymptomatik (»upper half headache«): Stirnrötung, Konjunktivitis, Augentränen.

### Nasoziliarisneuralgie

**Triggerzone** ist der **innere Lidwinkel**, es wird eine »Augensymptomatik« ausgelöst.

## Ganglion-pterygopalatinum-Neuralgie (Sluder-Syndrom)

Die Symptomatik kann durch einen **Reiz in der Nasenhöhle** (Septumsporn, Sinusitis) ausgelöst werden. Nasensymptome stehen im Vordergrund (»lower half headache«): einseitiger Schnupfen, Niesreiz, Schmerz, evtl. bis zu den Zähnen ausstrahlend.

## Aurikulotemporalisneuralgie

Die neuralgiforme Schmerzsymptomatik tritt meist als **Folge** einer **entzündlichen Parotiserkrankung** oder einer **Operation** an der Ohrspeicheldrüse auf und ist neben Schmerzen durch eine verstärkte ipsilaterale Schweißsekretion im Schläfenbereich (aurikulotemporales Syndrom) gekennzeichnet.

## Glossopharyngeusneuralgie

Vor allem bei älteren Menschen kann beim **Kauen** oder **Gähnen** ein reißender Schmerz einer Zungen- oder Halsseite mit Ausstrahlung in das Ohr ausgelöst werden. Die Patienten versuchen eine Reizung der Triggerzonen am Zungengrund und unteren Tonsillenpol durch Kopfneigung beim Schlucken zu vermeiden.

### 7.2.4 Weitere Formen des Gesichts- und Kopfschmerzes

#### Okulärer Kopfschmerz

Bei nicht ausgeglichenen **Akkommodationsstörungen** können ziehende bis dumpfe Schmerzen im Augenbereich (oft »hinter dem Auge«) bis in die Schläfe ausstrahlend auftreten. Charakteristisch ist die Schmerzverstärkung nach längerem Lesen. Eine akute Schmerzsymptomatik tritt im Glaukomanfall auf.

#### Medikamenten- und nahrungsmittelinduzierte Kopfschmerzen

Zahlreiche, in bestimmten Nahrungsmitteln enthaltene Substanzen (**Glutamat, Tyramin, Alkohol, Coffein**) können eine diffuse Kopfschmerzsymptomatik, z. T. mit Gesichtsrötung und Übelkeit, auslösen (»hot dog headache«, »Chinese-rest-Syndrom«, »ice cream headache«). Vor allem nach längerer Analgetikaeinnahme (Mischpräparate mit Ergotamin, Koffein u.a.) kann ein »Rebound-Kopfschmerz« auftreten.

#### Temporo-mandibuläres Syndrom (Costen-Syndrom)

Den dumpfen bis bohrenden Schmerzen im Ohr- und Schläfenbereich, die bis zur Stirn ausstrahlen können, liegt eine **Kiefergelenksarthrose** mit Muskelverspannung, meist auf dem Boden einer Zahnfehlstellung (Okklusionsstörung) zugrunde.

#### Zervikogener Kopfschmerz

Es handelt sich in der Regel um einen Dauerschmerz, der von okzipital nach temporal bis in den Stirn- und Gesichtsbereich ausstrahlen kann (»Migraine cervicale«). Ausgelöst werden die Schmerzen durch **Muskelverspannungen im Nackenbereich** mit Bewegungseinschränkungen des Kopfes und Triggerpunkten über dem N. occipitalis major. Die häufigste Ursache ist eine chronische Fehlhaltung.

## Atypischer Gesichtsschmerz

Der überwiegend einseitige, brennende bis bohrende Dauerschmerz der Wange oder des Oberkiefers kann nach **Kieferhöhlenoperationen** oder **Zahnextraktionen** auftreten, hat jedoch nicht die typische einschießende Charakteristik einer Trigeminusneuralgie. Konservative und operative Therapie haben wenig Erfolg.

## 7.3 Riechstörungen

Riechstörungen können quantitativ und qualitativ unterschieden werden:

### Quantitative Riechstörung
Anosmie = fehlendes Riechvermögen
Hyposmie = vermindertes Riechvermögen

### Qualitative Riechstörung:
Parosmie = Der Riecheindruck entspricht nicht dem Riechstoff
Kakosmie = Alle Gerüche werden als »übelriechend« wahrgenommen.

Ursachen für Riechstörungen können in der Nase (respiratorische Riechstörung), oder im Riechepithel und in den Riechnerven (nervale Riechstörung) liegen *(siehe Synopsis 39)*. Eine qualitative Riechstörung weist meist auf eine zentrale, möglicherweise auch psychogene Ursache hin.

**Riechen und Schmecken** werden meist als eine **gemeinsame komplexe Sinneswahrnehmung** empfunden, obwohl verschiedene Afferenzen beteiligt sind: **N. olfactorius** für das Riechen, **N. trigeminus** für die Sensibilität der Schleimhaut, die **Chorda tympani** für das Geschmacksvermögen in den vorderen Zungenabschnitten, **N. glossopharyngeus** für die hinteren Zungenabschnitte und den Gaumen, **N. vagus** für die Hypopharynxschleimhäute. Man spricht daher auch vom »gustatorischen Riechen«. Der Ausfall einer der beschriebenen Afferenzen führt zu einer Störung des Gesamteindruckes. Aus diesem Grunde wird z. B. der Verlust des Riechvermögens subjektiv häufig als Geschmacksverlust empfunden.

---

**Synopsis 39: Ursachen für Riechstörungen**

**respiratorische Störungen**
- Polyposis nasi
- Rhinosinusitis
- obturierende Tumoren
- Choanalatresie
- Tracheostomie
- narbiger Verschluß der Rima olfactoria

**Störungen des Riechepithels**
- atrophische Rhinitis
- toxische Stoffe (z. B. Kadmium, Chromsäure, Lacke, Schwermetalle, allgemein: berufliche Tätigkeit in der Metall- und Chemieindustrie)
- Medikamente (z. B. Cumarine, Kanamycin, Kokain, Neomycin, Procain, Streptomycin)

**nervale Störungen**
- Traumen (Abriß der Fila olfactoria in der Lamina cribrosa, Schädigung des Bulbus oder N. olfactorius bei Frontobasis-Frakturen)
- Neoplasien (ästhesioneurogene Tumoren, Meningeom, paraselläre oder frontale Hirntumoren)

Nervale Riechstörung — Bulbus u. Nervus olfactorius
Störung d. Riechepithels — Regio olfactoria, Fila olfactoria
Respiratorische Störung — Nasenwege

---

**Atypischer Gesichtsschmerz**

Dieser Wangenschmerz tritt nach **Kieferhöhlenoperationen** oder **Zahnextraktionen** auf. Es fehlt der einschießende Charakter einer Trigeminusneuralgie.

**7.3 Riechstörungen**

Sie werden in quantitative und qualitative Störung unterschieden.

Quantitative Riechstörungen:
- Anosmie
- Hyposmie

Qualitative Riechstörungen:
- Parosmie
- Kakosmie

Unterscheidung nach Lokalisation der Störung: respiratorisch oder nerval (Syn. 39).

**Riechen und Schmecken sind eine gemeinsame Sinneswahrnehmung** über N. olfactorius, N. trigeminus, Chorda tympani, N. glossopharyngeus und N. vagus. Ein Verlust des Riechvermögens wird oft als Geschmacksverlust empfunden.

## 7.4 Exophthalmus

Die Augenhöhle ist ein nach vorne offener Trichter, dessen Volumen vom Augapfel (zu 25%), der Tränendrüse, dem Sehnerv, den Augenmuskeln, den Nerven und Gefäßen sowie vor allem von fetthaltigem Bindegewebe ausgefüllt ist. Jede Volumenvermehrung in der Augenhöhle drängt den Augapfel unter Erweiterung der Lidspalte nach vorne (Exophthalmus, Protrusio bulbi).

> **Merke.** Der Exophthalmus ist ein **Leitsymptom** von Erkrankungen des Orbitainhaltes.

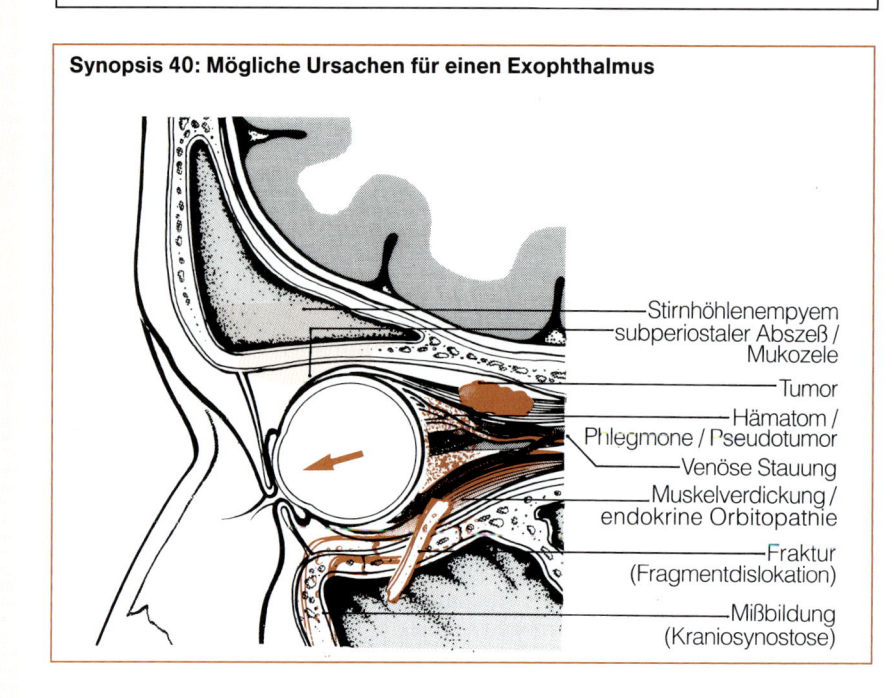

**Synopsis 40: Mögliche Ursachen für einen Exophthalmus**

- Stirnhöhlenempyem subperiostaler Abszeß / Mukozele
- Tumor
- Hämatom / Phlegmone / Pseudotumor
- Venöse Stauung
- Muskelverdickung / endokrine Orbitopathie
- Fraktur (Fragmentdislokation)
- Mißbildung (Kraniosynostose)

### 7.4.1 Erkrankungen mit einem Exophthalmus

#### Orbitatumoren

**Gutartige intraorbitale Tumoren** sind z. B. Hämangiome, Dermoidzysten, Keilbeinflügelmeningeom, Osteom, fibröse Knochendysplasie.
**Bösartige Tumoren** sind unter anderem das Rhabdomyosarkom, Optikustumoren, Metastasen sowie aus den Nasennebenhöhlen eingebrochene Siebbeinkarzinome.

#### Orbitale Komplikationen einer Nasennebenhöhlenentzündung

Hierzu zählen vor allem der subperiostale Abszeß und die Orbitaphlegmone.

#### Vaskuläre Störungen

Eine venöse Stauung tritt bei der Thrombophlebitis der V. ophthalmica (über V. angularis oder Orbitaphlegmone), bei traumatischen Karotisaneurysmen oder Fisteln im Bereich des Sinus cavernosus auf. Typisch für eine Carotis-Sinus-cavernosus-Fistel ist, neben der ausgeprägten Chemosis mit livider Verfärbung der Bindehaut, die pulsierende Protrusio bulbi durch das arterio-venöse Shuntvolumen.

## 7.4.1 Erkrankungen mit einem Exophthalmus

### Endokrine Orbitopathie

Sie beruht vor allem auf einer Verdickung der Augenmuskeln *(siehe Abbildung 70a und b)* und einer immunzelligen Infiltration des intraorbitalen Fettgewebes im Rahmen einer Immunthyreopathie (Morbus Basedow) oder eines euthyreoten bzw. hyperthyreoten autonomen Adenoms. Bei Entgleisung der Stoffwechsellage kann ein maligner Exophthalmus auftreten (Maximalausprägung mit Chemosis, Ulcus corneae, eventuell Spontanperforation der Hornhaut). In diesem Fall ist neben der endokrinologischen Therapie eine Dekompression des Orbitainhalts, durch Wegnahme der knöchernen Begrenzung zu Siebbein und Kieferhöhle, möglich (**Orbitadekompression**).

**Endokrine Orbitopathie**

Augenmuskelverdickung bzw. Immunzellinfiltration bei Schilddrüsenerkrankung. Maximalausprägung: maligner Exophthalmus.

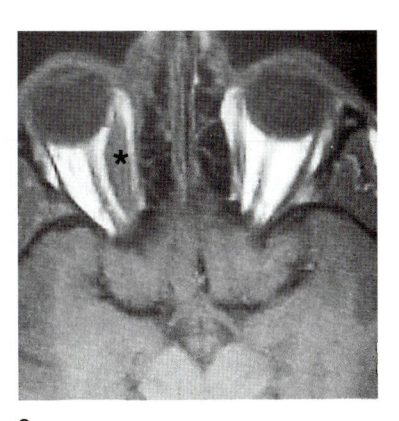

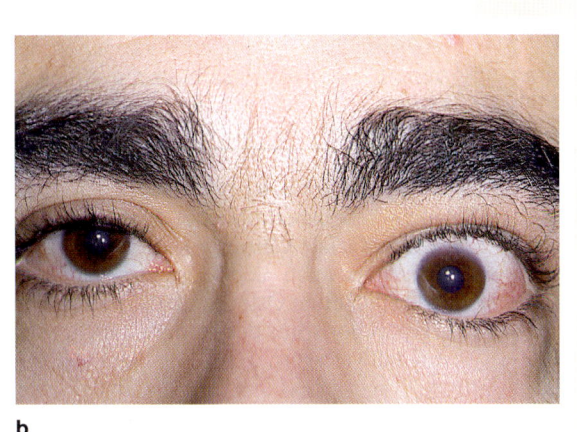

**Abb. 70a und b: endokrine Orbitopathie:** Bei der endokrinen Orbitopathie tritt eine intraorbitale Volumenvermehrung unter anderem durch eine Muskelverdickung auf. Im MRT-Bild **(a)** ist eine Verdickung des Musculus rectus medialis des linken Auges erkennbar **(*)**. Dies bewirkt ein Hervortreten des Bulbus **(b)**.

> *Merke.* Zu unterscheiden ist die **Orbita**dekompression zur Druckentlastung der Orbita von der **Optikus**dekompression zur Druckentlastung des Canalis opticus.

◀ Merke

### Frakturen

Selten können frakturierte Anteile der knöchernen Orbitawandung in die Orbita hineinverlagert sein und hierdurch den Bulbus nach vorne drängen.

**Frakturen**

Intraorbital dislozierte Fragmente.

### Retrobulbäres Hämatom

Die Blutansammlung hinter dem Bulbus ist meist Folge einer Fraktur oder eines iatrogenen Schadens (Nasennebenhöhlenoperation, Lidplastik). Bei relevanter intraorbitaler Druckerhöhung ist eine Orbitadekompression erforderlich.

**Retrobulbäres Hämatom**

Durch Gefäßverletzung nach Trauma oder Operation.

### Mißbildungen des Gesichtsschädels

Hier kann das Orbitavolumen reduziert sein (z. B. Crouzon-Syndrom) und dadurch der Orbitainhalt nach vorne gedrängt werden.

**Mißbildungen des Gesichtsschädels**

Folge hiervon ist eine zu kleine Orbita wie z. B. beim Crouzon-Syndrom *(s. Tab. 26)*.

# 8 Mißbildungssyndrome im Gesichtsbereich

In *Tab. 26* sind einige Syndrome mit HNO-Relevanz beschrieben.

Die mit Eigennamen versehenen Syndrome sind außerordentlich zahlreich und schwer zu gliedern. In *Tabelle 26* werden einige häufigere Befunde von klinischer Relevanz herausgegriffen und kurz beschrieben, wobei zwischen HNO-relevanten Befunden und den übrigen Körperregionen unterschieden wird.

## Kraniostenosen

**Klinik**
Frühzeitiger Verschluß der Suturen führt zu Wachstumsstörungen und Hirndrucksymptomen.

**Therapie**
Neuformung des Schädelskelettes nach Osteotomien (kraniofaziale Chirurgie).

*Klinik.* Die frühzeitigen Verknöcherungen der Schädelnähte (Synostosen) führen zu einer **Kraniostenose** mit zunehmendem Hirndruck und Schädelverformung (z.B. Turmschädel). Unbehandelt kommt es neben allgemeinen Hirndrucksymptomen auch zu einer Optikusatrophie.

*Therapie.* Nicht nur in diesen schweren Fällen, sondern auch zur Beseitigung nicht lebensbedrohlicher Deformitäten sind chirurgische Eingriffe indiziert (**kraniofaziale Chirurgie**). Hierbei kann sowohl die Schädelkalotte, die Schädelbasis als auch der Gesichtsschädel durch Osteotomien, Resektionen und anschließende Osteosynthesen umgeformt werden. So läßt sich z.B. bei einem Hypertelorismus der vordere knöcherne Ring der Orbita mobilisieren und nach medial verlagern.

### Tabelle 26: Mißbildungssyndrome im Gesichtsbereich

| | |
|---|---|
| **Apert-Syndrom**<br>Synonym: *Akrozephalosyndaktylie* | Hypertelorismus, Exophthalmus, Kraniostenose (Turmschädel), Mikrognathie; evtl. Choanalatresie, Gaumenspalte, Stapesankylose, Syndaktylie an Hand und Fuß |
| **Binder-Syndrom**<br>Synonym: *nasomaxilläre Dysplasie* | Hypoplasie der Maxilla, Nasenhypoplasie, Pseudoprogenie |
| **Crouzon-Syndrom**<br>Synonym: *Dysostosis craniofacialis* | Exophthalmus, Kraniostenose, Mikrognathie, »Papageiennase«, Gaumenspalte, Stapesankylose (»Crouzon« entspricht »Apert« ohne Extremitäten) |

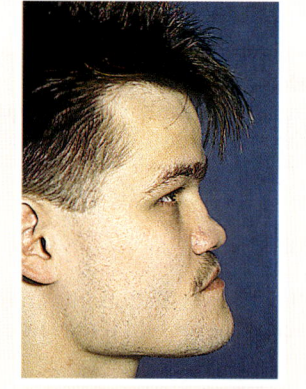

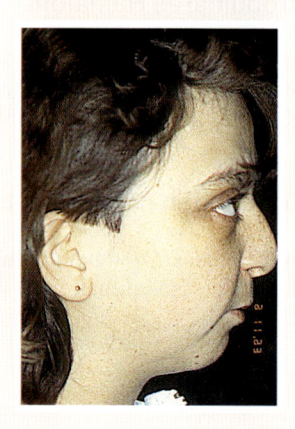

8 Mißbildungssyndrome im Gesichtsbereich  **365**

### Tabelle 26 (Fortsetzung)

| Syndrom | Merkmale |
|---|---|
| **Down-Syndrom**<br>Synonym: *Mongolismus, Trisomie 21* | Epikanthus, »Knopfnase«, Makroglossie, Mikrotie |
| **Franceschetti-Zwahlen-Syndrom**<br>Synonym: *Dysostosis mandibulofacialis, Treacher-Collins-Syndrom* | laterales Lidkolobom, antimongoloide Lidachsenstellung, Vogelgesicht durch Jochbein- und Mandibula-Hypoplasie, Makrostomie; Mikrotie |
| **Gardner-Syndrom**<br>Synonym: *dominant erbliche Mesenchymdysplasie* | multiple Osteome und Osteofibrome in Kiefer, NNH, flache Schädelknochen, multiple Atherome, Nävi, Fibrome, Kolonpolypen |
| **Goldenhar-Syndrom**<br>Synonym: *Dysplasia oculo-auricularis* | halbseitige Gesichtshypoplasie, Makrostomie, präaurikuläre Überschußbildungen, Ohrmißbildung, HWS-Deformitäten, Astigmatismus |
| **Gorlin-Chandry-Moss-Syndrom**<br>Synonym: *kranio-mandibulo-faziale Dysplasie* | vorspringende Stirn, tiefliegende Augen, Hypoplasie von Jochbogen, Maxilla und Mandibula, Ohrmuscheltiefstand, vorspringende Unterlippe, Minderwuchs, Hypertrichose, Herzfehlbildung, Genitalhypoplasie |
| **Hallermann-Steiff-Syndrom**<br>Synonym: *Dysmorphia oculo-mandibulo-facialis* | Vogelgesicht, Nasenhypoplasie, Mikrogenie, Minderwuchs, Katarakt |
| **Lejeune-Syndrom**<br>Synonym: *Cri-du-chat-Syndrom* | Hypertelorismus, antimongoloide Lidachsen, Rundgesicht, Mikrogenie, Ohrmuscheltiefstand, Innenohrstörung, bei Säuglingen »Katzenschrei« |

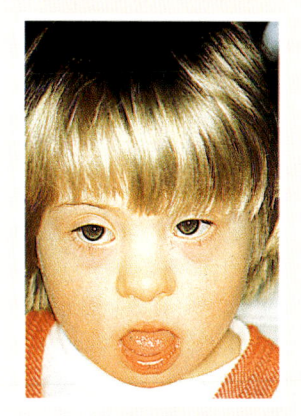

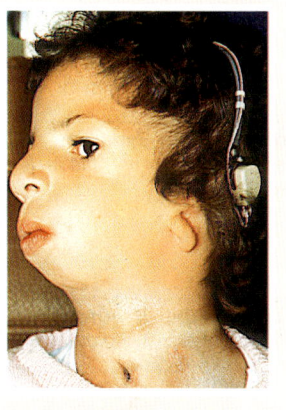

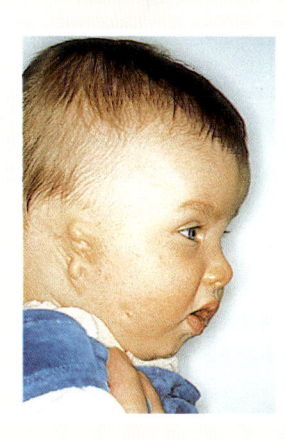

**Tab. 26 (Fortsetzung)**

| | |
|---|---|
| **von-Pfaundler-Hurler-Syndrom**<br>Synonym: *»Gargoylismus«*,<br>*Dysostosis multiplex* | »Wasserspeiergesicht«,<br>enchondrale Dysostosen im<br>Gesicht, Schwerhörigkeit,<br>Minderwuchs, Tatzenhände |
| **Pierre-Robin-Syndrom**<br>Synonym: *Dysplasie von Mund,*<br>*Kiefer und Zunge* | hochgradige Mikrogenie,<br>Gaumenspalte, Glossoptose<br>(Atembehinderung!) |
| **von-Romberg-Syndrom**<br>Synonym: *Hemiatrophia faciei*<br>*progressiva* | halbseitige Atrophie von Weichteilen<br>und Knochen des Gesichtes.<br>Streifenförmige Atrophiezone<br>(»Coup de sabre«) |
| **Sturge-Weber-Syndrom**<br>Synonym: *Neuroangiomatosis*<br>*encephalo-facialis* | halbseitiger Naevus flammeus im<br>Gesicht,<br>einseitiges Glaukom, Epilepsie |
| **Waardenburg-Syndrom**<br>Synonym: *Dyszephalosyndaktylie* | Kombination von Apert- und<br>Crouzon-Syndrom |

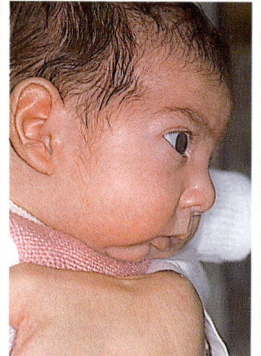

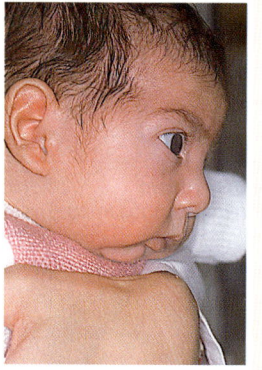

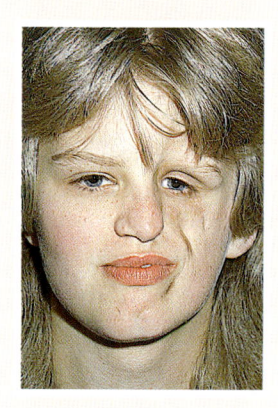

# D
# Mundhöhle und Pharynx

*A. Berghaus,*
*mit einem Beitrag von W. Pirsig*

# 1 Anatomie und Physiologie

Die **Mundhöhle** gliedert sich in drei Abschnitte *(siehe Abbildung 1)*:
- Das **Vestibulum oris** (Mundvorhof) liegt zwischen Lippen und Zahnreihen,
- das **Cavum oris** (Mundhöhle im engeren Sinne) zwischen Zähnen und Gaumenbögen,
- der **Isthmus faucium** hinter bzw. zwischen den Gaumenbögen. Dies ist die Übergangszone zwischen Mundhöhle und Pharynx.

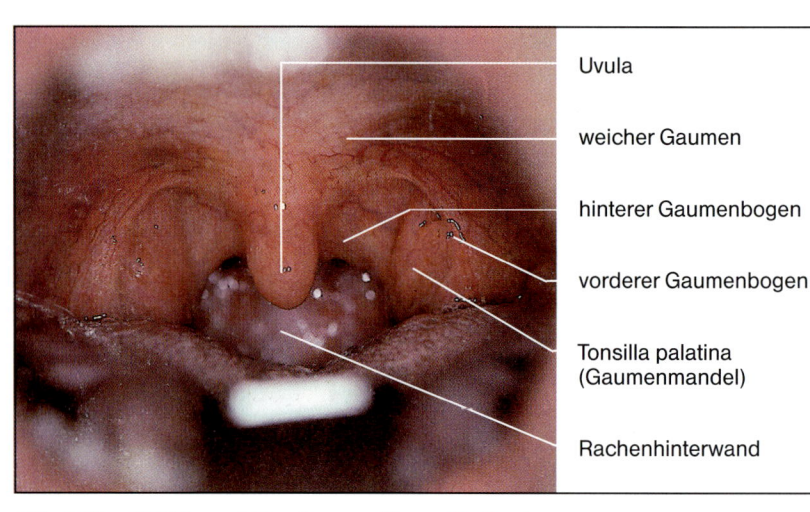

**Abb. 1: Mundhöhle und Oropharynx, Normalbefund**

Das Dach der Mundhöhle ist weitgehend knöchern, während der Boden, vor allem durch die bewegliche Zunge und den Mundboden, muskulös ist.

Die Nahrungsbestandteile können innerhalb der Mundhöhle hin- und herbewegt und in den Kauapparat eingeschoben werden. Beim Schluckakt wirken alle Teile des Kauapparates zusammen. Die Nahrung wird primär von den Lippen und Zähnen ergriffen, dann in der Mundhöhle zerkleinert, durch Speicheldrüsen eingespeichelt und schließlich durch den Schluckakt in den Pharynx und von dort weiter in den Ösophagus befördert.

## 1.1 Lippen und Wangen

Die behaarte äußere Haut (Epidermis) geht an den Lippen allmählich in die haarlose, kutane Schleimhaut über, welche die gesamte Mundhöhle auskleidet.

An der Innenseite der Lippen liegen große Mengen von gemischten **Speicheldrüsen** (Glandulae labiales), deren Ausführungsgänge in das Vestibulum oris münden.

Auch mündet im Wangenbereich paarig, im Vestibulum oris gegenüber dem zweiten oberen Molaren, der **Ductus parotideus** (Stenon-Gang) auf der flachen Papilla parotidea.

Zum System der mimischen Muskulatur gehörend, bewirken zirkuläre **Muskelsysteme** die Schließung, und radiäre Muskelsysteme, am Mundwinkel angreifend, die Öffnung der Lippen (M. orbicularis oris, Mm. zygomaticus minor und major, M. risorius, M. depressor labii inferioris, M. mentalis, Mm. levatores, M. depressor anguli oris, M. levator labii superioris, M. levator anguli oris). Alle Fasergruppen bilden ein funktionelles System, das ein vielfältiges Bewegungsspiel um die Mundöffnung herum erlaubt.

Darüber hinaus dient die komplizierte Struktur der mimischen Muskulatur im Bereich des Mundes nicht nur dem Kauapparat, sondern hat auch für die sprachliche Artikulation und die Ausdrucksbewegungen des Gesichts eine große Bedeutung. Die Innervation der mimischen Gesichtsmuskulatur erfolgt durch den **N. facialis**.

## 1.2 Kiefergelenk und Kaumuskulatur

Die knöcherne Substanz für den Kauapparat bilden Ober- und Unterkiefer. Beide haben einen **Alveolarfortsatz** (Processus alveolaris), in dem die Zähne verankert sind. Der **Unterkiefer** ist gegen die Schädelbasis im **Kiefergelenk** beweglich.

Man unterscheidet drei **Bewegungsformen** in diesem Gelenk:
- **Scharnierbewegungen,**
- **Schlittenbewegungen** sowie
- **Mahlbewegungen** (Rotation).

Beim **Kauen** kombinieren sich die Bewegungsformen, weshalb das Kiefergelenk als »Drehgleitgelenk« bezeichnet werden kann.

Als **Kaumuskulatur** werden die vom Schädel zum Unterkiefer ziehenden Muskeln bezeichnet, die unmittelbar auf das Kiefergelenk einwirken (M. temporalis, M. masseter, Mm. pterygoideus medialis und lateralis). Mittelbar wirken weitere Muskeln, wie die Mundboden- und die Halsmuskulatur, auf das Kiefergelenk ein.

## 1.3 Mundboden

Oberhalb der Muskelplatte des Mundbodens, direkt unterhalb der Schleimhaut, liegt die **Glandula sublingualis** in gestreckter Form und bildet die Plica sublingualis. Hier münden die Ductus sublinguales minores (kleine sublinguale Speicheldrüsengänge) direkt an der Schleimhautoberfläche. Daneben reicht der Ductus sublingualis major (von der vorderen Drüsenportion) unmittelbar bis zur, neben dem Frenulum linguae gelegenen, **Caruncula sublingualis**, einem paarigen Schleimhauthöcker, auf dem neben dem Ductus sublingualis major auch der **Ductus submandibularis** (Wharton-Gang) endet.

Für den Funktionsmechanismus des Kauapparates sind die **Mundbodenmuskulatur** und die langen Muskelschlingen am Hals (Rektusgruppe, Zungenbeinmuskulatur) notwendig. Sie sind unterschiedlicher Herkunft und beeinflussen primär die Lage des Kehlkopfs. Diese Muskeln dienen der elastischen Stabilisierung der Halseingeweide im Zusammenhang mit dem Kauapparat. Für die Fixation von Mundboden- und Zungenbeinmuskulatur und Rektusgruppe ist in erster Linie das **Zungenbein** (Os hyoideum) verantwortlich *(siehe Synopsis 1)*. Hier befestigen sich:
- die **Mundbodenmuskeln (suprahyoidale Muskeln)**,
- die langen Muskeln der Halseingeweide **(infrahyoidale Muskeln)** und
- die **tiefen Muskeln des zweiten Kiemenbogens**.

Zu den **Mundbodenmuskeln** gehören von innen nach außen der M. geniohyoideus, der vom N. hypoglossus innerviert wird, sowie der M. mylohyoideus, der das Diaphragma oris bildet, und der vordere Bauch des M. digastricus. Die beiden letzten werden vom N. mylohyoideus aus dem N. mandibularis (N. trigeminus $V_3$) innerviert. Bei festgestelltem Unterkiefer ziehen diese Muskeln das Zungenbein und damit auch den Kehlkopf und die Halseingeweide nach oben, was beim Schluckakt von Bedeutung ist. Bei festgestelltem Zungenbein ziehen sie umgekehrt den Unterkiefer nach unten und wirken damit öffnend auf das Kiefergelenk.

Zu den **infrahyoidalen Muskeln** gehören der M. thyreohyoideus, der vom N. hypoglossus innerviert wird, sowie der M. sternothyroideus, der M. sternohyoideus und der M. omohyoideus, die alle durch die Ansa cervicalis des Plexus cervicalis nerval versorgt werden. Sie können Kehlkopf und Zungenbein nach unten ziehen. Zusammen mit der ersten Gruppe bilden sie eine Muskelschlinge, die das Zungenbein fixiert.

Zu den **tiefen Muskeln des zweiten Kiemenbogens** gehören der hintere Bauch des M. digastricus und des M. stylohyoideus, beide innerviert vom N. facialis (N. VII). Sie können zusammen mit der ersten Gruppe die Halseingeweide anheben. Zusammen mit der zweiten Gruppe fixieren sie das Zungenbein, um die Kieferöffnung und andere Kaubewegungen zu ermöglichen.

**Synopsis 1: Zunge mit Mundboden und Speicheldrüsen**

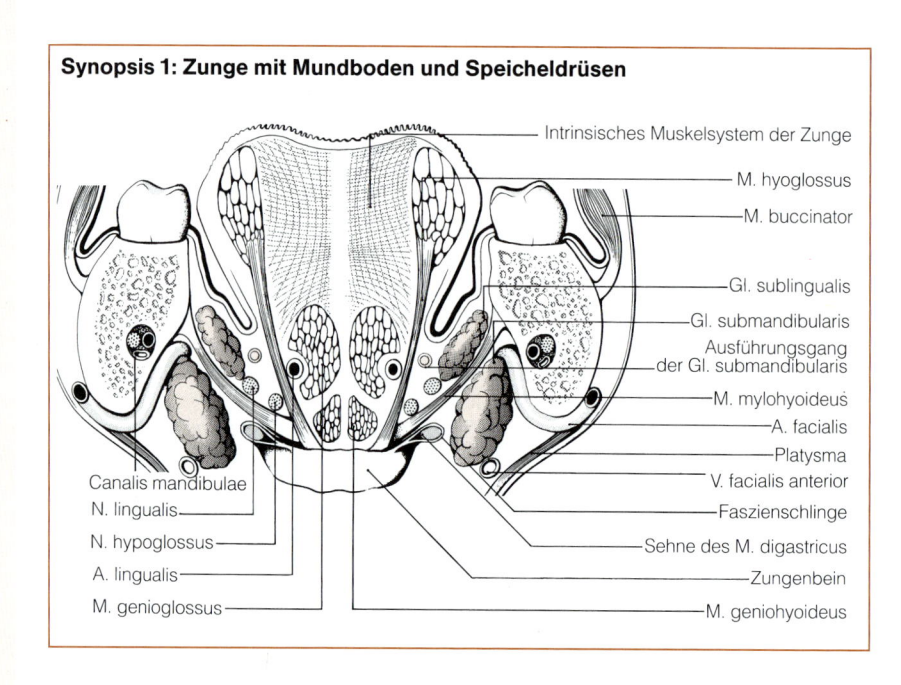

- Intrinsisches Muskelsystem der Zunge
- M. hyoglossus
- M. buccinator
- Gl. sublingualis
- Gl. submandibularis
- Ausführungsgang der Gl. submandibularis
- M. mylohyoideus
- A. facialis
- Platysma
- V. facialis anterior
- Faszienschlinge
- Sehne des M. digastricus
- Zungenbein
- M. geniohyoideus
- Canalis mandibulae
- N. lingualis
- N. hypoglossus
- A. lingualis
- M. genioglossus

## 1.4 Zunge und lingualer Bewegungsapparat

Die Zunge formt den Bissen und befördert ihn in Richtung Schlund.

Die Zungenwurzel ist am Mundboden befestigt.

Man unterscheidet vier Typen von **Papillen,** die unter anderem **Geschmacksrezeptoren** tragen *(s. Syn. 2).*

## 1.4 Zunge und lingualer Bewegungsapparat

Die Zunge ist ein sehr beweglicher, ca. 4 bis 5 cm langer, kompakter Muskelkörper. Die Formung des Bissens (Bolus), die Durchmischung mit Speichel und die Weiterbeförderung in Richtung Schlund sind, neben der Sprechfunktion, ihre wichtigsten Aufgaben.

Die Zungenwurzel (Radix linguae) befestigt sich am Mundboden, die Spitze (Apex linguae) ist frei beweglich. Der Zungenrücken (Dorsum linguae) bildet in der Mitte eine Furche (Sulcus medianus), an der Unterfläche setzt in der Mitte das Zungenbändchen (Frenulum linguae) an.

Die Schleimhaut der Zungenoberfläche zeigt zahlreiche Erhebungen (**Papillen**), die unter anderem Träger der **Geschmacksrezeptoren** sind *(siehe Synopsis 2)*. Es werden vier verschiedene Papillentypen unterschieden:
- Papillae filiformes (fadenförmige Papillen),
- Papillae fungiformes (pilzförmige Papillen),
- Papillae foliatae (blattförmige Papillen),
- Papillae vallatae (Wallpapillen).

**Synopsis 2: Aufbau einer Geschmacksknospe**

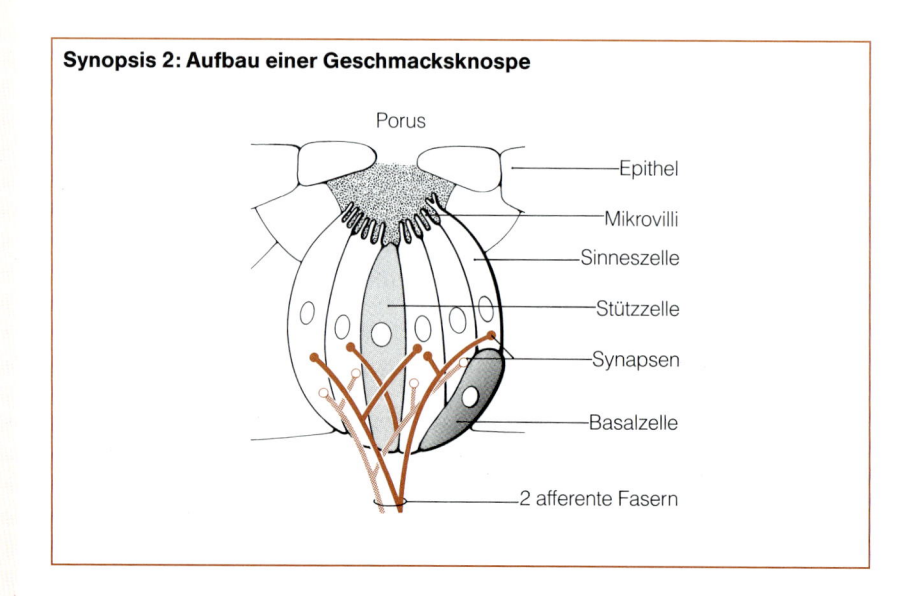

- Porus
- Epithel
- Mikrovilli
- Sinneszelle
- Stützzelle
- Synapsen
- Basalzelle
- 2 afferente Fasern

Die motorische Innervation der Zunge und des lingualen Bewegungsapparates erfolgt durch den N. hypoglossus (N. XII).

> **Merke.** Alle auf »-glossus« endenden Muskeln werden durch den N. hypoglossus motorisch versorgt.

Der **Zungengrund** ist regelmäßig gefurcht. Hier sind große Schleimdrüsen lokalisiert, die in kryptenartigen Epitheleinsenkungen einmünden. Um diese Krypten findet man reichlich lymphatisches Gewebe, weshalb man von einer **Zungentonsille** (Tonsilla lingualis) spricht.

Die große Beweglichkeit erhält die Zunge durch ein dreidimensionales Muskelgitter, das den Zungenkörper weitgehend ausfüllt. Man unterscheidet eine (»intrinsische«) **Binnenmuskulatur**, welche an einer derben, submukösen Faserhaut angreift (Aponeurosis linguae), und eine **Außenmuskulatur**.

Zur **Binnenmuskulatur** zählen der M. verticalis, M. transversus, Mm. longitudinalis superficialis und profundus, wobei das transversale System durch ein von den Sehnen mitgebildetes scherengitterartiges Septum linguae unterbrochen wird. Dieses Septum ermöglicht, wie die ebenfalls scherengitterartige Aponeurosis linguae, die gleitenden Bewegungen der Zunge.

Die **Außenmuskulatur** geht von den benachbarten Skeletteilen aus und strahlt in das Raumgitter der Binnenmuskulatur ein. Hierzu zählt der M. styloglossus, der die Zunge nach hinten oben zieht und damit den Zungengrund, insbesondere beim Schluckakt, gegen den Isthmus faucium hebt. Daneben findet sich der M. genioglossus, der dem M. styloglossus entgegenwirkt und das Zurücksinken der Zunge und damit die Verlegung des Nasenrachenraumes verhindert. Schließlich der M. hypoglossus, welcher die herausgestreckte Zunge wieder zurückziehen kann.

## 1.5 Weicher und harter Gaumen

Die vorderen drei Viertel des **Gaumendachs** sind knöchern und unbeweglich (Palatum durum), das hintere Viertel ist muskulös (Palatum molle). Die Schleimhaut ist fest mit der Unterlage verwachsen und nahezu unverschieblich. Vorn kommen mehrere starre Querfalten (Plicae palatinae transversae) zur Darstellung, die als Reibe funktionieren.

Der **weiche Gaumen** endet mit dem Zäpfchen (**Uvula**). Es wird von Muskeln verspannt. Man unterscheidet den M. tensor veli palatini und den M. levator veli palatini. Kaudal geht die Gaumenmuskulatur in zwei Muskelbögen über (M. palatopharyngeus und M. palatoglossus [Arcus palatini], die den Isthmus faucium seitlich begrenzen. Zwischen den Gaumenbögen befindet sich die Fossa tonsillaris mit den **Gaumenmandeln** (Tonsilla palatina).

Die beiden Gaumenbögen können das Gaumensegel abwärts ziehen, während die Levatoren den Gaumen nach oben bewegen. Die beiden Tensoren können ihn in der Quere verspannen. Gaumensegel und Uvula besitzen eine eigene Muskulatur, die sich zum M. uvulae verdichtet.

Die Muskelsysteme ermöglichen zahlreiche, fein abstufbare Bewegungen, welche unter anderem durch Hebung des weichen Gaumens und der Uvula die Mundhöhle von der Nasenhöhle vollständig abschließen können, was beim Schlucken eine Rolle spielt. Das feine Bewegungsspiel der Uvula und des Gaumens trägt zum differenzierteren Sprechvermögen des Menschen bei.

## 1.6 Histomorphologie der Tonsilla palatina

Charakteristisch für den histologischen Aufbau der Gaumenmandel ist die gewebliche und funktionelle Beziehung zwischen lymphatischem Gewebe und kryptenartig sich einsenkendem Epithelgewebe *(siehe Abbildung 2a, b)*. Unter dem Schleimhautepithel liegt das lymphatische Gewebe in Form von vielfach untereinander konfluierenden Lymphfollikeln organisiert, die regelmäßig zu sog. **Sekundärfollikeln** (Lymphfollikel mit Reaktionszentren) differenziert sind.

Der Wall aus B-Lymphozyten sitzt dem Reaktionszentrum auf. Es entsteht ein lymphoepithelialer Gewebeverband.

Das Schleimhautepithel zeigt an der freien Oberfläche und den Krypten **Retikulierungszonen,** deren Maschenlücken durch Lymphozyten und Makrophagen gefüllt sind. Dies ist funktionell von Bedeutung. In den Tonsillenkrypten findet man eine Zerfallsmasse **(Detritus),** die durch Spateldruck ausgepreßt werden kann.

Hierbei ist typisch, daß der aus B-Lymphozyten bestehende Lymphozytenwall das Reaktionszentrum nicht konzentrisch einhüllt, sondern diesem polarisiert, auf der dem Schleimhautepithel zugewandten Seite, kappenartig aufsitzt. Es entsteht funktionsmäßig eine enge Verbindung im Sinne eines sog. lymphoepithelialen Gewebeverbands. Bezeichnend ist, daß das Schleimhautepithel an umschriebenen Stellen der freien Oberfläche und der Krypten **Retikulierungszonen** zeigt, deren Maschenlücken durch eine große Anzahl von Lymphozyten und eine kleinere Anzahl von Makrophagen gefüllt sind. Dies ist für den funktionellen Zusammenhang von Bedeutung.

Die Tonsillenkrypten enthalten (noch gesteigert bei Krankheitszuständen) abgestoßene und sodann tote Epithelzellen, durchmischt von Mikrozyten und Bakterien. Diese Zerfallsmasse wird als **Detritus** bezeichnet und kann, nicht nur bei entzündeten Tonsillen, durch Spateldruck aus den Fossulae tonsillares ausgepreßt werden.

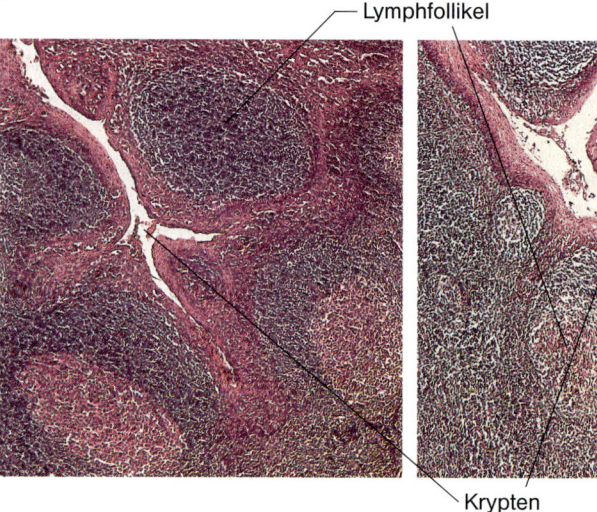

a Vergrößerung 30:1    b Vergrößerung 50:1

**Abb. 2 a, b: Mikroskopische Anatomie und Histologie der Tonsille**

## 1.7 Pharynx (Schlund)

Im Pharynx **überkreuzen sich Luft- und Speiseweg.**

Man unterscheidet **drei Etagen** (s. Abb. 3):
- **Nasopharynx** (Epipharynx) mit Tuba auditiva, Rachenmandel und Choanalöffnungen,
- **Oropharynx** und
- **Hypopharynx,** in den der Kehlkopfeingang mit der Epiglottis ragt. Beidseits des Kehlkopfes liegen die Recessus piriformes (Speiseweg).

Im **Nasopharynx** findet man Respirationsschleimhaut, im übrigen Pharynx kutane Schleimhaut.

**Ring-** und **Längsmuskulatur** sind am Pharynx kräftig ausgebildet. Die Ringmuskeln der **Mm. constrictores pharyngis** sind median in einer Raphe verankert und setzen an der Schädelbasis, dem Zungenbein und dem Kehlkopf an.

Da Nasen- und Mundhöhle stockwerkartig übereinander, Luft- und Speiseröhre aber hintereinander liegen, müssen sich **Luft- und Speiseweg überkreuzen.** Diese Überkreuzung findet im Pharynx statt.

Der Pharynx gliedert sich in **drei Etagen** (siehe Abbildung 3):
- **Nasopharynx** (Epipharynx). Hier mündet die Tuba auditiva. Unter der Schädelbasis liegt die Rachenmandel. Über die Choanen besteht die Verbindung zur Nase.
- **Oropharynx** (Mesopharynx). Er öffnet sich über den Isthmus faucium zur Mundhöhle hin.
- **Hypopharynx.** Er liegt hauptsächlich hinter dem Kehlkopf und reicht bis zum Ösophagusmund. Der Kehlkopfeingang ragt hier hinein mit der vorspringenden Epiglottis. Außerdem liegt beiderseits neben dem Kehlkopf eine Schleimhautrinne (Recessus piriformis), welche als Speiseweg dient.

Der **Nasopharynx** ist von Respirationsschleimhaut (mehrreihigem Flimmerepithel mit Becherzellen) ausgekleidet, während im Meso- und Hypopharynx drüsenreiche kutane Schleimhaut (mehrschichtiges unverhorntes Plattenepithel) vorzufinden ist.

Die **Muskulatur** des Pharynx ist kräftig und meist zweischichtig. Man unterscheidet eine **Ring-** und eine **Längsschicht**.

Die Ringmuskulatur ist nicht rein zirkulär angeordnet, sondern vielmehr dachziegelartig gelegen mit schräg zur Mitte hin aufsteigenden Muskelfasern (**Mm. constrictores pharyngis**), die sich median in einer sehnigen Raphe verankern. Vorn befestigen sich die Konstriktoren an der Schädelbasis, am Zungenbein und am Kehlkopf.

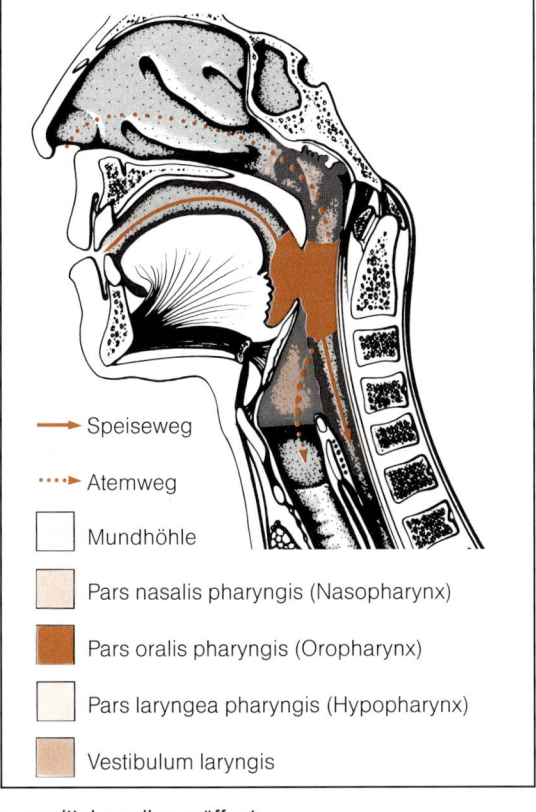

## 1.7 Pharynx (Schlund)

**a** sagittal, median eröffnet

- → Speiseweg
- ···► Atemweg
- Mundhöhle
- Pars nasalis pharyngis (Nasopharynx)
- Pars oralis pharyngis (Oropharynx)
- Pars laryngea pharyngis (Hypopharynx)
- Vestibulum laryngis

**b** längs eröffnet, Einblick von dorsal

Beschriftungen (b):
- Kanal mit N. hypoglossus und Venen
- Choane
- Nasenseptum
- pharyngeales Ostium der Tuba auditiva
- weicher Gaumen, Zäpfchen
- Tonsilla palatina
- Zungengrund
- Epiglottis, Larynxeingang
- Aryepiglottische Falte
- Recessus piriformis
- Tuberculum cuneiforme
- Tuberculum corniculatum (des Aryhöckers)
- Trachea

**Abb. 3 a, b: Anatomie des Pharynx**

---

Die Längsmuskulatur (Mm. levatores pharyngis) repräsentieren die **Schlundheber**. Sie liegen in der Regel außen auf und durchbrechen die Ringmuskulatur meist zwischen den Mm. constrictores pharyngis superior und medialis, um sich dann fächerförmig auszubreiten.

Längs verlaufen die Mm. levatores pharyngis, die als **Schlundheber** außen aufliegen.

**Merke.** Beim Übergang der Pharynx- in die Ösophagusmuskulatur ordnen sich die Muskelbündel um, wobei häufig ein muskelfreies Dreieck (Laimer-Dreieck) entstehen kann, ein Prädilektionsort für Ausstülpungen der Hypopharynxwand (Zenker-Divertikel).

◄ Merke

Die sensible bzw. sensorische **Innervation** der Lippen und Wangen des Mundbodens, der Zunge und des lingualen Bewegungsapparates, des Gaumens und des Schlundes teilen sich die folgenden Nerven: N. trigeminus (N. V), N. glossopharyngeus (N. IX), N. vagus (N. X), N. facialis (N. VII).

An der sensiblen bzw. sensorischen **Innervation** der Mundhöhle und des Pharynx sind mehrere Hirnnerven beteiligt (Nn. V, VII, IX, X).

## 1.8 Schluckakt

Das Schlucken besteht aus einer langsamen, **willkürlichen** und einer raschen, **reflektorischen** Komponente.
Man unterscheidet drei aufeinanderfolgende Phasen *(siehe Abbildung 4):*
- **Vorbereitungsphase:** Nachdem die Mundhöhle durch die Lippen geschlossen wurde, erfolgt durch Anheben des Gaumensegels (Mm. tensor und levator veli palatini) der Abschluß der Mundhöhle gegen den Nasenrachenraum. Dabei wölbt sich die hintere Pharynxwand durch Kontraktion des oberen Schlundschnürers wulstartig vor (Passavant-Wulst). Parallel kontrahiert sich die Mundbodenmuskulatur, insbesondere der M. mylohyoideus, und verlagert das Zungenbein mit Kehlkopf und Trachea schräg nach vorn oben. Die Zunge bildet eine Rinne und befördert den Bissen nach hinten.

### Seitenleiste

**1.8 Schluckakt**

Der Schluckvorgang hat **willkürliche** und **reflektorische** Anteile.

Man unterscheidet drei Phasen *(s. Abb. 4):*
- **Vorbereitungsphase.** In der Pharynxwand wölbt sich der Passavant-Wulst vor (durch Kontraktion des Schlundschnürers), nachdem die Mundhöhle geschlossen wurde. Die Mundmuskulatur zieht das Zungenbein nach vorn oben. Die Zunge befördert den Bissen nach hinten.

---

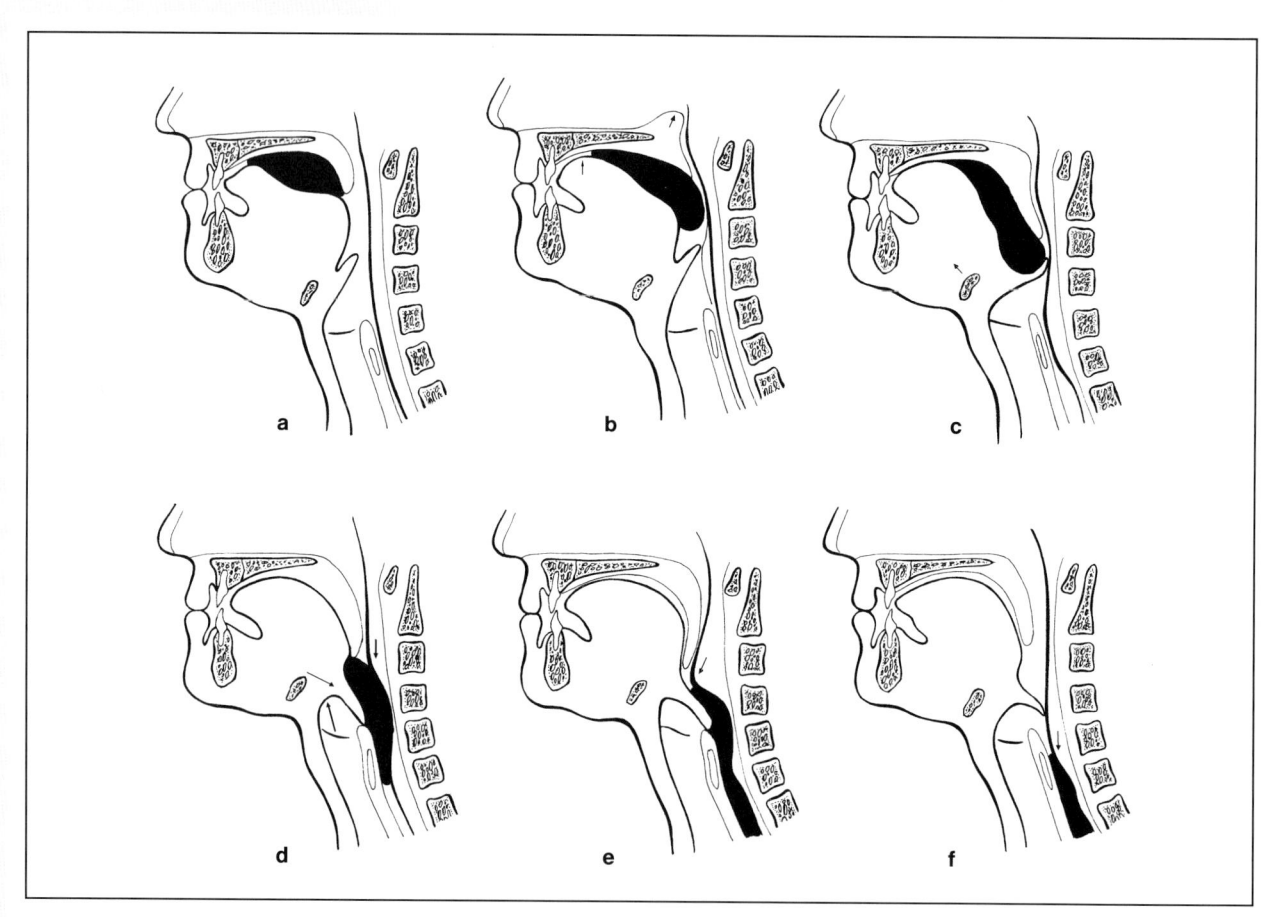

**Abb. 4 a–f: Schema des Ablaufs eines normalen Schluckaktes im seitlichen Strahlengang**

a Nach Zerkleinern und Einspeicheln wird der Speisebolus zwischen Zunge, hartem und weichem Gaumen gehalten
b Bolusaustreibung mit Anheben der Zunge und Elevation des weichen Gaumens in Richtung Nasopharynx
c Fast gleichzeitig kommt es zu einer ventral-kranialen Bewegung des Hyoids und zur Larynxelevation
d Epiglottisabschluß und Eintritt des Bolus in den Hypopharynx
e und f Peristaltische Bolusbewegung durch den offenstehenden oberen Ösophagussphinkter und Übertritt in den zervikalen Ösophagus

---

- **Oropharyngeale Phase:** Sobald der Bolus die Gaumenbögen oder die Rachenhinterwand erreicht hat, erfolgen alle weiteren Vorgänge des Schluckaktes sehr zügig und ohne willkürliche Beeinflussung **(Schluckreflex).**

Die Zungenwurzel wird durch den M. styloglossus und den M. hyoglossus wie ein Spritzenstempel ruckartig nach hinten bewegt, so daß der Bissen (Bolus) durch den Isthmus faucium in den mittleren Pharynxraum gestoßen wird. Gleichzeitig drückt die Zungenwurzel die Epiglottis herunter, um den Atemwegseingang zu verlegen. Durch die Aufwärtsbewegung des Kehlkopfes wird

### Seitenleiste

- **Oropharyngeale Phase.** Nach Erreichen der Gaumenbögen oder der Rachenwand setzt der schnelle **Schluckreflex** ein.
Der Bissen (Bolus) wird von der Zungenwurzel in den mittleren Pharynxraum gestoßen. Zungenwurzel und Epiglottis schließen den Kehlkopf, der nach oben gezogen wird.

## 1.8 Schluckakt

dieser aus dem Speiseweg herausgezogen, und parallel werden die seitlich gelegenen Recessus piriformes eröffnet. Der M. thyreohyoideus vervollständigt die Kippung des Kehlkopfes und bringt Zungenbein und Kehlkopf näher aufeinander zu, so daß sich die Epiglottis schützend auf den Kehlkopfeingang legen kann.

Die **Stempelwirkung der Zunge**, welche durch die Kontraktion der Pharynxmuskulatur unterstützt wird, treibt den Bissen in den Ösophagus. Dabei werden zum Teil hohe Drücke erreicht, mit denen Flüssigkeiten auch unmittelbar in den Magen gespritzt werden können.

• **Ösophageale Phase:** Direkt nach der pharyngealen Phase erschlafft der Ösophagusmund und ergreift durch rasche, rezidivierende Kontraktionswellen den Bolus, der somit zügig in die Speiseröhre und anschließend durch die Eigenperistaltik des Ösophagus zum Magen weiterbefördert wird. Dabei schützen ausgedehnte Venenpolster am Ösophagusmund die Schleimhaut vor Druckschäden.

Die Recessus piriformes werden geöffnet.

Die **Zunge als Stempel** und die Kontraktion der Pharynxwand können Flüssigkeiten unmittelbar in den Magen spritzen.

• **Ösophageale Phase.** Die Ösophaguswand ergreift den Bolus. Die Peristaltik des Ösophagus befördert ihn in den Magen. Venenpolster am Ösophagusmund schützen die Schleimhaut.

## 2 Untersuchungsmethoden

### 2.1 Anamnese

Bei Erkrankungen der Mundhöhle, des Oropharynx und Hypopharynx berichten die Patienten häufig über folgende Beschwerden:
- Schluckstörungen (Dysphagie)
- Schmerzen
- blutigen oder eitrigen Geschmack
- Mundgeruch, Foetor ex ore (Halitosis)
- Geschmacksstörungen (Dysgeusie)
- Kieferklemme
- vermehrten Speichelfluß (Hypersalivation)
- Mundtrockenheit (Xerostomie)

***Schluckstörungen (Dysphagie).*** Vergleiche dazu die Ausführungen im *Kapitel F 5.*

***Schmerzen.*** Im Bereich der Mundhöhle können Schmerzen von stechendem, brennendem oder ziehendem Charakter vorkommen. Sie können akut auftreten oder sich langsam entwickeln. Eine Abschwächung oder Verstärkung beim Schlucken ist möglich. Die Patienten berichten oft über eine Ausstrahlung der Schmerzen in das Ohr.

Bei einigen Erkrankungen sind Schluckschmerzen mit einer Schluckstörung kombiniert. Eine Übersicht über mögliche Erkrankungen in Mundhöhle und Pharynx, die für Schmerzen im Bereich der Mundhöhle, im Hals oder beim Schlucken verantwortlich sein können, gibt *Tabelle F-3, »Ursachen einer Dysphagie«, Kapitel F.*

**Zungenschmerzen** (Glossodynie), isoliertes **Zungenbrennen** (Glossopyrosis) und **orale Dysästhesien** sind häufig angegebene Symptome, denen bezüglich ihrer Ursache eine gewisse Sonderstellung zukommt. Diese Beschwerden kommen bei Stoffwechselerkrankungen (Gicht, Diabetes mellitus), bei Vitaminmangel (besonders Nikotinsäure und Riboflavin), aber auch bei Eisenmangel oder einer perniziösen Anämie vor. Nach Anwendung bestimmter Medikamente (z.B. Stickstofflostderivate, Gold) oder als Frühsymptom psychiatrischer Krankheiten – so insbesondere einer Depression – kann über diese Beschwerden ebenfalls berichtet werden.

**Zungenbrennen** wird, wenn auch seltener, bei neurologischen Veränderungen im Bereich des Nervus glossopharyngeus, des N. intermedius, des N. hypoglossus, des N. lingualis sowie des unteren Astes des N. trigeminus beobachtet. An neurologische Veränderungen ist besonders dann zu denken, wenn halbseitige Phänomene geschildert werden. Auch beim Costen-Syndrom begegnet man häufiger einem einseitigen Zungenbrennen.

Zungenbrennen kann ferner durch ein Karzinom, andere Zungentumoren oder durch entzündliche Veränderungen der Zunge verursacht sein.

***Blutiger oder eitriger Geschmack.*** **Blutiger Geschmack** kann durch Beimengungen von Blut in Speichel oder Sputum entstehen. Solche Beimengungen können bei kleineren Verletzungen, bei Entzündungen oder Tumoren am Zahnfleisch bzw. im Mundhöhlen- und Pharynxbereich auftreten. Auch pneumologische Erkrankungen und Tumoren des Kehlkopfes kommen ursächlich in Betracht. Treten massive akute Blutungen auf, sind diese vorwiegend durch Erkrankungen der Speiseröhre (Ösophagusvarizen), pneumologische Erkrankungen, Traumata von Mundhöhle, Oro- und Hypopharynx, Nasenbluten verschiedener Genese und durch Nachblutungen nach operativen Eingriffen (z. B. nach Adenotomie und Tonsillektomie) bedingt.

Für **Eitergeschmack** sind in der Regel purulente Erkrankungen der Speicheldrüsen bzw. bakterielle Entzündungen im Bereich der Mundhöhle, des Pharynx, der Nase oder der Umgebung verantwortlich *(Kapitel Speicheldrüsen).*

## 2.1 Anamnese

***Mundgeruch (Foetor ex ore, Halitosis).*** Dies ist ein für den Patienten und seine Umgebung äußerst störendes Symptom. Es kann vorübergehend oder ständig bestehen, die Intensität kann wechselnd sein.

Eine Gingivitis, eine Stomatitis, Zahnerkrankungen oder unreine Gebißprothesen, zerfallende Tumoren im Mund, in der Nase oder in den Nachbargebieten, fötide Anginen, Vergiftungen, Blutreste, Entzündungen und lange Nahrungskarenz sowie akute (sympathikotone) Aufregung bzw. Atropinpräparate sind mögliche Ursachen.

Außer den genannten Veränderungen kommen Erkrankungen des Speiseweges oder der tieferen Atemwege (z.B. Bronchiektasen, Lungenabszeß) und Allgemeinerkrankungen (Diabetes mellitus, Urämie, Leberkoma) in Betracht.

Bei den **Allgemeinerkrankungen** tritt oft ein für die Erkrankung spezifischer Mundgeruch auf (Acetongeruch beim Coma diabeticum, Lebergeruch beim Coma hepaticum, Uringeruch beim urämischen Koma), der mit dem spezifischen Körpergeruch kombiniert ist. Die Art des Geruchs kann auch bei Vergiftungen wichtige Hinweise geben (Knoblauchgeruch nach Arsen, Phosphor oder Natriumtellurat, Bittermandelgeruch nach Ether oder Chloroform).

***Geschmacksstörung (Dysgeusie).*** Das Symptom kann passager auftreten oder dauernd bestehen. Als Ursache kommen Erkrankungen des Schlundes bzw. Veränderungen der Geschmacksrezeptoren und der peripheren Nervenendigungen (**periphere** Geschmacksstörung) oder Störungen im Bereich der **zentralen** Geschmacksbahnen und -zentren in Betracht.

Eine Schädigung der Geschmacksknospen kann beispielsweise durch Rauchen, reichlichen Alkoholgenuß, Verätzungen mit Säure oder Lauge, eine Stomatitis oder Schleimhautatrophien in Mundhöhle und Oropharynx unterschiedlicher Genese (z.B. im Alter oder nach Bestrahlung) bedingt sein.

Narbenbildungen im Bereich des Zungengrunds und im Oropharynx (z.B. nach Tonsillektomie oder nach Tumoroperationen im Oropharynx) können Geschmacksstörungen im hinteren Zungendrittel verursachen. Sie sind manchmal auch durch eine Schädigung des N. glossopharyngeus verursacht und teilweise reversibel.

Zu den möglichen Ursachen für die periphere Geschmacksstörung gehört auch die Schädigung der Chorda tympani, die nach Ohroperationen, bei chronischer Otitis media (Cholesteatom) und bei einer Fazialisparese auftreten kann *(siehe Kapitel A und B).*

***Kieferklemme.*** Sie wird durch Entzündungen, Traumen oder Tumoren in Nachbarschaft des Kiefergelenks (z.B. Jochbeinfraktur, Peritonsillarabszeß, Zahnentzündung, Tonsillenkarzinom) ausgelöst, die dazu führen, daß die Mundöffnung nur eingeschränkt möglich ist.

Die Kieferklemme wird je nach Ausprägung in verschiedene Grade unterteilt *(siehe Tabelle 1).*

| Tabelle 1: Einteilung des Schweregrades der Kieferklemme | |
|---|---|
| Kieferklemme 1. Grades: | 4–2,5 cm Schneidezahnkanten-Distanz |
| Kieferklemme 2. Grades: | 2,5–1 cm Schneidezahnkanten-Distanz |
| Kieferklemme 3. Grades: | <1 cm Schneidezahnkanten-Distanz |

Eine Übersicht über mögliche Ursachen der Kieferklemme zeigt *Tabelle 2.*

| Tabelle 2: Mögliche Ursachen für eine Kieferklemme | |
|---|---|
| Zahn- oder Kieferentzündung | Stomatitis, Pulpitis, Osteomyelitis (Ober- und Unterkiefer), submandibulärer Abszeß, Erkrankungen des Kiefergelenks |
| Trauma | Unterkieferfraktur, Kiefergelenkluxation, Kiefergelenkfraktur, Jochbogen- und Jochbeinfraktur, Narbenkontrakturen nach Traumen |
| Entzündungen in der Nachbarschaft des Kiefergelenks | Peritonsillarabszeß, Peritonsillitis, Sialolithiasis, Sialadenitis, Entzündungen des äußeren Gehörgangs, parapharyngeale Weichteilabszesse |
| Tumoren | Bösartige und gutartige Geschwülste in der Nachbarschaft des Kiefergelenks, Narbenbildung nach Tumorresektion |
| Muskelkrämpfe | Spastik, Epilepsie, Tetanus und andere neurologische Erkrankungen, selten psychische Ursachen |

**Vermehrter Speichelfluß (Hypersalivation)**
Er tritt bei verstärkter Speichelbildung auf (z.B. bei Zahnerkrankungen, psychogen, aber auch bei Tumoren des Speisewegs).

**Mundtrockenheit (Xerostomie)**
Ursachen sind unter anderem Bestrahlung, Erkrankungen der Speicheldrüsen, zentrale Schädigungen.

### 2.2 Inspektion

Für die Inspektion der **Mundhöhle** wird ein Spatel benötigt. Der Untersucher hebt die Lippen und die Wangenschleimhaut ab und beurteilt den **Mundvorhof**. Eine Hand liegt auf dem Kopf des Patienten, die andere hält den Zungenspatel.
Die Beurteilung umfaßt die Wangenschleimhaut, Zahnfleisch und Zähne, sowie den Ausführungsgang der **Glandula parotis**.
Bei der Inspektion der **Mundhöhle** wird der Ausführungsgang der Glandula submandibularis und Glandula sublingualis beurteilt.
Es folgen die Prüfung der Beweglichkeit der **Zunge** und die Inspektion der Oberfläche. Der Zungenkörper wird nach unten gedrückt, um die **Tonsillengegend** und den Oropharynx einsehen zu können.
Wichtige Strukturen zeigen Abb. 5 a, b; vgl. auch Syn. 1.

*Vermehrter Speichelfluß (Hypersalivation).* Dieses Symptom tritt auf, wenn eine verstärkte Speichelbildung vorliegt. Als prädisponierend gelten Mundschleimhaut- oder Zahnerkrankungen aller Art, die Zahnung und psychogene Faktoren. Ferner gehen Tumoren des oberen Speisewegs häufig mit einer Hypersalivation einher.

*Mundtrockenheit (Xerostomie).* Die Ursachen für eine **Mundtrockenheit** sind vielfältig. Unter anderem können Bestrahlung, Erkrankungen der großen und kleinen Speicheldrüsen, zentral ausgelöste Schädigungen des autonomen Nervensystems für diese Beschwerden verantwortlich sein *(siehe Kapitel E)*.

### 2.2 Inspektion

Veränderungen der Lippen und der periorale Haut sind zu registrieren. Für die Inspektion der **Mundhöhle** werden ein Zungenspatel und eine Lichtquelle benötigt. Der Patient hält den Mund zunächst halb geöffnet, damit der Untersucher mit dem Spatel Ober- und Unterlippe und schließlich die Wangenschleimhaut anheben und so den **Mundvorhof** beurteilen kann. Eine Hand des Untersuchers liegt auf dem Kopf des Patienten, die andere Hand hält den Zungenspatel wie einen Bleistift. Die Inspektion des Mundvorhofes umfaßt die Beurteilung der Wangenschleimhaut, von Zahnfleisch und Zähnen sowie der Mündung des Ausführungsgangs der **Glandula parotis** *(Kapitel E)*.

Für die Inspektion der **Mundhöhle** hält der Patient den Mund weit geöffnet. Die Zungenspitze wird mit dem Zungenspatel angehoben, so daß der gemeinsame Ausführungsgang der Glandula submandibularis und Glandula sublingualis beurteilt werden kann *(Kapitel E)*.

Danach folgen die Prüfung der Beweglichkeit der **Zunge** und die Inspektion der Zungenoberfläche, ihrer Unterfläche und des **Mundbodens.**

Anschließend wird der Zungenkörper mit Hilfe des Zungenspatels nach unten gedrückt, um die **Tonsillengegend** und den Oropharynx besser einsehen zu können. Dazu wird der Zungenspatel, unter leichtem Abdrängen des Mundwinkels, von seitlich in die Mundhöhle eingeführt und die Zunge abwärts gedrückt. Die Inspektion der Mundhöhle zeigen *Abbildung 5 a* und *b;* vgl. auch *Synopsis 1*.

a  Untersuchungstechnik für den Oropharynx

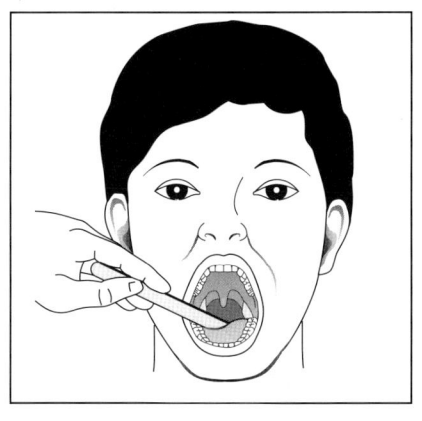

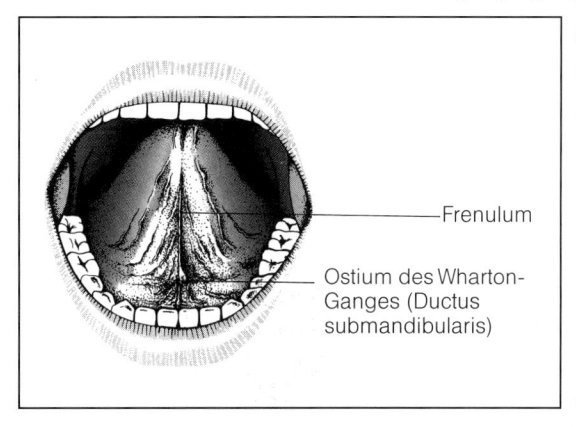

b  Mundboden bei angehobener Zunge

– Frenulum
– Ostium des Wharton-Ganges (Ductus submandibularis)

**Abb. 5 a, b: Inspektion von Oropharynx und Mundboden**

Die Beweglichkeit des **Gaumensegels** kann durch Intonation des Vokals »a« überprüft werden (bei einseitiger Lähmung des N. glossopharyngeus Abweichen des Zäpfchens, des weichen Gaumens und der Rachenhinterwand zur nicht gelähmten Seite). Zu achten ist außerdem auf das Schleimhautrelief, Formveränderungen, Abweichungen von der Symmetrie, Beläge und Oberfläche der Tonsillen sowie Sekretstraßen entlang der Rachenhinterwand. Im Bereich der Rachenhinterwand können sich vergrößerte Lymphfollikel als kleine, kugelige oder unregelmäßige Erhebungen zeigen. Die **Seitenstränge,** mit ihrer Verteilung im Bereich der seitlichen Mesopharynxwand, sind bei Entzündung besser zu sehen.

Die Prüfung der **Luxierbarkeit der Tonsillen** erfolgt am Ende der Inspektion der Mundhöhle. Nach dem Niederdrücken der Zunge nimmt dabei die Hand, die bisher auf den Kopf des Patienten aufgelegt war, einen zweiten Zungenspatel und setzt ihn lateral am vorderen Gaumenbogen an. Der Spatel wird unter leichtem Druck eingeführt. Durch den ausgeübten Druck wird die Tonsille zwischen vorderem und hinterem Gaumenbogen nach medial gedrängt, und die Krypten entfalten sich. Liegen paratonsilläre Vernarbungen (durch abgelaufene Entzündungen) vor, läßt sich die Tonsille nicht oder nur schlecht luxieren. Bei chronischer Tonsillitis können sich aus Krypten **Detrituspfröpfe** (abgeschilfertes Epithel) entleeren.

Da Mundhöhle und Oropharynx gut zugänglich sind, ist die Entnahme von **Gewebeproben** aus verdächtigen Schleimhautbezirken in diesen Bereichen meist schon bei der Erstuntersuchung in Lokal- oder Oberflächenanästhesie möglich.

Tieferer Zungengrund und Hypopharynx können besser mit Hilfe des Kehlkopfspiegels beurteilt werden *(siehe Kapitel 2.4).*

## 2.3 Palpation

Sieht man bei der Inspektion krankhafte Veränderungen, sind diese und die angrenzende Umgebung zu palpieren. Von wesentlicher Bedeutung ist es dabei, **Konsistenz, Druckdolenz** und **Ausdehnung** eines Prozesses zu beurteilen. Zur Technik der Palpation der Mundhöhle *siehe Kapitel E).*

Die Palpation der **Halslymphknoten** ist anzuschließen *(Kapitel J).*

## 2.4 Spiegeluntersuchung des Epi- und Hypopharynx und Endoskopie mit Optiken (Syn. 3 u. 4).

siehe auch *Kap.* Nase, Nasennebenhöhlen, und *Kap.* Larynx.

## 2.4 Spiegeluntersuchung des Epi- und Hypopharynx und Endoskopie mit Optiken *(Synopsen 3 und 4)*

Zur Spiegeluntersuchung und Endoskopie siehe auch *Kapitel* »Nase und Nasennebenhöhlen« sowie Kapitel »Larynx«.

**Synopsis 3 a–e: Spiegeluntersuchung und Endoskopie des Nasopharynx**

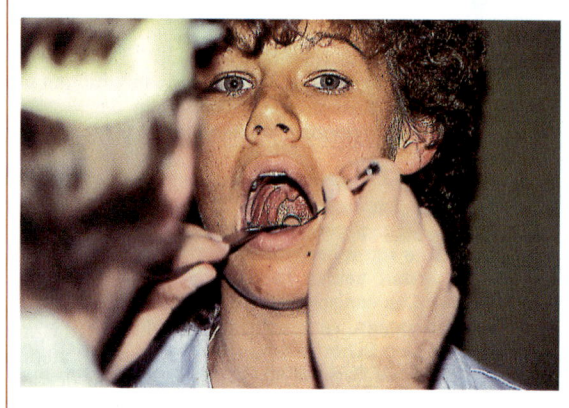

a Klassische Spiegeluntersuchung

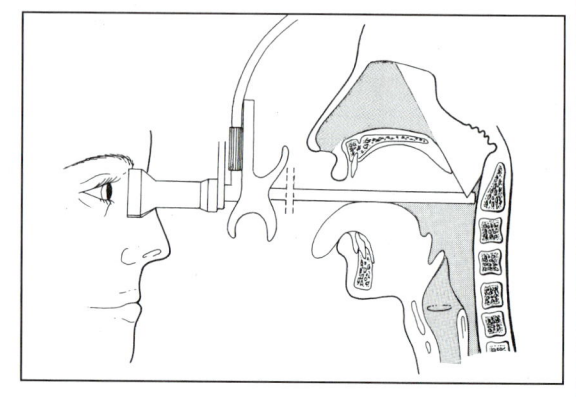

b Lupenendoskopie mit 90°-Winkeloptik, schematisch

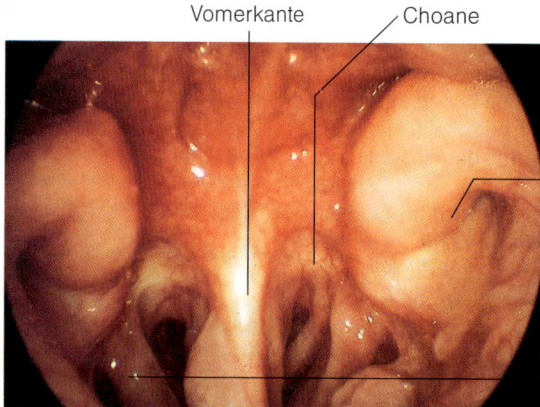

c Endoskopischer Normalbefund
— Vomerkante
— Choane
— pharyngeales Tubenostium
— hinteres Ende der unteren Nasenmuschel

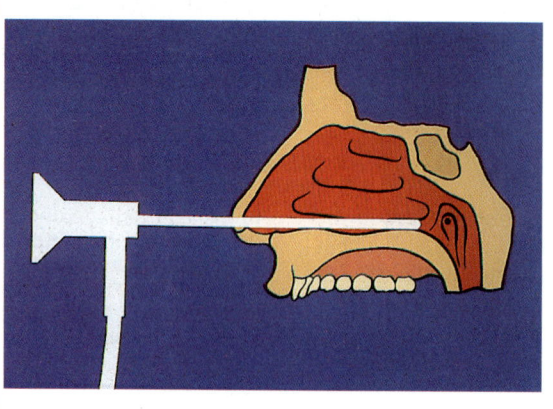

d Transnasale Endoskopie des Nasopharynx mit dünner, starrer Optik

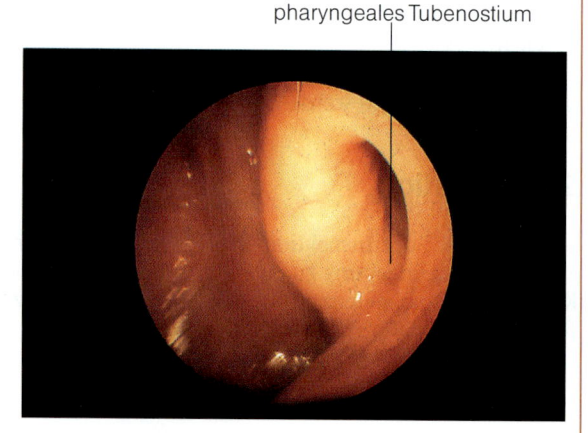

e Endoskopischer Befund mit transnasaler Darstellung des Tubenostiums
— pharyngeales Tubenostium

## Synopsis 4: Spiegeluntersuchung und Endoskopie des Hypopharynx

**a** Klassische Spiegeluntersuchung

**b** Lupenendoskopie mit 90°-Winkeloptik

— Epiglottis und Larynxeingang

— Sinus piriformis

**c** Lupenendoskopischer Normalbefund

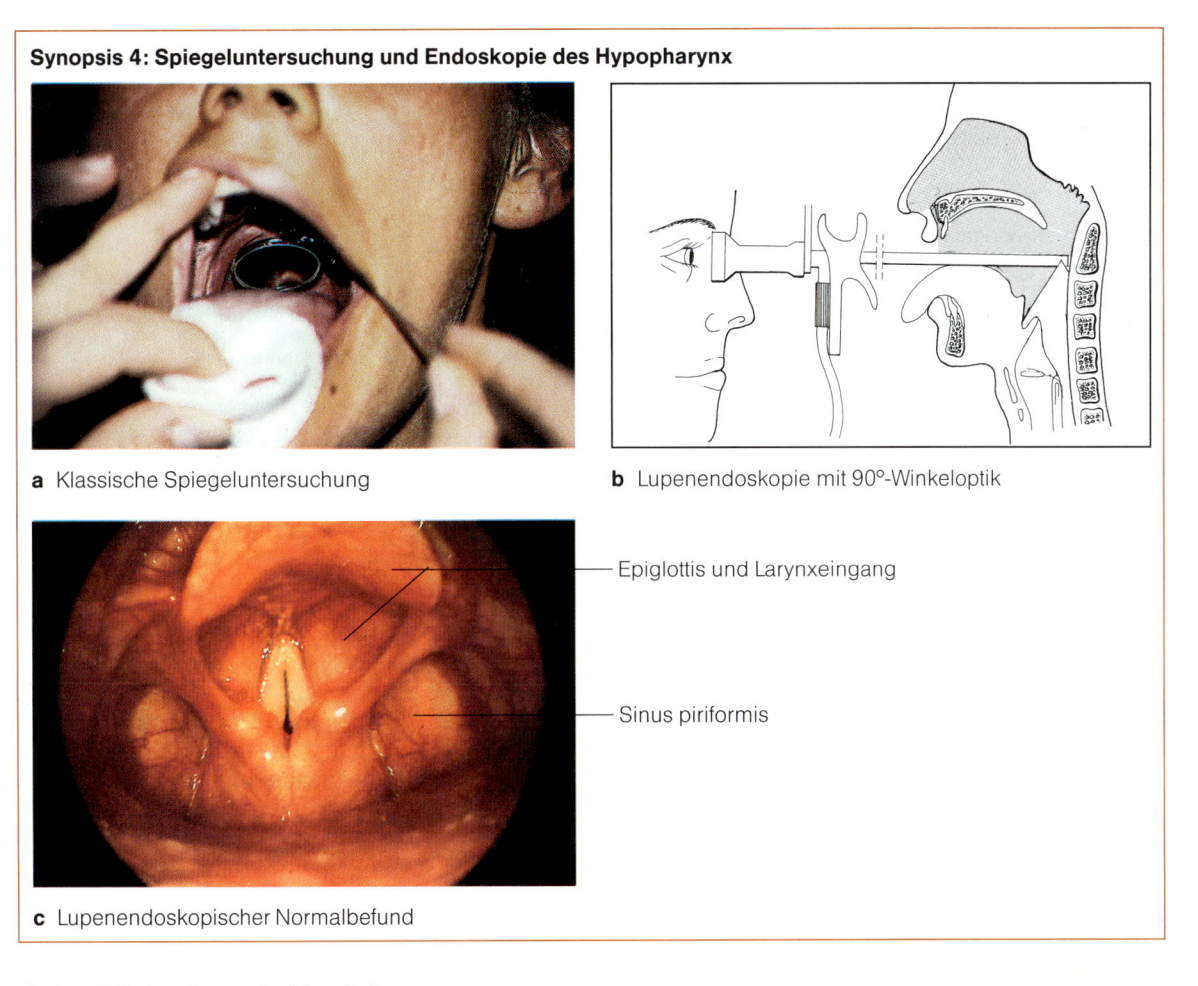

## 2.5 Bildgebende Verfahren

### 2.5.1 Sonographie

Die Sonographie (Ultraschall B-Scan) dient vor allem der Unterscheidung von **zystischen** und **soliden** Strukturen im Bereich von Mundhöhle, Oro- und Hypopharynx sowie zur Bestimmung ihrer Ausdehnung. Ergänzende Aussagen sind mit Hilfe der Computertomographie und des Kernspintomogramms möglich. Auch bei Veränderungen der Speicheldrüsen (z.B. Speichelsteinen, Tumoren) kommt der Sonographie eine bedeutende Rolle zu *(siehe Kapitel E)*. Begleitende Lymphknotenschwellungen können mit der Sonographie diagnostiziert werden, und ihre Größe kann bestimmt werden *(siehe Kapitel I)*.

### 2.5.2 Röntgendiagnostik

- ***Nativaufnahmen.*** Die **seitliche Halsaufnahme** kann eine prävertebrale Verbreiterung der Weichteile zeigen, die z.B. bei Pharynxverletzungen, einem Retropharyngealabszeß, einer Mediastinitis, einem Mediastinalemphysem oder nach Ösophagusperforation auftreten kann. In einigen Fällen erlaubt sie die Lokalisation des Sitzes von Tumoren oder kontrastgebenden Fremdkörpern im Hypopharynx oder oberem Ösophagus.

**Seitliche Röntgenaufnahmen des Schädels** können den Rachen darstellen. Bei Veränderungen des Kiefergelenks ist die **Schüller-Aufnahme** als Übersichtsaufnahme mit geschlossenem bzw. offenem Mund zur Darstellung von Funktionsstörungen geeignet. Zur Projektion der Schüller-Aufnahme *siehe Kapitel A*.

Zur Röntgendiagnostik der Speicheldrüsen siehe *Kapitel E*.

**Kontrastmitteldarstellung**
Das Hypopharyngogramm mit Gastrografin® oder Barium in a.-p. und seitlicher Projektion eignet sich für die **videographische** Aufzeichnung und Wiedergabe des Schluckaktes, um funktionelle Störungen zu erfassen *(Abb. 6)*.
Defekte, Asymmetrien, Aspiration und Fisteln können Zeichen eines Tumors sein *(s.a. Kap. F)*

**Konventionelle Tomographie**
Die **konventionelle** Tomographie wird heute in der Regel durch CT und MRT ersetzt, weil diese Verfahren eine exaktere Bestimmung der Tumorart, seiner Grenzen und der tumorbedingten Destruktion zulassen.

**Computertomographie (CT)**
Die CT zeigt **Knochendestruktionen** – z.B. das Übergreifen von Tumoren auf die Mandibula oder die Schädelbasis – besser als andere Verfahren. Intravenös gegebene **Kontrastmittel** steigern die Aussagekraft.

Das axiale oder coronare CT wird auch routinemäßig in der Traumatologie eingesetzt *(s. Abb. 7)*.

• **Kontrastmitteldarstellung.** Die Hypopharynxregion stellt sich am besten nach Füllung mit einem Kontrastmittel dar (Hypopharyngogramm mit Gastrografin® oder Barium). Bei Verdacht auf eine Perforation des Hypopharynx oder des Ösophagus ist ein wasserlösliches Kontrastmittel – z.B. Gastrografin® – zu verwenden. Die Röntgenaufnahmen werden in anterior-posteriorer und seitlicher Projektion angefertigt. Füllungsdefekte, Schleimhautdefekte, Faltenverlagerungen, Asymmetrien, Aspiration und Fisteln können Zeichen eines tumorösen Geschehens sein *(siehe Kapitel F)*. Besser als die konventionellen Aufnahmen ist die **videographische** Aufzeichnung und Wiedergabe des Schluckaktes eventuell in »Zeitlupe«, um auch funktionelle Störungen im dynamischen Ablauf zu erfassen *(Abbildung 6)*.

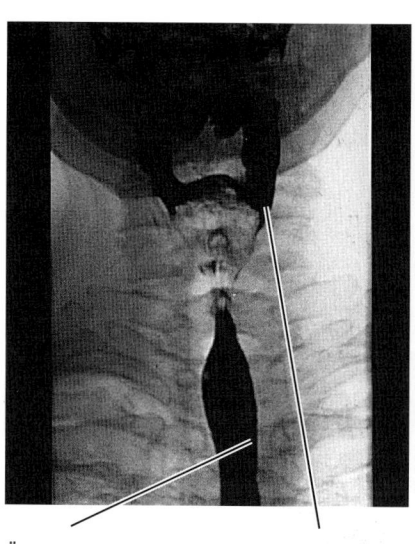

**Abb. 6: Hypopharyngogramm mit Ösophagogramm: Normalbefund.**
(Ösophagus, Hypopharynx)

• **Konventionelle Tomographie (Röntgenschichtuntersuchung).** Die Lokalisations-, Art- und Größenbestimmung eines Tumors kann in manchen Fällen mit Hilfe der **konventionellen** Tomographie erfolgen. Die konventionelle Röntgenschichtuntersuchung wird heute in der Regel durch die Computertomographie (CT) und das Kernspintomogramm (MRT) ersetzt, weil diese Verfahren eine exaktere Bestimmung der Tumorart, seiner Grenzen und der tumorbedingten Destruktion zulassen.

• **Computertomographie (CT).** Die Computertomographie ist zur Diagnostik von Art und Größe eines Tumors sehr gut geeignet und zeigt vorhandene **Knochendestruktionen** besser als andere Verfahren, so daß z.B. das Übergreifen von Tumoren auf die Mandibula oder die Schädelbasis sichtbar gemacht werden kann. Dies gilt z.B. für Mundboden- oder Tonsillenkarzinome. Durch die intravenöse Applikation von **Kontrastmitteln** kann die Aussagekraft der Untersuchung noch gesteigert werden.

Wegen der guten Darstellung von Knochen wird das Computertomogramm auch routinemäßig in der Traumatologie eingesetzt.

Die Aufnahmen werden in axialer oder coronarer Schichtung angefertigt. *(siehe Abbildung 7)*.

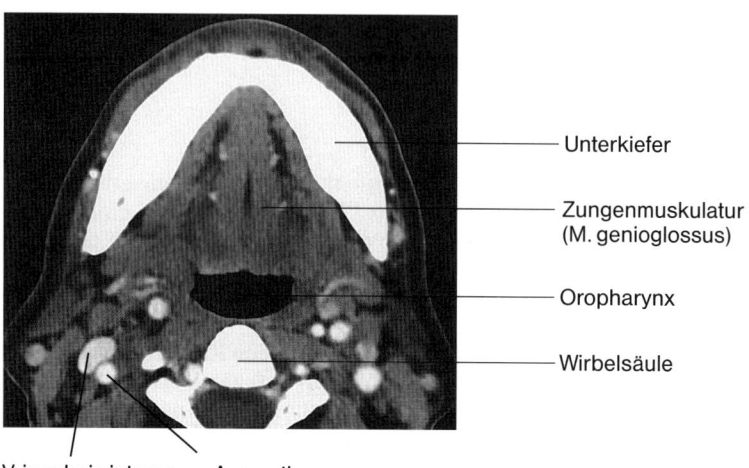

**Abb. 7: CT des Mundbodens: Normalbefund**
(Unterkiefer, Zungenmuskulatur (M. genioglossus), Oropharynx, Wirbelsäule, V. jugularis interna, A. carotis)

## 2.5.3 Magnetresonanztomographie

Synonyme: MRT, Nuclear Magnetic Resonance Tomography (NMR)

Wegen des **höheren Weichteilkontrastes** können bei einem Malignom das Überschreiten der Mittellinie, das Übergreifen auf den Mundboden oder das Ausmaß des Einbruchs in die **Weichteile** (z.B. die Zunge) oft mit der Kernspintomographie besser als mit anderen Methoden erkannt werden *(siehe Abbildung 8)*. Im Gegensatz zu computertomographischen Bildern entstehen keine Artefakte durch metallische Fremdkörper (Zahnfüllungen). Durch Gabe von Kontrastmitteln (Gadopentetsäure) wird die Aussagekraft der Untersuchung erhöht. Die Aufnahmen werden axial, coronar oder sagittal geschichtet. Gelegentlich ist es von Vorteil, daß die kernspintomographische Untersuchung nicht mit einer Belastung durch Röntgenstrahlen verbunden ist (Schwangerschaft; wiederholte Untersuchung bei Kindern).

> **Merke.** Bei der Darstellung von Knochen ist das MRT dem CT unterlegen.

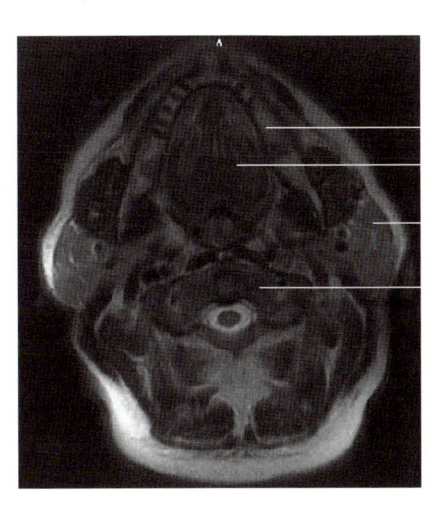

**Abb. 8: MRT des Mundbodens,** Normalbefund

Unterkiefer
Zungenmuskulatur
Gl. parotis
Wirbelkörper

## 2.6 Funktionsprüfungen

### 2.6.1 Gustometrie

Zur Gustometrie *siehe Kapitel B*.

*Synopsis 5* zeigt die wichtigen nervalen Bestandteile der Geschmacksbahnen.

*Abbildung 9* demonstriert die Prüfpunkte für verschiedene Nerven bei der Gustometrie.

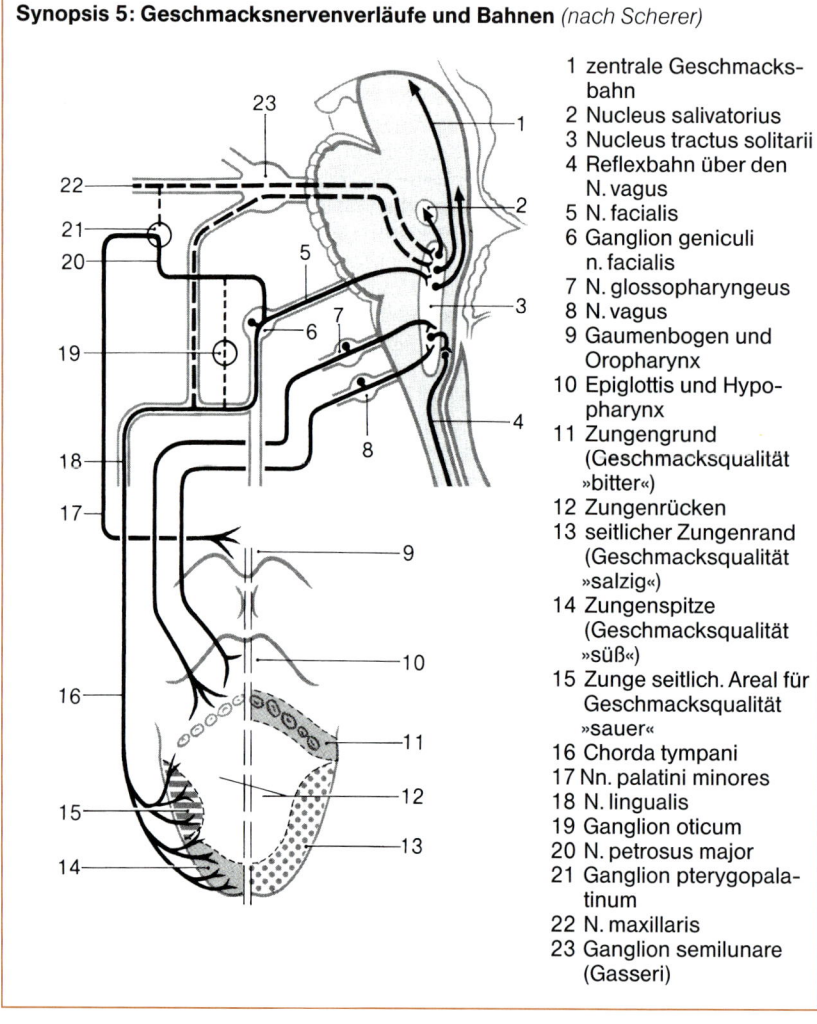

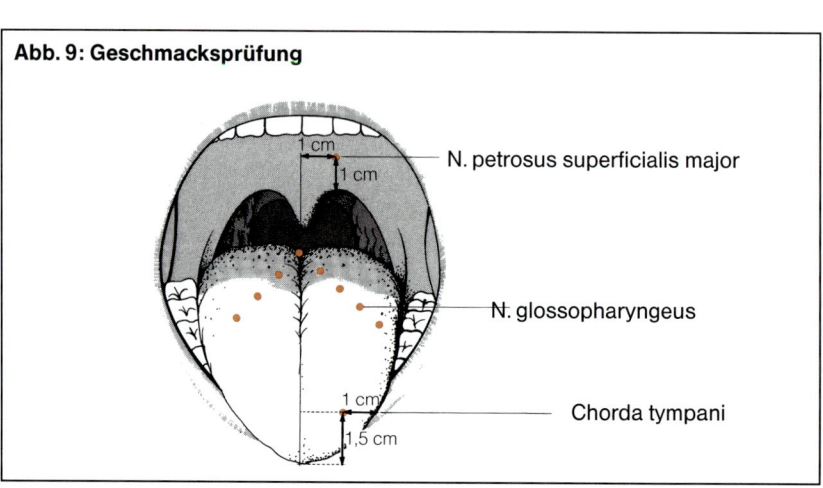

**Synopsis 5: Geschmacksnervenverläufe und Bahnen** *(nach Scherer)*

1. zentrale Geschmacksbahn
2. Nucleus salivatorius
3. Nucleus tractus solitarii
4. Reflexbahn über den N. vagus
5. N. facialis
6. Ganglion geniculi n. facialis
7. N. glossopharyngeus
8. N. vagus
9. Gaumenbogen und Oropharynx
10. Epiglottis und Hypopharynx
11. Zungengrund (Geschmacksqualität »bitter«)
12. Zungenrücken
13. seitlicher Zungenrand (Geschmacksqualität »salzig«)
14. Zungenspitze (Geschmacksqualität »süß«)
15. Zunge seitlich. Areal für Geschmacksqualität »sauer«
16. Chorda tympani
17. Nn. palatini minores
18. N. lingualis
19. Ganglion oticum
20. N. petrosus major
21. Ganglion pterygopalatinum
22. N. maxillaris
23. Ganglion semilunare (Gasseri)

**Abb. 9: Geschmacksprüfung**

- N. petrosus superficialis major
- N. glossopharyngeus
- Chorda tympani

# 3 Erkrankungen der Mundhöhle

## 3.1 Fehlbildungen

### 3.1.1 Lippen-, Kiefer-, Gaumenspalten

**Definition.** Hemmungsmißbildung mit vertikaler Spaltbildung an Lippe und/oder Kiefer und Gaumen in unterschiedlicher Ausprägung.

**Ätiologie und Pathogenese.** Angeborene Mißbildungen von Gesicht und Gaumen sind nicht selten. Sie kommen ein- und beidseitig vor. Die Erkrankungswahrscheinlichkeit liegt bei 1:500 bis 1:700 Geburten. Die häufigsten sind die **Lippenspalten** (»Hasenscharte«). Obwohl sie meist mit **Gaumenspalten** zusammen vorkommen, stellen beide ätiologisch verschiedene Fehlbildungen dar.

Lippenspalten bilden sich dadurch, daß die Oberkieferfortsätze und die medialen Nasenfortsätze nicht miteinander verwachsen *(siehe Abbildung 10)*. Gaumenspalten beruhen darauf, daß die beiden Gaumenfortsätze nicht miteinander verschmelzen. Ursache dieser Mißbildung ist hauptsächlich eine zu geringe Entwicklung des mesenchymalen Blastemgewebes.

Die meisten Lippenspalten (mit oder ohne Gaumenspalte) sind durch eine Kombination von genetischen und exogenen (umweltbedingten) Faktoren verursacht.

Bei Genschäden besteht ein unregelmäßig dominanter Erbgang. Im übrigen können Embryopathien durch Viruserkrankung der Mutter oder toxische Schäden durch Medikamenteneinnahme in der Schwangerschaft entstehen. Diese Faktoren reduzieren offenbar das Neuralleistenmesenchym im ersten Kiemenbogen.

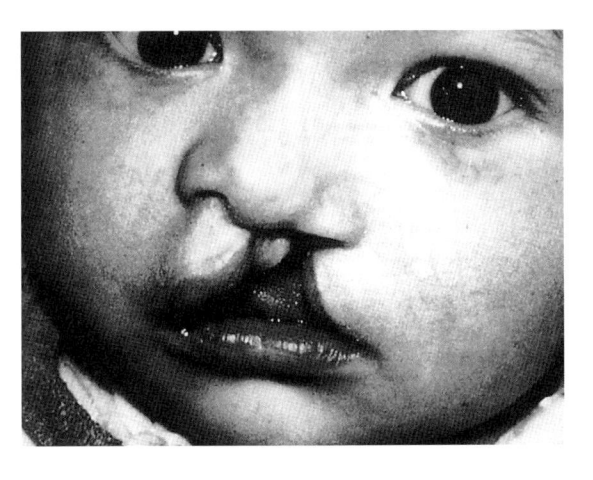

Abb. 10: Vollständige linksseitige Lippen-Kiefer-Gaumen-Spalte

**Klinik.** Die Spaltbildung macht dem Säugling das **Saugen manchmal unmöglich**. Nahrung kann aus der Nase austreten. Da Nasenrachenraum und Nasenhaupthöhle, eventuell auch die Lippen nicht abgeschlossen werden können, kommt es zum **offenen Näseln** oder weiteren Artikulationsstörungen (Palatolalie).

Eine Funktionsstörung der Gaumen- und Tubenmuskulatur hat eine **Tubenfunktionsstörung** zur Folge, so daß sehr häufig eine Belüftungsstörung des Mittelohres mit chronischem Mukotympanon, **Schalleitungsstörung** und rezidivierenden Mittelohrentzündungen auftritt.

Auch nach operativer Versorgung resultieren gelegentlich **kosmetisch** störende Deformitäten an Oberlippe und Nase, die für den Patienten die größte Bedeutung haben können.

## Diagnostik

**Klinische Untersuchungsbefunde.** Eine **submuköse Gaumenspalte** ist unter der Schleimhaut des weichen Gaumens tastbar, sie kann aber der Inspektion entgehen. Ein gedoppeltes Zäpfchen (**Uvula bifida**) kann in Kombination mit anderen Spaltbildungen oder als harmloser isolierter Befund gefunden werden. Typische Spaltbildungen fallen bei der Inspektion von außen bzw. in der Mundhöhle als klaffende Defekte auf.

**Funktionsdiagnostik.** Das Ausmaß des offenen Näselns wird mit den Methoden der Phoniatrie ermittelt *(siehe Kapitel K Phonatrie)*. Aufgrund der häufigen Mittelohrstörungen sind Kontrollen des Hörvermögens durch **Tonschwellenaudiogramm** und **Tympanometrie** erforderlich.

*Therapie.* Bei der Behandlung arbeiten Hals-Nasen-Ohren-Arzt, Kinderarzt, Kieferorthopäde, Kieferchirurg, Zahnarzt, Phoniater und Logopäde zusammen. Unmittelbar postpartal wird eine Gaumenplatte angepaßt (Trinkplatte). Das Ziel der **chirurgischen Behandlung** derartiger Spaltbildungen ist der funktionell und kosmetisch befriedigende Spaltenverschluß. Die Operation am Kiefer erfolgt durch den Kieferchirurgen. In den ersten Lebensmonaten wird die Lippe verschlossen, in den ersten Lebensjahren dann der weiche, später in mehreren Schichten der harte Gaumen. Die Deformitäten an Nase und Lippe werden, vom Hals-Nasen-Ohren-Arzt oder Kieferchirurgen, eventuell im Erwachsenenalter nachkorrigiert *(siehe Abbildung 11)*.

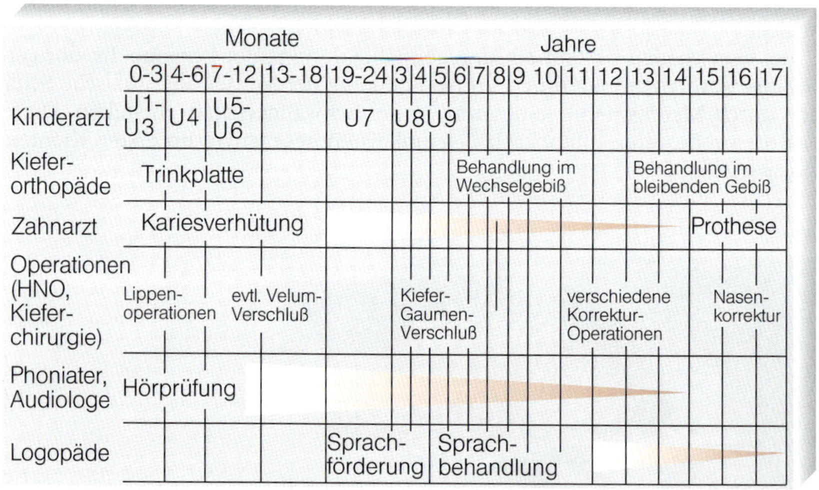

| | Monate | | | | | Jahre | | | | | | | | | | | | | |
|---|---|---|---|---|---|---|---|---|---|---|---|---|---|---|---|---|---|---|---|
| | 0-3 | 4-6 | 7-12 | 13-18 | 19-24 | 3 | 4 | 5 | 6 | 7 | 8 | 9 | 10 | 11 | 12 | 13 | 14 | 15 | 16 | 17 |
| Kinderarzt | U1-U3 | U4 | U5-U6 | | | | U7 | | | U8 | U9 | | | | | | | | | |
| Kieferorthopäde | Trinkplatte | | | | | | | | | | Behandlung im Wechselgebiß | | | | | Behandlung im bleibenden Gebiß | | | | |
| Zahnarzt | Kariesverhütung | | | | | | | | | | | | | | | | | | Prothese | |
| Operationen (HNO, Kieferchirurgie) | Lippenoperationen | | evtl. Velum-Verschluß | | | | | Kiefer-Gaumen-Verschluß | | | | | verschiedene Korrektur-Operationen | | | | | Nasenkorrektur | | |
| Phoniater, Audiologe | Hörprüfung | | | | | | | | | | | | | | | | | | | |
| Logopäde | | | | | Sprachförderung | | Sprachbehandlung | | | | | | | | | | | | | |

**Abb. 11: Behandlungsplan bei Lippen-Kiefer-Gaumen-Spalte.**
(U1–U9 = pädiatrische Früherkennungsuntersuchungen)

Bei ungenügendem Abschluß des Nasenrachenraumes kann ein Brückenlappen zwischen Gaumensegel und Pharynxhinterwand gebildet werden (Velopharyngoplastik).

Die Schalleitungsstörung durch chronisches **Mukotympanon** wird durch Einsetzen eines **Paukenröhrchens** in das Trommelfell therapiert *(siehe Kapitel A)*.

## 3.2 Entzündungen

### 3.2.1 Glossitis

**Definition.** Zungenentzündung unterschiedlicher Ursache.

**Ätiologie und Pathogenese.** Die Erkrankung kann in jedem Lebensalter auftreten. Ursache können kleine **Traumatisierungen** durch scharfe Zahnkanten, Zahnprothesen, Zahnstein, unverträgliche Metallverbindungen nach Gebißsanierung, Verbrühungen, Verätzungen etc. sein. Auch **Unverträglichkeiten** von Medikamenten, bestimmten Nahrungsbestandteilen, Zahncreme oder Gewürzen oder **Rauchen** können die Glossitis hervorrufen. Ferner kommt sie bei **Vitaminmangel** vor. Zungenbrennen und Glossitis sind Frühsymptome der Hunter-Glossitis bei **perniziöser Anämie**. Bei Eisenmangelanämie kommt die Erkrankung mit Zungenbrennen im Zusammenhang mit dem Plummer-Vinson-Syndrom vor.

**Bakterielle** und **Pilzinfektionen** führen ebenfalls zur Glossitis mit Zungenbrennen.

Zungenbrennen allein kann auch Begleitsymptom einer larvierten **Depression** sein.

**Klinik.** Die Patienten leiden unter **Schmerzen** an der Zungenspitze und am Zungenrand (Glossodynie) sowie an **Zungenbrennen (Glossopyrosis)**. Ferner können **Sensibilitäts-** und **Geschmacksstörungen** auftreten (Hypo- bzw. Parageusie).

**Diagnostik**
**Klinische Befunde.** Man sieht bei der Spiegeluntersuchung eine **Rötung** vor allem im vorderen Zungendrittel. Die **Papillen** können abgeflacht sein oder fehlen, gelegentlich sind sie auch initial vergrößert und stark gerötet.
**Laborbefunde.** Zur Ermittlung der zugrundeliegenden Störung kann die Untersuchung des Blutbildes, des Serumeisengehalts und des Magensafts beitragen. Bei Infektionsverdacht fertigt man einen Abstrich zum Nachweis von Bakterien bzw. Pilzen an.

**Therapie.** Die Behandlung richtet sich nach der Ursache. Symptomatisch wird durch Spülungen mit Kamille bzw. Salbei behandelt. Scharfe Speisen und Getränke sowie Tabak sollten gemieden werden. Versuchsweise kann kortisonhaltige Salbe appliziert werden (z.B. Volon® A-Haftsalbe).

### 3.2.2 Allergische Glossitis und Quincke-Ödem

**Ätiologie und Pathogenese.** Die allergische Glossitis kommt nach Insektenstichen oder Kontakt mit anderen **Allergenen** vor, wie Fremdkörpern, Medikamenten oder Nahrungsmitteln (z.B. Obst oder Nüsse).

Beim hereditären **Quincke-Ödem** handelt es sich um einen Mangel an C1-Esterase-Inhibitor vom Typ I oder II, man spricht von einem hereditären angioneurotischen Ödem.

**Klinik.** Die Patienten klagen über Juckreiz, Schmerzen und Störungen beim Sprechen und Schlucken. Eine starke **Zungen- und Larynxeingangsschwellung** kann zur bedrohlichen Atemnot führen.

**Diagnostik**
**Untersuchungsbefunde.** Bei der Spiegeluntersuchung sieht man eine glasige Schwellung und eventuelle Rötung der gesamten Zunge. Vor allem beim sogenannten Quincke-Ödem kann die Schwellung bis zum Larynx hinabreichen.

**Laborbefunde.** Das IgE im Serum kann erhöht sein. Spezifische Allergietests (RAST) sowie orale Provokationstests fallen positiv aus. Vielfach läßt sich das Allergen allerdings nicht nachweisen.

***Therapie.*** Bei geringgradigen Befunden genügt zunächst die **Allergenkarenz**, unter Umständen ergänzt durch die Gabe von **Antihistaminika**. Bei stärkerer Ausprägung oder drohenden Komplikationen gibt man intravenös Antihistaminika und **Glucocorticoide** i.v. (z.B. 250 bis 1000 mg Solu-Decortin® H i.v.).

Droht akutes Ersticken, muß in seltenen Fällen die sofortige **Intubation**, eventuell auch die **Koniotomie** erwogen werden.

Beim hereditären angioneurotischen Ödem vom Typ **Quincke** gibt man Danazol (Winobanin®), eventuell Gefrierplasma bzw. C1-Esterase-Inaktivator-Konzentrat.

***Prognose.*** Bei Allergenkarenz und adäquater Therapie bildet sich der Befund zügig zurück. Es muß aber bei erneutem Allergenkontakt immer mit Rezidiven gerechnet werden, die durch Sensibilisierung einen schwereren Verlauf haben können.

### 3.2.3 Ulzeröse Stomatitis

Synonym: Stomatogingivitis ulcerosa

> ***Definition.*** Mundschleimhaut- und Zahnfleischentzündung mit Ausbildung von Geschwüren.

***Ätiologie und Pathogenese.*** Die ulzeröse Stomatitis kommt vor allem bei schlechter Mund- bzw. Zahnhygiene und allgemeiner **Abwehrschwäche** vor, z.B. im Zusammenhang mit Tumorerkrankungen. Erreger können beta-hämolysierende Streptokokken, Spirillen oder fusiforme Bakterien sein, auch Kandida-Pilze können nachweisbar sein.

***Klinik.*** Die Patienten leiden unter starken **Schmerzen**, Speichelfluß und Behinderung bei der Nahrungsaufnahme. Der Allgemeinzustand ist reduziert. Es besteht fauliger Foetor ex ore und Fieber. Häufig sind **Halslymphknoten** schmerzhaft geschwollen.

***Diagnostik***
**Klinische Untersuchungsbefunde.** Bei der Spiegeluntersuchung erkennt man **Ulzerationen** an Zahnfleisch und/oder Mundschleimhaut, begleitet von Schwellung und Rötung. Die Ulzera können schmierig belegt sein; das Gebiß ist oft sanierungsbedürftig.
**Laborbefunde.** Im Blutbild findet man eine leichte Leukozytose und Beschleunigung der Blutkörperchensenkungsgeschwindigkeit. Die **Abstrichuntersuchung** ergibt hämolytische Streptokokken der Gruppe F, fusiforme Bakterien, Spirillen oder Pilze.
**Invasive Diagnostik.** Besteht anläßlich der Geschwürsbildung Tumorverdacht, muß eine Probeexzision (**Biopsie**) erfolgen.

***Differentialdiagnose.*** Eine durch Herpes hervorgerufene Stomatitis, Soor, Lues, Pemphigus und vor allem ein **Karzinom** müssen ausgeschlossen werden. Besonders bei weiteren hinweisenden Befunden muß auch an eine **HIV-Infektion** gedacht werden.

***Therapie.*** Außer Mundspülungen z.B. mit Salbeitee sind **Pinselungen** mit Pyoktanin oder Gentianaviolett 1- bis 2%ig anzuwenden. Entsprechend dem Erregernachweis erfolgt zusätzlich **antibiotische** bzw. **antimykotische** Therapie. Je nach Zahnstatus muß nach Ausheilung die Sanierung des Gebisses erfolgen.

***Prognose.*** Die Veränderung heilt vollständig ab, kann aber rezidivieren.

## 3.2.4 Stomatitis aphthosa

Synonym: Stomatogingivitis herpetica

**Definition.** Herpes-simplex-Infektion der Mundschleimhaut und der Haut-Schleimhautübergangszone der Lippe.

◀ Definition

**Ätiologie und Pathogenese.** Die Erkrankung wird durch das **Herpes-simplex-Virus** hervorgerufen.

Ätiologie und Pathogenese
Erreger ist das **Herpes-simplex-Virus**.

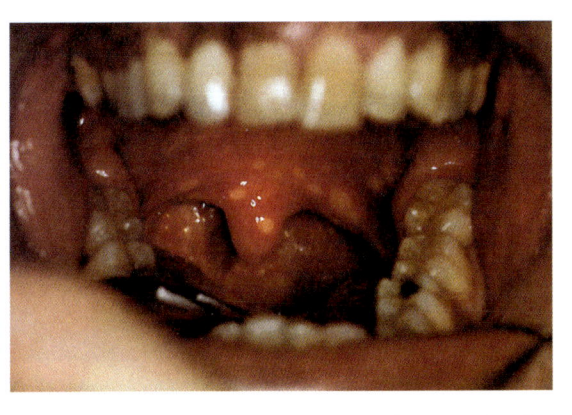

a  Stomatitis aphthosa           b  Herpes simplex als Rezidiv
Abb. 12 a, b

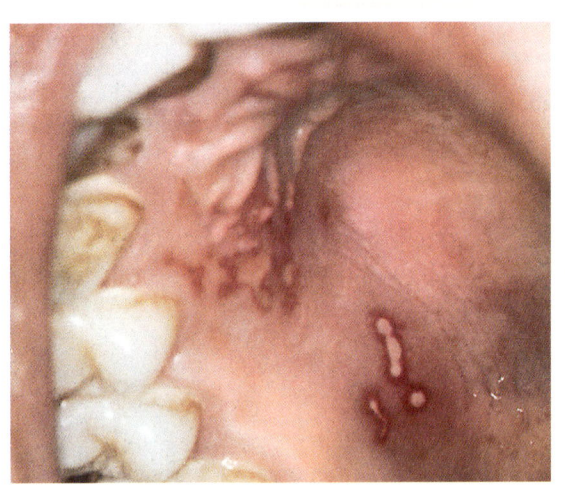

**Klinik.** Es bestehen starke Schmerzen, Brennen im Mund und Schluckstörungen. Die Patienten haben Fieber und ein starkes Krankheitsgefühl. Neben Speichelfluß tritt ein fauliger Foetor ex ore auf. Halslymphknoten können schmerzhaft geschwollen sein.

Klinik
Schmerzen, Brennen, Fieber und deutliches Krankheitsgefühl. Halslymphknoten können schmerzhaft geschwollen sein.

**Diagnostik.** Bei der Spiegeluntersuchung findet man einzelne, wenige Millimeter große Bläschen. Später treten vermehrt linsengroße Schleimhauterosionen und **Ulzera** mit rotem Saum und schmierig belegtem Grund auf *(siehe Abbildung 12 a, b)*. Die umgebende Schleimhaut ist gerötet.
Bei der Palpation des Halses fallen Lymphknotenschwellungen auf.

Diagnostik
Bei Inspektion fallen einzelne Bläschen, später auch schmierige **Ulzera** mit rotem Saum auf *(s. Abb. 12 a, b)*. Am Hals findet man Lymphknotenschwellungen.

**Differentialdiagnose.** Auszuschließen sind ein Pemphigus, Morbus Behçet und habituelle Aphthen. Auch an eine HIV-Infektion muß gedacht werden.

Differentialdiagnose
Pemphigus, Morbus Behçet, habituelle Aphthen und HIV-Infektion.

**Therapie.** Zur Behandlung eignen sich Spülungen mit Salbei oder Kamille und **anästhesierende Lösungen** (z.B. Tantum-Verde®), ferner Pinselungen mit Pyoktanin-Lösung 2%ig oder anderen **Farbstofflösungen**. Nicht selten ist ein Therapieversuch mit Zovirax®-Tabletten über einige Tage erfolgreich. Bei starken Schmerzen muß milde Kost und u. U. ein Analgetikum gegeben werden.

Therapie
Spülungen mit Salbei oder Kamille, **anästhesierende** Sprays und **Farbstofflösungen**. Zovirax®-Tabl. können erfolgreich sein.

**Prognose.** Die Erkrankung heilt nach ca. einer Woche ab, kann aber rezidivieren.

Prognose
Rezidive kommen vor.

### 3.2.5 Herpes zoster

**Definition.** Reinfektion mit dem Varicella-zoster-Virus, hier im Innervationsbereich des II. und III. Trigeminusasts, seltener des N. glossopharyngeus.

**Ätiologie und Pathogenese.** Erreger sind **Varicella-zoster-Viren**. Bei reduziertem Allgemeinzustand, im Alter oder unter Therapie mit Zytostatika oder Kortikosteroiden, bei Systemerkrankungen oder HIV-Infektion können, nach Ersterkrankung als Windpocken, latent im Organismus vorhandene Viren reaktiviert werden.

**Klinik.** Der Herpes zoster der Mundhöhle beginnt wie ein grippaler Infekt mit **Fieber**, evtl. **Abgeschlagenheit** und Konjunktivitis. Im übrigen treten starke neuralgiforme **Schmerzen** auf, die sehr lange bestehenbleiben. Die Patienten leiden ferner unter Sialorrhö und Behinderung bei der **Nahrungsaufnahme** *(siehe Abbildung 13)*.

Als **Komplikation** kann es zur Zostermeningitis oder -enzephalitis kommen.

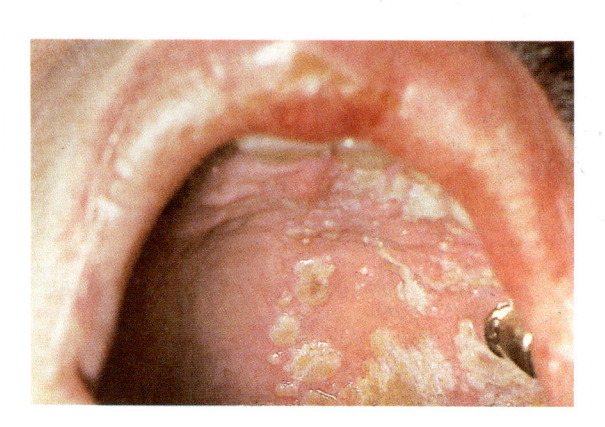

Abb. 13: Zoster trigeminus

### Diagnostik

**Klinische Untersuchungsbefunde.** Die Effloreszenzen, die bei der Spiegeluntersuchung nachgewiesen werden, sind alle im gleichen Stadium. Zunächst sieht man einseitig Gruppen von **Bläschen** mit gerötetem Hof, die teilweise konfluieren. Später treten runde **Erosionen** der Schleimhaut mit schmierigen Belägen im Innervationsbereich des betroffenen Nervs auf.
**Laborbefunde.** Der Varicella-zoster-Virustiter und die Blutkörperchensenkungsgeschwindigkeit sind erhöht.

**Differentialdiagnose.** Der Befund kann mit **habituellen Aphthen** verwechselt werden, die aber nicht mit Fieber einhergehen.

**Therapie.** Die Behandlung besteht in der Gabe von **Aciclovir** (Zovirax®) (5 bis 10 mg/kg Körpergewicht 8stündlich i.v.). Zur Beeinflussung der Schmerzen werden **Analgetika** gegeben. Zusätzlich erfolgen Mundspülungen, z. B. mit Salbeitee.

**Prognose.** Nach einer Infektion besteht Immunität. Die Schmerzen können über Monate bestehenbleiben.

## 3.2.6 Habituelle Aphthen

Synonym: rezidivierende Aphthosis

> **Definition.** Chronisch rezidivierende Geschwürbildungen der Schleimhaut.

*Ätiologie und Pathogenese.* Die Erkrankung tritt gelegentlich familiär gehäuft auf. Die Ursache ist unbekannt. Im Alter nimmt die Häufigkeit von Rezidiven zu.

*Klinik.* Es treten chronisch-rezidivierend **schmerzhafte Erosionen** mit gelb-weißem Exsudat auf. Die Patienten leiden unter starken Schmerzen und Behinderung bei der Nahrungsaufnahme. Fieber oder Reduktion des Allgemeinbefindens bestehen nicht.

*Diagnostik.* An der Schleimhaut der Mundhöhle, der Zunge, des weichen Gaumens oder des Zahnfleisches findet man einzelne, gelb-weiß belegte flache **Geschwüre** von einigen Millimetern Größe mit rotem Rand.

*Differentialdiagnose.* Der Befund kann mit einer Stomatogingivitis **herpetica** verwechselt werden, die aber typischerweise mit Halslymphknotenschwellungen einhergeht.

*Therapie.* Meist genügt eine Pinselung der Aphthen mit 2%iger Pyoktanin-Lösung oder 10%igem Silbernitrat.

*Prognose.* Die Aphthen heilen nach ca. einer Woche ab. Meist treten bei den betroffenen Patienten in unterschiedlich großen Abständen Rezidive auf.

### 3.2.6 Habituelle Aphthen

◀ Definition

**Ätiologie und Pathogenese**
Gelegentlich familiär gehäuft. Die Ursache ist unbekannt.

**Klinik**
Rezidivierende **Schleimhauterosionen**. Starke Schmerzen und Behinderung bei der Nahrungsaufnahme.

**Diagnostik**
Die Inspektion zeigt gelb-weiß belegte **Geschwüre** mit rotem Rand.

**Differentialdiagnose**
Eine Verwechslung mit der Stomatogingivitis **herpetica** ist möglich.

**Therapie**
Die Aphthen werden z. B. mit Farbstofflösung gepinselt.

**Prognose**
Die Aphthen heilen nach ca. einer Woche ab. Rezidive sind häufig.

## 3.2.7 Morbus Behçet

> **Definition.** Schleimhauterkrankung von Mund und Rachen mit rezidivierenden Aphthen und Ulzerationen bei Mitbeteiligung anderer Organe.

*Epidemiologie.* Die Erkrankung tritt bei Männern in der zweiten bis dritten Lebensdekade auf, gehäuft in den Mittelmeerländern und Japan.

*Ätiologie und Pathogenese.* Die Ursache ist unbekannt. Pathogenetisch wird ein Virusinfekt oder ein Autoimmungeschehen diskutiert.

*Klinik.* Die Patienten leiden unter einer Behinderung der **Nahrungsaufnahme** bei erheblichen **Schmerzen** und zunehmender Reduzierung des Allgemeinzustandes. Es bestehen subfebrile **Temperaturen** und schmerzhafte **Halslymphknotenschwellungen**. Im Rahmen einer allgemeinen **Vaskulitis** kann es auch zu Genitalulzera, Hypopyon-Iritis, Synovitis, Hautveränderungen, Meningoenzephalitis und Befall des Gastrointestinaltraktes kommen.

*Diagnostik*
**Klinische Untersuchungsbefunde.** Die Spiegeluntersuchung zeigt eine Schleimhautrötung mit **konfluierenden Aphthen** und Ulzera mit schmierigem Belag. Die Halslymphknoten sind geschwollen. Die hals-nasen-ohrenärztliche Untersuchung muß durch augenärztliche, internistische und andere fachspezifische Untersuchungen ergänzt werden.
**Laborbefunde.** Die Blutkörperchensenkungsgeschwindigkeit ist erhöht. Abstrichuntersuchungen ergeben uncharakteristische Befunde. HIV-Test und Lues-Serologie fallen negativ aus.

### 3.2.7 Morbus Behçet

◀ Definition

**Epidemiologie**
Männer im 2. bis 3. Lebensjahrzehnt sind gehäuft betroffen.

**Ätiologie und Pathogenese**
Die Ursache ist unbekannt.

**Klinik**
Die **Nahrungsaufnahme** ist **schmerzhaft** behindert. Es bestehen **Temperaturen** und schmerzhafte **Halslymphknotenschwellungen**. Weitere Organmanifestationen im Rahmen einer **Vaskulitis**.

**Diagnostik**
**Klinische Untersuchungsbefunde.**
**Konfluierende Aphthen** auf geröteter Schleimhaut; Halslymphknoten sind geschwollen. Andere fachspezifische Untersuchungen müssen ergänzt werden.
**Laborbefunde.** Die BSG ist erhöht, HIV-Test und Lues-Serologie negativ.

**Differentialdiagnose.** Die Veränderungen können mit ulzeröser Stomatitis, luetischen Erscheinungen, Leukämie oder einem Karzinom verwechselt werden. Eine HIV-Infektion sollte ausgeschlossen werden.

**Therapie.** Die Behandlung wird interdisziplinär festgelegt und besteht vor allem in der Gabe von Kortikoiden und Immunsuppressiva.

**Prognose.** Die Erkrankung kann innerhalb weniger Jahre zur Erblindung und zum Tode führen.

### 3.2.8 Lues

Synonym: Syphilis

> **Definition.** Infektionserkrankung durch Spirochäten (Treponema pallidum).

***Epidemiologie, Ätiologie und Pathogenese.*** Die Lues (Syphilis) ist eine venerische Infektionserkrankung, die durch Geschlechtsverkehr übertragen wird. Die Inkubationszeit beträgt etwa vier Wochen. Im Bereich von Mundhöhle und Oropharynx kann es bei kongenitaler, primärer, sekundärer und tertiärer Lues zu Manifestationen kommen (vgl. Lehrbücher der Dermatologie).

***Klinik, Diagnostik.*** Im Rahmen der **kongenitalen Lues** können, bedingt durch Atrophie elastischer Fasern, **periorale Falten** erkennbar sein, die als syphilitische Rhagaden auch von den Augenwinkeln und der Nase ausgehen können. Bei der kongenitalen Form kommen ferner eine **Sattelnase** (als Folge einer ulzerösen Rhinitis syphilitica) oder die **Hutchinson-Trias** (Tonnenform der oberen Schneidezähne, Keratitis parenchymatosa, fortschreitende Schallempfindungsschwerhörigkeit) vor.

Bei **primärer Lues** kommen ein bis zwei Wochen post infectionem zu etwa 5% **Primäraffektionen** der Mundschleimhaut vor, bei Männern bis zu neunmal häufiger als bei Frauen. Der Primäraffekt (**Ulcus durum**) entsteht am Ort der Infektion und ist ein derbes Infiltrat oder eine Ulzeration von dunkelroter Farbe, schmerzlos und etwas erhaben. Er findet sich im Lippenrot, am Zahnfleisch, an der Zunge oder am Gaumen. Dazu gehört eine schmerzlose **Lymphknotenschwellung**, die aber erst eine Woche später auftritt *(siehe Abbildung 14)*.

Der Primäraffekt heilt nach einigen Wochen ab.
Die Diagnose wird durch Nachweis der Spirochäten **im Dunkelfeld** oder vier bis fünf Wochen nach der Infektion durch **serologische** Untersuchung gestellt.

Die **sekundäre Lues** ist nach etwa acht Wochen durch Erytheme und flache Infiltrate bzw. grauweiße, von einem roten Hof umgebene Papeln oder Ulzera gekennzeichnet (**Plaques muqueuses**). Auf der Schleimhaut liegt ein weißlicher

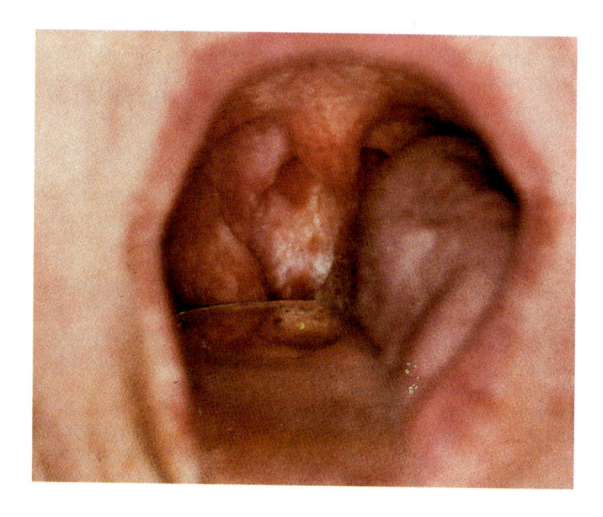

**Abb. 14: Lues der Tonsille und des weichen Gaumens**

Fibrinschleier. Diese Veränderungen finden sich am Gaumen, am Zahnfleisch oder an der Zunge. Sie sind hoch **infektiös**.

Die Patienten leiden in diesem Stadium unter Übelkeit, Kopfschmerzen, Anorexie und Fieber. Fleckige Hautveränderungen, eine Tonsillitis (Angina specifica) und eine generalisierte, schmerzlose Lymphadenopathie treten hinzu. Auch können Schwerhörigkeit, wie bei einem Hörsturz, und Schwindel vorkommen.

Typisch für **tertiäre Lues** sind sogenannte **Gummen** im harten oder weichen Gaumen, bei denen es sich um blutende, nekrotisierende, gummiartige Infiltrationen handelt, die Perforationen an Gaumen und Uvula zur Folge haben. Zusätzlich kann eine Glossitis bestehen, bei der die Gummen vereinzelt oder konfluierend erscheinen. Sie können mit einem Plattenepithelkarzinom vergesellschaftet sein oder auch mit einem solchen verwechselt werden.

Darüber hinaus kann bei tertiärer Syphilis eine Symptomatik wie bei M. Ménière auftreten.

In diesem Stadium ist, auch zum Ausschluß eines tumorösen Geschehens, zur Diagnosesicherung eine **Biopsie** erforderlich.

*Differentialdiagnose.* Eine Pilzerkrankung, eine Leukoplakie, ein Lichen, ein Erythema exsudativum multiforme, eine herpetische Stomatitis, ein Morbus Behçet und vor allem ein Kaposi-Sarkom bei **HIV-Infektion** müssen ausgeschlossen werden. Die Tuberkulose der Mundhöhle ist durch flache, konfluierende Geschwüre mit girlandenförmig granulierenden Rändern gekennzeichnet. Im Zweifelsfall muß differentialdiagnostisch auch ein **Karzinom** ausgeschlossen werden.

*Therapie.* Die Behandlung erfolgt, wie die Diagnosestellung, in Zusammenarbeit mit dem Dermatologen bzw. Venerologen. Die Therapie besteht in hochdosierter **Penizillingabe**.

*Prognose.* Bei adäquater Therapie bestehen im Stadium I und II gute Heilungsaussichten, während im Stadium III nur Defektheilungen möglich sind.

## 3.2.9 Soor

Synonym: orale Kandidose

> *Definition.* Durch den Sproßpilz Candida albicans hervorgerufene Pilzinfektion der Schleimhäute.

*Epidemiologie, Ätiologie und Pathogenese.* Pilze kommen **saprophytär** auf der Mundschleimhaut vor. Bei Resistenzschwäche oder Kachexie, unter einer Strahlen- oder Chemotherapie, nach längerer antibiotischer Behandlung, bei resistenzgeschwächten Kindern oder älteren Diabetikern werden die Erreger pathogen. Die Krankheitsentstehung wird auch durch Leukämie, Kortikoidtherapie oder bei Immunschwäche (z. B. durch HIV-Infektion) gefördert.

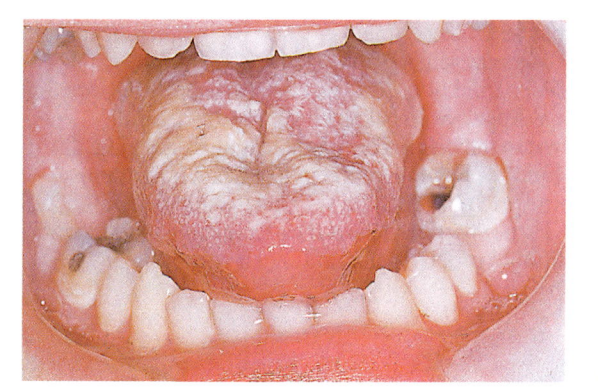

**Abb. 15: Mundsoor**

**Klinik.** Typisch ist ein **Brennen** der Schleimhaut in Mund und Rachen, begleitet von einem Trockenheitsgefühl, **Schluckbeschwerden** und Geschmacksstörung (Hypogeusie).

*Diagnostik*
Klinische Untersuchungsbefunde. Bei der Spiegeluntersuchung sieht man weiße, verschiebbare **Beläge** mit rotem Saum, häufig von einem **Foetor** begleitet. Beim Ablösen der Membranen kann es zur Blutung kommen *(siehe Abbildung 15).*
Laborbefunde. Im Abstrich werden die Pilze in Kultur nachgewiesen, serologisch gelegentlich eine HIV-Infektion.

**Differentialdiagnose.** Bakterielle Infektionen und eine **Leukoplakie** müssen differentialdiagnostisch berücksichtigt werden. Ferner kommen zahlreiche Erkrankungen in Frage, die mit **Zungenbrennen** einhergehen. Eine HIV-Infektion sollte serologisch ausgeschlossen werden.

**Therapie.** Behandlung der Wahl ist die Gabe von **Nystatin** (Ampho-Moronal®) als Lutschtabletten oder Lösung, eventuell ergänzt durch Spülungen mit Farbstofflösung. Begleitend werden – soweit möglich – kausale Faktoren beeinflußt, indem z. B. ein Diabetes mellitus besser eingestellt oder die Notwendigkeit einer Kortikosteroid- oder Antibiotikatherapie überprüft wird, um eventuell darauf zu verzichten. In schweren Fällen ist eine parenterale antimykotische Therapie erforderlich.

**Prognose.** Die Erkrankung reagiert meist schnell auf die Therapie, kann aber auch hartnäckig sein und unter ungünstigen Bedingungen rezidivieren. Als Komplikation kann es durch hämatogene Generalisierung oder Ausbreitung per continuitatem zur Soorösophagitis, -pneumonie, -enzephalitis oder -sepsis kommen.

### 3.2.10 Erworbenes Immunschwächesyndrom (AIDS)

**Definition.** Bei dem **A**cquired **i**mmuno**d**eficiency **s**yndrome (AIDS) handelt es sich um eine Infektion mit dem **H**uman **i**mmunodeficiency **V**irus *(HIV),* das die T-Lymphozyten befällt. Die Infektion und Zerstörung der T-Helferzellen führen zum Zusammenbruch des Immunsystems. Nach der Arbeitsgruppe AIDS des Centers For Disease Control ist AIDS eine Störung des zellulären Immunsystems mit ausgeprägter Verminderung der T-Helferzellen bzw. ein erworbenes Immundefektsyndrom, charakterisiert durch das Auftreten von persistierenden oder rezidivierenden Krankheiten, welche auf Defekte im zellulären Immunsystem hinweisen, wobei keine anderen bekannten Ursachen dieser Immundefektsymptomatik nachzuweisen sind.

**Epidemiologie, Ätiologie und Pathogenese.** Die Infektion erfolgt über homo- und bi-, aber auch heterosexuelle Kontakte, Bluttransfusionen und infektiöse Drogenspritzen bei Fixern. Andere Infektionswege, z. B. im Arzt-Patienten-Kontakt, sind eine Rarität, müssen aber wegen der schlechten Prognose der Erkrankung ebenfalls beachtet werden.

Auch eine prä- und perinatale Übertragung des Virus ist möglich. Demnach können auch Neugeborene erkrankt sein.

Die Zeitspanne zwischen der Infektion und dem Ausbrechen der Krankheit kann mehrere Jahre betragen. Auslösende Faktoren sind nicht bekannt.

Etwa 35 % der AIDS-Patienten haben ein sogenanntes **Kaposi-Sarkom,** das zu etwa 50 % im Bereich von Mundhöhle und Oropharynx lokalisiert ist *(siehe Abbildung 16).* Das Kaposi-Sarkom kann aber auch im Ösophagus oder als Infiltrat an den Extremitäten auftreten. Ferner kommen bei AIDS-Kranken gehäuft Plattenepithelkarzinome der Mundhöhle und Hirnentzündungen vor.

## 3.2.10 Erworbenes Immunschwächesyndrom (AIDS)

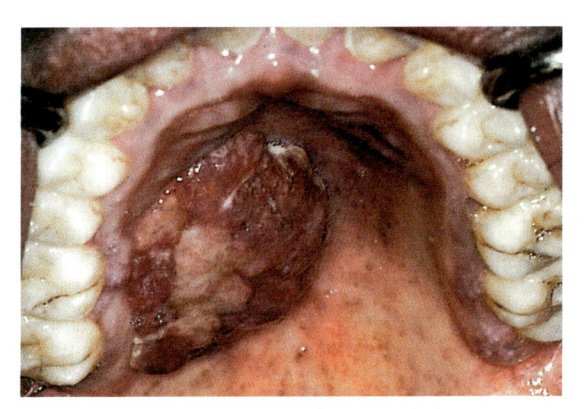

**Abb. 16: Kaposi-Sarkom** des Gaumens bei HIV-Infektion.

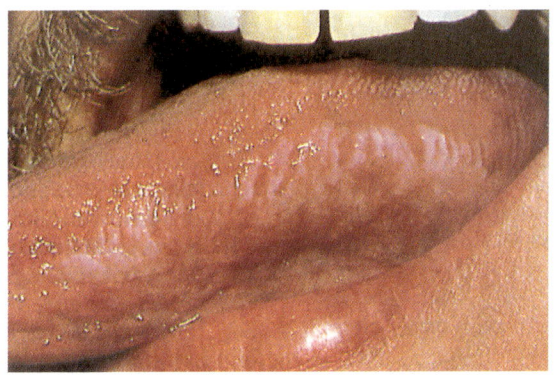

**Abb. 17: Orale Haarleukoplakie** an den seitlichen Zungenrändern bei HIV. Längsgestreifte weißliche verruköse Infiltrate durch Epstein-Barr-Virus.

*Klinik.* Die Erkrankung beginnt nicht selten mit zunächst unbeachteten, unspezifischen Krankheitszeichen wie Fieber, Nachtschweiß oder Gewichtsverlust.
Der Verlauf ist durch **vier Phasen** gekennzeichnet:
- Zunächst treten Symptome ähnlich einer infektiösen Mononukleose auf.
- Dann folgt eine **Latenz** von Monaten bis Jahren, in der die HIV-spezifischen Antikörper nachweisbar sind, während sich der Patient jedoch völlig gesund fühlt. Sie beträgt zwei bis fünf, evtl. auch mehr Jahre.
- Die dritte Phase ist durch eine **Lymphadenopathie** gekennzeichnet, die aus der Zerstörung der T-Helferzellen und einer Proliferation des lymphatischen Systems resultiert. Sie kann lokalisiert sein oder generalisiert vorliegen. Dieses Stadium mit Fieber, Nachtschweiß und Durchfällen wird auch als AIDS-related complex (ARC) bezeichnet.
- Daraus entwickelt sich dann in der **vierten Phase** das Vollbild von **AIDS**. Es ist gekennzeichnet durch eine vielfältige Symptomatik mit Leistungsabfall, Fieberschüben unklarer Ursache, Nachtschweiß, Durchfällen und Gewichtsverlust, neurologischen Symptomen (»AIDS-Enzephalopathie«) und durch rezidivierende Infektionen von Haut und Schleimhäuten, die durch **opportunistische Erreger** verursacht sind. Hierzu zählen vor allem Mundsoor, die **Pneumocystis-carinii-Pneumonie**, Zytomegalie, Herpes-simplex-Infektion, Toxoplasmose, Aspergillose oder eine Infektion mit atypischen Mykobakterien.

Ferner treten als Komplikation Neoplasien auf, wie das **Kaposi-Sarkom,** das als multilokuläre, knötchen- oder plaqueartige, bräunlich-livide Geschwulst an Hautspaltenlinien, aber auch in der Mundhöhle oder im Magen-Darm-Trakt erscheint. Auch Hirnmanifestationen und Non-Hodgkin-Lymphome kommen vor. Wenn das Vollbild von AIDS ausgebildet ist, überleben nur etwa 60 bis 70 % der Patienten das nächste Jahr.

### Diagnostik
**Klinische Untersuchungsbefunde.** Palpatorisch findet man geschwollene, axilläre, inguinale und **Halslymphknoten**. Bei der Untersuchung der Haut können **Kaposi-**Flecken auffallen.
Bei der HNO-ärztlichen Spiegeluntersuchung können leukoplakische Veränderungen **(Haarleukoplakie)** *(siehe Abbildung 17)* in der Mundhöhle oder ein **Soorbefall** gefunden werden. Bläulich verfärbte, erhabene Veränderungen in Mundhöhle und Oropharynx können ein **Kaposi-Sarkom** darstellen *(siehe Abbildung 16)*.
**Laborbefunde, invasive Diagnostik.** Als Screening-Test kann der **HIV-ELISA** verwertet werden, er muß aber über eine Immunfluoreszenz oder durch den **Western-Blot**, bzw. durch Radioimmunopräzipitations-Assay bestätigt werden. Weitere diagnostische Daten liefern Blutbild, Blutkörperchensenkungsreaktion, Enzymbestimmungen, Serumelektrophorese, quantitative Bestimmung der Immunglobuline, Intrakutantests auf zellvermittelte Immunität, Untersuchung der Lymphozytensubpopulationen im Frischblut und die Bestimmung der In-vitro-Stimulierbarkeit von Lymphozyten durch Antigene oder Mitogene. Ergänzend kann eine Lymphknoten**biopsie** oder eine Probeexzision aus einem Kaposi-verdächtigen Tumor sinnvoll sein.

### Klinik
Die ersten Symptome sind oft unspezifisch.
Man kennt **4 Phasen** im Verlauf:
- Die erste ähnelt einer infektiösen Mononukleose.
- Dann folgt eine **Latenzphase.**
- An diese schließt sich die Phase der **Lymphadenopathie** an. Sie kann lokalisiert sein, oder generalisiert vorliegen. Dieses Stadium mit Fieber, Nachtschweiß und Durchfällen wird auch als AIDS-related complex bezeichnet.
- Die **vierte Phase** entspricht dem Vollbild von **AIDS.** Eine uncharakteristische Symptomatik mit Leistungsabfall, Fieberschüben, Nachtschweiß, Durchfällen, Gewichtsverlust wird ergänzt durch Infektionen mit **opportunistischen Erregern**, z.B. die **Pneumocystis-carinii-Pneumonie.**

Ferner treten Neoplasien wie das **Kaposi-Sarkom** auf, eine multilokuläre, knötchen- oder plaqueartige, bräunlich-livide Geschwulst.

### Diagnostik
**Klinische Untersuchungsbefunde.**
Bei Palpation findet man geschwollene **Lymphknoten**. Ferner fallen **Kaposi**-Flecken oder -Sarkome, **Haarleukoplakie** *(Abb. 17)* oder z.B. **Soor** der Mundhöhle auf.

**Laborbefunde, invasive Diagnostik: HIV-ELISA-** und **Western-Blot-**Test sind die wichtigsten Laboruntersuchungen. Sie können durch weitere Diagnostik ergänzt werden, unter anderem auch durch **Biopsien** aus verdächtigen Lymphknoten oder Tumoren.

**Röntgendiagnostik.** Bei der Röntgenuntersuchung des **Thorax** können Hinweise auf eine opportunistische Pneumocystis-carinii-Pneumonie gewonnen werden. Intrakranielle Raumforderungen, z.B. bei Toxoplasmose, sieht man im **Computer-** oder **Kernspintomogramm**.

**Differentialdiagnose.** Zu denken ist an eine luetische Infektion, Monozytenangina, Herpes-simplex-Befall, Leukämie, malignes Lymphom oder, bei einzelnen Tumoren der Mundhöhle, an Speicheldrüsentumoren, Karzinome, Retentionszysten und luetische Gummen.

**Therapie.** Eine zuverlässige kausale Therapie ist noch nicht entwickelt worden. Die Therapieversuche beziehen zytostatische Behandlungen (z.B. Zidovudin) und Immunstimulanzien ein. Im übrigen wird symptomatisch behandelt.

**Prognose.** Bei Manifestation von AIDS ist die Prognose nahezu immer infaust.

**Der klinische Fall.** Ein 29jähriger Friseur klagt in der Sprechstunde über ein wechselnd stark ausgeprägtes Mundbrennen, besonders bei scharf gewürzten und sauren Speisen und Alkoholika, verbunden mit einer Schluckstörung, vor allem für feste Speisen. Gelegentlich bemerke er überwiegend nachts auftretende Schweißausbrüche und Fieberattacken. In letzter Zeit habe er ungewöhnlich viel Gewicht abgenommen. Bei der Eigenuntersuchung sei ihm außerdem ein harter Tumor am Gaumen aufgefallen, der gelegentlich blute. Bei der Inspektion der Mundhöhle und des Pharynx des insgesamt sehr schlanken Patienten fallen weißliche, fleckenförmige Pilzkolonien der bukkalen Wangenschleimhaut neben einem allgemeinen Schleimhauterythem und einzelnen Schleimhauterosionen auf. Es bestehen außerdem Mundwinkelrhagaden. Darüber hinaus findet sich im Bereich des rechtsseitigen harten Gaumens ein lividroter, knotiger, relativ scharf begrenzter Tumor mit teils exophytischer, teils ulzerierter Oberfläche, der bei der Palpation nicht druckdolent ist. Im Mundabstrich und im histologischen Präparat der Wangenschleimhaut wird Kandida bzw. Kandida-Pilzmyzel nachgewiesen, die Biopsie des Gaumentumors ergibt histologisch ein Kaposi-Sarkom.
Bei der blutserologischen Untersuchung werden nicht nur im ELISA-, sondern auch im Western-Blot-Test spezifische HIV-Antikörper nachgewiesen.
**Diagnose.** Vollbild von AIDS mit HIV-assoziiertem Kaposi-Sarkom und oraler/pharyngealer Kandidose.

## 3.2.11 Mundbodenphlegmone und -abszeß

**Definition.** Bakterielle Entzündung der Muskulatur von Mundboden und Zungengrund, bei Abszeß mit eitriger Einschmelzung.

**Ätiologie und Pathogenese.** Auf der Grundlage einer Schleimhautverletzung, einer Entzündung von Glandula submandibularis oder sublingualis bzw. eines Zahnes oder eines Lymphknotens im Mundbodenbereich kommt es durch Eindringen der Bakterien zu einer ausgeprägten Inflammation. Eine phlegmonöse oder abszedierende Entzündung im Zungengrundbereich kann auch von einer Tonsillitis der Zungengrundmandel (Angina lingualis) ausgehen.
Die Erreger sind unspezifisch, nicht selten Anaerobier.

**Klinik.** Die Patienten, deren Allgemeinbefinden erheblich reduziert ist, leiden unter starken Schmerzen, einer Schluck- und Sprechstörung. Die Palpation des Mundbodens ist schmerzhaft, nicht selten bestehen eine Kieferklemme und hohes Fieber. Auch die regionalen Lymphknoten des Halses können schmerzhaft geschwollen sein.

**Diagnostik**

**Klinische Untersuchungsbefunde.** Die Austastung des Mundbodens erfolgt bimanuell von innen und außen. Palpatorisch fällt eine **brettharte Schwellung** des Mundbodens auf (»Angina Ludovici«). Die Schleimhaut erscheint gerötet oder ödematös geschwollen. Eine eitrige Einschmelzung ist aufgrund der Induration und reflektorischen Anspannung der umgebenden Muskulatur palpatorisch oft nicht nachweisbar.

**Laborbefunde.** Die Blutuntersuchungen ergeben eine Leukozytose mit Linksverschiebung sowie eine erhebliche **Beschleunigung der Blutkörperchensenkungsgeschwindigkeit.**

**Bildgebende Diagnostik.** Mit dem Ultraschall (**B-Scan**) kann eine Abszedierung als echofreies Areal mit dorsaler Schallverstärkung nachgewiesen werden.

*Differentialdiagnose.* Bei **Aktinomykose** des Mundbodens können ähnliche Symptome auftreten. Die Aktinomykose ist eine Strahlenpilzerkrankung. Die Erreger dringen über Verletzungen des Zahnfleischs oder der Haut in das Gewebe ein. Es kommt zu bretthartem, bläulichvioletten Infiltraten im Mundboden, die allerdings weniger schmerzhaft sind als bei einer Phlegmone. Nicht selten bilden sich Abszesse oder Fisteln nach außen oder in den Knochen. Die Erkrankung ist histologisch durch den Nachweis von **Actinomycesdrusen** zu diagnostizieren. Sie wird durch Inzision und die Gabe von Antibiotika nach Resistenzbestimmung therapiert.

Weitere differentialdiagnostische Überlegungen müssen eine **dentogene** Entzündung des Unterkiefers (Osteomyelitis), ein infiziertes Hämatom, ein **Speichelsteinleiden** und einen bösartigen **Tumor** einbeziehen.

*Therapie.* Die Erkrankung erfordert die sofortige intravenöse Gabe eines Breitbandantibiotikums in hoher Dosierung. Nach Vorliegen eines Abstrichergebnisses wird gezielt antibiotisch therapiert. In schweren Fällen muß parenteral ernährt werden. Die Behandlung wird durch lokale Spülung mit Desinfizienzien, kalte Umschläge, die Gabe von Antiphlogistika (z.B. zweimal 1 Voltaren® 50 mg/Tag) und Analgetika ergänzt.

Besteht ein **Abszeß** oder ist er nach den Untersuchungsergebnissen wahrscheinlich, sind Inzision und Drainage indiziert. Auch eine **konservativ nicht beeinflußbare Phlegmone** ist eine Indikation zur breiten **chirurgischen Eröffnung** der betroffenen Halsweichteilareale.

*Prognose.* Schreitet der Befund fort, so kann es zum Zuschwellen von Oro- bzw. Hypopharynx und zur **Erstickungsgefahr** kommen. Die **Intubation** ist in solchen Fällen schwierig, so daß im Ernstfall eine **Koniotomie** oder Tracheotomie erforderlich werden kann.

Bei adäquater Therapie heilt die Krankheit folgenlos aus.

## 3.3 Gutartige Veränderungen der Zunge

### 3.3.1 Glossitis rhombica mediana

Bei dieser Veränderung findet man in der Zungenmitte eine **rötliche Erhebung**. In diesem Bereich sind die Papillen atrophiert. Die Ursache ist nicht eindeutig geklärt. Die Glossitis rhombica mediana hat keinen Krankheitswert *(siehe Abbildung 18)*.

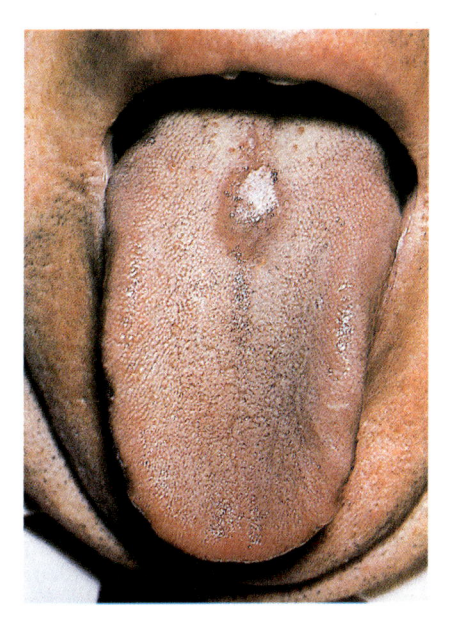

**Abb. 18: Glossitis rhombica mediana**

### 3.3.2 Lingua geographica

Man sieht gewundene, girlandenartige, hellrosa oder rötliche Flecken, die von weißgrauen Rändern umsäumt sind. Es handelt sich um eine harmlose Anomalie.

### 3.3.3 Lingua plicata

Als ererbte, angeborene Veränderung findet man eine starke, aber harmlose Zerklüftung der Zunge durch Quer- und Längsfurchen.

### 3.3.4 Schwarze Haarzunge

Bei dieser harmlosen Erscheinung zeigen sich dichte, schwarze oder braune »Haare«, denen eine Verhornung und Hypertrophie von Papillae filiformes zugrunde liegt. Die Veränderung ruft keine Beschwerden hervor und ist inkonstant *(siehe Abbildung 19).*

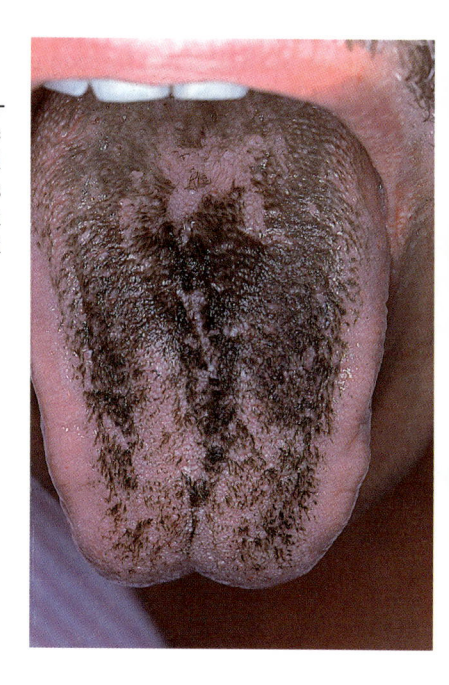

**Abb. 19: Schwarze Haarzunge**

## 3.4 Dermatosen

An der Schleimhaut der Zunge, der Mundhöhle und des Pharynx können verschiedene dermatologische Krankheitsbilder vorkommen, wie z. B. **Pemphigus, Erythema exsudativum multiforme, Lichen ruber** und andere. Diese Krankheitsbilder werden in **dermatologischen Lehrbüchern** dargestellt.

> *Merke.* Bei unklaren Erkrankungen der Mund- und Rachenschleimhaut muß ein Dermatologe hinzugezogen werden!

## 3.5 Traumen

### 3.5.1 Verletzungen der Lippen

*Ätiologie und Pathogenese.* Lippenläsionen kommen als Biß-, Schnitt- oder häufig als Schlagverletzung vor (Platzwunde).

*Klinik.* Geschlossene Verletzungen können zu monströsen **Lippenschwellungen** durch Ödem oder Hämatom führen.

*Therapie.* Im allgemeinen genügt dennoch eine konservative Behandlung mit Kühlung und eventuell Gabe von Antiphlogistika.
    Bei offenen Verletzungen werden nach Reinigung der Wundränder die Defekte zweischichtig verschlossen. Besondere Beachtung erfordert die Wiederherstellung der **Lippenrot-Lippenweiß-Grenze**.

## 3.5.2 Verletzungen der Zunge

***Ätiologie und Pathogenese.*** Die meisten Zungenläsionen sind Bißverletzungen, die z.B. im Zusammenhang mit einem Sturz oder epileptischen Anfall auftreten.

***Therapie.*** Offene Zungenverletzungen werden mit einer Naht versorgt.

> ***Merke.*** Dabei muß an den Wundrändern ausreichend Material gefaßt werden, weil Zungennähte sonst leicht ausreißen. Die Wunde heilt dann unter Hinterlassung einer unschönen Furche oder Einziehung.

## 3.5.3 Verletzungen des Gaumens

***Ätiologie und Pathogenese.*** Gaumenläsionen entstehen überwiegend als **Pfählungsverletzung**. Meist handelt es sich um Kinder, die mit einem starren, stabförmigen Gegenstand (z.B. Bleistift) im Mund auf das Gesicht stürzen.

***Klinik.*** Bei der Spiegeluntersuchung finden sich klaffende Wunden am weichen Gaumen oder in der Tonsille.

> ***Merke.*** Mitverletzungen der Rachenhinterwand oder gar der Wirbelsäule müssen ausgeschlossen werden. Als Komplikation können Verletzungen großer Gefäße und entsprechend starke Blutungen auftreten.

***Therapie.*** Bei kleinen Verletzungen genügen desinfizierende Mundspülungen. Bei größeren Defekten erfolgt der Wundverschluß durch Naht nach Wundreinigung. Bei tiefen, insbesondere auch verschmutzten Läsionen, ist eine intravenöse Antibiotikagabe indiziert.

Sind eingespießte **Fremdkörper** noch nachweisbar, müssen sie unbedingt extrahiert werden. Wird ein steckengebliebener Fremdkörper aufgrund anamnestischer Angaben vermutet, muß unbedingt danach gefahndet werden, bis er sicher gefunden oder ausgeschlossen ist. Hierfür ist evtl. eine endoskopische Untersuchung in Narkose erforderlich.

## 3.5.4 Verbrühung, Verätzung

> ***Definition.*** Hitzedenaturierung bzw. Koagulations- oder Kolliquationsnekrose der Schleimhaut durch Säuren oder Laugen.

***Ätiologie und Pathogenese.*** Überwiegend sind **Kinder** betroffen, die zu heiße Flüssigkeit oder ihnen unbekannte Säuren oder Laugen trinken. Gelegentlich werden Verätzungen auch in **suizidaler** Absicht hervorgerufen.

Bei Kindern muß vor allem im Wiederholungsfall oder bei weiteren entsprechenden Hinweisen auch an die Möglichkeit der Mißhandlung gedacht werden.

***Klinik.*** Die Patienten leiden unter starken Schmerzen, Schluck- und Sprechstörung. Es tritt ein vermehrter Speichelfluß auf. In schwereren Fällen kann es zum Schock und zur Atemnot kommen, die durch eine Schwellung im Larynxeingang ausgelöst wird.

***Diagnostik.*** Zunächst sieht man bei der Spiegeluntersuchung eine starke Schleimhautrötung mit **Ödem**, später eventuell auch **Blasenbildung**. Danach bilden sich festhaftende, weißliche Fibrinschorfe, nach deren Ablösung Epitheldefekte resultieren.

> **Merke.** Bei Verbrühungen und Verätzungen der Mundhöhle muß eine Mitbeteiligung von Larynx, Hypopharynx und Ösophagus ausgeschlossen werden. Hierzu kann eine endoskopische Untersuchung in Narkose erforderlich sein. Die Erkennung und Behandlung der entsprechenden Läsionen dieser Organe sind von besonderer Bedeutung, weil sie einen ungleich ungünstigeren Verlauf nehmen können als solche in der Mundhöhle.

Zur Diagnostik gehören bei Verätzungen auch die Feststellung der toxischen Substanz und die unmittelbare Kontaktaufnahme mit einem **Vergiftungszentrum**, wo detaillierte Empfehlungen für geeignete Sofortmaßnahmen abgefragt werden können.

***Therapie.*** Man läßt den Patienten sofort möglichst viel Wasser oder Milch trinken. Das Lutschen von Eiswürfeln hat einen analgesierenden Effekt. Zusätzlich können Analgetika und Kortikoide gegeben werden. Mundspülungen mit Bepanthen® Lösung und die Applikation von anästhesierenden Sprays können lindernd wirken. In schweren Fällen muß parenterale Ernährung für einige Tage erfolgen. Mitbeteiligungen des Kehlkopfeingangs mit Atemnot können die Intubation oder Tracheotomie erforderlich machen.

***Prognose.*** Verbrühungen und Verätzungen der Mundhöhle heilen, im Gegensatz zu vergleichbaren Läsionen des Larynx und Ösophagus, bei Beachtung der oben angegebenen Maßnahmen meist ohne schwerwiegende Folgen aus.

## 3.6 Störungen des Geschmacks

> **Definition.** Man versteht unter:
> - **Ageusie** den vollständigen Verlust des Geschmacks,
> - **Hypogeusie** eine Minderung des Geschmacksvermögens,
> - **Hypergeusie** eine übermäßige Geschmacksempfindung,
> - **Parageusie** geschmackliche Fehlempfindungen,
> - **Kakogeusie** geschmackliche Mißempfindungen,
> - **Geschmackshalluzinationen** die Wahrnehmung nicht vorhandener Geschmacksreize.

***Ätiologie und Pathogenese.*** Die Ursachen von Geschmacksstörungen sind vielfältig und im Einzelfall nicht immer sicher nachweisbar.

Im Patientengut einer Hals-Nasen-Ohren-Klinik häufiger vorkommende Geschmacksstörungen beruhen auf:
- einer **Läsion der Chorda tympani** nach Eingriffen oder bei Erkrankungen am Mittelohr,
- einer Läsion des **N. glossopharyngeus** nach Eingriffen oder bei Erkrankungen am Pharynx bzw. an der Zunge,
- einer **Bestrahlungstherapie** bei Malignomen im Kopf-Hals-Bereich. Hierbei kommt es zur Atrophie von Schleimhaut und Zungenpapillen.

Vorübergehend können auch Entzündungen in Mundhöhle und Pharynx zu Geschmacksstörungen führen, ferner eine Neuropathie bei Diabetes mellitus oder Alkoholismus, bzw. Intoxikationen durch Arsen, verschiedene Medikamente oder ähnliches. Ferner kann bei extremer Mundtrockenheit z. B. beim Morbus Sjögren eine Geschmacksstörung auftreten.

***Diagnostik.*** Die Inspektion und Palpation von Mundhöhle und Zunge wird je nach vermuteter Grunderkrankung durch weitergehende hals-nasen-ohrenärztliche, röntgenologische, neurologische oder internistische Diagnostik ergänzt.

Eine Geschmacksprüfung (**Gustometrie**) kann die Funktionsstörung genauer erfassen *(vgl. Kapitel B)*.

***Therapie.*** Sofern ein Grundleiden aufgedeckt wurde, wird es adäquat behandelt. Im übrigen können Therapieversuche mit Kortikosteroiden, Vitamin- oder Zinkpräparaten unternommen werden.

***Prognose.*** Geschmacksstörungen, die durch Nervenläsionen bedingt sind, bleiben meist bestehen. Sofern die Schädigung nur eine Seite betrifft (z.B. die Durchtrennung einer Chorda tympani bei einseitiger Ohroperation), spüren die Patienten, wegen der erhaltenen Funktion der Gegenseite, nur eine geringfügige oder gar keine Beeinträchtigung. Von besonderer Bedeutung können beidseitige Geschmacksverluste für Patienten mit diesbezüglich relevanten Berufen in der Gastronomie sein, die durch eine Geschmacksstörung möglicherweise berufsunfähig werden.

## 3.7 Bewegungsstörungen der Zunge

### 3.7.1 Parese des N. hypoglossus

***Ätiologie und Pathogenese.*** Eine Hypoglossuslähmung ist meist Folge bösartiger Erkrankungen oder operativer Eingriffe am Zungengrund, am Mundboden, an den kranialen Halsweichteilen oder der Schädelbasis.

***Klinik.*** Die Zunge weicht beim Herausstrecken zur gelähmten Seite hin ab. Im Laufe der Zeit kommt es zusätzlich zur Atrophie der betroffenen Zungenhälfte *(siehe Abbildung 20)*. Die Patienten haben initial Schluck- und Sprechstörungen, die aber durch Training der intakten Seite im Laufe der Zeit gemildert werden. Bei älteren Patienten frisch auftretende Hypoglossuslähmungen können allerdings mit dauerhaften Funktionseinbußen verbunden sein.

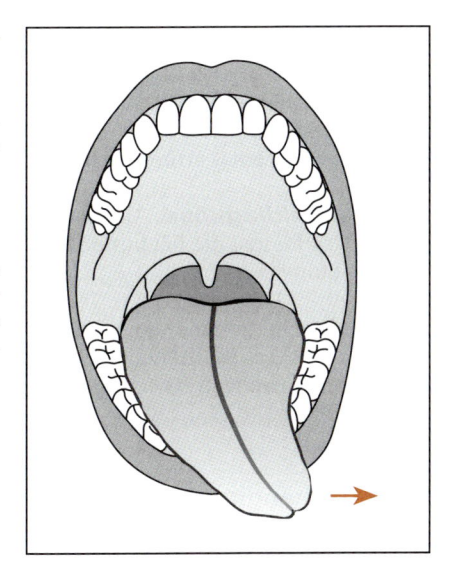

**Abb. 20: Hypoglossusparese links**
Die Zunge weicht zur gelähmten Seite hin ab.

## 3.8 Gutartige Tumoren und tumorähnliche Erkrankungen

### 3.8.1 Zungengrundstruma

***Definition.*** Strumig umgewandeltes, dystopes Schilddrüsengewebe im Bereich des Foramen caecum am Zungengrund, wobei es sich in Einzelfällen um das einzige angelegte Schilddrüsengewebe handeln kann.

***Klinik.*** Schluckstörungen und die Ausbildung einer kloßigen Sprache gehören zur Symptomatik. Bei ausgeprägten Befunden kann Atemnot auftreten.

***Diagnostik***
**Klinische Untersuchungsbefunde.** Der Befund ist bei bimanueller Palpation des Zungengrunds als Verdickung nachweisbar. Die Spiegeluntersuchung zeigt eine Vorwölbung am Zungengrund *(siehe Synopsis 6)*.
**Laborbefunde.** Bei den Bestimmungen von $T_3$, $T_4$ und **TSH** können pathologische Werte auffallen, häufig ist die Struma jedoch euthyreot.
**Bildgebende Diagnostik.** Das **Schilddrüsenszintigramm** zeigt, bei Entwicklung zum autonomen Adenom, speicherndes Gewebe an atypischer Stelle *(siehe Synopsis 6)*. Ferner kann die **B-Scan-Sonographie** die Veränderung darstellen.

## Synopsis 6: Zungengrundstruma

a Endoskopischer Befund — Epiglottis, Zungengrundstruma

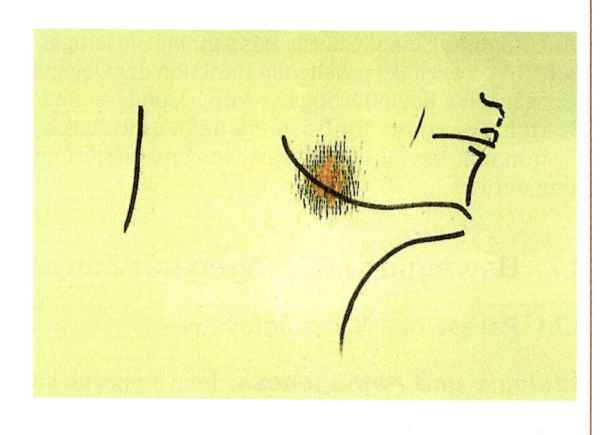

b Szintigraphie mit Anreicherung in der Struma (kreisförmiger Herd)

scher Stelle (s. Syn. 6). Ferner kann die **B-Scan-Sonographie** die Veränderung darstellen.

Bei entsprechendem Verdacht muß frühzeitig ein Internist in die Diagnostik einbezogen werden. Im Zweifelsfall kann eine Probeexzision zum Ausschluß eines bösartigen Prozesses erforderlich werden.

**Differentialdiagnose**
Bösartige Prozesse und hyperplastische Zungengrundtonsillen.

***Differentialdiagnose.*** Abgesehen von selteneren bösartigen Prozessen des Zungengrundes ist die häufigste Differentialdiagnose eine hyperplastische Zungengrundtonsille.

**Therapie**
In Absprache mit dem Internisten erfolgt eine konservative oder chirurgische Therapie.

***Therapie.*** Die Behandlung wird mit dem Internisten abgesprochen. Sie kann in konservativer, hormoneller Therapie bestehen. Bei ausgeprägten Schluck- oder Sprechstörungen bzw. Atemnot ist die chirurgische Entfernung des Gewebes indiziert.

### 3.8.2 Hämangiome, Lymphangiome, Papillome, Fibrome

**Definition** ▶

> ***Definition.*** Gutartige Geschwülste, die von unterschiedlichen Geweben ausgehen.

**Klinik**
Durch Bißverletzung des Tumors können **Blutungen** auftreten. Auch **Dysphagie** und Dyspnoe kommen vor.

***Klinik.*** Je nach Lokalisation und Größe des Tumors kann es zu rezidivierenden **Blutungen**, z. B. durch Bißverletzung der Läsion, zu **Dysphagie** oder Atemnot kommen.

**Diagnostik**
Man findet Hämangiome (s. Abb. 21) und Lymphangiome vor allem in Zunge und Wange, Papillome an den Gaumenbögen oder der Uvula, Fibrome (s. Abb. 22) auch als »Vakatwucherung« am Alveolarkamm.

***Diagnostik.*** Bei der Inspektion der Mundhöhle findet man Hämangiome *(siehe Abbildung 21)* und Lymphangiome vor allem im Bereich von Lippen, Zunge und Wange. Papillome und Fibrome *(siehe Abbildung 22)* sind nicht selten an den Gaumenbögen, der Uvula oder der Wangenschleimhaut lokalisiert. Fibrome findet man auch als »Vakatwucherung« im Bereich von Zahnlücken am Alveolarkamm.

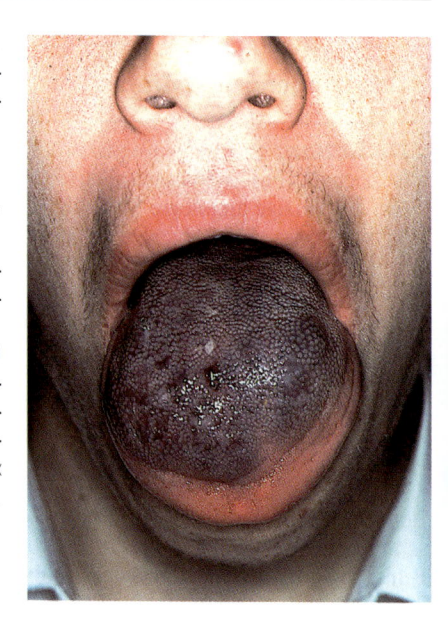

Abb. 21: Hämangiom der Zunge

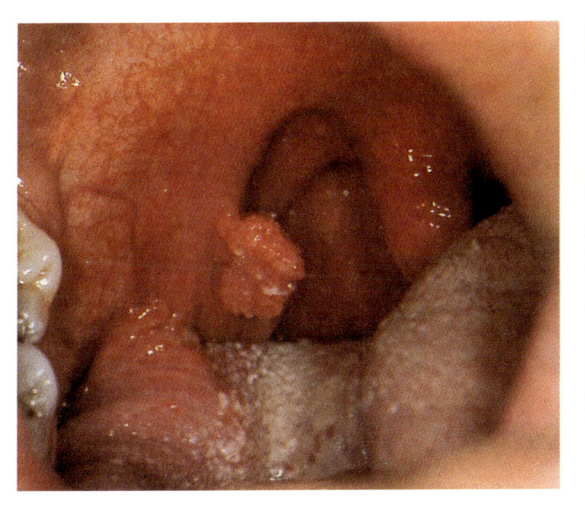

**Abb. 22:** Fibrom der Tonsillenregion

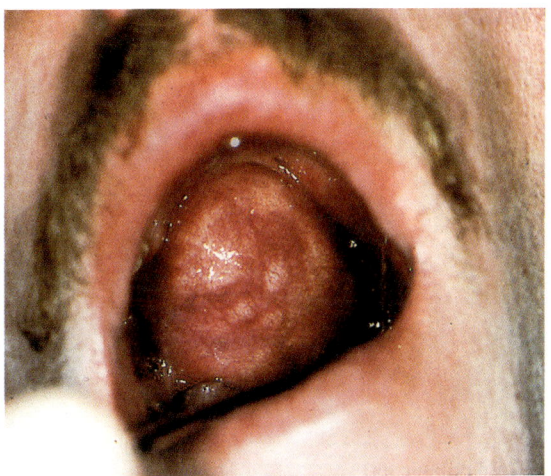

**Abb. 23:** Pleomorphes Adenom des weichen Gaumens

*Differentialdiagnose.* Weitere gutartige Veränderungen wie Lipome und Zysten finden sich ebenfalls an der Mund- und Rachenschleimhaut, selten auch pleomorphe Adenome der kleinen Mundhöhlenspeicheldrüsen *(Abbildung 23)*. Eine bösartige Veränderung muß immer zuverlässig ausgeschlossen werden.

*Therapie.* Schon zum Ausschluß eines Malignoms sollten derartige Veränderungen grundsätzlich chirurgisch entfernt werden. Insbesondere bei Hämangiomen und Lymphangiomen mit Wachstumsneigung ist die vollständige Entfernung anzustreben, weil bestimmte Formen dieser gefäßreichen Tumoren ein lokal destruierendes Wachstum zeigen können. Bei der Resektion kann je nach Tumortyp auch ein $CO_2$-, Neodym-YAG- oder Argon-Laser eingesetzt werden.

## 3.9 Präkanzerosen

### 3.9.1 Leukoplakie

*Definition.* Nicht abstreifbare Weißfärbung der Schleimhaut ohne oder mit nur geringer Erhebung über das Oberflächenniveau.

*Merke.* Obwohl nicht alle Leukoplakien Präkanzerosen darstellen, muß jede leukoplakische Schleimhautveränderung sorgfältig abgeklärt und kontrolliert werden.

*Epidemiologie.* Leukoplakien sind bei Männern häufiger als bei Frauen. Das vierte bis siebente Lebensjahrzehnt ist bevorzugt.

*Ätiologie und Pathogenese.* Leukoplakien können idiopathisch (ohne erkennbare Ursache) auftreten. Eine anlagebedingte Disposition kann eine Rolle spielen. Häufig werden chronische exogene Noxen (physikalische oder chemische Reize) für die Veränderung verantwortlich gemacht, wie etwa chronische Schleimhautbelastung durch Rauchen, Alkoholgenuß, beruflich bedingte Chemikalienexposition, mangelnde Mundhygiene, Prothesen etc.

*Histomorphologie.* Die Leukoplakie ist eine Epithelhyperplasie mit Einzelzellverhornung, Zell- und Kernpolymorphie und Kernhyperchromasie. Die regelmäßige Schichtung des Epithels bleibt dabei, im Gegensatz zum Carcinoma in situ, erhalten.

**Differentialdiagnose**
Eine bösartige Veränderung muß immer zuverlässig ausgeschlossen werden.

**Therapie**
Die chirurgische Entfernung ist die Therapie der Wahl.
Dabei kann auch ein Laser eingesetzt werden.

**3.9 Präkanzerosen**

**3.9.1 Leukoplakie**

◀ Definition

◀ Merke

**Epidemiologie**
Häufiger bei Männern.

**Ätiologie und Pathogenese**
Häufig werden chronische Noxen wie Rauchen und Alkohol für die Veränderung verantwortlich gemacht.

**Histomorphologie**
Epithelhyperplasie mit Einzelzellverhornung, Zell- und Kernpolymorphie und Kernhyperchromasie.

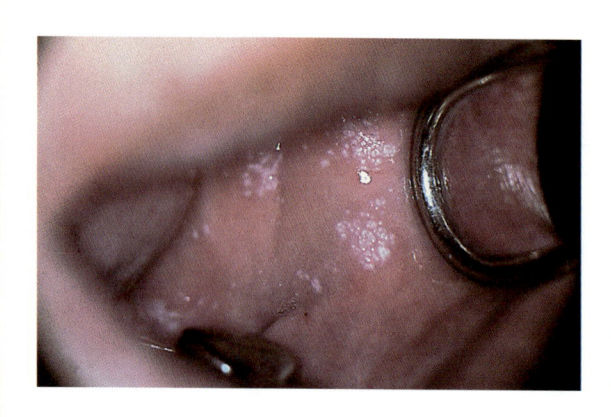

**Abb. 24:** Leukoplakie der Wangenschleimhaut

Man unterscheidet die
- **einfache Leukoplakie**, die in etwa 50% der Fälle vorliegt. Hier findet man eine samtige, nur gering höckerige, gut umschriebene, hyperkeratotische Epithelveränderung.
- **verruköse Leukoplakie**, die ca. 30% ausmacht. Hier ist die Schleimhautoberfläche unruhig, graurötlich verändert. Die Gefahr der malignen Entartung ist hier größer als bei der einfachen Leukoplakie.
- **erosive** oder **knotige Leukoplakie** (ca. 20%), die durch kleinfleckige, erythematöse Herde mit knötchenförmiger Oberfläche gekennzeichnet ist. Diese Form kann in etwa 40% der Fälle maligne entarten.

Das Ausmaß einer Malignisierung hängt vom Grad der histologisch nachweisbaren **Epitheldysplasie** ab.

*Klinik.* Die Patienten haben meist keinerlei Beschwerden, die Veränderung ist typischerweise ein Zufallsbefund *(siehe Abbildung 24).*

*Diagnostik*
Bei der Spiegeluntersuchung fallen fleckige Epitheltrübungen bzw. weiße, nicht abwischbare Flecken, etwas verdickte oder rötlichgraue, unregelmäßig-feinhöckerige Oberflächenveränderungen auf. Bei der Palpation kann die betroffene Region unauffällig sein oder gering induriert oder etwas erhaben erscheinen.

> *Merke.* Zum sicheren Ausschluß einer Entwicklung zum »Carcinoma in situ« oder invasiven Karzinom ist die **Exzision** der Läsion mit histologischer Untersuchung erforderlich.

*Differentialdiagnose.* Leukoplakien können unter anderem mit einem Morbus Bowen, einem Lichen ruber planus, einem Karzinom, einer Mykose oder Veränderungen bei AIDS verwechselt werden. In der Regel ist eine bioptische Abklärung unentbehrlich.

*Therapie.* Die **Exzision** ist bei Leukoplakien gleichzeitig die erforderliche diagnostische und therapeutische Maßnahme. Bei großflächigen Leukoplakien kann nach Vorliegen einer typischen Histologie der Restbefund z.B. auch mit dem **Laser** abgetragen werden. Weiterreichende Leukoplakien mit hochgradig dysplastischen Veränderungen, die sich nicht ohne weiteres allseitig chirurgisch entfernen lassen, können eine Indikation zur Strahlentherapie darstellen.

*Prognose.* Die Prognose ist abhängig vom Dysplasiegrad, der Größe der Veränderung und einer eventuell erfolgten Malignisierung. Unbehandelte Leukoplakien können in ein metastasierendes Plattenepithelkarzinom übergehen und so letal enden.

Auch unverdächtig erscheinende Leukoplakien werden exzidiert oder zumindest sehr regelmäßig und engmaschig kontrolliert.

## 3.9.2 Morbus Bowen

Synonyme: Erythroplasie, Erythroplakie

> *Definition.* Präkanzerose, die durch eine rotfleckige Schleimhautveränderung gekennzeichnet ist (intraepidermales Plattenepithelkarzinom).

*Epidemiologie.* Sie kommt überwiegend bei Männern nach dem 35. Lebensjahr vor.

*Ätiologie und Pathogenese.* Alkoholabusus und **Rauchen** werden als Kofaktoren der Entstehung einer Erythroplakie gewertet.

*Klinik.* Im Gegensatz zur Leukoplakie findet man hier tiefrote, scharf begrenzte Herde von umschriebener Ausdehnung. Die Oberfläche ist glatt oder gering granulomatös, unter Umständen mit leukoplakischen Bezirken kombiniert.

*Diagnostik.* Die Veränderung muß durch Probeexzision histologisch abgeklärt werden.

*Differentialdiagnose.* Differentialdiagnostisch kommen Leukoplakien, ein Karzinom oder entzündliche Erkrankungen wie Lues in Frage.

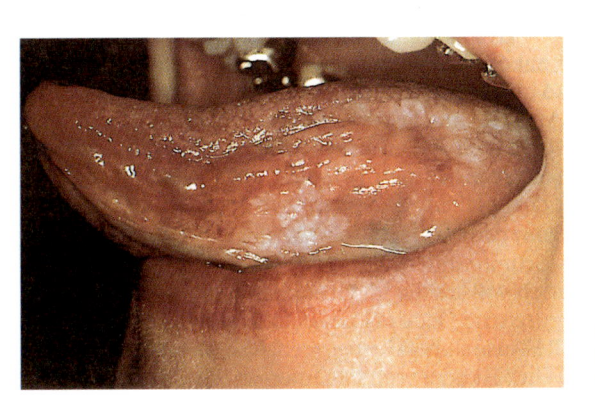

Abb. 25: Ausgedehnter, flächenhafter M. Bowen am linken Zungenrand.

*Therapie, Prognose.* Nach vollständiger Exzision ist die Prognose gut, allerdings können in benachbarten Arealen die gleichen Veränderungen auftreten, weshalb ursächlich angenommene Noxen gegebenenfalls auszuschalten sind.

## 3.10 Bösartige Tumoren

### 3.10.1 Basaliom (Basalzellkarzinom)

> *Definition.* Lokal destruierend wachsender, epithelialer Tumor ohne Lymphknoten- und Fernmetastasen.

*Epidemiologie.* Das Prädilektionsalter ist das sechste bis siebente Lebensjahrzehnt, allerdings kommen Basaliome auch bei deutlich jüngeren Patienten vor. Beide Geschlechter sind etwa gleich häufig betroffen.

*Ätiologie und Pathogenese.* Basaliome entstehen bevorzugt in Hautregionen, die durch UV- oder Röntgenstrahlung vorbelastet sind. Zusätzlich können lokal wirksame Karzinogene eine Rolle spielen.
  Im Bereich des Mundes treten Basaliome bevorzugt, jedoch nicht ausschließlich an der **Oberlippe** auf *(siehe Abbildung 26)*.

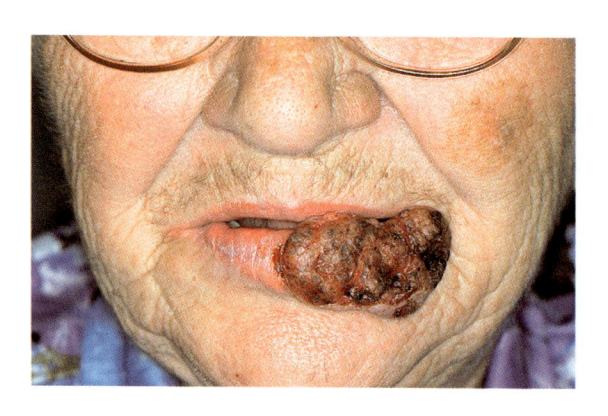

**Abb. 26:** Basalzellkarzinom der Unterlippe

**Klinik.** Zunächst bildet sich ein rötlichbräunliches Knötchen, das zu rezidivierenden Blutungen neigen kann. Im Laufe des Wachstums innerhalb von Monaten bzw. Jahren entstehen derbere Knoten, nicht selten mit zentraler Ulzeration und Randsaum. Schmerzen treten nicht auf.

Basaliome findet man weniger häufig im unteren Drittel des Gesichts.

**Diagnostik.** Die Diagnose wird nach **Probeexzision** histologisch gesichert. Beim Verdacht des Eindringens in den Mittelgesichtsknochen ist eine Computertomographie indiziert.

**Differentialdiagnose.** Das **Plattenepithelkarzinom** unterscheidet sich klinisch vor allem durch seine Metastasierung in Halslymphknoten vom Basaliom. Die Abgrenzung zum gutartigen **Keratoakanthom** kann klinisch schwierig sein.

**Therapie.** Die zuverlässigste Therapie ist die vollständige **chirurgische Exzision**.

Dabei wird so vorgegangen, daß an den nach histologischer Untersuchung noch vom Tumor erreichten Schnitträndern nachreseziert wird, bis das Basaliom nach feingeweblichen Kriterien vollständig im Gesunden entfernt wurde. Dann erst erfolgt die plastisch-chirurgische Deckung des entstandenen Defekts.

Die Strahlentherapie sollte Ausnahmefällen vorbehalten sein, wenn z.B. ein operativer Eingriff nicht möglich ist oder vom Patienten abgelehnt wird.

**Prognose.** Unbehandelt können Basaliome große Teile des Mittelgesichts zerstören und z.B. in die Schädelbasis oder intrakraniell einbrechen (»Ulcus rodens«). Die Tiefenausdehnung der Tumoren ist makroskopisch und auch mit bildgebenden Verfahren nicht zuverlässig beurteilbar. Deshalb sind alle Therapieformen gefährlich, die nur oberflächliche Wirkung haben. Aus diesem Grund beobachtet man auch bei Therapieversagern einer Bestrahlungsbehandlung besonders ungünstige Verläufe. In der Tiefe weiterwuchernde Tumoranteile und Rezidive werden nämlich erst spät erkannt.

Ohne adäquate Therapie kann ein Basalzellkarzinom zum Tode führen. Bei sorgfältig kontrollierter chirurgischer Exzision und adäquater Nachkontrolle der Patienten sind dagegen Heilungsraten von annähernd 100% möglich.

---

**Klinik**
Zunächst besteht eine rötlichbräunliches Knötchen. Später fällt eine Ulzeration mit Randsaum auf. Im unteren Gesichtsdrittel sind Basaliome seltener.

**Diagnostik**
Die Diagnose wird nach **Probeexzision** histologisch gesichert.

**Differentialdiagnose**
**Plattenepithelkarzinom** oder **Keratoakanthom.**

**Therapie**
Die zuverlässigste Therapie ist die **chirurgische Exzision.**
Dabei wird, wenn nötig, in mehreren Einzelschritten vorgegangen.
Die Bestrahlung sollte Ausnahmefällen vorbehalten sein.

**Prognose**
Unbehandelt wachsen Basaliome in die Tiefe des Mittelgesichts bzw. in den intrakraniellen Raum (»Ulcus rodens«). Sie können dann lebensbedrohlich werden.
Bei Versagen einer Bestrahlungsbehandlung beobachtet man besonders ungünstige Verläufe.

Ohne adäquate Therapie kann ein Basalzellkarzinom zum Tode führen. Kontrollierte Exzision ermöglicht in fast allen Fällen vollständige Heilung.

**Der klinische Fall.** Ein 52jähriger Marineoffizier stellt sich vor einer längeren Dienstreise zur HNO-ärztlichen Durchuntersuchung vor. Beschwerden habe er eigentlich keine. Es sei ihm als Pfeifenraucher jedoch lästig, daß ein kleines Knötchen der rechten Oberlippe nicht so recht heilen wolle und beim Rauchen störe. Dieses Knötchen bestehe seit ca. sechs Wochen, nässe gelegentlich, sei aber nicht schmerzhaft.
Bei der Untersuchung findet sich im Bereich des rechten Mundwinkels ein im Durchmesser ca. 0,5 cm großes, bräunliches Knötchen mit zentraler Krüstchenbildung. Eine ähnliche Hautveränderung zeigt sich an der oberen Helixkante der linken Ohrmuschel. Der übrige HNO-Spiegelbefund ist unauffällig, insbesondere lassen sich keine vergrößerten Lymphknoten palpieren.
Die daraufhin durchgeführte chirurgische Exzision beider Tumoren ergibt den histologischen Befund eines vollständig resezierten Basalzellkarzinoms der Ohrmuschel, während der Tumor der Oberlippe mit gleicher Histologie erst nach einer Nachresektion histologisch im Gesunden entfernt ist. Wegen der noch geringen Größe des Wunddefekts kann daraufhin ein primärer Wundverschluß erfolgen. In der anschließenden Nachbeobachtungszeit tritt auch nach Jahren kein erneutes Tumorwachstum auf, auch nicht an anderer Stelle des Gesichts.
**Diagnose.** Ohrmuschel- und Mundwinkelbasaliom (= Basalzellkarzinom).

## 3.10.2 Plattenepithelkarzinom

**Definition.** Bösartiger, epithelialer Tumor mit regionaler Lymphknoten- und Fernmetastasierung.

**Epidemiologie, Ätiologie und Pathogenese.** Karzinome von Mundhöhle und Pharynx sind bei Männern die vierthäufigste Krebsart in internationalen Statistiken. In der Bundesrepublik Deutschland beträgt die Inzidenz ca. 10 bis 15 Fälle pro 100 000 Einwohner pro Jahr bei Männern, bei Frauen ca. 4 pro 100 000 Einwohner pro Jahr. Männer sind dreimal häufiger betroffen als Frauen. Der Gipfel der Erkrankungshäufigkeit liegt zwischen dem 50. und 60. Lebensjahr. Je nach Lokalisation haben bis zu 60% der Patienten bei der Erstuntersuchung regionale **Halslymphknotenmetastasen**, jedoch nur sehr selten Fernmetastasen. In bis zu 15% der Fälle kommen gleichzeitig **Zweitkarzinome** an anderer Stelle des Schluckweges vor.

**Merke.** Disponierende Kofaktoren bei der Entstehung dieser Krebse sind **Alkoholabusus**, Rauchen und mangelhafte Mundhygiene.

Etwa 95% der Tumoren sind gut bis mäßig differenzierte Plattenepithelkarzinome.
**Lippenkarzinome** sind seltener als Mundhöhlenkarzinome (ca. 2 pro 100 000 Einwohner pro Jahr). Hier sind Männer über 20mal häufiger betroffen als Frauen. Bösartige Prozesse dieser Art kommen an der Unterlippe erheblich häufiger vor (80 bis 90%) als an der Oberlippe. Während an der Unterlippe mit 90% Plattenepithelkarzinome dominieren, sind die Tumoren der Oberlippe zu etwa 60% Basaliome. Außer UV-Strahlung und Nikotinabusus (besonders bei Pfeifenrauchern) spielt auch hier Alkoholabusus ätiologisch eine Rolle.

**Merke.** Leukoplakien sind häufige Vor- oder Mitläufer eines Plattenepithelkarzinoms.

**Klinik.** Je nach Lokalisation und Tumorgröße können Symptome ganz fehlen, oder es besteht nur ein optisch auffälliger Befund. Mit zunehmendem Wachstum führen Mundhöhlenkarzinome zu **Blutungen, Foetor ex ore** sowie zu **Sprech- und Schluckschmerzen**, die in das Ohr ausstrahlen können. Im Bereich von Mundhöhle und Oropharynx liegen ca. 70% der Plattenepithelkarzinome im hinteren Zungendrittel, etwa 20 bis 25% an der Unterseite der Zunge und im vorderen Mundboden, jeweils nur 1% im Bereich von Zungenspitze oder -rücken *(siehe Abbildungen 27 und 28)*.

## Diagnostik

**Klinische Untersuchungsbefunde.** Man findet einen exophytischen, ulzerierten, derben, mehr oder weniger fixierten Knoten. Eventuell tastet man am Hals Lymphknotenschwellungen.

## Diagnostik

**Klinische Untersuchungsbefunde.** Man sieht und tastet einen knotigen, evtl. exophytisch wachsenden, ulzerierten, derben, leicht blutenden und bei Berührung schmerzenden, mit der Umgebung mehr oder weniger fixierten Knoten. Bei der Untersuchung des Halses können gegebenenfalls Lymphknotenmetastasen getastet werden.

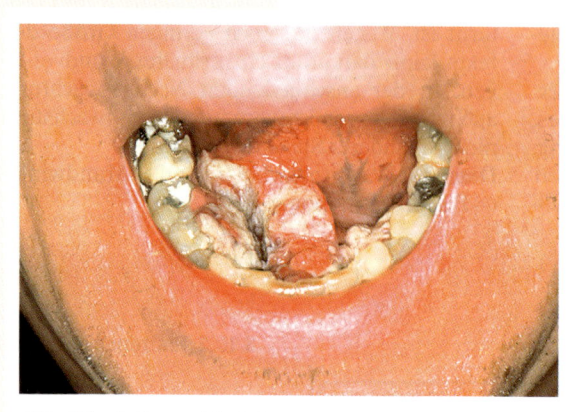

Abb. 27: Plattenepithel-Ca der Mundhöhle

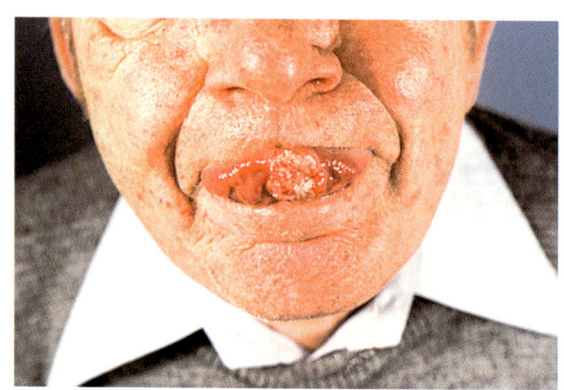

Abb. 28: Plattenepithel-Ca der Zunge

**Merke ▶**

> **Merke.** Bei Mundhöhlen- und Oropharynxkarzinomen ist die Aussagekraft der Palpation bezüglich der Größenausdehnung meist erheblich höher als die der Inspektion!

**Bildgebende Diagnostik.** Tumorausdehnung und Halslymphome erkennt man mit CT, Sonographie und MRT *(s. Abb. 29 a, b)*. Mit Röntgendiagnostik, Ultraschall und Knochenszintigraphie werden Fernmetastasen gesucht.

**Bildgebende Diagnostik.** Die Tumorausdehnung und das Ausmaß einer Halslymphknotenmetastasierung sind am besten im Computertomogramm beurteilbar, eventuell ergänzt durch die Kernspintomographie *(siehe Abbildung 29 a, b)* oder die Sonographie. Röntgenuntersuchungen des Thorax und Ultraschalldiagnostik des Abdomens dienen vor allem bei fortgeschrittenen Karzinomen dem Ausschluß von Fernmetastasen an Lunge und Leber. Die Knochenszintigraphie zeigt Skelettmetastasen.

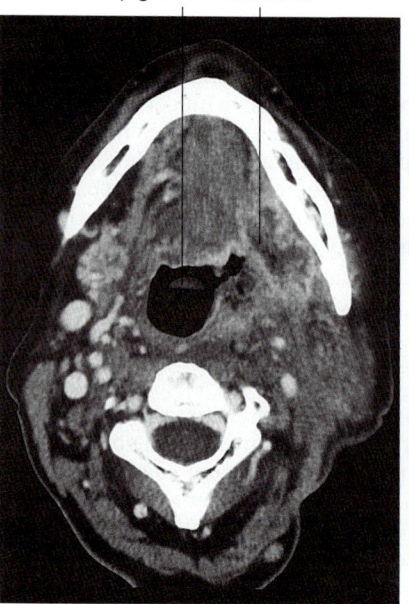

a  CT bei Mundbodenkarzinom

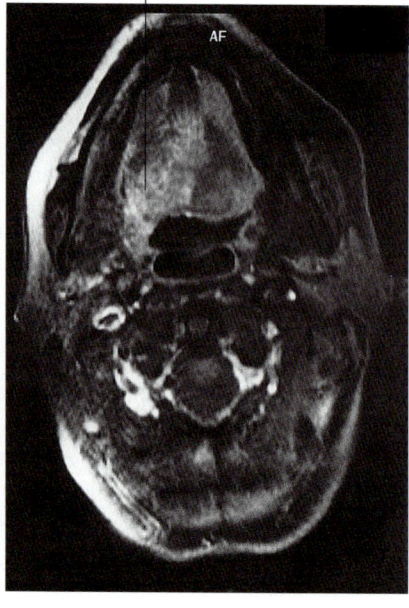

b  MRT bei Zungengrundkarzinom, $T_1$-gewichtetes Bild mit Kontrastmittel

Abb. 29 a, b

## 3.10.2 Plattenepithelkarzinom

**Invasive Diagnostik.** Die Diagnose muß histologisch nach Probeexzision gesichert werden. Ein eventuell gleichzeitig bestehendes Zweitkarzinom wird durch **Panendoskopie** ausgeschlossen, d.h. durch endoskopische Untersuchung des oberen Aerodigestivtraktes in Narkose, die auch der Größenbestimmung des Tumors dient.

**Invasive Diagnostik.** Die Diagnose wird histologisch gesichert. Eine **Panendoskopie** dient der Größenbestimmung des Tumors und der Suche nach einem Zweitkarzinom.

---

**T-Klassifikation der Mundhöhle und des Oropharynx**
(zum TNM-System und zur N- und M-Klassifikation vgl. Seite 116)

$T_1$ Tumor mißt in seiner größten Ausdehnung 2 cm oder weniger.
$T_2$ Tumor mißt in seiner größten Ausdehnung mehr als 2, aber nicht mehr als 4 cm.
$T_3$ Tumor mißt in seiner größten Ausdehnung mehr als 4 cm.
$T_4$ Tumor hat Knochen, Haut, Hals etc. befallen.

**Stadiengruppierung**

| Stadium 0 | $T_{is}$ | $N_0$ | $M_0$ |
|---|---|---|---|
| Stadium I | $T_1$ | $N_0$ | $M_0$ |
| Stadium II | $T_2$ | $N_0$ | $M_0$ |
| Stadium III | $T_3$ | $N_0$ | $M_0$ |
| | $T_1$ | $N_1$ | $M_0$ |
| | $T_2$ | $N_1$ | $M_0$ |
| | $T_3$ | $N_1$ | $M_0$ |
| Stadium IV | $T_4$ | $N_0, N_1$ | $M_0$ |
| | jedes T | $N_2, N_3$ | $M_0$ |
| | jedes T | jedes N | $M_1$ |

**T-Klassifikation für Lippentumoren**

$T_1$ < 2 cm (auf Lippe beschränkt). $T_3$ > 4 cm (auf Lippe beschränkt).
$T_2$ 2–4 cm (auf Lippe beschränkt). $T_4$ Befall benachbarter Strukturen (Knochen, Zunge, Haut).

---

**Differentialdiagnose.** Meist ist das klinische Bild typisch. In Einzelfällen können aber eine Lues III oder ein Primäraffekt, verschiedene gutartige oder bösartige Tumoren differentialdiagnostisch in Frage kommen. An der Lippe ist vor allem auch an ein Basaliom oder ein Keratoakanthom zu denken.

**Differentialdiagnose**
Verschiedene Tumoren oder Lues.

**Therapie.** Soweit ein Karzinom durch eine Operation mit funktionell zufriedenstellender Rekonstruktion der betroffenen Region zuverlässig entfernbar erscheint, ist die **chirurgische Therapie** die Behandlung der Wahl. Die Tumorresektion wird abhängig von Lokalisation und Größe des Tumors durch Neck dissection und eventuell **Bestrahlung** mit 50 bis 70 Gy ergänzt. Überschreitet ein Karzinom die Mittellinie, ist gegebenenfalls die beidseitige **Neck dissection** oder suprahyoidale Lymphknotenausräumung angezeigt.

**Therapie**
Die **chirurgische Entfernung** ist für resektable Tumoren die Behandlung der Wahl. Zusätzlich ist je nach Einzelfall eine **Neck dissection** und/oder **Bestrahlung** sinnvoll.

Bei großen Karzinomen, die chirurgisch nicht mehr mit genügender Aussicht auf Erfolg behandelt werden können ($T_3/T_4$ und/oder massive Halslymphknotenmetastasierung), kommt die adjuvante **Chemotherapie** z.B. mit Carboplatin und 5 Fluorouracil® (5-FU) in Kombination mit Strahlentherapie in Betracht.

Die **Chemotherapie** hat überwiegend adjuvanten Charakter.

Die Operation hat das Ziel, den Tumor und die Halslymphknotenmetastasen vollständig zu beseitigen. Je nach Tumorsitz und -ausdehnung kann die Mitresektion eines Unterkiefersegments oder, zur Erleichterung des Zugangs, eine temporäre Unterkieferspaltung erforderlich sein. Zunehmend wird für die Resektion der $CO_2$-Laser eingesetzt, wobei umgebendes Gewebe weniger stark traumatisiert wird.

Das Ziel der Operation ist die vollständige Entfernung des Tumors und seiner Metastasen.

Zunehmend wird für die Resektion der $CO_2$-Laser eingesetzt.

Der nach Tumorresektion zurückbleibende Defekt wird bei Bedarf mit den Methoden der plastisch-rekonstruktiven Kopf-Hals-Chirurgie gedeckt.

Der Defekt wird durch plastisch-rekonstruktive Chirurgie gedeckt.

**Prognose.** Die Plattenepithelkarzinome der Mundhöhle haben insgesamt eine schlechte Prognose. Selbst relativ kleine Tumoren gehen mit einer Fünfjahresüberlebensrate von höchstens 70%, größere Geschwülste mit Halslymphknotenmetastasen mit einer Fünfjahresüberlebensrate von nur 20% einher.

**Prognose**
Die Prognose ist insgesamt schlecht. Selbst kleine Tumoren haben eine Fünfjahresüberlebensrate von höchstens 70%.

---

**Merke.** Angesichts der schlechten Prognose ist die **Früherkennung** von Plattenepithelkarzinomen von besonderer Bedeutung.

◀ Merke

# 4 Erkrankungen des Nasopharynx

## 4.1 Bursitis pharyngealis

> **Definition.** Selten vorkommende Entzündung einer Taschenbildung im Nasenrachenraum.

*Ätiologie und Pathogenese.* Die Bursa pharyngealis ist eine persistierende Mittelfurche der Tonsilla pharyngea mit Ausbildung einer Tasche oder Zyste (**Tornwaldt-Zyste**). Es kann sich auch um eine anatomische Formvariante handeln. In dieser Tasche sammeln sich Sekret und Detritus, es kommt zu eitrigen Entzündungen.

*Klinik.* Es besteht eine übelriechende Sekretion im Nasopharynx, insbesondere morgens beim Aufstehen.
Bei der Postrhinoskopie und Endoskopie des Nasenrachenraumes sieht man dickflüssiges, fötides, braungelbes Sekret und kann unter Umständen die Tasche identifizieren.

*Therapie.* Sofern konservative Maßnahmen mit Nasenspülungen und Inhalationen erfolglos sind, ist die Ausschälung der Zyste mit der Rachenmandel angezeigt.

## 4.2 Hyperplastische Rachenmandel (Adenoide) und Entzündung der Rachenmandel (Adenoiditis)

> **Definition.** Die **Hyperplasie** der Rachenmandel ist eine persistierende Vergrößerung des adenoiden Gewebes, meist konstitutionell bedingt. Unter **Adenoiditis** versteht man eine (bakterielle) Entzündung der Rachenmandel, die häufig chronischen oder chronisch rezidivierenden Charakter hat.

> *Merke.* Im Volksmund werden Rachenmandeln als »Polypen« bezeichnet. In Fachkreisen kann dieser Begriff hierfür nicht verwendet werden, weil unter einem Polyp eine gestielte, umschriebene, eventuell auch breitbasig aufsitzende Schleimhautvorwölbung unterschiedlicher Morphologie verstanden wird, während es sich bei der Rachenmandel um lymphatisches Gewebe handelt.

*Ätiologie und Pathogenese.* Sehr oft ist die Rachenmandel im Kindesalter hyperplastisch. Es besteht eine familiäre Disposition zur Ausbildung besonders großer Adenoide, die den Nasopharynx partiell oder vollständig verlegen können *(siehe Abbildung 30 a–c)*. Die Hyperplasie allein führt bereits zur **Obstruktion des Nasopharynx** und zur Nasenatmungsbehinderung mit den dazugehörigen Folgeerscheinungen und Symptomen auch im Mittelohr. Sehr oft ist die Hyperplasie mit einer chronisch rezidivierenden Entzündung der Rachenmandel verbunden. Erreger sind meist Streptokokken oder Haemophilus influenzae bzw. Viren. Diese Entzündung verstärkt die Obstruktion und fördert Infekte in der Nachbarschaft.

Obwohl bis etwa zum Pubertätsalter mit einer **Rückbildung** der Hyperplasie, Rückgang der Infekthäufigkeit und Besserung der gesamten Symptomatik gerechnet werden kann, sind viele Kinder bis dahin in ihrem Allgemeinzustand oder im Hinblick auf lokale Funktionsstörungen so beeinträchtigt, daß die spontane Regression nicht abgewartet werden kann, sondern eine spezifische Behandlung erforderlich wird.

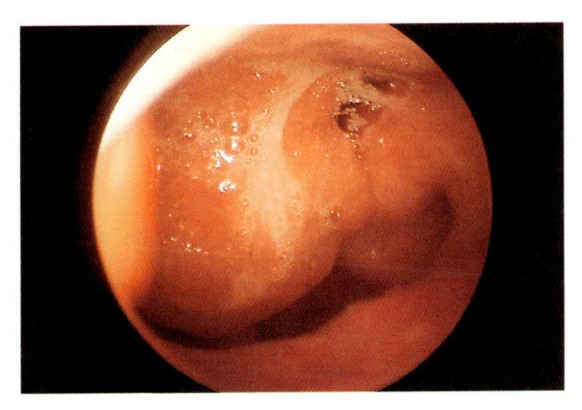

## 4.2 Hyperplastische Rachenmandel (Adenoide)

a Endoskopischer Befund im Nasopharynx

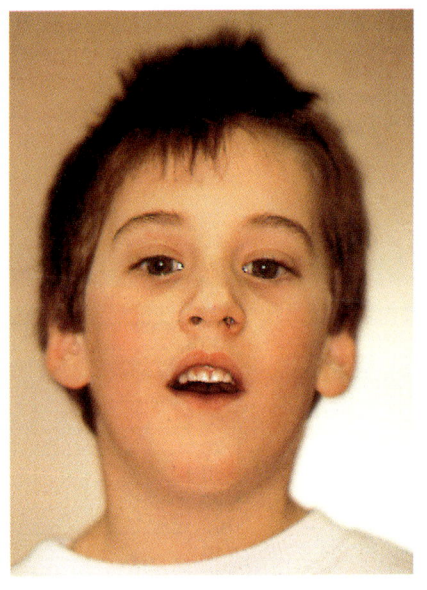

b Facies adenoidea: Rhinorrhö, Mundatmung

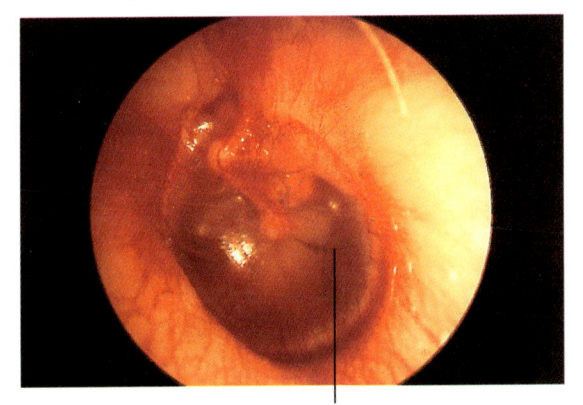

c Serotympanon mit Ergußspiegel

**Abb. 30 a–c: Hyperplastische Adenoide**

**Klinik.** Im Vordergrund steht die **Behinderung der Nasenatmung**, die durch **Mundatmung** ersetzt wird. Die Kinder leiden unter Schlafstörungen und nächtlichem **Schnarchen** mit Apnoephasen. Meist besteht eine chronische, rezidivierend eitrige nasale Sekretion (**Rhinorrhö**).

Die Kinder wirken schläfrig und »verträumt«. Die Sprache ist oft im Sinne einer **Rhinophonia clausa** (geschlossenes Näseln) verändert.

Infolge des verschlossenen Tubenostiums entwickelt sich, als funktionell besonders bedeutendes Symptom, eine **Tubenfunktions-** und **Schalleitungsstörung** (siehe Kapitel A).

Komplizierend können zu den genannten, typischen Krankheitszeichen eine rezidivierende, eitrige Rhinosinusitis bzw. Otitis media und/oder Infekte der Bronchien hinzutreten.

### Diagnostik
**Klinische Untersuchungsbefunde.** Bereits bei der Inspektion fallen Kinder mit hyperplastischen Adenoiden durch einen offenstehenden Mund, Rhinorrhö und Hautblässe auf (»**Facies adenoidea**«).

Bei der Untersuchung der Mundhöhle kann ein hoher, spitzer Gaumen zu sehen sein, der sich im Laufe der Zeit infolge der unphysiologischen Mundatmung ausbildet. Nicht selten ist auch die Gaumenmandel hyperplastisch.

Bei der **Spiegelung** oder **Endoskopie** des Nasenrachenraums erkennt man die auffallend großen adenoiden Wucherungen, oft überzogen mit Schleim-Eiter, der auch an der Rachenhinterwand herunterrinnen kann.

**Otoskopisch** zeigt sich eine **Retraktion** der Trommelfelle infolge eines Unterdrucks in der Paukenhöhle, oder auch, bei **Paukenerguß**, eine Vorwölbung mit dahinterliegendem Flüssigkeitsspiegel oder eingeschlossenen Luftblasen.

Kinder mit hyperplastischen Adenoiden, die zu rezidivierenden eitrigen Entzündungen neigen, zeigen bei den hals-nasen-ohrenärztlichen Untersuchungen immer wieder die Befunde der Otitis media acuta.

### Klinik
Die **Nasenatmungsbehinderung** mit **Mundatmung, Schnarchen,** Apnoephasen und chronischer **Rhinorrhö** steht im Vordergrund.
Ferner kann eine **Rhinophonia clausa** auffallen.
Funktionell wichtig ist die **Tubenfunktions-** und **Schalleitungsstörung.**

Eitrige Sinusitiden, Otitiden und Bronchitiden können hinzutreten.

### Diagnostik
**Klinische Untersuchungsbefunde.**
Die Kinder fallen durch offenstehenden Mund, Rhinorrhö und Hautblässe auf (»**Facies adenoidea**«). Manche Patienten haben einen hohen, spitzen Gaumen. Auch die Gaumenmandeln sind oft hyperplastisch. Die **Endoskopie** des Nasenrachenraumes zeigt die adenoiden Wucherungen. An der **Rachenhinterwand** oft Schleim-Eiter.
Bei der **Otoskopie** findet man eine **Retraktion** oder einen **Erguß** des Trommelfells. Bei manchen Kindern treten immer wieder Mittelohrentzündungen auf.

**Funktionsdiagnostik.** Der Abklärung einer Mittelohrbeteiligung dienen die **Tonschwellenaudiometrie** *(s. Abb. 31a)*, **Spielaudiometrie** und **Tympanometrie** *(s. Abb. 31b, und Kap. A).*

**Funktionsdiagnostik.** Bei kleinen Kindern kann zur wichtigen Abklärung einer Mittelohrbeteiligung häufig nur eine **Spielaudiometrie** erfolgen, die eine Hörstörung zeigt. Bei größeren Kindern läßt sich im **Tonschwellenaudiogramm** die Schalleitungsstörung objektivieren *(siehe Abbildung 31a)*. Das **Tympanogramm** zeigt einen Befund wie bei Unterdruck oder Erguß *(siehe Kapitel A)*

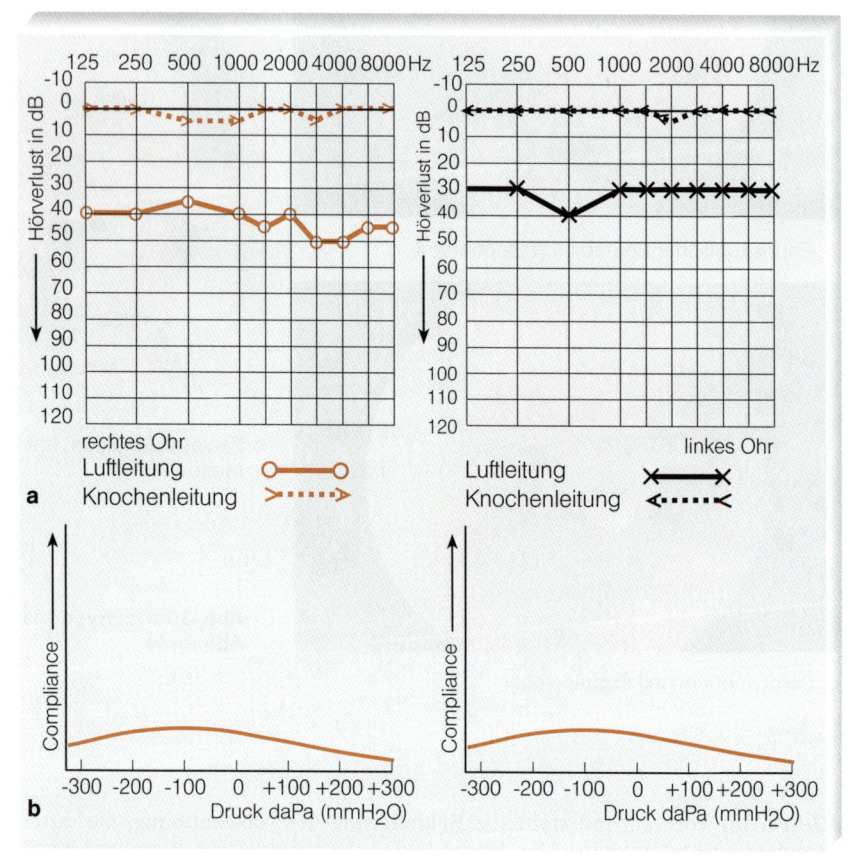

a  Audiogramm mit Schalleitungsstörung bds.
b  Tympanogramm bei Erguß bds.

**Abb. 31 a, b: Befunde bei Adenoiden**

**Invasive Diagnostik.** Bei manchen Kindern ist die diagnostische Befundabklärung nur durch **Nasenrachenrauminspektion in Narkose** möglich. Sie sollte aber nur dann erfolgen, wenn vorgesehen ist, gegebenenfalls therapeutische Maßnahmen in der gleichen Narkose folgen zu lassen.

**Invasive Diagnostik.** Läßt sich ein Kind bei entsprechender Symptomatik wegen massiver Abwehr nicht so untersuchen, daß das Vorliegen hyperplastischer Adenoide ausgeschlossen werden kann, kann es sinnvoll sein, den Nasenrachenraum in Narkose zu inspizieren, um dann gegebenenfalls gleichzeitig die therapeutische Adenotomie oder, bei Paukenergüssen, eine Parazentese und Paukendrainage durchzuführen. Die **Nasenrachenrauminspektion in Narkose** sollte aber unterbleiben, wenn nicht in gleicher Sitzung therapeutische Maßnahmen vorgesehen sind.

**Differentialdiagnose**
Ein **juveniles Angiofibrom** des Nasenrachenraumes fällt gelegentlich durch rezidivierendes Nasenbluten auf.
Adenoide **beim Erwachsenen** müssen gegen ein **Malignom** abgeklärt werden.

***Differentialdiagnose.*** Vor allem bei älteren Kindern und Jugendlichen muß differentialdiagnostisch an ein **juveniles Angiofibrom** des Nasenrachenraumes gedacht werden. Hinweisend ist rezidivierendes Nasenbluten.

Persistierende hyperplastische Adenoide werden gelegentlich auch **im Erwachsenenalter** gefunden. Sie sollten dann aber stets als ungewöhnlicher Befund angesehen und histologisch untersucht werden, um ein **Malignom** auszuschließen.

## 4.2 Hyperplastische Rachenmandel (Adenoide)

***Therapie.*** Bei Adenoiditis und akuter Mittelohrentzündung wird zunächst antibiotisch und mit kurzdauernder Gabe von abschwellenden Nasentropfen behandelt. Im infektfreien Zustand kann ein Behandlungsversuch mit sekretverflüssigenden Mitteln unternommen werden (z.B. Fluimucil®).

Wenn konservative Behandlungsversuche auf Dauer erfolglos sind, wenn sich der Zustand auch über Monate nicht entscheidend bessert oder wenn die Symptomatik ausgeprägt ist, ist die Entfernung der Rachenmandel **(Adenotomie, Adenoidektomie)** die Therapie der Wahl *(siehe Abbildung 32)*. Gleichzeitig werden gegebenenfalls eine Parazentese und Paukendrainage durchgeführt, wenn ein Paukenerguß vorliegt.

**Therapie**
Bei akuter Entzündung gibt man zunächst abschwellende Nasentropfen für einige Tage sowie Antibiotika. Sind auf Dauer konservative Maßnahmen erfolglos, ist die **Adenotomie (Adenoidektomie)** die Therapie der Wahl *(s. Abb. 32)*. Gleichzeitig erfolgt eventuell eine Maßnahme zur Paukendrainage.

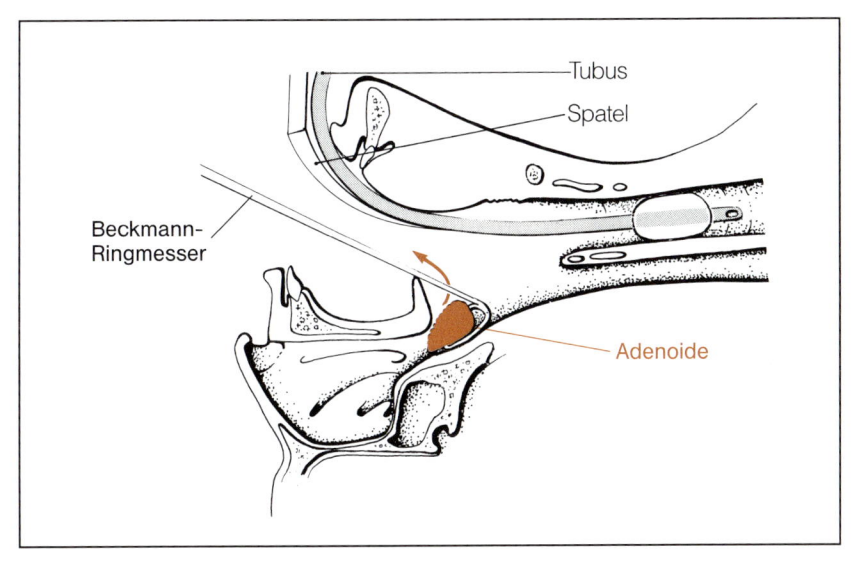

**Abb. 32: Adenotomie in Rückenlage des Patienten.** Die Rachenmandel wird in Intubationsnarkose mit dem Ringmesser abgetragen.

***Prognose.*** Unbehandelt können hyperplastische Adenoide zu Entwicklungsverzögerungen bei den betroffenen Kindern führen. Ausgeprägte Schalleitungsstörungen können Verzögerungen der Sprachentwicklung nach sich ziehen. Rezidivierende Mittelohrentzündungen können bei fortgesetzt **gestörter Tubenfunktion** in einen Adhäsivprozeß oder eine Otitis media chronica münden *(siehe Kapitel A)*.

Dagegen bewirkt die Adenotomie bei den kleinen Patienten häufig eine schlagartige Normalisierung des Gesamtzustandes, gefolgt von einem deutlichen Entwicklungsschub.

**Prognose**
Adenoide können Entwicklungsverzögerungen oder die Folgen chronischer **Tubenfunktionsstörungen** nach sich ziehen *(s. Kap. A)*

Die Adenotomie führt oft zur schlagartigen Normalisierung des Gesamtzustandes.

**K** ***Der klinische Fall.*** Der 3½jährige Jonathan wird vorgestellt, weil er schlecht höre. Das blasse Kind neige zu Infekten und atme vorwiegend durch den Mund. Nachts schnarche es lauter als der Vater, manchmal setze die Atmung sogar ganz aus. Tagsüber sei Jonathan nicht bei der Sache und oft verträumt.
Die HNO-ärztliche Untersuchung zeigt auf beiden Seiten ein mattes, vorgewölbtes Trommelfell, in der Nase ist eine schleimig-eitrige Sekretion erkennbar. Es liegen deutlich hyperplastische Gaumenmandeln vor, eine Inspektion des Epipharynx und des Larynx ist wegen Abwehr jedoch nicht möglich. Vergrößert palpabel sind die nuchalen Lymphknoten. Das Audiogramm weist auf eine Schalleitungsstörung hin, im Tympanogramm findet sich ein flacher Kurvenverlauf.

Ein daraufhin durchgeführter Therapieversuch mit abschwellenden Nasentropfen und einem Mukolytikum führt zu einer kurzfristigen Hörverbesserung, jedoch nicht anhaltend zum Erfolg.
Die anschließende Nasenrachenrauminspektion und Ohrmikroskopie in Narkose bestätigen den Verdacht auf große hyperplastische Adenoide und ein beidseitiges Mukotympanon. Es erfolgen deshalb die notwendige Adenotomie sowie eine Parazentese und Paukendrainage beiderseits. Bereits kurzfristig postoperativ berichten die Eltern über einen weitaus ruhigeren Schlaf ihres Kindes und ein gutes Hörvermögen. Das Kind habe die Eltern darauf hingewiesen, daß sie nicht so laut schreien sollten, weil es sie jetzt sehr gut verstehe.
**Diagnose:** Adenoide Vegetationen mit Tubenfunktionsstörung und Schalleitungsstörung.

## 4.3 Choanalpolyp

> **Definition.** Gestielte Überschußbildung aus ödematöser Schleimhaut, die den Siebbeinzellen oder Kieferhöhlen entstammt und bei chronisch polypöser Sinusitis entsteht.

**Ätiologie und Pathogenese.** Choanalpolypen kommen isoliert vor oder sind als gestielte Schleimhautvorwölbungen Produkte der chronischen Nebenhöhlenentzündung, wie sie sehr viel häufiger auch als Nasenpolypen (Polyposis nasi) erscheinen.

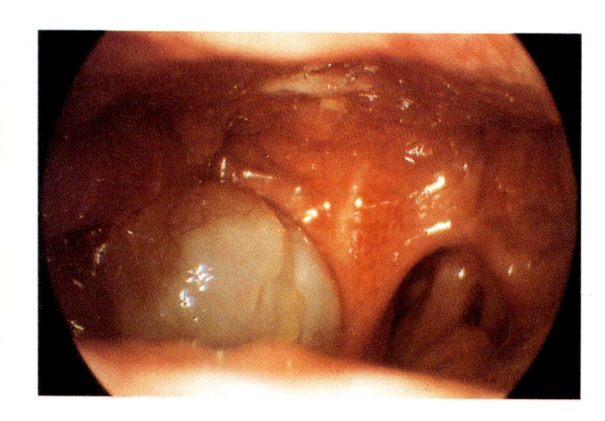

**Abb. 33: Choanalpolyp.** Endoskopischer Befund im Nasopharynx

**Klinik.** Bei der Spiegelung des Nasenrachenraums erkennt man eine glatte, grau-glasige, runde, weiche Vorwölbung *(siehe Abbildung 33,* vgl. auch *Abbildung C-50a, b).* Sehr große Polypen können schon bei der Inspektion der Mundhöhle auffallen, indem sie vor der Rachenhinterwand hinter dem weichen Gaumen in Höhe des Zäpfchens erscheinen.

Die Patienten weisen die typischen Krankheitszeichen auf, die bei Verschluß des Nasopharynx auftreten: **Nasenatmungsbehinderung**, **Tubenfunktionsstörung** mit Paukenbelüftungsstörung und eventuell Schalleitungsstörung, geschlossenes Näseln. Hinzu treten die Symptome der Grunderkrankung, nämlich der chronisch polypösen **Sinusitis** *(siehe Kapitel C).*

**Differentialdiagnose.** Der Spiegelbefund ist sehr typisch. Eine Verwechslung mit hyperplastischen Adenoiden oder einem juvenilen Nasenrachenfibrom, die jeweils eine unruhigere Oberfläche aufweisen, ist nicht wahrscheinlich.

**Therapie.** Die Choanalpolypen werden im Rahmen der Behandlung der polypösen Sinusitis abgeschlungen *(siehe Kapitel C).*

## 4.4 Gutartige Tumoren

### 4.4.1 Juveniles Nasenrachenfibrom

Synonym: Juveniles Angiofibrom

> **Definition.** Gefäßreiches Fibrom der Schädelbasis bei männlichen Jugendlichen, ausgehend vom Nasenrachenraum, mit expansivem, lokal destruierendem Wachstum.

*Epidemiologie.* Der Tumor kommt nur bei Knaben im Alter von etwa 8 bis 18 Jahren vor.

*Ätiologie und Pathogenese.* Entstehungsursachen sind nicht bekannt, der Einfluß hormoneller Faktoren wird diskutiert. Die gefäßreichen Tumoren werden von Ästen der **A. carotis externa** (besonders A. maxillaris und A. pharyngea ascendens) gespeist, größere zusätzlich von der **A. carotis interna**.

*Klinik.* Die Verlegung des Nasenrachenraumes führt zur **Nasenatmungsbehinderung** mit Mundatmung, Kopfschmerzen, geschlossenem Näseln und gelegentlich eitriger Rhinorrhö. Oft, aber nicht immer, fallen die Patienten durch rezidivierendes **Nasenbluten** auf.
Die Verlegung der Tube kann zur Tubenfunktionsstörung mit entsprechenden Folgeerkrankungen im **Mittelohr** führen *(siehe Kapitel A)*

*Diagnostik*
**Klinische Untersuchungsbefunde.** Bei der **Nasenrachenraumendoskopie** oder -spiegelung sieht man einen knolligen oder glatt-derben Tumor von grauroter Farbe, der von der Choane aus auch in eine Nasenhaupthöhle vordringen kann *(siehe Synopsis 7a)*.
Bei **Palpation** fällt die Derbheit des Prozesses auf.
Im späteren Verlauf kann eine Auftreibung des Gesichtsschädels mit einseitiger Verbreiterung erkennbar werden.
**Bildgebende Diagnostik.** Der verdrängend wachsende Tumor ruft **Knochendestruktionen** hervor. Diese Veränderungen sind am besten im **Computertomogramm** in coronarer und axialer Schichtung nachweisbar *(siehe Synopsis 7c)*.
Die **Angiographie** gibt Aufschluß über Art und Ursprung der Gefäßversorgung des blutreichen Tumors. Sie ist gleichzeitig unbedingte Voraussetzung für eine **Embolisation** *(siehe Synopsis 7e, f)*.
Die **Kernspintomographie** (MRT) kann zusätzliche Informationen über die Tumorgröße bieten *(siehe Synopsis 7d)*.
**Invasive Diagnostik.** Beim Verdacht auf ein juveniles Angiofibrom sollte auf ambulante Probeexzisionen verzichtet werden, weil schon kleine Verletzungen am Tumor zu erheblichen Blutungen führen können.

*Differentialdiagnose.* Hyperplastische **Adenoide** sind palpatorisch wesentlich weicher und weisen typische Furchungen der Oberfläche auf. Der **Choanalpolyp** ist ebenfalls weich und hat meist eine glasige Oberfläche.

*Therapie.* Die zuverlässigste Behandlung ist die vollständige Entfernung des Tumors durch einen **operativen Eingriff**. Vorbereitend kann über einen kleinen intravasalen Katheter eine **Embolisation** der Tumorgefäße (z.B. mit kleinen Kunststoffpartikeln) im Rahmen einer Angiographie erfolgen *(siehe Synopsis 7e, f)*, eventuell ergänzt durch einen Ballonverschluß der A. carotis oder ihrer Äste. Nach erfolgreicher Embolisation ist die Operation auch größerer Tumoren meist ohne schwerwiegende Blutung möglich *(siehe Synopsis 7b)*. Im übrigen muß bei der Resektion mit massiven Blutverlusten gerechnet werden, so daß die Bereitstellung von (Eigen-) Bluttransfusionen in genügender Menge erforderlich wird.
Ist eine Operation nicht möglich, so kommt ausnahmsweise eine Therapie mit weiblichen Sexualhormonen in Betracht. Die Erfolgsaussichten sind hiermit jedoch geringer. Dies gilt auch für die Bestrahlung.

## Synopsis 7: Juveniles Angiofibrom

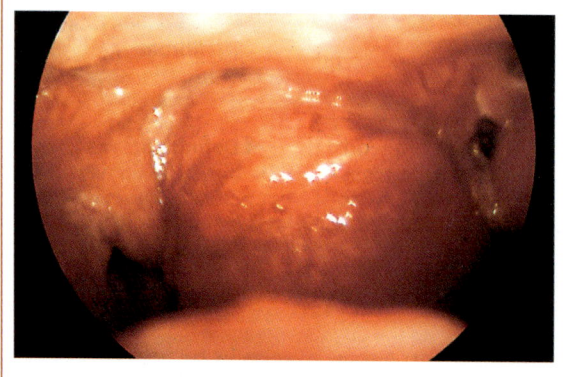

**a** Endoskopischer Befund im Nasenrachenraum

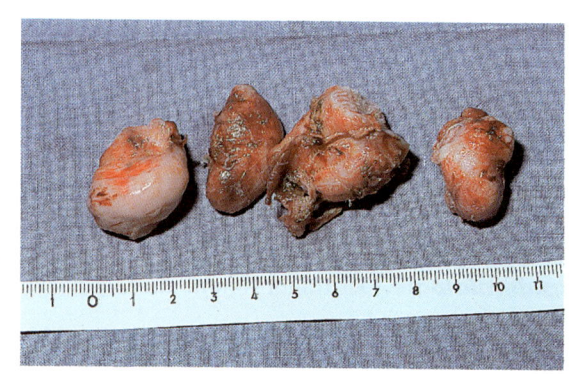

**b** Operationspräparat

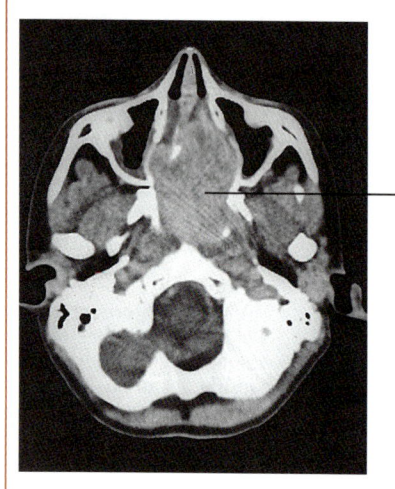

**c** CT, axiale Schicht — Tumor

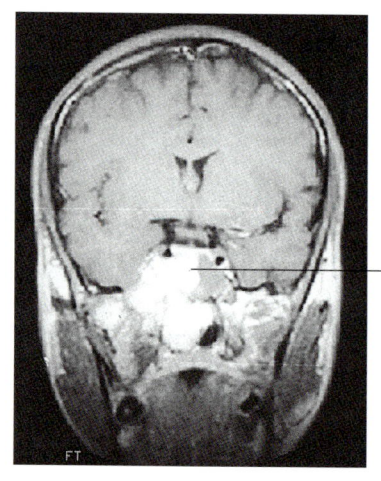

**d** MRT, T₁-gewichtetes Bild mit Kontrastmittel, coronare Schicht — Tumor im Rachen mit Infiltation der Schädelbasis.

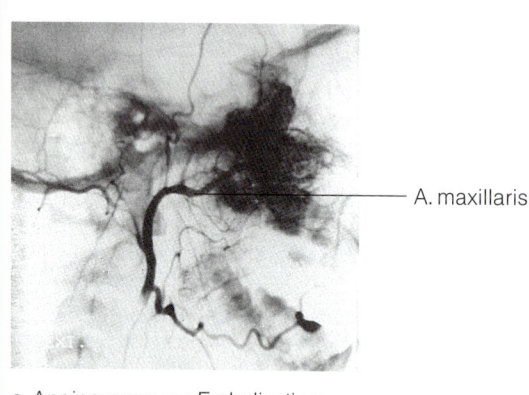

**e** Angiogramm vor Embolisation: starker Gefäßreichtum des Tumors — A. maxillaris

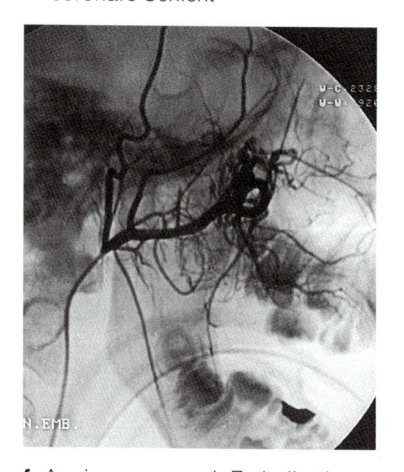

**f** Angiogramm nach Embolisation: Tumor nicht mehr angefärbt

### Verlauf und Prognose
Die Tumoren destruieren die Schädelbasis, dringen in die Orbita und das Endokranium ein. Sehverlust und zentrale Komplikationen bedrohen dann den Patienten. Trotz einer Neigung zur spontanen Rückbildung werden juvenile Angiofibrome deshalb grundsätzlich operiert.

### Verlauf und Prognose.
Unbehandelt können juvenile Angiofibrome die Schädelbasis aufbrauchen, nach intrakraniell und in die Orbita einbrechen und dann Sehverlust, Hirnnervenläsionen und zentrale Ausfallserscheinungen hervorrufen. Mit zunehmender Größe wird die Operation eines solches Tumors immer riskanter, eventuell schließlich unmöglich. Deshalb werden juvenile Angiofibrome vorzugsweise in Frühstadien operiert, obwohl sie sich spontan zurückbilden können. Nach dem 25. Lebensjahr verlieren die Tumoren ihre Wachstums- und Rezidivneigung.

**Der klinische Fall.** Im Rahmen einer Musterungsuntersuchung fallen bei einem sonst gesunden 18jährigen Patienten, der sich für zwei Jahre als Funker verpflichten will, ein nasaler Stimmklang und eine linksbetonte Hörminderung auf. Dem Patienten selbst sei dieses bisher allerdings noch nicht aufgefallen. Auf eine spezielle Nasensymptomatik angesprochen, gibt der Patient an, daß er nur ab und zu unter Nasenbluten leide, welches jedoch von selbst zum Stillstand komme. Seine Familie hingegen beklage sich über sein gelegentliches Schnarchen.
Bei der Untersuchung weisen die Nasalitätsproben auf ein geschlossenes Näseln hin. Im Audiogramm zeigt sich eine linksbetonte Schalleitungsstörung von ca. 20 bis 30 Dezibel. Der HNO-ärztliche Spiegelbefund ergibt bei der transnasalen Endoskopie einen sich vom linken lateralen Choanalrand in den Nasenrachenraum entwickelnden Tumor von rötlicher Farbe mit glatter Oberfläche. Bei Berührung des Tumors mit dem Endoskop erscheint dieser derb und vulnerabel, es kommt sofort zu einer kleineren Blutung.
Das CT bestätigt den Tumor mit größter Ausdehnung im Nasenrachenraum. Hinweise auf eine Knochenarrosion lassen sich nicht finden, jedoch ist die Kieferhöhlenhinterwand durch den Prozeß nach ventral vorgewölbt. Die Angiographie ergibt eine vorwiegende Blutversorgung aus Ästen der A. maxillaris, in gleicher Sitzung werden die Tumorgefäße embolisiert. Nach einem Intervall von drei Tagen erfolgt die operative Entfernung, makroskopisch im Gesunden, über einen kombinierten transnasalen/sublabialen Zugang.
Die histologische Begutachtung ergibt ein vollständig entferntes Angiofibrom. Auch in späteren Nachkontrollen zeigt sich kein erneutes Tumorwachstum.
**Diagnose:** Juveniles Nasenrachenfibrom.

## 4.5 Bösartige Tumoren

### 4.5.1 Nasopharynxkarzinome

**Definition.** Maligne, epitheliale oder lymphoepitheliale Tumoren des Nasenrachenraumes.

**Ätiologie und Pathogenese.** Im Nasenrachenraum kommen überwiegend **Plattenepithelkarzinome**, aber auch **Adenokarzinome** und **adenoidzystische Karzinome** vor. Außerdem, besonders oft in Ostasien, das undifferenzierte (anaplastische) Nasopharynxkarzinom vom **lymphoepithelialen** Typ nach Schmincke-Regaud, das mit einer Epstein-Barr-Virus-Infektion korreliert ist.

**Klinik.** Alle Tumoren des Nasopharynx rufen vergleichbare Symptome hervor. Anfangs besteht häufig nur eine **Tubenfunktionsstörung** mit nachfolgendem Mittelohrerguß.

**Merke.** Eine Schalleitungsstörung mit therapieresistentem Paukenerguß kann das Erstsymptom eines bösartigen Nasenrachentumors sein!

Die **behinderte Nasenatmung** führt ferner zur Mundatmung und zum geschlossenen Näseln. Einseitige, eitrige, eventuell auch blutige Rhinorrhö sowie eine begleitende Sinusitis sind ebenfalls typisch.
Bei zunehmendem Tumorwachstum und Infiltration der Schädelbasis kommt eine Protrusio bulbi bzw. ein Telekanthus (Auseinanderweichen der medialen Augenwinkel) hinzu, die mit Doppelbildern und Kopfschmerzen einhergehen können. Später kann ein Sehverlust einsetzen, während das Geruchsvermögen meist schon früher verlorengeht. Beim Vorwachsen des Tumors zum Foramen jugulare kommen weitere Hirnnervenausfälle hinzu (N. vagus, N. glossopharyngeus). Verwirrtheitszustände und Somnolenz schließlich sind Zeichen intrazerebraler Tumorausdehnung.
Halslymphknotenschwellungen durch Metastasen erscheinen erst relativ spät.

### Diagnostik
**Klinische Untersuchungsbefunde.** Bei der **Endoskopie** des Nasenrachenraums findet man in Abhängigkeit von der Art des Primärtumors höckeriges, exophytisches Tumorwachstum und/oder Ulzerationen, eventuell auch Vorwölbungen mit glatter Oberfläche *(siehe Abbildung 34a)*.
Die palpatorische Untersuchung der Halslymphwege muß unter besonderer Beachtung der unter und hinter dem oberen Drittel des M. sternocleidomastoideus liegenden Lymphknoten erfolgen *(siehe Abbildung 34b)*.

Zusätzlich sind augenärztliche und neurologische Konsultationen sinnvoll.

**Bildgebende Diagnostik.** Für die Therapieplanung ist ein **CT** erforderlich.

Weitere pathologische Befunde deckt die Untersuchung der Hirnnervenfunktionen auf. Die ergänzende Konsultation eines Augenarztes bzw. Neurologen ist sinnvoll.

**Bildgebende Diagnostik.** Die Übersichtsröntgenaufnahmen (Schädel seitlich, NNH in okzipitomentaler und okzipitofrontaler Projektion) lassen die Tumorausdehnung und das Ausmaß von Knochendestruktionen nicht deutlich genug erkennen. Deshalb wird zur Therapieplanung ein **Computertomogramm** erforderlich.

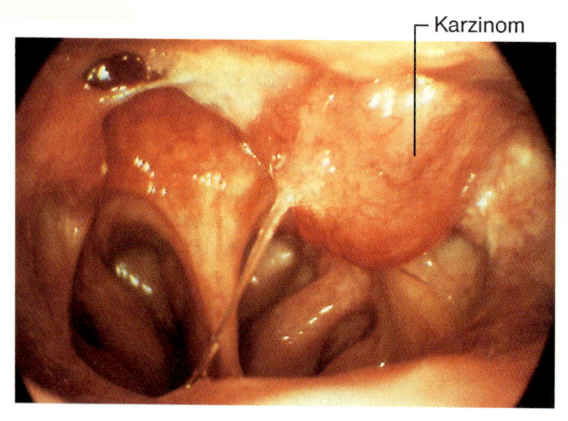

a Endoskopischer Befund im Nasopharynx — Karzinom

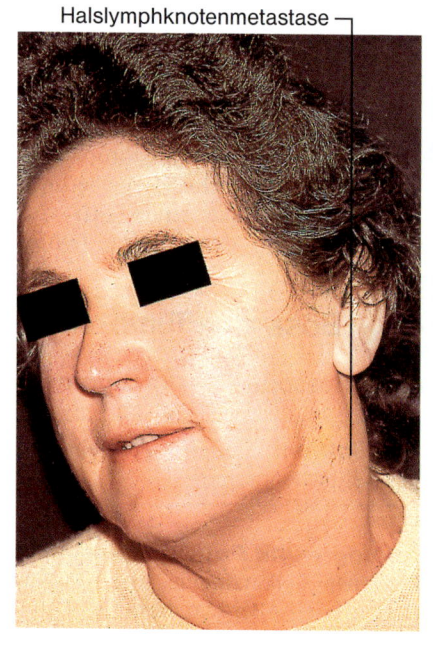

b Halslymphknotenmetastase bei Nasopharynx-Karzinom — Halslymphknotenmetastase

**Abb. 34: Nasopharynx-Karzinom**

**Funktionsdiagnostik.** Hörstörungen werden durch Audiometrie abgeklärt.

**Invasive Diagnostik.** Die erforderliche **Probeexzision** kann meist ambulant erfolgen (Zeitgewinn!).

**Funktionsdiagnostik.** Die audiologischen Untersuchungen mit Audiogramm und Tympanogramm decken Schalleitungsstörung und Paukenerguß auf.

**Invasive Diagnostik.** Bei dem geringsten Verdacht auf einen tumorösen Prozeß ist eine **Probeexzision** erforderlich, die meist schon bei der Erstuntersuchung des Patienten in Oberflächenbetäubung auf dem Untersuchungsstuhl möglich ist (Zeitgewinn, um die Latenz bis zum Therapiebeginn zu verkürzen!). Nur beim differentialdiagnostisch in Frage kommenden juvenilen Angiofibrom ist wegen der Blutungsgefahr besondere Vorsicht geboten.

**Laborbefunde.** Beim Schmincke-Tumor können Epstein-Barr-Virus-Antigene als Tumormarker dienen.

**Laborbefunde.** Bei einem lymphoepithelialen (Schmincke-) Nasopharynxkarzinom kann die Bestimmung von Epstein-Barr-Virus-Antigenen im Serum diagnostisch und bezüglich des Tumorwachstums als Marker prognostisch bedeutsam sein.

**Differentialdiagnose**
Im Nasopharynx kommen auch **maligne Lymphome**, **Metastasen**, **Angiofibrome** und harmlose **Adenoide** vor.

***Differentialdiagnose.*** Außer malignen Primärtumoren des Nasopharynx kommen auch **Metastasen** und **maligne Lymphome** in dieser Lokalisation vor, die jeweils eine stark differente Behandlungsstrategie erforderlich machen und deswegen sicher ausgeschlossen sein müssen.

Das gilt auch für **juvenile Angiofibrome** und harmlose hyperplastische **Adenoide**, die beim Erwachsenen ungewöhnlich sind und deshalb biopsiert werden sollten.

**Therapie**
Kleinere Malignome mit vertretbarer Heilungsaussicht können noch **operiert** werden. Zur Chirurgie gehört die Neck dissection.
Für größere Tumoren kommt nur die **Chemo-** und **Strahlentherapie** in Betracht. Schmincke-Tumoren sind sehr strahlenempfindlich.

***Therapie.*** Nur kleine Nasopharynxmalignome, die nicht intradural und in die Orbita eingebrochen sind, können bei vertretbarer Aussicht auf Heilung **chirurgisch** reseziert werden. Häufig ist nur eine palliative Tumorverkleinerung möglich. Bei chirurgischem Vorgehen gehört die Neck dissection mit Ausräumung von (fakultativen) Halslymphknotenmetastasen zur Therapie.

Darüber hinaus kommt – vor allem bei größeren Tumoren – eine **Chemo-** und **Strahlentherapie** in Betracht.

## 4.5.1 Nasopharynxkarzinome

Besonders strahlenempfindlich sind die lymphoepithelialen Tumoren vom Typ Schmincke-Regaud.

Der Paukenerguß kann durch Parazentese und Einsetzen eines **Paukenröhrchens** behandelt werden. Wesentlicher Bestandteil der Therapie ist im übrigen eine suffiziente **Schmerzbekämpfung**.

*Ein Paukenerguß wird mit einem **Paukenröhrchen** behandelt. Wichtig ist suffiziente **Schmerzbehandlung**.*

**Prognose.** Malignome des Nasenrachenraums haben insgesamt eine schlechte Prognose, wobei die Fünfjahresüberlebensrate bei lymphoepithelialen Karzinomen vom Typ Schmincke-Regaud aufgrund der guten Ergebnisse der Strahlentherapie mit 40 % noch relativ günstig liegt, während dieser Wert bei schlecht differenzierten Karzinomen und anderen Malignomen dieser Region unter 20 % liegt.

*Prognose*
*Die Prognose ist schlecht. Die Fünfjahresüberlebensrate liegt zwischen 20 und 40 %, die günstigsten Verläufe findet man bei lymphoepithelialen Karzinomen vom Typ Schmicke-Regaud.*

**Der klinische Fall.** Ein 27jähriger Gastwirt (Einwanderer aus Südchina) beklagt in der Sprechstunde eine schleimig-eitrige, zum Teil auch blutig-seröse rechtsseitige Rhinorrhö, verbunden mit Nasenatmungsbehinderung und einer Minderung des Geruchsvermögens. Die Beschwerden bestehen seit ca. 9 Monaten mit zunehmender Tendenz und seien besonders deshalb sehr unangenehm, weil der Patient als Koch tätig sei und sich in seiner Berufsausübung außerordentlich eingeschränkt fühle. Auch das Hörvermögen sei rechtsseitig nach einer Mittelohrentzündung vor ca. 1 Jahr immer noch leicht eingeschränkt.
Bei der Ohrmikroskopie fällt rechts ein deutlich retrahiertes Trommelfell mit einem geringen Mittelohrerguß auf. Das Audiogramm ergibt bei normalem Gehör links eine Schalleitungsstörung rechts von ca. 25 bis 30 Dezibel. Die Tympanogrammkurve verläuft rechts deutlich abgeflacht, links normal.
Bei der Postrhinoskopie stellt sich ebenso wie bei der transnasalen Endoskopie des Nasenrachenraumes ein rechtsseitiger, rötlicher Nasenrachenraumtumor mit schmierigbelegter, zum Teil ulzerierter Oberfläche dar, der sowohl das Nasopharynxdach, als auch die Nasopharynxseiten- und -hinterwände infiltriert. Im seitlichen Halsdreieck lassen sich pathologisch vergrößerte Lymphknoten palpieren. Die Olfaktogustometrie ergibt eine deutliche rechtsbetonte Hyposmie.
Das CT des Gesichtsschädels und des Halses bestätigt einen destruierend wachsenden Tumor des rechten Nasopharynx mit Infiltration der vorderen Schädelbasis, verbunden mit Zeichen einer Pansinusitis rechts (wandständige Weichteilverschattung der Nasennebenhöhlen), sowie multiple rechts- und linksseitige Halslymphome.
Blutserologisch lassen sich hohe Antikörpertiter gegen Epstein-Barr-Viren feststellen. Die unverzüglich durchgeführte Probeexzision ergibt ein undifferenziertes Nasopharynxkarzinom vom lymphoepithelialen Typ Schmincke-Regaud.
Nach einer palliativen Tumorverkleinerung und Neck dissection beidseits wird der Patient einer Strahlentherapie (Schädelbasis bis Supraklavikularregion) zugeführt. Obwohl der Tumor gut auf die Radiatio anspricht, resultiert insgesamt nur eine Teilremission. Drei Jahre nach Erstdiagnose stirbt der Patient bei erneuter Tumorprogredienz an den Folgen einer intrakraniellen Tumorausbreitung und einer Lungenfernmetastasierung.
**Diagnose:** Metastasierendes, undifferenziertes Nasopharynxkarzinom.

# 5 Oropharynx

## 5.1 Akute Pharyngitis

> **Definition.** Viral, seltener bakteriell bedingte Schleimhautinfektion des Rachens, oft im Zusammenhang mit Infektionen auch der übrigen Schleimhäute des oberen Aerodigestivtraktes.

**Ätiologie und Pathogenese.** Erreger einer akuten Pharyngitis sind meist Viren, hinzu tritt nicht selten bald eine bakterielle Superinfektion. Die Erreger gehören meist zur Influenza- bzw. Parainfluenzagruppe, es kann sich aber auch um Coxsackie-, Myxo- oder Adenoviren bzw. Haemophilus influenzae, Pneumo- oder Streptokokken handeln.

**Klinik.** Im Vordergrund stehen Schmerzen beim Schlucken mit Gefühl der Trockenheit im Rachen und »Kratzen im Hals«. Je nach Ausprägung kommen Fieber, reduzierter Allgemeinzustand und schmerzhaft geschwollene Lymphknoten hinzu.

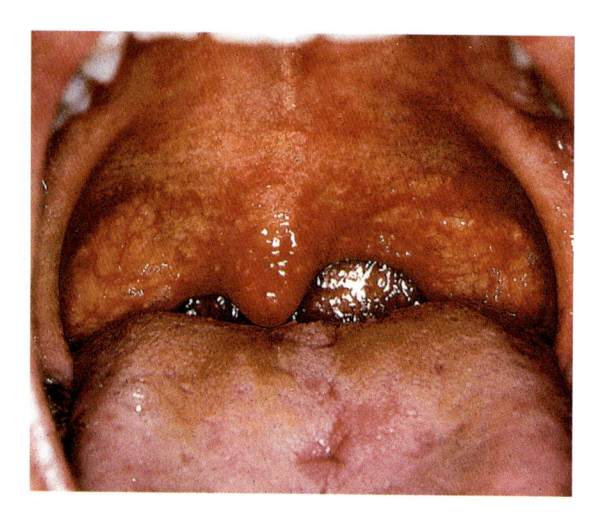

Abb. 35: Pharyngitis

**Diagnostik.** Bei der Spiegeluntersuchung fällt eine granulierende Schwellung und Rötung der Rachenschleimhaut auf *(siehe Abbildung 35)*. Häufig besteht eine trübe, klebrig-zähe Schleimauflagerung, oder die Schleimhaut ist trocken.
Bei der Palpation des Halses fallen gegebenenfalls Lymphknotenschwellungen auf.

**Differentialdiagnose.** Schleimhautrötung und -trockenheit kommt auch bei Alkohol- und Nikotinabusus vor. Starke Inhalations- oder Ingestionsnoxen können ebenfalls solche Veränderungen hervorrufen.

**Therapie.** Im allgemeinen genügt das Gurgeln mit anästhesierenden und desinfizierenden Lösungen (z.B. Tantum verde®), eventuell ergänzt durch Halsumschläge. Starke Schleimhautreizungen durch Rauchen oder Nahrungsmittel müssen vermieden werden.
Bei ausgeprägtem Befund und Fieber kann, im Fall bakterieller Infektion am besten nach Erregernachweis, orale Antibiotikagabe (Penizillin) gerechtfertigt sein.

**Prognose.** Meist heilt eine akute Pharyngitis in kurzer Zeit folgenlos ab.

## 5.2 Chronische Pharyngitis

**Definition.** Chronischer Reizzustand der Schleimhaut des gesamten Pharynx, gelegentlich auch der angrenzenden Schleimhäute.

**Ätiologie und Pathogenese.** Chronische Belastung mit Noxen unterschiedlicher Art – wie Rauchen, Staub, Alkohol – führen zur Pharyngitis, ebenso wie chronische Erkrankungen der Nachbarschaft, wie Tonsillitis, Sinusitis, Nasenatmungsbehinderung mit Mundatmung. Ferner kommt die chronische Pharyngitis bei Diabetes mellitus, Vitaminmangelzuständen und besonders nach Bestrahlung bei Tumorpatienten vor.

**Klinik.** Die chronische Pharyngitis ist durch das ständige Gefühl einer Reizung im Rachen gekennzeichnet, verbunden mit Räusperzwang, uncharakteristischer Schluckstörung bzw. Kloßgefühl, »Kratzen im Hals« und ähnlichem. Die Beschwerden können bei rezidivierenden Exazerbationen erheblich zunehmen.

**Diagnostik.** Man findet bei Inspektion, gegebenenfalls neben den Zeichen der zugrundeliegenden Erkrankung bzw. Schädigung, eine Schleimhautrötung des Rachens. Die Schleimhaut kann dabei auch geschwollen und mit klebrig-zähem Sekret belegt sein. Die Lymphknoten der Pharynxschleimhaut sind knotig geschwollen.

Es kommt auch eine Schleimhautatrophie mit oder ohne Borkenbildung vor, besonders als Bestrahlungsfolge.

**Differentialdiagnose.** Spezifische und akute Entzündungen der Pharynxschleimhaut sind auszuschließen, ebenso sollte – wegen des abweichenden Therapiekonzeptes – keine Verwechslung mit einer chronischen Tonsillitis vorkommen.

**Therapie.** Wenn irgend möglich, ist die Ursache der Veränderung auszuschalten. Gurgeln mit Bepanthen®-Lösung oder ähnlichem kann die Beschwerden lindern. Auch das Lutschen salzhaltiger Pastillen (Emser Salz) kann günstig wirken.

Gegebenenfalls müssen Maßnahmen zur Verbesserung einer behinderten Nasenatmung ergriffen werden.

**Prognose.** Sofern die zugrundeliegende Schädigung nicht kausal therapiert werden kann, bleibt eine chronische Pharyngitis in unterschiedlicher Ausprägung bestehen und bedarf wiederholt oder dauernd symptomatischer Therapie.

## 5.3 Erkrankungen der Gaumenmandeln und Seitenstränge

### 5.3.1 Hyperplasie der Gaumenmandeln

**Definition.** Übermäßige Vergrößerung beider Gaumenmandeln als Dauerzustand.

**Epidemiologie.** Die Hyperplasie der Tonsillae palatinae kommt überwiegend bei Kindern vor.

**Ätiologie und Pathogenese.** Nicht selten besteht gleichzeitig eine Hyperplasie der Rachenmandel. Die Veränderung ist konstitutionell bedingt und wird familiär gehäuft beobachtet.

**Klinik.** Ähnlich der reinen Rachenmandelhyperplasie besteht oft eine Nasenatmungsbehinderung, zusätzlich aber (bei extremer Tonsillenhyperplasie) eventuell auch eine Behinderung der Mundatmung. Ferner kann eine kloßige Sprache in Kombination mit geschlossenem Näseln und Schnarchen auffallen. Erhebli-

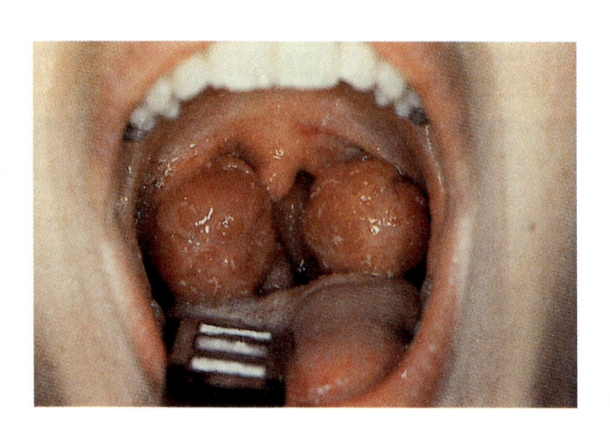

**Abb. 36: Tonsillenhyperplasie**

Typisch sind kloßige Sprache, Näseln und Schnarchen. Auch Dysphagie und Tubenfunktionsstörungen.

**Diagnostik**
Die Gaumenmandeln erscheinen reizfrei, aber sehr groß.

Rötung, Vernarbung und Detritus sprechen für zusätzliche rezidivierende Entzündungen *(s. Abb. 36)*.

**Merke ▶**

**Differentialdiagnose**
**Tonsillitiden** machen sich durch Entzündungszeichen bemerkbar. Bösartige Erkrankungen müssen besonders bei asymmetrischen Tonsillenvergrößerungen durch Histologie ausgeschlossen werden.

**Therapie**
Bei deutlicher Symptomatik ist die Tonsillektomie die Therapie der Wahl.

Sie wird oft zusammen mit einer Adenotomie durchgeführt.

**Prognose**
Die Krankheitszeichen werden durch eine Tonsillektomie im allgemeinen schlagartig beseitigt.

che Vergrößerungen führen auch zur Schluckstörung und eventuell zur Tubenfunktionsstörung, mit den entsprechenden Folgen für die Mittelohrverhältnisse wie bei reiner Rachenmandelhyperplasie.

***Diagnostik.*** Bei der Spiegeluntersuchung der Mundhöhle fällt auf, daß die Gaumenmandeln ohne Infektzeichen sehr groß sind, dabei eine unauffällig blasse Oberfläche mit allenfalls mäßiger Bildung von Detritus in den Tonsillenkrypten aufweisen. Wenn sich die Mandeln in der Mittellinie berühren, spricht man von »kissing tonsils«.
Nur wenn auch häufig rezidivierende Tonsillitiden bestehen, sind die vergrößerten Mandeln zusätzlich narbig sowie gerötet, und zeigen vermehrt Detritus in den Krypten *(siehe Abbildung 36)*.

> **Merke.** Die reine Tonsillenhyperplasie (»große Mandeln«) ist keineswegs Ausdruck einer akuten oder chronisch rezidivierenden Mandelentzündung.

***Differentialdiagnose.*** Die akute und die chronische **Tonsillitis** machen sich durch Hinzutreten entsprechender Entzündungszeichen bemerkbar. Erkrankungen des Lymphsystems und bösartige, tumoröse Veränderungen müssen ausgeschlossen werden. Ein diesbezüglicher Verdacht entsteht insbesondere bei asymmetrischer Tonsillenhyperplasie im Erwachsenenalter. Dann sollte eine Exzision und histologische Gewebeuntersuchung erfolgen.

***Therapie.*** Die Tonsillenhyperplasie ist nicht zwingend therapiebedürftig. Nur dann, wenn die Größe der Mandeln Ursache der oben angegebenen Symptomatik ist, muß eine Behandlung erfolgen. Die Therapie der Wahl besteht in der Tonsillektomie. Die früher häufiger geübte teilweise Entfernung der Mandel (»Tonsillotomie«) hat man heute weitestgehend verlassen, weil die narbig veränderten Resttonsillen nach solchen Eingriffen Anlaß rezidivierender Entzündungen sein können. Sind Rachen- und Gaumenmandeln vergrößert, erfolgt üblicherweise die Adenotomie (Adenoidektomie) zusammen mit der Tonsillektomie.

***Prognose.*** Unbehandelt können hyperplastische Tonsillen über Jahre für die betroffenen Kinder Auslöser zum Teil gravierender Symptomatik und eventuell der Grund für eine spürbare Entwicklungsverzögerung sein. Die Tonsillektomie erweist sich dann häufig als segensreiche Maßnahme, die zur schlagartigen Normalisierung des Gesamtzustandes führt.

## 5.3.2 Akute Gaumenmandelentzündung

Synonym: Angina tonsillaris, »Tonsillitis«

> **Definition.** Obwohl der Begriff der akuten »Tonsillitis« eine Entzündung **aller** Tonsillen des Waldeyer-Rachenringes bezeichnen könnte, versteht man darunter gemeinhin die akute bakterielle Entzündung der **Gaumen**mandeln. Das gleiche gilt in der Hals-Nasen-Ohrenheilkunde für den Begriff »Angina«.

**Ätiologie und Pathogenese.** Die Erreger der Angina sind meist beta-hämolysierende **Streptokokken** der Gruppe A, daneben aber auch Pneumokokken, Haemophilus influenzae, Staphylokokken und andere. Reduzierter Allgemeinzustand und Minderung der Abwehrkräfte, z.B. bei Immunschwäche, fördern die Entstehung einer Angina tonsillaris.

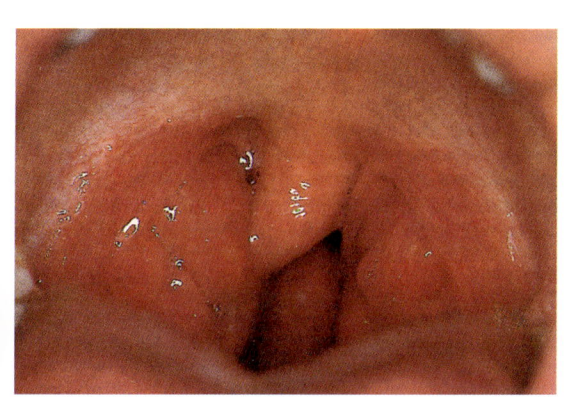

a »Angina catarrhalis«

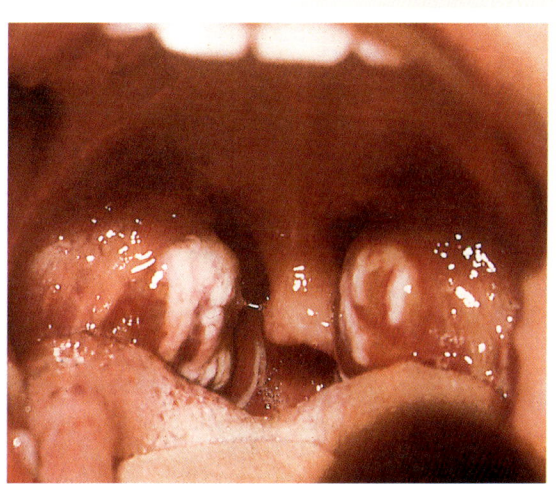

b »Angina lacunaris«

**Abb. 37 a, b: Akute Tonsillitis**

**Klinik.** Im Vordergrund stehen Schmerzen, die sich beim Schlucken und bei starker Mundöffnung (z.B. Gähnen) erheblich verstärken und in das Ohr der stärker betroffenen Seite ausstrahlen.
Der Allgemeinzustand kann sehr eingeschränkt sein, es besteht Fieber mit Kopfschmerzen. Das Schlucken kann behindert sein, die Sprache wird kloßig.
Eine zum Larynxeingang absteigende Schleimhautschwellung kann Atemnotzustände zur Folge haben.

### Diagnostik
**Klinische Untersuchungsbefunde.** Bei der Spiegeluntersuchung sieht man zu Beginn der Erkrankung nur eine leichte Rötung und Schwellung der Gaumenmandel, die als »**Angina catarrhalis**« bezeichnet wird *(siehe Abbildung 37a)*. Später treten weißgelbe Eiterstippchen auf den Mandeln auf, man spricht dann von »**Angina follicularis**«. Schließlich bilden sich auf den entzündeten Mandeln größere, weißgraue Beläge, was als »**Angina lacunaris**« bezeichnet wird *(siehe Abbildung 37b)*.

Eine durch Pneumokokken hervorgerufene Angina kann konfluierende Beläge aufweisen, die auch auf die Gaumenbögen übergreifen.

Die Zunge ist meist belegt, die Gaumenbögen sind gerötet. Bei der Palpation des Halses können Lymphknotenschwellungen auffallen.
**Laborbefunde.** Im Blutbild findet sich eine Leukozytose mit Linksverschiebung, die Blutkörperchensenkungsgeschwindigkeit ist erhöht. Die Erreger werden im Abstrich nachgewiesen.

**Differentialdiagnose.** Andere Formen der Angina tonsillaris, wie die Mononukleose, die Angina bei Scharlach, Diphtherie, Agranulozytose oder Herpes, eine Plaut-Vincent-Angina und Mundsoor sind auszuschließen.

**Therapie**
In leichten Fällen genügen lindernde Mundspülungen, Halsumschläge und Schmerzmittel. In schweren Fällen gibt man ein Antibiotikum (**Penizillin**). Bei häufigen Rezidiven **Tonsillektomie**.

**Prognose**
Die häufigste Komplikation ist ein **Peritonsillarabszeß**. Rheumatische Erkrankungen können Folge der Angina sein.

### 5.3.3 Seitenstrangangina

**Definition** ▶

**Ätiologie und Pathogenese**
Tonsillektomierte Patienten sind etwas häufiger betroffen.

**Klinik**
Das Beschwerdebild ist weniger ausgeprägt als bei Gaumenmandelentzündung, im übrigen aber ähnlich.

**Diagnostik**
**Klinische Untersuchungsbefunde.**
Die Seitenstränge sind geschwollen und gerötet, evtl. mit Stippchen (s. Abb. 38).
Es sollte auch nach eventueller Nasenatmungsbehinderung gefahndet werden.

**Laborbefunde.** Leukozytose und Beschleunigung der BSG.

**Differentialdiagnose**
Pharyngitis und Tonsillitis haben ähnliche Symptomatik.

---

*Therapie.* In leichten Fällen genügt die Gabe von Schmerzmitteln, unterstützt durch Halsumschläge und eventuell Bettruhe. Gurgeln mit desinfizierenden und anästhesierenden Lösungen wirkt lindernd. In schweren Fällen gibt man als Antibiotikum orales **Penizillin** (z.B. P-Mega-Tablinen® dreimal 1 Tablette pro Tag) oder ein passendes Antibiotikum nach Abstrich und Antibiogramm.

Häufig rezidivierende Angina (ab 3–4/Jahr) ist eine Indikation zur **Tonsillektomie**.

*Prognose.* Nach 4 bis 7 Tagen gehen die Krankheitszeichen und Beschwerden zurück. Jedoch kann es auch zu Komplikationen kommen. Die häufigste ist die Ausbildung eines **Peritonsillarabszesses**. Als Folgekrankheit der Angina im Sinne einer infektinduzierten Autoimmunreaktion können Karditis, Nephritis, Arthritis und rheumatisches Fieber auftreten.

### 5.3.3 Seitenstrangangina

Synonym: Angina lateralis

> *Definition.* Entzündung der Seitenstränge.

*Ätiologie und Pathogenese.* Das Erregerspektrum ist ähnlich dem der Gaumenmandelentzündung. Tonsillektomierte Patienten erleiden etwas häufiger eine Seitenstrangangina.

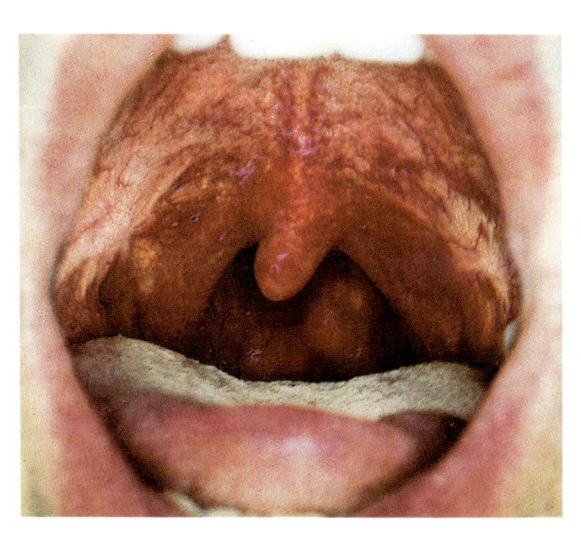

**Abb. 38: Seitenstrangangina**

*Klinik.* Die Beeinträchtigung des Patienten durch Fieber, Schluckbeschwerden und Reduktion des Allgemeinzustandes ist geringer als bei der Tonsillitis der Gaumenmandel.

*Diagnostik*

**Klinische Untersuchungsbefunde.** Bei der Spiegeluntersuchung sieht man die deutliche Schwellung und Rötung der Seitenstränge, die mit weißgelben Stippchen belegt sein können *(siehe Abbildung 38)*. Zusätzlich findet man nicht selten eine z.B. durch Septumdeviation hervorgerufene Nasenatmungsbehinderung, die durch die erzwungene Mundatmung die Entstehung der Seitenstrangangina gefördert haben kann. Die betroffenen Patienten sind evtl. bereits tonsillektomiert.

**Laborbefunde.** Im Blutbild kann man eine geringe Leukozytose finden, die Blutkörperchensenkungsgeschwindigkeit ist erhöht.

*Differentialdiagnose.* Eine Pharyngitis oder – sofern die Mandeln noch vorhanden sind – eine banale Tonsillitis führen zu ähnlichen Symptomen.

## 5.3.4 Mononukleose

**Therapie.** Die Behandlung entspricht der bei akuter Angina tonsillaris. Man gibt Gurgellösungen, Halswickel und eventuell Antibiotika.

**Prognose.** Die Erkrankung heilt innerhalb weniger Tage aus, jedoch erleiden die Patienten häufig Rezidive.

**Therapie**
Die Behandlung entspricht der bei Angina tonsillaris.

**Prognose**
Rezidive sind häufig.

### 5.3.4 Mononukleose

Synonym: Pfeiffer-Drüsenfieber, Monozytenangina

> **Definition.** Durch das Epstein-Barr-Virus hervorgerufene Erkrankung des lymphatischen Systems, die auch die Gaumentonsillen betrifft, deren Symptomatik meist im Vordergrund steht.

◀ **Definition**

**Ätiologie und Pathogenese.** Die infektiöse Mononukleose wird durch das Epstein-Barr-Virus hervorgerufen. Die Übertragung erfolgt durch Tröpfcheninfektion (»kissing disease«). Die Monozytenangina tritt häufig zu Beginn der Erkrankung auf. Kinder und Jugendliche sind bevorzugt betroffen. Die Inkubationszeit beträgt 8 bis 21 Tage.

**Ätiologie und Pathogenese**
Erreger sind Epstein-Barr-Viren. Nach Tröpfcheninfektion beträgt die Inkubationszeit 8–21 Tage.

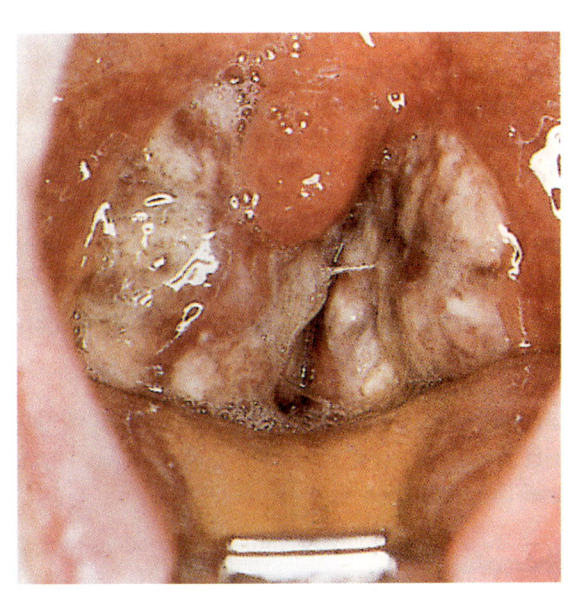

**a** Enoraler Befund: stark vergrößerte Gaumenmandeln mit grauen Belägen

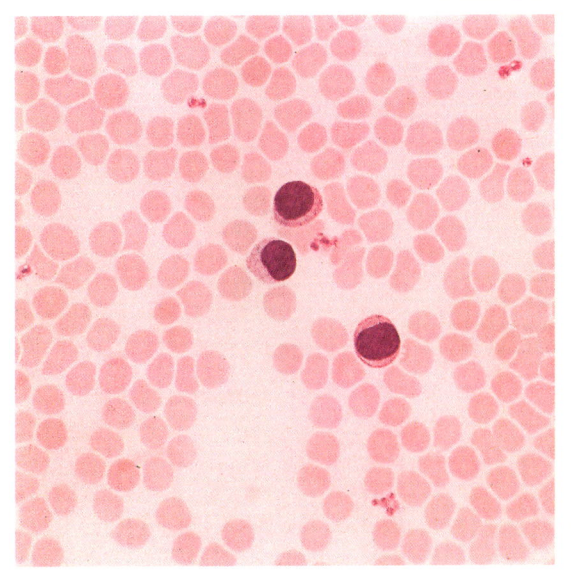

**b** Typischer Befund im Blutbild: atypische, lymphomonozytoide Zellen

**Abb. 39 a, b: Mononukleose**

**Klinik.** Bei Monozytenangina findet man nach einem Prodromalstadium mit Müdigkeit, Schlafstörungen und Appetitlosigkeit einen ausgeprägten Krankheitszustand mit atypischem, gelegentlich hohem Fieber. Wegen starker Halsschmerzen besteht eine deutliche Schluckstörung. Eine ausgeprägte **Tonsillenschwellung** kann auch zur Atemnot führen *(siehe Abbildung 39a)*. Darüber hinaus schwellen Lymphknoten im Hals und Nacken, jedoch auch generalisiert.

Bei der Erkrankung kommt es zu einer systemischen, reaktiven Hyperplasie des RES (**r**etikulo**e**ndothelialen **S**ystems) mit Milz- und Lebervergrößerung.

**Klinik**
Es besteht nach einem Prodromalstadium ein ausgeprägter Krankheitszustand mit hohem Fieber, starken Halsschmerzen, Dysphagie, ausgeprägter **Tonsillenschwellung** und Lymphknotenschwellungen. Auch Milz und Leber können anschwellen.

### Diagnostik

**Klinische Untersuchungsbefunde.** Bei der Spiegeluntersuchung sieht man stark verdickte, gerötete Mandeln mit weißen bis dunkelgrauen Fibrinbelägen, die aber auch fehlen können. Bei der Palpation zeigen sich zahlreiche, zum Teil erheblich geschwollene Halslymphknoten; aber auch inguinale und axilläre Lymphknotenschwellungen, Milz- und Lebervergrößerungen können nachgewiesen werden.

**Diagnostik**
**Klinische Untersuchungsbefunde.**
Die Mandeln sind stark verdickt, mit grauen Belägen *(s. Abb. 39a)*. Lymphknotenschwellungen findet man am Hals und z.B. inguinal, eventuell auch Milz- und Lebervergrößerung.

**Laborbefunde.** In ca. 75 % der Fälle ist etwa ab dem 4. bis 10. Tag die **Paul-Bunnell-Reaktion** im Blut positiv (Nachweis heterophiler M-Antikörper gegen Hammelblut-Erythrozyten). Serologisch können Epstein-Barr-Virus-Antikörper nachgewiesen werden. Im Blutbild findet sich eine Leukozytose (> 20 000) mit massenhaft **atypischen T-Lymphozyten** (80 bis 90 % lymphomonozytoide Zellen). Die Blutkörperchensenkungsgeschwindigkeit ist deutlich erhöht. Mit dem Monosticon-Schnelltest können in der zweiten bis dritten Woche heterophile Antikörper nachgewiesen werden.

Wegen der Mitbeteiligung von Leber und Milz, eventuell auch anderer Organe im Rahmen einer meningealen oder kardialen Verlaufsform der Erkrankung, sollte ein Internist konsiliarisch hinzugezogen werden. Die Milzschwellung kann erhebliche Ausmaße annehmen und, sehr selten sogar anläßlich der palpatorischen Untersuchung die Ruptur des Organs zur Folge haben.

**Differentialdiagnose.** Im Einzelfall kann die Abgrenzung gegen eine durch andere Erreger hervorgerufene Tonsillitis schwierig sein. Insbesondere ist auch an eine Diphtherie zu denken.

**Therapie.** Die Patienten bedürfen der Bettruhe, ferner sollten Mundspülungen mit antiseptischen Lösungen, Kamille oder Bepanthen® erfolgen. Bei Bedarf können systemisch Analgetika gegeben werden. Antibiotika sind nur zur Verhinderung einer Sekundärinfektion sinnvoll.

> **Merke.** Dabei wird **kein Ampicillin** oder Amoxicillin eingesetzt, weil diese Mittel bei Monozytenangina ein Exanthem provozieren, welches auf eine Interaktion zwischen diesem Antibiotikum und Lymphozyten zurückzuführen ist. Statt dessen kann z. B. Tetracyclin gewählt werden.

Nicht selten hat die Erkrankung einen wochenlangen Verlauf, der wegen der behinderten Nahrungsaufnahme zu einer erheblichen Reduzierung des Allgemeinzustandes und Gewichtsverlust bei dem Patienten führen kann. In diesen Fällen kann die Indikation zur **Tonsillektomie** gegeben sein, die den Krankheitsverlauf abkürzt, obwohl das gesamte lymphatische System betroffen ist.

**Prognose.** Von den protrahierten Verläufen abgesehen, heilt die Mononukleose im allgemeinen innerhalb von ca. 4 Wochen folgenlos aus.

**Der klinische Fall.** Die 16jährige, im Allgemeinzustand stark reduzierte Patientin wird abends in der Notambulanz mit seit 10 Tagen bestehenden, starken Halsschmerzen, Schluckstörung und subjektiver Atmungsbehinderung vorgestellt. Es besteht Fieber bis nahe an 40 °C sublingual. Der Hausarzt sei vor zwei Tagen konsultiert worden und habe bereits ein Antibiotikum verordnet, das aber zu keiner durchschlagenden Besserung geführt habe. Es sei, im Gegenteil, zum Krankheitsbild noch ein feinfleckiger Hautausschlag am ganzen Körper hinzugetreten. Der Freund der Patientin habe ebenfalls vor ca. 2 Wochen unter einer Halsentzündung gelitten, die jedoch keiner spezifischen Therapie bedurft hatte und ausgeheilt sei.
Bei der Spiegeluntersuchung finden sich sehr stark vergrößerte, gerötete Mandeln mit schmutzig-grauen Belägen. Palpatorisch lassen sich neben multiplen zervikalen Lymphknotenschwellungen auch axillär und inguinal vergrößerte Lymphknoten tasten, daneben besteht eine leichte Leber- und Milzschwellung (oberbauchsonographisch bestätigt).
Die Laborbefunde zeigen neben einer deutlich erhöhten Blutkörperchensenkungsgeschwindigkeit eine ausgeprägte Leukozytose mit vielfach stimulierten, atypischen Lymphozyten im Differentialblutbild. Die Paul-Bunnell-Reaktion ist positiv.
Wegen der geklagten Atmungsbehinderung wird die Patientin zur Beobachtung stationär aufgenommen. Es wird eine Lokaltherapie in Form von Mundspülungen durchgeführt, auch wird der Einsatz von Analgetika und Antipyretika erforderlich. Blutserologisch können Antikörper gegen Epstein-Barr-Viren nachgewiesen werden. Nach Absetzen des Antibiotikums gehen die Hauterscheinungen am nächsten Tag zurück.
Innerhalb von $1\frac{1}{2}$ Wochen bessert sich das Krankheitsbild allmählich, und die Patientin kann beschwerdefrei entlassen werden.
**Diagnose:** Infektiöse Mononukleose mit Arzneimittelexanthem (auf Ampicillin).

---

*Marginalien:*

**Laborbefunde.** Die **Paul-Bunnell-Reaktion** ist oft positiv. Virus-Antikörper sind serologisch nachweisbar. Typisch ist eine Leukozytose mit charakteristischen **atypischen T-Lymphozyten**. Die BSG ist deutlich erhöht.

Wegen der Beteiligung innerer Organe sollte ein Internist hinzugezogen werden. Die Milzschwellung kann erhebliche Ausmaße annehmen und sogar die Ruptur des Organs zur Folge haben.

**Differentialdiagnose**
Andere Anginaformen – unter anderem die Diphtherie – können verwechselt werden.

**Therapie**
Zur Behandlung gehören Bettruhe, Mundspülungen und Analgetika.

**Merke** ▶

Wegen behinderter Nahrungsaufnahme kann es zu einem reduzierten Allgemeinzustand kommen. In diesen Fällen kann die Indikation zur **Tonsillektomie** gegeben sein, die den Krankheitsverlauf abkürzt.

**Prognose**
Die Krankheit heilt nach etwa 4 Wochen aus.

## 5.3.5 Plaut-Vincent-Angina

Synonym: Angina ulceromembranacea

**Definition.** Bakterielle, einseitige Mandelentzündung.

**Ätiologie und Pathogenese.** Die Plaut-Vincent-Angina wird durch fusiforme Stäbchenbakterien und Borrelia vincenti hervorgerufen. Erwachsene erkranken häufiger als Kinder.

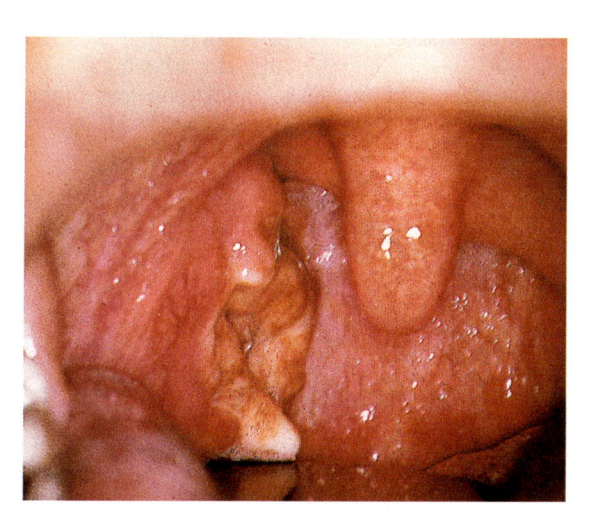

**Abb. 40: Plaut-Vincent-Angina:** einseitiges Tonsillenulkus

**Klinik.** Neben Mundgeruch (Foetor ex ore) treten einseitige Schluckbeschwerden und eine einseitige, schmerzhafte Lymphknotenschwellung am Kieferwinkel auf. Das Allgemeinbefinden der Patienten ist häufig nur gering eingeschränkt.

### Diagnostik
**Untersuchungsbefunde.** Bei der Spiegeluntersuchung fällt eine **einseitige Ulzeration** in Form eines kraterförmigen Geschwürs einer Mandel auf. Die gegenseitige Tonsille ist häufig völlig unauffällig *(siehe Abbildung 40)*.
Bei Palpation des Halses stellt man Lymphknotenschwellungen fest.
**Laborbefunde.** Die Blutkörperchensenkungsgeschwindigkeit ist geringfügig erhöht. Es kann eine leichte Leukozytose bestehen. Im Abstrich werden die typischen Borrelien und fusiformen Bakterien nachgewiesen.
**Invasive Diagnostik.** Die einseitige Geschwürbildung kann zum sicheren Ausschluß eines Malignoms eine Probeexzision erforderlich machen.

**Differentialdiagnose.** Der Befund kann mit Veränderungen bei Lues und vor allem einem Tonsillenkarzinom verwechselt werden, weshalb evtl. eine histologische Untersuchung erforderlich ist.

**Therapie.** Die betroffene Tonsille wird mit Silbernitrat oder Chromsäure geätzt. Zusätzlich kann als Antibiotikum orales Penizillin gegeben werden.

**Prognose.** Die Erkrankung heilt folgenlos aus.

## 5.3.6 Angina herpetica

Synonym: Herpangina

> **Definition.** Meist durch Coxsackie-A-Viren hervorgerufene Entzündung an Mandeln und Pharynxschleimhaut.

**Ätiologie und Pathogenese.** Die Virusentzündung befällt vor allem jugendliche Patienten.

**Klinik.** Die Patienten leiden unter starken, brennenden Hals- und Schluckschmerzen. Es besteht Fieber mit starker Einschränkung des Allgemeinbefindens. Außerdem treten Kopfschmerzen und eine Halslymphknotenschwellung auf.

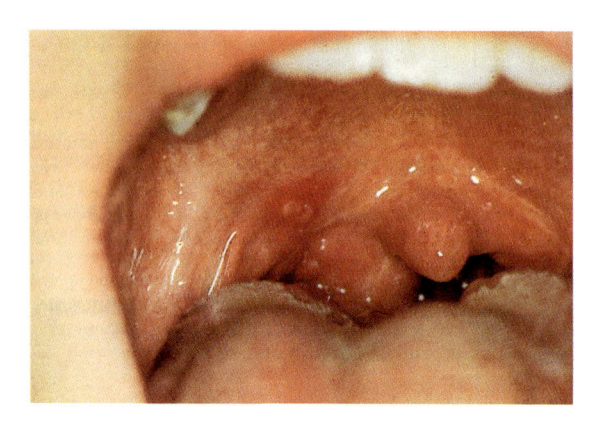

Abb. 41: Angina herpetica

### Diagnostik
**Klinische Untersuchungsbefunde.** Die gering geschwollenen Mandeln zeigen initial Bläschenbildungen, später treten kleine Ulzera auf. Die Mandeln sind dabei nur gering gerötet, die Schleimhautveränderungen sind auch auf Gaumen- oder Wangenschleimhaut nachweisbar (siehe Abbildung 41).
**Laborbefunde.** Die Präsenz von Coxsackie-Viren kann serologisch in einem Hämagglutinations-Inhibitionstest nachgewiesen werden. Die übrigen Laboruntersuchungen sind in der Regel normal.

**Differentialdiagnose.** Die Erkrankung kann mit einem Herpes zoster verwechselt werden.

**Therapie.** Man gibt Schmerzmittel und fiebersenkende Mittel, ergänzt durch Mundspülungen mit anästhesierenden Lösungen.

**Prognose.** Die Erkrankung heilt innerhalb von ca. sieben Tagen folgenlos aus.

## 5.3.7 Diphtherie

> **Definition.** Selten gewordene, in jüngster Zeit jedoch wieder häufiger diagnostizierte akute, endemisch oder epidemisch vorkommende, ansteckende Infektionskrankheit der Schleimhäute des Aerodigestivtraktes, hervorgerufen durch Korynebakterien.

**Ätiologie und Pathogenese.** Erreger der Diphtherie ist das Corynebacterium diphtheriae, das durch Tröpfchen- oder Schmierinfektion übertragen wird. Die Inkubationszeit beträgt 1 bis 5 Tage. Die Erkrankung ist **meldepflichtig**. Man unterscheidet lokale und allgemeine sowie leichtere und schwere, nekrotisierend hämorrhagische Verlaufsformen.

## 5.3.7 Diphtherie

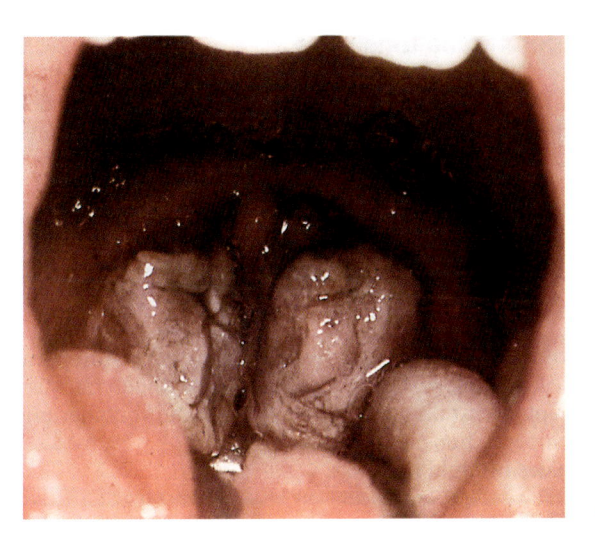

**Abb. 42: Diphtherie**

***Klinik.*** Die durch die Erkrankung hervorgerufenen Allgemeinerscheinungen sind Blässe, Erbrechen, Übelkeit, Abgeschlagenheit und Kopfschmerzen. Pulsfrequenz und Körpertemperatur steigen an. Lokal stehen Schmerzen beim Schlucken und schmerzhafte Halslymphknotenvergrößerungen im Vordergrund. Weiterhin kann eine seröse oder blutige Sekretion aus der Nase bestehen.

Schwere Verlaufsformen führen zu Kreislaufkollaps, Polyneuropathie oder sogar frühem Tod.

Gefürchtet ist die schnelle Entwicklung einer Atemnot bei »Kehlkopfdiphtherie«.

***Diagnostik***
**Klinische Untersuchungsbefunde.** Vor allem auf den Tonsillen (Angina diphtherica) fallen häutig-fibrinöse Beläge bzw. **Pseudomembranen** auf, begleitet von einem typischen acetonartigen Mundgeruch. Bei »Nasendiphtherie« oder »Nasenrachendiphtherie« sind die Veränderungen auch in der Nasenhaupthöhle bzw. im Nasopharynx, am weichen Gaumen und Zäpfchen nachweisbar. Die Pseudomembranen, bei deren Abtragung es typischerweise zur Blutung kommt, findet man auch im Hypopharynx und Kehlkopf *(siehe Abbildung 42)*.

Bei der nekrotisierend-hämorrhagischen Diphtherie, die besonders toxisch und häufig tödlich verläuft, sieht man bei der Inspektion grünschwarze Beläge und Krater im Tonsillenbereich.

Bei der Palpation des Halses fallen die geschwollenen, derben Lymphknoten auf. Die hals-nasen-ohrenärztliche Untersuchung muß im Verdachtsfall durch eine kinderärztliche oder internistische Konsiliaruntersuchung ergänzt werden.
**Laborbefunde.** Zur Sicherung der Diagnose ist unbedingt ein Abstrich erforderlich.

***Differentialdiagnose.*** Die Erkrankung muß von einer Angina bei Agranulozytose, einem Pfeiffer-Drüsenfieber oder einer banalen Tonsillitis unterschieden werden. Dies kann klinisch dadurch erschwert sein, daß antibiotisch anbehandelte Patienten nicht mehr die typische diphtherische Verlaufsform aufweisen.

***Therapie.*** Bei begründetem Verdacht gibt man so bald als möglich ein **Diphtherie-Antiserum** (gegen das Diphtherietoxin) sowie ein Breitspektrum-**Antibiotikum** (z.B. Ampicillin, gegen den bakteriellen Befall). Zusätzlich wird Bettruhe eingehalten. Mundspülungen und Inhalationen sowie gegebenenfalls durch den Internisten verordnete Therapie ergänzen die Behandlung.

Die Patienten und ihre Kontaktpersonen werden **isoliert**.

Bei Befall des Larynx mit Atemnot ist eine **Koniotomie** oder Tracheotomie indiziert.

***Prognose.*** Bei gutartigeren Verlaufsformen und früh einsetzender, adäquater Therapie ist die Prognose günstig. Bei toxischen, septisch verlaufenden Formen und/oder verzögertem Therapieeinsatz kann die Erkrankung zum Tode führen.

---

**Klinik**
Zum Krankheitsbild gehören Blässe, Erbrechen, Abgeschlagenheit und Kopfschmerzen. Lokal bestehen Schluckschmerzen, Halslymphknotenschwellungen und blutig-seröse Nasensekretion. Schwere Verlaufsformen können zum Tode führen. Kehlkopfdiphtherie bedroht den Luftweg.

**Diagnostik**
**Klinische Untersuchungsbefunde.** Auf den Tonsillen fallen fibrinöse **Pseudomembranen** auf. Der Mundgeruch ist acetonartig. Bei »Nasenrachendiphtherie« sind die Veränderungen im Nasopharynx, am Gaumen und Zäpfchen nachweisbar. Bei der Abtragung der Pseudomembranen blutet es *(s. Abb. 42)*. Grünschwarze Beläge und Krater der Mandeln kennzeichnen die nekrotisierend-hämorrhagische Diphtherie. Am Hals fallen Lymphknotenschwellungen auf.

**Laborbefunde.** Ein Abstrich sichert die Diagnose.

**Differentialdiagnose**
Die Unterscheidung von anderen Anginaformen (Agranulozytose, Pfeiffer-Drüsenfieber) kann schwierig sein.

**Therapie**
Die frühzeitige Gabe von **Diphtherie-Antiserum** und einem Breitspektrum-**Antibiotikum** ist sehr wichtig. Die Patienten müssen **isoliert** werden.
Bei Dyspnoe ist eine **Koniotomie** oder Tracheotomie indiziert.

**Prognose**
Bei ungünstigen Verlaufsformen führt die Erkrankung zum Tode.

## 5.3.8 Weitere Formen der Angina tonsillaris

- **Angina retronasalis.** Bei der retronasalen Angina ist die Rachenmandel akut entzündet (**Adenoiditis**). Dabei können begleitend Nackenlymphknotenschwellungen auftreten.

- **Angina lingualis.** Bei dieser selteneren Angina der **Zungengrundtonsille** kann es zur Ausbildung eines Abszesses am Zungengrund mit Ödem am Larynxeingang *(siehe Abbildung 43)* und erheblicher Atemnot kommen (s. a. Mundbodenphlegmone).

- **Angina agranulocytotica.** Bei Agranulozytose kann es zum Auftreten von schmutziggrauen Nekrosen auf den Mandeln kommen, verbunden mit starkem Mundgeruch. Lymphknotenschwellungen bestehen nicht. Die Veränderung kommt auch bei granulozytopenischen Hämopathien vor.
Die Diagnose wird durch das Blutbild gesichert.

- **Angina scarlatinosa (Scharlachangina).** Als Initialsymptom des Scharlachs tritt eine dunkelrote Verfärbung der Gaumenmandeln und des übrigen Rachenringes auf. Erreger des Scharlachs sind beta-hämolysierende Streptokokken der Gruppe A. Die Gabe von Penizillin ist das Mittel der Wahl *(siehe Abbildung 44 a, b).*

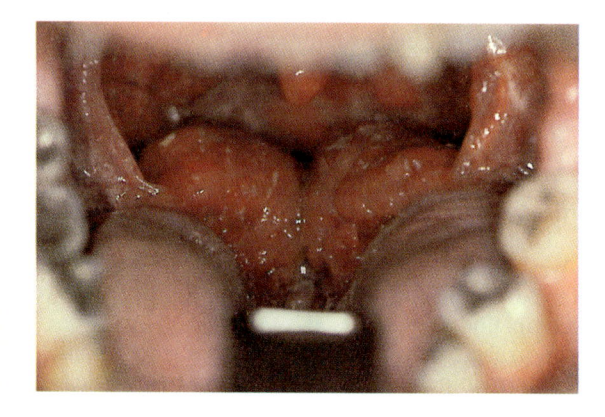

Abb. 43: Zungengrundtonsillitis

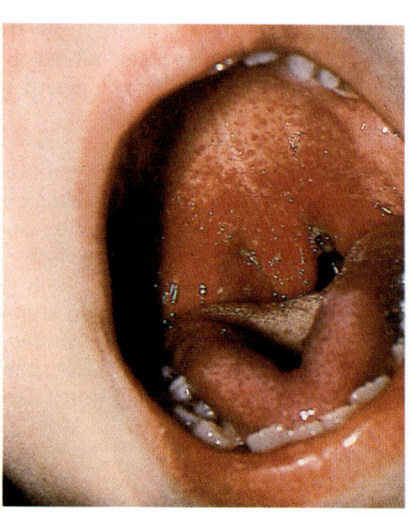

a Tiefrote Verfärbung von Gaumen und Tonsillen
b Scharlachzunge 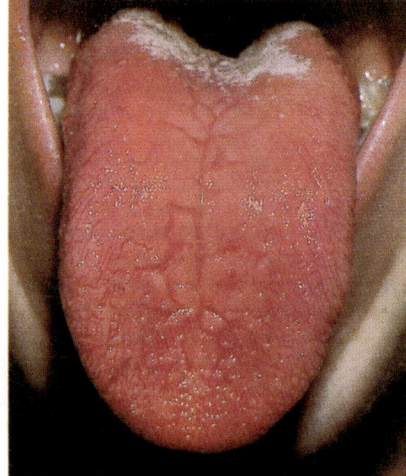
Abb. 44 a, b: Scharlach

## 5.4 Komplikationen der akuten Tonsillitis

### 5.4.1 Peritonsillarabszeß

**Definition.** Fast immer einseitige, eitrige peritonsilläre Einschmelzung im Gefolge einer bakteriellen Entzündung.

**Ätiologie und Pathogenese.** Die Erkrankung tritt bevorzugt zwischen dem 20. und 40. Lebensjahr auf. Es handelt sich um eine bakterielle Entzündung des Bindegewebes, vor allem der oberen Mandelbucht zwischen Tonsillenkapsel und Fascia pharyngea des M. constrictor pharyngis, die zunächst als **Peritonsillitis** beginnt.

Sie kann (muß nicht) im Zusammenhang einer Exazerbation einer chronischen Tonsillitis oder im Gefolge einer akuten Gaumenmandelentzündung auftreten.

Die Entzündung geht in den Peritonsillarabszeß oder – seltener – in eine peritonsilläre Phlegmone über (siehe Synopsis 9).

Erreger sind meist Streptokokken, Staphylokokken, Haemophilus influenzae oder Branhamella-Arten.

**Klinik.** Gelegentlich treten die Krankheitszeichen einige Tage nach einer banalen Angina lacunaris oder follicularis auf. Die Patienten bemerken **starke, einseitige Schmerzen beim Schlucken**, die als Stiche in das Ohr ausstrahlen. Die Sprache wird kloßig, die Mundöffnung und die Nahrungsaufnahme sind zunehmend schmerzhaft behindert. Die Körpertemperatur steigt an. Es besteht ein starkes Krankheitsgefühl.

**Diagnostik**
**Klinische Untersuchungsbefunde.** Die Untersuchung von Mundhöhle und Oropharynx kann wegen ausgeprägter **Kieferklemme** erschwert sein. Typisch sind eine Rötung und Schwellung mit **Vorwölbung des Gaumenbogens** der betroffenen Seite. Die Uvula ist typischerweise **ödematös** geschwollen und zur Gegenseite **verdrängt**.
Bei Palpation findet man erhebliche, schmerzhafte Schwellungen der Halslymphknoten der betroffenen Seite.
**Laborbefunde.** Die Blutkörperchensenkungsgeschwindigkeit ist erhöht. Im Blutbild besteht eine Leukozytose mit Linksverschiebung. Die Abstrichuntersuchung ergibt den Nachweis der Erreger.

**Differentialdiagnose.** Bei ausgeprägter Kieferklemme kann es schwierig sein, den typischen Befund zu erheben. Dann muß auch an eine dentogene oder eine von der Ohrspeicheldrüse ausgehende Entzündung sowie eine Mundbodenphlegmone gedacht werden. Auch ein **Tonsillenkarzinom** oder ein **malignes Lymphom** kann zu Verwechslungen führen.

**Therapie.** Solange eine **Peritonsillitis** ohne Einschmelzung vorliegt, ist ein Therapieversuch mit intravenös gegebenem Antibiotikum (Penizillin oder z. B. Ampicillin mit Sulbactam) gerechtfertigt. Zusätzlich läßt man mit desinfizierenden Lösungen gurgeln.

Läßt sich die Erkrankung konservativ nicht beeinflussen, oder zeigt sich das Vollbild des Peritonsillarabszesses, dann ist die chirurgische Therapie indiziert. Sie besteht in der **Abszeßtonsillektomie**, d.h. der Entfernung der Mandeln bei bestehendem Abszeß (»heiße« Tonsillektomie, »à chaud«).

In Ausnahmefällen (z.B. bei Ablehnung der Operation durch den Patienten oder bei bestehenden Kontraindikationen gegen eine Narkose) kann auch die Abszeßspaltung gewählt werden. Dabei wird der Gaumenbogen im Bereich der maximalen Vorwölbung inzidiert, der Eiter wird abgesaugt. Diese Behandlung erfordert das wiederholte Nachspreizen der Inzisionsöffnung, um noch verbliebenen Eiter aus der Abszeßhöhle zu gewinnen.

## Synopsis 9: Peritonsillarabszeß

verdrängte Uvula — durch Abszeß vorgewölbter Gaumenbogen

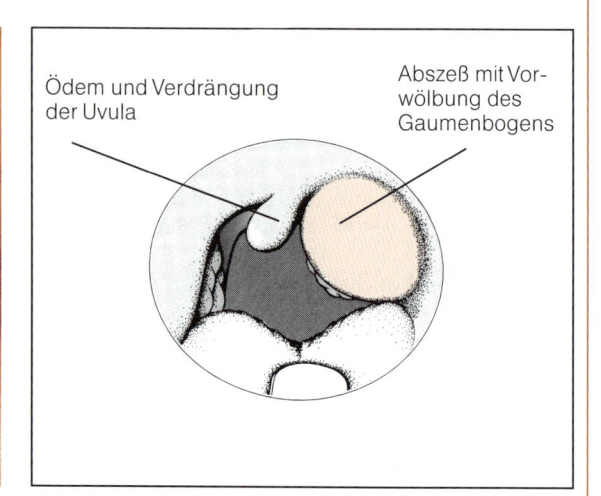

**a** Enoraler Befund

Ödem und Verdrängung der Uvula — Abszeß mit Vorwölbung des Gaumenbogens

**b** Grafische Darstellung des enoralen Befundes

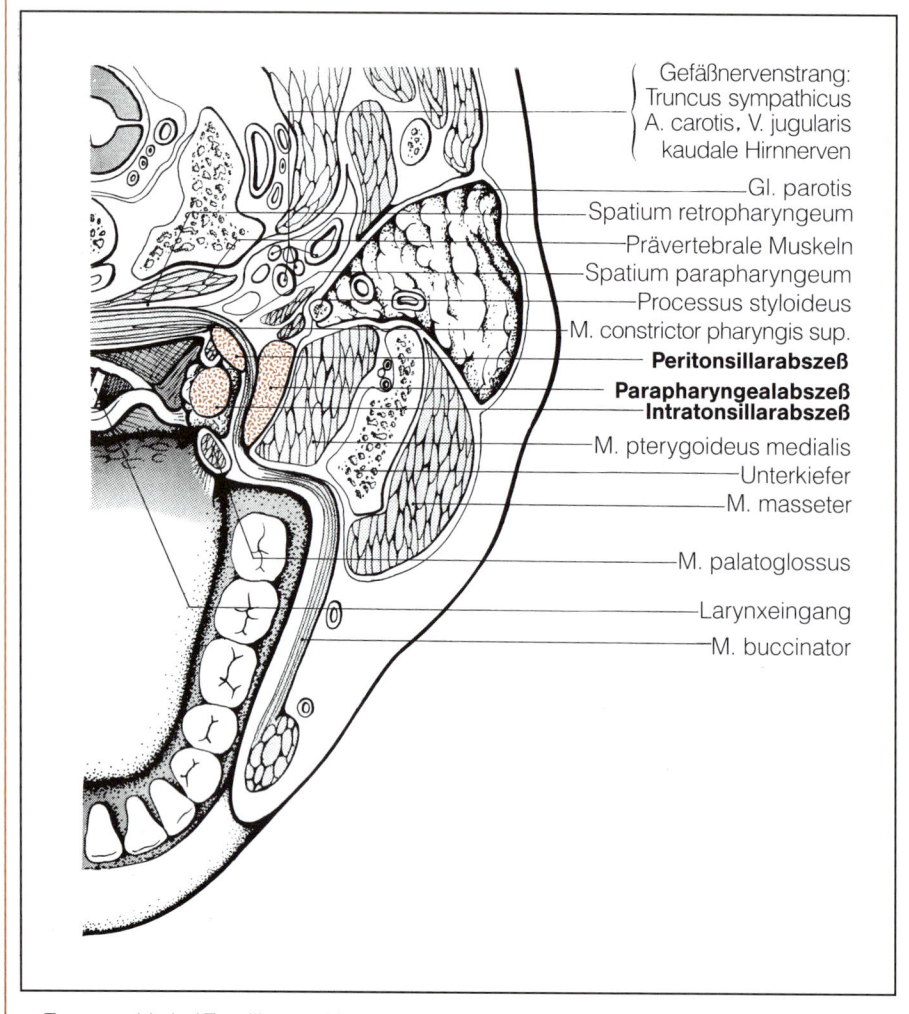

Gefäßnervenstrang:
Truncus sympathicus
A. carotis, V. jugularis
kaudale Hirnnerven
— Gl. parotis
— Spatium retropharyngeum
— Prävertebrale Muskeln
— Spatium parapharyngeum
— Processus styloideus
— M. constrictor pharyngis sup.
— **Peritonsillarabszeß**
— **Parapharyngealabszeß**
— **Intratonsillarabszeß**
— M. pterygoideus medialis
— Unterkiefer
— M. masseter
— M. palatoglossus
— Larynxeingang
— M. buccinator

**c** Topographie bei Tonsillar- und Parapharyngealabszessen

*Prognose.* Ein nicht adäquat behandelter Peritonsillarabszeß kann spontan durch den weichen Gaumen brechen.

Gefährlicher ist die Bildung eines parapharyngealen **Senkungsabszesses** mit der Ausbildung eines lebensbedrohlichen **Mediastinalempyems**. Entzündliche und ödematöse Mitbeteiligung des Larynxeingangs kann zu bedrohlichen Atemnotzuständen führen. Eine Ausbreitung der Entzündung in die Gefäßscheide des Halses kann eine **Thrombophlebitis der Vena jugularis interna** auslösen, von der eine **Sepsis** ausgehen kann.

Die Abszeßtonsillektomie unterbricht den Krankheitsverlauf und die Entwicklung eventueller Komplikationen. Die Patienten verspüren nach dem Eingriff meist eine deutliche Linderung ihrer Beschwerden, darüber hinaus kann es dann auch nicht mehr zu Rezidiven kommen.

**Prognose**
Der Abszeß kann spontan aufbrechen.
Bedrohlich sind parapharyngeale **Senkungsabszesse**, die zum **Mediastinalempyem** führen können, oder eine **Thrombophlebitis der V. jugularis** mit **Sepsis**.

Die Abszeßtonsillektomie unterbricht den Krankheitsverlauf erfolgreich.

K *Der klinische Fall.* Eine Woche nach Beginn einer vom Hausarzt festgestellten Angina lacunaris stellt sich ein 33jähriger Bauarbeiter mit erneut angestiegenem Fieber, starken, vor allem rechtsseitigen, ins Ohr ausstrahlenden Schluckschmerzen und Dysphagie vor. Die Anamneseerhebung ist durch einen deutlich reduzierten Allgemeinzustand und eine kloßige Sprache erschwert. Der Hausarzt hatte bereits Penizillin verordnet, was der Patient jedoch nach 3 Tagen wegen fast vollständiger Beschwerdefreiheit von sich aus abgesetzt hatte.
Die Untersuchung ergibt jetzt neben einer deutlichen Kieferklemme, die die Inspektion der Mundhöhle erschwert, eine erhebliche Rötung und Schwellung nicht nur der Tonsillen, sondern auch des rechten Gaumenbogens, der vorgewölbt ist. Die Uvula ist nach links verdrängt und derart geschwollen, daß sie den Isthmus faucium fast vollständig verlegt. Die Halslymphknoten sind rechts deutlicher als links angeschwollen.
Bei der Probepunktion des rechten peritonsillären Gewebes am Maximum der Gaumenbogenvorwölbung läßt sich Eiter aspirieren. Noch am selben Tag wird deshalb die Abszeßtonsillektomie durchgeführt. Außerdem erfolgt eine hochdosierte intravenöse Antibiotikatherapie.
Bereits am ersten postoperativen Tag zeigt sich der Patient bezüglich der Schmerzsymptomatik und bezüglich des allgemeinen Befindens deutlich gebessert. Im Abstrichergebnis der Abszeßflüssigkeit werden Streptokokken nachgewiesen, weshalb die Antibiotikatherapie insgesamt 7 Tage fortgesetzt wird.
**Diagnose:** Peritonsillarabszeß rechts.

## 5.4.2 Retropharyngealabszeß

**Definition.** Eitrige Einschmelzung zwischen Rachenschleimhaut und prävertebraler Faszie.

◀ **Definition**

**Ätiologie und Pathogenese.** Der Retropharyngealabszeß entsteht tonsillogen durch Ausbreitung einer phlegmonösen Entzündung in den Retropharyngealraum oder nach Einschmelzung eines retropharyngealen Lymphknotens. Erreger sind beta-hämolysierende Streptokokken, Pneumokokken, Staphylokokken u. a.

Davon abzugrenzen sind »kalte« retropharyngeale Senkungsabszesse bei tuberkulöser Halswirbelkörperkaries, die mit einer Destruktion der Halswirbelsäule einhergeht. Beide Formen der Erkrankung sind selten. Der »heiße« Retropharyngealabszeß kommt etwas häufiger bei Kindern bis zum dritten Lebensjahr vor.

**Ätiologie und Pathogenese**
Retropharyngealabszesse entstehen tonsillogen oder durch Einschmelzung von Lymphknoten.

Davon sind »kalte« Senkungsabszesse bei tuberkulöser Halswirbelkörperkaries zu unterscheiden.

**Klinik.** Bei hohem Fieber und starker Beeinträchtigung des Allgemeinzustandes können eine Schonhaltung des Kopfes und Schluckstörungen mit Kloß- und Druckgefühl im Hals sowie Reizhusten auftreten.

**Klinik**
Hohes Fieber, Schonhaltung des Kopfes und Dysphagie sind typisch.

**Diagnostik**
**Klinische Untersuchungsbefunde.** Bei der Inspektion des Oropharynx sieht man eine mehr oder weniger fluktuierende, weiche, ballonartige Vorwölbung der Rachenhinterwand. Bei einem tuberkulösen Senkungsabszeß mit Karies der Halswirbelkörper kann durch Druck auf den Kopf ein Stauchungsschmerz ausgelöst werden.
Die Palpation des Halses läßt regionale Lymphknotenschwellungen erkennen.
**Laborbefunde.** Beim tonsillogenen Abszeß findet man eine Leukozytose mit Linksverschiebung und eine deutliche Erhöhung der Blutkörperchensenkungs-

**Diagnostik**
**Klinische Untersuchungsbefunde.**
Die Rachenhinterwand ist vorgewölbt. Bei tuberkulösem Senkungsabszeß kann durch Druck auf den Kopf ein Stauchungsschmerz ausgelöst werden. Am Hals sind Lymphknoten tastbar.
**Laborbefunde.** Leukozytose und BSG-Beschleunigung.

geschwindigkeit. Bei kalten Abszessen sind die Blutuntersuchungen eher uncharakteristisch.

Im Abstrich bzw. der Kultur werden die Erreger nachgewiesen.

**Bildgebende Diagnostik.** In der Röntgenaufnahme des Halses sieht man bei seitlicher Projektion die Verbreiterung des prävertebralen Raumes, im Falle eines kalten Abszesses auch Destruktionen von Halswirbelkörpern.

Eine bessere Darstellung der Ausdehnung des Prozesses ergibt sich im Computertomogramm.

**Invasive Diagnostik.** Die Punktion des Prozesses zur Gewinnung eines Abstriches aus dem Eiter ist sicherer »am hängenden Kopf« (Vorgehen durch den Mund bei Rückenlage des Patienten mit rekliniertem Kopf) durchzuführen, um die Gefahr der Aspiration des austretenden Eiters zu verringern.

*Differentialdiagnose.* Der Befund ist von einem Peritonsillar- bzw. Parapharyngealabszeß und retropharyngealen Tumoren zu unterscheiden.

*Therapie.* Unter intravenöser Gabe eines Breitbandantibiotikums wird ein retropharyngealer Abszeß eröffnet. Umschriebene, gut lokalisierte Abszesse können transoral gespalten werden. Größere Einschmelzungen müssen über einen äußeren Zugang vom Hals aus breit freigelegt werden.

*Prognose.* Bei rechtzeitiger, adäquater Therapie heilt die Erkrankung folgenlos aus.

## 5.4.3 Tonsillogene Sepsis

Synonym: Sepsis nach Angina

> **Definition.** Ausbreitung bakterieller Erreger auf dem Blutweg, ausgehend von einer Mandelentzündung.

*Ätiologie und Pathogenese.* Nach Angina tonsillaris können Bakterien hämatogen oder lymphogen zur Vena jugularis transportiert werden, wo sie eine Thrombophlebitis hervorrufen. Diese Venenentzündung kann auch Folge einer phlegmonösen Ausbreitung der Tonsillitis bis zum Spatium parapharyngeum sein. Erreger sind beta-hämolysierende Streptokokken, Pseudomonas oder andere. Ausgehend von der Jugularvenenthrombose kommt es dann zur Aussaat der Erreger auf dem Blutweg. Im späteren Verlauf sind Milzschwellung und septische Metastasen in Lunge, Leber und Haut möglich.

*Klinik.* Zu den Zeichen der akuten Tonsillitis kommt starke Abgeschlagenheit mit zunehmend septischen Fieberschüben und Schüttelfrost. Der Allgemeinzustand ist stark reduziert.

*Diagnostik*

**Klinische Untersuchungsbefunde.** Bei der Untersuchung des Oropharynx erkennt man die Zeichen einer Tonsillitis. Zusätzlich können eine Kieferklemme und eine schmerzhafte Einschränkung der Bewegung im Halsbereich bestehen. Bei Palpation des Halses finden sich stark schmerzhafte Halslymphknoten bzw. – bei Vorliegen einer Thrombophlebitis der Vena jugularis – ein derber, **schmerzhafter Strang** in Höhe des M. sternocleidomastoideus.

Im (Farb-)Dopplersonogramm der Halsgefäße kann eine Jugularvenenthrombose dargestellt werden.

**Laborbefunde.** Die Blutkörperchensenkungsgeschwindigkeit ist stark erhöht, ferner besteht Leukozytose mit Linksverschiebung. Der Abstrich von den Tonsillen dient dem Erregernachweis. In der Blutkultur (Entnahme am besten während des Fieberschubes beim Schüttelfrost) werden die Sepsiserreger bestimmt.

Zusätzlich sollte eine internistische und erforderlichenfalls neurologische Konsiliaruntersuchung erfolgen.

## 5.5 Chronische Tonsillitis

*Differentialdiagnose.* Die Sepsis kann auch durch eine andere Infektionsquelle hervorgerufen sein. Eine Halsphlegmone oder eine in den M. sternocleidomastoideus absteigende Mastoiditis (Bezold-Mastoiditis) sind auszuschließen.

*Therapie.* Bis zum Erregernachweis wird hochdosiert mit intravenös gegebenem Penizillin oder Breitbandantibiotika therapiert. Darüber hinaus sind die Tonsillektomie und, im Falle einer Jugularvenenthrombose, die Ligatur und Resektion der thrombotischen Vena jugularis interna indiziert.

Bei phlegmonöser Entzündung in den Halsweichteilen werden diese breit eröffnet.

*Prognose.* Bei adäquater Therapie ist das Krankheitsbild gut beherrschbar und heilt folgenlos aus.

### 5.5 Chronische Tonsillitis

> *Definition.* Chronische Entzündung der Gaumenmandeln in Anwesenheit von Bakterien, häufig in Form rezidivierend eitriger Anginen, aber auch mit persistierend uncharakteristischer Symptomatik.

*Epidemiologie.* Die chronische Tonsillitis ist eine der am häufigsten diagnostizierten Erkrankungen im Hals-Nasen-Ohrenbereich. Erreger sind – sofern nachweisbar – meist beta-hämolysierende Streptokokken der Gruppe A.

*Ätiologie und Pathogenese.* Die chronische Entzündung spielt sich im Parenchym, im peritonsillären Gewebe und in den Tonsillenkrypten ab. Es bildet sich in den Krypten Detritus aus Bakterienprodukten, Epithelien und Zellabbaufragmenten, der seinerseits die Entzündung unterhält.

Zunehmende Vernarbung der Mandeln mit fortschreitender Zerklüftung verstärkt das pathologische Geschehen.

Die persistierende Anwesenheit der Bakterien kann die Mandeln zu einem Herd (Fokus) für an anderen Stellen des Organismus auftretende Entzündungen oder entzündliche Reaktionen werden lassen. Dabei spielt pathogenetisch die Tatsache eine Rolle, daß es zur Bildung von Antigen-Antikörper-Komplexen im Zusammenhang mit der Streptokokkeninfektion kommt, die andernorts hyperergische Reaktionen hervorrufen können.

Die bedeutendsten Erkrankungen, die einer chronischen Streptokokkentonsillitis zugeordnet werden, sind neben dem rheumatischen Fieber der akute fieberhafte Gelenkrheumatismus, bestimmte Formen der Glomerulonephritis, Endo- und Myokarditis und die Pustulosis palmaris et plantaris.

*Klinik.* Die chronische Tonsillitis kann sich einerseits durch häufig wiederkehrende eitrige Anginen bemerkbar machen, die jeweils das typische Bild der akuten Tonsillitis bieten, aber nicht selten ungewöhnlich protrahiert verlaufen. Andererseits können uncharakteristische Krankheitszeichen vorherrschen, zuweilen auch mit Phasen der Beschwerdefreiheit. Dann dominieren ständige Schluckbeschwerden und »Kratzen im Hals«. Manchmal ist ein Mundgeruch nachzuweisen. Manche Patienten haben Halslymphknotenschwellungen und subfebrile Temperaturen. Im Fall der durch einen Tonsillenfokus ausgelösten Erkrankungen anderer Organe steht deren Symptomatik im Vordergrund.

*Diagnostik*

**Untersuchungsbefunde.** Bei der Spiegeluntersuchung findet man meist narbige, mit der Unterlage verwachsene und durch Spateldruck nicht »luxierbare« Tonsillen (das heißt, daß sie aus der Mandelloge nicht herausgedrückt werden können), manchmal mit umgebender Rötung. Aus den Krypten kann flüssiges Sekret oder feste, krümelige Detritusmasse ausgepreßt werden. Die Mandeln erscheinen in den meisten Fällen nicht vergrößert, sondern eher narbig atrophiert *(siehe Abbildung 45a)*. Es gibt aber auch eine chronisch hyperplastische Form *(Abbildung 45b)*.

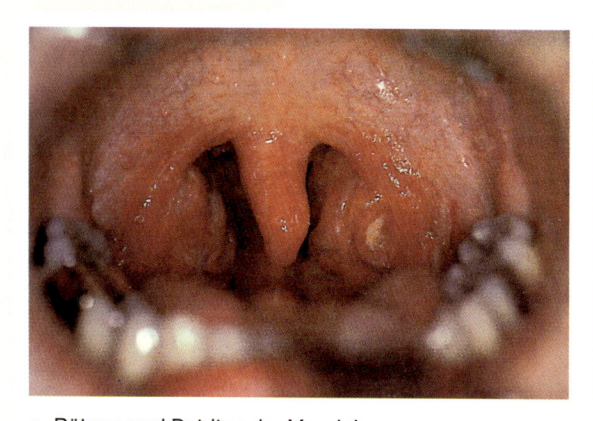

**a** Rötung und Detritus der Mandeln

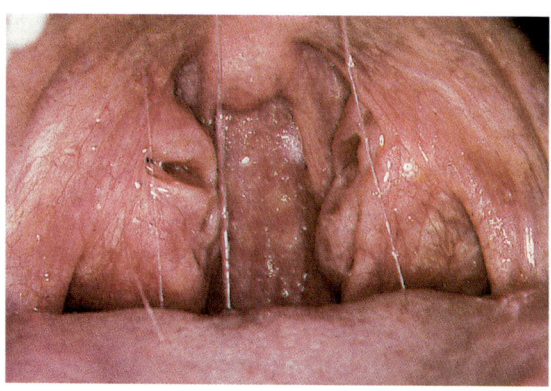

**b** Chronisch hyperplastische Tonsillitis

**Abb. 45: Formen der chronischen Tonsillitis**

**Laborbefunde.** Leukozyten und BSG sind eher unauffällig.

Antistreptolysintiter über 400.

Im Abstrich sind die Erreger nachweisbar.

**Differentialdiagnose**
Chronische **Pharyngitis** und **Seitenstrangangina** sind auszuschließen, im Zweifelsfall durch Untersuchung im Akutstadium.

**Therapie**
Akute Zustände werden konservativ behandelt. Im übrigen ist die **Tonsillektomie** die Therapie der Wahl (s. Abb. 46 a, b). Die Indikation zur Operation wird je nach Schweregrad der Erkrankung gestellt.

**Laborbefunde.** Im Blut findet man gelegentlich eine leichte Leukozytose bzw. Linksverschiebung. Die Blutkörperchensenkungsgeschwindigkeit kann geringfügig erhöht sein.

Die Bestimmung des Antistreptolysintiters ist verwertbar, wenn der Wert über 400 ansteigt.

Im Abstrich aus den Tonsillenkrypten können typischerweise beta-hämolysierende Streptokokken der Gruppe A nachgewiesen werden.

***Differentialdiagnose.*** Verwechslungen mit chronischer **Pharyngitis** und rezidivierender **Seitenstrangangina** sind möglich, wenn die Schleimhäute der Rachenwand mitreagieren.

Ist der Lokalbefund im entzündungsfreien Intervall nur wenig auffällig und berichten die Patienten über die Symptome rezidivierender Angina, so sollte durch Inspektion im Akutstadium ausgeschlossen werden, daß es sich um eine rezidivierende Seitenstrangangina handelt.

***Therapie.*** Nur akute Exazerbationen sind einer konservativen Therapie zugänglich. Die chronische Tonsillitis als solche läßt sich nur durch die Entfernung der Mandeln **(Tonsillektomie,** *siehe Abbildungen 46a, b)* behandeln.

Ausschlaggebend für die Operationsindikation ist einerseits das Ausmaß der subjektiven Belastung des Patienten, andererseits aber auch, ob die Tonsillen als Fokus für andere Entzündungen angesehen werden. Darüber hinaus wird im allgemeinen bei mehr als drei fieberhaften Anginen im Jahr die Indikation zur Tonsillektomie gestellt.

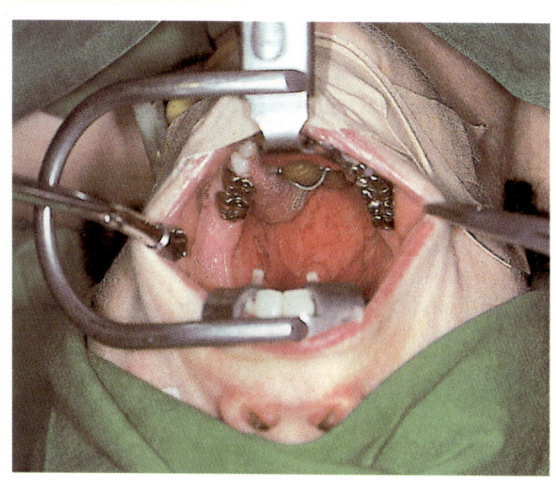

**a** Situation intraoperativ nach Einsetzen des Mundsperrers;

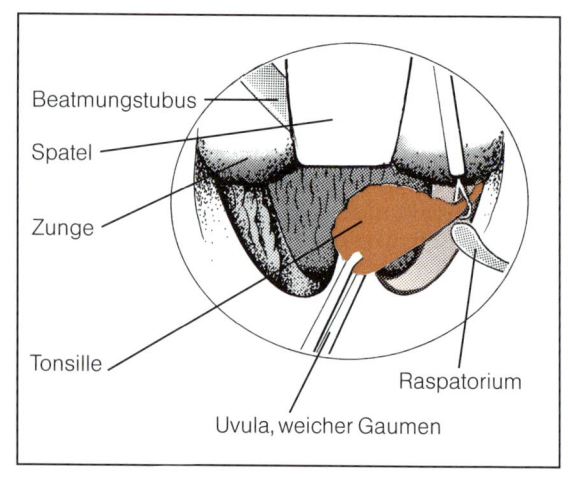

**b** Grafische Erläuterung mit Abschlingung der Mandel

**Abb. 46: Tonsillektomie**

## 5.6.1 Gutartige Tumoren

**Prognose.** Die chronische Mandelentzündung kann als über Jahre bestehende Erkrankung eine deutliche Beeinträchtigung des Allgemeinbefindens unterhalten.

Vor allem in den Fällen, bei denen rezidivierend fieberhafte Anginen im Vordergrund standen, führt die Tonsillektomie klinisch zur einer abrupten Verbesserung des Gesamtzustands.

Eine Ausheilung der fokal bedingten Erkrankungen anderer Organe kann indes nicht regelmäßig erwartet werden.

In einem kleinen Prozentsatz der Fälle kommt es nach Tonsillektomie zu einem etwas häufigeren Auftreten von Seitenstranganginen.

Da Nasenatmungsbehinderungen jeder Ursache wegen der erzwungenen Mundatmung Rachenentzündungen fördern, sollten – ergänzend zur Tonsillektomie – die entsprechenden nasalen Behinderungen gegebenenfalls chirurgisch korrigiert werden.

**Prognose**
Die Erkrankung kann zu permanenter Beeinträchtigung des Allgemeinbefindens führen.
Die Tonsillektomie ist oft segensreich.

In einigen Fällen verstärken sich nach Tonsillektomie Seitenstranganginen. Eine Nasenatmungsbehinderung sollte gegebenenfalls auch korrigiert werden.

**K** *Der klinische Fall.* Eine 44jährige Sekretärin wird wegen einer chronischen Urtikaria dermatologisch behandelt. Im Rahmen der Diagnostik wird sie auch HNO-ärztlich vorgestellt. Beschwerden im HNO-Bereich bestehen wechselnd ausgeprägt seit Jahren in Form von ca. fünfmal im Jahr auftretenden Halsentzündungen, mehr oder weniger stark ausgeprägtem Halskratzen, gelegentlichen Schluckbeschwerden, auch ohne Nahrungsaufnahme, außerdem sei manchmal Mundgeruch auffällig. Die Lymphknoten am Hals im Bereich des Kieferwinkels seien fast immer geschwollen.
Bei der Spiegeluntersuchung sieht man kleine, atrophe, schwer luxierbare Tonsillen mit gefurchter und vernarbter Oberfläche. Auf Spateldruck entleeren sich beiderseits aus den Krypten gelbliche Detritusmassen, die fötide riechen. Im Abstrichergebnis dieser Detritusmassen lassen sich beta-hämolysierende Streptokokken der Serogruppe A nachweisen. Der Antistreptolysintiter ist mit 300 allerdings nur schwach erhöht. Der Patientin wird zur Tonsillektomie geraten, die auch durchgeführt wird. Im Anschluß kommt es nicht nur zu einer Verbesserung des allgemeinen Zustands, sondern auch zu einer deutlichen Rückbildung des dermatologischen Krankheitsbildes.
**Diagnose:** Chronische Tonsillitis mit fokusbedingter chronischer Urtikaria.

## 5.6 Tumoren des Oropharynx

### 5.6.1 Gutartige Tumoren

Im Oropharynx findet man, wenn auch seltener, die gleichen gutartigen Tumoren, wie sie für die Mundhöhle beschrieben wurden *(siehe Abbildung 47)*.

Gelegentlich bilden sich auf einer Tonsille glattwandige **Zysten** harmloser Art. Bei rezidivierenden Infekten oder zum sicheren Ausschluß einer malignen Veränderung kann sich hierbei die Indikation zur Tonsillektomie ergeben *(siehe Abbildung 48)*.

### 5.6 Tumoren des Oropharynx

### 5.6.1 Gutartige Tumoren

Im Oropharynx findet man die gleichen gutartigen Tumoren wie in der Mundhöhle (s. Abb. 47).
Gelegentlich bilden sich auf einer Tonsille glattwandige **Zysten** (s. Abb. 48).

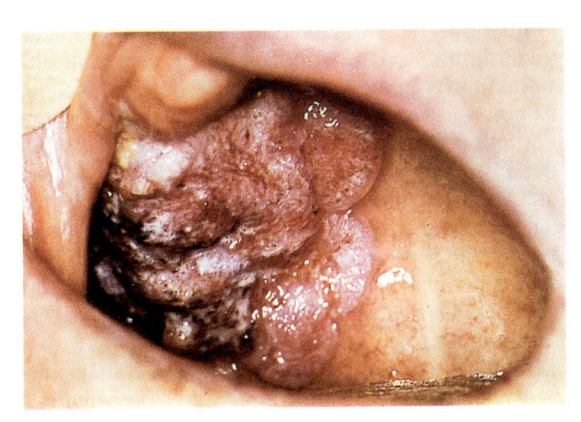

**Abb. 47: Papillomatose der Tonsillen und des Gaumens**

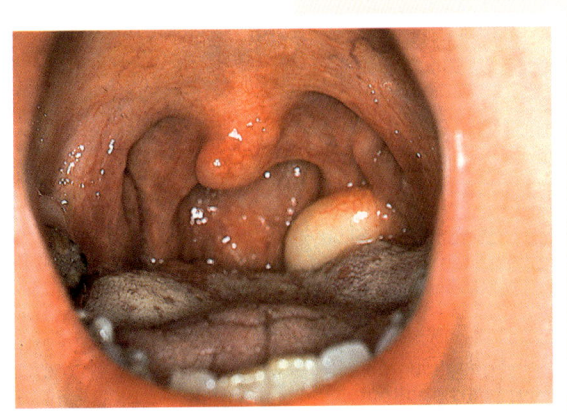

**Abb. 48: Tonsillenzyste**

### 5.6.2 Bösartige Tumoren

#### Tonsillenkarzinom

> **Definition.** Maligne, epitheliale Geschwülste, die von der Tonsille ausgehen.

**Epidemiologie.** Mehr als zwei Drittel aller Malignome der Tonsille sind Plattenepithelkarzinome. Die Häufigkeit von Tonsillenkarzinomen entspricht etwa der Häufigkeit von Mundboden- und Zungenkarzinomen der Mundhöhle. Die meisten Patienten sind zwischen 40 und 60 Jahre alt.

**Ätiologie und Pathogenese.** Als Kofaktoren bei der Entwicklung derartiger Karzinome gelten in erster Linie der Alkoholabusus, aber auch Rauchen, mangelhafte Mund- und Zahnhygiene sowie eine damit häufig verbundene pathologische Speichelzusammensetzung.

**Klinik.** Die meisten Patienten haben zum Zeitpunkt der Erstuntersuchung bereits mehr oder weniger ausgeprägte **Schmerzen** und eine deutliche Behinderung beim **Schlucken**. Eine **Kieferklemme**, rezidivierende Blutungen, **Foetor ex ore** und Sprechstörungen treten hinzu. Nicht selten ist eine regionale **Halslymphknotenmetastase** das erste auffallende Krankheitszeichen.

Von der Tonsillenregion ausgehende Schmerzen können ins Ohr ausstrahlen.

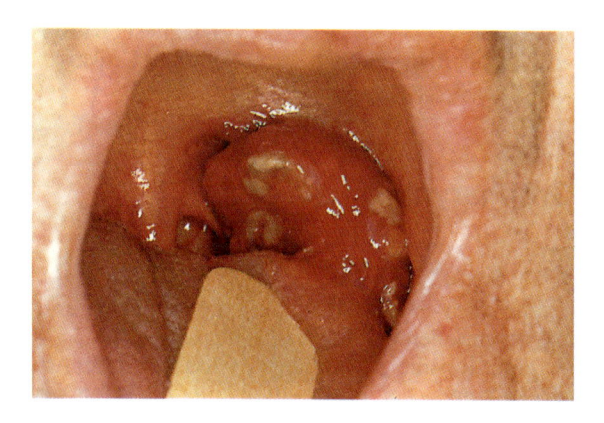

**Abb. 49: Tonsillen-Karzinom**

#### Diagnostik

**Klinische Untersuchungsbefunde.** Die **Inspektion** von Mundhöhle und Oropharynx zeigt den Tumor als meist exophytischen, partiell ulzerierten, bei Berührung leicht blutenden und infiltrierend die Umgebung destruierenden Prozeß *(siehe Abbildung 49)*. Häufig ist schon der Gaumenbogen erfaßt, eventuell die Uvula, die seitliche Pharynxwand und/oder die tonsillolinguale Furche bzw. der Zungenrand. Die **Palpation** ist eine wichtige Ergänzung der Inspektion, weil der tastende Finger die Tumorinduration und damit seine Ausdehnung oft besser erfassen kann. Meist reicht der Tastbefund über die sichtbare Veränderung hinaus in die Umgebung hinein. Dabei ist besonders darauf zu achten, ob der Tumor im Bereich des Zungengrundes die **Mittellinie** erreicht hat, weil ein solcher Befund die Therapiemöglichkeiten und Heilungsaussichten erheblich einschränkt. Ferner achtet man bei der Palpation darauf, ob der Prozeß den Kieferknochen erreicht hat und gegebenenfalls vielleicht schon fest mit ihm verbacken ist. Auch dies ist ein prognostisch ungünstiger Befund.

Sehr wichtig ist die gleichzeitige Mitbeurteilung der beidseitigen **Halslymphknoten**, weshalb immer eine Palpation der Halsweichteile zur Untersuchung gehört. Auch bei kleinen Primärtumoren können **beidseitige** Halslymphknotenmetastasen tastbar sein, während umgekehrt auch bei großen Tumoren Halslymphome fehlen können. Bei etwa zwei Drittel der Patienten findet man bei der ersten Untersuchung Halslymphome, bei etwa 15 % beidseitig.

## 5.6.2 Bösartige Tumoren

Die Spiegelung bzw. endoskopische Untersuchung von Nasopharynx und Hypopharynx sowie die Lupenlaryngoskopie dienen der weiteren Klärung der Tumorausdehnung. Bei der ersten klinischen Untersuchung sollten bei Tumorverdacht bereits Biopsien entnommen werden, um die Histologie frühzeitig zu sichern. Die weitergehende Diagnostik beinhaltet die **Panendoskopie** des oberen Aerodigestivtraktes in Narkose. Hierbei wird nicht nur – unterstützt durch weitere Probeentnahmen in verdächtigen Regionen – die **Tumorausdehnung** näher bestimmt, sondern es wird auch nach **Zweitkarzinomen** gefahndet, die in etwa 15% der Fälle erwartet werden müssen.

**Bildgebende Diagnostik.** Die **Computertomographie** der betroffenen Region einschließlich der Halsweichteile zeigt die Tumorausdehnung und Halslymphknotenmetastasen *(siehe Abbildung 50)*. Für spezielle Fragestellungen wird zusätzlich die **Kernspintomographie (MRT)** eingesetzt. Die Suche nach Halslymphknotenmetastasen kann auch mit dem **Ultraschall** erfolgen, ebenso wie die Abklärung von Fernmetastasen in der Leber (Oberbauchsonographie).

Die konventionelle Röntgenuntersuchung ist zum Ausschluß von Lungenmetastasen und als präoperative Narkosevorbereitung erforderlich.

Die Endoskopie von Nasopharynx und Hypopharynx sowie die Lupenlaryngoskopie klären die Tumorausdehnung. Bei der ersten Untersuchung sollte bereits die Histologie gesichert werden. Die Diagnostik beinhaltet die **Panendoskopie** zur Bestimmung der **Tumorausdehnung** und zur Fahndung nach **Zweitkarzinomen**.

**Bildgebende Diagnostik.** Die **CT** zeigt die Tumorausdehnung und Halslymphknotenmetastasen (s. Abb. 50). Für spezielle Fragestellungen wird die **MRT** eingesetzt. Die Suche nach Halslymphknotenmetastasen und die Abklärung von Fernmetastasen in der Leber kann auch mit dem **Ultraschall** erfolgen.

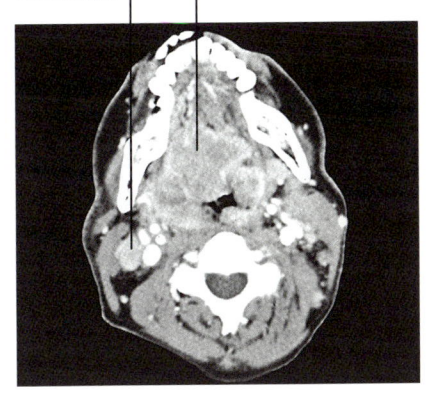

**Abb. 50:** Ausgedehntes Tonsillen-Karzinom im CT

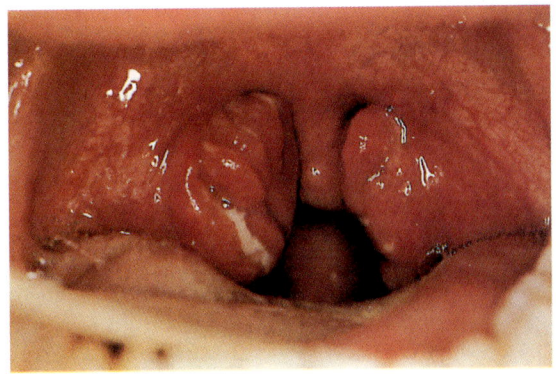

**Abb. 51:** Lymphombefall der Tonsillen

Die **TNM-Klassifikation** des Oropharynx entspricht der der Mundhöhle *(siehe Seite 409)*.

***Differentialdiagnose.*** Kleine, umschriebene Befunde können mit einer Angina Plaut-Vincent oder einem luetischen Prozeß verwechselt werden. Das Kaposi-Sarkom fällt durch seine bläulichrote Farbe auf. Gelegentlich wird ein Karzinom zunächst als Tonsillarabszeß fehlinterpretiert. Diese Verwechslung betrifft noch häufiger maligne Lymphome des Oropharynx, die weniger exulzeriert, sondern mehr als hyperplastischer Befund mit perifokaler Entzündung imponieren. Wird bei einer Probebiopsie eines karzinomverdächtigen Befundes oder nach Tonsillektomie die Diagnose eines **malignen Lymphoms** mitgeteilt, erfolgen die weitere Diagnostik und Therapie durch den Internisten bzw. Hämatologen *(siehe Abbildung 51)*.

***Therapie.*** Das therapeutische Vorgehen entspricht dem für die Mundhöhlenkarzinome *(Seite 409)*. Häufiger als bei Mundhöhlenkarzinomen ist bei einer Operation zur Erzielung eines übersichtlichen Zugangs zum Oropharynx die temporäre Spaltung des Unterkiefers angebracht.

***Prognose.*** Selbst kleine Karzinome sind mit einer Fünfjahresüberlebensrate von höchstens 60% nach maximaler chirurgischer und Strahlentherapie verbunden. Infiltration des Zungengrundes oder der übrigen Nachbarregionen kann die Heilungsaussichten auf unter 20% reduzieren.

**Differentialdiagnose**
Kleine Befunde können mit einer Angina Plaut-Vincent oder einem luetischen Prozeß verwechselt werden. Das Kaposi-Sarkom fällt durch seine bläulichrote Farbe auf. Gelegentlich wird ein Karzinom, häufiger noch ein **malignes Lymphom,** zunächst als Tonsillarabszeß fehlinterpretiert (s. Abb. 51).

**Therapie**
Das therapeutische Vorgehen entspricht dem für die Mundhöhlenkarzinome (S. 409).

**Prognose**
Fünfjahresüberlebensrate höchstens 60%.

**Der klinische Fall.** Ein 41jähriger Maurer wird in alkoholisiertem Zustand morgens um 10.00 Uhr mit oropharyngealer Blutung in der Ersten Hilfe eingeliefert. Da die Anamnese schwer erhebbar ist, berichten die beiden begleitenden Kollegen vom Bau. Die Blutung sei plötzlich aufgetreten, jedoch habe der Kollege schon öfter über blutigen Geschmack geklagt. Daneben sei ein übler Mundgeruch aufgefallen. In letzter Zeit sei der Patient auch nicht mehr so leistungsfähig gewesen.

Er rauche ca. 40 Zigaretten am Tag und trinke tagsüber mindestens 20 Flaschen Bier. Bei der Inspektion fallen eine Kieferklemme sowie ein überwiegend ulzeröser, exophytischer Tonsillenprozeß rechts auf, von dem auch die akute Blutung herrührt. Die Veränderungen haben den vorderen Gaumenbogen erfaßt, reichen medial knapp bis an die Uvula, lateral erscheint der Alveolarkamm frei; der Zungengrund rechts ist palpatorisch derb, die Mittellinie wird jedoch nicht überschritten. Am Hals äußerlich findet sich im Kieferwinkelbereich rechts ein im Durchmesser knapp zwei Zentimeter großer Lymphknoten. Der sonstige HNO-Spiegelbefund ist frei von tumorösen Veränderungen.

Nach erfolgter Blutstillung durch Kompression mit einem Tupfer wird der Patient später zur weiteren Diagnostik stationär aufgenommen, nachdem die gleichzeitig entnommene Probeexzision den histologischen Befund eines Plattenepithelkarzinoms ergeben hat. Die Panendoskopie und das Computertomogramm bestätigen die makroskopische Tumorausdehnung. Die Oberbauchsonographie und weitere Untersuchungen ergaben keinen Hinweis auf Fernmetastasen.

Die Operation wird im Sinne einer Tumortonsillektomie, Zungengrundresektion rechts und Neck dissection rechts mit Deckung des Defektes durch einen mikrovaskulär anastomosierten Unterarmlappen durchgeführt, darüber hinaus erfolgt eine postoperative Bestrahlung. In den Nachkontrollen ist der Patient eineinhalb Jahre lang tumorrezidivfrei.

**Diagnose:** Tonsillenkarzinom rechts ($T_2\ N_1\ M_0$).

# 6 Erkrankungen des Hypopharynx

## 6.1 Hypopharynxdivertikel

Synonyme: Zenker-Divertikel, zervikales Pulsionsdivertikel

> **Definition.** Aussackung von Mukosa und Submukosa des Hypopharynx durch eine Schwachstelle in der Muskulatur oberhalb des Ösophagusmundes.

**Epidemiologie.** Die Erkrankung tritt überwiegend im höheren Lebensalter auf, bevorzugt bei Männern.

**Ätiologie und Pathogenese.** Im Übergangsbereich von Pharynx- zu Ösophagusmuskulatur befindet sich in der Pars cricopharyngea des M. constrictor pharyngis inferior zwischen Pars obliqua und Pars fundiformis (»Killian-Schleudermuskel«) ein muskelschwaches oder muskelfreies Dreieck. Dies ist die Prädilektionsstelle für Zenker-Divertikel, bei denen es sich um **Pseudodivertikel** oder falsche Divertikel handelt, weil sie keine Muskelhülle besitzen. Als Kofaktor der Divertikelbildung nimmt man eine Koordinationsstörung der pharyngealen Propulsion an (»Pulsionsdivertikel«).

**Klinik.** Die Patienten klagen über postprandiales Fremdkörper- oder Globusgefühl im Hals und **Regurgitieren** von unverdauter Speise, eventuell auch schaumigem Speichel. Wenn sich beim Hinlegen Divertikelinhalt in den Kehlkopf entleert, kann **Hustenreiz** ausgelöst werden. Bei starker Größenzunahme kommt es zu zunehmenden Schluckstörungen (**Dysphagie**), wenn der Divertikelsack die Passage der Speise durch Druck auf den Ösophagus behindert. Dann kann sich auch der Allgemeinzustand des Patienten verschlechtern und **Gewichtsverlust** auftreten. Zu diesem Zeitpunkt sind die Divertikel meist jedoch schon sehr groß.

**Diagnostik.** Die Spiegeluntersuchung ist meist unauffällig. Gelegentlich kann bei der Laryngoskopie ein **Sekretspiegel im Sinus piriformis** auffallen.

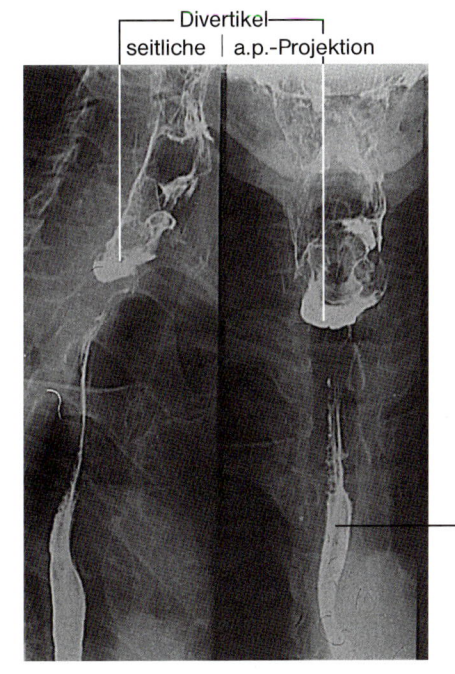

Abb. 52: Zenker-Divertikel im Hypopharyngogramm

Die **Röntgen-Kontrastdarstellung** von Hypopharynx und Ösophagus (Hypopharyngogramm) zeigt einen typischen radiologischen Befund. Die glattwandige Aussackung ist meist nach links gerichtet *(siehe Abbildung 52)*.

Bei der **Ösophagoskopie**, die in der Regel unmittelbar vor der geplanten operativen Behandlung erfolgt, wird das Divertikel mit seiner »Schwelle« (=Oberrand der Ösophaguswand, neben der sich das Divertikel nach kaudal entwickelt) dargestellt und inspiziert.

**Differentialdiagnose.** Alle mit Dysphagie einhergehenden Erkrankungen kommen differentialdiagnostisch in Betracht *(siehe Kapitel F 5)*. Dabei ist an gut- und bösartige Prozesse im Pharynx und Ösophagus, Refluxösophagitis, Globus nervosus und andere zu denken. Vor allem bei deutlichem Gewichtsverlust ist immer ein **Malignom** sicher auszuschließen.

**Therapie.** Meist wird die **Resektion** des Divertikels über einen Zugang vom äußeren Hals aus bevorzugt. Möglich ist aber auch die **endoskopische** Behandlung mit Laser-Durchtrennung der Divertikelschwelle.

**Prognose.** Die Patienten können über viele Jahre und auch bei großer Ausdehnung des Divertikels beschwerdefrei bleiben. Treten jedoch störende Symptome auf, ist die Operationsindikation gegeben. Rezidive sind bei korrekt durchgeführter Operation selten.

**Der klinische Fall.** Eine 69jährige Chirurgenwitwe beklagt seit ca. 1 Jahr eine zunehmende Dysphagie. Sie könne nach Anpassung ihrer neuen Prothese gut kauen. Das Schlucken selbst sei problemlos, allerdings bemerke sie beim weiteren Herunterrutschen des Bissens einen kurzfristigen Stopp hinter dem Brustbein. Sie müsse dann mehrfach nachschlucken, damit die Speisen weitertransportiert würden. Beim Mittagsschläfchen und abends sei gelegentlich ein Druckgefühl, mehr linksseitig, im Brustbereich sehr störend. Manchmal schmecke sie auch Speisen, die sie zuvor gegessen habe. Einen Gewichtsverlust habe sie nicht festgestellt.

Bei der HNO-ärztlichen Spiegeluntersuchung sind bis auf eine diskrete Prominenz der Postkrikoidregion keine Auffälligkeiten festzustellen.
Die Röntgen-Kontrastdarstellung in Form einer Hypopharyngo-Ösophagographie mit Videoaufzeichnung zeigt eine große, glattwandige Aussackung des Hypopharynx im Bereich des hypopharyngo-ösophagealen Überganges.
Nach daraufhin durchgeführter Resektion dieses Befundes über eine linkslaterale Kollotomie bleibt die Patientin bis ins hohe Alter beschwerdefrei.
**Diagnose:** Zenker-Divertikel.

## 6.2 Bösartige Tumoren des Hypopharynx

### 6.2.1 Hypopharynxkarzinom

> **Definition.** Maligner epithelialer Tumor (ausgehend vom Hypopharynx).

**Epidemiologie.** Die Erkrankung tritt überwiegend im fünften bis sechsten Lebensjahrzehnt auf. Männer sind achtmal häufiger betroffen als Frauen.

**Ätiologie und Pathogenese.** Als Kofaktoren der Entstehung gelten Alkohol, Rauchen und eine pathologische Speichelzusammensetzung, auch im Zusammenhang mit mangelhafter Mund- und Zahnhygiene. Nahezu alle Malignome des Hypopharynx sind Plattenepithelkarzinome. Die meisten gehen vom Sinus piriformis und der seitlichen Hypopharynxwand aus, nur 10 % von der Hinterwand bzw. der Postkrikoidregion.

**Klinik.** Typisches Symptom ist die **Dysphagie**, oft verbunden mit **Schmerzen** beim Schlucken, die in das Ohr ausstrahlen können. **Dysphonie** und **Dyspnoe** treten hinzu, je mehr der Larynx involviert ist. Oft fällt zuerst eine Schwellung am Kieferwinkel auf, die auf einer Halslymphknotenmetastase des Karzinoms beruht.

**Diagnostik.** Eine direkte Laryngoskopie (**Stützautoskopie**) und **Ösophagoskopie** in Narkose sind für die exakte Beurteilung der Tumorausdehnung unerläßlich *(siehe Synopsis 9)*.
Im übrigen werden – wie bei den Mundhöhlen- und Oropharynxkarzinomen – die Computertomographie, eventuell Kernspintomographie, Ultraschalldiagnostik und Knochenszintigraphie sowie die Röntgenuntersuchung des Thorax eingesetzt, um Tumorausdehnung, Halslymphknoten- und Fernmetastasen zu erfassen.
Entscheidende diagnostische Maßnahme ist immer die **frühe Probebiopsie** aus einem verdächtigen Bezirk.

## 6.2.1 Hypopharynxkarzinom

**Synopsis 9: Hypopharynx-Karzinome endoskopisch**

a Tumor der Hypopharynxhinterwand
b Fortgeschrittenes Hypopharynxkarzinom mit Ulzeration

**T-Klassifikation des Hypopharynx**
(zum TNM-System sowie zur N- und M-Klassifikation vgl. *Seite 116*)
$T_1$  Tumor auf einen Unterbezirk des Hypopharynx begrenzt.
$T_2$  Tumor infiltriert mehr als einen Unterbezirk des Hypopharynx oder einen benachbarten Bezirk, *ohne* Fixation des Hemilarynx.
$T_3$  Tumor infiltriert mehr als einen Unterbezirk des Hypopharynx oder einen benachbarten Bezirk, *mit* Fixation des Hemilarynx.
$T_4$  Tumor infiltriert Nachbarstrukturen wie Knorpel oder Weichteile des Halses.

**Stadiengruppierung**

| Stadium | T | N | M |
|---|---|---|---|
| Stadium 0 | $T_{is}$ | $N_0$ | $M_0$ |
| Stadium I | $T_1$ | $N_0$ | $M_0$ |
| Stadium II | $T_2$ | $N_0$ | $M_0$ |
| Stadium III | $T_3$ | $N_0$ | $M_0$ |
|  | $T_1$ | $N_1$ | $M_0$ |
|  | $T_2$ | $N_1$ | $M_0$ |
|  | $T_3$ | $N_1$ | $M_0$ |
| Stadium IV | $T_4$ | $N_0, N_1$ | $M_0$ |
|  | jedes T | $N_2, N_3$ | $M_0$ |
|  | jedes T | jedes N | $M_1$ |

***Differentialdiagnose.*** Nur selten spielt die differentialdiagnostische Abwägung zwischen einem steckengebliebenen **Fremdkörper** oder einer **Pilzerkrankung** des Hypopharynx eine Rolle.

Bei größeren Tumoren dieser Region kann unter Umständen nicht mehr sicher unterschieden werden, ob es sich um ein primäres Hypopharynx-, Larynx- oder Oropharynxkarzinom handelt.

***Therapie.*** Häufig lassen sich diese Tumoren operativ nur mit gleichzeitiger Entfernung des Kehlkopfs (Laryngektomie) beherrschen. Außer der chirurgischen Therapie (auch mit dem Laser) kommen ergänzend bzw. palliativ Bestrahlung und Chemotherapie in Betracht.

**Differentialdiagnose**
Nur selten spielt die differentialdiagnostische Abwägung gegen einen **Fremdkörper** oder eine **Pilzerkrankung** eine Rolle.

**Therapie**
Häufig lassen sich diese Tumoren operativ nur mit gleichzeitiger Laryngektomie beherrschen. Außerdem kommen Bestrahlung und Chemotherapie in Betracht.

Die Lymphabflußwege des Halses werden nach den Prinzipien mitbehandelt, wie sie für das Mundhöhlen- und Oropharynxkarzinom dargestellt sind.

Für die Rekonstruktion des Schluckweges nach ausgedehnten Tumorresektionen wird im allgemeinen die Verwendung gestielter Hautlappen, eines freien Dünndarmtransplantates (mit mikrogefäßchirurgischer Anastomosierung der versorgenden Gefäße) oder ein Hochzug des Magens erforderlich, der dann an den Pharynxstumpf angeschlossen wird.

Nicht mehr kurable Tumoren erfordern außer einer Tracheostomie in der Regel die palliative Aufrechterhaltung des Speiseweges durch Gastrostomie oder Witzel-Fistel bzw. besser die Versorgung mit einer Ernährungssonde (z.B. **p**erkutane **e**ndoskopische **G**astrostomie, **PEG**, *Synopsis 10*).

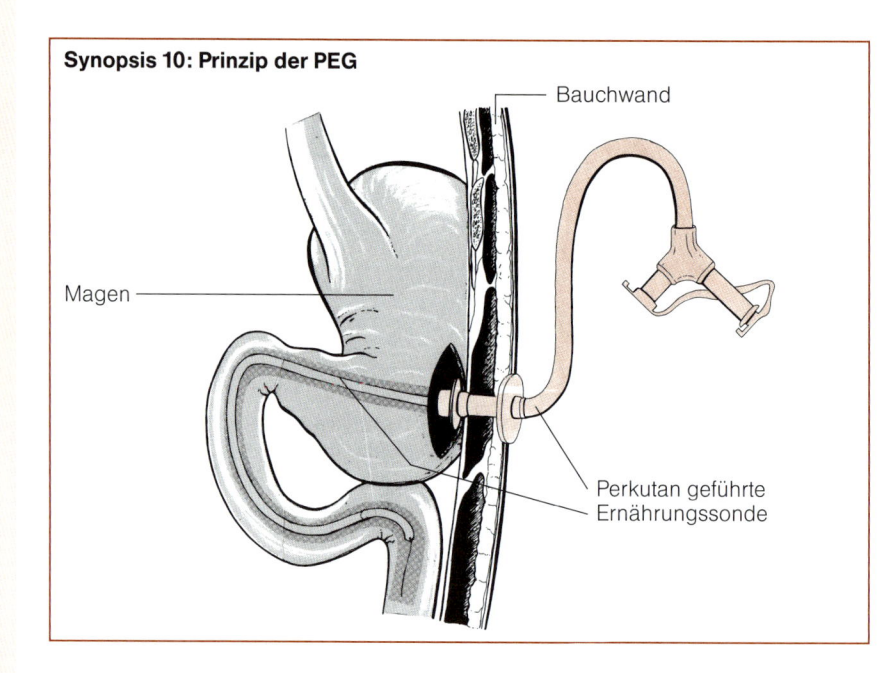

**Synopsis 10: Prinzip der PEG**

- Bauchwand
- Magen
- Perkutan geführte Ernährungssonde

**Prognose.** Die Prognose dieser Karzinome ist ausgesprochen schlecht, weil sie meist zum Zeitpunkt der Diagnosestellung schon groß sind und früh Metastasen setzen. Selbst kleinere Hypopharynxkarzinome mit Halslymphknotenmetastasen gehen mit einer Fünfjahresüberlebensrate von nur 30%, $T_3$-Karzinome mit einer Fünfjahresüberlebensrate von 20% einher.

# 7 Schlafapnoe-Syndrom

*W. Pirsig*

**Definition.** Man unterscheidet zwei große Gruppen **schlafbezogener** Atemstörungen (**SAS**): mit und ohne Obstruktion der oberen Atemwege. Zur letzten Gruppe gehören die primär und sekundär alveoläre Hypoventilation, die zentrale Apnoe und das asynchrone Atmen.
Bei partieller Obstruktion der oberen Atemwege spricht man vom obstruktiven **Schnarchen**, bei kompletter Obstruktion (Okklusion) der oberen Atemwege von **obstruktiver Schlafapnoe**. Da bei beiden Formen Schnarchen zum Leitsymptom gehört, spricht man auch von **Rhonchopathien** (Rhonchi = Rasselgeräusche).
Die ausgeprägteste Krankheitsform der obstruktiven Schlafapnoe ist das **Pickwick-Syndrom**. Die Bezeichnung SAS schließt drei unterschiedliche Episoden einer gestörten Atmung ein: Apnoen, Hypopnoen und Sauerstoffentsättigungen. Kriterien des klinisch relevanten Schlafapnoe-Syndroms sind: mehr als 10 Apnoe-plus-Hypopnoe-Episoden pro Stunde Schlaf und die Tagesmüdigkeit.
Eine **Apnoe** (Atempause) im Erwachsenenalter wird als völliges Sistieren des Atemstromes an Nase und Mund für mindestens 10 Sekunden definiert. Eine **Hypopnoe** wird meistens als 50 %ige oder größere Einschränkung des Atemstromes und/oder der thorakoabdominalen Bewegung für 10 Sekunden oder länger definiert, die mit einem **Sauerstoffsättigungsabfall** im arteriellen Blut um 4 % oder mehr assoziiert ist.

Quantifiziert werden diese Episoden einer gestörten Atmung durch Indizes, welche ihre Anzahl pro Stunde Schlaf angeben: »**Apnoe-Index**« (AI), »**Hypopnoe-Index**« (HI), »**Apnoe-plus-Hypopnoe-Index**« (AHI, engl. RDI) und »**Oxygendesaturation-Index**« (ODI). Diese Definitionen sind in Variationen üblich, historisch geprägt und somit willkürlich. Auch fehlt bis heute die Definition, bei welchem Ausmaß eine schlafbezogene Atemstörung pathogen ist und in welche Schweregrade sich die SAS einteilen lassen. Eine gewisse Anzahl von Episoden gestörter Respiration ist nämlich physiologisch, wird überwiegend in der Einschlafphase und im REM-Schlaf gesehen und nimmt mit dem Alter zu.

Drei Apnoemuster werden unterschieden *(Abbildung 53)*: die **zentrale**, die **obstruktive** und die **gemischte Apnoe**. Bei der **zentralen Apnoe** unterbleibt die Aktivierung aller an der Atmung beteiligten Muskeln, so daß der Luftstrom an Mund und Nase sistiert. Bei der **obstruktiven Apnoe** sistiert der Luftstrom an Nase und Mund, obwohl die Atembewegungen durch die Brustkorb- und Bauchmuskeln fortgesetzt werden. Da die dilatierende Muskulatur des oberen Luftweges gleichzeitig partiell erschlafft, kommt es im Oropharynx zur Obstruktion der Atemwege. Die **gemischte Apnoe** ist eine Kombination von zentraler und obstruktiver Apnoe und wird am häufigsten registriert.

**Leitsymptom** einer schlafbezogenen Atemstörung ist das **Schnarchen**. Es entsteht durch Einengungen des oberen Luftweges bis zur Glottis. Schnarchen hat ein Frequenzspektrum zwischen 30 und 1800 Hz und ist mit Vibrationen der pharyngealen Wandgewebe assoziiert, und zwar meist des weichen Gaumens mit der Uvula, der seitlichen Pharynxwände und weniger häufig des Hypopharynx oder der Epiglottis.

Schnarchen ist meist an das Inspirium, selten an das Exspirium oder an beides gekoppelt. Schnarchgeräusche sind vom Stridor zu unterscheiden, einem Atemgeräusch im Wachzustand und Schlaf, das durch Einengung des Luftweges vom Rachen bis in die Lunge entsteht. Schnarchereignisse hat man ebenfalls nach Lautstärke und Häufigkeit zu quantifizieren versucht, jedoch ist auf diesem Sektor bisher noch weniger an Standardisierung erreicht worden als bei der Definition der Episoden gestörter Respiration. Deshalb arbeitet heute fast jede Forschungsgruppe mit ihrem eigenen »Schnarch-Index« (Schnarchereignisse pro Stunde Schlaf). Am häufigsten wird Schnarchen ohne Auswirkungen auf andere Körperfunktionen beobachtet und kann als harmloses oder »**nichtapnoisches Schnarchen**« dann lediglich lästig für die Umgebung werden. Schnarchen kann

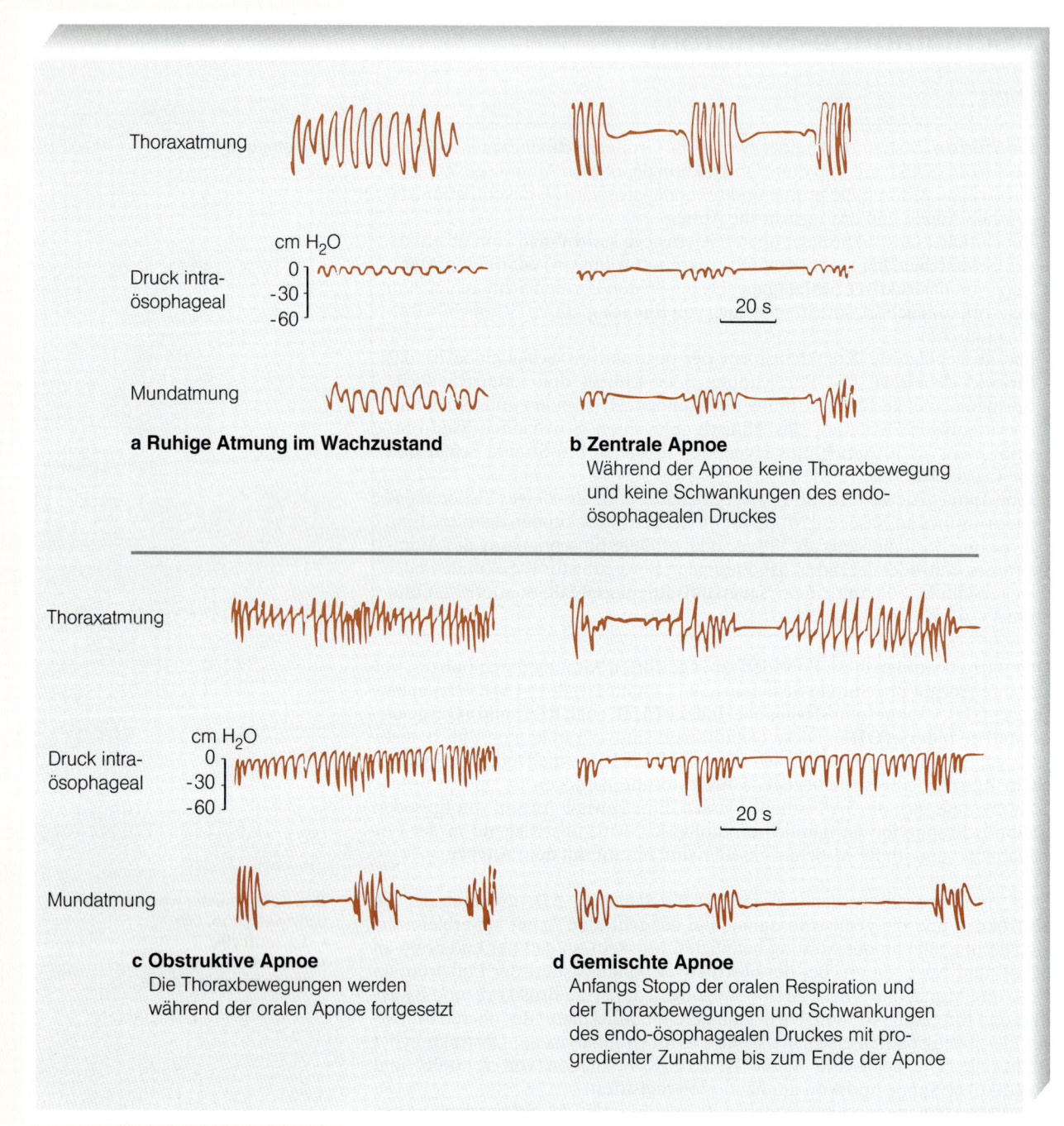

**Abb. 53: Verschiedene Formen von Apnoen im Schlaf**
(nach Lugaresi u. Cocagna 1980)

a Ruhige Atmung im Wachzustand

b **Zentrale Apnoe**
Während der Apnoe keine Thoraxbewegung und keine Schwankungen des endo-ösophagealen Druckes

c **Obstruktive Apnoe**
Die Thoraxbewegungen werden während der oralen Apnoe fortgesetzt

d **Gemischte Apnoe**
Anfangs Stopp der oralen Respiration und der Thoraxbewegungen und Schwankungen des endo-ösophagealen Druckes mit progredienter Zunahme bis zum Ende der Apnoe

aber auch Leitsymptom eines obstruktiven SAS sein, die schädigende Auswirkungen auf das kardiopulmonale System und auf die Hirnfunktionen hat. Man spricht dann vom krankhaften oder »**apnoischen Schnarchen**«.

***Epidemiologie.*** Es schnarchen etwa 20 bis 50 % aller Männer, die Frauen erreichen diese Zahlenwerte erst nach dem Klimakterium. Für die Kinder liegen keine Prävalenzdaten über das Schnarchen vor. Das klinisch relevante obstruktive Schlafapnoe-Syndrom wurde bei Männern (30 bis 60 Jahre) mit 4 % und bei Frauen der gleichen Altersgruppe mit 2 % beobachtet.

**Epidemiologie**
20 bis 50 % aller Männer schnarchen; Frauen erst nach dem Klimakterium. Das klinisch relevante SAS wurde bei Männern (30 bis 60 Jahre) in 4 %, bei Frauen in 2 % beobachtet.

# 7 Schlafapnoe-Syndrom

**Tabelle 3: Prädisponierende Faktoren für obstruktives Schnarchen und Schlafapnoen**

- Genetik – Alter – Geschlecht
- Neuromuskuläre Erkrankungen (Chiari-Malformation, Myasthenia gravis u.a.)
- Akromegalie, Hypothyreose
- Höhenlagen über 1000 m
- **Übergewicht**
- **Alkohol**, Nikotin
- Sedativa, Schlafmittel, Tranquilizer
- Rückenlage
- **Erhöhter Nasenwiderstand**
- Erhöhter inspiratorischer thorakaler Unterdruck
- Kraniofaziale Fehlbildungen
- Mikro- und Retrognathie
- Makroglossie
- Tumoren im Pharynx
- Hyperplasie im Waldeyerschen Rachenring
- Stenosen im Velumbereich
- Larynxstenosen

Inzwischen wurden mehrere Faktoren untersucht, welche die Entstehung obstruktiver SAS fördern *(siehe Tabelle 3)*, allen voran das **Übergewicht**, das bei etwa 60% dieser Patienten beobachtet wird. Die schnarchverstärkende Wirkung des Alkohols wurde schon im Altertum durch Persius beschrieben: »Wir schnarchen des Morgens so lange, bis der ungestüme Falerner verdampft, auch wenn es schon auf zwölf Uhr zugeht.« **Alkohol** greift dämpfend via Hirnstamm in die Atemregulation im Schlaf ein, setzt aber auch ganz spezifisch den Tonus der Mm. genioglossi herab, die das pharyngeale Luftwegslumen hinter der Zunge im Schlaf offen halten sollen. Der Alkoholgenuß kann ferner über eine Anschwellung der Schleimhäute den Nasenwiderstand erhöhen.

Der schnarch- und apnoefördernde **erhöhte Nasenwiderstand** kann viele Ursachen haben und gehört in die Reihe der Faktoren, die rein mechanisch die oberen Luftwege vom Nasenloch bis zur Glottis einengen können (siehe Diagnostik). So kann eine beiderseitige Nasentamponade wegen Nasenblutens beim alten Menschen lebensgefährliche obstruktive Schlafapnoen auslösen. In diese Gruppe gehören auch einige kraniofaziale Fehlbildungen wie die Choanalatresie, die Pierre-Robin-Sequenz, das Apert-Syndrom u.a. Mehrere Studien haben auch genetische Faktoren bei der Entstehung von SAS nachgewiesen. Unter den **endokrinen Erkrankungen** sind die Akromegalie und die Hypothyreose mit SAS assoziiert. Unter den **Medikamenten** wirken vor allem Schlafmittel, Sedativa, Tranquilizer, Antihistaminika und bestimmte Psychopharmaka apnoeinduzierend. Wie schon oben erwähnt, steigt auch mit **zunehmendem Alter** die Häufigkeit des SAS, und wenn man dazu noch **in Höhen über 1000 Meter** schläft, kann man manchen Hüttenkameraden die Nacht zur schnarcherfüllten Vorhölle machen.

*Ätiologie und Pathogenese.* Schnarchgeräusche und obstruktive Apnoen spielen sich im Oropharynx ab, bedingt durch gestörte Rhythmen im Regelkreis zwischen Atemzentrum und peripherem Atemapparat. Dieser Regelkreis sorgt während der verschiedenen Schlafstadien durch eine genau abgestimmte Innervation der oropharyngealen Muskulatur und der thorakoabdominalen Atemmuskeln für einen ausreichenden und stabilen Querschnitt im oberen Luftweg.

**Merke.** Der Oropharynx von Patienten mit obstruktiven Schlafatemstörungen ist anatomisch und funktionell im Schlaf enger als bei Gesunden oder nichtapnoischen Schnarchern.

Bei diesen Patienten finden sich kleinere pharyngeale Querschnittswerte und nachgiebigere pharyngeale Muskeln. Deshalb spielen sich physikalisch gesehen folgende Vorgänge bei der Inspiration von SAS-Patienten ab:
Im Schlaf läßt der **Tonus der oropharyngealen** Muskeln nach (besonders der des M. genioglossus), so daß das oropharyngeale Weichteilrohr enger wird. Der inspiratorische Luftstrom wird durch dieses verengte Rohr mit einer größeren Geschwindigkeit in die Lungen gesaugt. Dadurch wird nach dem Gesetz von Bernoulli der **Unterdruck im Oropharynx** noch größer, was zu einer weiteren **Verengung der nachgiebigen oropharyngealen Wände** und damit zum Schnarchen

giebigen Wänden weiter ein. Es kommt zum Schnarchen und schließlich zum obstruktiven Kollaps.

oder zum obstruktiven Kollaps führt. Zusätzlich verstärken die vermehrten Zwerchfellkontraktionen und der gesteigerte intrathorakale Unterdruck – von normal 10 cm bis zu 100 cm Wassersäule – die Obstruktion im oropharyngealen Segment.

Bei einer Einengung im oberen Luftweg und/oder übermäßiger Erschlaffung der Pharynxmuskeln erhöht sich der Atemwiderstand. Das führt kompensatorisch zu einem Anstieg des intrathorakalen Unterdrucks. Bei einer kritischen Erhöhung der Strömungsgeschwindigkeit des Atemstroms kollabiert der Oropharynx. Die Apnoe beginnt, während die thorakoabdominalen Muskeln ihre Atemanstrengungen steigern: die Sauerstoffsättigung im Blut sinkt, und die Kohlendioxidwerte steigen.

**Klinik**
Obstruktive Apnoen bewirken eine **Hypoxie**, **Hyperkapnie** und **Bradytachykardien** und enden mit **Weckreaktionen** (Arousals).

*Klinik.* Es kommt zur **alveolären Hypoventilation** und zur **Bradykardie**. Chemorezeptoren und Mechanorezeptoren aus Lungen- und Brustwand melden die veränderten Bedingungen ins Gehirn. Das Notfallhormon Adrenalin wird ausgeschüttet, was zur **reaktiven Tachykardie** führt. Im EEG läßt sich infolge des Hypoxie- und Hyperkapniereizes eine **Weckreaktion** (Arousal) ablesen, was mit einer Verschiebung in ein flacheres Schlafstadium verbunden ist. Solche Arousals können als Weckreize unterhalb der bewußten Wahrnehmungsschwelle aufgefaßt werden und bewirken eine Zunahme des Muskeltonus im Oropharynxbereich: Der kollabierte Atemweg öffnet sich wieder. Frischluft strömt mit lauten Schnarchgeräuschen in die Lungen und normalisiert die Blutgaskonzentration, bis die nächste Apnoe durch Erschlaffen der Pharynxmuskulatur eingeleitet wird.

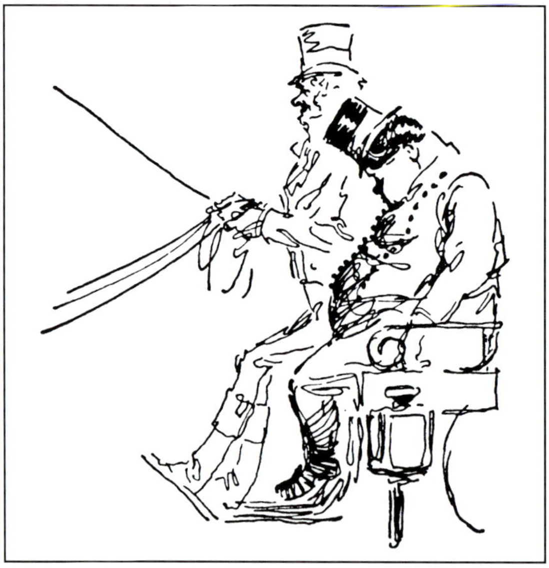

**Abb. 54:** Fat Joe, der Junge mit einem Pickwick-Syndrom aus Charles Dickens' Erzählung »Die Pickwickier« (1837).

Sie führen zur **Schlaffragmentierung**, Hypersomnie und Erkrankungen des kardiopulmonalen Systems sowie des Gehirns. Die Patienten sind **tagsüber müde** (s. Abb. 54), **reizbar, konzentrationsgemindert** und weisen einen **Leistungsabbau** und **Persönlichkeitsveränderungen** auf.

SAS assoziiert mit:
- kardialen Arrhythmien
- pulmonaler Hypertension
- systemischer Hypertension?
- Myokardinfarkt
- Schlaganfall
- Herzversagen

Unklar ist, welcher Schweregrad des SAS schon schädigend wirkt

Die ständige Vigilanzänderung durch die Arousals führt zur **Schlaffragmentierung**. Wenn solche oropharyngealen Atemwegsverschlüsse, die zwischen 10 und 150 Sekunden dauern können, mehrere hundert Mal pro Nacht auftreten, wird verständlich, warum der apnoische Patient durch die ständigen Arousals kaum noch Tief- und REM-Schlafstadien erreicht. Am Morgen ist er unausgeschlafen und hat Kopfschmerzen. Am Tag fällt er durch eine ausgeprägte **Tagesmüdigkeit** (siehe Abbildung 54), **Reizbarkeit**, **Konzentrationsminderung**, **Leistungsabbau** und **Persönlichkeitsveränderung** auf. Wird die Schlafapnoe nicht behandelt, so entwickeln sich eine Reihe von assoziierten Krankheitszeichen des kardiopulmonalen Systems, des Gehirns und der Muskeln. Während viele Untersuchungen dafür sprechen, daß kardiale Arrhythmien, pulmonale Hypertension, Schlaganfall, Myokardinfarkt, Herzversagen, Polyglobulie und kognitive Defekte ursächlich mit obstruktiven Schlafatemstörungen zusammenhängen, ist das für den systemischen Bluthochdruck noch nicht geklärt. Ob obstrukive Schlafatemstörungen per se auch die Mortalitätsrate erhöhen, ist durch prospektive Studien noch nicht untersucht.

*Diagnostik.* Leider gibt es keine pathognomonischen Symptome und Zeichen für ein SAS. Deshalb erfordert die Vielfalt der möglichen Symptome meist eine **interdisziplinäre Zusammenarbeit** zwischen Internist, Lungenfacharzt, Hals-Nasen-Ohrenarzt, Neurologe, Psychiater, Kieferorthopäde, Kieferchirurg, Pädiater und Radiologe.

Diese Hinweiszeichen können **Schnarchen**, gestörten Schlaf, profuses nächtliches Schwitzen, trockenen Mund, **ausgeprägte Tagesmüdigkeit**, intellektuellen Leistungsabfall, Persönlichkeitsveränderungen, Halluzinationen, morgendliche Kopfschmerzen, nächtliche Enuresis, Libidoverlust, sexuelle Impotenz und eine gehäufte Unfallgefährdung beim Führen eines Fahrzeuges einschließen.

**Bei Kindern** ist dieses Syndrom oft zusätzlich durch **motorische Unruhe, Hyperaktivität** und **antisoziales Verhalten** gekennzeichnet. Dazu können sich Symptome durch Störungen des kardiopulmonalen Systems und des Nervensystems gesellen. Gerade Symptome dieser beiden Organsysteme wurden oft isoliert betrachtet und therapiert, wie Depression, Kopfschmerzen, neuromuskuläre Störungen, Impotenz, Knöchelödeme, Belastungsintoleranz, Hypertension oder Herzrhythmusstörungen, ohne daß sie als Symptome des SAS erkannt werden *(siehe Tabelle 4 und 5).*

**Diagnostik**
Es gibt keine pathognomonischen Symptome und Zeichen für eine SAS. Die Vielfalt der möglichen Symptome erfordert eine **interdisziplinäre fachärztliche Zusammenarbeit** *(s. Tab. 4 u. 5).*

**Tabelle 4: Häufigkeit (in %) bestimmter Symptome bei obstruktiver Schlafapnoe**

| | |
|---|---|
| lautes Schnarchen | 94–99 |
| unruhiger Schlaf | 92–97 |
| Tagesmüdigkeit | 72–86 |
| intellektueller Abbau | 49–83 |
| Persönlichkeitsveränderungen | 28–51 |
| Libidoverlust, Impotenz | 31–47 |
| morgendliche Kopfschmerzen | 24–39 |
| Enuresis | 3–30 |
| morgendliche Übelkeit | 2–9 |

**Tabelle 5: Diagnostik des Schlafapnoe-Syndroms**

Neben einer sorgfältigen allgemeinen Untersuchung konzentrieren sich die hals-nasen-ohrenärztlichen und orthodonten Bemühungen besonders auf die **Beurteilung der anatomischen Verhältnisse der oberen Luftwege.**

Es gibt aber auch Patienten mit SAS, bei denen normale Befunde im oberen Luftweg anzutreffen sind.

- **Nase**: Einengende Nasenstrukturen wie Septumdeviation, Schiefnase, Hypertrophie der Nasenschleimhäute und Nasenpolypen auch im Rahmen einer kraniofazialen Fehlbildung, vergrößerte Rachenmandel.
- **Mundhöhle**: Fehlbiß (besonders Retrogenie, Makro- und Mikrognathie, -genie), eine große Zunge (die ebenso bei den apnoeinduzierenden endokrinen Erkrankungen Akromegalie und Hypothyreoidismus anzutreffen ist), eingeschränkte Mundöffnungsfähigkeit, überschüssige Schleimhaut im weichen Gaumen (besonders der hinteren Gaumenbögen: sog. webbing), ein langes breites Zäpfchen, welches morgens eine Querfältelung der Schleimhautoberfläche zeigt (»Schnarcherzäpfchen«), vertikale Fältelung der Rachenhinterwand, vergrößerte Gaumen- und Zungengrundtonsillen, pharyngeale Zysten, Tumoren.
- **Kehlkopf**: weiche, unterentwickelte oder U-förmige Epiglottis beim Erwachsenen, einseitiger Stimmlippenstillstand, Ödem der supraglottischen Strukturen; dicker, kurzer Hals, tiefstehendes Zungenbein.

- **Erweiterte Nasendiagnostik:** Die Erfassung einiger anatomischer und funktioneller Nasenparameter objektiviert und ergänzt die HNO-ärztlichen Untersuchungen durch
  - Nasenendoskopie,
  - akustische Rhinometrie,
  - allergische Diagnostik,
  - Rhinomanometrie,
  - bildgebende Verfahren.
- Das **laterale Radiokephalogramm** ist vor allem für die Therapieplanung (Bißschienen, Ober- und Unterkieferosteotomien) der »Zungengrundschnarcher« von praktischer Bedeutung. Bißabdruck und laterales Fernröntgenseitenbild (Radiokephalogramm) ermöglichen dem Kieferorthopäden und Kieferchirurgen eine genauere Beurteilung der Bißverhältnisse.
- **Fiberoptische Nasopharyngoskopie:** Zusammen mit gleichzeitiger Aufzeichnung auf Videofilm kann der HNO-Arzt mit diesem Verfahren am schlafenden Patienten die kollapsgefährdeten Segmente hinter dem weichen Gaumen und hinter dem Zungengrund im Pharynx erkennen. Der Nachteil dieser eleganten Methode ist, daß man nur kurze Momente des Schlafes registrieren kann, da sonst der personelle und apparative Aufwand zu groß wird. Auch lassen nicht alle Rhonchopathen und leider gerade nicht die weniger kranken diese Untersuchung über sich ergehen.

**Merke.** Die Anamnese sollte besonders dann an das Vorliegen eines SAS denken lassen, wenn die Patienten über ausgeprägte Tagesmüdigkeit, Einschlafneigung am Steuer und Klagen des Schlafpartners über lautes unregelmäßiges Schnarchen mit Aussetzen der Atmung und Erstickungsanfällen während des Schlafes berichten.

Anamnestisch lassen sich zwei Muster von Schnarchgeräuschen unterscheiden:
- das regelmäßige, harmonische und bis zum »Sägen« sich verschärfende Geräusch **ohne Apnoen** des **chronischen Schnarchers**.
 Im Frequenzspektrum sieht man tiefe Frequenzen mit einer Anzahl von Obertönen, die überwiegend in der Enge des weichen Gaumens erzeugt werden (»Velumschnarcher«).
- Das zweite Schnarchgeräuschmuster ist typisch für den Apnoiker und enthält kaum Oberwellen, dafür aber höherfrequente Anteile, die meistens im Bereich der Zungengrundenge entstehen (»Zungengrundschnarcher«). Dieses Schnarchgeräusch ist mehr explosionsartig, das am Ende einer **obstruktiven Apnoeepisode** beim **krankhaften Schnarcher** die Wiedereröffnung des Atemweges angibt.

**Merke.** Polysomnographie: Die Untersuchung des Schlafablaufes in Schlaflaboren oder durch ein Heim-Screening ist für die Diagnostik des SAS entscheidend.

Bei der **Polysomnographie** werden mittels bestimmter Sensoren kontinuierlich einige Schlafparameter aufgezeichnet, was durch zeitgesteuerte Videofilme des Patienten ergänzt werden kann *(Abbildung 55)*. Die Standardpolysomnographie enthält ein EEG, ein Elektrookulogramm, die Registrierung des nasalen und oralen Luftstromes, die Registrierung der thorakalen und abdominellen Atembewegungen, das EKG, eine Pulsoxymetrie, die Messung der Körperposition und die Messung von schlafabhängigen Atemgeräuschen. Zusätzlich können Muskelpotentiale aus bestimmten Muskeln, der Ösophagusdruck und Druckmessungen im oberen Luftweg beim schlafenden Patienten registriert werden. Die Auswertung der Daten einer polysomnographischen Untersuchung erfolgt größtenteils computergestützt, erfordert jedoch immer noch einen erheblichen personellen Aufwand.

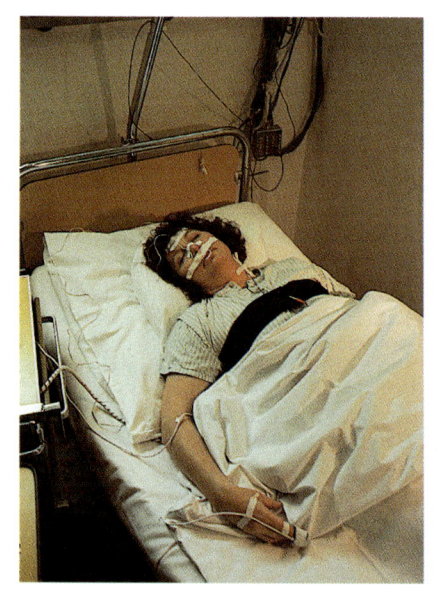

**Abb. 55: Patientin im Schlaflabor mit einer 12-Kanal-Polysomnographie.**

Außer der Erfassung bestimmter Schlafparameter ist auch die quantitative Erfassung der Tagesmüdigkeit für die Diagnose des SAS von Bedeutung. Dabei wird die spontane Einschlafzeit gemessen, die normalerweise 10–20 Minuten beträgt. Diese Tests benötigen eine EEG-Aufzeichnung zum Erkennen des Vigilanzzustandes.

***Differentialdiagnose***. Differentialdiagnostisch sind Narkolepsie, idiopathische Hypersomnie, Alkohol- und Drogenabusus und die hypersomnische endogene Depression vom SAS abzugrenzen.

## 7 Schlafapnoe-Syndrom

***Therapie.*** Schlafbezogene Atemstörungen lassen sich heute mit einer Palette von Maßnahmen effektiv behandeln, deren Indikation und langfristige Wirksamkeit jedoch nur selten prospektiv untersucht wurden. Eine Schwierigkeit, die Effektivität einer Therapieform anzugeben, besteht darin, daß für SAS keine einheitlichen »Erfolgskriterien« vorliegen. Das Prinzip der Behandlung einer SAS ist einfach: man muß die **kollapsgefährdeten Pharynxabschnitte im Schlaf offen halten oder umgehen**. Die letzte Möglichkeit wurde schon 1969 in Form der Tracheotomie erfolgreich beim Pickwick-Syndrom eingesetzt. Die eleganteste Antikollaps-Methode wurde 1981 entdeckt: die **nasale kontinuierliche Überdruckbeatmung des Luftweges** (nasal continuous positive airway pressure = **NCPAP**). Bei den Behandlungsmöglichkeiten des SAS gibt es konservative und operative Maßnahmen, die abhängig von der Befundkonstellation bei jedem Patienten individuell eingesetzt werden *(siehe Tabelle 6)*.

**Gewichtsreduktion.** Die Gewichtsabnahme vermag nicht nur die Anzahl der obstruktiven Apnoen und Hypopnoen deutlich zu senken, sondern verbessert auch die Sauerstoffsättigung und die unregelmäßige Herzaktion während des Schlafes. Leider halten nur wenige Patienten langfristig das reduzierte Gewicht aufrecht.

**Schlafhygiene.** Die Wiederherstellung eines in etwa geregelten und ausreichenden Schlafes reduziert die Symptome des SAS ebenso wie die Gewichtsnormalisierung. Nikotin- und übermäßiger Kaffeegenuß können zu apnoefördernden Faktoren werden, weil sie die Schlafarchitektur negativ beeinflussen. Auch die apnoefördernden Schlafmittel, Sedativa, Antihistaminika, Tranquilizer oder Psychopharmaka sollten vermieden werden. Zur Schlafhygiene im weiteren Sinn trägt auch eine regelmäßige, nicht übertriebene sportliche Betätigung bei, die Lungenfunktionen, Muskeltonus und Schlafstruktur positiv beeinflußt.

**Reduktion des Nasenwiderstandes.** Der unruhige Schlaf mit vermehrten Apnoeepisoden im Falle einer akuten Rhinitis ist jedem geläufig, genauso wie die in diesem Fall erfolgreiche Beschwerdelinderung durch abschwellende Nasensprays. Der erhöhte Nasenwiderstand kann ebenso durch Hochlagerung des Kopfes und des Oberkörpers um etwa 30 Grad aus der Horizontalen vermindert werden. Der Nasenwiderstand wird auch durch einen Nasenflügelspreizer aus Silikon (»Nozovent®«) vermindert und reduziert so die Schnarchlautstärke, die Anzahl der obstruktiven Apnoen und die Sauerstoffsättigungsabfälle. Die Rückenlage erhöht nicht nur den Nasenwiderstand, sondern engt auch das pharyngeale Lumen um etwa 20% ein.

> **Merke.** Die schnarch- und apnoefördernde Rückenlage durch Weckapparate zu beseitigen, kann nur für kurze Zeit empfohlen werden.
> Weckapparate basieren auf dem Prinzip der Konditionierung. Schnarcht der Patient, beispielsweise in Rückenlage, so wird er durch einen Effektor geweckt und dreht sich auf die Seite. Durch das ständige Gewecktwerden wird jedoch die ohnehin fragmentierte Schlafarchitektur noch mehr beeinträchtigt.

**Stellungsregulatoren für Biß und Zunge.** Die individuell vom Kieferorthopäden angefertigte und nachts getragene **Bißschiene** arbeitet nach dem Prinzip des Esmarchschen Handgriffes: Sie bringt den Unterkiefer im Schlaf um einige Millimeter nach vorn und soll so den Pharynxquerschnitt hinter dem Zungengrund erweitern. Als Widerlager dienen die Zähne des Oberkiefers. Morgendliche Schmerzen im Kiefergelenk und Verspannungen in der Kaumuskulatur sind als Nebenwirkungen der Prothese beschrieben worden.

Inzwischen wurden auch Apparate beschrieben, die mit trickreichen Mechanismen den Zungengrund direkt erweitern oder die Velumbeweglichkeit einschränken.

**Atemmaske (NCPAP).** Diese Therapieform stabilisiert durch nasal applizierten Überdruck den im Schlaf kollapsgefährdeten Oropharynx durch ein Luftkissen, setzt also eine unbehinderte Nasenatmung voraus. Diese muß bei manchen Patienten erst operativ geschaffen werden. Das »pharyngeale Luftkissen« läßt sich mit einem Überdruck zwischen 5 und 15 cm Wassersäule aufbauen. Durch diese kontinuierliche Überdruckbeatmung lassen sich alle Apnoe- und Hypopnoeepisoden, aber auch alle Schnarchgeräusche vollständig beseitigen. Damit wird für viele

**Tabelle 6: Therapiemodalitäten bei SAS**

- **Konservative Maßnahmen**
  - Gewichtsreduktion
  - nasale kontinuierliche Überdruckbeatmung (NCPAP)
  - Schlafhygiene
  - Änderung der Körperposition
  - Alkohol- und Nikotinkarenz
  - Verzicht auf Schlaf- und Beruhigungsmittel
  - Reduktion des Nasenwiderstandes
  - Stellungsregulatoren für Zunge und Zähne
  - Medikamente

- **Operative Maßnahmen**
  - Adenektomie – Tonsillektomie
  - Eingriffe im Bereich der Nase
  - Uvulopalatopharyngoplastik
  - Eingriffe am Zungengrund/Epiglottis
  - kieferchirurgische Korrekturen
  - Tracheotomie

- **Kombinationen**

ihre Langzeitakzeptanz liegt jedoch nur bei 60%.

**Medikamente.** Trizyklische Antidepressiva oder Medroxyprogesteron haben erhebliche Nebenwirkungen oder helfen nur bei einigen Patienten mit leichtem SAS wie das Theophyllin.

**Operative Maßnahmen.** Sie sollten die mechanischen Engen im oberen Luftweg bei Patienten mit SAS beseitigen oder umgehen bzw. erschlaffte Weichteile weniger nachgiebig machen *(s. Tab. 6)*. Je nach Lokalisation der mechanischen oder funktionellen Enge(n) wird z.B. an der Nase eine Septumkorrektur oder eine Verkleinerung der Nasenschwellkörper durchgeführt. In der Mundhöhle werden hyperplastische Gaumentonsillen entfernt und ein strafferer Gaumen geschaffen (UPPP = Uvulopalatopharyngoplastik, *s. Abb. 56*, andere Verfahren *s. Tab. 6)*.

Patienten die normale Schlafarchitektur wiederhergestellt und auch die Tagesmüdigkeit reduziert. Der Therapieerfolg gilt allerdings nur für die Dauer der Beatmung, so daß eine lebenslange Abhängigkeit vom Gerät besteht. Die Langzeitakzeptanz liegt deshalb auch nur bei 60%.

**Medikamente.** Alle Medikamente, die bis heute bei der Behandlung von SAS versucht wurden, haben erhebliche Nebenwirkungen, wie die trizyklischen Antidepressiva oder das Medroxyprogesteron, oder sie helfen nur einigen Patienten mit einem leichtgradigen SAS, wie die Atemstimulanzien aus der Theophyllingruppe.

**Operative Maßnahmen.** Sie sollen die mechanischen Engen im oberen Luftweg bei Patienten mit SAS beseitigen oder umgehen und erschlaffte Weichteilgewebe weniger nachgiebig machen *(siehe Tabelle 6)*. Je nach Lokalisation dieser mechanischen oder funktionellen Enge(n) führt der HNO-Arzt Operationen an der Nase (Septumkorrektur, Verkleinerung der Nasenschwellkörper, funktionelle Rhinoplastik), in den Nasennebenhöhlen und im Nasenrachenraum (Adenotomie, besonders häufig im Kindesalter) durch. In der Mundhöhle werden hyperplastische Gaumentonsillen entfernt, überflüssige Schleimhaut aus dem weichen Gaumen reseziert und ein strafferer weicher Gaumen geschaffen (UPPP = Uvulopalatopharyngoplastik, *siehe Abbildung 56)*. Die hyperplastischen Zungengrundtonsillen lassen sich laserchirurgisch verkleinern, ebenso wie eine zu große oder weiche Epiglottis. Der Kieferchirurg kann durch Osteotomien am Ober- und Unterkiefer bei Patienten, deren SAS durch Fehlbiß hervorgerufen wird heute auch schwerste Krankheitsformen der obstruktiven Schlafapnoe effektiv behandeln.

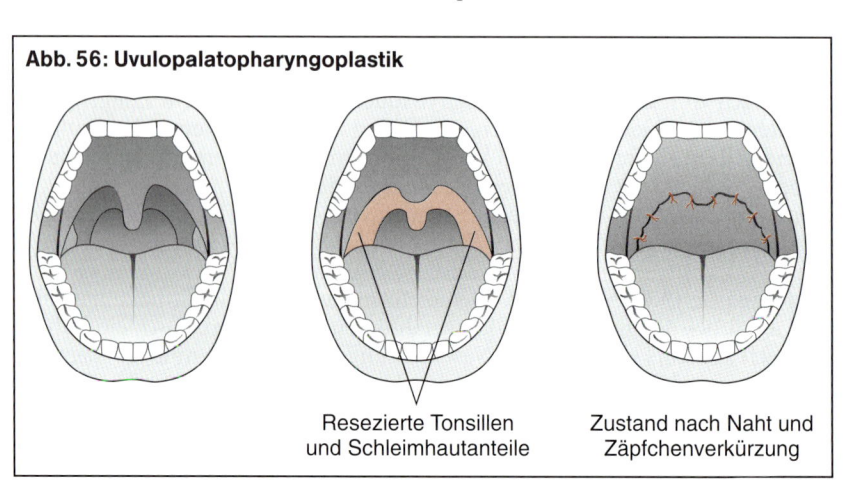

**Abb. 56: Uvulopalatopharyngoplastik**

Resezierte Tonsillen und Schleimhautanteile

Zustand nach Naht und Zäpfchenverkürzung

Der Neurochirurg kann die apnoebedingten Symptome, die bei Patienten mit einer Akromegalie zu beobachten sind, nach erfolgreicher Entfernung des Hypophysentumors reduzieren oder beseitigen. Der HNO-Arzt kann durch glottiserweiternde Eingriffe solche Formen der SAS therapieren, die durch eine laryngeale Enge verursacht werden. Nur selten ist heute noch, und das meist bei Kindern mit kraniofazialen Fehlbildungen, eine Tracheotomie zur Behandlung des SAS erforderlich. Bei einigen Patienten helfen auch kombinierte konservative und operative Maßnahmen, wie beispielsweise die nasale Maskenbeatmung und eine Nasenoperation oder die Uvulopalatopharyngoplastik und ein Bißregulator oder die Gewichtsabnahme kombiniert mit der Tonsillektomie.

Bei einigen Patienten helfen auch kombinierte konservative und operative Maßnahmen, z. B. nasale Maskenbeatmung und Nasenoperation.

# E
# Speicheldrüsen

*A. Berghaus*

# 1 Anatomie

Außer mehreren **kleinen** Speicheldrüsen gibt es die **großen**: Glandula parotis, Glandula submandibularis, Glandula sublingualis *(s. Syn. 1)*.

Man unterscheidet zwischen den **kleineren** Glandulae labiales, Glandulae buccales, Glandulae linguales, Glandulae palatinae, Glandulae pharyngeae und den paarigen, **großen** Speicheldrüsen: Glandula parotis, Glandula submandibularis, Glandula sublingualis *(siehe Synopsis 1)*.

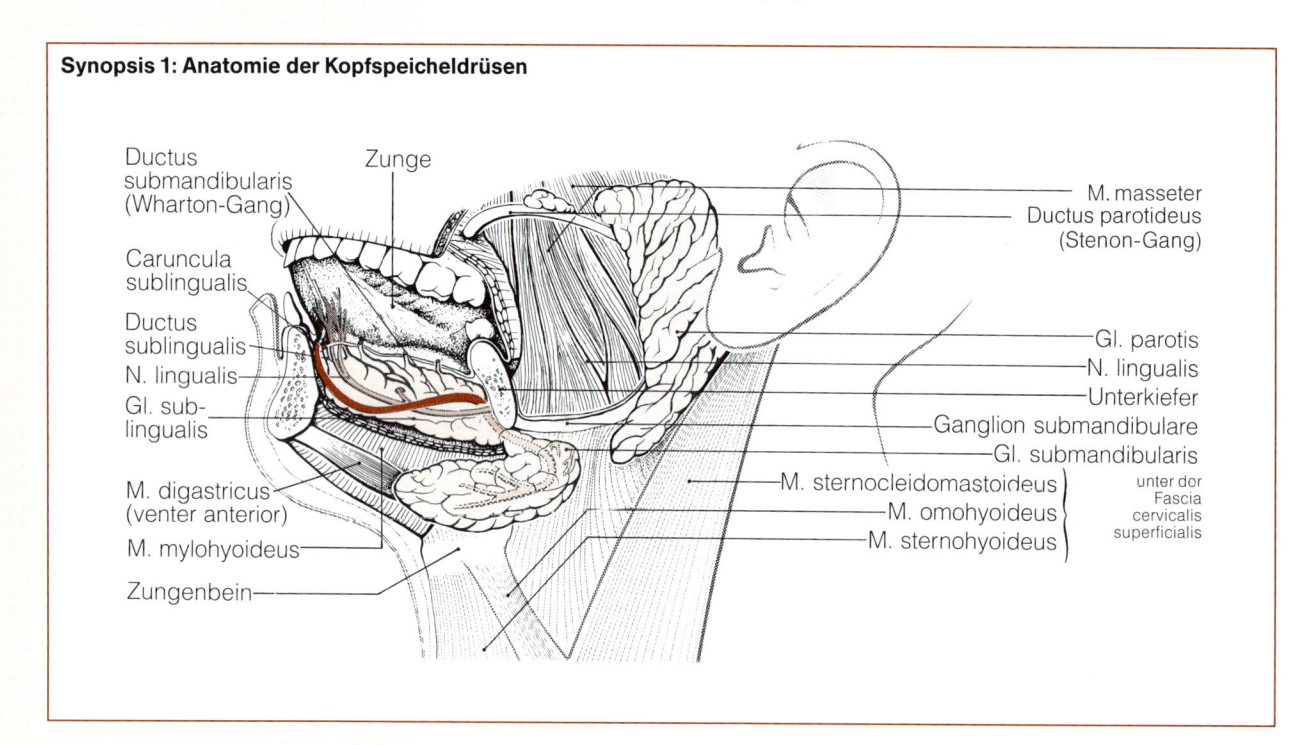

**Synopsis 1: Anatomie der Kopfspeicheldrüsen**

Beschriftungen (links): Ductus submandibularis (Wharton-Gang), Zunge, Caruncula sublingualis, Ductus sublingualis, N. lingualis, Gl. sublingualis, M. digastricus (venter anterior), M. mylohyoideus, Zungenbein.

Beschriftungen (rechts): M. masseter, Ductus parotideus (Stenon-Gang), Gl. parotis, N. lingualis, Unterkiefer, Ganglion submandibulare, Gl. submandibularis, M. sternocleidomastoideus, M. omohyoideus, M. sternohyoideus (unter der Fascia cervicalis superficialis).

## 1.1 Glandula parotis

Die **Glandula parotis** ist die größte Speicheldrüse. Ihr Sekret ist **serös**. Sie liegt vor dem Ohr am M. masseter, der Ausführungsgang mündet gegenüber dem 2. oberen Molaren. Aufgrund der Nähe des **N. facialis** zur Parotis ist der Gesichtsnerv bei Operationen und Erkrankungen gefährdet *(s. Syn. 2)*.

Die größte und wichtigste Speicheldrüse ist die **Glandula parotis** (eine **seröse** Drüse), welche ein dünnflüssiges, fermentreiches Sekret produziert. Der Drüsenkörper lagert sich dem M. masseter bis vor das Ohr an, gelangt dann hinter den Ramus mandibulae bis in die Tiefe der Fossa retromandibularis. Der Ausführungsgang der Parotis endet gegenüber dem 2. oberen Molaren im Vestibulum oris, wobei das Orificium besonders gut beim Massieren der Drüse am austretenden Sekret erkennbar ist.

Aufgrund der engen topographischen Beziehung der Drüse zum **N. facialis** *(vgl. Kapitel B)* ist der Gesichtsnerv bei Operationen und bestimmten Erkrankungen der Parotis prinzipiell gefährdet *(siehe Synopsis 2)*.

## 1.2 Glandula submandibularis

Die Glandula submandibularis ist eine **seromuköse** Drüse. Sie liegt zwischen Unterkiefer und M. digastricus. Der Gang mündet auf der Caruncula sublingualis *(s. Syn. 1)*.

Die Glandula submandibularis ist eine gemischte **seromuköse** Drüse, deren Drüsenkörper in der Nische zwischen dem Unterkiefer und den beiden Bäuchen des M. digastricus zu liegen kommt. Ihr Ausführungsgang von 5 bis 6 cm Länge endet unter der Zunge auf der Caruncula sublingualis *(siehe Synopsis 1)*.

## 1.3 Glandula sublingualis

Die Glandula sublingualis ist eine **mukoseröse** Drüse im Mundboden. Ihr Gang mündet mit dem der Glandula submandibularis.

Die Glandula sublingualis ist eine **mukoseröse** Drüse, deren Drüsenkörper innen auf dem M. mylohyoideus liegt und so am Mundboden eine Schleimhautfalte, die Plica sublingualis, aufwirft. Im hinteren Abschnitt besteht die Drüse

## Synopsis 2: Horizontalschnitt durch die Glandula parotis

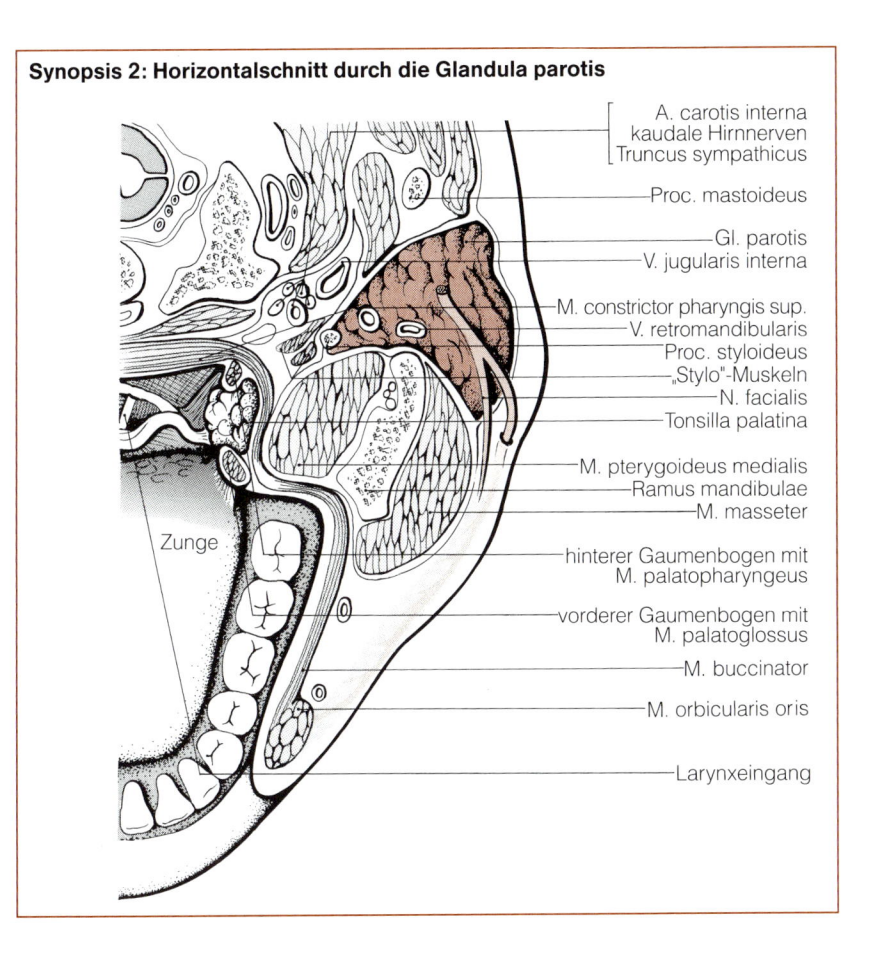

Beschriftungen:
- A. carotis interna
- kaudale Hirnnerven
- Truncus sympathicus
- Proc. mastoideus
- Gl. parotis
- V. jugularis interna
- M. constrictor pharyngis sup.
- V. retromandibularis
- Proc. styloideus
- „Stylo"-Muskeln
- N. facialis
- Tonsilla palatina
- M. pterygoideus medialis
- Ramus mandibulae
- M. masseter
- hinterer Gaumenbogen mit M. palatopharyngeus
- vorderer Gaumenbogen mit M. palatoglossus
- M. buccinator
- M. orbicularis oris
- Larynxeingang
- Zunge

aus 140 bis 150 Einzeldrüsen, die jeweils kleine Ausführungsgänge besitzen, die auf die Plica sublingualis münden. Der vordere Abschnitt besteht aus einem größeren Drüsenpaket, dessen Ausführungsgang zusammen mit dem Orificium der Glandula submandibularis auf der Caruncula sublingualis liegt.

# 2 Embryologie

Die Speicheldrüsen entstehen während der sechsten und siebenten Woche als solide Epithelsprossen aus der ektodermalen Mundbucht.

Die **Glandula parotis** entwickelt sich aus einer ektodermalen Knospe, die rasch in das angrenzende Mesenchym unter ständiger dichotoner Teilung vorwächst und Zellstränge ausbildet, an deren Enden kolbenförmige Verdickungen entstehen. In den Zellsträngen der späteren Ausführungsgänge treten bald Lumina auf, während die kolbenförmigen Enden sich zu den sezernierenden Endstücken differenzieren. Die Kapsel und das Bindegewebe entstehen aus dem umgebenden Mesenchym.

Die **Glandula submandibularis** entwickelt sich aus dem Mundbodenepithel, indem ein solider Zellstrang nach lateral und hinten vorwächst und sich in ähnlicher Weise wie bei der Parotis weiter differenziert. Der lateral von der Zunge liegende Zellstrang bekommt ein Lumen und wird dadurch zum Ductus submandibularis.

Die Anlage der **Glandula sublingualis** tritt etwas später auf als die der anderen Speicheldrüsen. Sie entwickelt sich aus zahlreichen epithelialen Knospen des Mundbodenepithels im Bereich der Plica sublingualis.

## 2 Embryologie

Die Speicheldrüsen entstehen aus der ektodermalen Mundbucht.
Die **Gl. parotis** entwickelt sich aus einer ektodermalen Knospe.
Die Kapsel und das Bindegewebe entstehen aus dem Mesenchym.

Die **Gl. submandibularis** entsteht aus dem Mundbodenepithel.

Die **Gl. sublingualis** wird später als die anderen Speicheldrüsen angelegt.

# 3 Physiologie

## 3.1 Speichel (Saliva)

***Zusammensetzung.*** Die einzelnen Speicheldrüsen besitzen einen unterschiedlichen Anteil an der qualitativen und quantitativen Gesamtproduktion des Speichels. Speichel besteht zu 99,5% aus Wasser. Der Rest sind organische und zelluläre Bestandteile *(siehe Tabelle 1)*.

| Tabelle 1: Zusammenstellung der wichtigsten Speichelinhaltsstoffe (nach *Hochstrasser* und *Eichner*) ||
|---|---|
| Bezeichnung | Funktion |
| α-1,4-Glykanohydrolase = Amylase = **S-Amylase** | Abbau von Stärke |
| **Makroamylase** = Komplexe aus S-Amylase und IgG bzw. IgA | unbekannt |
| Kallikrein = **Kininogenase** | Freisetzung von vasoaktivem Kallidin aus Kininogen |
| β-N-Acetyl-D-glucosaminidase = **Lysozym** | Abbau von Bakterienzellwänden |
| **Prolinreiche Proteine** = PRPs | antibakteriell $Ca^{2+}$-stabilisierend |
| **Statherin** = tyrosinreiches Protein | antibakteriell |
| $α_2$-**Mikroglobulin** | streptokokkenagglutinierend |
| **Fibronektin** | streptokokkenagglutinierend |

Neben Wasser kommen im Parotissekret Elektrolyte und Spurenelemente vor: Chlorid, Phosphat, Bikarbonat, Magnesium, Eisen, Kupfer, Zink, Selen, Blei, auch Fluorid, Bromid, Jod, Rhodanit und Nitrate.

Außerdem die Immunglobuline A und in Spuren IgG und IgM, die bei entzündlichen Prozessen ansteigen. Darüber hinaus finden sich abwehrtragende Proteine, Amylase, Albumin, Lysozym, Kallikrein und Proteaseninhibitoren. Die **pro Tag** produzierte Speichelmenge liegt zwischen **1000 und 1500 ml**.

### Funktionen
- **protektive** Wirkung auf die Mundschleimhaut und die Schleimhaut des oberen Respirationstraktes (mechanische Reinigung, Abwehr durch Immunglobuline, Lysozym),
- **Verdauungsfunktion** durch Einschleimung der Speisen und Beginn der Stärkespaltung (Amylase),
- **Exkretion** körpereigener und fremder Stoffe (insbesondere Jod, Gerinnungsfaktoren, Alkaloide, Viren: Epstein-Barr-, Polio-, Rubeolen-, Coxsackie-, Zytomegalie-, Hepatitisviren, daneben Blutgruppensubstanzen),
- **Zahnschutz** durch Bildung organischer und anorganischer Bestandteile (z.B. Fluor), welche für die Bildung und Erhaltung des Zahnschmelzes (Enamelum) von Bedeutung sind;
- **Geschmacksempfindung** durch Umspülung der Geschmacksknospen.

Speichel besitzt ferner eine gewisse **bakterizide** Wirkung. Daneben enthält er einige Mikroorganismen (Pilze, Bakterien), die normalerweise Saprophyten sind. Die Funktionen sind also nicht nur fermentativ und mechanisch, sondern auch biologisch zur Gesunderhaltung des Mundhöhlenmilieus und zur Abwehr infektiöser Prozesse.

Die beim Kauen zerkleinerten Nahrungsbestandteile werden mit dem Speichel vermischt, was den späteren Verdauungsprozeß im Magen-Darm-Kanal unterstützt. Das Sekret wird beim Kauen in die Mundhöhle sezerniert, während gleichzeitig die Zunge den Bissen formt und durch ständige Bewegungen für die Durchmischung sorgt. Der Speichel unterstützt die Quellungsvorgänge, befeuchtet die Mundhöhle und leitet fermentativ die Verdauungsvorgänge ein. Außerdem bildet er das Lösungsmittel für die Geschmacksstoffe.

# 4 Untersuchungsmethoden

## 4.1 Anamnese

Stoffwechselerkrankungen, hormonelle Störungen, rheumatische Beschwerden und Mangelerkrankungen wie Avitaminosen, Eiweißmangel u. a. können als Grunderkrankung bei Affektionen der Speicheldrüsen eine wesentliche Rolle spielen und sollten deshalb in der Anamnese Berücksichtigung finden.

Auch das Lebensalter hat, wegen der Häufung einzelner Speicheldrüsenerkrankungen in unterschiedlichen Altersklassen, Bedeutung. Während bei Kindern und Jugendlichen häufiger die chronisch rezidivierende Parotitis oder Mumps auftreten, überwiegen im mittleren Lebensalter die Adenome und Sialadenosen. Mit zunehmendem Alter steigt der Anteil der Malignome.

Zu beachten sind ferner allgemeine Krankheitszeichen wie Fieber oder Gewichtsverlust. Begleitsymptome wie Gewichtsabnahme, Appetitlosigkeit und allgemeine Schwäche können Hinweis auf eine maligne Erkrankung sein, kommen aber auch bei stark schmerzhaften Affektionen und spezifischen Entzündungen der Speicheldrüsen vor.

Die Kombination von Gelenkbeschwerden und Affektionen der Speicheldrüsen läßt eine Erkrankung aus dem rheumatischen Formenkreis vermuten (z. B. Sjögren-Syndrom).

Fieber spricht für ein akut entzündliches Geschehen, tritt aber auch gelegentlich bei Malignomen oder bei spezifischen Speicheldrüsenentzündungen auf.

Bei Vorliegen einer Erkrankung der Speicheldrüsen sind bei der Erhebung der Anamnese weiterhin folgende Symptome besonders zu beachten:
- **Schwellung**
- **Schmerz**
- **Mundtrockenheit**
- **Eitergeschmack**

*Schwellungen.* Sie können ein- oder beidseitig lokalisiert sein. Es ist zu unterscheiden, ob die Schwellung die gesamte Drüse oder nur bestimmte Anteile betrifft. Bei einigen Erkrankungen sind mehrere Speicheldrüsen gleichzeitig betroffen. Ursache für die Größenzunahme können akute oder chronische Entzündungen, das Gangsystem obstruierende Prozesse sowie gut- oder bösartige Neubildungen sein. Für Erkrankungen der Glandula parotis ist eine Schwellung typisch, die das Ohrläppchen mit anhebt.

Akuter oder chronischer Verlauf, Wachstumsgeschwindigkeit, einmaliges oder rezidivierendes Auftreten der Schwellung geben differentialdiagnostisch wichtige Hinweise *(siehe Tabelle 2).*

*Schmerzen.* Im Bereich der Speicheldrüsen treten vorwiegend bei **akuten Entzündungen**, bei **malignen Tumoren**, nach **Trauma** und besonders bei **Speichelsteinen** (Speichelsteinkolik) starke Schmerzen auf.

Darüber hinaus weisen einige Formen der chronischen Speicheldrüsenentzündungen (chronisch rezidivierende Parotitis, chronisch sklerosierende Sialadenitis der Glandula submandibularis, Heerfordt-Syndrom) und durch Antihypertensiva oder Psychopharmaka ausgelöste Sialadenosen eine Schmerzsymptomatik auf, die meist jedoch weniger stark ausgeprägt ist.

*Mundtrockenheit.* Sie tritt auf, wenn die Speichelbildung fehlt oder vermindert ist (**Asialie/Hyposialie**). Die Ursachen hierfür sind vielfältig. So können zentral ausgelöste Affektionen des autonomen Nervensystems der Kopfspeicheldrüsen, Autoimmunprozesse, Dehydratation, Medikamentennebenwirkungen und andere pathogenetische Faktoren für dieses überaus quälende Symptom verantwortlich sein. Oft findet man Mundtrockenheit bei chronischen Sialadenitiden, Sialosen und der Strahlensialadenitis.

Eine reduzierte Speichelbildung wird im übrigen als häufige Voraussetzung für duktogene bakterielle Infekte und für die Entstehung von Speichelsteinen angesehen.

**Tabelle 2: Differentialdiagnose der Speicheldrüsenschwellungen**

| Erkrankung | Verlauf | | | Lokalisation der Drüsenschwellung | | |
|---|---|---|---|---|---|---|
| | akut | chronisch | rezidiv. Auftreten | einseitig | beidseitig | mehrere Speicheldrüsen betreffend |
| **Akute Entzündungen** | | | | | | |
| akute bakt. Entzündungen | + | | | + | (+) | |
| akute virale Entzündungen | | | | | | |
| – Mumps | + | | | + | + | (+) |
| – Zytomegalie | + | | | + | + | |
| – Coxsackie | + | | | + | + | |
| **Sialolithiasis** | + | | + | + | | |
| **Chron. Entzündungen** | | | | | | |
| chron. sklerosierende Sialadenitis | | + | | + | (+) | |
| chron. rezidiv. Parotitis | | + | + | + | (+) | |
| Sjögren-Syndrom | | + | | | + | + |
| **Spezifische Entzündungen** | | | | | | |
| TBC | | + | | (+) | + | + |
| Heerfordt-Syndrom | | + | | | + | |
| **Sialadenosen** | | + | + | | + | (+) |
| **Sialome** | | + | | + | ((+)) | ((+)) |

***Eitergeschmack.*** Er tritt bei akuten bakteriellen Entzündungen der Speicheldrüsen auf, wenn eitriges Sekret über die Ausführungsgänge in die Mundhöhle gelangt. Dies geschieht nicht nur bei den akut bakteriell ausgelösten Drüsenentzündungen, sondern auch bei der Sialolithiasis, die häufig von einer sekundären bakteriellen Superinfektion begleitet ist.

Selbstverständlich wird dieses Symptom auch bei anderen purulenten Erkrankungen – z. B. der Zähne –, bei denen Eiter in Mund und Rachen abfließt, beobachtet.

## 4.2 Inspektion

Bei der Inspektion von außen ist die präaurikulär gelegene, gesunde Glandula parotis in der Gesichtskontur optisch unauffällig, auch die im Trigonum submandibulare lokalisierte Glandula submandibularis oder die zwischen Zunge und Mundbodenmuskulatur liegende Glandula sublingualis fallen nicht auf. Bei den meisten Erkrankungen der Kopfspeicheldrüsen treten die betroffenen Drüsen als **sichtbare Schwellung** in Erscheinung. Eine fragliche oder nur geringe Größenzunahme einer Ohrspeicheldrüse ist oft durch einen vergleichenden Blick von dorsal besser zu erkennen.

Bei der Inspektion **von außen** sind folgende Befunde von diagnostischem bzw. differentialdiagnostischem Interesse:

- **Veränderungen der Haut** über der Drüse (Rötung, Ulzeration);
- **Schwellungen** der Drüse und ihre Ausdehnung (z.B. diffuse Schwellung der gesamten Drüse, ggf. einschließlich der Umgebung, oder umschriebene Schwellung im Drüsenbereich);
- **Symmetrie** (ein- oder beidseitige Drüsenschwellung);
- **Fazialisparese** (bei Prozessen der Glandula parotis);

Eine **Rötung** und/oder Ulzeration der Haut über der Drüse ist oft akut entzündlicher Natur, kann aber auch Hinweis auf ein malignes Geschehen sein.

Gelegentlich müssen speicheldrüsenunabhängige Hautveränderungen (Dermatosen) dagegen abgegrenzt werden.

Lokalisation und Ausdehnung einer **Schwellung**, die isolierte Erkrankung einer Speicheldrüse oder die Beteiligung mehrerer Speicheldrüsen geben wichtige differentialdiagnostische Hinweise *(siehe Tabelle 2 und Anamnese)*.

Vor allem bei Prozessen der Glandula parotis muß eine **Läsion des N. facialis** durch Prüfung der mimischen Muskulatur ausgeschlossen werden *(siehe Kapitel B)*, weil bei Vorliegen eines Parotistumors und einer Fazialisparese hochgradiger Verdacht auf ein malignes Geschehen besteht. Außer bei bösartigen Tumoren der Ohrspeicheldrüse kann die Kombination einer Parotisschwellung mit einer peripheren Fazialisparese beim Heerfordt-Syndrom (epitheloidzellige Sialadenitis; *siehe Seite 473*) oder als seltene Komplikation bei schweren nekrotisierenden Entzündungen beobachtet werden.

Die **Inspektion der Mundhöhle** erfolgt in der im *Kapitel D* beschriebenen Weise. Bei Verdacht auf eine Speicheldrüsenerkrankung ist dabei das Aufsuchen der Speicheldrüsenausführungsgänge von Bedeutung.

Die Einmündungsstelle des Ausführungsganges der Ohrspeicheldrüse findet sich als kleine Schleimhauterhebung im oberen Mundvorhof. Man kann sich das Ostium des Ganges dadurch sichtbar machen, daß man unter gleichzeitiger Beobachtung über die Ohrspeicheldrüse streicht. Wenn Speichel in den Mundvorhof austritt, öffnet sich die Mündung des Ganges und wird als kleines dunkles Pünktchen sichtbar.

Durch Anheben der Zungenspitze – evtl. mit dem Spatel – lassen sich dicht neben der Medianlinie die Mündungen der submandibulären Speicheldrüsen darstellen. Auch hier kann man durch Ausmassieren der Drüse einen Sekretaustritt beobachten.

Ein geschwollener und **geröteter Ausführungsgang** ist meist akut entzündlich bedingt, wird aber auch gelegentlich bei malignen Prozessen angetroffen.

Die Qualität des **Sekretes** kann klar, trüb oder eitrig sein. Darüber hinaus kann durch Gangobstruktion, z.B. durch einen Speichelstein, die Sekretion ganz fehlen. Eine **verminderte Sekretion** ist mit bloßem Auge schwer zu erkennen. **Eitriges** Sekret spricht in erster Linie für ein akut entzündliches Geschehen, während sich **trübes** Sekret auch ohne begleitende Entzündung bei der Sialolithiasis entleeren kann. **Flockiger** oder **milchiger** Speichel gilt als charakteristisches Zeichen für eine chronisch rezidivierende Parotitis. Gelegentlich zeigt sich aber auch hier eine eitrige oder trübe Sekretion.

Das Sekret kann je nach Befund sialochemisch oder bakteriologisch weiter untersucht werden.

Die **kleinen Speicheldrüsen** finden sich gehäuft an der Lippeninnenfläche, in der Wangenschleimhaut und am Gaumen. In reizlosem Zustand sind sie bei der Inspektion nicht sichtbar.

Bei Entzündungen der kleinen Speicheldrüsen (Cheilitis glandularis) treten sie als rote oder glasige Erhabenheiten hervor. Weitaus häufiger als entzündliche Veränderungen sind aber Tumoren der kleinen Speicheldrüsen.

## 4.3 Palpation

Die Palpation erfolgt grundsätzlich **bimanuell** von enoral und außen *(siehe Abbildung 1)*. Dabei werden Gummihandschuhe getragen. Zu achten ist auf Größe, Konsistenz, Abgrenzbarkeit, Druckdolenz und Verschieblichkeit der Drüsen bzw. Tumoren. Konkremente in den Ausführungsgängen sind in der Glandula parotis, besonders aber der Glandula submandibularis häufig zu tasten. Beim Ausmassieren der Drüse wird der Sekretaustritt aus der entsprechenden

**Abb. 1: Bimanuelle Palpation des Mundbodens**

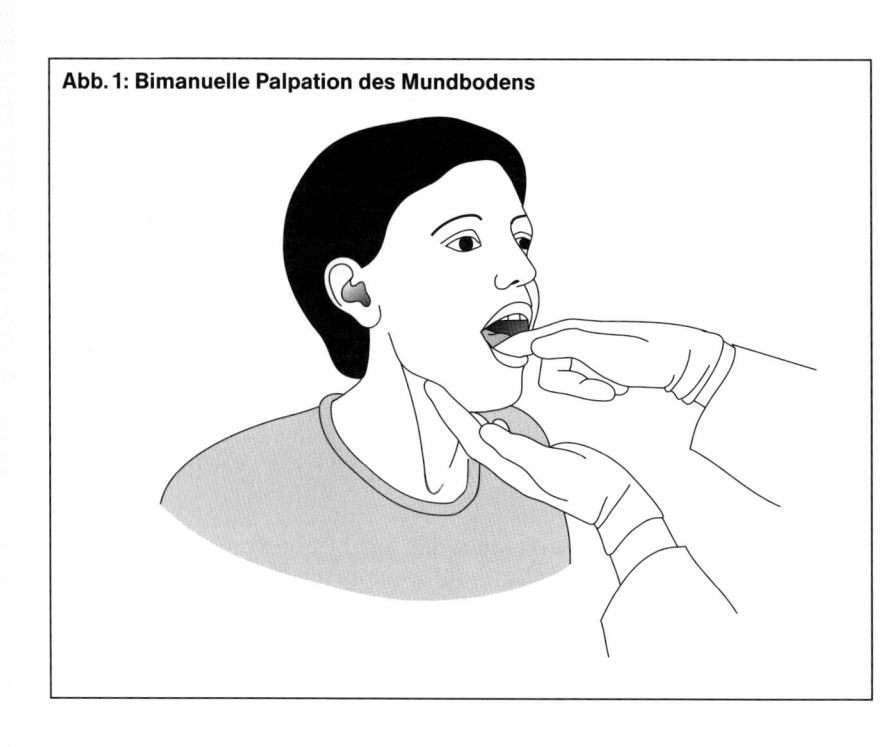

Mündung des Ausführungsganges beobachtet. Das austretende Sekret wird mit dem der gesunden Seite verglichen.

Die Palpation der Halslymphknoten schließt sich an *(siehe Kapitel I)*.

## 4.4 Bildgebende Diagnostik

### 4.4.1 Sonographie

Die **Sonographie** kommt als Screening-Verfahren vor allem wegen ihrer unkomplizierten Verfügung und Anwendbarkeit immer häufiger zum Einsatz.

Die Darstellung der Speicheldrüsen erfolgt mit dem **B-Bild-Verfahren** (B-Scan = *Brightness modulation),* das ein zweidimensionales, flächen- und winkelgetreues Ultraschallbild ergibt *(siehe Synopsis 3)*. Dabei handelt es sich wie beim CT um ein Schnittbild der untersuchten Region. Die Signale, die empfangen werden, werden zur Helligkeitssteuerung von Lichtpunkten verwendet. Die Echos werden entsprechend ihrer Intensität in bis zu 100 Grautöne umgewandelt.

Im HNO-Bereich kommen überwiegend Hochfrequenz-Ultraschallgeräte zur Anwendung, die auf Kosten einer geringen Eindringtiefe hochauflösende Nahfelddiagnostik erlauben.

Bei den Speicheldrüsen werden Form und Größe des Organs, Strukturbegrenzung (scharf oder unscharf), Reflexverhalten (echoreich, echoarm, echoleer) und die Echotextur (z. B. homogen oder irreguläre Binnenechos) bewertet.

Typische Zeichen für eine akute **Entzündung** sind im B-Bild: eine Vergrößerung der Speicheldrüse, Inhomogenität und ein echoarmes Areal.

Gelegentlich lassen sich vergrößerte Lymphknoten innerhalb der Drüse oder in ihrer unmittelbaren Umgebung nachweisen.

**Zysten**, frische Hämatome oder eingeschmolzene Abszesse zeigen als charakteristisches Zeichen für die vorhandene Flüssigkeit ein weitgehend echofreies Areal und eine dorsale Schallverstärkung.

Solide **Tumoren** können scharfe oder unscharfe Konturen aufweisen. Sie sind meist echoarm, gelegentlich finden sich jedoch auch komplex strukturierte Gewebsvergrößerungen. Eine unscharfe Begrenzung ist verdächtig auf Malignität. Die Echotextur ist bei **Malignomen** eher inhomogen, während z. B. pleomorphe Adenome eine homogene Textur mit gleichmäßig stehenden Binnenechos aufweisen.

## 4.4.1 Sonographie

**Synopsis 3 a–e: Untersuchungssituation und typische Befunde im B-Scan der Speicheldrüsen**

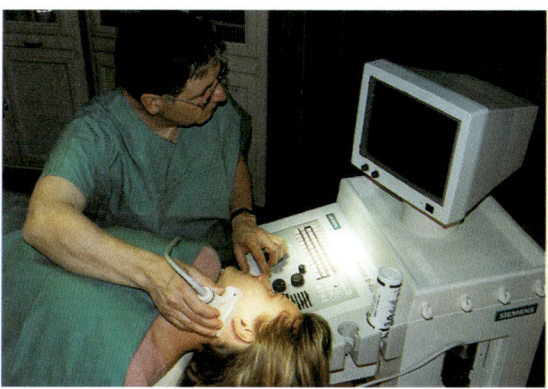

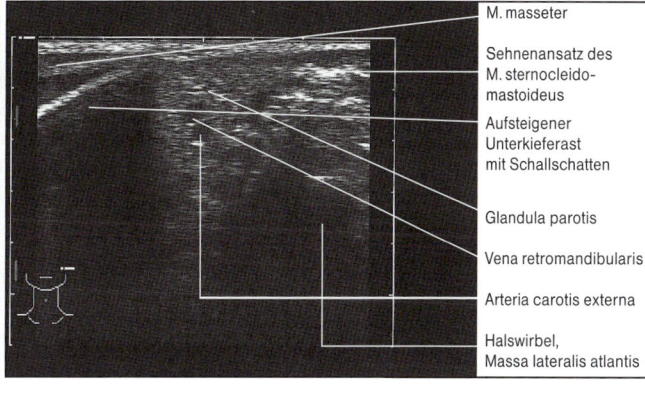

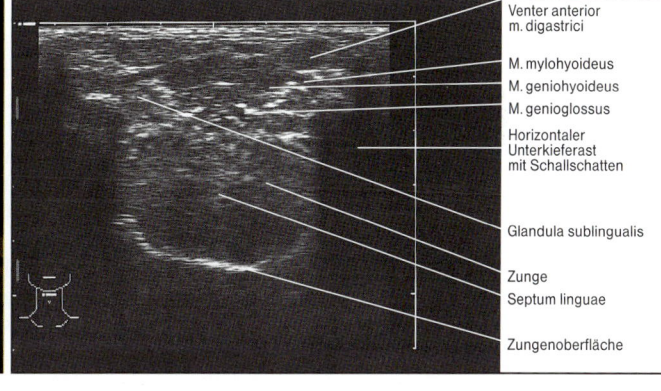

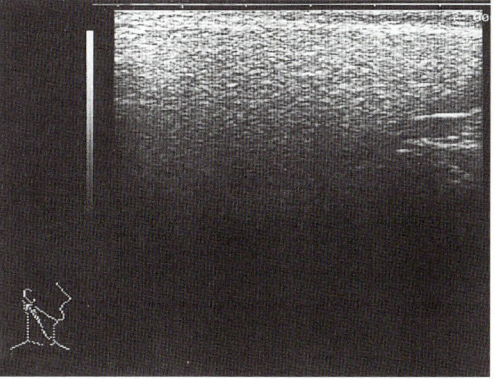

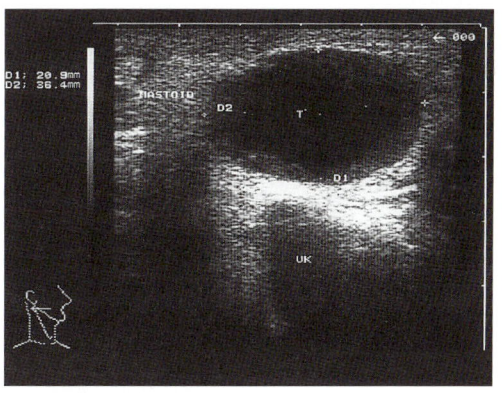

Beschriftungen Bild a (von oben):
- M. masseter
- Sehnenansatz des M. sternocleidomastoideus
- Aufsteigener Unterkieferast mit Schallschatten
- Glandula parotis
- Vena retromandibularis
- Arteria carotis externa
- Halswirbel, Massa lateralis atlantis

Beschriftungen Bild b (von oben):
- Venter anterior m. digastrici
- M. mylohyoideus
- M. geniohyoideus
- M. genioglossus
- Horizontaler Unterkieferast mit Schallschatten
- Glandula sublingualis
- Zunge
- Septum linguae
- Zungenoberfläche

**a** **Normalbefund der Glandula parotis** links, Horizontalschnitt

**b** **Normalbefund des Mundbodens,** Frontalschnitt

**c** **Akute, nicht purulente Sialadenitis**
Parotis rechts, Vertikalschnitt. Befund: Echoverstärkung zum Normalbefund bei erhaltener homogener Echotextur, Drüsenvergrößerung, unscharfe Drüsenbegrenzung aufgrund periglandulärer entzündlicher Begleitreaktion.

**d** **Zyste.** Parotis rechts, Horizontalschnitt. Befund: scharf begrenzter Tumor, fast vollständig echoleer, kräftige dorsale Schallverstärkung. T=Tumor; UK=Unterkiefer; D=Durchmesser

**e** **Adenokarzinom.** Parotis links, Horizontalschnitt. Befund: unscharf begrenzter Tumor, infiltrierendes Wachstum in die Drüsenkapsel und das periglanduläre Gewebe, sehr inhomogene Tumorbinnenstruktur. TU=Tumor; Mandib=Mandibula; D=Durchmesser

Der Nachweis von **Sialolithen** kann ab einer Größe von ca. 2 mm sonographisch erfolgen. Konkremente werden als komplexe Echos mit Schallabschwächung unterschiedlicher Intensität dargestellt (dorsaler Schallschatten) *(siehe Synopsis 5).*

Die **Treffsicherheit** der Ultraschalluntersuchung wird bei den Tumoren mit 97% und bei Speichelsteinen mit 71 bis 94% angegeben. Sie ist stark von der Erfahrung des Untersuchers abhängig.

Der **tiefe Parotislappen** medial der Mandibula ist für die Sonographie nicht ausreichend zugänglich.

### 4.4.2 Röntgendiagnostik

***Röntgenübersichtsaufnahmen.*** Röntgenaufnahmen der Speicheldrüsen werden in der Regel angefertigt, um Speichelsteine nachzuweisen. Der **Steinnachweis** gelingt ab einer Größe von 2 bis 3 mm und bei ausreichendem Kalkgehalt des Konkrements. Verkalkungen bei anderen Erkrankungen (z. B. Hämangiomen) können ebenfalls dargestellt werden.

Zur genauen Lokalisation eines Steines und um zu vermeiden, daß durch Überlagerungen der Nachweis mißlingt, fertigt man **Nativaufnahmen** (Leeraufnahmen) in verschiedenen Ebenen.

Bei der Glandula parotis erfolgt die Aufnahme im anterior-posterioren (a.-p.) und seitlichen Strahlengang, während für die Darstellung der Glandula submandibularis die Mundbodenleeraufnahme mit axialem Strahlengang und die halbschräge Unterkieferaufnahme angezeigt sind.

***Sialographie.*** Die Sialographie ermöglicht die Röntgendarstellung des Drüsenausführungsgangsystems *(siehe Abbildung 2 a, b).* Nach Sondierung des Ausführungsganges der Drüse und Einführen eines Kunststoffkatheters wird Kontrastmittel fraktioniert und protrahiert injiziert. Die Röntgenaufnahmen werden zur überlagerungsfreien Darstellung der einzelnen Drüsenlappen in verschiedenen Ebenen angefertigt.

Die Sialographie erlaubt den Nachweis schattengebender und nicht schattengebender **Konkremente** durch Darstellung einer Kontrastmittelaussparung bzw. eines Kontrastmittelstopps. Aufschluß über die exkretorische Funktion der Drüse kann man durch Beobachtung des Kontrastmittelabflusses erhalten.

Expansiv wachsende **Raumforderungen** stellen sich als bogige Abdrängung bzw. Aufspreizung der Gänge und Kaliberverjüngung durch Kompression dar. Zeichen für infiltratives Wachstum sind Gangabbrüche, Kontrastmittelaustritte, Parenchymdefekte und Konturauslöschungen im Bereich der Drüse. Typische sialographische Bilder ergeben sich auch bei den chronischen Sialadenitiden mit

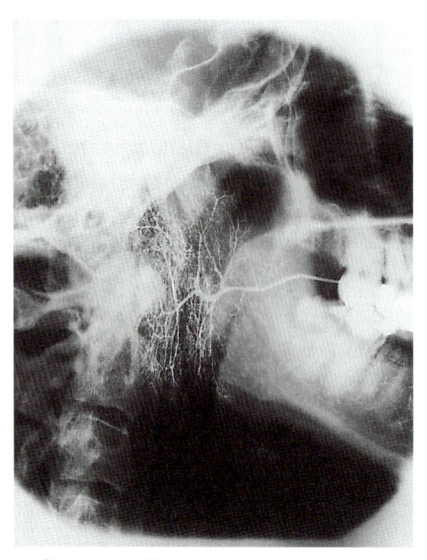

**a** Gl. parotis, Stenon-Gang

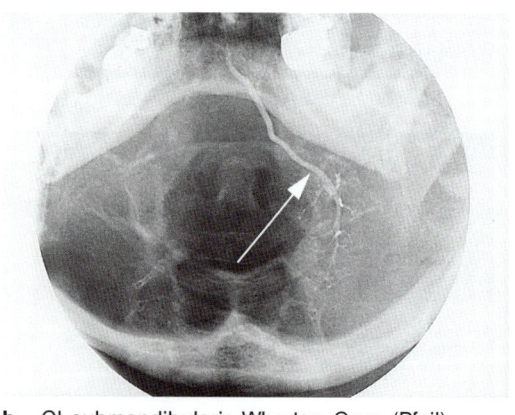

**b** Gl. submandibularis, Wharton-Gang (Pfeil)

**Abb. 2 a, b: Sialographie**, Normalbefunde

4.4.4 Speicheldrüsenszintigraphie

zylindrischen Ektasien des Hauptganges, kugeligen peripheren Ektasien der terminalen Gangabschnitte, peripheren Gangerweiterungen und Parenchymaussparungen (intraglanduläre Lymphknoten).

Ektasien der Gangabschnitte und Parenchymaussparungen.

> **Merke.** Bei der akuten Sialadenitis und nach akutem Trauma gilt die Sialographie wegen der Gefahr der Verschleppung von Erregern in die Drüse als kontraindiziert.

◀ Merke

**Computertomographie (CT).** Sie findet ihre Anwendung in der Speicheldrüsendiagnostik vor allem zur Unterscheidung von gutartigen und bösartigen **Tumoren** und zeigt deren Ausdehnung und Begrenzung an. Unscharfe Begrenzung und infiltratives Wachstum sind wichtige Hinweise auf Malignität. Umgebende Tumoren der Glandula parotis oder Glandula submandibularis sind im CT gut von Tumoren der Drüse abzugrenzen.

Die Aussagekraft der Computertomographie wird durch die intravenöse Gabe von **Kontrastmittel** deutlich erhöht. Zur Darstellung der Speicheldrüsen werden in der Regel axiale Schichten angefertigt. Für die exakte Bestimmung der Ausdehnung eines Tumors oder bei speziellen Fragestellungen können zusätzliche koronare Schichten sinnvoll sein.

**Computertomographie**
Die CT findet ihre Anwendung vor allem zur Unterscheidung von gut- und bösartigen **Tumoren** und zeigt deren Ausdehnung. Unscharfe Begrenzung und infiltratives Wachstum sind Hinweise auf Malignität.
Die Aussagekraft der CT wird durch **Kontrastmittel** erhöht. Bei speziellen Fragestellungen können zusätzlich zu den axialen koronare Schichten sinnvoll sein.

### 4.4.3 Kernspintomographie (MRT)

Da MRT und CT annähernd die gleiche Treffsicherheit bei der Diagnostik von Speicheldrüsentumoren aufweisen, wird wegen des geringeren Aufwandes z. Zt. meist noch die Computertomographie bevorzugt. In einigen Fällen und bei speziellen Fragestellungen kann aber die Kernspintomographie mehr und mehr Vorteile bieten *(siehe Abbildung 3)*.

Durch die **bessere Weichteildarstellung** kann eine deutlichere Abgrenzung eines Speicheldrüsentumors gegenüber gesundem Nachbargewebe, Narben oder entzündlichen Begleitreaktionen (Ödem, entzündliches Infiltrat) möglich sein. Auch bezüglich der Tiefenausdehnung eines Tumors läßt das MRT in einigen Fällen exaktere Angaben zu. Technologische Verbesserungen der Methode erlauben ferner zunehmend die Darstellung der Gangsysteme ohne Kontrastmittelgabe im MRT.

Die Schichtung beim MRT erfolgt axial, eventuell zusätzlich koronar.

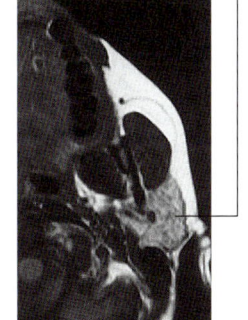

### 4.4.3 Kernspintomographie (MRT)

MRT und CT weisen bei der Diagnostik von Speicheldrüsentumoren annähernd die gleiche Treffsicherheit auf.
In einigen Fällen kann das MRT Vorteile bieten (s. Abb. 3).
Durch die **bessere Weichteildarstellung** kann eine deutlichere Abgrenzung des Tumors möglich sein. Auch die Tiefenausdehnung ist u. U. besser erkennbar. Die Schichtung erfolgt axial, evtl. zusätzlich koronar.

**Abb. 3: Normale Glandula parotis im MRT,** $T_1$-gewichtetes Bild

### 4.4.4 Speicheldrüsenszintigraphie

Sie wird mit **Technetium 99** durchgeführt und zeigt die Aufnahme dieser Substanz aus dem Blutgefäßsystem und die nachfolgende Exkretion mit dem Speichel. Mit guter Treffsicherheit lassen sich damit Funktionsminderungen im Vergleich mit der gesunden Seite (z. B. bei chronischen Sialadeniden), Ausscheidungsverzögerungen und Parenchymausfälle (z. B. als Folge eines Traumas) zeigen.

### 4.4.4 Speicheldrüsenszintigraphie

Die Szintigraphie zeigt die Aufnahme von **Technetium 99** aus dem Blutgefäßsystem und die nachfolgende Exkretion mit dem Speichel. Damit lassen sich Funktionsminderungen und Parenchymausfälle zeigen.

## 4.5 Invasive Diagnostik

### 4.5.1 Sondierung

Eine Speichelgangsondierung wird bei Verdacht auf eine Obstruktion im Gangsystem durchgeführt. Sie erfolgt mit einer feinen, weichen Silbersonde, die nach Bougierung der Mündung in den Speicheldrüsengang gleitet (normal 1 bis 2 cm tief). Widerstand bei Sondierung spricht für eine Stenose, einen Stein oder einen Gangabbruch. Bei Vorliegen eines Speichelsteins verursacht die vorsichtige Bewegung der Sonde ein palpables Kratzen.

### 4.5.2 Biopsie

Die Aussagekraft einer **Feinnadelaspirationsbiopsie** ist begrenzt (in 10 bis 20% falsch positives oder falsch negatives Ergebnis). Aus diesem Grund und weil auch bei gutartigen Tumoren der Speicheldrüsen häufig eine Indikation für die komplette Entfernung des Tumors gegeben ist, entscheidet man sich bei unklaren Geschwülsten mit chronischem Verlauf großzügig zur **Exstirpation** ohne vorangegangene FNP.

Die (Probe-)Entnahme und histologische Untersuchung erfolgt dann nach operativer Freilegung des Tumors, nicht selten unter Darstellung des N. facialis. Bei Zweifel an der Gutartigkeit der Geschwulst kann anhand eines Schnellschnittes über das weitere operative Prozedere entschieden werden.

## 4.6 Speichelbiochemie

Die biochemischen Speichelwerte unterliegen einer großen physiologischen Schwankungsbreite. Faktoren, die die Zusammensetzung beeinflussen, sind beispielsweise Tageszeit, Geschlecht und Ernährungszustand. Auch bei Wiederholungsmessungen bei der gleichen Person (intraindividuell) können erhebliche Schwankungen festgestellt werden.

Eine fehlerhafte Speichelzusammensetzung wird als **Dyschylie** bezeichnet. Sie kann **primärer** Natur sein, d. h. durch metabolische oder neurohumorale Einflüsse ausgelöst, und die Entstehung einer Speicheldrüsenerkrankung begünstigen. Sie kann auch **sekundär** auftreten, wenn eine Erkrankung der Drüse (z. B. Sialadenitis) die Verschiebung der Sekretzusammensetzung bewirkt.

Die biochemische Zusammensetzung des Speichels wird überwiegend in Speziallaboren untersucht. Sie ist wissenschaftlich interessant, aber im klinischen Alltag ohne wesentliche Konsequenz *(siehe auch Tabelle 1)*.

# 5 Erkrankungen der Kopfspeicheldrüsen

## 5.1 Entzündungen

### 5.1.1 Akut eitrige Sialadenitis

> **Definition.** Bakteriell bedingte, akute, eitrige Entzündung der Speicheldrüsen.

*Epidemiologie, Ätiologie und Pathogenese.* Eine akut eitrige Speicheldrüsenentzündung kommt bevorzugt bei geschwächten bzw. älteren Patienten und Säuglingen vor.

Das Auftreten einer solchen Erkrankung wird durch das Vorliegen einer konsumierenden Allgemeinerkrankung begünstigt. Bei der Pathogenese spielt offenbar ein **reduzierter Speichelfluß** im Zusammenhang mit verminderter Nahrungsaufnahme eine Rolle, z.B. auch nach größeren operativen Eingriffen am Gastrointestinaltrakt oder bei reduziertem Allgemeinzustand.

Bei Stenosierung eines Ausführungsganges, z.B. durch Speichelsteine oder einen Tumor, kommt die Krankheit gehäuft vor. Einige Medikamente, die den Speichelfluß reduzieren, unterstützen ihre Entstehung, wie z.B. Diuretika, trizyklische Antidepressiva, Antihistaminika, Barbiturate, Parasympatholytika und andere.

Erreger sind meist **Streptokokken** und **Staphylokokken**, aber auch E. coli, Pseudomonas aeruginosa und andere gramnegative Keime.

Ist ein reduzierter Allgemeinzustand die Ursache, ist meist die Glandula parotis betroffen; liegt ein Speichelsteinleiden vor (Sialolithiasis, s. unten), ist es häufiger die Glandula submandibularis.

*Klinik.* Die betroffene Drüse **schwillt** an und wird **schmerzhaft**, insbesondere bei Berührung. Die darüberliegende Haut ist gerötet und überwärmt. Häufig besteht Fieber.

Bildet sich ein **Abszeß**, so kann er durch die Haut nach außen durchbrechen.

*Diagnostik*
**Klinische Untersuchungsbefunde.** Schon bei der Inspektion fällt eine Schwellung über der betroffenen Drüse auf, gegebenenfalls auch eine Hautrötung. Palpatorisch ist die Region schmerzhaft und induriert. Bei Abszedierung tastet sich die Schwellung zu Beginn sehr hart. Dringt der Eiterherd unter die Haut, kann auch eine Fluktuation tastbar werden.

Bei der Spiegeluntersuchung findet man einen geschwollenen, geröteten Ausführungsgang. Bei Druck auf die betroffene Drüse läßt sich meist Eiter aus dem Ostium exprimieren, sofern der Drüsengang nicht komplett obstruiert ist.
**Laborbefunde.** Im Blutbild findet man eine Leukozytose mit Linksverschiebung, die Blutkörperchensenkungsgeschwindigkeit ist erhöht.

Sobald aus der Drüse Eiter exprimiert wird oder aus einem perkutan eröffneten Abszeß austritt, fertigt man einen Abstrich zur Erreger- und Resistenzbestimmung an.
**Bildgebende Diagnostik.** Wichtig ist vor allem die Frage, ob sich eine eitrige Einschmelzung ausgebildet hat, die einer chirurgischen Eröffnung zugänglich wäre. Zur Klärung dieser Frage eignet sich besonders die **Ultraschalldiagnostik** *(siehe Synopsis 4)*. Zur differentialdiagnostischen Abklärung eines Malignoms kann auch die **Computer-** bzw. die **Kernspintomographie** eingesetzt werden.

*Differentialdiagnose.* Virale Speicheldrüsenentzündungen – vor allem **Mumps** – sind beidseitig, produzieren eine mehr teigige Schwellung und ein trübes, aber nicht eitriges Sekret. Bei **Sialolithiasis** kommt es zu einer Schwellung ohne Entzündungszeichen. Bei dentogenen **Wangenabszessen** oder eitrig einschmelzender **Lymphadenitis** in einer Glandula parotis läßt sich häufig noch normaler Speichel aus der Drüse exprimieren. Eine **Hypertrophie des M. masseter**, die ebenfalls zu Vorwölbungen in Höhe der Parotisloge führen kann, ist meist

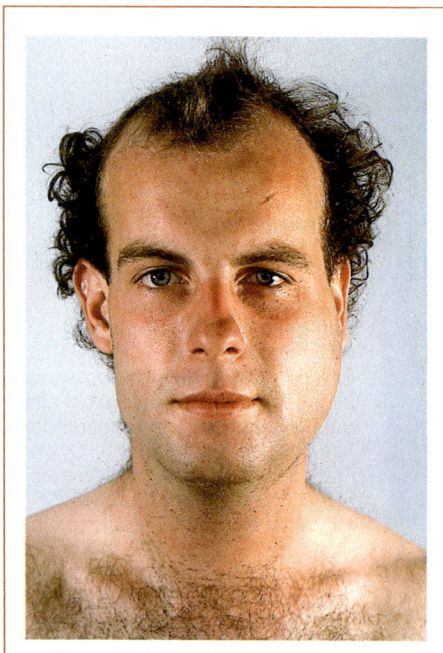

E 5 Erkrankungen der Kopfspeicheldrüsen

**Akute, purulente Sialadenitis**
Parotis, Vertikalschnitt

Befund:
- echoreiche, vergrößerte Drüse mit inhomogener Echostruktur
- intraglanduläre Gangektasien mit zystischen Anteilen
- intraglanduläre Lymphknoten nachzuweisen

UK = Unterkiefer

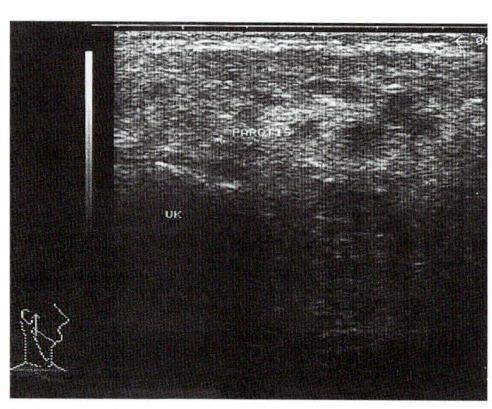

b Eitrige Sialadenitis im Ultraschall

a **Akute Sialadenitis;** Schwellung der Regio parotidea links

Synopsis 4 a, b

**Hypertrophie des M. masseter** ist meist beidseitig, schmerzlos und verhärtet erst beim Zusammenbeißen der Zähne. Ein **Malignom** ist auszuschließen.

**Therapie**
In leichten Fällen kann es genügen, den **Speichelfluß** anzuregen. Meist ist ein **Antibiotikum** erforderlich. Bei Einschmelzung ist die **Abszeßeröffnung** indiziert.
Das Risiko der Verletzung eines Astes des N. facialis ist um so geringer, je dichter der Abszeß unter der Haut liegt.

**Merke** ▶

**Prognose**
Meist läßt sich die Erkrankung folgenlos zur Ausheilung bringen.

**5.1.2 Parotitis epidemica (Mumps)**

**Definition** ▶

beidseitig, schmerzlos und verhärtet erst beim Zusammenbeißen der Zähne. Das Speicheldrüsensekret ist in diesen Fällen normal.
Auszuschließen ist in hartnäckigen Fällen einer eitrigen Sialadenitis ein **Malignom**, was auch invasive Diagnostik mit Probebiopsie erforderlich machen kann.

***Therapie.*** In leichten Fällen kann es genügen, den **Speichelfluß** durch Kauen von Kaugummi oder Zitrone anzuregen. Im übrigen ist aber meist ein **Antibiotikum** entsprechend Antibiogramm erforderlich, das in schweren Fällen intravenös appliziert werden muß. Bei eitriger Einschmelzung ist die **Abszeßeröffnung** und Drainage indiziert. Sie erfolgt von außen im Bereich der Stelle, an der der Abszeß am dichtesten unterhalb der Haut liegt. Das Risiko der Verletzung eines Astes des N. facialis bei der Abszeßeröffnung ist um so geringer, je dichter der Abszeß unter der Haut liegt, außerdem ist die Abszeßhöhle dann leichter erreichbar. Unter intravenöser Antibiotikagabe und Ultraschallkontrolle hat es daher Vorteile, wenn man bei beginnender Abszedierung und noch tief liegender Abszeßhöhle zunächst abwartet, ob die Eiterung dichter unter die Haut tritt und palpabel wird.

> ***Merke.*** Ausreichende **Flüssigkeitszufuhr** gehört zur Therapie, weil Dehydratationszustände eine akute bakterielle Sialadenitis fördern.

***Prognose.*** Meist läßt sich die Erkrankung folgenlos zur Ausheilung bringen. In manchen Fällen, auch in Abhängigkeit von einer gegebenenfalls auslösenden Ursache wie Speichelsteinen, kommt es jedoch zu Rezidiven, die auch zur Entfernung der betroffenen Drüse zwingen können.

### 5.1.2 Parotitis epidemica

Synonym: Mumps

> ***Definition.*** Virusinfektion der Speicheldrüsen, vor allem der Glandula parotis.

*Epidemiologie.* Überwiegend erkranken Kinder um das zehnte Lebensjahr, Erwachsene können jedoch ebenfalls betroffen sein. Die Inkubationszeit beträgt ca. 15 bis 24 Tage.

*Ätiologie und Pathogenese.* Auslösendes Agens sind neurotrope **Paramyxoviren**. Mumps wird nur durch direkten Kontakt übertragen. Zum Beispiel ist Speichel zwei bis vier Tage vor bzw. fünf bis sieben Tage nach der Manifestation der Erkrankung infektiös.

*Klinik.* Außer allgemeinen Infektzeichen – wie Kopfschmerzen, reduzierter Allgemeinzustand, nachlassender Appetit und ansteigende Körpertemperatur – treten vor allem in den Ohrspeicheldrüsen **Schmerzen** auf. Meist sind beide Parotisdrüsen betroffen, die durch eine schmerzhafte **Anschwellung** auffällig werden, bei der das Ohrläppchen angehoben wird. Die Schwellung dauert 3 bis 7 Tage an. In etwa 75 % der Fälle sind außer der Parotis auch die anderen Speicheldrüsen betroffen. Das Kauen ist behindert. Das Fieber kann bis 40 °C ansteigen.

*Diagnostik*
**Klinische Untersuchungsbefunde.** Die Drüsenschwellungen fallen bei Inspektion auf. Palpatorisch findet man eine überwiegend teigige Volumenvermehrung der Glandula parotis, meist auf beiden Seiten. Bei der Spiegeluntersuchung zeigt sich der Drüsenausführungsgang gerötet und geschwollen. Der exprimierte Speichel ist häufig **trüb**, aber nicht eitrig.
**Laborbefunde.** Im Differentialblutbild findet man nicht immer die typischen Entzündungszeichen, die Blutkörperchensenkungsgeschwindigkeit ist erhöht. Die Virusgenese kann serologisch durch Komplementbindungsreaktion **(KBR)** nachgewiesen werden. Zu Beginn der Erkrankung ist häufig die **Amylase** erhöht.
   Weitergehende Diagnostik (Lumbalpunktion, Audiometrie) wird erforderlich, wenn der Verdacht auf Komplikationen der Erkrankung besteht.

*Differentialdiagnose.* Die Parotitis epidemica ist von bakteriell-eitriger Parotitis und von Sialolithiasis zu unterscheiden. Beim Erwachsenen muß auch an ein Sjögren- oder Heerfordt-Syndrom und verschiedene Sialosen gedacht werden.

*Therapie.* Üblicherweise ist die Therapie symptomatisch, d. h., daß die Patienten Ruhe einhalten, Schonkost und Schmerzmittel erhalten. Da die Erkrankung mit Komplikationen einhergehen kann, ist die Möglichkeit einer aktiven Immunisierung zu erwägen.

*Prognose.* Als **Komplikation** der Parotitis epidemica kann es zur Meningoenzephalitis, Epididymitis, Orchitis, Pankreatitis, Myokarditis und zur überwiegend einseitigen Ertaubung kommen.
   Im wesentlich häufigeren, unkomplizierten Fall heilt die Erkrankung jedoch folgenlos aus. Danach besteht lebenslange Immunität.

## 5.1.3 Chronische Sialadenitis

*Definition.* Wiederholt auftretende, entzündliche Schwellung, vorwiegend der Ohrspeicheldrüsen.

*Ätiologie und Pathogenese.* Der Krankheit liegen wahrscheinlich angeborene Störungen der Sekretbildung (Dyschylie) bzw. des Gangsystems zugrunde. Betroffen sind Kinder und Erwachsene.
   Im Verlauf wird die Läppchenstruktur der Drüsen zerstört, es kommt zu einer Bindegewebsvermehrung und lymphozytärer Zellinfiltration. Es bestehen Hinweise für zusätzliche Einflüsse immunologischer Faktoren beim Krankheitsgeschehen. Im akuten Schub tritt eine bakterielle Infektion häufig hinzu.

**Klinik.** Bei wenig gestörtem Allgemeinzustand treten **Schmerzen** in den Ohrspeicheldrüsen auf, die im entzündungsfreien Intervall relativ fest und leicht vergrößert erscheinen. Im akuten Schub der rezidivierenden Parotitis entspricht das Krankheitsbild dem der akut eitrigen Sialadenitis.

### Diagnostik
**Klinische Untersuchungsbefunde.** Im akuten Zustand können die Befunde der eitrigen Parotitis ähnlich sein, wobei aber weniger eine entzündliche Hautbeteiligung zu erwarten ist. Zeichen der Abszedierung können sich auch bei der chronisch rezidivierenden Sialadenitis finden.
**Bildgebende Diagnostik.** Bei der **Sialographie** zeigen sich nach der Instillation des Kontrastmittels am Gangsystem Ektasien und Auftreibungen, die ein typisches Bild eines »belaubten Baumes« im Röntgenbild ergeben *(siehe Abbildung 4)*.

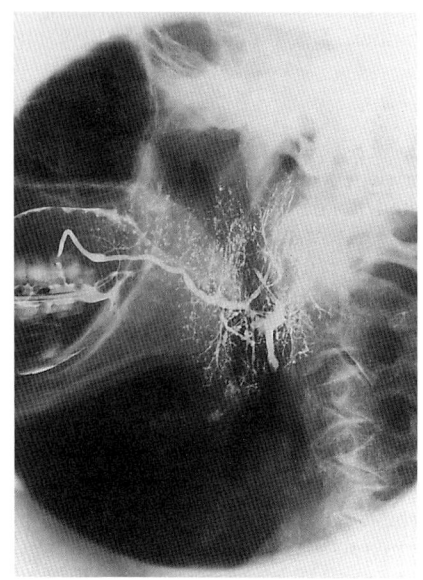

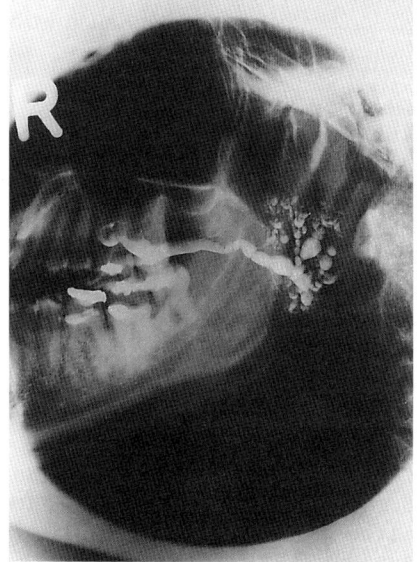

a geringe Ausprägung  b starke Ausprägung mit deutlichen Gangektasien

Abb. 4 a, b: Sialographie bei chronischer Sialadenitis der Glandula parotis

**Differentialdiagnose.** Vor allem die akut eitrige Parotitis, aber auch eine Sialolithiasis oder andere Speicheldrüsenentzündungen wie eine Immunsialadenitis können zur Verwechslung Anlaß geben.

**Therapie.** Die Antibiotikagabe richtet sich im akuten Schub nach dem Abstrichergebnis; sie kann durch zusätzliche Gabe von Antiphlogistika ergänzt werden. Bei häufigen Rezidiven, chronischen Beschwerden oder besonders langwierig verlaufenden entzündlichen Schüben kann die Indikation zur **Entfernung der betroffenen Drüse** gegeben sein.

**Prognose.** Die Erkrankung hat in der Regel eine lange Anamnese und stellt für die Patienten eine ständig wiederkehrende Beeinträchtigung dar. Bei Kindern kann es in der Pubertät zum Stillstand des Krankheitsbildes kommen.

## 5.1.4 Chronisch sklerosierende Sialadenitis der Glandula submandibularis

Synonym: Küttner-Tumor

> **Definition.** Chronisch sklerosierende, indurierende Entzündung der Glandula submandibularis.

***Ätiologie und Pathogenese.*** Die Erkrankung entsteht wahrscheinlich auf der Grundlage obstruktiver Sekretionsstörungen in Verbindung mit Immunreaktionen. Man unterteilt **vier Stadien.** Im Stadium I beginnt die Erkrankung mit fokaler, lymphozytärer Entzündung im Bindegewebe, Stadium II bedeutet eine diffuse lymphozytäre Infiltration, Stadium III eine chronisch sklerosierende Entzündung. Stadium IV ist der Endzustand einer sogenannten »Speicheldrüsenzirrhose«, in der die »ausgebrannte« Drüse stark umgebaut und auch lipomatös durchsetzt sein kann. Kommt im mittleren Erwachsenenalter vor.

***Klinik.*** Die Glandula submandibularis ist **verhärtet** und **vergrößert,** jedoch nicht schmerzhaft. Die Schwellung nimmt bei Nahrungsaufnahme nicht zu.

***Diagnostik.*** Bei der Betrachtung fällt eine Vorwölbung der submandibulären Region auf. Palpatorisch findet sich eine sehr derbe, aber verschiebliche und nicht druckschmerzhafte Schwellung. Die Speichelproduktion bei Kompression ist reduziert.

***Differentialdiagnose.*** Sialosen, Sialolithiasis, benigne und maligne Primärtumoren der Glandula submandibularis und Metastasen in submandibulären Lymphknoten können zu Verwechslungen führen. Die differentialdiagnostische Abklärung muß im Zweifelsfall durch chirurgische Exploration, Probeexzision oder – am sichersten – komplette Exstirpation der betroffenen Drüse mit histologischer Untersuchung vorgenommen werden.

***Therapie und Prognose.*** Die Behandlung besteht in der **Exstirpation der Drüse,** wodurch auch die Histologie eindeutig geklärt wird. Die Prognose ist gut.

## 5.1.5 Obstruktive Sialadenitis

***Definition.*** Durch mechanische Gangverlegung verursachte Speicheldrüsenentzündung.

***Ätiologie und Pathogenese.*** Diese sehr häufige Form der Sialadenitis entsteht auf der Grundlage einer Obstruktion durch Speichelsteine, (rezidivierende) Entzündungen, Tumoren und andere Mechanismen. Man kann vier Erkrankungsstadien unterscheiden. Im ersten Stadium steht eine Sekretstauung mit Erweiterung der Speichelgänge im Vordergrund, zusammen mit fokaler lymphozytärer Infiltration. Diese Veränderungen nehmen in den Stadien II bis III zu, es kommt zu einer interstitiellen Fibrose und Schwund des Drüsenparenchyms. Im Stadium IV ist die Drüse sklerotisch bzw. zirrhotisch umgebaut.

***Klinik, Diagnostik, Differentialdiagnose*** und ***Therapie*** entsprechen jeweils der chronisch rezidivierenden Sialadenitis *(siehe oben).* Kommt in der Parotis häufiger vor als in der Glandula submandibularis.

## 5.1.6 Strahlensialadenitis

***Definition.*** Durch Bestrahlung induzierte Speicheldrüsenentzündung.

***Epidemiologie.*** Betroffen sind überwiegend Patienten, die wegen eines Tumors der Kopf-Halsregion eine **Strahlentherapie** erhalten haben.

***Ätiologie und Pathogenese.*** Zunächst kommt es zu einer Schwellung von Gangepithelien und Azinuszellen und einem interstitiellen Ödem. Später tritt vor allem an den serösen Drüsen eine Atrophie auf, ferner auch strahlenbedingte Veränderungen an Speichelgängen und den Gefäßen, begleitet von einer deutlichen Fibrose. Die mukösen Drüsenzellen sind etwas widerstandsfähiger gegenüber Bestrahlung.

**Klinik.** In Abhängigkeit von der Strahlendosis und dem Bestrahlungsmodus kommt es zu einer mehr oder weniger ausgeprägten **Mundtrockenheit** bei reduziertem Speichelfluß und Änderung der Speichelviskosität.

**Therapie.** Die Behandlung beschränkt sich auf die symptomatische Gabe von künstlichem Speichel (Glandosane®) zur Besserung der Mundbefeuchtung.

### 5.1.7 Immunsialadenitis

> **Definition.** Hierzu zählt man die Speicheldrüsenentzündungen, denen eine übermäßige Reaktivität des Immunsystems bzw. Autoimmunerscheinungen zugrunde liegen.

#### Myoepitheliale Sialadenitis (Sjögren-Syndrom)

**Ätiologie und Pathogenese.** Bei dieser Autoimmunsialadenitis findet man eine Parenchymatrophie, interstitielle lymphozytäre Zellinfiltration und sogenannte **myoepitheliale Zellinseln**, die als pathognomonisch gelten (benigne lymphoepitheliale Läsion). Außer der Parotis sind die kleinen Speicheldrüsen besonders betroffen. Frauen in der Menopause erkranken bevorzugt.

**Klinik.** Zum Sjögren-Syndrom gehören eine **Xerostomie** (Mundtrockenheit), **Keratokonjunktivitis** und **Rhinopharyngitis sicca,** chronische rezidivierende **Gelenkentzündungen** und **Speicheldrüsenschwellungen.**
Meist findet man eine schmerzlose, diffus teigige **Vergrößerung** der beiden Ohrspeicheldrüsen, der Glandulae submandibulares und sublinguales. Auffallend ist die **Trockenheit** der Schleimhäute der Mundhöhle und des übrigen oberen Aerodigestivtraktes.

**Diagnostik**
**Klinische Untersuchungsbefunde.** Die Schleimhäute sind bei Inspektion trocken, die Speicheldrüsen palpatorisch zunächst teigig geschwollen, später verhärtet und atrophiert.
**Laborbefunde.** Die Blutkörperchensenkungsgeschwindigkeit ist erhöht, ebenso die Rheumafaktoren. Man findet **Antikörper** gegen Gammaglobuline und Autoantikörper gegen Speicheldrüsenepithelien.
**Radiologische Diagnostik.** Bei der Sialographie zeigt sich nach Instillation von Kontrastmittel das charakteristische Bild eines »**entlaubten Baumes**«.
**Invasive Diagnostik.** Zur Gewinnung einer Speicheldrüsengewebeprobe mit diagnoseweisender Histologie entnimmt man eine **Biopsie** aus der Lippenschleimhaut.

**Differentialdiagnose.** Andere Formen der chronischen Sialadenitis, Sialadenosen und ein Heerfordt-Syndrom sind auszuschließen. Im Zweifelsfall ist die Lippenbiopsie unerläßlich.

**Therapie.** Die Behandlung wird zusammen mit dem Internisten festgelegt. Symptomatisch kann man die Flüssigkeitszufuhr erhöhen, besonders intensive Mund- und Zahnhygiene betreiben und eventuell Pilocarpin-Lösung geben. In schweren Fällen kann eine Therapie mit Corticoiden bzw. Immunsuppressiva erwogen werden.

**Prognose.** Die Behandlung ist langwierig und u. U. belastend für den Patienten, zumal die Erkrankung insgesamt schlecht therapeutisch beeinflußbar ist.

> **Merke.** Es ist zu beachten, daß sich in Speicheldrüsen bei Sjögren-Syndrom signifikant häufiger **maligne Lymphome** entwickeln, so daß diese Patienten in ständiger Kontrolle bleiben müssen.

### Epitheloidzellige Sialadenitis (Heerfordt-Syndrom)

**Definition.** Der Sarkoidose zugeordnete Erkrankung mit rezidivierender Speicheldrüsenschwellung, Fieber, Fazialisparese, Innenohrschwerhörigkeit, Mundtrockenheit und Uveitis.

**Ätiologie und Pathogenese.** Es handelt sich um einen chronisch progredienten Entzündungsprozeß, durch den das sezernierende Drüsengewebe allmählich zerstört wird. Die Drüsenläppchen werden mit Granulomen durchsetzt, die u. a. Epitheloidzellen und mehrkernige Riesenzellen vom Langhans-Typ enthalten. Junge Frauen sind bevorzugt betroffen.

**Klinik.** Die Schwellungen betreffen überwiegend die Ohrspeicheldrüsen, die meist symmetrisch betroffen sind. Schmerzen bestehen kaum, oft aber **Mundtrockenheit.**

**Diagnostik.** Die Speicheldrüsen sind palpatorisch knotig, derb **vergrößert**, ebenso die Tränendrüsen.
Die Diagnose kann aufgrund einer Gewebeprobe histologisch gestellt werden.

**Therapie.** Symptomatisch kann künstlicher Speichel (Glandosane®) appliziert werden. Im übrigen kommt z. B. eine Behandlung mit Corticoiden in Betracht.

## 5.2 Fehlbildungen und degenerative Veränderungen

### 5.2.1 Ranula

**Definition.** Von der Glandula sublingualis ausgehende Zystenbildung.

**Epidemiologie.** Eine Ranula (»Fröschleingeschwulst«) kommt bevorzugt bei Kindern und Jugendlichen vor.

**Ätiologie und Pathogenese.** Die Entstehung beruht einerseits auf Fehlbildungen des Gangsystems mit Distorsionen und partiellen Atresien, andererseits wohl auch auf traumatischen Läsionen mit Schleimaustritt aus dem Gangsystem in das Interstitium.

**Klinik.** Die Ranula bildet eine **Vorwölbung unter der Zunge**, die symptomlos sein, aber auch Sprech- und Schluckstörungen, bei ausgeprägten Befunden sogar Atemstörungen hervorrufen kann.

**Diagnostik.** Unter der Zunge findet man bei Inspektion hinter der unteren Zahnreihe eine glasige, bläulich-livide, zystische »Blase«, die bei Palpation weich bis prall elastisch ist *(siehe Abbildung 5)*.

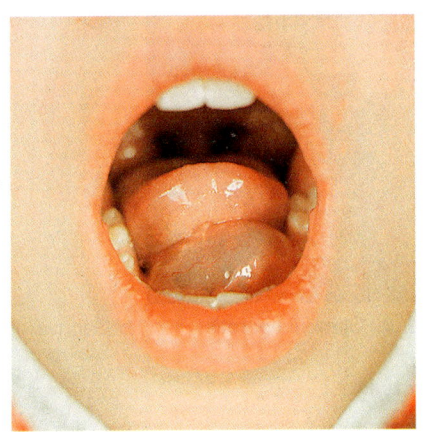

**Abb. 5: Ranula**

**Therapie.** Die vollständige Entfernung einschließlich der Glandula sublingualis schützt am ehesten vor Rezidiven. Sehr große Zysten können auch durch Marsupialisation behandelt werden. Darunter versteht man die breite Öffnung der Zyste und Bildung eines Ostiums zur Mundhöhle hin, so daß ständiger Abfluß gewährleistet ist.

**Prognose.** Nach vollständiger Entfernung ist die Prognose gut. Manche derartigen Veränderungen neigen aber zu Rezidiven.

### 5.2.2 Andere zystische Veränderungen

In Speicheldrüsen findet man **Mukozelen**, Speichelgangszysten und lymphoepitheliale **Zysten**.

Diese Veränderungen imponieren als rundliche Vorwölbungen unter der Schleimhaut bzw. in der Region der betroffenen Drüse. Sie können multipel vorkommen. Manche dieser Zysten neigen zu rezidivierenden Entzündungen.

Bei der **Sialographie** füllen sich Speichelgangszysten mit Kontrastmittel, während die lymphoepithelialen Zysten das Gangsystem verdrängen *(siehe Abbildung 6)*.

Bei den Mukozelen unterscheidet man solche, die durch Retention im Gefolge eines Gangverschlusses entstanden sind, und solche, die durch extravasalen Speichelaustritt, z. B. nach traumatischen Gangverletzungen entstehen.

Die **Therapie** besteht, sofern die Beeinträchtigung des Patienten durch das Krankheitsbild eine chirurgische Behandlung nahelegt, in der **Exstirpation der Zysten,** bei multiplen Zysten u. U. als komplette Drüsenentfernung (Parotidektomie). Die Präparation zur Schonung des N. facialis kann bei multiplen, rezidivierend entzündeten Parotiszysten schwierig sein.

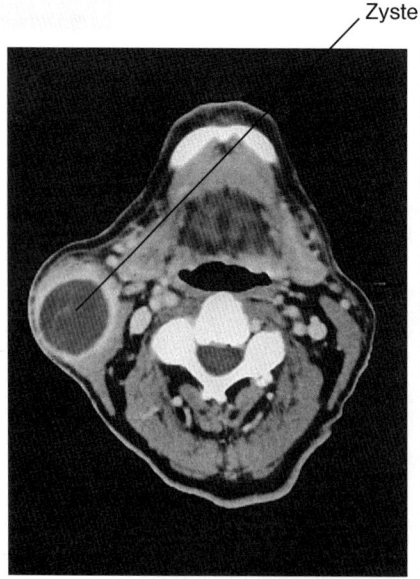

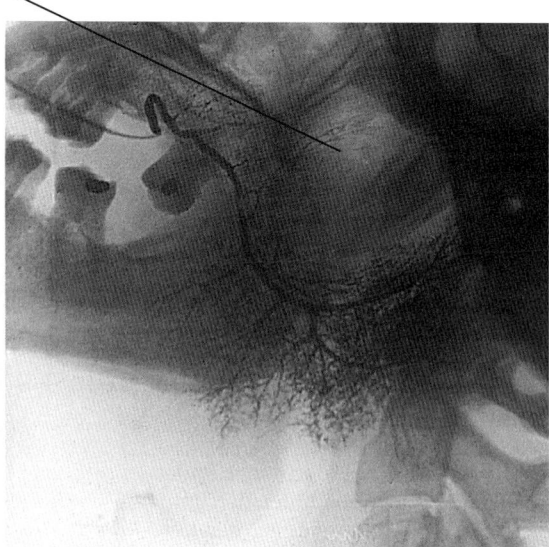

**a** CT bei Zyste der Glandula parotis  **b** Gangverdrängung durch zystischen Tumor in der Sialographie

**Abb. 6  Parotiszyste**

## 5.3 Sialadenosen (Sialosen)

**Definition.** Nichtentzündliche Speicheldrüsenerkrankungen auf der Grundlage von Stoffwechsel- bzw. Sekretionsstörungen des Drüsenparenchyms.

**Ätiologie und Pathogenese.** Sialadenosen entstehen vermutlich im Zusammenhang mit Läsionen der vegetativen Nervenversorgung der Kopfspeicheldrüsen.
Man unterscheidet:
- **Endokrine Sialadenosen** bei hormonellen Störungen (Diabetes mellitus, hormonelle Umstellungen wie Klimakterium, Nebennierenrindenerkrankungen u. a.).
- **Metabolische Sialadenosen**, z. B. bei Vitaminmangel und anderen Mangelerkrankungen, Alkoholabusus, Fehlernährung, Leberzirrhose etc.
- **Neurogene Sialadenosen** bei Funktionsstörungen des vegetativen Nervensystems unter z. B. antidepressiver oder antihypertensiver Therapie.

Das pathohistologische Kennzeichen der Sialosen ist eine Vergrößerung der Drüsenazini mit geschwollenen Azinuszellen. Entzündungszeichen fehlen.

**Klinik.** Es treten schmerzlose **Schwellungen** besonders der Ohrspeicheldrüsen auf. Später kommt eine **Mundtrockenheit** unter verringerter Speichelproduktion hinzu. Gelegentlich werden auch **Schmerzen** angegeben. Die Drüsenschwellung ist unabhängig von der Nahrungsaufnahme.

**Diagnostik.** Die klinische Untersuchung und die bildgebenden Verfahren allein erlauben meist keine sichere Diagnosestellung.

Die Diagnostik richtet sich im übrigen nach den Bedingungen des Einzelfalles und schließt internistische, neurologische, gynäkologische und gegebenenfalls andere Konsiliaruntersuchungen ein.

Anhand einer **Biopsie** lassen sich oft die typischen histologischen Veränderungen, wie die geschwollenen Azinusepithelzellen, darstellen.

**Differentialdiagnose.** Die schmerzlose Schwellung ist insbesondere gegen eine **Hypertrophie des M. masseter** abzugrenzen, die sich unter manueller Palpation beim Zubeißen verstärkt und auch mit der Ultraschalldiagnostik aufgedeckt werden kann. Ferner ist an ein **Sjögren-Syndrom** zu denken.

**Therapie.** Eine kausale Therapie kann nur im Sinne der Beseitigung der zugrundeliegenden (systemischen) Störung zum Einsatz kommen. Im übrigen gibt es keine Behandlung zur Beseitigung der Sialadenose, so daß nur symptomatische Maßnahmen getroffen werden können, vor allem Mundbefeuchtung durch künstlichen Speichel.

## 5.4 Speichelsteinleiden (Sialolithiasis)

**Definition.** Steinbildung im Gangsystem von Speicheldrüsen.

**Merke.** Die Sialolithiasis betrifft ganz überwiegend die Glandula submandibularis.

**Epidemiologie.** Die Krankheit, die die häufigste Ursache einer Speicheldrüsenfunktionsstörung ist, kommt überwiegend bei Erwachsenen und im höheren Lebensalter vor. Männer sind etwa doppelt so häufig betroffen wie Frauen.

**Ätiologie und Pathogenese.** Über 80% der Speichelsteine findet man in den Gängen der **Glandula submandibularis**, etwa 10% in der Parotis *(siehe Abbildung 7)*. Die Steine sind doppelt so oft im extraglandulären wie im intraglandulären Gangbereich lokalisiert. Das häufige Vorkommen in der Subhäufig im extraglandulären Gangbereich lokalisiert. Als Ursache wird eine **Abnahme der Viskosität des Speichels** angesehen. Durch Veränderung des Ionenmilieus entstehen Calcium-Muzin-Komplexe und Sialolithen. Hauptsächlich werden Calciumphosphat- oder -karbonatsteine gebildet.

mandibularis erklärt man mit dem stärkeren Gehalt des Submandibularisspeichels an zähflüssigen Schleimbestandteilen und dem verzweigten Verlauf des Gangsystems. Als Ursache für die Steinentstehung wird eine Speichelbildungsstörung (Dyschylie) mit **Abnahme der Viskosität des Speichels** angesehen. Auf der Grundlage einer Veränderung des Ionenmilieus mit pH-Verschiebung ändert sich die Löslichkeit für Calciumphosphatverbindungen im Speichel, es entstehen Calcium-Muzin-Komplexe und schließlich Sialolithen, die an Größe zunehmen. Hauptsächlich werden Calciumphosphat- oder Calciumcarbonatsteine gebildet.

**Klinik**
Typisch ist die nach einem Geschmacksreiz auftretende, manchmal stark **schmerzhafte Schwellung** der Speicheldrüse.

***Klinik.*** Typisch ist die nach einem Geschmacksreiz (üblicherweise beim Essen, gelegentlich aber auch schon beim Anblick von Speisen) auftretende, manchmal stark **schmerzhafte Schwellung** der betroffenen Speicheldrüse. Sind wiederholt Entzündungen abgelaufen, kann es zu einer bleibenden Induration und Drüsenschwellung kommen.

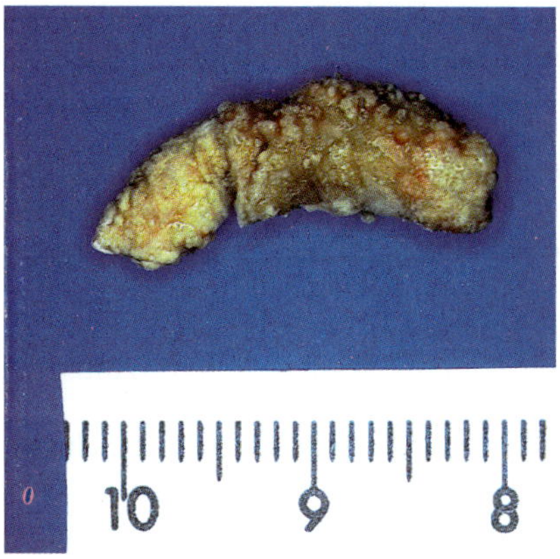

**Abb. 7: Speichelstein**

**Diagnostik**
**Klinische Untersuchungsbefunde**
**Palpatorisch** findet man *bimanuell* eine meist schmerzhafte, teigige, gelegentlich prall-elastische **Drüsenauftreibung.**
Große Steine können digital palpiert werden. Häufiger tastet man einen Stein mit einer **Silbersonde.**

***Diagnostik***

**Klinische Untersuchungsbefunde**. Im akuten Schwellungszustand ist die Volumenzunahme schon bei Betrachtung erkennbar. **Palpatorisch** findet man *bimanuell* eine meist schmerzhafte, überwiegend teigige, gelegentlich auch prall-elastische **Drüsenauftreibung.** Große Steine können im Mundboden digital palpiert werden. Häufiger tastet man einen Stein mit einer feinen **Silbersonde,** die in den Ausführungsgang eingeführt wird. Ein feines Kratzen an der Sondenspitze signalisiert dann die Anwesenheit eines Sialolithen.

Das Ostium des Ausführungsganges ist gerötet, bei bakterieller Superinfektion kann Eiter austreten.

Bei der Spiegeluntersuchung erkennt man häufig eine entzündliche Rötung um das Ostium des Ausführungsganges. Besteht bereits eine bakterielle Superinfektion, kann – insbesondere nach Sondierung – Eiter oder trübes Sekret aus dem Ostium austreten.

**Radiologische Diagnostik**
60 bis 80 % der Speichelsteine sind röntgenologisch darstellbar.

**Radiologische Diagnostik**. Etwa 60 bis 80 % der Speichelsteine können durch eine Röntgen-Schrägaufnahme des Unterkiefers bzw. eine Mundbodenleeraufnahme (okklusal-dentale Aufnahme) dargestellt werden .

**Merke ▶**

***Merke.*** Etwa ein Viertel aller Speichelsteine ist jedoch nicht röntgendicht und kann deshalb auf diese Weise nicht entdeckt werden.

Eine Darstellung ist mit der **Sialographie** oder dem **Ultraschall** möglich *(s. Syn. 5).*

Eine indirekte Darstellung ist dann mit der **Sialographie** möglich. Nach Instillation eines Kontrastmittels erkennt man typischerweise einen Stopp in der Position des Steines oder zumindest eine erhebliche Reduktion des Gangdurchmessers.

Die **Ultraschalluntersuchung** bietet die Möglichkeit, auch solche Steine darzustellen, die nicht röntgendicht sind *(siehe Synopsis 5).*

**Differentialdiagnose**
Anamnese, Befunde und Verlauf sind typisch.

***Differentialdiagnose.*** Anamnese, Befunde und Verlauf sind typisch, so daß nur selten andere Ursachen einer Speichelgangsobstruktion differentialdiagnostisch zu erwägen sind, wie z. B. ein Tumor oder eine entzündliche Gangstenose.

**Therapie**
Im akuten Zustand kommt es darauf an, eine Entlastung vom Druck des gestauten Speichels herbeizuführen. Kleinere ostiumnahe Gangsteine können evtl. **ausmassiert** werden.
In anderen Fällen muß der **Ausführungsgang geschlitzt** werden.

***Therapie.*** Im akuten Zustand kommt es darauf an, eine Entlastung vom Druck des gestauten Speichels herbeizuführen, um die Schmerzen zu beseitigen. Kleinere, **ostiumnahe Gangsteine** können gelegentlich **ausmassiert** werden. Häufig ist eine Dilatation des Ausführungspunktes (Bougierung) an der Papille hilfreich.

In anderen Fällen muß der **Ausführungsgang geschlitzt** werden, woraufhin sich auch größere Steine entfernen lassen. Diese Gangschlitzung muß sich aber auf den drüsenfernen Abschnitt des Ausführungsganges beschränken.

## 5.4 Speichelsteinleiden (Sialolithiasis)

**Synopsis 5: Speichelstein der Glandula submandibularis im B-Scan**

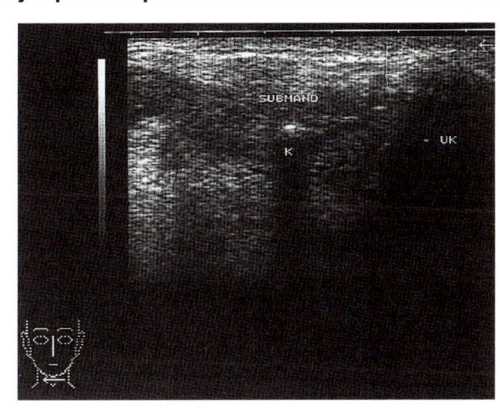

**Sialolithiasis, intraglandulär**
Submental, Frontalschnitt
Befund:
- Darstellung der Submandibularloge
- Speichelstein intraglandulär gelegen, unmittelbar im Abgangsbereich des Ausführungsganges
- Glandula submandibularis gering vergrößert, entzündlich-reaktive Echovermehrung

UK = Unterkiefer
K = Konkrement

---

**Merke.** Zu weitgehende Schlitzungen gefährden A. und N. lingualis.

◀ Merke

**Intraglanduläre Steine** können üblicherweise nicht mehr durch Gangschlitzung entfernt werden. Das klassische Vorgehen ist in diesen Fällen die **Exstirpation** der Glandula submandibularis (gegebenenfalls auch der Glandula parotis).

Alternativ zu dieser Operation kommt die **Laserlithotripsie** in Betracht, bei der der Stein mit einem kleinen Endoskop vom Ostium her aufgesucht, sichtbar gemacht und mit dem Laserlicht zerstört wird. Eine andere Alternative ist die **extrakorporale Stoßwellenlithotripsie**, bei der die Steinzerstörung mit Ultraschall erfolgt. Diese Methoden können die Drüsenentfernung entbehrlich machen, sofern durch das Steinleiden nicht eine schwere chronische Sialadenitis eingetreten ist oder die Sialolithen in kurzen Intervallen rezidivieren, so daß letztlich doch die Exstirpation der Drüse nicht zu umgehen ist.

Für **intraglanduläre** Steine ist das klassische Vorgehen die **Exstirpation** der Drüse.
Alternativ zu dieser Operation kommt die **Laserlithotripsie** in Betracht. Eine andere Alternative ist die **extrakorporale Stoßwellenlithotripsie**. Diese Methoden können die Drüsenentfernung entbehrlich machen.

**Prognose.** Patienten, die einmal einen Speichelstein gehabt haben, neigen zu **Rezidiven** in unterschiedlich großen Zeitabständen. Hat das Steinleiden ausgeprägte sekundäre, chronisch entzündliche Veränderungen an der Drüse nach sich gezogen, werden die Patienten nicht selten erst durch komplette Entfernung der Drüse beschwerdefrei.

**Prognose**
Patienten mit Speichelstein neigen zu **Rezidiven**. Bei sekundären Veränderungen erreicht man oft erst durch Entfernung der Drüse Beschwerdefreiheit.

**Der klinische Fall.** Eine 48jährige Lehrerin klagt seit 4 Monaten über rezidivierende, zum Teil schmerzhafte Schwellungen links unter dem Kinn, die im Zusammenhang mit der Nahrungsaufnahme auftreten. Zunächst seien die Beschwerden durch Auflegen von Eisbeuteln immer wieder zurückgegangen, jetzt allerdings bemerkte sie beim Schminken eine permanente Verdickung unter dem linken Unterkiefer.
Palpatorisch findet man bei der Untersuchung eine teigige bis feste Schwellung im angegebenen Bereich. Bei der Spiegeluntersuchung erkennt man eine geringe Anhebung des linken Mundbodens. Bei der bimanuellen Untersuchung tastet man dort eine etwas verhärtete Glandula submandibularis, wobei zusätzlich sehr drüsennah ein ovaläres Konkrement palpiert werden kann. Bei der Sondierung des Ausführungsganges der Drüse mit einer feinen Silbersonde spürt man ein deutliches Kratzen. Im Zuge weiterer Diagnostik kann durch die Sonographie ein drüsennahes Konkrement von 0,9 x 0,6 cm Größe bestätigt werden, außerdem zeigt die linke Glandula submandibularis eine geringgradige Vergrößerung und vermehrte Echobinnentextur als Hinweis auf abgelaufene Drüsenentzündungen. Eine Röntgenuntersuchung wird von der Patientin abgelehnt.
Da die Patientin eine durch Operation bedingte Narbe vermeiden möchte, erfolgt eine endoskopische Laserlithotripsie, die sich jedoch wegen des engen Gangsystems und der Größe und Lage des Steines schwierig gestaltet und daher mehrfach wiederholt werden muß. In der Nachkontrolle bleibt bei sonographischer Steinfreiheit die Drüse gering induriert und vergrößert tastbar, eine erneute Sialolithenbildung ist aber auch nach 3 Jahren nicht festzustellen.
**Diagnose:** Sialolithiasis

## 5.5 Traumen und Verletzungsfolgen

***Ätiologie und Pathogenese.*** Die Speicheldrüsen – insbesondere die Parotis – sind bei Stich- oder Schnitt-, seltener Schußverletzungen mitbetroffen.

***Diagnostik.*** Je nach Ursache kann es sich um glatte Einschnitte, aber auch zerfetzte, schmutzige, eventuell schon teilweise nekrotische Wunden handeln. Wesentlich ist immer, daß auf eine Mitbeteiligung des **N. facialis** bzw. seiner Äste geachtet wird. Zur Diagnostik des N. facialis vgl. Kap. B.

Bei starken Blutungen aus der Wunde muß ungezieltes Abklemmen oder auch bipolare Koagulation ohne sorgfältiges Aufsuchen der Blutungsquelle vermieden werden, weil bei ungerichtetem Vorgehen die Fazialisäste gefährdet sind.

Auch die Suche nach etwa eingespießten Fremdkörpern – wie z. B. Glassplittern – muß vorsichtig geschehen.

***Therapie.*** Die Wundversorgung folgt den Prinzipien der Weichteiltraumatologie. Die Wunde ist deshalb zu reinigen und zu desinfizieren. Bei nachgewiesener Fazialislähmung wird der Wundverschluß erst vorgenommen, wenn die Nervenstümpfe dargestellt und durch Nervennaht reanastomosiert wurden. Fehlt der Nerv über eine längere Strecke, so daß die primäre Adaptation der Stümpfe nicht mehr möglich ist, kann die Interposition eines Transplantates z. B. vom N. auricularis magnus erfolgen.

Ein durchtrennter Ausführungsgang einer Speicheldrüse kann ebenfalls mikrochirurgisch reanastomosiert werden. Dabei ist es hilfreich, in die Lumina der beiden Stümpfe eine feine Sonde bzw. einen kleinen Katheter einzulegen.

***Prognose.*** Sorgfältig reanastomosierte Äste des N. facialis haben im Hinblick auf die Wiedergewinnung der Funktion eine gute Prognose. Bei Nerveninterponaten sind die Aussichten ebenfalls noch günstig.

Verbleiben nach Versorgung eines Traumas kutane **Speichelfisteln,** so können sie längere Zeit bestehen bleiben. Persistieren sie trotz wiederholter chirurgischer Versuche des Verschlusses, kommt eine sogenannte »**Ausschaltungsbestrahlung**« der Speicheldrüse mit geringer konventioneller Röntgenstrahlendosis in Betracht.

## 5.6 Aurikulo-temporales Syndrom (Frey-Syndrom)

***Definition.*** Unphysiologische Schweißabsonderung und Hautrötung der Regio parotidea bei gustatorischem Reiz.

***Ätiologie und Pathogenese.*** Das sogenannte »**gustatorische Schwitzen**« kommt nach Parotisoperationen vor. Nach dem Eingriff gewinnen parasympathische Nervenfasern (die ursprünglich an der Parotis die Speichelsekretion steuerten) Anschluß an sympathische Fasern, die zu Schweißdrüsen der Haut führen.

Auch nach Kiefergelenksfrakturen und Eingriffen am inneren Gehörgang können ähnliche Veränderungen auftreten.

***Klinik.*** Beim Essen kommt es zu einer Hautrötung über dem Bereich der Glandula parotis, die auf Vasodilatation zurückgeführt wird, und zu einer Absonderung von störenden Mengen von Schweiß.

***Diagnostik.*** Symptomatik und Anamnese sind typisch und diagnoseweisend.

***Therapie.*** Empfohlen wird u. a. die lokale Applikation von scopolaminhaltiger Salbe oder Aluminiumchloridlösung. Es wurde auch über Erfolge mit Botulinustoxin oder einer Neurektomie des N. tympanicus in der Paukenhöhle berichtet.

# 5.7 Tumoren

5.7 Tumoren

## 5.7.1 Gutartige Tumoren

5.7.1 Gutartige Tumoren

### Pleomorphes Adenom

**Pleomorphes Adenom**

**Definition.** Gutartiger Speicheldrüsenmischtumor.

◀ **Definition**

**Ätiologie und Pathogenese.** Das pleomorphe Adenom ist ein typischer und häufiger Speicheldrüsentumor, der ganz überwiegend (in mehr als 80% der Fälle) in der **Glandula parotis,** sehr viel seltener in der Glandula submandibularis oder den kleinen Speicheldrüsen vorkommt *(siehe Abbildung 8a).* Fast 50% aller Parotistumoren sind pleomorphe Adenome, sie machen annähernd 85% aller gutartigen Tumoren dieser Drüse aus.

**Ätiologie und Pathogenese**
Das pleomorphe Adenom kommt überwiegend in der **Glandula parotis,** seltener in der Gl. submandibularis vor *(s. Abb. 8a).* Fast 50% aller Parotistumoren sind pleomorphe Adenome.

**Epidemiologie.** Patienten im mittleren Lebensalter sind bevorzugt betroffen, insbesondere Frauen.

Histologisch bestehen die Tumoren aus verschiedenen epithelialen Formationen, eingeschlossen in myxomatöse, mukoide, chondromatöse, hyaline und retikuläre Strukturen.

**Epidemiologie**
Patienten im mittleren Lebensalter sind bevorzugt betroffen.

**Klinik.** Die rundlichen, festen Tumoren wachsen langsam. Etwa zwei Drittel findet man im lateralen, ein Drittel im tieferliegenden Lappen der Drüse. Tumoren, die von der medialen Portion der Gl. parotis ausgehen, sich hauptsächlich medial des Unterkiefers und im retromaxillären Raum ausdehnen und äußerlich kaum sichtbar oder tastbar sind, werden »Eisbergtumoren« genannt *(siehe Abbildung 8b).* In diesen Fällen kann eine Schwellung am weichen Gaumen oder an der Pharynxwand auftreten.

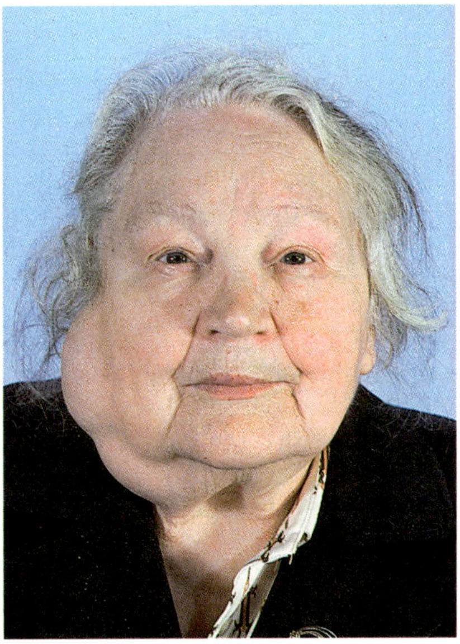

**Abb. 8 a: Pleomorphes Adenom rechts,** klinischer Aspekt

**Klinik**
Die Tumoren wachsen langsam. Etwa zwei Drittel findet man im lateralen Parotisanteil.
Tumoren mit vorwiegend medialer Ausdehnung nennt man »Eisbergtumoren« *(s. Abb. 8b).*

***Diagnostik***

**Klinische Untersuchungsbefunde.** Bei der Inspektion können kleine Tumoren am dorsokaudalen Parotispol übersehen werden. Die Palpation zeigt deutlich eine rundliche, feste **Schwellung,** die sich gut gegen die Umgebung abgrenzen und meist auch verschieben läßt. Bei der hals-nasen-ohrenärztlichen Spiegeluntersuchung achtet man insbesondere auf Vorwölbungen der Rachenwand und des Gaumens, die auf mediales Tumorwachstum hinweisen könnten.

Eine Läsion des N. facialis gehört nicht zum Krankheitsbild des pleomorphen Adenoms, sondern tritt erst dann auf, wenn der Tumor maligne entartet ist. Vor allem bei größeren Tumoren gehört die Fazialisdiagnostik zum Untersuchungsgang.

**Diagnostik**
**Klinische Untersuchungsbefunde**
Die Palpation zeigt eine rundliche **Schwellung,** die sich gegen die Umgebung abgrenzen läßt.
Bei der Spiegeluntersuchung achtet man auf mediales Tumorwachstum.
Eine Läsion des N. facialis tritt erst auf, wenn der Tumor maligne entartet ist.

**Bildgebende Diagnostik.** Mit **Ultraschalluntersuchungen** läßt sich die Größenausdehnung ermitteln und in begrenztem Umfang eine Artdiagnostik des Tumors durchführen. Insbesondere kann man so das Vorhandensein zystischer Anteile ausschließen.

Bestehen Unsicherheiten bezüglich der Gutartigkeit des Prozesses, kann eine Sialographie hilfreich sein, die nur eine Verdrängung und keine Destruktion des Gangsystems zeigt (selten indiziert). Die Ausdehnung von Eisbergtumoren zeigen das **CT** oder die **MRT** *(siehe Abbildung 8b).*

**Bildgebende Diagnostik**
Mit **Ultraschall** läßt sich die Größenausdehnung des Tumors ermitteln und das Vorhandensein zystischer Anteile ausschließen.
Eine Sialographie ist selten indiziert.
**CT** oder **MRT** bei Eisbergtumoren *(s. Abb. 8b).*

**Invasive Diagnostik.** Die gelegentlich geäußerte Empfehlung, zur differentialdiagnostischen Abklärung eine Feinnadelpunktion und zytologische Untersuchung des Punktates vorzunehmen, wird wegen der Gefahr der Verschleppung von Tumorzellmaterial im Stichkanal überwiegend abgelehnt.

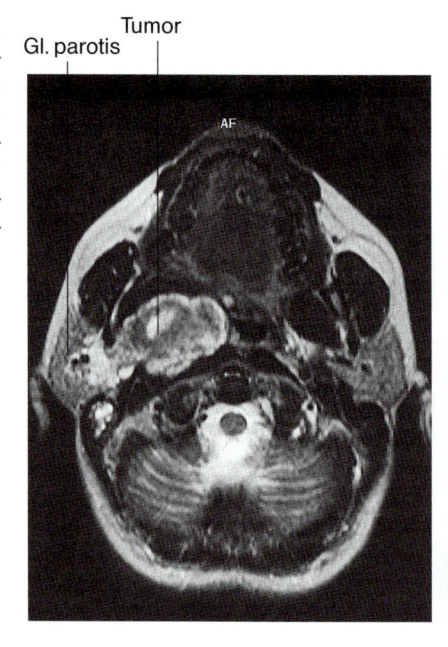

**Abb. 8 b:** Sog. »**Eisbergtumor**« der Glandula parotis rechts im MRT, $T_2$-gewichtetes Bild

> **Merke.** Bei jeder invasiven Maßnahme an einem pleomorphen Adenom muß damit gerechnet werden, daß Zellen im umgebenden Gewebe verstreut werden, die dann der Ursprung von u. U. multifokalen Rezidivtumoren sind.

Angesichts eines **Entartungsrisikos** von ca. 10 % bei diesen Tumoren empfiehlt sich ohnehin die komplette **Tumorentfernung,** so daß bei Verdacht auf ein pleomorphes Adenom anstelle einer Feinnadelpunktion die vollständige Resektion vorzuziehen ist.

**Differentialdiagnose.** Andere gut- oder bösartige Speicheldrüsentumoren können zu ähnlichen Befunden führen.

Entzündungen der Glandula parotis oder eine Sialolithiasis unterscheiden sich hingegen durch die Anamnese bzw. das Vorhandensein typischer Entzündungsparameter.

**Therapie.** Die Behandlung besteht je nach Tumorsitz und -größe in der partiellen oder totalen Parotidektomie, wobei zur Vermeidung von Rezidiven die (allerdings nicht immer vollständig vorhandene) Kapsel unversehrt mit entfernt werden muß. Deshalb empfiehlt sich keine knappe Umschneidung oder »Enukleation« solcher Prozesse, sondern die Mitentfernung benachbarter Drüsenanteile. Der N. facialis ist in jedem Fall zu schonen.

**Prognose.** Wird ein pleomorphes Adenom vollständig entfernt, treten keine Rezidive auf. Kommt es unter der Operation zur Eröffnung der Kapsel mit Ausstreuung von Tumormaterial im Wundgebiet, muß mit sehr unangenehmen, multilokulären Rezidiven gerechnet werden, deren erneute chirurgische Therapie sehr viel schwieriger ist als die primäre Tumorentfernung.

Unbehandelte pleomorphe Adenome haben ein Risiko von etwa 10 %, maligne zu entarten.

## 5.7.1 Gutartige Tumoren

**K** *Der klinische Fall.* Eine 53jährige Bäuerin stellt sich mit einem großen, nicht schmerzhaften Tumor der linken Parotisregion vor, der seit ca. 2–3 Jahren bestehe und langsam an Größe zugenommen habe. Als der Prozeß kurzfristig schmerzhaft war, habe der Hausarzt zum Ausschluß eines Abszesses punktiert. Der Verdacht habe sich jedoch nicht bestätigt.
Bei der Untersuchung palpiert man einen ca. 9 x 9 cm großen, festen, nicht druckdolenten, unter der Haut verschieblichen Tumor im dorsokaudalen Parotisbereich links, der zu einem abstehenden Ohrläppchen geführt hat.
Der übrige HNO-Spiegelbefund ist unauffällig, insbesondere findet sich kein Hinweis auf eine enorale und/oder pharyngeale Tumorvorwölbung. Die Fazialisfunktion ist regelrecht. Aus der Drüse wird normaler Speichel exprimiert.
Sonographisch wird ein 8 x 8,5 x 6 cm großer, rundlicher, glatt begrenzter Tumor mit homogener Binnentextur bestätigt, daneben finden sich zusätzlich mehrere, bis maximal 1 cm im Durchmesser große Tumoren mit annähernd ähnlicher sonographischer Struktur. Der Patientin wird mit dem Verdacht auf ein pleomorphes Adenom eine Parotidektomie empfohlen, wobei sie darauf aufmerksam gemacht wird, daß aufgrund des sonographischen Befundes und der Vorgeschichte (Punktion des Prozesses) mit mehreren Tumoren gerechnet werden muß, und daß trotz Operation Rezidive nicht ausgeschlossen seien. Intraoperativ findet man einen großen und 3 kleinere Tumoren, die unter sorgfältiger Schonung aller Äste des N. facialis komplett mit der Drüse entfernt werden können. Der postoperative Verlauf war bis auf eine interkurrente Mundastschwäche des N. facialis komplikationslos. In der Nachbeobachtung kam es im Laufe von Jahren zu mehreren, im OP-Gebiet lokalisierten Rezidiven, die jeweils einer operativen Therapie zugeführt wurden, wobei sich die Präparation des N. facialis aufgrund narbiger Veränderungen zunehmend schwieriger gestaltete und zuletzt eine Teilparese des R. marginalis mandibulae und des Stirnastes nicht vermieden werden konnte. Es muß angenommen werden, daß schon die vorbestehende Multilokalität des Tumors durch die primäre Punktion mit Ausstreuung von Tumorzellen verursacht wurde und den Verlauf ungünstig beeinflußt hat.
**Diagnose:** Pleomorphes Adenom mit multiplen Rezidiven

## Monomorphe Adenome

Als monomorphe Adenome werden die nichtpleomorphen Adenome zusammengefaßt. Das klinische Bild, die Diagnostik und die Therapie entsprechen weitgehend dem pleomorphen Adenom.

Die monomorphen Adenome machen etwa 15 % der Speicheldrüsentumoren aus. Zu ihnen zählen unter anderem das Zystadenolymphom und das Onkozytom.

### Monomorphe Adenome

Hierunter werden alle nichtpleomorphen Adenome zusammengefaßt. Klinisches Bild, Diagnostik und Therapie entsprechen weitgehend dem pleomorphen Adenom.

## Zystadenolymphom

Synonym: Warthin-Tumor

**Epidemiologie.** Zystadenolymphome kommen bei Männern erheblich häufiger vor als bei Frauen. In etwa einem Fünftel der Fälle trifft man sie beidseitig an.
Ca. 60 % der monomorphen Adenome sind Zystadenolymphome *(siehe Synopsis 6)*. Die Patienten sind meist älter als 50 Jahre.

### Zystadenolymphom

**Epidemiologie**
Zystadenolymphome sind bei Männern häufiger als bei Frauen.
Ca. 60 % der monomorphen Adenome sind Zystadenolymphome *(s. Syn. 6)*.

---

**Synopsis 6: Zystadenolymphom der Glandula parotis links im B-Scan**

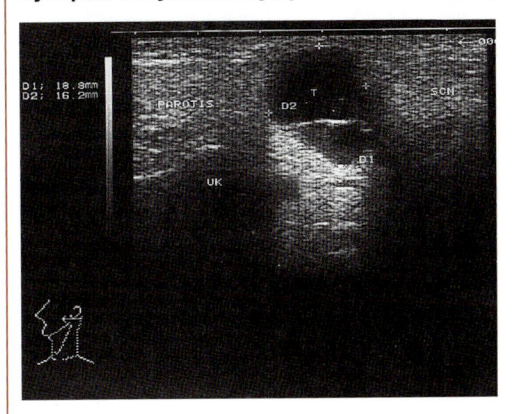

**Zystadenolymphom**

Parotis links, Horizontalschnitt

Befund:
- scharf begrenzter Tumor
- echoleere zystische und echoreiche weichteildichte Tumorkompartimente
- dorsale Schallverstärkung

T = Tumor
UK = Unterkiefer
SCM = M. sternocleidomastoideus
D = Durchmesser

## Diagnostik

**Diagnostik.** Da Zystadenolymphome zystische Anteile enthalten, tasten sie sich weicher als pleomorphe Adenome, eventuell auch prall-elastisch. Bei der Palpation findet man eine glatte, manchmal auch etwas höckerige Oberfläche der rundlichen, verschieblichen Geschwulst.

Die Funktionsdiagnostik des N. facialis ergibt keine pathologischen Veränderungen.

Mit der **Sonographie** lassen sich die **zystischen Veränderungen** gut darstellen und vom pleomorphen Adenom unterscheiden. Bei der Sialographie findet man allenfalls eine Verdrängung des Drüsengangsystems. Zystadenolymphome speichern Technetium 99, so daß sie mit der Szintigraphie gut darstellbar sind.

**Differentialdiagnose.** Lymphknoten in der Glandula parotis bzw. submandibularis sowie andere gutartige Prozesse der Region, eventuell auch kleine bösartige Tumoren, können zu Verwechslungen führen.

**Therapie.** Die Behandlung der Wahl ist die chirurgische **Exstirpation**, wobei, ähnlich wie beim pleomorphen Adenom, gegenüber der Enukleation einer partiellen Parotidektomie unter Mitnahme umgebenden Speicheldrüsengewebes der Vorzug zu geben ist. Allerdings ist die Rezidivneigung nicht so groß wie beim pleomorphen Adenom.

**Prognose.** Von einer gewissen Rezidivneigung abgesehen, ist die Prognose gut. Das Risiko maligner Entartung ist gering.

### Onkozytome

Onkozytome findet man gleichermaßen bei männlichen und weiblichen Patienten, die meist älter als 50 Jahre sind. Diese Tumoren können beidseitig und an mehreren Speicheldrüsen gleichzeitig auftreten.

Klinisch unterscheiden sie sich wenig von anderen monomorphen Adenomen. Dementsprechend gleichen sich auch die Diagnostik und die Therapie, die in der chirurgischen Exstirpation besteht.

### Hämangiome

Hämangiome der Parotis sind seltene gefäßreiche Tumoren, die man besonders bei Kindern und Jugendlichen findet. Der Blutreichtum führt zur Blaufärbung unter der Haut, die durch leichten Fingerdruck häufig zum Verschwinden gebracht werden kann, bis sich der Tumor wieder mit Blut füllt. Da wegen der Nähe des N. facialis die Lasertherapie nicht immer in Betracht kommt, ist die Exstirpation die Behandlung der Wahl *(siehe Abbildung 9)*.

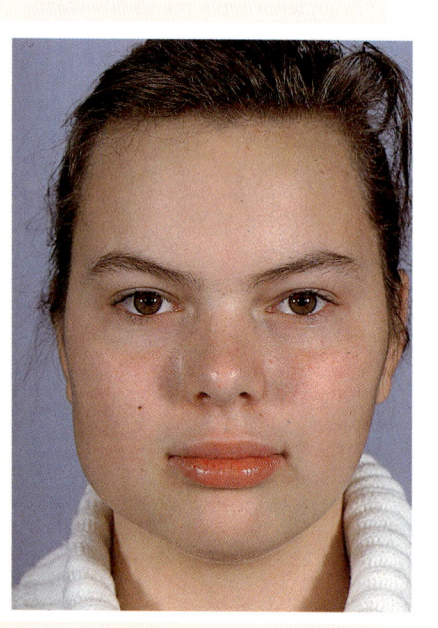

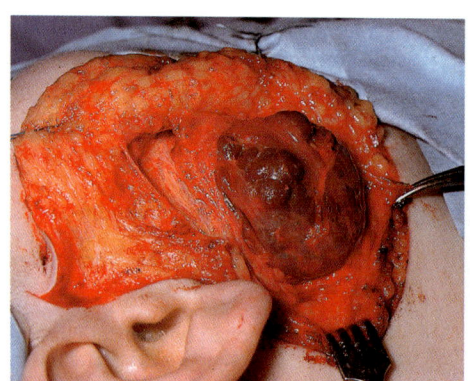

**b** intraoperativ: Präparation unter Schonung des N. facialis

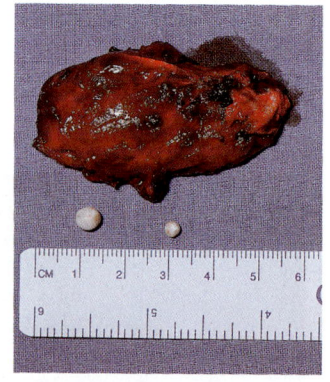

**c** Operationspräparat mit intratumoralen Verkalkungsprodukten

**a** präoperativ: weiche Schwellung der Parotisregion rechts

**Abb. 9: Hämangiom der Glandula parotis rechts**

## 5.7.2 Bösartige Tumoren

*Ätiologie und Pathogenese.* Bösartige Tumoren der Speicheldrüsen machen etwa 1% aller Kopf-Hals-Malignome aus.

Die häufigsten Malignome sind: Plattenepithelkarzinome, adenoidzystische Karzinome, Adenokarzinome, Karzinome in pleomorphen Adenomen, undifferenzierte Karzinome, Azinuszellkarzinome und Mukoepidermoidkarzinome *(vgl. Tabelle 3)*.

Zu einem geringen Anteil kommen in Speicheldrüsen auch nichtepitheliale Malignome vor, z.B. Hodgkin- und Non-Hodgkin-Lymphome. Der Anteil von Metastasen unter den bösartigen Prozessen der Speicheldrüsen liegt unter 5%.

Bei Männern kommen solche Geschwülste häufiger vor als bei Frauen. Die Patienten sind meist älter als 50 Jahre.

Grundsätzlich sind Speicheldrüsentumoren viel häufiger in der Glandula parotis anzutreffen als in anderen Speicheldrüsen *(siehe Tabelle 3)*.

| Tabelle 3: Speicheldrüsentumoren | | | |
|---|---|---|---|
| **Gutartige epitheliale Sialome (ca. 70–75% aller Speicheldrüsentumoren)** | | **Bösartige Speicheldrüsentumoren (ca. 25–30% aller Speicheldrüsentumoren)** | |
| pleomorphe Adenome | 85% | Azinuszelltumoren | 15% |
| monomorphe Adenome | | Mukoepidermoidtumoren | 30% |
| Onkozytome | | Karzinome | 55% |
| Zystadenolymphome | 15% | davon: adenoidzystische | |
| Adenome, sonstige Formen | | Karzinome | 35% |
| | | Adenokarzinome | 10% |
| | | Plattenepithelkarzinome | 10% |
| | | Karzinome in pleomorphen Adenomen | 20% |
| | | sonstige Karzinome/ Metastasen/Maligne Lymphome | 25% |

*Klinik.* Von Ausnahmen abgesehen (z.B. beim adenoidzystischen Karzinom) gleichen sich die Symptome und klinischen Bilder. Im Vergleich zu gutartigen Prozessen wachsen die Malignome deutlich schneller, sind mit der Umgebung verbacken, schlechter abgrenzbar, weniger verschieblich. Sie beziehen durch Infiltration und begleitende Entzündung die Haut über der betroffenen Drüse mit ein *(siehe Abbildung 10)*. Bei fortschreitendem Wachstum kommt es oft zu Schmerzen und sehr häufig zu einer **Lähmung des N. facialis,** die die bösartigen Tumoren klinisch am deutlichsten von den gutartigen unterscheidet.

> *Merke.* Bei Parotistumoren ist die **Fazialisparese** ein markantes Zeichen für Malignität!

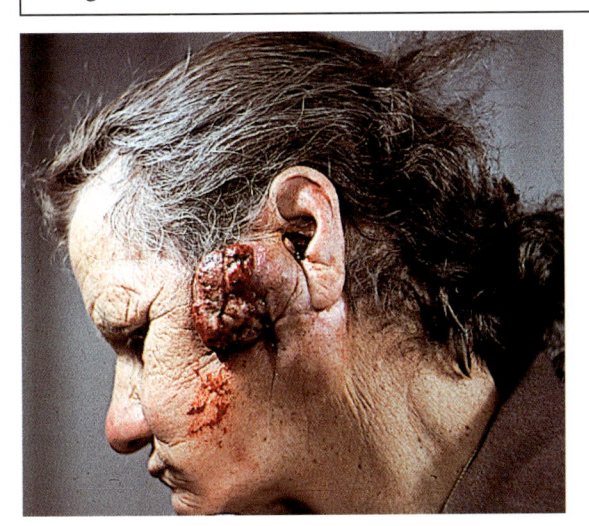

**Abb. 10:** Parotis-Karzinom links

**Halslymphknotenmetastasen** findet man bei diesen Malignomen in einer Häufigkeit zwischen 20 und 50% zum Zeitpunkt der Diagnosestellung.

**Fernmetastasen** bilden fast die Hälfte der adenoidzystischen Karzinome, etwa ein Drittel der undifferenzierten, ein Viertel der Adenokarzinome und ein Fünftel der Karzinome in pleomorphen Adenomen, seltener die Plattenepithelkarzinome.

Bei der Erstuntersuchung haben etwa ein Viertel der Patienten mit undifferenzierten Karzinomen eine **Fazialisparese,** bei Plattenepithelkarzinomen und adenoidzystischen Karzinomen bis zu einem Fünftel der Patienten, ca. 10% beim Adenokarzinom.

### Diagnostik

**Klinische Untersuchungsbefunde.** Bei der Inspektion findet man – je nach Tumorgröße – eine geringe **Drüsenschwellung,** eventuell aber auch schon einen großen **ulzerierenden Prozeß** oder zumindest eine auffallende entzündliche Hautrötung über einer tumorösen Schwellung (siehe Abbildung 10).

Bei der Palpation fällt auf, daß die Tumoren meist derb und mit der Umgebung verbacken und deswegen **schlecht beweglich** sind. Häufig besteht ein Berührungsschmerz.

Bei der palpatorischen Untersuchung des Halses findet man gegebenenfalls Lymphknotenschwellungen.

Die Funktionsprüfung des N. facialis kann bereits Ausfallserscheinungen aufdecken, ebenso können die Funktionen des N. lingualis und N. hypoglossus bereits eingeschränkt sein (Sensibilitätsstörung und Motilitätsverlust der Zunge).

Bei der weitergehenden hals-nasen-ohrenärztlichen Spiegeluntersuchung findet man u. U. eine Vorwölbung am Gaumen oder der Pharynxwand als Zeichen der medialen Tumorausbreitung. Größere Parotismalignome führen zur **Kieferklemme.** Otoskopisch kann bei größeren Prozessen ein Einbruch in den äußeren Gehörgang erkennbar werden.

**Bildgebende Diagnostik.** Zur Darstellung der Prozesse eignet sich die **Sonographie** (siehe Synopsis 7), für die Abgrenzung gegenüber der knöchernen Schädelbasis ist ferner die **Computertomographie** geeignet. Die Ausdehnung im Weichteilbereich von Gesichtsschädel und Hals zeigt die Kernspintomographie. Weitergehende Röntgenaufnahmen der Lunge, sonographische Untersuchungen der Leber und die Skelettszintigraphie dienen der Suche nach Fernmetastasen.

**Invasive Diagnostik.** Im Zweifelsfall muß die Diagnose histologisch abgeklärt werden. Hierfür eignet sich eine Feinnadelpunktion mit zytologischer Aufarbeitung wegen häufiger falsch-negativer Ergebnisse weniger gut als die Keilexzision mit **Histologie** oder komplette Exstirpation eines verdächtigen Prozesses.

***Differentialdiagnose.*** Die Unterscheidung zwischen verschiedenen gut- und bösartigen Tumoren bzw. Metastasen der Speicheldrüsen ist besonders bei kleineren Prozessen oft nur histologisch zu bewerkstelligen.

---

**Synopsis 7: Ultraschall-B-Scan bei Parotis-Karzinom**

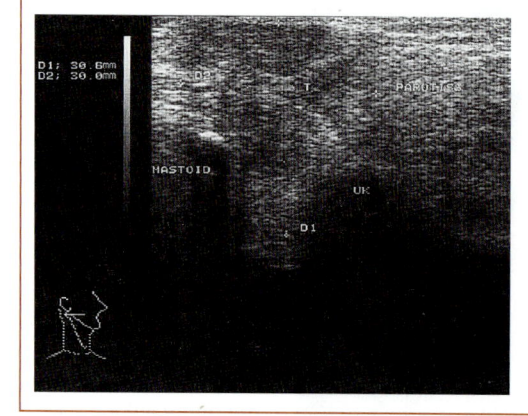

**Plattenepithelkarzinom**

Parotis rechts, Horizontalschnitt

Befund:
- sehr unscharfe Tumorbegrenzung
- überwiegend echoreiche solide Binnentextur
- keine Abgrenzung zur Fossa retromandibularis möglich

UK = Unterkiefer
T = Tumor
D = Durchmesser

**Merke.** Hinter einer chronisch rezidivierenden Speicheldrüsenentzündung – die sich im übrigen klinisch vom Tumorgeschehen unterscheidet – kann sich auch ein Malignom verbergen.

**Therapie.** Sofern eine **operative Behandlung** die Aussicht auf komplette Entfernung des Tumors eröffnet, oder wenn hierdurch eine deutliche Verbesserung der Lebensqualität oder auch eine Lebensverlängerung unter Erhaltung der Lebensqualität zu erzielen ist, ist sie die Therapie der Wahl.

Ist die Operation nicht aussichtsreich, oder wird sie abgelehnt, kommt – je nach Histologie des Prozesses – eine Bestrahlung bzw. adjuvante Chemotherapie in Betracht. Diese Therapieformen können auch ergänzend zur Operation angewandt werden.

Von besonderer Bedeutung im Zusammenhang mit der chirurgischen Behandlung bösartiger Parotisprozesse ist die Frage der Schonung des **N. facialis.** Wegen der funktionellen und kosmetischen Bedeutung des Nerven wird man versuchen, ihn, wenn möglich, zu erhalten.

Im Sinne der kompletten und sicheren Tumorentfernung ist dies aber nur bei kleinen, vom Nerv deutlich distanzierten Malignomen zu erwägen, insbesondere, wenn es sich um Tumoren geringergradiger Malignität handelt (z. B. Low-Grade-Mukodermoidkarzinome, evtl. auch Azinuszellkarzinome [s.u.]). In allen anderen Fällen muß der Nerv mit entfernt werden, soweit es die tumorchirurgische Festsetzung der Resektionsgrenzen eines Malignoms erfordert.

Zur chirurgischen Therapie maligner Speicheldrüsentumoren gehört ferner die Ausräumung der regionalen Lymphknotenstationen, wobei im Einzelfall über das Ausmaß dieser Maßnahme entschieden wird. Wird der Primärtumor bestrahlt, dann wird auch der Hals im allgemeinen mit bestrahlt.

**Prognose.** Die Prognose dieser Malignome hängt ab von der Histologie, von der Tumorausdehnung zum Zeitpunkt des Therapiebeginns und vom Ausmaß der Metastasierung. Ein prognostisch ungünstiges Zeichen ist eine zum Zeitpunkt der Operation schon bestehende Fazialisparese. Mukoepidermoid- und Azinuszellkarzinome gelten als Tumoren mit günstigerer Prognose. Insgesamt liegt jedoch die Fünfjahresüberlebensrate der Speicheldrüsenmalignome bei nur 20%.

## Karzinome in pleomorphen Adenomen

Bei diesen Geschwülsten kann über Jahre eine harmlose Drüsenschwellung wie bei pleomorphem Adenom mit allenfalls geringem Wachstum bestanden haben. Dann aber tritt eine auffallende Größenzunahme ein, nicht selten verbunden mit einer Fazialisparese, Schmerzen und vergrößerten Halslymphknoten.

**Merke.** Die Gefahr der malignen Entartung bei pleomorphen Adenomen unterstützt die Indikation zur Entfernung dieser Tumoren auch dann, wenn sie noch klein sind.

## Adenoidzystische Karzinome

Sie sind die häufigsten Karzinome der Speicheldrüsen, ihr Wachstumsverhalten unterscheidet sich sehr von dem der meisten anderen Karzinome des Kopf-Hals-bereiches. Adenoidzystische Karzinome kommen nicht selten auch in kleinen Speicheldrüsen vor.

Sie wachsen bevorzugt entlang präformierter, vor allem nervaler Strukturen. Die Wachstumsgeschwindigkeit ist außerordentlich niedrig. Die Anamnese kann sich daher über 10 bis 15 Jahre und mehr hinziehen. Häufig besteht früh eine Fazialisparese, bei Ausdehnung zur Schädelbasis hin kommen weitere Hirnnervenausfälle hinzu. Ungewöhnlich oft findet man bei adenoidzystischen Karzinomen hämatogene Fernmetastasen im Skelett und der Lunge. Im Gegensatz zu früheren Betrachtungsweisen müssen diese Tumoren als besonders heimtückisch und maligne angesehen werden. Über diese Tatsache täuscht lediglich die lang verlaufende Krankengeschichte hinweg *(siehe Synopsis 8).*

**Synopsis 8 a–c: Adenoidzystisches Karzinom**

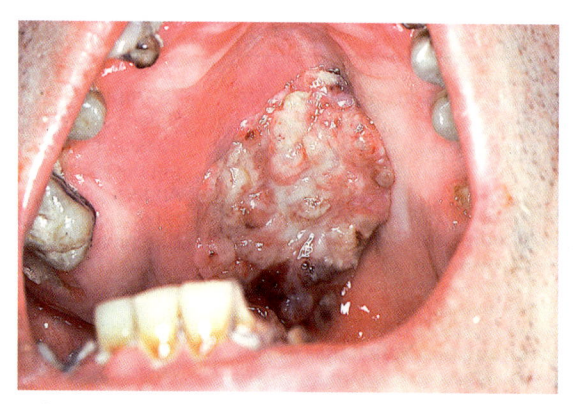

a  Intraoraler Befund: Durchbruch des Tumors durch den Gaumen

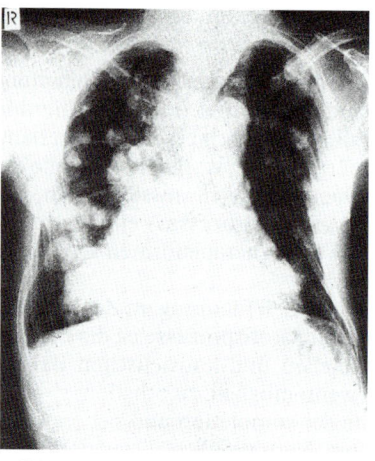

c  Rö.-Thorax mit typischen Lungenmetastasen bei Anamnese über mehr als 10 Jahre

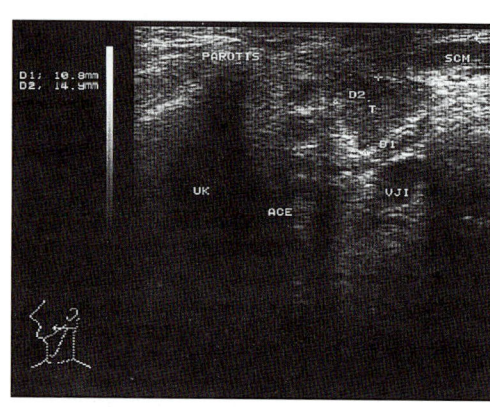

**Adenoidzystisches Karzinom**

Parotis links, Horizontalschnitt
Befund:
- irregulär, infiltrierend wachsender, unscharf begrenzter Tumor
- fleckig inhomogene Echotextur
- dorsale Schallverstärkung

T = Tumor
UK = Unterkiefer
SCM = M. sternocleidomastoideus
ACE = A. carotis externa
VJI = Vena jugularis interna
D = Durchmesser

b  B-Scan bei Befall der linken Parotis

**Therapeutisch** aussichtsreich sind nur ausgedehnte Operationen.

Strahlentherapie ist im allgemeinen nicht erfolgreich.

**Therapeutisch** aussichtsreich im Sinne einer vollständigen Heilung sind auch bei kleinen Tumoren nur relativ ausgedehnte Operationen. Bei Befall der Glandula parotis bedeutet dies häufig die radikale Entfernung der Drüse, meist unter Einbeziehung des N. facialis. Über die **Neck dissection** wird im Einzelfall entschieden. Strahlentherapie ist im allgemeinen nicht erfolgreich.

## 5.7.2 Bösartige Tumoren

**Der klinische Fall.** Eine 52jährige Floristin wird wegen rezidivierender Seitenstranganginen bei Zustand nach Tonsillektomie seit 5 Jahren vom Hausarzt behandelt. Dem Hausarzt sei nun eine geringe Größenzunahme einer schon länger bestehenden „Granulation" am weichen Gaumen links aufgefallen. Nikotin- und Alkoholabusus werden negiert. Bei der Untersuchung findet sich eine ca. 1,5 cm große, knotenförmige Schwellung und Rötung am linken Gaumenbogen, zum Teil zentral nekrotisch verändert. Daneben sieht man typische Befunde einer rezidivierenden Seitenstrangangina. Palpatorisch zeigen sich beidseits vergrößerte Kieferwinkellymphknoten. Computer- und kernspintomographisch läßt sich eine tumoröse Infiltration des weichen Gaumens nachweisen, die die Mittellinie nicht überschreitet. Eine PE der Gaumenläsion zeigt histologisch ein adenoidzystisches Karzinom, die übrigen PEs (vom Tonsillenbett, aus der Seitenstrangregion, vom Zungengrund, von der Uvula und der Rachenhinterwand) sind tumorfrei. Fernmetastasen sind zu diesem Zeitpunkt nicht nachweisbar. Nach ausführlicher Diskussion der Befunde und Therapiemöglichkeiten entschließt sich die Patientin zur operativen Behandlung, welche als enorale Tumorresektion mit dem Laser und beidseitige Neck dissection erfolgt. Postoperativ erholt sich die Patientin rasch, es verbleibt eine vorübergehende Gaumensegelfunktionsstörung mit Hypernasalität und nasalem „Verschlucken", vor allem bei zu hastigem Essen.

Zwei Jahre später sind diese Symptome deutlich gebessert, eine spontane Narbenbildung hat zur weitgehenden Rückgewinnung der Gaumenfunktion geführt. Jedoch zeigt sich bei den Kontrolluntersuchungen eine klinisch völlig unbemerkte, multiple Knochenmetastasierung (Szintigraphie) und multiple Metastasierung in beiden Lungen (CT).

Die als Ultima ratio angebotene Bestrahlung wird von der Patientin, die sich in gutem Allgemeinzustand befindet, abgelehnt. Auf dem Wege zu einem Kuraufenthalt verunglückt sie bei einem Verkehrsunfall tödlich.

**Diagnose:** Adenoidzystisches Karzinom einer kleinen Speicheldrüse

## Azinuszellkarzinome

Diese Tumoren trifft man überwiegend in der Glandula parotis. Histologisch findet man einen Zellaufbau wie bei Azinuszellen. Fernmetastasen und regionäre Lymphknotenmetastasen treten nicht immer auf, weshalb die Prognose von Azinuszelltumoren günstiger ist. Dennoch muß bei der chirurgischen Therapie die radikale Parotidektomie erwogen werden, wenn auch der N. facialis nicht in allen Fällen reseziert werden muß.

## Mukoepidermoidkarzinome

Diese Tumoren haben einen Anteil an epidermoiden und mukösen Zellen. Überwiegt der epidermoide Anteil, so ist die Prognose eher schlecht, man spricht dann von »High-Grade«-Tumoren, im anderen Fall von »Low-Grade«-Tumoren. Die Low-Grade-Tumoren sind gut differenziert, High-Grade-Tumoren schlecht differenziert. Der Unterschied im Malignitätsgrad ist erheblich. Dementsprechend unterschiedlich muß je nach Histologie die Therapieform entschieden werden.

### Azinuszellkarzinome

Diese Tumoren trifft man überwiegend in der Glandula parotis. Fern- und Lymphknotenmetastasen treten nicht immer auf. Die radikale Parotidektomie muß erwogen werden. Der N. facialis muß nicht immer reseziert werden.

### Mukoepidermoidkarzinome

Diese Tumoren haben einen Anteil an epidermoiden und mukösen Zellen. Überwiegt der epidermoide Anteil, so spricht man von »High-Grade«-, im anderen Fall von »Low-Grade«-Tumoren. Der Unterschied im Malignitätsgrad ist erheblich.

# F
# Ösophagus

*A. Berghaus*
*mit einem Beitrag von G. Böhme*

## 1 Anatomie

Die Speiseröhre ist ein etwa 25 cm langer und 1 cm weiter, mit Schleimhaut ausgekleideter Muskelschlauch zwischen Pharynx und Magen *(siehe Synopsis 1)*.
Histologisch folgen im Querschnitt von innen nach außen:
- die **Mukosa**schicht mit mehrschichtigem, unverhorntem Plattenepithel,
- eine **innere Ringmuskel**schicht,
- eine **äußere Längsmuskel**schicht.

Eine Serosa fehlt dem Ösophagus. Die Entfernung von der Zahnreihe bis zur Kardia (Mageneingang) beträgt ca. 40 cm.

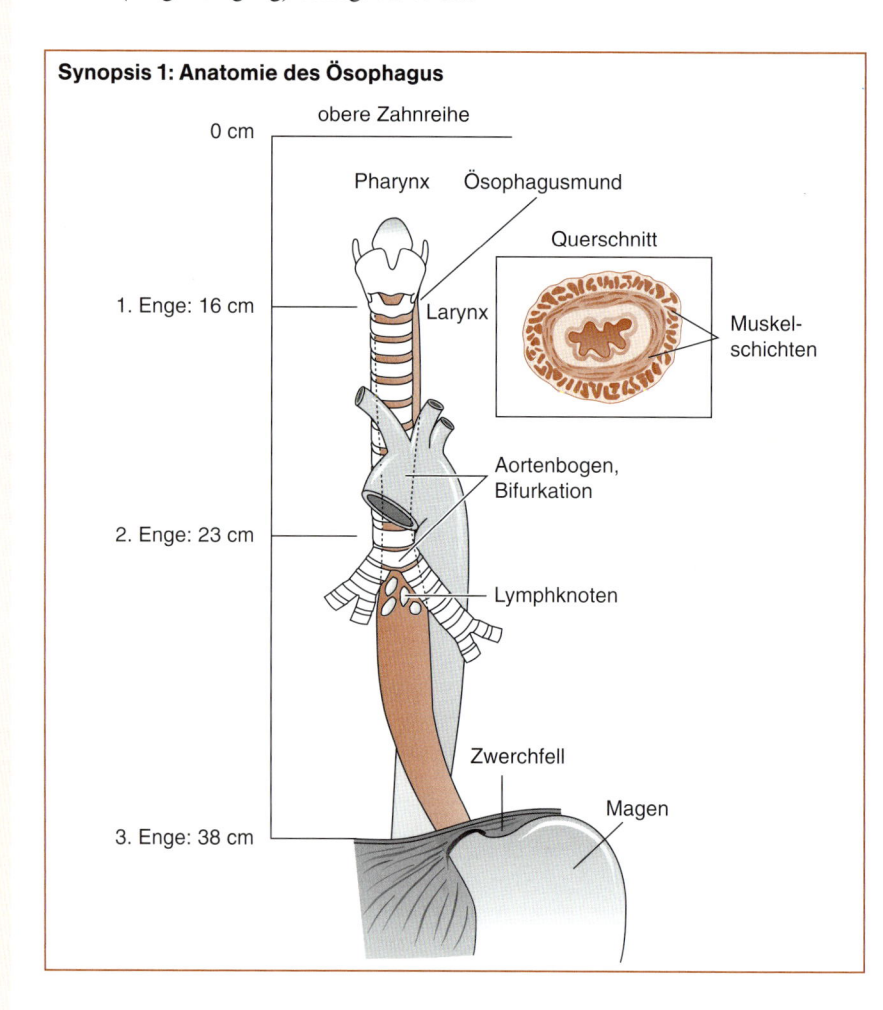

**Synopsis 1: Anatomie des Ösophagus**

- obere Zahnreihe — 0 cm
- Pharynx
- Ösophagusmund
- 1. Enge: 16 cm
- Larynx
- Querschnitt — Muskelschichten
- Aortenbogen, Bifurkation
- 2. Enge: 23 cm
- Lymphknoten
- Zwerchfell
- Magen
- 3. Enge: 38 cm

Im Verlauf des Ösophagus gibt es **drei physiologische Engen**:
- die obere (Ringknorpel-) Enge bei ca. 15 cm entspricht dem **Ösophagusmund**,
- die mittlere Enge (**Aortenenge**; in Höhe der Trachealbifurkation) bei ca. 25 cm und
- die untere Enge (**Zwerchfellenge**) ca. 40 cm von der Zahnreihe entfernt.

## 2 Physiologie

Der Ösophagus dient in erster Linie als Transportweg während des Schluckakts und erfüllt dabei auch die Aufgabe des aktiven Bolustransports durch Peristaltik.
Zur Physiologie des Schluckvorganges *vgl. Kap. D (Mundhöhle und Pharynx)*.

# 3 Untersuchungsmethoden

## 3.1 Anamnese

Patienten, die an einer Erkrankung der Speiseröhre leiden, berichten häufig über folgende Symptome:
- **Dysphagie** (Schluckbeschwerden)
- **Globusgefühl**
- **Regurgitation,** Erbrechen
- **Sodbrennen**
- **retrosternalen Schmerz**
- **Husten**

*Dysphagie.* Darunter wird üblicherweise eine Schluckstörung verstanden, aber auch schon das regelmäßige Bewußtwerden des normalerweise unbewußt ablaufenden Schluckakts. Eine schmerzhafte Dysphagie wird als **Odynophagie** bezeichnet.

Die Beschwerden können zeitweise oder dauernd bestehen. Oft kann nur noch flüssige Kost den Speiseweg passieren. Einige Patienten haben beim Leerschlucken Beschwerden, während die Nahrungsaufnahme ungehindert verläuft.

Dysphagie ist das häufigste Symptom bei Erkrankungen der Speiseröhre, kann aber auch bei extraösophagealen Ursachen auftreten. Außer organischen Läsionen kann eine Reihe von funktionellen Störungen zur Dysphagie führen *(vgl. Kap. 5 Dysphagie).* Eine Übersicht über die wichtigsten Dysphagieursachen zeigt *Tabelle 3, Kapitel 5.*

> **Merke.** Da die Dysphagie Frühsymptom eines Malignoms sein kann, muß sie, wenn sie länger als einige Tage besteht, morphologisch abgeklärt werden.

Die Anamnese eruiert die Begleitumstände, die Begleitsymptome und den Verlauf des Schluckproblems.

*Globusgefühl (»Globus pharyngis«).* Es bedeutet, daß die Patienten unter einem Fremdkörperempfinden im Hals leiden. Zusätzlich berichten viele der Patienten über ein Gefühl der Einschnürung und beim Leerschlucken über die Empfindung, »über etwas hinweg« schlucken zu müssen. Die Nahrungsaufnahme ist unbehindert.

Auch hier finden sich unterschiedliche Verläufe (immer bestehend – rezidivierend auftretend – an Intensität zunehmend – gleichbleibend oder abklingend). Ursachen für dieses Symptom sind häufig psychosomatische Fehlsteuerungen in und nach Streßsituationen (»Globus nervosus«) oder ein Spasmus des Killianschen Schleudermuskels, der über das vegetative Nervensystem durch zahlreiche physische und psychische Faktoren ausgelöst werden kann. Auch HWS-Veränderungen (z.B. Spondylophyten), Tumoren und Entzündungen des Mund-, Rachen- und Speiseröhrenbereiches können für die Beschwerden verantwortlich sein.

*Regurgitation, Erbrechen.* Das Hochwürgen (**Regurgitieren**) unverdauter Nahrung gilt als charakteristisches Zeichen eines Hypopharynxdivertikels (Zenker-Divertikel), kommt aber auch gelegentlich bei Erkrankungen der Speiseröhre vor (Achalasie, Tumoren).

Erkrankungen des Ösophagus, die ein **Erbrechen** auslösen, sind meist gutartige oder bösartige Tumoren. Raumforderungen der Umgebung, die die Speiseröhre von außen komprimieren, können ebenfalls Dysphagie und Erbrechen auslösen.

*Sodbrennen, retrosternaler Schmerz.* Diese Symptome treten auf, wenn eine Refluxkrankheit vorliegt. Im Liegen, in Rückenlage und beim Bücken oder Pressen kommt es in der Regel zur Zunahme der Beschwerden. Mit weiteren Untersuchungen ist nach der Ursache des gastroösophagealen Refluxes zu fahnden (Kardiainsuffizienz, Gleithernie).

**Retrosternaler Schmerz** wird außer bei der Refluxkrankheit bei tumorösen Prozessen der Speiseröhre und ihrer Umgebung, bei Ösophagusspasmen, bei pektanginösen Beschwerden und Affektionen im Mediastinum (z. B. Mediastinitis) beobachtet.

Bei Erkrankungen der Speiseröhre bzw. des Hypopharynx tritt **Husten** auf, wenn Nahrung oder Speichel in die Trachea gelangen. Die Ursachen hierfür sind vielfältig. So können neuromuskuläre Erkrankungen, eine ösophagotracheale Fistel, eine Achalasie oder eine Atresie der Speiseröhre für die Beschwerden verantwortlich sein.

## 3.2 Inspektion und Palpation

Inspektion und Palpation des äußeren Halses erfolgen in üblicher Weise *(siehe Kapitel I)*.

Ein kompletter HNO-Spiegelbefund muß erhoben werden, weil sich daraus Hinweise auf die Art der Erkrankung ergeben können. Nach nervalen Ausfällen ist zu fahnden.

## 3.3 Endoskopie

• *Endoskopie mit starren Systemen.* Mit starren Endoskopierohren sind diagnostische und therapeutische Maßnahmen im Ösophagus möglich. Der Eingriff erfolgt meist in Intubationsnarkose.

Verschiedene Rohre mit unterschiedlichen Längen und Durchmessern stehen zur Verfügung. Als Lichtquelle dient Kaltlicht. Die Lagerung des Patienten zum Einführen des starren Rohres entspricht etwa der direkten Laryngoskopie. Man gelangt hinter den Aryknorpeln in den Ösophaguseingang. Der Widerstand des Ösophagusmundes muß mit sanftem Druck überwunden werden. Das Endoskop kann bis zur Kardia vorgeschoben werden *(siehe Abbildung 1a)*. Die Verwen-

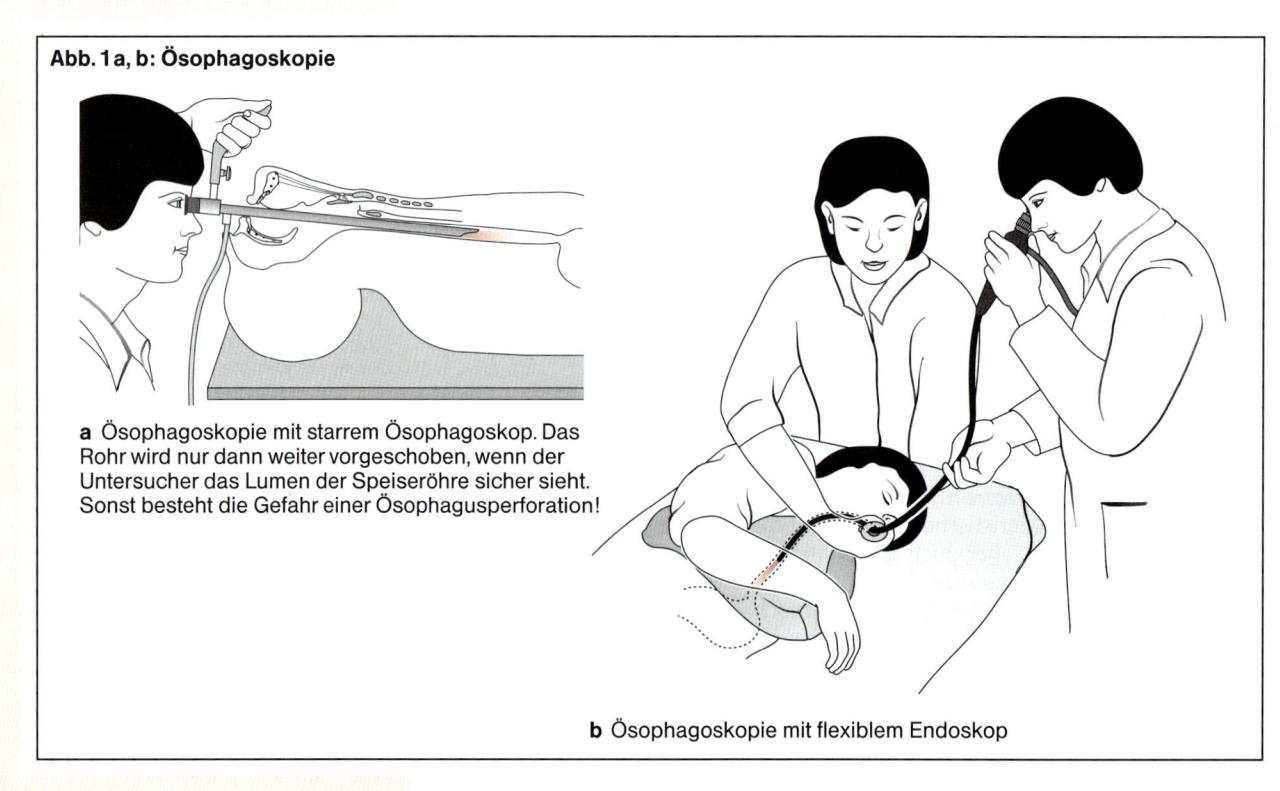

**Abb. 1a, b: Ösophagoskopie**

**a** Ösophagoskopie mit starrem Ösophagoskop. Das Rohr wird nur dann weiter vorgeschoben, wenn der Untersucher das Lumen der Speiseröhre sicher sieht. Sonst besteht die Gefahr einer Ösophagusperforation!

**b** Ösophagoskopie mit flexiblem Endoskop

dung optischer Vergrößerungssysteme (starre Endoskopoptiken) ist ebenso möglich wie kontinuierliches Spülen und Absaugen, das Einführen von Instrumenten und die Erzeugung eines pneumatischen Überdrucks zur besseren Inspektion einzelner Ösophagusabschnitte durch Aufweitung der Speiseröhrenwand.

Gegenüber der flexiblen Endoskopie (s.u.) lassen sich mit dem starren Rohr sperrige Fremdkörper besser entfernen, außerdem sind die Region der ersten Ösophagusenge und der Hypopharynx besser beurteilbar.

• **Endoskopie mit flexiblen Systemen.** Die Ösophagoskopie mit dem flexiblen Fiberglasendoskop kann am sedierten, lokalanästhesierten Patienten durchgeführt werden und ist in dieser Hinsicht besonders bei diagnostischen Maßnahmen gegenüber dem starren Rohr vorteilhaft *(siehe Abbildung 1b)*.

Zur Fremdkörperentfernung ist die Ösophagoskopie mit dem starren Endoskop oft besser geeignet, weil dann kräftigere Faßzangen etc. eingesetzt werden können.

## 3.4 Bildgebende Diagnostik

### 3.4.1 Endosonographie

Unter Verwendung von kleinen Spezialschallköpfen, die an Endoskopen geeigneter Länge und Stärke angebracht sind und transoral in das Lumen des Speisewegs eingeführt werden, erhält man radiäre Ultraschall-B-Schnittbilder des Hypopharynx bzw. Ösophagus. Sie erlauben häufig die Unterscheidung zwischen intra- und extraluminalen Prozessen und dienen ggf. der Erkennung von Wandinfiltrationen bei Tumoren *(siehe Abbildung 2)*.

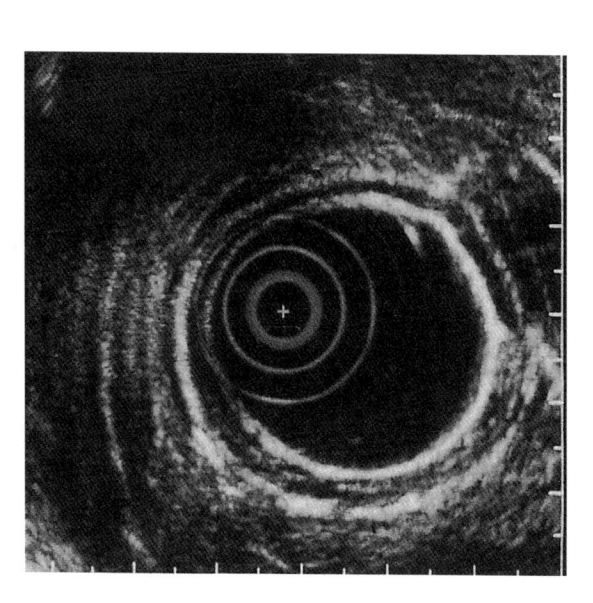

Abb. 2: Normale Wandschichten des Ösophagus in der Endosonographie

### 3.4.2 Röntgenleeraufnahme

Im Röntgenbild des Thorax in anterior-posteriorer (a.-p.) und seitlicher Projektion kann ein röntgendichter (z.B. metallischer) **Fremdkörper** im Ösophagus sichtbar werden. Die Verbreiterung der prävertebralen Weichteile oder des Mediastinums kann eine schwere Entzündung im periösophagealen Gewebe anzeigen.

Prävertebrale Luftschatten in der seitlichen Aufnahme sprechen für eine Perforation der Speiseröhrenwand.

### 3.4.3 Röntgenkontrastdarstellung (Ösophagographie)

Die Kontrastmitteldarstellung von Hypopharynx und Ösophagus erfolgt durch Gabe von Barium oder von Gastrografin. Das wasserlösliche, besser resorbierbare Gastrografin ist bei Verdacht auf Wandperforationen oder ösophago-tracheale Fisteln zu bevorzugen.

Viele Kliniken verfügen heute über die Möglichkeit, die Breischluckuntersuchung mit **Videokamera** aufzuzeichnen. Dieses Verfahren besitzt entscheidende Vorteile gegenüber der konventionellen Methode, weil neben der dynamischen Analyse durch die Betrachtung von Einzelbildern oder Langsamlauf auch funktionelle Störungen gut erkannt werden.

Eine normale Kontrastmitteldarstellung der Speiseröhre zeigt *Abbildung 3*.

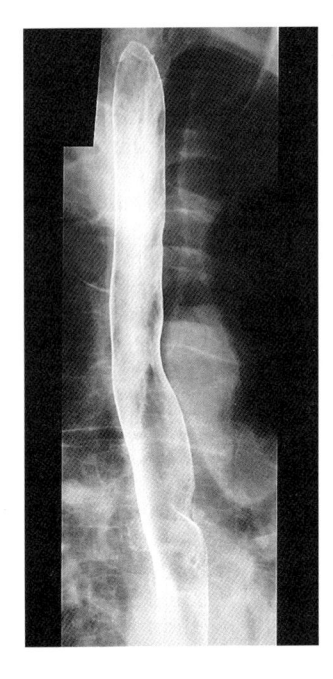

**Abb. 3:** Röntgenkontrastdarstellung des Ösophagus mit Gastrografin, Normalbefund

### 3.4.4 Computertomographie (CT) und Kernspintomographie (MRT)

Zur Bestimmung der exakten Ausdehnung von Tumoren, bei Mediastinalprozessen oder Kardia-Fornixkarzinomen und bei der Metastasensuche haben beide Verfahren ihre Indikation. Die Aussagekraft der Endoskopie und der Kontrastdarstellung wird jedoch bei Erkrankungen des Ösophagus von CT und MRT oft nicht erreicht.

## 3.5 Manometrie

- Die **Mehrpunktmanometrie** dient der Beurteilung der Schluckperistaltik und ihrem funktionellen Zusammenspiel mit den Sphinkteren. An verschiedenen Punkten der Speiseröhre werden zur gleichen Zeit Drücke gemessen und aufgezeichnet. Dabei ergeben sich bei willkürlicher Auslösung eines Schluckaktes charakteristische Kurvenverläufe. Veränderungen der Kurven durch zu hohe Drücke, fehlende Erschlaffung, geringe oder aufgehobene Druckamplitude weisen auf Erkrankungen hin.
- Mit Hilfe der **Durchzugsmanometrie** werden die Drücke der Sphinkteren in Ruhe bestimmt. Bedeutung hat dieses Verfahren zur Verlaufskontrolle nach therapeutischen Maßnahmen am unteren Ösophagussphinkters.

## 3.6 pH-Metrie

Sie wird angewendet, wenn die Symptomatik für das Vorliegen einer gastro-ösophagealen Refluxkrankheit spricht, aber mit Hilfe der Endoskopie keine ausreichende ätiologische Klärung erbracht werden kann. Man verwendet eine pH-Elektrode, die transnasal eingebracht und kurz oberhalb des unteren Ösophagussphinkters plaziert wird.

Der normale pH der Speiseröhre zeigt Werte zwischen 6 und 7. Kurzfristig können aufgrund von Reflux des sauren Magensaftes die Werte auf 1 bis 2 absinken. Beim Gesunden halten diese Veränderungen nur sehr kurz an (1 bis 2 Minuten). Im Krankheitsfall können sie deutlich verlängert sein.

# 4 Erkrankungen des Ösophagus

Bei Diagnostik und Therapie von Erkrankungen des Ösophagus sind mehrere Fachdisziplinen beteiligt (HNO-Arzt, Internist, Chirurg, Radiologe, Pädiater u.a.). Aus Gründen der Übersicht werden hier auch differentialdiagnostisch wichtige Krankheiten kurz dargestellt, die nicht durch den HNO-Arzt behandelt werden.

## 4.1 Hereditäre Hypoplasien und Stenosen

**Definition.** Ring- oder rohrförmige Einengung der Speiseröhre als angeborene Hemmungsmißbildung.

**Klinik.** Die Veränderungen können kurz- oder langstreckig sein, sie bevorzugen das distale Ösophagusdrittel und sind insgesamt selten.
Leitsymptom ist die **Dysphagie**, gelegentlich in Kombination mit Hustenreiz und Erbrechen.

**Diagnostik.** Als diagnostische Maßnahme kommen die Röntgenuntersuchung (Ösophagusbreischluck oder Hypopharyngo-**Ösophagographie** mit Video) und die **Endoskopie** zur Anwendung.

**Therapie.** Das therapeutische Vorgehen besteht hauptsächlich in der **Bougierung**. Seltener kommen operative Verfahren zum Einsatz (Stenosenresektionen oder Längsspaltungen).

## 4.2 Ösophagotracheale Fisteln

**Definition.** Offene Verbindung zwischen Luft- und Speiseröhre.

**Ätiologie und Pathogenese.** Als **angeborene** Fehlbildung kommt die Fistel mit oder ohne Fehlanlage (Hypoplasie und Atresie) des Ösophagus vor. Sehr selten ist sie ohne Ösophagusatresie (0,003 % der Neugeborenen).
**Erworben** werden solche Fisteln z.B. im Rahmen eines fortgeschrittenen Tumorleidens (Ösophaguskarzinom).

**Klinik.** Leitsymptom ist der **Erstickungsanfall** mit Luftnot und Husten unmittelbar nach der Nahrungsaufnahme, meist schon beim ersten Trinkversuch nach der Geburt. Bei kleineren Fisteln, oder wenn Narben und Schleimhautfalten die Aspiration über die Fistel verhindern, können Symptome lange Zeit fehlen.
Die Erkrankung manifestiert sich dann erst später durch **Husten** bei der Nahrungsaufnahme, Aushusten von Speiseanteilen oder rezidivierende **Aspirationspneumonien**.

**Diagnostik.** Als diagnostische Verfahren kommen die Röntgendarstellung (Ösophagusbreischluck, Hypopharyngo-**Ösophagographie** mit Video) und die **Endoskopie** (als Ösophago- und Tracheoskopie) in Betracht, die den Defekt bzw. den Übertritt von Speiseröhreninhalt in die Luftröhre zeigen.

**Therapie.** Die Therapie besteht in dem operativen Fistelverschluß, wobei häufig eine neue Verbindung zwischen oberem und unterem Ösophagussegment geschaffen werden muß. Erworbene Fisteln erfordern nicht selten aufwendige Lappenplastiken zur Deckung des Defektes in der Ösophaguswand.

***Der klinische Fall.*** Ein 49jähriger Bauunternehmer wird konsiliarisch von der internistischen Klinik vorgestellt. Die dortige stationäre Aufnahme erfolgte wegen einer schweren, eitrig-abszedierenden Pneumonie. Anamnestisch ist ein großes Karzinom im oberen und mittleren Drittel der Speiseröhre mit mediastinalen Lymphknotenmetastasen bekannt, welches bis vor 2 Monaten zwar palliativ, aber mit recht gutem Erfolg bestrahlt wurde (Tumorverkleinerung). Auch nach Abklingen der akuten pneumonischen Symptomatik klagt der Patient noch immer über rezidivierende Hustenanfälle und gelb-schaumiges Expektorans, insbesondere im Zusammenhang mit der eingeschränkt möglichen Nahrungsaufnahme. Daher soll jetzt vornehmlich ein Zweitkarzinom im Hypopharynx-/Larynxbereich mit Schluckstörung und Aspiration ausgeschlossen werden. Bei der bis auf eine subglottische und tracheale Rötung mit diskreter Verschleimung unauffälligen HNO-Spiegeluntersuchung finden sich keine Hinweise auf einen Zweittumor oder ein sonstiges mechanisches Hindernis im einsehbaren Bereich. Zur genaueren Beurteilung der Beschwerden wird deshalb der Milchtrinkversuch durchgeführt. Dabei kommt es nach Nahrungsaufnahme mit nur kurzer Latenz zum Hustenanfall mit weißlich-schaumigem Auswurf (Milch).

In der Video-Ösophagographie läßt sich ein Kontrastmittelübertritt vom Ösophagus in die Trachea aufgrund einer ca. 2 mm großen Fistel dokumentieren. Darüber hinaus wird bei der anschließenden Tracheoskopie ein Tumoreinbruch in die Luftröhre nahe der Fistel bioptisch gesichert. In dieser Situation wird zur Sicherung der Nahrungsaufnahme und des Atemweges sowie zur Verhinderung weiterer Aspirationen einerseits die Anlage eines Tracheostomas (mit überlanger, flexibler Kanüle zur Fistelüberbrückung), andererseits die Versorgung mit einer Nährsonde erforderlich. Zur Vermeidung der Speichelaspiration wird später zusätzlich ein ösophagealer Platzhalter (Stent) implantiert. Auf den operativen Fistelverschluß wurde wegen der inkurablen, progredienten Grunderkrankung und der zu erwartenden Wundheilungsstörung bei Zustand nach Radiatio verzichtet.

Einige Monate später verstirbt der Patient an den Folgen einer Lungenmetastasierung.

**Diagnose:** Ösophagotracheale Fistel nach Bestrahlung eines Ösophaguskarzinoms.

## 4.3 Dysphagia lusoria

> ***Definition.*** Schluckstörung durch arterielle Anomalie.

***Ätiologie und Pathogenese.*** Als anatomische Variante kann die rechte A. subclavia als letztes Gefäß vom Aortenbogen entspringen, den Ösophagus auf ihrem Weg nach rechts kreuzen, ihn einengen und dadurch gelegentlich Schluckbeschwerden hervorrufen. Diese sogenannte *A. lusoria* verläuft in ca. 80% zwischen Wirbelsäule und Ösophagus, in ca. 15% zwischen Ösophagus und Trachea und in ca. 5% vor der Trachea.

***Klinik.*** Schluckbeschwerden treten meist erst im mittleren bis hohen Lebensalter auf, wenn die Gefäßelastizität reduziert ist.

***Diagnostik.*** Außer der Röntgendarstellung (Hypopharyngo-Ösophagographie unter Videobedingungen) kann die Angiographie, evtl. auch das Kontrast-CT des Halses zur Diagnosefindung beitragen.

***Therapie.*** Nur in Ausnahmefällen wird bei sehr starken Beschwerden eine operative Korrektur der Gefäßanomalie durchgeführt.

## 4.4 Verätzungen

***Ätiologie und Pathogenese.*** Kleinkinder trinken Säuren und Laugen, die sie irrtümlich für Flüssignahrungsmittel halten. Erwachsene hingegen führen sich Verätzungen meist in suizidaler Absicht zu.

Säuren führen zu Koagulationsnekrosen, Laugen zu den tieferreichenden Kolliquationsnekrosen.

Es werden drei Stadien der Gewebeschädigung unterschieden:
**Grad 1**: Hyperämie und Ödem.
**Grad 2**: Fleckförmige Schleimhautulzera sowie herdförmige Fibrinbeläge.
**Grad 3**: Flächenhafte, oberflächliche Mukosaläsionen sowie tiefgreifende, alle Wandschichten durchsetzende Ulzerationen und Nekrosen bzw. Perforationen. Hierbei besteht eine große Gefahr der Narbenstriktur.

## 4.4 Verätzungen

***Klinik.*** Klinisch gibt die Anamnese erste Hinweise auf die verursachende Substanz. Es bestehen **Schmerzen** entlang der »Verätzungsstraße« (Mundhöhle, Oropharynx, Hypopharynx, eventuell auch retrosternal und im Epigastrium) sowie eine starke **Hypersalivation**.

Hinweise auf eine beginnende **Schocksymptomatik** (Pulsbeschleunigung, Blutdruckabfall, Kaltschweißigkeit, Blässe) und eine zunehmende allgemeine Intoxikation (Nierenversagen, Leberschädigung, Elektrolytverschiebungen, neurologische Auffälligkeiten) müssen beachtet werden.

Bereits als Komplikation zu werten ist ein **Halsemphysem** aufgrund einer mediastinalen **Ösophaguswandperforation**. Wegen der begleitenden **Mediastinitis** treten dann starke retrosternale und zwischen die Schulterblätter projizierte Schmerzen und Fieber auf.

***Diagnostik.*** Die Spiegeluntersuchung zeigt das Ausmaß der Gewebeschädigung nur bis zum Hypopharynx. Bildgebende Verfahren (Röntgenaufnahmen von Thorax und Abdomen, **Ösophaguskontrastdarstellung**) dienen dem Ausschluß einer Perforation des Ösophagus oder des Magens, die anhand extraluminaler Luft oder austretenden Kontrastmittels erkannt wird.

Eine sofortige **Endoskopie** ist nur bei klinischer Unsicherheit über das Ausmaß der Läsion indiziert, ansonsten kann sie nach Ablauf von ca. einer Woche erfolgen. Eine iatrogene Perforation sollte dabei unbedingt vermieden werden (nicht in jedem Falle über die geschädigte Stelle hinaus endoskopieren!).

> ***Merke.*** Man hüte sich davor, vom Schweregrad der Mundhöhlen- und Pharynxverätzungen auf die des Ösophagus zu schließen! Bei relativ unauffälligem Befund im Oro- und Hypopharynx können Speiseröhrenläsionen ungleich ausgeprägter und schwerwiegender sein!

Wenn irgend möglich, ist die verursachende Substanz zur besseren Therapiefestlegung sicherzustellen. Unbedingt empfiehlt sich die Rücksprache mit einer **Vergiftungszentrale!**

***Therapie.*** Ggf. wird zunächst ein eingetretener Schockzustand behandelt. Sofern nicht die Vergiftungszentrale für ein bestimmtes toxisches Agens eine andere Empfehlung ausspricht, unternimmt man den Versuch der **Neutralisation** bei Säureverätzungen mit Wasser und Magnesia usta, bei Laugenverätzungen mit Zitronensäure- oder Essigsäurelösungen.

Neben einer **Antibiotikaprophylaxe** – z. B. mit Cefotiam (Spizef®; 2 x 2 g/Tag) und Metronidazol (Clont®; 2 x 500 mg/Tag) – zur Vermeidung einer Superinfektion wird ferner zur Verhinderung einer verätzungsbedingten Narbenstriktur hochdosiert eine **Cortisontherapie** durchgeführt (anfangs bis 1 g Prednisolon i.v., dann absteigend über vier Wochen). Daneben ist auf eine ausreichende **Schmerzmedikation** zu achten.

Wenn sich im Verlauf bei der Ösophagoskopie nach einer Woche keine Schleimhautschäden finden, kann die Therapie abgesetzt werden.

Bei Gewebsschädigung der Grade 1 bis 2 sollte die Antibiotika- und die Cortisontherapie fortgeführt werden. Bei Schädigungen der Grade 2 bis 3, die eine Narbenbildung mit der Folge der Speiseröhrenstenose nach sich ziehen können, wird mit einer sogenannten **Frühbougierung** begonnen. Der Durchmesser der verwendeten Kunststoffbougies wird in Charrière (Charr.) angegeben. Bis etwa zum 10. Lebensjahr beträgt die Weite des Ösophagus 35 bis 38 Charrière, bis zum 16. Lebensjahr 38 bis 40 Charr., bei Erwachsenen bis 45 Charr. (1 Charr. = 0,33 mm).

***Prognose.*** Eine mögliche, schwerwiegende Folge einer Speisewegsverätzung ist die Ausbildung einer narbigen **Ösophagusstenose** *(s. Abbildung 4)*, die ständig Ursache einer Dysphagie ist und immer wieder bougiert werden muß. In schweren Fällen muß sie einer operativen Therapie zugeführt werden, wobei Teil- oder Komplettersatzplastiken des Ösophagus durch Magen, Kolon oder Jejunum in Frage kommen.

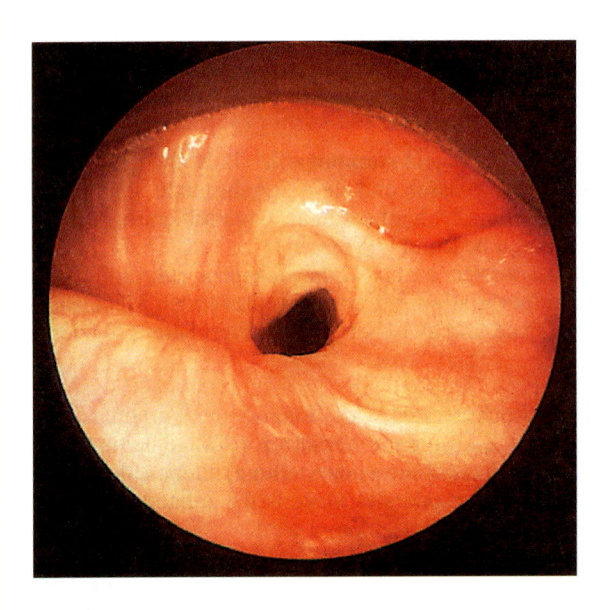

**Abb. 4: Narbenstenose** des Ösophagus nach Verätzung

> **Merke.** Es ist zu beachten, daß derartig geschädigte Speiseröhren ein erhöhtes Risiko der Ausbildung von **Karzinomen** haben.

**Der klinische Fall.** Ein 27jähriger, zu lebenslanger Haftstrafe verurteilter Gefängnisinsasse verschluckt in fraglich suizidaler Absicht (oder mit dem Ziel der Verlegung in das Hospital) einen Kronkorken und ein Gemisch von WC-Reinigungs- und Desinfektionsmitteln. Röntgenologisch wird der schattengebende Fremdkörper in der Speiseröhre nachgewiesen. Bei der sofortigen, starren Ösophagoskopie mit Extraktion des Flaschenverschlusses aus dem Ösophagus finden sich zahlreiche Schleimhautein- und -unterblutungen, oberflächliche Mukosaläsionen und tiefgreifende Wandulzerationen, schwerpunktmäßig im Hypopharynx und Ösophagus. Mundhöhle und Oropharynx zeigen nur mäßige Schleimhautreizungen mit Rötung und Ödem.

Trotz des schon bei der Aufnahme erfolgten Neutralisationsversuchs (Spülungen mit Wasser), antibiotischer Abdeckung und einer hochdosierten Cortisontherapie zeigt die Kontrollendoskopie nach 8 Tagen einen zwar in Abheilung begriffenen, aber immer noch erheblichen Gewebeschaden, weshalb in gleicher Sitzung mit der Frühbougierung begonnen wird. Im weiteren Verlauf widersetzt sich allerdings der Patient dieser Therapie und verweigert sowohl die Fremd- als auch die Selbstbougierung der Speiseröhre. Nach anfänglich kompletter parenteraler Ernährung gelingt zunehmend der orale Kostaufbau, und der Patient kann nach 6 Wochen mit endoskopisch weitgehend abgeheiltem Befund aus stationärer Behandlung entlassen werden. Jedoch stellt sich innerhalb von Monaten zunächst diskret, später zunehmend eine schmerzhafte Dysphagie mit Schluckbehinderung ein, die eine erneute Endoskopie erfordert. Sie ergibt eine längerstreckige, zum Teil ringartige Stenose fast des gesamten Ösophagus. Das Restlumen ist vielfach gewunden und abgeknickt, stellenweise nur noch 2 mm weit.

Der Bougierung stimmt der Patient jetzt zu, und es kann nach einer Aufweitung auf 40 Charrière eine zufriedenstellende Nahrungspassage erreicht werden. Im Verlauf der nächsten Jahre kommt es immer wieder zu Restenosierungen, die erneut aufbougiert werden müssen. Anläßlich wiederholter Endoskopien erfolgen Probebiopsien aus inzwischen verdächtigen Narbenarealen mit leukoplakischer, unruhiger Oberfläche, die aber 15 Jahre lang eine maligne Entartung nicht bestätigen.

**Diagnose:** Ösophagusverätzung mit nachfolgender Stenose.

## 4.5 Fremdkörper

**Ätiologie und Pathogenese.** Fremdkörper finden sich nach versehentlichem, aber auch absichtlichem (Gefängnisinsassen!) Verschlucken meist im Hypopharynx, insbesondere im Sinus piriformis, oder in der oberen Ösophagusenge. Häufig sind besonders Kinder oder ältere Patienten betroffen. Zahnprothesenträger sind etwas mehr gefährdet, weil durch die Prothese die Empfindlichkeit des Gaumens beim Schluckakt herabgesetzt ist *(siehe Abbildung 5)*.

Ein Speisebolus kann steckenbleiben, wenn er sperrige Bestandteile enthält oder zu groß ist oder wenn der Speiseweg eine Stenosierung aufweist.

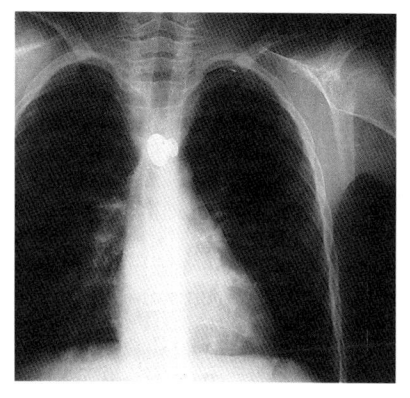

## 4.5 Fremdkörper

a verschluckter Knopf im Röntgenbild des Thorax
b Knopf nach Extraktion 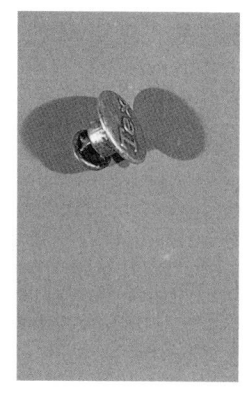
c, d verschluckter Kronkorken, röntgenologisch in a.-p.- und schräger Projektion 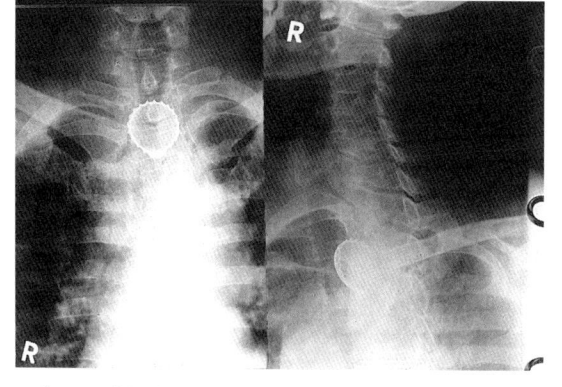
e verschluckte Zahnspange 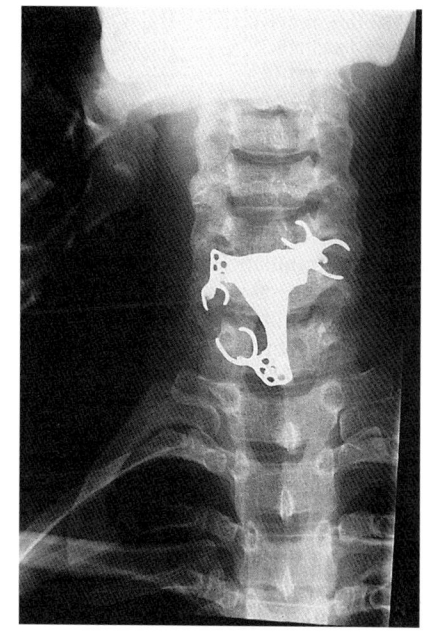

Abb. 5 a–e: Verschluckte Fremdkörper

**Klinik.** Von Kindern werden meist Geldstücke, Spielzeugteile, Nüsse etc., von Erwachsenen Fleischbrocken, Geflügelknochen und Gräten, Gebißteile und ähnliches verschluckt. Neben einem Husten- und Würgereiz imponiert meist eine schmerzhafte Dysphagie, wobei die Schmerzen in der Regel in den Bereich des Kehlkopfs oder nach retrosternal lokalisiert werden.

**Diagnostik.** Die **Spiegeluntersuchung** kann bereits den direkten Fremdkörpernachweis erbringen oder durch die Darstellung eines Speichelsees im Sinus piriformis einen indirekten Hinweis geben.

Die **Röntgendarstellung** (Ösophagusbreischluck mit wasserlöslichem Kontrastmittel, Röntgen-Thorax, Röntgen der Halsweichteile seitlich) zeigt ggf. den Fremdkörper oder eine Passagebehinderung und dient dem Ausschluß extraluminaler Luft. Ein prävertebraler Weichteilschatten im Röntgenbild in Kombination mit einer prävertebralen Luftsichel ist ein Hinweis auf eine bereits eingetretene Perforation. Bei Säuglingen und Kleinkindern kann die komplette Thorax- und Abdomenübersichtsaufnahme in nur einem Bild angefertigt werden, um so evtl. nachzuweisen, daß ein schattengebender Fremdkörper bereits in den Magen-Darm-Trakt weitertransportiert wurde.

Wenn bei anamnestischem Verdacht ein Fremdkörper anders nicht ausgeschlossen werden kann, ist eine starre oder flexible **Ösophagoskopie** angezeigt.

> **Merke.** Bei jedem Fremdkörperverdacht ist zum nächstmöglichen Zeitpunkt eine starre oder flexible Ösophagoskopie mit dem Ziel des Ausschlusses oder ggf. der Entfernung des Fremdkörpers durchzuführen.

**Therapie.** Die meisten Fremdkörper werden durch starre oder flexible Ösophagoskopie entfernt. Falls die Extraktion endoskopisch nicht gelingt, muß sie – in sehr seltenen Fällen – von außen über eine kollare Mediastinotomie oder eine Thorakotomie erfolgen.

### Klinik
Von Kindern werden Geldstücke etc., von Erwachsenen Geflügelknochen u. ä. verschluckt. Neben einem Husten- und Würgereiz besteht eine schmerzhafte Dysphagie.

### Diagnostik
**Spiegeluntersuchung**: evtl. Darstellung eines Speichelsees im Sinus piriformis als indirekter Hinweis.
**Röntgenbild**: ggf. Passagebehinderung oder extraluminale Luft. Ein prävertebraler Weichteilschatten mit einer Luftsichel ist ein Hinweis auf eine Perforation.

Diagnosesicherung durch starre oder flexible **Ösophagoskopie**.

◀ Merke

### Therapie
Falls die Extraktion endoskopisch nicht gelingt, muß sie (sehr selten) von außen erfolgen (Mediastinotomie, Thorakotomie).

Eine **Ösophagusperforation** mit lebensbedrohlicher Mediastinitis muß übernäht werden.
Zur Mediastinitis vgl. Kap. I.

Bei nicht entferntem bzw. lange liegendem Fremdkörper droht als Komplikation die Hypopharynx- oder **Ösophagusperforation** mit der Folge einer lebensbedrohlichen Mediastinitis. Im Rahmen einer Mediastinotomie muß dann die Perforation dargestellt und durch Übernähen chirurgisch versorgt werden.
Zur Mediastinitis vergleiche *Kapitel I*.

**K** ***Der klinische Fall.*** Eine aufgeregte Familie wird am 2. Weihnachtsfeiertag um 21.00 Uhr in der Notambulanz vorstellig. Sowohl der 80jährige Großvater als auch der 2jährige Lukas klagen über stärkere schmerzhafte Schluckbeschwerden, bei dem Kind besteht eine ausgeprägte Hypersalivation, es kann kaum den eigenen Speichel schlucken. Zur Vorgeschichte wird angegeben, daß sich die Familie im Rahmen der Weihnachtsfeierlichkeiten zum Abendessen zusammengesetzt habe, die Kinder aber noch intensiv mit Plastikgeld und echten Münzen gespielt haben. Der kleine Lukas sei plötzlich weinend zur Mutter gelaufen und habe immer wieder auf seinen Hals- und Brustbereich gedeutet.
Hierdurch habe sich der Großvater so erschreckt, daß er sich beim Essen (gefüllte Poularde) verschluckt habe und nun ein brennendes Pieksen links am Hals in Kehlkopfhöhe bestehe. Beim Schlucken tritt ein stechender Schmerz an dieser Stelle auf.
Bei der Spiegeluntersuchung des Großvaters (Prothcsenträger) finden sich bis auf eine geringe Rötung der Postkrikoidregion keine direkten oder indirekten Hinweise auf einen Fremdkörper. Das Kind ist spiegeltechnisch nicht zu untersuchen (Abwehr), auch mit dem flexiblen Endoskop ist kein eindeutiger Befund zu erheben. Bei beiden Familienmitgliedern wird eine Röntgen-Thoraxuntersuchung veranlaßt, welche bei dem Großvater ohne Fremdkörpernachweis bleibt, bei dem Kind hingegen einen rundlichen, schattengebenden Fremdkörper in Projektion auf die obere Ösophagusenge zeigt. Daraufhin wird unverzüglich eine Ösophagoskopie durchgeführt, wobei aus dem oberen Ösophagus ein Groschen extrahiert wird.
Auch der Großvater wird einer Hypopharyngo-Ösophagoskopie unterzogen. Hier zeigt sich kein Fremdkörpernachweis, es findet sich aber im Bereich der Seitenwand und am Boden des linken Sinus piriformis eine oberflächliche, streifenförmige Schleimhautläsion. Durch einen im Bolus steckenden Geflügelknochen, der auf natürlichem Wege bereits weitergewandert ist, wurde offensichtlich diese Läsion verursacht. Am nächsten Tag verlassen Großvater und Enkel gesund und munter das Krankenhaus.
**Diagnose:** Verschluckte Fremdkörper: Groschen bei einem Kleinkind und Schleimhautläsion durch einen Hühnerknochen bei Erwachsenem.

### 4.6 Verletzungen

**4.6 Verletzungen**

**Ätiologie und Pathogenese**
Verletzungen können direkt, indirekt, stumpf, scharf, oberflächlich oder penetrierend sein (z.B. nach Messerstecherei, Ösophagoskopie etc.).

***Ätiologie und Pathogenese.*** Verletzungen können direkt oder indirekt, stumpf, scharf, oberflächlich oder penetrierend sein, wobei die Anamnese für die Art der Läsion in der Regel typisch ist (z.B. spitze und scharfe Verletzungen nach Messerstechereien, Penetration nach vorausgegangener Ösophagoskopie etc.).

**Klinik**
Es zeigen sich Dysphagie, Hypersalivation und evtl. Blutung, sowie retrosternale Schmerzen. Ein Halsemphysem ist Beweis einer Perforation.

***Klinik.*** Klinisch zeigt sich, je nach Einzelfall in unterschiedlicher Ausprägung, eine Dysphagie mit Hypersalivation und evtl. Blutung, in Kombination mit vorwiegend nach retrosternal lokalisierten Schmerzen. Ein Halsemphysem muß als Beweis einer Perforation gewertet werden. Zur Mediastinitis vergleiche *Kapitel I*.
Hinzu treten die Zeichen von Begleitverletzungen, wie Halsprellung etc.

**Diagnostik**
**Spiegeluntersuchung** mit Inspektion und **Palpation** des Halses und Röntgendarstellung zum Ausschluß einer Perforation *(s. Abb. 6)*.

Bei Unklarheit über die Läsion: **Ösophagoskopie**.

***Diagnostik.*** Die Diagnostik umfaßt eine **Spiegeluntersuchung** mit Inspektion und **Palpation** des Halses auf der Suche nach direkt erkennbaren Verletzungen bzw. Verletzungsfolgen und eine Röntgendarstellung (Röntgen der Halsweichteile seitlich, Röntgen-Thorax, Ösophaguskontrastdarstellung) zum Ausschluß einer Perforation. Zum Nachweis eines Emphysems nach Wandperforation eignet sich das CT *(siehe Abbildung 6)*.
Bei Unklarheit über das Ausmaß der Läsion ist eine **Ösophagoskopie** indiziert.

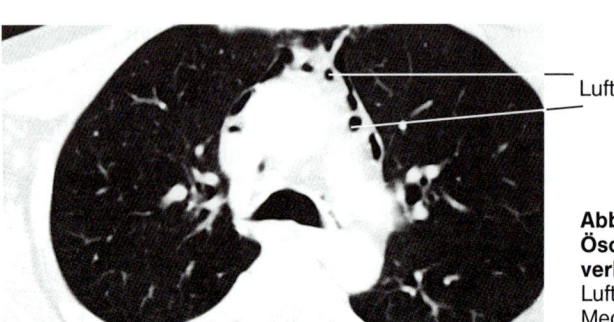

**Abb. 6: Emphysem bei Ösophaguswandverletzung im CT:** Lufteinschlüsse im Mediastinum.

***Therapie.*** Die Behandlung besteht bei Perforationen oder Zerreißungen in der unverzüglichen chirurgischen Versorgung durch **primäre Naht** nach Exploration des Verletzungsgebietes. Gleichzeitig ist eine **Antibiotikaprophylaxe,** z. B. mit Ceftriazon (Rocephin®) 1 x 2 g/Tag, erforderlich. Vor allem bei ausgedehnteren Ösophagusverletzungen kommt eine **Cortisontherapie** zur Vermeidung narbiger Strikturen in Betracht (initial bis 1 g Prednisolon [Soludecortin H®], dann ausschleichend über 3 bis 4 Wochen).

Kleine Schleimhautablederungen ohne nennenswerten Substanzdefekt können rein konservativ behandelt werden, während für einige Tage eine Magensonde gelegt wird.

## 4.7 Ösophagitis

***Definition.*** Entzündung der Speiseröhre.

***Ätiologie und Pathogenese.*** Eine Ösophagitis wird meist infektiös hervorgerufen, z. B. als Mykose durch Candida albicans, besonders bei AIDS-Patienten auch viral durch Herpes- und Zytomegalieviren. Als prädisponierende Faktoren gelten ferner Resistenzminderungen, z. B. im Rahmen eines Tumorleidens, bei konsumierenden Erkrankungen und Zytostatika-, Corticoid- oder Breitbandantibiotikatherapie.

Daneben kommen chemische (bei Verätzungen, Magensaftreflux, Alkoholismus) und physikalische Ursachen (Magensonde, Radiatiofolgen) in Betracht. Nicht selten findet man entzündliche Veränderungen im Bereich eines Ösophaguskarzinoms.

***Klinik.*** Klinisch besteht eine **Dysphagie,** meist verbunden mit Odynophagie. Candidainfektionen können symptomarm sein, meist sind dann aber der Oro- und Hypopharynx mitbetroffen. Bei der Spiegeluntersuchung finden sich fleckförmige, weißliche, schwer abwischbare Schleimhautbeläge mit hyperämischem Randsaum. Bei Herpes-simplex- und Zytomegalie-Virusinfektionen bei AIDS-Patienten erkennt man aphthöse und ulzerative Schleimhautveränderungen.

***Diagnostik.*** Die Diagnose ergibt sich durch den klinischen Befund bei der Spiegeluntersuchung bzw. der Endoskopie und den Erregernachweis mittels Abstrich bzw. serologischer Diagnostik, bei Candidainfektionen durch die Pilzkultur.

***Therapie.*** Die kausale Therapie muß in erster Linie die Behandlung der Grunderkrankung berücksichtigen. Im übrigen gibt man bei Mykosen Antimykotika lokal (z.B. Amphotericin B [Ampho-Moronal®]), bei ausbleibender Wirkung auch systemisch (z.B. Diflucan®). Antivirale Substanzen (z.B. Aciclovir®) kommen bei Herpes- oder Zytomegalieinfektionen immunsupprimierter Patienten in Betracht. Bei bakterieller Infektion sind Antibiotika erforderlich.

### 4.7.1 Refluxösophagitis (gastroösophageale Refluxkrankheit)

***Definition.*** Gehäufter Reflux von saurem Mageninhalt durch Versagen des Verschlußmechanismus des unteren Ösophagussphinkters mit Beschwerden sowie makroskopisch erkennbaren Epitheldefekten oder histologisch nachweisbaren entzündlichen Schleimhautinfiltrationen.

***Ätiologie und Pathogenese.*** Ca. 5 bis 10% der Bevölkerung haben Beschwerden einer Refluxkrankheit, ca. 20 bis 30% davon zeigen Symptome einer Refluxösophagitis. Ätiologisch ist primär ein gestörter Verschlußmechanismus des unteren Ösophagussphinkters (UÖS) anzunehmen, sekundär kommt es zum Beispiel bei Schwangerschaft, Zustand nach operativer Therapie einer Achalasie, Magenausgangsstenose oder Sklerodermie zum Reflux.

Am häufigsten geht man bei der Pathogenese von einer insuffizienten Antirefluxbarriere durch den UÖS und aggressivem, saurem Refluat aus (seltener alkalischer, galliger Reflux nach Magenoperation). In Einzelfällen ist eine gestörte Magenentleerung ursächlich verantwortlich.

Sehr häufig findet sich gleichzeitig eine **axiale Gleithernie**, welche einen begünstigenden Faktor darstellt. Es leiden jedoch nur 10 % der Patienten mit axialer Hiatushernie an einer Refluxkrankheit.

*Klinik.* Typische **Symptome** sind:
- Sodbrennen (75 %) mit brennenden retrosternalen und epigastrischen Schmerzen und Druckgefühl hinter dem Processus xiphoideus (verstärkt beim Liegen, in Rückenlage, nach den Mahlzeiten, beim Bücken und Pressen),
- Luftaufstoßen (60 %) und
- Schluckbeschwerden (50 %!), daneben
- Regurgitation von verdauten Speiseresten (30 %),
- Übelkeit und Erbrechen,
- salziger oder seifiger Geschmack nach dem Aufstoßen und
- pseudostenokardische Beschwerden.

Als Komplikation kann es zu Ulzerationen und Stenosen, seltener auch Blutungen kommen. Als besondere Komplikation gilt der erworbene **Endobrachyösophagus** (erworbenes **Barrett-Syndrom**). Hierbei kommt es zum Ersatz des Plattenepithels im terminalen Ösophagus durch Zylinderepithel. An der Grenze zwischen Plattenepithel und Zylinderepithel können sich Übergangsulzera entwickeln, das sogenannte Barrett-Ulkus ist vollständig von Zylinderepithel umgeben. Wegen der erhöhten Gefahr einer **malignen Entartung** ist hier eine regelmäßige endoskopisch-bioptische Kontrolle indiziert.

*Diagnostik.* Die Diagnose wird nach anamnestischen und klinischen Hinweisen **endoskopisch-bioptisch** *(vgl. Abbildung 9)* gesichert. Da die pseudostenokardischen Beschwerden Anlaß zur Gabe von Nitropräparaten sein können, und daraufhin wegen der Wirkung auf die glatte Muskulatur tatsächlich eine Besserung der Symptome auftreten kann, sind im Zweifelsfall ein EKG und die Bestimmung kardial relevanter Laborwerte indiziert.

Die *Tabelle 1* führt die Stadien der Refluxösophagitis auf, die nach endoskopischem Befund unterschieden werden.

| Tabelle 1: Stadien der Refluxösophagitis nach endoskopischem Befund | |
|---|---|
| **Grad 0:** | Gastroösophagealer Reflux ohne Schleimhautveränderungen |
| **Grad 1:** | Isolierte Schleimhauterosionen |
| **Grad 1a:** | Oberflächliche Erosionen (rote Flecken) |
| **Grad 1b:** | Tiefere Erosionen mit fibrinoider Nekrose (rote Flecken mit weißlichem Zentrum) |
| **Grad 2:** | Longitudinal verlaufende, konfluierende Erosionen entlang der Schleimhautfalten |
| **Grad 3:** | Zirkulär verlaufende, konfluierende Erosionen im gesamten terminalen Ösophagus |
| **Grad 4:** | Komplikationsstadium mit Ulzerationen und Stenosen |
| **Grad 4a:** | mit entzündlichen Veränderungen |
| **Grad 4b:** | endgültiges Narbenstadium ohne Entzündungszeichen. |

Als zusätzliche Spezialuntersuchungen kommen die Hypopharyngo-**Ösophagographie** mit Videoaufzeichnung und die **Langzeit-pH-Metrie** über 24 Stunden in Betracht. Dieses diagnostische Instrumentarium wird ganz überwiegend durch den Gastroenterologen gehandhabt, ebenso wie die Therapie (s. u.).

*Therapie.* Die Therapie besteht zunächst langdauernd (mindestens 6 Monate) in **konservativen** Maßnahmen, wie zum Beispiel Gewichtsnormalisierung, kleinen, fettarmen Mahlzeiten (nicht am späten Abend), Minderung auslösender Noxen (Süßigkeiten, Nikotin, Alkohol), Schlafen mit hochgestelltem Oberkörper, Vermeidung einer Flachlage nach den Mahlzeiten und Vermeidung von Mitteln mit detonisierender Wirkung auf den UÖS.

Bei leichter Refluxkrankheit ohne Entzündungszeichen werden sog. Motilitätstherapeutika zur Tonisierung des UÖS und Förderung der Peristaltik und der Magenentleerung sowie Antazida zur Säureneutralisation eingesetzt.

Als Mittel der Wahl bei Refluxösophagitis gilt die säuresupprimierende Medikation mit $H_2$-Blockern (z. B. Sostril®) oder Protonenpumpenblockern. Dabei steigt die Heilungsrate mit dem Grad der Säuresuppression.

Eine **chirurgische Therapie** ist erst nach Versagen der konservativen Bemühungen indiziert oder unabhängig davon bei Komplikationen. Hierbei wird durch den Abdominalchirurgen der UÖS in eine intraabdominelle Lage verlegt (Fundoplikation nach Nissen).

Weitergehende Angaben zu Klinik, Diagnostik und Therapie der Refluxösophagitis sind den Lehrbüchern der Inneren Medizin bzw. der Chirurgie zu entnehmen.

## 4.8 Divertikel

Im Bereich des Ösophagus werden drei Formen von Divertikeln verschiedener Höhenlokalisation unterschieden:

- Das pharyngo-ösophageale Divertikel (**Zenker-Divertikel**), welches eigentlich ein Hypopharynxdivertikel ist und daher im *Kapitel D Mundhöhle und Pharynx* beschrieben wird (Häufigkeitsanteil 70%).
- Das Bifurkationsdivertikel (**Traktionsdivertikel**) entsteht meist durch einen vom Lungenhilus ausgehenden Narbenzug nach vorwiegend tuberkulösen Lymphknotenentzündungen (20%). Diese echten Divertikel mit Ausstülpung der gesamten Ösophaguswand werden meist als Zufallsbefunde entdeckt und bedürfen in der Regel keiner weiteren Therapie.
- Das epiphrenale **Pulsionsdivertikel** (10%) besteht lediglich in einer Mukosaausstülpung durch Muskellücken dicht oberhalb des Zwerchfelles (Pseudodivertikel). Ursächlich wird eine Funktionsstörung des unteren Ösophagussphinkters mit intraluminaler Druckerhöhung angenommen.

***Klinik.*** Beschwerden treten als **Dysphagie** und **Regurgitation** nur bei großen Divertikeln auf.
Zum Zenker-Divertikel vgl. *Kap. D Mundhöhle und Pharynx.*

***Diagnostik.*** Nachgewiesen werden die Divertikel durch eine Röntgendarstellung (Hypopharyngo-Ösophagogramm mit Videobedingungen) und durch endoskopische Untersuchung (Ösophagoskopie).

***Therapie.*** Größere Divertikel werden einer chirurgischen Therapie zugeführt.

## 4.9 Motilitätsstörungen

### 4.9.1 Achalasie

> ***Definition.*** Funktionsstörung des Ösophagus infolge fehlender Erschlaffung der glatten Muskulatur durch Innervationsstörung.

***Ätiologie und Pathogenese.*** Bei der Achalasie handelt es sich um eine Degeneration unbekannter Genese des Plexus myentericus (Auerbach-Plexus) im unteren Ösophagus. Folge ist eine mangelnde Erschlaffung des unteren Ösophagussphinkters mit erhöhtem Ruhedruck beim Schlucken und das Fehlen der propulsiven Peristaltik des Ösophagus.

***Klinik.*** Die Erkrankung manifestiert sich meist im mittleren Lebensalter mit zunehmender Festkörper- und Flüssig**dysphagie**, **Regurgitation** von Speisen und retrosternalem **Völlegefühl**. Seltener treten krampfartige Schmerzen auf, vor allem bei der hypermotilen (»vigorous«) Achalasie.

**Diagnostik.** In der **Röntgenkontrastdarstellung** findet sich eine spitzzulaufende Stenose in der terminalen Speiseröhre mit prästenotisch weitgestelltem, atonischem Megaösophagus (Sektglasform) *(siehe Abbildung 7)*.

Zum Ausschluß eines Ösophagus-Kardiakarzinoms wird eine **Ösophagoskopie** mit Entnahme von Biopsien durchgeführt. Bei der **Manometrie** zeigt sich ein erhöhter Ruhedruck und die fehlende Erschlaffung des UÖS beim Schlucken.

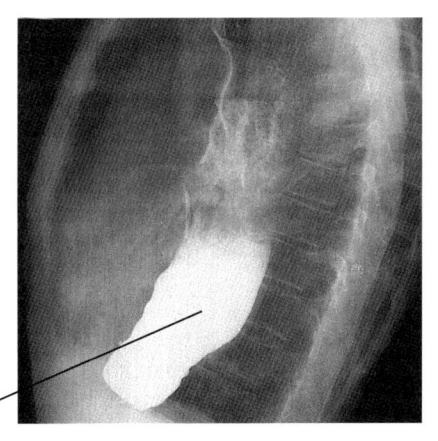

Abb. 7: Achalasie, Röntgenkontrastdarstellung: »*Sektglasform*«

**Therapie.** Die **Dehnungsbehandlung** mit Ballonkatheter ist die Methode der Wahl. In bis zu 1% der Fälle tritt dabei eine Perforation als Komplikation auf. Die Erfolgsquote des Verfahrens liegt bei ca. 80%. Daneben werden Medikamente (z. B. Nifedipin) zur Senkung des Druckes im UÖS eingesetzt, die vorübergehend in einigen Fällen beschwerdelindernd wirken.

Bei Erfolglosigkeit der konservativen Therapie kommt die operative **Ösophago-Kardiomyotomie** nach Heller zur Anwendung (Erfolgsquote ca. 80%). Diese Operation erfolgt durch den Abdominalchirurgen.

Sowohl nach konservativer als auch nach operativer Behandlung kann sich eine Verschlußinsuffizienz des UÖS mit Refluxkrankheit entwickeln (nach Operation in ca. 20% der Fälle).

> **Merke.** In der Nachsorge sind wegen der erhöhten Gefahr der Entwicklung eines Ösophaguskarzinoms regelmäßige Kontrollendoskopien erforderlich.

### 4.9.2 Krikopharyngeale Achalasie

> **Definition.** Funktionelle Störung des oberen Ösophagussphinkters.

**Ätiologie und Pathogenese.** Es handelt sich um eine Sonderform der Motilitätsstörungen im Sinne einer Sphinkterdyskinesie, bei der in ca. 50% der Fälle ätiologisch eine Refluxkrankheit eine Rolle spielt. Betroffen ist überwiegend das mittlere bis hohe Lebensalter.

**Klinik und Diagnostik.** Die Beschwerden bestehen vor allem in einer Dysphagie (vorwiegend zu Beginn des Schluckakts), gelegentlich wird aber auch nur ein Globusgefühl angegeben. Hypopharyngo-Ösophagogramm mit Video und die Manometrie sichern die Diagnose.

**Therapie.** Die operative Behandlung mit **Myotomie** der Pars cricopharyngea des M. constrictor pharyngis ist sehr erfolgversprechend.

> **Merke.** Eine Refluxkrankheit sollte allerdings vor der chirurgischen Therapie ausgeschlossen werden, weil eine Myotomie dann kontraindiziert ist.

### 4.9.3 Diffuser Ösophagusspasmus

Bei dieser selteneren Motilitätsstörung unklarer Genese kommt es zu simultanen, verstärkten und langdauernden Kontraktionen des Ösophagus. Klinisch treten anfallsartig heftige, retrosternal lokalisierte Schmerzen auf. Diagnostisch findet sich bei der **Röntgendarstellung** ein sogenannter **Korkenzieherösophagus**.

Die Manometrie demonstriert die gestörten Druckverhältnisse im gesamten Ösophagus.

Die Therapie ist in erster Linie konservativ-medikamentös: langsames, bewußtes Essen, intensives Kauen, Medikation z. B. mit Nifedipin zur Drucksenkung.

## 4.10 Tumoren

### 4.10.1 Gutartige Tumoren (Leiomyome, Polypen, Fibrome)

*Ätiologie und Pathogenese.* Gutartige Tumoren im Ösophagus kommen sehr selten vor. In absteigender Reihenfolge findet man **Leiomyome**, **Polypen** und **Fibrome**.

*Klinik.* Die Tumoren führen zu Dysphagie und eventuell Odynophagie, Regurgitationen, retrosternalem Druckgefühl und – selten – Blutungen.

*Diagnostik.* Das diagnostische Vorgehen umfaßt neben der **Röntgen**darstellung, die meist eine glattwandige Kontrastmittelaussparung aufweist, die **Ösophagoskopie** und evtl. **Probebiopsie**.

*Therapie.* Therapeutisch wird der Befund in der Regel, z. B. bei gestielten Polypen, endoskopisch abgetragen. Viel seltener, z. B. bei intramuralen Leiomyomen, wird eine Ösophagusteilresektion durch den Chirurgen erforderlich.

### 4.10.2 Bösartige Tumoren

Ösophaguskarzinom

> *Definition.* Geschwülste, die die Kriterien der Malignität erfüllen. Überwiegend handelt es sich um Plattenepithelkarzinome.

*Ätiologie und Pathogenese.* Das Ösophaguskarzinom macht ca. 5 % aller Tumoren des Verdauungstraktes aus. Der Altersgipfel liegt im 6. Dezennium, das Verhältnis Männer zu Frauen beträgt 5 : 1. Bei über 40jährigen ist das Karzinom die häufigste Ursache einer Ösophaguseinengung.

Ätiologisch kommen vor allem **Alkohol- und Nikotinabusus,** daneben aber auch chronischer Genuß von heißen Getränken, Aflatoxine und Betelnüsse in Betracht, ferner wirken **Narbenstenosen nach Verätzungen,** die Achalasie und das Plummer-Vinson-Syndrom begünstigend für die Tumorentstehung.

Lokalisiert sind die Karzinome vorwiegend im Bereich der drei physiologischen Engen. Das obere Drittel ist zu 15 %, das mittlere zu 50 % und das untere Drittel zu 35 % betroffen.

Die Tumoren neigen wegen fehlendem Serosaüberzug zu frühzeitiger Infiltration benachbarter Strukturen, weshalb es zur Rekurrensparese, mediastinalen und Lungeninfiltration sowie submuköser Ausbreitung kommt.

Absiedlungen in mediastinalen und paraaortalen Lymphknoten bilden sich rasch aus.

Die hämatogene Metastasierung geschieht relativ spät in Leber, Lunge und Knochen und wird vom Patienten meist nicht mehr erlebt.

*Klinik.* In erster Linie entwickelt sich eine **Dysphagie**, daneben sind **Gewichtsverlust** und retrosternale sowie in den Rücken ausstrahlende **Schmerzen** hinweisend. **Heiserkeit** tritt bei Rekurrensparese auf, bronchopulmonale Symptome bei Lungeninfiltration. Als schwerwiegende Komplikation droht die ösophagotracheale Fistel mit Ausbildung einer Aspirationspneumonie.

*Diagnostik.* Bei der **Spiegeluntersuchung** sieht man häufig trotz schwerer Schluckstörungen keinen auffälligen Befund oder allenfalls einen Speichelsee im Hypopharynx. Ggf. fällt bei der Laryngoskopie eine Rekurrensparese auf.

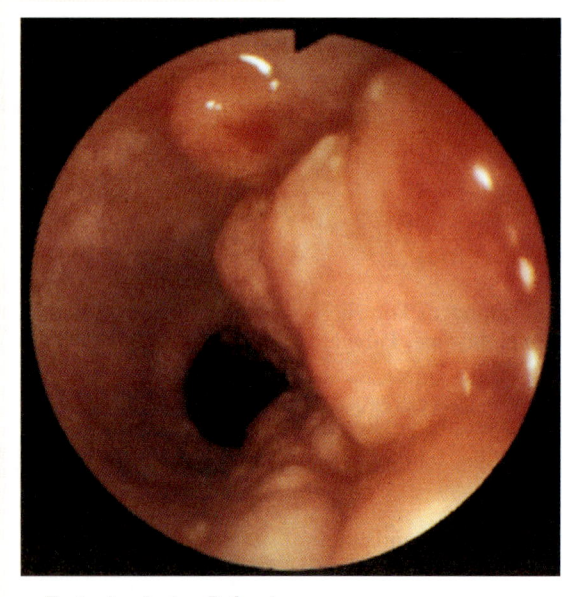

**a** Endoskopischer Befund

**Abb. 8 a, b: Ösophaguskarzinom**

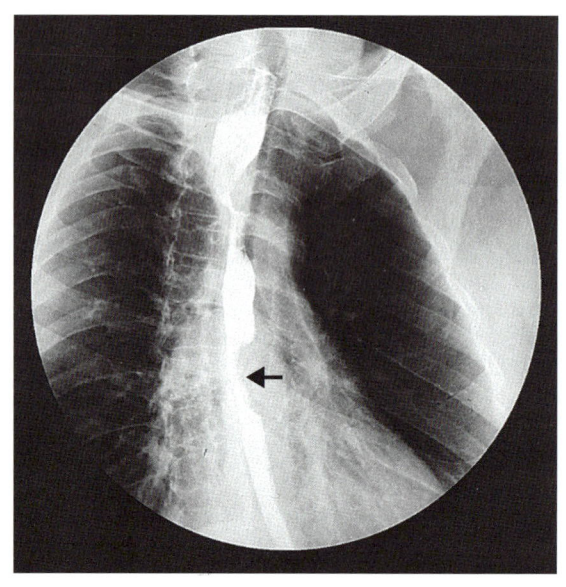

**b** Röntgenkontrastdarstellung (Ösophagogramm): Bei dynamischer Bilddarstellung (Video) starre Kontrastmittelaussparung mit unregelmäßiger Oberfläche (Pfeil).

Zur **TNM-Klassifikation für Ösophaguskarzinome** siehe nebenstehende *Tabelle 2*.

---

**Tabelle 2: TNM-Klassifikation für Ösophaguskarzinome**
(zum TNM-System vgl. *Kap. A*)

**Primärtumor**
$T_0$   Kein Anhalt für Primärtumor.
$T_{is}$   Carcinoma in situ.
$T_1$   Tumor infiltriert Lamina propria oder Submukosa.
$T_2$   Tumor infiltriert Muscularis propria.
$T_3$   Tumor infiltriert Adventitia.
$T_4$   Tumor infiltriert Nachbarstrukturen.
$T_X$   Primärtumor kann nicht beurteilt werden.

**Regionäre Lymphknoten**
$N_0$   Keine regionären Lymphknotenmetastasen.
$N_1$   Regionäre Lymphknotenmetastasen.
$N_X$   Regionäre Lymphknoten können nicht beurteilt werden.

**Fernmetastasen**
$M_0$   Keine Fernmetastasen.
$M_1$   Fernmetastasen vorhanden.

---

**Ösophagusbreischluck** und **Video-Hypopharyngo-Ösophagogramm** zeigen Füllungsdefekte, Wandstarre oder Stenosierungen *(s. Abb. 8)*. Die **Ösophagoskopie** mit PE sichert die Diagnose. **Endosonographie** und **CT**, evtl. MRT klären die Tumorausdehnung *(s. Abb. 8)*.

Die Röntgendarstellung als **Ösophagusbreischluck** oder **Hypopharyngo-Ösophagogramm** mit Video gibt erste wichtige Hinweise und zeigt Füllungsdefekte, eine Aufhebung der Schleimhautstruktur, Wandstarre oder Stenosierungen *(siehe Abbildung 8)*. Die **Ösophagoskopie** mit Probeexzision sichert die Diagnose.

Die **Endosonographie** sowie weitere bildgebende Verfahren zur Klärung der Tumorausdehnung und des Staging (**CT** von Thorax und Mediastinum, Abdomensonogramm, evtl. Skelettszintigraphie) ergänzen die Untersuchungen *(siehe Abbildung 8)*.

***Therapie.*** Therapeutisch kommen Bestrahlung und/oder chirurgische Verfahren in Betracht. Nur ein Drittel der Patienten kann durch (partielle) Ösophagusresektion und Ersatzplastik kurativ operiert werden. Tumoren des pharyngo-ösophagealen Überganges werden häufig in interdisziplinärer Zusammenarbeit von Hals-Nasen-Ohrenchirurgen und Abdominalchirurgen gemeinsam operiert. Die Rekonstruktion des Schluckweges erreicht man mit Magenhochzug oder durch ein freies, mikrovaskulär reanastomosiertes Jejunuminterponat. Die Operationsletalität beträgt bis zu 10%, bei einer Fünfjahresüberlebensrate von etwa 30%. Tumoren unterhalb des pharyngo-ösophagealen Übergangs operiert der Allgemein- bzw. Abdominalchirurg.

Karzinome im oberen Ösophagusdrittel gelten als besonders strahlenempfindlich. Sie werden daher bevorzugt – vor allem dann, wenn die ausgedehnte Operation für den Patienten ein besonderes Risiko darstellen würde – wie die inoperablen Fälle einer Strahlentherapie zugeführt. Die Fünfjahresüberlebensrate beträgt hier allerdings nur maximal 5%. Chemotherapie wird in Einzelfällen ergänzend eingesetzt.

Als **Palliativmaßnahmen** zur Wiederherstellung bzw. Öffnung des Speiseweges kommen partielle Resektionen mit dem Laser und/oder die Einlage eines Kunststofftubus in Betracht. Bei inkompletter Stenose ist die Anwendung einer perkutanen endoskopischen Gastrostomie-Sonde (PEG; vgl. *Kap. D Mundhöhle und Pharynx*), bei kompletter Stenose die Anlage einer gastrokutanen Fistel (Witzel-Fistel) geeignet.

> **Therapie**
> Nur ein Drittel der Patienten kann durch (partielle) Ösophagusresektion und Ersatzplastik kurativ operiert werden. Tumoren des pharyngo-ösophagealen Überganges werden häufig von HNO-Chirurgen und Abdominalchirurgen gemeinsam operiert.
> 5-Jahres-Überlebensrate: ca. 30%.
>
> Karzinome im oberen Ösophagusdrittel sind strahlenempfindlich. Sie werden daher bevorzugt einer Strahlentherapie zugeführt.
> Die Fünfjahresüberlebensrate beträgt maximal 5%.
>
> Als **Palliativmaßnahmen** zur Öffnung des Speiseweges kommen Laserresektionen und Kunststofftubi in Betracht. Bei inkompletter Stenose ist eine PEG, bei kompletter Stenose eine gastrokutane Fistel geeignet.

**K** ***Der klinische Fall.*** Ein 55jähriger Bar-Pianist klagt in der Sprechstunde über allgemeine Mattigkeit, Dysphagie, Gewichtsabnahme (5 kg in 3 Monaten), seit 4 Wochen akzentuierte Schluckbeschwerden und Heiserkeit. Nikotinabusus und »gelegentlicher« Alkoholkonsum werden bejaht. Die HNO-ärztliche Spiegeluntersuchung läßt bis auf einen kleinen Speichelsee im Hypopharynx und eine Rekurrensparese links (Stimmlippenstillstand links in Paramedianstellung) keinen pathologischen Befund erkennen. Aufgrund der Beschwerdekonstellation werden ein Hypopharyngo-Ösophagogramm unter Videobedingungen und ein CT des Halses veranlaßt, die den Hinweis auf einen raumfordernden Prozeß im Bereich der oberen Ösophagusenge ergeben (Wandstarre, stark eingeengtes, unregelmäßiges Lumen mit irregulärem Schleimhautrelief im Ösophagogramm; Weichteilschatten im CT). Die Ösophagoskopie zeigt einen semizirkulär wachsenden, oberflächlich exulzerierten, ca. 1,5 cm breiten Tumor des Ösophagusmundes. Die PE ergibt ein Plattenepithelkarzinom. Die Endoskopie zeigt ferner, daß die Postkrikoidregion des Larynx mitbefallen ist. Das Staging ergibt keinen Hinweis auf eine Fernmetastasierung, aber mehrere kleine Lymphome im Ultraschallbild der linken Halsseite. Ein chirurgisches Konsil unterstützt die Empfehlung zur chirurgischen Therapie des Tumors. Nach ausführlicher Diskussion der Situation mit dem Patienten erfolgen eine Laryngektomie mit Teilpharyngektomie und partieller Resektion des oberen Ösophagus, gleichzeitig eine funktionelle Neck dissection beidseits. Die Kontinuität des Schluckweges wird durch ein freies, mikrovaskulär reanastomosiertes Jejunuminterponat wiederhergestellt (Anschluß der darmversorgenden Gefäße an A. thyreoidea superior und V. jugularis interna).

Die histologische Untersuchung des Neck-dissection-Präparates zeigt eine Metastase in einem Lymphknoten der linken Seite, ferner ist ein Resektionsrand am Tumorpräparat nicht eindeutig im Gesunden angeschnitten. Deshalb wird der Patient nach komplikationslosem postoperativen Verlauf einer Bestrahlung zugeführt. Darunter reduziert sich eine anfängliche Hypersekretion aus dem Dünndarminterponat.

In den folgenden Kontrollen der Tumornachsorge war der Patient 4 Jahre lang rezidivfrei. Beschwerden im Sinne einer leichten Dysphagie ergaben sich im Verlauf durch eine narbenbedingte Schrumpfung der distalen Anastomose, welche konservativ ausreichend behandelt werden konnte (Bougierung).

**Diagnose:** Karzinom des pharyngo-ösophagealen Übergangs, chirurgische Versorgung mit Jejunuminterponat.

## 4.11 Andere Erkrankungen des Ösophagus

Einige bei Dysphagie differentialdiagnostisch zu bedenkenden Erkrankungen des Ösophagus – wie die **Hiatushernie** und **Ösophagusvarizen** – sind in den Lehrbüchern der Inneren Medizin und der Chirurgie ausführlich beschrieben.

> **4.11 Andere Erkrankungen des Ösophagus**
>
> **Hiatushernie** und **Ösophagusvarizen** (s. Lehrbücher der Inneren Medizin und der Chirurgie).

# 5 Dysphagie

*G. Böhme*

> **Definition.** Unter einer Dysphagie versteht man eine Störung des Schluckens von fester und/oder flüssiger Nahrung vom Mund zum Magen. D.h., es besteht eine Störung des geregelten Nahrungstransportes.

**Epidemiologie.** Ca. 12 % der Patienten in großen Kliniken und 40 bis 50 % der Altenheimbewohner leiden an einer Dysphagie.

Für die auffällige Häufigkeitszunahme von Dysphagien sind eine zunehmende Lebenserwartung und die damit verbundenen neurologischen sowie onkologischen Erkrankungen im Kopf-Hals-Gebiet und ihre Folgeerscheinungen in Betracht zu ziehen. Zwangsläufig haben sich wesentliche Fortschritte in den diagnostischen und therapeutischen Möglichkeiten ergeben.

**Anatomie.** Für den normalen Ablauf des Schluckaktes *(vgl. Kapitel D Mundhöhle und Pharynx)* ist die Koordinierung von fünf Hirnnerven einschließlich der zervikalen Nerven C 1–3 erforderlich. Es handelt sich um folgende Hirnnerven:
- N. trigeminus (V): Kaumuskulatur
- N. facialis (VII): orofaziale Muskulatur
- N. glossopharyngeus (IX): Pharynxmuskulatur
- N. vagus (X): Gaumen-, Pharynx- und Larynxmuskulatur, Ösophagus
- N. hypoglossus (XII): Zungenmuskulatur.

**Physiologie.** Es werden **vier Phasen des Schluckaktes** unterschieden *(siehe Abbildung D-6 a–f):*
- orale Vorbereitung (Beißen, Kauen)
- orale
- pharyngeale und
- ösophageale Phase.

Das Schlucken ist ein hoch differenzierter physiologischer Vorgang. Der Schluckakt ist sehr leistungsintensiv. Der gesunde Erwachsene schluckt in 24 Stunden 580- bis zu 2000mal. Im Wachzustand wird außerhalb der Mahlzeiten ca. einmal pro Minute in Abhängigkeit zur Speichelproduktion (ca. 0,5 ml pro Minute) geschluckt, wobei im tiefen Schlaf das Schlucken fast aufhört und Cluster beim Einschlafen und Aufwachen möglich sind.

Die komplexen sensomotorischen Abläufe mit Beiß- und Kauvorgang, Speisebolusformung und Propulsion im Mund bis zur Passage durch den Oro- und Hypopharynx erfolgen in einem unterschiedlichen Tempo. Die Transit-Zeit ist in der oralen Vorbereitungsphase individuell sehr unterschiedlich. Die eigentliche orale Phase dauert weniger als eine Sekunde. Auch die pharyngeale Passage beträgt in der Regel eine Sekunde oder weniger. Dagegen beansprucht die ösophageale Transit-Zeit vier bis zwanzig Sekunden.

> **Merke.** Aufgrund der raschen Transit-Zeit ist die oropharyngeale Passage besonders störanfällig.

**Ätiologie und Pathogenese.** Dysphagien beruhen auf einem weit gefächerten ätiologischen Spektrum. Die *Tabelle 3* vermittelt einen Überblick über die vielfältigen Ursachen.

# 5 Dysphagie

| Tabelle 3: Ursachen einer Dysphagie | |
|---|---|
| Kopf-Hals-Erkrankungen: | Entzündliche Erkrankungen wie Stomatitis, Tonsillitis, Pharyngitis<br>Bös- und gutartige Tumoren im Bereich der Mundhöhle, des Oropharynx, Larynx, Hypopharynx |
| Neurologische Erkrankungen: | Ischämischer Insult, amyotrophe Lateralsklerose, multiple Sklerose, Parkinson-Syndrom, Pseudobulbärparalyse, Bulbärparalyse, Tumoren, neuromuskuläre Erkrankungen, Schädel-Hirn-Trauma, Hirnnervenerkrankungen |
| Ösophaguserkrankungen: | Morphologisch: Gastro-ösophageale Refluxkrankheit, Ösophagitis, Fremdkörper, Divertikel, Membranstenosen (Webs)<br>Funktionell: Achalasie (neuromuskuläre Störung des unteren Ösophagussphinkters), Ösophagus-Spasmus (Nußknacker-Spasmus) |
| Sonstige Erkrankungen: | Medikamentöse Nebenwirkungen, Morbus Forestier, psychosomatisch |

*Diagnostik.* Die orofaziale, oropharyngeale und ösophageale **Stufendiagnostik** muß **interdisziplinär** erfolgen. In 80 bis 90 % kann die Ursache der Dysphagie bereits anamnestisch erfaßt werden. Dabei sind Fragen nach Dauer der Beschwerden, Höhenlokalisation, Unterschiede zwischen fester und flüssiger Nahrung, Schmerzen beim Schlucken, Globus pharyngis und begleitenden Stimm-, Sprech- und Sprachstörungen bedeutungsvoll.

**Diagnostik**
Die Anamnese vermittelt in 80–90 % Hinweise zur Ätiologie.

*Merke.* Bei Diagnostik und Therapie ist eine enge interdisziplinäre Zusammenarbeit erforderlich. Beteiligt sind neben Hals-Nasen-Ohrenärzten Neurologen, Radiologen, Gastroenterologen, Chirurgen, Mund-Kiefer-Gesichtschirurgen sowie Phoniater bzw. Logopäden.

◄ Merke

Grundlage der Dysphagiediagnostik ist eine **rhino-laryngologische Spiegeldiagnostik**. Im Bedarfsfall erfolgt eine Lupenlaryngoskopie. Ein wesentlicher Bestandteil der Dysphagiediagnostik ist die **transnasale flexible Fiberendoskopie**. Damit ist eine genaue Inspektion der oberen Schluckstraße möglich. Eine sog. Blauschluckanalyse (es wird mit Methylenblau angefärbtes Wasser getrunken) erlaubt, den Weg der Schluckstraße endoskopisch zu verfolgen und festzustellen, ob ein Übertritt in den Endolarynx mit Aspiration erfolgt. Eine **radiologische Diagnostik** wird notwendig, wenn sich ein krankhafter Befund ergibt bzw. eine ösophageale Erkrankung besteht. Dazu werden die Videofluoroskopie (25–50 Bilder pro Sek.) und die Hochfrequenzkinematographie (50–200 Bilder pro Sek.) empfohlen. Parallel zur radiologischen Untersuchung oder darauf aufbauend kann eine **Ösophagoskopie** notwendig werden. Die **Ösophagusmanometrie** dient der Diagnostik funktioneller Motilitätsstörungen (z.B. Achalasie), die **Langzeit-pH-Metrie des Ösophagus** erlaubt den Nachweis einer gastroösophagealen Refluxkrankheit. Die **Sonographie** wird zur Diagnostik der oralen Dysphagie, die Endosonographie des Ösophagus bei Malignomen erforderlich.

Zur Stufendiagnostik bei einer Dysphagie gehören eine **rhino-laryngologische Untersuchung**, eine **transnasale flexible Fiberendoskopie** sowie eine **Videofluoroskopie** oder **Hochfrequenzkinematographie**. Die flexible Endoskopie und radiologische Verfahren erlauben eine funktionelle Beurteilung der oberen Schluckstraße. Ergänzend ist eine **Ösophagoskopie** erforderlich. Die **Ösophagusmanometrie** (Motilitätsstörungen) und **Langzeit-pH-Metrie** (gastro-ösophageale Refluxkrankheit) sind erforderlich. Die **Sonographie** unterstützt die Diagnostik bei oraler Dysphagie, die **Endosonographie** bei Malignomen.

*Klinik.* Der Patient berichtet über unterschiedlich ausgeprägte Schluckstörungen. Dabei kann es auch zu einer **Aspiration** kommen. Die Aspiration kann in mehrere Schweregrade eingeteilt werden *(siehe Tabelle 4)*.

**Klinik**
Neben Schluckstörungen kann eine **Aspiration** bestehen *(s. Tab. 4)*.

| Tabelle 4: Aspirationsklassifikation (Level I–IV) (Miller u. Eliachar) |
|---|
| I. Gelegentliche Aspiration ohne Komplikationen |
| II. Intermittierende Aspiration von Flüssigkeiten, aber Möglichkeit, den eigenen Speichel und Festkörper zu beherrschen. Keine klinischen Zeichen von Pneumonie oder chronischer Hypoxie |
| III. Die Unfähigkeit einer oralen Ernährung (flüssige und feste Speisen, intermittierende Pneumonie/Hypoxie) |
| IV. Schwerwiegende lebensbedrohliche Aspiration von Flüssigkeiten, Festkörper und Speichel; chronische Pneumonie/Hypoxämie |

**Prädeglutitive, intradeglutitive und postdeglutitive Aspiration**
Die **prädeglutitive Aspiration** beruht auf einer gestörten oralen Boluskontrolle, die **intradeglutitive Aspiration** auf einer gestörten Pharynxkontraktion und Hyoid-Larynx-Elevation sowie einem inkompletten Glottisschluß, die **postdeglutitive Aspiration** auf einer reduzierten Hyoid-Larynx-Elevation, reduzierten Pharynxperistaltik und/oder Hypertonie des oberen Ösophagussphinkters.

**Merke** ▶

• **Prädeglutitive, intradeglutitive und postdeglutitive Aspiration.**
Bei einer **prädeglutitiven Aspiration** ist die orale Boluskontrolle gestört, so daß es zu einem vorzeitigen Übertritt der Nahrung in die Valleculae und Sinus piriformes und dann in die Trachea kommt. Die **intradeglutitive Aspiration** beruht auf einer gestörten Pharynxkontraktion und Hyoid-Larynx-Elevation sowie einem inkompletten Glottisschluß mit nachfolgendem Nahrungsübertritt in die Trachea. Die Ursache der **postdeglutitiven Aspiration** ist in einer Retention von Nahrung in die Valleculae und Recessus piriformes zu suchen. Zumeist besteht eine reduzierte Hyoid-Larynx-Elevation, eine reduzierte pharyngeale Peristaltik und/oder Hypertonie des oberen Ösophagussphinkters. Als Folge resultiert auch hier ein Nahrungsübertritt in die Trachea. Mit Hilfe einer fiberendoskopischen oder radiologischen Beurteilung können die drei Aspirationsformen differenziert werden.

> **Merke.** Die Unterscheidung einer prä-, intra- und postdeglutitiven Aspiration ist von außerordentlicher klinischer und therapeutischer Bedeutung. Dabei gilt es festzustellen, ob die Aspiration vor, während oder nach der Triggerung des Schluckreflexes auftritt.

Die **gastroösophageale Refluxkrankheit** kann zu einer **Refluxösophagitis** (s. Abb. 9) führen. Als Folge kann es zu einer Dysphagie, einem Globus pharyngis, einer Pharyngitis oder Laryngitis sowie durch Mikroaspiration zu Reizhusten und/oder chronischer Bronchitis kommen.

Bei der **gastroösophagealen Refluxkrankheit** kommt es infolge eines Refluxes von Säure aus dem Magen in den Ösophagus und Funktionsstörung des unteren Ösophagussphinkters (UÖS) zu einer **Refluxösophagitis** (siehe Abbildung 9). Als Folge können eine Dysphagie, ein Globus pharyngis, eine Pharyngitis simplex oder Laryngitis chronica resultieren. Eine Mikroaspiration kann auch zu einem rezidivierenden Hustenreiz oder einer chronischen Bronchitis führen.

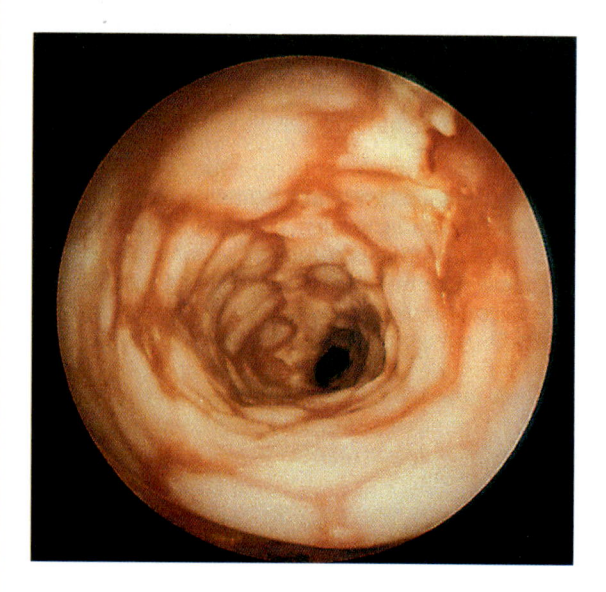

Abb. 9: Chronische Ösophagitis bei gastro-ösophagealer Refluxkrankheit

***Therapie.*** Es werden unterschiedliche Verfahren zur Behandlung der Dysphagie empfohlen. Es handelt sich um:
- funktionelle Behandlungen
- medikamentöse Behandlungen
- chirurgische Verfahren und
- diätetische Maßnahmen

> ***Merke.*** Der funktionellen Behandlung einer Dysphagie ist nach Ausschluß onkologischer Erkrankungen und notwendiger primär-chirurgischer Maßnahmen der Vorzug zu geben.

Die **funktionelle Behandlung** beruht u. a. auf der Grundlage der propriozeptiven Fazilitation, auf einer Bahnung der Sensibilität, zum Beispiel durch eine thermische Reizung mittels Eisanwendung (die vorderen Gaumenbögen werden mit einem, mit Watte umwickelten, vereisten Holzstäbchen abgestrichen). Spezielle Haltungsänderungen (z. B. Kopfwendungen in eine bestimmte Richtung) und willkürliche Schluckmanöver (z. B. wird beim supraglottischen Schlucken eine Aspiration verhindert, indem der Patient vor und während des Schluckens in willkürlicher Einatmungsstellung bleibt und zusätzlich preßt) werden von Logopäden ausgeführt.

Bei der **chirurgischen Behandlung** werden **unterstützende operative Maßnahmen** zur Vermeidung einer Aspiration eingesetzt: Tracheotomie, enterale Ernährung über Gastrostomie oder PEG, krikopharyngeale Myotomie, laryngeale Suspension (Aufhängung), Krikoidresektion und Stimmlippenmedialisation kommen in Betracht. Definitive operative Maßnahmen beruhen auf Anwendung von Anti-Aspirations-Stents, laryngealer Diversion (Teilung) oder Separation, glottischem bzw. supraglottischem Verschluß sowie auf einer Laryngektomie (einschließlich Implantation einer Stimmprothese).

Eine unterstützende oder definitive operative Maßnahme ist bei einem Aspirationslevel III und IV der Aspirationsklassifikation *(siehe Tabelle 4)* erforderlich.

> ***Merke.*** Bei Patienten mit inoperablem Kopf-Hals-Malignom ist eine perkutane endoskopisch gestützte Gastrostomie (PEG) erforderlich. Parallel zur funktionellen Behandlung sollte der PEG zur Nahrungszufuhr anstelle einer Nasensonde der Vorzug gegeben werden.

Allgemeine Maßnahmen sind das Hochstellen des Bettendes um mindestens 10–15 cm. Grundsätzlich sollte beim Hinlegen nach dem Essen oder nachts der Kopfteil hochgestellt sein, um einen Rückfluß des sauren Magensaftes zu verhindern.

Die **medikamentöse Behandlung** ($H_2$-Rezeptorenantagonisten, Protonenpumpenhemmer) oder **chirurgische Therapie** (Fundoplikatio) ist besonders bei gastro-ösophagealer Refluxkrankheit indiziert.

Die **medikamentöse Therapie** der **gastro-ösophagealen Refluxkrankheit** zur Säurenneutralisation bzw. -suppression basiert auf den Gaben von Ranitidin (Zantic®, Sostril® [$H_2$-Rezeptorenantagonisten]), Omeprazol (Antra® [Protonenpumpenhemmer]) oder Antazida.

Bei **diätetischen Maßnahmen** ist zu beachten, daß zum Teil besonders das Schlucken von Flüssigkeiten erschwert sein kann. Deshalb sollte die Viskosität der Nahrungsmittel dem dysphagischen Störungsbild angepaßt sein.

# G

# Larynx

*A. Berghaus*

# 1 Anatomie des Kehlkopfes

Das **Kehlkopfskelett** setzt sich zusammen aus:
- **Schildknorpel**, **Ringknorpel**,
- **Epiglottis** und
- den **Aryknorpeln** (Abb. 1).

## 1 Anatomie des Kehlkopfes

Das **Kehlkopfskelett** besteht aus dem **Schildknorpel** (Cartilago thyreoidea), dem siegelringförmigen **Ringknorpel** (Cartilago cricoidea), den beiden pyramidenförmigen Stellknorpeln (Cartilago arytaenoidea; auch Gießbecken- oder **Aryknorpel**), der **Epiglottis** (Cartilago epiglottica) und einigen unbedeutenden kleineren Knorpeln *(siehe Abbildung 1)*.

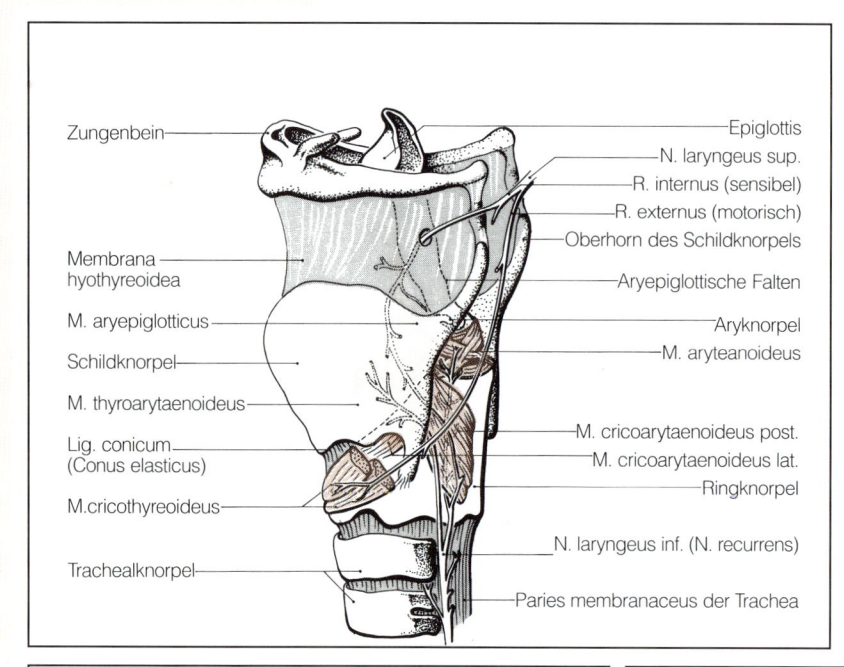

**a** Anatomie des Larynx mit Zungenbein und Trachea

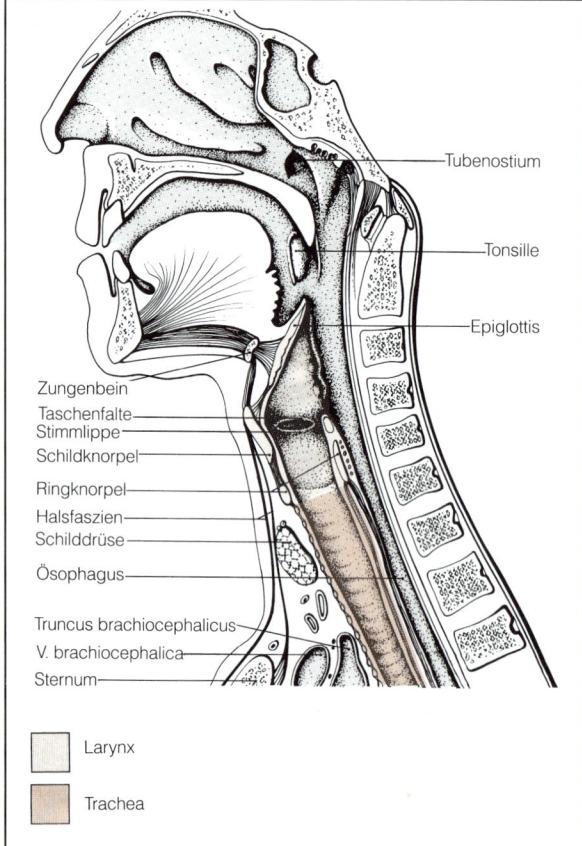

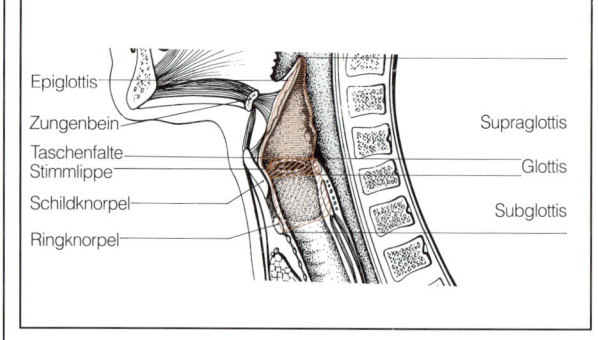

**b** Sagittalschnitt

**c** Etagen des Larynx

**Abb. 1 a–c: Anatomie des Larynx**

Der **Schildknorpel** bildet auf jeder Seite mit seinem Cornu inferius ein Gelenk mit dem **Ringknorpel**. Der Ringknorpel hat außerdem wichtige gelenkige Verbindungen mit dem Stellknorpel. Die Stell- oder **Aryknorpel** ruhen mit ihrer Basis auf dem oberen Rand des Ringknorpels und laufen nach lateral jeweils in einen Processus muscularis für den M. cricoarytaenoideus posterior und lateralis. Nach ventral bilden sie je einen Processus vocalis für den Ansatz des Stimmbandes. Die **Epiglottis** ist blattförmig und besteht aus elastischem Knorpel. Sie hat einen nach kaudal gerichteten Stiel (Petiolus) und ist hier mit dem Ligamentum thyreoepiglotticum an der Rückseite des Schildknorpels befestigt. Mit ihrem freien, beweglichen Teil kann die Epiglottis den Kehlkopf beim Schluckakt verschließen.

Der **Ringknorpel** ist mit dem **Schildknorpel** und den Aryknorpeln gelenkig verbunden.

Am Processus vocalis der **Aryknorpel** setzen die Stimmbänder an.

Die **Epiglottis**, die den Larynx beim Schlucken schließt, besteht aus elastischem Knorpel. Der Petiolus ist an der Rückseite des Schildknorpels befestigt.

## 1.1 Die Verbindungen der Kehlkopfknorpel

Die Kehlkopfknorpel sind durch Gelenke und Bänder miteinander verbunden *(siehe Abbildung 1a)*. Die dorsale, gelenkige Verbindung zwischen Schildknorpel und Ringknorpel (Articulatio cricothyreoidea) erlaubt eine Kippbewegung, wodurch die Stimmlippen gespannt werden. Ventral sind Schild- und Ringknorpel bindegewebig durch das **Lig. conicum** miteinander verbunden.

Ring- und Stellknorpel sind in der Articulatio cricoarytaenoidea miteinander verbunden. Die sehr schlaffe Kapsel dieser Gelenke ermöglicht es, daß die Aryknorpel um ihre Längsachse gedreht, einander genähert, voneinander entfernt oder nach vorne bzw. hinten gekippt werden können, womit jeweils Form und Größe der Stimmritze (Glottis) bestimmt werden.

Das **Stimmband** (Lig. vocale) ist der aus gewellten Kollagenen und elastischen Fasern bestehende Oberrand des Conus elasticus. Die Stimmbänder spannen sich jeweils zwischen Processus vocalis des Aryknorpels und Rückfläche des Schildknorpels auf jeder Seite aus.

Der **Conus elasticus** ist ein sich nach oben verjüngender Trichter, der sich vom Oberrand des Ringknorpels bis zu den Stimmbändern erstreckt, die seinem verdickten Ende entsprechen. Sein ventraler Teil ist zwischen Schild- und Ringknorpel tastbar (Lig. cricothyreoideum; Pars libera coni elastici).

Der Conus elasticus wird bei einer Koniotomie wegen lebensbedrohlicher Atemwegsverlegung quer durchtrennt.

### 1.1 Die Verbindungen der Kehlkopfknorpel

Das dorsale Gelenk zwischen Schild- und Ringknorpel kann durch eine Kippbewegung die Stimmlippen spannen. Die ventrale Verbindung zwischen den beiden Knorpeln bildet das **Lig. conicum** *(s. Abb. 1a)*. Die Gelenke zwischen Ring- und Stellknorpeln erlauben zahlreiche Bewegungen, die die Form der Glottis bestimmen.

Das **Stimmband** ist der Oberrand des Conus elasticus. Die Stimmbänder spannen sich jeweils zwischen dem Processus vocalis des Aryknorpels und der Rückfläche des Schildknorpels.

Der **Conus elasticus** ist ventral zwischen Ring- und Schildknorpel tastbar.

Bei einer Koniotomie wird der Conus elasticus quer durchtrennt.

## 1.2 Die Kehlkopfhöhle

Der Kehlkopfeingang (Aditus laryngis) wird vorn vom **Kehldeckel** (**Epiglottis**), lateral von den Plicae aryepiglotticae und dorsal von den Aryknorpeln begrenzt, die die Incisura interarytaenoidea zwischen sich fassen. Dieses charakteristische Bild ist bei der indirekten Laryngoskopie im Kehlkopfspiegel gut erkennbar *(vgl. Abbildung 3)*.

Der Mediansagittalschnitt zeigt die Plica vestibularis (Taschenfalte) und darunter die Plica vocalis (Stimmlippe) als sagittal verlaufende Falten zwischen Schildknorpel und Aryknorpel. Im Frontal- bzw. Sagittalschnitt können **drei Etagen** des Kehlkopfes unterschieden werden *(Abbildung 1c)*.

- Das obere Stockwerk (**Supraglottis**) entspricht dem Vestibulum laryngis und reicht vom Aditus laryngis bis zum sagittalen Spalt zwischen den Plicae vestibulares (Taschenfalten).
- Das mittlere Stockwerk ist die **Glottis**, die von der Rima vestibuli bis zur Rima glottidis (von den Stimmlippen gebildete **Stimmritze**) reicht, die in eine Pars intermembranacea und eine Pars intercartilaginea unterteilt werden kann.
- Das untere Stockwerk entspricht der **Subglottis**. Sie liegt unterhalb der Stimmritze und geht am Unterrand des Ringknorpels in die Trachea über.

An den Stimmlippen, den Innenflächen der Aryknorpel und der Dorsalfläche der Epiglottis findet man geschichtetes, nichtverhorntes Plattenepithel. Die übrige Schleimhaut besteht aus respiratorischem Epithel mit schlundwärts gerichtetem Flimmerschlag. Die Lamina propria enthält reichlich elastische Fasern, wechselnd zahlreiche Lymphzellen und vielfach seröse und gemischte Drüsen, letztere aber nicht an den Stimmlippen.

### 1.2 Die Kehlkopfhöhle

Der Larynxeingang wird vom **Kehldeckel** (**Epiglottis**), von den aryepiglottischen Falten und den Aryknorpeln begrenzt *(s. Abb. 3)*.

Die **Taschenfalte** und die **Stimmlippe** sind sagittal verlaufende Falten zwischen Schild- und Aryknorpel. Man unterscheidet **drei Larynxetagen** (Abb. 1c):
- Die **Supraglottis** reicht vom Larynxeingang bis in die Höhe der Taschenfalten.
- Die **Glottis** erstreckt sich von den Taschenfalten zu den Stimmlippen.
- Die **Subglottis** liegt unterhalb der Stimmritze und endet am Unterrand des Ringknorpels.

Man findet an den Stimmlippen, den Aryknorpeln und an der Epiglottis nichtverhorntes Plattenepithel, im übrigen aber respiratorisches Epithel mit Flimmerhärchen.

## 1.3 Kehlkopfmuskeln *(Abbildung 1a)*

Der **M. cricothyreoideus** (»Antikus«) verläuft vom Bogen des Ringknorpels zum Teil steil, zum Teil schräg zum Unterrand des Schildknorpels. Er nähert Ring- und Schildknorpel und spannt dadurch die Stimmlippen im Sinne einer Grob- oder Vorspannung.

> *Merke.* Der **M. cricothyreoideus** wird als einziger der Kehlkopfmuskeln vom Ramus **externus** des N. laryngeus superior versorgt.

Der M. cricoarytaenoideus posterior (»**Postikus**«) verläuft vom Ringknorpel auf- und lateralwärts zum Processus muscularis des Aryknorpels. Er zieht den Processus muscularis nach hinten und abwärts und ist damit der **einzige Öffner der Stimmritze**.

Der **M. cricoarytaenoideus lateralis** verläuft vom Ringknorpeloberrand zum Processus muscularis des Aryknorpels. Er schließt die Pars intermembranacea der Stimmritze, während die Pars intercartilaginea offen bleibt. Dadurch wird die Flüstersprache möglich.

**M. arytaenoideus transversus** und **obliquus** verlaufen von einem zum anderen Aryknorpel schräg und quer. Sie nähern die Aryknorpel einander an und helfen beim Schließen der Pars intercartilaginea.

Der **M. thyreoarytaenoideus** zieht vom Stellknorpel aus an der Innenfläche des Schildknorpels nach vorn. Seine Fasern umgreifen sphinkterartig den Conus elasticus und helfen bei der Phonation und beim Schluckakt, die Stimmritze zu schließen. Ihr innerer Teil ist der **M. vocalis**, der vom Processus vocalis eines Aryknorpels nach vorn zum Schildknorpel verläuft. Die medialen Fasern dieses Muskels sind in das Stimmband eingelagert. Durch sehr feine Innervation und enge Verknüpfung der Kehlkopfmuskeln wird die Modulationsfähigkeit der Stimme möglich. Feineinstellung und Feinspannung der Glottis werden vom M. vocalis bestimmt, nach Vorgabe einer Grobspannung durch den M. cricothyreoideus.

## 1.4 Nervenversorgung *(Abbildung 1a)*

Der **N. laryngeus superior,** aus dem N. vagus, versorgt über den Ramus externus den M. cricothyreoideus. Mit sensiblen Fasern, die durch das Lig. cricothyreoideum treten, versorgt er den vorderen Teil der Stimmlippe. Sein Ramus internus tritt mit der A. und V. laryngea superior durch die Membrana thyreoidea und versorgt die restliche Schleimhaut der Stimmlippe.

Der N. laryngeus inferior (**N. laryngeus recurrens**), der ebenfalls aus dem N. vagus stammt, schlingt sich auf seinem Rückweg zum Kehlkopf rechts um die A. subclavia, links um die Aorta. Er versorgt alle übrigen Kehlkopfmuskeln und die Schleimhaut unterhalb der Stimmritze. Beide Nerven führen sympathische Fasern aus dem Grenzstrang zur Versorgung von Drüsen und Gefäßen der Schleimhaut.

## 1.5 Lymphwege

Im wesentlichen bestehen zwei Hauptabflußrichtungen:
- von der oberen Kehlkopfetage zu den oberen Noduli cervicales profundi
- von der unteren Kehlkopfetage über die Noduli praelaryngeales zu den Noduli praetracheales und von dort zu den unteren Noduli cervicales profundi.

## 2 Embryologie

Die Entwicklung beginnt etwa am 26. Tag mit dem Auftreten einer sogenannten **Laryngotrachealfurche** am Boden des Vorderdarms. Aus dieser entodermalen Anlage gehen die epithelialen Auskleidungen sowie die Drüsen der Trachea, des Larynx, des Bronchialbaums und das Alveolarepithel der Lungen hervor, wohingegen sich das Bindegewebe, die Knorpelplatten und die glatte Muskulatur des Atemtraktes aus dem umgebenden Mesenchym entwickeln.

Aus dem Laryngotrachealschlauch und dem umgebenden Mesenchym bilden sich dann die Respirationsorgane.

Der **Kehlkopf** entwickelt sich aus dem Entoderm der kranialen Abschnitte des laryngotrachealen Schlauches und dem umgebenden Mesenchym des vierten und sechsten Kiemenbogenpaares. Dieses Mesenchym proliferiert stark und ruft so die Bildung der paarigen Arywülste hervor. Vor diese Wülste lagert sich vorne quer der unpaare Glottiswulst, der aus dem kaudalen Teil der hypobranchialen Vorwölbung stammt, d. h. vom dritten und vierten Kiemenbogen.

Diese drei Vorwölbungen geben dem Aditus laryngis ein T-förmiges Aussehen. Innerhalb der Arywülste entwickeln sich dann die verschiedenen Kehlkopfknorpel, und zwar jeweils aus den Knorpelspangen der entsprechenden Kiemenbögen.

Zwischen der siebenten und zehnten Woche ist der untere Teil des Larynx durch Epithelverklebungen verschlossen. In der zehnten Woche wird er rekanalisiert, wobei sich der Aditus laryngis allmählich erweitert. Gleichzeitig entwickelt sich innerhalb des Kehlkopfes zu beiden Seiten eine Epithelaussackung oder -tasche, die von zwei längs verlaufenden Schleimhautfalten begrenzt wird.

Aus den kranialen Falten gehen die Taschenfalten, aus den kaudalen die Stimmlippen hervor.

Die Kehlkopfmuskulatur entsteht aus den Muskelelementen des vierten und sechsten Kiemenbogens, sie wird daher von Ästen des **N. vagus** versorgt.

Das Entoderm des mittleren Abschnittes des laryngotrachealen Schlauches differenziert sich zum Respirationsepithel und den zugehörigen Drüsen der Trachea. Knorpel, Bindegewebe und Muskulatur entstammen dem umgebenden Mesenchym.

Am 26. Tag entsteht eine »**Laryngotrachealfurche**« am Vorderdarm. Sie liefert die Epithelien und Drüsen.

Bindegewebe, Knorpel und Muskulatur entstehen aus dem Mesenchym.

Der **Kehlkopf** entsteht aus dem kranialen Abschnitt des laryngotrachealen Schlauches und umgebendem Mesenchym.

Drei Vorwölbungen geben dem Aditus laryngis ein T-förmiges Aussehen.

Für einige Wochen bleibt der untere Teil des Larynx verschlossen. In der zehnten Woche wird er rekanalisiert.

Die Kehlkopfmuskulatur entsteht aus dem 4. und 6. Kiemenbogen, sie wird daher von Ästen des **N. vagus** versorgt.

## 3 Physiologie

Der Kehlkopf dient vor allem der:
- **Atmung** und der
- **Phonation.**

Letztere wird durch den Spannapparat ermöglicht, der aus den Mm. cricothyreoidei und den Mm. vocales besteht. Er bewirkt durch Tonusänderungen eine Abstufung der Spannung bzw. durch Kontraktion eine Variation der Länge der Glottis. Der zweite Funktionsträger für die Phonation ist der Stellapparat, der durch die innere Kehlkopfmuskulatur gebildet wird *(vgl. hierzu auch Kapitel K Phoniatrie).*

Ferner ist der Kehlkopf eine Schutzeinrichtung zur **Verhinderung der Aspiration**, indem er einen vollständigen Abschluß des Kehlkopfeingangs beim Schluckakt bewerkstelligt. Darüber hinaus ermöglicht der Glottisschluß eine **Stabilisierung des Thorax**, die z. B. beim Heben von Gewichten und für die Bauchpresse von Bedeutung ist.

**Atmung** und **Phonation** sind die wichtigsten Funktionen des Kehlkopfes.

Der Stimmgebung dienen die muskulären Spann- und Stellapparate. Durch den Verschluß des Kehlkopfeinganges **verhindert** der Larynx ferner die **Aspiration** beim Schlucken.

Durch den Glottisschluß wird die **Stabilisierung des Thorax** ermöglicht, was z. B. für die Bauchpresse nötig ist.

# 4 Untersuchungsmethoden

## 4.1 Anamnese

Von Bedeutung sind bei der Anamneseerhebung Vorerkrankungen und Traumen des Respirations- und oberen Verdauungstraktes (besonders Langzeitintubation, Operationen am Hals, thermische oder toxische Inhalationsschäden). Am Arbeitsplatz kann der Patient toxischen Stäuben oder Gasen ausgesetzt sein. Berufliche Stimmüberlastung, ein Nikotin- und/oder Alkoholabusus sind zu erfragen.

Folgende für Kehlkopferkrankungen typische Beschwerden sind besonders zu beachten:
- Heiserkeit
- Husten
- Atemnot
- Schmerzen
- Schluckstörungen, Globusgefühl

*Heiserkeit.* Sie ist das häufigste Erst- und Frühsymptom von Kehlkopferkrankungen. Voraussetzung dafür ist eine Bewegungsbehinderung der Stimmlippen, die ihre Ursache an den Stimmlippen und ihren Stellknorpeln, aber auch an den Taschenfalten und anderen Teilen des Endolarynx haben kann. Bei Stimmlippenlähmung oder akuter Entzündung des Kehlkopfes kann es in wenigen Stunden zur Heiserkeit kommen.

> *Merke.* Zunehmende Heiserkeit innerhalb von Wochen kann auf eine tumoröse Erkrankung hinweisen.

Nicht zu verwechseln mit Heiserkeit ist die **kloßige Sprache**, die für entzündliche und tumoröse Raumforderungen der Supraglottis, des Pharynx und Hypopharynx typisch ist.

*Husten.* Räusperzwang und/oder Reizhusten können Zeichen einer Kehlkopferkrankung sein. Der laryngotracheale Husten ist meist trocken und stellt eine Antwort der sensiblen Schleimhaut auf diverse Reize bzw. die verschiedensten laryngotrachealen Erkrankungen dar (akute oder chronische Entzündungen, Tumoren, Staub, Reizgas u. a.).

*Atemnot.* Alle stenosierenden Prozesse (allergische, entzündliche, tumoröse und narbige Veränderungen sowie Fehlbildungen) können in jeder Ebene des Kehlkopfes zur Atemnot führen. Die Verlegung des Atemweges bewirkt eine Stenoseatmung, den Stridor. Extrathorakale Verlegungen der oberen Luftwege führen typischerweise zu **inspiratorischem Stridor**.

> *Merke.* Bei hochgradigem inspiratorischem Stridor mit Atemnot, Zyanose und Einsatz der Atemhilfsmuskulatur liegt ein Notfall vor, der eine sofortige Intubation oder Eröffnung des Luftwegs (z. B. Koniotomie mit Schnitt durch das Ligamentum conicum) erfordern kann.

*Schmerz.* Schmerzen im Bereich des Kehlkopfes können in das Ohr ausstrahlen. Akuter Schluckschmerz tritt meistens bei Entzündungen und nach Traumen auf. Als Spätsymptom kommen Kehlkopfschmerzen bei fortgeschrittenen tumorösen Erkrankungen vor.

*Schluckstörungen und Globus pharyngeus.* Schluckstörungen (**Dysphagien**) kommen bei akuten Entzündungen des Kehlkopfes, aber typischerweise auch bei tumorösen Erkrankungen vor, die dann oft die Grenzen des Organs überschritten haben. Hingegen ist ein »Kloßgefühl« im Hals (**Globus**) häufig Begleiterscheinung diverser funktioneller und organischer Erkrankungen des Kehlkopfes.

## 4.2 Inspektion und Palpation

Beim schlanken Hals ist die Prominentia laryngea (**Adamsapfel**) zu sehen, die gemeinsam mit der Schilddrüse beim Schluckakt nach oben steigt. Die Betrachtung des Halsreliefs kann Prozesse, die auf das Kehlkopfskelett übergegriffen haben (Tumoren, Perichondritis), und – beim Schlucken – Bewegungseinschränkungen aufzeigen. Eine eingeschränkte Motilität des Kehlkopfskelettes kann entzündlich oder tumorös bedingt sein. Sichtbare atemabhängige **Einziehungen** im Jugulum mit begleitendem inspiratorischem Stridor weisen auf eine laryngotracheale Obstruktion hin.

Speziell bei traumatologischen oder onkologischen Fragestellungen werden durch die **Palpation** des Kehlkopfskelettes und seiner Umgebung von außen wichtige Befunde ermittelt. Zu achten ist besonders auf
- Formunregelmäßigkeiten,
- abnorme Beweglichkeit,
- Fixierung des Kehlkopfgerüstes und
- Druckschmerzhaftigkeit.

Das Kehlkopfskelett und die umgebenden Weichteile werden von vorn oder von hinten **bimanuell** und seitenvergleichend abgetastet. Der Kopf wird zur Entspannung der Weichteile leicht nach vorne geneigt. Bei Verdacht auf ein Malignom sucht man palpatorisch nach begleitenden vergrößerten Halslymphknoten *(siehe auch Kapitel Hals)*.

## 4.3 Spiegeluntersuchung (indirekte Laryngoskopie)

Für die Kehlkopfspiegeluntersuchung *(siehe Synopsis 1 a–c)* benötigt man eine Lichtquelle, einen Stirnreflektor und einen Kehlkopfspiegel, einen Heizdraht o. ä. und ein Mulläppchen.

---

### 4.2 Inspektion und Palpation

Der **Adamsapfel** steigt gemeinsam mit der Schilddrüse beim Schluckakt nach oben. Die Betrachtung des Halsreliefs kann Bewegungseinschränkungen aufzeigen. Atemabhängige **Einziehungen** im Jugulum mit Stridor weisen auf eine laryngotracheale Obstruktion hin.

Bei **Palpation** des Kehlkopfskelettes und seiner Umgebung ist auf Formunregelmäßigkeiten, abnorme Beweglichkeit, Fixierung und Druckschmerzhaftigkeit zu achten.

Das Kehlkopfskelett und die Weichteile werden **bimanuell** und seitenvergleichend abgetastet. Bei Verdacht auf ein Malignom sucht man palpatorisch nach Halslymphknoten.

### 4.3 Spiegeluntersuchung (indirekte Laryngoskopie)

Man benötigt u. a. Lichtquelle, Stirnreflektor und Kehlkopfspiegel (s. Syn. 1 a–c).

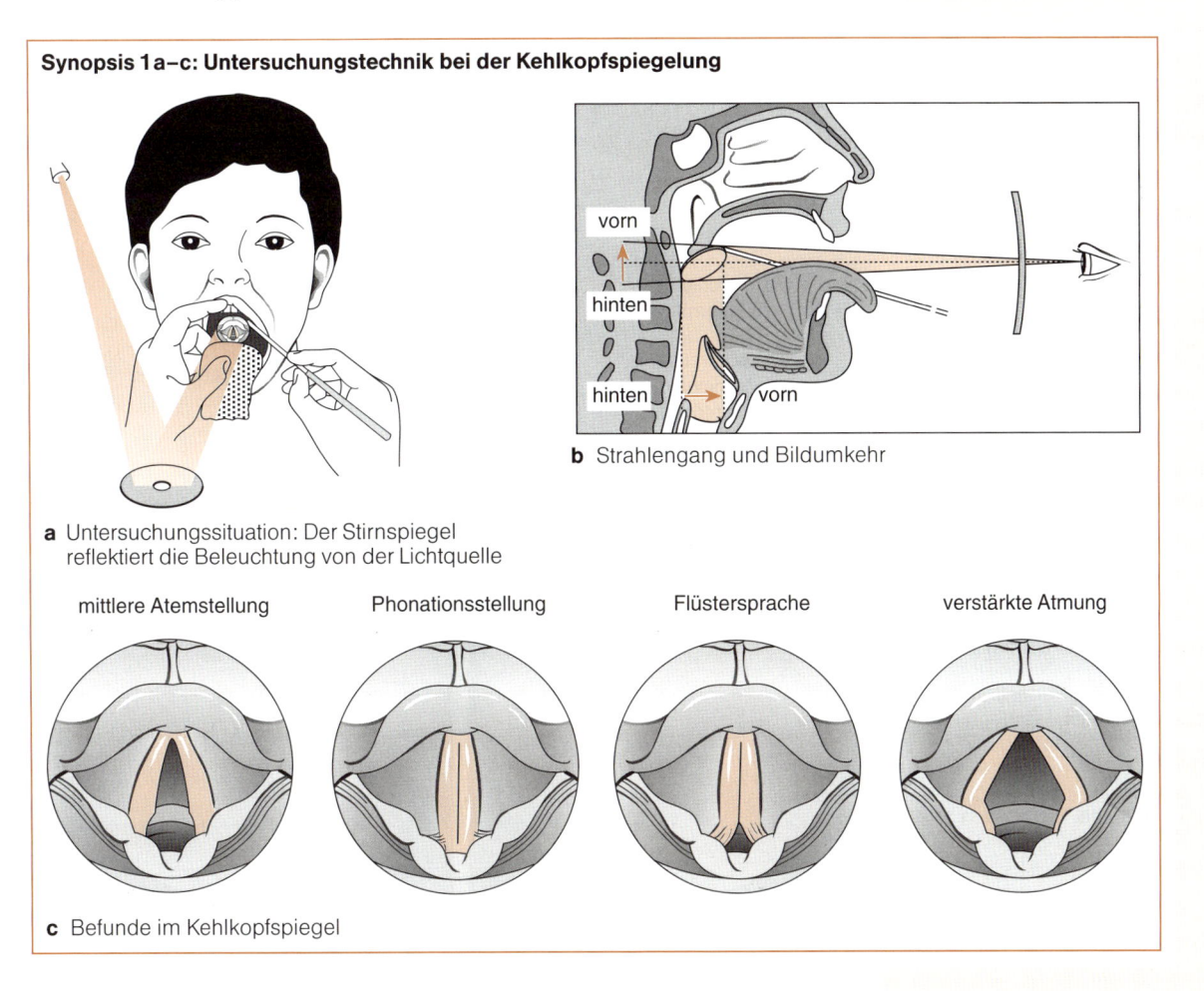

---

**Synopsis 1 a–c: Untersuchungstechnik bei der Kehlkopfspiegelung**

a Untersuchungssituation: Der Stirnspiegel reflektiert die Beleuchtung von der Lichtquelle

b Strahlengang und Bildumkehr

mittlere Atemstellung — Phonationsstellung — Flüstersprache — verstärkte Atmung

c Befunde im Kehlkopfspiegel

Eventuell vorhandene Zahnprothesen sind vor der Untersuchung zu entfernen. Der Patient sitzt dem Untersucher in aufrechter Position gegenüber. Der Mund ist weit geöffnet, die Zunge herausgestreckt, so daß der Untersucher sie mit einem Mulläppchen zwischen Daumen und Mittelfinger der linken Hand fassen und fixieren kann. Der Daumen liegt dabei der Zungenoberfläche auf, der Mittelfinger liegt unter der Zungenspitze. Mit dem Zeigefinger kann ein Schnurrbart oder eine große Oberlippe, die die Sicht behindern, nach oben geschoben werden.

Der Kehlkopfspiegel wird in der rechten Hand wie ein Bleistift gehalten und vor dem Einführen in die Mundhöhle z. B. an einem Heizdraht erwärmt, um das Beschlagen durch die Atemluft zu verhindern. Die Temperatur des Spiegels wird mit der Metallfläche am eigenen Handrücken überprüft, damit das Instrument nicht zu heiß benutzt wird. Der Spiegel wird mit der Glasseite nach unten gerichtet und dann unter dem Gaumen entlang über die Zungenoberfläche bis an die Uvula geführt, welche auf die Metallseite aufgeladen und nach hinten oben geschoben wird. **Zungengrund und Rachenwand sollten dabei nicht berührt werden,** weil sonst ein Würgereflex ausgelöst werden kann. Die Spiegelfläche ist um ca. 45 Grad geneigt; leichte Tangentialbewegungen der Fläche ermöglichen eine bessere Übersicht. Der Spiegelgriff ist bei der Untersuchung im linken Mundwinkel leicht abgestützt.

Durch das Herausstrecken der Zunge richtet sich die Epiglottis ein wenig auf, und der Blick in den Endolarynx wird frei. Sagt der Patient nach Aufforderung »Hi«, stellt sich die Epiglottis noch steiler. Bei starkem Würgereiz hilft die Oberflächenanästhesie mit Xylocainspray.

Das **Spiegelbild** ist ein virtuelles Bild. Die Seiten werden richtig wiedergegeben (die rechte Stimmlippe erscheint im Spiegelbild auch auf der rechten Seite

---

**Synopsis 2 a–c: Der Larynx im Kehlkopfspiegel.**

**a** Man sieht den Zungengrund, den Oberrand der Epiglottis, die Valleculae (getrennt durch das Lig. glossoepiglotticum), seitlich die Plicae pharyngoepiglotticae als Begrenzung der Sinus piriformes. Lateral der Epiglottis ziehen die aryepiglottischen Falten zu den Aryhöckern. Neben den Aryhöckern erkennt man die wulstartigen Tubercula cuneiformia bzw. corniculata. Der Ösophaguseingang ist ein schmaler Spalt hinter dem Kehlkopf. Eine kleine Vorwölbung am Übergang zum hinteren Drittel der Glottis markiert an den Stimmlippen die Spitze des Processus vocalis des Aryknorpels, der das hintere Stimmlippendrittel einnimmt. Der Petiolus der Epiglottis kann oberhalb der vorderen Kommissur als kleiner Höcker auffallen (Tuberculum epiglotticum). Häufig werden bei Respiration Teile der Subglottis und der Trachea mit durchscheinenden Knorpelspangen erkennbar.

**b** Spiegelbild bei Phonation (zum Zeitpunkt der Aufnahme hier kein ganz vollständiger Glottisschluß)

**c** Spiegelbild bei Respiration

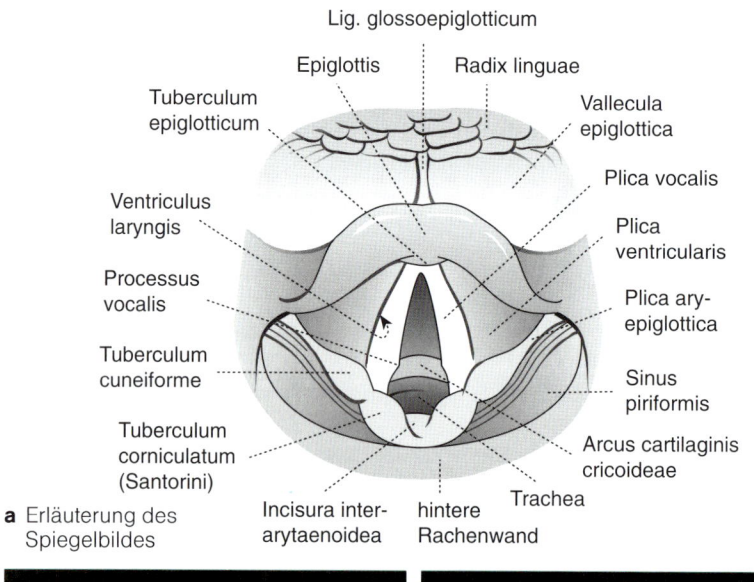

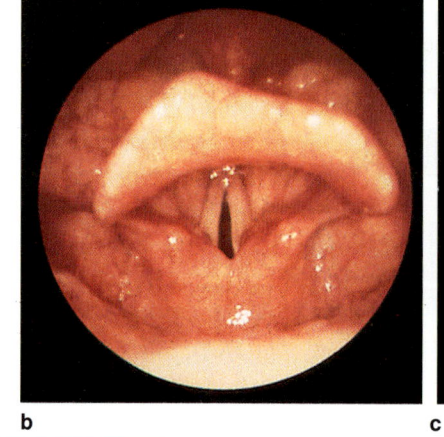

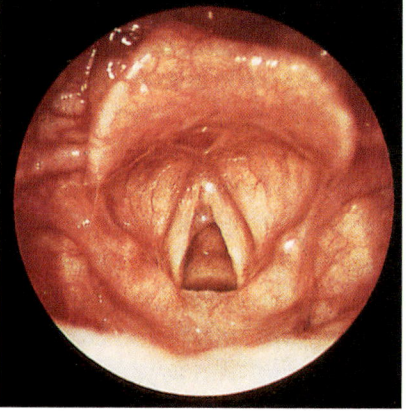

**a** Erläuterung des Spiegelbildes

des Patienten). Die ventralen Strukturen (Zungengrund, Valleculae, Epiglottis) zeigen sich im Spiegel oben, die hinteren Abschnitte (Aryhöcker, hintere Kommissur) befinden sich unten *(siehe Synopsis 2)*.

Die Glottis wird in **Respirations- und Phonationsstellung** beurteilt *(siehe Synopsis 2b, c)*. Außer pathologisch-anatomischen Veränderungen erkennt man funktionelle Störungen, die Weite der Glottis, den Glottisschluß und die Beweglichkeit der Stimmlippen. Nischen des inneren Kehlkopfreliefs (Sinus Morgagni, subglottische Region) werden im Spiegel schlecht eingesehen.

## 4.4 Indirekte Endoskopie des Kehlkopfes

Bei ca. 10% der Patienten ist die Laryngoskopie mit dem Kehlkopfspiegel auch nach Verabreichung eines Oberflächenanästhetikums nicht möglich (z.B. bei Patienten mit nicht beherrschbarem Würgereflex, Säuglingen oder Bewußtlosen). In diesen Fällen wird die indirekte Laryngoskopie mit einem starren oder flexiblen Endoskop erforderlich.

Die starre Optik (**Lupenlaryngoskop**, *siehe Synopsis 3a, b*) besteht aus einem distalen Objektiv, einem Bildübertragungssystem und dem Okular (Augenmuschel und Linse). Ein zum Instrument führender Kaltlichtleiter sorgt für die Ausleuchtung.

dergegeben. Die ventralen Strukturen zeigen sich im Spiegel oben, die hinteren unten *(s. Syn. 2)*.

Die Glottis wird in **Respirations- und Phonationsstellung** beurteilt *(Syn. 2b, c)*. Man erkennt pathologisch-anatomische und funktionelle Veränderungen. Nischen sind schlecht zu sehen.

### 4.4 Indirekte Endoskopie des Kehlkopfes

Bei ca. 10% der Patienten ist die Laryngoskopie mit dem Kehlkopfspiegel nicht möglich (z.B. bei nicht beherrschbarem Würgereflex, Säuglingen oder Bewußtlosen). Dann wird ein starres oder flexibles Endoskop erforderlich.
Die starre Optik (**Lupenlaryngoskop**, *s. Syn. 3a, b)* besteht aus Objektiv, Bildübertragungssystem, Okular und Kaltlichtleiter.

**Synopsis 3a, b: Lupenlaryngoskopie**

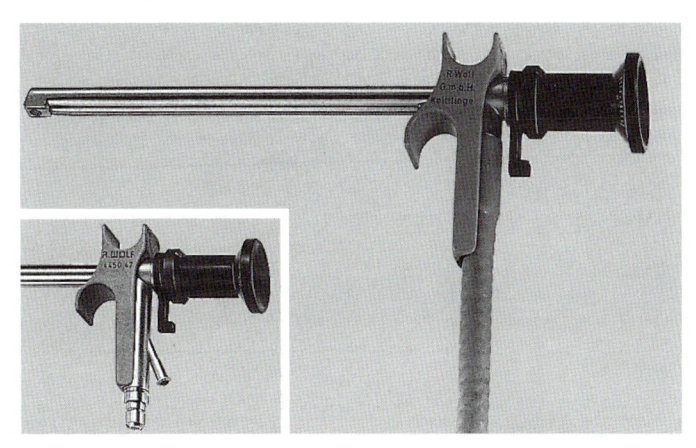

**a** Lupenlaryngoskop; kleines Bild: Ausführung mit abnehmbarem Lichtkabel

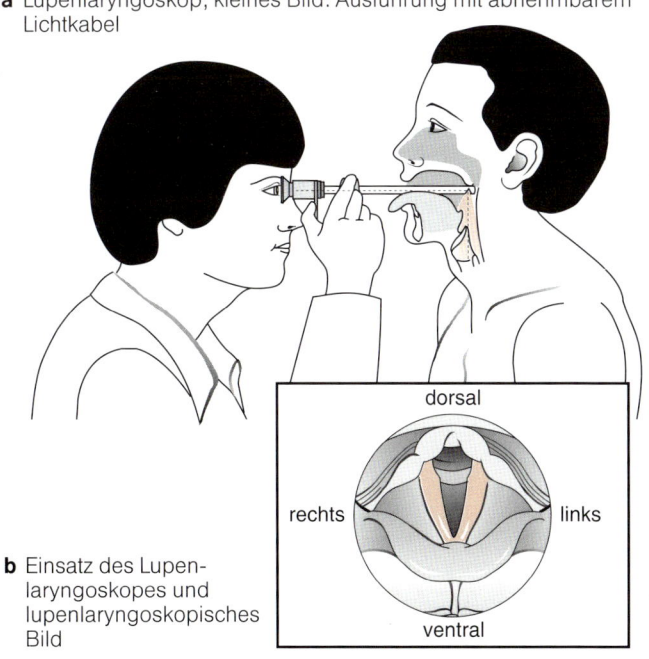

**b** Einsatz des Lupenlaryngoskopes und lupenlaryngoskopisches Bild

Im Gegensatz zur klassischen Spiegeluntersuchung erfolgt im Lupenlaryngoskop **keine Bildumkehr.** Das Objektiv hat durch ein Prisma eine um 90 Grad abgewinkelte Blickrichtung (»90 Grad-Optik«).

**Flexible fiberoptische Endoskope** bestehen aus einem distalen Objektiv, einem flexiblen Lichtleiter und Bildübertragungssystem sowie einem Okular *(siehe Synopsis 4).* Die Endoskopspitze kann über Hebel mit Zugmechanismen abgelenkt werden. Das Fiberendoskop wird in der Regel durch die Nase vorgeschoben. Der Kehlkopf wird nicht spiegelverkehrt dargestellt.

Die Bildqualität starrer Optiken wird von den flexiblen Endoskopen nicht ganz erreicht.

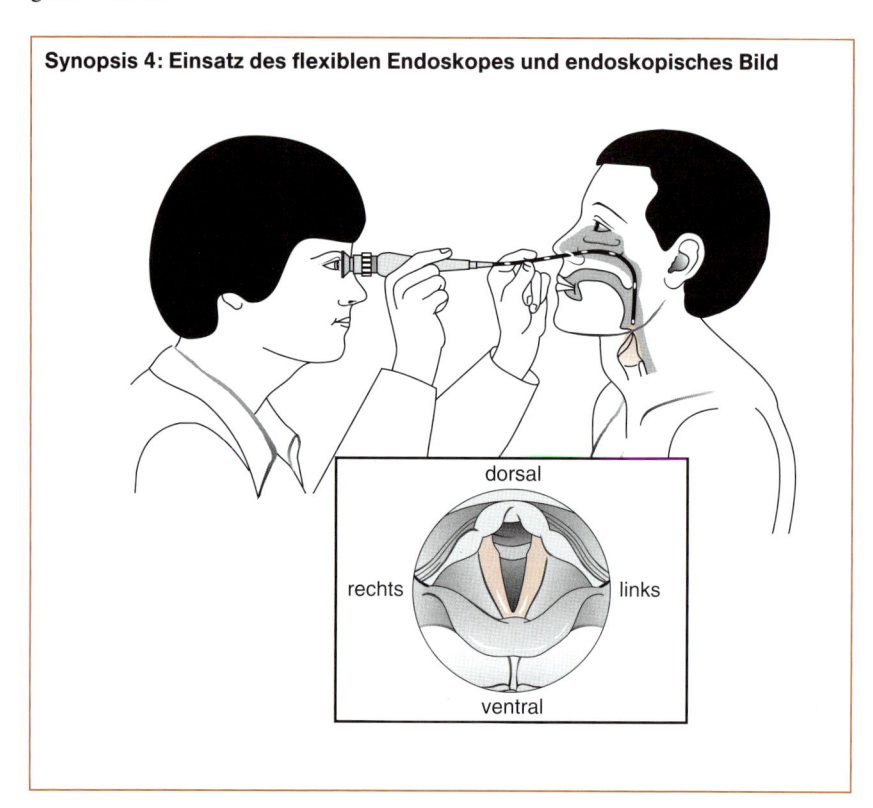

**Synopsis 4: Einsatz des flexiblen Endoskopes und endoskopisches Bild**

## 4.5 Direkte Laryngoskopie

Bei der direkten Laryngoskopie wird auf transoralem Weg ein unmittelbarer Zugang zum Kehlkopfinneren erreicht. Grundsätzlich sind hierzu die Dorsalflexion des Kopfes und die Verdrängung des Zungengrundes nach ventral erforderlich. Hierfür werden beleuchtete Rinnenspatel oder Rohre verwendet. Die Laryngoskope können durch Aufstützen auf der Brust des Patienten oder einem Gestell zu selbsthaltenden Instrumenten werden (»**Stützautoskopie**«) und ein beidhändiges Arbeiten ermöglichen. Üblicherweise wird dabei ein Mikroskop verwendet (**Mikrolaryngoskopie,** *siehe Abbildung 2*).

Die Untersuchung erfolgt in Narkose. Die direkte Laryngoskopie erlaubt u. a. die Probeentnahme, die Entfernung laryngealer Fremdkörper und endolaryngeale mikrochirurgische Operationen.

**Abb. 2: Mikrolaryngoskopie**

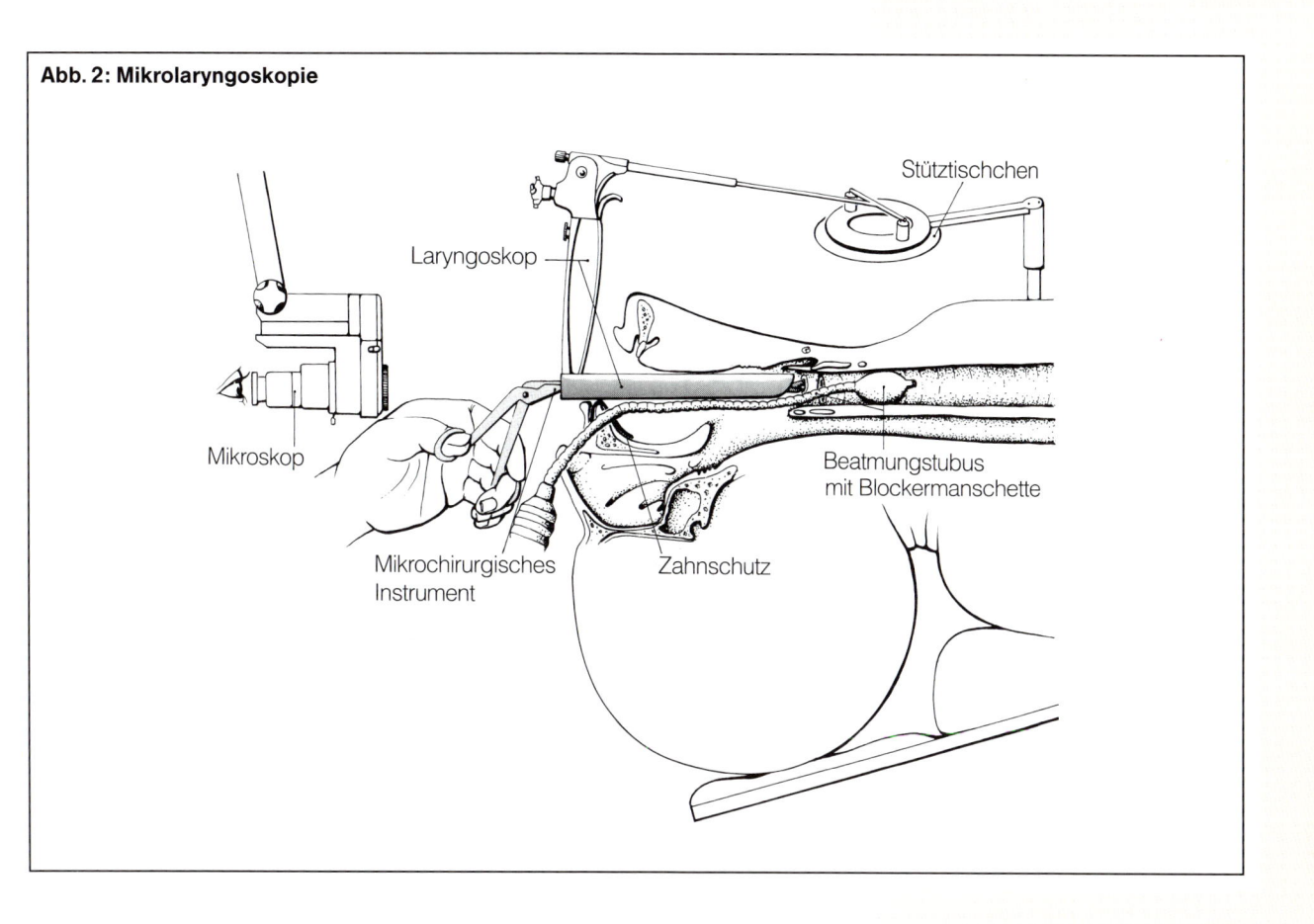

Stütztischchen
Laryngoskop
Mikroskop
Mikrochirurgisches Instrument
Zahnschutz
Beatmungstubus mit Blockermanschette

## 4.6 Funktionsprüfungen

Bei einer Stimmstörung sind außer der Anamneseerhebung und der Spiegelung weitere Untersuchungen vorzunehmen, auf die im *Kapitel K 1, Phoniatrie,* ausführlich eingegangen wird, wie die Prüfung von Klangfarbe, Stimmumfang, Tonhaltedauer und anderen Stimmeigenschaften. Der Stimmstatus wird durch apparative Funktionsdiagnostik wie die Stroboskopie ergänzt.

### 4.6 Funktionsprüfungen

Bei einer Stimmstörung sind weitere Untersuchungen vorzunehmen, auf die im *Kapitel K 1, Phoniatrie,* ausführlich eingegangen wird.

# 5 Erkrankungen des Kehlkopfes

## 5.1 Laryngeale Ursachen angeborener oder frühkindlicher Dyspnoe

*Ätiologie und Pathogenese.* Zu den häufigen, im Kehlkopf angesiedelten Ursachen frühkindlicher Luftnot gehören:
- Die **Laryngomalazie**, bei der der Knorpel des Larynx angeboren unphysiologisch weich ist. Bei der Inspiration kollabiert insbesondere der Kehlkopfeingang mit der Epiglottis und den Weichteilen der Aryregion, so daß nicht genügend Luft eingeatmet werden kann *(Abbildung 3a)*.
- Glottische oder subglottische Ausbildung bzw. Persistenz von häutigen **Membranen oder Segeln** im Luftweg *(Abbildung 3b)*.

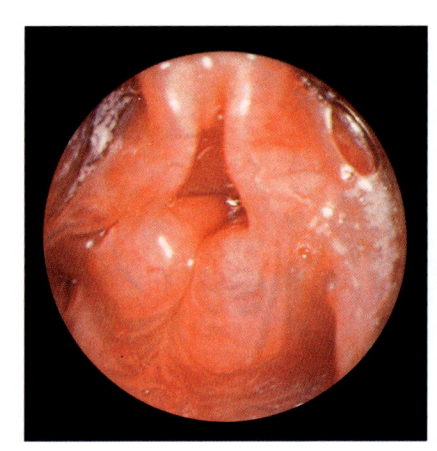

**Abb. 3a: Laryngomalazie**

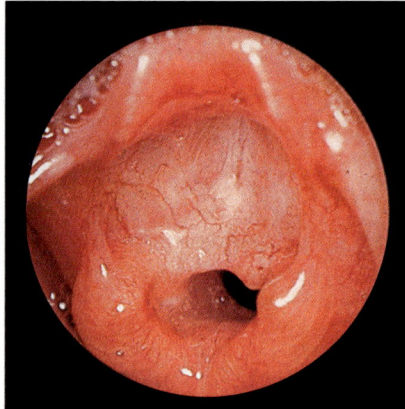

**Abb. 3b: Kongenitales supraglottisches Segel (Diaphragma)**

- Eine angeborene **Lähmung des N. recurrens** bzw. die sogenannte paradoxe Innervation der Nn. recurrentes, bei der während der Inspiration die Glottis geschlossen wird.
- Angeborene **Zysten** und vor allem **Hämangiome** bzw. **Lymphangiome** des Larynx.
- **Fehlbildungen des Unterkiefers** mit Rückverlagerung des Zungengrundes, der den Larynxeingang verlegt (z.B. Pierre-Robin-Syndrom).
- **Glottische oder subglottische Stenosen**, die besonders häufig sind. Meist sind sie nicht angeboren, sondern erworben. Solche Engstellen am Larynx und auch an der Trachea sind meist Folge einer Intubation über längere Zeit (z.B. bei Frühgeborenen oder im Rahmen einer Langzeitintubation und Intensivpflege nach Unfall). Der Tubus führt auch bei schonender Behandlung zu Schleimhautläsionen an Larynx und Trachea, insbesondere an der engsten Stelle, dem Ringknorpelsegment. Nach Extubation ist die Atmung zunächst häufig normal, nach Tagen oder Wochen bilden sich jedoch narbige Strikturen, die den Luftweg einengen *(Abbildung 3c)*. Eine andere Folge der Intubation können **Granulome** sein.

*Klinik.* Allen diesen Veränderungen ist gemeinsam, daß sie mit einem meist **inspiratorischen**, gelegentlich zusätzlich auch exspiratorischen **Stridor** einhergehen. Ferner ist die Stimme **heiser**, oder die Kinder sind aphonisch. Bei der Atmung werden je nach Ausmaß der Dyspnoe die **Atemhilfsmuskulatur** eingesetzt und die Interkostalräume sowie das Jugulum eingezogen. Als Zeichen der mangelnden Oxygenierung kann in ausgeprägten Fällen eine **Zyanose** auftreten, sonst sind die Kinder meist blaß.

*Diagnostik.* Wenn möglich, sollte noch vor der (notfallmäßigen) Intubation eine **Laryngotracheoskopie** erfolgen, um ein genaues Bild der Ursache des Stridors zu erhalten. Zur Erkennung einer Laryngomalazie mit ihren typischen dynamischen Veränderungen ist es nützlich, die Laryngoskopie beim nicht

## 5.1 Laryngeale Ursachen angeborener oder frühkindlicher Dyspnoe

relaxierten Kind in Oberflächenanästhesie des Kehlkopfs durchzuführen. Ansonsten erfolgt die Untersuchung mit starrem oder flexiblem Endoskop in Narkose mit Jetbeatmung oder intermittierender Maskenbeatmung unter Verzicht auf eine Intubation.

*Therapie.* Wenn irgend möglich – also dann, wenn der Zustand des Kindes nicht zu bedrohlich ist –, sollte bei den meisten derartigen Veränderungen zunächst ohne Intervention abgewartet werden, ob sich die Situation nicht spontan bessert. Dies ist häufig der Fall bei Laryngomalazien, bei denen sich der Knorpel stabilisieren kann und das Larynxlumen durch Wachstum zunimmt. Bei der Entwicklung einer bedrohlichen Situation (im akuten Zustand kontinuierliche Kontrolle durch Pulsoxymetrie erforderlich!) wird eine Intubation bzw. angemessene chirurgische Intervention nötig.

Zur Erkennung einer Laryngomalazie führt man die Laryngoskopie beim nicht relaxierten Kind durch. Ansonsten erfolgt die Untersuchung in Narkose.

**Therapie**
Wenn es der Zustand des Kindes erlaubt, wartet man in vielen Fällen ab, ob sich spontane Besserung einstellt.
Andernfalls wird eine angemessene chirurgische Versorgung erforderlich.

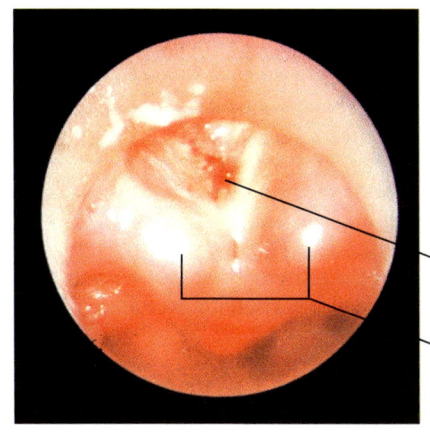

**Abb. 3 c: Laryngotracheale, narbige Stenose beim Kleinkind, endoskopisch**
— Restlumen in Höhe der Glottis
— Aryhöcker

Hämangiome können sich spontan zurückbilden. Falls erforderlich, lassen sie sich aber auch mit dem Laser abtragen. In Einzelfällen – z. B. bei starren, narbigen Stenosen – kann eine Intubation erschwert oder unmöglich sein. Dann muß ein starres **Notfallbronchoskop** genügend kleinen Durchmessers zur Hand sein, mit dem der Luftweg in der Regel noch freigemacht werden kann. Läßt sich die Ursache des Stridors kurzfristig nicht beheben, muß eine **Tracheotomie** durchgeführt werden.

Narbige Stenosen im Ringknorpelbereich erfordern u. U. die Spaltung und chirurgische Erweiterung des betroffenen Luftwegsegmentes. Die Erweiterung kann durch das Einsetzen von rohrförmigen Platzhaltern aus Kunststoff unterstützt werden *(siehe Abbildung 4)*. Läßt sich eine (narbige) Luftwegsstenose bei einem Kleinkind zunächst nicht beseitigen, sollte das Behandlungsziel vordergründig darin bestehen, durch eine Tracheotomie den **Luftweg zu sichern** und durch eine

Hämangiome werden mit dem Laser abgetragen, sofern sie sich nicht spontan zurückbilden.

Ein **Notfallbronchoskop** sollte zur Verfügung stehen.
Kann die Ursache des Stridors nicht schnell behoben werden, ist die **Tracheotomie** erforderlich.
Narbige Stenosen erfordern die Erweiterung des Luftweges z. B. durch Ringknorpelspaltung oder Einsetzen von Platzhaltern (s. Abb. 4).
Erstes Ziel der Therapie ist immer die **Sicherung des Luftweges.**

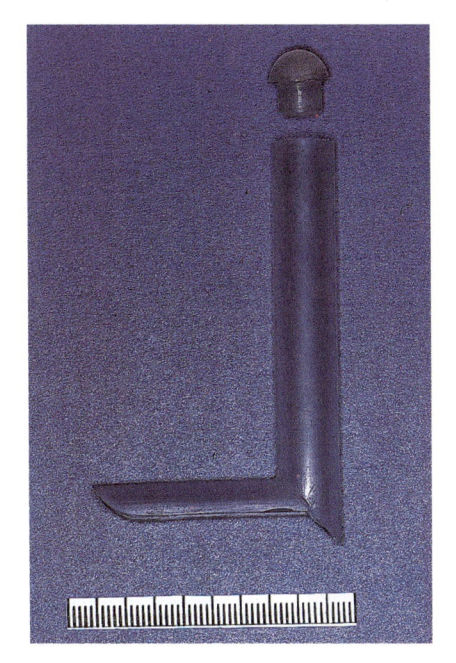

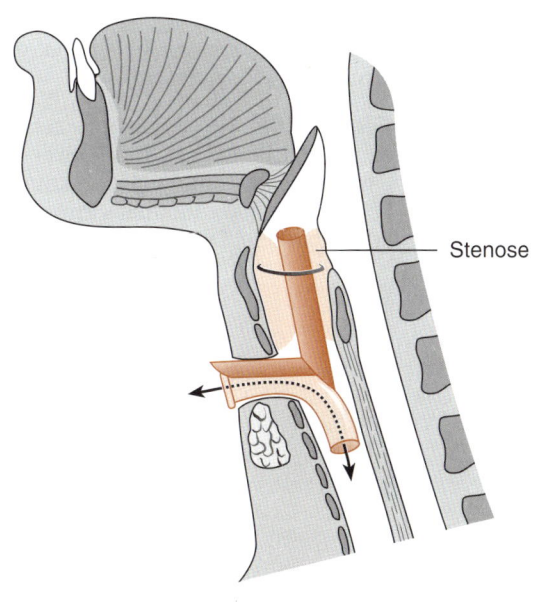

**a** L-förmiger Platzhalter, der oben zum Schutz gegen Aspiration von Speichel und Speisen mit einem Stöpsel verschlossen werden kann.

**b** Der Platzhalter »reitet« auf einer Kanüle im Tracheostoma. — Stenose

**Abb. 4 a, b: Platzhalter für die Behandlung von Larynxstenosen**

Versorgung mit geeigneten Kanülen die Stimmgebung möglich zu machen. Einzelheiten zu den Möglichkeiten chirurgischer Versorgung des Luftweges durch **Erweiterungsplastiken** und **Segmentresektionen** sind im *Kapitel H, Trachea,* dargestellt.

***Prognose.*** Bei angeborener Malazie bestehen gute Aussichten auf eine Normalisierung innerhalb von Monaten. Hämangiome und Zysten haben – ggf. nach Abtragung – meist eine gute Prognose, wenn auch bei Hämangiomen eine sorgfältige Nachkontrolle erforderlich ist, um die seltenen, aggressiv wachsenden Rezidive zu erkennen.

Dagegen kann die Behandlung narbiger Stenosen sehr langwierig und für das Kind und seine Eltern belastend sein. Eine längerfristige Tracheotomie und Versorgung mit Trachealkanülen über Monate läßt sich oft nicht vermeiden. Eltern und andere Personen aus der Umgebung des Kindes sollten dann rechtzeitig über Einzelheiten der schwierigen Therapie aufgeklärt und auf eine längere Therapiedauer vorbereitet werden.

## 5.2 Akute Laryngitis

> ***Definition.*** Virale oder bakterielle Kehlkopfentzündung, meist zusammen mit einem allgemeinen Infektgeschehen.

***Epidemiologie.*** Die Erkrankung kann jedes Lebensalter betreffen. In den typischen »Grippemonaten« ist sie etwas häufiger.

***Ätiologie und Pathogenese.*** Oft tritt eine akute Kehlkopfentzündung im Zusammenhang mit einem Infekt der oberen Luftwege auf, z. B. bei einer Rhinitis, Sinusitis oder Tracheobronchitis. Erreger sind häufig Streptokokken. Selten entsteht die akute Laryngitis z. B. nach starker Stimmbelastung unter ungünstigen Bedingungen (trockene, staubige, schlecht temperierte Luft).

***Klinik.*** Gleichzeitig oder nacheinander treten **Heiserkeit** und (stechende) **Schmerzen im Hals** auf, die beim Schlucken verstärkt werden können. Hustenreiz, Trockenheitsgefühl und Brennen im Hals treten hinzu. Die Heiserkeit kann sich bis zur Stimmlosigkeit (Aphonie) steigern.

Bei starker Ausprägung des Krankheitsbildes oder der begleitenden Allgemeininfektion können **Fieber** und Abgeschlagenheit auftreten, der Allgemeinzustand kann reduziert sein.

***Diagnostik.*** Bei der Laryngoskopie mit dem Spiegel oder der Lupe sieht man eine deutliche Rötung und Schwellung der Kehlkopfschleimhaut, eventuell mit feiner Gefäßzeichnung. Die Mukosa erscheint trocken, es können auf den Stimmlippen aber auch Fibrinausschwitzungen bzw. ein Belag aus zähem Schleim erkennbar sein. Die Stimmlippenbeweglichkeit ist normal *(siehe Abbildung 5).*

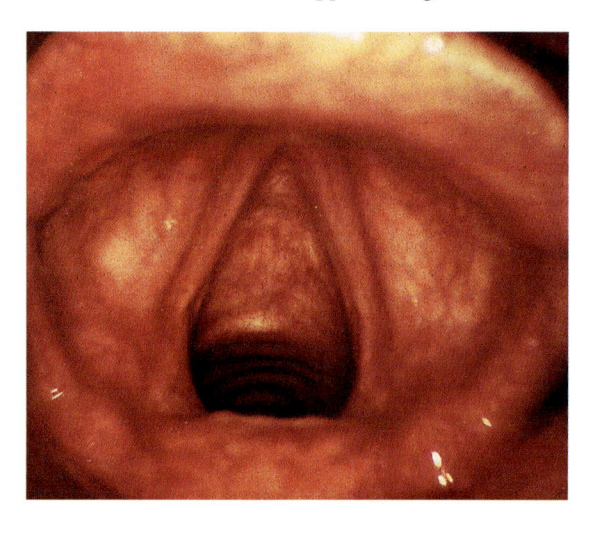

**Abb. 5: Akute Laryngitis**

***Differentialdiagnose.*** Bei der **chronischen Laryngitis** fehlen die Zeichen eines akuten Geschehens, die **Kehlkopftuberkulose** ist mehr durch einen höckerigen, ulzerösen Befund gekennzeichnet.

***Therapie.*** Außer **Stimmschonung** und Nikotinabstinenz sind **Inhalationen** mit Salbei oder Emser Sole unterstützend wirksam. Warme **Halsumschläge** und die gleichzeitige Behandlung des begleitenden Allgemeininfektes ergänzen die Therapie. Bei deutlichem bakteriellem Infekt bzw. Fieber ist **antibiotische Behandlung** mit einem Penizillin oder Tetracyclin indiziert.

Tritt eine für den Luftweg bedrohliche Schleimhautschwellung auf, können **Glucocorticoide** als Spray intramuskulär oder intravenös gegeben werden.

Das Gurgeln mit Desinfizienzien oder Lokalanästhetika erreicht nicht die gesamte Larynxschleimhaut und verspricht nur bei nennenswerter Beteiligung der Epiglottis und des Kehlkopfeingangs einen Effekt.

***Prognose.*** Im allgemeinen heilt die Erkrankung folgenlos aus. Rezidive sind möglich, wenn z. B. eine rezidivierende Tonsillitis der Ursprung der Erkrankung ist. Gelegentlich persistiert eine länger anhaltende funktionelle Dysphonie, die logopädischer Behandlung bedarf *(siehe Kapitel K, Phoniatrie).*

## 5.3 Laryngitis subglottica (Pseudokrupp)

***Definition.*** Akute, entzündliche, überwiegend subglottische Weichteilschwellung.

***Epidemiologie.*** Pseudokrupp ist ein nahezu ausschließlich im **Kleinkindes-** und **Kindesalter** anzutreffendes Krankheitsbild.

***Ätiologie und Pathogenese.*** Ursächlich liegen Infekte des Respirationstraktes zugrunde, vor allem durch **Parainfluenza- und Influenzaviren**. Ein immer wieder diskutierter Zusammenhang mit Umweltnoxen ließ sich bisher nicht beweisen.

***Klinik.*** Die Kinder werden überwiegend nachts von einem typischen »**bellenden**« **Husten** mit spastischer Komponente befallen. Während die Stimme oft unauffällig oder nur geringfügig heiser ist, kann Atemnot mit **inspiratorischem Stridor** hinzutreten. Etwa die Hälfte der Patienten entwickelt Fieber.

Bei bedrohlicher Zunahme von Atemnot und Stridor kann eine ausgeprägte Dyspnoe mit Hyperkapnie auftreten. Schwere Zustände gehen dann mit Blässe bzw. **Zyanose**, Unruhe, Kaltschweißigkeit und schließlich **Eintrübung des Bewußtseins** einher.

***Merke.*** Schwere Fälle von Pseudokrupp können wegen der Erstickungsgefahr lebensbedrohlich werden!

***Diagnostik***
**Klinische Untersuchungsbefunde.** Die Laryngoskopie zeigt blaßrote, sich **subglottisch** – also unterhalb der im wesentlichen unauffälligen Stimmlippen – ins Lumen wölbende **Wülste geschwollener Weichteile**. Die übrige Schleimhaut des Luftwegs ist häufig nicht oder nur geringfügig gereizt.
**Laborbefunde.** Die Blutwerte zeigen nur geringe Zeichen einer unspezifischen Entzündung, die Blutkörperchensenkungsgeschwindigkeit ist nur wenig beschleunigt.

In schweren Fällen mit ausgeprägter Dyspnoe kann eine Blutgasanalyse bzw. die **pulsoxymetrische Überwachung** indiziert sein.

***Differentialdiagnose.*** Bei einer **Epiglottitis** sind Schmerzen (vor allem auch beim Schlucken) und Entzündungszeichen stärker ausgeprägt, während der typische bellende Husten fehlt. Die Stimme ist heiser, die Sprache kloßig. Auch bei **Diphtherie** sind Stimmstörung und Schluckbeschwerden stärker ausgeprägt, vor allem ist der Allgemeinzustand mit Fieber deutlich mehr reduziert.

Bei **Fremdkörperaspiration** liegt meist eine entsprechende Anamnese vor, der Husten ist nicht bellend, Entzündungszeichen fehlen anfangs ganz.

**Aspiration** hat eine entsprechende Anamnese, Entzündungszeichen fehlen anfangs.

*Therapie.* Kinder mit Pseudokrupp werden – von leichten Fällen abgesehen – in der Regel **stationär** aufgenommen. Zur Behandlung gehört – je nach Schweregrad des Krankheitsbildes – die Gabe von **Glucocorticoiden** (z. B. 500 mg Prednisolon i.v.), von **Sedativa** und **Antibiotika**. Physikalische Maßnahmen wie **Luftbefeuchtung** und **Inhalationen** ergänzen die Therapie. Die Befeuchtung der Atemluft kann z. B. auch durch nasse Laken am Bett erzielt werden. Eine lebensbedrohliche Atemnot erfordert die Sauerstoffbeatmung oder notfallmäßige, aber möglichst schonende **Intubation**. Nur ausnahmsweise muß koniotomiert oder **tracheotomiert** werden.

**Therapie**
Die Kinder werden **stationär** mit **Glucocorticoiden**, **Sedativa** und **Antibiotika** behandelt.
**Luftbefeuchtung** und **Inhalationen** ergänzen die Therapie.
Bei lebensbedrohlicher Atemnot kann eine **Intubation** oder **Tracheotomie** nötig werden.

*Prognose.* Die weitaus meisten Fälle verlaufen glimpflich, nach einem bis etwa drei Tagen sind die Symptome völlig zurückgebildet. Bei manchen Kindern kommt es aber zu häufigen **Rezidiven**.

**Prognose**
Die meisten Fälle verlaufen glimpflich. Manche Kinder haben häufige **Rezidive**.

**K** *Der klinische Fall.* Der 3jährige Max wird morgens um 1.00 Uhr von der Mutter in die Erste-Hilfe-Station getragen. Das Kind habe seit 2 Tagen einen Infekt mit Schnupfen und Husten, im Kindergarten grassiere die »Grippe«. Im Laufe des Abends seien zunehmend Atmungsprobleme aufgetreten mit Schwierigkeiten beim Ein- und Ausatmen und krampfartigen Brustbewegungen. Der Junge sei auch merklich blasser geworden, könne nicht schlafen. Der anfängliche Husten habe sich verändert, er klinge jetzt wie eine »hohle Tonne«. Fieber besteht nicht.
Bei der Untersuchung des blassen Kindes fallen sofort juguläre Einziehungen und ein inspiratorischer Stridor auf. Es besteht eine Pulsbeschleunigung und Tachypnoe. Der zwischenzeitlich immer wieder zu beobachtende Husten klingt bellend. Eine HNO-ärztliche Spiegeluntersuchung ist wegen der atmungsbedrohenden Situation und wegen Abwehr des Kindes schwierig. Bei einem nur kurzen Einblick in den Kehlkopf erkennt man blaßrote, bewegliche Stimmlippen und darunter ein nahezu zirkuläres Schleimhautpolster, welches das subglottische Lumen deutlich einengt.
Nach sofortiger i.v.-Gabe eines Glucocorticoidpräparates (250 mg Solu-Decortin H®) und Verabreichung eines Sedativums als Suppositorium (Chloralhydrat) tritt eine rasche Besserung des Zustandes ein.
Zur Überwachung und Beobachtung erfolgt die stationäre Aufnahme. Unter intensiver Luftbefeuchtung und antibiotischer Behandlung (Panoral-Saft®) stellt sich eine zügige Normalisierung der Atmungssituation ein. Eine erneute Cortisongabe ist im Verlauf nicht mehr erforderlich.
**Diagnose:** Laryngitis subglottica (Pseudokrupp)

## 5.4 Epiglottitis, Epiglottisabszeß

**Definition.** Akute, bakterielle Entzündung des Kehldeckels, bei Abszeß mit eitriger Einschmelzung.

### 5.4 Epiglottitis, Epiglottisabszeß

**Definition** ▶

*Epidemiologie.* Die Erkrankung kann in jedem Lebensalter vorkommen, Kinder sind etwas häufiger betroffen, vor allem in den »Grippemonaten«.

**Epidemiologie**
Kinder sind häufiger betroffen.

*Ätiologie und Pathogenese.* Der akuten Epiglottitis liegt meist ein **bakterieller Infekt** mit Streptokokken oder Haemophilus influenzae zugrunde. Die Erkrankung kann im Zusammenhang mit einem Allgemeininfekt der oberen Luftwege auftreten. Ein Epiglottisabszeß kann auch auf der Grundlage einer traumatischen Läsion durch einen Fremdkörper oder einen Insektenstich entstehen. Ferner kann eine Infektion von Gaumen- oder Zungengrundmandeln auf den Kehldeckel übergreifen.

**Ätiologie und Pathogenese**
Es handelt sich um einen **bakteriellen Infekt**, der auch nach traumatischer Läsion oder bei Mandelentzündung entstehen kann.

*Klinik.* Die Patienten entwickeln eine rauhe, »**kloßige« Sprache**, verbunden mit zunehmenden **Schmerzen beim Schlucken**, **Fieber**, **Atemnot** und **inspiratorischem Stridor** unterschiedlicher Ausprägung. Bei starker Dyspnoe nehmen die Patienten manchmal keine liegende, sondern eine sitzende Position ein.
Aufgrund der Schluckstörung kann vermehrter Speichelfluß auftreten.

**Klinik**
Charakteristisch ist eine »**kloßige« Sprache** mit **Schluckschmerzen**, eventuell auch **Fieber, Atemnot** und **Stridor**.

## Diagnostik

**Klinische Untersuchungsbefunde.** Bei der Laryngoskopie sieht man eine deutliche **Schwellung** und **Rötung** der **Epiglottis** und der angrenzenden Schleimhäute, eventuell zusammen mit einem **Speichelsee** im Hypopharynx. Den Epiglottisabszeß erkennt man an einer **kugeligen** oder kolbigen **Auftreibung** des Kehldeckels, bei der unter der Kuppe meist der eitrige Inhalt gelblich durchscheint *(siehe Abbildung 6).*

Besonders bei Kindern kann dieser Befund häufig auch ohne Kehlkopfspiegel erhoben werden, wenn lediglich der Zungengrund mit einem Mundspatel etwas nach unten gedrängt wird.

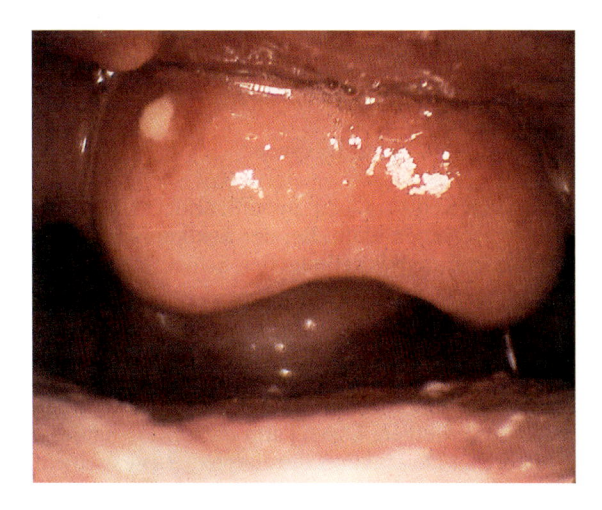

**Abb. 6:** Epiglottisabszeß

**Laborbefunde.** Im Blutbild sieht man eine Leukozytose mit Linksverschiebung und eine Beschleunigung der Blutkörperchensenkungsgeschwindigkeit.

**Differentialdiagnose.** Hinter einer scheinbar entzündlichen Veränderung des Kehldeckels kann sich auch ein **Karzinom** verbergen.

Das Larynx- und **Epiglottisödem** ist nicht mit Schmerzen verbunden und geht mit weniger starker Rötung einher. Fieber kann da fehlen.

**Therapie.** Die Epiglottitis wird je nach Schweregrad mit intravenös oder oral gegebenen **Antibiotika** behandelt (z. B. Ampicillin). Zusätzlich können zur Abschwellung **Corticoide** gegeben werden, unterstützt durch **lokale Desinfizienzien** als Lösung zum Gurgeln oder als Spray.

Beim **Epiglottisabszeß** ist die **Stichinzision** am höchsten Punkt der Vorwölbung zur Eiterentlastung indiziert. Kommt es zu bedrohlicher Dyspnoe mit Einsatz der Atemhilfsmuskulatur bzw. beginnender Zyanose und anderen Zeichen der schweren Atemnot, dann kann eine **Intubation** erforderlich werden, die aber in diesen Fällen erschwert ist, so daß der Hals-Nasen-Ohren-Arzt mit einem starren Bronchoskop für den Notfall bereitstehen sollte. In seltenen Fällen wird die **Koniotomie** erforderlich.

**Prognose.** Die Erkrankung heilt nach adäquater Therapie folgenlos aus.

## 5.5 Larynxperichondritis

**Definition.** Eitrige oder nekrotisierende Entzündung des knorpeligen Kehlkopfgerüstes.

**Ätiologie und Pathogenese.** Diese schwere Form einer Kehlkopfentzündung entsteht, vor allem bei Patienten mit reduziertem Allgemeinzustand, als Folge von **Traumen**, bei denen das Kehlkopfgerüst freigelegt wurde und sich perichondritisch entzündet hat. Eine andere Entstehungsart ist die perifokale Entzündung eines **Malignoms**, das seinen Sitz im Larynx oder in seiner unmittelbaren Nachbarschaft hat. Das Risiko der Kehlkopfperichondritis steigt durch eine **Bestrahlung** dieser Region mit hoher Strahlendosis.

Ein in früheren Jahren häufiger beobachteter Grund für eine Kehlkopfperichondritis ist eine mit Kontakt zum Ringknorpel hoch angelegte Tracheotomie, bei der die eingeführte **Kanüle** am Larynxgerüst scheuert und so eine Knorpelarrosion und die Eintrittspforte für die perichondritische Eiterung schafft. Auf gleiche Weise kann sich eine über längere Zeit belassene Koniotomie auswirken.

Die Perichondritis führt zu einer sukzessiven Destruktion des Knorpelgerüstes durch entzündlich bedingte Nekrose.

*Klinik.* Die Patienten sind **heiser** und leiden unter starken **Schmerzen**, die bei Berührung des Kehlkopfs und beim Schlucken verstärkt werden und als Stiche ins Ohr ausstrahlen können. Bei strahlenbedingtem, überwiegend abakteriellem, nekrotisierendem Zerfall des Kehlkopfgerüstes können die Schmerzen auch geringer ausgeprägt sein.

Die begleitende Weichteilschwellung führt zur **Dyspnoe**.

*Diagnostik.* Die **Halshaut** über dem Kehlkopf kann mit entzündet sein, so daß sie **gerötet** und speckig glänzend erscheinen kann. Bei der **Kehlkopfspiegelung** sieht man eine ödematöse **Rötung** und **Schwellung** der Schleimhäute. Die Stimmlippenbeweglichkeit ist oft eingeschränkt.

Bei Abszedierung können endolaryngeal oder an der äußeren Haut **Eiterpfröpfe** austreten.

*Differentialdiagnose.* Außer unspezifischen Eitererregern kann sich eine **Tuberkulose** hinter der Erkrankung verbergen. Dabei kann die Unterscheidung zwischen entzündlicher und **tumoröser** Destruktion des Larynxgerüstes schwierig sein, insbesondere bei oder nach Bestrahlung.

*Therapie.* Die Erkrankung erfordert die hochdosierte Gabe intravenöser **Antibiotika**. Zu den lokalen Maßnahmen gehören die Eröffnung von Abszeßhöhlen und die Ausräumung nekrotisierten Knorpels. Bei starker Dyspnoe wird die Tracheostomie erforderlich.

Liegt ein Krebsleiden zugrunde, kann bei Verlust der Stimmfunktion und eventuell ausgeprägter Schluckstörung mit Aspiration von Speisen auch bei nicht kurablen Tumoren die palliative **Laryngektomie** die Situation für den Patienten verbessern.

*Prognose.* Bei Tumorbefall wird die Prognose durch den Verlauf des Krebsleidens bestimmt. Im übrigen heilen Kehlkopfperichondritiden auch bei streng eingehaltener, intensiver Therapie nicht selten nur unter **Funktionsverlusten** für die **Stimme** oder den **Schluckvorgang** bzw. unter Ausbildung einer Kehlkopfstenose aus.

## 5.6 Larynxödem

> **Definition.** Ödematöse Schwellung vor allem des Larynxeingangs und der Epiglottis.

**Ätiologie und Pathogenese.** Einem Larynxödem können **entzündliche**, **allergische**, traumatische, toxische, hereditäre und radiogene Ursachen zugrunde liegen. Nicht selten entsteht es auf der Grundlage einer Nahrungsmittelallergie (z. B. gegen Fisch), als Folge eines Insektenstiches, in Zusammenhang mit einer Tonsillitis oder begleitend bei einem Karzinom der Region. Ferner nach Fremdkörperaspiration und Intubation, als Begleiterscheinung bei Verätzungen oder Verbrühungen bzw. bei Strahlentherapie des Halses.

Bei dem hereditären angioneurotischen **Quincke-Ödem** liegt ein **C1-Esterase-Inhibitormangel** vor.

***Klinik.*** Die Patienten haben ein **Fremdkörpergefühl** im Hals, je nach Ursache des Ödems mehr oder weniger ausgeprägte **Schmerzen**, insbesondere beim **Schlucken**, verbunden mit einer **Schluckbehinderung** und unterschiedlich ausgeprägter **Luftnot** mit Stridor. Vor allem bei Bestrahlung kommt ein Trockenheitsgefühl der Schleimhaut hinzu.

***Diagnostik.*** Bei der Laryngoskopie ist der Kehlkopfeingang durch eine **glasige Schwellung** der Epiglottis, der Aryregion, eventuell auch der Taschenfalten eingeengt. Die Stimmlippen sind meist unauffällig. Gegebenenfalls findet man als **Zeichen der Laryngitis** entzündliche Schleimhautschwellung und Rötung *(siehe Abbildung 7)*.

Bei Verdacht auf eine zugrundeliegende Allergie können **Allergieteste** indiziert sein, um das Allergen zu identifizieren.

**Klinik**
Neben einem **Fremdkörpergefühl** treten **Behinderung** und **Schmerzen** beim **Schlucken** und evtl. **Luftnot** auf.

**Diagnostik**
Die Laryngoskopie zeigt vor allem eine **glasige Schwellung** von Epiglottis und Aryregion. Eventuell bestehen gleichzeitig **Zeichen der Laryngitis** *(s. Abb. 7)*. Gegebenenfalls sind **Allergietestungen** erforderlich.

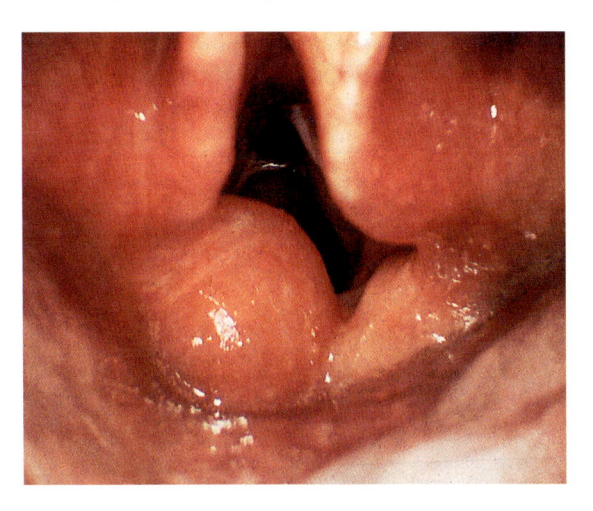

**Abb. 7: Larynxödem**

***Differentialdiagnose.*** Bei **Laryngitis** und **Epiglottitis** findet man mehr Zeichen der bakteriellen Entzündung. Hinter dem glasigen Ödem kann sich ein **Malignom** verbergen.

***Therapie.*** Im Vordergrund steht die Behandlung mit **Glucocorticoiden** (z. B. 500, eventuell auch 1000 mg Prednisolon i. v.) zur Abschwellung der Schleimhaut. Zusätzlich können Adrenalin, nichtsteroidale **Antiphlogistika** und, je nach Ursache, **Antibiotika** eingesetzt werden. **Calcium** und **Antihistaminika** können bei allergischer Ursache helfen.

Bei bedrohlicher Atemnot müssen **Intubation,** eventuell mit einem starren Rohr, **Koniotomie** oder Tracheotomie erwogen werden.

Beim hereditären **Quincke-Ödem** kann die Glucocorticoidgabe versagen. Der Ursache entsprechend substituiert man **C1-Esterase-Inaktivator-Konzentrat**, oder man gibt Gefrierplasma bzw. Danazol.

**Differentialdiagnose**
**Laryngitis** und **Epiglottitis**, aber auch ein **Malignom** sind abzugrenzen.

**Therapie**
**Glucocorticoide,** Adrenalin und **Antiphlogistika** werden durch **Antibiotika, Calcium** und **Antihistaminika** ergänzt.

Der bedrohliche Notfall erfordert die **Intubation** oder **Koniotomie**.

Beim hereditären Quincke-Ödem muß **C1-Esterase-Inaktivator-Konzentrat** substituiert oder Gefrierplasma bzw. Danazol gegeben werden.

## 5.7 Chronische Laryngitis

> ***Definition.*** Multifaktoriell bedingte Entzündung der Kehlkopfschleimhaut mit langer Anamnese.

◀ Definition

***Epidemiologie.*** **Männliche** Patienten im mittleren bis höheren Lebensalter, **Raucher** und Personen mit starker Stimmbelastung sind bevorzugt betroffen.

***Ätiologie und Pathogenese.*** Als Ursachen chronischer Laryngitis gelten **Verunreinigungen der Atemluft** mit Staub, dem Rauch von Zigaretten, berufsbedingten Stäuben am Arbeitsplatz und andere Inhalationsnoxen. Einen ungünstigen Einfluß haben ferner durch Nasenatmungsbehinderung unterstützte **Mundatmung**, chronische **Rhinosinusitis** mit Nasenrachensekretion und übermäßige bzw. falsche **Stimmbelastung**.

**Epidemiologie**
**Männer**, insbesondere **Raucher** erkranken bevorzugt.

**Ätiologie und Pathogenese**
Als Auslöser spielen **Verunreinigungen der Atemluft, Mundatmung, chronische Rhinosinusitis** und pathologische **Stimmbelastung** eine Rolle.

Nach dem morphologischen Bild kann eine chronisch hyperplastische von einer chronisch atrophischen Laryngitis unterschieden werden *(Abbildung 8 a, b).*

**Klinik.** Im Vordergrund steht eine ständige, im Ausmaß etwas wechselnde **Heiserkeit**, verbunden mit **Fremdkörper-** und **Trockenheitsgefühl**, **Hustenreiz** und **Räusperzwang**.

### Diagnostik

**Klinische Untersuchungsbefunde.** Bei der Laryngoskopie sieht man häufig aufgetriebene, gerötete, **verdickt** erscheinende Stimmlippen mit unregelmäßiger, überwiegend trockener Oberfläche, teilweise mit **zähem Sekret** belegt. Die Stimmlippen sind in der Bewegung nicht eingeschränkt. Die umgebende Schleimhaut ist im gleichen Sinne verändert, wenn auch in geringerer Ausprägung *(siehe Abbildung 8).*

**Invasive Diagnostik.** Um eine Präkanzerose oder ein Karzinom auszuschließen, wird bei jedem Patienten mit chronischer Laryngitis eine **Stützautoskopie** durchgeführt und eine **Probebiopsie** gewonnen.

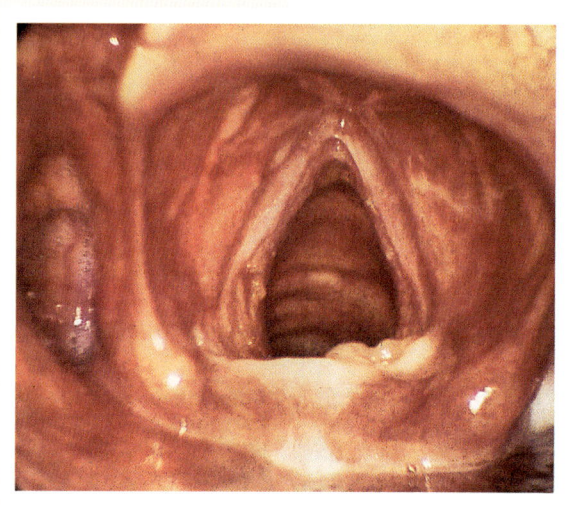

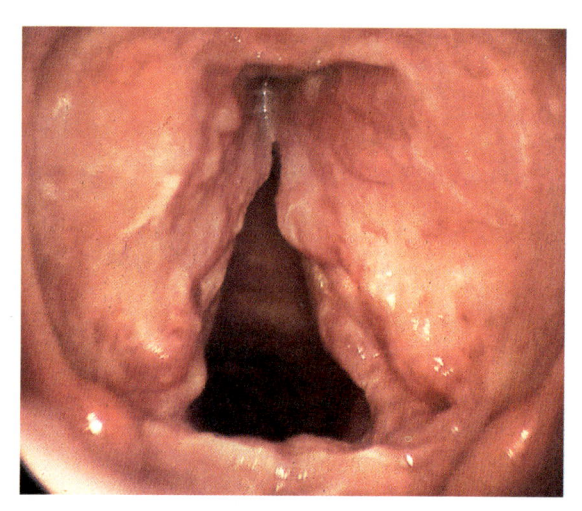

**a** Chronische Laryngitis

**b** Chronisch hyperplastische Laryngitis

**Abb. 8 a, b: Laryngoskopische Befunde bei chronischer Laryngitis**

### Differentialdiagnose

> **Merke.** Die Veränderungen können mit bloßem Auge nicht von solchen bei einer **Präkanzerose** oder einem kleinen **Karzinom** unterschieden werden. Deshalb muß bei Fortbestehen der Befunde gegebenenfalls auch wiederholt eine Stützautoskopie mit Probebiopsie erfolgen.

Der Spiegelbefund bei **Tuberkulose** zeigt mehr Ulzerationen und Granulome, überwiegend nur auf einer Stimmlippe. Finden sich weiße Beläge mit Rötung der Umgebung, muß auch an Soor oder andere **Mykosen** gedacht werden *(siehe Abbildung 9).*

## 5.8 Fremdkörper

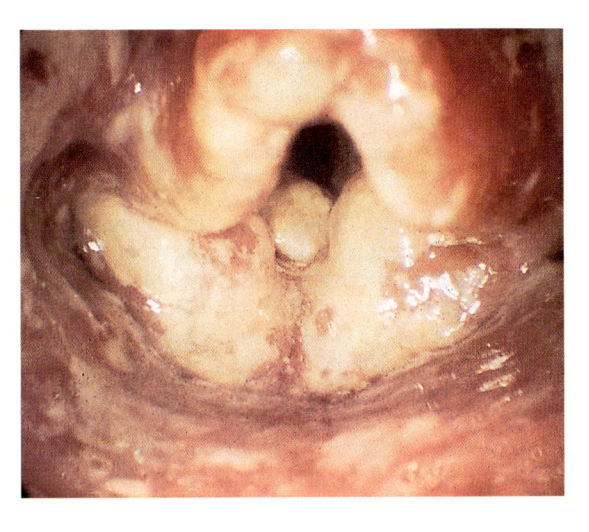

**Abb. 9: Soormykose**

*Therapie.* Soweit möglich, müssen **Schonung der Stimme** und **Abstinenz** von vermuteten kausalen **Noxen** empfohlen werden. **Inhalationen** mit Salzlösungen und Sekretolytika wirken lindernd.

Eine **Nasenatmungsbehinderung** sollte gegebenenfalls zur Aufhebung der Mundatmung **korrigiert** werden. Begleitende phoniatrisch-logopädische Therapie kann hilfreich sein.

**Mykosen** werden dagegen mit Antimykotika therapiert (Ampho-Moronal®).

*Prognose.* Die chronische Laryngitis ist eine **hartnäckige** Erkrankung, unter der die Patienten über Jahre leiden können. Nicht selten entdeckt man nach längeren Verläufen durch Probebiopsien ein **Karzinom**. Daraus ergibt sich dann die Indikation für aggressivere chirurgische Vorgehensweisen.

## 5.8 Fremdkörper

> *Definition.* Akzidentell aspirierte Gegenstände, die im Kehlkopf steckenbleiben.

*Ätiologie und Pathogenese.* Besonders häufig werden **Gräten** oder **Knochenstückchen** im Bereich von Larynxeingang und Hypopharynx gefunden. Bei Kindern kommt es auch zum Aspirieren von ungewöhnlichen anderen Teilen wie **Spielzeug**, Geldstücken, Nadeln und ähnlichem. Die meisten aspirierten Fremdkörper gleiten bei Kindern durch den Larynx in den Tracheobronchialbaum.

In ihrer Gefährlichkeit nicht zu unterschätzen sind aspirierte **Pharmaka** oder **Medikamentenkapseln**, die z. B. an der Epiglottiskante oder einer Taschenfalte hängenbleiben. Je nach chemischer Zusammensetzung können erhebliche lokale Wirkungen von Tablettenresten ausgehen – z. B. bei Präparaten mit sehr niedrigem pH-Wert, wodurch sich zu dem Fremdkörperreiz eine lokale Verätzung gesellen kann (z. B. bei bestimmten Psychopharmaka).

*Klinik.* Nach einem starken initialen, anfallsartigen **Husten**, der meist schon mit Dyspnoe und Atemnot einhergeht, kann es zu einer vorläufigen Beruhigung kommen, auch wenn der steckengebliebene Fremdkörper persistiert. Meist stellt sich zusätzlich ein stechender **Schmerz** im Hals ein, insbesondere beim Schlucken. Diese Schmerzen halten deutlich länger an als der Hustenreiz. Bei Lokalisation des Fremdkörpers im Bereich der Glottis tritt **Heiserkeit** hinzu. Große Fremdkörper im Larynx gehen mit einer persistierenden, erheblichen **Atemnot** einher, durch einen vagalen Reflex bei plötzlichem Kehlkopfverschluß kann es zum sogenannten **Bolustod** durch Kreislaufstillstand kommen.

## Diagnostik

**Merke.** Beim anamnestischen oder klinischen Verdacht auf Aspiration eines Fremdkörpers muß die Diagnostik so lange fortgesetzt werden, bis der Verdacht ausgeräumt oder bestätigt ist!

**Klinische Untersuchungsbefunde.** Die **Spiegeluntersuchung** läßt Fremdkörper im Kehlkopf meist gut erkennen, sofern nicht inzwischen eingetretene Schleimhautschwellungen oder Sekretionen die Sicht verdecken. Besonders bei Kindern kann aber die indirekte Laryngoskopie schwer durchführbar sein, dann wird die **direkte Laryngoskopie** (Stützautoskopie oder Untersuchung mit dem Larynxspatel) bzw. **Tracheoskopie** in Narkose erforderlich. Diese Untersuchung muß auch immer dann erfolgen, wenn sich der vermutete Fremdkörper anders nicht ausschließen oder entfernen läßt.

**Bildgebende Diagnostik.** Vermutet man z. B. einen metallischen, schattengebenden Fremdkörper, der sich im Röntgenbild darstellt, kann vor einer Narkoseuntersuchung die **Röntgenleeraufnahme** des Halses Aufschluß über den Sitz des Gegenstandes geben. Bei Kindern und vor allem dann, wenn nicht sicher ist, ob ein Fremdkörper aspiriert oder verschluckt wurde, kann außer der Röntgenuntersuchung des Halses auch eine Übersichtsaufnahme des Abdomens sinnvoll sein.

Die Röntgenuntersuchung des Halses (»**Halsweichteilaufnahme**«) zeigt gegebenenfalls auch Weichteilschwellungen als Zeichen lokaler Entzündungsreaktionen und – als Folge von Läsionen in der Wand des Schluck- oder Luftweges – eine mögliche Ausbreitung von **extraluminaler Luft** als **Halsemphysem**. Solche Veränderungen sind aber bei intralaryngeal festsitzenden Fremdkörpern nicht zu erwarten, allenfalls bei solchen im Sinus piriformis.

**Differentialdiagnose.** Schwierig ist die klinische Unterscheidung zwischen einem steckengebliebenen Fremdkörper und einer kleinen **Schleimhautläsion**, die nur durch die Passage eines Fremdkörpers (z. B. Hühnerknochen beim Essen) entstanden ist. Das Symptomenbild kann sehr ähnlich sein. In solchen Fällen klärt nur die direkte Mikrolaryngoskopie die Differentialdiagnose.

Seltener können Entzündungen und Ödeme anderer Genese oder auch kleine Tumoren Anlaß zur Verwechslung geben.

**Therapie.** Die Behandlung besteht in der **Extraktion** des aspirierten Gegenstandes. Gelingt dies mit indirekter Laryngoskopie nicht – was häufig der Fall ist –, ist die direkte Laryngoskopie erforderlich. Gelegentlich kann schon in kurzer Maskennarkose bei Anhebung des Zungengrundes mit dem Larynxspatel des Anästhesisten ein Fremdkörper extrahiert werden, ohne daß der Patient intubiert werden müßte. In Einzelfällen ist die Intubation nicht möglich oder gar gefährlich, so daß dieses Vorgehen sich anbietet.

Steht eine schwere Luftnot im Vordergrund und ist eine Intubation wegen des Fremdkörpers nicht möglich, dann kann die **Koniotomie** oder Tracheotomie nötig werden.

Mit dem sogenannten **Heimlich-Handgriff** kann versucht werden, einen Fremdkörper aus dem Larynx »herauszupressen«: Der stehende Patient wird von hinten in Höhe der unteren Thoraxapertur umfaßt, dann wird der Brustkorb in dieser Höhe ruckartig zusammengepreßt. Die plötzliche Druckerhöhung in der Lunge kann in günstigen Fällen bewirken, daß sich der Fremdkörper löst und ausgehustet wird.

Bei Kindern kann in der akuten Notsituation auch der Versuch unternommen werden, sie an den Beinen mit dem Kopf nach unten zu halten und – unterstützt durch Schläge auf den Oberkörper – den Fremdkörper herauszuschütteln.

**Prognose.** Sofern durch den Fremdkörper oder dessen Extraktion keine ausgedehnten Verletzungen des Larynxinneren entstanden sind, die später zu narbigen Stenosen führen, kommt es später nicht zu besonderen Komplikationen. Wird aber ein Fremdkörper nicht gefunden und dementsprechend auch **nicht extrahiert**, drohen schwere **eitrige Weichteilentzündungen** und eine Perichondritis, eventuell auch weitere Komplikationen wie Halsphlegmone, Sepsis, Halsweichteilemphysem und Tod durch Ersticken.

## 5.9 Traumen

### 5.9.1 Folgen äußerer Gewalteinwirkung

**Definition.** Larynxtraumen, bei denen die verursachende Gewalt über den äußeren Hals einwirkt.

*Ätiologie und Pathogenese.* Man kann **stumpfe** und **scharfe** Traumen unterscheiden. Stumpfe Gewalteinwirkung kommt häufiger im Zusammenhang mit Verkehrsunfällen (Aufprall auf Lenkrad oder -stange), bei körperlichen Auseinandersetzungen, im Sport oder bei (suizidalem) Strangulieren vor. Scharfe Traumen entstehen durch Schnitt oder Messerstich bzw. als Schußverletzung.
Vor allem der Querschnitt durch den Kehlkopf ist nicht selten Folge eines Suizidversuchs mit dem Messer.

*Klinik.* **Heiserkeit** und zunehmende **Atemnot** stehen im Vordergrund. Bei leichteren Verletzungen und z.B. nur geringen Unterblutungen der Schleimhaut kann sich die Symptomatik auch auf eine Heiserkeit beschränken. Bei stumpfen Traumen, bei denen das Larynxlumen infolge zunehmenden Weichteilödems oder langsam zunehmender submuköser Blutungen *(siehe Abbildung 10)* erst verzögert eingeengt wird, kann die Dyspnoe auch zeitversetzt noch Stunden nach dem Trauma einsetzen. Je nach Ausmaß eventueller Begleitverletzungen von Nachbarorganen können Zeichen der Blutaspiration und des hohen Blutverlustes hinzutreten. Durch Austritt von Luft aus den Atemwegen in die Halsweichteile kann es zum **Weichteilemphysem** des Halses kommen.

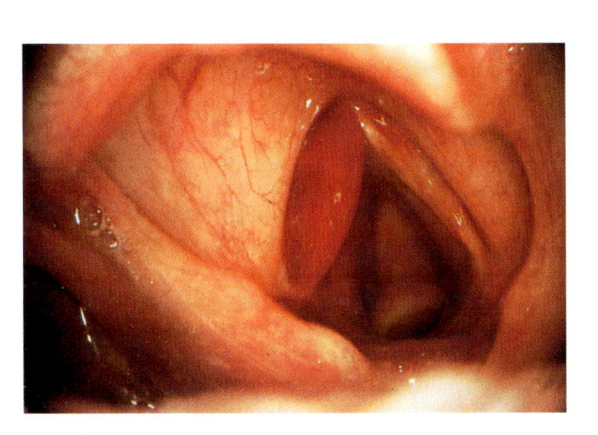

**Abb. 10: Stimmlippenhämatom**

*Diagnostik.* In Abhängigkeit von der Verletzungsart kann man **Schwellungen**, Prellmarken, **Würgemale**, Zeichen der Strangulation oder **offene Verletzungen** schon bei der Inspektion des äußeren Halses erkennen. Starke Blutungen am äußeren Hals oder aus dem Mund können die Beurteilung erschweren. Bei Palpation des Halses tastet man gegebenenfalls **Frakturfragmente** des Larynxgerüstes, unter Umständen auch mit Krepitation. Ein **Halsweichteilemphysem** knistert unter dem palpierenden Finger. Bei der Betastung sollte man vorsichtig vorgehen, um ein eventuell noch erhaltenes Restlumen des Larynx nicht durch Kompression vollends zu verlegen.
Bei der indirekten oder direkten **Laryngoskopie** erkennt man unterblutete, ödematös geschwollene Schleimhäute, atypische Positionen der Aryknorpel und die Verkleinerung des Lumens, verbunden mit Blutungen, Hämatomen oder in das Lumen ragenden Knorpelfragmenten.
Bei der Diagnostik müssen ferner die Untersuchungen eingeschlossen werden, die zur Abklärung von eventuellen **Begleitverletzungen** in der Nachbarschaft nötig sind. So können eine **Röntgendiagnostik** der Halswirbelsäule, des Schädels und des Thorax, entsprechende computertomographische Darstellungen, die **Ösophagoskopie** und anderes erforderlich werden.

### Differentialdiagnose.

Ausgeprägte angeborene und nicht traumatisch bedingte **Asymmetrien** des Larynx können – besonders bei Halsweichteilschwellungen nach stumpfen Traumen – den falschen Verdacht auf eine Larynxfraktur wecken. Fehlen die klinischen, typischen Frakturzeichen und läßt sich eine Krepitation von Larynxfragmenten nicht nachweisen, dann kann unter zuverlässiger Beobachtung des Patienten zunächst abgewartet werden.

### Therapie.

Leichtere Schwellungen können mit **Glucocorticoiden** oder versuchsweise nichtsteroidalen **Antiphlogistika** beeinflußt werden. Jedoch kann man sich auf die abschwellende Wirkung solcher Maßnahmen allein nicht verlassen.

Bei ausgeprägter oder zunehmender Luftnot muß zunächst durch Intubation, Koniotomie oder Tracheotomie der **Luftweg gesichert** werden. Da die volle Ausprägung der Symptomatik zeitlich verzögert auftreten kann, müssen entsprechend betroffene Patienten auch dann **gut überwacht** bleiben, wenn sich zunächst keine bedrohliche Dyspnoe zeigt.

Vor allem bei offenen Verletzungen wird die Therapie durch eine prophylaktische **Antibiotikagabe** ergänzt.

Der **frakturierte Kehlkopf** wird nach Überwinden der akuten Notfallsituation durch Reposition der Knorpelfragmente von außen, Naht und eventuell Stabilisierung über eine innere **Kunststoffschienung** rekonstruiert. Bei Stimmlippenlähmungen durch Nervenläsionen wartet man ab, ob sich die Funktion im Laufe von Monaten wieder einstellt.

Begleitende Verletzungen an Trachea, Hypopharynx oder Ösophagus werden adäquat mitversorgt. Insbesondere müssen Wanddefekte dieser Organe verschlossen werden.

### Prognose.

Ausgedehnte Kehlkopfverletzungen heilen nicht selten unter Zurücklassung **funktioneller Beeinträchtigungen** von Stimme und Atmung aus. Kleinere Läsionen bleiben folgenlos.

---

**Der klinische Fall.** Eine 39jährige, spärlich bekleidete Frau wird in Begleitung ihres Ehemannes von der Feuerwehr in die Nothilfe eingeliefert.

Sie ringt nach Luft und kann nur mühsam und sehr heiser sprechen. Am deutlich geschwollenen Hals erkennt man äußerlich ein mäßig breites, ring- bis kettenförmiges Hämatom direkt oberhalb des nur schwer palpablen Kehlkopfes. Eine Krepitatio oder ein Emphysem bestehen nicht. Zum Verletzungshergang befragt, gibt der Ehemann an, daß seine Frau vor einigen Stunden »überfallen« worden sei. Nähere Angaben dazu könne er allerdings nicht machen.

Die Spiegeluntersuchung des symmetrisch erscheinenden Kehlkopfes ergibt ein supraglottisch betontes, ausgeprägtes Ödem des Endolarynx. Beide Stimmlippen zeigen flächenhafte Unterblutungen bei noch erhaltener Beweglichkeit. An der lingualen Epiglottisfläche findet sich mittig gelegen ein ca. walnußgroßes, umschriebenes Hämatom mit Ausläufern in Richtung Valleculae und Zungengrund. Trotz sofortiger, hochdosierter i.v. Gabe eines Corticoidpräparates (1 g Solu-Decortin H®) kommt es im Verlauf von ca. 1 Std. zu zunehmender Dyspnoe mit inspiratorischem Stridor. Die Patientin muß daher zur Sicherung des Atemweges intubiert und zur Überwachung auf die Intensivstation verlegt werden. Im Hals-CT bestätigen sich die klinischen Befunde eines deutlichen Halsweichteil- und Kehlkopfödems mit umschriebener Epiglottisverdickung im Sinne eines Hämatoms. Ein Anhalt für eine Fraktur des Kehlkopfes oder andere Begleitverletzungen ergibt sich nicht.

Nach 3tägiger Intubation unter Fortsetzung der antiödematösen Therapie mit begleitender antibiotischer Abdeckung (Spizef®) ist die endolaryngeale Schleimhautschwellung weitgehend rückläufig. Die Patientin kann extubiert werden und erholt sich zügig. Die stimmliche Leistungsfähigkeit bleibt allerdings auch noch nach Wochen eingeschränkt. Die wünschenswerte nähere Klärung des Unfallherganges wird von seiten der Eheleute strikt boykottiert.

**Diagnose:** Larynxtrauma durch Strangulation

## 5.9.2 Intubationsschäden

> **Definition.** Direkt oder indirekt auf eine Intubation zurückzuführende Schädigungen am Kehlkopf, die sich unmittelbar oder mit zeitlicher Verzögerung nach der Extubation bemerkbar machen.

◀ Definition

*Ätiologie und Pathogenese.* Die **Intubation**, wie sie routinemäßig im Zusammenhang mit Narkoseeingriffen durchgeführt wird, hat auch unter ungestörten, normalen Bedingungen ein gewisses, unvermeidbares Risiko der Verursachung von Läsionen am Kehlkopf und der Trachea. Erfolgt die Intubation unter ungünstigen äußeren oder anatomischen Bedingungen, steigt die Gefahr ungewollter Verletzungen an. Ursache dieser unerwünschten Nebenwirkungen können direkte Traumatisierungen an Larynxstrukturen sein, häufiger noch sind es Schleimhautläsionen durch den **Druck** des Beatmungsschlauches oder seiner **Blockermanschette** (Cuff). Besonders bei **langzeitintubierten** Patienten kann es auf diese Weise zu Schleimhauterosionen und schließlich Ulzeration mit Freilegen der knorpeligen Strukturen an Kehlkopf und Trachea kommen, gefolgt von der späteren Ausbildung von **Intubationsgranulomen** oder **narbigen Stenosen**, insbesondere in Höhe des Ringknorpels bzw. der Aryknorpel und der Trachea *(siehe Abbildung 11)*.

Unmittelbare **Intubationsläsionen** sind Verletzungen der Stimmlippen, Luxation eines Aryknorpels, Schleimhautrisse und Hämatome. In Einzelfällen ist nach Intubation auch eine Rekurrensparese beschrieben worden.

### Ätiologie und Pathogenese
Jede **Intubation** kann zu Läsionen an Larynx und Trachea führen.

Einerseits kann es zu direkten Larynxtraumen kommen, andererseits schadet der **Druck** des Tubus oder seiner **Blockermanschette** der Schleimhaut, vor allem bei **Langzeitbeatmeten**.
Später bilden sich dann **Granulome**, **Ulkus** oder **narbige Stenosen** (s. Abb. 11).

Unmittelbare **Intubationsläsionen** sind Verletzungen der Stimmlippen, Aryknorpelluxation, Schleimhautrisse und (selten) Rekurrensparesen.

*Klinik.* Solange die Intubation besteht und der Patient beatmet wird, erscheint die Situation unauffällig. Nach Extubation fällt bei unmittelbaren Larynxläsionen, z. B. einer Aryluxation, eine **Heiserkeit** auf, die länger als üblich bestehenbleibt, seltener tritt sofort **Luftnot** auf.

**Intubationsgranulome** entwickeln sich oft erst innerhalb der ersten **Wochen** nach der Extubation, **narbige Stenosen** Wochen bis **Monate** danach. Mit der entsprechenden Verzögerung treten die Symptome auf; auch in diesen Fällen kommt es zunächst zur Heiserkeit, bei Stenosen und großen Intubationsgranulomen aber auch zur Atemnot, die besonders bei Kindern schnell bedrohlich werden kann.

### Klinik
Nach Extubation fällt bei direkten Traumen eine persistierende **Heiserkeit** auf, seltener eine früh einsetzende **Luftnot**.

Bei **Intubationsgranulomen** und **narbigen Stenosen** treten diese Symptome erst **Wochen** bis **Monate** nach der Extubation auf.

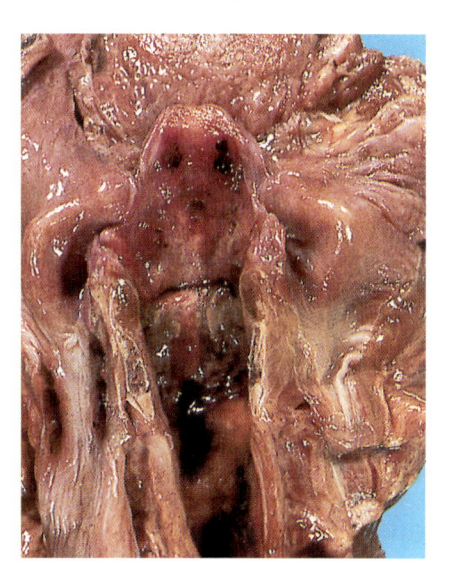

**Abb. 11: Ringknorpelulkus nach Intubation** (Präparat)

### Diagnostik
**Klinische Untersuchungsbefunde.** Bei der Laryngoskopie sieht man je nach Einzelfall eine Schleimhautverletzung, Unterblutung der Schleimhaut, entzündliche Reizung und Schwellung oder eine Fehlstellung der Aryknorpel mit Bewegungsstörung der betroffenen Stimmlippe.

Ein **Intubationsgranulom** imponiert als meist breitbasig gestieltes, rundliches, tumoröses Gebilde mit glatter, rosiger Oberfläche *(siehe Abbildung 12)*. Gelegentlich sind diese Granulome subglottisch aufsitzend und blockieren nur phasenweise die Glottis, wenn sie bei Exspiration zwischen die Stimmlippen verlagert werden.

Konzentrische **Narbenbildungen** in Höhe des Ringknorpels können der Laryngoskopie mit Spiegel oder Optik entgehen und werden dann erst bei direkter Laryngoskopie (Stützautoskopie) oder Tracheoskopie mit starrem Rohr in Narkose in vollem Ausmaß beurteilbar. Wird unter dem Verdacht einer narbigen laryngotrachealen Stenose eine Tracheoskopie durchgeführt, sollte man genügend schlanke Tubi und starre Bronchoskope sowie ein Instrumentarium für eine notfallmäßige Koniotomie zur Hand haben, weil es bei frustranen Intubati-

### Diagnostik
**Klinische Untersuchungsbefunde**:
Laryngoskopisch sieht man Schleimhautläsionen, Unterblutungen, Schwellungen, Fehlstellungen der Aryknorpel, reduzierte Beweglichkeit der Stimmlippen.
**Intubationsgranulome** sind rundliche, glatte, rosige Gebilde (s. Abb. 12).

**Narbenbildungen** in Höhe des Ringknorpels können meist erst bei direkter Laryngoskopie bzw. Tracheoskopie in Narkose vollständig beurteilt werden.
Bei einer Endoskopie zur Diagnostik einer Luftwegsstenose muß man auf

einen Notfall mit Ateminsuffizienz vorbereitet sein.

onsversuchen in derartigen Fällen zur akuten, erheblichen Verschlechterung der Situation mit Ateminsuffizienz durch Blutung und Gewebeschwellung kommen kann.

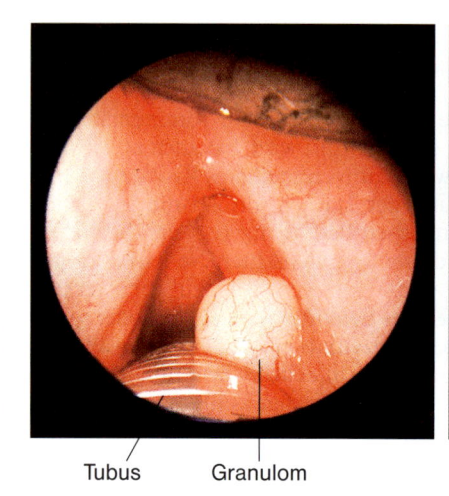

**Abb. 12: Intubationsgranulom,** endoskopisch
Tubus   Granulom

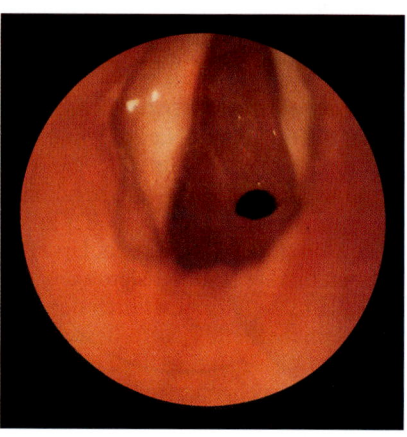

**Abb. 13: Ringknorpelstenose,** mikrolaryngoskopisch

**Radiologische Diagnostik. Tracheahartstrahlaufnahme** oder **konventionelle Tomographie.**
**Funktionsdiagnostik:** In der **Lungenfunktionsprüfung** darf die inspiratorische Einsekundenkapazität (**FIV$_1$**) nicht unter 1 Liter liegen.

*Radiologische Diagnostik.* Bei narbigen Stenosen kann die **Tracheahartstrahlröntgenaufnahme** oder eine **konventionelle Tomographie** die Einengung des Luftwegs zeigen.

*Funktionsdiagnostik.* Die **Lungenfunktionsprüfung** läßt die funktionelle Bedeutung einer durch Granulome oder Stenose bedingten Einengung erkennen. Bedrohlich wird eine Luftwegseinengung beim Erwachsenen, wenn die inspiratorische Einsekundenkapazität (**FIV$_1$**) sich dem Grenzwert von 1 Liter nähert oder sogar darunter liegt *(vgl. Kapitel H, Trachea)*.

**Differentialdiagnose**
Intubationsgranulome können mit **Polypen** verwechselt werden. Eine **Aryknorpelluxation** kann manchmal nur mit Hilfe der **EMG** von einer **Rekurrensparese** unterschieden werden.

*Differentialdiagnose.* Intubationsgranulome können mit **Polypen** oder anderen Tumoren der glottischen Region verwechselt werden, die Intubationsanamnese ist jedoch hinweisend. Die Unterscheidung zwischen einer **Aryknorpelluxation** und einer Stimmlippenlähmung durch **Rekurrensparese** kann schwierig sein. Im Zweifelsfall ist die Klärung durch die **Elektromyographie** des Larynx möglich.

**Therapie**
Wenn der Zustand des Patienten es zuläßt, wartet man in geeigneten Fällen eine **spontane Besserung** ab. Störende **Granulome** werden über eine Stützautoskopie **abgetragen**. Bei **narbigen Stenosen** wird der Luftweg **chirurgisch erweitert**.

*Therapie.* Die Behandlung richtet sich nach der Situation im Einzelfall. Bei frischen Schleimhautläsionen, Bewegungsstörungen der Stimmlippen und frischen Granulomen wartet man zunächst eine **spontane Rückbildung** ab, sofern der klinische Zustand des Patienten dies zuläßt. Persistierende oder durch Größenzunahme funktionell stark störende **Granulome** werden über eine Stützautoskopie **abgetragen**.

Bilden sich **narbige Stenosen** aus, wird oft die **chirurgische Erweiterung** des Luftwegs erforderlich *(vgl. Kapitel H, Trachea)*.

Ein **luxierter Aryknorpel** wird **reponiert**.

Ein **luxierter** und dislozierter **Aryknorpel** kann in Narkose durch Manipulationen mit einem Bronchoskop oder einem anderen geeigneten Instrument in günstigen Fällen wieder in die richtige Position **reponiert** werden.

Bei **langzeitintubierten Patienten** kann durch regelmäßige Endoskopie frühzeitig eine beginnende Schleimhautläsion erkannt werden. Gegebenenfalls wird die Beatmung dann über ein Tracheostoma fortgesetzt.

Um bei **langzeitintubierten Patienten** die Entstehung von Schleimhautverletzungen mit nachfolgender Stenosierung zu verhindern, hat es sich bewährt, prophylaktisch in relativ kurzen, regelmäßigen Abständen die Luftwegsschleimhäute dieser Patienten endoskopisch auf beginnende Läsionen zu untersuchen. Gegebenenfalls wird dann die Beatmung besser über ein Tracheostoma fortgesetzt, anstatt eine langzeitige Intubation aufrechtzuerhalten.

**Prognose**
Stimmstörungen können zurückbleiben.
Die Behandlung narbiger Stenosen ist schwierig und langwierig.

*Prognose.* Grundsätzlich können länger bestehende Stimmstörungen zurückbleiben, im übrigen ist die Prognose aber gut.

Lediglich die narbigen Stenosen können therapeutisch schwierig sein, manche dieser Patienten bleiben bis zur gelungenen Korrektur der Verengung lange Zeit tracheotomiert *(vgl. Kapitel H, Trachea)*.

## 5.9.3 Kehlkopfsynechie

**Der klinische Fall.** Der 2jährige, blasse Sven wird zur Abklärung einer heiseren bis aphonischen Stimme und unter Belastung auftretendem Stridor vorgestellt. Ansonsten ist das Kind altersgemäß entwickelt. Im Alter von einem Jahr erlitt Sven ein schweres Schädel-Hirn-Trauma (Verkehrsunfall) und war 6 Wochen intubations- und beatmungspflichtig (nasotracheale Intubation). Nach der Extubation gab es zunächst keine Atemprobleme, die Stimmqualität war hingegen deutlich herabgesetzt im Sinne einer Heiserkeit mit eingeschränkter Dynamik beim Schreien und lauten Rufen. Im Verlauf der folgenden Monate entwickelte sich eine langsam zunehmende Belastungsdyspnoe mit erheblicher Stimmverschlechterung.

Bei der Laryngoskopie mit einem flexiblen Endoskop erkennt man eine zirkuläre, narbige Einengung des Lumens in Höhe des Ringknorpels um ca. 70%. Die Stimmlippen sind beidseits deutlich verkürzt mit asymmetrisch aufsitzenden und teilweise narbig fixierten Aryknorpeln. Der sonstige Spiegelbefund ist unauffällig, insbesondere besteht kein Hinweis auf granulomatöse Veränderungen oder tieferliegende Trachealeinengungen.

Nach Erläuterung der Diagnose und Darlegung der weiteren Therapieschritte den Eltern gegenüber mit dem Hinweis auf eine sehr langdauernde Behandlung wird eine Tracheostomie mit Einlage eines Platzhalters bis unmittelbar unter die Stimmlippenebene durchgeführt. In gleicher Sitzung erfolgt eine Längsspaltung des Ringknorpels und vorsichtige mechanische Lösung der Aryknorpel. In drei weiteren Schritten kann die Ringknorpelstenose mit Platzhaltern aufsteigender Größe (zunehmender Querdurchmesser) auf ca. 30% erweitert werden. Zwei Monate nach Einsetzen des letzten Platzhalters wird dieser entfernt. Das Lumen auf Stenoseebene bleibt jetzt in konstanter Weite bestehen. Über die nächsten Beobachtungsmonate tritt keine Restenosierung ein. Ein Jahr nach Entfernen des letzten Platzhalters kann das Tracheostoma komplikationslos verschlossen werden.

Bei der Nachuntersuchung $4\frac{1}{2}$ Jahre später zeigen sich endoskopisch ausreichend weite Verhältnisse, die Stimmlippenbeweglichkeit bleibt eingeschränkt. Sven hat sich mit seiner heiseren Stimme gut arrangiert und kommuniziert mit großer Sprechfreude.

**Diagnose:** Laryngotracheale Stenose bei Kleinkind nach Langzeitintubation infolge Unfall

## 5.9.3 Kehlkopfsynechie

> **Definition.** Verwachsung zwischen einander benachbarten Bestandteilen des Endolarynx, meist den Stimmlippen.

**Ätiologie und Pathogenese.** Synechien entstehen als Folge von **Verbrennungen**, **Verätzungen** oder unfallbedingten **Verletzungen** des Kehlkopfes. Häufigste Ursache ist eine **Operation** zur Beseitigung eines Tumors.

**Klinik.** **Heiserkeit** und **Stimmschwäche** sind die typischen Krankheitszeichen. Selten bildet sich durch eine Synechie allein eine höhergradige Einengung des Luftwegs mit Dyspnoe aus.

**Diagnostik.** Bei der Laryngoskopie sieht man segelförmige Narbenplatten, meist zwischen den vorderen Dritteln der beiden Stimmlippen *(siehe Abbildung 14)*.

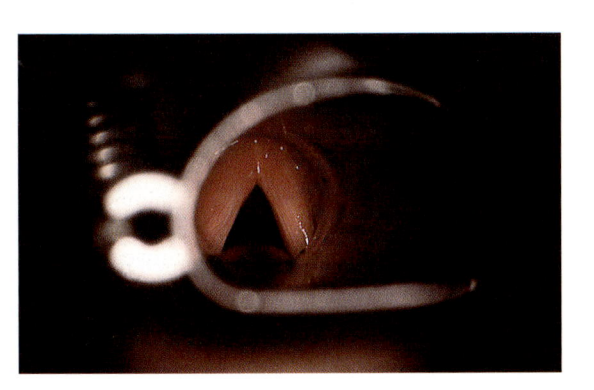

**Abb. 14: Stimmlippensynechie,** gesehen durch das Stützautoskopierohr.

**Therapie.** Die Narbenplatte wird – z. B. mit dem Laser oder über einen Zugang von außen mit Spaltung des Schildknorpels – **reseziert**, danach muß meist durch geeignete Maßnahmen ein Rezidiv verhindert werden. Hierfür kann z. B. für längere Zeit eine Silikonfolie zwischen die Stimmlippen eingebracht werden.

## 5.10 Koniotomie

**Prognose**
Viele Patienten behalten eine **Dysphonie**.

**Prognose.** Die endgültige Beseitigung derartiger Verwachsungen gelingt nicht immer. Viele Patienten behalten auch nach Entfernung von Synechien eine **Dysphonie**.

### 5.10 Koniotomie

Zwischen Ringknorpel und Schildknorpel wird der **Conus elasticus durchtrennt** (s. Abb. 15 a, b). Diese **Notfallmaßnahme** ist bei hohen Luftwegsverschlüssen indiziert.

Die Koniotomie ist die Eröffnung des Kehlkopfes von außen zwischen Ringknorpel und Schildknorpel unter **Durchtrennung** des Ligamentum cricothyreoideum und des **Conus elasticus** *(siehe Abbildung 15 a, b)*. Der Eingriff ist eine **Notfallmaßnahme** in Situationen, bei denen der Luftweg oberhalb dieser Stelle durch Fremdkörper, Tumorwachstum, Stimmlippenlähmung o. ä. verschlossen, der Patient vital bedroht und eine Intubation von oral her nicht möglich ist (vgl. auch Tracheotomie im *Kapitel H*).

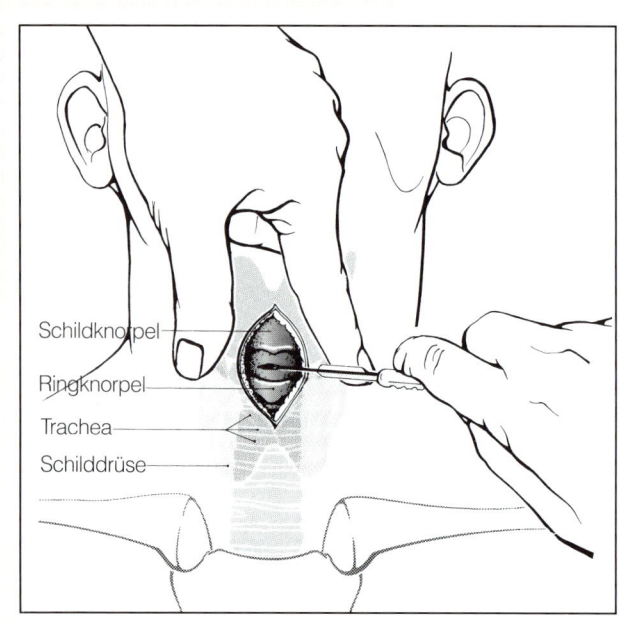

**a** Wenn man die Prominenz des Ringknorpels und den Conus elasticus ertastet hat, folgt ein senkrechter Schnitt in der Mittellinie durch Haut und Unterhaut bis zum Larynx. Danach querer Schnitt durch den Conus elasticus.

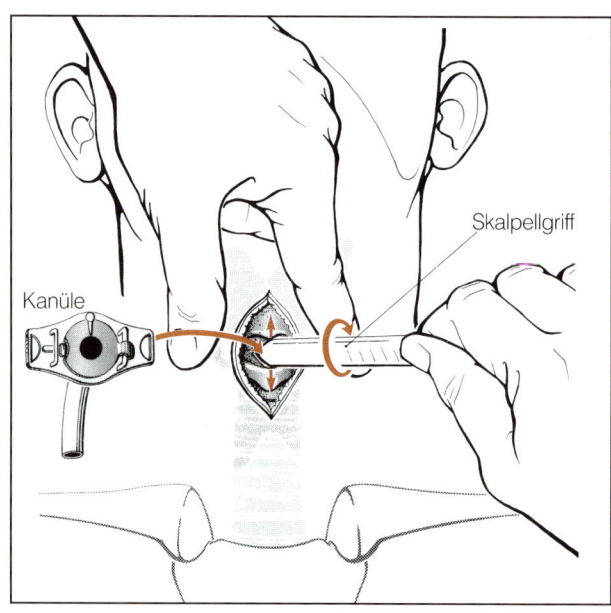

**b** Mit dem Skalpellgriff kann der Koniotomieschnitt aufgeweitet werden. Oder sofortiges Einführen einer passenden Trachealkanüle. Es gibt auch fertige Koniotomie-Sets mit integrierter Klinge und Kanüle, diese hat man aber nicht immer zur Hand.

**Abb. 15 a und b: Koniotomietechnik**

**Der klinische Fall.** Bei einem 47jährigen Patienten – von Beruf Kellner –, bei dem andernorts 10 Monate zuvor eine Larynxteilresektion und Neck dissection beidseits wegen eines Larynxkarzinoms ($T_2N_2M_0$) durchgeführt worden war, wird im Rahmen der poliklinischen Untersuchung wegen zunehmender Heiserkeit und Luftnot ein Larynxkarzinomrezidiv vermutet. Der Patient wird zur eiligen Kontrollendoskopie eingewiesen.
Die Einleitung der Narkose gestaltet sich dabei schwierig: durch die postoperative Narbenbildung an Hals und Kehlkopf und die veränderte Anatomie ist dem Anästhesisten trotz Relaxation die Einstellung der Glottisebene zur Intubation weder mit dem Larynxspatel, noch mit dem flexiblen Bronchoskop möglich. Nach zwei Versuchen, den Tubus bei schlechter Sicht vorzuschieben, treten stärkere Blutungen und Schwellungen auf, die den Larynxeingang schließlich völlig verlegen. Der Patient kann nun auch über eine Beatmungsmaske nicht mehr ausreichend ventiliert werden und wird rasch zyanotisch.
Der anwesende HNO-Arzt entscheidet sich sofort für eine Koniotomie und eröffnet mit dem Skalpell die Halshaut mit einem Längs- und den Conus elasticus mit einem Querschnitt, wobei er sich durch eine mittelgradige Blutung aus einem angeschnittenen Gefäß nicht irritieren läßt. Unmittelbar nach der Eröffnung des Luftweges holt der halbwache Patient spontan tief Luft durch den Koniotomieschnitt, Haut- und Lippenzyanose gehen schnell zurück. Nach Intubation, Blutstillung und Narkoseführung über den Koniotomieschnitt wird in gleicher Sitzung eine reguläre Tracheostomie angelegt und der Koniotomieschnitt verschlossen. Die anschließende Endoskopie bestätigt makroskopisch und in den Probebiopsien histologisch das vermutete Larynxkarzinomrezidiv.
**Diagnose:** Koniotomie bei frustranem Intubationsversuch im Fall eines Larynxkarzinoms

## 5.11 Kehlkopflähmungen

*Definition.* Lähmungen des Nervus laryngeus superior und Nervus laryngeus inferior kommen als zentrale und periphere Läsionen dieser Nerven vor.

*Ätiologie und Pathogenese.* Als Äste des N. vagus (X. Hirnnerv) sind diese Kehlkopfnerven bei zentralen und hohen peripheren **Vagusparesen** mitbetroffen, können aber auch **isoliert** ausfallen.

Ursachen sind z. B. **Bulbärparalysen**, bei denen andere Hirnnerven ebenfalls gelähmt sind.

Häufigere Ursache einer gleichzeitigen Lähmung beider Kehlkopfnerven ist eine **Schädigung des N. vagus** durch einen Tumor oder eine Verletzung an der **Schädelbasis**, vor allem in Höhe des Foramen jugulare, die nicht selten mit Paresen von Nervus glossopharyngeus, hypoglossus und accessorius assoziiert ist.

Andere **periphere Ursachen** sind z. B. Operationen, Tumoren oder Entzündungen am Hals.

### 5.11.1 Lähmung des Nervus laryngeus superior

*Ätiologie und Pathogenese.* Die isolierte Lähmung des oberen Kehlkopfnerven ist selten und kann z. B. Folge einer Verletzung sein.

*Klinik.* Der Ausfall des N. laryngeus superior bewirkt eine **Lähmung des M. cricothyreoideus**, so daß die Stimmlippe erschlafft. Dies führt zu geringer Heiserkeit mit Stimmschwäche vor allem im Bereich der hohen Frequenzen. Ferner ist die Larynxschleimhaut in der Sensibilität herabgesetzt.

### 5.11.2 Lähmung des Nervus laryngeus recurrens (Rekurrensparese)

*Definition.* Isolierte Lähmung des Nervus laryngeus inferior (= Nervus recurrens).

*Ätiologie und Pathogenese.* Die Läsion wird ganz überwiegend bei Erwachsenen angetroffen. Häufigste Ursachen sind die Operation einer Struma (**Strumektomie**) und das **Bronchialkarzinom**. Ferner können alle anderen Schädigungsformen im Verlauf des Nerven in Frage kommen. Aufgrund der Topographie des N. recurrens können auch mediastinale Prozesse, Traumen oder Tumorwachstum an Trachea oder Ösophagus, operative Eingriffe am Herzen und der Aorta oder Operationen bzw. Tumorwachstum am Kehlkopfgerüst eine Rekurrensparese zur Folge haben, ebenso wie bösartige Prozesse an der Schilddrüse oder Aortenaneurysmen. Läßt sich mit den zur Verfügung stehenden diagnostischen Mitteln eine Ursache nicht eingrenzen, spricht man von einer **idiopathischen** Parese, hinter der sich im Einzelfall auch die Infektion mit einem neurotropen Virus verbergen kann.

*Klinik*

*Merke.* Ist die Lähmung **einseitig**, steht eine geringe **Heiserkeit** im Vordergrund. Die Stimme ermüdet leicht, die Singstimme verschlechtert sich. Atemnot besteht nicht.
**Beidseitige** Rekurrensparesen mit Stimmlippenstillstand in Paramedianposition sind dagegen häufig mit ausgeprägter **Luftnot** und Stridor verbunden. Die Stimme ist dabei gut.

*Diagnostik.* Bei der Laryngoskopie sieht man den Stillstand der Stimmlippe, die bei dem Ausfall der betroffenen inneren Kehlkopfmuskeln eine Median- bzw. **Paramedianstellung** einnimmt *(siehe Abbildung 16).*

Nach einiger Zeit kann es durch eine kompensatorische Bewegung der gesunden Gegenseite zur Stimmverbesserung, durch »Kadaverstellung« der gelähmten Seite zu einer Verschlechterung kommen.

Besteht die Lähmung längere Zeit, dann kann es einerseits zu einer Verbesserung des Glottisschlusses bei Phonation dadurch kommen, daß die Stimmlippe der gesunden Gegenseite über die Medianlinie hinaus näher an die gelähmte Seite herangebracht wird. Die Stimme verbessert sich in diesem häufigen Fall dann wieder. Andererseits kann es durch Atrophie zu einer sogenannten Kadaverstellung der gelähmten Seite kommen, wobei der Aryknorpel nach ventral überkippt und die Stimmlippe nach lateral konkav exkaviert erscheint. Dies führt zur weiteren Verschlechterung der Stimme, die zunehmend verhaucht erscheint.

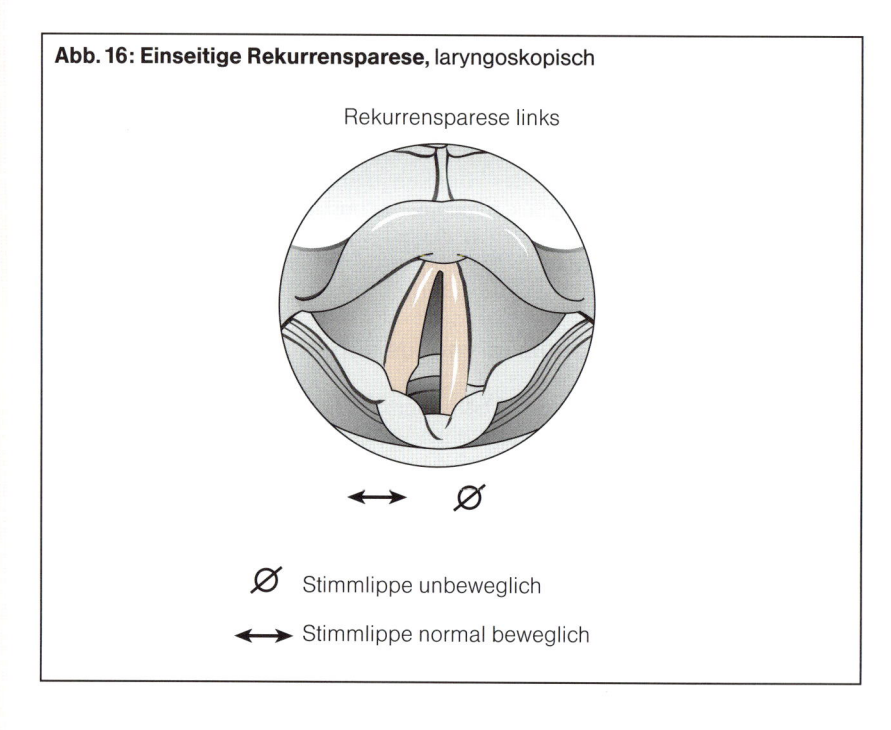

**Abb. 16: Einseitige Rekurrensparese,** laryngoskopisch

Rekurrensparese links

↔  ∅

∅ Stimmlippe unbeweglich
↔ Stimmlippe normal beweglich

Bei **doppelseitiger Rekurrensparese** bilden die in Paramedianstellung fixierten Stimmlippen eine enge Glottis. **Elektromyographisch** sieht man Denervierungszeichen.
Die **Lungenfunktionsprüfung** zeigt bei beidseitiger Rekurrensparese unter anderem eine Einschränkung der inspiratorischen Einsekundenkapazität ($FIV_1$).
Zur **Abklärung der Ursache** gehören ausführliche diagnostische Maßnahmen, die die Nachbardisziplinen mit einbeziehen.

Im Fall einer **doppelseitigen Rekurrensparese** sieht man bei der Kehlkopfspiegelung beide Stimmlippen in Paramedianstellung. Der verbleibende Glottisspalt ist eng, was die Dyspnoe erklärt.

Bei der **Elektromyographie** zeigen sich im Falle vollständiger Parese Denervierungszeichen.

Bei beidseitiger Rekurrensparese mit Dyspnoe wird in der **Lungenfunktionsprüfung** das Ausmaß der funktionellen Beeinträchtigung erfaßt. Vor allem ist auf eine Einschränkung der inspiratorischen Einsekundenkapazität ($FIV_1$) zu achten, die den Grenzwert von 1 Liter nicht unterschreiten sollte.

Um die **Ursache** einer Rekurrensparese bzw. einer Parese des N. vagus zu ermitteln, sind – soweit keine eindeutig diagnoseweisende Anamnese besteht – im Einzelfall ausführliche Untersuchungen des gesamten Nervenverlaufs erforderlich. Hierzu gehören die Computertomographie und Kernspintomographie von Schädel, Hals und Mediastinum, die Röntgenübersichtsaufnahme des Thorax, eine ausführliche Schilddrüsendiagnostik unter Einbeziehung der Szintigraphie, eine konsiliarische Untersuchung durch den Neurologen, eventuell auch den Pulmologen und Kardiologen, serologische Untersuchungen auf neurotrope Viren und eventuell endoskopische Diagnostik am oberen Aerodigestivtrakt.

Der **Phoniater** untersucht die Stimmfunktion des Patienten *(s. Kap. K)*.

Aus Sicht des **Phoniaters** sind darüber hinaus im Hinblick auf die Stimmfunktion die Bestimmung der Tonhaltedauer, eine Stroboskopie und eventuell weitere Untersuchungen indiziert *(vgl. Kapitel K, Phoniatrie)*.

**Differentialdiagnose**
Zur Abklärung einer **Aryknorpelluxation** kann die **Elektromyographie** der Kehlkopfmuskeln eingesetzt werden, die dann keine Denervierungszeichen demonstriert.

***Differentialdiagnose.*** Gelegentlich ist es schwierig, eine Stimmlippenunbeweglichkeit durch **Aryknorpelluxation** von einer Rekurrensparese zu unterscheiden. Zur Klärung der Diagnose dient die **Elektromyographie** der Kehlkopfmuskeln, die bei einer Aryknorpelluxation keine Denervierungszeichen demonstriert.

## 5.11.2 Lähmung des Nervus laryngeus recurrens (Rekurrensparese)

Bei der **kombinierten Lähmung** des N. laryngeus superior und N. laryngeus inferior (N. recurrens), die praktisch immer einer kompletten Vagusparese entspricht, findet man die Stimmlippen in **Intermediärstellung** zwischen Respirations- und Phonationsposition. Dann besteht kein kompletter Glottisschluß, die Symptome entsprechen etwa denen der Rekurrensparese.

*Therapie.* Solange nicht eindeutig feststeht, daß der N. recurrens irreparabel geschädigt bzw. durchtrennt ist, wartet man bis zu einem Jahr ab, ob sich die Funktion des Nerven wieder einstellt. Währenddessen kann eine **phoniatrisch-logopädische** Therapie die Wiedergewinnung einer besseren Stimme unterstützen. Lediglich bei doppelseitigen Paresen mit Dyspnoe und Stridor ergibt sich die Indikation zur **Tracheostomie** selbst dann, wenn noch eine Erholung der Stimmlippenbeweglichkeit wenigstens auf einer Seite erwartet werden kann. Nach der Tracheotomie wird der Patient mit beidseitiger Rekurrensparese mit einer sogenannten **Sprechkanüle** oder Siebschlitzkanüle versorgt, die den Luftstrom durch Kanüle und natürliche Atemwege ermöglicht, so daß die Patienten bei der Phonation nicht behindert sind *(vgl. Kapitel H, Trachea).*

Sogenannte idiopathische Paresen können, analog der Behandlung idiopathischer Fazialisparesen, mit Infusionen von Glucocorticoiden behandelt werden (vgl. Stennert-Schema bei Fazialisparese).

Ist bei **einseitiger** Stimmlippenlähmung nicht mehr mit einer Wiederkehr der Beweglichkeit zu rechnen, und ist die Stimme dabei schwach und heiser, dann kann eine **Verengung der Glottis** durch Unterfüttern der Stimmlippen, vorzugsweise mit Knorpel oder injizierbarem Kollagen, vorgenommen und dadurch eine Kräftigung der Stimme erzielt werden.

Soll, nach adäquater Wartezeit ohne Besserung der Situation, ein Patient mit **beidseitiger** Rekurrensparese von dem Tracheostoma befreit werden, dann muß der enge Glottisspalt chirurgisch erweitert werden, um unbehinderte Atmung auf physiologischem Wege zu ermöglichen. Hierzu kann eine Stimmlippe bzw. der Aryknorpel nach lateral verlagert und in dieser Position durch Naht fixiert werden (**Lateralfixation** einer Stimmlippe), oder man **reseziert** bei einem endolaryngealen Vorgehen, z.B. laserchirurgisch, einseitig den **Aryknorpel** (Arytaenoidektomie) bzw. Teile der Stimmlippe.

> *Merke.* Wird bei beidseitiger Stimmlippenlähmung und enger Glottis eine chirurgische Erweiterung vorgenommen, dann ist mit einer Verbesserung der Situation für die Atmung, aber immer auch mit einer deutlichen Verschlechterung der Stimme zu rechnen und der Patient auf diesen Umstand hinzuweisen.

**K** *Der klinische Fall.* Dem HNO-Konsiliardienst wird ca. 3 Stunden nach Narkoseausleitung einer Rezidivstruma-Operation eine 35jährige Bibliothekarin mit Ruhedyspnoe und Stridor vorgestellt. Bereits präoperativ war eine Rekurrensparese rechts bekannt, die nach der ersten Strumektomie vor 4 Jahren aufgetreten ist. Im aktuellen postoperativen Befund stellt sich nun laryngoskopisch eine auch linksseitig paramedian stillstehende Stimmlippe mit engem, ca. 2–3mm breitem Glottisspalt dar. Stimmbildung ist zwar möglich, die Stimme klingt jedoch rauh und heiser.
Die nicht tolerable Ruhedyspnoe mit Abfall des Sauerstoffpartialdruckes zwingt zur Reintubation. Der nach 3 Tagen durchgeführte Extubationsversuch mißlingt wegen nahezu unverändertem Kehlkopfbefund, der persistierende Stridor erfordert eine Tracheostomie.
In anschließend wiederholt durchgeführten Elektromyogrammen der Kehlkopfmuskulatur zeigen sich konstant Denervierungszeichen. Die Lungenfunktionsprüfung bei zugehaltenem Stoma ergibt eine nicht ausreichende inspiratorische 1-Sekunden-Kapazität von 0,75 l/s. Daher wird nach einem Jahr zur Erweiterung der Glottis mit dem Laser eine Arytaenoidektomie rechts unter Inkaufnahme einer Stimmverschlechterung durchgeführt. Daraufhin kann das Tracheostoma verschlossen und die Patientin von der Trachealkanüle befreit werden.
**Diagnose:** Beidseitige Rekurrensparese nach Rezidivstruma-Op.

## 5.12 Tumoren

### 5.12.1 Gutartige Tumoren und tumorähnliche Erkrankungen

In diesem Kapitel werden einige Erkrankungen des Kehlkopfes zusammengefaßt, denen ein gutartiger Charakter gemeinsam ist. Nicht alle sind echte Tumoren, so daß sie in anderen Zusammenstellungen auch als »**tumorähnliche** Erkrankungen« oder »Pseudotumoren« bezeichnet werden. Der besseren Übersicht wegen werden diese Veränderungen hier in einem Kapitel abgehandelt.

### Laryngozele

> **Definition.** Zystische Aussackung, ausgehend vom Sinus Morgagni. Man unterscheidet innere und äußere Laryngozelen.

**Ätiologie und Pathogenese.** Die Disposition zur Bildung derartiger Zelen ist angeboren. Bei Trompetern, Glasbläsern und vergleichbaren Berufen tritt die Veränderung etwas häufiger auf. Innere Laryngozelen bleiben endolaryngeal auf die Taschenfaltenregion beschränkt, äußere dringen durch die Membrana thyrohyoidea nach außen in die Halsweichteile. Die Zelenaussackungen können mit Luft oder Schleim gefüllt sein. Entzündet sich ein schleimgefüllter Prozeß eitrig, entwickelt sich eine **Pyozele**.

**Klinik.** Die Patienten können unter **Stimmstörungen** leiden, bei großen Laryngozelen auch unter Atemnot. Seltener treten Schluckstörungen und Globusgefühl auf. Viele solche Veränderungen bleiben lange Zeit symptomlos.

### Diagnostik

**Klinische Untersuchungsbefunde.** Innere Laryngozelen können bei Lupenlaryngoskopie als glatte, rundliche Vorwölbung erkennbar sein *(siehe Abbildung 17a)*.

Beim Valsalva-Preßversuch ist bei großen äußeren Laryngozelen gelegentlich eine Vorwölbung am Oberrand des Schildknorpels von außen tastbar.

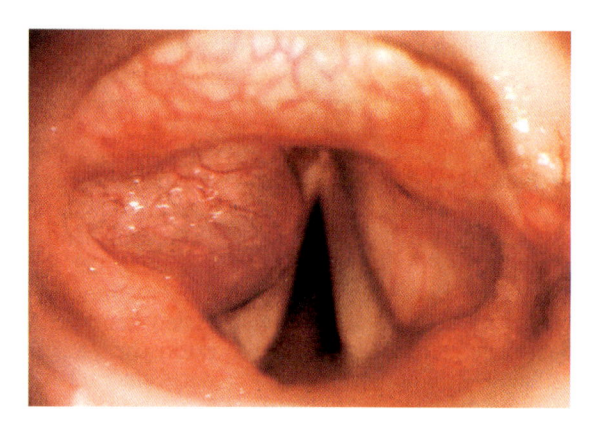

**Abb. 17a:** Innere Laryngozele

**Radiologische Diagnostik.** Die Laryngozelen lassen sich in konventionellen oder Computer-**Röntgentomographien** in anterior-posteriorer Projektion gut darstellen.

**Differentialdiagnose.** An der Kehlkopfschleimhaut kommen auch **Retentionszysten** vor, die von verschlossenen Schleimdrüsen ausgehen. Diese Zysten entwickeln sich jedoch nicht im gleichen Maße in die seitliche Larynxwand und sind kleiner als Laryngozelen.

5.12.1 Gutartige Tumoren und tumorähnliche Erkrankungen

*Therapie.* Kleine, funktionell nicht störende Laryngozelen müssen nicht therapiert werden. Gegebenenfalls werden die Veränderungen, je nach Größe und Lokalisation, über einen äußeren Zugang oder endolaryngeal **abgetragen**.

*Prognose.* Maligne Entartungen solcher Laryngozelen sind nicht beschrieben, die Prognose ist gut.

## Stimmlippenpolyp

*Definition.* Gutartige, fibröse Schleimhauthyperplasie der Stimmlippe.

*Ätiologie und Pathogenese.* Überwiegend sind Erwachsene betroffen. Diese Polypen können auf entzündlicher Grundlage oder als echte Neubildungen entstehen.

*Klinik.* Vorrangiges Symptom ist die **Heiserkeit**, die bei flottierenden, subglottisch gestielten Polypen wechselnde Ausprägung haben kann.

*Diagnostik.* Bei der Laryngoskopie sieht man einen breit oder schmal gestielten, rosafarbenen, graurotem oder etwas bläulichen, kugeligen Tumor mit glatter Oberfläche *(siehe Abbildung 17 b)*.

Histologisch kann man ödematöse, fibröse, vaskuläre oder hyaline Veränderungen sehen, meist findet man Mischformen, überzogen von geschichtetem Plattenepithel.

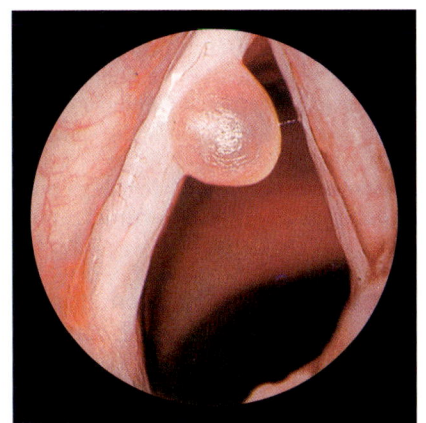

**Abb. 17 b: Stimmlippenpolyp,** endoskopisch

*Differentialdiagnose.* **Intubationsgranulome** bieten ein ähnliches Erscheinungsbild, haben aber eine entsprechende Anamnese (Zustand nach Intubationsnarkose) und sitzen häufiger in der Nähe der Aryhöcker, während sich Polypen mehr in den vorderen zwei Dritteln der Stimmlippen bilden.

*Therapie.* Polypen werden auch dann über eine Mikrolaryngoskopie (Stützautoskopie) **abgetragen**, wenn sie makroskopisch benigne erscheinen, damit durch histologische Untersuchung ein Malignom sicher ausgeschlossen werden kann.

## Stimmlippenknötchen

*Definition.* Symmetrische, kleine knotige Verdichtungen der Stimmlippen.

*Ätiologie und Pathogenese.* Ursächlich liegt eine starke bzw. falsche Beanspruchung der Stimme zugrunde. Dies kommt bei Kindern (»**Schreiknötchen**«), viel seltener bei Sängern (»**Sängerknötchen**«) oder bei unphysiologischen Stimmbelastungen in anderen Berufen besonders bei jüngeren Frauen vor. Am Übergang vom mittleren zum vorderen Stimmlippendrittel bilden sich epitheliale Verdickungen und Vermehrungen des Bindegewebes.

---

**Therapie**
Sofern sie funktionell stören, werden Laryngozelen **abgetragen**.

**Prognose**
Die Prognose ist gut.

**Stimmlippenpolyp**

◀ Definition

**Ätiologie und Pathogenese**
Polypen entstehen nach Entzündungen oder als echte Neubildung.

**Klinik**
Wichtigstes Symptom ist die **Heiserkeit**.

**Diagnostik**
Laryngoskopisch sieht man einen rosafarbenen oder grauen, glatten Tumor *(s. Abb. 17 b)*.
Histologisch finden sich meist gemischt ödematöse, fibröse, vaskuläre oder hyaline Veränderungen mit Epithelüberzug.

**Differentialdiagnose**
**Intubationsgranulome** haben eine typische Anamnese und sitzen mehr im Bereich der Aryhöcker.

**Therapie**
Polypen werden in jedem Fall **abgetragen**.

**Stimmlippenknötchen**

◀ Definition

**Ätiologie und Pathogenese**
Sogenannte »Schrei- oder Sängerknötchen« entstehen durch starke Stimmbelastung besonders bei jüngeren Frauen.

**Klinik.** Die Stimme wird **heiser**, insbesondere unter zunehmender Belastung.

**Diagnostik.** Bei der Laryngoskopie sieht man symmetrische kleine Erhebungen am Übergang vom mittleren zum vorderen Drittel der Stimmlippen *(siehe Abbildung 17 c).*

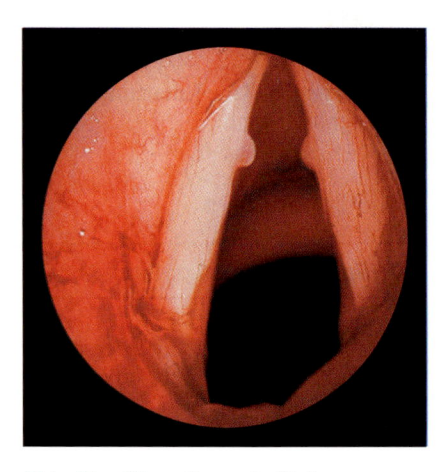

**Abb. 17 c: Stimmlippenknötchen**

**Differentialdiagnose.** **Stimmlippenpolypen** sind rundlich, mehr gestielt und meist solitär, also auch nicht symmetrisch angelegt.

**Therapie.** Die Behandlung ist zunächst phoniatrisch-**logopädisch** *(vgl. Kapitel K, Phoniatrie).* Bleibt diese Therapie erfolglos, können die Veränderungen mikrochirurgisch **abgetragen** werden.

Bei Kindern wird häufig die spontane Rückbildung abgewartet.

**Prognose.** Läßt die übermäßige oder unphysiologische Stimmbelastung nach, bilden sich die Knötchen zurück, andernfalls können sie rezidivieren.

## Kindliche Larynxpapillomatose

> **Definition.** Gutartige epitheliale Neoplasie des Kehlkopfs.

**Ätiologie und Pathogenese.** **Papillomaviren** werden als Ursache der Veränderung angesehen, die vor allem Kinder betrifft, aber bis in das Erwachsenenalter bestehen bleiben kann.

**Klinik.** Im Vordergrund steht **Heiserkeit**; bei ausgedehnten Veränderungen, die zur Verengung der Glottis führen, kommt jedoch **Stridor** mit Dyspnoe hinzu.

**Diagnostik.** Bei der Laryngoskopie erkennt man breitbasig oder schmal gestielte Wucherungen mit **brombeerartiger** oder feinkörniger Oberfläche. Die blaßroten bis weißlichen Tumoren können multipel und/oder beetartig an mehreren Stellen im Kehlkopf gleichzeitig präsent sein.

Die Stützautoskopie mit Probebiopsie ist durch die Tracheobronchoskopie zu ergänzen, um eine Mitbeteiligung der **tieferen Luftwege** zu erkennen *(siehe Abbildung 18).*

**Differentialdiagnose.** Multilokuläres Vorkommen und die Oberflächenstruktur unterscheiden die Papillomatose von einem glatten, runden **Polypen**.

**Therapie.** In erster Linie werden die Papillome mikrochirurgisch **abgetragen**, wobei auch ein Laser eingesetzt werden kann. Ferner sind eine **medikamentöse** Beeinflussung durch Touchieren mit Zellgiften (Podophyllin), die Behandlung mit Alpha-Interferon oder **photodynamische** Therapie möglich. Bisher gibt es jedoch keine zuverlässig wirksame Behandlungsart, die ein Rezidiv sicher ausschließt, weshalb manche der betroffenen Kinder mehreren Therapieformen zugeführt werden.

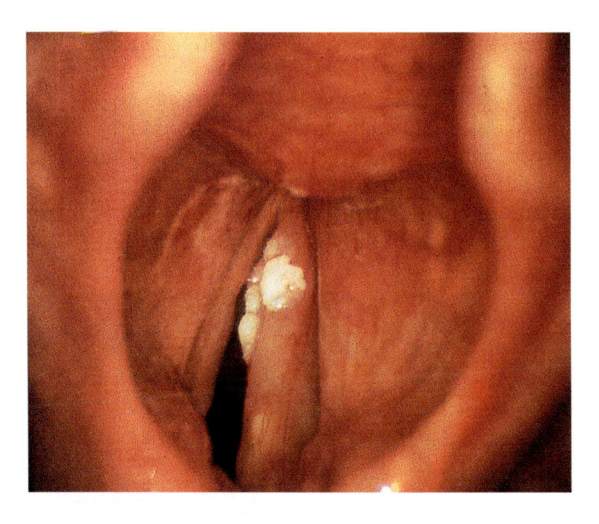

5.12.1 Gutartige Tumoren und tumorähnliche Erkrankungen

**Abb. 18: Larynxpapillomatose,** endoskopisch

Ein Tracheostoma sollte nur angelegt werden, wenn ausgeprägte Luftnot ohne Aussicht auf Besserung durch eine der angegebenen Therapien besteht. Die Tracheotomie beinhaltet das Risiko der Verschleppung der Befunde in den Bereich des Tracheostomas und in die unteren Luftwege.

*Prognose.* In vielen Fällen kommt es auch nach Abtragung oder medikamentöser Behandlung zu wiederholten **Rezidiven**. Bei günstigen Verläufen heilt die Erkrankung z. B. nach ein- oder mehrfacher Behandlung mit dem Laser aus. Wiederholtes Abtragen der papillomatösen Veränderungen kann zu narbigen **Stenosierungen** im Larynx führen, die letztlich die Situation für den Patienten verschlechtern.

*Merke.* Bleibt die Papillomatose bis in das Erwachsenenalter bestehen, muß sie auch als Präkanzerose mit dem Risiko maligner Entartung angesehen werden.

Ein Tracheostoma sollte nur angelegt werden, wenn die Luftnot nicht gebessert werden kann. Es beinhaltet das Risiko der Ausbreitung der Papillome in die tieferen Luftwege.

**Prognose**
**Rezidive** sind häufig.
**Larynxstenosen** können unangenehme Folgen wiederholter Behandlung sein.

◀ Merke

**K** *Der klinische Fall.* Der 12jährige André wird dem Hals-Nasen-Ohrenarzt zur erneuten Untersuchung wegen wieder zunehmender Heiserkeit vorgestellt. André leidet seit seinem 8. Lebensjahr unter Heiserkeit, Hustenreiz und rezidivierenden Dyspnoeattacken. Mehrfach wurden bereits Papillome mikrochirurgisch entfernt, ein medikamentöser Therapieversuch mit Alpha-Interferon und die photodynamische Behandlung blieben erfolglos.
Im lupenlaryngoskopischen Bild sieht man jetzt neben narbigen Schleimhautarealen wieder beetförmige, glasige bis weißlich-rötliche Papillome, vornehmlich im Taschenfalten- und Stimmlippenbereich.
In der Stützautoskopie bestätigt sich der lupenlaryngoskopische Befund des Papillomrezidivs, die zusätzliche Tracheobronchoskopie ergibt keinen Hinweis auf Mitbefall der tieferen Luftwege.
Die Papillome werden mikrochirurgisch mit dem $CO_2$-Laser abgetragen, in der feingeweblichen Untersuchung zeigt sich kein Anhalt für Malignität. Bereits unmittelbar postoperativ stellt man eine deutliche Rückbildung der Heiserkeit fest.
Im Verlaufe der nächsten drei Jahre sind nochmals vier laserchirurgische Eingriffe erforderlich. Die rezidivfreien Intervalle wurden dabei zusehends länger, ein Rezidiv nach dem 16. Lebensjahr wurde nicht mehr beobachtet.
**Diagnose:** Kindliche Larynxpapillomatose

## Kontaktulkus, Kontaktgranulom

*Definition.* Ulkus bzw. Granulom im Bereich des Processus vocalis als Folge unphysiologischer Stimmbelastung.

**Kontaktulkus, Kontaktgranulom**

◀ Definition

**Ätiologie und Pathogenese.** Vor allem bei männlichen Patienten mit beruflicher Stimmüberlastung entsteht an der Stelle, an der die Processus vocales der Aryknorpel sich bei Phonation berühren, auf einer Seite ein Ulkus, auf der gegenüberliegenden Seite nicht selten eine Epithelverdickung. Häufig unterstützt ein gastroösophagealer Reflux durch lokale Reizung die Entstehung des Krankheitsbildes.

**Ätiologie und Pathogenese**
Stimmüberlastung führt zur Ausbildung eines Ulkus mit korrespondierender Erhebung auf den Aryknorpeln. Ein gastroösophagealer Reflux wirkt unterstützend.

**Klinik.** Es entwickelt sich eine **Heiserkeit**, eventuell verbunden mit mäßigen Schmerzen im Kehlkopfbereich.

**Diagnostik.** Bei der Laryngoskopie sieht man auf einer Seite ein rundliches Schleimhautulkus mit leicht erhabenem, wallartigem Rand, korrespondierend dazu auf der Gegenseite eine Epithelverdickung mit geringer Rötung und Gefäßinjektion als Zeichen der Entzündung. Das Ulkus kann im weiteren Verlauf von Ödem oder granulomatösem Gewebe ausgefüllt werden *(siehe Abbildung 19)*.

**Differentialdiagnose.** Die Veränderung ist von einer Intubationsläsion, einem Karzinom und einer Tuberkulose zu unterscheiden. Bei Malignomverdacht muß eine Stützautoskopie mit Probebiopsie erfolgen.

**Therapie.** Zunächst versucht man, die Veränderung durch Einhalten von Stimmruhe, Abstinenz von Nikotin, Inhalationen mit Bepanthen® oder Salzlösung, durch Therapie einer Refluxkrankheit und vor allem durch phoniatrisch-**logopädische** Behandlung zu beeinflussen. Gelingt dies nicht, kann besonders ein dem Ulkus gegenüberliegendes Granulom **mikrochirurgisch** entfernt werden.

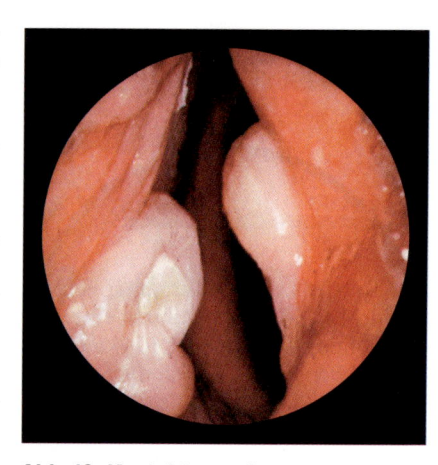

**Abb. 19: Kontaktgranulome,** endoskopisch

**Prognose.** Kontaktulzera haben eine hohe **Rezidivrate** und können außerordentlich therapieresistent sein.

## Reinke-Ödem

> **Definition.** Ödematöse Aufquellung des subepithelialen Reinke-Raumes der Stimmlippen.

**Ätiologie und Pathogenese.** Betroffen sind typischerweise Erwachsene mit starker **Stimmbelastung** und **Nikotinabusus**.

**Klinik.** Die Patienten entwickeln eine **heisere**, schnarrende Stimme mit tiefer Sprechstimmlage. Nur bei sehr ausgeprägten Veränderungen kann es zur Dyspnoe kommen.

**Diagnostik.** Bei der Laryngoskopie sieht man ein polypös-ödematöses, lappiges Aufquellen der meist blaßrosafarbenen Stimmlippen. Die Glottis kann verschmälert erscheinen *(siehe Abbildung 20)*.

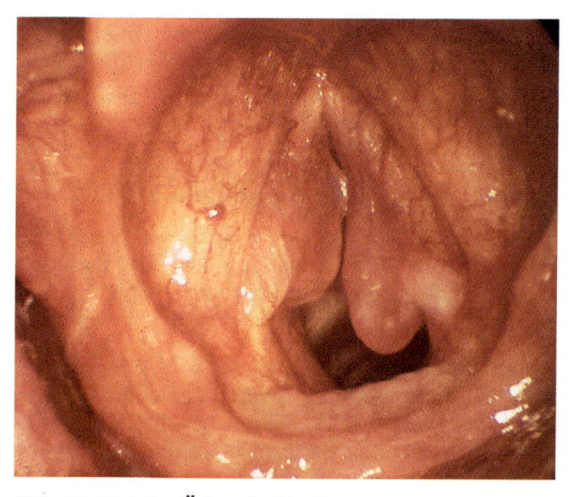

**Abb. 20: Reinke-Ödem beidseits**

*Differentialdiagnose.* Nach Bestrahlung der Halsregion kann es zu ähnlichen Ödemen kommen. Allergisch bzw. toxisch ausgelöste Larynxödeme betreffen selten ausschließlich die Stimmlippen.

*Therapie.* Man versucht zunächst, durch Reduktion der Stimmbelastung und Einstellen des Rauchens die Veränderung zu beeinflussen. Zusätzlich kann phoniatrisch-logopädische Therapie erfolgen.

Genügen konservative Maßnahmen nicht, und ist die funktionelle Beeinträchtigung durch das Reinke-Ödem ausgeprägt, wird vorsichtig, am besten zunächst nur auf einer Seite, eine Entlastung des Ödems durch mikrochirurgische Schlitzung und Absaugung, Laserstichelung oder streifenförmiges Abziehen von Teilen des Stimmlippenepithels angestrebt. Meist empfiehlt sich auch nach derartiger chirurgischer Behandlung eine phoniatrisch-logopädische Therapie zur Vermeidung eines Rezidivs.

*Prognose.* Reinke-Ödeme neigen zu **Rezidiven**, insbesondere bei Fortbestehen zugrundeliegender Noxen.

### Fibrome, Hämangiome und andere gutartige Tumoren

*Klinik.* **Fibrome** und **Hämangiome** *(siehe Abbildung 21)* sind häufiger anzutreffen, seltener kommen Adenome, Lipome, Chondrome oder eine Amyloidose des Larynx (Amyloidtumor) vor.

Die typische Symptomatik solcher Veränderungen besteht – wie bei fast jeder Läsion im Bereich der Glottis – in der Entwicklung von **Heiserkeit**, bei ausgedehnten Prozessen tritt eine Dyspnoe hinzu.

*Diagnostik.* Die Spiegeluntersuchung bzw. indirekte Laryngoskopie mit Endoskopen wird durch die direkte Mikrolaryngoskopie (**Stützautoskopie**) mit **Probeexzision** bzw. Abtragung des gesamten Gebildes zur Abklärung der Histologie ergänzt.

*Therapie.* In der Regel werden die Veränderungen endoskopisch **exzidiert**, nur bei ausgedehnten Prozessen wird der Zugang von außen erforderlich (Thyreotomie). Bei Amyloidose kommt ferner die Behandlung mit Glucocorticoiden in Betracht. Je nach Einzelfall kann es von Vorteil sein, die Veränderung mit dem Laser abzutragen.

*Prognose.* Gutartige Veränderungen rezidivieren im allgemeinen nach vollständiger Entfernung nicht. Tritt ein als (gutartiges) Chondrom diagnostizierter Tumor wiederholt auf, kann es sich um ein (bösartiges) Chondrosarkom handeln; histologisch ist die Abklärung dieser Differentialdiagnose schwierig.

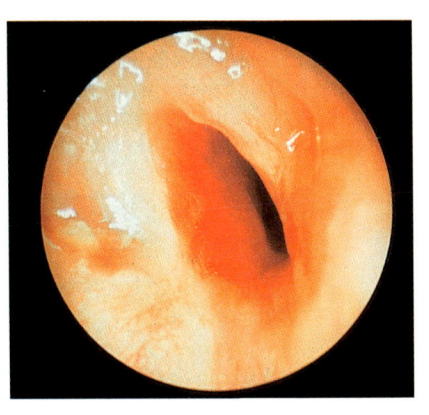

**Abb. 21: Hämangiom der Stimmlippe**

## 5.12.2 Präkanzerosen

*Definition.* Man versteht hierunter Erkrankungen, die (noch) nicht alle Kriterien eines bösartigen Geschehens erfüllen, aus denen sich jedoch überdurchschnittlich häufig ein Malignom entwickelt.

---

**Differentialdiagnose**
Ödeme nach Bestrahlung können ähnlich aussehen.

**Therapie**
Reduzierte Stimmbelastung, Nikotinkarenz und logopädische Therapie sind oft erfolgreich.
Andernfalls kommt vorsichtige mikrochirurgische Therapie in Betracht.

**Prognose**
Häufig kommt es zu **Rezidiven**.

**Fibrome, Hämangiome und andere gutartige Tumoren**
**Klinik**
**Fibrome** und **Hämangiome** *(s. Abb. 21)* sind häufiger als Adenome, Lipome und Chondrome.
Typisch ist **Heiserkeit**, nur große Neubildungen führen zur Luftnot.

**Diagnostik**
Zur Klärung der Histologie ist eine **Stützautoskopie** mit **Probeexzision** unerläßlich.

**Therapie**
Nur ausnahmsweise muß für die **Exzision** ein äußerlicher Zugang gewählt werden.

**Prognose**
Nach vollständiger Entfernung treten keine Rezidive auf. Die Unterscheidung eines Chondroms vom einem Chondrosarkom ist schwierig.

### 5.12.2 Präkanzerosen

◀ Definition

## Epitheldysplasien

Synonyme: Leukoplakie, Pachydermie

> **Definition.** Mehr oder weniger umschriebene, meist weißliche, über das Schleimhautniveau kaum (Leukoplakie) oder geringgradig (Pachydermie) erhabene, präkanzeröse Schleimhautveränderung.

***Epidemiologie.*** Betroffen sind Patienten des mittleren und höheren Lebensalters, überwiegend Männer.

***Ätiologie und Pathogenese.*** **Exogene Noxen** wie Rauchen, toxische Gase und Stäube, aber auch eine **chronische Laryngitis** können als kausalgenetische Faktoren eine Rolle spielen.

Die Dysplasie wird in **drei Grade** eingeteilt:
- **Grad I** beinhaltet eine noch benigne Veränderung mit einfacher Hyperplasie des Plattenepithels
- **Grad II** bedeutet eine fakultative Präkanzerose, bei der örtlich Zellatypien nachgewiesen werden, während beim
- **Grad III** eine Präkanzerose im Sinne eines »Carcinoma in situ« vorliegt, das die Basalmembran zwar noch nicht durchbrochen hat, histologisch aber Kernatypien, atypische Mitosen, Epithelreifungsstörungen und Einzelzellverhornungen wie ein Karzinom aufweist.

Bei der Pachydermie rouge (Erythroplakie) liegt histologisch nahezu immer ein Carcinoma in situ vor.

***Klinik.*** Derartige Epitheldysplasien und Leukoplakien können **symptomlos** sein und als Zufallsbefund entdeckt werden. Man findet sie aber auch im Randbereich von Karzinomen und chronischen Laryngitiden, meist besteht dann eine **Heiserkeit**, seltener Fremdkörpergefühl oder Räusperzwang.

***Diagnostik.*** Bei der Laryngoskopie sieht man mehr oder weniger umschriebene, weißliche, das Schleimhautniveau kaum überragende Unebenheiten. Das betroffene Schleimhautareal – außer den Stimmlippen können auch andere Regionen befallen sein – wirkt matt und etwas atrophisch *(siehe Abbildung 22).*

Für die unbedingt notwendige **histologische Abklärung** ist eine direkte Mikrolaryngoskopie (**Stützautoskopie**) mit Probebiopsie erforderlich.

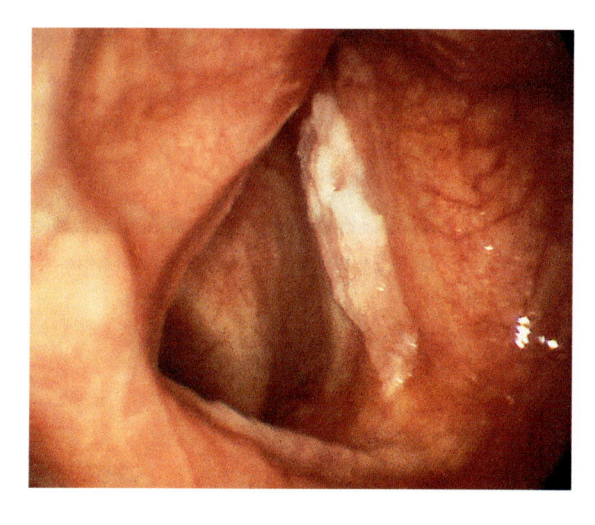

**Abb. 22: Stimmlippenleukoplakie**

***Differentialdiagnose.*** Die Unterscheidung zwischen präkanzerösen Epitheldysplasien und Veränderungen der harmlosen, **chronischen Laryngitis** kann schwierig sein und erfordert unter Umständen mehrmals wiederholte histologische Untersuchungen mikrolaryngoskopisch gewonnener Proben.

**Therapie.** Patienten mit nachgewiesenen Dysplasien und Leukoplakien müssen **regelmäßig fachärztlich kontrolliert** werden, um eine etwaige maligne Weiterentwicklung der Veränderung nicht zu übersehen. Das sicherste Vorgehen besteht in der vollständigen Entfernung der Läsion, die regelmäßige fachärztliche Nachuntersuchung bleibt aber auch danach erforderlich.

**Der klinische Fall.** Ein 56jähriger Kabarettist beklagt in der Sprechstunde eine seit 4 Wochen wechselnde, von der Stimmbelastung abhängige Heiserkeit mit Globusgefühl und Räusperzwang. Der Patient raucht seit ca. 40 Jahren 35 Zigaretten pro Tag und trinkt ca. 0,5 l Wein am Tag.
Der lupenlaryngoskopische Befund zeigt wie die Spiegeluntersuchung an beiden gut beweglichen Stimmlippen flächenhafte, weißliche, unruhige Schleimhautareale, die Stimmlippen selbst sind beidseits etwas voluminös verdickt.
Nach zunächst zweiwöchiger konservativer Therapie mit Stimmschonung, Inhalationen, Noxenverminderung sowie strenger Nikotinkarenz ist keinerlei Befundänderung eingetreten. Dem Patienten wird daher zur mikrolaryngoskopischen Entfernung geraten. Bei der Stützautoskopie werden die leukoplakischen Herde mit der Schleimhaut vollständig entfernt. Die feingewebliche Begutachtung ergibt eine Dysplasie Grad II. Der dringenden Empfehlung notwendiger Nachkontrollen im Abstand von zunächst 8 Wochen kommt der Patient allerdings nicht nach.
**Diagnose:** Stimmlippenleukoplakie

## Papillom

**Definition.** Meist solitäres Fibroepitheliom, beim Erwachsenen häufig als Präkanzerose anzusehen.

**Ätiologie und Pathogenese.** Die Papillome des Erwachsenen unterscheiden sich von den kindlichen Papillomen, die oft nichtverhornend sind, multipel auftreten und durch Papillomaviren hervorgerufen werden. Die häufiger verhornenden Papillome des Erwachsenen sind meist solitäre Neoplasien, die keine Virusgenese haben. Das Ausmaß eines präkanzerösen Potentials wird anhand der Epitheldysplasie eines Erwachsenenpapilloms bemessen.

**Klinik.** Typisches Symptom ist die Heiserkeit, nur bei ausgedehnten Veränderungen kann Luftnot auftreten.

**Diagnostik.** Bei der Spiegeluntersuchung sieht man einen meist breitbasig gestielten, höckerigen Prozeß von rötlicher Farbe und z. B. brombeerartiger Oberfläche.
  Für die histologische Abklärung ist die Stützautoskopie mit Probebiopsie unabdingbar. Dabei sollte gleichzeitig die vollständige Entfernung der Läsion (eventuell unter Einsatz eines Lasers) angestrebt werden.

**Therapie.** Nach mikrochirurgischer Abtragung müssen die betroffenen Patienten längere Zeit regelmäßig fachärztlich nachuntersucht werden, um Rezidive rechtzeitig zu erkennen.

## 5.12.3 Bösartige Tumoren

### Plattenepithelkarzinom

**Definition.** Bösartiger epithelialer Tumor mit plattenepithelialer Differenzierung, charakterisiert durch die Bildung von Keratin.

**Epidemiologie.** Je nach geographischer Region sind bis zu 95 % und mehr aller bösartigen Tumoren des Kehlkopfs Plattenepithelkarzinome. Männer erkranken sehr viel häufiger als Frauen (Verhältnis 5:1 bis 9:1), das bevorzugte Alter liegt zwischen dem vierten und siebten Lebensjahrzehnt.

### Ätiologie und Pathogenese

Ätiologie und Pathogenese. Bis zu 50 % der bösartigen Tumoren der Kopf-Hals-Region sind Larynxkarzinome. Der Zusammenhang zwischen Nikotinabusus und Kehlkopfkarzinom ist nicht so gut gesichert wie der zwischen Rauchen und Bronchialkarzinom. Dennoch gilt **Nikotinabusus als Kofaktor der Tumorgenese**. Ferner entstehen diese Karzinome auf der Grundlage chronischer Laryngitiden mit langer Anamnese, außerdem können sie aus typischen Präkanzerosen wie Pachydermie, Leukoplakie und dem Papillom des Erwachsenen hervorgehen.

Etwa zwei Drittel der Karzinome entstehen primär in der Glottis (»glottische Larynxkarzinome«), ein Drittel im supraglottischen Raum. Seltener sind primär subglottisch wachsende Karzinome. In vielen Einzelfällen läßt sich bei größerer Ausdehnung des Prozesses der primäre Entstehungsort nicht mehr ermitteln.

### Klinik

*Klinik.* Heiserkeit ist das klassische Erstsymptom insbesondere der glottischen Karzinome, die sich aufgrund ihres Sitzes an der Stimmlippe damit früh bemerkbar machen. Supraglottische Karzinome führen eher zu **Schluckbeschwerden** und kloßiger Stimmveränderung, schließlich auch zur Heiserkeit. Weiter treten je nach Ausdehnung des Karzinoms auch **Schmerzen** auf, die ins Ohr ausstrahlen können, **Dyspnoe** mit Stridor, blutiger Auswurf, schmerzhafte, hochgradige Schluckbehinderung.

Halslymphknotenmetastasen sind bei supraglottischen Karzinomen sehr viel eher anzutreffen als bei Tumoren der Stimmlippenebene.

### Diagnostik

> *Merke.* Besteht eine Heiserkeit länger als drei Wochen, muß eine sorgfältige fachärztliche Abklärung der Ursache erfolgen!

Klinische Untersuchungsbefunde. Die Laryngoskopie zeigt bei kleinen glottischen Karzinomen unter Umständen lediglich ein mehr oder weniger umschriebenes Areal mit unregelmäßiger, höckerig-körniger Oberfläche, eventuell geringer Rötung oder weißlicher Verfärbung. Größere und vor allem zum Zeitpunkt der Erstuntersuchung schon weiter fortgeschrittene Karzinome der Supraglottis erscheinen häufig als ulzerierte Prozesse mit aufgeworfenem, exophytischem Rand, die bei Berührung leicht bluten *(siehe Abbildung 23)*.

Bei der Laryngoskopie ist vor allem auch auf die **Stimmlippenbeweglichkeit** zu achten, weil eine durch das Tumorwachstum eingeschränkte oder aufgehobene Stimmlippenbewegung prognostisch ungünstige Bedeutung und einen Einfluß auf das auszuarbeitende Therapiekonzept hat.

Ferner muß schon bei der ersten klinischen Untersuchung darauf geachtet werden, ob **Halslymphknotenmetastasen** tastbar sind. Dies ist bei Karzinomen der Glottis in weniger als 5 % der Fälle zu erwarten, während supraglottische Karzinome je nach Sitz in ein bis zwei Drittel der Fälle in Halslymphknoten metastasieren. Nicht selten findet man dann Metastasen auf beiden Seiten. In seltene-

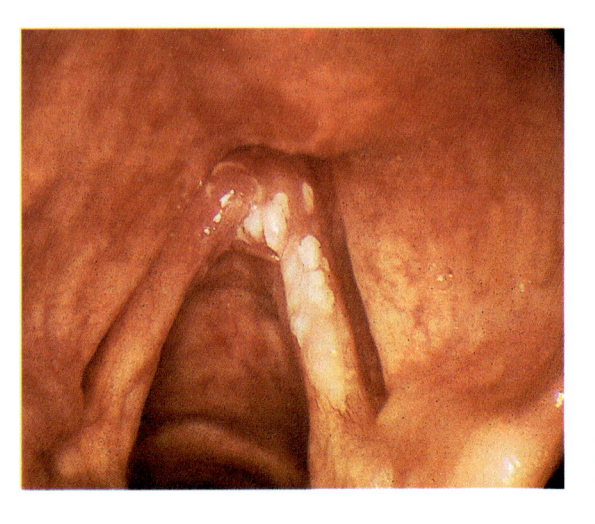

**Abb. 23:** Kleines glottisches Larynxkarzinom ($T_1$)

ren Einzelfällen tastet man bei der Untersuchung des Halses prälaryngeal Tumormassen, die auf einen Durchbruch des Karzinoms durch das Schildknorpelgerüst und ein Wachstum per continuitatem in die Halsweichteile zurückzuführen sind.

Bei jedem Verdacht auf einen Larynxtumor ist die direkte Mikrolaryngoskopie (**Stützautoskopie**) in Narkose indiziert, bei der die Ausdehnung des Prozesses genau erfaßt wird und aus allen verdächtigen Arealen **Probebiopsien** entnommen werden. Gleichzeitig erfolgt eine endoskopische Untersuchung der übrigen Räume des oberen Aerodigestivtraktes (**Panendoskopie**), um etwa gleichzeitig bestehende Zweitkarzinome anderer Lokalisationen auszuschließen.

**Fernmetastasen** findet man bei Larynxkarzinomen insgesamt sehr selten anläßlich der Erstuntersuchung. Erst im späteren Verlauf treten bei etwa einem Zehntel der Fälle Filiarisierungen in Lunge oder Leber auf.

**Radiologische Diagnostik.** Bezüglich der Tumorausdehnung ergibt sich durch die Computertomographie bei kleinen Karzinomen der Glottis (Stadium $T_1$) keine zusätzliche, über das Ergebnis der Mikrolaryngoskopie hinausgehende Information. Bei größeren Tumoren und vor allem zur Intensivierung der Suche nach kleinen Halslymphknotenmetastasen ist jedoch die Computertomographie (**CT**) gut geeignet *(siehe Abbildung 24)*. Sie läßt auch erkennen, ob ein Karzinom in das Kehlkopfgerüst, die Schilddrüse oder andere benachbarte Räume eingebrochen ist.

Seiten. Prälaryngeale Tumormassen sind auf einen Durchbruch des Karzinoms durch das Schildknorpelgerüst zurückzuführen. Bei jedem Verdacht auf einen Larynxtumor ist die **Stützautoskopie** indiziert, bei der aus verdächtigen Arealen **Probebiopsien** entnommen werden. Gleichzeitig erfolgt eine **Panendoskopie**, um Zweitkarzinome auszuschließen.

**Fernmetastasen** findet man sehr selten. Erst spät treten bei etwa einem Zehntel der Fälle Filiae in Lunge oder Leber auf.

**Radiologische Diagnostik**: Bei größeren Tumoren und zur Suche nach Halslymphknotenmetastasen ist die **CT** gut geeignet *(s. Abb. 24)*. Sie läßt erkennen, ob ein Karzinom in das Kehlkopfgerüst oder benachbarte Räume eingebrochen ist.

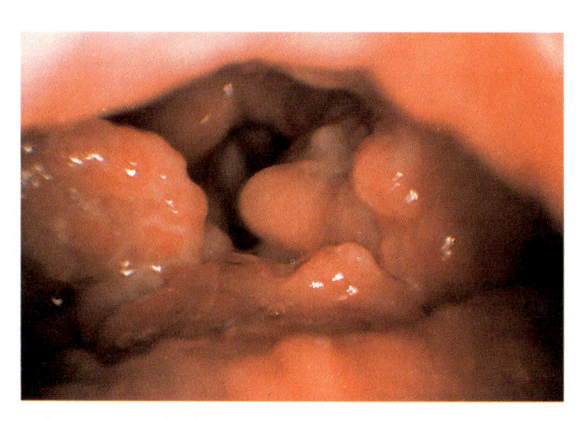

**a** laryngoskopisch

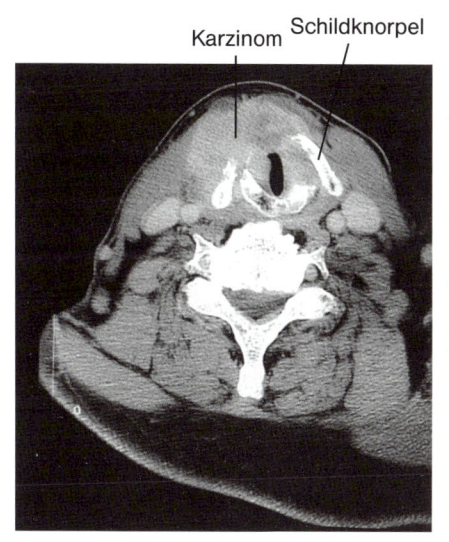

**b** Computertomogramm. Man erkennt eine erhebliche Destruktion des Schildknorpels durch den Tumor.

**Abb. 24: Großes Larynxkarzinom**

Die Suche nach Halslymphknotenmetastasen kann ferner durch **Ultraschalldiagnostik** bzw. ultraschallgestützte Feinnadelpunktionen aus verdächtigen Lymphomen verbessert werden. Auch zur Suche nach Fernmetastasen – z.B. in der Leber – kann Ultraschall eingesetzt werden.

Lungenmetastasen werden in der Röntgenaufnahme des Thorax gegebenenfalls erkannt.

**Histologie.** Histologisch findet man unter den Kehlkopfmalignomen mit großem Abstand am häufigsten mehr oder weniger **verhornende Plattenepithelkarzinome**.

Eine Sonderform ist die mehr warzenartige Variante des **verrukösen Karzinoms**, bei dem man histologisch überwiegend ein exophytisches Wachstum gut differenzierten, keratinisierenden Epithels mit Zeichen lokal aggressiven Wachstums sieht. Das verruköse Karzinom wächst langsam und metastasiert nicht! Jedoch können in einem solchen Karzinom auch kleine **Anteile eines typischen Plattenepithelkarzinoms** verborgen sein, weshalb hier der sorgfältigen histologischen Untersuchung besondere Bedeutung zukommt.

Die Suche nach Halslymphknoten- und Fernmetastasen kann durch **Ultraschall** mit Feinnadelpunktion verbessert werden.

Lungenmetastasen können in der Röntgenaufnahme des Thorax erkannt werden.

**Histologie.** Histologisch findet man am häufigsten **verhornende Plattenepithelkarzinome**.

Eine Sonderform ist das **verruköse Karzinom**, bei dem man ein exophytisches Wachstum gut differenzierten Epithels mit lokal aggressivem Wachstum sieht. Es wächst langsam und metastasiert nicht. Jedoch können darin **Anteile eines Plattenepithelkarzinoms** verborgen sein.

| T-Klassifikation bei Larynxtumoren | |
|---|---|
| **Supraglottis** <br> T$_1$ Tumor auf einen Unterbezirk der Supraglottis begrenzt, mit normaler Stimmlippenbeweglichkeit. <br> T$_2$ Tumor infiltriert mehr als einen Unterbezirk der Supraglottis oder Glottis, mit normaler Stimmlippenbeweglichkeit. <br> T$_3$ Tumor auf den Larynx begrenzt, mit Stimmbandfixation, und/oder Tumor mit Infiltration des Postkrikoidbezirks, der medialen Wand des Sinus piriformis oder des präepiglottischen Gewebes. <br> T$_4$ Tumor infiltriert durch den Schildknorpel und/oder breitet sich auf andere Gewebe außerhalb des Larynx aus, z. B. Oropharynx oder Weichteile des Halses. <br><br> **Glottis** <br> T$_1$ Tumor auf Stimmband (Stimmbänder) begrenzt (kann auch vordere oder hintere Kommissur befallen), mit normaler Beweglichkeit. <br>    T$_{1a}$ Tumor auf ein Stimmband begrenzt. <br>    T$_{1b}$ Tumorbefall beider Stimmbänder | T$_2$ Tumor breitet sich auf Supraglottis und/oder Subglottis aus und/oder Tumor mit eingeschränkter Stimmlippenbeweglichkeit. <br> T$_3$ Tumor auf den Larynx begrenzt, mit Stimmbandfixation. <br> T$_4$ Tumor infiltriert durch den Schildknorpel und/oder breitet sich auf andere Gewebe außerhalb des Larynx aus, wie Oropharynx oder Weichteile des Halses. <br><br> **Subglottis** <br> T$_1$ Tumor auf die Subglottis begrenzt. <br> T$_2$ Tumor breitet sich auf Stimmband (Stimmbänder) aus, mit normaler oder eingeschränkter Beweglichkeit. <br> T$_3$ Tumor auf den Larynx begrenzt, mit Stimmbandfixation. <br> T$_4$ Tumor infiltriert Ring- oder Schildknorpel und/oder breitet sich auf andere Gewebe außerhalb des Larynx aus, wie Oropharynx oder Weichteile des Halses. <br><br> Zum TNM-System und der N- und M-Klassifikation vgl. *Kapitel A*. |

| Stadiengruppierung | | | |
|---|---|---|---|
| Stadium 0 | T$_{is}$ | N$_0$ | M$_0$ |
| Stadium I | T$_1$ | N$_0$ | M$_0$ |
| Stadium II | T$_2$ | N$_0$ | M$_0$ |
| Stadium III | T$_1$ | N$_1$ | M$_0$ |
| | T$_2$ | N$_1$ | M$_0$ |
| | T$_3$ | N$_0$, N$_1$ | M$_0$ |
| Stadium IV | T$_4$ | N$_0$, N$_1$ | M$_0$ |
| | jedes T | N$_2$, N$_3$ | M$_0$ |
| | jedes T | jedes N | M$_1$ |

**Differentialdiagnose**

Die Abgrenzung gegen **chronische Laryngitis**, Tuberkulose oder gutartige Tumoren erfordert die sorgfältige Untersuchung der Probebiopsien. **Chondrosarkome** werden häufig zunächst als gutartige Chondrome angesehen, bis die Rezidive und das destruierende Wachstum den bösartigen Charakter offenbaren.

***Differentialdiagnose.*** Vor allem bei Frühstadien kann die Abgrenzung z. B. gegen eine **chronische Laryngitis**, eine Tuberkulose des Kehlkopfs oder gutartige Tumoren Schwierigkeiten bereiten. Die Klärung muß dann immer durch sorgfältige Untersuchung der in genügender Menge entnommenen Probebiopsien herbeigeführt werden. Das gleiche gilt für die seltenen anderen Malignome des Larynx, wie z. B. Adenokarzinome und maligne Lymphome. **Chondrosarkome** werden bei langsamem Wachstum und schwieriger histologischer Differentialdiagnostik oft zunächst als gutartige Chondrome angesehen, bis die häufigen Rezidive und das destruierende Wachstum des Prozesses, schließlich auch die eindeutige Histologie den bösartigen Charakter des Tumors offenbaren.

**Therapie**

***Therapie***

**Merke ▶**

> ***Merke.*** Je früher ein Larynxkarzinom erkannt wird und je kleiner es zum Zeitpunkt der Diagnosestellung ist, um so besser sind die Aussichten, die Erkrankung unter Erhaltung des Kehlkopfes und der Stimme zur vollständigen Ausheilung zu bringen.

Der frühen Diagnosestellung kommt besondere Bedeutung zu! Kleine Karzinome können häufig unter Erhalt der Stimmlippe entfernt

Der frühen und schnellen Diagnosestellung kommt im Hinblick auf eine funktionserhaltende Therapie deswegen besondere Bedeutung zu!
Kleine Karzinome können häufig sogar unter Erhalt der Stimmlippe entfernt werden und erfordern keine Behandlung des Halses, weil sich noch keine zervi-

## 5.12.3 Bösartige Tumoren

kalen Halslymphknotenmetastasen gebildet haben. Bei größeren Karzinomen werden umfangreichere Resektionen erforderlich, die dann – insbesondere bei supraglottischem Sitz des Primärtumors – mit einer Lymphknotenausräumung der entsprechenden Halsregion kombiniert werden.

In den vergangenen Jahren wurde der Einsatz des **Lasers** bei der Resektion von Kehlkopfkarzinomen stärker beachtet und gewinnt zunehmend Bedeutung. Daraus ergibt sich die Tendenz, mit Hilfe des Lasers nicht nur kleine, sondern zum Teil weit größere Karzinome auf endoskopisch-endolaryngealem Wege zu entfernen, als dies mit konventioneller Chirurgie früher üblich war. Dies eröffnet die Möglichkeit, auch bei ausgedehnteren Larynxkarzinomen den Kehlkopf und die Stimmfunktion zu erhalten.

Bei Durchbruch durch das Kehlkopfgerüst oder ausgeprägter zirkulärer Ausdehnung bzw. Einbruch in extralaryngeale Regionen bleibt aber die sicherste Therapie die vollständige Entfernung des Kehlkopfs (**Laryngektomie**). Die Entscheidung für das beste operative Vorgehen muß für jeden Einzelfall individuell getroffen werden *(siehe Abbildung 25 a, b)*.

werden. Bei größeren werden umfangreichere Resektionen und eine Lymphknotenausräumung der entsprechenden Halsregion erforderlich. Durch den Einsatz des **Lasers** bei der Resektion von Kehlkopfkarzinomen können kleine und größere Karzinome endoskopisch-endolaryngeal entfernt werden. Damit können der Kehlkopf und die Stimmfunktion erhalten werden.

Bei Durchbruch durch das Kehlkopfgerüst oder Einbruch in extralaryngeale Regionen bleibt aber die **Laryngektomie** die sicherste Methode. Das operative Vorgehen muß individuell entschieden werden (s. Abb. 25 a, b).

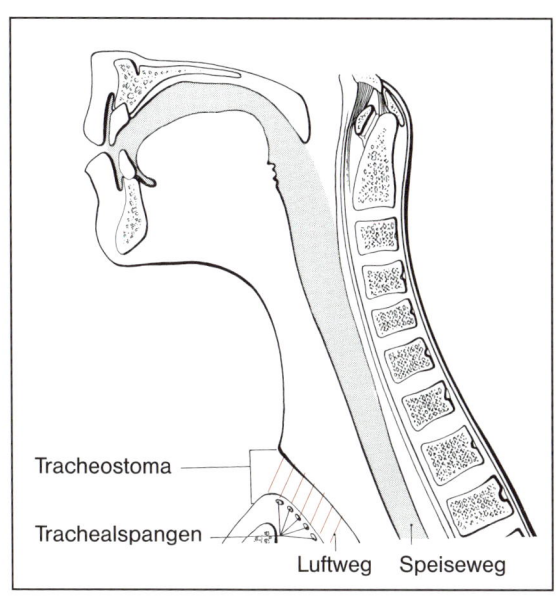

**a** Zustand nach Laryngektomie: Luft- und Speiseweg sind separiert

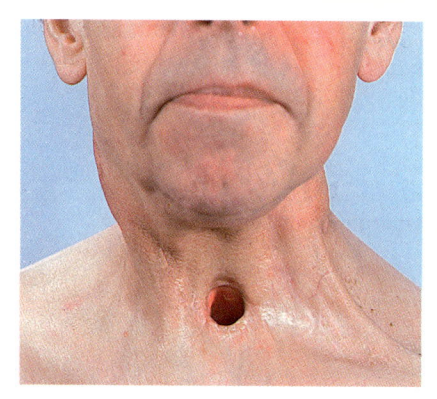

**Abb. 25: Tracheostoma**

**b** Tracheostoma

Bei der **Laryngektomie** wird der Kehlkopf von der Trachea abgetrennt. Damit entfällt der Überkreuzungsbereich von Luft- und Speiseweg, der bis dahin in Höhe des Larynxeingangs gelegen hatte. Es wird deshalb nach Laryngektomie die komplette Separierung des Luftwegs und des Speisewegs erforderlich. Hierzu wird die Hypopharynxwand durch Naht verschlossen und der offene Stumpf der Luftröhre als **Tracheostoma** in die Halshaut eingenäht.

Je größer das Karzinom ist, um so wahrscheinlicher liegen Halslymphknotenmetastasen vor. Die chirurgische Therapie des Primärtumors wird dann mit einer Ausräumung der Halslymphknoten (**Neck dissection**) kombiniert, die im Einzelfall auch auf beiden Seiten durchgeführt werden muß. Wird hingegen der Primärtumor bestrahlt – z. B., weil er für jedes operative Vorgehen zu groß ist –, dann werden auch die Lymphknoten der entsprechenden Halsregion im Regelfall nicht operiert, sondern bestrahlt.

Bei rein supraglottisch lokalisierten Karzinomen kann eine horizontale, **supraglottische Kehlkopfteilresektion** mit Erhalt der Glottis und damit der Stimme durchgeführt werden. Da dann der Kehldeckel zum Verschluß des Larynx beim Schluckvorgang fehlt, muß diese Funktion vom Zungengrund übernommen werden. Besonders ältere Patienten lernen nicht immer die erforderliche neue Schlucktechnik, so daß es nach solchen Operationen zur Aspiration von Speise kommen kann. Ein spezielles Schlucktraining bessert meist die Situation.

Bei der **Laryngektomie** wird der Kehlkopf von der Trachea abgetrennt. Zur Separierung von Luft- und Speiseweg wird die Hypopharynxwand verschlossen und der Stumpf der Luftröhre als **Tracheostoma** in die Halshaut eingenäht. Sind Halslymphknotenmetastasen wahrscheinlich, wird die chirurgische Therapie mit einer **Neck dissection** kombiniert. Wird der Primärtumor bestrahlt, dann wird auch die entsprechende Halsregion im Regelfall bestrahlt.

Bei supraglottischen Karzinomen kann eine **supraglottische Kehlkopfteilresektion** mit Erhalt der Glottis und der Stimme durchgeführt werden. Ältere Patienten lernen nicht immer eine neue Schlucktechnik, so daß es zur Aspiration kommen kann.

Wird zusammen mit dem Kehlkopf ein großer Teil des Hypopharynx reseziert, ist unter Umständen die plastisch-chirurgische Rekonstruktion des Schluckweges mit transplantiertem Gewebe aus anderen Körperregionen erforderlich. Hierzu eignet sich z. B. ein Stück frei transplantierten Dünndarms, welches durch mikrovaskuläre Anastomosen an die regionale Gefäßversorgung des Halses angeschlossen werden muß.

Abhängig von der Situation im einzelnen Fall und vom Verlauf des Tumorleidens muß individuell entschieden werden, ob die chirurgische Therapie allein, die Strahlentherapie allein oder eventuell eine Kombination aus Chirurgie, Radiatio und eventuell auch Chemotherapie gewählt wird.

Bezüglich der Möglichkeiten stimmlicher Rehabilitation nach Laryngektomie (Ösophagusstimme, Sprechhilfe, Shunt) *siehe Synopsis 5* und *Kapitel K, Phoniatrie*.

**Prognose.** Bei kleinen glottischen Karzinomen erreicht man mit adäquater Therapie Fünfjahresüberlebensraten von mehr als 90%, bei großen glottischen Karzinomen des Stadiums $T_4$ nur noch unter 50%. Supraglottische Karzinome erlangen nur im Stadium $T_1$ etwa 90% Fünfjahresüberlebenswahrscheinlichkeit, während im Stadium $T_4$ weniger als ein Drittel der Patienten nach fünf Jahren noch lebt.

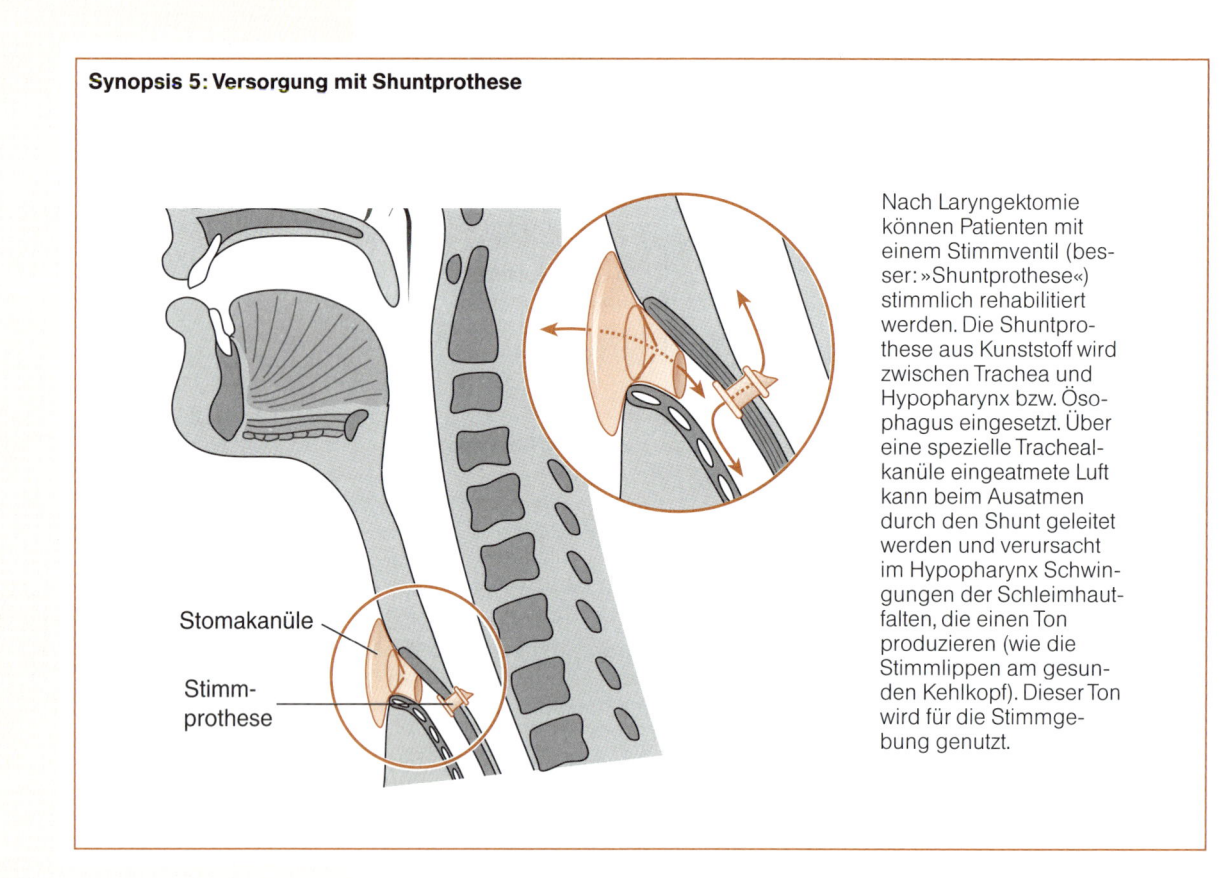

---

### Synopsis 5: Versorgung mit Shuntprothese

Nach Laryngektomie können Patienten mit einem Stimmventil (besser: »Shuntprothese«) stimmlich rehabilitiert werden. Die Shuntprothese aus Kunststoff wird zwischen Trachea und Hypopharynx bzw. Ösophagus eingesetzt. Über eine spezielle Trachealkanüle eingeatmete Luft kann beim Ausatmen durch den Shunt geleitet werden und verursacht im Hypopharynx Schwingungen der Schleimhautfalten, die einen Ton produzieren (wie die Stimmlippen am gesunden Kehlkopf). Dieser Ton wird für die Stimmgebung genutzt.

Stomakanüle
Stimmprothese

## 5.12.3 Bösartige Tumoren

**K** *Der klinische Fall.* Eine sehr adipöse 58jährige Kioskbesitzerin stellt sich mit seit ca. 6 Monaten anhaltender Heiserkeit vor. Sie ist sonst bis auf eine chronische Bronchitis und beidseitige Varikosis der unteren Extremitäten gesund. Nikotinabusus wird mit 35 Zigaretten pro Tag seit über 30 Jahren bejaht, ein Alkoholabusus wird verneint.
Bei der HNO-ärztlichen Spiegeluntersuchung ergibt sich ein auffälliger Kehlkopfbefund: bei regelrechter Beschaffenheit und Funktion der linken Stimmlippe ist die rechte gut beweglich, aber wulstig verdickt mit teils ulzerierten, teils exophytischen Oberflächenveränderungen. Die Palpation des adipösen Halses ergibt keinen Hinweis auf zervikale Lymphknotenvergrößerungen.
In der Panendoskopie stellt sich neben den beschriebenen Befunden zusätzlich ein Befall des Überganges zum rechten Sinus Morgagni dar, die sonstigen Kehlkopfareale sind makroskopisch und feingeweblich tumorfrei. Die histologische Begutachtung der tumorösen Areale ergibt ein mäßig differenziertes, verhornendes Plattenepithelkarzinom. In der Ausbreitungsdiagnostik (Ultraschall-B-Scan des Halses, Oberbauchsonogramm, Röntgen-Thorax) findet sich kein Hinweis auf Metastasierung. Das somit festgestellte $T_2N_0M_0$-Larynxkarzinom wird einer mikroskopisch kontrollierten laserchirurgischen Resektion zugeführt.
Der Larynxbefund heilt komplikationslos. Die nachfolgenden engmaschigen Larynxkontrollen im Abstand von zunächst 4 Wochen ergaben kein erneutes Tumorwachstum. Nach 3 Monaten hatte sich eine recht voluminöse Ersatzstimmlippe aus Granulations- und Narbengewebe entwickelt, welche ein zwar rauhe und heisere, aber für die Patientin zufriedenstellende Stimmbildung ermöglichte.
**Diagnose:** Glottisches Larynxkarzinom ($T_2$) ohne Halslymphknotenmetastasen

**K** *Der klinische Fall.* 25 Jahre nach erfolgreicher Strahlentherapie eines Morbus Hodgkin werden bei einer 61jährigen Zahnärztin in einem auf 4 cm vergrößerten Halslymphknoten nach Feinnadelbiopsie zytologisch maligne Zellen gefunden. Die seit der früheren Bestrahlung ohnehin heisere Stimme war seit 4 Monaten nochmals deutlich rauher und schlechter geworden, weshalb die Patientin im Rahmen der Primärtumorsuche auch HNO-ärztlich vorgestellt wird.
Laryngoskopisch imponiert ein teils exophytischer, teils ulzerierter Tumor mit herdförmigen Einblutungen im Bereich der rechten Stimmlippe mit Befall der vorderen Kommissur, des Sinus Morgagni und der Taschenfalte beidseits. Die Beweglichkeit der rechten Stimmlippe ist vollständig aufgehoben. Bei radiogener Induration des äußeren Halses ist die Palpation deutlich erschwert, es lassen sich jedoch bis auf den paralaryngealen rechtsseitigen Lymphknoten, aus dem zuvor punktiert wurde, keine weiteren Lymphknotenschwellungen feststellen.
Im Hals-CT wird die laryngoskopisch gesehene Ausbreitung bestätigt, darüber hinaus zeigt sich jedoch eine destruierende Infiltration des Schildknorpels. Neben dem paralaryngeal gelegenen, großen Lymphknoten lassen sich computertomographisch weitere, kleinere ipsilaterale Lymphknoten bis 1 cm Größe im Durchmesser dokumentieren. Die sonstige Ausbreitungsdiagnostik ergibt keinen Anhalt für eine Filialisierung.
Mit kurativem Ziel wird eine Laryngektomie und Neck dissection rechts durchgeführt. Bereits intraoperativ wird eine Shuntprothese eingesetzt. Der postoperative Verlauf ist trotz des radiogen vorgeschädigten Gewebes komplikationslos. Die Stimmrehabilitation gelingt gut mittels Ösophagusstimme und Shuntprothese. In der Tumornachsorge ist die Patientin nach 5 Jahren klinisch tumorfrei. Sie verstirbt im Alter von 70 Jahren an den Folgen eines ischämischen Hirninsultes.
**Diagnose:** Glottisches Larynxkarzinom ($T_4N_2M_0$)

**K** *Der klinische Fall.* Ein 42jähriger, deutlich im Allgemeinzustand reduzierter Gastwirt stellt sich mit einem auf über 6 cm vergrößerten, fixierten, rechts zervikal im Kieferwinkel sitzenden Lymphknoten in der Ambulanz vor. Daneben besteht seit ca. 1 Jahr eine zunehmende Dysphagie mit Schluckschmerzen, die ins rechte Ohr ausstrahlen. Seit etwa $\frac{1}{2}$ Jahr ist nur noch flüssige Ernährung möglich. Die Stimme klinge schon länger etwas belegt, die Aussprache sei in letzter Zeit undeutlicher, kloßiger geworden. Gewichtsabnahme 15 kg in 3 Monaten.
Im Rahmen der HNO-Diagnostik findet sich ein Tumorbefall der rechten Taschenfalte, der Epiglottis, der Hypopharynxseitenwand und des Zungengrundes, hier die Mittellinie überschreitend, was im MRT besonders deutlich wird. Das Hals-CT zeigt neben dem großen, rechtsseitigen Kieferwinkellymphknoten multiple weitere, 1 bis 2 cm große Lymphome im Bereich der Halsgefäßscheide beidseits. Darüber hinaus finden sich keine weiteren Tumormanifestationen.
Angesichts der Tumorausdehnung entscheiden sich die behandelnden HNO-Ärzte gegen eine Operation. Nach 10tägiger Hyperalimentation via Magensonde wird der Patient einer simultanen Radio-Chemotherapie mit Carboplat und 5-Fluoruracil zugeführt, die jedoch nach einer kurzzeitigen partiellen Remission das Tumorwachstum nicht mehr aufhalten kann. Eine durch die Ehefrau des Patienten vermittelte, medikamentöse Behandlung mit Iscador® durch einen anderen Arzt bleibt ebenfalls erfolglos. An der Halshaut sind inzwischen multiple, bis zu 7 cm große, exulzerierte und superinfizierte kutane Metastasen aufgebrochen.
Sechs Monate nach Diagnosestellung macht der ausgedehnte Befund eine adäquate orale Ernährung und Schmerztherapie unmöglich. Es wird daher eine PEG-Sonde implantiert, mit der eine zufriedenstellende Ernährung und suffiziente Schmerztherapie gewährleistet blieb. Dem Wunsch des Patienten entsprechend wurde bei letztendlich akut einsetzender Tumormassenblutung außer der dann i.v. fortgesetzten Schmerztherapie und Sedierung kein weiterer Versuch der Lebensverlängerung unternommen.
**Diagnose:** Supraglottisches Larynxkarzinom ($T_4N_3M_0$)

# H

# Trachea

*A. Berghaus*

# 1 Anatomie

Die **Trachea** verbindet den Kehlkopf und die Lunge. In Höhe des 6. und 7. Halswirbelkörpers schließt sie sich an den Ringknorpel des Larynx an. Über diese Verbindung ist die Luftröhre in die Bewegungen der Mundboden- und Halsmuskulatur einbezogen. Die Trachea ist **beim Erwachsenen 10 bis 13 cm lang** und **13 bis 20 mm weit**. Das halbstarre Rohr folgt etwa der Krümmung der Wirbelsäule und tritt ungefähr in Höhe des ersten Brustwirbelkörpers in den Brustraum ein. Vor dem 4. und 5. Brustwirbelkörper gabelt sich die Luftröhre in die beiden Hauptbronchien. In die Wand der Trachea sind 12 bis 16, maximal 20 U-förmige, nach dorsal offene, hyaline Knorpelspangen eingelassen, die für die Stabilität sorgen und das Lumen offenhalten. Zwischen den Knorpelspangen liegen starke elastische Bänder. Die dorsale Wand besteht aus einer Bindegewebs-Muskel-Membran (Paries membranaceus) mit dem M. trachealis. Beim Verschlucken eines größeren Bolus ermöglicht diese Membran die Ausdehnung der dort anliegenden Speiseröhre nach vorn *(siehe Synopsis 1)*.

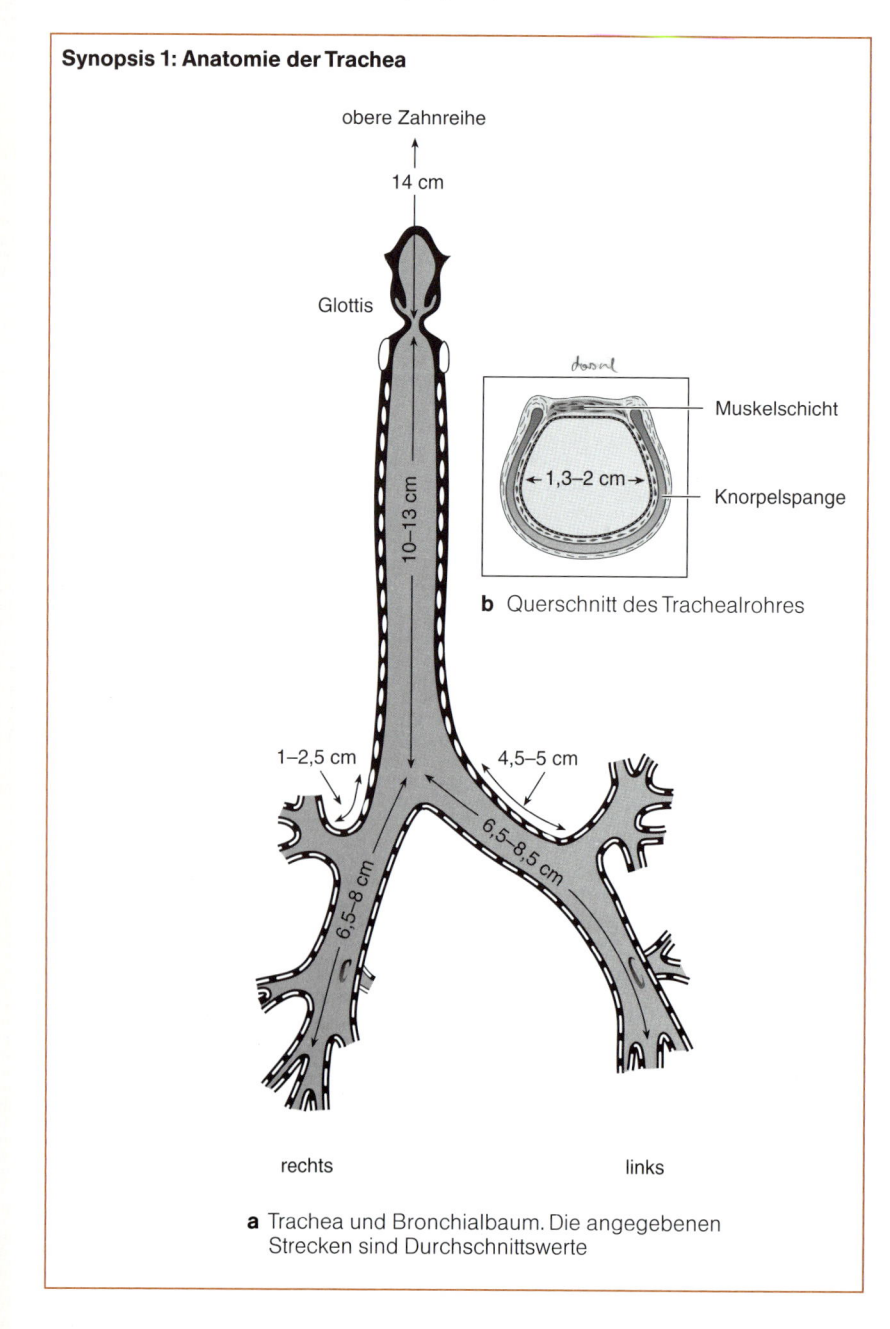

**Synopsis 1: Anatomie der Trachea**

**b** Querschnitt des Trachealrohres

**a** Trachea und Bronchialbaum. Die angegebenen Strecken sind Durchschnittswerte

In der Hinterwand querverlaufende, glatte Muskulatur kann die freien Enden der Knorpelspangen einander nähern und dadurch das Lumen der Luftröhre verengen. Die Schleimhaut legt sich dann in Längsfalten. Durch das **elastische Fasernetz** der Trachea ist eine starke Verlängerung des Organs möglich. Bei Normalhaltung des Kopfes befinden sich diese Fasern bereits in gespanntem Zustand. Beim Vorbeugen des Kopfes läßt die Spannung nach, dann kann man die Verschieblichkeit zur Seite überprüfen. Stärkere Dehnungen treten beim Schlucken, Sprechen und Singen auf. Heben des Kinns bewirkt maximale Dehnung der Trachea. Da dann mehrere Trachealspangen aus dem Brustraum in den Halsbereich treten, erleichtert die Dorsalflexion des Kopfes mit Anheben des Kinns den chirurgischen Zugang zur Luftröhre über dem Jugulum. Wird eine Trachea chirurgisch oder akzidentell komplett durchtrennt, dann können die Schnittenden bis zu handbreit auseinanderweichen.

Die **Schleimhaut** des Tracheallumens besteht aus zweireihigem **Flimmerepithel** mit Becherzellen. Mit dem Perichondrium der Knorpel ist die Schleimhaut fest verwachsen, über der Hinterwand ist sie verschieblich. Der Flimmerschlag des respiratorischen Epithels ist zum Kehlkopf gerichtet.

Die **Blutversorgung** der Trachea stammt vorwiegend aus der A. thyreoidea inferior, im geringeren Ausmaß auch aus der A. thyreoidea superior.

Im Hinblick auf die topographischen Beziehungen zur Umgebung ist klinisch bedeutsam, daß die Luftröhre kranial oberflächlich, kaudal dagegen tiefer liegt (über dem Jugulum bereits 4 bis 5 cm unter der Hautoberfläche). Seitlich liegen der Luftröhre im oberen Abschnitt die Seitenlappen der Schilddrüse an, was bei großem Kropf zur Einengung der Trachea führen kann (Säbelscheidentrachea). Kaudal liegen der Luftröhre die Karotiden an. In einer Rinne zwischen Trachea und Ösophagus findet man beidseits den N. laryngeus recurrens, was bei chirurgischen Eingriffen und krankhaften Veränderungen an der Trachea zu einer Läsion dieser Nerven mit entsprechenden Funktionsausfällen führen kann (Rekurrensparese; Stimmlippenlähmung).

# 2 Physiologie

Die Trachea fügt sich mit ihren Funktionen in den Respirationstrakt ein, das heißt, daß sie an der **Anwärmung, Anfeuchtung** und **Reinigung der Atemluft** beteiligt ist. Eine muköziliäre Clearance bewegt einen oberflächlichen Schleimfilm mit abgelagerten Partikeln in einer Geschwindigkeit von bis zu 15 mm pro Minute in Richtung Larynx. In weniger als einer Stunde werden so auch Partikel aus den kleinsten peripheren Bronchiolen durch den Hauptbronchus in die Trachea transportiert. Die Weite der Trachea, wie auch der Bronchien, ändert sich atemsynchron bei In- und Exspiration. Naturgemäß besteht die wichtigste Funktion der Luftröhre in der Aufrechterhaltung eines genügend weiten Lumens für die **Passage der Atemluft.**

# 3 Untersuchungsmethoden

## 3.1 Anamnese

Patienten mit Erkrankungen der Trachea klagen nicht selten über **Husten, Auswurf** oder **Atemnot** mit oder ohne Stridor bzw. Schmerzen.

- **Husten** kann bei akuter Tracheitis vorkommen, nach Inhalation schleimhautirritierender Substanzen oder unmittelbar nach Aspiration eines Fremdkörpers. Chronischer Hustenreiz kann durch eine Dysphagie mit Überschlucken in die Luftwege verursacht werden, oder durch eine ösophagotracheale Fistel. Die weitaus häufigste Ursache für chronischen Husten sind chronische Entzündungen des Respirationstraktes.
- **Auswurf** ist Zeichen einer unphysiologisch hohen Produktion von tracheobronchialem Sekret und kommt beim Gesunden nicht vor. Er ist Zeichen einer Erkrankung der Atemwege.
- **Atemnot** tritt bei Verengungen der Luftröhre auf. Hochsitzende Stenosen rufen überwiegend einen inspiratorischen **Stridor** hervor, tiefersitzende (knapp oberhalb der Carina und darunter) sowie starre Stenosen können einen in- und exspiratorischen Stridor auslösen. Außer narbigen Verengungen können schwere Entzündungen, Fremdkörper oder Tumoren der Trachea die Ursache sein.

> **Merke.** Stridor ist immer ein ernster Hinweis auf einen bedrohlichen Atemnotzustand!

- **Schmerzen** deuten meist auf eine entzündliche Erkrankung der Luftröhre, sie können aber auch eine andere Ursache haben.

## 3.2 Inspektion und Palpation

Soweit die Trachea am Hals oberflächlich genug liegt, kann ihre Position und Beweglichkeit palpatorisch bei der Untersuchung des Halses erfaßt werden.

Bei der Kehlkopfspiegelung mit dem klassischen Spiegel oder dem Lupenlaryngoskop ist häufig durch die Stimmritze hindurch ein kurzes Stück des Tracheallumens einsehbar. Für eine vollständige Beurteilung der Luftröhre reicht dies jedoch nicht aus.

## 3.3 Endoskopie

Am wachen Patienten kann nach Oberflächenanästhesie in Larynx und Trachea die Endoskopie mit flexiblen Optiken durchgeführt werden. Schlanke, **flexible Endoskope** können transnasal oder transoral durch die Glottis bis in die Trachea und sogar die Bronchien vorgeschoben werden *(siehe Synopsis 2a)*. Sind die Instrumente mit einem Arbeitskanal versehen, dann kann unter optischer Kontrolle auch eine kleine Biopsie entnommen werden. Allerdings sind die so gewonnenen Probenmengen außerordentlich klein.

Die **Tracheoskopie** bzw. Bronchoskopie mit **starren** Rohren wird in Relaxationsnarkose durchgeführt *(siehe Synopsis 2b)*. Der Patient befindet sich in Rückenlage, der Kopf wird so weit rekliniert, daß das starre Rohr unbehindert durch Mundhöhle und Larynx in die Luftröhre vorgeschoben werden kann. Über die für die Endoskopie verwendeten Rohre kann auch die Narkosegasbeatmung erfolgen. Entnahmen von größeren Biopsien und Extraktionen von voluminösen Fremdkörpern lassen sich so sicherer durchführen als mit der flexiblen Tracheobronchoskopie.

3.3 Endoskopie

**Synopsis 2 a–c: Tracheoskopie**

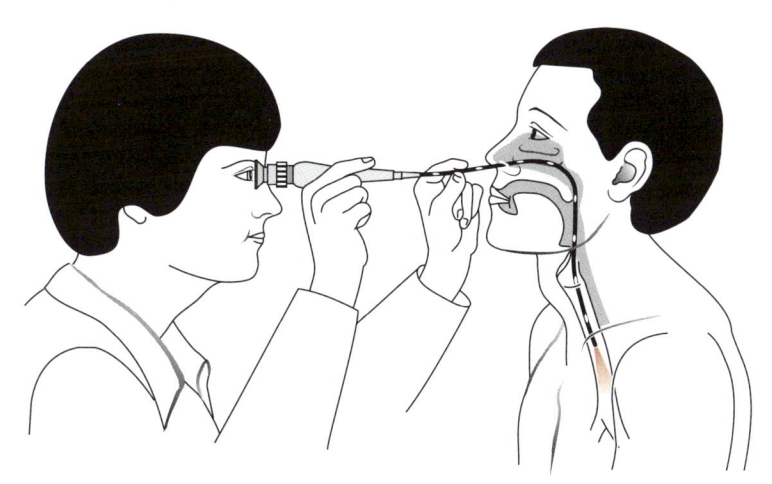

a  Flexible transnasale Tracheoskopie am wachen Patienten.

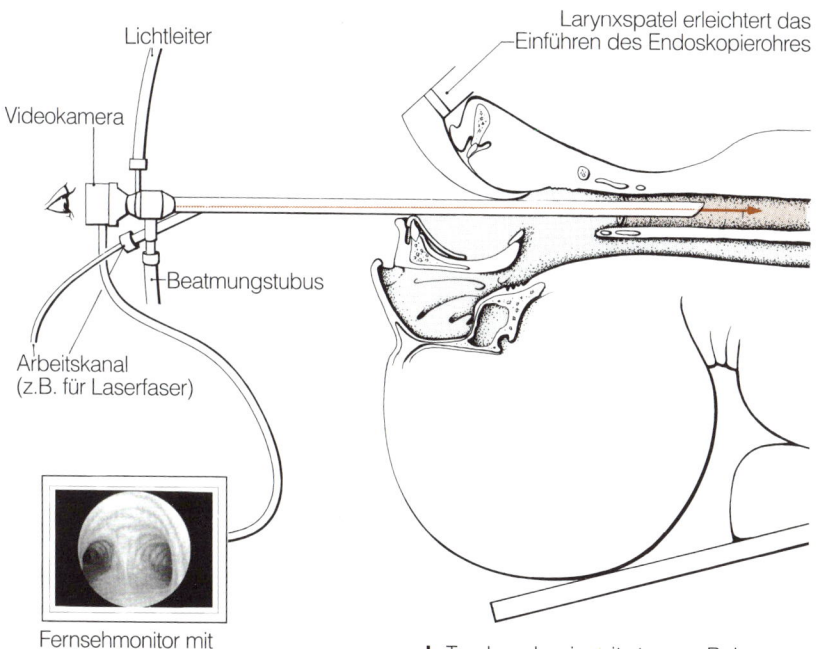

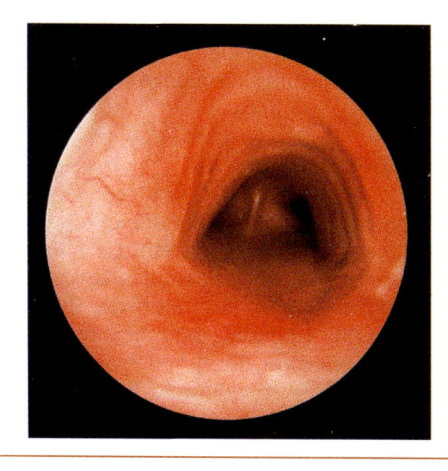

b  Tracheoskopie mit starrem Rohr am narkotisierten Patienten. Beatmung über das Tracheoskopierohr.

c  Tracheoskopischer Normalbefund; in der Tiefe die Carina mit den Abgängen der Hauptbronchien.

## 3.4 Bildgebende Verfahren

### Sonographie

Die Trachea läßt sich oberhalb des Sternum mit der **Sonographie** im B-Scan-Verfahren darstellen, insbesondere in ihrer Beziehung zur Schilddrüse.

### Röntgendiagnostik

Die **Röntgendiagnostik** kann, insbesondere bei Anfertigung sogenannter »Hartstrahlaufnahmen« *(siehe Abbildung 1)* mit einem starken Kontrast zwischen Luft und Weichteilen, Verlagerungen des Luftweges, Impressionen und Stenosen zeigen. Paratracheale Luftsicheln weisen auf einen Defekt der Luft- bzw. Speisewege mit Austritt von Luft in die Halsweichteile hin.

Die konventionelle **Röntgentomographie** in a.-p.-Projektion kann Einengungen des Lumens noch deutlicher zeigen als die Übersichtsaufnahme. Die konventionelle Schichtuntersuchung ist hierin sogar der Computertomographie überlegen, weil sie die gesamte Länge der Trachea darstellt.

Die Tracheographie, bei der ein intraluminaler Beschlag durch Inhalation von Kontrastmitteln herbeigeführt wird, zeigt zwar in hervorragender Weise ein Bild der Luftwege, hat sich aber wegen des großen Aufwandes und relativ hoher Risiken nicht als Routineuntersuchung durchgesetzt.

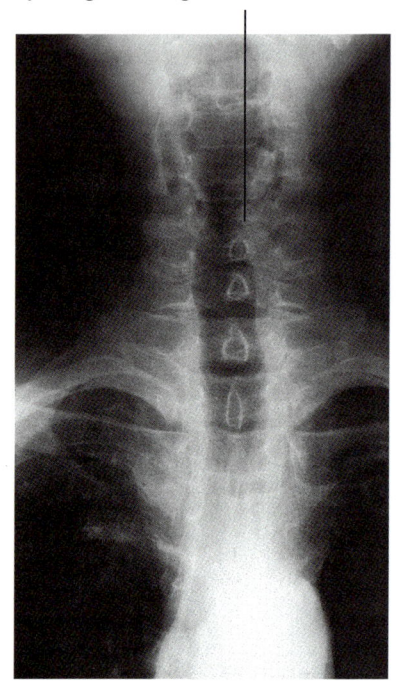

**Abb. 1: Tracheahartstrahlröntgenaufnahme.** Der Luftweg zeichnet sich als Band vor der Wirbelsäule ab. Normalbefund

### Computertomographie und Magnetresonanztomographie

Die **Computertomographie (CT)** von Hals und Thorax demonstriert wegen der axialen Schichtung am besten das Lumen der Trachea, gegebenenfalls mit pathologischen Veränderungen auch der Umgebung. Einen Überblick über den Verlauf des Luftweges kann das CT im Gegensatz zur konventionellen a.-p.-Tomographie jedoch nicht bieten.

Die **Magnetresonanztomographie (MRT)** eignet sich für sagittale Schnittbilder und dann, wenn eine Strahlenbelastung vermieden werden soll.

## 3.5 Lungenfunktionsprüfung

Aus hals-nasen-ohrenärztlicher Sicht wird bei der Lungenfunktionsprüfung im Zusammenhang mit Verengungen der oberen Luftwege vor allem auf die Werte für die inspiratorische und exspiratorische Ein-Sekundenkapazität geachtet **(Tiffeneau-Test)**. Sinkt der Wert für die forcierte inspiratorische Ein-Sekundenkapazität ($FIV_1$) beim Erwachsenen unter 1 Liter ab, dann liegt im allgemeinen eine für den Patienten bedrohliche Dyspnoe vor, die zum Beispiel eine Tracheotomie erforderlich macht. Voraussetzung für eine relevante Beurteilung der Lungenfunktionsprüfung ist die korrekte und standardisierte Durchführung der Untersuchung.

# 4 Erkrankungen

## 4.1 Ösophagotracheale Fistel

*Definition.* Offene Verbindung zwischen Luft- und Speiseröhre.

Ösophagotracheale Fisteln können angeboren oder erworben sein *(vgl. Kapitel F)*.

## 4.2 Tracheitis

*Definition.* Entzündung der Luftröhrenschleimhaut

*Ätiologie und Pathogenese.* Eine Tracheitis entsteht, wenn die Trachealschleimhaut bei bakteriellen oder viralen Infekten des oberen Respirationstraktes beteiligt ist. Eine chronische Tracheobronchitis kommt im Zusammenhang mit einer auslösenden **chronischen Sinusitis** vor (sog. »sinubronchiales Syndrom«).

Besonders gefährdet sind auch Patienten nach Laryngektomie *(siehe Kapitel G)*, bei denen die Umstellung auf die unphysiologische Atmung über das Tracheostoma (Wegfall der Klimatisierung der Atemluft durch den oberen Respirationstrakt) zu einer ungewohnten Belastung der Trachealschleimhaut führt. Nach einer Phase der Gewöhnung sinkt aber auch bei Laryngektomierten das Risiko der Entwicklung einer Tracheitis.

Eine Sonderform ist die trockene **Tracheitis sicca**, bei der es zur Ausbildung von Verborkungen kommt.

*Klinik.* Die Patienten leiden unter **Husten**, der oft schmerzhaft und trocken ist. Es wird ein überwiegend zäher **Auswurf** produziert. Bei ausgeprägten Befunden mit Beteiligung der Bronchien können ein pfeifendes Atemgeräusch **(Stridor)** und Dyspnoe auftreten. Bei viralen und bakteriellen Entzündungen geht die Erkrankung mit Fieber einher. In schweren Fällen kommt es zur **Zyanose.**

*Diagnostik.* Bei der Laryngoskopie kann unter Umständen bereits eine entzündlich veränderte Larynx- und Trachealschleimhaut zu sehen sein. Die übrige HNO-Spiegeluntersuchung ergibt gegebenenfalls Hinweise auf Entzündungsherde im Bereich der Nasennebenhöhlen. Eventuell sieht man zähen, weißen bis rötlichen **Schleimbelag** auf der Trachealschleimhaut, bei Tracheitis sicca z.T. ausgeprägte, relativ fest anhaftende **Borken.**

Tritt **Eiter** auf, wird von der Schleimhaut oder aus dem Sputum ein Abstrich zur Bestimmung von Erregern und Resistenz angefertigt.

Die Röntgenuntersuchung des Thorax dient hauptsächlich dem Ausschluß weitergehender Entzündungen der kleinen Luftwege i.S. einer Pneumonie.

Eine Mitbeteiligung der Lungen wird durch den Internisten bzw. Pulmologen erfaßt und therapiert.

*Differentialdiagnose.* Auszuschließen sind entzündliche Erkrankungen des Larynx, wie die (chronische) Laryngitis oder der Pseudokrupp *(vgl. Kapitel G)*, ferner entzündliche oder tumoröse Erkrankungen der Bronchien und Lungen, wie Asthma bronchiale, chronische Bronchitis, Tuberkulose und Bronchialkarzinom. Die differentialdiagnostische Abklärung muß unter Hinzuziehung des internistischen Fachkollegen erfolgen.

*Therapie.* Zur Verflüssigung von eingedicktem Sekret werden Inhalationen mit Emser Salz oder Acetylcystein (z.B. Fluimucil®) durchgeführt oder zumindest ein Luftbefeuchter eingesetzt. Wichtig ist auch eine ausreichende Flüssigkeitszufuhr. Bei nachgewiesenem oder vermutetem bakteriellem Infekt gibt man systemisch ein Antibiotikum (z.B. Tetracyclin oder Cephalosporin). Nach erfolgtem Erregernachweis wird gezielt antibiotisch therapiert.

Bei schweren Fällen kann die Gabe von Sauerstoff und intravenös applizierten Glucocorticoiden erforderlich werden.

Ausgeprägte, fixierte Borken (nicht selten nach Tracheotomie bzw. Laryngektomie) müssen instrumentell extrahiert werden. Hierzu ist manchmal eine Tracheoskopie mit starrem Rohr in Narkose erforderlich.

*Prognose.* In den meisten Fällen heilt die Erkrankung folgenlos aus. Bei Laryngektomierten kommt es gelegentlich zu Rezidiven. In sehr schweren Fällen kann die Tracheitis auf die Gerüststrukturen der Luftröhre übergreifen, wodurch es zur Perichondritis der Trachealspangen mit Erweichung der Trachealwand und Ausbildung einer Tracheomalazie kommen kann.

In solchen Fällen ist die Tracheotomie und endotracheale Stützung durch rohrförmige Prothesen in der Regel zumindest als vorläufige Maßnahme nicht vermeidbar. Derartige Verläufe sind aber als alleinige Folge einer Tracheitis äußerst selten.

## 4.3 Fremdkörper

> *Definition.* Aspirierte Teile wie Nahrungsbrocken, Spielzeug, Tabletten, Münzen

*Ätiologie und Pathogenese.* Kinder aspirieren kleine Nahrungsstücke, Erdnüsse oder Spielzeugteile. Bei Erwachsenen sind es außer Nahrungsbestandteilen häufiger Tabletten. Während bei Kindern die aspirierten Fremdkörper meist die tieferen Luftwege erreichen, kommt es beim Erwachsenen oft rechtzeitig zum Glottisschluß, so daß die Fremdkörper gelegentlich im Kehlkopf aufgehalten werden.

*Klinik.* Die Patienten geraten in einen anfallsartigen **Erstickungszustand,** gefolgt von heftigen **Hustenattacken** mit Atemnot und **Dyspnoe.** Die Symptomatik kann von **Heiserkeit** und **Schmerzen** hinter dem Brustbein begleitet sein. Verbleiben Fremdkörper länger im Tracheobronchialsystem, kann es zur Ausbildung von **Fieber** und starker **Dyspnoe** bis zur **Zyanose** als Zeichen einer Bronchopneumonie kommen.

*Diagnostik.* Von entscheidender Bedeutung ist die sorgfältige Erhebung einer Anamnese, bei Kindern insbesondere der Fremdanamnese von Eltern oder anderen Begleitpersonen. Zu beachten ist, daß die initiale Symptomatik mit Husten und Dyspnoe sich nach Minuten bis Stunden bereits wieder beruhigen kann, so daß oft zum Zeitpunkt der Untersuchung diese Erscheinungen nicht mehr nachweisbar sind.

> *Merke.* Besteht jedoch anamnestisch der Verdacht auf einen aspirierten Fremdkörper, so muß dem nachgegangen werden, bis er bewiesen oder ausgeschlossen ist.

Nur bei länger liegenden oder sehr großen Fremdkörpern findet man bei Auskultation über dem betroffenen Bronchialsegment ein abgeschwächtes Atem- oder ein Ventilgeräusch. Auch das **Röntgenbild** des Thorax zeigt nur bei ausgeprägten oder länger bestehenden Verlegungen der Luftwege durch Fremdkörper eine Atelektase oder gar eine Verziehung des Mediastinums. Meist ist nach der Aspiration eines Fremdkörpers zunächst sowohl die Auskultation als auch der Befund des Röntgenbildes normal.

In der Trachea flottierende Fremdkörper können ein atemsynchrones, rhythmisches Geräusch bei Auskultation hervorrufen, das durch das Anschlagen des Fremdkörpers an der Carina bzw. der Stimmlippenunterkante ausgelöst wird (selten).

*Differentialdiagnose.* Ist die Anamnese typisch, sind differentialdiagnostische Überlegungen nicht relevant. Im übrigen kann die Symptomatik einen Pseudokrupp oder ein Larynxödem vortäuschen.

*Therapie.* Stellt sich die Situation als schwerer, akuter Notfall bei einem Kind dar, dann kann versucht werden, durch Hochheben an den Füßen und Schläge auf die hintere Thoraxwand den Fremdkörper zu lösen.

Eine andere Möglichkeit besteht in der Anwendung des **Heimlich-Handgriffs**: Der stehende Patient wird von hinten in Höhe der unteren Thoraxapertur umfaßt, dann wird der Brustkorb ruckartig zusammengepreßt. Durch plötzliche Druckerhöhung kann in günstigen Fällen der Fremdkörper gelöst und dann ausgehustet werden.

Die Therapie der Wahl bei aspirierten Fremdkörpern ist im übrigen die **Tracheobronchoskopie mit starrem Rohr,** über welches gleichzeitig beatmet und der Fremdkörper mit geeigneten Faßzangen extrahiert wird. Für diese Untersuchung müssen verschiedene Faßzangen zur Verfügung stehen, weil nicht jedes Instrument für alle Arten von Materialien geeignet ist. Läßt sich ein in der Trachea oder dem Bronchus sitzender Fremdkörper nicht mit der Zange fassen, kann man auch versuchen, am Fremdkörper einen feinen Ballonkatheter vorbeizuschieben, den man nach Aufblasung der Blockermanschette wieder vorsichtig zurückzieht, wodurch der Fremdkörper mitgenommen wird.

*Prognose.* Wird bei einem aspirierten Fremdkörper konsequent gehandelt und die Extraktion zum nächstmöglichen Zeitpunkt herbeigeführt, bleibt die Aspiration folgenlos. Ein länger liegender Fremdkörper kann jedoch zu schweren Bronchopneumonien Anlaß geben. Im Bereich des festsitzenden Fremdkörpers kommt es meist schnell zu einer entzündlichen Schwellung und Erosion der Schleimhaut des Luftweges, die eine verspätete Extraktion solcher aspirierter Teile erschwert. Die Aspiration von Fremdkörpern, die toxische Substanzen freisetzen (z.B. Tabletten), ist in dieser Hinsicht besonders folgenschwer. Als begleitende Therapie zur Abschwellung der Schleimhaut sind dann intravenös gegebene Glucocorticoide, bei bakterieller Superinfektion auch Antibiotika indiziert.

Prognostisch kann die Schädigung der Tracheobronchialwand durch einen nicht rechtzeitig extrahierten oder toxischen Fremdkörper eine tiefliegende Stenosierung des Luftweges nach sich ziehen, die therapeutisch unter Umständen schwer korrigierbar ist *(siehe Kap. 4.5).*

## 4.4 Traumen

*Ätiologie und Pathogenese.* Stumpfe oder scharfe, geschlossene oder offene Verletzungen der Trachea entstehen bei Unfällen, durch Strangulation oder als Schnittverletzung bei Rohheitsdelikten bzw. Suizidabsichten. Der Trachealabriß kommt bei extremer Überstreckung des Kopfes nach dorsal oder bei einer ausgedehnten Schnittverletzung vor.

*Klinik.* **Dyspnoe** und **Dysphonie** sind die Hauptsymptome solcher Verletzungen. Bei stumpfen, gedeckten Traumen sieht man häufig eine Schwellung der Halsweichteile mit Unterblutung und Hämatombildung. Strangulationen hinterlassen blutunterlaufene Druckmarken. Offene Verletzungen sind oft mit starken Blutungen aus überwiegend venösen, oberflächlichen oder tiefen Halsgefäßen verbunden. Durch die traumatische Eröffnung der Luftröhre kann es dann auch zur Blutaspiration mit Bluthusten kommen. Der quere Halsschnitt in suizidaler Absicht führt häufig zu einer starken venösen Blutung, eventuell ist zusätzlich die Trachealwand eröffnet, was aber, bis auf eine mögliche Blutaspiration, meist zunächst keine schwerwiegenden Folgen hat.

*Diagnostik.* Palpatorisch kann man eine ödematöse Schwellung der Halsweichteile und eventuell ein Knistern als Zeichen des Emphysems tasten, das sich infolge des Austretens von Luft aus den Atemwegen bildet.

Bei Verkehrsunfällen mit Aufprall des Hals-Thoraxbereiches auf die Lenksäule kann es zu Längseinrissen der Tracheahinterwand kommen, die mit einer

cheahinterwand kommen, mit tracheoösophagealer Fistelbildung, Mediastinal- und Halsemphysem. Die diagnostische Abklärung bedarf der **Endoskopie**.

**Röntgenologisch** wird gegebenenfalls paratracheale Luft nachgewiesen. Bei ausgedehnten Verletzungen gibt die CT die zuverlässigste Information.

**Differentialdiagnose**
Die Anamnese ist diagnoseweisend.

**Merke** ▶

**Therapie**
Bestehen keine bedrohlichen Funktionseinschränkungen, kann abgewartet werden. Im Notfall ist die **Intubation** erforderlich.
Abschwellung eines Ödems durch Glucocorticoide. Offene Verletzungen erfordern die Rekonstruktion der Trachealwand. Beim Trachealabriß werden die Stümpfe wieder vereinigt. Zerfetzte Wunden erfordern oft die **Tracheostomie**.

**Prognose**
Nach chirurgischer Versorgung heilen Trachealverletzungen ohne ausgeprägte Funktionseinbuße aus.

4.5 Trachealstenose

**Definition** ▶

**Ätiologie und Pathogenese**
**Angeborene** Verengungen beruhen meist auf einer **Tracheomalazie** oder der Persistenz segelförmiger Membranen (sog. »Webs«) *(s. Abb. 2 a, b).*

tracheoösophagealen Fistelbildung einhergehen. In solchen Fällen kommt es meist schnell zu einem ausgeprägten Mediastinal- und Halsemphysem. Die Diagnosestellung und Bestimmung des Ausmaßes dieser Läsion ist nur durch **Endoskopie** von Trachea und Ösophagus zu erzielen.

**Röntgenologisch** wird durch Aufnahmen des Thorax und der Halsweichteile gegebenenfalls paratracheale Luft nachgewiesen. Bei ausgedehnten Verletzungen, die den Thorax bzw. den Larynx miteinbeziehen oder zu ausgeprägten Hämatomen geführt haben, gibt die Computertomographie die zuverlässigste Information.

***Differentialdiagnose.*** Die Anamnese ist diagnoseweisend.

> ***Merke.*** Für die Entscheidung über das richtige Behandlungskonzept ist es wesentlich, zwischen einer Läsion des Larynx und einer Verletzung der Trachea zu unterscheiden.

***Therapie.*** Bestehen bei einem stumpfen Trauma der Trachea keine bedrohlichen Funktionseinschränkungen, kann unter konsequenter Beobachtung abgewartet werden. Entsteht wegen Dyspnoe eine Notfallsituation, so ist die **Intubation** erforderlich. Die Abschwellung eines entzündlich bedingten Schleimhautödems kann durch die intravenöse Gabe von Glucocorticoiden unterstützt werden. Dem Schutz vor Superinfektionen dienen Breitbandantibiotika. Offene Verletzungen erfordern die chirurgische Versorgung mit Rekonstruktion bzw. Verschluß der Trachealwand. Beim Trachealabriß werden die auseinandergewichenen Stümpfe durch End-zu-End-Anastomosierung wieder vereinigt. Bei zerfetzten Wunden wird vor einer definitiven Rekonstruktion des Atemweges oft zunächst die **Tracheostomie** erforderlich.

***Prognose.*** Ist eine sofortige, sorgfältige chirurgische Versorgung möglich, heilen auch offene Trachealverletzungen ohne oder mit nur geringer Funktionseinbuße aus. Im übrigen besteht jedoch das Risiko der verzögerten Ausbildung einer narbigen Trachealstenose (s.u.).

## 4.5 Trachealstenose

> ***Definition.*** Unphysiologische Lumeneinengung der Trachea. Im klinischen Sprachgebrauch werden überwiegend narbige Einengungen mit Funktionseinbuße als Trachealstenose bezeichnet.

***Ätiologie und Pathogenese.*** **Angeborene** Verengungen der Luftröhre beruhen meist auf einer Erweichung der Trachealwand (**Tracheomalazie,** *vgl. Kapitel G*) oder der Persistenz segelförmiger Membranen (sog. »Webs«) *(siehe Abbildung 2 a, b).*

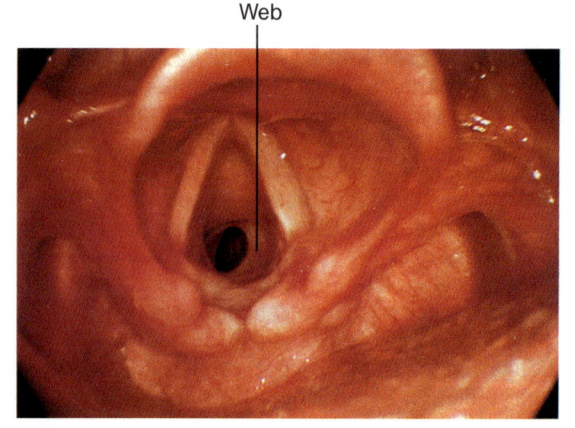

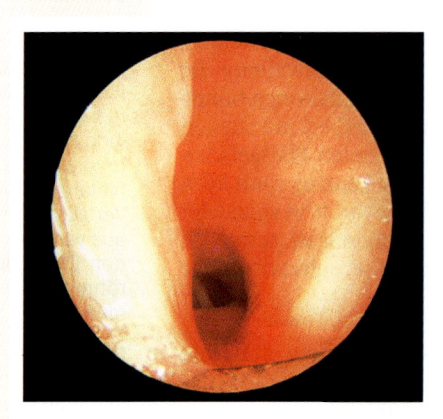

**a** Tracheomalazie

**b Web:** subglottische Segelbildung

**Abb. 2 a, b: Angeborene Trachealstenose**

Weitaus häufiger ist die Trachealstenose **erworben,** und zwar als Folge einer **Langzeitintubation** bei beatmeten Patienten (z.B. nach Unfällen oder Operationen). Der Mechanismus der Entwicklung einer Trachealstenose nach Langzeitintubation beruht darauf, daß die Blockermanschette des Tubus einen Druck auf die Trachealschleimhaut ausübt.

Hierdurch kommt es zu Ulzerationen über den Trachealspangen, die nach einigen Tagen oder Wochen freiliegen und nekrotisch erweichen können. Nach Extubation heilt eine solche Läsion, wenn sie ausgedehnt ist, unter Entwicklung einer konzentrischen Narbe als sogenannte »Sanduhrstenose« ab *(vgl. Abb. 3* und *Synopsis 3).* Die Empfindlichkeit der Trachealschleimhaut ist erhöht, wenn die Langzeitintubation bei einem Patienten erfolgt, der durch ein Trauma oder eine schwere Erkrankung einen Schock erlitt, denn die Trachea gilt als »Schockorgan«, das mit einer Ischämie auf dieses Ereignis reagiert. Der Druck einer Blockermanschette hat dann noch gravierendere Folgen.

Häufiger ist die Trachealstenose **erworben** als Folge einer **Langzeitintubation** bei beatmeten Patienten. Sie entsteht dadurch, daß die Blokkermanschette des Tubus Druck auf die Schleimhaut ausübt.
Hierdurch kommt es zu Ulzerationen über den Trachealspangen, die nach Tagen oder Wochen freiliegen und nekrotisch erweichen können. Nach Extubation heilt die Läsion unter Entwicklung einer Narbe als »Sanduhrstenose« ab *(vgl. Abb. 3* u. *Syn. 3).*

Da dieser Pathomechanismus bekannt ist, wird in vielen Kliniken bei langzeitintubierten Patienten in regelmäßigen Abständen eine Tracheoskopie durchgeführt, um mit einer Änderung der Lage der Blockermanschette oder einem Austausch des Tubus reagieren zu können, sobald eine auffällige Schleimhautläsion in der Trachea erkennbar wird *(siehe Abbildung 3).* Besteht die Möglichkeit der regelmäßigen Endoskopie nicht, ist es sicherer, bei Patienten, die voraussichtlich über längere Zeit beatmet werden müssen, zu einem frühen Zeitpunkt (spätestens nach einer Woche) eine schonende Tracheostomie anzulegen (s.u.).

Eine weitere, nicht seltene Ursache der Trachealstenose ist die Kompression der Luftröhre von außen. Auslöser ist dabei häufig eine **Struma** oder ein **Tumor** der Schilddrüse, die unter zunehmendem Druck auf die Trachealwand eine Atrophie der Knorpelspangen mit gleichzeitiger Lumeneinengung der Trachea auslösen *(siehe Synopsis 3 c).*

Sehr selten führt eine schwere Tracheitis, eine Wegener-Granulomatose oder eine Polychondritis zur Trachealstenose. Tumoren sind als Ursache selten.

Auch nach Tracheotomie oder anderen Traumen der Luftröhre kann sich eine Stenose ausbilden.

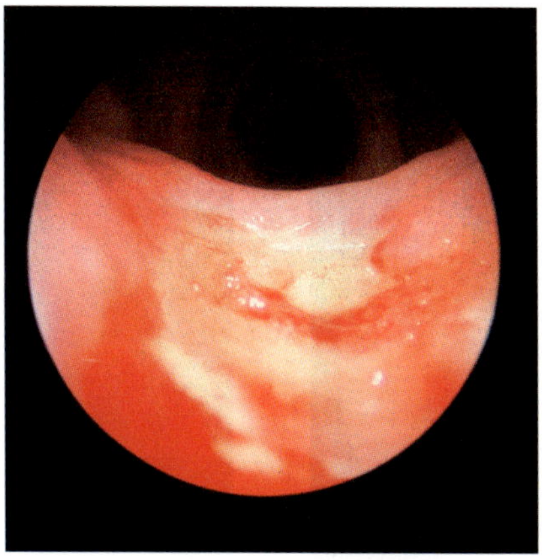

**Abb. 3: Schleimhautulkus mit freiliegendem Knorpel** am laryngotrachealen Übergang nach Langzeitintubation

In vielen Kliniken wird bei langzeitintubierten Patienten regelmäßig eine Tracheoskopie durchgeführt, um mit einer Umintubation reagieren zu können, sobald eine Schleimhautläsion erkennbar wird *(s. Abb. 3).* Besteht die Möglichkeit der Endoskopie nicht, ist es sicherer, zu einem frühen Zeitpunkt eine schonende Tracheostomie anzulegen (s.u.).
Eine weitere Ursache der Trachealstenose ist die Kompression der Luftröhre durch eine **Struma** oder einen **Tumor** der Schilddrüse, die eine Atrophie der Knorpelspangen mit Lumeneinengung der Trachea auslösen *(s. Syn. 3c).* Tumoren sind als Ursache selten.

Auch nach Tracheotomie kann sich eine Stenose ausbilden.

***Klinik.*** Typisches Symptom einer Trachealstenose ist die **Atemnot,** die je nach Schweregrad mit **Stridor** bis zur **Zyanose** einhergeht. Der Stridor ist überwiegend **inspiratorisch**, kann aber, vor allem bei starren und tiefsitzenden Stenosen, auch in- und exspiratorisch hörbar sein.

**Klinik**
Typisches Symptom ist die **Atemnot** mit **Stridor** bis zur **Zyanose**. Der Stridor ist **inspiratorisch**, bei starren und tiefsitzenden Stenosen aber auch in- und exspiratorisch hörbar.

***Merke.*** Die Symptomatik entwickelt sich in der Regel langsam. Auch die Trachealstenosen, die nach Langzeitintubation entstehen, führen nicht unmittelbar nach der Extubation zur Symptomatik, weil bis zur Ausbildung einer funktionell wirksamen, konzentrischen Narbe im Bereich der Trachealwandschädigung Wochen vergehen können. Stellen sich solche Patienten mit einer Dyspnoe vor, ist der anamnestischen Angabe einer auch längere Zeit zurückliegenden Intubation besondere Beachtung zu schenken.

◀ **Merke**

Aufgrund der unphysiologischen Anblasung der Stimmlippen führt eine Trachealstenose nahezu regelmäßig auch zur **Heiserkeit,** deren Ausprägung nicht selten mit dem Schweregrad der Stenose korreliert.

Aufgrund der unphysiologischen Anblasung der Stimmlippen führt eine Trachealstenose auch zur **Heiserkeit.**

**Diagnostik**
Die Spiegeluntersuchung des Larynx zeigt einen unauffälligen Befund. Die Einengung der Trachea wird erst durch eine **Endoskopie mit flexibler Optik** oder mit **starrem Rohr** erkennbar *(s. Syn. 3a)*.
Im Notfall kann man mit dem Rohr das stenotische Areal überwinden und den Patienten beatmen.

Besondere Beachtung wird bei der **Lungenfunktionsprüfung** der forcierten inspiratorischen Ein-Sekundenkapazität geschenkt (**FIV$_1$**), die bei Stenosen mit dem Schweregrad absinkt. Der Wert von **1 Liter** für FIV$_1$ ist ein Grenzwert, unterhalb dessen die Luftnot bedrohlich ist.
Intratracheale **Tumoren** erfordern die Tracheoskopie mit Biopsie zur Gewinnung einer Histologie.

*Diagnostik.* Die Spiegeluntersuchung des Larynx zeigt, sofern dort nicht ebenfalls im Rahmen der gleichen Schädigung pathologische Veränderungen bestehen, einen unauffälligen Befund mit gut beweglichen Stimmlippen. Die Einengung der Trachea wird erst durch eine **Endoskopie mit flexibler Optik** (transnasal am wachen Patienten) oder durch die **Tracheoskopie mit starrem Rohr** am narkotisierten Patienten erkennbar *(siehe Synopsis 3a)*.

Diese Maßnahme muß im Notfall auch erfolgen, um mit dem Rohr das stenotische Areal zu überwinden und den Patienten beatmen zu können. Für solche Fälle müssen genügend kleine Tracheoskopierohre zur Verfügung stehen (Durchmesser des Rohres ab 3 mm aufwärts).

Die funktionelle Bedeutung der Stenose läßt sich mit der **Lungenfunktionsprüfung** erfassen. Besondere Beachtung wird der forcierten inspiratorischen Ein-Sekundenkapazität geschenkt (**FIV$_1$**). Normalerweise entspricht der Wert demjenigen der Vitalkapazität der Lunge (das heißt, daß die gesamte Volumenkapazität der Lunge innerhalb einer Sekunde bei forcierter Atmung eingeatmet werden kann). Bei Stenosen sinkt der Wert für FIV$_1$ mit dem Schweregrad ab. Nach klinischer Erfahrung ist der Wert von **1 Liter** für FIV$_1$ ein Grenzwert, unterhalb dessen die Luftnot so bedrohlich ist, daß eine Intubation oder Tracheotomie erforderlich wird.

Intratracheale **Tumoren** erfordern die Tracheoskopie mit Biopsie zur Gewinnung einer Histologie.

**Synopsis 3: Trachealstenosen**

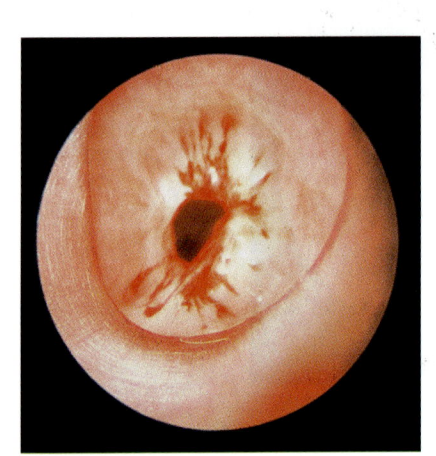

**a** Endoskopischer Befund bei hochgradiger narbiger Stenose 8 Wochen nach Langzeitintubation

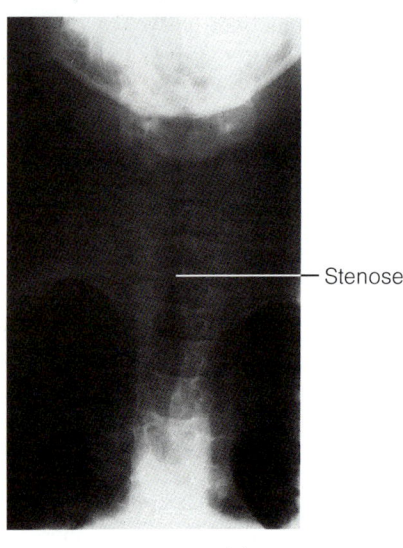

**b** Trachealstenose nach Langzeitintubation im Röntgenbild (Pfeil) *(vgl. Normalbefund Abb. 1)* — Stenose

**c** Lumeneinengung der Trachea durch Schilddrüsentumor im CT
Tumor — Tracheallumen — Ösophagus

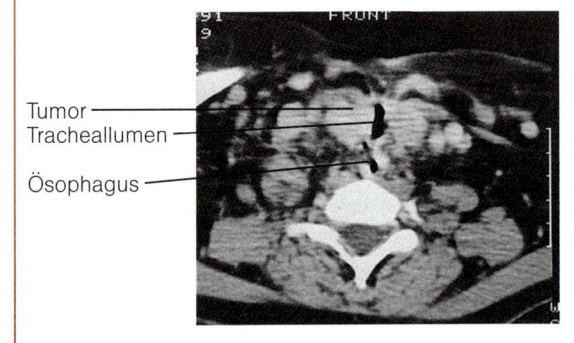

**d** Trachealstenose und -verdrängung durch Schilddrüsentumor in der Röntgenthoraxaufnahme (gleicher Fall wie *Syn. 3c*) — Verdrängung und Lumeneinengung der Trachea

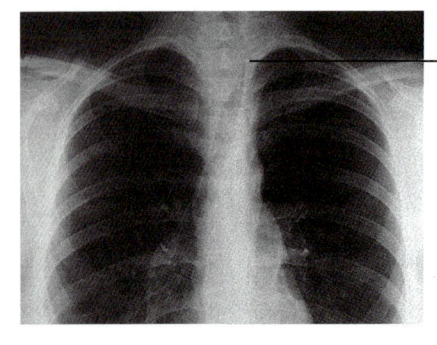

## 4.5 Trachealstenose

**Bildgebende Verfahren.** Die deutlichste Darstellung einer Trachealstenose erhält man im allgemeinen durch die Hartstrahlaufnahme der Trachea in a.-p.-Richtung bzw. durch die konventionelle **Röntgentomographie** a.-p. Die axiale Schichtung im Computertomogramm läßt allerdings das Lumen im Querschnitt besser erkennen *(siehe Synopsis 3c)*.

**Differentialdiagnose.** Auszuschließen sind aspirierte Fremdkörper, Entzündungen (Tracheitis, Laryngitis, Epiglottitis, bei Kindern Pseudokrupp) und akute, stumpfe Verletzungen.

**Therapie.** Die Behandlung von Trachealstenosen muß sehr individuell dem Einzelfall angepaßt werden. Tumoren als Ursache einer Stenose werden durch (endoskopische) Abtragung vorzugsweise mit dem **Laser** behandelt. Maligne Tumoren erfordern erweiterte Resektionsgrenzen.

Die malazische Trachealeinengung durch eine Struma bessert bzw. normalisiert sich in fast allen Fällen durch chirurgische Versorgung (**Strumektomie**). Weitet sich nach Strumektomie die Trachea nicht spontan, kann sie durch aufspannende Nähte zwischen Trachealwand und Halsmuskulatur oder Halshaut aufgehalten werden (**Tracheopexie**).

Die mit Abstand größte Gruppe der Trachealstenosen, die nach Langzeitintubation oder Tracheotomie narbig bedingt sind, erfordert ein gezieltes, differenziertes Vorgehen zur Rekonstruktion eines normalweiten Luftweges.

Bei **narbigen** Trachealstenosen kommen unterschiedliche Behandlungsprinzipien zum Einsatz:

Das Einsetzen eines endotrachealen **Platzhalters** bzw. Stützrohres aus Kunststoff, seltener auch aus einem Metallgitter, mit oder ohne Tracheotomie, ist für viele Fälle eine sinnvolle temporäre oder ergänzende, seltener auch definitive Therapiemaßnahme *(vgl. Kapitel G)*. Tracheotomierte Patienten mit Trachealstenose können mit einem sogenannten **T-Röhrchen** (nach *Montgomery*) versorgt werden *(siehe Abbildung 4)*. Das Röhrchen überbrückt die Stenose und hält den Luftweg frei. Ein Querrohr durch das Tracheostoma dient der Reinigung und kann im Notfall geöffnet werden.

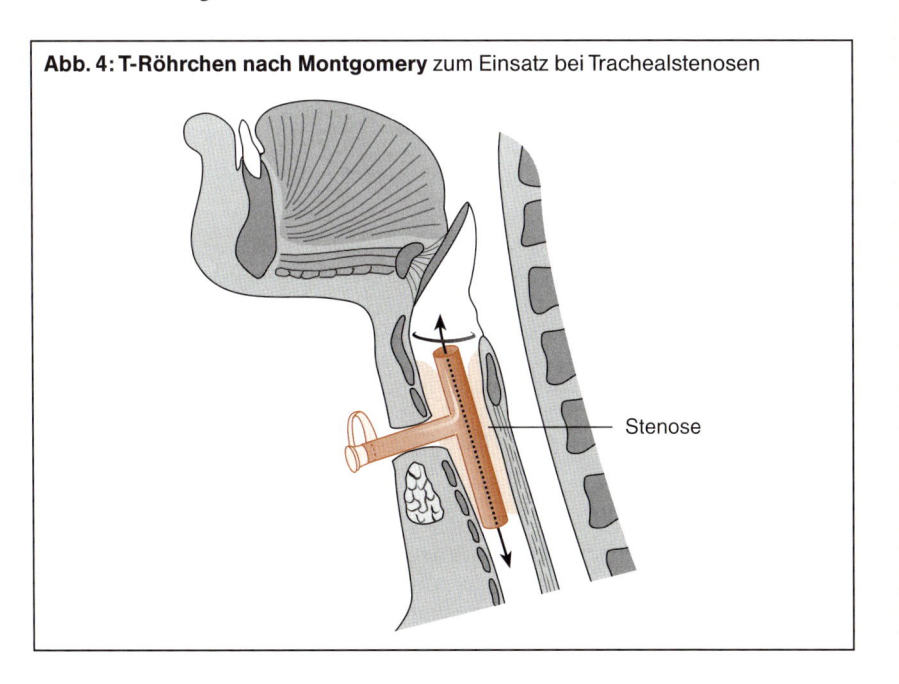

**Abb. 4: T-Röhrchen nach Montgomery** zum Einsatz bei Trachealstenosen

Stenotische Trachealsegmente, die eine Länge von ca. 4 cm nicht nennenswert überschreiten, können durch **Resektion und End-zu-End-Anastomose** der kranialen bzw. kaudalen Stümpfe versorgt werden *(vgl. Abbildung 5a, b, c)*. Dieses Verfahren führt zu einer besonders schnellen Rekonstruktion des Luftweges und Rehabilitation des betroffenen Patienten. Ferner wird eine Tracheostomie vermieden, sofern sie nicht bereits aus Notfallindikation angelegt worden war.

---

**Bildgebende Verfahren**
Die deutlichste Darstellung einer Stenose erfolgt durch Hartstrahlaufnahme der Trachea in a.-p.-Richtung oder konventionelle **Röntgentomographie** a.-p.

**Differentialdiagnose**
Auszuschließen sind Fremdkörper, Entzündungen und Verletzungen.

**Therapie**
Tumoren werden endoskopisch mit dem **Laser** abgetragen.

Die malazische Trachealeinengung durch Struma bessert sich durch **Strumektomie** und kann zusätzlich durch aufspannende Nähte aufgehalten werden (**Tracheopexie**).

Bei **narbigen** Trachealstenosen kommen zum Einsatz: Endotracheale **Platzhalter** bzw. Stützrohre aus Kunststoff, seltener auch aus Metallgitter, mit oder ohne Tracheotomie. Tracheotomierte Patienten mit Trachealstenose können mit einem sog. **T-Röhrchen** versorgt werden *(s. Abb. 4)*.

Stenosen bis ca. 4 cm Länge können durch **Resektion und End-zu-End-Anastomose** versorgt werden *(vgl. Abb. 5a, b, c)*. Dieses Verfahren führt zu einer schnellen Rekonstruktion des Luftweges und Rehabilitation des Patienten.

kranialer Trachealstumpf   kaudaler Trachealstumpf

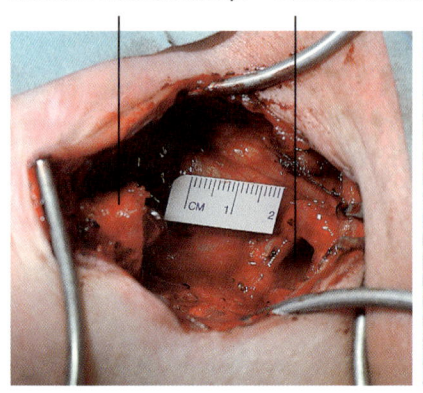

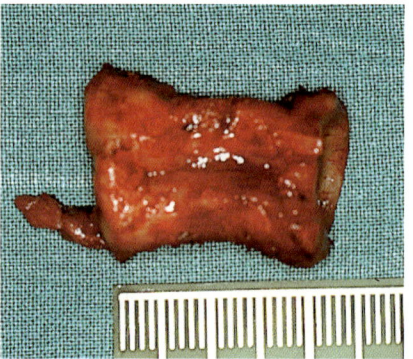

**a** Tracheadefekt nach Resektion des stenotischen Abschnitts
**b** Reseziertes Trachealsegment
**c** Zustand nach Anastomose

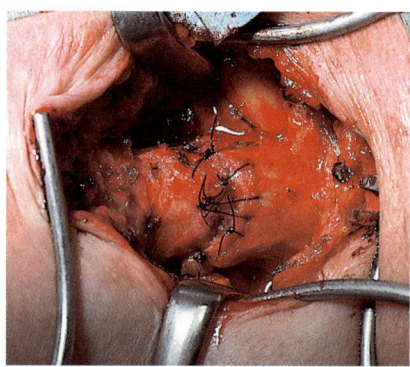

**Abb. 5 a–c: Versorgung der Trachealstenose durch Segmentresektion und End-zu-End-Anastomose**

**Synopsis 4: Trachealerweiterungsplastik** *nach Rethi*

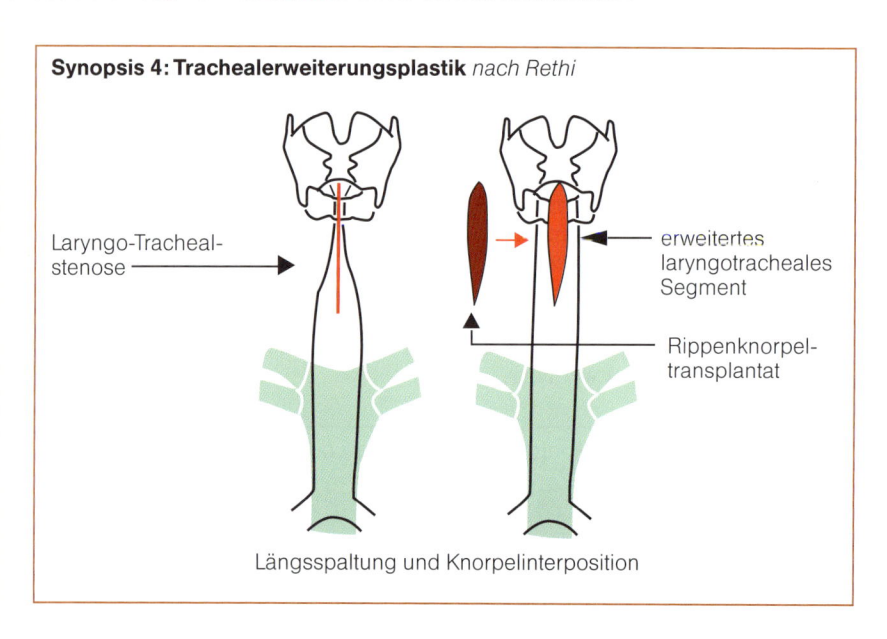

Laryngo-Trachealstenose

erweitertes laryngotracheales Segment

Rippenknorpeltransplantat

Längsspaltung und Knorpelinterposition

Eine Tracheostomie kann vermieden werden.
Bei dem Prinzip nach **Rethi** wird der verengte Luftweg in Längsrichtung gespalten und die Trachealwand durch Einsetzen von autogenem Knorpel geweitet *(Syn. 4)*.
Noch wenig gebräuchlich sind der Trachealersatz durch **konservierte Trachea** bzw. der **prothetische Ersatz** durch ein Kunststoffrohr.

**Prognose**
Das schnellste Korrekturverfahren ist die **Segmentresektion mit End-zu-End-Anastomose** *(s. Abb. 5)*. Langstreckige und tiefsitzende Stenosen können für die Patienten zu einem Dauerproblem werden, wobei sie tracheotomiert und Kanülenträger sind und/oder langfristig Träger von endotrachealen Prothesenrohren. Kinder sind in ihrer Entwicklung häufig behindert (Sprache, soziale Kommunikation).

Zur Weitung der Luftröhre besonders im laryngotrachealen Übergangsbereich kann auch das Prinzip nach **Rethi** angewendet werden, bei dem der Luftweg an der engen Stelle in Längsrichtung gespalten und die Trachealwand durch Einsetzen von autogenem Rippenknorpel geweitet und stabilisiert wird *(siehe Synopsis 4)*.

Zur Zeit noch wenig gebräuchliche Verfahren, die im einzelnen teilweise noch experimentell untersucht werden, sind der Trachealersatz durch **konservierte Trachealsegmente** bzw. die **prothetische Versorgung** der Luftröhre durch ein Ersatzrohr aus Kunststoff.

***Prognose.*** Das schnellste und sicherste Verfahren zur Wiederherstellung normaler Verhältnisse ist die **Segmentresektion mit End-zu-End-Anastomose** *(siehe Abbildung 5),* bei der in über 90 % der reinen Trachealstenosen (die nicht den Larynx mit einbeziehen) eine Heilung ohne nennenswerte Funktionseinbußen gelingt. Die anderen Verfahren sind langwieriger und führen nicht mit der gleichen Zuverlässigkeit zum Erfolg. Besonders bei ausgesprochen langstreckigen und bei tiefsitzenden Stenosen kann die Erkrankung für die Patienten zu einem Dauerproblem werden, wobei sie dauerhaft tracheotomiert und Kanülenträger sind und/oder langfristig Träger von endotrachealen Prothesenrohren, die ständig kontrolliert und ausgetauscht werden müssen. Besonders Kinder, die von derart schweren Läsionen betroffen sind, sind in ihrer gesamten Entwicklung häufig behindert (Sprache, soziale Kommunikation). Diese Kinder und ihre Familien bedürfen der besonderen Zuwendung.

## 4.6 Tumoren

*Ätiologie und Pathogenese.* Geschwülste der Trachea sind insgesamt selten. Unter den **gutartigen** findet man am ehesten **Papillome**, bei denen es sich häufig um Ausstreuung einer laryngealen Papillomatose in die tieferen Luftwege handelt. Im übrigen kommen Adenome, Fibrome, Hämangiome und andere seltene gutartige Tumoren vor.

Bei den **Malignomen** dominieren **Karzinome**, die **aus der Umgebung** (Larynx, Hypopharynx, Ösophagus) in die Trachea eingebrochen sind.

Als seltene primäre Malignome der Trachea kommen adenoidzystische Karzinome am häufigsten vor.

*Klinik.* Husten und Fremdkörpergefühl, bei ausgedehnteren Tumoren auch **Dyspnoe** und **Stridor** sind die häufigsten Symptome. Ulzerierende Tumoren führen zu blutig tingiertem Auswurf. Malignome, die die Nn. recurrentes erfassen, verursachen **Heiserkeit** und schließlich Dyspnoe bei beidseitiger **Rekurrensparese**.

*Diagnostik.* Die Diagnosesicherung erfolgt am eindeutigsten mit der starren **Tracheobronchoskopie**, wobei ausreichend große Proben für histologische Untersuchungen gewonnen werden können. Gutartige Tumoren werden über die Tracheoskopie gleichzeitig vollständig entfernt.

Bildgebende Verfahren zur Unterstützung der Diagnostik sind die Röntgenhartstrahlaufnahme der Trachea, die konventionelle Röntgentomographie und die Computertomographie.

*Differentialdiagnose.* Eine chronische Tracheitis, eine nicht tumorbedingte Trachealstenose und gegebenenfalls Rekurrensparesen anderer Ursache müssen ausgeschlossen werden.

*Therapie.* Gutartige Tumoren werden chirurgisch entfernt. Dabei kann ein Laser eingesetzt werden. Bei Papillomen muß auf Rezidive geachtet werden, die jeweils erneut abgetragen werden müssen. Führt eine Papillomatose der Trachea zur bedrohlichen Verlegung des Luftweges mit Dyspnoe, dann ist in schweren Fällen die Tracheotomie nicht zu vermeiden. Allerdings ist bekannt, daß die Tracheotomie bei der Papillomatose die weitere Ausbreitung der Erkrankung in den kleinen Luftwegen deutlich fördern kann.

Malignome werden ebenfalls chirurgisch entfernt, wenn hierdurch Aussicht auf Heilung besteht. Handelt es sich um Metastasen oder aufgrund großer Tumorausdehnung oder ungünstiger Lokalisation inoperable Prozesse, dann kommt die Strahlentherapie in Betracht, eventuell in Kombination mit Chemotherapie.

Soll lediglich palliativ das Lumen des Luftweges freigehalten werden, dann eignet sich bei Malignomen die Laserbehandlung in Kombination mit dem Einsetzen eines Kunststoffrohres als Platzhalter und Stents (z. B. Silikonstent nach *Dumont*).

*Prognose.* Bei gutartigen Tumoren ist die Prognose grundsätzlich gut. Bei Papillomen muß jedoch, insbesondere im Kindes- und Jugendlichenalter, mit Rezidiven gerechnet werden. Malignome der Trachea haben im allgemeinen eine schlechte Prognose, sofern sie nicht zu einem sehr frühen Zeitpunkt entdeckt werden, so daß die chirurgische Therapie noch vollständige Heilung ermöglicht.

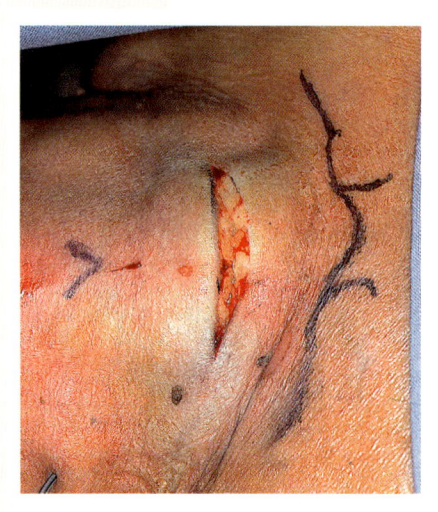

a Hautschnitt zwischen Incisura laryngis und Jugulum (eingezeichnet)

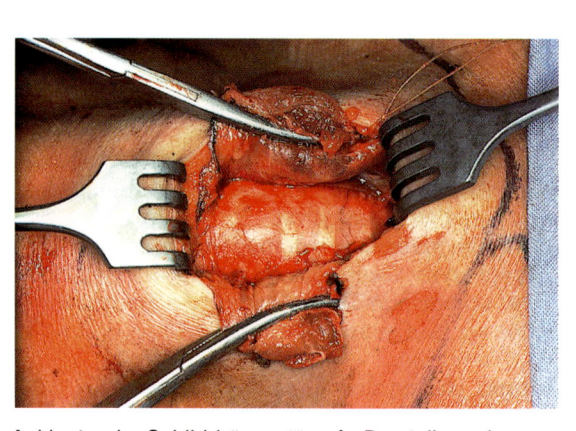

b Ligatur der Schilddrüsenstümpfe, Darstellung der Tracheavorderwand

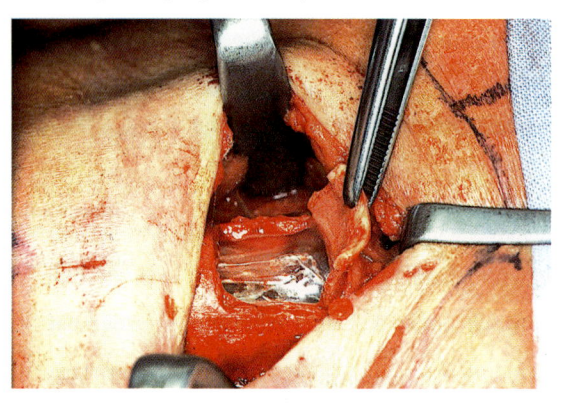

c Klapplappen der Tracheavorderwand wird hochgeschlagen

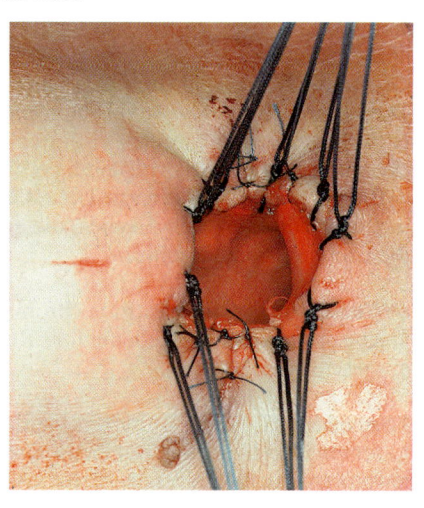

d Fertiges Tracheostoma nach Vernähen der Haut mit der Tracheawand

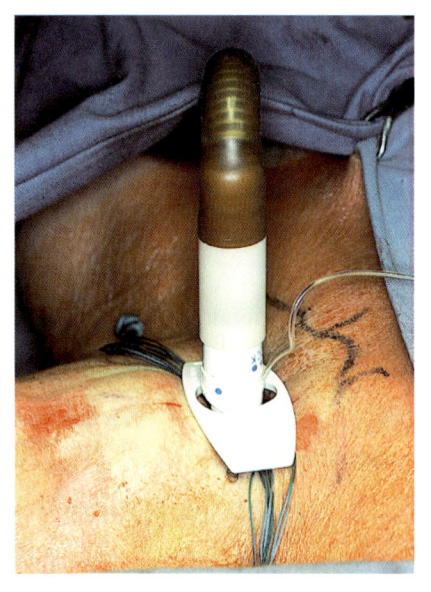

e Tracheostoma mit Kanüle

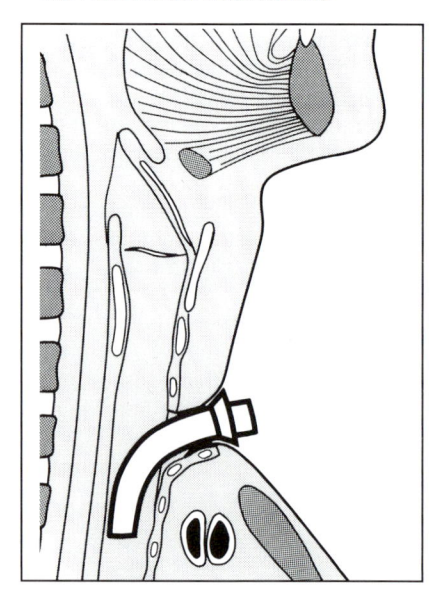

f Zustand nach Tracheotomie mit liegender Kanüle (schematisch)

**Abb. 6 a–f: Tracheotomie**

## 4.7 Tracheotomie (Tracheostomie)

**Definition.** Luftröhrenschnitt zur Beatmung unter Umgehung der oberen Luftwege.

*Indikation.* Die Tracheotomie ist historisch zur Behebung einer akuten Luftnot entwickelt worden.

Zu diesem Zweck führt man jedoch schneller und komplikationsärmer eine **Koniotomie** durch *(siehe Kapitel G, 5.10)*.

Die **Tracheotomie** hat dennoch ihre Berechtigung. Sie wird heute immer dann angelegt, wenn die Beatmung eines Patienten unter Umgehung der oberen Luftwege erforderlich wird. Dies ist zum Beispiel im Zusammenhang mit der Behandlung ausgedehnter, verlegender Tumoren des Larynx und Hypopharynx oder der Mundhöhle erforderlich. Ferner bei beidseitigen Rekurrensparesen, ausgedehntem Larynxtrauma oder laryngealer Stenose.

Die häufigste Indikation für die Tracheotomie ist die **Langzeitbeatmung** von Patienten auf Intensivstationen, bei denen die Schädigung von Larynx und Trachea durch einen langfristig liegenden Beatmungstubus vermieden werden soll

*Operative Technik.* Im Gegensatz zu früher üblichen Verfahren der Tracheotomie wird heute ein von Haut bzw. Schleimhaut ausgekleideter Kanal zwischen äußerem Hals und Tracheavorderwand angelegt (**Tracheotomie,** *siehe Abbildung 6).* Dies hat den Vorteil, daß die später eingesetzte Trachealkanüle sicherer geführt wird und das Tracheostoma auch beim akzidentellen Verlust der Kanüle postoperativ nicht kollabieren kann.

Die **einzelnen Schritte der Operation** sind:
- Querer Hautschnitt zwischen Jugulum und Adamsapfel.
- Eingehen in der Mittellinie zwischen den geraden Halsmuskeln und Darstellung der Schilddrüse.
- Durchtrennung des Isthmus der Schilddrüse in der Mittellinie und Verlagerung der Schilddrüsenlappen nach lateral, wobei die Tracheavorderwand dargestellt wird.
- Umschneidung eines kaudal gestielten Klapplappens aus der Tracheavorderwand, der nach außen geschlagen wird (kein Ausstanzen eines kreisrunden Defektes aus der Tracheavorderwand!).
- Vernähen der Schnittränder der Halshaut mit den Schnitträndern der Trachealwand bzw. des nach außen rotierten Lappens aus der Trachealwandung. Auf diese Weise entsteht ein stabiles, **epithelisiertes Tracheostoma.**

Ist die Indikation für die Tracheotomie nicht mehr gegeben, kann das Stoma unter Berücksichtigung plastisch-chirurgischer Prinzipien verschlossen werden, so daß auch kosmetisch ein zufriedenstellendes Ergebnis erzielt wird. Der Klapplappen aus der Tracheavorderwand wird dabei zurückverlagert, so daß die Zirkumferenz der Trachealwandung und damit das Lumen vollständig rekonstruiert werden können.

Solange das Tracheostoma besteht, wird der Patient mit einer **Trachealkanüle** versorgt. Es gibt für jeden individuellen Zweck geeignete, geblockte und ungeblockte Kanülen, mit und ohne Sprechventil und Siebschlitzöffnung zur Ermöglichung der Phonation bei noch funktionsfähiger Glottis *(vgl. Abbildung 7 a, b).*

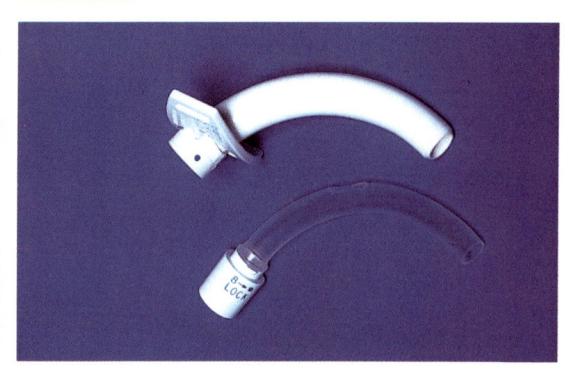

**a** Kunststoffkanüle (oben) mit »Seele« (unten)

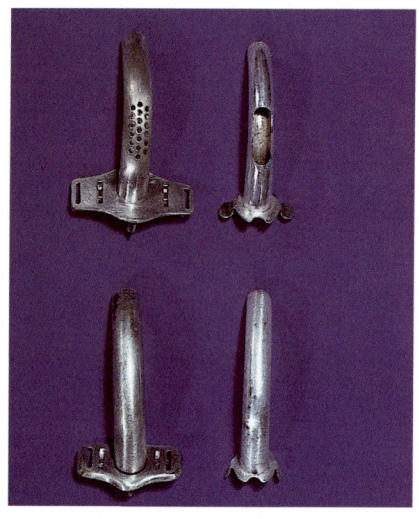

**Abb. 7 a, b: Verschiedene Trachealkanülen**

**b** Metalltrachealkanülen (oben Silberkanüle mit Siebschlitz und perforierter Seele [**Sprechkanüle**]; unten geschlossene Silberkanüle mit Seele)

***Der klinische Fall.*** Ein 36jähriger Forstwirt stürzt bei einem Geländeritt vom Pferd und zieht sich ein schweres Schädelhirntrauma zu. Die Versorgung erfordert die intensivmedizinische Behandlung mit Beatmungspflicht über 16 Tage im örtlichen Kreiskrankenhaus. In dieser Zeit ist der Patient nasotracheal intubiert und wird interdisziplinär versorgt. Die Behandlung kann erfolgreich abgeschlossen werden, der Patient wird zunächst von der Intensivstation verlegt und schließlich im guten Allgemeinzustand aus dem Krankenhaus in poststationäre Behandlung entlassen.

Drei Monate später wird er in Begleitung seiner Ehefrau erneut im Krankenhaus vorstellig, jetzt wegen einer zunehmenden Luftnot, die besonders bei Belastung (Laufen, Treppensteigen) mit deutlich hörbarem, inspiratorischem Atemgeräusch verbunden ist. Die nach der Entlassung zunehmend gebesserte körperliche Belastbarkeit läßt dadurch wieder nach, auch ist die Stimme etwas schwächer geworden. Die behandelnden Ärzte erwägen zunächst eine Tracheotomie, entschließen sich jedoch nach telefonischer Rücksprache zur Weiterleitung an die nächstgelegene, spezialisierte Hals-Nasen-Ohrenklinik. Dort erfolgt eine flexible, transnasale Laryngo-Tracheoskopie, bei der sich ca. 2,5 cm subglottisch eine hochgradige, zirkuläre Narbenstenose der Trachea mit einem Restlumen von ca. 5 mm darstellen läßt. Bei der Lungenfunktionsprüfung ergibt sich für $FIV_1$ ein Wert von 1,08 l/sec. Der Patient atmet flach, ist blaß, und wird bei Belastung kaltschweißig. Die Tracheahartstrahl-Röntgenaufnahme demonstriert eine 2 bis 3 cm lange Einengung des Luftweges in Höhe der zervikalen Trachea und des Jugulums.

Um keine zusätzliche Trachealwandläsion hervorzurufen, wird auf eine Tracheotomie verzichtet. Der Patient wird sofort stationär aufgenommen und am nächsten Tag zunächst nochmals in Narkose tracheoskopiert, wobei sich der Befund der Trachealstenose bestätigt, die dabei gleichzeitig mit dem starren Rohr aufgeweitet wird, so daß im unmittelbaren Anschluß in Intubationsnarkose die Resektion des stenotischen Trachealsegmentes mit End-zu-End-Anastomose erfolgen kann. Nach der Extubation am übernächsten Tag kann der Patient bereits wieder völlig normal atmen, bei der Entlassung am 7. postoperativen Tag ist auch die Stimme so kräftig wie gewohnt, die flexible Tracheoskopie bestätigt die ungestörte Wundheilung mit normal weitem Tracheallumen in Höhe der Anastomose. Bei der Nachuntersuchung nach einem Jahr läßt sich fiberoptisch die zarte intratracheale Narbe kaum noch identifizieren, auch von den Folgen des Schädelhirntraumas hat sich der Patient vollständig erholt.

**Diagnose:** Narbige Trachealstenose bei Zustand nach Langzeitintubation wegen Schädelhirntrauma.

# I
# Hals

*A. Berghaus*

# 1 Anatomie

## 1.1 Übersicht von vorn

Grenzen des Halses sind:
- kranial der Unterrand des Unterkiefers (Mandibula) und die Schädelbasis,
- kaudal der Oberrand des Brustbeins (Sternum) und Schlüsselbeins (Clavicula), die Schulterhöhe (Acromion) und eine Verbindungslinie von da zum 7. Halswirbel (Vertebra prominens).

Das vordere Halsgebiet wird von den beiden Kopfwendern (Mm. sternocleidomastoidei) eingerahmt, welche von der oberflächlichen Halsfaszie eingescheidet sind. Am Vorderrand der Kopfwender, etwas oberhalb der Mitte, läßt sich die Pulsation der Halsschlagader (A. carotis) fühlen. Hier teilt sie sich in die A. carotis externa und interna. Sie wird umhüllt von einer Bindegewebsscheide (Vagina carotis), in die auch die V. jugularis interna und der N. vagus (X. Hirnnerv) einbezogen sind. Diese Bindegewebsscheide wird durch den M. omohyoideus gespannt und hält das Lumen der Vene zum besseren Rückfluß des Hirnblutes offen *(siehe Synopsis 1)*. Sie gehört zur mittleren Halsfaszie (Lamina praetrachealis), die den Eingeweideschlauch und seine Organe mit mehreren Lamellen umhüllt. Das gilt auch für die Zungenbeinmuskeln, die das Hyoid in Muskelschlingen halten. Diese Anordnung bedingt, daß es keine echte Barriere zwischen Mundboden und dem Mediastinum im Thorakalraum gibt, was für die Ausbreitung von krankhaften Zuständen wichtig ist.

Der Eingeweideschlauch des Halses enthält den Kehlkopf (**Larynx**), die Luftröhre (**Trachea**), die Speiseröhre (**Ösophagus**) und die Schilddrüse (**Glandula thyreoidea**) mit den Epithelkörperchen (**Glandulae parathyreoideae**).

Die **Schilddrüse** gliedert sich in einen rechten und einen linken Lappen, die vom Kopfwender verdeckt bleiben, sowie in ein enges Mittelstück (Isthmus), das beim Erwachsenen in Höhe der 2. bis 3. Trachealspange vor der Trachea verläuft. Im hinteren Teil der Schilddrüsenlappen sind am oberen und unteren Pol die **Epithelkörperchen** fest eingelagert. Gelegentlich gibt es einen zusätzlichen Lappen (Lobus pyramidalis) in Richtung Mundboden.

**Synopsis 1: Anatomie des Halses**

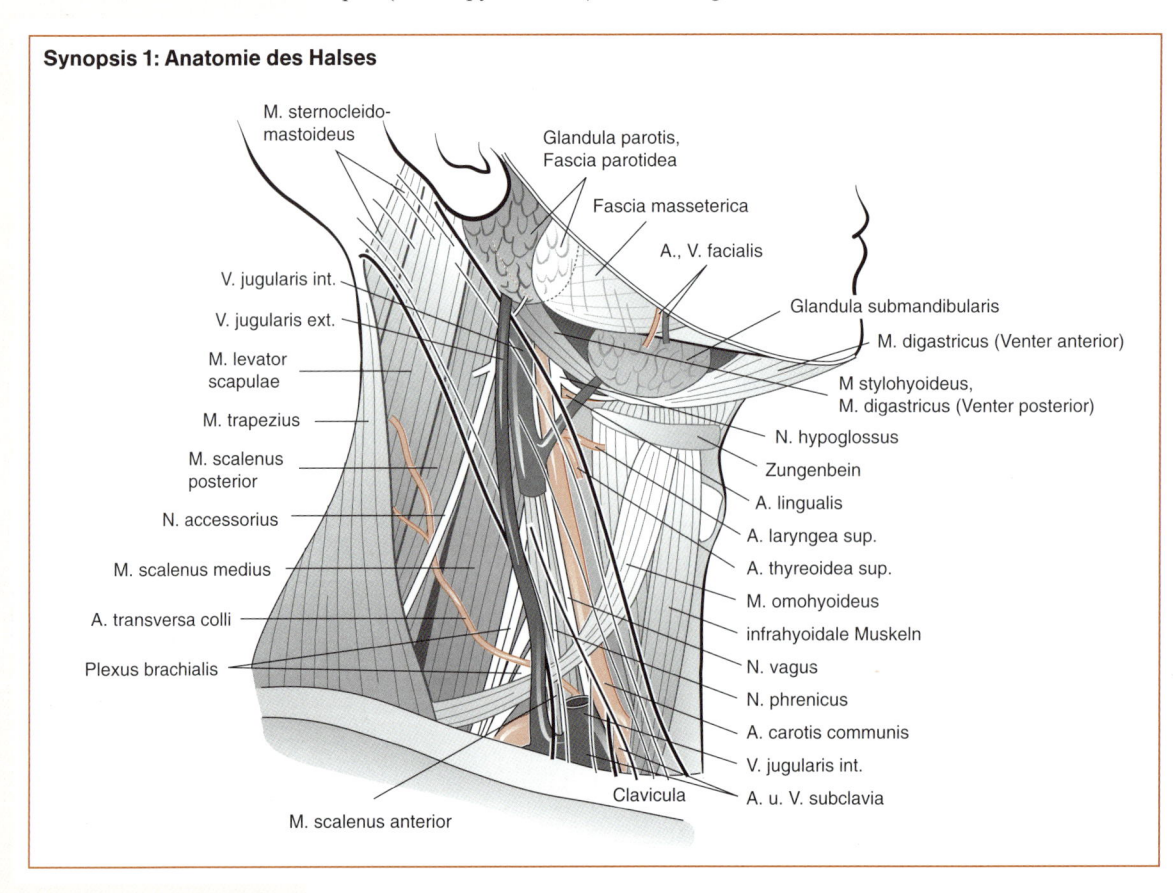

- M. sternocleidomastoideus
- Glandula parotis, Fascia parotidea
- Fascia masseterica
- A., V. facialis
- Glandula submandibularis
- M. digastricus (Venter anterior)
- M stylohyoideus, M. digastricus (Venter posterior)
- V. jugularis int.
- V. jugularis ext.
- M. levator scapulae
- N. hypoglossus
- M. trapezius
- Zungenbein
- M. scalenus posterior
- A. lingualis
- N. accessorius
- A. laryngea sup.
- M. scalenus medius
- A. thyreoidea sup.
- A. transversa colli
- M. omohyoideus
- infrahyoidale Muskeln
- Plexus brachialis
- N. vagus
- N. phrenicus
- A. carotis communis
- V. jugularis int.
- Clavicula
- A. u. V. subclavia
- M. scalenus anterior

## 1.2 Übersicht von der Seite

Die seitliche Halsregion beginnt oben schmal zwischen dem Hinterrand des M. sternocleidomastoideus und dem Vorderrand des M. trapezius an der Schädelbasis, zieht sich nach unten verbreiternd entlang der Muskelränder bis zum Schlüsselbein als Abschluß. Ein kaudal gelegenes Dreieck (Trigonum omoclaviculare) wird durch den schrägen Verlauf des M. omohyoideus vorgegeben. Das ganze Gebiet ist gekennzeichnet durch die dort verlaufenden Anteile des nervalen Hals- und Armgeflechtes (**Plexus cervicalis, Plexus brachialis**), die **Gefäßverzweigungen**, **Lymphknoten** und in der Tiefe liegende **Muskulatur**. Letztere stellt dorsal den Übergang zur Nackengegend (Regio cervicalis posterior) her.

Wird der Hinterrand des M. sternocleidomastoideus halbiert, erhält man die Stelle, an der sich die sensiblen Anteile des Halsgeflechtes befinden (**Punctum nervosum**), um das Halsgebiet und die Brustwand bis zur Höhe der 2. oder 3. Rippe zu versorgen. Nahe der genannten Stelle liegt aber auch der Zwerchfellnerv (N. phrenicus) auf dem M. scalenus anterior mit motorischen und sensiblen Qualitäten.

Unterhalb des Punctum nervosum folgt der **Plexus brachialis** mit seinen Anteilen aus den Halssegmenten. Dieser oberhalb des Schlüsselbeins befindliche Abschnitt (Pars supraclavicularis) gibt bereits die Nervenäste für den Schultergürtel ab.

Drückt man die Mm. scaleni auseinander, sind in der Tiefe die prävertebralen Muskeln (u. a. M. longus colli) zu erkennen, die vor der Halswirbelsäule verlaufen und vom Eingeweideschlauch durch das tiefe Blatt der Halsfaszie (Lamina praevertebralis) getrennt werden. Hier befinden sich außerdem der Grenzstrang (**Truncus sympathicus**) und die Anfangsteile des Hals- und Armgeflechtes.

Dorsal der seitlichen Halsgegend folgt die stark ausgebildete Nackenmuskulatur. Sie dient der Bewegung der Halswirbelsäule in drei Ebenen und ist an fast allen Bewegungen des Kopfes beteiligt. Die oberflächlich gelegene Muskulatur gehört zur dorsalen Rumpf-Gliedmaßen-Gruppe und wird vom Plexus brachialis versorgt.

Der Hals wird auf jeder Seite von zwei großen Arterien durchquert, deren Endziel der Kopf bzw. der Arm ist. Auf ihrem Weg durch den Hals versorgen sie diese mit. Es handelt sich um die Äste des Aortenbogens, und zwar um:
- die Halsschlagader (**A. carotis communis**) und die
- Schlüsselbeinschlagader (**A. subclavia**).

Links entspringen die beiden getrennt aus dem Aortenbogen, rechts mit einem gemeinsamen Stamm (Truncus brachiocephalicus).
Die Äste der A. subclavia sind:
- die **A. vertebralis**. Sie steigt in den Querfortsätzen der Halswirbel und durch das Foramen magnum in die Schädelhöhle auf und versorgt gemeinsam mit der inneren Kopfschlagader (A. carotis interna) das Gehirn;
- **A. thoracica interna**,
- **Truncus costocervicalis**,
- **Truncus thyreocervicalis**,
- **A. thyreoidea inferior** (sie versorgt die Schilddrüse, den Kehlkopf mit der A. laryngea inferior, die Luftröhre und die Speiseröhre) und
- **A. suprascapularis**.

Außerdem gehen Äste zu den Halsmuskeln ab, u. a. die A. transversa colli, A. cervicalis ascendens und die A. dorsalis scapulae.

Die **A. carotis communis** steigt ohne Seitenzweige hinter dem M. sternocleidomastoideus auf und teilt sich auf Höhe des Oberrandes des Schildknorpels, das entspricht ungefähr der Höhe C4, in ihre beiden Endäste. Gemeinsam mit der Arterie verlaufen noch die V. jugularis interna und der N. vagus in der bindegewebigen Gefäß-Nerven-Scheide (Vagina carotica), wobei die Arterie medial, die Vene lateral und der Nerv dorsal zu liegen kommen.

Als Besonderheit ist der **Karotissinus** (Sinus caroticus) zu vermerken. In der Nähe der Teilungsstelle (Bifurcatio carotidis) ist die Arterie etwas erweitert. Hier liegen in der Arterienwand Pressorezeptoren, die durch Blutdrucksteigerungen erregt werden. Die afferente Bahn läuft über den N. glossopharyngeus (N. IX) zu den Kreislaufzentren im verlängerten Mark und löst dort blutdrucksenkende Reaktionen aus. Dabei führt eine parasympathische Reizung zur Herz-

Das **Glomus caroticum** im Winkel der Bifurkation zählt zu den nichtchromaffinen Paraganglien und enthält Chemorezeptoren, die u. a. auf den Abfall des Sauerstoffpartialdrucks reagieren.
Ihre Erregung führt zur Anregung der Atmung.

Die **Äste der A. carotis externa** *(s. Syn. 2)* sind:
- A. thyreoidea superior
- A. lingualis
- A. facialis
- A. pharyngea ascendens
- A. occipitalis
- A. auricularis posterior
- A. temporalis superficialis
- A. maxillaris

frequenzsenkung, die sympathische Hemmung zur Gefäßdilatation (z. B. beim Karotissinusdruckversuch und beim Karotissinussyndrom).

Eine weitere Auffälligkeit ist das **Glomus caroticum**: Im Teilungswinkel liegt es als ein wenige Millimeter langer Körper mit epithelähnlichen Zellen im Bindegewebe eingebettet. Es wird zu den nichtchromaffinen Paraganglien gerechnet und enthält Chemorezeptoren, die auf den Abfall von Sauerstoffpartialdruck und pH sowie den Anstieg des $CO_2$-Partialdruckes ansprechen. Die afferenten Bahnen verlaufen wie die des Karotissinus im N. glossopharyngeus. Bei ihrer Erregung wird über das verlängerte Mark die Atmung angeregt.

Das Gesicht wird ausschließlich von Ästen der A. carotis externa versorgt. Die **Äste der A. carotis externa** *(siehe Synopsis 2)* sind:
- **A. thyreoidea superior**, die Schilddrüse und Kehlkopf über die A. laryngea superior versorgt,
- **A. lingualis**, die zur Zunge zieht,
- **A. facialis**, die Mundboden, Unterlippe, Oberlippe und Gaumenmandel versorgt und mit ihrem Endast zum inneren Augenwinkel gelangt,
- **A. pharyngea ascendens**, die zum Rachen, zum Mittelohr und zur harten Hirnhaut über die A. meningea posterior führt,
- **A. occipitalis**, die Haut, Knochen und Muskeln der Hinterhauptgegend versorgt,
- **A. auricularis posterior**, die zum äußeren Ohr, zum Mittelohr sowie zur Haut und zum Knochen hinter dem Ohr zieht,
- **A. temporalis superficialis**, die die Haut und Muskeln der seitlichen Gesichtsgegend sowie Stirn- und Schläfengegend versorgt, und
- **A. maxillaris**, die als Endast der A. carotis externa zum gesamten tiefen Gesichtsbereich mit allen Zähnen, dem Gaumen und den Kaumuskeln zieht und darüber hinaus das Mittelohr und über die A. meningea media einen Großteil der harten Hirnhaut mitversorgt.

---

**Synopsis 2: Kopfarterien**

1. A. carotis communis
2. Höhe des Querfortsatzes des 6. Halswirbels. Hier kann der Pulsschlag gut getastet und die Arterie im Notfall komprimiert werden.
3. Karotisgabel: Teilung des Gefäßes in A. carotis interna und A. carotis externa in Höhe des Zungenbeins
4. A. carotis interna
5. A. thyroidea sup.
6. A. laryngea sup.
7. A. lingualis
8. A. facialis
9. Am Unterkieferrand ist der Puls der A. facialis tastbar.
10. A. angularis
11. A. palatina ascendens
12. Ramus tonsillaris
13. A. submentalis
14. A. labialis sup. und inf.
15. A. pharyngea ascendens
16. A. occipitalis
17. A. auricularis post.
18. A. maxillaris
19. A. temporalis superficialis
20. Sichtbarer und tastbarer Puls der A. temp. superficialis
21. A. zygomatico-orbitalis
22. A. transversa faciei
23. A. temporalis media

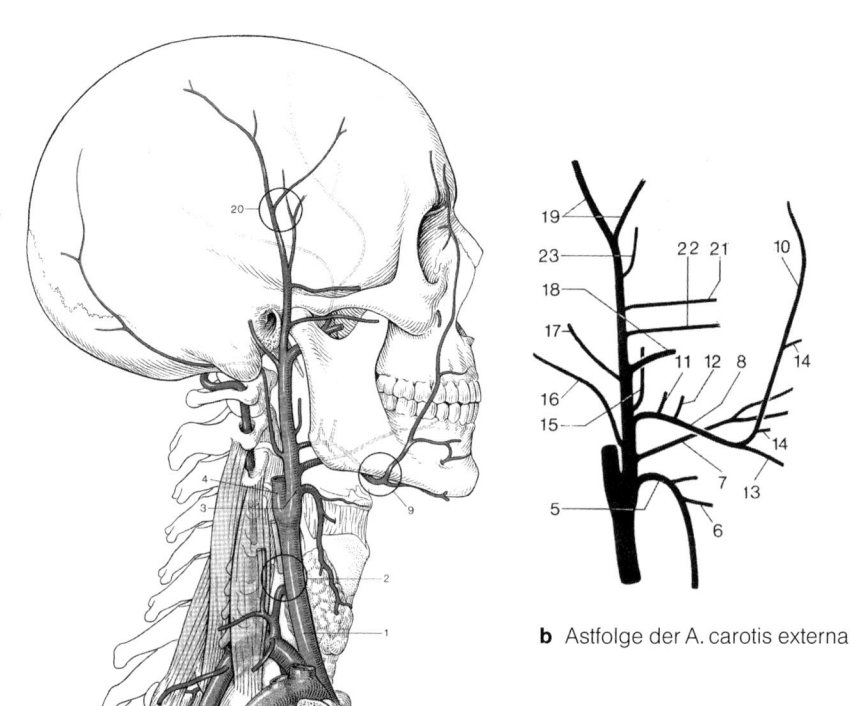

**a** Kopfarterien

**b** Astfolge der A. carotis externa

## 1.3 Lymphbahnen

> **Merke.** Für die **Äste der A. carotis externa** gilt folgender Merkspruch:
> **T**heo **L**ingen **fa**briziert **ph**antastische **O**chsenschwanzsuppe **aus** **t**oten **M**äusen.
> Oder:
> **T**heo **L**ingen **fa**nd's **ph**antastisch – **o**hne **Au**to **Tempo** **ma**chen.

◀ Merke

Bei den **Venen** kann man zwei Schichten unterscheiden: In der oberen Schicht der Hautvenen sind meist auf jeder Seite zwei größere Venen in das Unterhautfettgewebe eingebettet. Sowohl die **V. jugularis externa** als auch die **V. jugularis anterior** steigen in den Venenwinkel ab und nehmen das Blut der Hinterhauptsgegend und der Muskeln des seitlichen Halses auf.

Als untere Schicht, bezeichnet als tiefe Venen, finden sich auch auf jeder Seite zwei Gefäße. Die **V. jugularis interna** verläuft ähnlich wie die A. carotis. Sie ist die Fortsetzung des Sinus sigmoideus vom Foramen jugulare der Schädelbasis an. Ihr Anfangsstück ist zum Bulbus superior venae jugularis erweitert. Sie vereinigt sich mit der **V. subclavia** zur **V. brachiocephalica** im Venenwinkel.

Zu ihrem Einzugsgebiet zählt nahezu das gesamte Blutleitersystem des Gehirns über den Sinus sigmoideus. Daneben sammelt sie das Blut aus dem oberflächlichen und tiefen Gesichtsbereich über die V. facialis, V. lingualis und V. retromandibularis, die in der Nähe des Kieferwinkels in sie einmünden. Darüber hinaus erhält sie Zustrom aus dem Eingeweideraum des Halses über die obere und mittlere Schilddrüsenvene.

In den Venenwinkel münden ferner die großen **Lymphgefäße**: links der Ductus thoracicus, rechts der Ductus lymphaticus dexter.

Bei den **Venen** kann man zwei Schichten unterscheiden: die Hautvenen (**Vv. jugularis externa** und **anterior**) steigen in den Venenwinkel ab.

Die **V. jugularis interna** ist die Fortsetzung des Sinus sigmoideus. Mit der **V. subclavia** vereinigt sie sich zur **V. brachiocephalica** und sammelt auch das Blut aus Vv. facialis, lingualis und retromandibularis.

Darüber hinaus erhält sie Zustrom aus dem Eingeweideraum des Halses über die obere und mittlere Schilddrüsenvene.
In den Venenwinkel münden als **Lymphgefäße** links der Ductus thoracicus, rechts der Ductus lymphaticus dexter.

## 1.3 Lymphbahnen

**Synopsis 3: Lymphknoten des Halses**

- Nll. occipitales
- Nll. praeauriculares
- Nll. parotidei sup.
- Nll. infraauriculares
- Nll. parotidei inf.
- Nll. jugulodigastricus
- Nll. mastoidei
- Nll. submandibulares
- Nll. cervic. prof. sup.
- Nll. submentales
- Nll. cervic. superfic.
- Nl. jugulocaroticus
- Nll. cervic. prof. inf.
- Nll. intercricothyroid.
- Nl. jugulo-omohyoideus
- Nll. paratracheales
- Nll. supraclaviculares

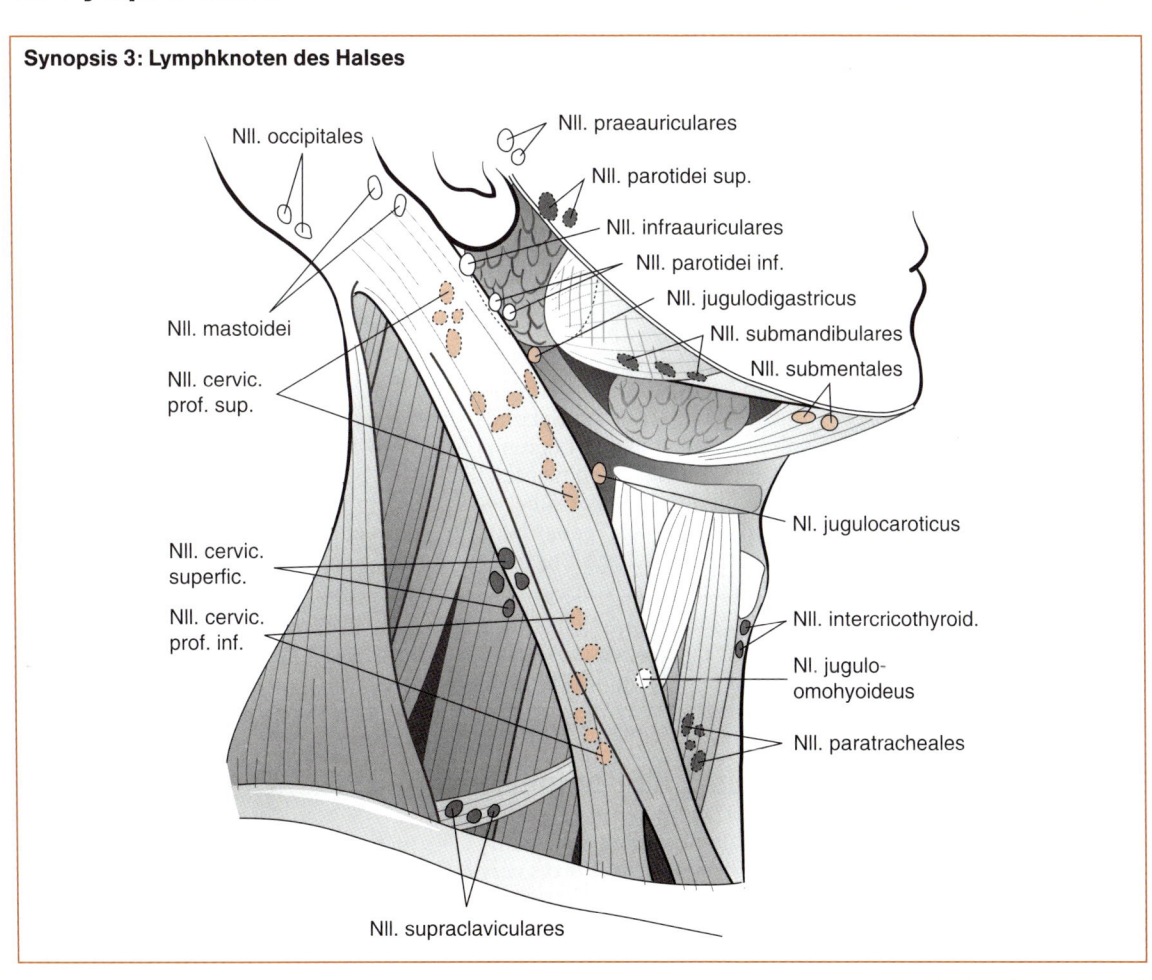

Der Hals ist wie die Achselhöhle und die Leistengegend eine wichtige **Lymphknotenstation**. Hier treffen Lymphbahnen von Kopf, Hals, Brustwand, Rücken und Arm zusammen *(siehe Synopsis 3)*.

Bei den **Lymphknoten des Kopfes** unterscheidet man:
- die **Nll. occipitales und mastoidei** mit dem Zuflußgebiet vom hinteren Schädeldach und dem Warzenfortsatz (z. B. Miterkrankung bei Otitis media acuta)
- **Nll. parotidei** mit dem Zuflußgebiet vom vorderen Schädeldach, der oberen seitlichen Gesichtsregion und vom Ohr,
- **Nll. faciales** im Wangenbereich mit Zuflußgebiet von den vorderen Unterkieferzähnen, der Unterlippe und der Zungenspitze,
- **Nll. submandibulares**, welche entlang der Unterkieferbasis im Mundboden liegen, mit dem Zuflußgebiet von den Zähnen, der Mundhöhle, den Mandeln, der Nasenhöhle sowie aus Nasen-, Wangen-, Unterkieferbereich.

Die **Halslymphknoten** werden unterteilt in die **Nll. cervicales anteriores** (in der vorderen Halsgegend hinter dem Zungenbein), die **Nll. cervicales laterales** (in der seitlichen Halsgegend und im Bereich des M. sternocleidomastoideus) und die **Nll. retropharyngeales** (hinter dem Rachen). Die letztgenannte Gruppe erhält Zuflüsse aus dem Rachen und der Paukenhöhle. Je nach Lage zum oberflächlichen Blatt der Halsfaszie werden jeweils **oberflächliche** und **tiefe** Lymphknoten unterschieden. Zuflußgebiete der oberflächlichen Lymphknoten sind die anliegenden Hautbereiche.

Die **tiefen** Lymphknoten sind nochmals weiter gegliedert: Zu nennen sind einerseits die **Nll. cervicales anteriores profundi** mit Zufluß aus den jeweiligen Halseingeweiden. Es finden sich:
- **Nll. praelaryngeales** im vorderen Kehlkopfbereich,
- **Nll. thyreoidei** um die Schilddrüse herum,
- **Nll. praetracheales** vor der Luftröhre,
- **Nll. paratracheales** neben der Luftröhre.

Und zum anderen sind zu nennen die **Nll. cervicales laterales profundi**:
- **Nll. jugulares laterales und anteriores** mit dem Zuflußgebiet aus den oberflächlichen Hals- und Mundbodenlymphknoten, aus der Zunge und der Gaumenmandel,
- **Nll. supraclaviculares** mit Zufluß aus dem tiefen seitlichen Halsbereich und der Brustwand sowie der
- **Nodus lymphaticus jugulodigastricus**. Er liegt an der Kreuzung von V. jugularis interna und M. digastricus. Sein Einflußgebiet sind der hintere Zungenbereich und die Gaumenmandel. Bei einer akuten Tonsillitis ist dieser Lymphknoten regelmäßig angeschwollen.
- **Nodus lymphaticus juguloomohyoideus**. Er liegt oberhalb der Zwischensehne des M. omohyoideus der V. jugularis interna an. Sein Zuflußgebiet ist die Zunge, zum Teil ist er Sekundärstation nach Durchlaufen der submentalen, submandibulären und oberen tiefen Halslymphknoten.

Aus den tiefen Halslymphknoten fließt die Lymphe in den Halslymphstamm ab, der sich mit dem Truncus subclavius und dem Truncus brachiomediastinalis vor der Mündung in den **Venenwinkel** (rechts über den Ductus lymphaticus dexter, links über den Ductus thoracicus) vereint.

> *Merke.* Findet sich palpatorisch ein Lymphknoten in der Supraklavikulargrube, so kann dies rechts auch auf einen bösartigen Tumor der Brustorgane, links auf ein Magenneoplasma hinweisen.

## 1.4 Hals- und Kopfnerven

Vier nervale Bereiche können am Hals gruppiert werden:
- Halsnervengeflecht (**Plexus cervicalis**),
- Armnervengeflecht (**Plexus brachialis**),
- Hirnnerven IX – XII und
- sympathisches Nervengeflecht.

## 1.4.1 Plexus cervicalis

Hier vereinigen sich die ventralen Halsnervenäste von **C2 bis C4** (mit einem Zuschuß aus C5 zum N. phrenicus). Die vier großen, ganz überwiegend **sensiblen** Äste durchbrechen am Hinterrand des M. sternocleidomastoideus die oberflächliche Halsfaszie und verteilen sich danach sternförmig über den Hals.

Nach hinten oben zieht der **N. occipitalis minor** zu dem Versorgungsgebiet hinter dem Ohr. Nach oben zieht der **N. auricularis magnus** zur Ohrmuschel. Nach vorne zieht der **N. transversus colli**. Er versorgt die gesamte vordere Halsgegend einschließlich Mundboden. Ein Verbindungsast vom N. facialis (VII) führt ihm motorische Fasern für das Platysma zu.

Nach unten ziehen die **Nn. supraclaviculares**. Ihre Versorgungsgebiete sind die Hautregionen der unteren seitlichen Halsgegend und die Schultern. Über das Schlüsselbein hinweg versorgen sie einen zwei- bis dreifingerbreiten Streifen der Brustwand kaudal der Clavicula.

Die **motorischen** Äste sind außer der **Ansa cervicalis** Äste zu den **tiefen Halsmuskeln** (Skalenus- und Longusgruppe) sowie Verbindungsäste zum **N. accessorius** (XI) für den M. sternocleidomastoideus und den M. trapezius und schließlich der **N. phrenicus** als motorischer Nerv des Zwerchfells mit sensiblen Ästen zu Brustfell, Herzbeutel, Bauchfell. Er kommt hauptsächlich aus C4 und steigt lateral vom Gefäßnervenstrang auf der Vorderfläche des **M. scalenus anterior** von der Mitte des Halses in den Brustkorb ab, wo er sich dem Herzbeutel anlegt.

Bei der **Ansa cervicalis** legen sich Fasern aus C1 und C2 dem motorischen Zungennerven (XII) an und verlassen ihn wieder als **obere Wurzel** der Schlinge. Andere Äste aus C1 bis C3 vereinigen sich zur **unteren Wurzel** und steigen auf dem vorderen Treppenmuskel ab. Die beiden Wurzeln vereinigen sich zu einer Schlinge oberhalb des M. omohyoideus zwischen Gefäß-Nerven-Strang und M. sternocleidomastoideus. Sie innervieren die Unterzungenbeinmuskeln.

## 1.4.2 Plexus brachialis

Das Armgeflecht (**Plexus brachialis**) umfaßt die ventralen Nervenäste von C5 bis Th1 mit Zuflüssen aus C4 und Th2. Nach Bildung von Faszikeln gehen supraklavikuläre Äste (Pars supraclavicularis) ab, die alle motorisch sind. Für den Hals selbst haben sie funktionell keine Bedeutung.

## 1.4.3 Hautnerven der Kopf-Hals-Region

Die **sensible Innervation** der Haut teilen sich der **N. trigeminus (V)**, der weitaus überwiegt, und die Halsnerven (Plexus cervicalis). Die Grenze liegt etwa an der »Scheitel-Ohr-Kinn-Linie«.
- Der **N. ophthalmicus (V1)** versorgt Nasenrücken, Oberlid, Stirn und Scheitelgegend,
- der **N. maxillaris (V2)** die Region zwischen Lidspalte und Mundspalte, seitlich etwas über das Jochbein emporsteigend.
- Der **N. mandibularis (V3)** innerviert das Areal, das von der Unterlippe und dem Kinn über den Jochbogen zur Schläfengegend aufsteigt,
- der **Plexus cervicalis (C1 bis C4)** den Mundboden und den Kieferwinkelbereich unter der Kinn-Ohr-Grenze.

Klinisch bedeutsam sind:
- der **N. frontalis** (aus V1) mit zwei stärkeren Ästen zur Stirn- und Scheitelhaut, der an der Incisura frontalis und am Foramen frontale austritt;
- der **N. nasociliaris** (aus V1), der Oberlid, Hornhaut, die Bindehaut des Auges, den Nasenrücken und den vorderen Teil der Nasennebenhöhlen innerviert. Über diesen Nerv läuft der Kornealreflex.
- Der **N. infraorbitalis** (aus V2), der Unterlid, den seitlichen Nasenbereich, Oberlippe und die obere Zahnreihe versorgt und am Foramen infraorbitale des Oberkiefers austritt;
- der **N. zygomaticus** (aus V2), der die Haut über dem Jochbein versorgt;
- der **N. mentalis** (aus V3) als Endast des N. alveolaris inferior, der die Kinnhaut innerviert. Letzterer tritt am Foramen mentale des Unterkiefers aus.

---

### 1.4.1 Plexus cervicalis

Hier vereinigen sich die ventralen Halsnervenäste von **C2–C4**. Am Hinterrand des M. sternocleidomastoideus durchbrechen die **sensiblen** Äste die oberflächliche Halsfaszie als:
- **N. occipitalis minor**
- **N. auricularis magnus**
- **N. transversus colli**
- **Nn. supraclaviculares**

Die **motorischen** Äste sind:
- **Ansa cervicalis**
- Äste zu den **tiefen Halsmuskeln**
- Verbindungsäste zum **N. accessorius**
- **N. phrenicus**, den man auf dem **M. scalenus anterior** findet.

Die **Ansa cervicalis** hat eine **obere** und eine **untere Wurzel**. Die beiden Wurzeln vereinigen sich zu einer Schlinge und innervieren die Unterzungenbeinmuskeln.

### 1.4.2 Plexus brachialis

Der **Plexus brachialis** entsteht aus den ventralen Nervenästen von C5–Th1 und Zuflüssen aus C4 und Th2.

### 1.4.3 Hautnerven der Kopf-Hals-Region

Die **sensible Innervation** der Haut teilen sich Äste des **N. trigeminus (V)**:
- **N. ophthalmicus (V1)**
- **N. maxillaris (V2)**
- **N. mandibularis (V 3)** und
- Äste des **Plexus cervicalis (C1–C4)**

Klinisch bedeutsam sind:
- **N. frontalis** (Stirn- und Scheitelhaut)
- **N. nasociliaris** (Oberlid, Hornhaut, Bindehaut des Auges, Nasenrücken und vorderer Teil der Nasennebenhöhlen)
- **N. infraorbitalis** (Unterlid, seitlicher Nasenbereich, Oberlippe und obere Zahnreihe),
- **N. zygomaticus** (Haut über dem Jochbein)
- **N. mentalis** (Kinnhaut)

### 1.4.4 Extrakranieller Verlauf des N. facialis

Die Gesichtsäste des N. facialis strahlen – ausgehend vom Stamm in der Glandula parotis – wie die gespreizten Finger einer Hand auseinander. In den Bereich des Halses gelangen dabei:
- der **Ramus marginalis mandibulae**, der über die Unterkieferkante zum Mundwinkel zieht, sowie
- der **Ramus colli**, der das Platysma versorgt (vgl. *Kap. B*).

In den Halsbereich gelangen außerdem die vier letzten Hirnnerven:
- **N. glossopharyngeus** (IX)
- **N. vagus** (X)
- **N. accessorius** (XI)
- **N. hypoglossus** (XII)

IX., X. und XI. Hirnnerv verlassen die Schädelhöhle gemeinsam mit der V. jugularis interna durch das Foramen jugulare. Ihnen schließt sich, von dorsal kommend (aus dem Canalis hypoglossus), der XII. Hirnnerv an. Sie liegen alle im Spatium lateropharyngeum zusammen, auch nahe zur A. carotis interna und zum oberen Halsganglion des Sympathikus.

### 1.4.5 N. glossopharyngeus (IX)

Er hat direkt unter dem Foramen jugulare sein unteres Ganglion, von diesem zieht der N. tympanicus zur Paukenhöhle. Der Hauptstamm legt sich dem M. stylopharyngeus an und zweigt sich an der äußeren Rachenwand auf. Seine Qualitäten sind:
- sensibel (Paukenhöhle, Ohrtrompete, obere und mittlere Etage des Rachens, Tonsillen, Zungengrund),
- sensorisch (Wallpapillen),
- motorisch (obere Rachenmuskeln, Gaumenbogenmuskeln) und
- parasympathisch über das Ganglion oticum (Ohrspeicheldrüse, Zungengrunddrüse).

### 1.4.6 N. vagus (X)

Unter dem Foramen jugulare sitzt sein Ganglion inferius. Er liegt mit der A. carotis interna und V. jugularis interna in der Vagina carotica des Gefäß-Nerven-Strangs und zieht in der hinteren Rinne zwischen Arterie und Vene zum Mediastinum. Im Halsbereich gibt er Äste zum Rachen, zum Kehlkopf (N. laryngeus superior) und zum Herzen ab (Nn. cardiaci cervicales superiores und inferiores). Seine Qualitäten sind:
- sensibel (Hinterwand des äußeren Gehörganges, unteres Stockwerk des Rachens, Kehlkopf, Trachea, Bronchien),
- motorisch (mittlere und untere Rachenmuskeln, Gaumenmuskeln, Kehlkopfmuskeln) und
- parasympathisch (Brust- und Baucheingeweide).

### 1.4.7 N. accessorius (XI)

Er gibt unter dem Foramen jugulare seinen inneren Ast zum N. vagus ab. Der äußere Ast wendet sich nach lateral, zieht vor dem Querfortsatz des Atlas abwärts zum M. sternocleidomastoideus. Er durchquert dann die seitliche Halsgegend auf dem M. levator scapulae und verschwindet unter dem M. trapezius.

Am Hinterrand des M. sternocleidomastoideus kann der Nerv sehr dicht unter die Haut treten und dort auch bei oberflächlichen Halseingriffen verletzt werden. Seine Qualität ist motorisch (M. sternocleidomastoideus und M. trapezius).

### 1.4.8 N. hypoglossus (XII)

Er gelangt zwischen A. carotis interna und V. jugularis interna von dorsal nach ventral und biegt dann zum Mundboden ab, wo er lateral vom M. hypoglossus liegt. Ihm legen sich Äste aus C1 und C2 an, die ihn als Radix superior der Ansa cervicalis und als Ramus thyreoideus wieder verlassen. Er innerviert die Zunge rein motorisch.

### 1.4.9 Halssympathikus

Der Halsteil des Grenzstranges des Sympathikus (Truncus sympathicus) liegt, im tiefen Blatt der Halsfaszie eingeschlossen, den prävertebralen Muskeln (Mm. longus colli und capitis) an. Der Grenzstrang liegt hinter dem Gefäß-Nerven-Strang. Im unteren Teil der Regio sternocleidomastoidea kommt er in die Nähe der aufsteigenden Äste der A. subclavia, und zwar in die Nähe der A. vertebralis und A. thyreoidea inferior. Der Hauptteil zieht hinter der A. subclavia zur Brusthöhle, ein schwächerer Ast des Geflechts verläuft vor der Arterie und bildet so eine Schlinge (Ansa subclavia) um sie.

Es werden meist drei **Ganglien** gebildet:

Das **obere** Halsganglion (Ganglion cervicale superius) liegt auf der Höhe des 2. bis 3. Halswirbels.

Das **mittlere** Halsganglion (Ganglion cervicale medium) liegt auf der Höhe des 6. Halswirbels.

Das **Ganglion stellatum** liegt meist vor dem Kopf der 1. Rippe oberhalb der Pleurakuppel in der Nähe des Abganges der A. vertebralis.

In den Halsganglien liegen die Zellkörper des 2. Neurons für die sympathische Innervation der Kopforgane. Die postganglionären Fasern schließen sich als Rami communicantes den Halsnerven an. Andere legen sich an die Kopfschlagadern. Von den drei Ganglien entspringt ferner je ein Nerv zum Herzen. Die Herznerven vereinigen sich im Brustkorb mit den Herzästen des N. vagus zum Plexus cardiacus.

Neben den Schweißdrüsen, den Haaraufrichtemuskeln und den Blutgefäßen werden der M. dilatator pupillae, die Mm. tarsalis superior und inferior und die Tränendrüsen sowie in geringem Umfang die Speicheldrüsen vom Halssympathikus versorgt. Die Fasern laufen ohne Umschaltung durch die parasympathischen Ganglien (Ganglion ciliare, pterygopalatinum, submandibulare, oticum) hindurch.

> **Merke.** Klinische Bedeutung erlangt die Funktion des Halssympathikus z. B. beim **Horner-Syndrom**, das durch eine Läsion im Rahmen einer Erkrankung oder eines operativen Eingriffs im Bereich des Grenzstranges ausgelöst werden kann und durch eine enge Pupille (**Miosis**), eine enge Lidspalte (**Ptosis**) und einen tiefliegenden Augapfel (**Enophthalmus**) gekennzeichnet ist.

## 1.5 Halsfaszien und Verschieberäume

Man unterscheidet ein oberflächliches, ein mittleres und ein tiefes Blatt:

Das **oberflächliche Blatt** (Lamina superficialis) grenzt das Unterhautfettgewebe gegen den Bewegungsapparat ab und umgibt den Hals rundum. Um die beiden großen oberflächlichen Muskeln (Kopfwender und Trapezmuskel) spaltet es sich, so daß beide Muskeln innerhalb der Faszie liegen.

Das **mittlere Blatt** (Lamina praetrachealis) umscheidet die vor der Trachea gelegenen infrahyoidalen Muskeln und endet seitlich am M. omohyoideus. In der Medianlinie ist es mit dem oberflächlichen Blatt verwachsen. Es endet oben am Hyoid, unten an der Rückseite von Sternum und Clavicula, und grenzt den

mit dem oberflächlichen Blatt verwachsen. Es endet oben am Hyoid, unten an der Rückseite von Sternum und Clavicula.

Das **tiefe Blatt** (Lamina praevertebralis) umgibt die tiefen Halsmuskeln.

A. carotis, V. jugularis interna und N. vagus werden von der **Gefäß-Nerven-Scheide** umgeben. **Bindegewebsstraßen** erstrecken sich zur **Achselhöhle** und zum **Mediastinum**.
So können Eiterungen von der Halswirbelsäule zur Achselhöhle bzw. vom Hals ins Mediastinum absteigen.

Eingeweideraum nach vorne ab. Da die Halseingeweide nicht von den Brusteingeweiden getrennt sind, wirkt sich der Unterdruck des Brustraums bis zu den Halseingeweiden aus, das mittlere Blatt wird damit zur äußeren Barriere des Unterdrucks. Die unter ihm verlaufenden Venen stehen bereits unter Sog und können beim Öffnen Luft ansaugen (z.B. bei Verletzung der V. jugularis interna im Rahmen einer Neck dissection).

Das **tiefe Blatt** (Lamina praevertebralis) umgibt die tiefen Halsmuskeln. In der Nackengegend ist das oberflächliche Blatt auf der Ventralseite des Trapezmuskels mit dem tiefen Blatt auf der Dorsalseite der Nackenmuskeln vereint.

A. carotis, V. jugularis interna und N. vagus werden von einer eigenen Faszienhülle umgeben, der Vagina carotica (**Gefäß-Nerven-Scheide**).

**Bindegewebsstraßen** erstrecken sich zur **Achselhöhle** und zum **Mediastinum**. Der Plexus brachialis verläßt den tiefen Halsbereich in der Skalenuslücke und zieht in einer eigenen Faszienscheide zur Achselhöhle und weiter zum Arm. Durch diese so entstehende Bindegewebsstraße können z.B. Eiterungen von der Halswirbelsäule zur Achselhöhle und sogar bis zur Ellenbeuge absteigen.

Zum Mediastinum ziehen Trachea und Ösophagus ohne Unterbrechung vom Hals aus weiter. Das die Halseingeweide umgebende lockere Bindegewebe setzt sich daher kontinuierlich in den Mittelfellraum fort. Entzündungen können sich somit ungehindert vom Hals ins Mediastinum ausbreiten.

# 2 Untersuchungsmethoden

## 2.1 Anamnese

Patienten mit Affektionen im Bereich des äußeren Halses geben als Beschwerden oft an:
- **Formveränderungen** (Schwellung oder Knotenbildung)
- **Schmerzen** des betroffenen Bereiches
- **Bewegungseinschränkungen** des Halses

*Formveränderungen.* Als Ursache für eine **Schwellung** im Halsbereich kommen sowohl lymphknotenunabhängige Entzündungen und Tumoren als auch Erkrankungen der Halslymphknoten vor. Eine Übersicht gibt die *Tabelle 1*.

Ein akuter oder chronischer Verlauf der Erkrankung gibt differentialdiagnostisch wichtige Hinweise.

| Tabelle 1: Differentialdiagnose der Halsschwellungen | |
|---|---|
| **Fehlbildungen** | mediane und laterale Halszysten |
| **Entzündliche Schwellungen** | Furunkel, Dermoid, Atherom, Abszeß, Phlegmone Entzündungen der Schilddrüse oder der Speicheldrüsen |
| **Tumoren** | Hämangiome und Lymphangiome Glomustumoren neurogene Tumoren Lipome branchiogene Malignome Tumoren der Schilddrüse Tumoren der Speicheldrüsen |
| **Lymphome (Lymphknotenschwellungen)** | unspezifische Lymphadenitis spezifische Lymphadenitis maligne Lymphome Lymphknotenmetastasen |

*Schmerzen.* Im äußeren Hals sind sie oft akut entzündlicher Ursache, kommen aber auch bei bösartigen Tumoren vor. Die Lokalisation des Schmerzes entspricht meist dem Ort des pathologischen Geschehens.

»Halsschmerzen«, die im Oro- oder Hypopharynx lokalisiert werden und im Zusammenhang mit dem Schluckvorgang stehen, sind in der Regel durch Erkrankungen des Schlundes und nicht durch Affektionen des äußeren Halses verursacht.

*Bewegungseinschränkungen.* Bewegungseinschränkungen des Halses können durch Schmerz oder funktionell bedingt sein. Sie kommen vor bei stark schmerzhaften Affektionen des äußeren Halses (Abszeß, Phlegmone, Malignom), bei Erkrankungen, die mit starken Schwellungen des Halses einhergehen (große Tumoren, entzündliche Schwellungen), sowie bei Erkrankungen oder Anomalien der Muskulatur (Tortikollis) oder der Wirbelsäule (z. B. Halsrippen-Syndrom).

## 2.2 Inspektion

Die Inspektion orientiert über die profilgebenden Strukturen. Beim Gesunden – außer gelegentlich bei Kindern und sehr schlankem Hals – sind die Halslymphknoten nicht zu sehen. Sichtbare Lymphknoten entsprechen also meist einem krankhaften Zustand. Zu achten ist bei der Inspektion auch auf Verdickungen oder Knotenbildungen der Schilddrüse und der submandibulären oder submentalen großen Speicheldrüsen. Fistelöffnungen oder halbkugelartige Vorwölbungen im Bereich der Halsgefäßscheide oder vor dem Zungenbein können auf eine Halsfistel oder -zyste hinweisen.

## 2.3 Palpation

Die Haltung des Patienten ist aufrecht mit leicht nach vorn gebeugtem Kopf, damit sich die Halsweichteile entspannen. Die Palpation erfolgt mit beiden Händen im Seitenvergleich. Die Untersuchung erfolgt von vorn, möglichst aber zusätzlich von hinten, **am sitzenden Patienten** *(vgl. Abbildung 1)*. Getastet wird von submental zum Kieferwinkel, danach an der Gefäßscheide entlang zum Jugulum – wobei der Kopf etwas zur Gegenseite gedreht wird –, anschließend supraklavikulär und schließlich hinter dem M. sternocleidomastoideus und im Nacken. Zu achten ist ggf. auf Größe, Anzahl, Druckschmerz, Verschieblichkeit, Anordnung und Konsistenz von vergrößerten Lymphknoten oder sonstigen Veränderungen.

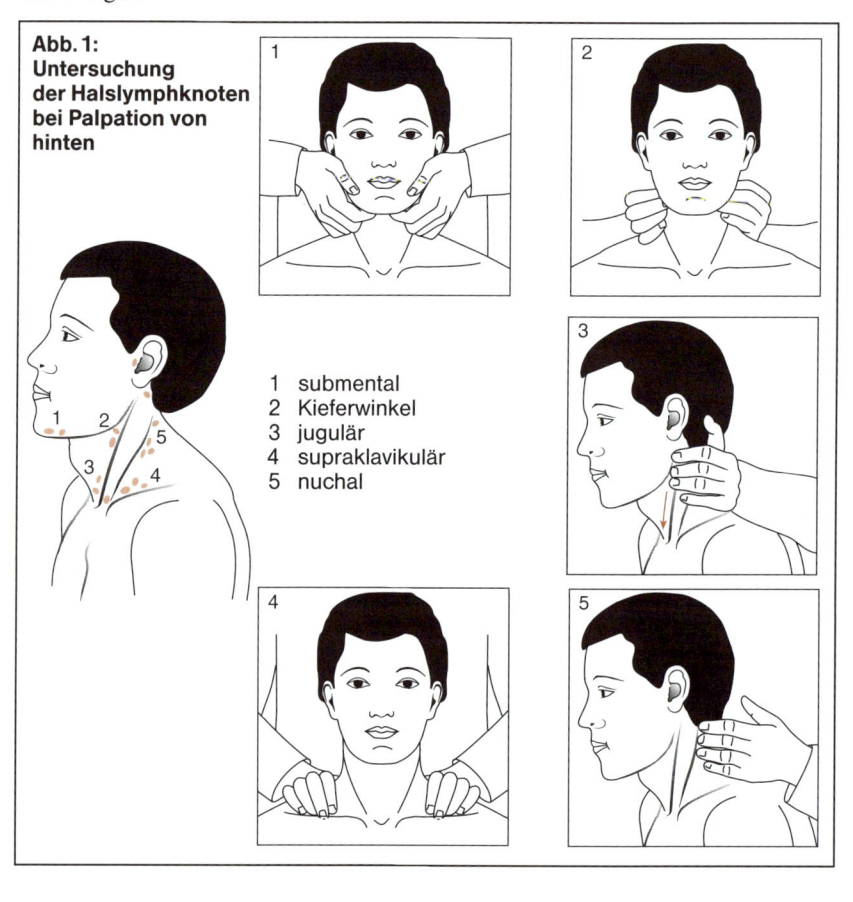

**Abb. 1:** Untersuchung der Halslymphknoten bei Palpation von hinten

1 submental
2 Kieferwinkel
3 jugulär
4 supraklavikulär
5 nuchal

## 2.4 Bildgebende Diagnostik

### 2.4.1 Sonographie

- **B-Scan.** (S. a. Ultraschalluntersuchung der Speicheldrüsen im *Kapitel E*).
Die Ultrasonographie des Halses mit dem B-Scan ist besonders dann sinnvoll, wenn die Palpation nur eine unsichere Befunderhebung ermöglicht. Der Patient liegt bei der Untersuchung in Rückenlage, so daß der Hals leicht überstreckt ist *(siehe Synopsis 4a–f)*. Zur Beurteilung der Fossa supraclavicularis wird der Kopf

## 2.4.1 Sonographie

zur Gegenseite gewendet. Zur Beurteilung des Hyoids, des Kehlkopfes und der Mundbodenregion wird das Kinn hochgestreckt.

Die Orientierung erfolgt zunächst an bekannten Strukturen, von denen man sich dann an den pathologischen Befund herantastet. Gutartige Prozesse im Halsbereich zeigen im Ultraschall eine gute Abgrenzbarkeit.

> Man geht von bekannten Strukturen aus und tastet sich an den pathologischen Befund heran.

**Synopsis 4 a, b: Ultraschalluntersuchung des Halses.**

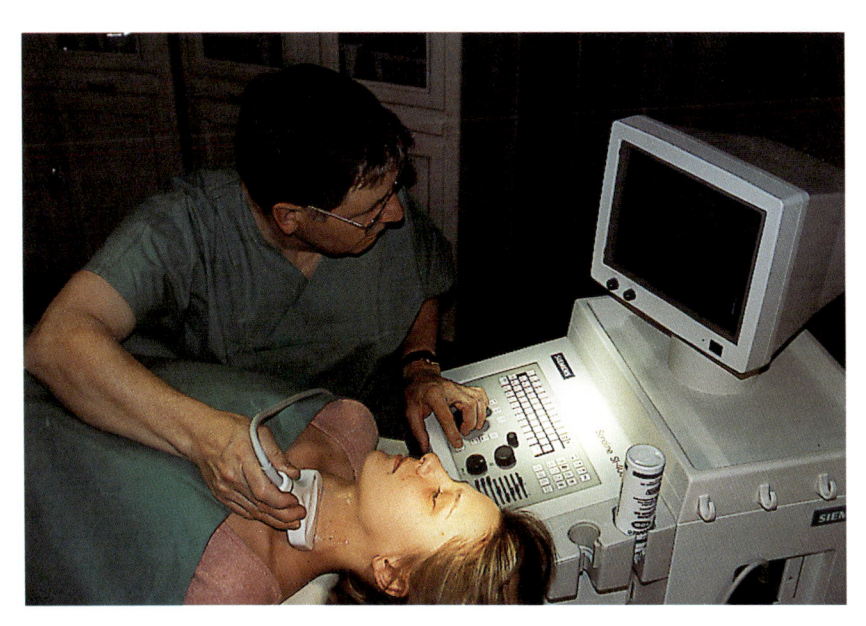

**a** Untersuchungssituation

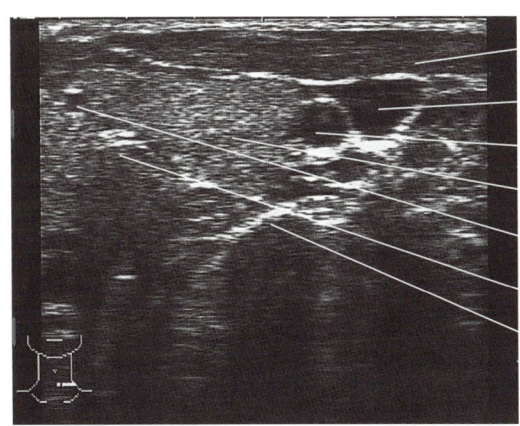

- M. sternocleidomastoideus
- Vena jugularis interna
- Arteria carotis communis
- linker Schilddrüsenlappen
- Isthmus
- Trachea
- Halswirbel, Massa lateralis atlantis

**b Horizontalschnitt, Schilddrüse,** Normalbefund

**Echos** werden von den Oberflächen und vom Inneren der Halsorgane bzw. tumoröser Prozesse reflektiert. Es lassen sich nicht nur Tumorgrenzen und damit Lage, Größe und Form bestimmen, sondern aufgrund der **Strukturechos** sind auch Aussagen über den inneren Aufbau möglich. Der Nachweis derartiger Binnenechos zeigt eine »solide« Struktur des Prozesses an. Für »reine« Flüssigkeit spricht ein strukturfreies Areal. Blut und Abszeßinhalte können mehr oder weniger Binnenechos verursachen. Sie gehören nicht zu den klassisch »reinen« Flüssigkeiten.

Bei solider Struktur unterscheidet man zwischen **echoarm** (= wenig Binnenechos) und **echodicht** (= viele Binnenechos). Die »**Echoleere**« gilt als sicherstes Zeichen zur Unterscheidung von fest und flüssig. Eine andere Eigenschaft der Flüssigkeit, nämlich die gute Schalleitung, die zu einer überhöhten Verstärkung der hinter der Flüssigkeit liegenden Strukturen führt, ist weniger zuverlässig

> **Echos** werden von den Oberflächen und vom Inneren der Halsorgane bzw. Prozesse reflektiert. Aufgrund der **Strukturechos** sind Aussagen über den inneren Aufbau möglich. Binnenechos zeigen eine »solide« Struktur an. Für »reine« Flüssigkeit spricht ein strukturfreies Areal. Blut und Abszeßinhalte gehören nicht zu den »reinen« Flüssigkeiten.
> Bei solider Struktur unterscheidet man zwischen **echoarm** und **echodicht**. »**Echoleere**« gilt als Zeichen zur Unterscheidung von fest und

> **Synopsis 4 c, d: Ultraschalluntersuchung des Halses** 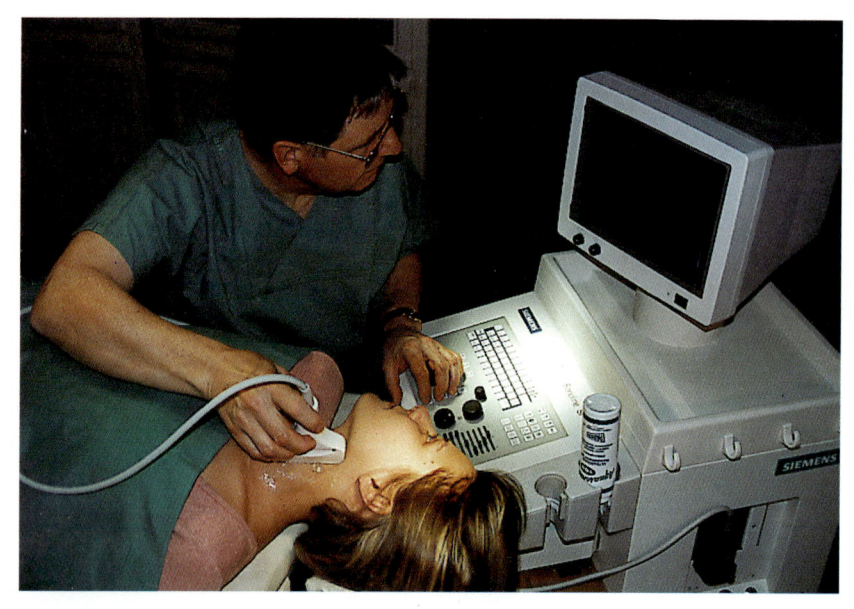
>
> **c** Untersuchungssituation 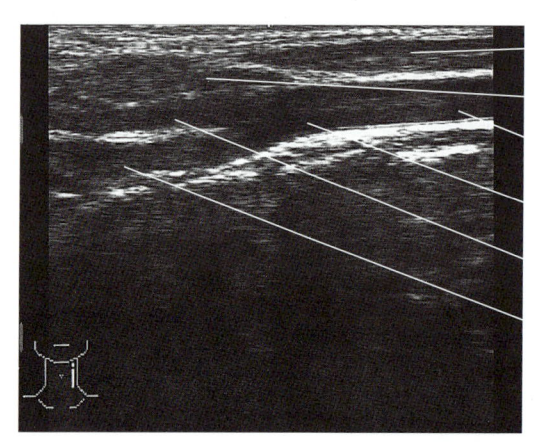
>
> M. sternocleidomastoideus
> Lymphknoten im Trigonum caroticum
> Arteria carotis communis
> Sinus caroticus
> Arteria carotis externa
> Arteria carotis interna
>
> **d Carotis-Parallelschnitt**, Normalbefund mit kleinem Lymphknoten

flüssig. Die **Rückwandverstärkung** ist weniger zuverlässig, sie findet sich ebenso hinter flüssigkeitsreichem Gewebe.
Der B-Scan erlaubt eine Unterscheidung zystischer oder solider Raumforderungen und erfaßt ihre Ausdehnung *(s. Tab. 2).*

(**Rückwandverstärkung**). Diese scheinbare Echoverstärkung findet sich ebenso hinter flüssigkeitsreichem Gewebe. Gute Schalleitung kombiniert mit geringer Strukturdichte läßt einen hohen Flüssigkeitsgehalt vermuten.

Mit den modernen, hochauflösenden Schallköpfen findet man eigentlich keine reinen, »echoleeren« Befunde mehr, da schon geringe Detritusanteile ein reges Reflexverhalten auslösen. Klinisch völlig reizlose Halszysten, die sich auch intraoperativ nur mit klarer, seröser Flüssigkeit gefüllt darstellen, erscheinen im Ultraschallbild meist **echoarm** mit homogener Verteilung deutlicher Binnenechos. In diesen Fällen erbringt die Zusammenfassung der erhobenen Ultraschallbefunde eine sichere Diagnose – dorsale Schallverstärkung, Kompressibilität, Fluktuation des Binnenechos unter der Schallkopfkompression als Hinweis auf eine Flüssigkeitsbewegung. Sonomorphologische Kriterien, die eine Differenzierung zwischen soliden und zystischen Prozessen ermöglichen, zeigt die *Tabelle 2*.

Demnach erlaubt die Ultraschalluntersuchung mit dem B-Scan eine sichere Unterscheidung zystischer oder solider Raumforderungen und erfaßt darüber hinaus ihre dreidimensionale Ausdehnung. Mit der Sonographie sind aber eine Unterscheidung von benignen und malignen Tumoren und die Bestimmung der exakten Ausdehnung des Prozesses nur unzureichend möglich, so daß hierfür oft zusätzlich ein CT oder MRT angefertigt werden muß.

Mit der Sonographie sind eine Unterscheidung von benignen und malignen Tumoren und die Bestimmung der Ausdehnung nur unzureichend möglich, so daß oft ein CT oder MRT angefertigt werden muß.

## 2.4.1 Sonographie

**Synopsis 4 e, f: Ultraschalluntersuchung des Halses.**

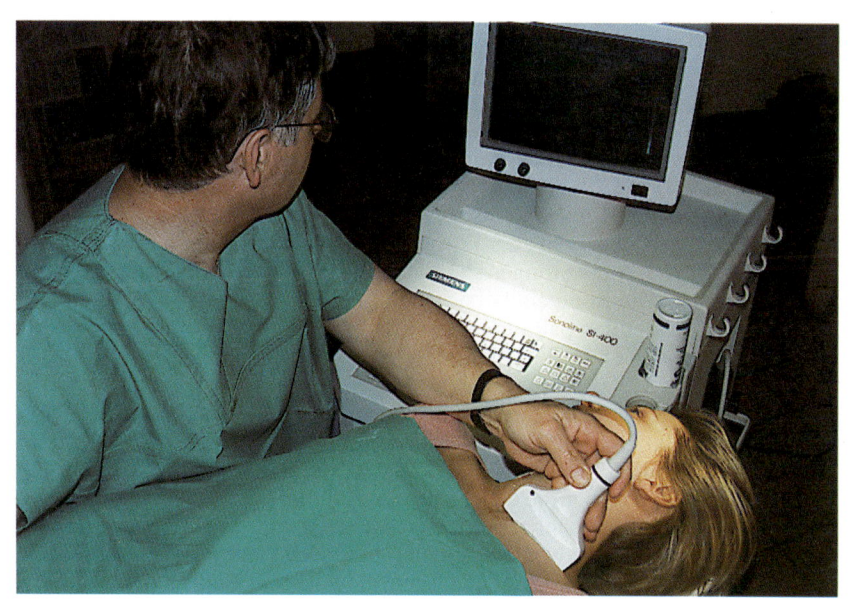

**e** Untersuchungssituation

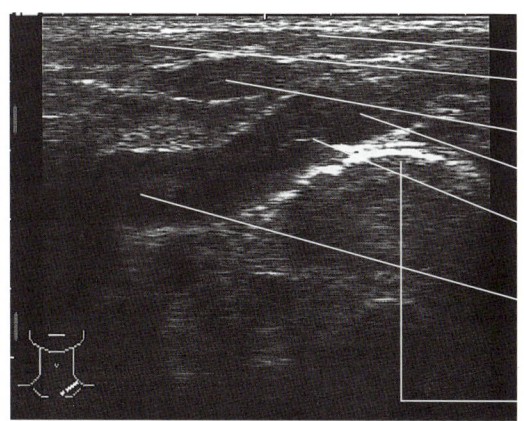

**M. sternocleidomastoideus:**
Caput claviculare
Caput sternale

M. sternohyoideus
Vena jugularis interna

Venenklappe

Vena brachiocephalica

Costa I

**f Clavicula-Parallelschnitt**, Normalbefund

**Tabelle 2: Unterscheidungsmerkmale zystischer und solider Prozesse bei der Sonographie des Halses** *(nach Mann)*

|  | Solider Tumor | Zyste |
|---|---|---|
| innere Struktur | Binnenechos vorhanden<br>a) echoarm<br>b) echoreich | echofrei |
| Kompressibilität | inkompressibel | kompressibel |
| Begrenzung | scharf, unscharf oder fehlend | scharf |
| Schalleitung | mindestens gut | sehr gut<br>(dorsale Schallverstärkung) |

- **Doppler-Sonographie.** Die Doppler-Sonographie der großen Halsgefäße informiert über vaskuläre Veränderungen. Zervikale Gefäßstenosierungen der A. vertebralis oder der Carotiden sind in ca. 90 % der Fälle über registrierbare Veränderungen der Echos zu erkennen.

**Doppler-Sonographie**
Die Doppler-Sonographie informiert über vaskuläre Veränderungen. Stenosierungen großer Gefäße sind in ca. 90 % der Fälle zu erkennen.

## 2.4.2 Röntgendiagnostik

**Konventionelle Röntgenübersichtsaufnahmen.** Die Aufnahmen der Halsweichteile werden anterior-posterior (a.-p.) und seitlich angefertigt. Sie informieren über knöcherne und knorpelige Strukturen (Wirbelsäule, Kehlkopf), prävertebrale Weichteilschwellungen, Kalkeinlagerungen (z. B. bei tuberkulösen Lymphknoten oder Schilddrüsentumoren), Kalkschatten (z. B. bei Speichelstein), Weichteilemphyseme (z. B. nach Trauma) und Fremdkörper. Aufnahmen der Halswirbelsäule (HWS) im a.-p., seitlichen und schrägen Strahlengang dienen der Beurteilung von Stellung, Form und Struktur der HWS sowie der gegenseitigen Beziehung der Wirbelkörper zueinander. Im schrägen Strahlengang werden z. B. Aufweitungen der Foramina intervertebralia diagnostiziert.

Die Röntgenübersichtsaufnahmen des Thorax a.-p. und seitlich erlauben das Erkennen pathologischer Prozesse im Mediastinum oder bestimmter Skelettanomalien (z. B. Halsrippen-Syndrom).

**Angiographie.** Arterielle und venöse angiographische Verfahren, bei denen in das Gefäßsystem ein Kontrastmittel injiziert wird, dienen u. a. dem Nachweis von gefäßreichen Neubildungen wie z. B. Hämangiom, Glomustumor. Präoperativ erlauben sie die genaue Darstellung der Gefäßsituation und häufig die gleichzeitige **Embolisation** der Gefäßgeschwulst, z. B. durch Einspritzen von Kunststoffpartikeln. Dies reduziert erheblich die Blutung bei einer evtl. nachfolgenden Operation solcher Tumoren. Sogenannte **Subtraktionsverfahren** lassen Weichteil- und Skelettzeichnung zurücktreten *(siehe Abbildungen 2 und 3).*

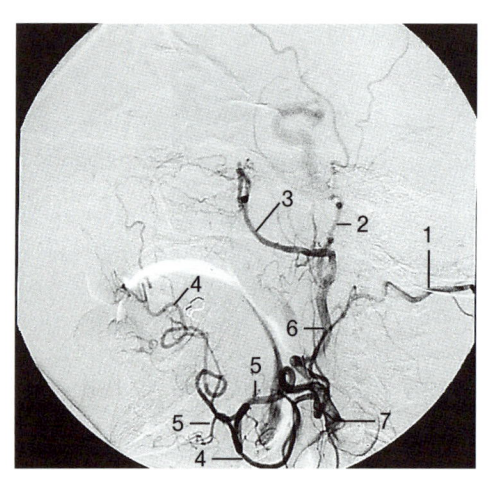

1 = A. occipitalis
2 = A. temporalis
3 = A. maxillaris
4 = A. facialis
5 = A. lingualis
6 = A. pharyngea ascendens
7 = A. carotis externa

**Abb. 2: Angiogramm der A. carotis externa (digitale Subtraktion)**

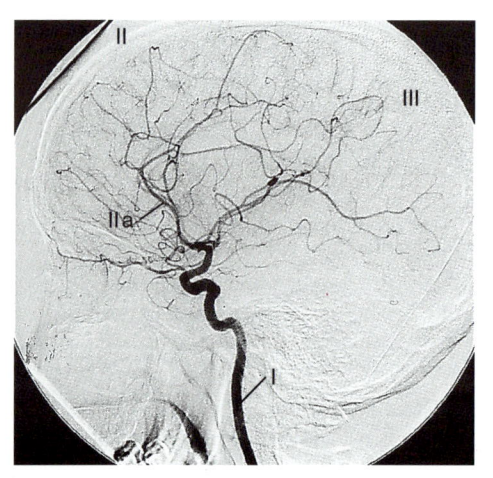

I = A. carotis interna
II = Äste der A. cerebri ant.
IIa = A. pericallosa der A. cerebri ant.
III = Äste der A. cerebri media

**Abb. 3: Angiogramm der A. carotis interna (digitale Subtraktion)**

**Computertomographie (CT).** Zur Unterscheidung maligner und benigner Tumoren sowie zur Bestimmung ihrer Ausdehnung wird meist die Computertomographie angewendet. Tumoren ab einer Größe von 1 cm können am Hals mit annähernd gleicher Treffsicherheit auch durch die Sonographie oder Kernspintomographie (MRT) diagnostiziert werden. Daß sich die anderen Verfahren geringerer Beliebtheit erfreuen, liegt zum einen daran, daß eine hohe Treffsicherheit der Sonographie nur dann erreicht wird, wenn der Untersucher über entsprechende Erfahrung bei dieser Untersuchungsmethode verfügt, zum anderen an dem geringeren Aufwand und den geringeren Kosten für ein CT im Vergleich zum MRT. Noch kostengünstiger als das CT ist die Sonographie.

Die **Schichtung** im CT erfolgt am Hals **axial** *(vgl. Abbildung 12a)*. Die Kontrastmittelgabe erhöht die Aussagekraft des CT erheblich.

Als **metastasensuspekt** gelten bzw. gilt:
- Lymphknoten mit einem computertomographischen Querdurchmesser von 15 mm und mehr bei entsprechender Tumoranamnese;
- Lymphknoten mit einem Durchmesser unter 15 mm, wenn sie nach intravenöser Kontrastmittelgabe Inhomogenitäten bzw. eine zentrale Hypodensität mit relativem Rand-Enhancement (Dichteanstieg) zeigen;
- wenn mehr als drei Lymphknoten mit einem Durchmesser von 10–15 mm in einer metastasentypischen Region eng zusammenliegen und
- wenn metastasentypische Lymphknotenregionen durch nicht definierbare Massen obliteriert sind.

Bei Patienten mit malignen systemischen Lymphknotenerkrankungen wie M. Hodgkin und Non-Hodgkin-Lymphom sind befallene Lymphknoten eher homogen und zeigen ein verzögertes Enhancement, während vergrößerte entzündliche Lymphknoten infolge ihrer gesteigerten Perfusion bei homogener Strukturierung einen starken, schnellen Dichteanstieg aufweisen.

### 2.4.3 Kernspintomographie (MRT, NMR)

Eine bessere Weichteildarstellung als das Computertomogramm ermöglicht das MRT *(vgl. Abbildung 6a, b)*.

In koronaren und sagittalen Schichten können die Tumorausdehnung und Topographie zur Umgebung im Gesamtüberblick oft besser erfaßt werden als durch CT oder Sonographie.

## 2.5 Zell- und Gewebediagnostik

### Feinnadelpunktion
Bei dieser Methode wird ein tumoröser Prozeß mit einer Hohlnadel punktiert und durch Aspiration durch die Nadel **Zellmaterial** gewonnen, das danach fixiert und gefärbt zur mikroskopischen Untersuchung gelangt. Die Feinnadelpunktion zur **Zytodiagnostik** oberflächlich liegender solider Tumoren erlaubt nicht immer die mikroskopische Diagnosestellung, weil zu geringe Materialmengen gewonnen werden. Die **Spezifität** dieses Verfahrens beträgt 70%, die **Sensitivität** (Empfindlichkeit) 90%.

### Probeexzision (PE)
Dies ist die sicherste Methode für eine **histologische Abklärung** von Halstumoren. Entweder wird ein Teil eines Tumors oder Lymphknotens, besser aber der gesamte Knoten exstirpiert und zur histologischen bzw. immunhistochemischen Untersuchung gegeben.

> **Merke.** Bei jeder Lymphknotenbiopsie oder -probeexzision am seitlichen Hals ist der Patient über die Gefahr der **Verletzung des N. accessorius** aufzuklären!

### Skalenusbiopsie (Danielsche Biopsie)
Bei der Skalenusbiopsie erfolgt die Entnahme von Gewebe und Lymphknoten aus dem Trigonum omoclaviculare zur histologischen Untersuchung. Der Eingriff wird in Narkose durchgeführt.

Auch wenn diese Lymphknoten palpatorisch noch unauffällig sind, kommt ihnen wegen ihrer zentralen Eingliederung in das gesamte Lymphknotensystem klinische und diagnostische Bedeutung zu. Skalenuslymphknoten sind häufig die erste Metastasenstation bei Malignomen von Lunge, Mamma, Magen-Darm-Trakt, Urogenitaltrakt u. a. Bei M. Hodgkin und den Non-Hodgkin-Lymphomen beträgt die Trefferquote ca. 60%. Dennoch wird das Verfahren insgesamt selten eingesetzt.

## 2.6 Mediastinoskopie

Die Mediastinoskopie ermöglicht die Exploration des oberen, vorderen Mediastinums und die bioptische Abklärung von Mediastinaltumoren oder von extrabronchialen Prozessen mit Befall der paratrachealen, tracheobronchialen und bronchopulmonalen Lymphknoten. Der Eingriff wird in Intubationsnarkose vorgenommen. Der Zugang erfolgt über einen horizontalen Hautschnitt im Bereich des Jugulums. Das Vorgehen auf der Trachea entspricht etwa dem bei der Tracheotomie. Das Mediastinoskop wird in eine digital präparierte Tasche unter die prätracheale Faszie eingeführt und entlang der Trachealvorderwand nach kaudal bis zur Bifurkation vorgeschoben. Die Methode wird selten gebraucht.

# 3 Erkrankungen

## 3.1 Schiefhals
Synonyme: Tortikollis; Caput obstipum

> **Definition.** Unphysiologisch schiefe Kopfhaltung aufgrund organischer Erkrankungen.

*Ätiologie und Pathogenese.* Ein Schiefhals kann angeboren oder erworben vorkommen. **Angeboren** liegen häufig Fehlbildungen mit Verkürzung eines der beiden Mm. sternocleidomastoidei oder traumatische Muskelläsionen unter der Geburt vor.

Als **erworbene** Ursachen kommen Deformitäten der Halswirbelsäule vor. Häufiger sind aber ursächlich **entzündliche** einseitige **Muskelkontraktionen** auf der Grundlage eines Peritonsillar- oder Parapharyngealabszesses, einer Lymphadenitis, eines Bezold-Abszesses (Einbrechen einer eitrigen Mastoiditis in den Ansatz des M. sternocleidomastoideus am Warzenfortsatz) und ähnliches. Gelegentlich sieht man bei schweren Entzündungen der Rachenhinterwand (z. B. bei Tuberkulose oder – selten – nach Adenotomie) ebenfalls einen Schiefhals (**Griesel-Syndrom**). Andere Ursachen können augenmuskelbedingte Störungen oder neurologische Erkrankungen mit spastischer Komponente sein.

*Klinik.* Der Kopf wird **schräg** gehalten, es besteht eine mehr oder weniger schmerzhafte **Bewegungseinschränkung**. Hinzu treten die Symptome der zugrundeliegenden Erkrankung.

*Diagnostik.* Schon bei der **Inspektion** fällt die Seitneigung des Kopfes zur betroffenen Seite hin auf. **Palpatorisch** tastet man meist den verkürzten M. sternocleidomastoideus der erkrankten Seite als etwas verdickten, schmerzhaften Strang. Je nach Ursache findet man entsprechende Befunde bei der hals-nasen-ohrenärztlichen Spiegeluntersuchung bzw. weitergehenden Diagnostik.

*Differentialdiagnose.* Der hier beschriebene muskuläre Schiefhals ist vom zervikalen **Torticollis spasmodicus** zu unterscheiden. Seine Ursache ist unbekannt. Er kann mit Botulinustoxin behandelt werden. Näheres ist in den Lehrbüchern der Neurologie unter »Fokale Dystonien« nachzulesen.

*Therapie.* Je nach Ursache wird die Behandlung vom Orthopäden, Kinderarzt, Neurologen oder Hals-Nasen-Ohrenarzt festgelegt. Bei entzündlichen Prozessen stehen die Beseitigung von Eiterherden und antibiotische Therapie, eventuell in Kombination mit der Gabe von Schmerzmitteln, im Vordergrund.

## 3.2 Halszysten und -fisteln

### 3.2.1 Mediane Halszysten und -fisteln

> **Definition.** In der Mittellinie des Halses liegende Blindgänge und -säcke ohne (Zysten) bzw. mit punktförmiger Öffnung (Fisteln) am äußeren Hals.

*Ätiologie und Pathogenese.* Die medianen Halszysten und -fisteln sind **Residuen des Ductus thyreoglossus**, der sich bei den Betroffenen nicht vollständig obliteriert hat. Man findet diese Veränderungen überwiegend bei Kindern, sie können sich aber auch erst im jugendlichen bzw. jüngeren Erwachsenenalter erstmals manifestieren.

*Diagnostik.* Inspektorisch und palpatorisch findet sich in der Medianlinie des Halses eine mehr oder weniger pralle, rundliche Resistenz unter der Haut. Sofern keine ausgedehnten Entzündungen von dem Prozeß ausgegangen sind, ist die Haut darüber gut verschieblich, während das Gebilde schlecht gegen das Hyoid verschoben werden kann *(siehe Synopsis 5 a, b,c).*

**Halsfisteln** fallen durch eine punktförmige Öffnung in der Medianlinie des Halses auf, meist zwischen Zungenbein und Schilddrüse. Aus dem Fistelmaul kann gelegentlich spontan klares oder etwas trübes Sekret tröpfchenförmig austreten. Fisteln können über eine gewisse Strecke meist nur bis zum Zungenbein **sondiert** und nach Instillation von Röntgenkontrastmittel radiologisch dargestellt werden.

Sehr geeignet ist die **Ultraschalluntersuchung** zum Nachweis einer mit Flüssigkeit gefüllten Zyste.

***Klinik.*** Bis auf die Feststellung einer **kugeligen Vorwölbung** oberhalb des Kehlkopfes sind die Patienten häufig symptomfrei. Vereinzelt wird über ein leichtes Druckgefühl, im Falle einer Infektion auch über stärkere Schmerzen geklagt.

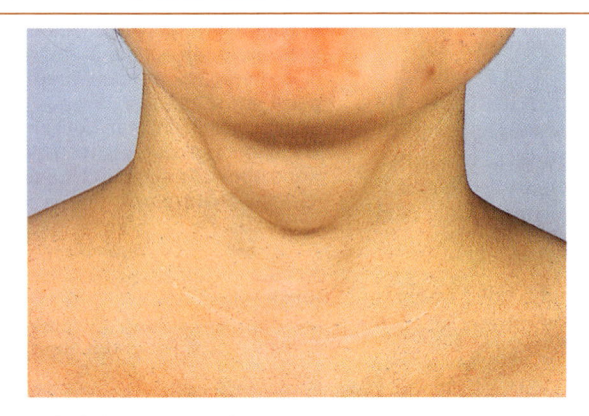

a  Befund bei Inspektion von vorn

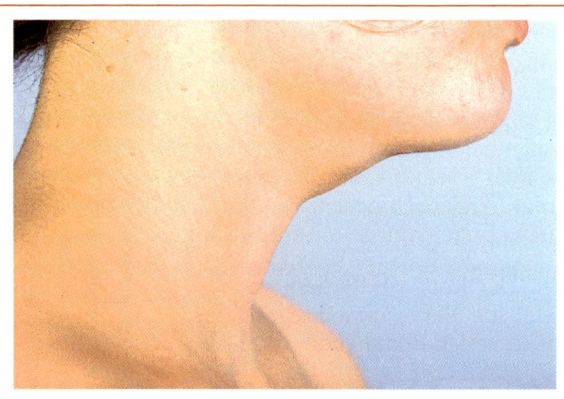

b  Seitenansicht

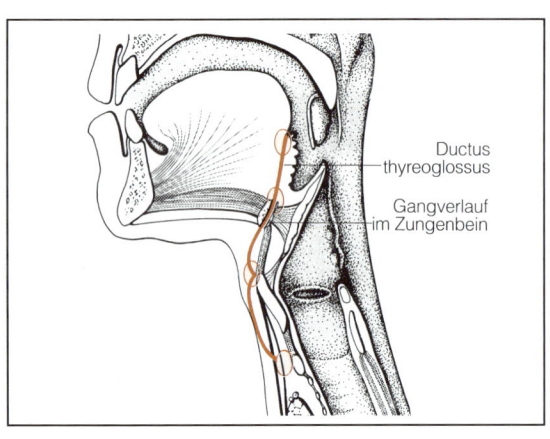

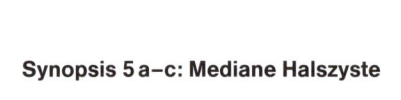

c  Gangverlauf schematisch

Ductus thyreoglossus

Gangverlauf im Zungenbein

**Synopsis 5 a–c: Mediane Halszyste**

***Differentialdiagnose.*** Blande Zysten können mit Prozessen verwechselt werden, die von der **Schilddrüse** ausgehen, oder mit **Dermoidzysten**. Die Unterscheidung von einem **Lymphknoten** ist meist durch **Sonographie** gut möglich. Bei einer entzündeten Zyste kann hingegen die Abgrenzung gegen eine eitrig einschmelzende Lymphadenitis schwierig sein. Hinweisend ist dann aber der isolierte Befund in der Medianlinie des Halses.

***Therapie.*** Mediane Halszysten und -fisteln werden vollständig chirurgisch entfernt. Da der Ductus thyreoglossus bzw. sein Residuum durch den Zungenbeinkörper zieht, ist auch dessen (funktionell nicht bedeutende) Resektion erforderlich. Infizierte Zysten sollten – wenn möglich – nicht eröffnet, sondern nur konservativ therapiert werden, d.h. genügend dosiert intravenös antibiotisch. Nach einer Inzision und offenen Behandlung infizierter Zysten bilden sich nämlich nicht selten sekundär Halsfisteln aus, deren vollständige operative Entfernung etwas schwieriger ist. Im akut entzündlichen Zustand ist allerdings zumindest die Punktion einer Halszyste oft unvermeidlich.

## 3.2.2 Laterale Halszysten und -fisteln

***Prognose.*** Gelegentliche **Rezidive** bilden sich vor allem dann, wenn bei der Operation Gangreste oder der Zungenbeinkörper zurückbleiben. So können nach Operationsversuchen aus ursprünglichen Halszysten auch iatrogene Halsfisteln werden, deren Gang aufgrund der entstandenen Narbenbildung sehr gewunden und verzweigt verläuft, was eine erfolgreiche Revisionsoperation erschwert. Im übrigen ist die Prognose gut.

### 3.2.2 Laterale Halszysten und -fisteln

***Definition.*** Branchiogene Zysten bzw. Fisteln, die als Fehlbildung aus dem Sinus cervicalis bzw. aus dem zweiten bis vierten Kiemenbogen hervorgehen.

***Ätiologie und Pathogenese.*** Diese Zysten und Fisteln, die als Fehlbildungen aus dem Sinus cervicalis oder dem zweiten bis vierten Kiemenbogen entstehen, entwickeln sich am seitlichen Hals, ihre Gänge ziehen – häufig durch die Karotisgabel – zum Recessus supratonsillaris oberhalb der Gaumenmandel. Die Fistelöffnungen finden sich meist in Höhe des Kehlkopfs am Vorderrand des M. sternocleidomastoideus, können aber auch deutlich weiter kranial unterhalb des Mastoids oder in der Nähe des Jugulums lokalisiert sein *(siehe Abbildung 4)*.

Obwohl es sich um entwicklungsgeschichtlich bedingte Veränderungen handelt, manifestieren sich laterale Halszysten und -fisteln meist erst im Erwachsenenalter.

### Prognose
**Rezidive** bilden sich gelegentlich, wenn bei der Operation Gangreste oder der Zungenbeinkörper zurückbleiben.

### 3.2.2 Laterale Halszysten und -fisteln

◀ Definition

### Ätiologie und Pathogenese
Diese Zysten und Fisteln entwickeln sich am seitlichen Hals, ihre Gänge ziehen zum Recessus supratonsillaris oberhalb der Gaumenmandel. Die Fistelöffnungen finden sich meist am Vorderrand des M. sternocleidomastoideus (s. Abb. 4).
Die Veränderungen manifestieren sich meist erst im Erwachsenenalter.

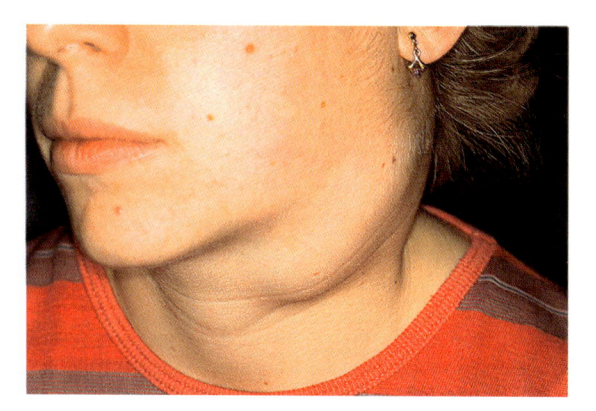

**a** Befund bei Inspektion

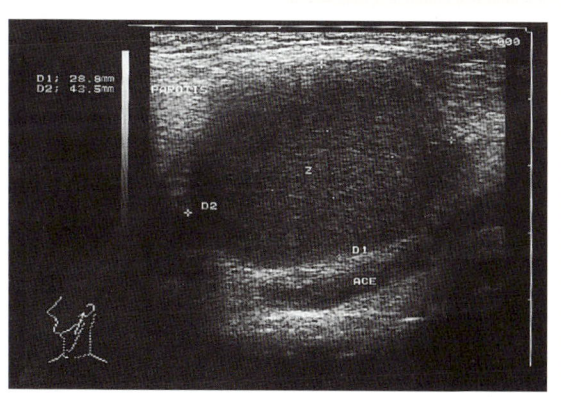

**b** Ultraschallbild: Z = Zyste; ACE = A. carotis externa. Die Zyste ist im B-Scan eine echoarme Raumforderung (D = Durchmesser).

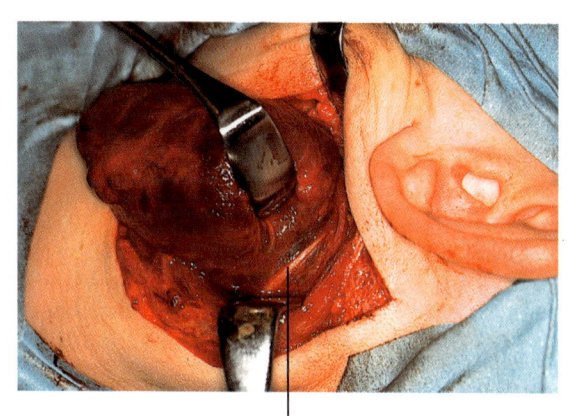

**c** Intraoperativer Situs — N. accessorius

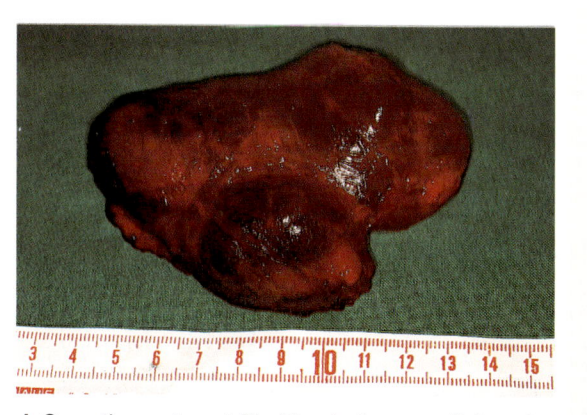

**d** Operationspräparat. Die Einschnürung am Präparat stammt vom N. accessorius, der bei der Operation geschont wurde

**Abb. 4 a–d: Laterale Halszyste**

***Klinik.*** Bis auf eine blande Schwellung bzw. eine gelegentlich Feuchtigkeit absondernde punktförmige Öffnung am seitlichen Hals sind die Patienten oft nicht beeinträchtigt. Bei Entzündungen können laterale Halszysten allerdings eine erhebliche Größenzunahme erfahren. Die Halshaut erscheint dann induriert und gerötet und ist bei Berührung schmerzhaft.

Im Verlauf können solche Zysten langsam an Umfang zunehmen, aber auch rezidivierend an- und abschwellen.

> ***Merke.*** Die anamnestische Angabe rezidivierender, an- und abschwellender blander Vorwölbungen am seitlichen Hals ist typisch für eine laterale Halszyste.

***Diagnostik.*** Bei Inspektion und Palpation zeigen sich **Zysten** in Form von prall-elastischen Schwellungen in der Gegend vor dem M. sternocleidomastoideus. Im infektfreien Zustand tasten sie sich eher weich, u. U. mit palpabler Fluktuation von Flüssigkeit. Bei oder unmittelbar nach Entzündungen werden sie härter und schlechter verschieblich. Laterale **Halsfisteln** sind punktförmige Öffnungen, die wiederholt Tröpfchen von mehr oder weniger trüber Flüssigkeit absondern. Diese Fisteln lassen sich über eine gewisse Strecke sondieren.

Zysten lassen sich gut als flüssigkeitsgefüllte Räume mit der **Sonographie** darstellen. Fistelgänge können mit **Kontrastmittel** gefüllt und dann im Röntgenbild des Halses abgebildet werden.

***Differentialdiagnose.*** Vor allem im **infizierten** Zustand kann die Abgrenzung gegen eine **Lymphadenitis** mit Einschmelzung und beginnender **Halsphlegmone** schwierig sein. Ferner ist an Lymphknotentuberkulose, eine maligne Lymphomerkrankung, eine Halslymphknotenmetastase (bei unbekanntem Primärtumor), einen Glomustumor, eine Dermoidzyste sowie an Prozesse zu denken, die von der Schilddrüse, der Glandula submandibularis oder parotis ausgehen. Dementsprechend sind die differentialdiagnostischen Hilfsmittel einzusetzen.

Wird zur differentialdiagnostischen Abklärung eine Punktion mit der Absicht einer zytologischen Untersuchung vorgenommen, muß mit bakterieller Infektion einer Zyste gerechnet werden. Da die histologische Untersuchung nach vollständiger Exstirpation der Zyste eine wesentlich zuverlässigere Diagnose liefert, sollte die Entscheidung für eine solche Punktion sorgfältig abgewogen sein.

***Therapie.*** Bei schweren abszedierenden Entzündungen, die von einer lateralen Halszyste ausgehen, können Inzision, Drainage und offene Behandlung über eine eingelegte Lasche erforderlich werden.

> ***Merke.*** Man muß bedenken, daß auf diese Weise aus der Zyste eine iatrogene laterale Halsfistel werden kann, deren operative Entfernung erschwert ist. Es ist daher von Vorteil, wenn man die Infektion einer lateralen Halszyste – soweit verantwortbar – nur konservativ mit hochdosiert i.v. gegebenen Antibiotika behandeln kann, um sie im Anschluß an die Abheilung des bakteriellen Infektes der chirurgischen Exstirpation zuzuführen.

Die **vollständige Entfernung** dieser Fisteln und Zysten ist im übrigen schon zur sicheren diagnostischen Abklärung erforderlich. Die Exstirpation ist einfacher, wenn die Zyste infektfrei, aber nicht ganz vom Inhalt entleert ist. Der Gang solcher Zysten und Fisteln zieht häufig durch die Karotisgabel, er muß vollständig verfolgt und mitentfernt werden. Gelangt man dabei in die Tonsillenregion, kann die gleichzeitige Tonsillektomie indiziert sein.

***Prognose.*** Grundsätzlich ist die Prognose gut. Nicht vollständig entfernte Veränderungen dieser Art führen aber zu Rezidiven, die wegen ihrer in den Operationsnarben liegenden verzweigten und unregelmäßigen Gangverläufe schwieriger zu operieren sind.

**Merke.** In lateralen Halszysten und -fisteln können sich – selten – sogenannte »branchiogene« Karzinome entwickeln. Ihre histologische Unterscheidung von einer Halslymphknotenmetastase bei unbekanntem Primärtumor ist schwierig.

◀ Merke

**K** *Der klinische Fall.* Eine Mutter stellt ihren 6jährigen Sohn vor, der im Bereich einer queren Narbe in Halsmitte eine nässende, rötlich entzündete Öffnung aufweist, aus der sich trüb-eitriges Sekret exprimieren läßt. Man erfährt aus der Anamnese, daß das Kind vor einem Jahr andernorts wegen einer rezidivierenden, weichen, kugeligen Schwellung unter der intakten Haut über dem Kehlkopf operiert worden ist. Die Ärzte hätten von einer Zyste gesprochen.
Bei der HNO-Spiegeluntersuchung finden sich weiter keine Auffälligkeiten. Die Öffnung in der Halsnarbe kann mit einer feinen Silbersonde ca. 1,5 cm weit als Fistel verfolgt werden.

Bei der operativen Revision wird das Fistelmaul umschnitten; der Gang kann mit blauem Farbstoff angefärbt und bis zum Zungenbein verfolgt werden, welches er durchwandert, um dann blind zu enden. In die komplette Präparation des verzweigten und vernarbten Fistelganges wird nunmehr die Resektion des Zungenbeinkörpers einbezogen. Der Heilungsverlauf ist unauffällig.
Der Knabe wird drei Jahre später wegen einer Otitis externa nochmals in der HNO-Klinik vorstellig. Dabei demonstriert er eine einwandfrei verheilte Halsnarbe; Fistelungen oder zystische Schwellungen seien nicht mehr vorgekommen.
**Diagnose:** Mediane Halszyste (Rezidiv mit Fistelbildung und Revisions-Operation)

## 3.3 Entzündungen der Lymphknoten
Synonym: Lymphadenitis

### 3.3.1 Unspezifische Lymphadenitis

**Definition.** Nicht für einen bestimmten Erreger typische, uncharakteristische Lymphknotenentzündung.

3.3 Entzündungen der Lymphknoten

3.3.1 Unspezifische Lymphadenitis

◀ Definition

*Ätiologie und Pathogenese.* Eine unspezifische Lymphadenitis des Halses entsteht bei bakteriellen oder viralen Entzündungen in den Organen an Kopf und Hals, deren Lymphe in die Halslymphknoten drainiert wird. Häufig finden sich entzündliche Lymphknotenschwellungen dieser Art bei Tonsillitis und Peritonsillarabszeß, Adenoiditis, Rhinosinusitis, Mastoiditis, Zahnwurzelentzündung und anderen Infekten. Kinder sind häufiger betroffen.

*Klinik.* Die Symptomatik ist abhängig davon, welches Organ primär entzündlich erkrankt ist (z. B. Tonsillen, Nasennebenhöhlen). Meist haben die Patienten Fieber und reduziertes Allgemeinbefinden. Die reaktiv miterkrankten Halslymphknoten können **druckschmerzhaft** sein. Nur bei eitriger Abszedierung eines betroffenen Lymphknotens entwickeln sich hieraus stärkere Symptome wie Schluckstörung und Schiefhals.

*Diagnostik*
**Klinische Untersuchungsbefunde.** Man findet – außer den durch den Primärherd hervorgerufenen Untersuchungsergebnissen – gelegentlich schon bei Inspektion, sonst bei Palpation, einen oder mehrere geschwollene Knoten in den Halsweichteilen, die bei Betastung schmerzhaft sein können *(siehe Abbildung 5)*. Je nach Sitz der Organentzündung können alle Halsregionen einschließlich des Nackens betroffen sein. Sehr oft findet man die Lymphome submental, submandibulär und vor dem M. sternocleidomastoideus.
**Laborbefunde.** Im Differentialblutbild ist meist eine Leukozytose mit Linksverschiebung darstellbar, die Blutkörperchensenkungsgeschwindigkeit ist erhöht. Zum Ausschluß spezifischer Entzündungen werden im Zweifelsfall serologische Untersuchungen auf Mononukleose, Lues, Toxoplasmose oder z. B. ein HIV-Test und andere Untersuchungen durchgeführt.

Ätiologie und Pathogenese
Eine unspezifische Lymphadenitis des Halses entsteht bei bakteriellen oder viralen Entzündungen an Kopf und Hals.
Kinder sind häufiger betroffen.

Klinik
Die Symptomatik ist abhängig davon, welches Organ primär entzündlich erkrankt ist. Die reaktiv miterkrankten Halslymphknoten können **druckschmerzhaft** sein.

Diagnostik
Klinische Untersuchungsbefunde
Man findet geschwollene Knoten in den Halsweichteilen, die bei Betastung schmerzhaft sein können (s. Abb. 5).
Sehr oft findet man die Lymphome submental, submandibulär und vor dem M. sternocleidomastoideus.
Laborbefunde
Meist Leukozytose mit Linksverschiebung, die BSG ist erhöht. Ggf. serologische Untersuchungen auf Mononukleose, Lues, Toxoplasmose, HIV.

**Bildgebende Diagnostik.** Mit der **Sonographie** können Lokalisation und Größe der Lymphknoten gut bestimmt werden. Außerdem läßt sich damit die Frage einer eventuellen eitrigen Einschmelzung klären.

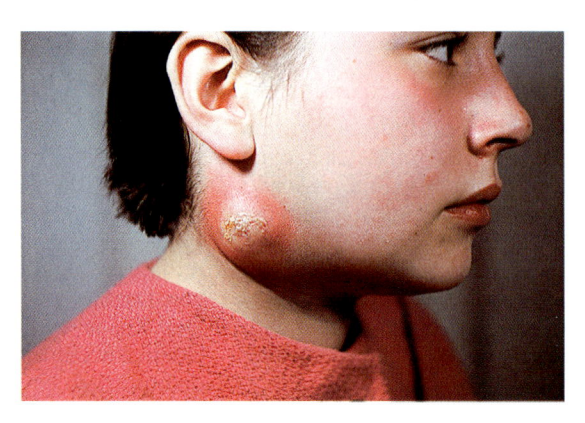

Abb. 5: Lymphadenitis colli

**Invasive Diagnostik.** Persistieren Lymphknotenschwellungen trotz antibiotischer Therapie bei vermuteter reaktiver Lymphadenitis, läßt sich eine primäre entzündliche Organerkrankung nicht eingrenzen, und bleibt auch unter Zuhilfenahme weiterer diagnostischer Verfahren die Genese einer Lymphknotenschwellung unklar, kann eine Feinnadelpunktion mit dem Ziel einer zytologischen Untersuchung erfolgen. Die Zytologie erbringt jedoch nicht immer zuverlässige Ergebnisse (bis 20% und mehr diagnostische Fehlaussagen), so daß es sicherer ist, in solchen Fällen eine **Lymphknotenexstirpation** und histologische Aufarbeitung vorzunehmen.

> **Merke.** Bei der Exstirpation von Lymphknoten sollte zumindest ein Teil des Präparates frisch und nicht fixiert dem Pathologen zugeleitet werden, damit er immunhistochemische Untersuchungen für die differentialdiagnostische Abklärung durchführen kann.

***Differentialdiagnose.*** Bei **spezifischer** Lymphadenitis *(siehe unten)* findet man häufiger schmerzlose Lymphknotenvergrößerungen, die Schwellungen haben dann meist eine längere Anamnese. Im Einzelfall ist zu klären, ob sich aus der Lymphadenitis eventuell schon eine Abszedierung oder Halsphlegmone entwickelt hat. Besonders wichtig ist die Abgrenzung gegen Lymphknotenschwellungen bei **malignem Lymphom** bzw. bei **Metastasen** von Karzinomen. Ferner ist an **Aktinomykose** und **AIDS**, aber auch an eine infizierte laterale **Halszyste** zu denken.

***Therapie.*** In Abhängigkeit von der Herderkrankung wird das **Antibiotikum** ausgewählt, das je nach Schwere der Erkrankung i.v. oder oral gegeben wird. Häufig eingesetzte Mittel sind Penizillin, Cephalosporine und Tetracycline. Zusätzlich können fiebersenkende Pharmaka und Schmerzmittel gegeben werden. Unter der Behandlung wird kontrolliert, ob eine Besserung oder aber eine Verschlechterung im Sinne einer Abszedierung auftritt *(siehe Kapitel 3.4)*.

***Prognose.*** Der weit überwiegende Teil der unspezifischen Lymphknotenentzündungen verläuft unkompliziert und hat eine gute Prognose. Bei der Weiterentwicklung zur Halsphlegmone oder zum ausgedehnten **Halsabszeß** – vor allem bei Diabetikern oder immungeschwächten Patienten – kann es aber auch zu schweren, u. U. vital bedrohlichen Krankheitsverläufen kommen. Zur Behandlung eines Halsabszesses *vgl. Kap. 3.4)*.

## 3.3.2 Spezifische Lymphadenitis

> **Definition.** Für eine bestimmte Krankheit charakteristische Form der Lymphadenitis.

Die »spezifischen« Besonderheiten geben sich u. U. erst bei histologischer oder immunhistochemischer Untersuchung zu erkennen. Von »spezifischer Lymphadenitis« spricht man bei Tuberkulose, Lues, Diphtherie, Toxoplasmose, Tularämie, Katzenkratzkrankheit, Sarkoidose und anderen Erkrankungen, die gegebenenfalls auf der Infektion mit einem spezifischen Erreger beruhen.

### Tuberkulose

*Ätiologie und Pathogenese.* Die Halslymphknotentuberkulose entsteht auf der Grundlage einer Infektion mit **Mycobacterium tuberculosis**, seltener Mycobacterium scrofulaceum bzw. avium. Meist besteht eine Tuberkulose der Lunge, wonach sich sekundär auf hämatogenem oder lymphogenem Weg die Halslymphknotentuberkulose entwickelt. Seltener kommt es im Rahmen eines Primärkomplexes mit Primäraffekt in der Mundhöhle oder im Pharynx zum regionalen Lymphknotenbefall.

*Klinik.* Die Lymphknotenschwellungen bei Tuberkulose sind überwiegend nicht oder nur wenig schmerzhaft. Meist ist die tumorähnliche Schwellung nur einseitig. Schmerzen können im Bereich einer entzündlichen Mitbeteiligung der bedeckenden Haut auftreten. Nachtschweiß, Temperaturerhöhungen und reduziertes Allgemeinbefinden findet man nur bei einer kleineren Anzahl der Patienten. Gegebenenfalls können die Symptome der gleichzeitig bestehenden Lungentuberkulose bzw. solche von anderen Organmanifestationen hinzutreten.

*Diagnostik*
**Klinische Untersuchungsbefunde.** Bei Inspektion und Palpation des Halses fallen harte, nur wenig schmerzhafte Knotenbildungen auf. Im Einzelfall können sich Fisteln bilden.
  Bei der hals-nasen-ohrenärztlichen Spiegeluntersuchung werden gegebenenfalls die Befunde der jeweiligen Organmanifestation in Mundhöhle, Pharynx, Mittelohr oder Larynx evident.
**Laborbefunde.** Außer einer nicht immer erhöhten Blutkörperchensenkungsgeschwindigkeit finden sich im Blutbild keine Besonderheiten. Für die Diagnosestellung ist die Durchführung des Tuberkulintests bzw. der Nachweis des Erregers im Sputum oder aus dem Lymphknotengewebe bzw. gegebenenfalls einer sezernierenden Fistel erforderlich.
**Radiologische Diagnostik. Kalkdichte Konkremente** (verkalkte Lymphknoten) in der Röntgenaufnahme des Halses sind typisch für die Lymphknotentuberkulose, sie sind aber nicht immer nachweisbar. Ferner ist eine Röntgenuntersuchung des Thorax angebracht. Sonographisch können eventuell weitere vergrößerte Lymphknoten oder auch eine Einschmelzung nachgewiesen werden.
**Invasive Diagnostik.** Zur differentialdiagnostischen Abklärung ist eine **Lymphknotenexstirpation** mit histologischer Untersuchung indiziert.

*Differentialdiagnose.* Alle bei chronischer Lymphadenitis des Halses in Frage kommenden Erkrankungen sind abzuklären, insbesondere ist eine **HIV-Infektion** auszuschließen. Die Abgrenzung gegen eine **Sarkoidose** kann bei fehlendem Erregernachweis schwierig sein. Wiederholt infizierte laterale **Halszysten** können klinisch ebenfalls schwer unterscheidbar sein, ebenso wie die **Aktinomykose** oder eine **Halslymphknotenmetastase**. Gutartige **Tumoren** wie Lipome, Fibrome oder Glomustumoren bereiten dagegen geringere differentialdiagnostische Schwierigkeiten, weil sie keinerlei entzündliche Komponente aufweisen.

## Therapie

**Therapie.** Ist eine Tuberkulose nachgewiesen, wird die Behandlung durch den Internisten festgelegt. Im allgemeinen handelt es sich um eine Dreifachtherapie mit Tuberkulostatika. Bei offener Organtuberkulose ist die Verlegung auf eine Infektionsstation angebracht.

Zur Diagnostik und bei eingeschmolzenen, verkästen und fistelnden Lymphknoten oder solchen, die auf eine medikamentöse Therapie nicht ansprechen, ist die Exstirpation indiziert. Je nach Situation kann der Eingriff das Ausmaß einer funktionellen Neck dissection annehmen.

*Eine Tuberkulose wird durch den Internisten in der Regel mit einer tuberkulostatischen Dreifachtherapie behandelt.*
*Bei eingeschmolzenen, verkästen und fistelnden Lymphknoten ist deren Exstirpation angezeigt.*

## Prognose

**Prognose.** Die Krankheitsverläufe sind langwierig, insgesamt ist jedoch die Prognose bei adäquater Therapie gut.

*Die Verläufe sind langwierig.*

---

**Der klinische Fall.** Eine 38jährige, in der Notaufnahme tätige Krankenschwester äußert im Rahmen einer routinemäßig durchgeführten Vorstellung und Untersuchung beim Personalarzt des Krankenhauses uncharakteristische Symptome wie Müdigkeit, Abgeschlagenheit, leicht erhöhte Temperatur bis 37,5 °C axillär und gelegentlich Nachtschweiß. Sie habe in letzter Zeit nicht nur beruflich, sondern auch privat viel Streß gehabt und komme kaum zur Ruhe. Große Sorgen mache sie sich wegen einer seit ca. 2 Wochen bestehenden, nicht schmerzhaften, knotigen Schwellung im Bereich des rechten Kieferwinkels. Ferner bestehe eine leichte Halsentzündung. Bei der körperlichen Untersuchung der sehr schlanken Patientin mit doch auffallend reduziertem Allgemeinzustand finden sich neben einem nicht druckdolenten, verschieblichen, 2 cm im Durchmesser großen Lymphknoten im rechten Kieferwinkel keine weiteren Auffälligkeiten. Auch die Laborbefunde (Blutbild, Differentialblutbild, Elektrolyte, Transaminasen, Cholestaseparameter, Nierenretentionswerte, Virusserologie, Antikörpertiter gegen Lues, Toxoplasmose und Tulariämie, Harnstatus, Stuhluntersuchung) liegen im Normbereich, lediglich die mit 60/80 deutlich erhöhte BSG fällt auf. Ohne Befund bleiben das Röntgenbild des Thorax, das EKG und das Oberbauch-Sonogramm. Wegen der geklagten Halsentzündung wird eine HNO-ärztliche Konsiliaruntersuchung veranlaßt.
Die Inspektion der Mundhöhle und des Oropharynx zeigt dabei ein retrotonsillär rechtsseitig gelegenes kleines, schmierig belegtes Ulkus von ca. 0,8 cm Größe. Aus dem Ulkus werden ein Abstrich und eine Probebiopsie entnommen. Das Abstrichergebnis weist Standortflora aus, die histologische Beurteilung der PE ergibt eine floride, chronische und unspezifische Entzündung mit zum Teil fibrinoider Nekrose.
Die Halssonographie bestätigt den palpablen Lymphknoten im rechten Kieferwinkel, daneben sind nun noch mehrere kleine Lymphknoten entlang der rechten Halsgefäßscheide nachweisbar. In einzelnen Lymphomen finden sich zentral echoarme, mäßig gut abgrenzbare Regionen. Da die Patientin als Kind nicht BCG-geimpft wurde, wird ein Tuberkulintest durchgeführt, der hochpositiv ausfällt. Unter dem Verdacht eines Primärkomplexes mit Manifestation im Oropharynx wird von internistischer Seite eine tuberkulostatische Dreifachtherapie begonnen. In den vor Therapiebeginn und unter Therapie kontrolliert entnommenen Sputum- und Magensaftproben gelingt jedoch auch im Verlauf der Nachweis von säurefesten Stäbchen nicht, auch nicht in der Kultur. Da zwar der retrotonsilläre Affekt, nicht hingegen der Lymphknotenbefund unter der Therapie rückläufig ist, wird zur diagnostischen Sicherung eine Lymphknotenexstirpation durchgeführt. Der feingewebliche Befund bestätigt jetzt die klinische Diagnose, auch gelingt im Präparat mittels Ziehl-Neelsen-Färbung der direkte Nachweis von säurefesten Stäbchen. Die Therapie wird fortgesetzt.
**Diagnose:** Halslymphknotentuberkulose

---

## Sarkoidose (M. Boeck)

### Definition ▶

**Definition.** Der M. Boeck ist eine meist generalisiert auftretende, gutartige Granulomatose (**Lymphogranulomatosis benigna**), deren Ätiologie nicht geklärt ist.

### Klinik

*Sie kommt vor allem an der Lunge, an der Haut und den Lymphknoten, am Skelett, den Augen und der Glandula parotis vor. Man unterscheidet drei Krankheitsstadien.*

**Klinik.** Sie kommt vor allem an der Lunge, aber auch an der Haut und den Lymphknoten, am Skelett, den Augen und der Glandula parotis vor.

Im ersten Stadium wird das lymphatische bzw. retikulohistiozytäre System befallen, im zweiten findet man sogenannte »miliare« Knötchen mit typischen Epitheloid- und Langhans-Riesenzellen. Im letzten Stadium kommt es zur spontanen Rückbildung bzw. Vernarbung.

### Diagnostik

*Die Diagnose wird durch histologische Untersuchung gesichert.*

**Diagnostik.** Die Diagnose wird durch Lymphknotenexstirpation und histologische Untersuchung gesichert. Supraklavikuläre und mediastinale Lymphknoten sind besonders häufig betroffen.

*Therapie.* Soweit überhaupt eine Therapie notwendig ist, wird sie durch den Internisten festgelegt.

## Lues

*Klinik.* Im Zusammenhang mit einem Primäraffekt, aber auch hämatogen im zweiten Stadium der Erkrankung kommt es zu zervikalen Lymphknotenschwellungen. Im Stadium I fallen die derben, schmerzlosen Lymphome etwa sieben bis vierzehn Tage im Anschluß an den Primäraffekt klinisch auf. Im generalisierten Stadium II sind sie oft schon vor dem Ausbruch von Haut- bzw. Schleimhautefforeszenzen vorhanden.

*Diagnostik.* Im Stadium I und II können die Erreger (**Treponema pallidum**) im Abstrich und Dunkelfeld nachgewiesen werden. Ab der vierten Woche ist die serologische Diagnostik positiv (z. B. **F**luoreszenz-**T**reponema-**A**ntikörper-Test = FTA-Test).

## Toxoplasmose

*Klinik.* Erreger ist **Toxoplasma gondii**, der den Protozoen zuzurechnen ist. Die Erkrankung verläuft symptomarm oder gleicht einem banalen grippalen Infekt, wobei Abgeschlagenheit, Kopf- und Gliederschmerzen auftreten können. Auffallend ist eine Beteiligung nuchaler Lymphknoten.

*Diagnostik.* Die Diagnose wird serologisch gestellt (Sabin-Feldman-Test).

*Therapie.* Die Behandlung besteht in der Gabe von Sulfonamiden oder Daraprim.

## Katzenkratzkrankheit

*Ätiologie und Pathogenese.* Zwei bis sechs Wochen nach Verletzung durch Tierkrallen entsteht diese »Lymphoreticulosis benigna« als Folge eines Infekts mit **Viren** bzw. **Chlamydien**.

*Klinik.* Zwar können granulierende Schleimhautaffekte im Bereich von Mundhöhle und Pharynx auftreten, jedoch steht die Lymphadenitis im Vordergrund, bei der es auch zu Einschmelzungen und Fistelungen kommen kann.

*Diagnostik.* Die Diagnose wird durch einen Intrakutantest oder serologisch gesichert. Kinder sind bevorzugt betroffen.

*Prognose.* Der Verlauf ist gutartig, wenngleich selten als Spätkomplikation eine Enzephalitis auftreten kann.

## Aktinomykose

*Ätiologie und Pathogenese.* Die seltene Erkrankung beruht auf der Infektion mit dem anaeroben, grampositiven **Actinomyces israelii** oder anderen Formen. Begleitend findet man bakterielle Kokkenbesiedelung. Die Erreger dringen über Zahndefekte (Karies), Schleimhautläsionen oder Knochenbrüche ein.

*Klinik.* Danach bilden sich »**brettharte« Infiltrationen der Weichteile** von Mundboden, Hals oder Wange. Es kann zu multiplen Abszessen und Fistelungen kommen, die zur entzündlichen Mitreaktion der meist bläulich verfärbten Haut führen.

***Diagnostik.*** Der Erreger wird gegebenenfalls aus Eiter oder einer Gewebeprobe nach Anzüchtung mikrobiologisch nachgewiesen. Serologische Diagnostik ist häufig nicht genügend zuverlässig. Typisch ist der Nachweis von **Drusen** des »Strahlenpilzes«.

***Therapie.*** Die Strahlenpilzkrankheit ist nicht ansteckend. Die Therapie wird nach dem Antibiogramm festgelegt.

### AIDS (Acquired immune deficiency syndrome)

***Klinik.*** Im Verlauf von Monaten im Anschluß an die Infektion mit dem HI-Virus kann es zu Halslymphknotenschwellungen kommen (**Adenopathiesyndrom**).

***Diagnostik.*** Die Diagnose wird serologisch durch Nachweis von Antikörpern gestellt. Zum AIDS-Syndrom und der HIV-Infektion vgl. auch *Kap. D-3.2.10*.

## 3.4 Halsabszeß

***Definition.*** Eitrige Einschmelzung in den Halsweichteilen.

***Ätiologie und Pathogenese.*** Halsabszesse treten in jedem Lebensalter auf. Nicht selten beginnt die Abszedierung als **Lymphadenitis**, bei der es dann zur Einschmelzung kommt. Soweit ein entzündlicher Primärherd nachweisbar ist, handelt es sich oft um eine **Angina tonsillaris** oder eine **dentogene Entzündung**. Es kommt aber auch die Abszeßbildung ohne erkennbare Erregereintrittspforte vor. Eine Halsweichteileiterung kann auch Folge sein von Verletzungen der Ösophaguswand (z.B. durch verschluckte Fremdkörper) oder Entzündungen der Glandula submandibularis bzw. parotis. Tuberkulöse »kalte« Abszesse sind selten.

***Klinik.*** Meist ist das Allgemeinbefinden erheblich eingeschränkt, die Region der Abszeßbildung ist spontan und besonders bei Berührung schmerzhaft. Je nach Lage des Abszesses können Kieferklemme, Tortikollis, Schluckstörungen und eventuell – bei Einengung des Luftweges – Atemnot und Stridor bestehen.

***Diagnostik***
**Klinische Untersuchungsbefunde.** Meist fällt eine deutliche Auftreibung der Halsweichteile auf, die Haut kann im betroffenen Areal gerötet, aber auch (noch) unauffällig sein. Palpatorisch stellt man eine umschriebene Induration der geschwollenen Region fest. Selbst bei großen eitrigen Einschmelzungen kann u.U. eine typische Fluktuation der Palpation entgehen, insbesondere dann, wenn sich der Abszeß unter dem M. sternocleidomastoideus ausbreitet.
**Laborbefunde.** Meist findet man eine deutliche Leukozytose und Linksverschiebung, die Blutkörperchensenkungsgeschwindigkeit ist stark beschleunigt.
**Radiologische Diagnostik.** Der eingeschmolzene Herd kann mit Ultraschall in der Regel gut dargestellt werden. Halsweichteilröntgenaufnahmen, Computertomogramme und das MRT können die Diagnostik ergänzen, wenn man z.B. ein malignes Geschehen oder eine anhand von kalkdichten Schatten erkennbare Tuberkulose ausschließen will *(siehe Abbildung 6 a, b)*.
**Invasive Diagnostik.** Wenn sich der Abszeß bereits dicht unter der Haut befindet oder sonographisch gut dargestellt werden kann, erfolgt eine Punktion, besser noch Inzision und komplette Eiterentlastung, die wegen der dann möglichen Abstrichuntersuchung mit Antibiogramm diagnostische, vor allem aber auch therapeutische Bedeutung hat.

## 3.4 Halsabszeß

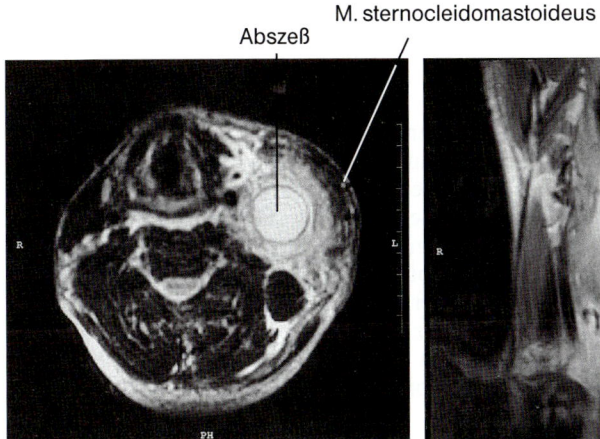

**a** MRT-Bild, axial; T$_2$-gewichtet

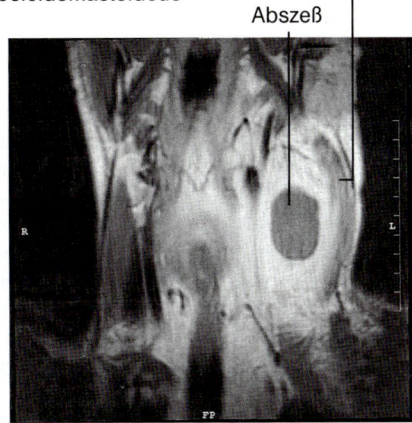

**b** MRT-Bild koronar; T$_1$-gewichtetes Bild mit Kontrastmittel Gd-DTPA

**Abb. 6 a, b: Halsabszeß im MRT**

***Differentialdiagnose.*** Hinter einer derartigen Abszedierung kann eine **Aktinomykose** verborgen sein.

Bei gasbildenden (anaeroben) Keimen – z. B. beim **Gasbrand** – läßt sich beim Tasten im Bereich einer meist mehr flächigen Halsweichteilschwellung ein typisches Knistern wahrnehmen. **Abakterielle** Einschmelzungen kommen beim nekrotischen Zerfall von großen Halslymphknotenmetastasen vor. Rezidivierend infizierte und bereits narbig veränderte **laterale Halszysten** können ebenfalls Anlaß zur Verwechslung mit echten Halsabszessen geben. Sehr bedrohlich ist eine schnell fortschreitende nekrotisierende Fasciitis, die sich von den Halsweichteilen rasant bis in das Mediastinum ausbreitet.

***Therapie.*** Nur kleine Abszesse können vor allem dann, wenn sie tief sitzen und schlecht erreichbar sind, auch bei Kindern zunächst versuchsweise mit einem hochdosiert **intravenös** gegebenen **Antibiotikum** allein angegangen werden. Im übrigen sind **Abszeßeröffnung** und **Drainage** die Therapie der Wahl. Zusätzlich gibt man intravenöse Breitspektrumantibiotika, möglichst nach Antibiogramm ausgewählt. Nach der chirurgischen Eröffnung wird die Abszeßhöhle sorgfältig von Eiter entleert und im folgenden regelmäßig gespült und gereinigt. Bei Bedarf sind Schmerzmittel indiziert.

Auch bei einer ausgedehnten, diffusen, *nicht* eingeschmolzenen Halsweichteilphlegmone kann die chirurgische Eröffnung der betroffenen Region in Kombination mit antibiotischer Therapie indiziert sein.

***Prognose.*** Bei rechtzeitiger adäquater Therapie heilen auch große Halsabszesse komplikationslos aus, wenngleich als Folge der sekundären Heilung nicht selten unschöne Halsnarben zurückbleiben.

Verzögert sich die Therapie, oder ist der Allgemeinzustand des Patienten stark reduziert bzw. seine Immunabwehr geschwächt, kann eine Eiterung im Hals als Senkungsabszeß in das Mediastinum absteigen, wo sich eine bedrohliche Mediastinitis bzw. ein **Mediastinalempyem** entwickelt. Unabhängig davon kann es zur **Thrombophlebitis der V. jugularis interna** bzw. Ausbildung einer **Sepsis** kommen.

**Differentialdiagnose**
Hinter einer Abszedierung kann eine **Aktinomykose** verborgen sein. Beim **Gasbrand** löst die Palpation ein Knistern aus. **Abakterielle** Einschmelzungen kommen bei großen Halslymphknotenmetastasen vor. **Laterale Halszysten** können ebenfalls Anlaß zur Verwechslung geben.

**Therapie**
Nur kleine Abszesse können auch mit einem hochdosiert **intravenös** gegebenen **Antibiotikum** allein angegangen werden. Im übrigen sind **Abszeßeröffnung** und **Drainage** die Therapie der Wahl. Die Abszeßhöhle wird von Eiter entleert und gespült. Auch bei einer ausgedehnten *nicht* eingeschmolzenen Halsweichteilphlegmone kann die chirurgische Eröffnung indiziert sein.

**Prognose**
Bei adäquater Therapie heilen Halsabszesse komplikationslos aus. Steigt die Eiterung als Senkungsabszeß in das Mediastinum ab, kann sich eine Mediastinitis bzw. ein **Mediastinalempyem** entwickeln. Ferner drohen eine **Thrombophlebitis der V. jugularis interna** bzw. eine **Sepsis**.

**K** *Der klinische Fall.* Eine 72jährige, an den Rollstuhl gefesselte Patientin stellt sich mit Schluckbeschwerden und seit einigen Tagen zunehmender, druckdolenter Schwellung am Hals links in Höhe der Submandibularregion in der Nothilfe vor. Vor 3 Wochen habe eine Zahnbehandlung mit Wurzelsanierung mehrerer Zähne des linken Unterkiefers stattgefunden, die sehr langwierig und unangenehm gewesen sei. Es habe sich dann zunächst ein kleinerer, schmerzhafter Knoten am Hals gebildet, aus dem sich der jetzt ausgeprägte Befund entwickelt habe. Aus der weiteren Anamnese ist eine schwere chronische Polyarthritis, ein Diabetes mellitus und ein Zustand nach Magenoperation bekannt, weshalb zahlreiche Medikamente eingenommen werden müßten (u.a. Antiphlogistika, Schmerzmittel, zwischenzeitlich auch Glucocorticoide, Antidiabetika, Antazida, H2-Blocker).
Bei der HNO-ärztlichen Untersuchung findet sich am äußeren Hals eine ca. 6 cm im Durchmesser große, oväläre, sehr druckdolente, zum Teil fluktuierende Schwellung in der Regio submandibularis links mit regional überwärmter und geröteter Haut. Halsbewegung und Mundöffnung sind schmerzhaft eingeschränkt. Der Mundboden links ist gering aufgeworfen und ödematös verändert. Der Zahnstatus erscheint bei Einzelkronen- und Brückenversorgung unauffällig. Das Halssonogramm ergibt eine oväläre, relativ glatt begrenzte Raumforderung mit zentral echoarmer bis echoleerer Binnenstruktur bei angedeuteter Bildung von Kammern, was im Zusammenhang mit der Klinik am ehesten im Sinne einer Abszedierung gedeutet wird. Bei der Probepunktion läßt sich Eiter aspirieren. Die umgehend eingeleitete, breite Eröffnung des Prozesses produziert schon nach dem Hautschnitt (über dem Maximum der Vorwölbung) schwallartig reichlich rahmig-gelblichen Pus. Bei der digitalen Präparation in der Tiefe wird eine weitere Abszeßkammer eröffnet und drainiert. Es wird ein Abstrich entnommen, gleichzeitig erfolgt eine i.v.-Breitbandantibiose. In die Wunde, die nur teilweise verschlossen wird, legt man eine Gummilasche, über welche die Abszeßhöhle einige Tage lang ausgespült und desinfiziert wird. Nach Vorliegen des Abstrichergebnisses mit Antibiogramm wird auf ein geeignetes Antibiotikum umgestellt. Der weitere Verlauf ist regelrecht. Nach Sistieren der Eiterung schließt sich die Wunde, wenngleich der Heilungsprozeß aufgrund der Grunderkrankungen der Patientin verzögert verläuft.
*Diagnose:* Halsabszeß nach Lymphadenitis colli im Rahmen einer Wurzelspitzenbehandlung

## 3.5 Halsphlegmone

*Klinik.* Eine phlegmonöse Halsentzündung breitet sich diffus in den Gewebsspalten aus und ist in der Ausdehnung oft schwer abgrenzbar. Sie wird durch **Streptokokken,** seltener durch Staphylokokken hervorgerufen und kann in eine nekrotisierend-eitrige Phase übergehen, die dann einem diffusen Halsabszeß sehr ähnlich ist.

Die Entzündung kann sich subkutan, in Faszienfächern *(nekrotisierende Fasciitis)* oder nur intramuskulär im M. sternocleidomastoideus entwickeln, sie kommt aber auch im Mediastinum oder z.B. peripharyngeal und periösophageal vor.

*Diagnostik.* Bei der Diagnostik mit Computertomogramm oder Sonographie fehlt der Nachweis einer Einschmelzung.

*Therapie.* Zunächst gibt man hochdosiert ein Breitspektrumantibiotikum; vor allem nach dem Übergang in eine eitrige Nekrose wird die Phlegmone ebenso wie ein Halsabszeß behandelt, nämlich durch breite chirurgische Eröffnung.

## 3.6 Thrombophlebitis der Vena jugularis (Jugularvenenthrombose)

*Definition.* Entzündung der Wände der Drosselvene, verbunden mit der Bildung eines entzündlichen Blutgerinnsels im Lumen.

*Ätiologie und Pathogenese.* Entzündliche Prozesse, die **hämatogen** oder **lymphogen** – über Lymphknoten, die der Vene anliegen – oder durch unmittelbaren Kontakt im Rahmen eines **Abszesses** bzw. einer **Phlegmone** die V. jugularis interna erreichen, können das Krankheitsbild hervorrufen. Häufig handelt es sich um tonsilläre oder peritonsilläre Entzündungen bzw. Abszesse, Halsabszesse auf der Grundlage eingeschmolzener Lymphknotenentzündungen oder otogener Eiterungen.

## 3.6 Thrombophlebitis der Vena jugularis (Jugularvenenthrombose)

***Klinik.*** Die Patienten leiden unter den Symptomen der Herdinfektion, also z. B. Schluckschmerzen und Kieferklemme bei Peritonsillarabszeß, Ohrenschmerzen, Hörstörung und Otorrhö bei Otitis media acuta oder Mastoiditis. Ferner tritt ein Druckschmerz mit **strangartiger Schwellung** des seitlichen Halses im Verlauf der V. jugularis interna vor dem M. sternocleidomastoideus auf.

Auf der Grundlage der Keimverschleppung aus dem infizierten Thrombus kann es zur **Sepsis** mit entsprechend hohen Temperaturen und typischem Fieberverlauf mit Schüttelfrost kommen.

***Diagnostik***
**Klinische Untersuchungsbefunde.** Palpatorisch ist ein derber, druckschmerzhafter Strang am seitlichen Hals feststellbar, der dem Verlauf der Vene entspricht. Zusätzlich sind palpatorisch Lymphknotenschwellungen feststellbar.

Die hals-nasen-ohrenärztliche Spiegeluntersuchung deckt die Zeichen der Herdinfektion auf (z. B. Peritonsillarabszeß, Mastoiditis).
**Laborbefunde.** Typisch ist eine Leukozytose mit Linksverschiebung im Blutbild. Die Blutkörperchensenkungsgeschwindigkeit ist deutlich erhöht. Ist eine Sepsis aufgetreten, können in der Blutkultur Erreger nachgewiesen werden.
**Bildgebende Diagnostik.** Der Verschluß der Jugularvene kann – sofern die klinische Untersuchung diesbezüglich nicht eindeutig ist – durch Angiographie, Angiodynographie (Farbdoppler-Sonographie), Computertomographie mit Kontrastmittel oder Angio-MRT dargestellt werden.

***Differentialdiagnose.*** Ein **Halsabszeß** bildet eine mehr kugelige, prall-elastische Schwellung aus, bei einer **Halsphlegmone** ist sie überwiegend diffus.

***Therapie.*** Die Behandlung besteht gegebenenfalls in der chirurgischen Versorgung der Herdinfektion (z. B. Abszeßtonsillektomie, Mastoidektomie), kombiniert mit der Resektion des betroffenen Segmentes der V. jugularis interna bei gleichzeitiger intravenöser Gabe eines Breitbandantibiotikums.

***Prognose.*** Sofern die adäquate Therapie rechtzeitig einsetzt, ist die Prognose gut, die Erkrankung heilt folgenlos aus. Schreitet das Krankheitsbild mit septischen Schüben fort, kann es aber zur Milzbeteiligung und Bildung bedrohlicher septischer Entzündungsherde in anderen Organen wie Leber, Haut und Lunge kommen.

Ferner kann die Entzündung aufsteigen und sich zur basalen Meningitis entwickeln.

**Klinik**
Die Patienten leiden unter der Herdinfektion, ferner tritt ein Druckschmerz mit **strangartiger Schwellung** im Verlauf der V. jugularis interna auf. Eine **Sepsis** geht mit hohen Temperaturen und typischem Fieberverlauf mit Schüttelfrost einher.

**Diagnostik**
**Klinische Untersuchungsbefunde**
Palpatorisch ist ein derber, druckschmerzhafter Strang am seitlichen Hals feststellbar.

**Laborbefunde**
Leukozytose mit Linksverschiebung und BSG-Beschleunigung. Bei Sepsis Erreger im Blut.
**Bildgebende Diagnostik**
Der Verschluß kann mit bildgebenden Verfahren dargestellt werden.

**Differentialdiagnose**
Halsabszeß, Phlegmone

**Therapie**
Die Behandlung besteht in der chirurgischen Versorgung der Herdinfektion und Resektion des betroffenen Segmentes der V. jugularis interna.

**Prognose**
Bei adäquater Therapie ist die Prognose gut; ansonsten können sich septische Entzündungsherde in anderen Organen und eine basale Meningitis entwickeln.

---

**K** ***Der klinische Fall.*** Ein 42jähriger Straßenhändler (Asiate) erkrankt an einer eitrigen Mittelohrentzündung links, die er mit Hausmitteln und Medikamenten behandelt, die ihm von Bekannten gegeben werden (Schmerzmittel, fraglich auch Antibiotika). Darunter kommt es zu einer gewissen Besserung, jedoch persistiert eine eitrige Otorrhö, weshalb er schließlich einen Arzt aufsucht. An die dort verschriebende Medikation hält er sich jedoch nicht und nimmt auch den vereinbarten Wiedervorstellungstermin nicht wahr. Eine kleine Reise, die er zusammen mit einem Freund in Europa antritt, muß er nach etwa 2 Wochen wegen zunehmender Verschlechterung des Allgemeinbefindens, zunehmend ansteigendem Fieber, Kopfschmerzen, Schweißausbrüchen und Mattigkeit abbrechen. Die Otorrhö hatte wieder deutlich zugenommen. Der Freund bringt ihn in die Hals-Nasen-Ohrenklinik. Bei der Untersuchung präsentiert sich der Patient in ausgesprochen schlechtem Allgemeinzustand, er ist blaß, schweißig, hat Fieber von 40 °C. Am linken Hals tastet man einen derben, schmerzhaften Strang im Verlauf des M. sternocleidomastoideus, der Kopf wird leicht nach links schief geneigt gehalten. Im Blutbild findet man eine Leukozytose von 24 000, die BSG ist auf 85/112 mm angestiegen. Es besteht eine massive eitrige Otorrhö links, das Mastoid und die angrenzende Kalotte sind klopfschmerzhaft. Im CT des Schädels sieht man eine Verschattung des gesamten linken Felsenbeines mit deutlicher Destruktion von Zellsepten im linken Mastoid. Die Kontrastmittelgabe läßt das Lumen der linken V. jugularis und des Sinus sigmoideus nicht erkennen. Die Fieberschübe veranlassen zur Anlage von Blutkulturen. Noch am gleichen Tag erfolgt die operative Herdsanierung mit Mastoidektomie. Dabei werden ausgedehnt eitrig erweichte Areale des Felsenbeins und der lateralen Schädelbasis reseziert. Es zeigt sich, daß der Sinus sigmoideus von der Entzündung erfaßt und durch Thrombophlebitis verschlossen ist. Die Thrombose läßt sich bis in die V. jugularis interna verfolgen, die erst wieder in Halsmitte blutführend vorgefunden wird. Der gesamte Verlauf des venösen Blutleiters vom Sinus sigmoideus über den Bulbus V. jugularis bis zum unteren, blutführenden Drittel der V. jugularis interna wird dargestellt, die V. jugularis doppelt unterbunden und der Thrombus sowie teilweise die entzündlich und sulzig veränderte Venenwand abgetragen. Der nach Ausräumung des Thrombus wieder stark blutführende Sinus sigmoideus wird abgestopft. Die Dura erweist sich als dicht.

Nach dem Eingriff wird die Antibiotika-Therapie noch einige Tage intravenös fortgesetzt (entsprechend den im Abstrich nachgewiesenen Streptokokken und der getesteten Empfindlichkeit wurde Amoxicillin gegeben; im Blut konnten die Erreger nicht nachgewiesen werden). Danach erholt sich der Patient zusehends innerhalb weniger Tage und kann nach 10 Tagen entlassen werden. Die Mittelohreiterung, die durch Tympanoplastik operativ mitversorgt worden war, hinterläßt nach einem halben Jahr eine Schalleitungsstörung von 20 dB.

**Diagnose:** Thrombophlebitis der V. jugularis und des Sinus sigmoideus nach ungenügend behandelter Otitis media acuta und Mastoiditis.

## 3.7 Mediastinitis

*Definition.* Entzündung des Mediastinums.

*Ätiologie und Pathogenese.* Da Entzündungen und Abszesse vom parapharyngealen Raum und den Halsweichteilen in das Mediastinum absinken können, ergeben sich mehrere Möglichkeiten der Ausbildung einer Mediastinitis oder eines Mediastinalabszesses mit Ursache in der Halsregion. Häufig entwickelt sich das Krankheitsbild aus einem **peritonsillären Abszeß** oder einer **periösophagealen Eiterung** nach Wandläsionen von Hypopharynx oder Ösophagus. Auch nach operativen Eingriffen wie Divertikeloperation oder Ösophagoskopie können sich solche Zustände entwickeln.

*Klinik.* Die Patienten befinden sich in einem stark reduzierten Allgemeinzustand und sind erkennbar schwer erkrankt. Es bestehen hohes Fieber, häufig auch Schluckbeschwerden und Dyspnoe. Typisch sind **Schmerzen**, die zwischen den **Schulterblättern** oder **retrosternal** lokalisiert werden.

*Diagnostik*

**Klinische Untersuchungsbefunde.** Manchmal kann man als Zeichen einer oberen Einflußstauung ein Hervortreten der Halsvenen erkennen. Bei der hals-nasen-ohrenärztlichen Spiegeluntersuchung findet man – soweit gegeben – die Zeichen der zugrundeliegenden Primärinfektion (z. B. Peritonsillarabszeß). Ist die Mediastinitis als Folge einer Wandperforation an Pharynx, Ösophagus oder Trachea entstanden, dann kann als Folge der Ausbreitung von Luft in den Weichteilen bei der Palpation am Hals und der oberen Thoraxapertur ein Knistern unter den Fingern feststellbar sein (**Hautemphysem**). Ein derartiges Knistern kann auskultatorisch auch über der Lunge zu hören sein, wenn die Mediastinitis mit einem Mediastinalemphysem verbunden ist.

**Laborbefunde.** Im Blutbild sieht man eine Leukozytose mit Linksverschiebung, die Blutkörperchensenkungsgeschwindigkeit ist deutlich beschleunigt.

**Bildgebende Diagnostik.** Ist ursächlich ein Abszeß im Halsbereich beteiligt, läßt er sich mit Ultraschall feststellen. Die Röntgenaufnahme des Thorax zeigt eine Verbreiterung des Mediastinums, gegebenenfalls auch das Emphysem. Bei der Kontrastdarstellung des Ösophagus läßt sich bei einer Wandperforation extraluminales Kontrastmittel nachweisen.

Computertomographie und Kernspintomographie zeigen die Ausdehnung des Prozesses am deutlichsten.

**Invasive Diagnostik.** Zum Ausschluß einer Wandläsion ist eventuell eine Ösophagoskopie oder Tracheoskopie angezeigt.

*Differentialdiagnose.* Andere entzündliche Erkrankungen von Pleura, Lunge, eventuell auch Magen und Leber müssen ausgeschlossen werden, ebenso ein Pneumothorax.

*Therapie.* Die Behandlung wird mit dem Internisten und Thoraxchirurgen abgesprochen. Außer der hochdosierten intravenösen Gabe eines **Breitbandantibiotikums** kommt die chirurgische Intervention in Betracht. Sie ist immer angezeigt bei Mediastinaleiterungen im Sinne eines Empyems und beinhaltet die kollare und/oder thoraxchirurgische Eröffnung des Mediastinums mit Eiterentlastung, gegebenenfalls auch den Verschluß einer Ösophagusperforation.

*Prognose.* Eine Mediastinitis bzw. ein Mediastinalabszeß sind lebensbedrohliche Zustände. Bei früh einsetzender adäquater Therapie ist dennoch die folgenlose Ausheilung möglich. Insgesamt hat aber diese seltene Erkrankung eine hohe Letalität.

**Prognose**
Insgesamt hat die seltene Erkrankung eine hohe Letalität.

**K** *Der klinische Fall.* Der 4jährige Florian wird konsiliarisch aus der Kinderklinik vorgestellt. Die dortige Aufnahme einen Tag zuvor erfolgte wegen hohem Fieber (Continua von 39,5 bis 40 °C), allgemeiner Abgeschlagenheit und Nahrungsverweigerung. Ein Trauma ist laut Angabe der Eltern nicht erinnerlich, ein allgemeiner Infekt habe nicht bestanden.
Laborchemisch besteht eine Leukozytose mit Linksverschiebung sowie eine dreistellig erhöhte BSG. Blutkulturen seien abgenommen worden.
Nachdem sich eine pädiatrische Ursache zunächst nicht ermitteln ließ, fand sich bei der bildgebenden Diagnostik (Röntgen Thorax/Abdomen) ein ca. 1 cm im Durchmesser großer schattengebender, runder Fremdkörper in Projektion auf die obere Ösophagusenge, daneben eine Transparenzminderung und Verbreiterung des oberen Mediastinums mit einzelnen kleinen Luftsicheln bei symmetrischer Belüftung beider Lungenhälften.
Die Eltern erinnern sich nunmehr, daß das Kind ca. 5 Tage zuvor allein mit Geldstücken gespielt habe, wobei schließlich Unklarheit über den Verbleib eines Groschens entstand. Einer nachfolgenden Unwilligkeit des Kindes beim Essen hatte man aber keine Bedeutung beigemessen.

Die HNO-ärztliche Spiegeluntersuchung des apathischen Kindes unter Einsatz eines flexiblen Endoskopes zeigt eine ausgeprägte Verschleimung und Hypersalivation sowie ein Schleimhautödem des Hypopharynx. Der äußere Hals imponiert leicht verdickt mit gering gestauten Halsvenen, palpatorisch besteht ein zartes Knistern.
Es wird unverzüglich eine Ösophagoskopie durchgeführt. Dabei zeigt sich ein in der oberen Ösophagusenge festsitzendes, bereits oberflächlich arrodiertes 10-Pfennig-Stück, zum Teil mit Rostansätzen. Nach Extraktion stellt sich ein nach dorsal gelegener, schlitzförmiger, von ödematösen Schleimhautfalten teilweise verdeckter, ca. 1,5 cm langer Wanddefekt des Ösophagus dar, aus dem sich Eiter entleert.
Der Eingriff wird in Zusammenarbeit mit den Thoraxchirurgen im Sinne einer Thorako-Mediastinotomie mit Mediastinaldrainage erweitert, die Ösophagusperforation wird vernäht.
Der postoperative Verlauf auf der Intensivstation ist unter Fortsetzung der hochdosierten i.v.-Antibiose und zunächst kompletter parenteraler Ernährung ohne weitere Komplikationen. Das Kind erholt sich langsam von den Folgen der schweren Infektion und Operation.
**Diagnose:** Mediastinitis nach verschlucktem Fremdkörper

## 3.8 Verletzungen der Halsweichteile und Halseingeweide

**3.8 Verletzungen der Halsweichteile und Halseingeweide**

*Ätiologie und Pathogenese.* Halsverletzungen entstehen häufig als Stichoder Schnittverletzung im Zusammenhang mit Unfällen oder bei Suizidabsicht. Schußverletzungen und Strangulationen sind seltener. Die Verletzungen der Halswirbelsäule werden hier nicht abgehandelt.

**Ätiologie und Pathogenese**
Halsverletzungen entstehen häufig als Stich- oder Schnittverletzung bei Unfällen oder bei Suizidabsicht.

*Klinik.* Je nach Verletzungsart erkennt man am äußeren Hals Quetschmale, Einstichöffnungen oder Schnittverletzungen. Soweit möglich, muß darauf geachtet werden, ob die Patienten als Zeichen der Mitbeteiligung des Luftweges Heiserkeit oder Dyspnoe aufweisen oder ob Schluckstörungen bestehen *(siehe Abbildung 7).*

**Klinik**
Man erkennt Quetschmale, Einstiche oder Schnittverletzungen. Auf Heiserkeit, Dyspnoe oder Schluckstörungen muß geachtet werden (s. Abb. 7).

> *Merke.* Langsam zunehmende Schwellung der Halsweichteile deutet auf eine Blutung oder ein zunehmendes Emphysem hin!

◀ **Merke**

*Diagnostik.* Bei Unfallverletzungen ist darauf zu achten, daß in den Wunden keine versteckten, eingespießten Fremdkörper übersehen werden. Auch bei kleinen Schnittverletzungen können tiefe Wunden mit Verletzungen des Luft- bzw. Speisewegs vorliegen. Im Zweifelsfall muß eine Laryngotracheoskopie bzw. Ösophagoskopie Aufschluß über die Beteiligung innerer Organe geben. Die Klinik und Diagnostik der Verletzungen des Kehlkopfs sind im *Kapitel G Larynx* beschrieben, die der Speiseröhre im *Kapitel F Ösophagus.* Ein **Emphysem** erkennt man an einem Knistern unter dem palpierenden Finger oder in der Röntgenaufnahme (bzw. im CT) der Halsweichteile.
 Sobald es der Zustand des Patienten erlaubt, wird die Frage der Mitverletzung der kaudalen Hirnnerven abgeklärt (N. vagus bzw. N. recurrens, N. hypoglossus, N. accessorius).

**Diagnostik**
Eingespießte Fremdkörper sowie Verletzungen des Luft- bzw. Speisewegs dürfen nicht übersehen werden. Im Zweifelsfall ist eine Endoskopie indiziert.

Ein **Emphysem** erkennt man an einem Knistern oder in der Röntgenaufnahme.

Sobald es der Zustand des Patienten erlaubt, wird die Mitverletzung der Hirnnerven abgeklärt.

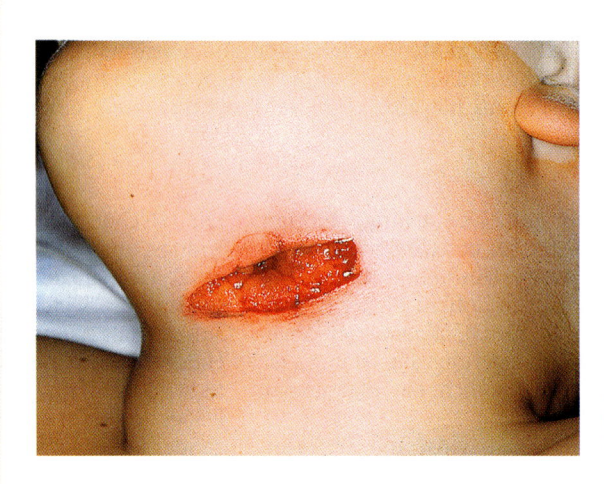

**Abb. 7: Halsverletzung.** Klinisches Bild nach Schnittverletzung

***Therapie.*** Steht bei akuten Verletzungen die Blutung im Vordergrund, ist zunächst für eine adäquate **Kreislaufstabilisierung** und **Blutstillung** zu sorgen. Die A. carotis communis kann vor dem M. sternocleidomastoideus komprimiert werden *(Synopsis 2)*. Besteht Stridor mit zunehmender Atemnot, ist eventuell die **Koniotomie** bzw. **Tracheotomie** vordringlich, sofern eine Intubation nicht in Frage kommt.

> ***Merke.*** Bei jeder Halsverletzung ist durch geeignete radiologische Diagnostik, durch neurologisch-neurochirurgische, traumatologische, thoraxchirurgische und gegebenenfalls weitere fachärztliche Konsiliaruntersuchungen die Mitbeteiligung von Nachbarstrukturen auszuschließen.

## 3.9 Tumoren

### 3.9.1 Gutartige Tumoren

Lipom

> ***Definition.*** Gutartige, nicht selten multiple Geschwulst des Fettgewebes. Bei ausgedehnter multilokulärer Fettgewebsneubildung spricht man von einer **Lipomatose.** Vor allem im Hals- und Nackenbereich lokalisierte Fettmassen findet man beim **Madelung-Fetthals.**

***Ätiologie und Pathogenese.*** Isolierte Lipome trifft man als spontan wachsende Geschwülste in jedem Lebensalter an. Diffuse Fettvermehrung oder lipomatöse Veränderungen – insbesondere auch den Madelung-Fetthals – findet man gehäuft bei Erwachsenen, bevorzugt (aber nicht nur) bei Alkoholabusus *(siehe Abbildung 8)*.

***Klinik.*** Starke Fettgewebsneubildungen können eine Bewegungsbehinderung im Halsbereich begründen. Im übrigen ist selbst die massive Madelung-Fettgewebsvermehrung meist nur kosmetisch störend.

### Diagnostik

**Klinische Untersuchungsbefunde.** Bei der Inspektion fallen die Schwellungen in den fettgewebshaltigen Arealen des Halses auf (submental, am seitlichen Hals, nuchal oder andere isolierte Vorwölbungen).

Palpatorisch sind die Tumoren weich, etwas elastisch, gelegentlich von der Fluktuation bei Flüssigkeiten nicht eindeutig zu unterscheiden.

## 3.9.1 Gutartige Tumoren

**Bildgebende Diagnostik.** Mit Ultraschalluntersuchung oder Kernspintomographie lassen sich Fettgewebswucherungen von tumorösen Schwellungen anderer Art und flüssigkeitsgefüllten Zysten unterscheiden.

**Differentialdiagnose.** Lipome müssen von Lymphangiomen, Lymphomen bzw. medianen Halszysten, Glomustumoren und anderen, selteneren gutartigen Geschwülsten unterschieden werden. Ferner ist an Tumoren zu denken, die von der Glandula submandibularis bzw. parotis oder der Schilddrüse ausgehen.

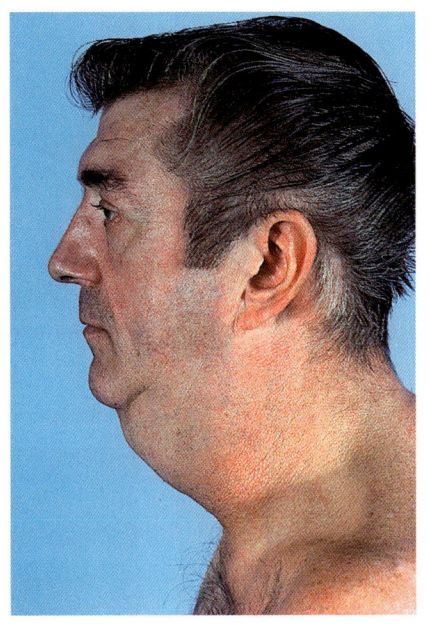

**Abb. 8: Madelung-Fetthals,** in diesem Fall nur mit geringer Manifestation im Nacken.

**Therapie.** Zur Sicherung der Diagnose sollten Lipome enukleiert werden. Beim Madelung-Fetthals erfolgt die Resektion meist aus kosmetischer Indikation. Dabei muß auf symmetrische Abtragung des Fettgewebes geachtet werden.

**Prognose.** Bei ausgeprägter Lipomatose und Madelung-Fetthals gibt es eine Neigung zu Rezidiven, bei solitären Lipomen hingegen nicht.

### Gefäßgeschwülste

### Hämangiom

> **Definition.** Gutartige, von Blutgefäßen ausgehende Geschwulst.

**Ätiologie und Pathogenese.** Hämangiome findet man nicht selten schon bei Neugeborenen. Viele zeigen spontane Rückbildungstendenz, jedoch gibt es auch Hämangiome mit Tendenz zu Größenwachstum und sogar lokal destruierendem Charakter. Als *Hämangiomatose* kommen die Tumoren zusammen mit anderen Erkrankungen vor. Ein Beispiel ist die **Sturge-Weber-Krankheit**: unregelmäßig dominant bzw. rezessiv erbliche Neuroektodermaldysplasie mit Hämangiombildungen am Gesicht, den Meningen und der Chorioidea. Die Patienten haben einen großen Naevus flammeus des Gesichtes, ein Glaukom des gleichseitigen Auges und – durch die Verkalkung der Angiome und sekundäre Hirnschädigung – Krampfanfälle und eventuell Lähmungen.

Hämangiome wachsen nicht nur am Hals, sondern mehr noch im Bereich des Gesichtes. Sie breiten sich in der Haut, der Unterhaut und den Schleimhäuten aus und kommen auch in inneren Organen vor.

**Klinik.** Große Hämangiome im Bereich von Mundhöhle, Pharynx, Naseneingang und Auge können funktionelle Störungen bei Atmung, Nahrungsaufnahme oder im Lidbereich hervorrufen. Im übrigen sind sie für manche Patienten kosmetisch störend.

**Diagnostik**
**Klinische Untersuchungsbefunde.** Hämangiome fallen durch rötliche oder bläulich-livide Verfärbung auf, sofern sie nicht zu tief unter der Haut lokalisiert sind (z. B. an der Glandula submandibularis oder Glandula parotis). Um festzustellen,

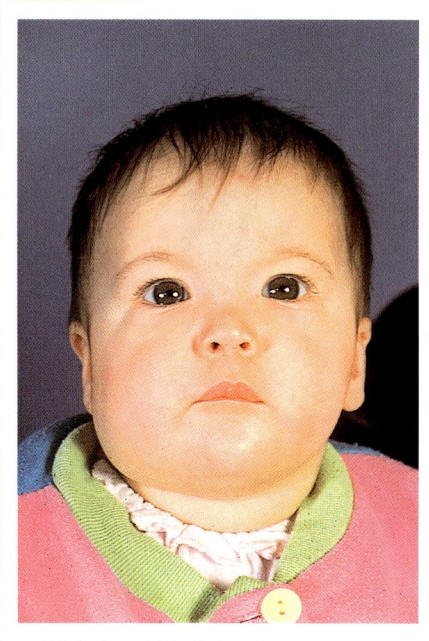

**a** Klinisches Bild: Schwellung im rechten Kieferwinkel

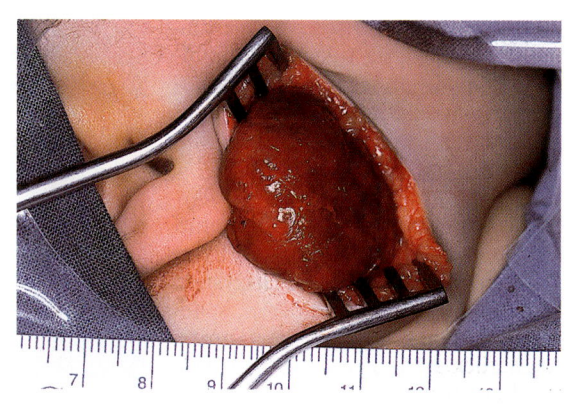

**b** Intraoperativer Situs

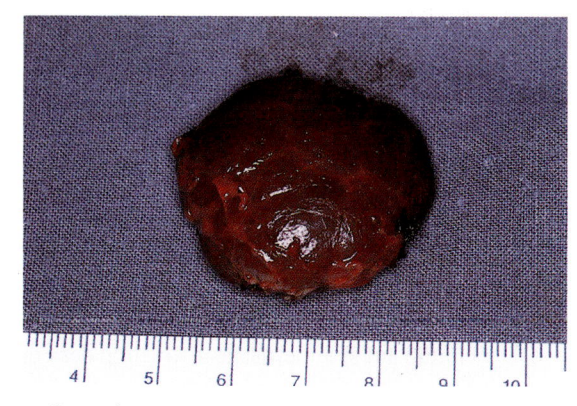

**c** Operationspräparat

**Abb. 9 a–c:** Submandibuläres Hämangiom des Halses

ob sich ein solches Gewächs zurückbildet oder an Größe zunimmt, sind vor allem bei Säuglingen fotografische Befunddokumentation und Verlaufskontrolle angebracht *(siehe Abbildung 9).*

Bei Palpation tastet man weiche, mehr diffuse, schlecht umschriebene Schwellungen, die sich u. U. durch Kompression vollständig zum Verschwinden bringen lassen. Im Liegen oder bei hängendem Kopf füllen sich manche Blutschwämme und werden dann deutlicher sichtbar.

Erreichen die Veränderungen den Aerodigestivtrakt, muß durch ausführliche Spiegeluntersuchung, eventuell auch durch Endoskopie in Narkose die genaue Ausdehnung erfaßt werden. Wegen der Blutungsgefahr sind Probebiopsien nicht unproblematisch.

**Bildgebende Diagnostik.** Außer der Ultraschalluntersuchung können die Röntgencomputertomographie mit Kontrastmittel bzw. die Kernspintomographie und besonders die Angiographie die Ausdehnung der Tumoren zeigen.

**Histologie.** Man unterscheidet **kapillare, kavernöse** und **arteriovenöse** Hämangiome. Klinisch sind aber das biologische Verhalten und die Lokalisation der Tumoren von größerer Bedeutung als die Typisierung.

***Differentialdiagnose.*** Andere, gefäßreiche Tumoren der Region müssen unterschieden werden, so die selteneren Hämangioendotheliome, die potentiell bösartigen Hämangioperizytome und die malignen Angiosarkome. Sofern die rotblaue Farbe unter intakter Haut nicht sichtbar ist, kommen alle anderen gutartigen Geschwülste des Halses ebenfalls differentialdiagnostisch in Betracht, insbesondere die weichen Lipome, Lymphangiome, Glomustumoren, aber z. B. auch Halszysten und Prozesse, die der Schilddrüse oder den Speicheldrüsen zuzuordnen sind.

***Therapie.*** Kleinere umschriebene Hämangiome werden exstirpiert, wenn sie keine spontane Rückbildungstendenz erkennen lassen. Bei größeren kann eine der **Operation** vorausgehende **Embolisation,** z. B. mit Kunststoffpartikeln über ein zuführendes Gefäß, den Eingriff erleichtern und den intraoperativen Blutverlust reduzieren. Vor allem dann, wenn die operative Entfernung nur unter Hinterlassung einer entstellenden Narbe durchführbar ist, kann der Therapieversuch mit alleiniger Embolisation gerechtfertigt sein. Ferner eignet sich gerade bei oberflächlichen, deutlich rot gefärbten Geschwülsten dieser Art der **Argon-Laser** für die Therapie. Wiederholt wurde auch über gute Erfolge durch Spickung der Geschwülste mit **Magnesiumdraht** berichtet, der eine Fibrosierung des Gewebes bewirkt.

Besteht eine Tendenz zur Infiltration und lokalen Destruktion von seiten des Tumors, muß die Resektion sicher im Gesunden erfolgen. Dies kann größere Weichteil- oder sogar Knochendefekte am Gesichtsschädel hervorrufen, die entsprechend durch rekonstruktiv-plastische Operationen versorgt werden müssen.

*Prognose.* Die weitaus meisten angeborenen Hämangiome bilden sich spontan zurück. Besteht aber Wachstumstendenz, dann muß auch nach der Resektion mit Rezidiven gerechnet werden. Je nach Lokalisation sind – z. B. bei intraorbitalen Manifestationen – dann, wenn aggressive Therapie erforderlich wird, funktionelle Folgeschäden nicht auszuschließen.

## Lymphangiom

> *Definition.* Häufig angeborene gutartige Geschwulst der Lymphgefäße.

*Klinik.* Lymphangiome wachsen wie Hämangiome in der Haut und Schleimhaut, breiten sich aber häufiger auch im Weichteilgewebe aus. Man unterscheidet kapillare und kavernöse Formen. Lymphangiome sind überwiegend blaß und nicht so deutlich rot oder bläulich gefärbt wie Hämangiome.

Als *Hygroma cysticum colli* wird ein zystisches Lymphangiom des Halses bezeichnet, das aus ein- oder mehrkammerigen Zysten mit klar serösem oder milchigem Inhalt besteht.

Lymphangiome zeigen deutlich seltener als Hämangiome eine spontane Rückbildung. Wegen der mehr auf die Halsweichteile ausgedehnten Ausbreitung können sie zur Kompression des Luftweges und damit zu Atemnot und Stridor führen.

*Therapie.* Die Behandlung kann bei Lymphangiomen nicht durch Embolisation erfolgen, auch kommt eine Argon-Lasertherapie nicht in Betracht. Deswegen sind Lymphangiome chirurgisch oder mit anderen Lasern zu resezieren.

Im übrigen gilt bezüglich des klinischen Bildes, der Untersuchungsbefunde, der Differentialdiagnose, der Therapie und Prognose das gleiche wie für die Hämangiome.

## Glomustumor

Synonyme: Nichtchromaffines Paragangliom; Chemodektom

> *Definition.* Von den chemorezeptorischen, nichtchromaffinen Paraganglionzellen ausgehender, sehr gefäßreicher Tumor.

*Anmerkung:* Vom hier beschriebenen »Glomustumor« sind periphere Glomustumoren zu unterscheiden, die als kleine, schmerzhafte bläuliche Geschwülste vor allem unter den Nägeln von Zehen und Fingern auftreten.

*Ätiologie und Pathogenese.* Glomustumoren des Halses gehen von den Paraganglionzellen des Glomus caroticum in der Wand der Karotisgabel aus und bilden arteriovenöse Anastomosen. Als Glomus tympanicum und Glomus jugulare kommen vergleichbare Tumoren auch im Mittelohr vor (siehe *Kapitel A*). Patienten beiderlei Geschlechts im mittleren bis höheren Lebensalter sind betroffen.

*Klinik.* Im allgemeinen gehen von den Geschwülsten keine Schmerzen aus. Allenfalls empfinden die Patienten ein Globusgefühl oder eine Dysphagie. Größere Prozesse führen zum Horner-Syndrom oder zur Parese des N. phrenicus mit Hochstand des Zwerchfells.

## Diagnostik

**Klinische Untersuchungsbefunde.** Palpatorisch fällt ein rundlicher, pulsierender Tumor von fester Konsistenz auf, der sich schlecht von der Halsschlagader abgrenzen und vertikal nicht gegen sie verschieben läßt. Lediglich die horizontale Verschiebung ist möglich.

Bei der Spiegeluntersuchung kann eine Vorwölbung der lateralen Pharynxwand bzw. eine Verlagerung des Larynx auffallen.

**Bildgebende Diagnostik.** Die Angiographie zeigt am deutlichsten die Aufweitung der Karotisgabel und eventuell die Tumordurchblutung. Die Größenausdehnung des Prozesses ist ferner im Computertomogramm mit Kontrastmittel und der Kernspintomographie darstellbar.

> *Merke.* Bei Verdacht auf einen Glomustumor ist von Probebiopsien abzusehen, weil erhebliche Blutungsgefahr besteht.

***Differentialdiagnose.*** Laterale Halszysten, Lymphome unterschiedlicher Genese, andere gutartige Tumoren wie Lipome sind auszuschließen. Den wichtigsten Beitrag dazu leistet die Angiographie.

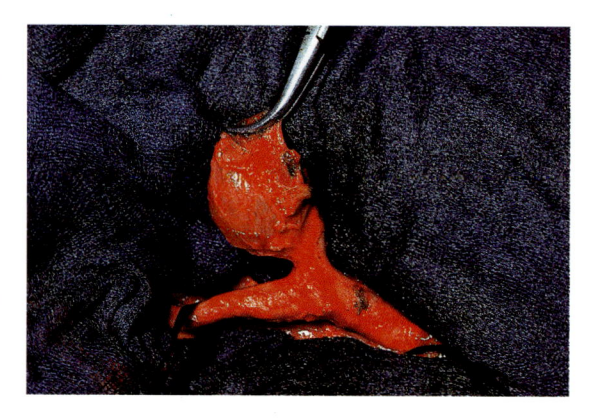

**Abb. 10: Glomustumor an der Karotisgabel,** intraoperativer Situs

***Therapie.*** Wenn die Art der Gefäßversorgung des Tumors es erlaubt, kann zunächst eine Embolisation z. B. mit kleinen Kunststoffpartikeln erfolgen, an die sich die operative Tumorentfernung anschließt. Das Blutungsrisiko bei der Operation ist hoch, gefäßchirurgische Erfahrungen sind unbedingt erforderlich.

Sind solche Tumoren schon sehr groß geworden, kann – insbesondere bei höherem Alter des Patienten und fehlenden funktionellen Störungen, auch bei sogenannten »Risikopatienten« – angesichts des sehr langsamen Wachstums und des hohen operativen Risikos auf die chirurgische Entfernung verzichtet werden. Der Wert einer Strahlentherapie bei Paragangliomen ist umstritten.

***Prognose.*** Kommt es bei der Operation nicht zu Komplikationen, ist die Prognose grundsätzlich gut.

### 3.9.2 Bösartige Tumoren und Metastasen der Lymphknoten

Maligne Lymphome

> **Definition.** Bösartige Erkrankungen des lymphatischen Zellsystems, eingeteilt in **Hodgkin-Syndrom** (Lymphogranulomatose) und **Non-Hodgkin-Lymphome**.

**Ätiologie und Pathogenese.** Beim **Hodgkin-Syndrom** kommt es zur tumorartigen Wucherung des retikuloendothelialen Systems, wobei Granulome aus Lymphozyten und eosinophilen Granulozyten sowie atypischen Retikulumzellen gebildet werden. Alle anderen malignen Lymphome werden als **Non-**

3.9.2 Bösartige Tumoren und Metastasen der Lymphknoten

**Hodgkin-Lymphome** zusammengefaßt und, nach der sog. Kieler Klassifizierung, in solche von niedrigem bzw. hohem Malignitätsgrad eingeteilt. Das Durchschnittsalter zum Zeitpunkt der Erkrankung liegt bei etwa 30 Jahren.

*Klinik.* Die Symptomatik umfaßt unspezifische Krankheitszeichen wie Müdigkeit, subfebrile Temperaturen, Nachtschweiß, Gewichtsverlust, Nachlassen der Leistung; diese Symptome sind aber nicht immer ausgeprägt vorhanden. Oft sind Knotenbildungen am Hals oder im Bereich des Waldeyer-Rachenrings die ersten auffallenden Krankheitszeichen. Der Hals ist bei etwa 70% der Patienten an der Manifestation der Erkrankung beteiligt *(siehe Abbildung 11)*. Damit ist der Otorhinolaryngologe häufig der erste Arzt, der mit der Erkrankung konfrontiert wird. Maligne Lymphome werden je nach Ausbreitung der lymphogranulomatösen Manifestationen in die Stadien I bis IV eingeteilt.

*Diagnostik.* Die Lymphommanifestationen werden bei Inspektion bzw. Palpation des Halses oder auch der Mundhöhle entdeckt. Ferner gehören zur Diagnostik die Spiegeluntersuchung, eventuell auch Endoskopie in Narkose. Neben bildgebenden Untersuchungen (B-Scan, CT) ist die Probeexzision zur Sicherung der Diagnose die wichtigste Maßnahme.

Ist nach einer **Lymphknotenexstirpation** die Diagnose des malignen Lymphoms gesichert, werden weitere Diagnostik und Therapie vom Pädiater, Internisten bzw. Hämatologen übernommen.

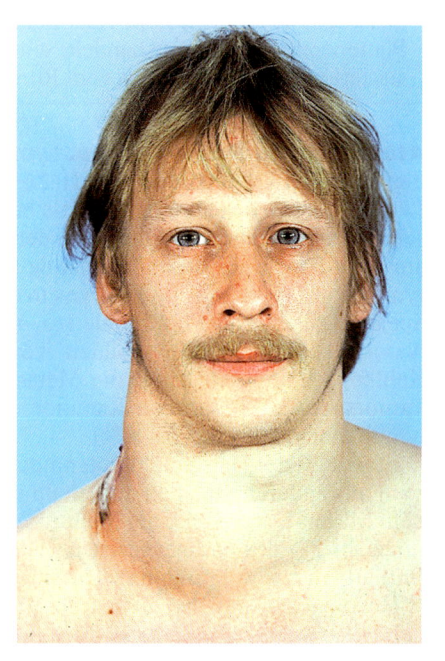

**Abb. 11: Malignes Lymphom des Halses;** Hautwunde bei Zustand nach Probeexzision.

> *Merke.* Wird eine Lymphknotenexstirpation vorgenommen, sollte von vornherein die Möglichkeit immunhistochemischer Untersuchungen berücksichtigt und deshalb zumindest ein Teil der gewonnenen Biopsie dem Histopathologen unfixiert zugeleitet werden.

*Differentialdiagnose*
Lymphknotenschwellungen entzündlicher Ursache, Halslymphknotenmetastasen, Halszysten und benigne bzw. maligne Tumoren anderer Natur bilden die wichtigsten der zahlreichen Differentialdiagnosen. Eine sichere Abgrenzung ist nur durch die Lymphknotenexstirpation und histologische Untersuchung möglich.

*Therapie.* Die Behandlung wird vom Pädiater, Internisten oder Hämatologen vorgegeben und besteht hauptsächlich in Bestrahlung bzw. Chemotherapie. In Einzelfällen kann im Stadium I eines malignen Lymphoms eine Neck dissection indiziert sein.

*Prognose.* Die Heilungsaussichten hängen davon ab, wie das jeweilige maligne Lymphom zu klassifizieren ist und in welchem Stadium es sich befindet.

---

**Non-Hodgkin-Lymphome** werden in solche von niedrigem bzw. hohem Malignitätsgrad eingeteilt.

**Klinik**
Die Symptomatik umfaßt u.a. Müdigkeit, subfebrile Temperaturen, Nachtschweiß, Gewichtsverlust, Nachlassen der Leistung. Nicht selten sind Knotenbildungen am Hals die ersten Krankheitszeichen *(s. Abb 11)*.

**Diagnostik**
Die Lymphome werden bei Palpation des Halses entdeckt. Ist die Diagnose des malignen Lymphoms durch PE oder **Lymphknotenexstirpation** mit histologischer Untersuchung gesichert, werden weitere Diagnostik und Therapie vom Pädiater oder Internisten übernommen.

◀ Merke

**Differentialdiagnose**
Eine sichere Abgrenzung gegen entzündliche und tumoröse Erkrankungen ist nur durch die histologische Untersuchung möglich.

**Therapie**
Die Behandlung besteht hauptsächlich in Bestrahlung bzw. Chemotherapie.

**Prognose**
Sie hängt von der Klassifizierung und dem Stadium ab.

## Halslymphknotenmetastasen

**Definition.** Ganz überwiegend regionale Lymphknotenabsiedlungen eines bösartigen Tumors im Kopf-Hals-Bereich, wobei es sich zum größten Teil um Plattenepithelkarzinome handelt; seltener auch lymphogene oder Fernmetastasierung eines Malignoms vom Rumpf.

*Ätiologie und Pathogenese.* Lymphknotenmetastasen spielen zahlenmäßig unter den Erkrankungen des Halses eine bedeutende Rolle. Über 30% aller Lymphknotenschwellungen am Hals bestehen beim Erwachsenen aus Metastasen eines Malignoms. In über 80% der Fälle sitzt der zugehörige Primärtumor am Kopf bzw. Hals. Besonders häufig metastasieren Karzinome aus Hypopharynx, Oropharynx und Nasopharynx in die Halslymphknoten (zu ca. 60 bis 70%). Speicheldrüsen und Mundhöhle (ca. 40 bis 50%), Mittelohr (30%), Nase und Nasennebenhöhlen (20%) bilden weniger Halslymphknotenmetastasen. Bei Kehlkopfkarzinomen hängt die Metastasierungsrate stark von der Höhe des Tumorsitzes ab. Glottische Karzinome weisen selten Absiedlungen in Halslymphknoten auf (ca. 5 bis 10%).

Etwa 10% der Halslymphknotenmetastasen sind Absiedlungen von Malignomen aus anderen Organen außerhalb der Kopf-Hals-Region, insbesondere aus dem Magen-Darm-Trakt, der Mamma, der Lunge oder dem Urogenitaltrakt. Bei ungefähr 5% der nachgewiesenen Halslymphknotenmetastasen läßt sich kein Primärherd nachweisen (»**unbekannter Primärtumor**«).

Histologisch handelt es sich ganz überwiegend um Metastasen von **Plattenepithelkarzinomen**, es kommen aber auch Filiae von lymphoepithelialen, follikulären oder Adenokarzinomen vor.

Sehr selten sind Jugendliche befallen; im allgemeinen sind Erwachsene mittleren bis – mehr noch – höheren Lebensalters betroffen, die eventuell eine Disposition zur Bildung eines bestimmten Karzinoms aufweisen (z. B. Alkoholabusus bei Mundhöhlenkarzinom).

*Klinik.* Außer den vom Primärtumor ausgelösten Krankheitszeichen findet man häufig keine weiteren Symptome. Die Knoten fallen als Schwellung am seitlichen Hals oder einer anderen kollaren Region auf. Größere Metastasen können zur Ulzeration mit perifokaler Entzündung und Fistelbildung führen.

*Diagnostik*

**Merke.** Die Untersuchung des Halses ist immer auch palpatorisch, nie rein inspektorisch durchzuführen!

**Klinische Untersuchungsbefunde.** Mit der **Palpation** unterscheidet man einen beweglichen von einem fixierten Lymphknoten. Man erkennt, ob die Haut mit dem Knoten bereits verbacken ist, ob der Knoten von einheitlich fester Konsistenz oder in einzelnen Arealen bereits nekrotisierend eingeschmolzen ist oder ob eventuell eine Perforation der Haut bevorsteht. Klinisch und prognostisch ist es von Bedeutung, möglichst früh auch kleinere Lymphknotenmetastasen und gegebenenfalls solche auf der Gegenseite bei einseitig evidentem Befund zu entdecken.

Außer der hals-nasen-ohrenärztlichen Spiegeluntersuchung dient die **Panendoskopie** in Narkose der Suche nach einem Primärtumor.

Der Einsatz von **Ultraschall** und **Computertomographie** läßt die Anzahl der Lymphome, ihre Lokalisation und Beziehung zu Nachbarorganen – vor allem den großen Gefäßen – sowie ihre Größenausdehnung erkennen *(siehe Abbildung 12)*.

**Invasive Diagnostik.** Zur Diagnosesicherung und differentialdiagnostischen Abklärung wird eine **Lymphknotenexstirpation** bzw. **Biopsie** aus einem Knoten mit histologischer Untersuchung erforderlich. Dabei sollte von vornherein die Möglichkeit immunhistochemischer Untersuchungen berücksichtigt und deshalb zumindest ein Teil der gewonnenen Biopsie dem Histopathologen unfixiert zugeleitet werden. Die Histologie ist der Feinnadelpunktion und zytologischen Diagnostik überlegen.

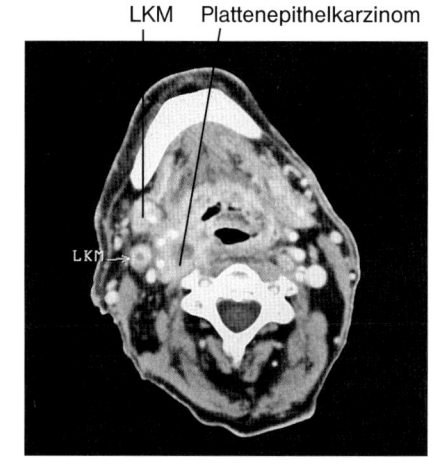

## 3.9.2 Bösartige Tumoren und Metastasen der Lymphknoten

**a** im Hals-CT; LKM = Lymphknotenmetastase
**b** Ultraschallbild (B-Scan) 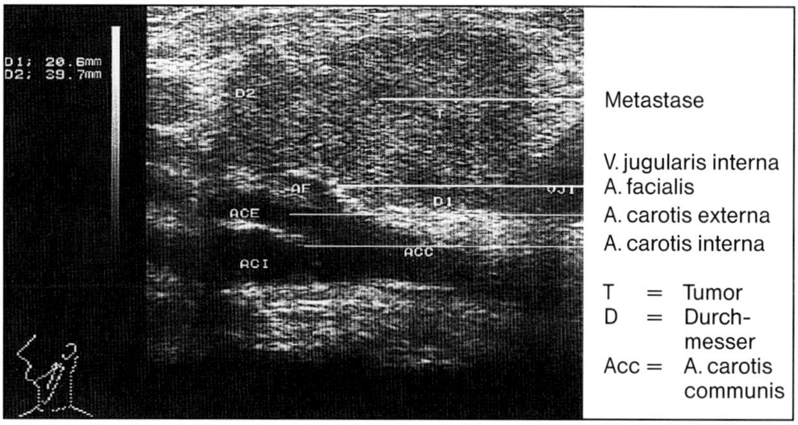

Metastase
V. jugularis interna
A. facialis
A. carotis externa
A. carotis interna
T = Tumor
D = Durchmesser
Acc = A. carotis communis

**Abb. 12 a, b: Halslymphknotenmetastasen**

**Differentialdiagnose.** Je nach Größe und Beschaffenheit der Metastase können andere Erkrankungen der Lymphknoten, aber auch laterale Halszysten, gutartige Primärtumoren und Prozesse, die der Schilddrüse oder den Speicheldrüsen zuzuordnen sind, Anlaß zur Verwechslung geben. Eine eindeutige Abgrenzung liefert nur die Histologie.

**Therapie.** Die Entscheidung über die Art der Behandlung einer Halslymphknotenmetastase hängt sehr von der Gesamtbeurteilung der Erkrankung ab, wobei der Primärtumor naturgemäß eine herausragende Rolle spielt. Eine von mehreren Entscheidungshilfen bietet die Einordnung der Geschwulsterkrankung in das **TNM-System** (vgl. *Kapitel A*). Von Ausnahmen abgesehen bietet eine chirurgische Therapie – sofern noch mit Aussicht auf Erfolg durchführbar – die besten Heilungsaussichten.

> **Merke.** Wird ein Primärtumor der Kopf-Hals-Region chirurgisch angegangen, sollte auch die dazugehörige Lymphknotenmetastasierung chirurgisch behandelt werden. Wird dagegen der Primärtumor bestrahlt, sollten gegebenenfalls auch die Lymphknoten bestrahlt werden.

Über den Einsatz einer **Chemotherapie** wird im Einzelfall entschieden, sie hat mehr adjuvanten als kurativen Charakter.

Bei manifesten Halslymphknotenmetastasen, aber auch dann, wenn solche aufgrund der Größe und Lokalisation des Primärtumors nur *wahrscheinlich* sind, besteht die chirurgische Behandlung – wenn man sich für eine solche entscheidet – in der **Neck dissection** (Halsausräumung).

Man unterscheidet dem Umfang nach verschiedene **Formen der Neck dissection**:
- Bei der **radikalen** (klassischen) Halsdissektion wird das gesamte Binde- und Fettgewebe einer Halsseite zusammen mit den Lymphknoten exstirpiert. Um Radikalität zu erzielen, werden dabei der M. sternocleidomastoideus, die V. jugularis interna und der N. accessorius ebenfalls entfernt *(siehe Synopsis 6a)*.
- Bei **modifizierter radikaler** Halsdissektion wird der N. accessorius freipräpariert und geschont, im übrigen entspricht das Vorgehen der radikalen Neck dissection.
- Unter **funktioneller** Halsdissektion versteht man eine Ausräumung von Binde- und Fettgewebe unter Belassung der funktionell wichtigen Strukturen wie M. sternocleidomastoideus, V. jugularis interna und N. accessorius *(siehe Synopsis 6b)*.

**Differentialdiagnose**
Eine eindeutige Abgrenzung gegen andere Erkrankungen liefert nur die Histologie.

**Therapie**
Die Entscheidung hängt vom Primärtumor und der Einordnung der Geschwulsterkrankung in das **TNM-System** ab. Eine chirurgische Therapie bietet für den Regelfall die besten Heilungsaussichten.

◀ Merke

Über eine **adjuvante Chemotherapie** wird im Einzelfall entschieden. Wenn man sich für eine chirurgische Behandlung entscheidet, besteht sie in der **Neck dissection**.

Man unterscheidet die **radikale Halsdissektion** (s. Syn. 6a) mit Entfernung des Binde- und Fettgewebes einschließlich Lymphknoten einer Seite sowie des M. sternocleidomastoideus, der V. jugularis interna und des N. accessorius von der **modifizierten radikalen**. Hierbei wird der N. accessorius belassen. Bei der **funktionellen Halsdissektion** werden M. sternocleidomastoideus, V. jugularis interna und N. accessorius belassen (s. Syn. 6b).

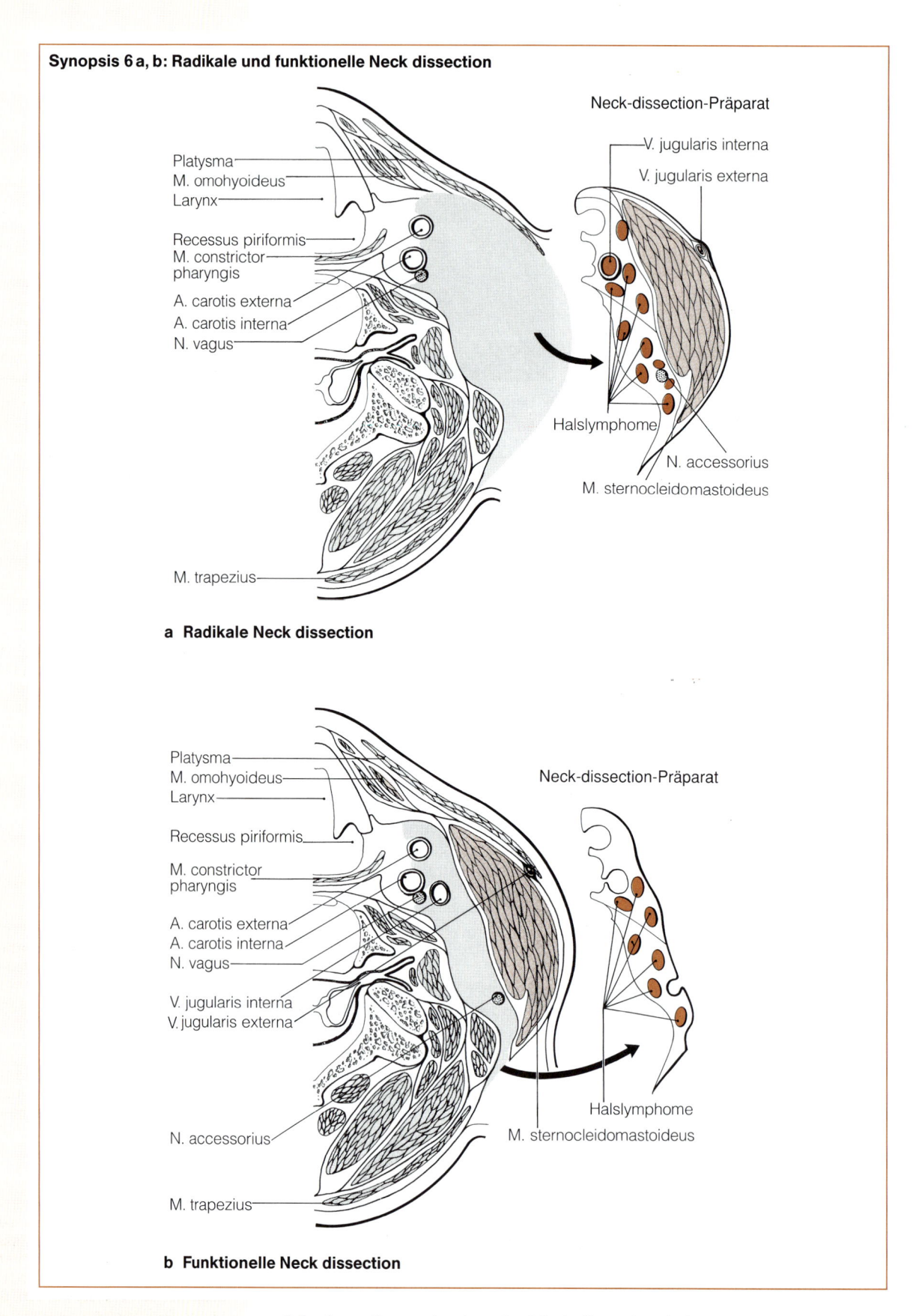

## Synopsis 6 a, b: Radikale und funktionelle Neck dissection

**a** Radikale Neck dissection

**b** Funktionelle Neck dissection

Man kann ferner eine **kurative** von einer **elektiven** Neck dissection unterscheiden, die mehr im prophylaktischen Sinne erfolgt.

- Man kann ferner eine **kurative** Neck dissection, bei der nachgewiesene Halslymphknotenmetastasen mit dem Ziel der Heilung durch die Operation entfernt werden, von einer **elektiven** Neck dissection unterscheiden, bei der klinisch zwar keine Halslymphknotenmetastasen nachgewiesen sind, bei der jedoch nach der Art des Primärtumors mit solchen zu rechnen ist, so daß die Halsausräumung als Wahleingriff (elektiv) und mehr im prophylaktischen Sinne erfolgt. Eine elektive Neck dissection wird als funktioneller Eingriff durchgeführt.

- Bei der **selektiven** Neck dissection werden nicht die Lymphknoten und -bahnen der gesamten Halsseite, sondern nur eine oder mehrere Regionen einer Halsseite ausgeräumt, in denen Metastasen eines Primärtumors vermutet oder nachgewiesen werden.

In jüngerer Zeit wird mehr und mehr versucht, die radikale Halsdissektion – soweit sie nicht zwingend nötig ist – zu vermeiden, während funktionserhaltende Operationsmethoden bevorzugt werden.

Bis zu 5 % der bösartigen Lymphknotenprozesse des Halses stellen Karzinommetastasen dar, bei denen der zugehörige Primärtumor zunächst nicht gefunden werden kann (sog. **Metastase bei unbekanntem Primärtumor**). Mit intensiver Diagnostik und erst zeitverzögert finden sich bei etwa 80 % dieser Fälle die Primärtumoren im Kopf-Hals-Bereich.

Solange der Primärherd nicht bekannt ist, stehen für die Therapie fakultativ zur Verfügung: die Halsausräumung; die Bestrahlung des theoretisch zum Lymphknoten gehörenden Einflußbereiches, der als Primärtumorsitz in Frage kommt; die Bestrahlung des Halses und die Tonsillektomie zum Ausschluß eines (nicht so seltenen) unerkannten kleinen Primärtumors in einer Tonsillenkrypte.

Die Chemotherapie hat überwiegend adjuvanten Charakter.

**K** *Der klinische Fall.* Einem 46jährigen Prokuristen war beim Rasieren ein seit 14 Tagen bestehender Knoten am rechten Hals aufgefallen. Der Knoten sei nicht schmerzhaft und behindere ihn auch nicht wesentlich, ansonsten fühle er sich kerngesund. Kein Alkohol- oder Nikotinabusus. Langstreckenläufer, kein Leistungsknick. Bei der Untersuchung palpiert man im rechten Kieferwinkel einen ca. 2 cm im Durchmesser großen, verschieblichen, festen Knoten. Sonographisch wird der Befund bestätigt. Bei einer Größe von 2,4 x 1,9 cm weist er glatte Begrenzung und gemischte Binnenechotextur auf, daneben lassen sich an der Halsgefäßscheide noch mehrere kleine Lymphknoten bis ungefähr 0,8 cm Größe im Durchmesser darstellen.
Da sich der Tumor innerhalb der nächsten 2 – 3 Wochen leicht vergrößert, sich weder klinisch noch laborchemisch oder serologisch ein Anhalt für einen stattgehabten oder bestehenden Infekt ergibt und der Prozeß auf eine probatorische Breitbandantibiotikatherapie nicht reagiert, wird die Diagnostik ohne neue Erkenntnisse intensiviert (dermatologische und internistische Untersuchung, CT des Halses, Röntgen-Thorax, Ultraschall des Abdomens).
Die HNO-ärztliche Untersuchung ergibt keine weiteren auffälligen Befunde. Nun erfolgt eine diagnostische Lymphknotenexstirpation und Panendoskopie des oberen Aerodigestivtraktes. Die Endoskopie zeigt keine verdächtigen Areale. Die histologische Beurteilung des Präparates ergibt die Manifestation eines gering verhornenden Plattenepithelkarzinoms in einem Lymphknoten. Da nicht auszuschließen ist, daß weitere Lymphknoten an der Halsgefäßscheide befallen sind, wird dem Patienten zur vollständigen Lymphknotenausräumung i. S. einer Neck dissection der betroffenen Seite geraten, was er jedoch ablehnt. Er stimmt zunächst lediglich der Tonsillektomie zu, die jedoch keinen in den Gaumenmandeln versteckten Primärtumor aufdeckt.
Der Patient wird daraufhin einer Strahlentherapie zugeführt. Etwa um die Hälfte des Bestrahlungszyklus tritt am Hals eine weitere, kleine Knotenbildung auf. Jetzt stimmt der Patient der Neck dissection zu, bei deren histologischer Aufarbeitung sich in zwei weiteren Knoten Manifestationen des bereits bekannten, malignen Prozesses zeigen. Nach Abschluß der Wundheilung wird die Bestrahlung der Kopf-Hals-Region bis zur vollen Dosis fortgesetzt.
In den engmaschigen Nachkontrollen traten im folgenden Jahr keine weiteren Tumormanifestationen auf. Danach bricht der Patient die Nachsorge ab und entgeht der weiteren Verlaufsbeobachtung.
**Diagnose:** Halslymphknotenmetastase bei unbekanntem Primärtumor

## 3.10 Erkrankungen der Schilddrüse

Der Otorhinolaryngologe wird bei der Diagnostik und Differentialdiagnostik von Erkrankungen des Halses nicht selten mit entzündlichen, degenerativen oder tumorösen Erkrankungen der Schilddrüse konfrontiert und wird von den Patienten auch zur Behandlung aufgesucht. Es ist dann nötig, die Grundzüge von Diagnostik und Therapie dieser Krankheiten zu kennen, die ausführlich in den Lehrbüchern der Inneren Medizin, Pädiatrie und Chirurgie dargestellt sind. In vielen Hals-Nasen-Ohrenkliniken ist z. B. die Strumachirurgie eine routinemäßig angebotene Leistung.

# J
# Plastisch-rekonstruktive Kopf- und Halschirurgie

*G. Rettinger*

**Definition** ▶

*Definition.* Die **plastische Chirurgie** dient der Wiederherstellung von Form und Funktion nach Unfällen, Operationen oder bei Mißbildungen. Sie muß außerdem im Gesicht die Ästhetik in höchstem Maße berücksichtigen. Ihr Ziel ist es daher, einen krankhaften Zustand soweit wie möglich zu **normalisieren.** Die **kosmetische Chirurgie** dagegen soll der »Verschönerung« eines an sich normalen Zustandes dienen. Plastisch-rekonstruktive Eingriffe werden an Weichteilen (Haut, Schleimhaut, Muskulatur) und an Stützgewebe (Knochen, Knorpel) vorgenommen. In Abhängigkeit vom Ausgangsbefund müssen diese Strukturen entweder verändert oder ersetzt werden. Am häufigsten ist dabei die Haut betroffen.

# 1 Chirurgische Anatomie der Haut

**1 Chirurgische Anatomie der Haut**

Die wichtigsten Hautschichten sind **Epidermis, Dermis** und **subkutanes** Fettgewebe *(s. Abb. 1).*

Die Haut (Kutis) besteht aus zwei Schichten *(siehe Abbildung 1):* **Epidermis** und **Dermis** (Korium). Darunter liegt das subkutane Fettgewebe (Subkutis). Die Epidermis setzt sich aus einer oberflächlichen, azellulären Hornschicht und daruntergelegenen Zellschichten zusammen, die u.a. Melanozyten enthalten, welche für die Hautfarbe verantwortlich sind. Die Schichtung des Epithels stammt aus Basalzellen, die sich bei ihrer Wanderung an die Hautoberfläche zunehmend verändern (Stratum spinosum, granulosum).

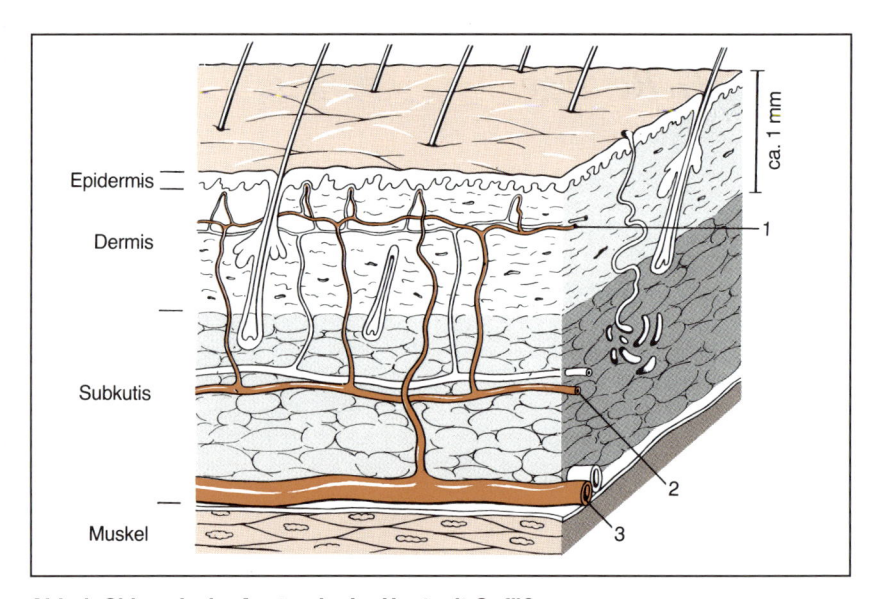

**Abb. 1: Chirurgische Anatomie der Haut mit Gefäßversorgung**
**1** = Gefäßplexus im Papillarkörper der Dermis, **2** = subkutan verlaufendes Gefäß, **3** = axiale Arterie auf Muskelfaszie

Epidermis und Dermis sind durch Papillen verzahnt und gegeneinander nicht verschiebbar. Die Dermis ist für die Blutversorgung und die Wundheilung von entscheidender Bedeutung. Die Subkutis ist unterschiedlich dick.

Epidermis und Dermis sind durch zapfenförmige Ausläufer verzahnt (Stratum papillare) und gegeneinander nicht verschiebbar. In den Papillen der Dermis liegt ein Gefäßplexus, aus dem die darüberliegende gefäßlose Epidermis per diffusionem ernährt wird. Die Dermis ist reich an kollagenen und elastischen Fasern (Lederhaut). Sie ist außerdem Ursprungsort für die Hautanhangsgebilde (Haare, Talgdrüsen, Schweißdrüsen). Die **Subkutis** ist an verschiedenen Stellen des Kopfes unterschiedlich stark ausgeprägt und damit formgebend (z.B. Wangenbereich), an anderen Stellen wiederum fehlt sie völlig (z.B. Augenlider).

**Merke** ▶

*Merke.* Die eigentliche Verschiebeschicht zwischen Haut und Muskulatur bzw. Knochen ist das Fettgewebe der Subkutis.

# 1 Chirurgische Anatomie der Haut

Eine operative Hautverschiebung erfolgt fast immer durch Hautmobilisation in der Ebene des **subkutanen Fettgewebes**. Dabei läßt sich die Haut älterer Menschen leichter dehnen, da ihr Retraktionsvermögen durch den Verlust an elastischen Fasern reduziert ist.

Für die Bildung von Hautlappen zur Defektdeckung ist die Kenntnis der Gefäßversorgung unerläßlich. Der Gefäßplexus im Papillarkörper der Dermis kann auf zwei Wegen gespeist werden:

- Aus dem **subdermalen Gefäßplexus,** der in allen Regionen des Körpers im subkutanen Fettgewebe verläuft. Hautlappen, die über dieses Gefäßsystem versorgt werden, dürfen eine bestimmte Dimension nicht überschreiten, wobei das Verhältnis zwischen Lappenbreite und Lappenlänge (in der Regel 1:2, im Gesicht wegen der stärkeren Vaskularisierung auch 1:3) eine wesentliche Rolle spielt (willkürlich gebildete Lappen, »Random Pattern Flap«).
- Aus einer **definierten Arterie** mit Begleitvene, die meist auf Muskeln parallel zur Hautoberfläche verlaufen und Gefäße zum subdermalen Plexus senkrecht nach oben schicken (axial versorgter Lappen, »Arterial Flap«). Hautlappen, die eine Arterie dieser Art enthalten (z.B. ein Stirnhautlappen mit Arteria supratrochlearis), können wesentlich länger sein als willkürlich gebildete Lappen. In einigen Körperregionen verlaufen kräftige Arterien auch unter der Muskulatur und versorgen mit Gefäßen, die die Muskeln perforieren, die darüberliegende Haut. In diesen Regionen lassen sich sehr große und voluminöse Haut-Muskellappen (**myokutane Lappen**) bilden, die einen großen Aktionsradius haben und zur Versorgung ausgedehnter Defekte geeignet sind. Ein typischer Vertreter ist der myokutane Pectoralis major-Insellappen.

Bedingt durch den Verlauf der elastischen und kollagenen Fasern bilden sich bei passiver Entspannung der Haut charakteristisch angeordnete Faltenlinien (**R**elaxed-**S**kin-**T**ension-**L**ines = **RSTL**, *siehe Abbildung 2*). Während diese Linien nur in entspanntem Hautzustand sichtbar werden, treten mit zunehmendem Alter permanente **Faltenlinien** auf, die senkrecht zur Verlaufsrichtung der mimischen Gesichtsmuskulatur liegen. Besonders auffällig sind die Falten zwischen Nasenflügel und Mundwinkel (naso-labiale Falte), vertikale Falten über der Nasenwurzel sowie periorale Falten. Abgesehen von den senkrechten Stirnfalten haben RSTL und Faltenlinien im wesentlichen einen identischen Verlauf.

Die chirurgische Hautmobilisation erfolgt immer in der subkutanen Fettgewebsschicht.

Die Epidermis wird aus dem Papillarplexus der Dermis per diffusionem ernährt. Die versorgenden Gefäße für diesen Plexus entstammen zum einen den Gefäßen des subkutanen Fettgewebes (ubiquitär vorhanden). Die Hautversorgung kann auch über definierte Arterien mit entsprechenden Begleitvenen erfolgen, die auf oder unter Muskeln verlaufen und von diesen senkrecht zur Hautoberfläche ziehen. Hautlappen zur Defektdeckung machen sich diese verschiedenen Versorgungswege zunutze.

Inzisionen, die in den **R**elaxed-**S**kin-**T**ension-**L**ines (**RSTL**) oder in Faltenlinien des Gesichtes liegen, geben in der Regel die besten Narbenresultate *(s. Abb. 2)*.

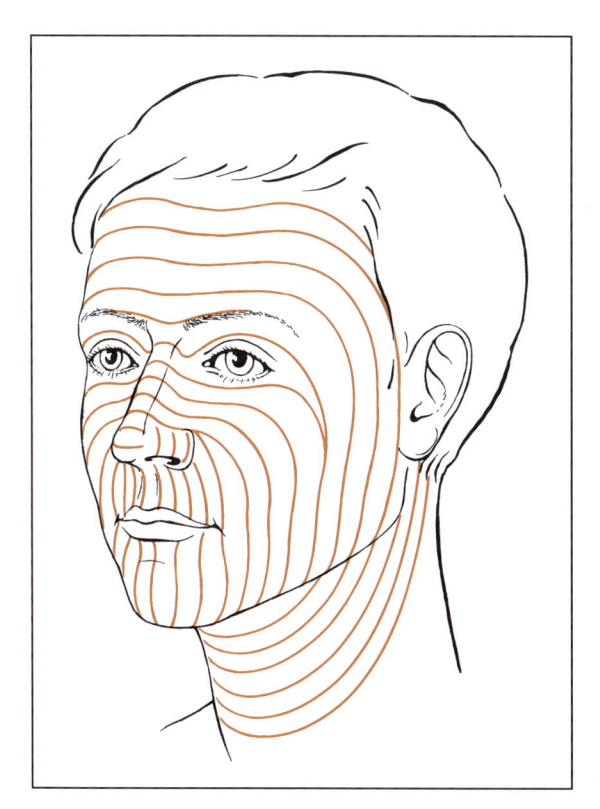

**Abb. 2: Spannungslinien** (**R**elaxed-**S**kin-**T**ension-**L**ines = RSTL) der Gesichts- und Halshaut

**Merke** ▶

Vorgegebene Wunden können durch eine Z-Plastik zumindest teilweise parallel zu den RSTL ausgerichtet werden.

> **Merke.** Hautinzisionen sollten möglichst immer parallel zu den RSTL verlaufen, da diese Wunden am wenigsten aufklaffen und damit spannungsarm zu verschließen sind.

Resultierende Narben sind in diesem Fall ästhetisch wesentlich günstiger als bei senkrechtem Verlauf zu den RSTL. Sollte z.B. eine Unfallnarbe eine ungünstige Lage zu den RSTL aufweisen, so kann sie durch geeignete Maßnahmen (z.B. multiple Z-Plastik, *s.u.*) zumindest teilweise parallel zu den Spannungslinien ausgerichtet werden.

## 2 Instrumente und Nahtmaterial

In der »plastischen Chirurgie« ist atraumatisches Arbeiten für gute Ergebnisse wesentliche Voraussetzung. Allerdings gibt es keinen operativen Eingriff ohne Trauma, es sollte jedoch auf das notwendige Minimum beschränkt bleiben.

**Pinzetten:** Gut geeignet sind plastisch-chirurgische Pinzetten nach Adson bzw. Adson-Brown, u.U. auch feine chirurgische Pinzetten. Nach Möglichkeit sollte hiermit nur das subkutane Fettgewebe und nicht die Kutis gefaßt werden.

**Wundhaken:** Zum Offenhalten oder zur Hautverschiebung sollten je nach Wunddimension feine spitze einzinkige oder mehrzinkige Haken verwendet werden, welche ebenfalls nach Möglichkeit nur im subkutanen Fettgewebe greifen sollen.

**Skalpellklingen:** Meist wird eine kleine bauchige Klinge (Skalpellklinge Nr. 15) verwendet. Große runde Klingen sind nur bei Mobilisation größerer Hautbezirke erforderlich (Skalpellklinge Nr. 10). Für feine, winkelige Hautinzisionen, z.B. bei Narbenkorrekturen, wird ein spitzes Skalpell (Skalpellklinge Nr. 11) benützt.

**Bipolare Koagulationspinzette:** Im Gegensatz zu einer monopularen Koagulation, bei der eine nicht exakt vorauskalkulierbare Verschorfungszone entsteht, wenn der Strom über eine Pinzette oder Klemme geleitet wird, ist die Koagulation kleiner Gefäße sehr gezielt mit einer bipolaren Koagulationspinzette möglich. Dabei erstreckt sich der Koagulationsbereich nur zwischen den Spitzen der im übrigen abisolierten Koagulationspinzette.

**Nahtmaterial:** Prinzipiell werden in der plastischen Gesichtschirurgie nur **atraumatische Nadel-Faden-Kombinationen** verwendet. Fäden können folgende Eigenschaften aufweisen:
- Fadenstärke
- geflochten oder monofil
- resorbierbar oder nicht resorbierbar

Für subkutan gelegene Nähte wird üblicherweise resorbierbares, geflochtenes Nahtmaterial auf Polyglykolsäurebasis (z.B. Dexon®, Vicryl®) verwendet. Dieses weist eine Halbwertszeit (Zeit bis zur Reduktion der Haltefestigkeit auf 50%) von zehn bis zwölf Tagen auf, wobei die Polyglykolsäure durch Hydrolyse in $CO_2$ und $H_2O$ gespalten wird. Eine völlige Absorption des Fadens ist allerdings erst nach ca. neun Monaten erreicht. Für Hautnähte verwendet man monofile, nicht resorbierbare Kunststoffäden aus Polyamid oder Polypropylen. Diese Fäden weisen eine hohe Reißfestigkeit auf und besitzen keine Dochtwirkung (die Einschleusung von Erregern entlang der Fadenoberfläche in tiefergelegene Hautschichten wird nicht gefördert).

Die **Fadenstärke** wird nach dem amerikanischen (USP = United States Pharmacopoe) oder nach dem europäischen System (Metric) angegeben. Für subkutane Fäden wird üblicherweise eine Fadenstärke von 4/0 (gesprochen »4 mal 0«), für Hautnähte im Gesicht eine Fadenstärke 5/0 oder 6/0 verwendet *(siehe Tabelle 1)*.

| Tabelle 1: Die Bezeichnungen für die wichtigsten Fadenstärken | | |
|---|---|---|
| Mittlerer Fadendurchmesser (mm) | Stärke (Metric) | Stärke (USP) |
| 0,07 | 0,7 | 6/0 |
| 0,1 | 1 | 5/0 |
| 0,15 | 1,5 | 4/0 |
| 0,2 | 2 | 3/0 |
| 0,3 | 3 | 2/0 |

Für oberflächliche Hautnähte sind schneidende Nadeln in der Form eines Kreisbogensegmentes (z.B. 3/8-Kreis) geeignet, bei tiefen Nähten und engem Zugang werden auch halbkreisförmige Nadeln verwendet.

## 3 Wundheilung und Wundbehandlung

Eine frische Wunde wird zunächst mit einem Fibrinnetz überzogen, an dessen Oberfläche sich bereits nach 24 Stunden das Epithel zu schließen beginnt. Bei chirurgisch versorgten Wunden ist daher nach kurzer Zeit eine epitheliale Abdeckung erreicht, die das Eindringen von Erregern verhindert. Allerdings ist damit noch keine Reißfestigkeit verbunden, die sich erst durch Kollagenfasern aus Fibroblasten der Dermis entwickelt und nach ca. 50 Tagen ein Maximum erreicht.

Die zunächst rote Farbe der Narbe hat sich zu diesem Zeitpunkt dem umgebenden Hautkolorit angepaßt. Erst nach dieser Zeit können Aussagen über die Qualität einer Narbe gemacht und eventuell Narbenkorrekturen in Erwägung gezogen werden.

> **Merke.** Eine weitgehende Stabilisierung des Kollagenumsatzes (Auf- und Abbau) ist erst nach einem Jahr erreicht. Narben werden dann als »reif« bezeichnet.

Überschießende Kollagenbildung führt zu unschönen, hypertrophen Narben. Sie ist dann zu erwarten, wenn das Epithel der Wundränder nicht gut adaptiert ist und der Defekt im Rahmen einer »Sekundärheilung« überbrückt werden muß. Eine verdickte Narbe bildet sich auch, wenn die Wunde unter Spannung steht, senkrecht zu den RSTL verläuft oder gar subkutane Hohlräume aufweist. Auf diese Details ist im Rahmen der Wundversorgung zu achten.

Eine oberflächliche Hautnaht sollte nicht unter Spannung ausgeführt werden. Ist eine **Wundspannung** vorhanden, so ist sie durch ausreichende Mobilisation der Haut in der Ebene der subkutanen Fettgewebsschicht zu reduzieren, wobei eine subkutan gelegte resorbierbare Naht die Hauptlast zu tragen hat. Die Hautnaht sollte lediglich der exakten Adaptation der Wundränder dienen. Im Rahmen der weiteren Nachbehandlung ist auf eine frühzeitige Entfernung der Hautnaht (5.–6. Tag) zu achten, damit keine epithelisierten Stichkanäle entstehen (typisches »Strickleitermuster« einer genähten Hautwunde). Nach Möglichkeit ist außerdem auf äußere Verbände wegen der Infektionsgefahr durch Luftabschluß in einer »feuchen Kammer« zu verzichten, es sei denn, ein Bluterguß macht einen vorübergehenden Kompressionsverband erforderlich. In diesen Fällen ist auch an die Möglichkeit einer **Saugdrainage** (Redon-Drainage) oder Lascheneinlage zur Hämatomprophylaxe zu denken.

# 4 Nahttechniken

Die **Standardnaht** besteht aus einer subkutanen Naht und einer Hautnaht, die jeweils als Einzelnähte ausgeführt werden *(siehe Abbildung 3 a-c)*. Zunächst wird die subkutane Gewebsschicht mit einer resorbierbaren Naht adaptiert, wobei der Knoten in der Wundtiefe zu liegen kommt. Die anschließende Hautnaht umfaßt die gesamte Dermis.

**4 Nahttechiken**

Die **Standardnaht** besteht aus einer subkutanen Naht und einer Hautnaht, die als Einzelnähte ausgeführt werden *(s. Abb. 3a–c)*.

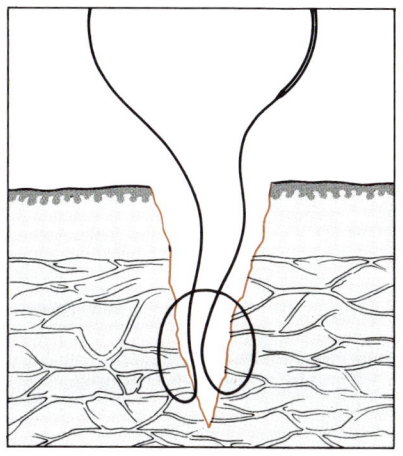

a = Subkutannaht mit versenktem Knoten   b = gelegte Hautnaht   c = kompletter Wundverschluß

**Abb. 3: Standardnahttechnik**

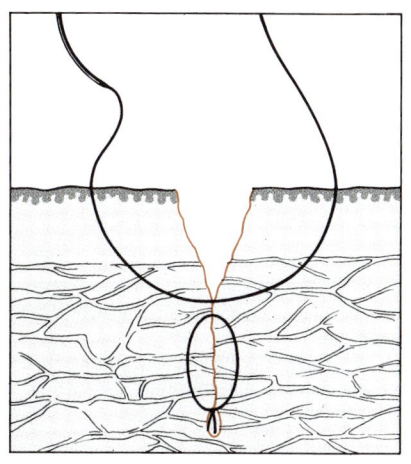

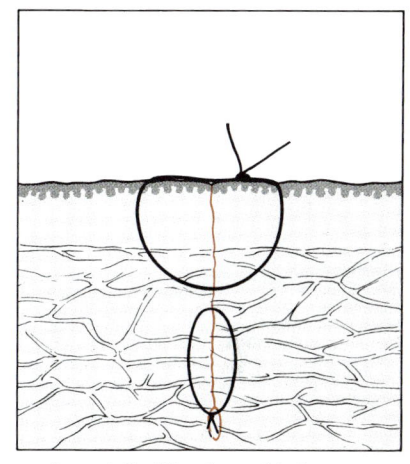

> *Merke.*
> - Ein- und Ausstich müssen in gleicher Entfernung vom Wundrand liegen.
> - Ein- und Ausstich im Bereich der Wundfläche müssen in gleichem Tiefenniveau liegen.
> - Fadenenden so kurz schneiden, daß sie den Nachbarknoten nicht erreichen.
> - Kontrolle der Wundränder nach Naht: Das Epithel soll nach außen evertiert sein.

◀ Merke

Ein korrekter Wundverschluß ist nur möglich, wenn die Wundränder auf beiden Seiten gleich lang sind. Sind sie unterschiedlich, so müssen sie durch Exzision eines sog. »Burow-Dreiecks« angeglichen werden *(Abbildung 4 a-d)*.

Ungleiche Wundrandlängen müssen ausgeglichen werden *(Abb. 4a–d)*.

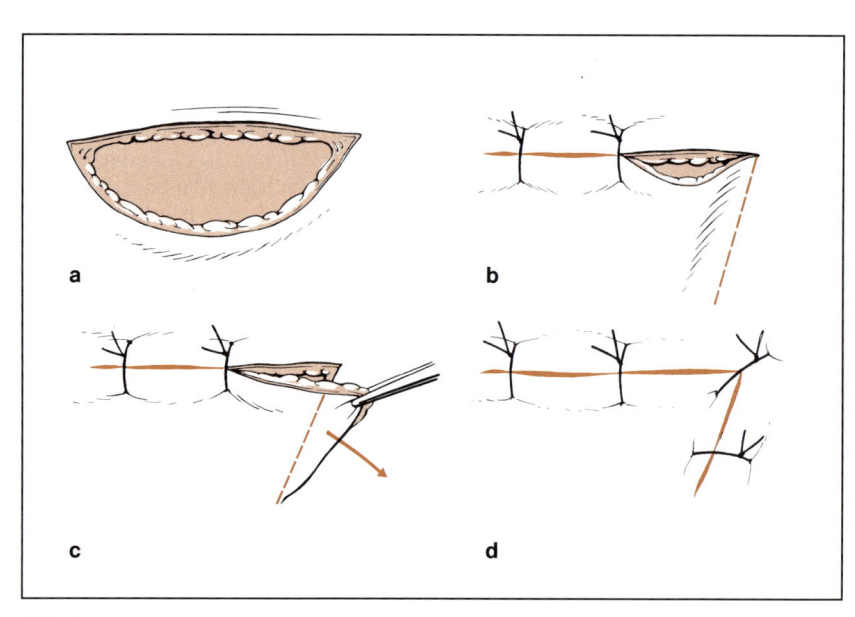

**Abb. 4: Anpassung inkongruenter Wundrandlängen durch Exzision eines »Burow-Dreiecks«**
**a** = unterschiedliche Wundrandlängen, **b** = Hautüberschuß nach partiellem Wundverschluß, Hilfsinzision markiert, **c** = Exzision des Hautüberschusses, **d** = endgültiger Wundverschluß

Die **Intrakutannaht** vermeidet das Durchstechen der Haut und eignet sich besonders für geradlinige Inzisionen parallel zu Faltenlinien *(s. Abb. 5a–c).*

Die **Intrakutannaht** eignet sich besonders für Wunden, die in Faltenlinien der Haut liegen und weitgehend geradlinig verlaufen. Da der Faden insgesamt nur zweimal durch die äußere Haut gestochen werden muß, hinterläßt er keine Stichnarben neben den Wundrändern. Die Naht verläuft in der Dermis, wobei Ein- und Ausstiche im Wundbereich genau gegenüberliegen müssen *(siehe Abbildung 5a–c)*. Ist eine längere Strecke zu versorgen, so sollte jeweils nach etwa 4 cm durch die Haut ausgestochen werden, um die spätere Fadenentfernung zu erleichtern.

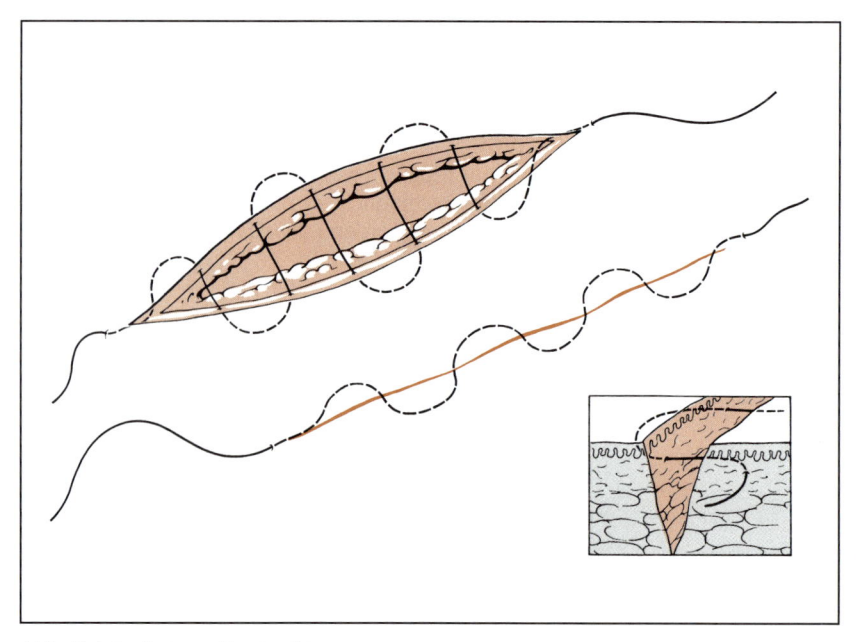

**Abb. 5: Intrakutane Hautnaht**
**a** = wellenförmige, intradermale Nahtführung, **b** = Adaptation der Wundränder nach Zug an den Fadenenden, **c** = Fadenführung in der Ebene der Dermis

## 4 Nahttechniken

Die **Rückstichnaht** vereinigt subkutane Naht und Hautnaht in einem Arbeitsgang. Sie führt zu einer kräftigen Adaptation der Wundränder, die zusätzlich evertiert werden *(siehe Abbildung 6a, b)*. Sie ist geeignet für Wunden größerer Spannung und Tendenz zur Einrollung der Wundränder. Da jeweils vier Durchstiche durch die äußere Haut erforderlich sind, kann ggf. auch eine modifizierte **intrakutane Rückstichnaht** angewendet werden *(siehe Abbildung 7a, b)*.

Die **Rückstichnaht** ist gleichzeitig Subkutannaht und Hautnaht *(s. Abb. 6a, b, 7a, b)*. Sie ist geeignet bei stärkerer Wundspannung, ist jedoch wegen der Zahl der notwendigen Hautdurchstiche nur bedingt ästhetisch günstig.

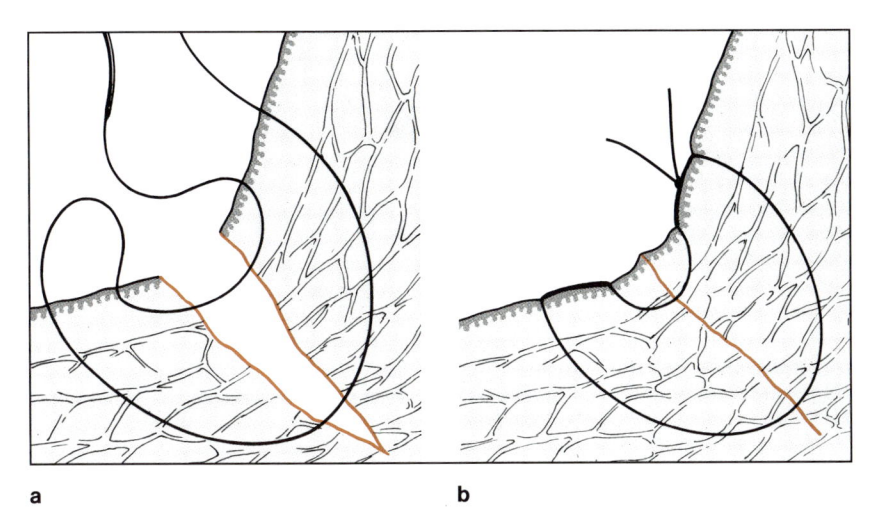

**a** **b**

**Abb. 6: Rückstichnaht**
**a** = Beginn der Naht mit wundfernem Ein- und Ausstich, intradermale Fadenrückführung, wobei auf gleiches Höhenniveau bei Ein- und Ausstich zu achten ist; **b** = evertierter Wundrand nach Wundverschluß

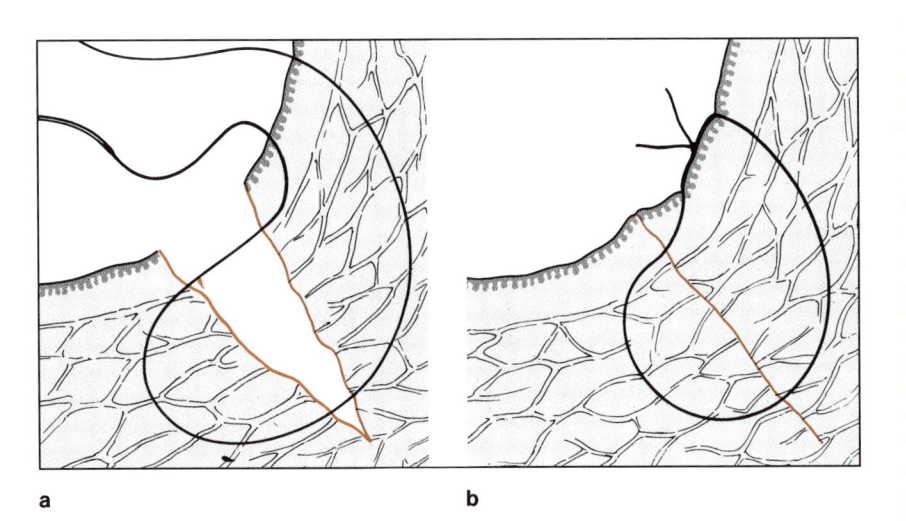

Bei einer **intrakutanen** Rückstichnaht sind nur zwei Hautdurchstiche erforderlich.

**a** **b**

**Abb. 7: Intrakutane Rückstichnaht**
**a** = wundrandferner Einstich mit Fadenführung in der Subkutis, intrakutaner Ausstich auf der Gegenseite und intrakutaner Einstich mit wundrandnahem Ausstich, **b** = evertierter Wundrand nach Wundverschluß

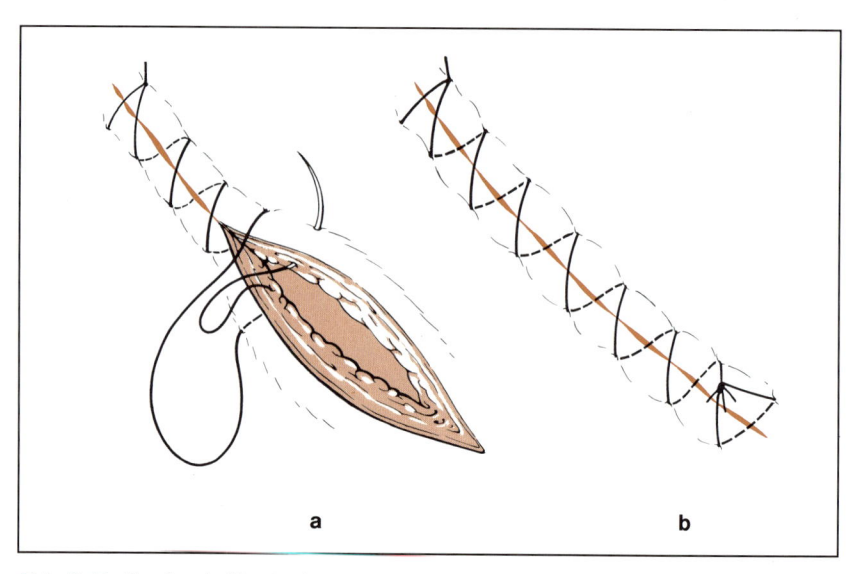

**Abb. 8: Fortlaufende Hautnaht**
**a** = gleiche Abstände von Ein- und Ausstich zum Wundrand sowie gleiche Abstände der Stiche voneinander, **b** = Wundverschluß

Bei langstreckigen Wunden ist die einfache **fortlaufende Hautnaht** mit gutem ästhetischen Resultat anwendbar *(s. Abb. 8a, b).*

Für längere Wunden ist die einfache **fortlaufende Hautnaht** nach subkutanem Wundverschluß gut geeignet. Wichtig ist ein symmetrisches Arbeiten und die leichte Eversion der Wundränder *(Abbildung 8a, b).*

# 5 Narbenkorrekturen

Eine Feinkorrektur von Narben ist erforderlich, wenn sie sehr wulstig sind (hypertrophe Narbe), zu narbigen Verziehungen geführt haben (z.B. Unterlid, Mundwinkel, Nasenflügel) oder durch ihren Verlauf senkrecht zu den RSTL ästhetisch auffällig sind.

> **Definition.** **Hypertrophe Narben** liegen über dem Niveau der umgebenden Haut. **Keloide** dagegen sind echte Neubildungen, die seitlich in gesundes Gewebe vordringen.

Hypertrophe Narben bilden sich bevorzugt bei Kindern und im Falle erhöhter Hautspannungen.

Prädilektionsstellen für **Keloide** sind die Ohrmuschelrückfläche sowie die Halsregion. Die operative Korrektur von Keloiden ist in ihrem Ergebnis wegen der häufigen Rezidive, die z.T. monströse Ausmaße annehmen können, sehr unsicher. Die Indikation zur Korrektur sollte daher sehr zurückhaltend gestellt werden. In geeigneten Fällen kommt die Resektion des Keloids, die Vollhautdeckung der Wundfläche und die postoperative intrakutane Kortisoninjektion mit anschließendem mehrwöchigen Druckverband in Frage.

> **Merke.** Vor einer geplanten Narbenkorrektur ist sorgfältig zu prüfen, ob eine hypertrophe Narbe oder ein Keloid vorliegt.

**Hypertrophe Narben** sollen frühestens ein Jahr nach dem auslösenden Ereignis korrigiert werden, wenn die Farbe der Narbe der umgebenden Haut gleicht. Die Narbe wird exzidiert und die Wundfläche weit unterminiert, um Hautspannungen zu vermeiden. Liegt die Narbe senkrecht zu den RSTL, werden die Wund-

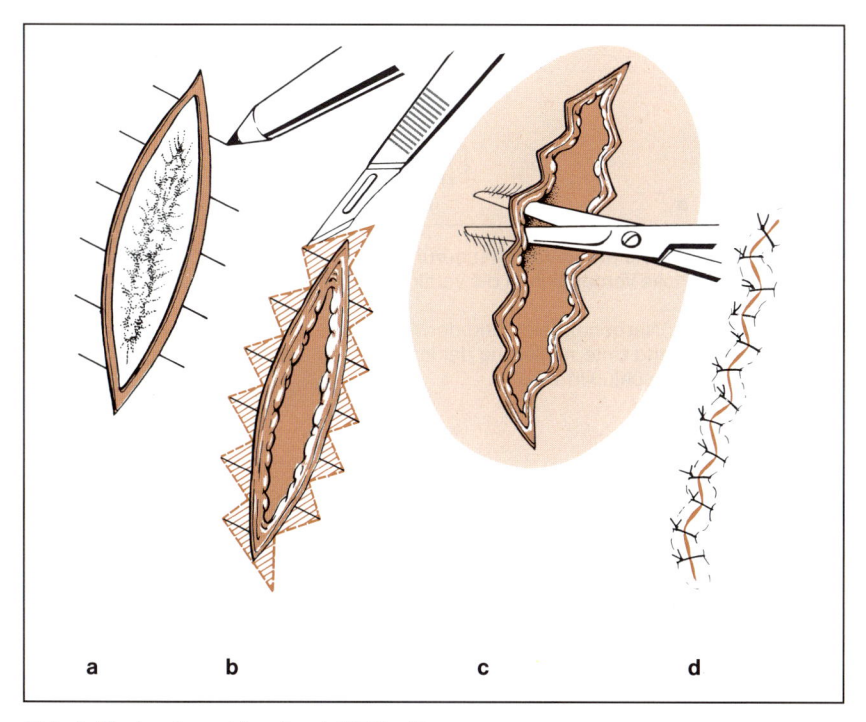

**Abb. 9: Narbenkorrektur durch W-Plastik**
**a** = die geschrumpfte Narbe ist ovalär umschnitten, Hilfslinien markieren die Spitzen der angestrebten Zickzack-Linie, **b** = Exzision der markierten Hautdreiecke, **c** = ausgiebige Unterminierung der Wundränder, **d** = Wundverschluß

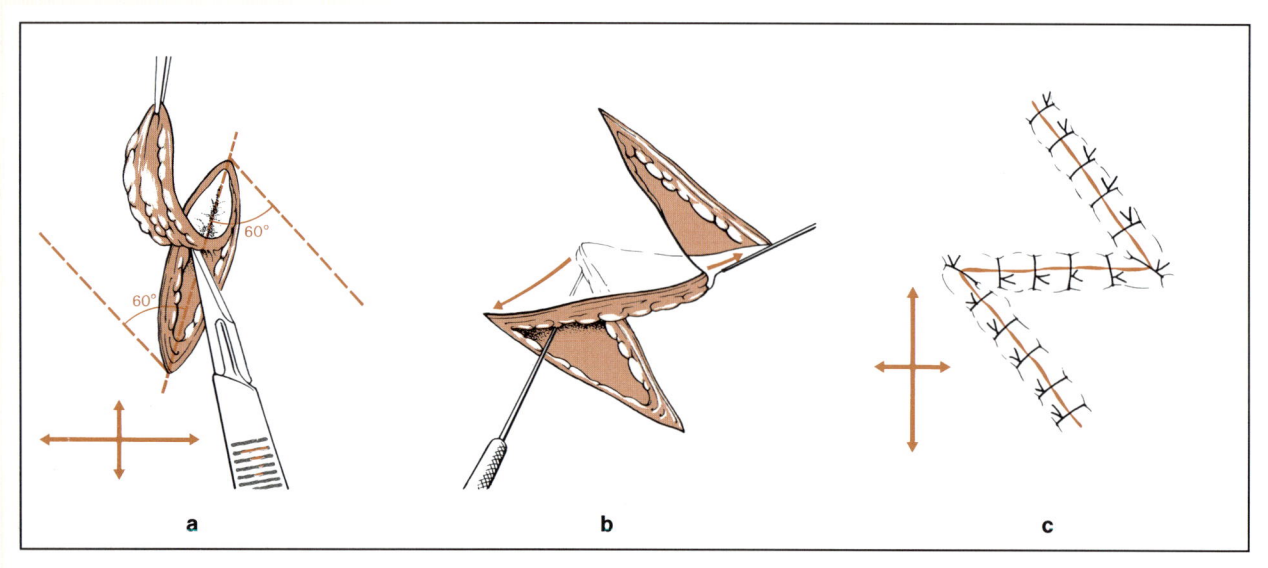

**Abb. 10: Z-Plastik**
**a** = Narbenexzision, Hilfsinzisionen markiert, **b** = Transposition der dreieckigen Hautareale, **c** = Wundverschluß. Die gekreuzten Pfeile markieren die vertikale Verlängerung auf Kosten der seitlichen Umgebung.

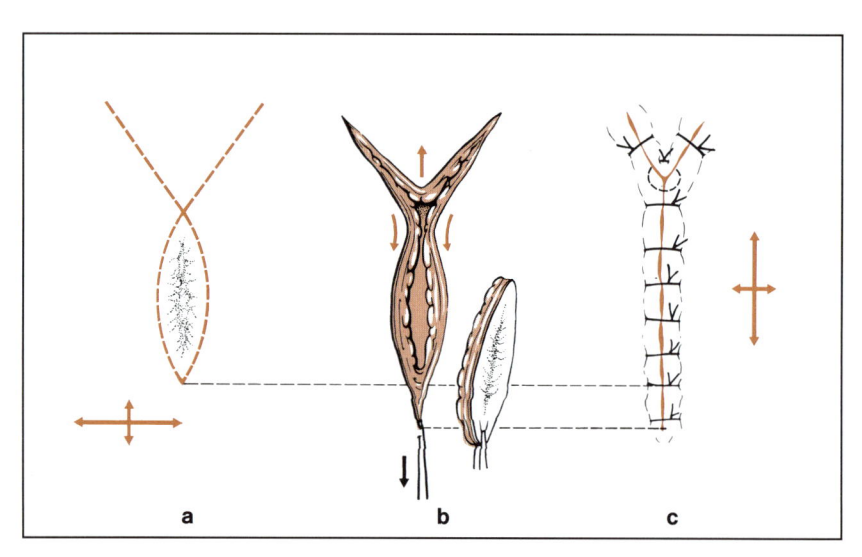

**Abb. 11: VY-Plastik.** Die erreichte Verlängerung ist durch die gestrichelten Linien markiert. Gekreuzte Pfeile verdeutlichen die vertikale Verlängerung auf Kosten der seitlichen Umgebung.
**a** = Markierung der Narbenexzision und der V-förmigen Hilfsinzision, **b** = Resektion des Narbenareals und Unterminierung der Haut; der untere Wundpol wird angespannt, **c** = Wundverschluß in Y-Form.

Verkürzungen nach Narbenschrumpfung können durch eine **Z-Plastik** (s. Abb. 9a–d; Abb. 10a–c) oder eine **VY-Plastik** (s. Abb. 11a-c) entspannt werden.

Erhabene Narben können abgeschliffen werden.

ränder zickzack-förmig gestaltet, so daß zumindest ein Teil der resultierenden Narbenlinie parallel zu den RSTL zu liegen kommt (W-Plastik) *(siehe Abbildung 9a-d)*. Bei narbigen Verziehungen können Verlängerungen in Richtung der Narbenachse durch **Z-Plastik** *(siehe Abbildung 10a-c)* oder **VY-Plastik** *(Abbildung 11a-c)* erzielt werden.

Eine weitere Möglichkeit der Korrektur hypertropher Narben ist das Abschleifen mit einer rotierenden feinen Drahtbürste oder einem Diamantkegel.

# 6 Versorgung von Hautdefekten

Defekte können entweder durch gestielte Lappenplastiken (engl.: Flap) oder freie Transplantate (engl.: Graft) versorgt werden.

## 6.1 Gestielte, regionale Lappenplastik

> **Definition.** Gestielte Lappen sind durch eine Gewebebrücke, in dem die ernährenden Gefäße verlaufen, mit dem Nachbargewebe verbunden.

Gestielte Lappen können auch frei verpflanzt werden, wenn ihr Gefäßstiel an Arterien und Venen des Empfängergebietes durch mikrovaskuläre Anastomosen angeschlossen wird (**gefäßgestielte Lappen**, *s.u.*).

Ein Problem bei Hautlappenverpflanzungen ist die Versorgung des Entnahmedefektes (Spenderbezirk). Üblicherweise wird der Lappen aus einer Region gut verschiebbarer Haut gewonnen, wo ein primärer Wundverschluß nach Hautmobilisation möglich ist. Ist dies jedoch nicht der Fall, so kann vor einer Lappenverlagerung durch eine subkutane Expanderimplantation ein Hautüberschuß durch Dehnung geschaffen werden. Der **Gewebeexpander** besteht aus einem Silikonballon, der subkutan implantiert wird und über einen Verbindungsschlauch mit einem ebenfalls subkutan gelegenen Distanzventil verbunden ist. Dieses Ventil kann transkutan punktiert und so der Ballon mit physiologischer Kochsalzlösung über mehrere Wochen schrittweise aufgefüllt werden.

Die Lappendurchblutung kann durch eine **Autonomisierung** gesteigert werden. Dabei wird der geplante Hautlappen zunächst umschnitten und partiell von der Unterfläche gelöst. Die eigentliche Lappenverlagerung findet dann erst etwa zwei Wochen später statt. Das Autonomisierungsphänomen resultiert in einer Verbesserung der Durchblutung der Lappenperipherie durch »Ausrichtung« der Gefäße im Lappenstiel und Drosselung von arteriovenösen Shunt-Gefäßen im Lappen. Seine Anwendung empfiehlt sich immer dann, wenn die Lappengröße ein Länge-zu-Breite-Verhältnis von 2:1 überschreitet oder ein schlecht durchblutetes Hautareal vorliegt.

Gestielte Lappen können unterschieden werden in Lappen mit und ohne kontinuierliche Epitheloberfläche.

Die häufigsten **Lappen mit kontinuierlicher Epitheloberfläche** sind Verschiebelappen, Rotationslappen und Transpositionslappen *(siehe Abbildung 12 a–c)*. Ihre Bezeichnung richtet sich nach der Art der Bewegung, die bei ihrer Verlagerung ausgeführt wird. Ein Beispiel für einen Rotationslappen ist die **Wangenrotation** nach Esser zum Verschluß eines Wangenhautdefektes *(siehe Abbildung 13 a, b)* und der mediane Stirnlappen *(siehe Abbildungen 14)*.

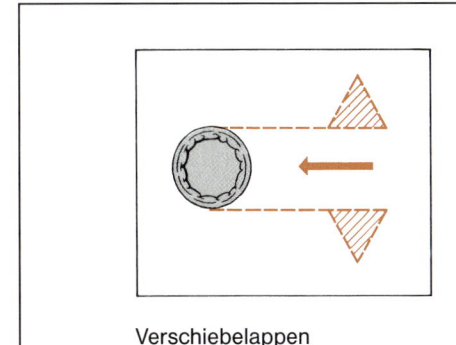

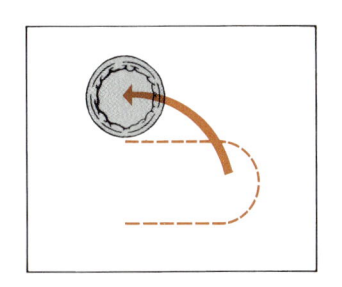

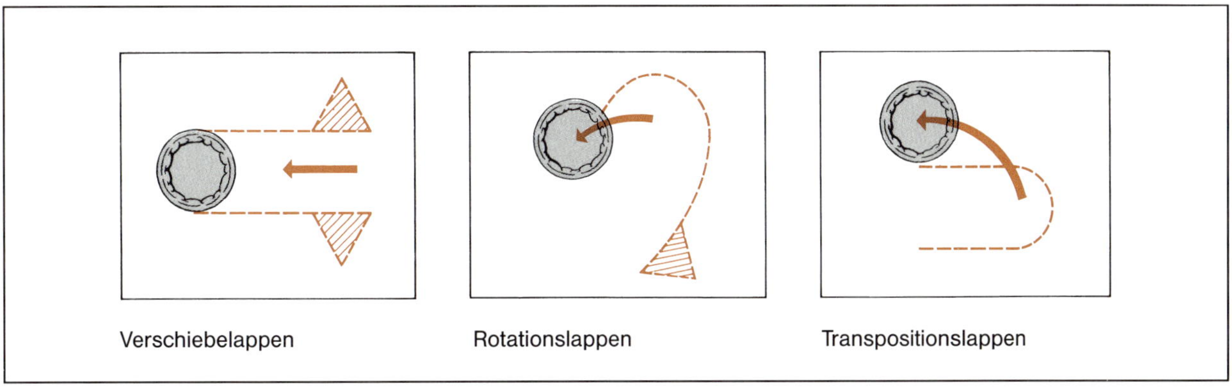

**Abb. 12: Lappen mit kontinuierlicher Epitheloberfläche.** Die markierten Dreiecke werden exzidiert.

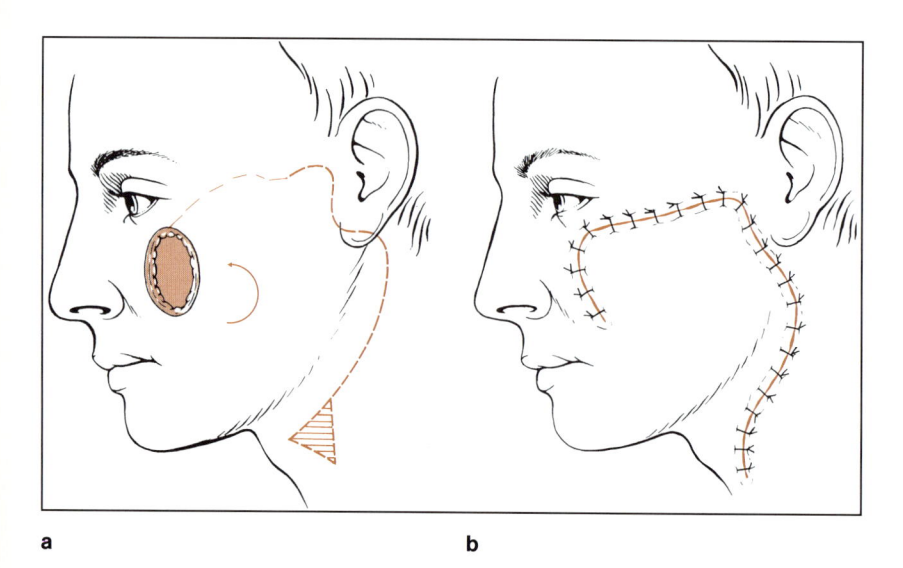

**Abb. 13: Rotationsplastik nach Esser zum Verschluß eines Wangenhautdefektes**
**a** = Dimensionierung des Lappens mit dreieckiger Hautexzision im Halsbereich, **b** = Situation nach Lappenrotation.

Ein **medianer Stirnlappen** wird v.a. zur Nasenrekonstruktion verwendet. Der Lappenstiel muß in einem zusätzlichen Eingriff abgetragen werden (s. Abb. 14a–c).

Bei Nasenhautdefekten wird sehr häufig ein sogenannter **medianer Stirnlappen** verwendet, der ein definiertes versorgendes Gefäß einschließt (Arteria supratrochlearis) und daher sehr lang und schmal sein kann (axial versorgter Lappen). Da dieser Transpositionslappen über eine Hautbrücke geschwenkt wird, muß sein Stiel nach etwa zwei bis drei Wochen in einem weiteren Eingriff abgetragen werden, wenn die Ernährung über das Empfängerlager gewährleistet ist (siehe Abbildung 14a–c).

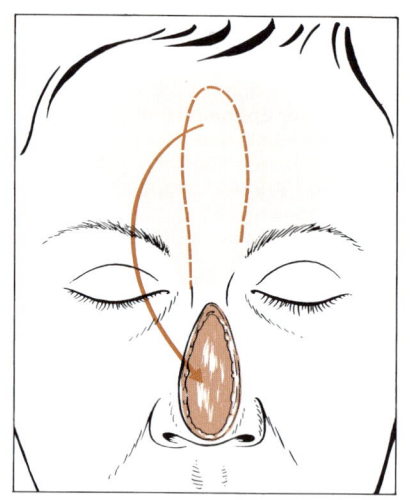

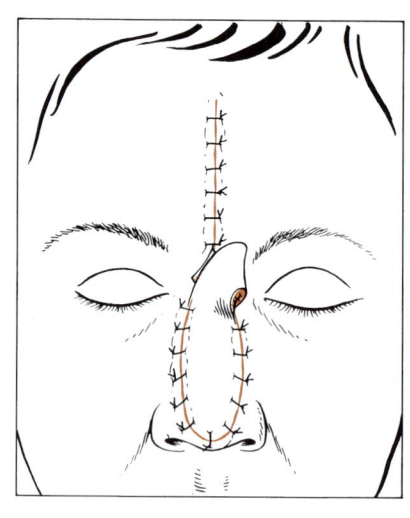

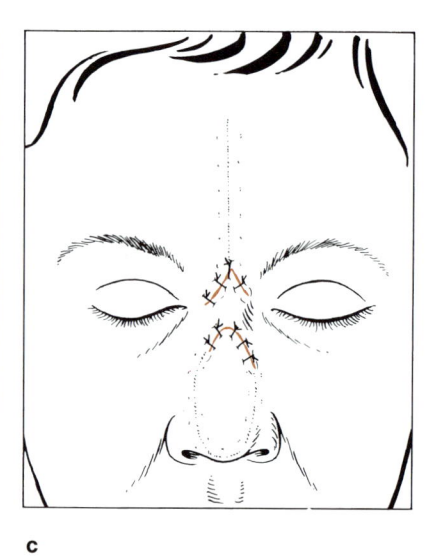

**Abb. 14: Deckung eines Nasenrückendefektes durch medianen Stirnlappen**
**a** = Dimension des Lappens, der von der linksseitigen Arteria supratrochlearis versorgt wird, **b** = Zustand nach Lappentransposition und Wundverschluß, **c** = Situation nach Abtragung des Lappenstieles.

**Insellappen** bestehen aus einer Hautinsel und einem ernährenden Gefäßstiel (s. Abb. 15 u. 16 a, b). Sie haben **keine kontinuierliche Epitheloberfläche**.

**Lappen ohne kontinuierliche Epitheloberfläche (Insellappen)** setzen sich aus einer Hautinsel und einem versorgenden Gewebestiel zusammen (siehe Abbildung 15). Kleinere Lappen sind dabei an anatomisch nicht definierten Gefäßen des subkutanen Fettgewebes gestielt und eignen sich z.B. für Defekte der Nasen-

6.2 Myokutane Insellappen

wurzel *(siehe Abbildung 16a, b)*. Ihr Vorteil ist die Vermeidung größerer Narbenbezirke, nachteilig ist die Hautaufwerfung durch den subkutan gelegenen Lappenstiel.

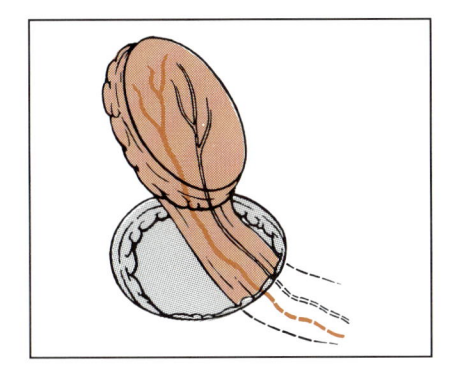

**Abb. 15: Subkutan gestielter Insellappen**

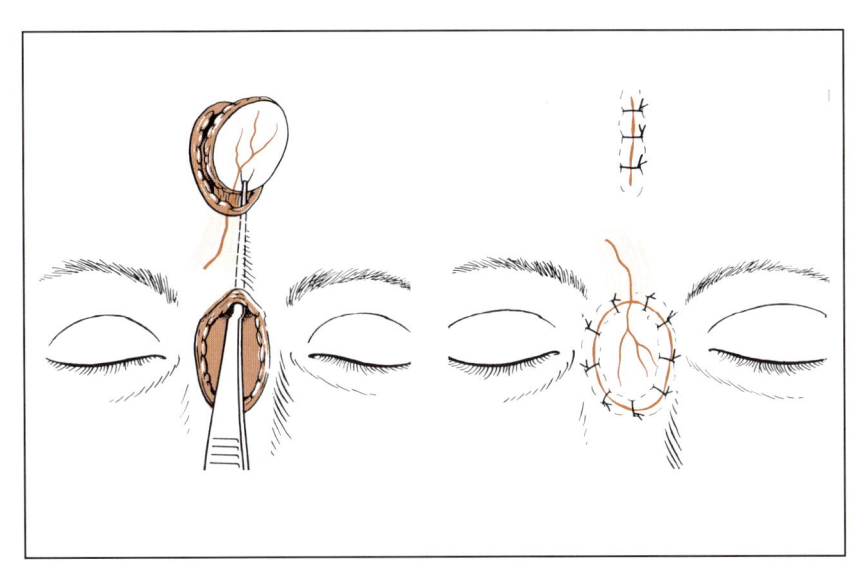

**Abb. 16: Verschluß eines Hautdefektes über der Nasenwurzel durch einen Insellappen aus der Stirn**
a = umschnittene Hautinsel, präparierter subkutaner Lappenstiel mit Arteria supratrochlearis, Tunnelbildung zur Verlagerung der Hautinsel, b = Situation nach Verlagerung und Wundverschluß

## 6.2 Myokutane Insellappen

> **Definition.** Myokutane Insellappen sind große Hautinseln, die von Gefäßen versorgt werden, welche auf der medialen Fläche der darunterliegenden Muskulatur verlaufen. Dadurch können sehr große Lappen mit einem langen Muskelstiel und entsprechend großem Aktionsradius präpariert werden.

Der am häufigsten eingesetzte Lappen ist der **myokutane Pectoralis major-Insellappen,** der von der Arteria thoracoacromialis versorgt wird. Mit seiner Hilfe lassen sich große Hautdefekte, meist nach Tumoroperationen, im gesamten Gesichts- und Halsbereich verschließen *(Abbildung 17a, b)*. Auch als Schleimhautersatz kann er nach ausgedehnten Resektionen an Mundboden, Oro- und Hypopharynx einen »speicheldichten Abschluß« erreichen. Ähnliche myokutane Insellappen lassen sich auch aus dem M. latissimus dorsi und dem M. trapezius bilden.

◀ Definition

Der **myokutane Pectoralis major-Insellappen** wird von der A. thoracoacromialis versorgt und kann sowohl Haut- als auch Schleimhautdefekte im Gesichts- und Pharynxbereich, z.B. nach Tumorresektionen, decken (s. Abb. 17a, b).

J 6 Versorgung von Hautdefekten

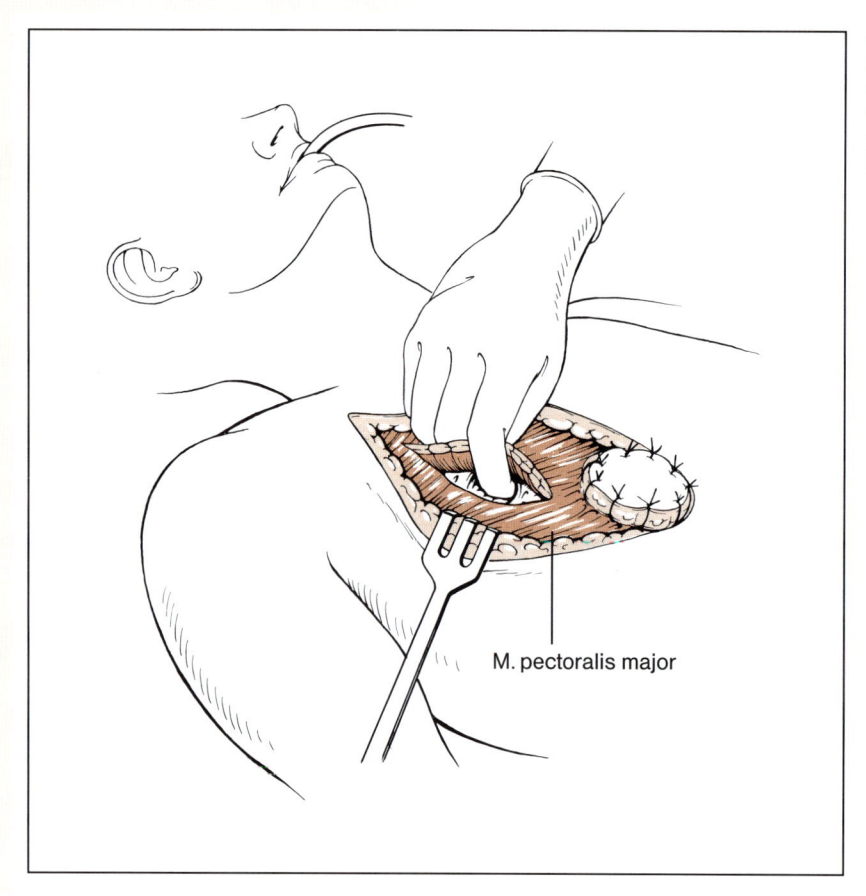

**a** Umschnittene Hautinsel, die zur Vermeidung von Scherbewegungen mit dem Muskel vernäht ist; nach Inzision des M. pectoralis major wird der Gefäßstiel zwischen M. pectoralis major und M. pectoralis minor aufgesucht,

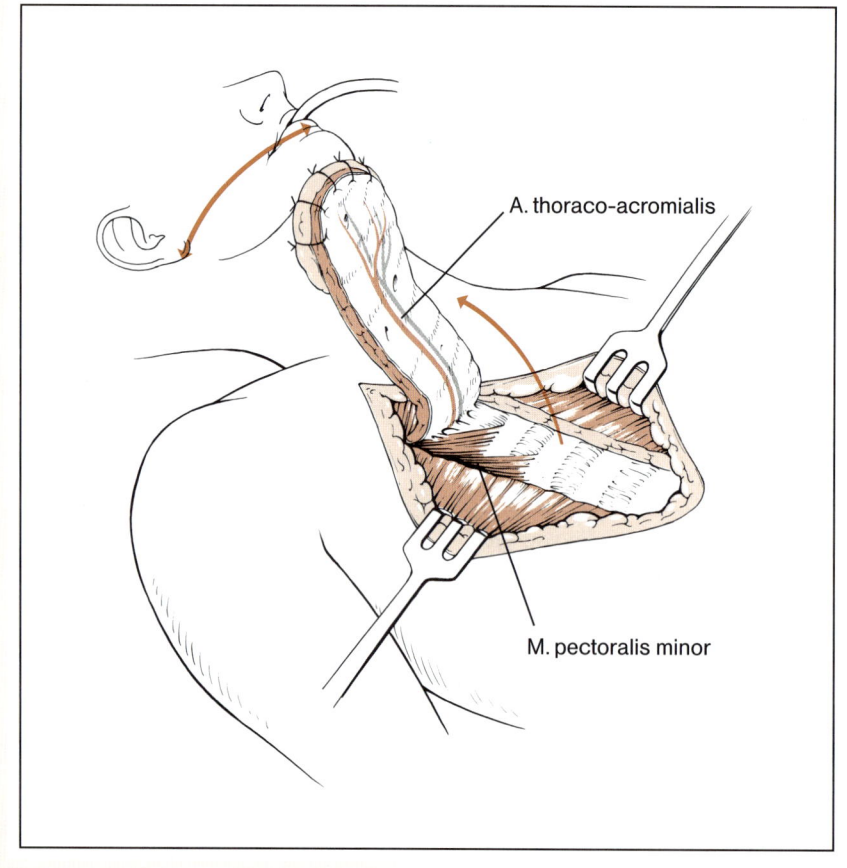

M. pectoralis major

**b** Präparation des Lappenstieles bis zur Clavicula; der Aktionsradius des Lappens ist mit Pfeil markiert.

A. thoraco-acromialis

M. pectoralis minor

**Abb. 17: Myokutaner Pectoralis major-Insellappen**

## 6.3 Gefäßgestielte, mikrovaskulär anastomosierte Lappen

**Definition.** Hautinsel mit versorgendem Gefäßstiel (Arterie und Vene), die über mikrovaskuläre Anastomosen an Gefäße des Empfängergebietes angeschlossen wird.

Sehr variabel und vielseitig einsetzbar sind gefäßgestielte Lappen mit mikrovaskulärer Anastomose, wobei für **Haut-** und **Schleimhautersatz** oft der **radiale Unterarmlappen** verwendet wird *(siehe Synopsis 1)*. Soll die Schluckstraße als Schleimhautrohr rekonstruiert werden, kann dies mit Hilfe eines an den Mesenterialgefäßen gestielten freien **Jejunumtransplantates** erfolgen.

Gefäßgestielte Hautlappen vom **Unterarm** können sowohl Schleimhaut als auch äußere Haut ersetzen *(Syn. 1)*. Als Schleimhautersatz kann auch ein freies **Jejunumtransplantat** verwendet werden.

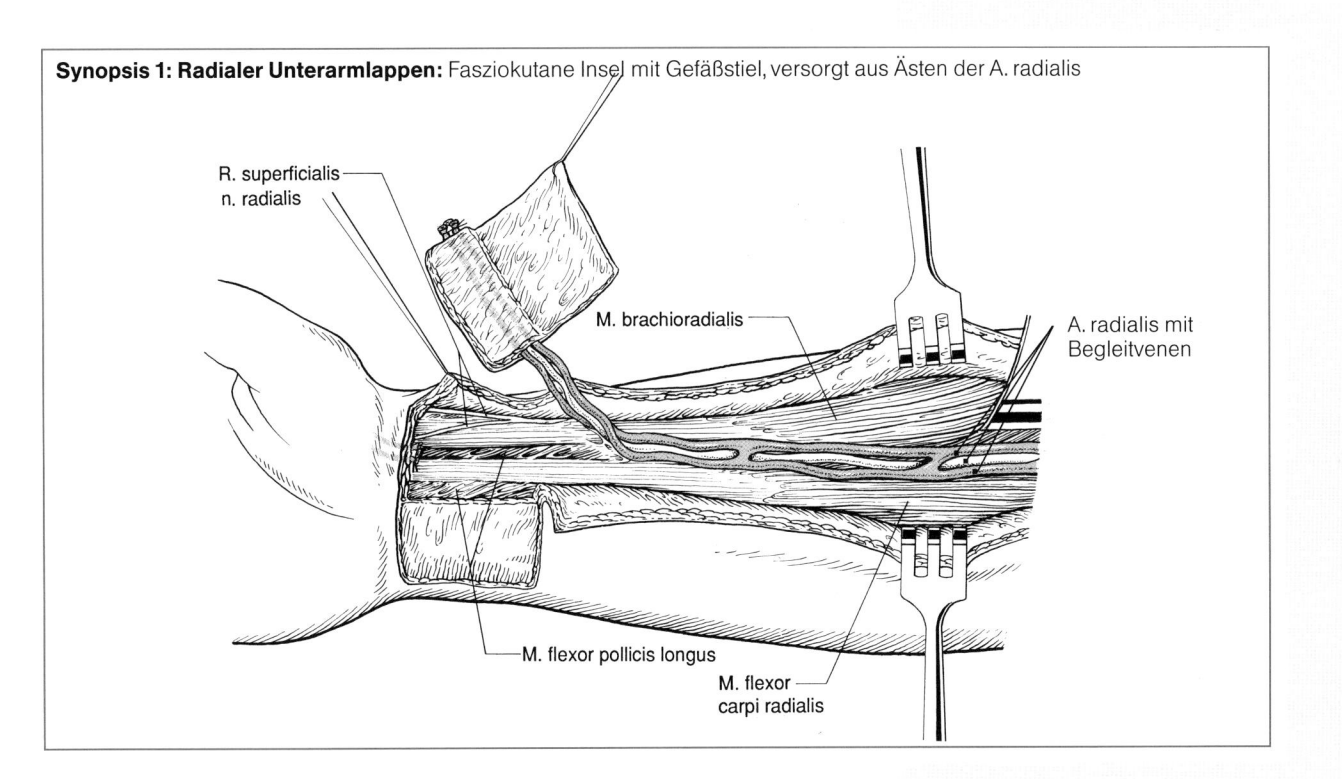

**Synopsis 1: Radialer Unterarmlappen:** Fasziokutane Insel mit Gefäßstiel, versorgt aus Ästen der A. radialis

- R. superficialis n. radialis
- M. brachioradialis
- A. radialis mit Begleitvenen
- M. flexor pollicis longus
- M. flexor carpi radialis

## 6.4 Freie Transplantate (Grafts)

**Definition.** Unter Transplantaten versteht man frei verpflanztes, vitales Gewebe **ohne** ernährenden Gefäßstiel.

Besteht ein freies **Transplantat** entweder aus Haut, Schleimhaut, Fettgewebe, Faszie, Knorpel oder Knochen, so spricht man von einem »Graft«, bei Transplantaten mit mehreren Gewebearten (meist Knorpel und Haut aus der Ohrmuschel) von einem »Composite graft«.

Transplantate sind im allgemeinen vitale Gewebe, während als **Implantate** avitale (konservierte) Gewebe oder künstliche Materialien (Kunststoff, Metall usw.) bezeichnet werden. Transplantate und Implantate lassen sich nach ihrer Herkunft unterscheiden:
- autogen = vom Patienten selbst
- allogen = von anderen Menschen
- xenogen = von Tieren
- alloplastisch = nichtorganisches Gewebe, z.B. Kunststoff (= Implantat).

Ein **Transplantat** besteht entweder nur aus einer Gewebeart, oder es ist aus verschiedenen Gewebearten zusammengesetzt (Composite graft).

Transplantate sind vitales Gewebe, **Implantate** avitales Gewebe oder körperfremde Materialien, z.B. Kunststoffe.

Transplantate werden nach ihrer Herkunft unterschieden:
- autogen = vom Patienten selbst
- allogen = von anderen Menschen

- xenogen = von Tieren
- alloplastisch = nichtorganisches Gewebe

Hauttransplantate werden zunächst per diffusionem ernährt, bevor die Revaskularisation einsetzt. Während dieser Phasen der Einheilung eines Transplantates (ca. 10 Tage) sollte kein Verbandswechsel durchgeführt werden.

In der plastisch-rekonstruktiven Kopf- und Halschirurgie wird vor allem autogenes Knorpel-, Knochen- und Hautgewebe transplantiert. Besonders die Einheilung von Hauttransplantaten ist von einer guten Vaskularisation des Empfängergebietes abhängig. Dort wird es in den ersten beiden Tagen nach Transplantation allein durch Diffusion ernährt, erst nach dieser Zeitspanne kommt es zur Revaskularisation, bis nach ca. zehn Tagen eine feste Verbindung zwischen Transplantat und Empfängerbett hergestellt ist.

In diesem Zeitraum soll das Hauttransplantat z.B. durch einen Kompressionsverband fest mit dem Empfängerlager verbunden bleiben, wobei sich die Fixation des Verbandes durch Nähte bewährt hat. Erst nach diesem Zeitraum kann der Verband entfernt werden.

### 6.4.1 Spalthauttransplantate

**Definition** ▶

### 6.4.1 Spalthauttransplantate

> **Definition.** Spalthauttransplantate bestehen aus Epidermis und verschieden dicken Anteilen der Dermis *(siehe Abbildung. 18)*.

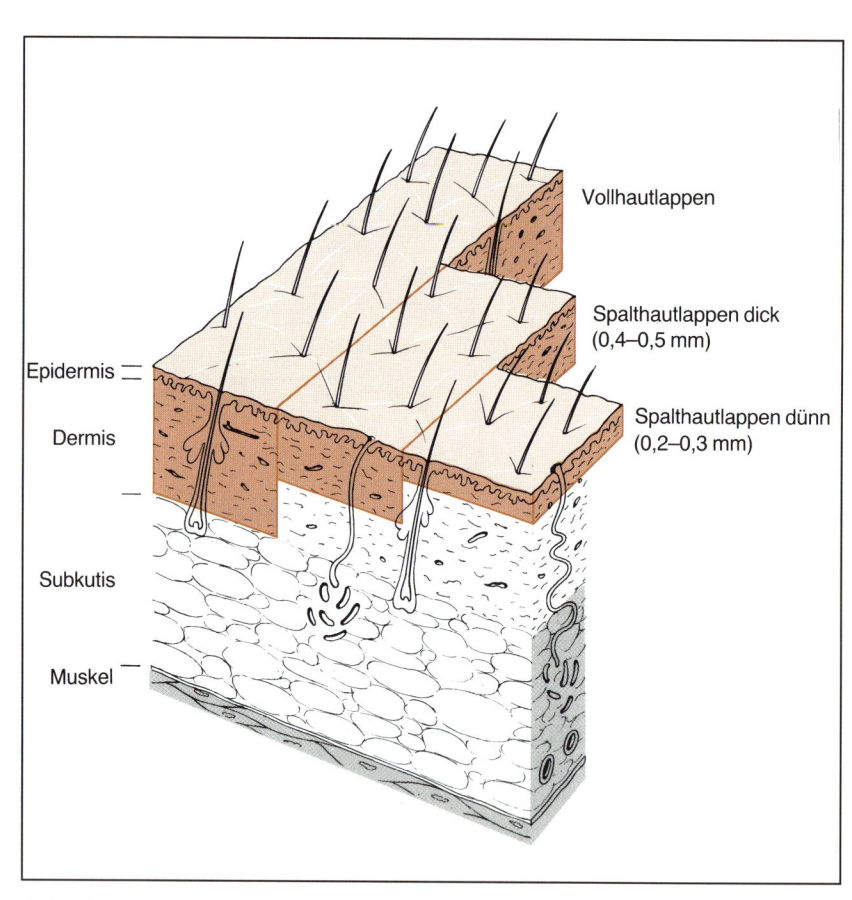

**Abb. 18: Freie Hauttransplantate:** Spalthaut und Vollhaut

Spalthauttransplantate verschiedener Dicke werden mit einem elektrischen **Dermatom** gewonnen. Da an der Entnahmestelle Hautanhangsgebilde zurückbleiben, wächst von dort das Epithel über die Wundfläche. Es verbleiben flächige Narben.

Spalthaut wird mit einem elektrisch betriebenen Messer **(Dermatom)** entnommen und ist zwischen 0,2 und 0,5 mm dick. Sie läßt sich mit Hilfe einer gitterförmig schneidenden Folie zu einem Hautnetz verarbeiten, das – breit aufgefächert – große Flächen bedeckt **(Meshgraft)**. Als Spenderbezirke für eine Spalthautentnahme kommen in erster Linie Innen- und Außenseite des Oberschenkels, Innenseite des Oberarms und die Gesäßregion in Betracht. Da Teile der Dermis mit den epithelialen Hautanhangsgebilden (Haare, Talgdrüsen, Schweißdrüsen) zurückbleiben, epithelisiert die Wundfläche aus diesen Epithelresten spontan. Es verbleiben jedoch flächige und meist pigmentierte, unterschiedlich auffällige Narben.

## 6.4.2 Vollhauttransplantate

6.4.2 Vollhauttransplantate

**Definition.** Vollhauttransplantate umfassen die gesamte Kutis ohne subkutanes Fettgewebe *(siehe Abbildung 18)*.

◀ Definition

Die Transplantatdicke beträgt etwa 1 mm. Als Spenderbezirk für den Gesichtsbereich eignen sich wegen der Ähnlichkeit in Farbe und Struktur vor allem die retroaurikuläre und supraklavikuläre Haut. Da der Entnahmebezirk chirurgisch verschlossen werden muß, ist die Größe dieser Transplantate limitiert. Die Anheilrate ist deutlich niedriger als bei Spalthauttransplantaten.

Vollhauttransplantate ergeben ästhetisch günstige Resultate, die Größe ist jedoch wegen des Entnahmedefektes limitiert.

## 6.4.3 Composite graft

6.4.3 Composite graft

**Definition.** Kombinierte freie Transplantate, die meist aus Haut (Schleimhaut) und Knorpel zusammengesetzt sind.

◀ Definition

Das am häufigsten verwendete zusammengesetzte Transplantat ist ein Knorpel-Haut-Transplantat aus der Ohrmuschel *(siehe Abbildung 19)* bzw. ein Knorpel-Schleimhaut-Transplantat aus der Nasenscheidewand. Der knorpelige Anteil verleiht diesem Transplantat eine besondere Stärke und Form, so daß es sich vor allem zur Rekonstruktion komplexer Strukturen wie Augenlid oder Nasenflügel eignet.

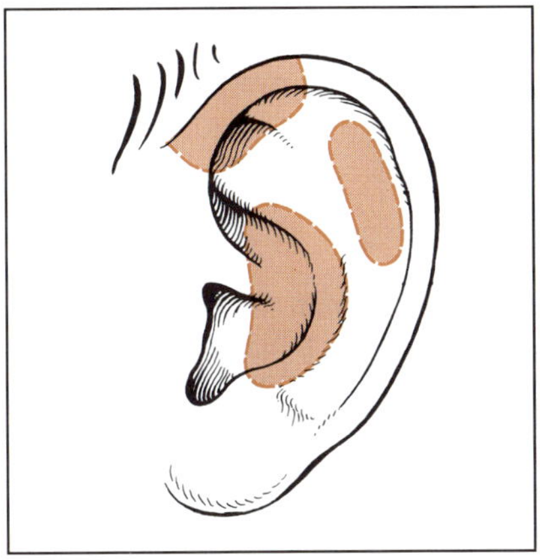

**Abb. 19: Entnahmestellen von zusammengesetzten Knorpel-Haut-Transplantaten aus der Ohrmuschel**

Ein Composite graft stellt besondere Anforderungen an das Empfängerlager, da das Epithel nur von den Seitenrändern des Empfängerlagers, nicht jedoch vom Wundgrund versorgt werden kann, da dort das interponierte Knorpelgewebe die Ernährung per diffusionem verhindert. Der maximale Durchmesser von Knorpel-Haut-Transplantaten beträgt daher nur 1,5 cm.

Knorpel-Hauttransplantate *(s. Abb. 19)* dienen zur Rekonstruktion komplexer Strukturen wie Augenlid oder Nasenflügel. Die Größe eines composite graft ist wegen der nicht unproblematischen Einheilung auf ca. 1,5 cm Durchmesser begrenzt.

Die unterschiedlichen Eigenschaften freier Transplantate sind in der *Tabelle 2* zusammengestellt:

Die unterschiedlichen Eigenschaften freier Transplantate sind in der *Tab. 2* zusammengestellt.

**Tabelle 2: Eigenschaften freier Transplantate**

| | Spalthaut | Vollhaut | Knorpel-Haut-Transplantat |
|---|---|---|---|
| **Empfängerregion** | • Einheilung auch bei schlechter Durchblutung<br>• Defektgröße beliebig | • gute Blutversorgung erforderlich<br>• Defektgröße beliebig | • gute Blutversorgung erforderlich<br>• max. Defektdurchmesser 1,5 cm |
| **Spenderregion** | • heilt spontan ab<br>• hinterläßt flächige Narbe | • Wundverschluß notwendig<br>• Narbe meist unauffällig<br>• Größe des Transplantates durch Spenderregion limitiert | • Wundverschluß notwendig<br>• Narbe meist unauffällig |
| **Eigenschaften des Transplantates** | • heilt sehr gut ein<br>• schrumpft<br>• Ästhetik meist unbefriedigend | • heilt gut ein<br>• schrumpft gering<br>• Ästhetik gut | • heilt nur in ca. 80 % der Fälle ein<br>• schrumpft gering<br>• Ästhetik gut |

# 7 Ausgewählte Beispiele aus der plastisch-rekonstruktiven Kopf- und Halschirurgie

## 7.1 Rekonstruktion der Nase

Das Hauptproblem bei der Totalrekonstruktion der Nase ist zum einen die Wiederherstellung eines Hohlraumes durch Rekonstruktion der Innenauskleidung der Nase, zum anderen die äußere Hautbedeckung mit geeigneter Textur und Farbe. Zusätzlich sollen die feinen Strukturen wie Nasenflügel, Nasenspitze und Nasensteg möglichst natürlich neugeformt werden.

Ein mehrstufiges Vorgehen zeigt *Abbildung 20 a–d*. Zunächst wird ein Gewebeexpander im Stirnbereich implantiert. Mit ihm soll ein Hautüberschuß geschaffen werden, der in einem zweiten Eingriff als Transpositionslappen mit Stiel im Bereich der Nasenwurzel zur Rekonstruktion der äußeren Nasenhaut verwendet wird. Bei diesem Eingriff erfolgt auch der Wiederaufbau der Innenauskleidung durch Hautschwenklappen vom Nasenrücken und der Wange. Die Nasenscheidewand als zentraler Stützpfeiler wird z.B. mit autogenem Rippenknorpel wieder aufgebaut *(Synopsis 2)*. Zur Rekonstruktion der Nasenflügelknorpel kann Knorpel aus dem Cavum der Ohrmuschel ohne nachteilige Formveränderung des Ohres gewonnen werden. Zur Vermeidung narbiger Schrumpfungen des Naseneinganges werden vorübergehend Platzhalterröhrchen eingelegt. Der Ernährungsstiel des schrägen Stirnlappens muß nach etwa zwei bis drei Wochen in einem dritten Eingriff abgetragen werden.

## 7.2 Septorhinoplastik

Eine Korrektur der äußeren Nase, meist kombiniert mit einer Nasenscheidewandoperation, ist bei einer Vielzahl von Deformitäten möglich und in vielen Fällen auch funktionell erforderlich. Der Zugang zur knorpelig-knöchernen Infrastruktur der Nase erfolgt dabei entweder über Schnitte im Naseneingang, die keine äußerlich erkennbaren Narben hinterlassen (endonasaler Zugang) oder bei schwierigen Problemen auch über eine kleine Inzision am Nasensteg (»offene Rhinoplastik«).

Bei **Höckernasen** wird der Überschuß an Knorpel und Knochen des Nasenrückens mit Skalpell *(siehe Abbildung 21a)* bzw. Meißel *(siehe Abbildung 21b)* unter der Haut umschnitten und entfernt. In der Regel ist es dann erforderlich, den entstandenen, unter der Haut gelegenen Defekt durch Mobilisation der knöchernen Nasenpyramide (Osteotomien) wieder zu verschließen *(siehe Abbildung 22a, b)*.

## 7.2 Septorhinoplastik

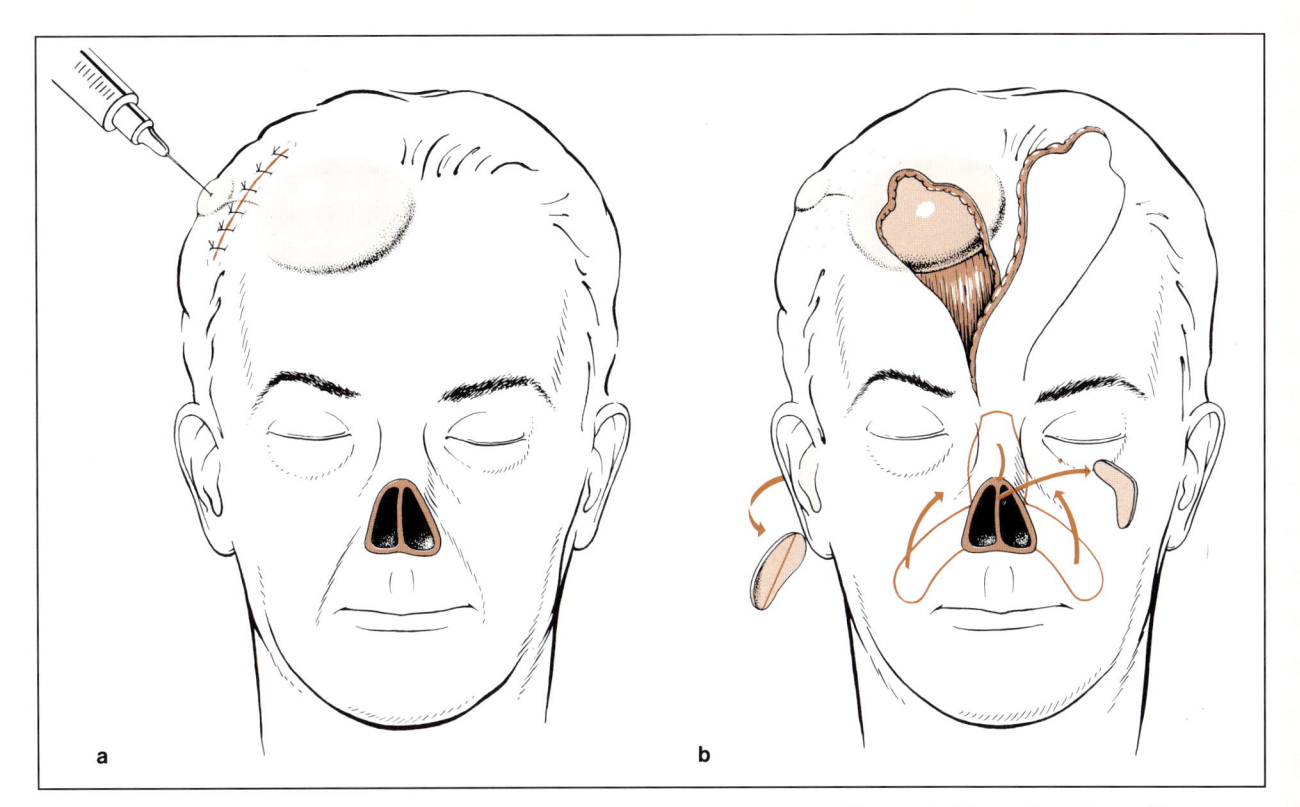

**a** Vorbereitung des schrägen Stirnlappens durch subkutane Gewebeexpanderimplantation, das Distanzventil wird transkutan punktiert;
**b** Umschneidung des schrägen Stirnlappens, dessen Ende zur Formung der Nasenflügel und des Nasensteges entsprechend vormodelliert ist. Entnahme von Septumknorpel zur Rekonstruktion der Nasenscheidewand, sowie von Ohrknorpel für den Flügelknorpelersatz. Die Innenauskleidung der Nase wird durch eingeschwenkte Hautlappen vom Nasenrücken und von beiden Wangenseiten rekonstruiert;

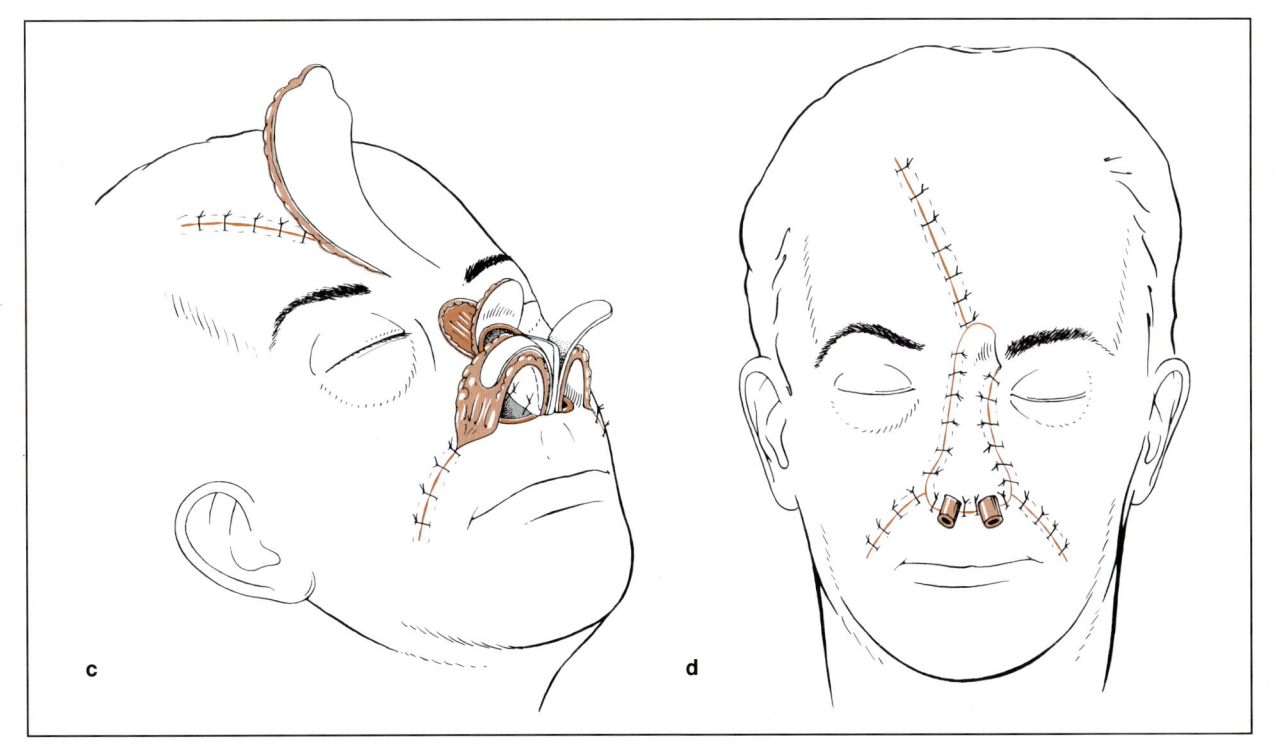

**c** Die innere Epithelauskleidung ist rekonstruiert, die Nasenspitze aus Ohrknorpeln geformt;

**Abb. 20: Totalrekonstruktion der Nase**

**d** Zustand nach Aufnähen des Stirnlappens auf die neugeformte Infrastruktur. In die neu gebildeten Nasenlöcher sind vorübergehend »Platzhalterröhrchen« eingesetzt.

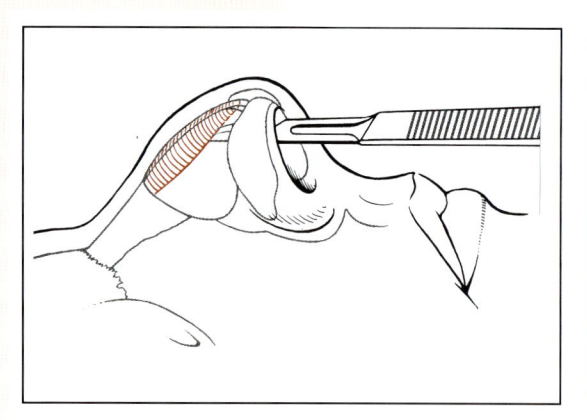

**a** Reduktion der Höhe des knorpeligen Nasenrückens mit dem Skalpell,

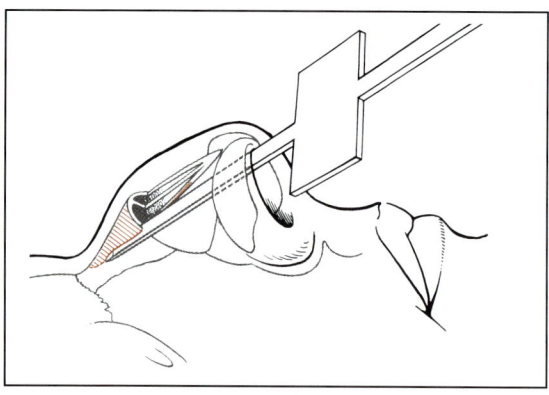

**b** Abtragen des knöchernen Resthöckers mit dem Meißel

**Abb. 21: Abtragung eines Nasenhöckers über einen endonasalen Zugang**

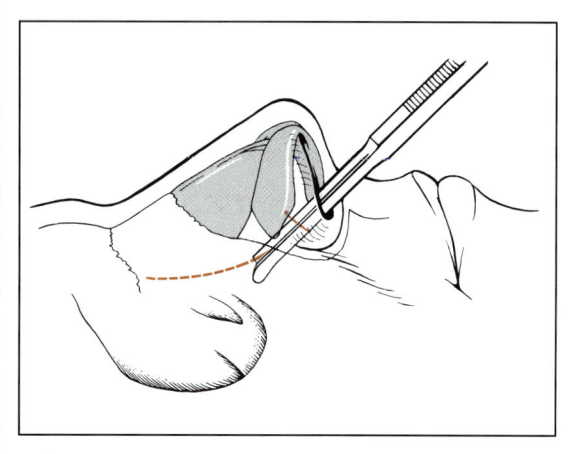

**a** Osteotomie an der Nasenseite (laterale Osteotomie)

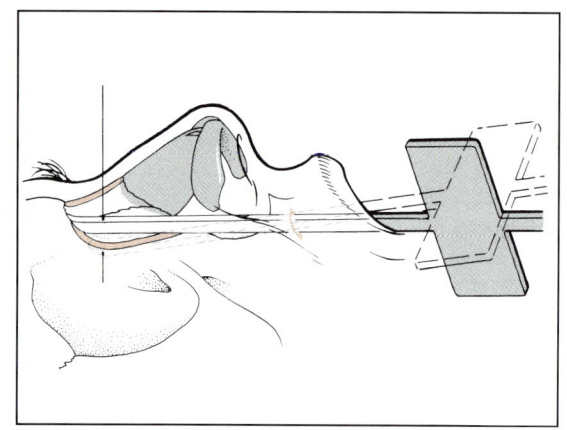

**b** Osteotomie an der Nasenwurzel (transversale Osteotomie)

**Abb. 22: Mobilisation der knöchernen Nasenpyramide durch Osteotomien**

---

Schiefnasen werden durch Osteotomien mobilisiert.

Bei ausgeprägten Nasendeformitäten wie Sattelnasen oder »Spaltnasen« ist eine **offene Septorhinoplastik** vorteilhaft. Dabei können die Transplantate, z.B. autogener Rippenknorpel, unter Sicht stabil verankert werden *(s. Syn. 2)*.

Bei **Schiefnasen** werden diese Osteotomien notwendig, um die gesamte äußere Nase mit der Nasenscheidewand wieder in die Mittellinie zu bringen.

Bei ausgeprägten Sattelnasen oder Deformitäten bei angeborenen Lippen-Kiefer-Gaumen-Spalten ist oft eine **offene Septorhinoplastik** erforderlich. Zur Rekonstruktion bei Sattelnasen wird in aller Regel autogener Rippenknorpel verwendet, der sowohl zum Wiederaufbau der Nasenscheidewand als auch des Nasenrückens dient *(siehe Synopsis 2)*.

## 7.2 Septorhinoplastik

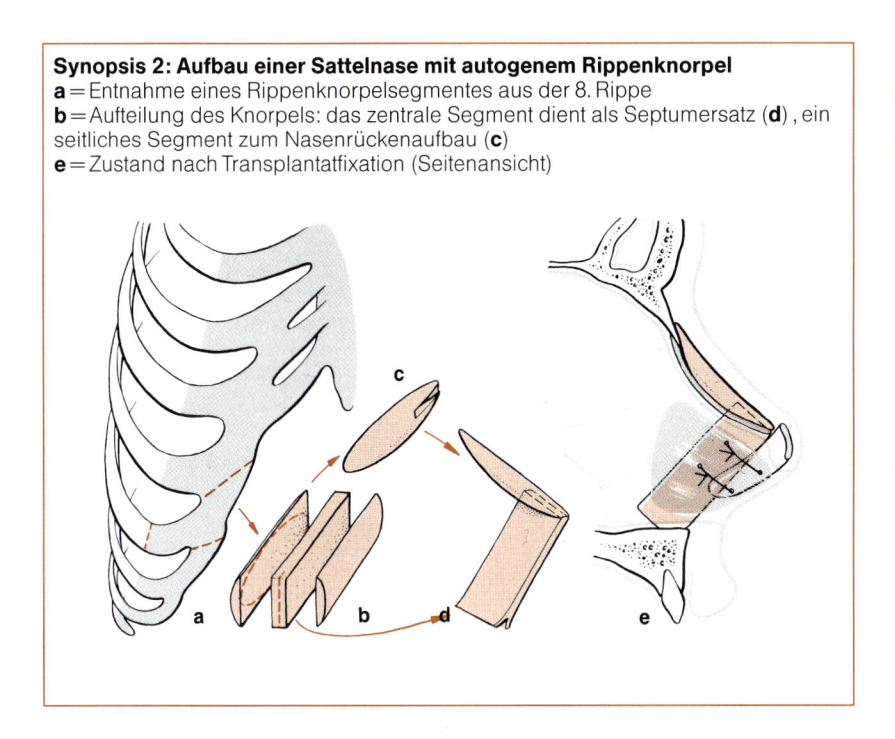

**Synopsis 2: Aufbau einer Sattelnase mit autogenem Rippenknorpel**
**a** = Entnahme eines Rippenknorpelsegmentes aus der 8. Rippe
**b** = Aufteilung des Knorpels: das zentrale Segment dient als Septumersatz (**d**), ein seitliches Segment zum Nasenrückenaufbau (**c**)
**e** = Zustand nach Transplantatfixation (Seitenansicht)

Soll die **Nasenspitze** verändert werden, müssen die Nasenflügelknorpel neu geformt werden. Hierzu lassen sie sich ohne äußerlich erkennbare Schnitte über Inzisionen im Naseninneren aus dem Nasenloch herausverlagern *(siehe Synopsis 3 a–c)* und Knorpelexzisionen an bestimmten Stellen vornehmen. Zur Verschmälerung der Nasenspitze können die Spitzen (»Dome«) der Flügelknorpel auch mit einer Naht vereinigt werden.

Zur Verschmälerung der Nasenspitze sind Resektionen an den Nasenflügelknorpeln und ggf. vereinigende Nähte erforderlich *(s. Syn. 3a–c)*.

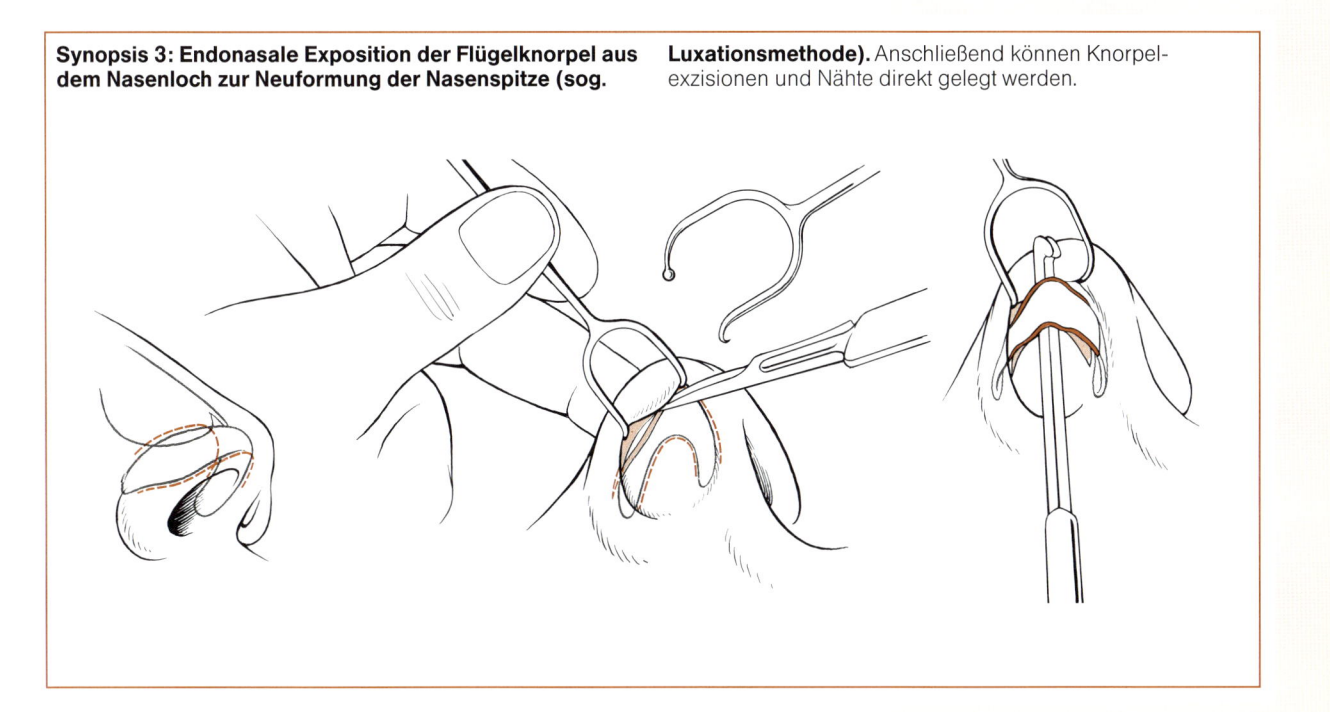

**Synopsis 3: Endonasale Exposition der Flügelknorpel aus dem Nasenloch zur Neuformung der Nasenspitze (sog. Luxationsmethode).** Anschließend können Knorpelexzisionen und Nähte direkt gelegt werden.

# K
# Phoniatrie und Pädaudiologie

*G. Böhme*

# 1 Phoniatrie

> **Definition.** Die Phoniatrie umfaßt Störungen der Stimme, des Sprechens und der Sprache, des Schluckens sowie hörbedingte Kommunikationsstörungen. Zusammen mit der Pädaudiologie stellt die Phoniatrie ein eigenständiges medizinisches Fachgebiet auf der Grundlage der Hals-Nasen-Ohren-Heilkunde, Kopf- und Halschirurgie dar.

Die Phoniatrie erfordert Zusatzkenntnisse sowie eine Kooperation mit der Pädiatrie, Neurologie, Psychiatrie, Kinder- und Jugendpsychiatrie, Psychotherapie, Innere Medizin, Stomatologie, Mund-Kiefer-Gesichtschirurgie, Kieferorthopädie, Audiologie, aber auch Fachgebieten wie Logopädie, Sprachheilpädagogik, Hörgeschädigtenpädagogik, Psychologie, Neuropsychologie, Neurolinguistik, audiologische Akustik, Sprecherziehung, Phonetik und Gesangspädagogik. Seit 1992 ist die **Phoniatrie und Pädaudiologie** ein selbständiges Fachgebiet der Medizin.

## 1.1 Stimmstörungen

Der klinische Begriff Stimmstörung kann Ausdruck **organischer** oder **funktioneller** Veränderungen sein. Aus einer organischen Stimmstörung kann sich eine funktionelle Stimmstörung entwickeln. Aber auch der umgekehrte Weg, das Übergehen von einer funktionellen Stimmstörung in eine organische Erkrankung der Stimme ist durchaus möglich. Die Stimmtherapie ist Aufgabe von Stimmtherapeuten (vor allem Logopäden).

Von den organischen und funktionellen Stimmstörungen sind eine mangelhafte Sprechweise (z.B. »Nuscheln«) sowie die nichttrainierte Gesangsstimme abzugrenzen. Hier handelt es sich um Tätigkeitsbereiche der Sprecherzieher und Gesangspädagogen.

> **Merke.** Grundsätzlich kann eine
> - **Euphonie** (normaler Stimmklang),
> - **Dysphonie** (Heiserkeit) sowie
> - **Aphonie** (Tonlosigkeit)
> der Stimme unterschieden werden.

**Berufssprecher.** Personen, die den direkten Gebrauch der Stimme zum Lebensunterhalt benötigen, werden als Berufssprecher (Professional voice user) bezeichnet. Bei ihnen besteht eine erhöhte Prävalenz und Inzidenz zu akuten und chronischen Stimmstörungen.

Berufssprecher können in Abhängigkeit zum Ausmaß der stimmlichen Anforderungen im täglichen Leben in mehrere Gruppen eingeteilt werden und sind damit von Nicht-Berufssprechern abgrenzbar.

Folgende **Einteilung** ist möglich:

| Tabelle 1: Sozialmedizinische Aspekte der stimmlichen Anforderungen | | |
|---|---|---|
| Stimmliche Anforderung | Berufsgruppen | Berufliche Konsequenzen |
| Hochleistungs-Berufssprecher | • Schauspieler<br>• Sänger | Bei diesen Hochleistungs-Berufssprechern und -sängern können bereits geringfügige Abweichungen der Stimmfunktion zu schweren beruflichen Konsequenzen führen. |
| Berufssprecher | • Lehrer<br>• Geistliche<br>• Dozenten<br>• Politiker<br>• Kindergärtnerinnen | Bei dieser Gruppe von Berufssprechern können bereits moderate Belastungen eine adäquate phonatorische Berufsleistung erschweren oder unmöglich. |
| Nicht-Berufssprecher | • Rechtsanwälte<br>• Mediziner<br>• Geschäftsleute<br>• Rezeptionisten | Im eigentlichen Sinne sind es keine Berufssprecher, sie benötigen jedoch ihre Stimme für die Berufsausübung. |
| | • Laboranten<br>• Büroangestellte<br>• Computer-Fachleute | Da es keine Stimmberufe sind, wird die Stimme auch für die Berufsausübung nicht unbedingt benötigt. Sie können ihre Tätigkeit auch bei einer schweren Stimmstörung ausüben. |

***Care of the professional voice.*** Die Behandlung stimmgestörter Berufssprecher wird als »Care of the professional voice« bezeichnet. In Analogie zu Sportlern bzw. Leistungssportlern, die über ihr Risiko genauestens informiert sind, sollten auch Berufssprecher die Risikofaktoren ihres Stimmberufes kennen. Allerdings ist eine differenzierte Betrachtungsweise erforderlich, da Hochleistungs-Berufssprecher einer besonderen Behandlung bedürfen. In der überwiegenden Zahl der Fälle gehören Berufssprecher nicht zur Gruppe der Hochleistungssprecher.

***Stimmhygiene.*** Für die medizinische Prävention von Stimmstörungen gilt in hohem Maße der Grundsatz der Eigenverantwortlichkeit. Eine obligate Sprechererziehung ist, abgesehen von Schauspielern und Sängern, keineswegs Bestandteil der Ausbildung von Berufssprechern. Trotzdem gilt es, neben den künstlerischen Hochleistungs-Stimmberufen auch die anderen Berufssprecher (professional voice user) präventiv zu betreuen, damit eine Behandlung (care of the professional voice) nicht notwendig wird.

Unter Stimmhygiene aus phoniatrischer Sicht werden alle prophylaktischen Verhaltensweisen und Maßnahmen, die auf die Gesunderhaltung und optimale Funktionstüchtigkeit des Stimmorgans und Stimmmechanismus gerichtet sind, verstanden. Unter dem Stichwort »Stimmhygiene« versteht man auch ein umfassendes Hilfsangebot für die Gesundheitsvorsorge des Stimmorgans. Diese umfaßt Vorsorgeuntersuchungen, ausbildungsbegleitende Stimmbildung bis zu einem allgemeinen Körpertraining.

> ***Merke.*** Eine Stimmhygiene-Erziehung, aber auch eine Stimmfunktionstherapie der normalen Sprechstimme, kann die phonatorische Leistungsfähigkeit verbessern.

◀ Merke

## 1.1.1 Entwicklung der Stimme

Die Stimme des **Neugeborenen** besitzt einen individuellen Charakter. Reflektorische Äußerungen über die Stimme können über den allgemeinen Gesundheitszustand informieren. Unlustschreie bei Hunger, Durst und Schmerz kennzeichnen die Stimmerkmale. Neugeborene phonieren zumeist um eine Tonhöhe von 440 Hz (= Kammerton $a^1$).

Mit fortlaufendem Wachstum des Kehlkopfes erweitert sich im **Säuglings- und Kleinkindesalter** der Stimmumfang schrittweise. Der Stimmwechsel selbst wird als **Mutation** bezeichnet.

### 1.1.1 Entwicklung der Stimme

Reflektorische Äußerungen der **Neugeborenen** können über den allgemeinen Gesundheitszustand (Hunger, Durst, Schmerz) informieren. Neugeborene phonieren zumeist um eine Tonhöhe von 440 Hz (= Kammerton $a^1$).
Der Stimmumfang erweitert sich schrittweise im **Säuglings- und Kleinkindesalter**.

Der Stimmwechsel beginnt im **Schulalter** ab dem 11. bis 12. Lebensjahr. Die Prämutation, Mutation und Postmutation führen beim Knaben zu einer Stimmsenkung um eine Oktave (Stimmlippenverlängerung von ca. 1 cm), beim Mädchen um ca. eine Terz (Stimmlippenverlängerung von ca. 0,3 cm). Das Kehlkopfwachstum und damit die Stimmlippenverlängerung wird hormonell gesteuert.

Im **Erwachsenenalter** haben sich die Stimmfunktion und der Stimmumfang stabilisiert (siehe Stimmumfang und Sprechstimmlage).

Die **Altersstimme** beginnt etwa mit dem 60. Lebensjahr. Sie resultiert aus morphologischen, endokrinologischen, biochemischen und neurologischen Veränderungen. Dabei wird der Stimmumfang bei Frauen und Männern mit zunehmendem Alter immer kleiner. Es kann sich schließlich eine sog. Greisenstimme einstellen, die durch einen Intensitätsverlust der Stimme mit Stimmtremolo auffällt. Es kann auch eine Heiserkeit (Dysphonie) auftreten.

### 1.1.2 Untersuchungsmethoden

***Anamnese.*** Die Anamnese sollte spezielle Auskünfte über die Art und Dauer der Stimmbelastungen und den Zeitpunkt, wann eine Dysphonie auftritt, erheben. Bedeutsam ist der Beruf des Stimmgestörten, da zahlreiche Sprechberufe sowie Sänger unterschiedliche Anforderungen an die Stimme stellen *(vgl. Tabelle 1).* Zusätzlich sollte gezielt nach medikamentösen Behandlungen gefragt werden, um laryngeale Nebenwirkungen auszuschließen.

Gezielt sollte nach medikamentösen Nebenwirkungen gefragt werden. Die medikamentös ausgelöste Trockenheit der Kehlkopfschleimhaut ist in der Regel mit einer subjektiv dominierenden Mund- und Pharynxtrockenheit kombiniert. Mund- und Rachentherapeutika, aber auch ätherische Öle, können zu einer Trockenheit führen. Zunehmend wird bei Gaben von cortisonhaltigen Dosier-Aerosolen zur Asthma-Behandlung eine Dysphonie (»Myopathie« der Stimmlippen) beobachtet. Gaben von gegengeschlechtlichen Hormonen können bei Frauen zu einer Vertiefung der Sprechstimmlage führen.

***Atmung.*** Die respiratorische Funktion der Lunge, Bronchien und Trachea ist eng mit den Funktionen des Larynx (Phonation) verknüpft. Der Kehlkopf ist diesem System gewissermaßen als Ventil vorgeschaltet und besitzt damit Einfluß auf die Respiration. Ohne die atemmechanischen Vorgänge und den subglottischen Anblasedruck sind eine Phonation und ein Sprechvorgang nicht möglich.

Bei der **Ruheatmung** handelt es sich um eine Respiration im entspannten Zustand. Während der Inspiration erweitert sich der Thorax in drei Ebenen: nach kranial und kaudal, lateral und in ventral-dorsaler Richtung. Die Exspiration ist ein passiver Vorgang.

Die **Sprechatmung** (Phonationsatmung) ist durch eine starke und aktive Verlängerung der Ausatmungsphase gegenüber der Einatmungsphase gekennzeichnet. Wir unterscheiden zwei verschiedene Atemtypen:
- **Kosto-abdominale Atmung** (Zwerchfellflankenatmung), die als physiologisch gilt.
- **Kosto-klavikuläre Atmung,** die vor allem bei Stimmstörungen beobachtet wird und unphysiologisch ist.

***Maximale Tonhaltedauer.*** Um die Länge der Exspiration beim Phonieren festzustellen, soll der Patient nach tiefer Einatmung in Höhe der mittleren Sprechstimmlage in Zimmerlautstärke die Vokale »a« oder »o« phonieren. Die durchschnittliche maximale Tonhaltedauer beträgt bei Frauen 15 bis 25 sec., bei Männern 25 bis 35 sec. Unter 10 sec. gilt als orientierender Hinweis für eine Stimmstörung.

***Aerodynamische Messungen.*** Die Spirometrie besitzt in der Phoniatrie eine untergeordnete Bedeutung. Kombinierte aerodynamische Messungen der Glottisfunktion, wie zum Beispiel die Kombination von subglottischem Druck, Schalldruckpegel und Luftfluß (Strömungsrate) sind technisch aufwendig. Eine phoniatrische Routinediagnostik ist damit nicht möglich.

***Stimmklang.*** Die subjektive Beurteilung des Stimmklanges gehört zur Standarddiagnostik bei der Stimmbeurteilung. Es gilt eine Dysphonie und Aphonie zu erkennen.

## 1.1.2 Untersuchungsmethoden

> **Merke.** Das Ohr des Untersuchers ist das wichtigste Instrument bei der Beurteilung des Stimmklanges.

◀ Merke

**Stimmumfang.** Der musikalische Stimmumfang im Erwachsenenalter umfaßt bei nichttrainierter Singstimme knapp zwei Oktaven. Er kann bei Sängern auf über drei Oktaven erweitert sein. Beim Auf- und Abwärtssingen fallen Tonbereiche mit Klangfarbenveränderungen auf, die als **Stimmregister** bezeichnet werden.

**Stimmumfang**
Er beträgt im Erwachsenenalter knapp zwei Oktaven. Beim Geübten ist er auf mehr als drei Oktaven erweitert.

**Mittlere Sprechstimmlage (Indifferenzlage).** Dies ist die Tonhöhe, die beim Sprechen benutzt wird. Die Tonhöhe weicht immer nur für kurze Zeit nach unten oder oben ab, um dann wieder zur mittleren Sprechstimmlage zurückzukehren.

Im Erwachsenenalter beträgt die mittlere Sprechstimmlage entsprechend der Notenschrift in der Musik bei Männern G – c (98–131 Hz) und bei Frauen g – $c^1$ (196–262 Hz).

**Mittlere Sprechstimmlage**
Wir verstehen darunter die Tonhöhe beim Sprechen, die für jeweils kurze Zeit nach oben und unten abweicht, um wieder zur mittleren Sprechstimmlage zurückzukehren.

**Stimmbelastungstests.** Die physiologische Stimmermüdung Erwachsener bei Sprechbelastungen tritt nach 4 bis 6 Stunden ein und ist weitgehend vom Lärmpegel der Umgebung, der Stimmintensität und des Stimmtrainings abhängig. Mit Hilfe spezieller Tests *(Tabelle 2)* wird die Stimmfunktion vor und nach der Stimmbelastung beurteilt.

**Stimmbelastungstests**
Die physiologische Stimmermüdung tritt nach 4 bis 6 Stunden ein und kann mit Hilfe spezieller Tests *(Tab. 2)* simuliert werden. Die Güte der Stimmfunktion wird vor und nach Stimmbelastung beurteilt.

**Tabelle 2: Klinische Aufgaben bei der Stimmbeurteilung**
(mod. nach *Benninger* et al.)

| Aufgabe | zu beurteilendes Subsystem | Vorgehen |
|---|---|---|
| Maximale Phonationsdauer | Respiration, motorische Kontrolle, glottale Leistung | Tiefe Einatmung und Anhalten des Vokals »a« solange wie möglich. |
| Stimmumfang | Laryngeal | Patient wird aufgefordert, hoch und tief zu singen (Ermittlung des musikalischen Stimmumfangs). |
| Ausdauertest | Motorische Kraft | Der Patient wird aufgefordert, kräftig bis mindestens 100 zu zählen. |
| Muskuloskelettaler Spannungstest | Larynxmuskulatur | Die externe laryngeale Muskulatur wird palpiert, wobei der Patient die Schmerzpunkte identifizieren soll. Erschwerter Positionswechsel von Hyoid und Larynx wird notiert. |
| Lautheitstest | Respiration, Phonation | Der Patient wird aufgefordert, mit zunehmender Lautheit zu zählen. |
| Test für harten Stimmeinsatz | Glottisschluß | Patient wird aufgefordert, von 80 bis 90 zu zählen, mit einem Stopp zwischen jeder Zahl. |
| Husten | Glottisschluß | Patient wird aufgefordert, kräftig zu husten. |

**Stimmfeldmessung.** Sie beruht auf einer simultanen Erfassung von Tonhöhen- und Intensitätsumfang der Stimme bei leiser und lauter Phonation. Die Tonhöhe wird in ein Koordinatensystem mit der horizontalen Achse für die Frequenzskala in Hz (Grundfrequenz) und der vertikalen Achse für die Schalldruckpegelskala in dB (Lautstärke) eingetragen *(Abbildung 1)*.

**Stimmfeldmessung**
Simultane Erfassung von Tonhöhen- und Intensitätsumfang der Stimme bei leiser und lauter Phonation *(Abb. 1)*.

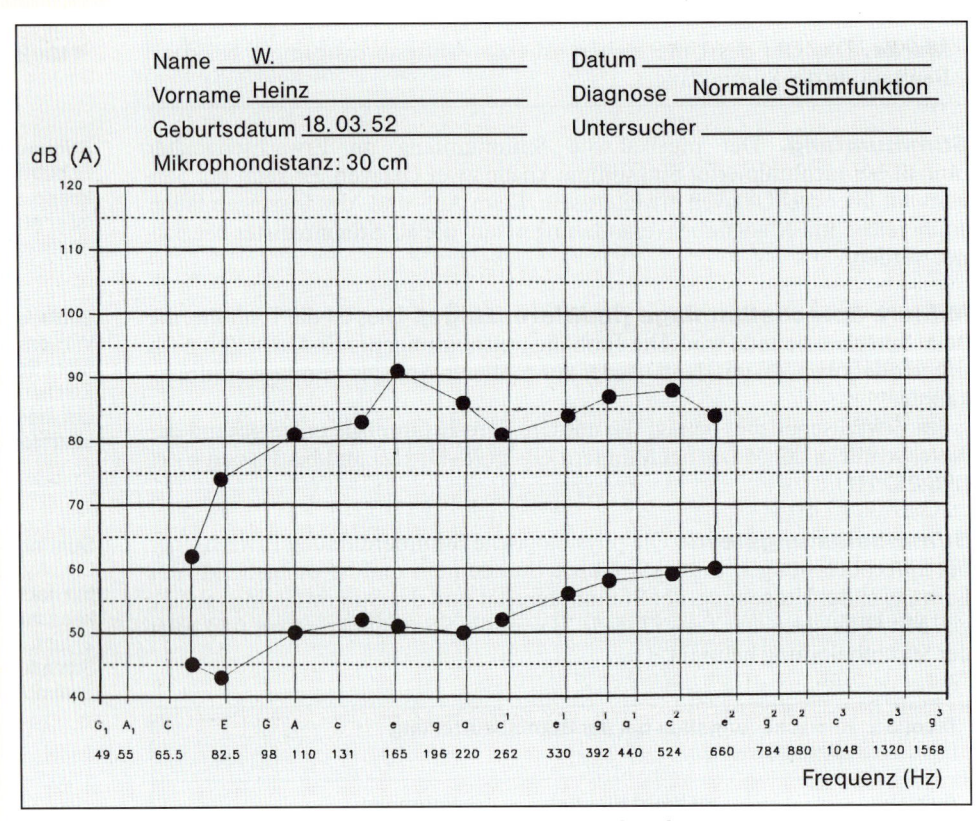

a Normales Stimmfeld eines erwachsenen männlichen Probanden

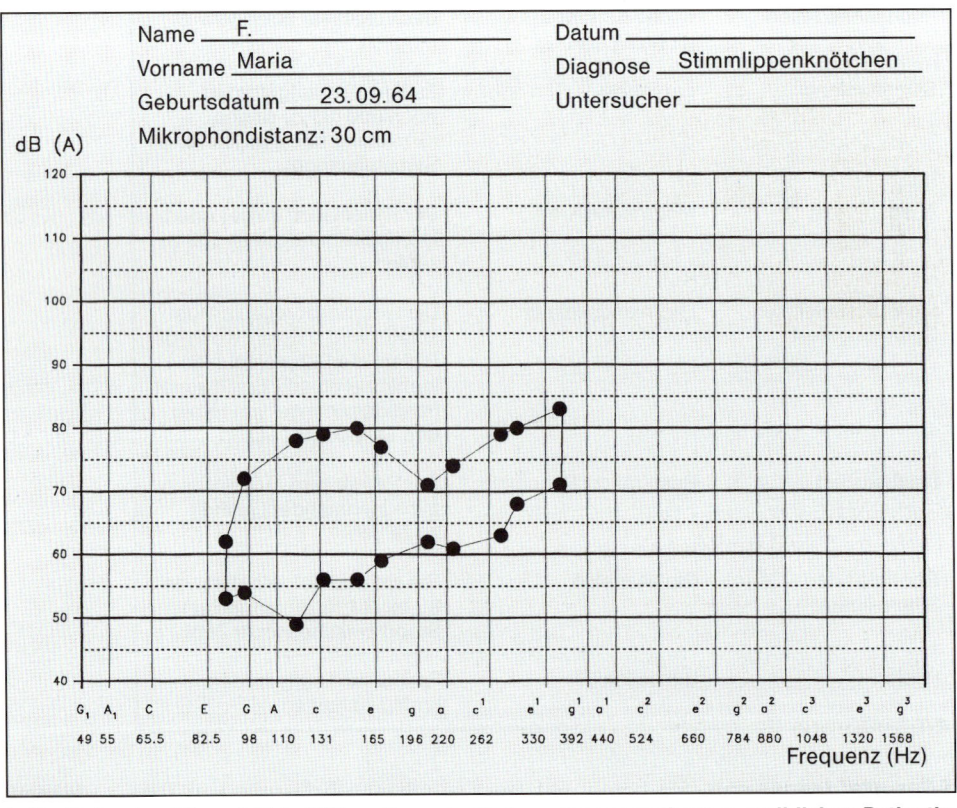

b Verkleinertes Stimmfeld bei Stimmlippenknötchen einer erwachsenen weiblichen Patientin

**Abb. 1a und b: Stimmfeld.** Die Tonhöhe (Grundfrequenz in Hz) und Lautstärke (Schalldruckpegel in dB) werden in ein Stimmfeld eingetragen.

## 1.1.2 Untersuchungsmethoden

> **Merke.** Das zweidimensionale Stimmfeld vermittelt einen anschaulichen Überblick über die Dynamik der Stimme und ihre krankhaften Abweichungen.

◀ Merke

**Laryngostroboskopie.** Es handelt sich um eine häufig angewendete Methode zur **Beurteilung der Stimmlippenschwingungen während der Phonation**. Dabei wird der Larynx mit Hilfe von Xenonblitzen, in Kombination mit der indirekten Laryngoskopie, starren Lupenendoskopie oder flexiblen transnasalen Endoskopie mit synchronen oder asynchronen Blitzfolgen beleuchtet. Vorwiegend wird eine **Lupenlaryngostroboskopie** durchgeführt. Die Laryngostroboskopie kann mit Hilfe der Videotechnik ausgezeichnet zur Dokumentation und Demonstration verwendet werden.

Das **stroboskopische Prinzip** ist auf eine visuelle Täuschung zurückzuführen, da die Retina Eindrücke von weniger als 0,2 Sekunden Dauer nicht mehr unterscheiden kann. Wenn eine schnell und regelmäßig schwingende Stimmlippe während der Phonation mit kurzen Lichtblitzen von der gleichen Frequenz wie die der Stimmlippenschwingungen angeleuchtet wird, so geschieht dies immer wieder in derselben Schwingungsphase (Synchronisation mittels Kehlkopfmikrophon erforderlich). Bei der Betrachtung erhält man dann ein stehendes Bild der Stimmlippe in der Phonationsebene. Dies ist der Grund, weshalb die Stimmlippe in der beleuchteten Schwingungsphase stillsteht. Dagegen erhält man ein bewegtes Bild der Stimmlippen bei Phasenverschiebung. Das stroboskopische Prinzip beruht darauf, daß bei Frequenzgleichheit der Xenonblitze und der Stimmlippenschwingung die Abfolge von Bildern zu einem stehenden Bild »verschmilzt«. Bei einer Phasenverschiebung entsteht ein bewegtes Bild *(Abbildung 2)*.

**Laryngostroboskopie**
Dies ist eine Methode zur **Beurteilung der Stimmlippen während der Phonation**. Es werden mit Hilfe von Xenonblitzen und in Kombination mit der indirekten Laryngoskopie, Lupenlaryngoskopie oder flexiblen nasalen Endoskopie synchrone oder asynchrone Blitzfolgen angeboten, so daß ein Bewegungsablauf der Stimmlippen während der Phonation sichtbar ist. Die **Lupenlaryngostroboskopie** wird am häufigsten durchgeführt.
Das **stroboskopische Prinzip** ist auf visuelle Täuschung zurückzuführen (Abb. 2).

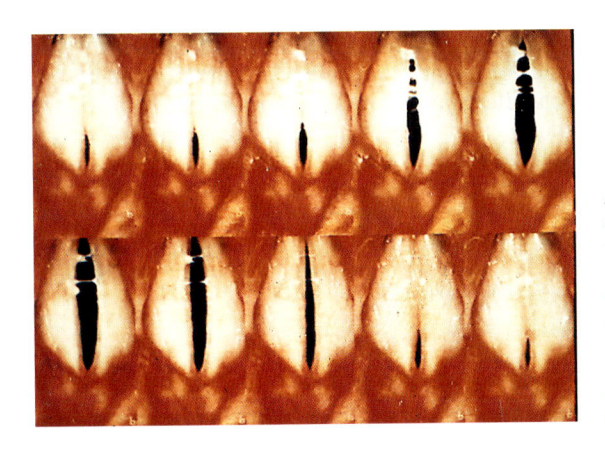

**Abb. 2: Laryngostroboskopie.** Eine einzelne Stimmlippenschwingung in Zeitlupe. Digitalisierte Darstellung des videostroboskopischen Untersuchungsergebnisses. Öffnungsphase (oben) und Schließungsphase (unten).

**Beurteilungskriterien** sind der Glottisschluß, die Symmetrie der Stimmlippenschwingungen, die Schwingungsweite (Amplitude), die Randkantenverschiebung (wellenförmige medial lokalisierte Verschiebung der Schleimhaut gegenüber dem tonisierten M. vocalis), die Periodizität und der phonatorische Stillstand (Amplituden und Randkantenverschiebung in der Phonationsstellung nicht nachweisbar).

**Beurteilungskriterien**
Glottisschluß, Symmetrie, Schwingungsweite, Randkantenverschiebung, Periodizität, phoniatrischer Stillstand.

> **Merke.** Stroboskopische Untersuchungsergebnisse sind vor allem bei der Diagnostik von organischen Dysphonien bedeutsam.

◀ Merke

**Bildgebende Verfahren.** Es handelt sich um folgende Verfahren:
- Ultraschalldiagnostik (US)
- Computertomographie (CT)
- Kernspintomographie (MRT)

Diese Verfahren, speziell die Computertomographie, gewinnen als phoniatrische Zusatzverfahren in ausgewählten Fällen (wie z.B. bei Mißbildungen des Larynx) immer mehr an Bedeutung.

**Bildgebende Verfahren**
- Ultraschalldiagnostik (US)
- Computertomographie (CT)
- Kernspintomographie (MRT)

Besonders die kraniale CT gewinnt als ergänzendes Untersuchungsverfahren, wie z.B. bei Kehlkopfmißbildungen zunehmende Bedeutung.

## 1.1.3 Funktionelle Stimmstörungen

Veränderungen der Stimmfunktion sind aus phoniatrischer Sicht primär Kommunikationsstörungen.

Grundsätzlich können wir zwischen **funktionellen** und **organischen** Stimmstörungen unterscheiden.

> **Definition.** Funktionelle Dysphonien sind das Resultat einer Dysfunktion im Bewegungsablauf des Phonationsorganes. Als Resultat findet sich eine **gestörte Funktion**. Immer muß auf die Verflechtung zwischen funktionellen und organischen Faktoren geachtet und ihre Abgrenzung angestrebt werden.

### Einteilung

Funktionelle Abweichungen der Stimme können im Sinne eines »Zuviel« als **hyperfunktionelle Dysphonie** oder im Sinne eines »Zuwenig« als **hypofunktionelle Dysphonie** auftreten. Zum Teil lassen sich gemischte Dysphonien nachweisen, bei denen hyperfunktionelle und hypofunktionelle Symptome in Kombination vorhanden sein können.

### Hyperfunktionelle Dysphonie

Die Ursachen der hyperfunktionellen Dysphonie beruhen z.T. auf einem unökonomischen Stimmgebrauch. Intensives und lautes Sprechen, aber auch anhaltendes Sprechen im Lärm, sind für die Entstehung einer hyperfunktionellen Dysphonie verantwortlich. Oft ist dies auch nach entzündlichen Erkrankungen der oberen und unteren Respirationsorgane nachweisbar. Dies kann ganz besonders oft bei Intensivsprechberufen beobachtet werden. Es wird über eine dysphonische Stimme berichtet, die sich unter Stimmbelastung verstärkt. Klinisch besteht eine unterschiedlich ausgeprägte sphinkterähnliche Hyperfunktion der inneren und äußeren Kehlkopfmuskulatur. Mit Hilfe der indirekten Laryngoskopie und Lupenlaryngoskopie finden sich typische Befunde: So kommt es während der Phonation zu einer von Patient zu Patient unterschiedlichen Dorsalneigung der Epiglottis. Gleichzeitig werden die Taschenfalten medial verlagert, ohne daß sie sich bei Phonation berühren. Als Folge können die scheinbar verkürzten Stimmlippen erschwert eingesehen werden *(Abbildung 3)*.

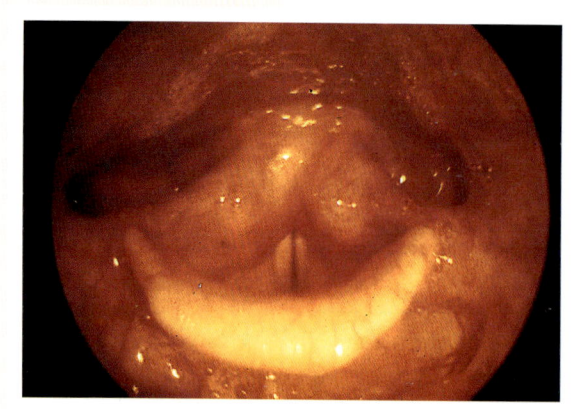

a Phonationsstellung: Epiglottis nach dorsal verlagert Stimmlippen scheinbar verkürzt, Taschenfalten median verlagert.

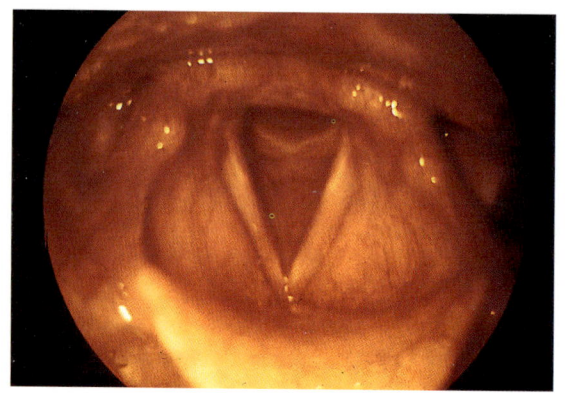

b Respirationsstellung: normal

**Abb. 3: Hyperfunktionelle Dysphonie**

## 1.1.3 Funktionelle Stimmstörungen

Grundziel der **Behandlung** einer hyperfunktionellen Dysphonie ist der Abbau der unphysiologischen Stimmgebung. Die logopädische Stimmtherapie nimmt Einfluß auf die Persönlichkeit (Motivation), die Intention (Atmung, Phonation, Artikulation), den Tonus (Körperspannung), die Atmung (atemrhythmisch angepaßte Phonation) sowie die Phonation/Artikulation (Sprechstimmlage, Stimmeinsatz).

Die **Stimmbehandlung** führt mit Hilfe von speziellen logopädischen Verfahren zum Abbau der sphinkterähnlichen Hyperfunktion.

*Der klinische Fall.* Ein 42jähriger Lehrer bemerkt seit ca. einem Jahr eine auffällige Heiserkeit. Diese verstärkt sich unter Sprechbelastung beim Unterrichten vor Schülern. Nach ca. ein bis zwei Stunden Sprechbelastung wird die heisere Stimme sogar tonlos, und nur bei gepreßter Stimmgebung wäre eine Verständigung möglich. Zusätzlich bemerkt der Lehrer bei Sprechbelastung einen Druck im Bereich des Kehlkopfes und unterhalb des Kehlkopfes. Nach intensiver Befragung stellt sich heraus, daß vor einem Jahr bei akuter Laryngitis die notwendige Stimmschonung nicht eingehalten wurde.
Die laryngologische und phoniatrische Beurteilung ergibt bei Respiration einen normalen Befund. Bei Phonation findet sich eine Dorsalverlagerung der Epiglottis, die Stimmlippen sind scheinbar verkürzt und die Taschenfalten sind nach median verlagert.
Stroboskopisch lassen sich verkürzte Amplituden und eine verlängerte Schlußphase ermitteln. Die Sprechstimmlage sowie der Stimmumfang sind normal. Das Stimmfeld ist verändert im Sinne einer Einengung des Stimmumfanges und der Dynamik und entspricht nicht mehr einem Normstimmfeld. Beim Sprechen fällt neben der Dysphonie auf, daß die Halsvenen während der hyperfunktionellen Sprechweise sichtbar werden. Eine Schilddrüsenvergrößerung ist nicht feststellbar.
Zur Behebung der chronischen Stimmstörung im Sinne einer hyperfunktionellen Dysphonie wird eine Stimmtherapie eingeleitet. Dabei kann der heisere und gepreßte Stimmklang schrittweise normalisiert werden. Nach Abschluß der Stimmtherapie kann der Lehrer seinen Beruf wieder voll ausüben. Stimmbelastungen von täglich über vier Stunden sind problemlos möglich.
**Diagnose:** Hyperfunktionelle Dysphonie, Globus pharyngis.

> **Merke.** Die hyperfunktionelle Dysphonie ist die häufigste Stimmstörung in der phoniatrischen und logopädischen Praxis.

◀ Merke

### Taschenfaltenstimme

Es handelt sich um eine Extremform der hyperfunktionellen Dysphonie. Normalerweise verhalten sich die Taschenfalten bei der Phonation passiv. Werden sie zur Stimmgebung benutzt, liegt ein pathologisches Phonationsmuster vor. Man spricht von einer **unerwünschten Taschenfaltenstimme**. Umgekehrt können die Taschenfalten eine Ersatzfunktion übernehmen, wenn die Stimmlippen durch Operationen oder Larynxtraumen so geschädigt sind, daß sie für die normale Stimmgebung nicht mehr verwendbar sind. Dieser Phonationsmechanismus wird als **erwünschte Taschenfaltenstimme** bezeichnet. Beide Verlaufsformen sind durch eine sehr tiefe und gepreßte Stimmgebung gekennzeichnet. Die unerwünschte Taschenfaltenstimme muß einer Stimmtherapie zugeführt werden.

**Taschenfaltenstimme**
Diese Extremform der hyperfunktionellen Dysphonie ist als **unerwünschte Taschenfaltenstimme** durch eine Berührung der Taschenfalten während der Phonation erkennbar und muß einer Stimmtherapie zugeführt werden. Die **erwünschte Taschenfaltenstimme** beruht auf operativ oder traumatisch bedingten morphologischen Veränderungen des Larynx. Hier ist eine Stimmtherapie nicht erfolgversprechend.

### Hypofunktionelle Dysphonie

Die Ursachen der hypofunktionellen Dysphonie *(Abbildung 4)* können auf konsumierende Erkrankungen (zum Beispiel verbunden mit starker Gewichtsabnahme) beruhen. Auch eine Myositis des M. vocalis bei Laryngitis kann eine hypofunktionelle Dysphonie hervorrufen. Der Stimmklang ist leise, kraftlos und wird auch bei leichten Sprechbelastungen heiser. Als Folge dieser Dysphonie resultiert eine Stimmermüdung, die sich klinisch durch eine **Schlußinsuffizienz der Stimmlippen** während der Phonation erkennbar macht. Wir unterscheiden eine
- **Internusinsuffizienz** (ovalärer Spalt) und
- **Transversusinsuffizienz** (dorsaler dreieckiger Spalt)

bei Phonation.
Eine Kombination von Internus- und Transversusinsuffizienz wird als »Sanduhrglottis« bezeichnet.
Die Stimmtherapie soll zu einem Glottisschluß führen. Es empfehlen sich spezielle logopädische Verfahren *(s. o., Behandlung der hyperfunktionellen Dysphonie)*. Bei konsumierenden Erkrankungen kann diese Behandlung nicht durchführbar sein. Eine bewußt forcierte Stimmgebung ist oft hilfreich.
Hypofunktionelle Dysphonien sind seltener als hyperfunktionelle Stimmstörungen.

**Hypofunktionelle Dysphonie**

Es handelt sich um eine Stimmstörung *(Abb. 4)*, die vorzugsweise bei chronisch-konsumierenden Erkrankungen auftritt. Sie führt rasch bei Sprechbelastungen zu einer Heiserkeit. Die Stimmermüdung beruht auf einer **Glottisschlußinsuffizienz** während der Phonation und präsentiert sich klinisch als ovalärer Spalt **(Internusinsuffizienz)** und/oder dorsaler dreieckiger Spalt **(Transversusinsuffizienz)**.

Die Stimmtherapie beruht auf Phonationsübungen mit forcierter Stimmgebung und führt zu einem Glottisschluß. Die jeweiligen Ursachen müssen berücksichtigt werden.

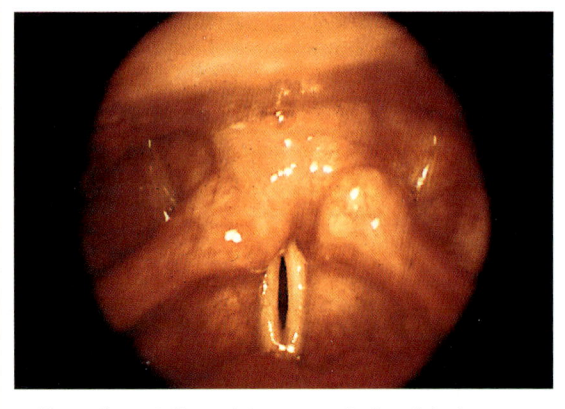

**a** Phonationsstellung: Internusspalt ohne intralaryngeale Druckerhöhung

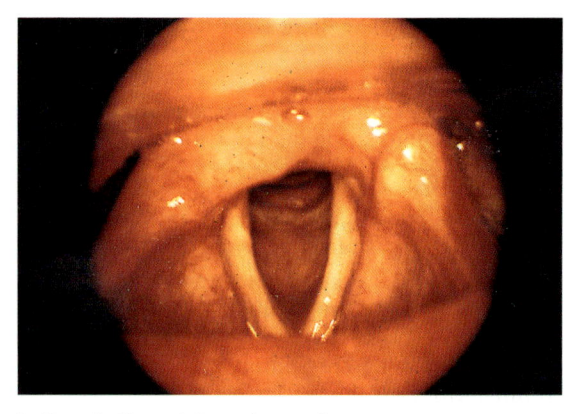

**b** Respirationsstellung (normal)

**Abb. 4: Hypofunktionelle Dysphonie**

## Psychogene Stimmstörungen

Psychogene Dysphonien sind oft Ausdruck psychosomatischer bzw. psychosozialer Einflüsse. Wir können zwischen einer psychogenen Dysphonie und psychogenen Aphonie unterscheiden.

● ***Psychogene Dysphonie.*** Betroffene berichten über eine Heiserkeit, die **unabhängig von der Sprechbelastung** in Erscheinung tritt. Der psychogene Ursprung ist mit Hilfe einer Ausschlußdiagnostik und Brückensymptomen eines neurovegetativen Störungsbildes (z.B. Dermographismus, feuchte Hände) erkennbar. Die Stimme klingt wechselnd belegt bis heiser, zeitweise sogar normal. Die Behandlung besteht zunächst in einem aufklärenden Gespräch, wo nachdrücklich auf die Harmlosigkeit der Stimmstörung hingewiesen werden soll. Aus der Palette der vielfältigen therapeutischen Maßnahmen soll eine psychologisch orientierte Stimmtherapie in Erwägung gezogen werden. Aufgrund der häufigen psychogenen Stimmstörungen sollte die »kleine Psychotherapie« auch integrierender Bestandteil einer phoniatrisch-logopädischen Therapie sein. Im Bedarfsfall sollte die Behandlung eher der psychosomatische Therapeut als der Phoniater oder Stimmtherapeut durchführen.

● ***Psychogene Aphonie***

> ***Definition.*** Unter einer psychogenen Aphonie ist eine **Tonlosigkeit** der Stimme zu verstehen, bei der der Betroffene lediglich zu flüstern vermag. Typisch für die Diagnose ist der tönende Hustenstoß und das stimmhafte Lachen. Lautes Räuspern ist möglich.

Für den psychogenen Charakter sprechen neben der hinweisenden Anamnese das plötzliche Auftreten sowie das plötzliche Verschwinden der Stimmstörung. Laryngologisch findet sich lediglich eine sich nach dorsal öffnende Schließungsinsuffizienz der Stimmlippen. Nicht selten hat die psychogene Aphonie eine Protestreaktion oder ein Schreckerlebnis zur Ursache. Manchmal gelingt es in einer Sitzung, mit Überrumpelungsversuchen die Stimme zu normalisieren. Zum Beispiel kann über einen tönenden Hustenstoß mit daran anschließenden Stimmübungen die Phonation wiederhergestellt werden. Eine **Vertäubung** beider Ohren macht eine auditive Kontrolle unmöglich, so daß auch dieser Weg in die Stimmtherapie integriert werden kann. Auch eine Rachenanästhesie, gekoppelt mit Stimmübungen, kann zum normalen Stimmklang führen. Oft sind psychogene Aphonien gegenüber diesen »Überrumpelungsversuchen« erfolglos, so daß eine intensive psychosomatisch orientierte Therapie stattfinden muß.

## 1.1.4 Organische Stimmstörungen

### Dysplastische Dysphonie

> **Definition.** Dysplastische Dysphonien beruhen auf genetisch bedingten oder erworbenen Abweichungen von der anatomischen Struktur des Kehlkopfes. Diese Abweichungen können als Normvarianten, aber auch als ganz erhebliche Veränderungen der Larynx-Morphologie auftreten.

Von klinischer Bedeutung sind Sulcus glottidis (Stimmlippenfurche), Glottisschiefstand, Überkreuzungsphänomene im Aryknorpelbereich und einseitige Taschenfaltenhyperplasien. Ausgeprägte Befunde finden sich besonders bei Stimmgestörten, während sog. Normvarianten relativ häufig ohne Stimmstörung feststellbar sind.

Die Behandlung der dysplastischen Dysphonien ist äußerst undankbar. Zumindest sollte versucht werden, durch eine Stimmtherapie die begleitende hyperfunktionelle Dysphonie (siehe oben) abzubauen. Operative Möglichkeiten sind praktisch nicht gegeben oder führen lediglich zu unsicheren Resultaten. Die Prognose der dysplastischen Dysphonie ist ungünstig.

### Gutartige Larynxtumoren (Pseudotumoren)

#### Stimmlippenknötchen

Vorwiegend werden Stimmlippenknötchen *(Abbildung 5)* im Kindesalter beiderlei Geschlechts und bei eher jüngeren Frauen beobachtet. Nach dem 50. Lebensalter sind Stimmlippenknötchen selten zu beobachten, bei männlichen Erwachsenen kommen sie nicht vor.

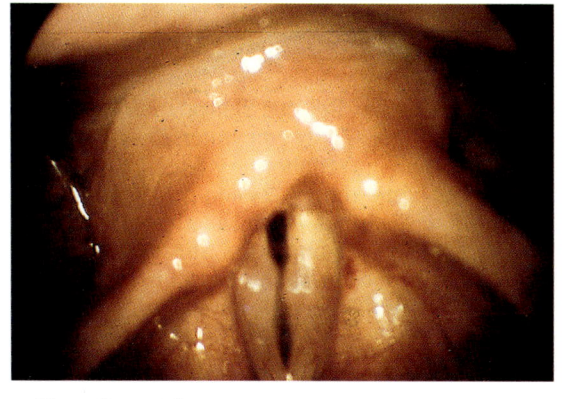

a Phonationsstellung  b Respirationsstellung

**Abb. 5a und b: Stimmlippenknötchen**

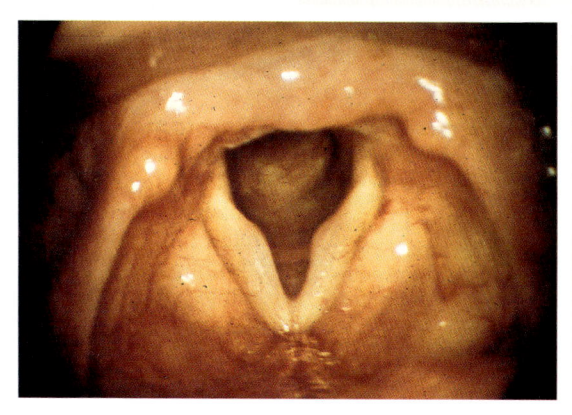

**Ätiologie.** Ein Mißbrauch der Stimme kann über eine hyperfunktionelle Dysphonie als Vorstadium zu Stimmlippenknötchen führen. Neben Schreien oder Sprechen im Lärm kann ein unphysiologisches Singen ebenfalls Stimmlippenknötchen auslösen. Auch intensive Sprechbelastungen bei einer Laryngitis acuta können Stimmlippenknötchen verursachen.

**Symptomatik.** Stimmlippenknötchen treten immer **bilateral-symmetrisch** auf. Im Vorstadium findet man nur angedeutet spitze oder breitbasige Verdickungen als Gewebereaktion auf eine unphysiologische Stimmgebung. Sie sitzen punktförmig, kegelförmig oder breitbasig am freien Stimmlippenrand.

Laryngoskopisch fällt ein ungenügender Glottisschluß auf (sog. **Sanduhrglottis**). Der Stimmklang ist auffallend dysphonisch, zum Teil auch aphonisch. Die Stimme klingt tief.

Zwei Verlaufsformen:
- **weiche** Stimmlippenknötchen (Frühstadium)
- **harte** Stimmlippenknötchen (Spätstadium)

**Therapie**
Primäre Stimmtherapie bei weichen Stimmlippenknötchen, bei fibrösen (harten) eher ein primärer chirurgischer Eingriff mit Stimmtherapie.

**Merke ▶**

Im **Kindesalter** sollte ein mikrochirurgischer Eingriff vermieden werden.

**Stimmlippenzyste**
Zysten können an verschiedensten Stellen im Larynx lokalisiert sein.

**Symptome und Differentialdiagnose**
Je nach Größe und Lokalisation der Zyste besteht eine unterschiedlich ausgeprägte Dysphonie. Aufgrund des einseitigen Auftretens ist eine Abgrenzung von bilateral-symmetrischen Stimmlippenknötchen einfach.

**Therapie**
Mikrochirurgischer Eingriff.

**Stimmlippenpolyp**
Vorwiegend erkranken männliche Erwachsene.

**Ätiologie**
Schleimhauthyperplasien (nach Laryngitis), die unter unphysiologischer Phonation entstehen können.

**Symptome**
Es besteht eine chronische Dysphonie, die von der Größe und Lokalisation des Stimmlippenpolyps abhängig ist. Stimmlippenpolypen können sowohl solitär als auch multipel auftreten.

---

Bei der indirekten Laryngoskopie bzw. bei der Lupenlaryngoskopie findet sich als Folge der regelmäßigen bilateralen Lokalisation ein ungenügender Glottisschluß, so daß auch von einer **Sanduhrglottis** gesprochen wird. Bei großen Stimmlippenknötchen kann sich eine **Diplophonie** einstellen, d.h. es werden bei der Phonation Doppeltöne erzeugt.

Der Stimmklang ist dysphonisch bis aphonisch, oft klingt die Stimme auffallend tief.

Es lassen sich grundsätzlich zwei Verlaufsformen unterscheiden:
- **weiche** Stimmlippenknötchen (Frühstadium) und
- **harte** Stimmlippenknötchen (Spätstadium).

Die weichen Knötchen zeigen ein Gewebeödem, die harten Knötchen beruhen auf einem fibrosierten Ödem. Diese zwei Stadien können auch stroboskopisch differenziert werden, da im Spätstadium eine Randkantenverschiebung nicht mehr nachweisbar ist.

**Therapie.** Prinzipiell sind zwei Behandlungswege möglich:
1. Primäre Stimmtherapie und im Bedarfsfall bei Therapieresistenz mikrochirurgische Behandlung;
2. Primäre mikrochirurgische Behandlung und vorher sowie anschließend Stimmtherapie.

> **Merke.** Vor und nach jedem mikrochirurgischen Eingriff sollte eine Stimmtherapie erfolgen (Sandwich-Therapie).

Im **Kindesalter** sollte ein mikrochirurgischer Eingriff zur Abtragung der Stimmlippenknötchen nicht durchgeführt werden. Bei jüngeren Kindern ist eine Elternberatung erforderlich.

### *Stimmlippenzyste*

Zysten können überall im Bereich des Larynx auftreten. Aus phoniatrischer Sicht sind besonders Zysten im Bereich des Glottisniveaus bedeutungsvoll.

***Symptome und Differentialdiagnose.*** Bei den Betroffenen besteht je nach Größe und Lokalisation der Stimmlippenzyste eine unterschiedlich ausgeprägte Dysphonie. So können auch kleine intraepitheliale Zysten im Stimmlippenbereich zu einer erheblichen Dysphonie führen. Zysten im Glottisbereich treten immer einseitig auf und sind deshalb gut von bilateral-symmetrischen Stimmlippenknötchen abgrenzbar. Die Abgrenzung eines Stimmlippenpolyps gelingt größtenteils klinisch, manchmal jedoch nur histologisch. Häufig werden bei nichterkannten Stimmlippenzysten funktionelle Stimmstörungen vorgetäuscht.

***Therapie.*** Grundsätzlich sollte ein mikrochirurgischer Eingriff zur Entfernung einer Stimmlippenzyste stattfinden. Eine konservative Stimmtherapie bleibt erfolglos.

### *Stimmlippenpolyp*

Es erkranken vorwiegend männliche Erwachsene.

***Ätiologie.*** Stimmlippenpolypen sind u.a. Ausdruck einer Schleimhauthyperplasie nach akuter oder chronischer Laryngitis. Voraussetzung ist allerdings eine zusätzliche unphysiologische Überforderung des Larynx.

***Symptome.*** Treten Polypen im Bereich der Stimmlippen auf, stellt sich eine Dysphonie ein. Neben der chronischen Dysphonie können ein Globus pharyngis sowie ein Räusperzwang bestehen. Die Größe von Stimmlippenpolypen schwankt zwischen der eines Hirsekorns und einer Bohne. Stimmlippenpolypen können sowohl solitär als auch multipel auftreten. Ihre Oberfläche ist oft glasig, glatt, livid und/oder rosarot. Der Ansatz am freien Stimmlippenrand kann breitbasig sein.

*Therapie.* Grundsätzlich ist eine mikrochirurgische Behandlung erforderlich.

> *Merke.* Zusätzlich ist eine histologische Untersuchung erforderlich, da differentialdiagnostisch ein beginnendes Karzinom ausgeschlossen werden muß.

Nach vollständiger operativer Entfernung ist eine Stimmtherapie erforderlich, um ein Rezidiv zu vermeiden.

### 1.1.5 Endokrinologische Stimmstörungen

Die menschliche Stimme und damit der Kehlkopf als sekundäres Geschlechtsmerkmal wird während des ganzen Lebens von physiologisch hormonellen Einflüssen begleitet (siehe auch Mutation, d.h. Stimmwechsel).

Wir können zahlreiche endokrinologische Stimmstörungen unterscheiden. Es seien die wichtigsten genannt.

#### Mutationsstörungen

Es lassen sich zwei Verlaufsformen unterscheiden:
- **funktionelle** Mutationsstörungen (u.a. Mutationsfistelstimme, unvollständige bzw. larvierte Mutation) und
- **organische** Mutationsstörungen (endokrin bedingte Stimmstörungen).

Die Symptomatik ist durch die unphysiologisch hohe und auditiv **auffällige Sprechstimmlage** gegeben. Die Behandlung erfolgt **stimmtherapeutisch** und soll zu einer physiologischen Sprechstimmlage führen.

#### Weitere endokrinologische Stimmstörungen

Neben den Mutationsstörungen kennen wir eine Vielzahl von endokrinologischen Erkrankungen, die mit Dysphonien einhergehen können. Es handelt sich u.a. um Erkrankungen der **Hypophyse** (Akromegalie), **Schilddrüse** (Hypothyreose), **Nebenschilddrüse** (Hypoparathyreoidismus), **Hypogonadismus** und **Intersexualität**.

**Iatrogene Stimmstörungen** können nach Gaben von androgenen oder anabolen Hormonen als hormonelle Stimmstörungen auftreten. Hier handelt es sich um irreversible Stimmstörungen, die auch mit Hilfe einer Stimmtherapie nicht gebessert werden können.

### 1.1.6 Störungen der Singstimme

Die Diagnostik und Therapie von Störungen der Singstimme (nichttrainiert) und Sängerstimme (trainiert) erfordert spezielle Kenntnisse. Neben funktionellen Störungen können sich organische Erkrankungen des Kehlkopfes einstellen, die im Prinzip die gleichen Symptome wie die bereits beschriebenen Stimmstörungen zeigen können. Aus verständlichen Gründen wird man bei der operativen Behandlung der Singstimme eher zurückhaltend sein. Bei Stimmstörungen gilt es, die Stimmfunktion wieder zu normalisieren. Dagegen besteht die Aufgabe der Gesangspädagogik, die Stimme aus künstlerischer Sicht zu entwickeln.

### 1.1.7 Folgezustände nach operativen Eingriffen

Vorwiegend handelt es sich um Befunde nach operativen Eingriffen im Kopf-Hals-Gebiet, speziell bei Larynxkarzinom.

## Zustand nach Kehlkopfteilresektion

**Zustand nach Kehlkopfteilresektion**
Extralaryngeale chirurgische Techniken führen weitaus häufiger zu schwerwiegenden postoperativen Dysphonien als die endoskopische Laserchirurgie des Larynx. Grundsätzlich sollte bei postoperativer Dysphonie eine Stimmtherapie oder bei einer Dysphagie ein Schlucktraining stattfinden.

Je nach Art der extralaryngealen Technik kann eine postoperative Dysphonie und/oder Dysphagie auftreten. Der Erfolg der Stimmtherapie bei Kehlkopfteilresektion hängt vom Ausmaß des operativen Eingriffes ab. Wird ein genügend fester Verschluß von vibrationsfähigem Gewebe bei Phonation geformt, so sind die Erfolge durchaus gut. Die endoskopische Laserchirurgie bei begrenzten Larynxkarzinomen führt zu einem besseren Stimmresultat, da das Resektionsausmaß geringer ist als bei der chirurgischen Teilresektion des Larynx von außen. Grundsätzlich sollte bei einer postoperativen Dysphonie eine Stimmtherapie oder bei einer Dysphagie ein adäquates Schlucktraining stattfinden.

## Zustand nach Kehlkopfexstirpation (Laryngektomie)

**Zustand nach Kehlkopfexstirpation (Laryngektomie)**
Es bestehen erhebliche Veränderungen der physiologischen Stimm- und Atemfunktion. Die Respiration erfolgt über ein Tracheostoma, die Phonation mit Hilfe einer **Pseudoglottis**. Lippen, Zunge, Kiefer, Gaumensegel bleiben unbeeinflußt.
Methoden zur **Stimmrehabilitation** nach Laryngektomie:
- das Erlernen einer **Ösophagusstimme**
- **elektroakustischen Sprechhilfe** (Abb. 6)
- chirurgische Rehabilitation mit einer implantierten **Shuntprothese**.

Eine Laryngektomie führt zu erheblichen Veränderungen der physiologischen Stimm- und Atemfunktion. Damit ist eine Verbindung zwischen Pharynx und Trachea aufgehoben. Die respiratorischen Funktionen erfolgen über ein Tracheostoma. Zur Stimmgebung wird in vielen Fällen aus den Weichteilen am Übergang von Hypopharynx zum Ösophagus eine **Pseudoglottis** genutzt. Von der Operation unbeeinflußt bleiben Lippen, Zunge, Kiefer und Gaumensegel, die Artikulationswerkzeuge. Die Nahrungsaufnahme wird nicht beeinflußt, da eine ungehinderte Passage über den Oropharynx und Hypopharynx in den Ösophagus möglich ist.

Es bestehen mehrere Möglichkeiten zur **Stimmrehabilitation** nach Laryngektomie:
- das Erlernen einer **Ösophagusstimme** (auch Ruktus- oder »Rülpsstimme«)
- die Anwendung einer **elektroakustischen Sprechhilfe** (Abbildung 6) und/oder
- chirurgische Rehabilitation mit einer primär oder sekundär implantierten Shuntprothese (Abbildung 7a-f).

**Ösophagusstimme.** Grundsätzlich empfiehlt sich eine logopädische Behandlung zum Erlernen einer Ösophagusstimme. Der Laryngektomierte deponiert dabei präphonatorisch Luft im oberen Anteil des Ösophagus und gibt diese allmählich beim Sprechen wieder ab.

**Ösophagusstimme**
Das Erlernen einer Ösophagusstimme mit Hilfe einer logopädischen Behandlung wird angestrebt (Tab. 3).

**Tabelle 3: Einfluß allgemeiner und lokaler Faktoren auf die Qualität der Ösophagusstimme**

I. **Allgemeine Faktoren**
   - Alter
   - Psyche
   - Intelligenz
   - Sprechkontakte zur Umgebung
   - Art des Berufes
   - Allgemeinerkrankungen
   - Methodische Auswahl und Intensität durch den Therapeuten

II. **Lokale Faktoren**
   - Bewegungsablauf des pharyngo-ösophagealen Segmentes einschließlich retrograder Kontraktionen des Ösophagus
   - Lokalisation und Form der Pseudoglottis
   - Innervationsstörungen (Schädigungen des Plexus, Spasmen)
   - Narbenbildung im Bereich des pharyngo-ösophagealen Segments
   - Infiltrationen der Halsregion
   - Postoperative Röntgentherapie
   - Hypoglossusparese
   - Divertikel
   - Tumorrezidiv

## 1.1.7 Folgezustände nach operativen Eingriffen

Nicht alle Laryngektomierten erlernen eine gut verständliche Ösophagusstimme. Die Gründe sind mannigfaltig und beruhen auf allgemeinen und lokalen Faktoren *(Tabelle 3).*

> *Merke.* Es erlernen lediglich 40 bis 70 % der Laryngektomierten die Ösophagusstimme.

◀ Merke

*Elektroakustische Sprechhilfe.* Diese wird am äußeren Hals angesetzt. Der abgegebene Grundton ersetzt die Phonationsleistungen der Stimmlippen. Wenn der Patient gleichzeitig artikuliert, ist eine Verständigung möglich *(Abbildung 6).*

**Elektroakustische Sprechhilfe**

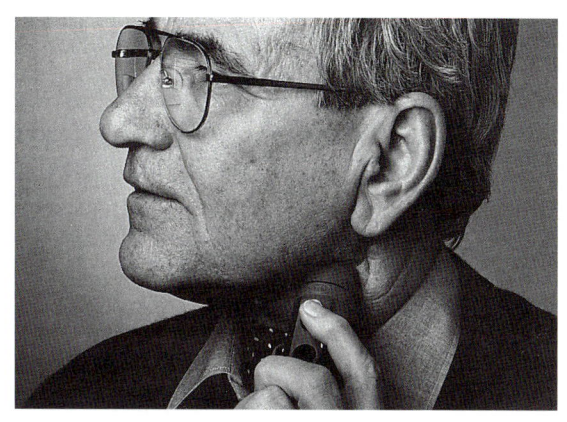

**Abb. 6a:** Laryngektomierter benutzt elektroakustische Sprechhilfe

**Abb. 6b:** Elektroakustische Sprechhilfe mit Grundtontaste und Intonationstaste. Durch Knopfdruck werden perkutan Schallschwingungen in den Oropharynx und in die Mundhöhle geleitet und mit Hilfe der Artikulation in eine Ersatzstimme umgewandelt.

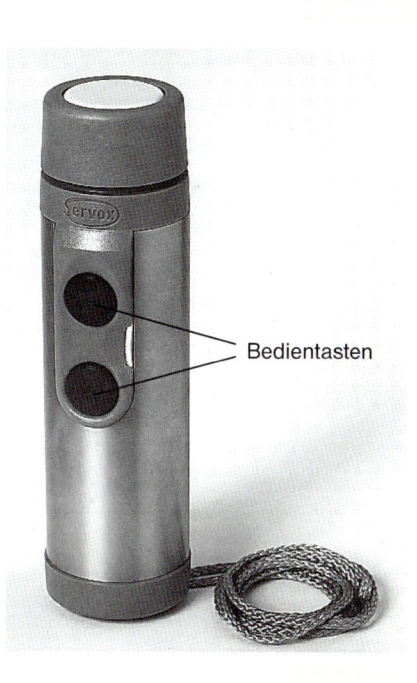

*Shuntprothese.* Zunehmend wird eine primäre oder sekundäre Stimmrehabilitation nach Laryngektomie durch Anlegen eines tracheo-ösophagealen Shunts mit einer Shuntprothese erreicht. Die mit einem Ventil versehene Shuntprothese ermöglicht, daß mit der exspiratorischen pulmonalen Luft gesprochen werden kann. Die Luft gelangt von der Trachea über die Shuntprothese in den Ösophagus und wird dann mit Hilfe einer Pseudoglottis (wie bei einer Ösophagusstimme, siehe oben) zur Phonation benutzt. Dabei sind eine **postoperative Stimmtherapie** sowie in größeren Abständen das Auswechseln der Shuntprothese erforderlich (»Inwelling«). Die Erfolgsquote mit einer guten Stimmfunktion erreicht ca. 90 %. Allerdings muß aufgrund von Komplikationen (u.a. Entzündungen) die Shuntprothese bei einem Drittel der Patienten wieder entfernt werden *(Abbildung 7).*

**Shuntprothese**
Als dritter Weg wird ein tracheo-ösophagealer Shunt und Einsetzen einer Shuntprothese *(Abb. 7)* nach Laryngektomie empfohlen. Eine optimale Stimmverbesserung wird in ca. 90 % erreicht (allerdings kommt es bei ca. einem Drittel Shuntprothesenträger zu entzündlichen Veränderungen etc.). Trotz Shuntprothese ist eine **postoperative Stimmtherapie** erforderlich, um zu einer Ösophagusstimme mit Hilfe der tracheo-ösophagealen Luftzufuhr zu gelangen.

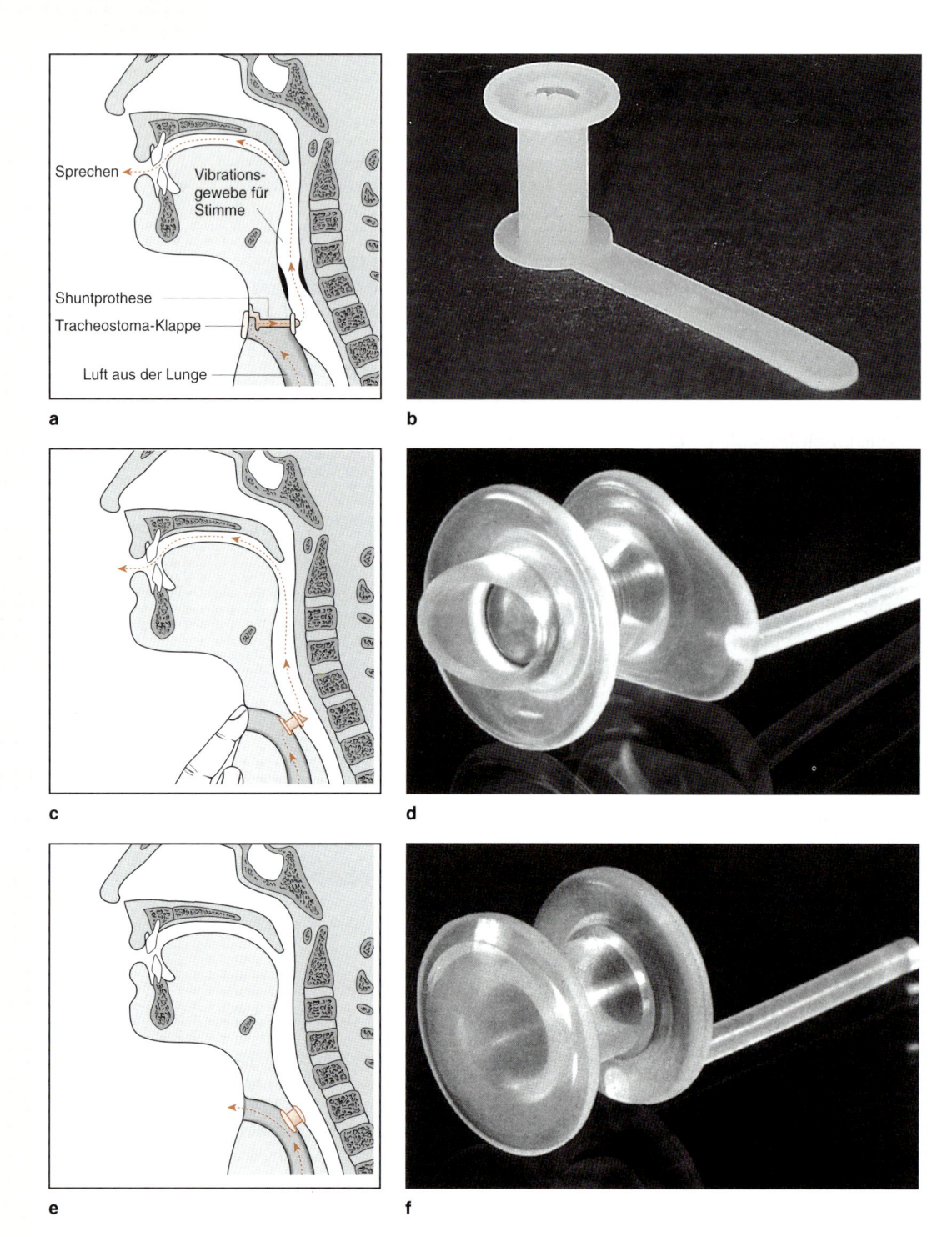

**Abb. 7a–f:** Shuntprothesen
Blom-Singer (**a, b**): **a** Schematische Darstellung mit Tracheostoma-Klappe
**b** Niederdruckprothese
Provox (**c, d**): **c** Schematische Darstellung (Klappe der Shuntprothese offen)
**d** Prothese
Groningen (**e, f**): **e** Schematische Darstellung (Klappe der Shuntprothese geschlossen)
**f** Prothese

## 1.2 Sprach- und Sprechstörungen

Die wichtigste zwischenmenschliche Kommunikation ist die **Sprache**. Sie ermöglicht als übergeordnete Leistung bei der verbalen Kommunikation die Anwendung der Artikulation und Phonation. **Sprechen** ist der Sprache untergeordnet. Das Sprechen stellt die Fähigkeit dar, Gedanken durch hörbare Wörter mit Hilfe der Sprech- und Stimmorgane auszudrücken. Unter **Artikulation** versteht man genau vorgeschriebene Bewegungen, um die Sprache zu formen.

Aus **linguistischer Sicht** unterscheiden wir vier Ebenen des Sprachsystems. Diese Betrachtungsweise erleichtert die Beschreibung und Behandlung von verbalen Kommunikationsstörungen.

- **Phonetisch-phonologische Ebene.** Die Phonetik beschäftigt sich mit artikulatorischen, akustischen und auditiven Faktoren der Laute, den Phonemen. Dagegen orientiert sich die Phonologie an den Funktionen der Laute im System der Sprache.
- **Semantisch-lexikalische Ebene.** Die Lehre von den Inhalten der Wörter wird als Semantik bezeichnet. Die Lexikologie beschäftigt sich mit dem Wortschatz einer Sprache.
- **Syntaktisch-morphologische Ebene.** Die Syntax charakterisiert Sätze und ihre innere Struktur. Die Morphologie untersucht die Formen und Strukturen der Wörter (Konjugation und Deklination), der Wortverbindungen und Wortbildungen (Wortschatz).
- **Pragmatisch-kommunikative Ebene.** Diese wendet sich dem Gebrauch der Sprache in ihrer Beziehung zwischen Sprecher und Hörer zu. Im eigentlichen Sinne ist damit die interpersonelle Kommunikation gemeint.

### 1.2.1 Physiologische Sprachentwicklung

Die kindliche Sprachentwicklung kann keineswegs als isolierter Vorgang angesehen werden und ist in die Gesamtentwicklung eingebettet. Es handelt sich um eine geordnete Folge von Entwicklungsstufen mit einem beträchtlichen Maß an individueller Variation während der einzelnen Stufen. Eine »sensible Phase« für den Erwerb der Sprache und des Sprechens ist im Zeitraum bis zum vierten Lebensjahr anzunehmen. Man unterscheidet zwei Phasen der Sprachentwicklung *(Tabelle 4)*.

| Tabelle 4: Stadien der physiologischen Sprach- und Sprechentwicklung | |
|---|---|
| **Präverbales Stadium** | (0 bis etwa 1 Jahr) |
| Erste stimmliche Äußerungen | |
| • Reflektorisches Schreien | |
| Differenzierung von Äußerungen | |
| • 1. Lallperiode (spielerische Lautproduktionen): | etwa 1,5 bis 4 Monate |
| • 2. Lallperiode (Lautnachahmungen): | etwa 4 bis 12 Monate |
| **Verbales Stadium** | (1 bis etwa 4 Jahre) |
| • Einwortsätze: | etwa 12 bis 18 Monate |
| • Zweiwortsätze: | etwa 18 bis 24 Monate |
| • Mehrwortsätze (Satzentwicklung): | etwa 24 bis 36 Monate |

Das Zentralnervensystem koordiniert mit Hilfe neuromuskulärer, biochemischer und psychischer Vorgänge den Sprach- und Sprechablauf. Um diese Fähigkeiten zu entwickeln, bedarf es einer geeigneten Umgebung und organischer sowie mentaler Gesundheit. Voraussetzung für eine regelrechte präverbale Kommunikation ist ein altersentsprechendes motorisches System, speziell das orofaziale System, sowie eine regelrechte Reifung der Sinnesorgane. Liegt eine normale Sprach- und Sprechentwicklung vor, muß bis zu einem Alter von etwa 18 Monaten das Sprechen begonnen haben. Zusätzlich muß ein regelrechtes Sprachverständnis bestehen. Im Alter von vier Jahren ist die Sprach- und Sprechentwicklung noch keineswegs abgeschlossen. Das nunmehr erreichte Entwicklungsstadium genügt jedoch, daß die Kinder inhaltlich, grammatikalisch und artikulatorisch verständlich sprechen können.

## 1.2.2 Sprachentwicklungsstörungen

Die Sprach- und Sprechentwicklung kann gestört und/oder verzögert sein. Es handelt sich allerdings um ein Syndrom mit mehreren variablen Auffälligkeiten, die gekennzeichnet sind durch
- verspäteten Sprach- und Sprechbeginn
- ungenügenden Wortschatz
- Dysgrammatismus
- fehlerhafte Lautbildung

> **Merke.** Die Diagnostik der Sprachentwicklungsstörung erfordert Maßnahmen, die auf einer Analyse der Spontansprache, einer Beurteilung der orofazialen Funktionen sowie des Sinnessystems – speziell der Hörfunktion – beruhen. Im Bedarfsfall sind Entwicklungstests erforderlich.

**Ätiologie und Pathogenese.** Sprachentwicklungsstörungen sind fast immer multifaktoriell bedingt. Monokausale Erklärungen sind deshalb selten ausreichend. Vielmehr sollte neben den organischen Erklärungsmodellen das situative und soziale Gefüge und die Verzahnung der verschiedenen auslösenden Faktoren Beachtung finden. Eine schematische Darstellung des kausalen Gefüges der Sprachentwicklungsstörungen zeigt die *Tabelle 5*.

| Tabelle 5: Ursachen von Sprachentwicklungsstörungen |
|---|
| • Familiärer Sprachschwächetypus |
| • Mangel an sprachlicher Anregung (Deprivationssyndrom) |
| • Überfürsorge (Overprotection) |
| • Mehrsprachigkeit |
| • Hörschädigung |
| • Erkrankungen der peripheren Sprechwerkzeuge |
| • Allgemeine (körperliche) Entwicklungsverzögerung |
| • Zentralorganische Erkrankungen |
| • Mutismus, Autismus |

**Der klinische Fall.** Ein dreieinhalbjähriges Vorschulkind spricht nicht altersgemäß und verfügt lediglich über einen aktiven Wortschatz von 25 bis 30 Wörtern, die es ohne Beherrschung grammatikalischer Regeln aneinanderreiht. Zusätzlich verwendet es Umschreibungen wie »Wau-wau« und »Muh-muh« anstelle sinngemäßer Wörter.
Anamnestisch kann eruiert werden, daß der Vater des Vorschulkindes ebenfalls in der frühen Kindheit eine Störung der Sprachentwicklung hatte. Eine verbale Kommunikationsstörung besteht beim Vater nach Sprachtherapie nicht mehr.
Die klinische Untersuchung des sprachgestörten Vorschulkindes ergibt keine organpathologischen Befunde, insbesondere läßt sich keine Hörstörung ermitteln. Da das Kind als Einzelkind aufwächst und keinen Kontakt zu gleichaltrigen Kindern hat, ist neben einer Elternberatung eine Aufnahme in einen Kindergarten mit normal sprechenden Kindern vorgesehen. Damit könnte eine Verbesserung der verbalen Kommunikationsfähigkeit im Spiel mit Gleichaltrigen erreicht werden. Die parallel stattfindende logopädisch akzentuierte Elternberatung sollte im Bedarfsfall schrittweise in eine systematische logopädische Therapie zwischen dem vierten und fünften Lebensjahr übergeführt werden.
**Diagnose:** Familiäre Sprachentwicklungsstörung.

- **Hörstörung.** Bei Sprachentwicklungsstörungen sollte man immer an eine Schalleitungs- oder Schallempfindungsschwerhörigkeit denken.

> **Merke.** Die bilaterale sekretorische Otitis media (Mittelohrerguß) führt bei einer Dauer von 3–6 Monaten in den ersten vier Lebensjahren zu einer signifikanten Veränderung der physiologischen Sprachentwicklung!

- **Erkrankungen des Zentralnervensystems.** Der Sprach- und Spracherwerb im Kindesalter ist ein sensibler Indikator des reifenden kindlichen Gehirns. Sprach- und Sprechstörungen kommen häufig mit anderen Ausfällen wie mentaler Retardierung, frühkindlichem Autismus oder Mutismus oder auch vielfältigen neurologischen Erkrankungen vor. Eine neuropädiatrische bzw. kinderpsychiatrische Diagnostik und Therapie ist unumgänglich.

*Therapie.* Es ist eine **Sprachtherapie** erforderlich, die **phasenspezifisch** die Sprach- und Sprechentwicklung nachvollzieht und differenzierte Ansatzpunkte aufweist, die dem Charakter der Sprachentwicklungsstörung entsprechen. Für die Behandlung zwischen dem 1. und 3. Lebensjahr müssen besondere Therapieprinzipien beachtet werden. Sprachtherapie ist dabei immer Teil einer allgemeinen Entwicklungsförderung, die Bereiche wie Sprache, Wahrnehmung, Motorik, Spiel- und Sozialverhalten sowie Kognition umfaßt.

Die Therapie der Wahl bei einem **Mukotympanon** (Mittelohrerguß), der häufigsten Ursache einer kindlichen Schwerhörigkeit überhaupt, ist die Adenotomie, Parazentese und bei Bedarf die Einlage von Paukenröhrchen *(siehe Kapitel A Ohr)*. Vom Ausmaß abhängig ist bei **Schallempfindungsschwerhörigkeiten** eine frühzeitige hörprothetische Versorgung anzustreben (siehe Pädaudiologie).

> *Merke.* In der Regel sind Sprachentwicklungsstörungen langwierig zu therapieren und unbehandelt sehr beständig. Entscheidend für die Prognose sind die nonverbale Intelligenz des Kindes sowie der neurologische und psychiatrische Status.

### 1.2.3 Dysgrammatismus

> *Definition.* Der Dysgrammatismus beruht auf einem Unvermögen bzw. einer schweren Beeinträchtigung der Sprachproduktion grammatisch geordneter Strukturen, d.h. das morphologisch-syntaktische Regelsystem kann nicht normgerecht angewendet werden.

Im Gegensatz zu Sprechstörungen (u.a. Stammeln) oder Redeflußstörungen (u.a. Stottern) besteht beim Dysgrammatismus eine **zentrale Sprachstörung**. Zunehmend wird der Dysgrammatismus im Kindesalter kritisch betrachtet und seine isolierte Existenz angezweifelt. Es wird eine Zuordnung zu Sprachentwicklungsstörungen angestrebt.

*Ätiologie und Pathogenese.* Im Kindesalter kann ein Mangel an sprachlicher Anregung, eine Hörschädigung, eine Entwicklungsstörung bzw. eine mentale Retardierung feststellbar sein. Davon wird eine sog. **Entwicklungsdysphasie** abgegrenzt. Hier ist der nonverbale IQ im Normbereich, schwerwiegende neurologische Schädigungen sind nicht nachweisbar; ebenso keine Hörschädigung. Psychosoziale Einflüsse lassen sich bei einer Entwicklungsdysphasie ebenfalls nicht ermitteln.

*Klinik und Diagnostik.* Da immer noch eindeutige Kriterien für die Diagnose eines Dysgrammatismus fehlen (u. a. wird auf Wahrnehmungsstörungen hingewiesen), neigt man dazu, auf deskriptivem Wege die sprachlichen Auffälligkeiten zu beschreiben. Ein kindlicher Dysgrammatismus kann ein Teil, aber auch ein Hauptsymptom einer Sprachentwicklungsstörung sein. Die morphologisch-syntaktische Analyse (aus linguistischer Sicht) gestattet eine Aussage über das Ausmaß und die Art des kindlichen Dysgrammatismus.

> *Merke.* Anhand von Spontansprachanalysen lassen sich erste Informationen über die morphologischen und syntaktischen Funktionsdefizite erheben.

*Therapie.* Grundsätzlich ist die Therapie des Dysgrammatismus im frühen Kindesalter gleichzeitig Bestandteil der Behandlung einer Sprachentwicklungsstörung. Es empfehlen sich zwei therapeutische Schritte, die durch Logopäden bzw. Sprachheilpädagogen durchgeführt werden:

- Förderung der sprachtragenden Basisfunktionen (Wahrnehmung, Kognition, Sprechfreude)
- Sprachstörungsspezifische Verfahren (u. a. Aufbau der syntaktisch-morphologischen Strukturen).

> **Merke.** Der Ablauf der Sprachtherapie sollte möglichst inhaltlich und methodisch ähnlich der tatsächlichen Sprachentwicklung gestaltet werden.

### 1.2.4 Dyslalie

> **Definition.** Das Stammeln (Dyslalie) wird als eine **Störung der Artikulation** bezeichnet, bei der einzelne Laute oder Lautverbindungen fehlen oder durch andere ersetzt oder falsch gebildet werden. Anstelle des Begriffs Artikulationsstörung kann auch von einer phonetisch-phonologischen Störung gesprochen werden.

**Ätiologie.** Obwohl die **nichtorganischen** Stammelfehler in der Mehrzahl sind, muß die Aufmerksamkeit auf die Feststellung oder den Ausschluß folgender Erkrankungen gerichtet sein:
- familiäre Sprachentwicklungsstörung,
- hörbedingtes Stammeln,
- Stammeln bei Erkrankungen der Sprechwerkzeuge *(siehe auch Dysglossien)*,
- zentral bedingtes Stammeln.

**Klinik.** Eine Möglichkeit besteht in der Einteilung nach Lautausfällen bzw. Lautfehlbildungen.

**Partielles Stammeln** beruht auf ein bis zwei Lautausfällen.
**Multiples Stammeln** betrifft mehr als zwei Laute, jedoch keineswegs den gesamten Lautbestand.
**Universelles Stammeln** umfaßt praktisch den gesamten Lautbestand.

Die verschiedenen Artikulationsfehler werden auch durch Anhängen der Silben »tismus« oder »zismus« an den griechischen Namen des fehlerhaften Lautes bestimmt. Zum Beispiel spricht man beim »s«-Stammeln vom **Sigmatismus** (häufigster Stammelfehler) oder beim »r«-Stammeln vom **Rhotazismus.**

> **Merke.** Beim stammelnden Kind ist eine audiologische Untersuchung unerläßlich.

**Therapie.** Grundsätzlich ist bei organischen Ursachen eine kausale Therapie notwendig. Die Behandlung erfordert eine komplexe Betrachtungsweise, die verbale und nonverbale Teilleistungen mit einbezieht. Immer ist eine logopädische oder sprachheilpädagogische Behandlung ab etwa dem 4. Lebensjahr erforderlich, die psychomotorische und musiktherapeutische Maßnahmen mit einbeziehen soll. Im Bedarfsfall können ein Biofeedback oder eine computergestützte Sprachtherapie nützlich sein.

### 1.2.5 Orofaziale Störungen

> **Definition.** Der orofaziale Komplex und sein funktioneller Anteil ist für das Sprechen, Beißen, Kauen und Schlucken mitverantwortlich. Die Kennzeichen einer orofazialen Dysfunktion (myofunktionelle Störung) sind sensorische und motorische Defizite, die sich in einer gestörten Muskelbalance im Mund-, Gesichts-, Hals- und Nackenbereich sowie in abnormer Zungenruhelage manifestieren. Zusätzlich bestehen enge Beziehungen zwischen oraler Muskulatur und Okklusion.

---

**Ätiologie**
Überwiegend finden sich **nichtorganische Dyslalien**. Ein Ausschluß eines familiären Sprachschwächetypus, einer Hörstörung, einer Erkrankung der peripheren Sprechwerkzeuge sowie einer zentralorganischen Störung muß erfolgen.

**Klinik**
Bei Lautausfällen unterscheidet man **partielles Stammeln** (ein bis zwei Lautausfälle), **multiples Stammeln** (mehr als zwei Laute) und ein **universelles Stammeln** (praktisch der gesamte Lautbestand).
Am häufigsten tritt ein Stammeln der S-Laute, ein **Sigmatismus**, auf, seltener ein Stammeln der R-Laute, ein **Rhotazismus**.

**Therapie**
Bei organischen Ursachen ist eine kausale Therapie notwendig. Eine logopädische bzw. sprachheilpädagogische Behandlung ist erforderlich. Biofeedback oder computergestützte Sprechtherapie ergänzen die Behandlung.

**Klinik.** Nach Ausschluß von kraniofazialen Anomalien und Lähmungen kann man »myofunktionelle Störungen« abgrenzen, die u.a. zu einer Sprechstörung führen können. Dabei kann der Tonus der extra- und intraoralen Muskulatur gestört sein, so daß zum Beispiel durch ein **Zungenpressen** ein Sigmatismus entstehen kann. Zwangsläufig resultiert eine interdisziplinäre Diagnostik und Behandlung aus der Sicht des Zahnarztes und Kieferorthopäden sowie Phoniaters und Logopäden.

**Therapie.** Wir kennen mehrere therapeutische Ansätze im Kindesalter, die abhängig vom Alter sowie von Lokalisation und Ausmaß der orofazialen Störungen anwendbar sind. Dabei handelt es sich um die klassische myofunktionelle Therapie nach Garliner, mehr logopädisch orientierte Maßnahmen sowie eine kieferorthopädische Frühbehandlung.

> **Merke.** Mit Hilfe einer orofazialen Therapie und/oder kieferorthopädischen Frühbehandlung können Sprechstörungen behandelt und Kiefer- sowie Gebißanomalien vermieden werden.

## 1.2.6 Näseln (Rhinophonie)

> **Definition.** Beim Näseln (**Rhinophonie**) handelt es sich um eine Veränderung des Stimmklanges. Dabei unterscheiden wir ein offenes Näseln (Rhinophonia **aperta**), ein geschlossenes Näseln (Rhinophonia **clausa**) sowie ein gemischtes Näseln (Rhinophonia **mixta**).

Normalerweise erfolgt bei den Lauten »m«, »n« und »ng« kein Anheben des Gaumensegels zum Abschluß des Nasopharynx, so daß sie nasal klingen. Alle weiteren Laute klingen bei einer physiologischen Sprechweise nicht nasal, da ein velopharyngealer Verschluß stattfindet.

**Ätiologie.** Grundsätzlich kann man
- organische und
- funktionelle Verlaufsformen unterscheiden.

Weitaus am häufigsten werden organische Rhinophonien beobachtet.

Eine **Rhinophonia aperta** kann bei kraniofazialen Anomalien, wie z.B. Lippen-Kiefer-Gaumenspalten (siehe unten) oder neurologischen Erkrankungen mit Velumparesen, entstehen. Auch nach einer Adenotomie bzw. Tonsillektomie kann eine Rhinophonia aperta auftreten.

> **Merke.** Vor einer Adenotomie und Tonsillektomie muß eine Rhinophonia aperta ausgeschlossen werden.

Die **Rhinophonia clausa** beruht auf einer akuten oder chronischen Rhinitis, endonasalen Tumoren, Choanalpolyp *(Abbildung 8)*, Rachenmandelhyperplasie oder Tumoren im Bereich des Nasopharynx.

Die **Rhinophonia mixta** wird verursacht durch eine Kombination des offenen und geschlossenen Näselns.

**Klinik.** Die Rhinophonia aperta besteht in einer krankhaften nasalen Resonanz aller Vokale und Konsonanten. Dagegen entsprechen die Symptome einer Rhinophonia clausa einem »Stockschnupfenstimmklang«. Dabei gelangen die Laute »m«, »n« und »ng« nicht in die Nase. Die Kombination zwischen einem offenen und geschlossenen Näseln wird als Rhinophonia mixta bezeichnet. Dies ist der Fall, wenn zu einer organisch oder funktionell bedingten Erkrankung des Gaumensegels eine Verlegung der Nasenwege oder des Nasopharynx hinzutritt.

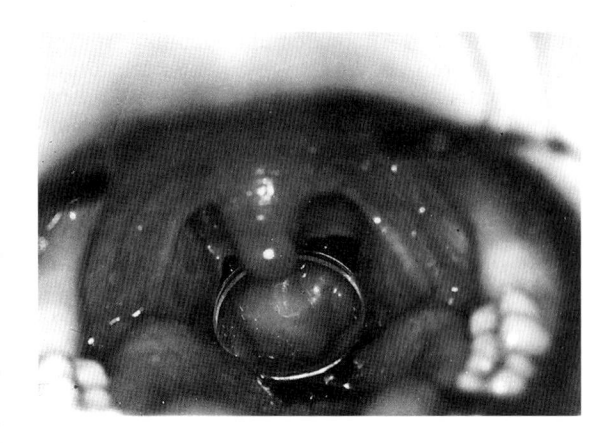

**Abb. 8: Rhinophonia clausa** bei einem Choanalpolyp. Darstellung mit Hilfe einer indirekten Nasenrachenspiegelung.

*Diagnostik.* Das Symptom »Näseln« erfordert eine eingehende endonasale, nasopharyngeale und oropharyngeale Beurteilung. Neben der Rhinoskopia anterior und posterior muß im Bedarfsfall eine Beurteilung mit starren oder flexiblen Endoskopen stattfinden.

*Therapie.* Diese richtet sich nach den kausalen Faktoren. Neben einer medikamentösen oder operativen Behandlung kann eine logopädische Behandlung erforderlich werden.

### 1.2.7 Lippen-Kiefer-Gaumenspalten (LKG-Spalten)

Lippen-Kiefer-Gaumenspalten gehen mit Sprech- und Stimmstörungen, aber auch mit Hörstörungen einher. Aufgrund vielfältiger diagnostischer und therapeutischer Notwendigkeiten kann die Phoniatrie, Logopädie und Pädaudiologie nur ein Bestandteil eines interdisziplinären Teams sein.

*Klinik.* Lippen-Kiefer-Gaumenspalten werden sehr oft von einer Sprachentwicklungsstörung begleitet. Die orofaziale Fehlbildung kann zu einem offenen Näseln (**Palatophonie**), zu einer Störung des Sprechens mit Rückverlagerung der Artikulationsstellen (**Palatolalie**) mit nasalen Durchschlagsgeräuschen sowie zu einer chronischen Stimmstörung (**Dysphonie**) führen. Zusätzlich kann sich eine chronische Schalleitungsschwerhörigkeit (**Mukotympanon**) einstellen.

> *Merke.* Das offene Näseln (Palatophonie) ist bei Lippen-Kiefer-Gaumenspalten neben einer Sprachentwicklungsstörung das führende Symptom aus phoniatrischer Sicht.

*Therapie.* Sie sollte so früh wie möglich, grundsätzlich bereits im ersten Lebensjahr in Form von Elternberatungen, stattfinden. Eine gezielte logopädische Einzelbehandlung sollte (wenn nötig) ca. ab dem zweiten bis dritten Lebensjahr beginnen. Dagegen sind bereits ab dem ersten Lebensjahr kontinuierliche Hörprüfungen erforderlich. Besteht trotz intensiver logopädischer Behandlung eine Palatophonie, ist zwischen dem vierten und sechsten Lebensjahr ein sprechverbessernder Eingriff (Pharyngoplastik) notwendig *(siehe auch Abbildung D-14).*

> *Merke.* Es ist zweckmäßig, wenn sämtliche Fachdisziplinen in einem Team vereinigt sind und die Lippen-Kiefer-Spaltträger regelmäßig kontrolliert werden.

## 1.2.8 Dysglossie

> **Definition.** Dysglossien sind Artikulationsstörungen infolge pathologischer Veränderungen an den peripheren Sprechwerkzeugen.

***Ätiologie und Pathogenese.*** Dysglossien können in Folge von Lippen-Kiefer-Gaumenspalten sowie prä- und postoperativen Veränderungen, speziell der Lippen, Zähne, Zunge, Unter- und Oberkiefer, Gaumen und Rachen entstehen. Des weiteren können Dysglossien posttraumatische oder neurogene Ursachen haben. Je nach Lokalisation unterscheidet man labiale, dentale bzw. maxilläre oder mandibuläre, linguale und palatale Dysglossien.

***Klinik.*** Es bestehen unterschiedlich ausgeprägte Artikulationsstörungen, die gegebenenfalls mit einer Dysphagie verknüpft sein können. Bei neurogenen Erkrankungen sind die Symptome, je nachdem ob eine ein- oder beidseitige Fazialis- oder Hypoglossusparese besteht, unterschiedlich ausgebildet.

***Therapie.*** Je nach Ursache kommen chirurgische, prothetische oder logopädische Verfahren in Betracht. Bei umfangreichen irreversiblen Ausfällen, wie z.B. nach Tumorresektionen, kann die Prognose ungünstig sein.

## 1.2.9 Stottern, Poltern (Redeflußstörungen)

### Stottern

> **Definition.** Es handelt sich um eine zentrale sprechmotorische Störung des Redeflusses, die beim mitteilenden und beim nicht-kommunikativen Sprechen in Erscheinung tritt.

***Epidemiologie.*** Ca. 1% der Gesamtbevölkerung leidet vorübergehend oder dauernd an einem Stottern. Das Verhältnis stotternder Knaben gegenüber Mädchen beträgt 4:1. Ein chronisches Stottern entwickelt sich überwiegend bereits im Vorschulalter.

***Ätiologie und Pathogenese.*** Die eigentliche Ursache des Stotterns im Vorschulalter ist nicht bekannt. Es werden eine neuromotorische Koordinationsstörung, eine Veränderung der zerebralen Dominanz, aber auch eine Wahrnehmungsstörung vermutet. Zusätzlich werden unterschiedliche Variablen angenommen, die im Rahmen einer Entwicklungsdynamik des Stotterns das Bedingungsgefüge der Redeflußstörung aufrechterhalten. Interaktive Beziehungen zwischen genetischen Faktoren, psychosozialen Einflüssen und Sprach- und Sprechentwicklung werden angenommen. Das sog. Anforderungs- und Kapazitätenmodell erklärt das Stottern damit, daß die notwendigen kommunikativen Fähigkeiten für ein fließendes Sprechen nicht ausreichen.

Ein primäres Stottern im Erwachsenenalter (neurogen, psychogen) ist selten.

***Klinik.*** Eine systematische Auswertung der Spontansprache verweist auf **Primärsymptome** mit Teilwortwiederholungen (Laute, Silben), Wortwiederholungen, Satzwiederholungen sowie Dehnungen und Blockierungen. **Sekundärsymptome** (Begleitsymptome) wie Flicklaute und -wörter, Mitbewegungen (auch mimisch), respiratorische Veränderungen und Sprechangst treten variabel auf.

Frühere Einteilungsprinzipien in tonisches und klonisches Stottern sind wenig hilfreich und erfassen keineswegs neuromuskuläre Veränderungen beim nichtkommunikativen Sprechen.

***Differentialdiagnose.*** Die charakteristischen normalen Sprechunflüssigkeiten beim nichtstotternden Kind lassen sich wie folgt beschreiben:
- Es finden sich nicht mehr als 10 Sprechunflüssigkeiten pro 100 Wörter.
- Typischerweise werden Einsilber-Wiederholungen beobachtet.
- Zumeist bestehen die Sprechunflüssigkeiten aus Einschüben, Revisionen und Wortwiederholungen.

**Therapie.** Die Behandlung ist aufgrund der nicht sicher bekannten Ursachen vom Ansatz her sehr heterogen. Unbedingt ist eine Behandlung im Vorschulalter anzustreben. Es werden u.a. Sprechhilfen, übende und/oder psychotherapeutische Verfahren empfohlen. Die Therapie des frühkindlichen Stotterns beruht auf einer
- direkten Behandlung (mit Hilfe von Verstärkungstechniken werden die flüssig gesprochenen Redeanteile erweitert) oder einer
- indirekten Behandlung (es werden u.a. die psychischen Voraussetzungen für ein flüssiges Sprechen entwickelt).

Die Behandlungsmaßnahmen beim chronischen Stottern können nur zum Erfolg führen, wenn eine professionelle Therapie stattfindet und über einen längeren Behandlungszeitraum erfolgt (Monate bis zu 1–2 Jahre).

> **Merke.** Eine altersspezifische und individuelle Frühbehandlung ist bereits im Vorschulalter erforderlich.

**Prognose.** Man rechnet nach internationalen Erfahrungen in 40% der Fälle mit einer guten Besserung, in 40% mit einer Besserung und in 20% mit einer Therapieresistenz. Rezidive sind jederzeit möglich.

Im Erwachsenenalter haben sich neben den therapeutischen Angeboten **Selbsthilfegruppen** etabliert.

### Poltern

> **Definition.** Es handelt sich um eine Redeflußstörung mit überhöhtem Sprechtempo, wobei die Satzbestandteile ungeordnet erscheinen können und der Betroffene keinen Leidensdruck hat.

**Epidemiologie.** Im Kindesalter beträgt die Häufigkeit 0,78%, wobei bevorzugt Knaben betroffen sind.

**Ursachen.** Das Poltern ist vorwiegend hereditär bedingt.

**Klinik.** Die Redeflußstörung entsteht nicht im Sprechvorgang selbst, sondern in dessen gedanklicher Vorbereitung. Poltern ist durch eine Überstürzung der Rede, Verschlucken, Verstellen und Verstümmeln von Lauten, Silben und Wörtern gekennzeichnet. Dabei fällt eine **Beschleunigung des Sprechvorganges** besonders auf. Im Kindesalter können zusätzlich ein Dysgrammatismus, Stammeln, Lese-Rechtschreibschwäche und/oder ein Stottern beobachtet werden.

**Differentialdiagnose.** Die Abgrenzung gegenüber dem Stottern ist wesentlich. Dabei fällt besonders auf, daß der Polterer keinen Leidensdruck hat und bei Aufmerksamkeitszuwendung seine eigene verbale Kommunikationsfähigkeit verbessern kann.

**Therapie.** Im Bedarfsfall ist eine logopädische oder sprachheilpädagogische Behandlung erforderlich.

## 1.3 Stimm-, Sprech- und Sprachstörungen infolge neuropsychiatrischer Erkrankungen

Die Stimm-, Sprech- und Sprachfunktion ist phylo- und ontogenetisch eine der frühesten und variabelsten Leistungen des Zentralnervensystems. Das normale Sprechen erfordert ein korrektes Funktionieren der kortikalen Bereiche, ein exaktes Mitwirken der harmonisierenden extrapyramidalen, bulbären und zerebellaren Bahnen und Kerne, dann aber auch die Intaktheit des eigentlichen Sprechwerkzeuges in seinen peripheren Funktionsteilen. Eine wesentliche Rolle spielt die individuelle Sprachbegabung.

***Merke.*** Der multidisziplinäre Ansatz bei Stimm-, Sprech- und Sprachstörungen bei neurologischen und psychiatrischen Erkrankungen ist Basis der Darstellung.

Stimm-, Sprech- und Sprachstörungen bei neuropsychiatrischen Erkrankungen können als Leitsymptom die klinische Symptomatologie prägen. Aus dieser Sicht sollen wichtige Krankheitsbilder dargestellt werden.

## 1.3.1 Spasmodische Dysphonie

***Definition.*** Die spasmodische Dysphonie wird in die Gruppe der fokalen Dystonien eingeordnet. Die fokale (isolierte) Dystonie beschränkt sich wie der Blepharospasmus, Tortikollis oder die oromandibuläre Verlaufsform auf einzelne Muskelgruppen. Die ätiopathogenetischen Vorstellungen aus neurologisch-neurophysiologischer Sicht unterscheiden idiopathische von symptomatischen (z.B. nach perinataler Hirnschädigung) Verlaufsformen.

***Klinik.*** Es besteht eine chronische zentrale Stimmstörung. Wir unterscheiden klinisch zwei Formen:
- Der **Adduktortyp** ist gekennzeichnet durch eine gepreßte und gequälte Stimme mit Pausen und Abbrüchen während der Phonation. Dabei sind die Stimmlippen überadduziert bzw. weisen intermittierende Spasmen auf.
- Beim **Abduktortyp** besteht ein fehlender Glottisschluß bei Phonation. Dabei tritt ein verhauchter leiser Stimmklang ein. Diese Form ist im Vergleich zum Adduktortyp seltener.

***Therapie.*** Konservative Behandlungen mit Hilfe von Stimmübungen bleiben erfolglos. Eine symptomatische pharmakologische Therapie mit anticholinergischen Substanzen ist ebenso nicht erfolgversprechend. Ein chirurgisches Vorgehen, wie die Neurektomie des N. laryngeus recurrens, ist wenig befriedigend. Dagegen ist die selektive und vorübergehende Denervierung mittels lokaler Injektionen von **Botulinustoxin** (BOTOX) in den Vocalis-Thyreoarytaenoideus-Muskelkomplex erfolgversprechend. Es kommt zu einer auffälligen Stimmverbesserung, die im Mittel drei Monate anhält. Die Therapie kann nach Bedarf wiederholt werden.

## 1.3.2 Dysarthrie

***Definition.*** Dysarthrien beruhen auf Störungen der **zentralen Sprechmotorik** mit unpräziser Artikulation. Es können neben der verwaschenen und undeutlichen Artikulation Veränderungen der Prosodie (Rhythmus, Melodie, Intonation), der Stimmqualität sowie der Sprechatmung auftreten, so daß man dann von Dysarthrophonien spricht. Während es sich bei Aphasien um eine **Sprachstörung** handelt, besteht bei der Dysarthrie eine **zentrale Sprechstörung**.

### Einteilung
Dysarthrien werden nach topographischen Gesichtspunkten eingeteilt:

- ***Bulbäre Dysarthrie.*** Sie beruht auf Schädigungen der Hirnnervenkerne im Bereich der Medulla oblongata und ist somit peripher lokalisiert. Sie tritt bei Bulbärparalyse und amyotrophischer Lateralsklerose (ALS) auf.

- ***Suprabulbäre (kortikobulbäre, pseudobulbäre) Dysarthrie.*** Sie beruht auf einer doppelseitigen Schädigung des Tractus corticonuclearis der Pyramidenbahn und tritt besonders bei multiplen Hirninfarkten oder posttraumatisch auf.

- **Extrapyramidale Dysarthrie.** Sie ist durch eine strio-pallidäre Symptomatik gekennzeichnet und kann beim Parkinsonismus, bei Chorea, Athetose und M. Wilson beobachtet werden.

- **Zerebellare Dysarthrie.** Diese tritt bei spinozerebellarer Erkrankung (Friedreichsche Ataxie), hereditärer zerebellarer Ataxie (Marie), Trauma, Kleinhirntumor und vaskulärer Störung auf.

- **Hemisphären-(kortikale) Dysarthrie.** Es besteht eine Schädigung der motorischen Hirnrinde. Die Dysarthrie kann mit einer Broca-Aphasie, aber auch mit einer Sprechapraxie verknüpft sein.

*Klinik.* Bei der Dysarthrie können neben der verwaschenen und undeutlichen Artikulation Veränderungen der Stimmqualität (Dysarthrophonie), Sprachakzente (Dysprosodie) sowie Sprechatmung auftreten.

*Diagnostik.* Die Basisdiagnostik ist der neurologische Befund. Der phoniatrisch-neuropsychologisch-logopädische Status kann durch eine transnasale Fiberendoskopie (velopharyngealer Verschlußmechanismus) sowie einer Lupenlaryngoskopie (Lupenstroboskopie) ergänzt werden. Die Profilbestimmung der Dysarthrie ist eine neuropsychologisch-logopädische Aufgabe.

*Therapie.* Die Basis bildet die Therapie der neurologischen Grunderkrankung. Die sprechmotorische Störung erfordert eine Behandlung der artikulomotorischen Fähigkeiten. Abhängig von den Befunden ist schwerpunktmäßig eine Therapie der Artikulation, Prosodie oder laryngealen bzw. respiratorischen pathologischen Bewegungsmuster erforderlich. Als therapeutische Hilfsmittel können Sprechprothesen, Biofeedback-Methoden oder eine computerunterstützte Rehabilitation eingesetzt werden.

### 1.3.3 Aphasie

> *Definition.* Aphasien sind **zentrale Störungen** der **Sprache,** die nach abgeschlossener Sprach- und Sprechentwicklung aufgrund einer Hirnschädigung der Sprachregion auftreten. Sie sind stets in mehreren sprachlichen Modalitäten wie Sprechen, Verstehen, Lesen und Schreiben nachweisbar. Sie müssen von **zentralen Sprechstörungen,** u.a. Dysarthrien, abgegrenzt werden.

*Ätiologie und Pathogenese.* In ca. 85% der Fälle treten Aphasien als Folge eines akuten zerebralen Gefäßinsultes (im Bereich der A. cerebri media) auf. Aphasien als Folge eines Schädel-Hirn-Traumas betreffen Hirnareale, die sich nicht dem umschriebenen Versorgungsgebiet einer bestimmten Hirnarterie zuordnen lassen. Der Verdacht auf einen Hirntumor besteht dann, wenn eine progrediente Aphasie feststellbar ist.

*Klinik.* Der Verlauf von Aphasien läßt sich unterteilen in eine **Akutphase** und eine **stabile Phase,** in denen es zu Spontanremissionen kommen kann. Die dritte Phase ist die **chronische Phase,** in der spontane sprachsystematische Leistungsverbesserungen selten sind. Allerdings lassen sich in dieser Phase noch gute Fortschritte bei der Anpassung der verbliebenen Störung an die Erfordernisse des individuell variierenden Kommunikationsalltags erreichen.

*Akutphase.* Die Aphasie-Symptome sind variabel. Aus der Art und dem Schweregrad der Aphasie in den ersten Tagen und Wochen lassen sich zukünftige Entwicklungstendenzen nicht voraussagen.

**Stabile Phase und aphasische Standardsyndrome.** Grundsätzlich können **vier Standardsyndrome** differenziert werden:
- Globale Aphasie,
- Wernicke-Aphasie,
- Broca-Aphasie,
- Amnestische Aphasie.

**Standardsyndrome.** Bei der **globalen Aphasie** sind die Sprachproduktion und das Sprachverständnis weitgehend reduziert. Dabei finden sich unkontrollierte Lautfolgen und/oder floskelhafte Wiederholungen (Sprachautomatismen). Es handelt sich um die schwerste Form einer Aphasie, da alle Modalitäten, wie Sprechen, Verstehen, Lesen, Schreiben, sehr stark reduziert sind. Zusätzlich besteht zumeist eine sehr unpräzise Artikulation, eine Dysarthrie.

Das Leitsymptom der **Broca-Aphasie** ist der Agrammatismus. Bei Ein- und Zwei-Wort-Sätzen spricht man von Telegrammstil. Auch die Flexionsendungen sind oft falsch oder werden ganz ausgelassen. Zusätzlich können phonematische Paraphasien vorliegen. Das Sprachverständnis ist meistens nur leicht gestört. Oft ist die Sprechmotorik mitbetroffen, so daß eine Dysarthrie nachweisbar ist.

Bei einer **Wernicke-Aphasie** ist das Leitsymptom ein Paragrammatismus. Dabei findet sich ein komplex angelegter Satzbau, in dem die Bestandteile falsch kombiniert, verdoppelt und zum Teil ineinander verschränkt sind. Flexionsendungen und Funktionswörter werden häufig verwechselt. Das Sprachverständnis ist erheblich gestört, so daß die Kommunikationsfähigkeit stark eingeschränkt ist.

Die **amnestische Aphasie** ist durch Wortfindungsstörungen bei relativ gut erhaltenem Sprachfluß und überwiegend intaktem Satzbau (kein Agrammatismus und Paragrammatismus) gekennzeichnet. Typisch sind umständliche Beschreibungen mit reduziertem Informationsgehalt.

Die **Lokalisation der Standardsyndrome** ist unterschiedlich: Bei der globalen Aphasie findet sich eine ausgedehnte Läsion fronto-temporo-parietal im Bereich der A. cerebri media. Die Broca-Aphasie kann in den frontalen Anteil der Sprachregion einschließlich Insel im Bereich der A. praerolandica, lokalisiert werden. Das hintere Drittel der oberen Schläfenwindung im Bereich der A. temporalis posterior aus der A. cerebri media ist bei einer Wernicke-Aphasie geschädigt. Die amnestische Aphasie kann temporal-parietal lokalisiert werden.

Bezeichnungen wie motorische oder sensorische Aphasie sind unzutreffend, da sie die Kommunikationsstörung lediglich auf ein Symptom einengen. Zum Beispiel ist bei einer Wernicke-Aphasie keineswegs nur das Sprachverständnis betroffen oder bei einer Broca-Aphasie nicht nur die motorische Sprachproduktion.

**Nicht-Standardsyndrome.** Von den Standardsyndromen können zwei Nicht-Standardsyndrome abgegrenzt werden:

- Leitungsaphasie
- Transkortikale Aphasie.

Die **Leitungsaphasie** ist durch eine flüssige verbale Kommunikation gekennzeichnet, das Hauptsymptom ist eine schwere Störung der Nachsprechfähigkeit. Dagegen fällt bei der **transkortikalen Aphasie** das gut erhaltene Nachsprechen auf, wobei die Sprachproduktion in der Spontansprache hochgradig reduziert ist.

Während bei der Leitungsaphasie eine Unterbrechung des Fasciculus arcuatus zwischen Broca- und Wernicke-Region besteht, findet sich bei der transkortikalen Aphasie eine Läsion zwischen Sprachregion und sensorischem Assoziationskortex (sensorische Verlaufsform) bzw. eine Läsion wahrscheinlich in der Broca-Region (motorische Verlaufsform).

*Diagnostik.* Die Diagnose und Syndromzuordnung erfordert eine eingehende Untersuchung. Weite Verbreitung hat der **Aachener Aphasietest** (AAT) gefunden. Es handelt sich um ein speziell für die deutsche Sprache entwickeltes Verfahren. Der Aachener Aphasietest umfaßt folgende Testteile:

- Spontansprache (Interview),
- Tokentest (ermöglicht Aussagen über Schweregrad der Aphasie und eine Abgrenzung zur Dysarthrie),
- Nachsprechen (Laute, Worte, Sätze),
- Schriftsprache (Schreiben, Lesen),
- Benennen (Gegenstands- und Situationsbilder),
- Sprachverständnis (Wort- und Satzebene).

Mit den Ergebnissen der Untersuchung lassen sich folgende Aussagen treffen:

- Abgrenzung einer aphasischen Störung gegen nichtaphasische Störungen
- Bestimmung des Schweregrades

---

**Standardsyndrome**
Bei der **globalen Aphasie** als schwerste Form sind die Sprachproduktion und das Sprachverständnis weitgehend eingeschränkt. Zusätzlich sind Sprachautomatismen zu beobachten. Häufig Dysarthrien.
Das Leitsymptom der **Broca-Aphasie** ist der Agrammatismus (Telegrammstil). Das Sprachverständnis ist zumeist nur leicht eingeschränkt. Gleichzeitig kann eine Dysarthrie nachweisbar sein.
Bei einer **Wernicke-Aphasie** ist das Leitsymptom der Paragrammatismus (komplexe Sätze, bei denen die Bestandteile falsch kombiniert und verdoppelt sind). Das Sprachverständnis ist stark eingeschränkt.

Die **amnestische Aphasie** fällt durch Wortfindungsstörungen bei relativ guter Sprachproduktion und unauffälligem Sprachverständnis auf.

**Nicht-Standardsyndrome**
Die **Leitungsaphasie** beruht auf einer Nachsprechunfähigkeit. Dagegen ist die **transkortikale Aphasie** durch eine gute Nachsprechfähigkeit bei hochgradiger Reduktion der Spontansprache gekennzeichnet.

**Diagnostik**
Der **Aachener Aphasietest** (AAT), der weitverbreitet angewendet wird, umfaßt folgende Testteile: Spontansprache, Tokentest (Bestimmung des Schweregrades einer Aphasie und Suchtest), Nachsprechen, Schriftsprache, Benennen und Sprachverständnis.

- Klassifizierung der Störung (vier Standardsyndrome, Sonderformen)
- Hinweise auf Alexie, Agraphie

Der **Aachener Bedside Test (AABT)** erfaßt Sprachstörungen in der Akutphase nach zerebraler Ischämie.

*Therapie.* Grundlage jeder Aphasie-Therapie ist die neurologische Basisbehandlung. Das Ziel einer Aphasie-Therapie besteht in einer
- Reaktivierung (»Sprache ist nicht verlorengegangen«)
- Reorganisation (»Gehirn weist eine Plastizität auf«) und
- Kompensationsstrategie.

Die Sprachtherapie erfolgt in drei Schritten:
- Die **Aktivierungsbehandlung** setzt unmittelbar nach der Erkrankung ein.
- Die **störungsspezifische Übungsphase** erfordert eine besondere Beachtung der einzelnen Aphasie-Syndrome.
- Die **Konsolidierungsphase** strebt einen Transfer der Übungssituation in den verbalen Alltag an, damit eine Festigung des Geübten erreicht wird.

*Prognose.* Die globale Aphasie besitzt die schlechteste Prognose. Beginn der Aphasietherapie sowie Alter und Ausmaß des betreffenden Hirnareals spielen eine bedeutsame Rolle für die Ergebnisse der Sprachtherapie.

**Der klinische Fall.** Ein 67jähriger Hypertoniker erkrankt akut an einer Bewußtlosigkeit mit Hemiparese rechts. Im kranialen Computertomogramm findet sich eine Läsion im Versorgungsgebiet der A. cerebri media links. Unter einer Intensivbehandlung klingt die Bewußtlosigkeit allmählich ab. Die Hemiparese bleibt bestehen. Zusätzlich wird jetzt ein komplett aufgehobenes verbales Kommunikationsvermögen festgestellt.
Die neurologisch-phoniatrisch-logopädische Beurteilung ergibt einen Ausfall des Sprachverständnisses und der Sprachproduktion. Es besteht eine erhebliche Sprechanstrengung. Zusätzlich fallen Sprachautomatismen (»recurring utterances«) auf. Dabei werden unverständliche Silben wiederholt.
Sofort nach Stabilisierung des Gesamtkrankheitsbildes werden Rehabilitationsmaßnahmen eingeleitet. Die Aktivierungsbehandlung setzt unmittelbar nach der Erkrankung ein. Die störungsspezifische Übungsphase beachtet die systematische Erweiterung der rudimentären Sprachfunktion. Die Sprachtherapie wird sich über Monate erstrecken. Die Prognose ist aufgrund der Schwere der verbalen Kommunikationsstörung eher als ungünstig zu bezeichnen.
**Diagnose.** Globale Aphasie nach zerebralem Insult bei Hypertonie.

### 1.3.4 Sprechapraxie, bukko-faziale Apraxie

#### Sprechapraxie

> **Definition.** Die Sprechapraxie ist eine zentralmotorische Erkrankung, die durch eine Störung der Programmierung von Sprechbewegungen bei erhaltener Motorik gekennzeichnet ist.

Damit besteht bei einer Sprechapraxie weder eine Lähmung im orofazialen Bereich noch eine sprachsystematische Störung, d.h. es handelt sich weder um eine Dysarthrie noch um eine Aphasie. Die Sprechapraxie kann den idiomotorischen Apraxien zugeordnet werden.

*Ätiologie und Pathogenese.* Eine Apraxie kann bei frühkindlichen Hirnschädigungen, zerebrovaskulären Insulten, zerebralen Metastasen, Hirntumoren, Hirnabszessen, fokalen Enzephalitiden, Schädel-Hirn-Traumen und zerebralen Degenerationen auftreten.

*Klinik.* Sprechapraktische Störungen beruhen auf Veränderungen der Lautbildung, der Prosodie (z.B. Sprachmelodie) sowie des Sprechverhaltens. Sprechapraktische Störungen fügen sich in das Bild einer Broca-Aphasie ein, wobei eine unflüssige Sprachstörung feststellbar ist.

## 1.3.5 Psychiatrische Erkrankungen

### Bukko-faziale Apraxie

> **Definition.** Die bukko-faziale Apraxie (Gesichtsapraxie) ist ebenso wie die Sprechapraxie eine zentralmotorische Störung. Es findet sich eine erhaltene Beweglichkeit der Lippen, der Zunge und des Kiefers, wobei oft sprechapraktische Störungen mit einer bukko-fazialen Apraxie assoziiert sind.

Die bukko-faziale Apraxie wird wie die Sprechapraxie den idiomotorischen Apraxien zugeordnet.

*Klinik.* Die sprechmotorische Störung kann nicht nur die Gesichtsmuskulatur, sondern auch die Zunge, den Kehlkopf und sogar die Atmung betreffen.

*Diagnostik.* Sie beruht auf folgenden motorischen Untersuchungsverfahren:
- Augen (rechts/links) schließen
- an einer Blume riechen
- Nase rümpfen
- Kerze ausblasen
- Mund spitzen
- Zunge herausstrecken
- Lippen ablecken
- schnalzen
- Wangen aufblasen
- sich räuspern.

*Therapie.* Die bukko-faziale Apraxie besitzt beim alleinigen Auftreten keine Relevanz im Alltagsleben. Sie wird bedeutsam, wenn gleichzeitig eine Sprechapraxie nachweisbar ist. Jetzt ist ein systematisches Training für feine Bewegungen der Artikulationsmotorik erforderlich.

### 1.3.5 Psychiatrische Erkrankungen

Zahlreiche psychiatrische Erkrankungen können mit auffälligen Sprach-, Sprech- und Stimmstörungen einhergehen. Zum Teil handelt es sich sogar um Leitsymptome.

- **Dysphrasien.** Unter Dysphrasien versteht man **Veränderungen des Sprachgebildes,** die durchaus Rückschlüsse auf eine Psychose zulassen. Dabei muß man das Wesen der Sprache – die Sprachwelt des psychiatrisch Erkrankten – mit in die Diagnostik einbeziehen (z.B. Schizophrenie).

- **Logoneurosen.** Dagegen sind bei Logoneurosen keinerlei Veränderungen des Sprachgebildes zu beobachten. Vielmehr handelt es sich um **emotionale Störungen der Sprache, des Sprechens und der Stimme,** wobei der psychiatrisch Erkrankte die kortikale Kontrolle über seine Phonations- und Artikulationsleistungen verliert. Der Sprachinhalt und -ausdruck kann, ohne daß das Sprachgebilde einbezogen wird, Veränderungen zeigen.

- **Dyslogie.** Sprach-, Sprech- und Stimmbefunde bei geistigen Entwicklungsstörungen im Kindes- und Erwachsenenalter bezeichnet man als Dyslogie. Hier bestehen zahlreiche **artikulatorische Fehlleistungen** und **Störungen des Redeflusses** einschließlich **Veränderungen der Sprachmelodie** und **Phonation.**

*Therapie.* Tendenziell vertritt man die Auffassung, daß psychiatrische Erkrankungen bei gezielter Indikation einer Stimm-, Sprech- und Sprachtherapie zugeführt werden sollten. Dabei handelt es sich vorwiegend um neuropsychiatrische Maßnahmen, die logopädisch akzentuiert sein können.

# 2 Pädaudiologie

> **Definition.** Die Messung des Hörvermögens im Kindesalter wird als **Kinderaudiometrie** (Pädaudiometrie) bezeichnet. Der Begriff **Pädaudiologie** (Kinderaudiologie) ist angebracht, wenn neben audiometrischen Methoden auch Ursachen und Behandlung sowie medizinische Betreuung, Hörgeräteversorgung und Sprachförderung hörgeschädigter Kinder betrachtet werden. Die Pädaudiologie stellt spezielle Anforderungen an den Untersucher und ist zeitaufwendig.

Die Pädaudiologie ist ein wichtiges Teilgebiet der gesamten audiologischen Diagnostik. Eine den Möglichkeiten unseres Wissensstandes gerecht werdende Pädaudiologie ist in medizinisch-audiologischen Zentren am ehesten gegeben, da der personelle, fachwissenschaftliche und gerätemäßige Aufwand sehr groß ist. Es besteht kein Zweifel, daß nur durch die enge Kooperation zwischen Medizin, Hörgeschädigtenpädagogik, Logopädie und Hörgeräteakustik eine optimale Rehabilitation für das hörgeschädigte Kind erreicht wird.

## 2.1 Häufigkeit von Hörschädigungen im Kindesalter

> **Merke.** Die häufigste Ursache der kindlichen Schwerhörigkeit ist der Mittelohrerguß, d.h. eine sekretorische Otitis media (Serotympanon).

Die *Tabelle 6* vermittelt einen Überblick über die Häufigkeit von Hörstörungen im Kindesalter unter besonderer Berücksichtigung der Ursachen. Die hochgradigen Hörstörungen im frühen Kindesalter sind selten, leichte und mittlere Hörstörungen weitaus häufiger. Auf normalen Geburtenstationen weisen ca. 1 bis 2 Kinder pro 1000 hochgradige Hörschäden auf, auf neonatologischen Intensivstationen sind es ca. 1 bis 3 Kinder pro 100. Bei ca. 90% der sog. »gehörlosen Kinder« ist tonaudiometrisch ein Restgehör nachweisbar.

**Tabelle 6: Häufigkeit von Hörstörungen im Kindesalter**

| | |
|---|---|
| 3 – 4% | Leichte Hörstörungen: überwiegend Schalleitungsschwerhörigkeiten |
| 0,5 – 1% | Mittelgradige Hörstörungen: überwiegend Schallempfindungsschwerhörigkeiten |
| 0,03 – 0,04% | Hochgradige Hörstörungen (»Gehörlosigkeit«) |

## 2.2 Ursachen von sensorineuralen Hörstörungen im Kindesalter

Hier sollen die Schallempfindungsschwerhörigkeiten (sensorineurale Hörstörungen) im frühen Kindesalter beschrieben werden. Erfahrungsgemäß weiß man, daß ein sehr hoher Anteil von genetisch bedingten Hörstörungen auftritt. Diesen schätzt man auf über 50% der sensorineuralen Hörschädigungen. Unterscheidet man auch Risikokriterien bei Neugeborenen, Säuglingen und Kleinkindern, gelangt man zu folgenden Ergebnissen (in Anlehnung an das »Joint Committee on Infant Hearing« 1994. Position Statement, USA):

**Risikokriterien bei Neugeborenen** (Geburt bis 28 Tage Lebensalter):
- Familienanamnese weist auf eine hereditäre Hörschädigung hin
- Intrauterine Infektionen (Zytomegalie, Masern, Syphilis, Herpes, Toxoplasmose)
- Kraniofaziale Fehlbildungen (z.B. Ohrmißbildungen)

- Geburtsgewicht unter 1500 g
- Hyperbilirubinämie
- Ototoxische Medikamente
- Meningitis
- Apgar-Werte von 0–4 in 1 Minute oder 0–6 in 5 Minuten,
- Mechanische Ventilationsstörungen, die 5 Tage oder länger dauern,
- Befunde, die mit einem Syndrom einschließlich sensorineuralen und/oder mittelohrbedingten Hörverlusten verknüpft sind.

**Risikokriterien bei Säuglingen und Kleinkindern** (29 Tage bis 2 Jahre):
- Beobachtungen der Eltern und Erzieher hinsichtlich einer Verzögerung der Hörfunktion, des Sprechens, der Sprache und/oder Allgemeinentwicklung
- Meningitis
- Schädel-Hirn-Trauma
- Ototoxische Medikamente
- Befunde, die mit einem Syndrom einschließlich sensorineuralen und/oder mittelohrbedingten Hörverlusten verknüpft sind
- Rezidivierende oder persistierende Otitis media mit Erguß (Serotympanon) für mindestens 3 Monate

## 2.3 Folgen einer Hörschädigung im Kindesalter

Eine Hörschädigung im Kindesalter kann auslösen eine
- **Reifungsstörung des Hörorgans.** Die Hirnreifung ist genetisch präformiert und wird durch exogene Einflüsse stimuliert. Verknüpfungen von Nervenbahnen, die beim Neugeborenen und Säugling in einer Vielfältigkeit angelegt sind, werden durch tägliche Erfahrung und Übung entweder konsolidiert oder bei fehlendem Training ungenutzt zurückgebildet. Beim reifen Neugeborenen ist die Cochlea voll entwickelt, ebenso ist die Anzahl der Neurone im N. cochlearis bereits endgültig. Dagegen findet ein Reifungsprozeß der afferenten Hörbahn während des ersten Lebensjahres statt.
- **Fehlende, verzögerte oder gestörte Sprachentwicklung**
- **Verzögerte geistige Entwicklung** (»Deprivation«)
- **Eingeschränkte psychosoziale Entwicklung**

## 2.4 Kinderaudiometrische Verfahren

Hörprüfungen im Kindesalter erfordern vom Untersucher ein großes Einfühlungsvermögen und sind zeitaufwendig.

In den nachfolgenden Ausführungen wird ein Überblick über die kinderaudiometrischen Verfahren entsprechend dem jeweiligen Entwicklungsstand gegeben. Grundsätzlich können wir zwischen **subjektiven** und **objektiven Methoden** unterscheiden *(Tabelle 7):*

| Tabelle 7: Überblick über kinderaudiometrische Verfahren | |
|---|---|
| **Subjektive Methoden** | 1. Reflexaudiometrie<br>• Moro-Reflex<br>• Auropalpebraler Reflex<br>2. Verhaltensaudiometrie<br>• Ablenktests<br>• Freifeldaudiometrie<br>3. Spielaudiometrie<br>4. Hörschwellenaudiometrie<br>5. Kindersprachaudiometrie<br>6. Schulaudiometrie |
| **Objektive Methoden** | 1. Otoakustische Emissionen (TEOAE, DPOAE)<br>2. Impedanzmessung (Tympanometrie, Stapediusreflexprüfung)<br>3. Akustisch evozierte Potentiale (insbes. Hirnstammpotentiale) |

## 2.4.1 Subjektive Hörprüfmethoden

***Reflexaudiometrie.*** Grundlage der Reflexaudiometrie sind folgende, bereits bei Neugeborenen auf akustische Reize von über 70 dB hin auftretende Reflexe:
- **Moro-Reflex** (Schreckreflex). Zu Beginn ruckartiger Streckreflex der Extremitäten, anschließend Abduktion der Arme und Öffnen der Hände, dann Kreuzen beider Arme mit Umklammerungsreflex und Beugen der Beine. Der Reflex verschwindet etwa gegen Ende des dritten Lebensmonats.
- **Auropalpebraler Reflex** (Lidschlußreflex). Dabei erfolgt ein kurzer, schneller Lidschluß bei offenen Augen sowie ein verstärktes Zukneifen bei geschlossenen Augen.

Jede beobachtete Reaktion muß durch Wiederholung bestätigt werden. Der akustische Reiz kann bei normal entwickelten Säuglingen mit Hilfe von modulierten Tönen (»Wobbeltönen«) in **Luftleitung bei 70 bis 100 dB** und bei **Knochenleitung bei 30 bis 60 dB** erwartet werden.

Es handelt sich bei der Reflexaudiometrie um beidohrige Prüfungen im freien Schallfeld (ohne Kopfhörer) und **nicht um eine Hörschwellenbestimmung.**

> **Merke.** Die Reflexaudiometrie ist eine **unzuverlässige** *subjektive* Hörprüfmethode und ist als Screening-Methode nur in Kombination mit einer Prüfung der otoakustischen Emissionen und/oder akustisch evozierter Potentiale (siehe unten) geeignet.

***Verhaltensaudiometrie.*** Ist ein Kind bei der audiometrischen Untersuchung aufgrund seines Entwicklungsalters nicht zu einer aktiven Mitarbeit fähig oder verweigert es diese, ist man auf Beobachtungen seines Verhaltens auf akustische Reize oder auf objektive Methoden (siehe unten) angewiesen. Die Verhaltensaudiometrie wird für den Altersbereich ab dem 4.–6. Lebensmonat bis etwa 2½ Jahren eingesetzt. Dabei werden zwei Verfahren empfohlen:
- **Ablenktests**
  Diese Tests werden im freien Schallfeld, d.h. ohne Kopfhörer, durchgeführt. Je nach Alter liegt das Kind im Bett oder sitzt auf dem Schoß der Begleitperson. Der Untersucher bietet von hinten seitlich (rechts oder links abwechselnd) aus unterschiedlicher Entfernung Prüfreize mit **natürlichen Schallquellen,** wie z.B. Musikinstrumente oder klangerzeugendes Spielzeug, an. Wenn **portable Kleinstaudiometer** verwendet werden, hat sich ein modulierter Ton (»Wobbelton«) bewährt, da damit die Aufmerksamkeit des Kleinkindes auf dieses akustische Signal erhöht wird.
- **Freifeldaudiometrie (Verhaltensaudiometrie mit visueller Verstärkung)**
  Das durch einen akustischen Reiz ausgelöste Verhalten des Kindes, wie z.B. ein Kopfwenden zur Schallquelle, wird durch Belohnung mit einem visuellen Reiz aus der gleichen Richtung mit Hilfe eines Monitors verstärkt. Der visuelle Reiz sollte ein dem Alter des Kindes angepaßtes Bild darstellen.

***Spielaudiometrie.*** Die Hörschwellenbestimmung ist in eine Spielhandlung eingebaut. Die Prüfung erfolgt für beide Ohren getrennt über Kopfhörer und Knochenleitungshörer. Bei normal entwickelten Kindern kann die Spielaudiometrie nach entsprechender Konditionierung etwa ab Ende des zweiten Lebensjahres angewendet werden. Die Spielaudiometrie erfordert aktive Mitarbeit des Kindes und altersadäquates Spielzeug. Das Kind wird trainiert, auf Tonreize mit einer bestimmten Spielhandlung zu antworten (z.B. beim Hören eines Tones darf das Kind Bausteine stapeln).

***Kindersprachaudiometrie.*** Eine Sprachaudiometrie im Kindesalter ist mit kindgerechten Wortreihen im allgemeinen vom vierten Lebensjahr an möglich. Allerdings muß berücksichtigt werden, daß das Kind in Abhängigkeit vom Hörverlust eine verzögerte Sprachentwicklung mit Wortschatzarmut, fehlerhafter Lautbildung und Dysgrammatismus hat. Das Kind kann daher die angebotenen Wörter nicht immer verbal wiederholen, sondern deutet vielmehr auf spezielle, für die Kindersprachaudiometrie bereitgehaltene Bilder. Der **Mainzer Kinder-**

**sprachtest** ist für drei Altersgruppen ausgerichtet, so daß das Entwicklungsalter des Kindes berücksichtigt werden kann.

*Tonaudiometrie.* Die Tonaudiometrie im Kindesalter gelingt oft schon im vierten Lebensjahr mit Luft- und Knochenleitungskurve. Sie ist die logische altersbezogene Fortsetzung der Spielaudiometrie. Zuverlässige Ergebnisse erhält man allerdings zumeist erst ab Ende des 4. Lebensjahres an.

> *Merke.* Häufig werden nichterkannt hörgeschädigte Kinder für minderbegabt gehalten.

Die Aufgabe der **Schulaudiometrie** besteht darin, mit Hilfe der Tonaudiometrie das Vorhandensein von Schalleitungs- und Schallempfindungsschwerhörigkeiten festzustellen oder auszuschließen. Eine sorgfältige Überprüfung über alle Frequenzen einschließlich Luft- und Knochenleitung sowie im Bedarfsfall mit Vertäubung wird ohne Schwierigkeiten zur Differenzierung der Hörstörung führen.

## 2.4.2 Objektive Hörprüfmethoden

Die Überprüfung des Hörvermögens mit Hilfe **otoakustischer Emissionen**, **Impedanzmessung** und **akustisch evozierter Potentiale** wurde im *Kapitel A* ausführlich dargestellt. Die Bestimmung der Hörschwelle im frühen Kindesalter ist schwierig und erfordert große Erfahrungen. Objektive audiometrische Verfahren können eine Hilfestellung und Antwort geben. Dabei werden die frequenzspezifische Hirnstammaudiometrie (**Notched-noise-AEP**) und das **Distorsionsprodukt-Gramm (DP-Gramm)** zur objektiven Hörschwellendiagnostik im Kindesalter empfohlen.

*Frequenzspezifische Ableitung akustisch evozierter Potentiale (Notched-noise-AEP).* Die Untersuchung besitzt besonders im frühen Kindesalter für die Hörgeräteversorgung und Cochlea-Implantation eine wesentliche Bedeutung, um eine Resthörigkeit von einer Gehörlosigkeit abzugrenzen. Mit Hilfe der Ableitung akustisch evozierter Potentiale (AEP) mit Clickstimuli (erzeugen am Kopfhörer ein breitbandiges akustisches Signal mit einem Frequenzspektrum bis etwa 5000 Hz) ist keine frequenzspezifische Aussage möglich. Dagegen erlaubt die Notched-noise-AEP-Ableitung neben der Clickstimulus-Ableitung akustisch evozierter Potentiale eine wichtige frequenzspezifische Aussage. Hier erfolgt die Ableitung von akustisch evozierten Potentialen mit einem Tonburst (Trapezreiz, bei dem die einhüllende Funktion aus ansteigenden, konstanten und abfallenden Geraden besteht), der gleichzeitig ipsilateral mit einem kerbgefilterten Rauschen selektiv maskiert (vertäubt) wird.

> *Merke.* Die Kinderaudiometrie wird in der klinischen Routine als variable, individuelle und altersabhängige Testbatterie eingesetzt. Die alleinige Bewertung eines Meßverfahrens ist ungenügend.

## 2.4.3 Screening auf frühkindliche Hörstörungen

Eine Erfassung **aller Neugeborenen** ohne erhöhtes und mit einem erhöhten Risiko für Hörschaden (Risikokinder, *siehe 2.2*) in einem Screening ist in Deutschland zur Zeit aufgrund fehlender Fachleute und speziell ausgestatteter Einrichtungen sowie wegen der hohen Kosten nicht durchführbar. Grundsätzlich wird jedoch ein generelles Hör-Screening im Rahmen der Europäischen Gemeinschaft angestrebt.

**Methodik.** Vor Durchführung eines Hör-Screenings sind als sicherste kinderaudiometrische Diagnostik
- die **Ableitung transitorisch evozierter otoakustischer Emissionen** (TEOAE) und/oder
- die Registrierung **akustisch evozierter Hirnstammpotentiale** (AEP)

erforderlich (zur Methodik dieser Verfahren *siehe Kapitel A Ohr*).

Die Ableitung otoakustischer Emissionen und akustisch evozierter Potentiale lassen sich bei Neugeborenen am 2. bis 4. Lebenstag im Spontanschlaf leicht durchführen.

**Kritische Bewertung.** Die Ableitung otoakustisch evozierter Emissionen ist im Vergleich zur Hirnstammaudiometrie (evtl. automatisiert) einfacher und schneller durchführbar. Mit Hilfe der transitorisch evozierten otoakustischen Emissionen werden cochleäre Hörstörungen ab einem Stimulationspegel von ca. 30 dB erkannt. Damit ist dieses Verfahren bei prä-, peri- und postnatal entstandenen Hörstörungen besonders zur Frühdiagnostik von Hörstörungen im Kindesalter geeignet. Dagegen erfassen akustisch evozierte Hirnstammpotentiale zusätzlich zentrale Verarbeitungsstörungen (zentrale Hörstörungen). Deshalb sollten bei Verdacht auf zentrale Verarbeitungsstörungen bei normalen transitorisch evozierten otoakustischen Emissionen (TEOAE) akustisch evozierte Potentiale (AEP) selektiv verwendet werden.

> **Merke.** Risikokinder sollten möglichst früh durch ein Hör-Screening erfaßt werden, damit eine eventuell notwendige Hörgeräteversorgung bis zum sechsten Lebensmonat erreicht wird.

Die **Hördiagnostik im Rahmen pädiatrischer Vorsorgeuntersuchungen** kann unabhängig von einer pädaudiologischen Diagnostik erfolgen. Die U1–U10 beruhen auf pädiatrischen Beurteilungen, die ab Neugeborenenalter (U1) schrittweise stattfinden und speziell motorische, sprachliche und soziale Entwicklungen beachten, aber auch subjektive Hörprüfungen mit einbeziehen (bis Vorsorgeuntersuchung U10, 10.–13. Lebensjahr.)

## 2.5 Hörgeräteversorgung beim Kind

Die Bedeutung der Hörgeräteversorgung beim Kind ist eine völlig andere als beim Erwachsenen mit einer abgeschlossenen Sprach- und Allgemeinentwicklung. Für das Kind bedeutet ein Hörschaden eine Einschränkung seiner gesamten Erfahrungswelt durch die Verringerung bzw. das Fehlen des akustischen Reizangebotes, sowie das Fehlen eines Anstoßes für die Sprachentwicklung bei hochgradiger Hörstörung.

> **Merke.** Eine individuelle beidseitige Hörgeräteanpassung ist auch angebracht, wenn eine »Gehörlosigkeit« besteht. Überwiegend findet sich im Kindesalter noch ein evtl. verwertbares Resthörvermögen.

**Zeitpunkt der Hörgeräteverordnung.** Als Kompromiß zwischen theoretischer Forderung und praktisch Möglichem zeichnet sich für die individuelle beidohrige Hörgeräteversorgung bei hereditären, prä- und perinatalen Schäden ein Alter ab, welches einem Entwicklungsalter von ca. 6 Monaten entspricht. Damit gelingt es,
- die sensiblen Phasen der Entwicklung des Hörorgans (Hörreifung) auszunutzen und
- eine Verzögerung oder Störung der Sprachentwicklung zu vermeiden.

**Hörgeräteanpassung.** Die Hörgeräteanpassung bei Säuglingen und Kleinkindern gelingt mit Hilfe einer subjektiven oder bei Bedarf objektiven Hörschwellenbestimmung. Die **Bestimmung der Unbehaglichkeitsschwelle** sowie **Hörprüfungen ohne und mit Hörgerät im freien Schallfeld** (sog. Aufblähkurve) sind erforderlich. Die subjektiven und objektiven Anpassungsergebnisse können durch die Beobachtungen über stattfindende Hörreaktionen durch die Eltern ergänzt werden. Digital programmierbare Hörgeräte gestatten grundsätzlich eine bessere Anpassung an die individuelle Hörsituation des Kindes. Damit wird aufgrund der Variabilität der Einstellung der Hörgeräteparameter eine bessere Ausnutzung des Restgehörs erreicht.

Zur Versorgung mit einem **Cochlea-Implantat** (CI) *siehe Kapitel A*.

## 2.6 Frühkindliches Hör-Sprach-Training

Die Sprach-, Sprech- und Stimmtherapie bei frühkindlichen Hörschädigungen muß zum frühestmöglichen Termin beginnen. Parallel zu den Maßnahmen der Hörgeschädigtenpädagogik und Logopädie sollten die erforderliche
- medikamentöse Therapie (z.B. Behandlung entzündlicher Erkrankungen, speziell der Ohren, der Nase und des Nasopharynx)
- operative Therapie (z.B. Adenotomie, Paukenröhrchen, Tympanoplastik oder rekonstruktive Chirurgie bei Mißbildungen) sowie
- beidseitige Hörgeräteversorgung erfolgen.

> **Merke.** Parallel zum frühkindlichen Hör-Sprach-Training ist nach frühzeitiger und gezielter Diagnostik eine beidseitige Hörgeräteversorgung ab ca. dem sechsten Lebensmonat erforderlich.

*Grundlagen des frühen Hör-Sprach-Trainings.* Die Frühförderung beginnt mit einer sorgfältigen **Beratung der Eltern**. Dabei werden die Eltern über die Art der Hörstörung und die Behandlungsaussichten informiert und schrittweise in die Mitbetreuung – parallel zu den Maßnahmen der Hörgeschädigtenpädagogik bzw. Logopädie – eingeführt. Nach der **Hörgeräteversorgung** muß das Kind Alltagsgeräusche wie z.B. Tür- und Telefonklingeln kennenlernen. Neben dieser **Hörerziehung** ist eine Entwicklung des Sprachverständnisses und schrittweise eine sog. **Sprachanbahnung** erforderlich (phasenspezifischer Nachvollzug der physiologischen Sprachentwicklung).

> **Merke.** Die Sprache und die Sprechfunktion wird spontan nicht erlernt, wenn die beidseitige Hörschwelle über 60 dB beträgt. Bei diesen Hörverlusten lebt das Kind in der »Welt des Schweigens«.

Die eigentliche **Sprachanbahnung** sollte bei hörgeschädigten Kindern bereits im ersten Lebensjahr stattfinden. Dabei werden u. a. in spielerischen Situationen Zuordnung von Worten zu kindgemäßen Situationen des täglichen Lebens sowie die orofaziale Motorik mit Blas- und Zungenübungen trainiert.

*Ergänzungen zum frühen Hör-Sprach-Training.* Es stehen mehrere Verfahren zur Verfügung:
- Darstellungen von kindgemäßen Bildern und Aufgabenstellungen auf einem Monitor mit Hilfe der Computergraphik (**»Sprechspiegel«**),
- die **Sprach-Farbbild-Transformation** (SFT) beruht darauf, einen Teil der Hörfunktion durch das Auge zu ersetzen und die gesprochene Sprache zeitsynchron in farbige Bilder umzusetzen,
- die **Zungen-Sonographie** erlaubt bei Plazierung des Schallkopfes in die Submentalregion einen Vergleich der orofazialen Funktionen im lingualen Bereich zwischen Therapeut und hörgeschädigtem Kind.

Grundsätzlich handelt es sich um **Biofeedback-Verfahren**.

Das **Absehen** ist für das hörgeschädigte Kind eine wesentliche unterstützende Kommunikationstechnik. Es empfängt auf visuellem Weg Informationen, indem es den Lippenbewegungen folgt und diese durch Beobachtungen der Mimik, wie auch durch Ausnutzung eigener Hörreste oder deren Verstärkung durch Hörgeräte ergänzt.

**Methoden zur Verbesserung der Kommunikationsfähigkeit Gehörloser**
Orale Methode (frühe Hör-Spracherziehung über die Lautsprache) und manuelle Methode (Gebärdensprache).

*Methoden zur Verbesserung der Kommunikationsfähigkeit Gehörloser.* Im wesentlichen lassen sich zwei Methoden zur Verbesserung der Kommunikationsfähigkeit gehörloser Kinder unterscheiden. Es handelt sich um die **orale Methode** (die frühe Hör-Spracherziehung über die Lautsprache) sowie die **manuelle Methode** (die **Gebärdensprache**). Im deutschsprachigen Raum wird der oralen Methode der Vorzug gegeben.

Merke ▶

> **Merke.** Die Interaktion zwischen Früherfassung der kindlichen Hörschädigung, frühzeitiger Hörgeräteversorgung bzw. Anwendung eines Cochlea-Implantats bei Gehörlosigkeit sowie frühzeitiger Hör-Spracherziehung ist von grundlegender Bedeutung für den Erfolg bei der Rehabilitation hörgestörter Kinder.

Die Integration hörgeschädigter Kinder in Regelschulen wird zunehmend gefordert und auch realisiert.

**Der klinische Fall.** Das frühgeborene, 18 Monate alte Kleinkind, mit einem ehemaligen Geburtsgewicht von 990 g, befindet sich wegen einer Entwicklungsstörung in neuropädiatrischer Behandlung. Ab einem Alter von 14 Monaten fiel den Eltern bereits eine Hörstörung auf. Die eigentliche Sprachentwicklung hat noch nicht begonnen. Das jetzt 18 Monate alte Kleinkind wird vom Hals-Nasen-Ohrenarzt an eine pädaudiologische Abteilung zur differenzierten Hördiagnostik und notwendigen Maßnahmen zur Rehabilitation überwiesen. Hier können bei Prüfung mit transitorisch evozierten otoakustischen Emissionen (TEOAE) keine Reizantworten ausgelöst werden. Subjektive Hörprüfungen im freien Schallfeld (Verhaltensaudiometrie mit visueller Verstärkung) ergeben keine eindeutigen Hinweise auf Hörreaktionen. Bei der Impedanzmessung findet sich ein normaler tympanometrischer Kurvenverlauf, die Stapediusreflexe sind nicht auslösbar. Die Prüfung der Hörfunktion mit Hilfe akustisch evozierter Potentiale bzw. Hirnstammaudiometrie ergibt lediglich Reizantworten bei hohen Schallpegeln zwischen 80 und 90 dB.
Die logopädische Beurteilung zeigt, daß das 18 Monate alte Kleinkind noch nicht spricht. Das Sprachverständnis ist weitgehend aufgehoben.
Es werden sofort interdisziplinäre Rehabilitationsmaßnahmen vom Pädaudiologen, Hörgeräteakustiker und Logopäden bzw. Hörgeschädigtenpädagogen eingeleitet. Zuerst erfolgt die Anpassung von zwei Hinter-dem-Ohr-Hörgeräten sowie eine logopädisch/hörgeschädigtenpädagogisch akzentuierte Sprachanbahnung. Es sind jahrelange pädaudiologische Kontrollen einschließlich differenzierter Behandlungsmaßnahmen erforderlich, jedoch wird eine weitgehend normale Schulentwicklung erzielt.
**Diagnose.** Frühkindliche hochgradige Schallempfindungsschwerhörigkeit beidseits mit audiogener Sprachentwicklungsstörung.

# L  Weiterführende Literatur

*Arnold, W.,* Ganzer, U.: Checkliste Hals-Nasen-Ohrenheilkunde. Thieme, Stuttgart 1990

*Becker, W.,* Naumann, H. H., Pfaltz, C. R.: Hals-Nasen-Ohren-Heilkunde. 4. Aufl. Thieme, Stuttgart 1989

*Becker, W.,* Buckingham, R. A., Holinger, P. H., Steiner, W., Jaumann, M. P.: Atlas der Hals-Nasen-Ohrenkrankheiten. Thieme, Stuttgart 1983

*Benninger, M. S.,* Jacobson, B. H., Johnson, A.F.: Vocal arts medicine. The care and prevention of professional voice disorders. Thieme, Stuttgart 1994

*Berghaus, A.,* Bartel-Friedrich, S.: GK 3, Hals-Nasen-Ohrenheilkunde. Original-Prüfungsfragen mit Kommentar. 9.Aufl. Chapman & Hall, Weinheim 1996

*Biesalski, P.,* Frank, F. (Hrsg.): Phoniatrie – Pädaudiologie. 2 Bde. 2.Aufl. Thieme, Stuttgart 1994

*Birnmeyer, G.:* HNO-ärztlicher Spiegelkurs. Thieme, Stuttgart 1987

*Böhme, G.,* Welzl-Müller, K.: Audiometrie. Hörprüfungen im Erwachsenen- und Kindesalter. Ein Lehrbuch. 3.Aufl. Huber, Bern 1993

*Böhme, G.:* Klinik der Sprach-, Sprech-, Stimm- und Schluckstörungen. Ein Lehrbuch der Kommunikations- und Schluckstörungen. Bd.1. 3.Aufl. Fischer, Stuttgart 1997

*Böhme, G.* (Hrsg.): Therapie der Sprach-, Sprech-, Stimm- und Schluckstörungen. Ein Lehrbuch der Kommunikations- und Schluckstörungen. Bd.2. 2.Aufl. Fischer, Stuttgart, in Vorbereitung

*Eccles, R.:* Other techniques for assessing nasal function. Fac. Plast. Surg. 7 (1990) 260–265

*Feldmann, H.:* Das Gutachten des Hals-Nasen-Ohrenarztes. 3.Aufl. Thieme, Stuttgart 1994

*Fisch, U.:* Mikrochirurgie des Ohres. Thieme, Stuttgart 1986

*Friedrich, G.,* Bigenzahn, W.: Phoniatrie. Huber, Bern 1995

*Grevers, G.:* Klinikleitfaden Hals-Nasen-Ohrenheilkunde. Jungjohann, Neckarsulm/Stuttgart 1993

*Hauser, R.:* Anwendung otoakustischer Emissionen. Enke, Stuttgart 1995

*Hoth, S.,* Lenarz, Th.: Elektronische Reaktionsaudiometrie. Springer, Berlin 1994

*Kleinsasser, O.:* Mikrolaryngoskopie und endolaryngeale Mikrochirurgie. 3.Aufl. Schattauer, Stuttgart 1992

*Koischwitz, D.:* Sonographie der Kopf-Hals-Region. Springer, Berlin, Heidelberg 1993

*Köster, O.:* Computertomographie des Felsenbeines. Thieme, Stuttgart 1988

*Lehnhardt, E.:* Praxis der Audiometrie. 7.Aufl. Thieme, Stuttgart 1996

*Mann, W.J.:* Ultraschall im Kopf-Hals-Bereich. Springer, Berlin 1984

*Maran, G. D.,* Lund, V.: Clinical Rhinology. Thieme, Stuttgart 1990

*Masuhr, K. F.,* Neumann, M.: Neurologie. 3.Aufl. Hippokrates, Stuttgart 1996

*McCaffrey, Th.:* Rhinomanometry and diagnosis of nasal obstruction. Fac. Plast. Surg. 4 (1990) 266–273

*Mrowinski, D.,* Gerlull, G., Scholz, G., Thoma, J.: Audiometrie. Thieme, Stuttgart 1994

*Netter, F.H.:* Farbatlanten der Medizin. Bd. 4. Atmungsorgane. Ciba Geigy. Thieme, Stuttgart 1992

*Naumann, H. H.,* Helms, J., Herberhold, C., Kastenbauer, E. (Hrsg.): Oto-Rhino-Laryngologie in Klinik und Praxis. 3 Bde. Thieme, Stuttgart 1992–94

*Richter, W.Chr.:* Kopf- und Halsverletzungen. Thieme, Stuttgart 1992

*Scherer, H.:* Das Gleichgewicht. Springer, Berlin 1996

*Theissing, J.,* Masing, H., Rettinger, G.: Mund-, Hals- und Nasenoperationen. 3.Aufl. Thieme, Stuttgart 1995

*Thimme, W.,* Schultze, G., Vogel, H.-P. (Hrsg.): Anamnese und allgemeine Krankenuntersuchung. Enke, Stuttgart 1996

*Wendler, J.,* Seidner, W., Kittel, G., Eysholdt, U.: Lehrbuch der Phoniatrie und Pädaudiologie. 3.Aufl. Thieme, Stuttgart 1996

*Wigand, M.E.:* Endoskopische Chirurgie der Nasenebenhöhlen und der vorderen Schädelbasis. Thieme, Stuttgart 1989

*Wirth, G.:* Sprachstörungen. Sprechstörungen. Kindliche Hörstörungen. 4.Aufl. Deutscher Ärzte-Verlag, Köln 1994

*Wirth, G.:* Stimmstörungen. 4.Aufl. Deutscher Ärzte-Verlag, Köln 1995

*Zenner, H.-P.:* Praktische Therapie von Hals-Nasen-Ohren-Krankheiten. Schattauer, Stuttgart/New York 1993

# M Quellenverzeichnis der Abbildungen, Synopsen und Tabellen

## A Ohr

**Abbildungen:**
*12* Janssen Th., F. Böhnke, H.-J. Steinhoff: Räumliche Darstellung der Basilarmembranbewegung mit 3D-Computergraphik. HNO 35 (1987) 302–309
*14* Zenner, H.-P.: Physiologie, Immunologie, Biochemie. In: Oto-Rhino-Laryngologie in Klinik und Praxis. Band 1 Ohr. Hrsg. v. J. Helms. Thieme, Stuttgart – New York 1994
*24* nach Thimme, W., Schultze G., Vogel, H.-P.(Hrsg.): Anamnese und allgemeine Krankenuntersuchung. Enke, Stuttgart 1996
*32* modifiziert nach Hauser, R.: Anwendung otoakustischer Emissionen. Enke, Stuttgart 1995. Ptotz, M.: Otoakustische Emissionen. HNO aktuell 2 (1994) 153–154
*33* nach Thimme, W., Schultze G., Vogel, H.-P.(Hrsg.): Anamnese und allgemeine Krankenuntersuchung. Enke, Stuttgart 1996
*34, 37, 38a, b* nach Scherer, H.: Das Gleichgewicht, Bd.I. Praktische Gleichgewichtsdiagnostik. Springer, Heidelberg 1984
*39a* Riede, U.-N., Schäfer, H-E.(Hrsg.): Allgemeine und spezielle Pathologie. Thieme, Stuttgart 1993
*44, 45, 46, 47* Klinische Visite. Dr. Thomae GmbH, Biberach. 123 (1984) 2–4
*49, 54* Becker, W.(Hrsg.): Atlas der Hals-Nasen-Ohren-Krankheiten. Thieme, Stuttgart 1983
*56* Naumann, H.H.; Helms, J., Herberhold, C., Kastenbauer, E. (Hrsg.): Oto-Rhino-Laryngologie in Klinik und Praxis. Band 1 Ohr. Thieme, Stuttgart 1994.
*57* Becker, W. (Hrsg.): Atlas der Hals-Nasen-Ohren-Krankheiten. Thieme, Stuttgart 1983, © Prof. Dr. G. W. Korting, Mainz
*60* Klinische Visite. Dr. Thomae GmbH, Biberach. 123 (1984) 6
*65* Becker, W.(Hrsg.): Atlas der Hals-Nasen-Ohren-Krankheiten. Thieme, Stuttgart 1983
*67* Klinische Visite. Dr. Thomae GmbH, Biberach. 123, (1984) 8
*77* Aus: A. Gmür, P. Ott, U. Fisch: Atlas der Otoskopie (Abb. 150, S.102). Inpharzam S. A., 1987
*78a* Köster, O.: Computertomographie des Felsenbeines. Thieme, Stuttgart 1988
*84* Naumann, H. H., Helms, J., Herberhold, C., Kastenbauer, E. (Hrsg.): Oto-Rhino-Laryngologie in Klinik und Praxis. Band 1 Ohr. Thieme, Stuttgart 1994

**Synopsen:**
*9* modifiziert nach Boenninghaus, H.-G.: Hals-Nasen-Ohrenheilkunde. Springer, Berlin, Heidelberg 1993
*11* nach: Picton et al. 1974, Hoth und Lenarz 1994
*12a–d* nach Thimme, W., Schultze G., Vogel, H.-P. (Hrsg.): Anamnese und allgemeine Krankenuntersuchung. Enke, Stuttgart 1996
*16b* Klinische Visite. Dr. Thomae GmbH, Biberach. 123 (1984) 10

**Tabellen:**
*16* Bambach, G., H. Ising: Schallpegel von Kinderspielzeugen. HNO 42 (1994) 470–472
*17* nach Grevers Klinikleitfaden HNO, Jungjohann, Neckarsulm 1993
*19* Denk, D.-M.: Problematik des pulsierenden Tinnitus aus otologischer Sicht. Otorhinolaryngol. Nova 2 (1992) 85–90

## B Nervus facialis

**Abbildung:**
*4* nach Mrowinski, aus: Naumann, H. H.; Helms, J.; Herberhold, C., Kastenbauer, E. (Hrsg.): Oto-Rhino-Laryngologie in Klinik und Praxis. Band 2: Nase, Nasennebenhöhlen, Gesicht, Mundhöhle und Pharynx, Kopfspeicheldrüsen. Thieme, Stuttgart 1994

## C Nase – Nasennebenhöhlen – Mittelgesicht – Vordere Schädelbasis

**Abbildung:**
*69* Rettinger, G.: Epistaxis. In: Naumann, H. H., Helms, J., Herberhold, C., Kastenbauer, E. (Hrsg.): Oto-Rhino-Laryngologie in Klinik und Praxis. Band 2. Thieme, Stuttgart 1992

**Synopsen:**
*1–5* nach Sobotta, J., Becher, H.: Atlas der Anatomie des Menschen, 2. Teil: Eingeweide. Urban & Schwarzenberg, München 1965
*13* nach Birnmeyer, G.: HNO-ärztlicher Spiegelkurs. Thieme, Stuttgart 1987
*18* nach Mann, W. J.: Ultraschall im Kopf-Hals-Bereich. Springer, Heidelberg 1984
*19* nach McCaffrey, T.: Rhinomanometrie and diagnosis of nasal obstruction. Fac Plast Surg 4 (1990) 266–273
*20* nach Eccles, R.: Other techniques for assessing nasal function. Fac Plat Surg 4 (1990) 260–265
*32* nach Albegger, K.: Unspezifische endonasale Entzündungen. In: Naumann, H. H., Helms, J., Herberhold, C., Kastenbauer, E. (Hrsg.): Oto-Rhino-Laryngologie in Klinik und Praxis. Band 2. Thieme, Stuttgart 1992
*37* aus Rettinger, G.: Epistaxis. In: Naumann, H. H., Helms, J., Herberhold, C., Kastenbauer, E. (Hrsg.): Oto-Rhino-Laryngologie in Klinik und Praxis. Band 2. Thieme, Stuttgart 1992

**Tabelle:**
*26* aus Greves, G.: Syndrome im Gesichtsbereich. In: Naumann, H. H., Helms, J., Herberhold, C., Kastenbauer, E. (Hrsg.): Oto-Rhino-Laryngologie in Klinik und Praxis. Band 2. Thieme, Stuttgart 1992

## D Mundhöhle und Pharynx

**Abbildungen:**
*1* Klinische Visite. Dr. Thomae GmbH, Biberach Nr. 134 (1990) 1
*4* v. Bartolome et al. (Hrsg.): Diagnostik und Therapie neurologisch bedingter Schluckstörungen. Beitrag: Hannig, Chr., Wuttge, Hannig, A.: Radiologische Diagnostik und Therapiekontrolle neurologischer Schluckstörungen. Fischer, Stuttgart 1993
*5* Thimme, W., Schultze, G., Vogel, H.-P.(Hrsg.): Anamnese und allgemeine Krankenuntersuchung. Enke, Stuttgart 1996
*7* freundlicherweise zur Verfügung gestellt von Prof. Dr. F.-P. Kuhn, Kassel
*10* Riede, U.-N., Schäfer, H-E. (Hrsg.): Allgemeine und spezielle Pathologie. 3. Auflage, Thieme, Stuttgart 1993
*13* Klinische Visite. Dr. Thomae GmbH, Biberach. 136 (1992) 3
*15* Klinische Visite. Dr. Thomae GmbH, Biberach. 135 (1991) 12
*17* Jung, E.G.: Duale Reihe Dermatologie, 3. Auflage. Hippokrates, Stuttgart 1995
*18* Klinische Visite. Dr. Thomae GmbH, Biberach. 135 (1991) 6
*20* Thimme, W., Schultze,G., Vogel, H.-P. (Hrsg.): Anamnese und allgemeine Krankenuntersuchung. Enke, Stuttgart 1996
*25* Naumann, H.H.; Helms, J., Herberhold, C., Kastenbauer, E. (Hrsg.): Oto-Rhino-Laryngologie in Klinik und Praxis. Band 2: Nase, Nasennebenhöhlen, Gesicht, Mundhöhle und Pharynx, Kopfspeicheldrüsen. Thieme, Stuttgart 1992

# Quellenverzeichnis

*36* Klinische Visite. Dr. Thomae GmbH, Biberach. 134 (1990) 1
*53* nach Lugaresi und Coccagna, aus: Pirsig, W.: Schnarchen. Ursachen, Diagnostik, Therapie. Hippokrates, Stuttgart 1988

**Synopsen:**
*5* nach Scherer, aus: Naumann, H. H.; Helms, J., Herberhold, C., Kastenbauer, E. (Hrsg.): Oto-Rhino-Laryngologie in Klinik und Praxis. Band 2: Nase, Nasennebenhöhlen, Gesicht, Mundhöhle und Pharynx, Kopfspeicheldrüsen. Thieme, Stuttgart 1994
*6* Becker, W. (Hrsg.): Atlas der Hals-Nasen-Ohren-Krankheiten. Thieme, Stuttgart 1983

## E Speicheldrüsen

**Abbildung:**
*1* Thimme, W., Schultze G., Vogel, H.-P.(Hrsg.): Anamnese und allgemeine Krankenuntersuchung. Enke, Stuttgart 1996

## F Ösophagus

**Abbildungen:**
*2* Naumann, H. H.; Helms, J., Heberhold, C., Kastenbauer, E.(Hrsg.): Oto-Rhino-Laryngologie in Klinik und Praxis. Band 3: Hals. Thieme, Stuttgart 1995
*3* freundlicherweise zur Verfügung gestellt von Prof. Dr. F.-P. Kuhn, Kassel
*4* Naumann, H.H.; Helms, J., Herberhold, C., Kastenbauer, E.(Hrsg.): Oto-Rhino-Laryngologie in Klinik und Praxis. Band 2: Nase, Nasennebenhöhlen, Gesicht, Mundhöhle und Pharynx, Kopfspeicheldrüsen. Thieme, Stuttgart 1992

*8a, b* Naumann, H. H.; Helms, J., Herberhold, C., Kastenbauer, E.(Hrsg.): Oto-Rhino-Laryngologie in Klinik und Praxis. Band 3: Hals. Thieme, Stuttgart 1995
*9* Naumann, H. H.; Helms, J., Herberhold, C., Kastenbauer, E. (Hrsg.): Oto-Rhino-Laryngologie in Klinik und Praxis. Band 2: Nase, Nasennebenhöhlen, Gesicht, Mundhöhle und Pharynx, Kopfspeicheldrüsen. Thieme, Stuttgart 1992

**Tabelle:**
*21* Miller, F. R., J. Eliachar: Managing the aspirating patient. American J. of Otolaryngology 15 (1994) 1, 1–17

## G Larynx

**Abbildungen:**
*3a,b, 10, 13, 17a,c, 19* Becker, W. (Hrsg.): Atlas der Hals-Nasen-Ohren-Krankheiten. Thieme, Stuttgart 1983

**Synopsen:**
*1a–c, 2a* nach Thimme, W., Schultze G., Vogel, H.-P. (Hrsg.): Anamnese und allgemeine Krankenuntersuchung. Enke, Stuttgart 1996
*3a* Naumann, H. H.; Helms, J., Herberhold, C., Kastenbauer, E. (Hrsg.): Oto-Rhino-Laryngologie in Klinik und Praxis. Band 3: Hals. Thieme, Stuttgart 1995
*3b, 4* nach Thimme, W., Schultze G., Vogel, H.-P.(Hrsg.): Anamnese und allgemeine Krankenuntersuchung. Enke, Stuttgart 1996

## H Trachea

**Abbildung:**
*2c* Becker, W. (Hrsg.): Atlas der Hals-Nasen-Ohren-Krankheiten. Thieme, Stuttgart 1983

## I Hals

**Abbildung:**
*1* Thimme, W., Schultze G., Vogel, H.-P. (Hrsg.): Anamnese und allgemeine Krankenuntersuchung. Enke, Stuttgart 1996.

**Synopsis:**
*2* nach Kahle, W., Leonhardt, H., Platzer, W.: Taschenatlas der Anatomie. Band 2. 6.Aufl. Thieme, Stuttgart 1991

**Tabelle:**
*2* nach Mann, W. J.: Ultraschall im Kopf-Hals-Bereich. Springer, Berlin 1984

## J Plastisch-rekonstruktive Kopf- und Halschirurgie

**Abbildungen:**
*1–17, 19–25* aus: Theissing, J.: Mund, Hals- und Nasenoperationen. 2.Aufl. Thieme, Stuttgart 1988
*18* aus: Haas, E.: Plastische Gesichtschirurgie. Thieme, Stuttgart 1991

## K Phoniatrie und Pädaudiologie

**Tabelle:**
*2* nach Benninger, M. S., B. H. Jacobson, A. F. Johnson: Vocal arts medicine. The care and prevention of professional voice disorders. Thieme, Stuttgart 1994.

# N Sachverzeichnis

## A

Abszeßtonsillektomie 431
Achalasie 503
- Röntgenkontrastdarstellung 504 (Abb.)
Adamsapfel 519
Adenoide 410, 413 (Abb.)
- Befunde 412 (Abb.)
- hyperplastische 411 (Abb.)
Adenoiditis 410
adenoidzystisches Karzinom 485, 486 (Syn.)
Adenokarzinom 351
- des Siebbeins 351 (Abb.)
- Parotis 483
Adenom 348
- Nasenhöhle 348 (Abb.)
- Parotis 479
Adenotomie 141, 413
Adhäsivprozeß 126, 126 (Abb.), 140
AEP-Gruppen 76 (Syn.)
Aero-Otitis media 120
Aggravation 210
Aggregation 47
AIDS 604
Aktinomykose 277, 603
Akustikusneurinom 195, 203
- BERA 204 (Abb.)
- CT 205 (Abb.)
- Diagnostik 204
- Differentialdiagnose 206
- Klinik 203
- Lokalisation 203
- MRT 206 (Abb.)
- Prognose 206
akustisch evozierte Potentiale (AEP) 75, 677
- - - Einteilung 75
Allergie, perenniale 327
- saisonale 327
Allergiediagnostik 257, 329 (Tab.)
- Hauttest 257
- intranasale Provokation 258
- Laboruntersuchungen 258
Alveolarfortsatz 369
Amboß 25, 27f., 40
Aminoglykoside 181, 200
Ampulle, Bogengang 31
Analgetikaintoleranz 332
Anastomose, hypoglosso-faziale 225, 225 (Abb.)
Angina agranulocytotica 430
- herpetica 428
- lingualis 430
- retronasalis 430
- ulceromembranacea 427
Angiofibrom, juveniles 416 (Syn.)
Ankylose 127
Anotie 96
Antidrome Reizung 218
Antroskopie 248
Apex-orbitae-Syndrom 336

Aphasie 670
- Nicht-Standardsyndrome 671
- Standardsyndrome 671
Aphonie 646
- psychogene 654
Aphthen, habituelle 391
Apnoe 445
- verschiedene Formen 446 (Abb.)
Apraxie, bukko-faziale 673
Arteria(e)
- auricularis posterior 26, 29, 580
- - profunda 26
- carotis 578, 586
- - communis 579
- - externa 229, 232, 415
- - - Angiogramm (digitale Subtraktion) 592 (Abb.)
- - - Astfolge 580 (Syn.)
- - interna 28f., 38, 48, 229, 232, 234, 415
- - - Angiogramm (digitale Subtraktion) 592 (Abb.)
- cervicalis ascendens 579
- dorsalis 229
- - scapulae 579
- ethmoidalis anterior 229, 232
- - posterior 232
- - tertiana 232
- facialis 229, 232, 580
- incisiva 232
- laryngea inferior 579
- lingualis 580
- maxillaris 29, 232, 580
- meningea media 29
- occipitalis 580
- ophthalmica 229, 232
- palatina 232
- pharyngea ascendens 29, 415, 580
- sphenopalatina 232, 234, 355
- stylomastoidea 29
- subclavia 579, 585
- suprascapularis 579
- temporalis superficialis 26, 580
- thoracica interna 579
- thyreoidea inferior 561, 579
- - superior 561, 580
- transversa colli 579
- vertebralis 579, 585
Aryknorpel 514, 538
A-Scan 257
Aspiration 517
Atemhilfsmuskulatur 524
Atemmaske (NCPAP) 451
Atemstörung, schlafbezogene 445
Atherom 110
Audiogramm 61
- Seromukotympanon 123 (Abb.)
Audiologie 56
Audiometrie 56
- überschwellige 67
audiometrisches Verfahren, Kinder 675
- - - Überblick 675 (Tab.)
Auerbach-Plexus 503
Aurikulo-temporales Syndrom 478

Aurikulotemporalisneuralgie 360
Azinuszellkarzinom 487

## B

Barany-Lärmtrommel 58
Barrett-Syndrom, erworbenes 502
Basalzellkarzinom 304, 405
- Nasenflügel 305 (Abb.)
- Unterlippe 406 (Abb.)
Basilarmembran 33, 41
Bellocq-Tamponade 355
Bell-Phänomen 215
Bellsche Lähmung 219
BERA 204
Berufsallergie 327
Berufssprecher 646
Besnier-Boeck-Schaumann-Krankheit 276
Bezold-Abszeß 595
Bezold-Mastoiditis 132
Bing-Horton-Syndrom 358
Bißschiene 451
Blepharoplastik 226
Blow-out-Fraktur 293
Bogengang 30f., 54
- Ampulle 31 (Abb.)
- Fistel 144
Bolustod 533
Botulinustoxin 224, 669
Bowen-Krankheit 303
Brissaud-Syndrom 224
Bronchialkarzinom 541
B-Scan 256
bukko-faziale Apraxie 673
Bulbus olfactorius 243
- venae jugularis 38
Burkitt-Lymphom 352
Burowsches Dreieck 627
- Anpassung inkongruenter Wundrandlängen 628 (Abb.)
Bursitis pharyngealis 410

## C

Canalis n. facialis 212
- palatinus major 234
- pterygoideus 234
Caput obstipum 595
Cartagener-Syndrom 233
Caruncula sublingualis 369
Cavum oris 368
Charcot-Trias 207
CHARGE-Syndrom 309
Charlin-Syndrom 359
Cheilitis granulomatosa 220
Chinin 181
Chirurgie, plastische 622
- - Instrumente und Nahtmaterial 625
- - Wundheilung und Wundbehandlung 626

Choanalatresie 309
- einseitige 309 (Abb.)
Choanalpolyp 325, 325 (Abb.), 414, 414 (Abb.), 666
Choane, primäre 237
Cholesteatom 140, 142, 145f.
- kombinierte Schwerhörigkeit 143 (Abb.)
- kongenitales 160
- otoskopischer Befund 144 (Syn.)
Chorda tympani 28f., 213f., 216, 361
Chromomykose 277
Cluster-Kopfschmerz 358
Cochlea 29, 32, 41
- Schallverarbeitung 42
- Signalverarbeitung 42
- Verteilung der Frequenzen 42 (Abb.)
Cochlea-Implantat 192
- Anpassung 195
- Aufbau 192
- Behandlungsgrundsätze 194
- Bestandteile 193 (Syn.)
- Einführen durch die Cochleotomie 193 (Syn.)
- externe Bestandteile 193 (Syn.)
- Hör-Sprachtraining 195
- im Kindesalter 193
- - Voraussetzungen 195 (Tab.)
- Indikation 193
- Nachteile 195
- Prinzip 192
- Sprachprozessor 192
- Voraussetzungen 194 (Tab.)
- Zeitpunkt der Hörschädigung 194
Cogan-Syndrom 200
Common cold 317
Composite graft 637, 639
- Eigenschaften freier Transplantate 639 (Tab.)
- Entnahmestellen 639 (Abb.)
Conus elasticus 515
Corti-Organ 33f., 34 (Abb.)
Costen-Syndrom 360
CROS-Versorgung 188
Crouzon-Syndrom 363
$c^5$-Senke 177f., 180
Cupula 31
Cupulolithiasis 200

## D

Dandy-Phänomen 196
Danielsche Biopsie 593
Darwin-Höcker 95
Dauerschwindel 196
Dermatom 638
Dezibel (dB) 57
Diaphragma, kongenitales supraglottisches Segel 524 (Abb.)
Diphtherie 428, 429 (Abb.)
Diplophonie 656
Diruetika 182
Divertikel 503
Drehschwindel 196, 200
Ductus cochlearis 33
- endolymphaticus 30

- nasolacrimalis 231
- parotideus 368
- submandibularis 369
Dura 39
Dysarthrie 669
Dysästhesie, orale 376
Dyschylie 466
Dysgeusie 377
Dysglossie 667
Dysgrammatismus 663
Dyslalie 664
Dyslogie 673
Dysmelie-Syndrom 97, 119
Dysphagia lusoria 496
Dysphagie 442, 491, 508, 518
- Aspirationsklassifikation 510 (Tab.)
- Narbenstenose nach Verätzung 498 (Abb.)
- Ursachen 509 (Tab.)
- Verätzungen 496
Dysphonie 442, 646, 666
- dysplastische 655
- hyperfunktionelle 652, 652 (Abb.)
- hypofunktionelle 653, 654 (Abb.)
- psychogene 654
- spasmodische 669
Dysphrasie 673
Dysplasie, fibröse 349
Dyspnoe 442
- angeborene, laryngeale Ursachen 524
- frühkindliche, laryngeale Ursachen 524

## E

Eitergeschmack 460
Ektoderm 236
Elektrische Reaktionsaudiometrie (ERA) 75
Elektrogustometrie 217
Elektrokochleographie (ECochG) 77
Elektromyographie (EMG) 218
Elektroneuronographie 217
Elektronystagmographie (ENG) 90, 90 (Abb.)
- Auswertung Nystagmogramm 90 (Abb.)
- Seitendifferenz 91 (Abb.)
Endolymphe 30, 32
Entoderm 236
Entwicklungsdysphasie 663
Epidermalzyste 303
Epiduralabszeß 136
Epiglottis 514f.
- Abszeß 528, 529 (Abb.)
Epiglottitis 528
Epistaxis 354
- Blutungsquellen 354 (Tab.)
Epithel, olfaktorisches 243
ERA-Methoden 76 (Syn.)
Erfrierungen, Schweregrad 279 (Tab.)
Erworbenes Immunschwächesyndrom (AIDS) 394
Erysipel 100, 275
- Ohrerysipel 100 (Abb.)

Erythroprosopalgie 358
Etagenregel, Prognose maligner Tumoren 347 (Abb.)
Etagenwechsel 331
Ethmoiditis, chronische 332 (Abb.)
Euphonie 646
Eustachi-Röhre 29, 125
Exophthalmus 362
- Ursachen 362 (Syn.)
Explosionstrauma 178

## F

Facies adenoidea 411
Fazialiskanal 212
Fazialisknie 212
Fazialisparese 102 (Abb.), 152, 219f., 222, 225, 484
- entzündliche, otogene 223
- Goldimplantation 226 (Abb.)
- idiopathische 219
- - Diagnostik 220
- - Differentialdiagnose 220
- - Therapie 220
- inkomplette 215
- komplette 215
- kongenitale 219
- Muskelzügelplastik 226
- - M. masseter 226
- - M. temporalis 226
- Nervenplastik 225
- otogene 134
- periphere 215, 219
- - klinisch 215 (Abb.)
- tumorbedingte 224
- zentrale 219
Fazialisplastik 153
Fazialistic 224
Fehlbildung, pränatal erworbene 166
Felsenbein, Computertomographie 55 (Abb.)
Felsenbeinfraktur, Keilbeinhöhlenbeteiligung 297 (Abb.)
- Längsfraktur 152 (Abb.), 223
- laterobasale 151
- otobasale 151
- Querfraktur 152 (Abb.), 223
Felsenbeinlängsfraktur 152 (Abb.), 223
Felsenbeinquerfraktur 152 (Abb.), 223
Fenster, ovales 29
- rundes 29
Fibrom 402
- der Tonsillenregion 403 (Abb.)
Fibrose, zystische 333
Fissura pterygomaxillaris 234
Fistel, ösophagotracheale 495, 565
- Symptom 144
Fixationssuppression 93
Foetor ex ore 377, 438
Foramen rotundum 234
- sphenopalatinum 234
Fossa infratemporalis 234
- pterygopalatina 234
Fowler-Test 68

Frakturen, allgemeine Maßnahmen 284
- frontobasale 297, 298 (Abb.)
- - Einteilung nach Escher 298 (Syn.)
- - endokranielle Luftansammlung 299 (Abb.)
- - Operationsindikationen 300 (Tab.)
- - Rhinoliquorrhö 299 (Abb.)
- Palpation 284
- Prüfung der Mobilität des Oberkiefers 284 (Abb.)
- vordere Schädelbasis 297
Franceschetti-Syndrom 97
Freiburger Sprachtest 64
Freizeitlärm 176
- Geräuschentwicklung bei Spielzeug 177 (Tab.)
Fremdkörper 498, 533, 566
- verschluckte 499 (Abb.)
Frenzel-Brille 86, 89
- Schema Nystagmus-Befunde 86 (Syn.)
- thermische Prüfung 90 (Abb.)
Frequenzbereich 61
Frey-Syndrom 478
Frühbougierung 497
frühe akustisch evozierte Potentiale (FAEP) 77, 78 (Abb.)
- - - - klinische Ergebnisse 79

## G

Ganglion cervicale medium 585
- - superius 585
- ciliare 585
- geniculi 213
- oticum 585
- pterygopalatinum 234, 242, 585
- - Neuralgie 360
- stellatum 585
- submandibulare 585
gastroösophageale Refluxkrankheit 501
Gaumen, Entwicklungsstadien 237 (Syn.)
- Verletzungen 399
- weicher 371
Gaumenmandeln 371, 421
- Entzündung, akute 423
Gaumensegel 379
Gehör 41
- Funktionsprüfungen 56
- Grad der Schwerhörigkeit 58 (Tab.)
- Reiztransportsystem 41
- Testbatterie 56 (Tab.)
Gehörgang 41, 212
- äußerer 25f.
- - knöchern 26
- - knorpelig 26
- Ekzem (Otitis externa diffusa) 98, 98 (Abb.)
- Exostose 110, 110 (Abb.)
- Fraktur 109
- Fremdkörper 106
- Mykose 104 (Abb.)
- Reinigung mit Häkchen 106 (Abb.)
- Stenose 96f.
- Verletzungen 107
- Wasserspülung 106 (Abb.)

Gehörknöchelchen 28, 40f., 119
- Ersatz 146, 147 (Abb.)
- Kette 28
Gehörlosigkeit, cochleäre beidseitige, Ursachen 194 (Tab.)
Gehörorgan 25, 40
Gellé-Versuch 155
Geräuschaudiometrie 69
Geschmacksprüfung 216
- Geschmackskomponenten, Prüffelder 216 (Abb.)
Geschmacksrezeptoren 370
- Geschmacksknospe, Aufbau 370 (Syn.)
Geschmacksstörung 214, 377, 400
- Chorda tympani 214
- Definition 400
- periphere 377
- zentrale 377
Gesicht, Entwicklung 236 (Syn.), 364
- Erysipel 275 (Abb.)
- Fortsätze 237
- Mißbildungssyndrome 364, 364 (Tab.)
- Proportionen, ideale 245 (Syn.)
Gesichtsschädel, 3D-CT-Rekonstruktion 256 (Abb.)
- Hautschnitte 288 (Syn.)
Gesichtsschmerz, atypischer 361
Gesichtsspalten 238, 264
- Mißbildungen vordere Schädelbasis 265 (Abb.), 239 (Syn.)
Gewebeexpander 633
Glandula parathyreoidea 578
- parotis 378, 456, 460
- - Eisbergtumor im MRT 480 (Abb.)
- - Hämangiom 482 (Abb.)
- - Horizontalschnitt 457 (Syn.)
- - MRT 465 (Abb.)
- - Zyste 474 (Abb.)
- - zystischer Tumor 474 (Abb.)
- sublingualis 216, 369, 456f.
- submandibularis 216, 456f., 460, 470
- - Speichelstein im B-Scan 477 (Syn.)
- thyreoidea 578
Gleichgewicht 44
- Funktionsprüfung 83
- Prüfung, rotatorische 91
Gleichgewichtsbahn 35
- zentrale 37 (Syn.)
Gleichgewichtsorgan 25, 29, 31, 40
Gleichgewichtssystem, zentrales 34
Gliom 265
Globusgefühl 491
Globuspharyngeusgefühl 518
Glomus caroticum 580
Glomustumor 158, 160, 613
- Karotisgabel 614 (Abb.)
- otoskopisch 159 (Abb.)
Glossitis 387
- allergische 387
- rhombica mediana 397, 397 (Abb.)
Glossopharyngeusneuralgie 360
Glottis 515
Glyzerintest 198
granulierende Myringitis 128
Granulom, eosinophiles 160
Granuloma gangraenescens 352

Greisenstimme 648
Griesel-Syndrom 595
Grippeotitis 138
- Trommelfellbefund 138 (Abb.)
Großhirnrinde 38
Gummen 393
Gustometrie 384
- Geschmacksnervenverläufe, Bahnen 384 (Syn.)
- Geschmacksprüfung 384 (Abb.)

## H

Haarzelle, äußere 42
- - Meerschweinchen 43 (Abb.)
- innere 42
Halitosis 377
Hals, Abszeß 600, 604
- - MRT 605 (Abb.)
- Anatomie 578 (Syn.)
- Drehtest 92, 209
- Faszien 585
- Fistel 595
- - laterale 597
- - mediane 595
- Lymphknoten 581 (Syn.)
- - Metastasen 438, 484, 616
- - - Hals-CT 617 (Abb.)
- - - Ultraschallbild 617 (Abb.)
- - - Untersuchung bei Palpation 588 (Abb.)
- Phlegmone 606
- Röntgendiagnostik 592
- Schwellungen, Differentialdiagnose 587 (Tab.)
- Sympathikus 585
- Tumoren, gutartige 610
- Ultraschalluntersuchung 589ff. (Syn.)
- Unterscheidungsmerkmale zystischer und solider Prozesse, Sonographie 591 (Tab.)
- Untersuchungsmethoden 587
- Verletzung 609
- - Emphysem 610 (Abb.)
- - klinisches Bild 610 (Abb.)
- Zell- und Gewebediagnostik 593
- Zyste 595
- - laterale 597, 605
- - - Befund bei Inspektion 597 (Abb.)
- - mediane 595
- - - Befund, Inspektion 596 (Syn.)
Hämangiom 303, 350, 402, 402 (Abb.), 482, 611
- Naseneingang 350 (Abb.)
- Stimmlippe 549 (Abb.)
- submandibuläres 612 (Abb.)
Hämatotympanon 151f., 151 (Abb.)
Hammer 25, 28, 40
Haut 622f.
- chirurgische Anatomie 622 (Abb.)
Hautnaht 630
- fortlaufende 630 (Abb.)
Heerfordt-Syndrom 221, 459, 461, 473
Heimlich-Handgriff 534
Heiserkeit 518

Helicotrema 32
Helix 25
Hemispasmus facialis 224
Herpangina 428, 428 (Abb.)
Herpes simplex 279
– – als Rezidiv 389 (Abb.)
– zoster 278, 278 (Abb.), 390
– – trigeminus 390
Hiatus semilunaris 231
Hinter-dem-Ohr-Gerät (HdO-Gerät) 187, 190
Hirnabszeß 153
– otogener 137
– – CT 137 (Abb.)
– – Diagnostik 137
– – Klinik 137
– – MRT 137 (Abb.)
– – Therapie 137
Hirnstammaudiometrie (BERA) 77, 97
Histaminkephalgie 358
Histoplasmose 277
Hitselberger-Zeichen 206
HIV, Kaposi-Sakrom 395 (Abb.)
– orale Haarleukoplakie 395 (Abb.)
Hochtonschwerhörigkeit 171
Höckernase 268, 640
– knöcherne 268
– knorplige, Nasenhöcker 268 (Abb.)
Hodgkin-Syndrom 614
Hörbahn, afferente 36 (Syn.)
– zentrale 33
Hörbrille 188
Hörermüdung 68f.
Hörerziehung 679
Hörfeld 57
Hörfeldmessung 69
Hörgerät 97, 119, 186
– Aufbau 186
– Bauformen 187
– digitales 186
– digitale Signalverarbeitung 187 (Syn.)
– digital programmierbares 189
– Endwahl 190
– Fernbedienung 189
– HdO-Gerät 188 (Abb.)
– In-situ-Messungen 190
– IO-Gerät 188 (Abb.)
– Nachbetreuung 190
– Versorgung 172, 186
– – beidseitige Frühversorgung 172
– – beim Kind 678
– – – – Anpassung 678
– – – – Verordnung, Zeitpunkt 678
– – Hörtraining 172
– – im Erwachsenenalter 189
– – – audiologische Untersuchungen 189
– – – Erstversorgung 189
– – – Indikationsstellung 189
– – technische Hilfsmittel 172
– Vorwahl 190
Hörgeschädigte, technische Kommunikationshilfen 191
– – – Fernbedienung 191
– – – Lichtsysteme 191
– – – Schreibtelefon 191
– – – Telefonadapter 191
Horner-Syndrom 585

Hörnerv 43
Hörorgan 29, 32
Hörprüfmethoden 676
– objektive 677
Hörrinde 34, 43
– Dekodierungssystem 43
Hörschwelle, Ermittlung 62, 79
Hör-Sprach-Training, frühkindliches 679
Hörstörungen 47, 56
– angeborene 165
– – Geburtsschäden 167
– – hereditäre 166 (Tab.)
– – intrauterine Schäden, toxische Medikamente 167
– – mit Fehlbildungen anderer Organsysteme 165
– Einteilung 47 (Tab.)
– frühkindliche, Screening 677
– im Kindesalter, Folgen 675
– – – Häufigkeit 674 (Abb.)
– psychogene 47, 83
– Ursachen 674
– vestibulospinale Reflexe 83
Hörsturz 173, 175, 203
– Diagnostik 173
– Differentialdiagnose 174 (Tab.)
– idiopathischer 173
– Prognose 175
– Therapie 174
– Ursache 173
Hörverlust 197
Hörweitenprüfung 58
Hundebißverletzung 282
Husten 518
Hypakusis 219
Hyperplasie 421
hyperplastische Rachenmandel 410
– – Definition 410
Hypersalivation 378
Hypertelorismus 296
Hypoglossusparese 401 (Abb.)
Hypopharynx 372
– bösartige Tumoren 442
– Divertikel 441
– endoskopisch 443 (Syn.)
– Erkrankungen 441
– Karzinom 442
– T-Klassifikation 443

## I

Immunsialadenitis 472
Im-Ohr-Gerät (IO-Gerät) 187, 190
Impedanzmessung 70f.
– Anordnung 71 (Syn.)
– Anwendungsbereiche 74 (Tab.)
– Compliance 70
Infundibulum ethmoidale 231
Innenohr 25, 29, 167
– Funktionsstörungen, medikamentös bedingte 182 (Tab.)
– otosklerotisches Syndrom 202
– Schaden, medikamentös bedinger 181
– Syphilis 169, 202

Innenohrraum 30 (Syn.)
Insellappen, myokutane 635
– – Pectoralis major 636 (Abb.)
– subkutan gestielter 635 (Abb.)
– Verschluß eines Hautdefektes über der Nasenwurzel 635 (Abb.)
Internusinsuffizienz 653
Intrakutannaht 628, 628 (Abb.)
Intrakutantest 329
Intubation, Rinknorpelulkus 537 (Abb.)
Intubationsgranulom 537, 538 (Abb.)
Intubationsschaden 537
Isthmus faucium 368

## J

Jochbeinfraktur 292 (Abb.)
– Komplexfraktur 290, 290 (Syn.)
Jochbogenfraktur 292
Jugularvenenthrombose 606
juveniles Nasenrachenfibrom 415

## K

Kaposi-Sarkom 308, 395
Karotissinus 579
Kartagener-Syndrom 332
Karzinom, »branchiogenes« 599
– hypernephroides, ethmoidale Metastase 345 (Abb.)
– in pleomorphen Adenomen 485
– spinozelluläres 305
– – chirurgische Resektion 306
Katzenkratzkrankheit 603
Kehldeckel 515
Kehlkopf 514
– Epitheldysplasie 550
– Erkrankungen 524
– – Laryngomalazie 524 (Abb.)
– – indirekte Endoskopie 521
– Lähmung 541
– – Nervus laryngeus recurrens 541
– – – superior 541
– Präkanzerosen 549
– Spiegel 520
– – Untersuchung 519
– – – Technik 519 (Abb.)
– Synechie 539
– Teilresektion 555
– Traumen 535
– Tumoren 544
– – bösartige 551
Keilbeinhöhle 233, 238
Keloide 111, 303, 631
Keratoakanthom 111, 112 (Abb.), 302, 302 (Abb.)
– Präkanzerosen 112
– seborrhoische Keratosen 112
Kernspintomographie 55
Kiefergelenk 369
Kieferhöhle 233, 238
– A-Scan, Ultraschalluntersuchung 257 (Syn.)

Kieferklemme 133, 377, 431, 438, 484
- mögliche Ursachen 378 (Tab.)
- Ursachen 377
Killian-Schleudermuskel 441
Kindersprachaudiometrie 676
kindliche Larynxpapillomatose 546
Kinetose 202
- Prophylaxe 202
Kleinhirnbrückenwinkel 31
- Tumor 195
Knalltrauma 177
Knochendysplasie, fibröse 349 (Abb.)
Knochenleitung 61
Kommunikationsfähigkeit, Gehörlose 680
- manuelle Methode 680
- orale Methode 680
Kommunikationshilfen 186
Kommunikationstraining 190
Komplikationen, endokranielle 335 (Syn.; Tab.), 340
- - Pilzinfektion Stirnhöhle 341 (Tab.), 342 (Abb.)
- orbitale 334
- - Differentialdiagnose 337 (Abb.)
- otogene
- - Mastoiditis 133 (Syn.)
- sinugene 334
Koniotomie 518, 534
- Techniken 540 (Abb.)
Kontaktgranulom 547, 548 (Abb.)
Kontaktulkus 547
Kopf-Hals-Region, Hautnerven 583
Kopfschmerz, medikamenten- und nahrungsmittelinduzierter 360
- neuralgischer 359 (Tab.)
- okulärer 360
- rhinogener 357
- - Schmerzprojektion 357 (Syn.)
- vaskulärer 358, 358 (Tab.)
- zervikogener 360
Kopfspeicheldrüsen, Anatomie 456 (Syn.)
Kraniostenose 364
Kretinismus, Hypothyreose 166
Krikopharyngeale Achalasie 504
Küttner-Tumor 470

## L

Labyrinth 25, 28f., 38, 54
- Felsenbeinquerfraktur 54
- Fistel 143
- häutiges 30
- Kernspintomogramm 56 (Abb.)
- knöchernes 29 (Abb.)
- Prüfung, thermische 89
Labyrinthitis 167
- eitrige 168
- otogene 133
- seröse 167
- virale 170
Lagenystagmus, Formen 88
Lageprüfung 88
Lagerungsnystagmus 200
- Formen 88
- toxische Medikamente 201

Lagerungsprüfung 88
Laimer-Dreieck 373
Lamina cribrosa 234
- - Computertomogramm 234 (Abb.)
- praetrachealis 585
- praevertebralis 586
- superficialis 585
Langzeitintubation 569
- Schleimhautulkus 569 (Abb.)
Lappenplastik 633
- Durchblutung 633
- gefäßgestielte 637
- Lappen mit kontinuierlicher Epitheloberfläche 633 (Abb.)
- radialer Unterarmlappen 637 (Syn.)
Lärm 175
- Schwerhörigkeit 180
- - chronische 179
- - - Ätiologie 179
- - - Berufskrankheit 178
- - - $c^5$-Senke 179, 180 (Abb.)
- - - Klinik 179
- - - Prophylaxe 180
- - - Entwicklung 179 (Abb.)
- Trauma, akutes 178
Laryngektomie 658
- Zustand nach 555 (Abb.)
Laryngitis, akute 526, 526 (Abb.)
- chronische 531
- - laryngoskopische Befunde 532 (Abb.)
- subglottica 527
Laryngoskopie, direkte 522
Laryngostroboskopie 651
- digitalisierte Darstellung 651 (Abb.)
Laryngotrachealfurche 517
Laryngotracheoskopie 524
Laryngozele 544
- innere 544 (Abb.)
Larynx, Anatomie 514 (Abb.)
- Embryologie 517
- Karzinom, großes 553 (Abb.)
- - kleines 552 (Abb.)
- - Kehlkopfspiegel 520 (Syn.)
- Ödem 530, 531 (Abb.)
- Papillomatose 547 (Abb.)
- Perichondritis 529
- Physiologie 517
- Stenose, Platzhalter 525 (Abb.)
- Tumor, Therapie 554
- - TNM-Klassifikation 554
- Untersuchungsmethoden 518
Lautheit 57
- Ausgleich 68
Lautstärke 57
- Bereich 61
Leishmaniose 279
Lepra 276
Lermoyez-Syndrom 199
Leuchtbrille nach Frenzel 88
Leukoplakie 403
- der Wangenschleimhaut 404
Liftgefühl 196
Ligamentum conicum 515
- thyreoepiglotticum 515
Lingua geographica 398
- plicata 398
Lippen, Verletzungen 398

Lippen-Kiefer-Gaumenspalte (LKG) 238, 261, 385, 666
- Behandlungsplan 386 (Abb.)
- einseitige 262 (Abb.)
- Spaltnase vor und nach Korrektur 263 (Abb.)
- vollständige linksseitige 385 (Abb.)
Liquor 48
Liquorrhö 151
Locus Kiesselbach 232, 355
Logoneurose 673
Lues 276, 392, 603
- des weichen Gaumens 392 (Abb.)
Luftleitung 61
Lungenfunktionsprüfung 564
Lupenlaryngoskopie 521 (Syn.)
Lupus erythematodes 102
Lyme-Borreliose 221
- Diagnostik 222
- Epidemiologie 222
- Klinik 222
Lymphadenitis 601
- colli 600 (Abb.)
- spezifische 601
- unspezifische 599
Lymphangiom 613
Lymphknotenbiopsie 593
Lymphom, malignes 307, 352, 472, 614, 615 (Abb.)

## M

Macula 31
- statica, Schnitt 32 (Abb.)
Madelung-Fetthals 610, 611 (Abb.)
Magnetresonanztomographie 383
Magnetstimulation 218
malignes Melanom 114, 116 (Abb.), 306
- - Prognose 115 (Tab.)
Manometrie 494
Marburger Satztest 67
Marsupialisation 339
Mastoid 38f.
Mastoidektomie 135
Mastoiditis 130, 131, 153
- abstehendes Ohr 131 (Abb.)
- Röntgenaufnahme 132 (Abb.)
Meatus acusticus internus 212
Meckel-Knorpel 238
Mediastinalempyem 605
Mediastinitis 608
Mediastinoskopie 594
Melkersson-Rosenthal-Syndrom 220, 220 (Abb.)
Meningitis, eitrige/nichteitrige, Laborbefund 342 (Tab.)
- otogene 136
- - Diagnostik 136
- - Therapie 136
Meningoenzephalozele 264, 266
- intranasale 310
Meningozele 264, 266
Meshgraft 638
Michel-Deformität 165
Migräne 358

Mikrolaryngoskopie 522, 523 (Abb.)
Mikrotie 96f., 96 (Abb.)
Mißbildungssyndrome 364
Mittelgesicht 289 (Syn.)
- Absprengungsfrakturen 288
Mittelgesichtsfraktur 282
- Einteilung 282 (Syn.)
- laterale 290
- Übersicht 283 (Syn.)
- zentrale 285
- zentrolaterale 295
Mittelliniengranulom 352
Mittelohr 25, 27, 50
- Deformitäten 119
- embryonale Entwicklung 40 (Syn.)
- Entzündung, akute 129, 131
- - - Sonderformen 138
- - - Therapie 132
- - chronische 140, 147
- - - Trommelfellbefunde 140 (Abb.)
- - spezifische 139
- Fehlbildungen 119
- Muskeln 41
- penetrierende Verletzungen 149
- Polypen 158
- Syphilis (Lues) 139
- Tonotopie 42
- topographische Anatomie 38 (Abb.)
- Trauma 148
- - Diagnostik 148
- - Prognose 150
- - Therapie 148
- - Trommelfell
- - - direkt 148
- - - indirekt 148
- Tumoren 158
- - bösartige 163
- Verletzungen, indirekte 149
Mondini-Deformität 165
monomorphes Adenom 481
Mononukleose 425, 425 (Abb.)
Monozytenangina 425
Morbus Behçet 391
- Boeck 602
- Bowen 112, 405
- - linker Zungenrand (Abb.) 405
- haemolyticus neonatorum, fetale Erythroblastose 166
- Ménière 196
- - Ätiologie 196
- - Differentialdiagnose 198
- - Klinik 196
- - Spätstadium, Audiogramm 197 (Abb.)
- - Therapie 198
- - vestibuläre Zeichen 197
- Osler 311 (Abb.)
- Wegener 271
Motilitätsstörungen 503
Mukoepidermoidkarzinom 487
Mukormykose 277
Mukosusinfektion 138
Mukoviszidose 333
Mukozele 339
multiple Sklerose 45, 207
- CT/MRT 207 (Abb.)
Mumps 170, 459, 467, 469
Mundboden 378

- Abszeß 396
- Inspektion 379 (Abb.)
- Karzinom, CT 408
- MRT 383 (Abb.)
- Muskeln 369
- Normalbefund 382 (Abb.)
- Palpation 370 (Syn.), 462 (Abb.)
- Phlegmone 396
Mundbucht 236
Mundgeruch 377
Mundhöhle 368, 378, 385, 461
- bildgebende Verfahren 381
- Computertomographie (CT) 382
- Fehlbildungen 385
- Kontrastmitteldarstellung 382
- konventionelle Tomographie 382
- Plattenepithelkarzinom 408 (Abb.)
- primäre 236
- Röntgendiagnostik 381
- sekundäre 237
- Sonographie 381
- T-Klassifikation 409 (Tab.)
- u. Oropharynx, Normalbefund 368 (Abb.)
- Untersuchungsmethoden 376
- Verbrühung, Verätzung 399
Mundsoor 393 (Abb.)
Mundtrockenheit 378, 459
Mundvorhof 378
Musculus(i)
- arytaenoideus obliquus 516
- - transversus 516
- buccinator 213
- compressor naris 240
- constrictores pharyngis 372f.
- cricoarytaenoideus 516
- - lateralis 515f.
- - posterior 515f.
- cricothyreoideus 516, 541
- depressor anguli oris 368
- - labii inferioris 368
- - septi 240
- - - nasi 228
- digastricus 213, 369, 456
- dilatator 228
- - naris 240
- frontalis 213
- genioglossus 371
- geniohyoideus 369
- hypoglossus 371, 374, 585
- lateralis 514
- levator 368
- - anguli oris 368
- - labii superioris 213, 368
- - - - alaeque nasi 228
- - pharyngis 373
- - veli palatini 29, 371, 374
- longitudinalis profundus 371
- - superficialis 371
- longus capitis 585
- - colli 579, 585
- masseter 369, 456, 467
- mentalis 368
- mylohyoideus 369, 374, 456
- occipitalis 213
- omohyoideus 369, 578f., 585
- orbicularis oculi 213

- - oris 368
- palatoglossus 371
- palatopharyngeus 371
- pterygoideus lateralis 369
- - medialis 369
- risorius 368
- scalenus 579
- - anterior 579, 583
- stapedius 28f., 41
- sternocleidomastoideus 578f., 585
- sternothyroideus 369
- styloglossus 371, 374
- stylohyoideus 213, 369
- temporalis 234, 369
- tensor tympani 27ff., 41
- thyreoarytaenoideus 516
- thyreohyoideus 369, 375
- transversus 371
- trapezius 579, 585
- uvulae 371
- verticalis 371
- vocalis 516
- zygomaticus major 213, 368
- - minor 368
Mutation 647
Mutationsstörungen 657
Myringitis 48
- bullosa 128
Myringoplastik 141

## N

Nahrungsmittelintoleranz 327
Nahtmaterial 625
- Fadenstärken 625 (Tab.)
Nahttechniken 627, 627 (Abb.)
Narbe 626
- hypertrophe 631
- Keloid 111
Narbenkorrektur 631, 631 (Abb.)
NARES-Syndrom 331
nasale kontinuierliche Überdruck-
   beatmung des Luftweges (NCPAP) 451
Nase, Anatomie 228 (Syn.)
- äußere 228, 261
- - Anatomie 229 (Syn.)
- - Entzündungen 272 (Tab.)
- - Formstörungen 267
- Basis, Anatomie 229 (Syn.)
- Beschwerden 245
- bildgebende Verfahren 249, 249 (Tab.)
- bösartige Tumoren 350 (Tab.)
- Ekzem 272
- Endoskopie 248 (Abb.)
- - Untersuchung 248 (Abb.)
- Entwicklungsstörungen 238
- Entzündungen 272
- - durch Pilze 277
- - spezifische 275, 279
- - unspezifische 272, 274
- - virale 278
- Fehlbildungen 261
- Fistel 264ff.
- Formen 267 (Syn.)
- - Störungen, Therapie 272

Nase, Fremdkörper 334
- Funktionen 240, 240 (Tab.)
- Funktionsprüfungen 258, 258 (Tab.)
- Furunkel 273, 273 (Abb.)
- Höcker, Abtragung 642 (Abb.)
- Höhle 230
- - Gefäßversorgung 232
- - Nervenversorgung 232
- - sekundäre 237
- - Tumoren
- - - Ausbreitung 344 (Syn.)
- - - T-Klassifikation 346 (Tab.)
- innere 230, 309
- - Deformitäten 312
- - Fehlbildungen 309
- - gutartige Tumoren 347 (Tab.)
- - Inspektion 246 (Tab.)
- - Septumquerstand 312 (Abb.)
- - Tumoren 343
- - - bösartige 350
- Klappe 228, 240, 241 (Abb.)
- Klimatisierung 240
- knöcherne 228, 230
- knorpelige 228, 230
- Lappenplastik 281
- Leistenbildungen 230
- Leitsymptome 245 (Tab.)
- Öhngren/Sébileau 346 (Abb.)
- Pseudohöcker 268 (Abb.)
- Scheidewand, Struktur, Arterien 230 (Syn.)
- Sekret 241
- Spaltbildungen 261
- - des knöchernen Schädels und des Gesichts 261 (Tab.)
- Spitze 281, 281 (Abb.), 643
- - endonasale Exposition 643 (Syn.)
- Tamponade, hintere 355
- - pneumatische 356 (Syn.)
- - vordere 355
- Totalrekonstruktion 640, 641 (Abb.)
- Trauma 279
- - thermische Schäden 279
- Tumoren 300
- - bösartige 300, 300 (Tab.)
- - gutartige 300, 300 (Tab.)
- vegetative Schleimhautinnervation 242
- Wand, laterale 231, 231 (Syn.)
- - - Gefäßversorgung 232 (Syn.)
- Weichteilverletzungen 280, 280 (Abb.)
- Widerstand 240
- Zyklus 242
Näseln 665
Nasenbluten 354
- Gerinnungsuntersuchungen 355 (Tab.)
- rezidivierendes 415
Nasenmuscheldeformitäten 316
- pneumatisierte mittlere Nasenmuschel 317 (Abb.)
Nasennebenhöhlen 233, 238, 309
- Aufnahme 249
- - axiale Schichtung 254f. (Syn.)
- - Computertomographie 252
- - koronare Schichtung 252f. (Syn.)
- - Magnetresonanztomographie 256
- - Schichtebenen 252 (Syn.)
- - Ultraschalldiagnostik 256

- bösartige Tumoren 350 (Tab.)
- Entzündungen 317ff.
- Fehlbildungen 309
- Funktion 244
- Tumoren 343
- - Ausbreitung 344 (Syn.)
- - gutartige 347
- - T-Klassifikation 346 (Tab.)
Nasenpyramide, Aufnahme, seitliche 250
- - Spezialprojektionen 250, 250 (Syn.)
- Fraktur 285, 285 (Syn.), 286 (Abb.)
- - Komplex- 287
- Mobilisation 642 (Abb.)
Nasenspekulum 247
Nasopharynx 372
- Erkrankungen 410
- Karzinom 417
- - endoskopischer Befund 418
- - Halslymphknotenmetastase 418 (Abb.)
Nasoziliarisneuralgie 359
Neck dissection 486, 617
- - elektive 618 (Syn.)
- - kurative 618 (Syn.)
Nerve-Excitability-Test 217
Nervus(i)
- accessorius (XI) 583f.
- auricularis 213
- - magnus 26, 583
- auriculotemporalis 26
- caroticotympanici 29
- cochlearis 33, 43
- ethmoidales 232
- - anterior 230
- facialis 26, 29, 33, 38, 49, 153, 212, 212 (Abb.), 216, 228, 232, 368f., 373, 456
- - Äste 213
- - Ausfallerscheinung periphere Fazialisläsion 214 (Abb.)
- - Begleitsymptome 214
- - bildgebende Verfahren 215
- - elektrophysiologische Tests 217
- - Entzündungen 221
- - Erkrankungen 219
- - extrakranieller Verlauf 584
- - Fazialisdiagnostik 215
- - Funktionsprüfungen 215
- - Ort der Schädigung 214
- - periphere Parese 214
- - topodiagnostische Tests 216
- - Topographie 35 (Syn.)
- - Traumen 223
- - Untersuchungsmethoden 214
- - zentrale Parese 214
- frontalis 229f., 232, 583
- glossopharyngeus (IX) 361, 373, 379, 579f., 584
- hypoglossus (XII) 369, 371, 585
- infraorbitalis 230, 233f., 583
- intermediofacialis 212
- intermedius 26, 33, 212f., 242
- lacrimalis 229, 232
- laryngeus inferior 516
- - recurrens 516, 561
- - superior 516
- mandibularis 234, 246, 369, 583
- maxillaris 230, 234, 246, 583
- mentalis 583

- mylohyoideus 369
- nasociliaris 229, 232, 583
- occipitalis minor 583
- olfactorius 361
- ophthalmicus 229, 232, 246, 583
- opticus 232f.
- palatini 234
- petrosus major 234
- - profundus 234, 242
- - superficialis major 213, 242
- phrenicus 579, 583
- sphenopalatinus 234
- stapedius 213f.
- supraclaviculares 583
- supraorbitalis 230, 232
- supratrochlearis 230
- transversus colli 583
- trigeminus 29, 243, 246, 361, 369, 373, 583
- vagus (X) 361, 373, 517, 578f., 584f.
- vestibularis 31, 34f.
- vestibulocochlearis 31, 33, 212
- Vidianus 234
- zygomaticus 234, 583
Neuralgie 359
Neuritis vestibularis 199
Neuroblastom, olfaktorisches 352
Nikotinabusus 552
Noduli cervicales profundi 516
- praelaryngeales 516
Non-Hodgkin-Lymphome 614
Notfallbronchoskopie 525
Nucleus cochlearis dorsalis 34
- - ventralis 34
Nystagmus 44, 89, 92, 145, 207
- Endstellnystagmus 45
- Erkrankungen 45
- Fixations-, kongenitaler 45
- Formen, physiologische 44
- optokinetischer 44, 93
- postrotatorischer 91
- Prüfung 86
- Richtung 44
- rotatorischer 44
- Spontan-, physiologischer 45
- Typen 45
- vertikaler 44

# O

Oberkieferkarzinom 345 (Abb.)
Oberlidabszeß 336
offene Tube 125
- Tympanogramm 125 (Abb.)
Ohr
- Anatomie (Syn.) 24
- Anhängsel 94, 94 (Abb.)
- äußeres 25, 49
- - Basalzellkarzinom (Basaliom) 113
- - Deformitäten 94
- - embryonale Entwicklung 40 (Abb.)
- - Entzündungen 98
- - Erkrankungen 94
- - Fehlbildungen 49
- - Mißbildungen 98

Sachverzeichnis

– – Nerven- und Gefäßversorgung 26
– – Stahl-Ohr 98 (Abb.)
– – Tumoren 109
– – – bösartige (maligne) 113
– – – gutartige 109
– – – Plattenepithelkarzinom 113
– Fistel 94
– Geräusche 49
– – subjektive, Ursachen 183 (Tab.)
– – Ursachen 49
– Mikroskopie 50
– Schmerzen 48
– – nichtotogene 48 (Tab.)
– Trauma 107
Ohrlaufen 48
Ohrmuschel 25, 25 (Abb.), 41
– abstehende 95
– – Apostasis otum 95 (Abb.)
– Aufbau 97
– Basalzellkarzinom 113 (Abb.)
– Differentialdiagnose entzündliche Erkrankungen 105 (Tab.)
– Epithese 97
– Erfrierung 109
– Keloid 111 (Abb.)
– Knorpelgerüst und Muskeln 26 (Abb.)
– Plattenepithelkarzinom 114
– Verbrennung 108
– Verletzungen 107
Ohrspeicheldrüse 223
Ohrtrichter 51
Ohrtrompete 29
Olfaktometrie 259
Onkozytom 482
Optikusdekompression 295
Orbita, Blow-out-Fraktur, N. opticus 294 (Abb.)
– Bodenfraktur 291, 293, 293 (Syn.), 294 (Abb.)
– Dekompression 363
– Ödem 335
– Randfraktur 292
– Spitzensymptomatik 335
– Wand, Struktur 290 (Abb.)
Orbitalphlegmone 335f.
Orbitopathie, endokrine 363, 363 (Abb.)
Oropharynx 372, 437
– gutartige Tumoren 437
– Inspektion 379 (Abb.)
– T-Klassifikation 409 (Tab.)
Os frontale 234
– sphenoidale 234
Osler-Rendu-Weber-Krankheit 311
Ösophagitis 501
– chronische, gastro-ösophageale Refluxkrankheit 510 (Abb.)
Ösophagoskopie, flexibles Endoskop 492 (Abb.)
– starres Ösophagoskop 493 (Abb.)
Ösophagus 490 (Syn.), 495
– endosonographisches Bild 493 (Abb.)
– hereditäre Hypoplasien 495
– Karzinom 505
– – Befund, endoskopischer 506 (Abb.)
– – TNM-Klassifikation 506 (Tab.)
– Röntgenkontrastdarstellung mit Gastrografin 494 (Abb.)

– Stenose 495, 497
– Stimme, Einfluß lokaler Faktoren auf die Qualität 658 (Tab.)
– Tumoren 505
– – bösartige 505
– – gutartige 505
– Wandverletzung, Emphysem im CT 500 (Abb.)
Ösophagusspasmus, diffuser 504
Osteom 160, 349
Othämatom 107, 108 (Abb.)
– Ringerohr 108
Otitis externa 48
– – circumscripta (Furunkel) 99
– – Gehörgangsfurunkel 99 (Abb.)
– – maligna 103
– media 48
– – acuta 48, 130
– – – bei Kindern 130
– – – Therapie 130
– – – Trommelfellbefund 129 (Abb.)
– – akute, nekrotisierende 138
– – chronica 140, 153
– – epitympanalis 142
– – – Ätiologie 142
– – – Cholesteatom-Typen 142
– – – Diagnostik 143
– – – Differentialdiagnose 145
– – – Klinik 143
– – – Pathogenese 142
– – – Prognose 146
– – – Therapie 145
– – mesotympanalis 140
– – – Diagnostik 141
– – – Klinik 141
– – – Therapie 141
– – – Trommelfellbefund 141 (Abb.)
– – tuberkulöse 139
Otoakustische Emissionen (OAE) 80
– – Distorsionsprodukte (DPOAE) 82
– – Einteilung 80
– – evozierte (EOAE) 80
– – klinische Anwendungen 82
– – simultan evozierte (SEOAE) 82
– – spontane (SOAE) 80
– – Stimulus-Frequenz-Emissionen (SFOAE) 82
– – transitorisch evozierte (TEOAE) 80, 81 (Abb.)
– – Überblick 80 (Tab.)
Otolithen 31, 200
Otolithenapparat 196
Otolithenorgane 44
Otomykosen 104
Otoserom 107
Otosklerose 127, 154, 157
– audiometrische Befunde 155 (Abb.)
Otoskop 51 (Abb.)
Otoskopie 50, 50 (Syn.)

**P**

Pädaudiologie 56, 674
Pädaudiometrie 56
Palatolalie 666

Palatophonie 666
Papillom 347, 551
– Nasenschleimhaut 348 (Abb.)
Parazentese 122 (Syn.), 128, 130
Parotis-Karzinom 483 (Abb.)
– Ultraschall-B-Scan 484 (Syn.)
Parotitis epidemica 469
Paukenerguß 411
Paukenhöhle 25, 28 (Abb.), 28f., 38, 119
– Etagen 28
Paukenröhrchen 124
– Einsetzen in den Parazenteseschnitt 124 (Syn.)
Perichondritis 101, 101 (Abb.)
Perilymphe 30, 32
Peritonsillarabszeß 431, 423 (Syn.)
Peritonsillitis 431
perkutane endoskopisch gestützte Gastrostomie (PEG) 444, 511
– – – – Prinzip 444 (Syn.)
Petroapizitis 132
Pfeiffer-Drüsenfieber 425
Pharyngitis 420 (Abb.)
– akute 420
– chronische 421
Pharynx 372
– Anatomie 373 (Abb.)
pH-Metrie 494
Phoniatrie 646
– elektroakustische Sprechhilfe 659 (Abb.)
– Erkrankungen des Zentralnervensystems 662
– Folgezustände nach operativen Eingriffen 657
– Hörstörung 662
– Kehlkopfexstirpation 658
– Kehlkopfteilresektion 658
– neuropsychiatrische Erkrankungen 668
– sozialmedizinische Aspekte, stimmliche Anforderungen 647 (Tab.)
– Untersuchungsmethoden 648
Pickwick-Syndrom 445, 448 (Abb.)
Plasmozytom 352
Plattenepithelkarzinom 163, 305, 350, 407, 551
Plaut-Vincent-Angina 427, 427 (Abb.)
pleomorphes Adenom 479
– Karzinom 485
– klinischer Aspekt 479 (Abb.)
– weicher Gaumen 403 (Abb.)
Plexus brachialis 579, 583
– cervicalis 579, 583
– pterygoideus 232
– tympanicus 29
Pneumocystis-carinii-Pneumonie 395
Poltern 667f.
Polychondritis 101
Polyposis nasi 323, 326 (Abb.)
– – Komplikationen, (sinugene) 334
– Morphologie 324 (Abb.)
Polysomnographie 450, 450 (Abb.)
Potentiale, akustisch evozierte 677
Präkanzerosen 303
Presbyakusis 171
– Tonaudiogramme 172 (Abb.)
Prick-Test 329 (Abb.)

Processus vocalis 515
Promontorialtest 193
Promontorium 29
Provokation, intranasale 329
Provokationsnystagmus 85, 88
- Kopfschüttelnystagmus 88
- Lagerungsnystagmus 88
- Prüfung 85
Pseudoallergie 332
Pseudodivertikel 441
Pseudokrupp 527
Pseudotumoren 655
Psychoakustik 57
Pulsionsdivertikel 441
Pyozele 339
Pyramidenbrüche 151 (Abb.)
- Längsbruch 151
- Querbruch 151f.

## Q

Quincke-Ödem 387, 530

## R

Radikalhöhle 146
Radikaloperation 135, 146, 322
Ramus nasalis 230
Ranula 473, 473 (Abb.)
RAST 329
Recruitment (Lautheitsausgleich) 68
- negatives 68
- positives 68
Reflex, Audiometrie 676
- makulookulärer 44
- makulospinaler 44
- naso-pulmonaler 243
- vegetativ-nasaler 243
- vestibulookulärer 44, 46
- vestibulospinaler 46
Reflex-decay-Test 70
Refluxösophagitis 501, 510
- Stadien nach endoskopischem Befund 502 (Tab.)
Regurgitation 491
Reinke-Ödem 548, 548 (Abb.)
Reizung, meningeale 341
Rekurrensparese 541, 573
- einseitige 542 (Abb.)
respiratorisches Epithel 241
Retikulierungszone 372
Retraktionstaschen 145
Retromaxillärer Raum 234
Retropharyngealabzeß 433
Rhabdomyosarkom 352
Rhinitis, akute 317
- allergische 257, 327
- - Ablauf 328
- - Frühphase 328
- - Spätphase 328
- - Stufentherapie 330 (Syn.)
- atrophische 323
- vasomotorische 331

Rhinoliquorrhö 152
Rhinomanometrie 258
- anteriore 258 (Syn.)
Rhinometrie, akustische 259, 259 (Syn.)
Rhinopathia clausa 411
Rhinopathie 331
- endokrine 332
- eosinophile 331
- hyperreflektorische 331
- medikamentöse 332
- nichtallergische, nichtinfektiöse 331, 331 (Tab.)
Rhinophonia aperta 665
- clausa 665, 666 (Abb.)
- mixta 665
Rhinophonie 665
Rhinophym 301
Rhinosinusitis 317
- chronische 320, 321 (Tab.)
- hyperplastische 323
- infektiöse 321
Rhinosklerom 276
Rhinoskopie 246f.
- anteriore 247 (Syn.)
- posteriore 248 (Abb.)
Rhinosporidiose 277
Rhonchopathie 313, 445
Rhotazismus 664
Riechbahn 243, 244 (Syn.)
Riechorgan 238
Riechprüfung 259
- gustatorische 259
- objektive 260
- Riechreizstoffe (Gefühlsreizstoffe) 260 (Tab.)
- subjektive 259
Riechstörungen 361
- qualitative 361
- quantitative 361
- Ursachen 361 (Syn.)
Ringknorpel 514
Ringknorpelstenose 538 (Abb.)
RIST 329
Romberg-Versuch 84, 84 (Abb.)
Röntgenuntersuchung 53
- Felsenbeinlängsfraktur 53
- nach Schüller 53, 54 (Abb.)
- nach Stenvers 54, 54 (Abb.)
- Nase und Nebenhöhlen 249f.
- Röntgenaufnahmen Felsenbein 53 (Syn.)
Rotationsbeschleunigung 44
Rotationsplastik zum Verschluß eines Wangenhautdefektes 634 (Abb.)
Röteln 170
- Rubeolenembryopathie 166
Rückstichnaht 629, 629 (Abb.)
- intrakutane 629 (Abb.)

## S

Sacculus 30f., 200
Saccus endolymphaticus 30
Sakkotomie 198
Salizylate 181

Sanduhrglottis 656
Sängerknötchen 545
Sarkoidose 276, 601f.
Sattelnase 271, 271 (Abb.), 353
- Aufbau 643 (Syn.)
Säuglingsmastoiditis 139
Schädelbasis, vordere 234
Schalldruckpegel (Hörpegel) 57
Schalleitungsapparat 25
Schalleitungsschwerhörigkeit 47, 60, 67, 105
Schalleitungsstörung 154
Schallemission 176
Schallempfindungsschwerhörigkeit 60, 67, 204
Schallempfindungsstörung 47, 154
Schallimmission 176
Schallpegel im Alltag 176 (Tab.)
- Musikschallpegel 176 (Tab.)
Scharlach 430 (Abb.)
Scharlachangina 430
Scheibe-Deformität 165
Schiefhals 595
Schiefnase 270, 270 (Abb.), 642
- Formen 270 (Syn.)
Schildknorpel 514
Schirmer-Test 216
Schlafapnoe, obstruktive 445
- - Symptome, Häufigkeit 449 (Tab.)
- prädisponierende Faktoren 447 (Tab.)
Schlafapnoe-Syndrom 313, 445
- Anamnese, Diagnostik 449 (Tab.)
- Definition 445
- obstruktives 314
- Therapiemodalitäten 452 (Tab.)
Schläfenbeinosteomyelitis 132
Schleimhaut, olfaktorische 243 (Syn.)
- respiratorische 242 (Syn.)
Schleimhautulkus, Langzeitintubation 569
Schluckakt 374
- normaler, Schema des Ablaufs 374 (Abb.)
- oropharyngeale Phase 374
- ösophageale Phase 375
- Vorbereitungsphase 374
Schluckreflex 374
Schnarchen 445
Schnecke 30
- Schnitt 32 (Abb.)
Schneckengang, Schnitt 33 (Abb.)
Schocksyndrom, toxisches 343
Schreiknötchen 545
Schüller, Röntgenaufnahme 54 (Abb.)
Schwartze-Zeichen 154
Schwarze Haarzunge 398, 398 (Abb.)
Schwerhörigkeit 154, 196, 203
- hereditäre 165
- - im Alter 171
- - physiologische 171
- sprachaudiometrische Resultate 66 (Tab.)
Schwindel 49, 154, 195f., 203
- labyrinthärer 195
- peripher-vestibulärer 196
- psychogener 210
- retrolabyrinthärer 195
- Ursachen, nicht vestibuläre 209, 209 (Tab.)

Schwindel, vestibulärer 196
- zentraler 195
- - Ursachen 208, 208 (Abb.)
- zervikaler 208
Schwitzen, gustatorisches 478
Scratchtest 329
Screening frühkindliche Hörstörungen 677
Seitenstrangangina 424, 424 (Abb.)
Seitenstränge 379
Sekundärheilung 626
Sepsis nach Angina 434
- tonsillogene 434
Septorhinoplastik 640, 642
Septumabszeß 314, 315 (Abb.)
Septumdeviation 312, 313 (Abb.)
Septumhämatom 286, 314
Septumknorpel 230
Septumperforation 315, 316 (Abb.)
Serotympanon 120
- Trommelfellbefund 121
- Tympanogramm 121 (Abb.)
Shrapnell-Membran 27
- Pars flaccida 27
- - tensa 27
Shuntprotese 659
- Versorgung 556 (Syn.)
Sialadenitis, akute 469 (Syn.)
- - Schwellung der Regio parotidea 469 (Syn.)
- akut eitrige 467
- - - Ultraschall 469 (Syn.)
- chronische 468
- - Glandula parotis, Sialographie 470 (Abb.)
- - sklerosierende 470
- epitheloidzellige 473
- myoepitheliale 472
- obstruktive 471
Sialadenosen 459, 475
Sialographie 464
- Normalbefunde
- - Glandula parotis 464 (Abb.)
- - submandibularis 464 (Abb.)
Sialolithen 464
Sialolithiasis 467, 475
Sialometrie 216
Sialosen 475
Siebbeinzellen 233, 238
- hintere 233
- vordere 233
Sigmatismus 664
Simulation 47
Singstimme 657
Sinus cavernosus 229
- sigmoideus 39
- Thrombose 134, 274
- - Prognose 135
- - Therapie 135
Sinusblickpendeltest 92
- Sinusblickpendelfolge 92 (Abb.)
Sinusitis, akute 318, 319 (Abb.)
- ethmoidalis 321
- frontalis 318f.
- Komplikationen 334
- maxillaris 320 (Abb.)
- sphenoidalis 318f.
SISI-Test 58, 68

Sjögren-Syndrom 459, 472
Skalenusbiopsie 593
Sluder-Syndrom 360
Sodbrennen 491
Sofortreaktion, allergische 328 (Syn.)
Soor 277, 393
Soormykose 533 (Abb.)
Spalthauttransplantate 638
- freie Hauttransplantate 638 (Abb.)
Spannungskopfschmerz 358
Spannungslinien (Haut) 623 (Abb.)
Spannungsnase 269, 269 (Abb.)
Späte akustisch evozierte Potentiale (SAEP) 77
Speichel 458
- Biochemie 370 (Syn.), 466
- Inhaltsstoffe 458 (Tab.)
Speicheldrüsen 368
- Biopsie 466
- B-Scan, typische Befunde 463 (Syn.)
- Diagnostik, bildgebende 462
- Embryologie 457
- Inspektion 460
- Palpation 461
- Physiologie 458
- Röntgendiagnostik 464
- Schwellungen, Differentialdiagnose 460 (Tab.)
- Sonographie 462
- Szintigraphie 465
- Tumoren 483 (Tab.)
- Untersuchungsmethoden 459
Speichelfluß, vermehrter 378
Speichelgangsondierung 466
Speichelstein 476 (Abb.)
- Diagnostik 476
- Therapie 476
Speichelsteinleiden 475
Sphenoiditis, akute 319 (Abb.)
Spiegeluntersuchung, Endoskopie des Nasopharynx 380 (Syn.)
- endoskopischer Normalbefund 380 (Syn.)
- Epi- und Hypopharynx 380
- Hypopharynx 381 (Syn.)
- klassische 380 (Syn.)
- Lupenendoskopie 380 (Syn.)
- transnasale Endoskopie 380 (Syn.)
Spielaudiometrie 676
Spinalzellkarzinom, Nase 306 (Abb.)
Spontannystagmus 85, 87, 205
- pathologische Spontannystagmen 87
- Prüfung 85
Sprachanbahnung 679
Sprachaudiogramm
- Normalwerte 65 (Abb.)
- Schalleitungsschwerhörigkeit 66 (Abb.)
- sensorineurale Schwerhörigkeit (Schallempfindungsschwerhörigkeit) 66 (Abb.)
Sprachaudiometrie 64, 67
- Anwendungsbereiche 67 (Tab.)
- Prinzip 64
Sprachentwicklung 661
- Stadien Sprach- und Sprechentwicklung 661 (Tab.)
Sprachentwicklungsstörungen 662

- Ursachen 662 (Tab.)
Sprachstörungen 661
Sprachverständlichkeitsprüfung 67
Sprechapraxie 672
Sprechhilfe, elektroakustische 659, 659 (Abb.)
Sprechstörungen 661
Stammeln 664
Stapediusprüfung, Reflex 74 (Abb.)
Stapediusreflex, akustikofazialer 73
- Ermüdung 75, 204
- Latenzzeit 75
- Messung 217
- Prüfung 73, 74 (Abb.)
Stapedotomie 157
Stapesplastik 156 (Syn.)
Steigbügel 25, 27f., 40
Stenon-Gang 368, 464 (Abb.)
Stenose, laryngotracheale, beim Kleinkind 525 (Abb.)
Stenvers, Röntgenaufnahme 54 (Abb.)
Stimmband 515
Stimme, Belastungstest 649
- Beurteilung, klinische Aufgaben 649 (Tab.)
- Entwicklung 647
- Hygiene 647
- Klang 648
- Rehabilitation 658
- Umfang 649
Stimmfeld 650
- Messung 649
- normales 650 (Abb.)
- verkleinertes 650 (Abb.)
Stimmgabelprüfungen 59
- Versuch nach Rinne 59 (Abb.), 60
- - - Weber 59, 59 (Abb.)
Stimmlippen, Hämatom 535 (Abb.)
- Knötchen 545, 546 (Abb.), 655, 655 (Abb.)
- Leukoplakie 550 (Abb.)
- Polyp 545, 545 (Abb.), 656
- Zyste 656
Stimmritze 515
Stimmstörungen 646
- endokrinologische 657
- funktionelle 652
- organische 655
- psychogene 654
- Therapie 659
Stirnbeinosteomyelitis 343
Stirnfortsatz 237
Stirnhirnabszeß 341
- MRT-Aufnahme 342 (Abb.)
Stirnhöhle 233, 238
- Aplasie 233, 233 (Abb.)
- Aufnahme, okzipitofrontale 251 (Syn.)
- Empyem, endonasale Drainage 338 (Syn.)
- Mukozele 340 (Abb.)
- Osteom 349 (Abb.)
Stirnlampe mit Glühbirne und Reflektor 51 (Abb.)
- mit Kaltlichtleiter und Reflektor 51 (Abb.)
Stirnlappen, medianer, Deckung eines Nasenrückendefektes (Abb.) 634

Stirnreflektor 51 (Abb.)
Stomatitis aphthosa 389, 389 (Abb.)
- ulzeröse 388
Störungen, orofaziale 664
Stottern 667
Strahlensialadenitis 471
Stridor 524, 562
- inspiratorischer 518
Strumektomie 541
Subglottis 515
Supraglottis 515
Syndrom, sinubronchiales 565
Syphilis 276

## T

Taschenfaltenstimme 653
Teleangiektasie, hereditäre, hämorrhagische 311
Telekanthus 296
Temporo-mandibuläres Syndrom 360
Tiffeneau-Test 564
Tinnitus 49, 154, 183, 196f., 203
- akuter 185
- - hyperbarer Sauerstoff 185
- Bewältigung 186
- chronischer 185
- - akustische Therapie 185
- - alternative Verfahren 185
- - Counseling 185
- - medikamentöse Behandlung 185
- - Psychotherapie 185
- - Therapie 185
- cochleärer 183
- Modelle 183
- objektiver 183
- psychoakustische Meßverfahren 184
- pulsierender 184
- - Ursachen 184 (Tab.)
- retrocochleärer 183
- subjektiver 183
- - Skalierung 184
Tinnitus-Masking 184
TNM-System 116
- Anwendung 117
- Definitionen 118 (Tab.)
Tonaudiogramm, normale Hörfunktion 62 (Abb.)
- verschiedene Formen von Schwerhörigkeit 63 (Abb.)
Tonaudiometrie 60, 64, 677
Tone-decay-Test 69
Tonsillektomie 436, 436 (Abb.)
Tonsillen, Hyperplasie 422 (Abb.)
- Karzinom 438, 438 (Abb.)
- - CT 439 (Abb.)
- Luxierbarkeit 379
- Lymphombefall 439 (Abb.)
- Papillomatose 437 (Abb.)
- Zyste 437 (Abb.)
Tonsillitis 423
- akute, Angina catarrhalis 423 (Abb.)
- - - lacunaris 423 (Abb.)
- - Komplikationen 431
- chronische 435, 436 (Abb.)

Tortikollis 595
Toxoplasmose 603
Toynbee-Test 72
Trachea 560
- Anatomie 560 (Syn.)
- Hartstrahlröntgenaufnahme 564 (Abb.)
- Physiologie 561
- Traumen 567
- Tumoren 573
- Untersuchungsmethoden 562
Trachealerweiterungsplastik nach Rethi 572 (Syn.)
Trachealkanüle, Kunststoff- 576 (Abb.)
Trachealstenose 568, 570 (Syn.)
- End-zu-End-Anastomose 572
- Segmentresektion 572 (Abb.)
- T-Röhrchen nach Montgomery 571 (Abb.)
Tracheitis 565
Tracheomalazie, angeborene 568 (Abb.)
Tracheoskopie 562
- flexible transnasale 563 (Syn.)
- starres Rohr 563 (Syn.)
Tracheostoma 555
Tracheostomie 574 (Abb.)
Tracheotomie 525, 575
Tragus 25
Tränenwege 231 (Syn.)
- Kontrastmitteldarstellung 251
Transplantat, freies (Graft) 637
Transportleistung, mukoziliare 260
Transversalwelle 41
Transversusinsuffizienz 653
Trauma, akustisches 175
- akutes 177
- chronisches 177
Treacher-Collins-Syndrom 97
Trigemino-fazialer Reflex 218
Trigeminusneuralgie 359
Trommelfell 25, 27, 41, 50, 52, 140
- Bewegungen 52
- defektes 73
- geschlossenes 73
- offene Tube 73
- Perforation 129
- - traumatische 148 (Abb.)
- Quadranten 27
- - Einteilung 27 (Syn.)
Truncus sympathicus 579
Tuba auditiva 25, 29
Tube 38
Tubenfunktion, Prüfung 72
- Störungen 120, 413
- - akute 120
- - chronische 122
Tuberkulose 275, 601
tumor like lesions 352
Tympanogramm, Befunde 72 (Abb.)
Tympanometrie 71f.
- Compliance 71f.
Tympanoplastik 97, 119, 127, 141, 146f.
- Techniken 147
Tympanosklerose 127, 127 (Abb.)

## U

Überhören 63
Unfall, akustischer 178
Unterberger-Tretversuch 84 (Abb.), 85
Unterkieferfraktur 296
Untersuchungen, okulomotorische 92
UPPP 452
Utriculus 30f., 200
Uvula 371, 431
Uvulopalatopharyngoplastik 314, 452, 452 (Abb.)

## V

Valley fever 277
Valsalva-Versuch 72
Velo-Pharyngo-Plastik 263
Vena angularis 229
- brachiocephalica 581
- facialis 229, 232, 581
- jugularis 39, 48, 579, 586
- - anterior 581
- - externa 581
- - interna 39, 578, 581
- lingualis 581
- meningea media 29
- ophthalmica 229, 232
- retromandibularis 581
- subclavia 581
Verbrennungen, Schweregrad 279 (Tab.)
Verhaltensaudiometrie 676
Verruca seborrhoica 302
Vertäuben 64
Vertigo 49
Vestibularapparat 31
Vestibularisausfall, akuter, einseitiger 199
- - Frenzel-Schema 200 (Syn.)
Vestibularorgane, Prüfung Erregbarkeit 88
- rotatorische Prüfung 88
- thermische oder »kalorische« Prüfung 88
Vestibulum 30
- oris 368
Vollhauttransplantate 639
Vomer 230
VY-Plastik 632 (Abb.)

## W

Wanderwelle nach Békésy 42 (Abb.)
- Theorie 41
Warthin-Tumor 481
Wegener-Granulomatose 161, 352, 353 (Abb.)
- Manifestationen 162 (Syn.)
Western-Blot 395
Wharton-Gang 369, 464 (Abb.)
Winkel, nasofaziale 246
- nasolabiale 245

Woakes-Syndrom 324
- Polypenwachstum 325 (Abb.)
Wundspannung 626

# X

Xerostomie 378

# Z

Zenker-Divertikel 373, 441, 441 (Abb.)
Zerumen 105
zervikales Pulsionsdivertikel 441
Zervikalsyndrom 208
Ziliendyskinesie, primäre 332
- Schema 333 (Syn.)
Zoster oticus 102, 102 (Abb.), 169, 221
Z-Plastik 632
- multiple 631
Zunge 370
- Bewegungsstörung 401
- Geschmacksknospe, Aufbau 370 (Syn.)
- Mundboden und Speicheldrüsen 370 (Syn.)
- Plattenepithelkarzinom 408 (Abb.)
- Tonsille, mikroskopische Anatomie, Histologie 372 (Abb.)
- Verletzungen der 399
Zungenbein 369
Zungenbrennen 376, 387
Zungengrund 371
- Karzinom, MRT 408 (Abb.)
- Struma 401
- Tonsille 430
- Tonsillitis 430 (Abb.)
Zungenschmerzen 376
Zungentonsille 371
Zwei-Wege-Operation 146
Zyanose 524
Zygomatizitis 133
- Kieferschonhaltung 133 (Abb.)
Zystadenolymphom 481
- Glandula parotis, B-Scan 481 (Syn.)
Zyste 264
- dysontogenetische 266

# Hippokrates

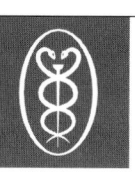

Hippokrates Verlag
Rüdigerstraße 14
70469 Stuttgart

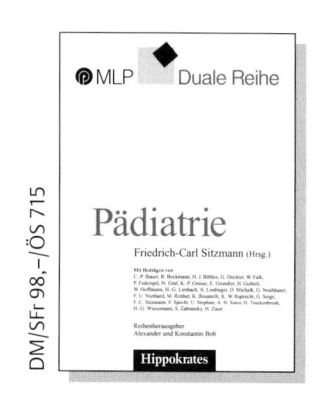

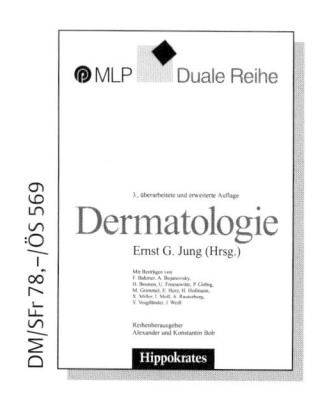

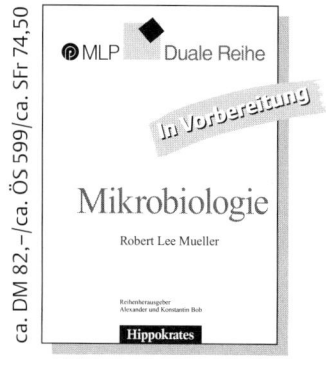

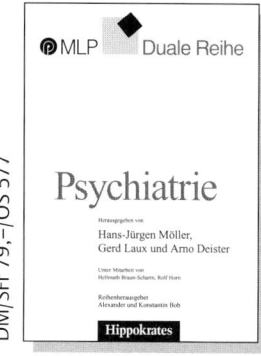

## Prüfungssieger: MLP Duale Reihe

**MLP Duale Reihe**

DM/SFr 78,–/ÖS 569
3. überarbeitete und erweiterte Auflage
**Neurologie**
Karl F. Masuhr
Marianne Neumann
Reihenherausgeber
Alexander und Konstantin Bob
Hippokrates

DM/SFr 98,–/ÖS 715
**Pädiatrie**
Friedrich-Carl Sitzmann (Hrsg.)
Reihenherausgeber
Alexander und Konstantin Bob
Hippokrates

DM/SFr 78,–/ÖS 569
3. überarbeitete und erweiterte Auflage
**Dermatologie**
Ernst G. Jung (Hrsg.)
Reihenherausgeber
Alexander und Konstantin Bob
Hippokrates

DM/SFr 72,–/ÖS 526
2. überarbeitete und erweiterte Auflage
**Orthopädie**
Fritz U. Niethard
Joachim Pfeil
Reihenherausgeber
Alexander und Konstantin Bob
Hippokrates

ca. DM 82,–/ca. ÖS 599/ca. SFr 74,50
*In Vorbereitung*
**Mikrobiologie**
Robert Lee Mueller
Reihenherausgeber
Alexander und Konstantin Bob
Hippokrates

DM/SFr 79,–/ÖS 577
**Psychiatrie**
Herausgegeben von
Hans-Jürgen Möller,
Gerd Laux und Arno Deister
Reihenherausgeber
Alexander und Konstantin Bob
Hippokrates

ca. DM 180,–/ca. ÖS 1.314/ca. SFr 160,–
*In Vorbereitung*
**Innere Medizin**
H.-W. Baenkler, D. Fritze, G. Goeckenjahn,
Ch. Hamen, J. Harenberg, H. J. Hengstmann,
W. Hörl, K. H. Kuck, J. Küchenhoff,
M. Ludwig, Ch. Nienhaber, W. Rösch,
G. Rudolf, W. Tewes, R. Ziegler
Reihenherausgeber
Alexander und Konstantin Bob
Hippokrates

**Lehrbuch und Repetitorium in einem Band.**

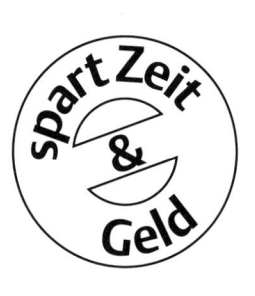

*spart Zeit & Geld*

DM/SFr 86,–/ÖS 628
2. überarbeitete und erweiterte Auflage
**Ökologisches Stoffgebiet**
G. Reinhardt, H.-J. Seidel,
H.-G. Sonntag, W. Gaus,
V. Hingst, R. Mattern
Reihenherausgeber
Alexander und Konstantin Bob
Hippokrates

DM/SFr 78,–/ÖS 569
**Augenheilkunde**
Matthias Sachsenweger (Hrsg.)
Unter Mitarbeit von Harald Burggraf,
Volker Klauß, Joachim Nasemann
Reihenherausgeber
Alexander und Konstantin Bob
Hippokrates

DM/SFr 78,–/ÖS 569
**Allgemeinmedizin**
Michael M. Kochen (Hrsg.)
Mit Beiträgen zahlreicher Autoren
Reihenherausgeber
Alexander und Konstantin Bob
Hippokrates

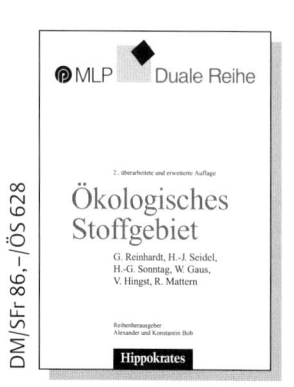

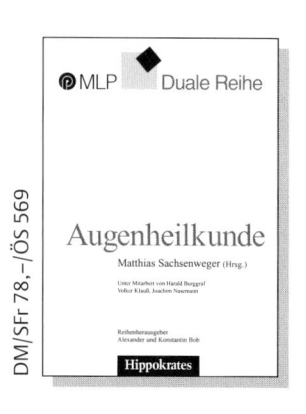

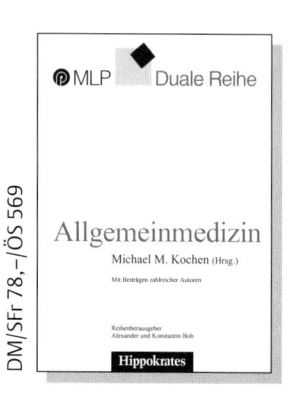

Preisänderungen vorbehalten

# ES GIBT VIELE GUTE GRÜNDE, WARUM JEDER ZWEITE ARZT MLP-KUNDE WIRD.

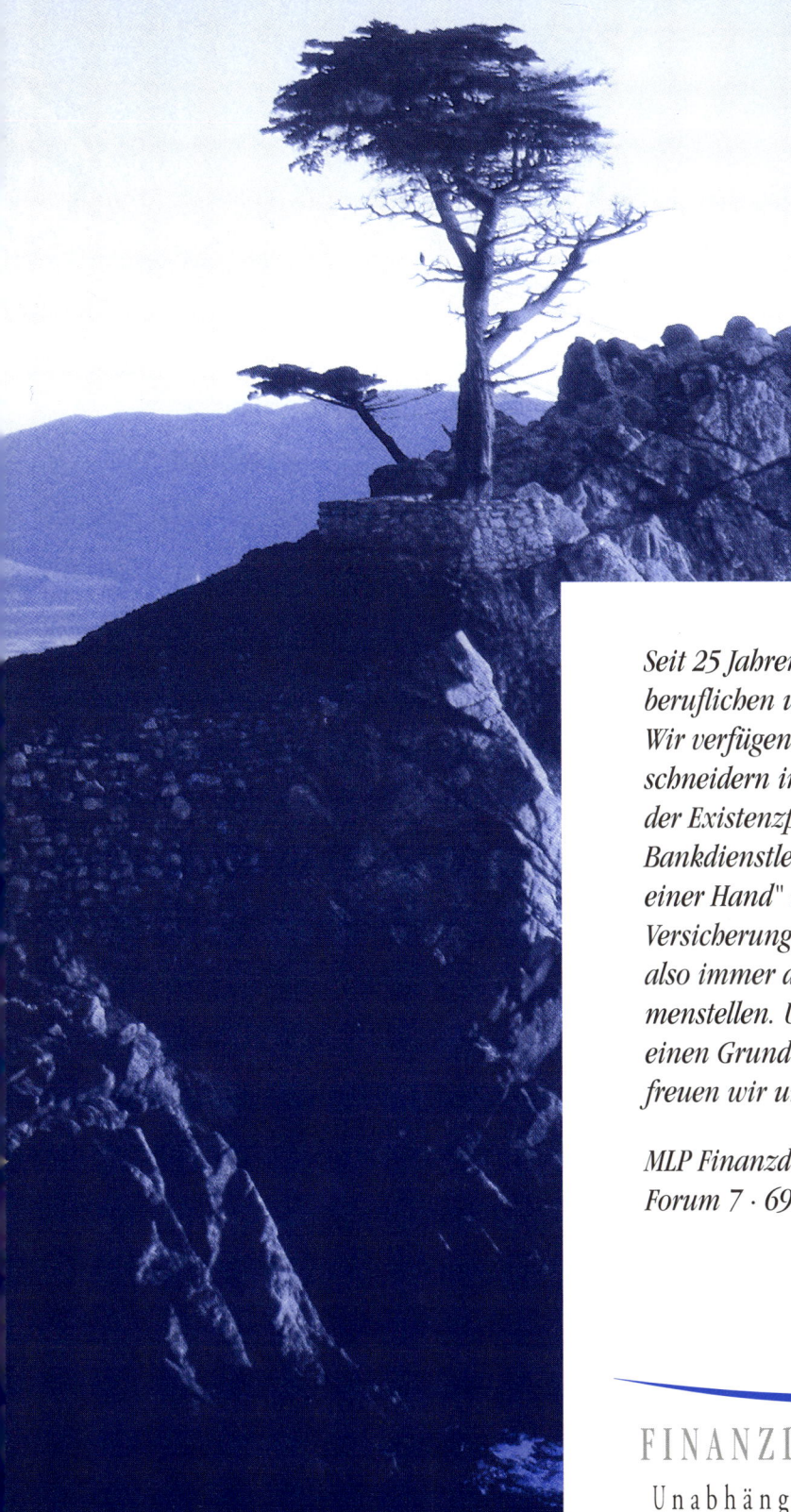

*Seit 25 Jahren beschäftigen wir uns mit den beruflichen und privaten Plänen von Ärzten. Wir verfügen somit über viel Erfahrung und schneidern individuelle Konzepte, die alle Aspekte der Existenzplanung, Versicherung und Bankdienstleistung umfassen. Dieser "Service aus einer Hand" ist absolut unabhängig von Versicherungen und Banken. Ihr MLP-Berater kann also immer das für Sie günstigste Angebot zusammenstellen. Und wenn Sie in dieser Anzeige bereits einen Grund gefunden haben uns anzurufen, freuen wir uns: (0 62 21) 308–303.*

*MLP Finanzdienstleistungen AG*
*Forum 7 · 69126 Heidelberg*

**⊚ MLP**
FINANZDIENSTLEISTUNGEN
Unabhängigkeit ist unsere Stärke

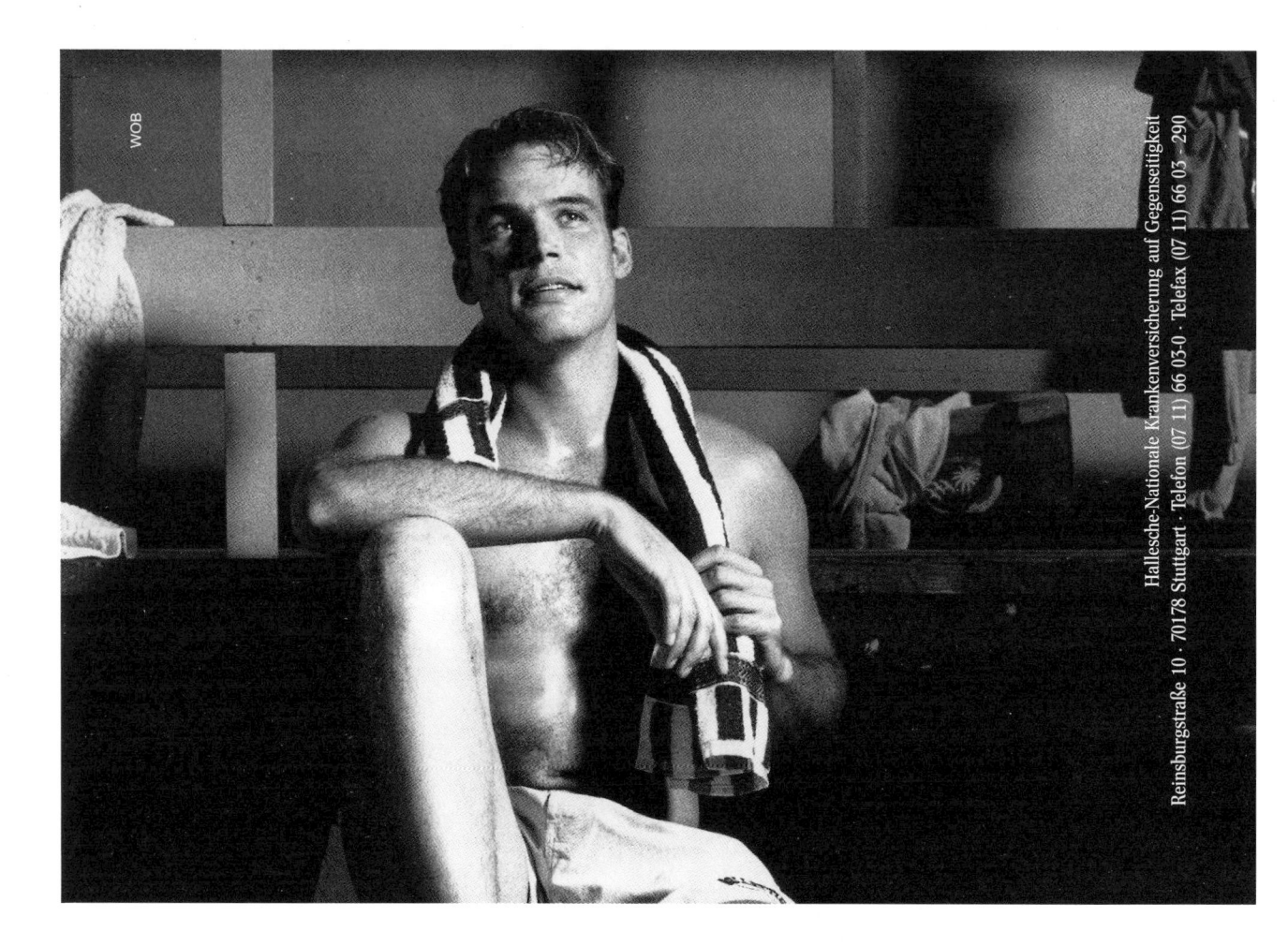

*Hallesche-Nationale Krankenversicherung auf Gegenseitigkeit · Reinsburgstraße 10 · 70178 Stuttgart · Telefon (07 11) 66 03-0 · Telefax (07 11) 66 03-290*

# *Was ist Ihnen*
## mehr wert als der eigene Körper
## ?

Denken Sie auch manchmal darüber nach, wieviel von Ihrem Körper und von Ihrer Gesundheit abhängt: Ihre Arbeitskraft, der Spaß an sportlichen Aktivitäten, der Erfolg durch Leistung und – alles in allem – die Freude am Leben? Bestimmt. Und Sie wissen auch, daß Sie durch eine bewußte und gesunde Lebensweise eine Menge dazu beitragen können, sich diesen »Wert« zu erhalten.

Eine private Krankenversicherung ist mit bestmöglicher finanzieller Sicherheit und hervorragenden Leistungen immer dann für Sie da, wenn es Ihnen einmal nicht so gut geht. Wenn Sie aber darüber hinaus auch Wert darauf legen, durch gesundheits- und kostenbewußtes Verhalten Beiträge zu sparen, dann fragen Sie uns ...

*Experten für Krankenversicherungen*

Unternehmensverbund Alte Leipziger
Versicherungen, Kapitalanlagen, Bausparen

**HALLESCHE-NATIONALE**

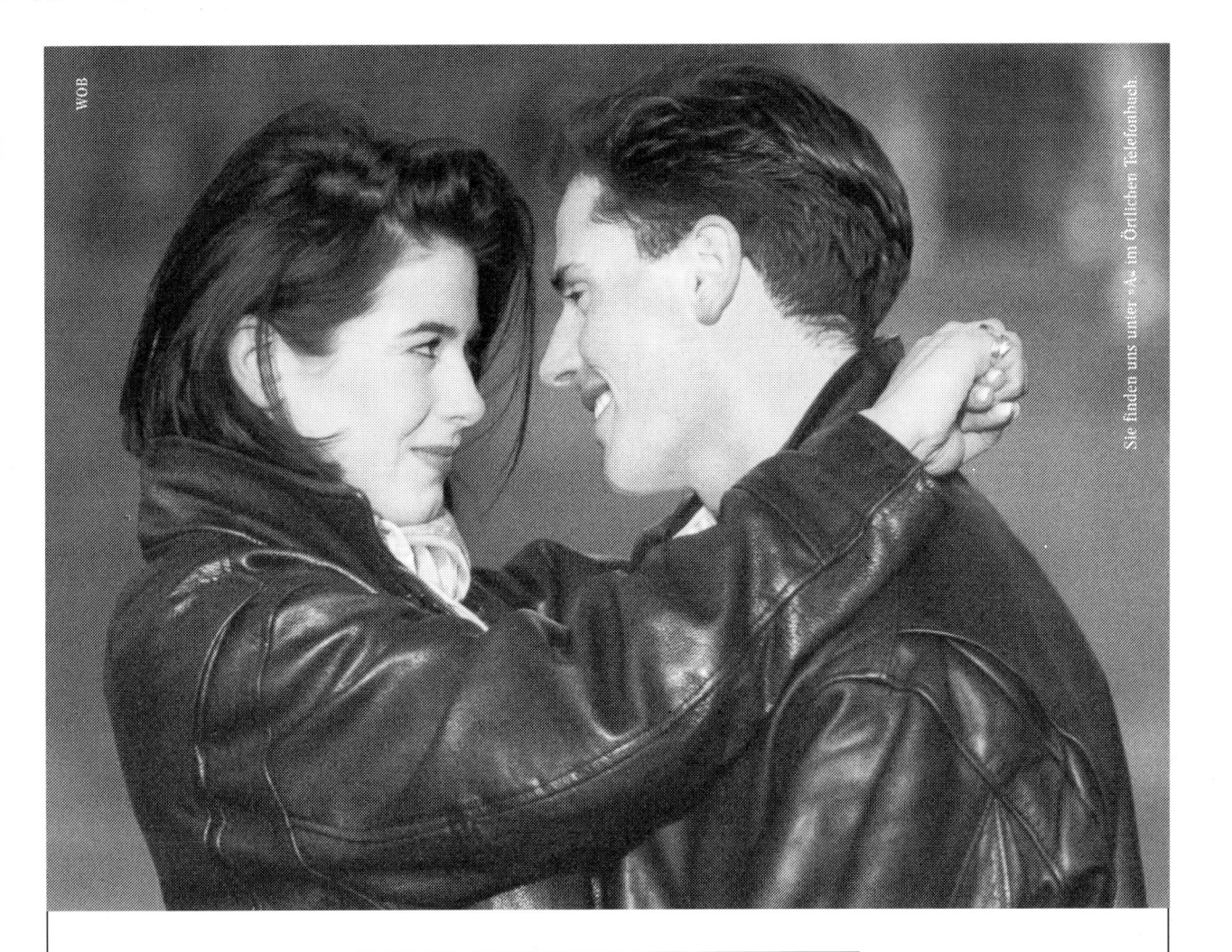

# Zu unbeschwert,
## um an Verlust zu denken
## ?

Vielleicht sogar zu sorglos? Nun – Sie sind jung, verliebt, haben das ganze Leben vor sich und planen gemeinsam Ihre Zukunft. Aber wenn auch das Alter noch in weiter Ferne liegt – sollten Sie nicht jetzt schon daran denken, Vorsorge für ein ganzes Leben zu treffen? Vorsorge, die individuell auf Sie beide zugeschnitten ist und die auch Eventualitäten umfaßt, an die Sie gar nicht denken möchten?

Wir erwarten nicht, daß Sie sich mit Ihren Vorstellungen an fertige Standardkonzepte anpassen. Wir machen es umgekehrt. Nehmen Sie sich einfach ein wenig Zeit: Denken Sie über Ihr gemeinsames Leben und Ihre Sicherheit nach. Und …

*Reden Sie mit uns. Sicherheitshalber.*

Unternehmensverbund Alte Leipziger
Versicherungen, Kapitalanlagen, Bausparen

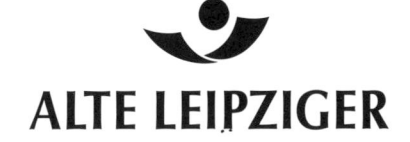

**ALTE LEIPZIGER**

# SORGEN SIE NICHT NUR FÜR IHRE ALTERSVORSORGE. SORGEN SIE AUCH DAFÜR, DASS SIE ETWAS DAVON HABEN.

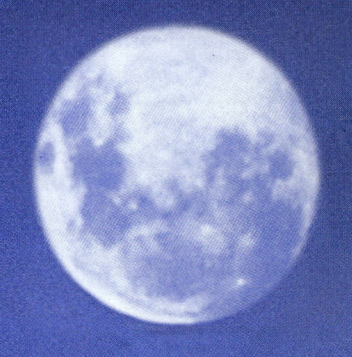

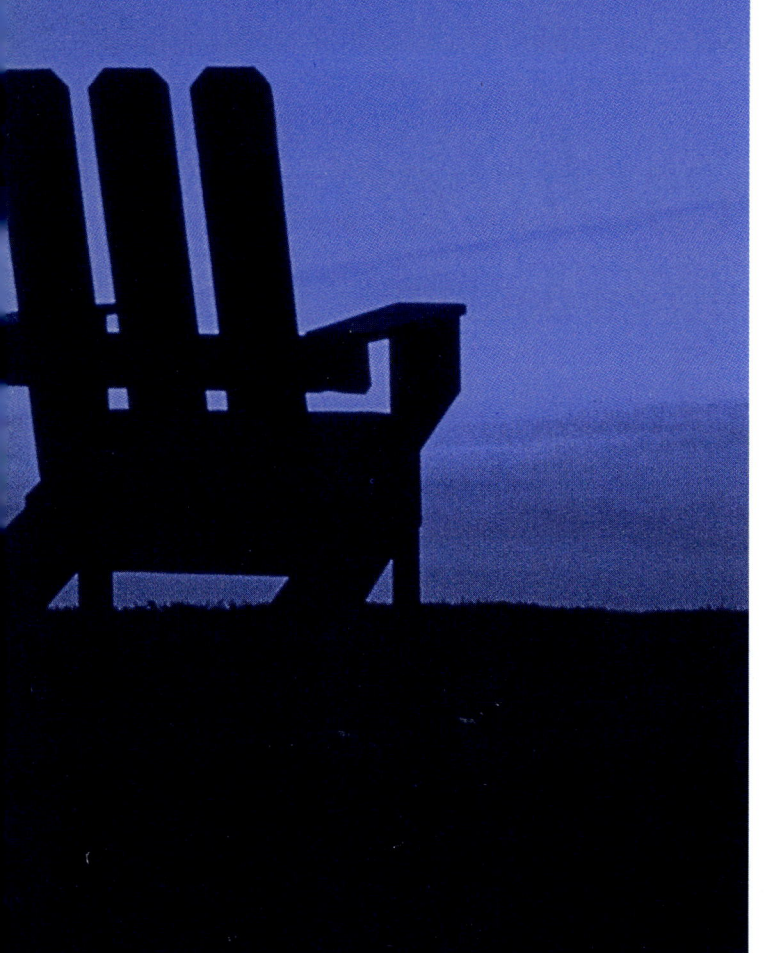

*Hohe Rendite-Chancen, Steuerfreiheit und professionelles Fondsmanagement. Mit der MLP-Fondspolice kombinieren Sie die Vorteile einer klassischen Lebensversicherung mit denen erfolgreicher Investmentfonds. Und Sie brauchen sich um nichts zu „sorgen". Sie wählen eine von vier Strategieklassen, alles weitere übernimmt die Vermögensverwaltung. Von der Auswahl der besten Fonds bis zur laufenden Anpassung an die Marktentwicklung. Alle weiteren erfreulichen Details erfahren Sie unter: (06221) 308-203.*

*MLP Lebensversicherung AG*
*Forum 7 · 69126 Heidelberg*

**MLP**
LEBENSVERSICHERUNG